W0179569

Pschyrembel® Wörterbuch Sexualität

Pschyrembel®
Wörterbuch Sexualität

bearbeitet von
Stephan Dressler und Christoph Zink

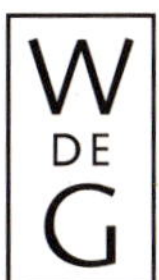

Walter de Gruyter
Berlin · New York 2003

Bearbeiter

Dr. phil. Dr. med. Stephan Dressler, Berlin
Dr. med. Christoph Zink, Berlin
Stuttgarter Platz 1a
10627 Berlin

Mit 263 Abbildungen und 55 Tabellen

Abbildungen auf dem Umschlag
links: androgyne Ahnenfigur aus Polynesien (siehe Seite 188, Gottheiten, zweigeschlechtliche)
rechts: menschliche Chromosomen Nr. 3, 5 und 18 (siehe Seite 70, Chromosomen)

Bibliografische Information der Deutschen Bibliothek

Die Deutsche Bibliothek verzeichnet diese Publikation in der Deutschen Nationalbibliografie; detaillierte bibliografische Daten sind im Internet über <http://dnb.ddb.de> abrufbar.

Gedruckt auf ALPASupra halbmatt 90 g/qm, Zellstoff elementar chlorfrei gebleicht, alterungsbeständig gemäß DIN 6738, Hersteller: MD Papier, Dachau.

Entwicklung des Redaktionssystems: H/S/D systemconnect Berlin, Ronald Steinhau, Basem Zabaneh

Weiterentwicklung u. Betreuung: Ingenieurbüro Basem Zabaneh Softwareentwicklung u. Beratung

Datenkonvertierung: Meta Systems, Elstal
Zeichnungen: Stephan Spitzer, Frankfurt a. M.
Digitale Bildbearbeitung: G. Anastasiades, Berlin
Druck und Bindung: Parzeller, Fulda
Einbandgestaltung: +malsy, Kommunikation u. Gestaltung, Bremen

Printed in Germany

ISBN 3-11-016965-7

Vorwort

Seine Zeugung verdankt dieses Wörterbuch fast einem Dutzend Müttern und Vätern, die sich vor nun fünf Jahren auf einer Tagung im Institut für Sexualwissenschaft der Charité zusammengefunden hatten, um die Idee eines „Wörterbuchs der Sexualwissenschaft" zu erörtern. Wir Verfasser des vorliegenden Werks waren damals in erster Linie als geistige Ehehelfer zugegen – eingeladen als Wörterbuchmacher, um die praktischen Wege von der Idee bis zum Buch zu beschreiben.

Zwei unterschiedliche Vorgehensweisen sind dabei grundsätzlich möglich: Entweder es erarbeiten mehrere Autoren, Spezialisten für ihre Gebiete, einzelne Stücke und erschließen auf diese Weise das Thema von innen, aus der Nähe gesehen. Dann muss von vornherein Einigkeit darüber herrschen, welche Begriffe das Werk am Ende enthalten, wie es sie gewichten und wie verknüpfen soll. Diese Methode bietet sich an für Wissensgebiete, deren Begrenzung und Strukturierung gut bestimmbar erscheinen.

Ist diese Voraussetzung nicht erfüllt, bewährt sich stattdessen ein anderer Weg: Unter Betrachtung von außen und aus größerer Ferne versuchen dann Lexikographen, ein Thema als Ganzes in einem Wörterbuch zu erklären. Gerade bei Nachschlagewerken zu komplexen Bereichen verspricht diese Methode bessere Chancen, dass eine Idee im Verlauf der Verwirklichung zu einer ausgewogenen Darstellung wächst.

Unsere Eindrücke von dieser Tagung legten es nahe, für das Projekt die zweite Methode zu wählen: Väter wie Mütter hatten uns deutlich verschiedene Kinderwünsche beschrieben, und wir förderten daher die Einnistung der noch kaum differenzierten Idee vor allem in unseren Köpfen[1,2]. Auch ein Vergleich der vorhandenen Nachschlagewerke zu Liebe, Erotik und Sexualwissenschaft ließ es günstig erscheinen, zunächst aus unserer fernen Sicht die Begriffe für ein nützliches Nachschlagewerk zur menschlichen Sexualität zusammenzutragen und sie unter einheitlicher Perspektive möglichst geschlossen zu beschreiben.

Die Idee wurde deshalb, gewissermaßen in Leihmutterschaft, in einer Wörterbuchredaktion ausgetragen: Stellvertretend für andere, die sich in zahlreichen Fachgebieten dem besseren Verständnis des vielgestaltigen Themas widmen, erarbeiteten wir einen Stichwortbestand, der die Vorschläge anderer Wörterbücher vereint, sie ergänzt und miteinander vernetzt. Wir schlagen Erklärungen vor, die sich auf verlässliche Quellen stützen, die aber trotz dieses engen Bezugs auch ganz unvermeidlich unsere subjektiven Bewertungen spiegeln. Um zugleich die Vielfalt der Blickwinkel zu erhalten, unter denen diese Begriffe verwendet werden, sind sie Sprachschichten oder Fachsprachen zugeordnet, und häufig nennen wir unterschiedliche Sichtweisen in mehrteilig erklärenden Texten.

Unsere Außenbetrachtung bedingt auch einen sprachlichen Kompromiss, der Leserinnen und Leser vielleicht irritieren könnte, die sich im Besonderen mit den geschlechterspezifischen Dimensionen des Themas befassen. Uns war eine einfache und verständliche, von Wortwiederholungen freie Sprache wichtig, und wir nahmen daher den Nachteil des Deutschen in Kauf, nicht selten nur unter Verzicht auf Einfachheit sexuell korrekt formulierbar zu sein. Eine bekannte Linguistin beklagt zwar zurecht: „Mutter Sprache ist auf meine Existenz so gut vorbereitet, wie Vater Staat auf die Existenz von Behinderten“[3] – aber wir müssen bekennen, dass auch wir diesen Mangel nicht völlig beheben konnten. Wenn unsere Texte Männer und Frauen, Mädchen und Jungen erwähnen, geschieht dies zwar gerecht und in wechselnder Folge; aber in zahlreichen anderen Fällen vertrauen wir auch darauf, dass Leser und Leserinnen unsere „männersprachlich“ gebliebenen Sätze gedanklich ergänzen werden.

In den Jahren der Schwangerschaft mit diesem Buch standen für Vorsorge und Pränataldiagnostik einige äußerst hilfreiche Berater und Beraterinnen zur Seite. Sie haben manche Beschwerde gelindert, mit uns kreative Gymnastik gemacht und in zahlreichen Einzelfragen für risikoarmen Verlauf und günstige Entwicklung gesorgt. Ihnen und zahlreichen Ungenannten, die mit ihren Beispielen und ihren Fragen wichtige Hinweise gaben, sei an dieser Stelle ausdrücklich gedankt!

Alle neugeborenen Wörterbücher sind auf mehrere Generationen angelegt: Schon ihre erste Auflage trägt in sich den Keim für eine zweite, und so werden auch diesem ersten Versuch, wie wir hoffen, weitere, bessere folgen. Dies erscheint um so wichtiger, als gerade im sexuellen Verständnis und Wissen stete Vorläufigkeit herrscht, wie der Sexualforscher William Simon eindrücklich sagt: „Nach all den Jahren bin ich zu dem Schluss gekommen, dass es keine dauerhaften, bedeutenden Wahrheiten über Sexualität gibt: Das Dauerhafte ist selten bedeutend, und was uns bedeutend erscheint, ist selten von Dauer.“[4]

Daher wünschen wir unserem Buch, dass es wachsen und sich verändern möge. Alle Leserinnen und Leser sind herzlich eingeladen, uns ihre Erfahrungen bei der Lektüre wissen zu lassen, um seine Entwicklung mit zu prägen und durch Vorschläge und Kritik zukünftig mit zu gestalten.

Berlin, im September 2002

Christoph Zink
Stephan Dressler

[1] Dressler, S.: Teamarbeit – Integration – Interdisziplinarität, oder: Ist die Sexualwissenschaft interdisziplinär? Sexuologie 5 (2): 107–114 (1998)
[2] Zink, C.: Wörterbücher als Werkzeuge der Wissenschaft. In: K. M. Beier (Hrsg.): Sexualwissenschaft und Interdisziplinarität, S. 65–76. Berlin: Logos, 1998
[3] Pusch, L. F.: Das Deutsche als Männersprache. Frankfurt a. M.: Suhrkamp, 1984
[4] Simon, W.: „Desire is a Fuzzy Matrix“. Z. Sexualforsch. 12: 362–373 (1999)

Beraterinnen und Berater

An der Abfassung, kritischen Durchsicht und Ergänzung der Texte haben mitgewirkt:

Prof. Dr. theol. Andreas Feldtkeller
Humboldt-Universität, Theologische Fakultät
Unter den Linden 6
10099 Berlin

Prof. Dr. med. Gunther Göretzlehner
Parkstraße 11
18057 Rostock

Sophie Neuberg
Krossener Straße 9–10
10245 Berlin

Dipl.-Psych. Thomas Pfaff
Pro Familia Stuttgart
Schlossstraße 60
70176 Stuttgart

Rechtsanwalt Emil N. Reiling
Zeppelinstr. 2
76185 Karlsruhe

Dr. med. Susanne Zickler
53913 Swisttal-Heimerzheim

Die Bearbeiter danken darüber hinaus für Beratung in einzelnen Themen und Unterstützung der praktischen Arbeit:

Dr. med. Nasreddin Abolmaasi, Frankfurt a. M.
Daniel Ardila Cabañas, La Laguna
Prof. Dr. med. Fritz Dressler, Berlin
Dr. theol. Reinhard Flogaus, Berlin
Prof. Dr. med. Jürgen Kunze, Berlin
Lutz Morgenroth, Berlin
David I. G. Pérez, La Laguna
Dr. med. Jérôme Redouté, Lyon
Mandana Seyfeddinipur, M. A., Nijmegen
Dr. med. Barbara Steinhäuser, Berlin
Dr. Beverly I. Strassmann, Ann Arbor
Mathias Vernaldi, Berlin
Dipl.-Designer Lutz-Olaf Walter, Berlin
Dipl.-Psych. Karlheinz Weber, Berlin
Dr. theol. Jörg Zink, Stuttgart
Sven Züchner, Berlin

Redaktion

Dipl.-Bibl. Regina Engst
Dipl. Soziol. Thomas Kreimeyer

Abkürzungsverzeichnis

Abb.	Abbildung
Abs.	Absatz
ägypt.	ägyptisch
ahd.	althochdeutsch
alem.	alemannisch
allg.	allgemeinsprachlich
amerik.	amerikanisch
anat.	anatomisch
androl.	andrologisch
arab.	arabisch
Art.	Artikel
biochem.	biochemisch
biol.	biologisch
botan.	botanisch
BRD	Bundesrepublik Deutschland
bzw.	beziehungsweise
ca.	circa
chem.	chemisch
chines.	chinesisch
cm	Zentimeter
d	Tag (lat. dies)
DDR	Deutsche Demokratische Republik
dermatol.	dermatologisch
d. h.	das heißt
embryol.	embryologisch
endokrin.	endokrinologisch
engl.	englisch
evtl.	eventuell
f	femininum
finn.	finnisch
fmol	Femtomol ($1/10^{15}$ mol)
forens.	forensisch
frz.	französisch
g	Gramm
geb.	geboren
gebh.	geburtshilflich
genet.	genetisch
ggf.	gegebenenfalls
got.	gotisch
gr.	griechisch
gynäkol.	gynäkologisch
h	Stunde (lat. hora)
hebr.	hebräisch
Hz	Hertz (Frequenz, 1/sec.)
i. d. R.	in der Regel
IE	Internationale Einheiten
i. e. S.	im engeren Sinn
immunol.	immunologisch
ind.	indisch
infektiol.	infektiologisch
ital.	italienisch
IU	Internationale Einheiten (engl. international units)
i. w. S.	im weiteren Sinn
jap.	japanisch
jurist.	juristisch
kD	Kilodalton (Masseneinheit)
kg	Kilogramm
klin.	klinisch
kult.	kulturwissenschaftlich
l	Liter
lat.	lateinisch
Lig.	Ligamentum
μ	mikro- ($1/10^6$, z. B. μm, μg)
m	masculinum Meter milli- ($1/10^3$, z. B. ml, mg)
M.	Musculus
med.	medizinisch
mhd.	mittelhochdeutsch
min	Minute
Mio.	Million
mitalt.	mittelalterlich
mitlat.	mittellateinisch
mm	Millimeter
mol	Mol (Stoffmengen-Einheit)
Mrd.	Milliarde
mU	milliUnits
n	Anzahl (lat. numerus) neutrum nano- ($1/10^9$, z. B. ng, nmol)
n. Chr.	nach Christus
nddt.	niederdeutsch
nhdt.	neuhochdeutsch
od.	oder
p	piko- ($1/10^{12}$, z. B. pg, pmol)
päd.	pädiatrisch
pädagog.	pädagogisch
pers.	persisch
pharmak.	pharmakologisch/ pharmazeutisch
phöniz.	phönizisch
physik.	physikalisch
physiol.	physiologisch
pl	Plural
polyn.	polynesisch
port.	portugiesisch
psychiat.	psychiatrisch
psychoanalyt.	psychoanalytisch
psychol.	psychologisch

russ.	russisch
s	Sekunde
s.	siehe
S.	Seite
serbokroat.	serbokroatisch
sexol.	sexualwissenschaftlich/ sexualmedizinisch
s. o.	siehe oben
sog.	so genannt
spätlat.	spätlateinisch
span.	spanisch
s. u.	siehe unten
Tab.	Tabelle
türk.	türkisch
u.	und
u. a.	unter anderem; und andere
UAW	unerwünschte Arzneimittelwirkung
ums.	umseitig
urol.	urologisch
u. U.	unter Umständen
v. a.	vor allem
v. Chr.	vor Christus
vgl.	vergleiche
z. B.	zum Beispiel
zeitgen.	zeitgenössisch
z. T.	zum Teil

Sonderzeichen

$>$	größer als
$\geq$	größer-gleich
$<$	kleiner als
$\leq$	kleiner-gleich
§ (§§)	Paragraph (Paragraphen)
*	Asterisk (Stichwortverweis)

Griechisches Alphabet

groß	klein	Name	Transkription
Α	α	Alpha	a
Β	β	Beta	b
Γ	γ	Gamma	g
Δ	δ	Delta	d
Ε	ε	Epsilon	e
Ζ	ζ	Zeta	z
Η	η	Eta	e
Θ	ϑ	Theta	th
Ι	ι	Jota	i, j
Κ	κ	Kappa	k
Λ	λ	Lambda	l
Μ	μ	My	m
Ν	ν	Ny	n
Ξ	ξ	Xi	x
Ο	ο	Omikron	o
Π	π	Pi	p
Ρ	ρ	Rho	r, rh
Σ	σ, ς	Sigma	s
Τ	τ	Tau	t
Υ	υ	Ypsilon	y
Φ	φ	Phi	ph
Χ	χ	Chi	ch
Ψ	ψ	Psi	ps
Ω	ω	Omega	o

Hinweise zur Benutzung

Die Reihenfolge der Stichwörter

erfolgt alphabetisch. Die Umlaute ä, ö und ü werden eingeordnet wie ae, oe und ue sowie ß wie ss.

Odalisken
Ödipus-Komplex
OEG

Dabei bleiben Zahlen, Bindestriche und Leerzeichen unberücksichtigt:

17-Ketosteroide unter K

Stichwörter, die aus einem Adjektiv und Substantiv bestehen, sind unter dem Substantiv zu finden:

freie Ehe unter E
sexuelle Identität unter I

Nur wenige feststehende Begriffe finden sich unter dem Adjektiv:

Große Mutter unter G
Gute Sitten unter G

Eigennamen mit Vorsilben werden nicht abgetrennt:

McDougall unter M

Adelsprädikate bleiben unberücksichtigt:

de Sade unter S

Bei der alphabetischen Einordnung von Eigennamen der biographischen Einträge bleiben die Vornamen in der Regel unberücksichtigt. Namen von Gesellschaften, Institutionen und Vereinen werden in ihrer Wortfolge eingeordnet:

Deutscher Caritas Verband unter D

Die Schreibweise

der Stichwörter folgt Pschyrembel® Klinisches Wörterbuch und den Regeln des Duden.
Bei fremdsprachigen Begriffen wird der hauptsächlich betonte Vokal durch einen untergesetzten Punkt (kurzer Ton) oder Strich (langer Ton) gekennzeichnet:

Coitus a tergo
Cunnilịngus

Die Angaben zur sprachlichen Herkunft

der Stichwörter erfolgen für jeden Wortteil nur an einer Stelle im Wörterbuch.
Der erste Wortteil wird jeweils erklärt, wenn er im Alphabet das erste Mal auftritt:

Ejakulation nur bei Ejaculatio deficiens
Psyche nur bei Psych|asthenie

Alle weiteren Wortteile sind durch Worttteiltrenner kenntlich gemacht. Ihre sprachliche Herkunft wird dort erklärt, wo sie (in anderen Begriffen des Wörterbuchs) den ersten Wortteil bilden:

-|asthenie nur bei Astheno|zoo|spermie
-|zoo nur bei Zoo|erastie
-|spermie nur bei Spermien

Wird das Stichwort in der Herkunftssprache gleich geschrieben, ist dies in der Erklärung der Herkunft durch eine Tilde gekennzeichnet:

Pạrtus (lat. ~ Geburt)
Magna mater (lat. ~ ~ große Mutter)

Bei mehrteiligen fremdsprachigen Begriffen wird nur der zweite Teil übersetzt, wenn die Übersetzung des ersten an anderer Stelle zu finden ist:

Partus praecipitatus (lat. ~; ~ überstürzt)
Pubertät (lat. pubẹrtas Geschlechtsreife)
Pubẹrtas praecox (lat. ~; ~ vorzeitig)

Der erklärende Text

verzichtet aus Gründen der Lesbarkeit und Einheitlichkeit auf die fast überall zutreffendere, doppelte Nennung weiblicher und männlicher Wortformen. Wenn von Partnern, Ärzten oder Betreuern die Rede ist, sind daher stets auch Partnerinnen, Ärztinnen und Betreuerinnen gemeint.

Quellen und Autoren

zu den Abbildungen und Tabellen finden sich im Anhang des Wörterbuchs ab Seite 613.

Abkürzungen und Sonderzeichen

werden auf den vorstehenden Seiten VIII und IX erklärt. Dort ist auch eine Übersicht des griechischen Alphabets zu finden.

Verweise

auf andere Stichwörter erfolgen entweder durch die Angaben siehe (s.) und vergleiche (vgl.) oder durch einen nachgestellten Stern* als Hinweis darauf, dass das gekennzeichnete Wort (in seiner Grundform) im Wörterbuch zu finden ist:

s. Code, genetischer
oder: ... dem genetischen Code* ...
vgl. Identität, sexuelle
oder: ... der sexuellen Identität* ...

Alle Hinweise der Leser

sind für Redaktion und Bearbeiter von großem Nutzen. Blätter für Anmerkungen und Kommentare finden sich im Anhang ab Seite 621.

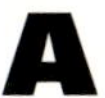

AAM: (ethol.) Abkürzung für **a**ngeborener **A**uslöse**m**echanismus*.

AASECT: Abkürzung für **A**merican* **A**ssociation of **S**ex **E**ducators, **C**ounselors and **T**herapists.

Abartigkeit: (allg.) veraltete, wertende Sammelbezeichnung für nicht den Normen entsprechendes Verhalten, insbesondere in sexueller Hinsicht; s. Sexualverhalten, abweichendes.

A|basio|philie (gr. ἀ- nicht-, βαίνω gehen) f: (sexol.) Fachbezeichnung für die sexuelle Bevorzugung von gehbehinderten Partnern; vgl. Amputationsfetischismus.

Abbruch: (allg.) Kurzbezeichnung für Schwangerschaftsabbruch*.

Abbruch|blutung: (gynäkol.) Fachbezeichnung für Blutung der Schleimhaut des Uterus (Pseudomenstruation) infolge verminderter Östrogenzufuhr ohne zugleich vermehrte Progesteronzufuhr, z. B. nach Absetzen von Hormonpräparaten (wie beim Östrogen*-Gestagen-Test), Absinken des Progesteronspiegels od. bei anovulatorischem Zyklus*; Eintreten 3-4 Tage nach Entzug (Entzugsblutung); i. w. S. ist auch die Menstruation* als (physiologische) Abbruchblutung zu betrachten.

Ab|dominal|gravidität (lat. abdominalis im Bauch befindlich) f: (gebh.) Fachbezeichnung für Schwangerschaft mit Einnistung der befruchteten Eizelle in der freien Bauchhöhle (Bauchhöhlenschwangerschaft); führt überwiegend zum Absterben des Embryos in den ersten Schwangerschaftswochen, Ausreifungen sind sehr selten; vgl. Schwangerschaft, ektopische.

Abel|moschus moschatus m: (pharmak.) Bezeichnung für eine Pflanze (Malvaceae, auch Hibiscus abelmoschatus), aus deren Samen pflanzlicher Moschus* zur Verwendung in der Parfümerie od. in Aphrodisiaka (auch in homöopathischen Arzneimitteln) gewonnen wird (sog. Moschusöl).

Abenteuer: (allg.) Bezeichnung für kurze sexuelle Beziehung; vgl. One-Night-Stand, Seitensprung.

Abenteuer|sexualität f: (sexol.) neuere Bezeichnung für Promiskuität*, die weniger wertend die Tatsache ausdrücken soll, dass für zahlreiche Menschen neben dem Wunsch nach Sexualität in einer festen Partnerschaft auch ein Bedürfnis nach wechselnden, lustorientierten u. sozial unverbindlichen sexuellen Kontakten besteht, das allenfalls durch soziokulturelle Vorgaben (sexuelle Normen*) eingeschränkt wird.

Aberglaube: (kult.) wertende Sammelbezeichnung für meist mündlich überlieferte Annahmen u. Glaubensvorstellungen, die von einem als „wahr“, „richtig“ u. „allgemeingültig“ empfundenen System der Überzeugungen u. Verhaltensregeln abweichen, vgl. Religionen; seit dem 19. Jahrhundert im wissenschaftlichen Sprachgebrauch ersetzt durch die (vermeintlich neutralere) Bezeichnung Volksglaube*.

Ab|erratio menstruorum (lat. ~ Abweichung) f: (gynäkol.) Fachbezeichnung für Menstruationen, die sich (ganz od. teilweise) in umgekehrter Richtung über die Eileiter in die freie Bauchhöhle entleeren (retrograde Menstruation); Vorkommen bei Gynatresie* od. bestimmten Uterus-Lageanomalien (übermäßige Anteflexio uteri), aber auch bei starker körperlicher Anstrengung während der Menstruation; typische Symptome sind Schmerzen u. eine gespannte Bauchdecke.

Ab|erration f: Abweichung; (genet.) chromosomale Aberration als Abweichung in Struktur od. Zahl der Chromosomen; vgl. Chromosomen-Abweichungen.
(klin.) Bezeichnung für Abweichung von einer Norm; historisch auch (wertend) für abweichendes Sexualverhalten*.

Ab|erratio testis f: (klin.) Sammelbezeichnung für Hoden*-Lageanomalien.

Abfuhr: (psychoanalyt.) von S. Freud geprägte Bezeichnung für die Verminderung einer durch äußere od. innere Reize entstandenen psychischen Spannung, z. B. durch Weinen, Humor, sexuelle Aktivität, Träumen; für das psychische Gleichgewicht notwendiger Vorgang, dessen Verhinderung zu psychischen Störungen (sog. Aktualneurosen) führen kann.

Abhängigkeit: (allg.) Sammelbezeichnung für Verhältnisse des dringenden Angewiesenseins zwischen Personen (I.) od. einer Person auf bestimmte Substanzen od. Umstände (II.).
I. (sexol.) früher auch als sexuelle Hörigkeit bezeichnete Unterordnung u. Unselbstständigkeit eines Partners in einer Paarbeziehung; zwar finden sich in jeder Liebesbeziehung Elemente der (meist gegenseitigen) Abhängigkeit, die bedeutsam sind für die Aufrechterhaltung der Partnerschaft, aber insbesondere bei Einseitigkeit kann Abhängigkeit zu Leidensdruck u. Partnerschaftskonflikten* führen. Besonders leicht entsteht Abhängigkeit in Beziehungen, die hochspezialisierte Formen des Sexualverhaltens einschließen od. bei infantilen Wesenszügen bzw. geistiger Behinderung des Abhängigen.
(psychol.) sind ohne bewusste sexuelle Färbung ähnliche Bindungen (als soziale Abhängigkeit) an Institutionen (Sekten, Parteien) od. soziale Leitfiguren (Führer) zu beobachten; es kommt auch hier zu weitgehender Unterordnung, Selbstaufgabe u. Unfähigkeit, die Bindung zu lösen, nicht selten finden sich Züge von Masochismus. Eine physiologische Form der Abhängig-

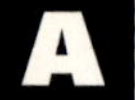

keit bildet die Grundlage der Eltern*-Kind-Beziehung.
(jurist.) werden als Abhängigkeitsverhältnisse u. a. alle diejenigen Beziehungen betrachtet, in denen die Selbstbestimmung einer (schutzbefohlenen) Person gegenüber einer anderen deutlich eingeschränkt ist infolge Alters (z. B. gegenüber Erziehungsberechtigten), Krankheit od. Behinderung (z. B. gegenüber Behandlungs- u. Pflegepersonal) od. infolge staatlich angeordneter Maßnahmen (z. B. im Strafvollzug). Sexuelle Handlungen unter Ausnutzung von Abhängigkeitsverhältnissen unterliegen in Bezug auf Minderjährige nach §§ 174 u. 180 StGB einem absoluten Verbot; s. Missbrauch, sexueller.
II. (psychiat.) Sammelbezeichnung für verschiedene Formen des Angewiesenseins auf bestimmte Substanzen od. Verhaltensweisen, bei deren Fehlen körperliche u. psychische Symptome eines Entzugs entstehen; weitere typische Merkmale einer Abhängigkeit sind eine hohe Bereitschaft zur Leugnung der Abhängigkeit, zunehmende Tendenz des Konsums bzw. Verhaltens bei abnehmendem Befriedigungswert, Kontrollverlust u. Unfähigkeit zur Vermeidung, die Einengung sozialer Kontakte auf ähnlich abhängige Menschen sowie Folgen für die persönliche, berufliche u. soziale Situation. Nach DSM-IV werden folgende **Formen** unterschieden:
1. Substanzbezogene Abhängigkeiten mit mehreren Typen: **a)** Alkohol-Barbiturat-Typ (Alkoholkrankheit* u. Abhängigkeit von Schlafmitteln u. Tranquilizern); **b)** Morphin-Typ (Abhängigkeit von Opiaten*); **c)** Amphetamin-Typ (Abhängigkeit von synthetischen Amphetaminen*, Appetitzüglern, Ecstasy* u. dem pflanzlichen Qat); **d)** Halluzinogen-Typ (Abhängigkeit von Cannabis* sativa, LSD* u. a. Halluzinogenen*); **e)** Kokain-Typ (Abhängigkeit von Kokain* od. seinem Derivat Crack); verbreitet sind außerdem einige weitere Substanzen mit z. T. hohem Abhängigkeitspotential, z. B. Nikotin, Koffein u. bestimmte Lösemittel (sog. Schnüffeldrogen) od. flüchtige Nitritverbindungen*, Phencyclidin, andere Psychopharmaka sowie missbräuchlich verwendete Medikamente mit unbekanntem Abhängigkeitspotential, z. B. Ketamin. Nicht selten besteht Abhängigkeit von mehreren Substanzen zugleich (sog. Polytoxikomanie).
2. Nicht-substanzbezogene Abhängigkeiten, die heute z. T. auch als Verhaltensstörungen* od. Impulskontrollstörungen* aufgefasst werden, z. B. Glücksspiele, exzessives Konsumverhalten, Fernsehen, Internetnutzung, Arbeit od. bestimmte sexuelle Handlungen (sexuelle Sucht*); es bestehen u. U. fließende Übergänge zu Formen von Fetischismus* u. Zwangsstörungen*.
Eine erfolgreiche **Therapie** setzt Einsicht in die bestehende Abhängigkeit u. Freiwilligkeit der Therapie voraus. Sie beginnt grundsätzlich mit einer (evtl. stufenweisen, nicht selten stationären) Entzugsbehandlung, evtl. gestützt durch medikamentösen Ersatz, u. orientiert entweder auf völlige Abstinenz od. auf lang dauernde Substitution (insbesondere bei Opiatabhängigkeit durch kontrollierte Abgabe z. B. von Methadon); sie muss ergänzt werden durch Psychotherapie (bisherige Einstellungen erkennen, neues Verhalten erlernen), Maßnahmen zur psychischen u. sozialen Stabilisierung u. Therapie evtl. entstandener körperlicher Schäden. Die Prognose nach dem Entzug ist je nach Art der Abhängigkeit, Motiviertheit, sozialer Unterstützung u. sozialem Umfeld sehr verschieden; Rückfälle sind, insbesondere in akuten Krisensituationen od. bei Partnerschaftskonflikten, lebenslang möglich. Daher hat eine langfristige Nachbetreuung, v. a. im Rahmen von Selbsthilfegruppen*, eine große Bedeutung für die Aufrechterhaltung des Behandlungserfolgs.

Abhängigkeits|verhältnis: (jurist.) Bezeichnung für eine Beziehung zwischen zwei Personen, von denen eine der anderen zur Erziehung, Betreuung od. Ausbildung anvertraut ist, zwischen denen ein Dienst- od. Arbeitsverhältnis besteht od. von denen eine als Amtsträger an einem die andere betreffenden rechtlichen Verfahren beteiligt ist; die §§ 174, 174a, 174b u. 180 StGB verbieten sexuelle Handlungen zwischen Personen, die in einem Abhängigkeitsverhältnis stehen, bzw. schränken sie erheblich ein; vgl. Missbrauch, sexueller.

A|bio|genese (gr. ἀ- nicht-) f: (kult.) auch Archigonie; historische Bezeichnung für die Annahme einer „elternlosen“ Entstehung von Leben aus unbelebter Materie; s. Urzeugung.

Ab|laktation (lat. ab von … weg) f: (gebh.) Fachbezeichnung für Abstillen*.

Ablatio testis (lat. ~ Entfernen) f: (klin.) Entfernen eines od. beider Hoden; s. Orchidektomie.

Abnabelung: (gebh.) aseptische Durchtrennung der Nabelschnur* nach der Geburt, die etwa 10–15 cm vom Nabel entfernt nach Abklemmen bzw. Abbinden der kind- u. plazentaseitigen Schnittstellen erfolgt; man unterscheidet: **Sofortabnabelung:** unmittelbar nach Entwicklung des Kindes; **Frühabnabelung:** nach ca. 1–½ Minuten; **Spätabnabelung:** nach Aufhören der Nabelschnurpulsation, Vorteil des Übertritts von Plazentablut in den Kreislauf des Neugeborenen.

Abneigung, geschlechtliche: (allg.) Bezeichnung für sexuelle Aversion*.

Ab|normität (lat. abnormis regellos) f: (klin.) Bezeichnung für Abweichung von einer Norm, z. B. hinsichtlich der Form (Fehlbildungen*) od. des Verhaltens (insbesondere abweichendes Sexualverhalten*); häufig wertend verwendeter, zu vermeidender Begriff.

Abolitionismus (lat. abolitio Abschaffung) m: (kult.) ursprünglich Bezeichnung für die Bestrebungen zur Abschaffung der Sklaverei in der Neuen Welt, insbesondere in den USA; später verwendet für Bestrebungen (v. a. in der zweiten Hälfte des 19. Jahrhunderts) zur Abschaffung der Reglementierung von Prostitution*, d. h. Bekämpfung von Zuhälterei, Sperrbezirken u. medizinischen Zwangskontrollen bei gleichzeitiger Tolerierung der Prostitution als Beruf; in einigen Ländern (insbesondere in Skandinavien) entwickelten sich hieraus auch Bestrebungen, Prostitution insgesamt zu verbieten bzw. Kunden von Prostituierten zu verfolgen. I. w. S. wurde der Begriff auch für Bestrebungen zur Abschaffung von Alkoholverboten verwendet.

Abort (lat. abortus Früh-, Fehlgeburt) m: (klin.) Fachbezeichnung für Fehlgeburt* (spon-

taner Abort) od. Schwangerschaftsabbruch* (artifizieller od. induzierter Abort), neben Früh- u. Spätabort (vor bzw. nach der 12. Schwangerschaftswoche) werden v. a. vollständiger bzw. unvollständiger, drohender bzw. beginnender sowie habitueller Abort unterschieden.
(allg.) Bezeichnung für Toilette* („abgelegener Ort“).

Abort|fetischismus m: (sexol.) veraltete Bezeichnung für eine überwiegende Bevorzugung von Toiletten als Ort sexueller Handlungen (s. Toilettensex); es bestehen Überschneidungen zu Voyeurismus*, Exhibitionismus*, Urophilie* u. Koprophilie*; vgl. Fetischismus.

Abortiva (lat. abortivus zu früh geboren) n pl: (pharmak.) sog. Abtreibungsmittel; Sammelbezeichnung für Arzneimittel u. Substanzen, die zu einem Schwangerschaftsabbruch* führen. Medizinische Anwendung finden u. a. Mifepriston* od. Prostaglandine*. Historisch wurden – häufig illegal – zahlreiche, z. T. für Mutter u. Fetus schädliche Substanzen (z. B. Mutterkornalkaloide, Chinine), Lösungen (z. B. hochprozentige Kochsalz- od. Formalinlösung), Pflanzen (z. B. Aloe) u. Gifte entweder oral od. vaginal verabreicht; das Anbieten, Ankündigen od. Anpreisen (s. Abb.) u. Inverkehrbringen derartiger Substanzen ist nach § 219 StGB strafbar.

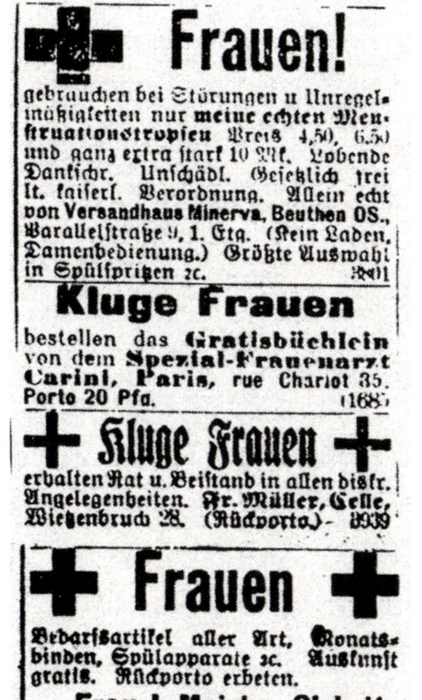

Abortiva:
Kleinanzeigen (etwa 1920), in denen verhüllt für Abtreibungsmittel geworben wird, deren Anpreisung und Vertrieb prinzipiell unter Strafe stand

Abortus artificialis (lat. ~ Früh-, Fehlgeburt; ~ künstlich) m: (gynäkol.) künstlicher Abort; veraltete Fachbezeichnung für Schwangerschaftsabbruch*.

Abortus criminalis (lat. ~; ~ verbrecherisch) m: (jurist.) wörtlich krimineller Abort; veraltete Fachbezeichnung für illegalen Schwangerschaftsabbruch*, i. e. S. für einen Schwangerschaftsabbruch, der durch Laien (z. B. eine sog. weise Frau*) bzw. ohne rechtlich anerkannte Indikation* vorgenommen wird.

Abortus habitualis (lat. ~; ~ für jemanden typisch) m: (gebh.) Fachbezeichnung für wiederholte (mehr als drei) Fehlgeburten* bei einer Frau, z. B. infolge von Uterus-Fehlbildungen, chronischen Infektionskrankheiten od. frühzeitigem Absterben entstandener Embryonen (s. Windei).

Abortus in|completus (lat. ~; ~ unvollständig) m: (gebh.) Fachbezeichnung für unvollständige Fehlgeburt* mit Verbleiben von Teilen der Plazenta im Uterus, die durch Kürettage entfernt werden müssen; Vorkommen v. a. nach der 12. Schwangerschaftswoche.

Abrasio uteri (lat. ~ Auskratzen) f: (gynäkol.) Fachbezeichnung für Ausschabung des Uterus, s. Kürettage.

Abreaktion f: (psychol.) Bezeichnung für die (eher plötzliche) Entladung von aufgestauten negativen Affekten, im Gegensatz zu deren Abklingen bei bewusster Verarbeitung; entweder durch unkontrollierte Ausbrüche od. durch geplante Handlungen (z. B. Arbeit, Sport, sexuelle Aktivität).
(psychoanalyt.) wird der Begriff verwendet für die Beseitigung von Spannungszuständen im Rahmen der Therapie, z. B. durch Erinnern od. Wiederholen von traumatisierenden Ereignissen u. deren Verarbeitung (Katharsis*) od. durch Übertragung*.

Ab|ruptio graviditatis (lat. ~ Abreißen) f: (gynäkol.) veraltete Fachbezeichnung für Schwangerschaftsabbruch*.

Absaug|methode f: (allg.) auch Saugkürettage, Vakuumkürettage; Kürettage* des Uterus durch Gewebeabsaugung.

Abschreckungs|methode f: (jurist.) Bezeichnung für eine kriminalpolitische Strategie, die darin besteht, die Häufigkeit von Straftaten dadurch zu vermindern, dass Täter zu beispielhaften Strafen verurteilt werden. Im deutschen Strafrecht (als sog. Generalprävention) nur ein (gleichberechtigtes) Ziel neben der individuellen Einwirkung auf den Täter (Spezialprävention); eine Verschärfung von Strafen unter dem Aspekt der Abschreckung ist nicht gestattet, sondern nur im Rahmen der Schuldangemessenheit zulässig. Aus soziologischer Sicht ist die Abschreckungswirkung auch schwerster Strafen eher gering; vgl. Dissozialität.

Absinth m: (allg.) Bezeichnung für alkoholische Extrakte aus Wermutkraut (Artemisia absinthium), die je nach Herkunft u. Ernte verschieden konzentrierte Bitter- u. Gerbstoffe enthalten u. in unterschiedlichen Zusammensetzungen mit Anis, Fenchel u. Zitronenmelisse als alkoholische Getränke angeboten werden. Ein Inhaltsstoff (Thujon) hat psychoaktive Wirkungen (veränderte Farbwahrnehmung, Halluzinationen), kann zu Magen-Darm-Beschwerden u. zerebralen Krämpfen führen u. soll bei chronischer Überdosis ein (fraglich) typisches Krankheitsbild verursachen (sog. Absinthismus). Alkoholischer Wermut war daher in Deutschland seit 1923 verboten u. ist erst neuerdings (im Rahmen einheitlicher Regelungen der Europäischen Union) mit deutlich reduziertem Gehalt an Thujon wieder zugelassen.

Abstammungs|gutachten: (jurist.) Sammelbezeichnung für gerichtsmedizinische Verfahren, mit denen die Abstammung zwischen Vater u. Kind im Rahmen einer Vaterschaftsfeststellung* positiv od. negativ rechtsverbindlich geklärt werden soll; auch private Abstammungsgutachten sind möglich. Anwendung finden verschiedene, oft miteinander kombinierte **Verfahren:** Blutgruppengutachten*, DNA*-Fingerprint-Methode (sog. genetischer Fingerabdruck), anthropologisches Gutachten*. Das gemeinsame Vorkommen eines Erbmerkmals bei Kind u. vermutetem Vater liefert bei gleichzeitigem Fehlen dieses Merkmals bei der Mutter einen umso eindeutigeren Hinweis, je seltener das Merkmal ist. Mit der Zahl der Einzelinformationen steigt die Ausschlusswahrscheinlichkeit für den Nichtvater, s. Vaterschaftsausschluss.

Abstammungs|lehre: (biol.) auch Evolutionslehre; Bezeichnung für die von Ch. Darwin (1859) begründete Theorie, wonach sich alle Lebewesen (einschließlich des Menschen) durch zufällige, ungerichtete Änderung des Erbguts u. unter dem Einfluss der natürlichen Auslese (Selektion) aus einer ursprünglichen Form des Lebens entwickelt haben. Die darwinistische Abstammungslehre nimmt Elemente früherer biologischer Evolutionstheorien (z. B. des Lamarckismus*) auf; sie wurde in der **synthetischen Theorie** von A. Huxley (1942) differenziert bzw. um Faktoren ergänzt, die die Entwicklung beeinflussen; sog. Evolutionsfaktoren sind u. a. die Fähigkeit zur Abwandlung der Erbfaktoren (Mutabilität), Schwankungen der Populationsgröße, Fähigkeit zur Erschließung neuer Lebensräume u. -bedingungen (Annidation, Ökomutanten), Durchmischung genetischen Materials durch Beendigung einer Inzucht*, natürliche Auslese von Trägern unterschiedlich „lebenstauglicher" Erbfaktoren.

Abstillen: (gebh.) auch Ablaktation; Beendigung der Milchbildung (Laktation) bzw. des Stillens eines Kindes; **1. primäres Abstillen:** die Milchbildung soll nach der Geburt nicht in Gang kommen, evtl. mit Medikamenten (sog. Abstillmitteln od. Laktationshemmer, z. B. Prolaktin-Antagonisten, seltener auch Östrogene, Östrogen-Androgen-Kombinationen); **2. sekundäres Abstillen:** nach einer bestimmten Stillperiode* wird das Kind entwöhnt u. in der Folge versiegt die Milchproduktion.

Ab|stinẹnz (lat. abstinẹntia Enthaltsamkeit) f: (allg.) Bezeichnung für den freiwilligen Verzicht auf Genuss, z. B. von Alkohol u. anderen Drogen, bestimmten Nahrungsmitteln od. sexueller Aktivität (Enthaltsamkeit).
(klin.) Bezeichnung für den Zustand nach Absetzen eines Stoffs, von dem eine Abhängigkeit* besteht (Abstinenzsyndrom).
(sexol.) Bezeichnung für sexuelle Enthaltsamkeit, i. e. S. trotz sexueller Motivation*, i. w. S. auch infolge fehlenden sexuellen Interesses, die entweder sämtliche Aktivitäten einschließlich Masturbation umfassen kann (totale Abstinenz) od. nur bestimmte sexuelle Aktivitäten (partielle Abstinenz). In zahlreichen Kulturen wird sie in unterschiedlichen Fällen gefordert (Jugendliche, Witwen, Geistliche); sie kann dann (mehr od. weniger) freiwillig erfolgen u. entweder biographisch begrenzt sein (z. B. bis zu einer Eheschließung), kurze Zeiträume umfassen (z. B. als periodische Enthaltsamkeit* zur Kontrazeption), zeitlich begrenzt aus spirituellen Motiven gewählt werden (Askese*) od. prinzipiell lebenslang andauern (Zölibat*); sie kann unfreiwillig erfolgen, z. B. bei schwerer Behinderung* u. Krankheit*, od. unter erheblich belastenden Lebensumständen, z. B. bei extremer Reizabschirmung (Haftbedingungen), auftreten.
In der Vergangenheit galt den körperlichen u. seelischen Folgen von Abstinenz ein besonderes Forschungsinteresse; dabei wurden einerseits mögliche körperliche Schäden vermutet (bei Männern z. B. infolge fehlender Ejakulationen), die nicht bestätigt werden konnten; andererseits herrscht Einigkeit über das Entstehen psychischer Folgen, die sowohl positive Leistungen (Sublimierung*), als auch negative Verhaltensweisen u. psychische Reaktionen umfassen können (Ersatzhandlungen*). Zugleich scheint gesichert, dass diese Folgen erheblich von individuellen Einstellungen abhängig sind u. die Befriedigung des Sexualtriebs für die Gesundheit eine geringere Bedeutung haben kann, als früher (v. a. von der Psychoanalyse) angenommen wurde. In der Sexualtherapie wird zeitlich begrenzte Abstinenz häufig empfohlen (Koitusverbot*), in der Therapie von Sexualstraftätern ist (zumindest partielle) Abstinenz ein regelmäßiges Ziel.

Ab|stinẹnz|neurotiker m: (allg.) eher herabsetzend gemeinte Bezeichnung für sexuell enthaltsam lebende Menschen, die die (unzutreffende) Vorstellung spiegelt, sexuelle Abstinenz* führe zu speziellen (neurotischen) Störungen; vgl. Zölibat.

Abstoßung, sexuẹlle: (allg.) Bezeichnung für sexuelle Aversion*.

Abstrich: (klin.) Entnahme von Untersuchungsmaterial von Haut- u. Schleimhautoberflächen zur mikrobiologischen od. zytologischen Diagnostik; vgl. Papanicolaou-Abstrich, Vaginalabstrich.

Abstumpfung, sexuẹlle: (allg.) Bezeichnung für abnehmendes sexuelles Interesse gegenüber gewohnten Partnern (psychische Sättigung*); auch vorübergehend infolge von Überlastung od. Alkohol- bzw. Drogengebrauch, evtl. bei psychischen Erkrankungen.

Abtreibung: (allg.) Bezeichnung für Schwangerschaftsabbruch*.

Abtreibungs|mittel: (allg.) Bezeichnung für Abortiva*.

Abtreibungs|pille: (allg.) Bezeichnung für Mifepriston*.

A

Abtreibungs|verbote: (jurist.) Sammelbezeichnung für die in zahlreichen Ländern bestehenden Gesetze u. Vorschriften zur rechtlichen Regelung eines Schwangerschaftsabbruchs*; ein Schwangerschaftsabbruch ist in Deutschland grundsätzlich nach § 218 StGB strafbar, kann jedoch nach § 218a StGB durch einen Arzt rechtmäßig bzw. straffrei vorgenommen werden, wenn bestimmte Indikationen bzw. Straflosigkeitsgründe vorliegen. **Wertungen:** Schwangerschaftsabbrüche wurden in der Antike z. T. aus bevölkerungspolitischen Gründen erlaubt; im römischen Recht stehen sie mit dem Ziel, einer Zerrüttung des Familienlebens vorzubeugen, erst spät unter Strafandrohung. In den sog. (germanischen) Stammesrechten (z. B. lex Baiuwar, lex Visigoth) werden Abtreibungen mit hohen Geldbußen, teilweise mit dem Tod bestraft. Nach der alten kirchlichen Bußordnung wurde die Abtreibung, wenn sie 40 Tage nach Konzeption erfolgte (zu diesem Zeitpunkt nahm man fetales Leben an) mit 3 Jahren, wenn vorher, mit 1 Jahr Kirchenstrafe belegt. Mitte des 18. Jahrhunderts wurden Schwangerschaftsabbrüche aus Angst vor Untervölkerung allgemein unter Strafe gestellt; im Preussischen Allgemeinen Landrecht von 1794 waren Abbrüche nach der 30. Woche (Einsetzen spürbarer Kindsbewegungen als angenommener Zeitpunkt der „Fruchtbeseelung") strafbar. In Deutschland stellt das Reichsstrafgesetzbuch von 1871 den Schwangerschaftsabbruch im § 218 als Tötungsdelikt unter Strafe; die Tat gilt nur dann als nicht rechtswidrig, wenn die Tötung der Frucht zur Rettung der Mutter erforderlich ist u. diese zustimmt. Ab 1926 blieb der Schwangerschaftsabbruch straffrei, wenn das Leben der Frau durch Schwangerschaft oder Geburt gefährdet war. Von 1943 („Verordnung zum Schutz von Ehe, Familie und Mutterschaft") bis 1945 wurden sog. „arische" Frauen mit Zuchthaus od. Todesstrafe wegen „fortgesetzter Beeinträchtigung der Lebenskraft des deutschen Volkes" bestraft, während bei Frauen sog. „minderwertiger Rassen" Zwangsaborte* vorgenommen wurden. Nach 1945 wurden in der BRD die Regelungen von 1926 wieder eingeführt, Abtreibung war nach § 218 StGB mit Freiheitsstrafe bedroht. Die 1974 im Zuge der Strafrechtsreform verabschiedete Fristenlösung* wurde durch Bundesverfassungsgerichtsurteil verworfen; mit der Neufassung vom 18.5.1976 wurde die Indikationslösung eingeführt. In der DDR galt die Fristenlösung; nach der Wiedervereinigung sah eine Novelle aus dem Jahr 1992 zur Vereinheitlichung der Regelungen zunächst ebenfalls eine Fristenlösung vor, die durch Bundesverfassungsgerichtsurteil wiederum verworfen wurde; am 1.10.1995 trat aufgrund des am 21.8.1995 verabschiedeten Schwangeren- u. Familienhilfeänderungsgesetzes (s. Schwangerschaftskonfliktgesetz) die zurzeit gültige Regelung in Kraft.

Abusus (lat. ~ Missbrauch) m: (klin.) veraltete Fachbezeichnung für die missbräuchliche Verwendung von Medikamenten od. Drogen, s. Abhängigkeit.
(psychol.) Bezeichnung für sexuellen Missbrauch*.

Abwechslungs|bedürfnis: (allg.) Bezeichnung für das angenommene Grundbedürfnis des Menschen nach neuen Eindrücken u. dem Wunsch nach Vermeidung psychischer Sättigung*; von manchen als Hauptmotiv für Promiskuität u. eheliche Untreue betrachtet (vgl. Coolidge-Effekt). In sexueller Hinsicht ist dieses Bedürfnis sehr verschieden stark ausgeprägt; dennoch bildet mangelnde Abwechslung der sexuellen Aktivität in Partnerschaften eine häufige Ursache für sexuelle Appetenzminderung u. kommt dann als Ursache von Partnerschaftskonflikten* u. als Thema für Sexualberatung* in Frage.

Abwehr|mechanismen m pl: (psychol.) von A. Freud (1936) eingeführte Sammelbezeichnung für Verhaltensweisen u. Vorstellungen, die vor psychischen Belastungen, Gefühlen (z. B. Angst), emotionalen Konflikten u. Gefahren schützen u. in als bedrohlich empfundenen Situationen bewusst od. unbewusst aktiviert werden; in der Bewältigung od. Meidung sexueller Konflikte spielen sie eine wichtige Rolle. Nach der Einteilung des DSM-IV können Abwehrmechanismen nach dem Grad der erreichten Anpassung 7 funktionellen Niveaus zugeordnet werden: **1.** Hochadaptives Niveau: bewusste Auseinandersetzung ist möglich u. hinterlässt Befriedigung, z. B. Affiliation (Reaktion auf Hilfeersuchen anderer), Altruismus (Erfüllung von Bedürfnissen anderer), Antizipation (Vorbereitung auf prospektive Ereignisse), Humor (Betonung lustiger Aspekte von Konfliktsituationen), Selbstbehauptung, Selbstbeobachtung, Sublimierung* (Verzicht auf unangemessene Wünsche u. Umwandlung emotionaler Energie in sozial od. kulturell akzeptiertes Verhalten), Unterdrückung. **2.** Niveau psychischer Hemmungen: potentiell bedrohliche psychische u. emotionale Belastungen können abgehalten werden, z. B. Affektisolierung, Dissoziation, Intellektualisierung, Reaktionsbildung, Ungeschehenmachen, Verdrängung*, Verschiebung. **3.** Niveau mit leichten Vorstellungsverzerrungen: etwas verzerrte Wirklichkeitsdarstellung, z. B. Abwertung (Zuschreibung negativer Eigenschaften), Idealisierung (übertriebene Zuschreibung positiver Eigenschaften), Omnipotenzvorstellungen. **4.** Niveau der Verleugnung: Fehldeutungen tendenziell unangenehmer Erfahrungen, z. B. Projektion (Unterstellungen), Rationalisierung (Rechtfertigung durch fehlerhafte Erklärungen), Verleugnung. **5.** Niveau mit schweren Vorstellungsverzerrungen: grob fehlerhafte Selbst- u. Fremdeinschätzungen, z. B. autistische Phantasien (Tagträume), projektive Identifikation, Selbstbildspaltung. **6.** Handlungsniveau: (defensive) Regulation, z. B. apathischer Rückzug, Ausagieren (impulsives Handeln), Zurückweisung von Hilfsangeboten u. gleichzeitiges Klagen, passive Aggression (aggressive Äußerungen gegen andere ohne Tätlichkeiten). **7.** Niveau der Fehlregulation: Bruch mit der Realität, z. B. psychotische Leugnung, psychotische Verzerrung, wahnhafte Projektion. Psychoanalytisch werden entwicklungsbedingte Abwehrmechanismen (z. B. Regression*, Identifikation*, Introjektion*), Hinwendung zu Ersatzbereichen (z. B. Kompensation*) u. Verlagerung auf körperliche

A

Symptome (z. B. Konversion*) unterschieden. Vgl. Coping.

Abwehr|neurose f: (psychoanalyt.) veraltete Fachbezeichnung für eine Form der Neurose*, die infolge unzulänglicher Konfliktbewältigung durch Abwehrmechanismen* entsteht.

Abwehr|zauber: (kult.) Sammelbezeichnung für Gesten u. Fetische*, die dem Schutz vor bösen Geistern (z. B. Teufel*) od. der Abwehr gefürchteter Wirkungen (z. B. Böser* Blick) dienen; sie haben nicht selten eine sexuelle Symbolbedeutung, z. B. als Kopropraxie* od. Feige*; vgl. Sexualmagie.

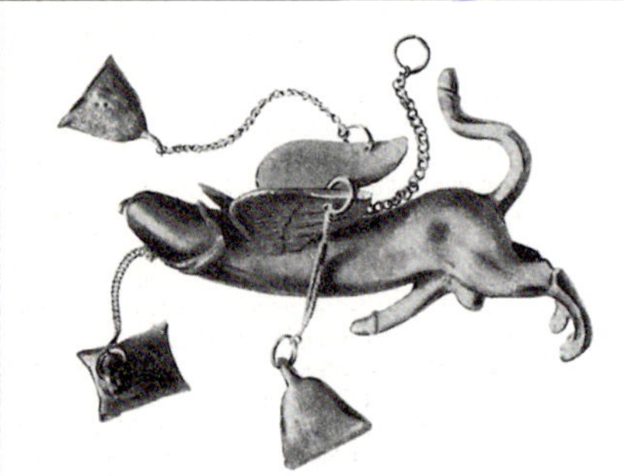

Abwehrzauber:
In der europäischen Antike waren Phallusdarstellungen mit Glöckchen ein sehr verbreitetes Motiv zur Abwehr böser Geister.

Abweichung, sexuelle: (allg.) Sammelbezeichnung für abweichendes Sexualempfinden* u. Sexualverhalten*.

Abwertung: (sexol.) Bezeichnung für Bewältigungsform von Partnerschaftskonflikten* mit Herabminderungen des Partners durch Spott, Kränkung od. Verachtung u. a.; Vorkommen z. B. mit dem Ziel der Ich-Behauptung od. (als Trauerreaktion*) nach Trennungen zur Bewältigung eines Verlustschmerzes.

A|chromatin (gr. ἀ- nicht-) n: (genet.) auch Linin; Bezeichnung für den nicht anfärbbaren Teil von Chromatin*.

Achsel|haare: (anat.) Hirci; Bezeichnung für die in der Pubertät* bei beiden Geschlechtern auftretenden Terminalhaare in den Achselhöhlen; begünstigen die Verdunstung der Sekrete von Schweiß- u. Duftdrüsen; s. Behaarung.

Achsel|höhlen|geruch: s. Düfte, sexuelle.

Acne vulgaris (gr. ἀκμή Hochpunkt) f: (dermatol.) Bezeichnung für die gewöhnliche Form der Akne*, die besonders in der Pubertät, gelegentlich bis zum 30. Lebensjahr auftritt.

Acquired Immune Deficiency Syndrome: (engl.) erworbenes Immunschwächesyndrom; s. AIDS.

ACTH: (endokrin.) Abkürzung für **a**drenocor**t**icotropes **H**ormon (Kortikotropin), ein Peptidhormon, dessen Synthese in der Hypophyse u. Freisetzung durch das im Hypothalamus gebildete Corticotropin-Releasing-Hormon (CRH) reguliert wird. ACTH fördert die Synthese v. a. der Glukokortikoide in der Nebennierenrinde (u. a. Cortisol, Cortison, Corticosteron). Die Produktion unterliegt tageszeitlichen Schwankungen, Referenzbereich: 9-52 pg/ml (9-52 ng/l); erhöhte Werte z. B. bei Stress, Schwangerschaft, Sport; erniedrigte Werte z. B. bei Nebennierenrindeninsuffizienz. Vgl. Hypophysenhormone.

Acton, William (1813-1875): Arzt, London; Forschungen u. a. zu sexuell übertragbaren Infektionen, Prostitution, Abstinenz u. Masturbation, dabei Eintreten gegen die vermeintlich sündhafte „Selbstbefleckung"; zahlreiche populärwissenschaftliche Veröffentlichungen z. B. zur Sexualphysiologie u. Pathologie der Sexualorgane.

Adam: (allg.) in Subkulturen übliche Bezeichnung für Methylendioxymetamphetamin (MDMA), s. Ecstasy; vgl. Eve.

ADAM: Abkürzung für **A**ndrogen**d**efizit* des **a**lternden **M**annes.

Adams|apfel: (anat.) Prominentia laryngea, Pomum Adami; bildliche Bezeichnung für die Vorwölbung des Kehlkopfschildknorpels (s. Kehlkopf) bei Männern; sekundäres Geschlechtsmerkmal*.

Adam-und-Eva-Mythos m: (kult.) Bezeichnung für einen im Alten Testament beschriebenen Mythos (1. Mose 2/3; ältestes schriftliches Dokument der Bibel): Gott erschafft einen Mann u. (aus dessen Rippe) eine Frau, beide leben in Gemeinschaft mit ihm u. allen anderen Lebewesen im Garten Eden (Paradies), das einzige Verbot betrifft einen Baum, dessen Früchte die Erkenntnis von Gut u. Böse gestatten. Auf Veranlassung der Schlange (Symbol einer matriarchalen, zum Dämon umgedeuteten Gottheit) übertreten die Menschen das Verbot (Sündenfall*), sind seitdem zur Erkenntnis befähigt (Bewusstsein der eigenen Nacktheit), aber werden (einschließlich aller Nachkommen) bestraft: Vertreibung aus dem Paradies u. Sterblichkeit, für Frauen Geburtsschmerzen u. Unterordnung unter die Männer, für Männer schwere Arbeit u. Verantwortung (vgl. Erbsünde).
Der Mythos kann (wie der ergänzende Lilith*-Mythos) als Ausdruck des Übergangs von matriarchalen zu patriarchalen Herrschaftsstrukturen betrachtet werden, der die zuvor bestimmende Rolle von Frauen umkehrt, die Vorherrschaft der Männer rechtfertigt u. zugleich die Lebensbedingungen (u. insbesondere die Sterblichkeit) des Menschen als Strafe interpretiert; er ist prägendes, bis heute wirksames Paradigma von Judentum* u. Christentum*, in abgeschwächter Form des Islam*.

Ad|aptation (lat. adaptare anpassen) f: (physiol.) Fachbezeichnung für die Veränderung der Empfindlichkeit von Sinnesorganen unter veränderten Reizverhältnissen, z. B. als Dunkeladaptation der Netzhautzellen.
(psychol.) Fachbezeichnung für Anpassung*.

Adebar (nddt. odabaro Sumpfgänger): (allg.) landschaftliche Bezeichnung für den Weißstorch; wegen der sprachlichen Ähnlichkeit zum Wort odaboro (Segenbringer) vermutlicher Ausgangspunkt der Mythen vom Klapperstorch*.

Adeno|fibrom (gr. ἀδήν, ἀδένος Drüse) n: (klin.) Fachbezeichnung für benigne Mischtumoren mit epithelialen (drüsigen) u. mesenchymalen (bindegewebigen) Anteilen, z. B. im Eierstock mit Ausweitung der drüsigen Elemente u. Bildung von serös-schleimigem Sekret (Kystadenofibrom; s. Ovarialtumoren) od. in der hinteren Harnröhre des Mannes mit Vermehrung auch glatter Muskelfasern (Adenofibromyomatose; s. Prostatahyperplasie, benigne).

Adeno|hypo|physe f: (anat.) Fachbezeichnung für den Vorderlappen der Hypophyse*.

ADFV: Abkürzung für **A**llgemeiner* **d**eutscher **F**rauen**v**erein.

ADH: (endokrin.) Abkürzung für **a**nti**d**iuretisches **H**ormon, auch Vasopressin; s. Hypothalamushormone.

Ad|härenz|fetischismus (lat. adhaerere anhaften) m: (sexol.) von M. Hirschfeld eingeführte Sammelbezeichnung für Formen des Fetischismus*, bei denen dem eigenen od. einem fremden Körper hinzugefügte Objekte (Kleidungsstücke od. Materialien) als sexuell besonders erregend erlebt werden; Gegensatz: Kohärenzfetischismus*.

Ad|häsionen, intra|uterine f pl: (gynäkol.) Fachbezeichnung für teilweise od. vollständige Verwachsungen bzw. Verklebungen innerhalb der Gebärmutterhöhle durch Bildung bindegewebiger, z. T. vaskularisierter Narbenzüge zwischen Vorder- u. Hinterwand (sog. Asherman-Fritsch-Syndrom); häufigste **Ursache** (98 %) sind intrauterine Eingriffe (z. B. Kürettage), selten Infektionen (z. B. Tuberkulose der Sexualorgane). Als **Symptome** können Infertilität*, Sterilität*, Hypo- bzw. Amenorrhö od. Dysmenorrhö sowie chronisch-rezidivierende Unterbauchbeschwerden auftreten. Die **Diagnose** ist durch Hysteroskopie* u. Hysterosalpingographie*, in ausgeprägten Fällen auch durch Ultraschalluntersuchung möglich. **Therapie** in Abhängigkeit vom Schweregrad mit Durchtrennung u. Lösung der Verwachsungen u. evtl. hormoneller Nachbehandlung, in seltenen Fällen mit Rekonstruktion des Uterus (sog. Metroplastik).

Adler, Alfred (1870-1937): Arzt u. Psychoanalytiker, Wien, ab 1934 Professor in New York (USA); u. a. Forschungen zu neurotischen Störungen (vgl. Organminderwertigkeit), Sozial- und Persönlichkeitspsychologie, Begründer der Individualpsychologie*.

Ad|nex|algie (lat. adnexus Anhang) f: (klin.) veraltete Fachbezeichnung für chronische Schmerzzustände im Bereich der Eileiter u. Eierstöcke; vermutlich überwiegend psychovegetative Entstehung (s. Pelvipathia vegetativa), aber diagnostisch abzugrenzen gegen die akute Tubentorsion*.

Ad|nexe f pl: (anat.) Anhangsgebilde von Organen des Körpers, i. e. S. weiblich: Eileiter*, Eierstöcke*, Nebeneierstöcke*; männlich: Prostata* u. Bläschendrüsen* (z. T. auch Hoden, Nebenhoden u. Samenleiter). Im klinischen Sprachgebrauch überwiegend als Kurzbezeichnung für weibliche Adnexe verwendet.

Ad|nexitis f: (gynäkol.) auch Salpingo-Oophoritis; gleichzeitig bestehende Entzündung von Eileiter (Salpingitis*) u. Eierstock (Oophoritis*).

Adoleszenz (lat. adulescentia Heranwachsen) f: (soziol.) im internationalen Sprachgebrauch der Entwicklungsabschnitt zwischen Kindheit u. Erwachsenenalter (WHO: 10-19 Jahre); im deutschen Sprachgebrauch eher der auch als Nachpubertät bezeichnete u. zeitlich nicht eindeutig definierte, auf die Pubertät* folgende Entwicklungsabschnitt vor dem Erwachsenenalter mit insbesondere psychischen Reifungsvorgängen; typisch sind wachsender Drang nach Unabhängigkeit, Übernahme von Verantwortung, zunehmendes Selbstbewusstsein u. Stabilisierung der sexuellen Identität; vgl. Jugendliche, Heranwachsende.

Adonis (phöniz. Herr) m: (kult.) in der babylonischen Mythologie als Dûzi beschriebene Gottheit, die in der griechischen Mythologie* als Natur- u. Vegetationsgott verehrt wurde; als schöner Jüngling Geliebter der Aphrodite*, die ihn nach seinem Tod in eine Blume (Adonisröschen) verwandelte; mit dem Adoniskult (sog. Adonia) u. einer Feier im Frühjahr od. Hochsommer wurde der Wechsel der Jahreszeiten begangen, s. Fruchtbarkeitsriten; die Adonisfeiern waren z. T. begleitet von Kultprostitution* u. Orgien*. (allg.) Bezeichnung für schönen jungen Mann.

Ad|option (lat. adoptio Annahme) f: (jurist.) Annahme als Kind; in Deutschland haben nach dem Bürgerlichen Gesetzbuch (BGB) Adoptierte rechtlich die Stellung eines ehelichen Kindes, es besteht im juristischen Sinn ein Eltern-Kind-Verhältnis wie bei leiblichen Eltern. Voraussetzungen u. formeller Ablauf von Adoptionen sind gesetzlich festgelegt; so können nur Ehepaare od. Einzelpersonen unter bestimmten Voraussetzungen Kinder annehmen, nicht aber Paare, die in einer eingetragenen Lebenspartnerschaft* leben. Im Unterschied zu Pflegeeltern* haben Adoptiveltern das uneingeschränkte Recht der elterlichen Sorge*. Adoptionen setzen die Einwilligung der leiblichen Eltern (für nichteheliche Väter gelten Besonderheiten) sowie des Kindes voraus (bei geschäftsunfähigen Kindern od. Kindern vor dem 14. Lebensjahr die Einwilligung des gesetzlichen Vertreters). Eine Freigabe zur Adoption kann erst 8 Wochen nach der Geburt erfolgen, Freigaben vor der Geburt od. sog. Blankoadoptionen mit Freigabe an voraussichtliche Adoptiveltern sind in Deutschland nicht zulässig; die Vermittlung von Adoptionen ist nur Jugendbehörden u. staatlich anerkannten Organisationen gestattet, Adoptionen gegen Entgelt sind grundsätzlich als Kinderhandel* strafbar. **Historisch** sollte die Adoption kinderlosen Ehepaaren die Möglichkeit geben, den Fortbestand des Familiennamens im Lauf der Generationen zu sichern u. evtl. Vermögen an verwandtschaftlich verbundene Personen zu vererben. **Heute** sind Adoptionen nur zulässig, sofern sie dem Wohl des Kindes dienen u. dessen Integration in die Adoptivfamilie zu erwarten ist; die vermittelnden Stellen haben den gesetzlichen Auftrag, dies zu gewährleisten. Auf Seiten der Eltern ist häufig ein unerfüllter Kinderwunsch* Motiv für eine Adoption; Adoptionen von ausländischen Kindern unterliegen besonderen gesetzlichen Vorschriften, um Adoptionshandel* weitmöglichst zu verhindern.

Ad|options|handel: (allg.) Bezeichnung für Kinderhandel* mit dem Ziel einer Adoption*, nach der UN-Konvention über Kinderrechte* (1989) prinzipiell verboten. Da in manchen Län-

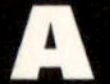

dern Einwilligungen der Mütter unmittelbar nach der Geburt (auch unter Druck) eingeholt werden können, falsche Papiere für geraubte Säuglinge einfach zu beschaffen od. Waisenhäuser auf Einkünfte aus dem Adoptionshandel angewiesen sind, werden weltweit mit dieser Art organisierter Kriminalität hohe Gewinne erwirtschaftet. Das „Haager Übereinkommen über den Schutz von Kindern und die Zusammenarbeit auf dem Gebiet der internationalen Adoption" (1993) regelt daher für die (bisher 43) Unterzeichnerstaaten, dass Auslandsadoptionen nur durch staatliche Behörden u. staatlich kontrollierte Organisationen vermittelt werden dürfen. Dabei haben sich die Heimatbehörden der Kinder am Kindeswohl zu orientieren, müssen die Zustimmung der leiblichen Eltern (u. ggf. des Kindes) einholen u. müssen gewährleisten, dass keine Zahlungen erfolgen, um Adoptionsvorschriften zu umgehen; die Aufnahmestaaten verpflichten sich, die Eignung der Adoptionsbewerber zu prüfen u. Adoptivkinder nach Einreise zu schützen; zwischen den Unterzeichnerstaaten werden Adoptionen gegenseitig anerkannt. In Deutschland gilt das Haager Übereinkommen seit 2002.

Ad|ren|arche (lat. ad bei, ren Niere) f: (physiol.) Fachbezeichnung für die zu Beginn der Pubertät bei Kindern beiderlei Geschlechts einsetzende vermehrte Produktion von Androgenen in den Nebennierenrinden; sie bewirkt die Reifung der Sexualzentren* im Hypothalamus mit Freisetzung von Hormonen u. Gewebefaktoren, die dann die weitere Entwicklung steuern; s. Pubertät (Tab.).

Ad|spekt|prostitution (lat. aspectus Hinsehen) f: (sexol.) Sammelbezeichnung für Angebote von sexuellen Handlungen gegen Entgelt (Prostitution*), bei denen es ausdrücklich nicht zu direktem Körperkontakt mit den Kunden kommt (daher rechtlich nicht als Prostitution gewertet); i. e. S. handelt es sich um Angebote visueller Art (Striptease*, Live*-Shows, Darsteller in Pornofilmen*), i. w. S. sind auch gewerbliche Angebote von Telefonsex* zu diesem Bereich der Sexindustrie* zu zählen.

adult (lat. adultus erwachsen): (biol.) für alle höheren Organismen verwendete Fachbezeichnung für erwachsen, geschlechtsreif, voll entwickelt.

Adulterium (lat. ~ Ehebruch) n: (jurist.) historische Bezeichnung für Ehebruch*.

Äquations|teilung (lat. aequatio Gleichstellung): (biol.) Fachbezeichnung für Zellteilung*, bei der die funktionellen Einheiten von Zellen (Organellen) gleichmäßig auf die Tochterzellen verteilt werden.

Äqui|valente, sexuelle (lat. aequivalens gleichwertig) n pl: (psychoanalyt.) Bezeichnung für nichtsexuelle Verhaltensweisen, insbesondere Leistungen, die ein Mensch anstelle sexueller Aktivität u. Befriedigung erbringt, z. B. sportliche, berufliche, kulturelle od. spirituelle Leistungen; vgl. Sublimierung; i. w. S. können als sexuelle Äquivalente auch Aggression, Grausamkeit u. a. Affekte betrachtet werden.

Ärgernis, öffentliches: (jurist.) Bezeichnung für eine durch mindestens einen Unbeteiligten ungewollt wahrgenommene sexuelle Handlung*, die in ihrem sexuellen Bezug erkennbar ist u. das Scham- u. Anstandsgefühl des Betrachters verletzt; nach § 183a StGB ist Erregung* öffentlichen Ärgernisses strafbar.

Ärztliche Gesellschaft für Sexual|wissenschaft und Eugenik: (sexol.) 1913 in Berlin von M. Hirschfeld, I. Bloch u. anderen Ärzten gegründete Gesellschaft für Sexualwissenschaft, die als weltweit erste Fachgesellschaft ihrer Art gilt.

Ästhetik (gr. αἴσθησις Empfindung) f: (kult.) Bezeichnung für die Wissenschaft vom Schönen; im 18. Jahrhundert als eigene Disziplin herausgebildet, befasst sich die philosophische Ästhetik – im Unterschied zur Erkenntnis durch Vernunft u. Logik – mit sinnlichen Formen von Erkenntnis.
(allg.) wird der Begriff in Zusammenhang mit als schön empfundenen Personen, Dingen od. Situationen verwendet; vgl. Schönheit.
(sexol.) ist Ästhetik ein völlig subjektives u. doch soziokulturell mehrheitlich ähnlich bewertendes Entscheidungskriterium z. B. im Rahmen von Partnerwahl, erotischer Kunst. Vgl. Schönheitsideal, Attraktivität (Abb.).

Äthanol n: (pharmak.) auch Ethanol; Bezeichnung für Äthylalkohol, dem Produkt der alkoholischen Vergärung von Zucker mit Hefe, das in zahlreichen Getränken (Alkoholika*) in unterschiedlicher Konzentration enthalten ist u. deren Wirkung als Rauschmittel* bedingt. Die Wirkung ist einerseits enthemmend u. angstlösend, andererseits beruhigend, sie fördert daher die Kontaktaufnahme u. die Bereitschaft zu sexuellen Handlungen; dosisabhängig kommt es allerdings auch zu erheblichen Veränderungen von Wahrnehmung u. Verhalten (z. B. verstärkte Aggressivität u. geringere Bereitschaft, Zurückweisungen anzuerkennen). Eine schädliche Wirkung von Äthanol auf die Spermienbildung sowie die Entwicklung von Embryos (nach der Nidation) u. von Feten ist gesichert (v. a. Hemmung der Entwicklung des Nervensystems); dagegen besteht bei einer Zeugung im akuten Rauschzustand (sog. Rauschzeugung) entgegen früheren Vermutungen kein erhöhtes Risiko einer Schädigung.

Äthinyl|nor|testosteron n: (pharmak.) Fachbezeichnung für das synthetische Gestagen Norethisteron*.

Äthinyl-19-nor|testosteron n: (pharmak.) Fachbezeichnung für das synthetische Gestagen Norethisteron*.

Äthinyl|östradiol n: (pharmak.) auch Ethinylestradiol; synthetisches Östrogen* mit stark östrogener Wirkung. Verwendung z. B. in Kombination mit Levonorgestrel* als hormonelles Kontrazeptivum.

Ätio|logie (gr. αἰτία Ursache) f: (klin.) Fachbezeichnung für die Verursachung von Krankheiten od. Störungen des körperlichen od. seelischen Wohlbefindens; im Gegensatz zu Pathogenese* ausschließlich für kausale Faktoren verwendet.

Affäre (frz. affaire Angelegenheit) f: (allg.) umschreibende Bezeichnung für Liebschaft, länger bestehende sexuelle Beziehung* zwischen unverheirateten Partnern od. außereheliches Verhältnis.

A

Affekt (lat. affectus Stimmung) m: (psychol.) Fachbezeichnung für intensive, kurz dauernde Erregung (meist als Antwort auf einen äußeren Reiz), die mit einer Einengung der Wahrnehmung u. körperlichen Veränderungen verbunden ist (vegetative Erregung) u. schwer kontrollierbare Reaktionen auslöst (Affektausbruch, evtl. auch Handlungsunfähigkeit); i. w. S. auch bedeutungsgleich mit Emotion* verwendet. Unter der Wirkung von Affekten ist der Antrieb meist gesteigert u. sind Urteilskraft, Kritikfähigkeit u. Selbstkontrolle oft stark vermindert od. fehlen gänzlich (Affekthandlungen); verschiedene Faktoren können zu Affektstörungen führen, s. Affektivität.
Als **Affektprojektion** wird eine Reaktionsweise von Kindern (in animistischen Kulturen auch von Erwachsenen) bezeichnet, Affekte nicht als zum eigenen Ich gehörig zu betrachten, sondern als Objekten zugehörig, auf die sie gerichtet sind; gilt als psychodynamischer Ursprung von Tabus*.

Affekt|handlung: (psychol.) auch Kurzschlusshandlung, Kurzschlussreaktion, Handlung im Affekt; Bezeichnung für ein unbeherrschtes, oft beschleunigtes Handeln unter Einwirkung heftiger emotionaler Regungen (od. Affekte*). Bei Affekthandlungen besteht zum Zeitpunkt der Tat häufig keine Einsicht in die Folgen; sie haben oft aggressiv-destruktiven Charakter u. können evtl. zu strafbaren Handlungen führen (Affektdelikte). Wenn nach der Handlung der Affekt abgeklungen ist, wird das Verhalten einer kritischen Einsicht zugänglich. Für die forensische Beurteilung ist bedeutsam, ob Täter den Affektstau hätten vermeiden od. den Ablauf der Tat noch hätten steuern können; evtl. können eine verminderte Schuldfähigkeit* od. Schuldunfähigkeit* vorliegen.
(jurist.) gelten als Affekthandlungen (mit evtl. verminderter, nur in Ausnahmefällen fehlender Schuldfähigkeit*) allein Delikte, bei denen der Affektzustand schon vor Beginn der Tat bestand.

Affektivität f: (psychol.) Fachbezeichnung für die Gesamtheit des Gefühlslebens einer Person (bedeutungsgleich mit Emotionalität); auch Bezeichnung für die grundlegende Stimmung*, die als Variable der Persönlichkeit* die Tönung des Erlebens sowie Ausmaß u. Qualität der Affekte* beeinflusst. **Störungen** der Affektivität (sog. Affektstörungen) werden unter dem Einfluss von Alkohol u. anderen Drogen od. Medikamenten beobachtet, bei psychischen u. körperlichen (hirnorganischen) Krankheiten; sie betreffen die Kontrolle über Affekte (Affektsperre, Affektinkontinenz, Affektsturm), ihre Auslösbarkeit (Affektlabilität, Affektverödung) od. ihre Wirkung, z. B. als Affektinversion (Umschlag des Affekts in eine Gegenrichtung) od. als Affektkonversion (Auslösung ausschließlich körperlicher Symptome durch einen Affekt).

Affekt|labilität f: (psychol.) Fachbezeichnung für verstärkte Auslösbarkeit von Affekten mit raschem Stimmungswechsel (z. B. plötzlichem Übergang von Lachen zu Weinen); Vorkommen u. a. bei kritischen Lebensereignissen, Stress; als pathologisches Symptom z. B. bei organischer Psychose.

Affekt|sperre: (psychiat.) auch Affektstarre; Fachbezeichnung für einen Zustand verminderter affektiver Ansprechbarkeit, in dem Affektäußerungen unabhängig von einer (sich verändernden) Situation fortgesetzt werden. Vorkommen z. B. bei organischen Psychosen, Schizophrenie, Depression od. posttraumatischer Belastungsreaktion. Vgl. Sperrung.

Affen|liebe: (allg.) Bezeichnung für übertriebenes Fürsorgeverhalten gegenüber Kindern od. Enkelkindern, nicht selten mit nachteiligen Folgen für deren psychische Entwicklung; vgl. Eltern-Kind-Beziehung.

Affinität (lat. affinitas Verwandtschaft) f: (chem.) Fachbezeichnung für das Bestreben von Atomen od. Molekülen, bestimmte chemische Reaktionen einzugehen.
(psychol.) im übertragenen Sinn verwendet mit unterschiedlicher Bedeutung zur Beschreibung einer Wesensähnlichkeit, z. B. zwischen Persönlichkeitsmerkmalen u. einer besonderen Anziehungskraft bestimmter Reize (z. B. bei Fetischismus*) od. zwischen Persönlichkeitsmerkmalen, die typischerweise gemeinsam auftreten (z. B. Ehrgeiz u. Egoismus); auch allgemein verwendet für die (v. a. sexuelle) Attraktivität* zwischen Menschen, entweder aufgrund einzelner Merkmale (monotrope Affinität) od. der Gesamterscheinung (holotrope Affinität).

AFP: Abkürzung für **A**lpha*-**F**eto**p**rotein.

AFS: Abkürzung für **A**sian* **F**ederation for **S**exology.

After: bedeutungsgleich mit Anus*.

After|lecken: (allg.) Bezeichnung für Oroanalkontakte*.

A|galaktie (gr. ἀ- nicht-) f: (gebh.) auch Alaktie; Fachbezeichnung für fehlende Milchproduktion nach Entbindung, z. B. bei Fehlbildungen u. Entwicklungsstörungen der Brustdrüsen od. bei Störungen im Hypothalamus-Hypophysensystem; seltene Störung. Häufiger besteht eine zu gering ausgeprägte Milchproduktion (Hypogalaktie), z. B. infolge zu schwacher Saugreize des Neugeborenen.

Agape (gr. ἀγάπη Liebe) f: (kult.) wie Caritas Bezeichnung für die (nicht sexuell geprägte) Nächstenliebe*.

A|genesie (gr. ἀ- nicht-) f: (klin.) Fachbezeichnung für die fehlende Anlage u. Entwicklung einer Körperstruktur, z. B. Fehlen der Eierstöcke bei Ullrich*-Turner-Syndrom; vgl. Aplasie, Atresie.

A|genitalismus m: (klin.) Sammelbezeichnung für das angeborene Fehlen von äußeren od. inneren Sexualorganen; vgl. Gonadenagenesie.

Aggression (lat. aggressio Angriff) f: (psychol.) Bezeichnung für Affekte u. Verhaltensweisen, die die Beschädigung von Objekten (Lebewesen, Gegenstände, auch Institutionen, Ideen) zum Ziel haben od. sich gegen die eigene Person richten (Autoaggression*); unterschiedlich wird dabei definiert, ob dem Handelnden das Ziel bewusst sein muss (Absichtlichkeit) od. mit der Handlung sogar ausdrücklich die Erwartung verbunden sein muss, eine Schädigung des Angegriffenen herbeizuführen.
Die **Entstehung** aggressiven Verhaltens wird uneinheitlich erklärt: In psychoanalytischer Deutung ist es Ausdruck eines dem Menschen

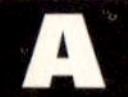

prinzipiell angeborenen, triebhaften Geschehens (Aggressionstrieb bzw. Todestrieb*), u. einige Verhaltensforscher (z. B. K. Lorenz) bestätigen dies aus der Beobachtung von Tieren; Aggression wäre dann ein nötiger Antrieb nicht nur für Arterhaltung, sondern zudem für weitere psychische Leistungen, der sich entladen muss. Dieser Auffassung widerspricht die Annahme anderer Forscher, dass es für aggressives Verhalten keinen einheitlichen Auslösemechanismus gibt. Die Psychologie diskutiert insbesondere zwei Entstehungstheorien: Einerseits die sog. **Frustrations*-Aggressionstheorie** mit der sog. Irritationsaggression als typischer Grundform, auslösbar entweder durch Darbietung aversiver Reize (Schmerzen) od. durch Entzug von Reizen (Frustration), andererseits die **Theorie des sozialen Lernens**, nach der aggressives Verhalten überwiegend gelernt wird, indem Aggression einen direkten Verstärker für aggressives Verhalten bildet. Auch in Tierversuchen stellt sich Aggression als erlerntes Verhalten dar, dessen Auftreten zwar genetisch u. hormonell bedingt, aber durch soziale Faktoren entscheidend beeinflusst ist. Zur **Entwicklung** des Verhaltens sind (auch bei weiblichen Tieren) ausreichende Androgenspiegel erforderlich, Kastration bzw. Gabe von Östradiol wirken verhindernd; die **Aufrechterhaltung** aggressiven Verhaltens ist dagegen v. a. vom Ergebnis abhängig: Erfolgreiche Aggression erhöht den Androgenspiegel, während ihn erfolglose senkt; dies gilt für Aggressivität zwischen männlichen Tieren stärker als für andere Formen der Aggression, eine einmal erreichte Rangposition wird allerdings auch ohne Androgene beibehalten. Die früher angenommene Lokalisation eines für Aggressivität verantwortlichen Gens auf Chromosom Y konnte nicht bestätigt werden (auch Männer mit einem YY*-Syndrom weisen keine höhere Aggressivität auf). Bei Jugendlichen wird ein Zusammenhang zwischen höherer Aggressivität u. häufigerem Fernsehen beobachtet, der nicht durch unterschiedliche Lebensverhältnisse erklärt werden kann, sondern auf die betrachteten Szenen zurückgeführt wird.

Neben **impulsiven Formen** aggressiven Verhaltens, die durch Schlüsselreize ausgelöst werden u. nach einem konstanten Muster stattfinden, z. B. das Beutemachen (predatorische Aggression), sind **instrumentelle Formen** unterscheidbar, die andere Ziele verfolgen, z. B. Kämpfe um Machterhalt u. Rang in der Gruppe, Verteidigung von Territorien od. Nachkommen u. a. (defensive Aggression). Gemeinsame Reaktion bei allen Aggressionsarten ist das Beißen („Zähne-Zusammenpressen").

Die **Bewertung** aggressiven Verhaltens unterscheidet sich zwischen den Kulturen v. a. hinsichtlich der Begründungen, unter denen es als zulässig gilt; dabei besteht (v. a. im Hinblick auf männliche Jugendliche) eine hohe Toleranz, aggressives Verhalten als sozial wertvoll zu betrachten u. aggressive Handlungen weniger hart zu sanktionieren als z. B. gewaltfreie sexuelle Normverletzungen.

Die **Folgen** aggressiven Verhaltens sind auf der Seite des Angreifers abhängig vom Erfolg: Es ist davon auszugehen, dass sowohl die Gelegenheit zu Aggression einen bekräftigenden Reiz darstellt, als auch das Beobachten aggressiver Handlungen anderer die Bereitschaft erhöht, selbst aggressiv zu handeln; dieser Tatsache tragen (begrenzt) die Verbote der Darstellung von Grausamkeit* u. Gewalt Rechnung (s. Gewalt, sexuelle; Pornographie).

Auf der Seite der Opfer von Aggression entstehen einerseits körperliche u. seelische Schäden; andererseits erscheint gesichert, dass Gewalterfahrung auch die Bereitschaft zur Ausübung von Gewalt erhöht.

Die **Therapie** aggressiven Verhaltens (z. B. bei Dissozialität* od. Dissexualität*) erfolgt überwiegend durch Verhaltenstherapie (Entspannung, Situationsanalyse, Problemlösungstraining, Selbstkontrolle, Einüben von Verhaltensalternativen), evtl. unter Einbeziehung des sozialen Umfelds (Familientherapie); bei gleichzeitig bestehendem Borderline*-Syndrom kommt ergänzend eine medikamentöse Therapie in Frage (Antidepressiva, Antipsychotika), in Fällen sexueller Aggression auch eine Verminderung sexueller Antriebe durch Antiandrogene.

Die **Prävention** aggressiven Verhaltens hat ihren Schwerpunkt im Bereich der Erziehung, indem vermittelt wird, dass die Integrität anderer nicht verletzt werden darf; zugleich erscheint ein Verzicht auf jede Züchtigung* (auch innerhalb der Familie) als notwendige Bedingung für nichtaggressives Verhalten von Kindern. Der früher angenommene Nutzen des Auslebens von Aggressionen in „harmlosen" Formen (sog. Katharsis-Hypothese) kann als widerlegt gelten; auch gilt als fraglich, ob Bestrafung Aggression verhindert (Schmerz verstärkt Aggression). Als wirksamer gilt, jede Belohnung aggressiven Verhaltens zu vermeiden, Aggression auslösende Umweltreize zu vermindern u. Handlungsalternativen aufzuzeigen, die mit Aggression nicht vereinbar sind.

Aggression, kreative f: (psychol.) Bezeichnung für ein Verfahren der Psychotherapie, das aggressive Energie konstruktiv zu nutzen versucht, indem angenommen wird, dass Aggression auch dazu dienen kann, eine zwischenmenschliche Situation zum Besseren zu wenden. Im Rahmen von Gruppen-, Paar- od. Familientherapien wird daher das Regulieren von Aggressionsanreizen u. das Kanalisieren von Aggression erlernt durch sog. Feindseligkeitsrituale (Austausch von Beleidigungen, Schlagen mit weichen Schlägern u. a.) u. andere Übungen, die der Bewältigung angestauter Aggression dienen. Anwendung v. a. bei Partnerschaftskonflikten (ggf. auch mit dem Ziel einer sog. konstruktiven Scheidung), als Teil einer Sexualtherapie*, bei chronischer Depression u. Suizidneigung, aber auch bei Konflikten in Organisationen (z. B. am Arbeitsplatz).

Aggression, sexuelle f: (sexol.) Bezeichnung für Anwendung von sexueller Gewalt* od. Grausamkeit* im Rahmen sexueller Handlungen; zwar erscheint gesichert, dass jede Form von Sexualität auch aggressive Elemente enthält, aber bei ihr stehen prinzipiell Liebe u. Zuwendung gegenüber einer Schädigungsabsicht im Vordergrund. Es erscheint daher angemessen, bei sexueller Gewalt nicht von aggressiver Sexualität, sondern eher von sexualisierter Aggression* zu sprechen. Sie ist v. a. eine Ausdrucksform männlichen Verhaltens: Aggressive Delikte machen 70 % aller Straftaten gegen die sexuelle Selbstbestimmung aus, 99 % der Täter sind Männer; aggressive Verhaltensweisen sind typische Merkmale der meisten Paraphilien*, vgl. Dissexualität.

Aggressivität f: (psychol.) auch Aggressionsbereitschaft; Bezeichnung für die unterschiedlich ausgeprägte Disposition von Individuen zu aggressivem Handeln; relativ überdauernde Eigenschaft der Persönlichkeit, die sich (auf Grundlage genetischer u. hormoneller Einflüsse) v. a. durch soziale Lernerfahrungen bildet u. (präventiv) durch pädagogische bzw. (modifizierend) durch therapeutische Maßnahmen beeinflussbar ist, s. Aggression.

AGI: Abkürzung für **A**lan*-**G**uttmacher-**I**nstitut.

AGISRA: Abkürzung für **A**rbeitsgemeinschaft* **g**egen **i**nternationale **s**exuelle und **r**assistische **A**usbeutung.

A|gonadismus (gr. ἀ- nicht-) m: (klin.) ungebräuchliche Fachbezeichnung für das Fehlen der Keimdrüsenanlage, s. Gonadenagenesie.

Agonist (gr. ἀγωνιστής Wettkämpfer) m: (pharmak.) Stoff, der einen Rezeptor in gleicher Weise wie der physiologische Wirkstoff aktiviert, z. B. synthetische Hormone od. Überträgersubstanzen; i. w. S. auch Stoff, der über einen anderen Weg gleich wirkt wie die physiologische Substanz.
(anat.) Muskel, der eine ähnliche Wirkung hat wie andere (benachbarte) Muskelgruppen od. eine durch einen entgegengesetzten Muskel (Antagonist*) aufhebbare Bewegung bewirkt.

Agora|phobie (gr. ἀγορά Marktplatz) f: (psychiat.) Fachbezeichnung für eine Angststörung, die es unmöglich macht od. stark erschwert, sich angstfrei im öffentlichen Raum zu bewegen (sog. Platzangst); vgl. Phobie.

AGS: Abkürzung für **a**dreno**g**enitales **S**yndrom*.

AIDS: (infektiol.) Abkürzung für (engl.) **A**cquired **I**mmune **D**eficiency **S**yndrome, erworbenes Immunschwächesyndrom; ca. 10-12 Jahre nach Infektion des Immunsystems mit dem Virus HIV-1 od. HIV-2 auftretende Erkrankung, die 1981 zuerst in den USA als erworbene Abwehrschwäche unklarer Ursache mit starker Verminderung von CD4-Helferzellen, Pneumocystis-carinii-Pneumonie u. Kaposi-Sarkom beschrieben wurde. **Vorkommen** u. **Übertragungswege:** s. HIV-Infektion; **Verlauf:** klinisch können unterschiedliche Stadien der HIV-Infektion (Serokonversionskrankheit, klinisch asymptomatische Phase, beginnende Immunschwäche, AIDS-related-Komplex) vom eigentlichen Vollbild AIDS mit ausgeprägter Immunschwäche u. Auftreten sog. AIDS-definierender Erkrankungen unterschieden werden (Kategorie C der CDC-Klassifikation; s. HIV-Infektion, Tab 1.). **Diagnose** u. **Behandlungsmöglichkeiten:** s. HIV-Infektion.

AIDS-Phobie|syndrom n: (psychiat.) Bezeichnung für die furchtbesetzte Vorstellung, mit HIV infiziert zu sein, an der auch vielfach wiederholte Untersuchungen nichts ändern; v. a. in der frühen Phase der AIDS-Epidemie beobachtete Angststörung, die z. T. zu deutlicher Immunsuppression (u. entsprechenden opportunistischen Infektionen, z. B. Candida-Mykose) geführt haben soll; vgl. Phobie.

AIDS-Test m: (allg.) Bezeichnung für HIV-Antikörpertest, s. HIV-Infektion (Diagnose).

AIN: (androl.) Abkürzung für **a**nale **i**ntraepitheliale **N**eoplasie; Fachbezeichnung für Gewebeveränderungen (Neoplasie) im Analbereich. Ursache sind humane Papillomaviren (s. Papillomavirus-Infektionen); je nach Ausprägung ist der Übergang in ein Analkarzinom möglich. Vgl. CIN, VIN.

Akademie für Sexual|medizin: 1994 gegründete Fachvereinigung mit Sitz in München; Ziel ist u. a. die Erstellung eines Curriculums für sexualmedizinische Fortbildung von Ärzten, Psychologen und Psychotherapeuten (http://www.akademie-sexualmedizin.de).

AKF: Abkürzung für **A**rbeits**k**reis* **F**rauengesundheit in Medizin, Psychotherapie und Gesellschaft.

Akne (gr. ἀκμή Hochpunkt) f: (dermatol.) Sammelbezeichnung für eine mit Pickel- u. Pustelbildung einhergehende Erkrankung von Talgdrüsen u. Haarbalg mit Entzündung, vermehrter Talgproduktion (Seborrhö), Bildung von Mitessern (Komedonen) u. evtl. Vernarbung; Lokalisation v. a. in talgdrüsenreichen Hautbezirken (Gesicht, Nacken, Rücken, Brust); **Entstehung:** häufig unter hormonellem Einfluss (z. B. erhöhte Androgenkonzentration, hormonelle Umstellung mit Beginn der Pubertät, Progesteronwirkung); die Symptome werden durch Reiben, Drücken, Kratzen, bestimmte Nahrungsmittel (z. B. Schokolade, Nüsse, Käse), chemische Substanzen (z. B. Iod, Teer, Öle, Kosmetika) u. bestimmte Arzneimittel (u. a. Steroidhormone) verstärkt. Häufigste Form ist die **Acne vulgaris** (sog. gewöhnliche Akne), die insbesondere bei Jugendlichen u. jungen Erwachsenen (bis ca. 30. Lebensjahr) auftritt u. eine häufige Störung während der Pubertät darstellt (sog. Pubertätsakne, betrifft ca. 75 % aller Jugendlichen). **Therapie:** äußerliche Anwendung von Benzoylperoxid, Adapalen, Azelainsäure, evtl. Antibiotika, Gestagen (Cyproteronacetat) u. Äthinylöstradiol, in besonders schweren Fällen Isotretinoin, evtl. mit Glukokortikoidgabe; bei ausgeprägten Narben plastisch-chirurgische Behandlung.

Akro|megalie (gr. ἄκρον Spitze) f: (klin.) Fachbezeichnung für eine deutliche Größenzunahme der Akren (Nase, Ohren, Kinn, Hände, Füße) u. knorpeliger Skelettanteile nach Abschluss des Körperwachstums infolge einer erhöhten STH*-Produktion, meist bei Tumoren der Hypophyse; weitere Symptome sind Hirsutismus*, Haarausfall, Amenorrhö, Abnahme von Libido u. Erektionsfähigkeit, Diabetes mellitus sowie Größenzunahme innerer Organe. Die Diagnose erfolgt durch Nachweis eines Tumors u. Bestimmung der STH-Konzentration, die Behandlung erfolgt je nach Ursache der Störung medikamentös, chirurgisch od. strahlentherapeutisch.

Akro|posthitis f: (klin.) Fachbezeichnung für eine Vorhautentzündung (Balanoposthitis*), die

A

auf den Rand der Vorhaut begrenzt ist u. das Innenblatt nicht vollständig einbezieht, z. B. bei Kleinkindern.

Akro|som n: (biol.) Fachbezeichnung für eine Kappe, die auf dem Kern von Samenzellen* aufsitzt und u. a. Enzyme (Hyaluronidase*) enthält, die ein Eindringen in die Eizelle erleichtern; vgl. Befruchtung.

Akro|somen|reaktion f: (biol.) Fachbezeichnung für Vorgang im Rahmen der Befruchtung* mit Auflösung des Akrosoms der Samenzelle u. Freisetzung von Enzymen (Hyaluronidase*), die die umgebende Zellschicht der Eizelle lockern und es dem Spermium ermöglichen, in die Eizelle zu gelangen.

Akro|tomo|philie (gr. τομή Schnitt) f: (sexol.) Bezeichnung für die sexuelle Bevorzugung von Partnern mit amputierten Gliedmaßen; vgl. Amputationsfetischismus.

Akt: (allg.) **1.** Bezeichnung für Geschlechtsverkehr*; **2.** Abbildung bzw. Darstellung des nackten menschlichen Körpers; vgl. Kunst, erotische; Pornographie.

aktiv (lat. activus handelnd): (allg.) in Bezug auf sexuelle Handlungen vereinfachende Bezeichnung für einen Partner, der Penis, Finger, Zunge od. sexuelle Hilfsmittel in Körperöffnungen anderer einführt (zutreffendere Bezeichnung intromissiv) bzw. sich (bei sadomasochistischen Kontakten) dominant verhält; Gegensatz: passiv*.

Aktivine n pl: (endokrin.) aus den β-Untereinheiten der Inhibine* bestehende Peptide, die (im Gegensatz zu Inhibinen) stimulierend auf die Sekretion von FSH* wirken, ohne die Biosynthese von LH* zu beeinflussen; sie sind u. a. an der Regulation des Ovarialzyklus beteiligt.

Aktivität f: (physiol.) Bezeichnung für Tätigkeit od. Funktion eines Organismus od. einer Person; auch verwendet für psychische Funktionen, die zu Annäherung od. aktiver Vermeidung führen.
(sexol.) allgemeine Bezeichnung für sexuelle Handlungen, im relativen Sinn (Gegensatz Passivität; vgl. aktiv, passiv) für die Übernahme einer steuernden (insbesondere intromissiven) Rolle beim Geschlechtsverkehr od. bei sadomasochistischen Handlungen (dann bedeutungsgleich mit Dominanz*).

Aktual|neurose f: (psychoanalyt.) von S. Freud eingeführte Fachbezeichnung für eine Neurose*, die im Gegensatz zur Psychoneurose* als Ausdruck eines aktuellen Konflikts (z. B. unbefriedigter sexueller Triebwünsche) entsteht.

akustisch (gr. ἀκουστικός das Gehör betreffend): (physik.) Schallwellen (Geräusche u. Töne) betreffend, s. Hörsinn.

Akzeleration (lat. acceleratio Beschleunigung) f: (physiol.) auch säkulare Entwicklungsbeschleunigung; Bezeichnung für das seit Mitte des 19. Jahrhunderts deutlich frühere Auftreten der Pubertät* u. anderer Entwicklungsschritte (Entwicklungsakzeleration) sowie veränderter biometrischer Durchschnittswerte (v. a. Körperlänge u. Gewicht) in fast allen Bevölkerungen (Wachstumsakzeleration). Der Beginn der Pubertät scheint sich um mindestens 2 Jahre vorverlagert zu haben (s. Abb.), das Längenwachstum hat vermutlich um ca. 10 cm zugenommen,

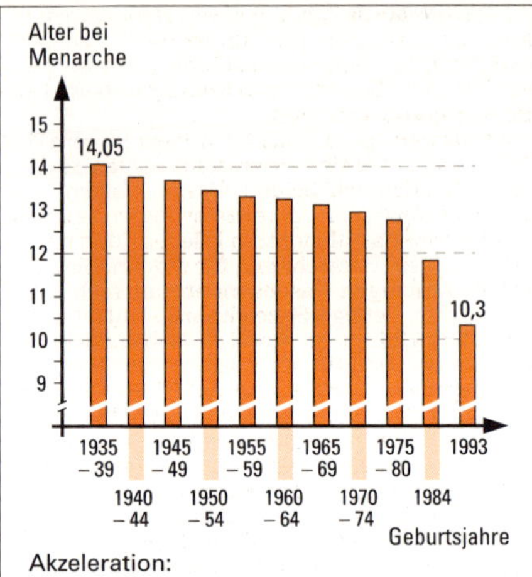

Akzeleration:
Zeitpunkt der Menarche bei Mädchen, Deutschland 1935-1993

in bestimmten ethnischen Gruppen scheinen diese Phänomene noch ausgeprägter zu sein. Eine Tendenz zu früherem Eintritt der Pubertät ist auch in der deutschen Bevölkerung zu beobachten, so dass die Abgrenzung zu klinisch bedeutsamer Pubertas praecox schwieriger wird (s. Pubertätsstörungen).
Über die **Ursachen** kann zurzeit nur spekuliert werden; eine stärkere Akzeleration in städtischen Bevölkerungen u. bei Migranten spricht für eine zentrale Rolle von (bisher nicht näher bestimmbaren) Umweltfaktoren: Diskutiert werden z. B. verbesserte Zugänglichkeit von Medikamenten u. hochwertiger Nahrung (insbesondere Glukose), erhöhte Lichteinwirkung (leichtere Bekleidung, mehr künstliches Licht), stärkere elektromagnetische Strahlenexposition, verminderte Kinderarbeit u. seltenere schwere körperliche Arbeit Jugendlicher, genetische Vermischung, sog. Reizüberflutung u. a.; denkbar erscheint auch eine Wirkung hormonähnlich wirkender Umweltchemikalien. Mit der Akzeleration der körperlichen Entwicklung geht eine (vermutlich v. a. sozial bedingte) frühere sexuelle Aktivität einher (s. Kohabitarche), zugleich scheint sich die Dauer der Adoleszenz* zu verlängern.

Alan-Guttmacher-Institut: Abkürzung AGI; wissenschaftliche Einrichtung mit Sitz in New York (New York, USA); Arbeitsschwerpunkte sind u. a. Forschung u. Information zu Familienplanung und Geburtenregelung (http://www.agi-usa.org).

Albright-Syndrom (Fuller A., Arzt, Boston, 1900-1966) n: s. McCune-Albright-Syndrom.

Alemona: (kult.) Name einer römischen Geburtsgöttin*.

Algo|lagnie (gr. ἄλγος Schmerz) f: (sexol.) historische, von A. F. v. Schrenck-Notzing eingeführte Bezeichnung für Sadomasochismus*; damals unterschieden in eine „aktive" (Sadismus*) u. eine „passive" Form (Masochismus*).

Algo|par|eunie (gr. πάρευνος Bettgefährte) f: (klin.) auch Dyspareunie; unpräzise Sammelbezeichnung für Schmerzzustände (insbesondere von Frauen, aber auch von Männern) beim Koitus, s. Koitusschmerzen.

A|libidinie (gr. ἀ- nicht-) f: (sexol.) veraltete Bezeichnung für das chronische Fehlen sexueller Motivation bei beiden Geschlechtern (sog. Libidostörung); s. Appetenzstörungen, sexuelle.

Alimente (lat. alimentum Pflegegeld) n pl: (jurist.) veraltete Bezeichnung für regelmäßige Unterhaltszahlungen, insbesondere an nichteheliche Kinder; heutige Bezeichnung: Unterhalt*.

Alkohol|delikt n: (jurist.) Fachbezeichnung für eine Straftat, die im Zustand der Trunkenheit begangen wurde. Alkoholdelikte sind von besonderer Bedeutung hinsichtlich der Schuldfähigkeit*: Für eine unter der Wirkung von Alkohol (od. anderer bewusstseinsverändernder Drogen) begangene Tat kann nach § 21 StGB die Schuldfähigkeit vermindert sein od. Schuldunfähigkeit nach § 20 StGB vorliegen; diese Paragraphen umfassen auch Trieb- u. Affekthandlungen als willensgesteuerte Akte, nicht aber Reaktionen im Zustand der Bewusstlosigkeit. Der (möglicherweise) schuldunfähige Rauschtäter kann evtl. nach § 323a StGB zu einer Strafe wegen sog. vorsätzlichem od. fahrlässigem Vollrausch verurteilt werden. Im Rahmen von Sexualstraftaten sind Alkoholdelikte insbesondere bei sog. Beziehungsdelikten von Bedeutung, bei denen zwischen Tätern u. Opfern eine persönliche Beziehung besteht; auch häusliche Gewalt* wird häufig unter Alkoholeinfluss ausgeübt.

Alkoholika f pl: (allg.) Sammelbezeichnung für Getränke, die den Alkohol Äthanol* enthalten u. wegen ihrer berauschenden Wirkung traditionell in sämtlichen Kulturen u. bis heute in zahlreichen Ländern als Rauschmittel* u. (insbesondere in Verbindung mit anderen Wirkstoffen) als Aphrodisiaka* gebraucht werden. Frühe alkoholische Getränke waren Weine* aus verschiedenen Obstsorten (insbesondere Trauben), Honigweine (Met), Biere* od. vergorene Milchprodukte (Kefir); durch Destillation werden stärkere Konzentrationen von Alkohol mit entsprechend höherer Wirksamkeit erzielt (Branntweine). Alkoholika sind in nicht-islamischen Ländern heute überwiegend legal, in Deutschland besteht ein Abgabeverbot für hochprozentige Alkoholika an Jugendliche unter 18 Jahren, für alle Alkoholika an Jugendliche unter 16 Jahren, sowie ein Verbot des Konsums in der Öffentlichkeit für alle Jugendlichen unter 14 Jahren (ohne Begleitung Erwachsener unter 16 Jahren). Bei regelmäßigem Gebrauch besteht ein hohes Risiko der Entstehung einer (körperlichen u. psychischen) Abhängigkeit* mit z. T. schwerwiegenden (insbesondere auch sozialen) Folgen (Alkoholkrankheit*); vgl. Drogen (Abb.).
Die durch Alkoholika entstehenden Schäden sind enorm: In Deutschland sind etwa 2,5 Millionen Menschen als alkoholabhängig zu betrachten, volkswirtschaftliche Folgekosten werden auf jährlich mindestens 17 Milliarden Euro beziffert, etwa 25 % aller Arbeitsunfälle u. ein erheblicher Anteil der Verkehrsunfälle sind durch Alkoholwirkungen mitverursacht; ca. 42 000 Todesfälle pro Jahr gelten als direkte Folgen von Alkoholkonsum, ein nicht unwesentlicher Anteil von häuslichen u. sexuellen Gewalttaten, Gewaltverbrechen und anderen Straftaten, Selbstbeschädigungen u. Selbsttötungen werden unter dem Einfluss von Alkoholika begangen; vgl. Alkoholdelikt.

Alkohol|krankheit: (klin.) auch Alkoholismus; Fachbezeichnung für die bei chronischer Aufnahme von Alkohol entstehende Abhängigkeit* mit körperlichen, psychischen u. sozialen Folgeschäden; in Deutschland häufigste Form der Substanzabhängigkeit mit ca. 2,5 Millionen Menschen. Als **Ursachen** werden v. a. Persönlichkeitsmerkmale in Verbindung mit bestimmten sozialen Umständen, genetischen Faktoren u. persönlichen Problemlagen diskutiert. Im Unterschied zu anderen Formen der Substanzabhängigkeit hat die Alkoholkrankheit sehr breit gestreute körperliche Folgen (Schädigung von Leber, Herz u. anderen inneren Organen, Gefäß- u. Nervensystem) u. ist (infolge von Nervenschädigungen) nicht selten Ausgangspunkt für sexuelle Funktionsstörungen sowie (infolge von Persönlichkeitsveränderungen) für Partnerschaftskonflikte; sie kann zu organischen Psychosen führen (z. B. mit Beziehungswahn od. Eifersuchtswahn). Alkoholkrankheit wird sozial in erheblichem Umfang toleriert (bis gefördert), obwohl sie tief greifende Folgen für das soziale Verhalten hat (Aggressionsdelikte, sexuelle Gewaltdelikte) u. die Kontroll- u. Zurechnungsfähigkeit evtl. erheblich einschränkt.
Der Erfolg einer **Therapie** hängt (wie bei allen Formen der Substanzabhängigkeit) von Motivation u. Freiwilligkeit ab; sie erfolgt stationär od. ambulant u. besteht aus einer Entgiftungsphase, evtl. mit medikamentöser Behandlung von Entzugssymptomen, einer Entwöhnungsphase mit Psychotherapie (insbesondere Gruppentherapie) u. einer Nachsorgephase mit psychischer u. sozialer Stabilisierung, beruflicher Reintegration u. langfristiger Begleitung, z. B. im Rahmen von Selbsthilfegruppen*.

Alkyl|nitrite n pl: (chem.) Sammelbezeichnung für flüchtige Nitritverbindungen* mit unterschiedlichen Seitenketten, z. B. Amylnitrit*, Butylnitrit*; häufig Bestandteil von sog. Poppers*.

Allantois (gr. ἀλλᾶς, ἀλλᾶντος Wurst) f: (embryol.) Fachbezeichnung für in der Embryonalentwicklung* etwa am 16. Tag entstehende Ausstülpung des Dottersacks*; dient zunächst u. a. der Sammlung des Urnierenharns u. bildet später im Chorion* die sog. Allantoisgefäße, aus denen Plazentagefäße u. Anteile der Nabelschnur hervorgehen. Der entstehende embryonale Allantoiskreislauf löst den Dottersackkreislauf ab.

Allantois|plazenta f: s. Plazenta.

Allegorie (gr. ἀλληγορία bildliche Rede) f: (kult.) in der bildenden Kunst Fachbezeichnung für eine Verbildlichung allgemein-abstrakter Begriffe u. Vorstellungen; häufige Mittel sind Personifikationen z. B. der Gerechtigkeit als Justitia, des Todes als Sensenmann, in der erotischen Kunst* z. B. Darstellung der Liebe in der Figur des Amor*.

Allein|lebende: (soziol.) Bezeichnung für Menschen, die nicht mit anderen Menschen in einem Haushalt zusammenleben; mitunter auch als Bezeichnung für Singles* verwendet. Die Zahl

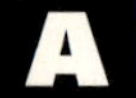

der alleinlebenden Menschen ist in Deutschland (alte Bundesländer) von 3,23 Mio. (6,5 % der Bevölkerung) in 1950 auf 11,12 Mio. (15,5 %) in 1990 gestiegen; den größten Anteil der Alleinlebenden stellen über 65-Jährige, gefolgt von der Altersgruppe der 25- bis 45-Jährigen.

Allele (gr. ἀλλήλων zu einander gehörig) n pl: (genet.) auch Allelomorphe; Fachbezeichnung für Ausprägungen eines Gens, die auf strukturgleichen (homologen) Chromosomen an der gleichen Stelle (am gleichen Genort) lokalisiert sind. Ein Individuum mit diploidem Chromosomensatz hat nie mehr als zwei Gene, die zueinander im Verhältnis der Allelie stehen u. ein Allelenpaar bilden. Zwei Allele eines Gens können ein gleiches (homozygotes) od. ungleiches (heterozygotes) Allelenpaar bilden u. eine gleiche od. unterschiedliche Merkmalausprägung bewirken. Von einem Allelenpaar eines Elternteils wird i. d. R. nur ein Allel an das gleiche Kind weitergegeben (Ausnahme: Chromosomen*-Abweichungen). Von vielen Genen sind nur zwei unterschiedliche Formen bekannt. Häufig treten jedoch Serien mehrfacher Allele auf (multiple Allelie), wobei mehr als zwei verschiedene Gene für dasselbe Merkmal vorhanden sind u. zu verschiedenen Erscheinungsformen (Phänotypen) führen können (z. B. Blutgruppen, s. Vaterschaftsfeststellung).

Allen-Masters-Syndrom (William M. A., Gynäkologe, St. Louis, geb. 1904; William H. M., Gynäkologe, St. Louis, 1915-2001) n: (gynäkol.) durch Zerreißungen des Beckenbindegewebes im Rahmen von Schwangerschaft u. Geburt entstehendes Schmerzsyndrom mit Lageanomalie (Retroversio) u. Bewegungsschmerz des Uterus; selten auch Folge einer Koitusverletzung*. Typisch sind Dysmenorrhö* u. Dyspareunie*, u. U. Dauerschmerz beim Stehen; die Therapie erfolgt durch operative Fixierung des Uterus.

Allgemeiner deutscher Frauen|verein: Abkürzung ADFV; 1865 von L. Otto-Peters, A. Schmidt u. a. gegründeter Verein der frühen Frauenbewegung*; der ADFV trat u. a. ein für das Recht auf Bildung u. Arbeit für alle Frauen, veranstaltete Sonntags- u. Fortbildungsschulen für Mädchen, Unterhaltungsabende für Frauen u. unterhielt Speiseanstalten für sozial schlecht gestellte Frauen.

Allo|erotik (gr. ἄλλος Anderer) f: (psychoanalyt.) Fachbezeichnung für die im Gegensatz zur Autoerotik* auf andere Personen gerichtete sexuelle Appetenz*.

Allo|somen n pl: (genet.) Fachbezeichnung für **1.** atypische Chromosomen*; **2.** die Geschlechtschromosomen (X- u. Y-Chromosom).

Allo|trio|phagie (gr. ἀλλότριος fremd) f: (psychiat.) historische Fachbezeichnung für Pikazismus*.

Alopezie (gr. ἀλωπεκία Haarausfall) f: (klin.) Fachbezeichnung für Glatzenbildung*.

Alpha-Feto|protein n: (physiol.) Abkürzung AFP; einkettiges Glykoprotein, das in Dottersack, fetaler Leber u. Zellen des Verdauungstrakts (auch bei Erwachsenen) produziert wird. Physiologisch erhöhte Werte in der Schwangerschaft u. beim Säugling (Bedeutung unklar), pathologisch bei Lebererkrankungen u. Tumoren. Im fetalen Serum ist AFP ab der 4. Schwangerschaftswoche nachweisbar; bei Entwicklungsstörungen mit unvollständigem Verschluss des Neuralrohrs (z. B. Anenzephalie, Spina bifida) gelangt AFP über den Liquor cerebrospinalis in das Fruchtwasser u. ist im Serum der Schwangeren pathologisch erhöht. Erniedrigte Serumwerte bei Schwangeren können Hinweis auf ein Down*-Syndrom des Feten sein. Bestimmung z. B. im Rahmen einer Fruchtwasseruntersuchung (s. Amniozentese) od. mit weiteren Parametern als sog. AFP-plus-Test od. Triple*-Test; vgl. Diagnostik, pränatale.

Alpha-HCG: (endokrin.) α-HCG; Untereinheit des humanen Choriongonadotropins (HCG*); identisch mit der Alpha-Untereinheit des Luteinisierungshormons (LH*).

Alprostadil n: (pharmak.) chemischer Abkömmling von Prostaglandin E_1; Anwendung u. a. zur Therapie von Erektionsstörungen (im Rahmen einer Schwellkörper*-Autoinjektionstherapie od. durch lokale Anwendung als Creme) u. Durchblutungsstörungen. **UAW:** u. a. lokale Entzündung u. Schmerzen, Schwellkörperfibrose, bei Überdosierung Priapismus*.

Alraune (ahd. alruna Zauberpflanze): (allg.) auch Alraun; Bezeichnung für Mandragora officinalis, ein v. a. in Südeuropa u. dem Mittelmeergebiet heimisches Nachtschattengewächs (Solanaceae); die Wurzel weiblicher Pflanzen (sog. Alraunwurzel, Radix mandragorae) enthält zahlreiche Alkaloide (Scopolamin, Hyoscyamin, Atropin u. a.) u. gilt als hochgiftige Pflanze, deren Aufnahme zu Krämpfen, Unruhe u. Lähmungserscheinungen führen kann. Volksmedizinische Anwendung als Schlaf- u. Schmerzmittel sowie in Aphrodisiaka*; im Volksglauben* wurden die Wurzeln (wohl wegen ihrer z. T. menschenähnlichen Form) seit der Antike als Hausgötter verehrt (sog. Alraunmännchen), die Zauberkräfte entfalten sollten (Glück, Reichtum, Gesundheit, Fruchtbarkeit, Geburtserleichterung u. a.).

Alters|demenz f: (psychiat.) auch senile Demenz; Bezeichnung für eine Demenz*, die im höheren Lebensalter auftritt u. mit Verhaltensauffälligkeiten und (auch sexuellen) Verhaltensstörungen einhergehen kann.

Alters|gruppe: (allg.) Bezeichnung für eine Gruppe etwa gleichaltriger u. hierdurch einander ähnlicher Menschen (sog. peer* group); die Gruppenzugehörigkeit wird in Kindheit u. Adoleszenz besonders eng gefasst (Altersklassen von 2-3 Jahren), während im höheren Alter auch größere Altersgruppen als einander ähnlich betrachtet werden (Altersklassen von 10-15 Jahren).
Von besonderer Bedeutung sind Gleichaltrige als Bezugsgruppe* für die psychosoziale Entwicklung während der Adoleszenz, da in dieser Lebensphase Normen des Elternhauses z. T. durch Normen der Altersgruppe abgelöst werden u. neue soziale Verhaltensweisen in Interaktion mit Gleichaltrigen gelernt werden; vgl. Lebensabschnitte.

Alters|impotenz f: (klin.) übliche Bezeichnung für die physiologisch verminderte Erektionsfähigkeit älterer Männer; vgl. Androgendefizit des alternden Mannes.

A

Alters|pädo|philie f: (sexol.) Bezeichnung für das Auftreten pädophiler Neigungen u. Handlungen erst im höheren Alter (z. B. als Folge geistigen Abbaus u. sozialer Isolation); vgl. Pädophilie.

Alters|sexualität f: (sexol.) Bezeichnung für das sexuelle Empfinden u. Verhalten von Menschen jenseits des 60. Lebensjahrs; beide werden in hohem Maß davon bestimmt, welche sexuellen Aktivitäten in früheren Lebensabschnitten bestanden haben, welche praktischen Möglichkeiten einer Umsetzung sexueller Bedürfnisse bestehen u. welche altersbedingten körperlichen Erkrankungen u. Behinderungen die sexuelle Aktivität einschränken. Bei Männern wirkt sich die allmählich abnehmende Produktion von Testosteron auf Libido, Erektions- u. Ejakulationsfähigkeit sowie Ablauf des sexuellen Reaktionszyklus* aus (z. B. deutlich verlängerte Refraktärphasen); die Zeugungsfähigkeit bleibt bis in das hohe Alter erhalten. Bei Frauen hat ab dem Klimakterium* die deutlich abfallende Produktion von Ovarialhormonen entsprechende körperliche u. psychische Folgen, die allerdings die Libido kaum beeinträchtigen, sondern eher die Zeit bis zu ausreichender Lubrikation* u. einen schwächeren Verlauf des sexuellen Reaktionszyklus betreffen. Empirische Untersuchungen ergeben (bei erheblichen, wohl methodisch bedingten Abweichungen der Ergebnisse) für Männer ein mehrheitlich bis in das hohe Alter bestehendes Interesse an auto- u. soziosexueller Aktivität bei weitgehender Orgasmusfähigkeit; für Frauen gilt Ähnliches, wenn auch in jeweils geringerem Umfang; subjektiv wird im Allgemeinen der Mangel an zärtlichen bzw. sexuellen Kontakten als gravierender empfunden als körperliche Folgen im Klimakterium. Insgesamt unterliegen Libido u. sexuelle Aktivität älterer Menschen auch weiterhin einer besonderen gesellschaftlichen Tabuisierung, so dass wenig empirische Erkenntnisse vorliegen. Da es zugleich (in Deutschland z. B. fünfmal) mehr Witwen als Witwer gibt, müssen Frauen häufiger als Männer neue Sexualpartner finden u. erleben daher u. U. deutlichere Veränderungen ihres Sexuallebens (jüngere Partner, homosexuelle Beziehungen, vermehrte Masturbation).

Althing, Christian: Pseudonym von Christian August Fischer*.

Alt|jungferschaft: (allg.) kaum mehr verwendete Bezeichnung für ledigen Stand älterer Frauen; vgl. Hagestolz, Jungfer.

Altruismus (lat. alter Anderer) m: (kult.) Uneigennützigkeit, Selbstlosigkeit; im Gegensatz zum Egoismus* von der Annahme ausgehende Ansicht, dass ethisch-moralische Werte sich aus dem Prinzip der Rücksicht auf andere herleiten sollten; vgl. Nächstenliebe.
(psychol.) Bezeichnung für einen Abwehrmechanismus*, bei dem die Erfüllung von Bedürfnissen anderer im Vordergrund steht u. der sich nicht selten subjektiv als lebensphilosophisches Prinzip begründet.

Alt|weiber|mühle: (kult.) volkstümliche Annahme einer Wundermühle, in der alte Frauen vom Teufel gemahlen werden, um sie als junge Mädchen wieder zu verlassen; nicht selten Gegenstand kunsthandwerklicher Darstellungen u. von Fastnachtsspielen, symbolisiert die Vorstellung einer Altweibermühle den Wunsch nach Verjüngung; vgl. Jungbrunnen.

A|mastie (gr. ἀ- nicht-) f: (klin.) Fachbezeichnung für das (evtl. einseitige) sehr seltene Fehlen der Anlage von Brustdrüse, Brustwarze u. Warzenhof; bei Männern häufiger als bei Frauen u. meist verbunden mit weiteren Fehlbildungen des Thorax, s. Brustfehlbildungen.

Amazonen f pl: (kult.) in der griechischen Mythologie* Bezeichnung für ein Volk von Frauen im kleinasiatischen Raum, das als imperialistisch-kriegerisch galt; der Sage nach sollten sich Amazonen die rechte Brust ausgebrannt haben, um ungehindert mit Bögen schießen zu können. Männer sollen nur zum Zweck der Fortpflanzung geduldet, neugeborene Knaben getötet od. an Bewohner von Nachbarstaaten übergeben worden sein; vermutlich spiegelt die Amazonensage den Niedergang des Matriarchats wider.
(allg.) Bezeichnung für sportlich-knabenhaft erscheinende Mädchen, früher auch für betont männliche auftretende Frauen (sog. Mannweiber).

Ambi|sexualität (lat. ambi- zu beiden Seiten) f: (klin.) ungebräuchliche (sprachlich eher unzutreffende) Bezeichnung für Intersexualität*.
(sexol.) ungebräuchliche (aber sprachlich zutreffendere) Bezeichnung für Bisexualität*; bei W. Masters u. V. Johnson stark eingeschränkte Verwendung für bisexuelle Personen mit rasch aufeinander folgenden (d. h. biographisch zeitgleichen) Sexualkontakten zu Partnern beiderlei Geschlechts.

Ambi|valenz f: (psychol.) Bezeichnung für das Vorhandensein von zwei sich widersprechenden Gefühlen od. Zielen, z. B. in Konfliktsituationen (s. Abb.), gegenüber Personen (z. B. als Hassliebe), nicht selten auch in Bezug auf Sexualität (Appetenz verbunden mit Scham od. Ekel), häufig in der Kommunikation als Wider-

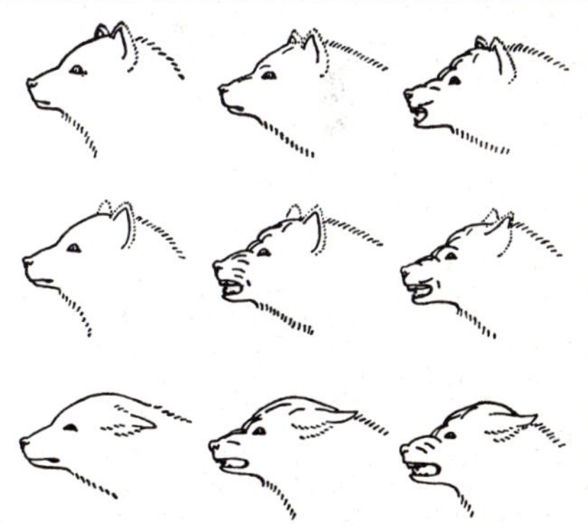

Ambivalenz:
Gesichtsausdruck eines Hundes mit von links nach rechts zunehmender Aggressivität und von oben nach unten zunehmender Furcht

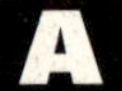

spruch zwischen verbaler u. nonverbaler Nachricht. Verbreitete Erlebnisweise (typisch in Pubertät u. Adoleszenz, aber auch bei Abhängigkeit*), meist ohne pathologische Bedeutung, wenn auch die Fähigkeit, ambivalente Situationen zu ertragen, individuell verschieden ausgeprägt ist u. Ambivalenz das Entscheiden u. Handeln fast immer erschwert. Bei manchen neurotischen Störungen wird Ambivalenz als besonders belastend erlebt, bei Psychosen od. Borderline-Syndrom wird sie u. U. nicht mehr wahrgenommen.

A|melo|tatismus (gr. ἀ- nicht-, μέλος Glied) m: (sexol.) auch Amelotismus; Fachbezeichnung für Amputationsfetischismus*.

A|menor|rhö f: (gynäkol.) Fachbezeichnung für das Fehlen von Menstruationen im Lebensabschnitt zwischen Pubertät u. Klimakterium; man unterscheidet:
1. primäre Amenorrhö mit Ausbleiben der Menarche über das 18. Lebensjahr hinaus, z. B. bei Chromosomen-Abweichungen (Ullrich*-Turner-Syndrom, Swyer*-Syndrom u. a.) od. bei gonadalen (Gonadendysgenesie*, Intersexualität*) od. genitalen Fehlbildungen (Gynatresie*).
2. sekundäre Amenorrhö mit Ausbleiben der Menstruation für mehr als 6 Monate bei zuvor normalem Zyklus, physiologisch in Schwangerschaft u. Stillzeit sowie nach der Menopause; pathologisch infolge von Störungen auf verschiedenen Ebenen: **a) zentral** bedingte Amenorrhö: entweder hypothalamisch verursacht, dann häufig psychogen (z. B. bei Stress, Scheinschwangerschaft*, Anorexia* nervosa, Depression*) bzw. durch hormonelle Therapie bedingt (Supersuppressionssyndrom*); od. hypophysär verursacht, dann meist organisch (z. B. infolge von Hypophysentumoren); **b) ovariell** bedingte Amenorrhö, z. B. bei Ovarialinsuffizienz* od. Ovarialtumoren*; **c) uterin** bedingte Amenorrhö, z. B. infolge von Uterusfehlbildungen*; **d) andere** Ursachen, z. B. bei Erkrankungen anderer endokriner Organe (Nebenniere, Schilddrüse, Pankreas), bei schweren Allgemeinerkrankungen, als Begleitwirkung medikamentöser Therapien od. bei Opiatabhängigkeit.
Die **Diagnose** erfordert eine eingehende körperliche Untersuchung sowie eine genaue Abklärung der endokrinen Ursachen durch diagnostische Hormongaben (Gestagentest*, Östrogen*-Gestagen-Test, Clomiphentest* u. a.) und Bestimmung der Hormonspiegel in Serum u. Urin. Die **Therapie** erfolgt je nach Ursache der Störung durch Hormongaben, Behandlung der Grundkrankheit u. Psychotherapie.

A|menor|rhö, post|partale f: (gynäkol.) Fachbezeichnung für das Ausbleiben der Menstruation länger als 10 Wochen nach Entbindung od. 6 Wochen nach Abstillen; vgl. Chiari-Frommel-Syndrom, Laktations-Amenorrhö-Methode.

American Association of Sex Educators, Counselors and Therapists: Abkürzung AASECT; 1967 gegründete Vereinigung von Sexualpädagogen, Beratern u. Therapeuten mit Sitz in Chicago (Illinois, USA); Ziele sind u. a. die Förderung sexueller Gesundheit u. die Erleichterung des Zugangs zu qualifizierten Therapeuten (http://www.aasect.org).

American Board of Sexology: Fachgesellschaft mit Sitz in Winter Park (Florida, USA); Schwerpunkt ist u. a. die Zertifizierung von Sexualtherapeuten, die bestimmte Voraussetzungen erfüllen müssen (http://www.sexologist.org).

AMH: (embryol.) Abkürzung für **A**nti-**M**üller-**H**ormon; im Verlauf der embryonalen Geschlechtsbestimmung* aus den Sertoli*-Stützzellen freigesetzter Botenstoff, der zu einer Degeneration der Müller*-Gänge führt u. so die Anlage männlicher Geschlechtsorgane ermöglicht.

Amin|kolpitis f: (gynäkol.) Fachbezeichnung für eine bakterielle Scheidenentzündung mit Gardnerella vaginalis, bei der es infolge atypischer Vaginalflora zu einer fischig-übelriechenden Freisetzung von Aminen aus dem Vaginalsekret kommt, s. Vaginitis.

A|mitose (gr. ἀ- nicht-) f: (biol.) direkte Zellteilung*.

Amme (mhd. nährende Mutter): (allg.) Bezeichnung für eine Frau, die in der Stillperiode nach einer Entbindung ein fremdes Kind zusätzlich zum eigenen stillt (unter ungünstigen ökonomischen Bedingungen auch anstelle des eigenen); früher in wohlhabenden europäischen Familien üblich, um die Ehefrau zu entlasten; wegen der grundsätzlich besseren Verträglichkeit von Frauenmilch gegenüber künstlicher Säuglingsnahrung bis heute (bei Vorliegen von Stillhindernissen bei der Mutter) in veränderter Form praktiziert durch Milchspende-Systeme an Kinderkliniken (sog. Milchbanken). Die enge Beziehung, die in der Stillzeit zwischen Amme u. Säugling entsteht, überlagert u. U. lebenslang die Beziehung zur leiblichen Mutter; da historisch seitens der Ammen ein wenig ausgeprägtes Inzesttabu* bestand, war es nicht unüblich, dass sie Säuglinge masturbierten, um sie zum Schlafen zu veranlassen (vgl. Kindersexualität). Sexualwissenschaftlich wird dies mit der Tatsache in Verbindung gebracht, dass spätere sexuelle Beziehungen zur ehemaligen Amme bzw. eine Fixierung der sexuellen Orientierung auf ältere Frauen (bei beiden Geschlechtern) offenbar nicht selten beobachtet wurden (sog. Ammeninzest).

A|mnesie, sexuelle (gr. ἀ- nicht-, μνήμη Erinnerung) f: (psychol.) fehlende Erinnerung an sexuelle Erfahrungen; fast regelmäßig sind feststellbar: **1. infantile Amnesie:** im Vorschulalter einsetzendes Vergessen früherer sexueller Entwicklungsstufen; **2. puberale Amnesie:** Vergessen weiterer sexueller Erfahrungen der Kindheit im Rahmen der Pubertät*. In der Therapie psychosexueller Störungen kann (z. B. durch Befragungen in Hypnose) das Erinnern vergessener Erlebnisse u. deren nachträgliche Bearbeitung versucht werden. Weitere Formen wie z. B. das Vergessen traumatischer Erfahrungen od. von sexueller Gewalt* sind beschrieben.

Amnion (gr. ἀμνίον Opferschale) n: (embryol.) auch Schafhaut; Fachbezeichnung für Zellschicht, die im Stadium der zweiblättrigen Keimscheibe* zwischen Trophoblast u. Ektoderm entsteht u. mit dem Ektoderm des Embryos die Amnionhöhle bildet (s. Endometrialzyklus, Abb.). Während der weiteren Embryonalentwicklung* stülpt sich das Amnion von hinten nach vorn über den Embryo u. bildet so die innerste Eihaut. In der Amnionhöhle befindet sich das von Amnionzellen produzierte Fruchtwasser*.

Amnio|zentese (gr. κεντέω schneiden) f: (gebh.) Fachbezeichnung für Fruchtwasserpunktion; am häufigsten angewandtes Verfahren der pränatalen Diagnostik* mit Untersuchung von Fruchtwasser, das i. d. R. mit einer feinen Kanüle durch Punktion durch die Bauchdecke (seltener transvaginal) entnommen wird. Zur Vermeidung von Verletzungsrisiken sollte eine Amniozentese unter Ultraschallkontrolle vorgenommen werden (vgl. Diagnostik, pränatale, Abb.). **Durchführung:** frühestens ab der 12., meist zwischen 15. u. 18. Schwangerschaftswoche zur Beurteilung von Reife- u. Gesundheitszustand des Feten, Bestimmung des Rhesus-Faktors bei Hinweis auf Rhesus*-Unverträglichkeit in der Vorgeschichte der Schwangeren, zur Diagnostik von Chromosomen*-Abweichungen, genetisch bedingten Krankheiten, Spaltfehlbildungen (z. B. Spina bifida), Stoffwechselstörungen; therapeutisch z. B. bei vermehrter Fruchtwasserbildung (Polyhydramnie). **Komplikationen:** u. a. Bauchschmerzen, vorzeitiger Blasensprung, vaginale Blutungen, Infektionen u. vorübergehender Fruchtwasserabgang (sog. Leakage). Das Risiko für Verletzungen von Fetus, Nabelschnur od. Plazenta sowie für Blutungen liegt bei unter 1 %; das Risiko für Fehlgeburten ist bei Frühamniozentese (vor der 14. Schwangerschaftswoche) wesentlich erhöht.

Amöbiasis (gr. ἀμοιβός wechselnd) f: (infektiol.) Bezeichnung für Infektion mit Amöben (einzelligen Parasiten), s. Protozoen-Infektionen.

Amor (lat. ~ Liebe) m: (kult.) in der römischen Mythologie* Name eines Liebesgottes, der Liebe von Männern zu Frauen, Sexualität u. Erotik verkörpert; als Sohn der Venus zeigen ihn antike Darstellungen als deren ständigen Begleiter, häufig mit Pfeil u. Bogen (die u. a. als Symbol für Verletztheiten* interpretiert werden, wie sie in der Folge des Verliebtseins entstehen können); seit der Renaissance oft gemeinsam mit Psyche als Ausdruck inniger Liebe dargestellt; in der griechischen Mythologie entspricht dem Amor Eros*. Vgl. Bona Dea.

Amor|bogen: (allg.) auch Kupidobogen; aus der Künstleranatomie stammende Bezeichnung für die geschwungene obere Begrenzung des Lippenrots der Oberlippe.

Amores: (kult.) Liebesgedichte; Titel der ca. 19-15 v. Chr. entstandenen Sammlung von 50 Elegien* des römischen Dichters Ovid, die ironisch-objektivierende Liebesdarstellungen zum Gegenstand haben; vgl. Ars amatoria, Remedia amoris.

Amorette f: (kult.) Fachbezeichnung für die künstlerische Darstellung von Liebesgöttern (z. B. Amor, Eros); i. w. S. auch für Putten*.

amoroso (ital. ~ lieblich): (kult.) in der Musik Ausdrucksbezeichnung für liebevoll, zärtlich.

Ampallang: (kult.) traditionelle indonesische Bezeichnung für Stifte, die horizontal durch die Eichel des Penis gestochen werden, s. Piercings.

Amphet|amine n pl: (pharmak.) Sammelbezeichnung für eine Gruppe von chemischen Substanzen mit v. a. stimulierender u. euphorisierender Wirkung, die medizinisch nur vereinzelt eingesetzt werden, dagegen als Rauschmittel* weltweit sehr verbreitet sind. Das erste Amphetamin wurde Ende des 19. Jahrhunderts synthetisiert, im 20. Jahrhundert kamen fast 200 weitere Amphetamin-ähnlich wirkende Stoffe hinzu, darunter insbesondere das im Zweiten Weltkrieg auf allen Seiten eingesetzte Metamphetamin u. die unter der Bezeichnung Ecstasy* zusammengefassten sog. Designerdrogen (s. Partydrogen). Auch die in Afrika u. Teilen Asiens (insbesondere im Süden der arabischen Halbinsel) traditionell als Anregungsmittel* gekauten Blätter des Qat-Strauchs enthalten Amphetamin-ähnliche Wirkstoffe.
Medizinisch werden Amphetamine u. von ihnen abgeleitete Medikamente z. T. bei alten Patienten u. (mit z. T. erheblichen Vorbehalten) in der Behandlung des hyperkinetischen Syndroms bei Kindern eingesetzt; ihre frühere Verwendung als Appetitzügler u. Asthmamittel ist nach Betäubungsmittelgesetz* nicht mehr gestattet. Bei Verwendung als Rauschmittel kommt es zu einer allgemeinen Gefäßverengung, Blutdruck- u. Pulssteigerung (erhöhtes Risiko von Schlaganfällen u. Herzinfarkten), außerdem nicht selten zu einer Temperaturerhöhung; Halluzinationen sind selten, dagegen sind unkontrollierbare Erregungszustände (erhöhte Aggressivität) u. Psychose-ähnliche Komplikationen möglich. Nach Abklingen der Wirkung folgen v. a. psychische Symptome (Müdigkeit, Depressionen, Reizbarkeit), wodurch die rasche Entwicklung einer v. a. psychischen, z. T. auch körperlichen Abhängigkeit* begünstigt wird. Bei lang dauernder Einnahme verlieren Amphetamine an Wirksamkeit (daher allmähliche Dosissteigerungen), sie wirken nur sehr begrenzt als Aphrodisiaka* (Steigerung der sexuellen Erregbarkeit, zugleich Erektionsstörungen), können Menstruationsstörungen verursachen und scheinen das Auftreten embryonaler Fehlbildungen zu begünstigen.
Amphetamine sind in modernen Industriegesellschaften zwar illegale, aber weit verbreitete Rauschmittel, die insbesondere unter Jugendlichen (als sog. Speed u. Crystal) einen hohen Stellenwert als Partydrogen* haben, häufig zusammen mit Alkohol u. anderen Rauschmitteln konsumiert werden u. schwerwiegende Folgen haben können (insbesondere soziale Isolation, Leistungsverlust, körperlicher Abbau). Da sie zunächst (sozial erwünscht) die Leistungs- u. Kontaktfähigkeit fördern, bildet ihr Gebrauch auch unter beruflich stark belasteten Personen (Führungskräften) ein wachsendes Problem.

amphi|miktisch (gr. ἀμφί beiderseits, μῖξις Vermischung): (biol.) zweigeschlechtlich, z. B. geschlechtliche Fortpflanzung*.

Amphitryon: (kult.) in der griechischen Mythologie Name des Enkels des Perseus; während eines Feldzugs des Amphitryon nimmt Zeus* dessen Gestalt an u. besucht seine Frau Alkmene, aus der Verbindung wird Herkules geboren; die göttliche Verführung war vielfach Gegenstand von Theaterwerken, z. B. bei Plautus, Molière, H. von Kleist, J. Giraudoux.

Ampliatio vaginae (lat. ~ Erweiterung) f: (kult.) ungebräuchliche Bezeichnung für eine

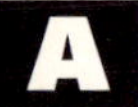

traditionelle genitale Verstümmelung* von Frauen durch gewaltsame Erweiterung des Scheideneingangs (Introzision*).

Amputations|fetischismus (lat. amputatio Abschneiden) m: (sexol.) auch Amputophilie, Amelo(ta)tismus; Bezeichnung für eine Form des Fetischismus*, bei der eine körperliche Verstümmelung als sexuell besonders erregend erlebt wird (der Partner: Akrotomophilie*, seltener des eigenen Körpers: Apotemnophilie*); es bestehen Überschneidungen zu Sadismus* od. Masochismus* (mit der Möglichkeit von Selbstverstümmelungen*); vgl. Deformitätsfetischismus.

Amts|pflegschaft: (jurist.) nach früherem Recht Bezeichnung für eine Pflegschaft*, die von einem Amt übernommen wird; z. B. bei Geburt von nichtehelichen Kindern volljähriger Mütter durch das Jugendamt mit der Aufgabe, den Vater festzustellen, Unterhaltsansprüche u. Erbrechte bzw. Pflichtteilrechte der Kinder zu sichern. Seit 1.7.1998 durch die (rein freiwillige) Beistandschaft* ersetzt.

Amts|vormundschaft: (jurist.) Bezeichnung für eine Vormundschaft*, die vom Jugendamt übernommen wird; (mehrere) Vertreter des Jugendamts können die Amtsvormundschaft gemeinschaftlich od. mit jeweils getrennten Aufgabenbereichen übernehmen.

Amyl|nitrit n: (pharmak.) Fachbezeichnung für flüchtige Nitritverbindungen*, die überwiegend (> 97 %) aus Pentylnitrit u. Isopentylnitrit (auch Isoamylnitrit) bestehen; häufig Bestandteil von sog. Poppers*.

Anabolika (gr. ἀναβολή Anhäufung) n pl: (pharmak.) Sammelbezeichnung für Wirkstoffe, die den Aufbau von Eiweiß im Körper (insbesondere von Muskelmasse) fördern; hierzu zählen i. e. S. die sog. anabolen Steroide (Androgene* od. von ihnen abgeleitete Substanzen (z. B. Nandrolon, Stanozolol), i. w. S. auch Antiöstrogene (Hemmstoffe der Aromatase*) u. Beta-2-Rezeptor-Agonisten (z. B. Clenbuterol). Der medizinische Einsatz von Anabolika beschränkt sich auf ausgeprägte Schwächezustände bei schweren Krankheiten u. die Behandlung hormonempfindlicher Tumoren; demgegenüber bildet ihre Verwendung zum Doping* u. beim Bodybuilding* ein wachsendes Problem (in Deutschland vermutlich 500 000 regelmäßige Konsumenten), das sowohl psychische Folgen hat (vermehrte Aggressivität), als auch zu körperlichen Schäden führt (Virilisierung u. Menstruationsstörungen bei Frauen, Hodenhypoplasie u. Störungen der Spermienbildung bei Männern; Schädigung von Leber, Niere, Herz-Kreislauf-System, erhöhtes Tumorrisiko); auf Libido u. Sexualerregung bei Männern u. Frauen kurzfristig stimulierende Wirkung, bei chronischem Gebrauch deutlich hemmender Einfluss; vgl. Medikamentenwirkungen, sexuelle.

An|aesthesia sexualis (gr. ἀναισθησία Unempfindlichkeit) f: (sexol.) historische, von R. v. Krafft-Ebing (1886) eingeführte Fachbezeichnung für eine Unempfindlichkeit der Sexualorgane gegenüber Berührungsreizen, so dass diese nicht als erregend empfunden werden; s. Erregungsstörungen, sexuelle; seltener auch verwendet für sog. anästhetische Ejakulationen, die nicht vom Gefühl eines Orgasmus begleitet sind; s. Orgasmusstörungen.

An|ästhesie f: (klin.) Fachbezeichnung für eine Sensibilitätsstörung* der Haut mit völliger Unempfindlichkeit gegenüber Berührungs-, Temperatur- u. Schmerzreizen; entweder Folge von Störungen peripherer bzw. zentraler Nerven od. erwünschtes Ergebnis von Narkose bzw. Lokalanästhesie.

Anal|dusche (lat. analis den After betreffend): (allg.) Bezeichnung für einen länglich-zylindrischen Schlauchvorsatz aus Metall od. Plastik mit mehreren Öffnungen, der an die Wasserinstallation angeschlossen wird und (durch Einführen in den Enddarm) zur Analspülung* dient.

Anal|erotik f: (sexol.) Sammelbezeichnung für alle mit Anus, Anal- u. Dammregion verbundenen erotischen Erlebnisse, z. B. Analverkehr*, Oroanalkontakte*, aber auch Analsprache*. (psychoanalyt.) kindliche Sexualität im Zeitraum der sog. analen Phase der psychosexuellen Entwicklung* bzw. spätere Regression od. Fixierung; vgl. Oralerotik.

Anal|fetischismus m: (sexol.) Sammelbezeichnung für Formen des Fetischismus*, bei denen die eigene Analregion od. diejenige anderer Menschen als sexuell besonders erregend erlebt wird; breites Spektrum der Ausprägungen (Analerotik*, Koprophilie* u. a.).

Anal|furche: (anat.) Crena ani; die Gesäßbacken trennende Furche.

Anal|geruch: s. Düfte, sexuelle.

Analismus m: (sexol.) veraltete Fachbezeichnung für Analverkehr*.

Anal|koitus m: (sexol.) veraltete Fachbezeichnung für Analverkehr*.

Anal|masturbation f: (sexol.) Fachbezeichnung für Form der Autoerotik mit Masturbation* unter Einbeziehung von Anus u. Analregion.

Anal|sprache: (allg.) Bezeichnung für eine Wortwahl in Sprache u. Schrift, bei der Begriffe aus dem Analbereich auffallend häufig verwendet werden; gerade in nichtsexuellen Zusammenhängen wird sie als Hinweis auf entsprechende (nicht selten unbewusste) Interessen od. Ängste interpretiert. Unter den europäischen Umgangssprachen zeigt das Deutsche eine vergleichsweise breite Verwendung anal gefärbter Begriffe u. Wendungen; vgl. Vulgärsprache.

Anal|spülung: (allg.) Bezeichnung für die Reinigung des Enddarms mit Wasser, das durch eine Analdusche* od. eine freie Schlauchendigung (evtl. auch mit einem Irrigator*) eingebracht wird; auf niedrigen Druck, Körpertemperatur des Wassers u. genaue Kontrolle der Füllung des Darms ist zu achten. Anwendung insbesondere als Vorbereitung auf Analverkehr.

Anal|tripper: (allg.) Bezeichnung für Gonorrhö* im Analbereich.

Anal|verkehr: (sexol.) Bezeichnung für verbreitete Form des Geschlechtsverkehrs* mit Einführen des Penis in den Anus; bei entsprechender Übung ist ein lustvoller Sexualkontakt durch intensive Empfindung von Friktionen möglich (bei Männern zusätzliche Luststeigerung durch Prostatamassage). **Wertungen:** als nichtreproduktive Form der Sexualität im Christentum missbilligt, daher insbesondere zwischen Männern, aber auch zwischen Männern u. Frauen mit zahlreichen Tabus belegt; in verschiedenen Ländern (auch einigen Bundesstaaten der USA) ist Analverkehr weiterhin unter Strafandrohung gesetzlich verboten. **Komplikationen:** Häufig entstehen Mikrotraumen (z. B. minimale Schleimhauteinrisse), die u. a. das Auftreten sexuell übertragbarer Infektionen* begünstigen; insbesondere bei geringer Übung auch größere Einrisse u. Blutungen (vgl. Kohabitationsverletzungen); zur Verringerung des Risikos sind die Verwendung von Gleitmitteln* u. Safer* Sex zu empfehlen. Die Gefahr der Entstehung einer Stuhlinkontinenz besteht nicht.

Ana|lyse (gr. ἀνάλυσις Auflösung) f: (chem.) Bezeichnung für Untersuchungsverfahren zur Ermittlung der Zusammensetzung von Gemischen durch Nachweis von Einzelbestandteilen mit chemischen u. physikalischen Methoden (Gegensatz: Synthese).
(soziol.) Bezeichnung für die Ermittlung von Zusammenhängen zwischen empirisch ermittelten Befunden mit statistischen Methoden (z. B. Faktorenanalyse u. a. multivariaten Verfahren).
(psychol.) Bezeichnung für die Ermittlung von Zusammenhängen, z. B. zwischen bestimmten Einzelmerkmalen u. den sie bedingenden Voraussetzungen (Bedingungsanalyse) od. den aus ihnen entstehenden Folgen für Individuen u. ihre soziale Umgebung (Funktionsanalyse).
(psychoanalyt.) Kurzbezeichnung für Therapie mit Methoden der Psychoanalyse* od. der analytischen Psychologie*; als sog. bioenergetische Analyse wird ein Verfahren der Körpertherapie* bezeichnet, das auf der Orgontherapie* nach W. Reich beruht.

Ana|mnese (gr. ἀνάμνησις Erinnerung) f: (klin.) Fachbezeichnung für die Vorgeschichte von Krankheiten, die durch Ärzte im Gespräch entweder mit den Patienten selbst erhoben wird (Eigenanamnese) od. durch Befragung anderer Personen (Angehöriger, Betreuer, Zeugen u. a.) u. als Grundlage für Diagnose u. therapeutische Entscheidungen dient; sie kann sich entweder auf die unmittelbar vorangehenden Ereignisse beschränken (sog. Kurzanamnese) od. frühere Krankheiten u. Behandlungen, biographische Entwicklungen, familiären u. sozioökonomischen Hintergrund u. a. einbeziehen.
(psychol.) wird der Begriff verwendet für die Erhebung der individuellen psychischen Problemlage u. ihrer möglichen Hintergründe; die Erhebung kann u. U. sehr zeitintensiv sein u. bildet durch die vom Klienten geforderte Erinnerungsleistung u. U. eine erhebliche psychische Belastung (z. B. bei posttraumatischen Belastungsstörungen von Folter- od. Missbrauchsopfern). Im anamnestischen Gespräch werden psychische Sachverhalte (für den Klienten nicht selten erstmalig) ausgesprochen, benannt u. geordnet; es hat daher häufig bereits eine therapeutische Funktion. Vgl. Sexualanamnese.

Anankasmus (gr. ἀνάγκη Zwang) m: (psychol.) Fachbezeichnung für die Tendenz zu ängstlichem u. äußerst gewissenhaftem Verhalten; i. e. S. Bezeichnung für das Auftreten von zwanghaften Vorstellungen od. Zwangshandlungen (vgl. Zwangsstörungen); eine Neurose mit anankastischen Zügen wird als Zwangsneurose* bezeichnet.

Ana|phase (gr. ἀνά hinauf) f: (biol.) Phase während der Zellteilung*.

An|aphrodisiaka (gr. ἀν- nicht-) n pl: (pharmak.) auch Antaphrodisiaka; i. e. S. Sammelbezeichnung für Substanzen, die Libido u. Erregbarkeit herabsetzen u. dämpfend auf die Geschlechtssphäre wirken, z. B. Bromsalze, Baldrian-Präparate, Hopfen* (Glandulae lupuli); zahlreiche blutdrucksenkende Medikamente u. Psychopharmaka (Tranquilizer, Opiate* in höherer Dosis) sowie der traditionell angewandte Mönchspfeffer (Vitex* agnus-castus) wirken anaphrodisisch (vgl. Medikamentenwirkungen, sexuelle); therapeutisch wird Cyproteronacetat* in der Behandlung von Sexualstraftätern verwendet. I. w. S. werden auch physikalische u. diätetische Maßnahmen (z. B. sportliche Betätigung, kalte Bäder, Fastenkuren) zu den Anaphrodisiaka gerechnet. Vgl. Aphrodisiaka.

An|aphrodisie f: (sexol.) veraltete Fachbezeichnung für fehlende sexuelle Motivation; s. Appetenzstörungen, sexuelle.

Andro|gamet (gr. ἀνήρ, ἀνδρός Mann) m: (biol.) männlich differenzierter Gamet; vgl. Keimzellen.

Andro|gamone n pl: (biol.) Fachbezeichnung für die von männlichen Individuen niederer Organismen gebildeten Gamone*.

Andro|gen|defizit des alternden Mannes: (androl.) Abkürzung ADAM bzw. (genauer) PADAM (partielles Androgendefizit); Fachbezeichnung für eine typische Symptomkombination bei Männern ab dem 5. Lebensjahrzehnt, die auf eine mit dem Alter abnehmende Androgenproduktion (v. a. von Testosteron) zurückgeführt werden kann; je nach Definition stehen entweder körperliche Veränderungen (Abnahme der Muskelmasse, Haarausfall, Osteoporose, Leistungsminderung, Erektionsstörungen) od. psychische Veränderungen (verminderte Libido, Depressionen, Stimmungsschwankungen, Müdigkeit) im Vordergrund. Therapeutisch kommt eine Substitution mit Androgenen in Frage, über Dosierung u. Dauer der Gabe besteht allerdings keine Einigkeit; vgl. Klimakterium virile.

Andro|gene m pl: (endokrin.) sog. männliche Sexualhormone; Sammelbezeichnung für Steroidhormone mit vermännlichender (virilisierender) Wirkung u. dem chemischen Grundkörper Androstan (ein C_{19}-Steroid). Die wichtigsten Androgene sind Testosteron mit der höchsten Serumkonzentration u. seine Metaboliten, v. a. 5α-Dihydrotestosteron mit zweieinhalbfach stärkerer biologischer Aktivität bzw. seine Abbauprodukte Androsteron, Androstendion u. Dehydroepiandrosteron (DHEA), die unterschiedlich starke androgene Wirkung haben. Biochemisch sind Androgene Vorstufen (Prohormone) für Östrogene*. Androgene werden bei Männern in Hoden (Leydig-Zwischenzellen) u. Nebennierenrinde, bei Frauen in Eierstöcken u. Nebennierenrinde gebildet u. im Blut an das Sexualhormon-bindende Globulin (SHBG*) gebunden. Im Körper wirken sie an ihren Zielorganen nach Bindung über Androgen-Rezeptoren, z. B. an den Sertoli-Zellen od. an der Prostata. Sie werden in der Leber u. in peripheren Geweben abgebaut u. mit dem Urin ausgeschieden. Androgene fördern die allge-

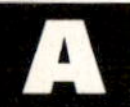

Androgene
Übersicht über physiologische Wirkungen

Funktion, Organ	Wirkung
Stoffwechsel	allgemein anabole Wirkung durch vermehrte Eiweißsynthese
männliche Geschlechtsorgane	Förderung der Ausbildung von Penis, Samenleiter, Samenblase und Prostata sowie bestimmter Stadien der Spermatogenese in den Hoden
Haut, Haare	Ausbildung des charakteristisch männlichen Behaarungstyps, Beeinflussung von Acne vulgaris
Skelett	Förderung des Längenwachstums
Zentralnervensystem, neuroendokrines System	Hemmung der Freisetzung der Hypophysenhormone LH und FSH über Rückkopplungsmechanismen
Psyche	Beeinflussung der Stimmungslage
Enzyme	Expression geschlechtstypischer Enzymmuster

meine körperliche Entwicklung, Wachstum u. Differenzierung der männlichen Geschlechtsorgane (Samenleiter, Penis) sowie die Ausbildung der sekundären Geschlechtsmerkmale (Stimmbruch, Körperbehaarung, Bartwuchs, s. Tab.; vgl. Differenzierung, genitale). Therapeutische Anwendung: bei Androgenmangel (z. B. durch Hodeninsuffizienz od. nach Kastration), zur gegengeschlechtlichen Hormonbehandlung (s. Hormontherapie) od. im Rahmen einer Frau-zu-Mann-Umwandlung bei Transsexualität. Sog. **Antiandrogene** (i. d. R. Testosteron-Antagonisten wie z. B. Cyproteronacetat, Flutamid) heben durch eine Blockade bzw. Verdrängung an den Hormonrezeptoren die Androgenwirkungen auf u. werden u. a. zur Therapie von Virilisierung, androgenabhängigen Tumoren, hormonsensitivem Prostatakarzinom u. (in Verbindung mit Psychotherapie) in der Behandlung von Sexualstraftätern eingesetzt. Vgl. Gestagene, Östrogene.

Andro|genese f: (kult.) Bezeichnung für die in Mythen mancher Kulturen beschriebene Schaffung von Nachkommen durch einen Mann (z. B. im Adam*-und-Eva-Mythos die Erschaffung von Eva aus der Rippe Adams); die Vorstellung wird gedeutet als Ausdruck des Übergangs von Matriarchat zu Patriarchat (Wunsch der Männer, einen Vorzug der Frauen zu übernehmen), sie findet sich in vergleichbarer Weise in der Tradition des Männerkindbetts*; vgl. Zeugungsmythen.

Andro|genisierung f: (klin.) Fachbezeichnung für das Auftreten männlicher Geschlechtsmerkmale bei Frauen infolge einer erhöhten Androgenwirkung, s. Virilisierung.

Andro|gen|resistenz f: (klin.) Fachbezeichnung für die Unwirksamkeit von Androgenen gegenüber den Zielgeweben infolge einer X-chromosomal-rezessiv vererbten Rezeptoranomalie der Zielzellen; bei vollständiger Resistenz entwickeln genetisch männliche Individuen einen weiblichen Phänotyp (s. Feminisierung, testikuläre). Bei weniger ausgeprägter Resistenz kommt es zu unterschiedlichen Fehlbildungen der männlichen Sexualorgane (Hypospadie, Kryptorchismus, Azoospermie) u. körperlicher Feminisierung* (z. B. Gynäkomastie, s. Reifenstein-Syndrom).

Andro|gen-Unempfindlichkeits|syndrom n: (klin.) zutreffendere, in der deutschen Terminologie aber ungebräuchliche Bezeichnung für testikuläre Feminisierung*.

Andro|gynität f: (klin.) veraltete Fachbezeichnung für das Vorhandensein weiblicher Sexualorgane u. sekundärer Geschlechtsmerkmale bei Individuen mit männlichem chromosomalen Geschlecht (Pseudohermaphroditismus*); Gegensatz: Gynandrie*.
(sexol.) auch Androgynie; auf beide Geschlechter anwendbare Bezeichnung für eine uneindeutig gemischte Ausprägung von psychischen Merkmalen, die als typisch männlich bzw. weiblich gelten; zur Messung dient z. B. das Bem* Sex Role Inventory; vgl. gender role.
(kult.) gilt die Vorstellung androgyner Gottheiten in zahlreichen Kulturen als Bild für besondere Vollkommenheit (s. Gottheiten, zweigeschlechtliche); auch die moderne Tendenz zur Verwischung der Unterschiede der Geschlechtsrollen* spiegelt eine allgemeine Faszination durch androgyne Erscheinungsbilder; vgl. Unisex, Shemales.

Andro|logie f: (klin.) auch Männerheilkunde; Bezeichnung für ein Mitte des 20. Jahrhunderts (v. a. aus Urologie, Dermatologie u. Endokrinologie) entstandenes medizinisches Fachgebiet, das sich mit der reproduktiven Gesundheit von Männern sowie der Erkennung, Behandlung u. Vorbeugung von Erkrankungen der männlichen Sexualorgane befasst; vgl. Reproduktionsmedizin.

Andro|manie f: (psychiat.) historische Bezeichnung für vermehrte (als normabweichend bewertete) sexuelle Motivation u. Aktivität bei (heterosexuellen) Frauen; vgl. Hypersexualität.

Andro|mastie f: (sexol.) historische, auf M. Hirschfeld zurückgehende Fachbezeichnung für das Vorliegen einer rudimentären Brustdrüse (vom männlichen Typ) bei Frauen (Mikromastie*) als Ausdruck einer gynandrischen Zwischenstufe (s. Zwischenstufen, sexuelle); männliche Entsprechung: Gynäkomastie*.

Andro|pause (gr. παύω beendigen): (klin.) umstrittene, in Anlehnung an die weibliche Menopause gebildete Fachbezeichnung für den altersbedingten Rückgang der männlichen Testosteronproduktion, s. Klimakterium virile; vgl.

Androgendefizit des alternden Mannes. Auch verwendet für einen (späteren) Zeitpunkt des Erlöschens der sexuellen Aktivität des Mannes; da sich dieser Prozess individuell verschieden rasch über Jahrzehnte hinweg vollzieht, ist der Begriff nur eingeschränkt nützlich, s. Alterssexualität.

Andro|philie f: (sexol.) **1.** allgemeine Bezeichnung für ein überwiegendes sexuelles Interesse an Männern, verwendet z.B. zur eindeutigeren Beschreibung der sexuellen Orientierung* bei Transsexualität*; Gegensatz: Gynäkophilie.
2. von M. Hirschfeld eingeführte Bezeichnung für ein überwiegendes sexuelles Interesse homosexueller Männer (i.w.S. auch von Frauen) für deutlich ältere Männer; in dieser Bedeutung nicht mehr gebräuchlich; vgl. Gerontophilie.

Andro|phobie f: (psychiat.) Fachbezeichnung für eine sehr ausgeprägte Furcht (Phobie*) von Frauen vor Männern, früher auch (vereinfachend) für ein spezifisches Vermeidungsverhalten homosexueller Frauen; Vorkommen z.B. bei Neurosen. Vgl. Männerscheu, Gynäkophobie.

Andro|spermien n pl: (biol.) Spermien, die ein männliches Geschlechtschromosom (Y-Chromosom) tragen u. bei einer Befruchtung zu männlichen Nachkommen führen.

Androstan n: (chem.) ein C_{19}-Steroid, gemeinsame Grundstruktur der Androgene*.

Andro|stanazol n: (pharmak.) synthetisches Steroidhormon* mit stark anaboler Wirkung.

Andro|stendion n: (endokrin.) schwach wirksames Androgen, das in der Nebennierenrinde u. in den Eierstöcken gebildet wird u. beim Abbau von Testosteron* entsteht. Androstendion ist eine Vorstufe (Prohormon) von Östron*. Erhöhung der Werte z.B. bei starkem Übergewicht, Hirsutismus*, androgenproduzierenden Tumoren; Referenzbereiche: s. Tab. Vgl. Androgene.

Andro|steron n: (endokrin.) Abbauprodukt von Testosteron*, das im Urin nachweisbar ist u. eine schwach androgene Wirkung hat. Androsteron wurde als erstes Sexualhormon durch A. Butenandt (1931) isoliert u. hat bei manchen Tieren (z.B. Ebern) die Wirkung eines Sexuallockstoffs; vgl. Androgene, Pheromone.

Andro|termone n pl: (biol.) Fachbezeichnung für geschlechtsbestimmende Sexualstoffe (Termone*) bei männlichen Individuen niederer Lebewesen.

Andro|tropie (gr. τροπή Wende) f: (klin.) Bezeichnung für ein gehäuftes Auftreten bei Männern, z.B. von bestimmten (sog. androtropen) Krankheitsbildern; vgl. Gynäkotropie.

An|ejakulation (gr. ἀν- nicht-) f: (klin.) veraltete Fachbezeichnung für das Ausbleiben der Ejakulation trotz sexueller Erregung und Erektion, s. Ejakulationsstörungen.

An|enzephalie f: (klin.) Fachbezeichnung für eine schwere, nicht seltene Fehlbildung* (1:1000), bei der Schädeldach u. wesentliche Teile des Gehirns fehlen; **Ursachen:** in der Mehrzahl der Fälle vermutlich genetisch bedingt, aber auch nach Exposition gegenüber chemischen Schadstoffen vermehrt beobachtet. Fast immer führt Anenzephalie zu intrauterinem Absterben des Fetus u. Fehlgeburt im 6.-7. Monat. Da sie auch bei Lebendgeburt nur für wenige Tage mit dem Leben vereinbar ist, stellt sich bei pränataler Diagnose die Frage der Austragung der Schwangerschaft v.a. unter dem Aspekt des Wunschs der Eltern; eine Austragung zum Zweck der Transplantation von Organen wird überwiegend abgelehnt.

An|erosie f: (sexol.) veraltete Fachbezeichnung für fehlende sexuelle Motivation; s. Appetenzstörungen, sexuelle.

An|euploidie f: (genet.) auch Heteroploidie; Vorkommen eines Genoms* mit einem Chromosomensatz, der von der für dieses Lebewesen normalen Zahl (einzelner Chromosomen od. des ganzen Satzes) abweicht; vgl. Chromosomen-Abweichungen.

angeboren: (allg.) Bezeichnung für Eigenschaften, die zum Zeitpunkt der Geburt vorhanden sind; entweder kongenital (genetisch determiniert) od. konnatal (vor od. während der Geburt erworben), z.B. Fehlbildungen*.

Angst: (allg.) Bezeichnung für einen Affekt od. Gefühlszustand, der mit Beengung, Erregung u. dem Empfinden von Bedrohung einhergeht u. die willentliche Steuerung des Handelns durch den Verstand wenigstens teilweise aufhebt.
(psychoanalyt.) wird Angst als ursprüngliche (aus dem Gefahrenschutzinstinkt erwachsende) Triebkraft gedeutet, die sich entweder (als sog. Realangst, Furcht*) an konkreten Objekten orientiert od. (als neurotische Angst) innere Triebkräfte abwehrt bzw. (als sog. Über-Ich-Angst) aus verinnerlichten moralischen Ansprüchen entsteht.
(psychol.) wird Angst entweder als zeitstabile Verhaltensdisposition gesehen, bestimmte Situationen als gefährlich zu betrachten (sog. Trait-Angst), od. als variabler emotionaler Zustand, der mit typischen psychischen u. körperlichen Reaktionen verbunden ist (psychovegetative Erregung, Anstieg des Muskeltonus u.a.) u. sich durch Vermeidungs- od. Fluchtverhalten auszeichnet (sog. State-Angst).

Androstendion

Alter	Referenzbereiche männlich	weiblich
Säuglinge	10–160 ng/dl (0,34–5,60 nmol/l)	10–140 ng/dl (0,34–4,90 nmol/l)
1.– 8. Lebensjahr	5– 40 ng/dl (0,17–1,40 nmol/l)	5– 70 ng/dl (0,17–2,40 nmol/l)
9.–12. Lebensjahr	5–150 ng/dl (0,17–5,20 nmol/l)	5–120 ng/dl (0,17–4,20 nmol/l)
13.–18. Lebensjahr	20–180 ng/dl (0,70–6,20 nmol/l)	10–160 ng/dl (0,34–5,60 nmol/l)
Erwachsenenalter	40–260 ng/dl (1,40–9,00 nmol/l)	20–260 ng/dl (0,70–9,00 nmol/l)

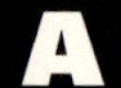

Angst spielt bei den meisten Neurosen* u. manchen Psychosen* eine entscheidende Rolle, sie bezieht sich häufig auf sexuelle Inhalte u. wird dann meistens als hemmend (s. Sexualangst), aber evtl. auch als sexuell erregend erlebt (z. B. bei Voyeurismus*, Exhibitionismus*, Masochismus*).
Ausgeprägte („unangepasste") Formen der Angst werden als Angststörung*, ausgeprägte Furcht vor bestimmten Objekten, Situationen od. Befindlichkeiten als Phobie* bezeichnet. Eine Therapie ausgeprägter Ängste ist durch Psychotherapie (Angstüberflutung u. a. Verfahren), evtl. in Verbindung mit Antidepressiva möglich; Angst vermindernde Substanzen (Tranquilizer, Barbiturate, Alkohol) beeinflussen nur das passive Vermeiden ängstigender Umstände u. sind daher zur langfristigen Therapie nicht geeignet; vgl. Phobie.

Angst|störung: (psychiat.) i. e. S. Bezeichnung für die sog. generalisierte Angststörung als Form der Phobie*, i. w. S. auch Sammelbezeichnung für isolierte (eigentlich durch Furcht* geprägte) Phobien, Panikstörungen*, posttraumatische Belastungsstörungen* u. durch körperliche Krankheiten od. psychotrope Substanzen ausgelöste Angstzustände.

An|hedonie (gr. ἀν- nicht-) f: (sexol.) veraltete Fachbezeichnung für fehlende sexuelle Lustempfindung; s. Erregungsstörungen, sexuelle.

Ani|lingus (lat. analis den After betreffend, lingere lecken) m: (sexol.) veraltete Bezeichnung für Oroanalkontakte*.

Anima (lat. ~ Lebenskraft) f: (psychoanalyt.) Fachbezeichnung für ein geschlechtsspezifisches Urbild (Archetyp*) im Unbewussten von Männern als inneres Bild vom Weiblichen (vgl. Animus); durch individuelle Erlebnisse mitgeprägt, aus dem Selbstbild überwiegend verdrängt u. durch männliche Rollenvorstellungen überdeckt, dennoch wirksam in Träumen sowie als Projektion* in Paarbeziehungen.

Animieren (frz. animer beleben): (allg.) in Nachtklubs* Bezeichnung für das gezielte Auffordern zum Konsum teurer Getränke durch (meist weibliche) Angestellte, die sich einzelnen Gästen intensiv widmen (Konversation, Tanz, Zärtlichkeiten); in Verbindung mit (begrenzten) sexuellen Dienstleistungen, z. B. in Séparées*, fließende Übergänge zur Prostitution*.

Animismus m: (kult.) veraltete Sammelbezeichnung für religiöse Verhaltensweisen u. Anschauungen regional begrenzter Gruppen; sie zeichnen sich durch die Verehrung von Gottheiten aus, die als verkörpert in Tieren, Pflanzen (v. a. Bäumen), Felsen od. Gewässern gedacht werden; heute ersetzt durch den umfassenderen u. zutreffenderen Begriff Stammesreligionen* bzw. „Religionen von Abstammungsgemeinschaften".

Animus (lat. ~ Denkkraft) m: (psychoanalyt.) Fachbezeichnung für ein geschlechtsspezifisches Urbild (Archetyp*) im Unbewussten von Frauen als inneres Bild vom Männlichen (vgl. Anima); durch individuelle Erlebnisse mitgeprägt, aus dem Selbstbild überwiegend verdrängt u. durch weibliche Rollenvorstellungen überdeckt, dennoch wirksam in Träumen sowie als Projektion* in Paarbeziehungen.

Aniso|gamie (gr. ἄνισος ungleich) f: (biol.) Fortpflanzung durch morphologisch unterschiedliche, verschiedengeschlechtliche Keimzellen (Gameten); vgl. Isogamie.

aniso|sexuell: (klin.) Fachbezeichnung für die Nichtübereinstimmung von chromosomalem u. gonadalem Geschlecht sowie der Ausprägung primärer bzw. sekundärer Geschlechtsmerkmale, z. B. die Feminisierung von Jungen od. Virilisierung von Mädchen, die im Zusammenhang mit Pubertätsstörungen* (irreführend!) auch als sog. heterosexuelle Entwicklung bezeichnet wird.

Anlockungs|stoffe: (biol.) veraltete Bezeichnung für Sexuallockstoffe, s. Pheromone.

Annahme als Kind: (jurist.) im deutschen BGB Fachbezeichnung für Adoption*.

Annahme an Kindes Statt: (jurist.) im Familiengesetzbuch (FGB) der DDR Fachbezeichnung für Adoption*.

A|nomalie (gr. ἀνωμαλία Ungleichheit) f: (klin.) geringgradige Unregelmäßigkeit od. Abweichung vom Normalzustand, z. B. der körperlichen Entwicklung bei Fehlbildungen* od. der Chromosomen bei Chromosomen*-Abweichungen; i. w. S. auch Unregelmäßigkeit der psychischen u. sozialen Entwicklung, z. B. als abweichendes Sexualverhalten*.

anonym (gr. ἀν- nicht-, ὄνομα Name): (allg.) namenlos; Bezeichnung für Situation od. Handlung, bei der die Namen der beteiligten Personen unbekannt bleiben, z. B. anonyme Geburt*. Als anonyme Sexualkontakte werden kurze, einmalige Kontakte bezeichnet, bei denen Anonymität u. a. Schutz vor Diskriminierung od. Diskreditierung bietet (z. B. bei homosexuellen Sexualkontakten, Bordellbesuchen).

Anonyme Sex|aholiker: Abkürzung AS; Selbsthilfegruppe von Männern u. Frauen mit dem gemeinsamen Wunsch, eine (subjektiv empfundene) sexuelle Sucht zu bekämpfen; vgl. Sexaholics; Programm u. Ziele orientieren sich an den Methoden der Anonymen Alkoholiker (http://sa.org).

An|orchidie (gr. ἀν- nicht-) f: (klin.) auch Anorchie; Fachbezeichnung für das Fehlen entwickelter Hoden, entweder infolge fehlender Anlagen (Gonadenagenesie*) od. durch Untergang im Verlauf der Embryonalentwicklung; einseitige Anorchidie wird als Monorchidie* bezeichnet; vgl. Hodenfehlbildungen; i. w. S. auch der Zustand nach operativer Entfernung der Hoden.

Ano|rektal|reflexe (lat. analis den After betreffend) m pl: (physiol.) durch Dehnung des Rektum (auch durch Erektion) ausgelöste Kontraktion des äußeren u. inneren Schließmuskels des Anus*; Grundlage der Stuhlkontinenz.
(klin.) durch Bestreichen der Dammhaut auslösbare Kontraktion des äußeren Schließmuskels des Anus (sog. Analreflex).

Ano|rektal|verletzungen: (klin.) Sammelbezeichnung für Einreißen der Analschleimhaut, u. U. auch des Analschließmuskels, in seltenen Fällen verbunden mit einer perforierenden Verletzung des Enddarms; als Pfählungsverletzungen* bei sexueller Gewaltanwendung od. bei einvernehmlichem Analverkehr mit Einführen großer od. spitzer Gegenstände. Alle nicht sichtbaren Verletzungen mit starken Schmerzen u.

Blutungen müssen als Notfälle proktologisch (unter Sicht) abgeklärt u. ggf. medizinisch versorgt werden.

An|orexia nervosa (gr. ἀνορεξία Appetitlosigkeit) f: (psychiat.) Fachbezeichnung für Pubertätsmagersucht; Essstörung* mit selbst herbeigeführtem Untergewicht (durch Vermeiden hochkalorischer Speisen, selbst induziertes Erbrechen, Gebrauch von Appetitzüglern u. Abführmitteln od. durch übertriebene körperliche Aktivität wie Leistungssport) von mindestens 15 % unterhalb des Normalwerts bzw. mit einem Body mass index (BMI) von $\leq 17{,}5\,\mathrm{kg/m^2}$; Übergangsformen zur Bulimia* nervosa sind möglich. **Ursache** ist eine komplexe psychosomatische Störung mit Körperschema-Störung u. dem Wunsch, bestimmten Schönheitsidealen zu entsprechen, wahrscheinlich in Zusammenhang mit einer bestimmten genetischen Veranlagung sowie sozialen Faktoren (Spannungen im familiären Umfeld). Betroffen sind meist Mädchen u. jüngere Frauen, zunehmend allerdings auch Jungen u. junge Männer; Altersgipfel zwischen 10. u. 25. Lebensjahr (geschätzte Prävalenz: 1 % der weiblichen u. 0,08 % der männlichen Bevölkerung). **Komplikationen:** Verlust von Fettgewebe u. Skelettmuskulatur, Herzmuskelschwund, Elektrolytstörungen (Kaliumdefizit), endokrine Störungen mit Amenorrhö od. Erektionsstörungen, Anämie, Leberfunktionsstörungen, Osteoporose. Diagnostisch sind organische Ursachen des Gewichtsverlusts bzw. psychotische Störungen auszuschließen; hinweisend für die Diagnose sind ein langsamer Beginn mit sozialer Isolation u. ein chronischer Verlauf sowie das von den Betroffenen geäußerte Gefühl, zu dick zu sein. **Therapie:** Eine Behandlung ist dringend erforderlich, da sonst lebensgefährliche Komplikationen auftreten können. Behandlungsziele sind neben einer Normalisierung der Essgewohnheiten die Verbesserung von Körperbild, Selbstwertgefühl u. Verhältnis zu den Eltern. Behandlungsmethode der Wahl ist die kognitive Verhaltenstherapie (z. B. Einzelgespräche, Gruppentherapie, Körpertherapie, Entspannungsverfahren), bei gleichzeitigen depressiven Störungen medikamentöse Behandlung mit Antidepressiva, im Einzelfall orale Nahrungsergänzungsmittel od. parenterale Ernährung; Ernährungsberatung. Die Heilungschancen sind bei jüngeren Patienten besser als bei älteren; Rückfälle sind häufig; die Letalität liegt trotz Behandlung bei ca. 10 %.

An|orexie f: (psychiat.) Fachbezeichnung für sog. Magersucht; Appetitlosigkeit mit starker Gewichtsabnahme (auf unter 70 % des normalen Körpergewichts); Vorkommen z. B. bei Infektionen, Krankheiten von Mund, Magen od. Darm sowie in der Schwangerschaft, psychogen als Anorexia* nervosa od. (in Verbindung mit Heißhungerepisoden) als Bulimia* nervosa.

An|orgasmie (gr. ἀν- nicht-) f: (sexol.) auch Orgasmushemmung; Bezeichnung für häufiges od. völliges Fehlen eines Orgasmusgefühls bei ungestörter Erregungsphase der Sexualreaktion*; man unterscheidet primäre (schon immer bestehende) u. sekundäre (später entstandene) Anorgasmie, außerdem situative (mit bestimmten Partnern od. bei bestimmten Formen der sexuellen Aktivität auftretende) u. sog. unsystematische Anorgasmie; sie ist insgesamt häufiger bei Frauen als bei Männern, s. Orgasmusstörungen.

An|ovulation f: (gynäkol.) Fachbezeichnung für das Ausbleiben des Eisprungs (Ovulation) im Rahmen des Ovarialzyklus; s. Zyklus, anovulatorischer.

Anpassung: (psychol.) auch Adaptation; Bezeichnung für die (bewusste od. unbewusste) Annäherung eigener Ziele u. Verhaltensweisen an besondere Umweltbedingungen od. die Bedürfnisse anderer Menschen; in Partnerschaften ein überwiegend stabilisierender Vorgang.
(soziol.) Bezeichnung für die Abstimmung des eigenen Verhaltens auf kulturelle u. soziale Normen mit dem Ziel, Konflikte zu vermeiden.

Anregungs|mittel: (allg.) Bezeichnung für stimulierende Substanzen u. Mischungen, i. e. S. für (sexuell stimulierende) Aphrodisiaka*, i. w. S. auch für (aktivitätssteigernde) Medikamente (Analeptika od. Psychostimulanzien*) bzw. (funktionsverbessernde) sog. Roboranzien (Tonica); in verschleiernder Absicht wird die Bezeichnung u. U. auch für Pornographie* u. sexuelle Hilfsmittel* verwendet.

Anschaffen: (allg.) saloppe Bezeichnung für das Ausüben von Prostitution*.

Anstalts|sexualität f: (sexol.) veraltete Bezeichnung für besondere Formen des Sexualverhaltens, die v. a. unter den Bedingungen von Krankenhäusern, Pflegeheimen od. Gefängnissen entstehen, s. Sexualität in geschlossenen Einrichtungen.

Anstand: (allg.) Bezeichnung für respektvolle, höfliche Umgangsformen anderen gegenüber, deren Regeln im Einzelnen allerdings zwischen Kulturen, Gesellschaften, historischen Phasen u. sozialen Gruppen erhebliche Unterschiede aufweisen können.

Anstands|rock: (allg.) historische Bezeichnung für einen in der zweiten Hälfte des 19. Jahrhunderts verbreiteten, gefütterten bzw. wattierten Unterrock, der vor unabsichtlicher Entblößung schützen sollte.

Ant|agonist (gr. ἀνταγωνιστής Gegner) m: (pharmak.) Hemmsubstanz; Stoff, der einen Rezeptor so besetzt, dass die physiologisch dort wirksame Substanz keine Wirkung entfalten kann, z. B. synthetische Hormon-Antagonisten; i. w. S. auch Stoff, der über einen anderen Weg die Wirkung eines physiologischen Stoffs aufhebt.
(anat.) Muskel, der die Bewegung eines entgegengesetzten Muskels (Agonist*) aufhebt.

Ant|aphrodisiaka (gr. ἀντί gegen) n pl: s. Anaphrodisiaka.

Ante|flexio uteri (lat. ante voran, flexio Beugung) f: (gynäkol.) Fachbezeichnung für die physiologische Knickung zwischen Uterushals u. Uteruskörper, s. Uterus-Lageanomalien.

Ante|positio uteri f: (gynäkol.) Fachbezeichnung für eine funktionell meist bedeutungslose Verlagerung des Uterus im kleinen Becken nach vorn, s. Uterus-Lageanomalien.

Anteros: (kult.) in der griechischen Mythologie* Name des Gottes der erwiderten Liebe u. Rächer der verschmähten Liebe, Gegenspieler des Eros*.

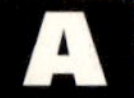

Ante|versio uteri (lat. ante voran, versio Wendung) f: (gynäkol.) Fachbezeichnung für die physiologische Winkelung nach vorn zwischen Vagina u. Uterushals, s. Uterus-Lageanomalien.

Anthropo|logie (gr. ἄνθρωπος Mensch) f: (kult.) Bezeichnung für ein Forschungs- u. Wissensgebiet, das den Menschen u. seine spezifischen Merkmale zum Gegenstand hat; ursprünglich Teil der Philosophie, entstand seit dem 19. Jahrhundert zunächst eine naturwissenschaftliche Anthropologie, die sich mit biologischen Aspekten der Entwicklung des Menschen beschäftigte u. durch Typisierung u. Vermessung von Körperformen (Physiognomie*, Anthropometrie), später auch unter Verwendung der Methoden der Humangenetik*, allgemeine Aussagen über einzelne Bevölkerungen (Gruppen u. sog. Rassen) herzuleiten versuchte (vgl. Konstitution). Zu Beginn des 20. Jahrhunderts Erforschung der sozialen Bedingtheit menschlichen Verhaltens im Rahmen der psychologischen Anthropologie (Sozialanthropologie, Ethnologie* mit auch für die Sexualwissenschaft* bedeutsamen Ergebnissen) u. im Rahmen der sog. Kulturanthropologie Erforschung eher objektivierbarer (z. B. zivilisatorischer) Hintergründe des Verhaltens; zeitgleich Entstehen einer philosophischen Anthropologie, die eine „Sonderstellung des Menschen in der Natur" vermutet (Gründe: Intelligenz* u. Instinktreduktion*), u. einer medizinischen Anthropologie mit ganzheitlicher Betrachtung von Krankheiten, aus der sich später die Psychosomatik* entwickelt.

Anthropo|phagie f: (kult.) wenig gebräuchliche Fachbezeichnung für Kannibalismus*.

Anthropo|phobie f: (psychiat.) veraltete Fachbezeichnung für eine ausgeprägte Furcht (Phobie*) vor allen Menschen mit der Folge sozialer Isolation (s. Sozialangst); Vorkommen z. B. bei Neurosen. Vgl. Menschenscheu.

Anthropo|phyteia (gr. Kunstwort): (sexol.) Haupttitel der von F. S. Krauss von 1904 bis 1914 herausgegebenen „Jahrbücher für folkloristische Erhebungen und Forschungen zur Entwicklungsgeschichte der geschlechtlichen Moral", in denen u. a. zahlreiche Beiträge zu Ethnologie* u. Sittengeschichte* erschienen.

Anti|androgene (gr. ἀντί gegen) n pl: (pharmak.) Substanzen, die die Wirkung von Androgenen aufheben; **1.** i. e. S. Androgenrezeptor-Antagonisten wie z. B. Cyproteronacetat*, Flutamid* od. Substanzen, die in den Androgenstoffwechsel eingreifen. **Verwendung:** bei Frauen bei Symptomen einer Virilisierung, bei Männern u. a. bei Pubertas praecox, hormonsensitivem Prostatakarzinom, in Kombination mit Psycho- u. Soziotherapie evtl. zur Dämpfung des Sexualtriebs in der Behandlung von Sexualstraftätern (sog. hormonale Kastration*); **2.** veraltete Bezeichnung für Östrogene* als gegengeschlechtliche Hormone.

Anti|baby|pille: (allg.) Bezeichnung für hormonhaltige Medikamente zur Empfängnisverhütung; s. Kontrazeptiva, hormonelle.

Anti|baby|schaum: (allg.) Bezeichnung für schaumbildendes Arzneimittel zum Einbringen in die Vagina; enthält als Wirkstoff in der Regel Spermizide*.

Anti|biotika n pl: (pharmak.) Sammelbezeichnung für (halb-)synthetische Substanzen, die Bakterien in ihrer Vermehrung hemmen (sog. bakteriostatische Wirkung, z. B. Tetracycline, Chloramphenicol, Makrolid-Antibiotika) od. abtöten (sog. bakterizide Wirkung, z. B. Penicilline, Cephalosporine, Aminoglykosid-Antibiotika); **Verwendung:** zur Behandlung von bakteriellen Infektionskrankheiten, z. B. bakteriell bedingten sexuell übertragbaren Infektionen*.

Anti|depressiva n pl: (pharmak.) Sammelbezeichnung für chemisch heterogene, antriebssteigernd u. stimmungsaufhellend bzw. anxiolytisch u. antriebsdämpfend wirkende Arzneimittel; **Verwendung:** zur Behandlung von Depressionen, z. T. auch zur ergänzenden Behandlung von Verhaltensstörungen mit depressiver Komponente. **UAW:** bei trizyklischen Antidepressiva sog. anticholinerge Wirkungen (Herzrhythmusstörungen, Blutdruckveränderungen, Tremor, Mundtrockenheit, Schweißausbrüche, Blasenentleerungsstörungen); bei Monoaminoxidasehemmern Schlafstörungen, Übelkeit, Kopfschmerz, Blutdruckveränderungen, bei Serotonin-Wiederaufnahmehemmern Kopfschmerz, Übelkeit, Schwindel u. a. Einzelne Antidepressiva (z. B. Bupropion*) können evtl. zu einer Steigerung von Libido u. sexueller Erregung führen. Vgl. Psychopharmaka.

Anti|diskriminierungs|gesetze: (allg.) Sammelbezeichnung für gesetzliche Regelungen zur Vermeidung der Diskriminierung* einzelner Personengruppen; im Hinblick auf Frauen u. Männer in Deutschland wesentlich durch das 2. Gleichberechtigungsgesetz (24.6.1994) u. a. mit Frauenförderungsgesetz u. Beschäftigtenschutzgesetz (s. Gleichberechtigung) geregelt. Aufgrund einer Richtlinie des Europarats (2000) besteht darüber hinaus die Verpflichtung, ein Benachteiligungsverbot aufgrund von ethnischer Herkunft in nationale Gesetzgebung umzusetzen; daher wird in Deutschland zurzeit ein Gesetz diskutiert (Eckpunkte der Bundesministerin für Justiz vom 8.10.2001), das in allgemeiner Form Benachteiligungen aufgrund von Geschlecht, ethnischer Herkunft, Religion, Weltanschauung, Behinderung od. sexueller Identität in Arbeits-, Ausbildungs- u. Vertragsverhältnissen verbieten soll; ähnlich umfassende Regelungen bestehen in Deutschland bisher nur in einzelnen Bundesländern, die Benachteiligung von Menschen mit Behinderungen soll das am 1.5.2002 in Kraft getretene Gesetz zur Gleichstellung behinderter Menschen (Behindertengleichstellungsgesetz, BGG) vom 27.4.2002 vermindern.

Anti-D-Prophylaxe f: (gebh.) Fachbezeichnung für die Verabreichung von Anti-D-Immunglobulin zur Verhinderung der Sensibilisierung einer Rhesusfaktor-negativen Mutter in der 28.-30. Schwangerschaftswoche od. nach der Entbindung mit dem Ziel, eine Rhesus*-Unverträglichkeit bei zukünftigen Schwangerschaften zu verhindern.

Anti|feminismus m: (soziol.) historische Bezeichnung für Bestrebungen im frühen 20. Jahrhundert, den sich entwickelnden Feminismus* als sozial schädlich zu bekämpfen; i. w. S. Bezeichnung für frauenfeindliche (insbesondere von Männern, aber auch von einzelnen Frauen getragene) gesellschaftliche Tendenzen, die gegen die Gleichberechtigung* von Frauen gewandt sind u. sich als mehr od. weniger offene Diskriminierung* u. Diffamierung* äußern; vgl. Sexismus.

Anti|fetischismus m: (sexol.) Bezeichnung für die negative Besetzung bestimmter Gegenstände, Eigenschaften von Partnern od. Umstände von Begegnungen (Aversion*); in ähnlicher Weise, in der ein Fetisch sexuelle Erregung verursacht, kann sich die Abneigung gegen einen Antifetisch als sexuelle Erregungshemmung, aber auch als Hassgefühle (evtl. mit aggressiven Komponenten) äußern, s. Fetischismus; vgl. Saliromanie.

Anti|gestagene n pl: (pharmak.) Sammelbezeichnung für chemisch von 19-Norsteroiden abgeleitete Substanzen, die die Wirkung von Gestagenen* hemmen, z. B. wie Mifepriston* u. a. durch kompetitive Hemmung an Progesteron- u. Glukokortikoidrezeptoren; Anwendung z. B. zum medikamentösen Schwangerschaftsabbruch; vgl. Abortiva.

Anti|homo|sexualität f: (psychol.) veraltete Sammelbezeichnung für negative Einstellungen, Handlungen, Vorurteile u. ablehnende Verhaltensweisen gegenüber allen Formen von Homosexualität; häufiger gegen homosexuelle Männer als Frauen gerichtet, fast immer Ausdruck (verdrängter) homosexueller Empfindungen; vgl. Homophobie.

Anti|hormone n pl: (endokrin.) auch Hormonantagonisten; Sammelbezeichnung für Substanzen, die die Wirkung von Hormonen entweder durch Hemmung der Biosynthese od. durch kompetitive Hemmung am zellulären Hormonrezeptor aufheben, z. B. Antiandrogene*, Antiöstrogene*, Antigestagene*, Antagonisten von Prolaktin*.

Anti|hypertensiva n pl: (pharmak.) Sammelbezeichnung für Arzneimittel zur Senkung eines pathologisch erhöhten Blutdrucks, z. B. Diuretika, Sympatholytika, Kalziumantagonisten, ACE-Hemmer, Angiotensin-II-Antagonisten, Vasodilatanzien. **UAW:** je nach Substanzklasse unterschiedlich; bei Männern können sich bestimmte Diuretika (Thiazide) hemmend auf die sexuelle Erregbarkeit auswirken, Sympatholytika (z. B. Guanethidin) können zu einer Hemmung von sexueller Appetenz, Erregung u. Orgasmusfähigkeit führen; vgl. Medikamentenwirkungen, sexuelle.

Antike, europäische (lat. anticus Vorderer): (kult.) Bezeichnung für eine historische Epoche, als deren Beginn die griechische Einwanderung nach Hellas (2. Jahrtausend v. Chr.) gilt u. deren Ende uneinheitlich zwischen 324 n. Chr. (Christentum als römische Staatsreligion) u. 7. Jahrhundert n. Chr (arabische Machtentfaltung) angegeben wird; man unterscheidet drei Abschnitte: **1.** griechische Antike (Stadtstaaten in Griechenland und Kleinasien, griechische Inseln); **2.** hellenistische Antike (Reich Alexanders v. Makedonien u. seiner Nachfolger); **3.** römische Antike (Rom u. römisches Reich). Die Kultur der europäischen Antike entstand aus Überlieferungen der griechischen Einwanderer unter dem Einfluss benachbarter vorderasiatischer, nordafrikanischer u. europäischer Kulturen; sie beeinflusste in vielfacher Hinsicht die weitere kulturelle Entwicklung Europas (umfangreiche Literatur, geistige, politische u. wissenschaftliche Traditionen), indem sie z. T. im lateinischen Mittelalter übernommen u. an die Neuzeit weitergegeben, z. T. im Rahmen der Renaissance des 18. Jahrhunderts wiederentdeckt wurde; vgl. Mythologie, griechische, römische, ägyptische.
Das **Geschlechterverhältnis** war in allen Phasen der europäischen Antike patriarchal geprägt, wenn sich auch in Kulten u. Riten noch zahlreiche (patriarchal überformte) Motive aus matriarchalen Gesellschaften finden lassen (vgl. Mutterreligionen). Die Ehe galt in allen Phasen

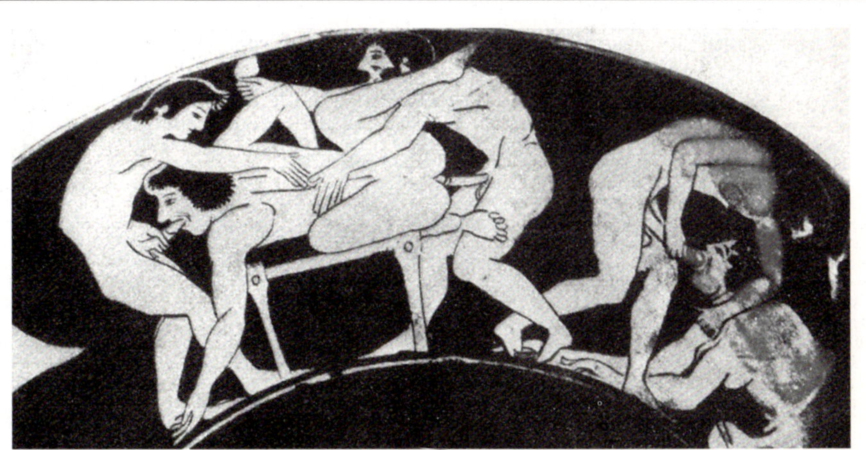

Europäische Antike:
Darstellung auf einer spätarchaischen griechischen Schale (attisch, ca. 500 v. Chr.)

als fundamentales soziales Element (z. T. Gebote der Eheschließung für freie Bürger bzw. Strafsteuern für Unverheiratete wie in der römischen Lex* Julia), Kinderlosigkeit galt als unerwünscht. Ehescheidungen waren für Männer stets einfacher möglich als für Frauen, aber diesen wurden Versorgungsansprüche zugebilligt, sofern die Scheidung nicht mit Ehebruch begründet wurde. Für Ehemänner bestand Freizügigkeit für sexuelle Kontakte zu Prostituierten u. unverheirateten Frauen, während Ehebruch mit verheirateten Frauen bestraft wurde (z. T. rechtmäßige Tötung durch den Ehemann bzw. dessen Familie). Innerhalb der Familie kamen (v. a. im römischen Recht) dem Vater z. T. lebenslange Rechte über die Mitglieder des Haushalts zu (sog. Patria potestas); Mutterschaft stand in hoher Wertschätzung (zahlreiche Geburtsgöttinnen*), aber alle im Haushalt geborenen Kinder mussten nach der Geburt in einem Aufnahmeritus durch den Vater anerkannt werden (Möglichkeit der Verweigerung).
Die **Sexualität** spielte in Mythen u. Riten der europäische Antike eine bedeutsame Rolle (zahlreiche Liebesgottheiten*, ekstatische Fruchtbarkeitsriten* mit Phalluskulten* u. Kultprostitution*), es herrschte eine erhebliche gesellschaftliche Toleranz gegenüber außerehelichen, homosexuellen u. pädophilen Kontakten; Literatur u. Kunst geben diesem zentralen Stellenwert sexueller Aktivität vielfachen Ausdruck (s. Abb. S. 25); verbreitet Angebote (auch pädophiler) Prostitution unterschiedlichen Niveaus (sog. Hetären als Edelprostituierte mit historischen Bezügen zu Kultprostituierten). Zugleich galten u. U. sehr verschiedene sexuelle Normen einerseits für Männer bzw. Frauen, andererseits für freie Bürger bzw. Sklaven. Während aus der griechischen Antike eher hedonistisch-erotische sexuelle Motive überliefert sind u. sadomasochistische Inhalte fast vollständig fehlen, zeigt sich in der römischen Antike eine hohe Toleranz gegenüber auch ausgeprägtesten Formen der Grausamkeit (Zirkusspiele) u. eine hohe Bereitschaft zu sexueller Gewalt u. Aggression. Diese Tendenzen verloren erst unter dem wachsenden Einfluss des Christentums (zusammen mit einer bis dahin durch wenige Normen eingeschränkten Sexualität insgesamt) an Bedeutung.

Anti|konzeptiva (gr. ἀντί gegen) n pl: (sexol.) Fachbezeichnung für empfängnisverhütende Mittel, s. Kontrazeptiva.

Anti-Müller-Hormon n: s. AMH.

Anti|mykotika n pl: (pharmak.) Sammelbezeichnung für verschiedene chemische Substanzen, die Pilze in ihrer Vermehrung hemmen (sog. fungistatische Wirkung) od. abtöten (sog. fungizide Wirkung); **Verwendung:** zur Behandlung von Pilzinfektionen*; vgl. Infektionen, sexuell übertragbare.

Anti|östrogene n pl: (pharmak.) Substanzen, die die Wirkung von Östrogenen aufheben; nach Wirkmechanismus können unterschieden werden: **1.** Östrogenrezeptor-Antagonisten: Hemmung des negativen Feedback-Mechanismus von Östrogenen u. somit vermehrte Sekretion von LH*-RH u. in der Folge von FSH* u. LH* in der Hypophyse durch Blockade der Östrogenrezeptoren; meist Stilbenderivate wie Tamoxifen, Toremifen u. a., eine schwach antiöstrogene Wirksamkeit zeigt z. B. Clomiphen*. **2.** Aromatasehemmer: s. Aromatase. **Verwendung:** u. a. bei hormonsensitivem Mammakarzinom, zur Auslösung einer Ovulation bei anovulatorischen Zyklen u. bei sekundärer Amenorrhö.

Anti|pathie f: (psychol.) Bezeichnung für (insbesondere auf Personen bezogene) Aversion*; Gegensatz: Sympathie*.

Antrieb: (psychol.) Bezeichnung für einen vitalen Impuls, der sich als Trieb, Motiv od. Aktivität äußert u. meist ein bewusstes Ziel verfolgt. (klin.) i. w. S. auch allgemeine Bezeichnung für das Aktivitätsniveau eines Menschen, z. B. als Antriebsschwäche, Antriebshemmung, Antriebsverminderung od. Antriebsvermehrung bei psychischen Krankheiten.

Antriebs|überschuss: (psychiat.) Fachbezeichnung für eine bei bestimmten psychiatrischen Erkrankungen (z. B. Manie) auftretende Form der Antriebsstörung mit erheblich verstärkten Handlungen.
(kult.) in der Anthropologie bedeutungsgleich verwendet mit Triebüberschuss*.

Anus (lat. ~ After) m: (anat.) Fachbezeichnung für den Darmausgang; vom Analring des Beckenbodens* (s. Abb. dort) umgrenzter unterer Mastdarmabschnitt, der durch eine Querfalte (Plica transversalis, sog. Kohlrausch-Falte) vom oberen Abschnitt abgegrenzt ist; man unterscheidet im Analkanal (Canalis analis) mit innerem (unwillkürlichem) u. äußerem (willkürlichem) Schließmuskel (s. Abb.): **1. Zona columnaris**, in der die Schleimhaut 6-8 Längsfalten (Columnae anales) bildet, dazwischen Einbuchtungen (Sinus anales) mit Schleimdrüsen (Glandulae anales); **2. Zona haemorrhoidalis** im Be-

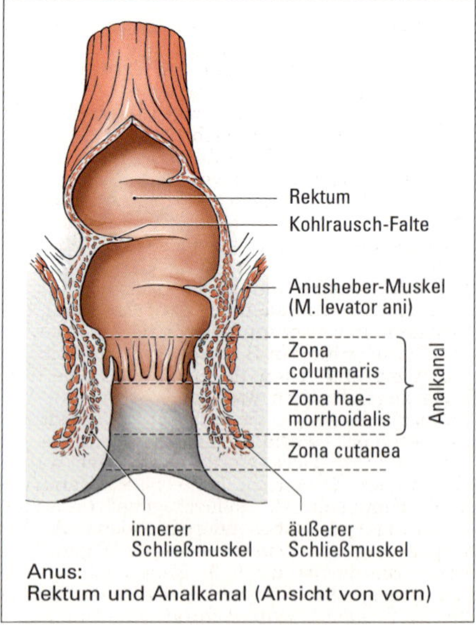

Anus:
Rektum und Analkanal (Ansicht von vorn)

A

reich der Schließmuskel mit Übergangsepithel ohne Haare; **3. Zona cutanea** mit Hautcharakter u. zahlreichen, in Haarbälge mündenden Schweiß- u. Duftdrüsen (Glandulae circumanales).
Im Bereich der Columnae anales u. der Zona haemorrhoidalis zahlreiche Venen u. arteriovenöse Geflechte, die eine Art Schwellkörper bilden (sog. Corpus cavernosum recti) u. für die Schließfunktion bedeutsam sind (Entleerung der Venen bei Stuhlgang, s. Defäkation).
In allen Abschnitten dichte sensible Innervation zur Schließmuskelkontrolle (Unterscheidung zwischen Kot u. Gasen), zugleich stark erogene Zone (Analverkehr*).
Wichtige Erkrankungen sind Entzündungen (Proktitis*), Hyperplasie des Corpus cavernosum recti (Hämorrhoiden*), Schleimhautschäden (Analfissur, Analfistel).

Anus|heber-Muskel m: (klin.) Bezeichnung für den Musculus* levator ani des Beckenbodens* (s. Abb. dort).

Anziehungs|kraft: s. Attraktivität.

Apadraya: (kult.) traditionelle südindische Bezeichnung für Stifte, die vertikal durch die Eichel des Penis gestochen werden, s. Piercings.

A|pareunie (gr. ἀ- nicht-, πάρευνος Bettgefährte) f: (sexol.) historische Bezeichnung für die Nichtaufnahme sexueller Beziehungen (insbesondere Koitus) nach Eheschließung; historisch ein Umstand, der die Nichtigkeit einer Ehe begründet; vgl. Ehescheidung, Pflichten, eheliche.

A|pathie (gr. ἀπάθεια Unempfindlichkeit) f: (psychol.) Bezeichnung für Antriebsmangel, Teilnahmslosigkeit u. Kontaktstörungen, z. B. bei schweren psychischen Störungen (Depression*, Psychose*) od. Hirnschäden (z. B. beim sog. Apathiesyndrom von Neugeborenen).
(sexol.) werden als sexuelle Apathie z. T. auch ausgeprägte sexuelle Appetenzstörungen* bezeichnet.

Aphrodisiaka (gr. ἀφροδίσιος zur Liebe gehörig) n pl: (sexol.) Sammelbezeichnung für Substanzen u. Mischungen, denen eine Steigerung des sexuellen Erlebens u. eine Verbesserung der Sexualfunktion zugeschrieben wird; ihre Wirksamkeit ist je nach Bestandteilen verschieden gut belegt, bei zahlreichen Rezepturen ist eine ausschließlich psychische Wirkung anzunehmen (sog. Plazebo-Effekt), die nicht selten (insbesondere bei Zubereitungen tierischen Ursprungs) auf einem magischen Verständnis beruht.
Die **Inhaltsstoffe** umfassen ein breites Spektrum: **1.** Pflanzen bilden den größten Anteil; bedeutsam sind insbesondere gemischte pflanzliche Rauschmittel* (z. B. in sog. Fröhlichkeitspillen) u. einzelne Arten, denen eine sexuelle Wirkung zugeschrieben wird, z. B. Damiana*, Yohimbin*, Ginseng*, Stechapfel*, Bilsenkraut*, Muirapuama* sowie zahlreiche Gewürze u. Duftstoffe; **2.** Tiere werden entweder wegen chemischer Wirkstoffe verwendet (Kanthariden*, Hippomanes*, Halluzinogene* tierischen Ursprungs) od. (insbesondere in Asien u. Afrika) wegen magischer Zuschreibungen (Tiger, Nashorn, Haselmaus u. a.); **3.** Mineralien spielen (unter magischen Vorstellungen) als Liebeszauber* u. Bestandteil von Aphrodisiaka eine Rolle,

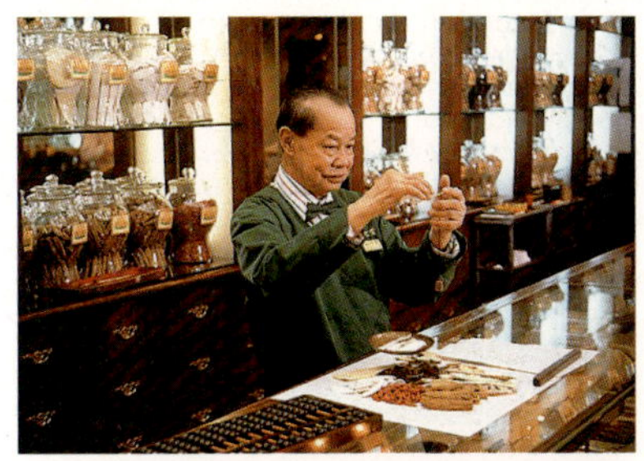

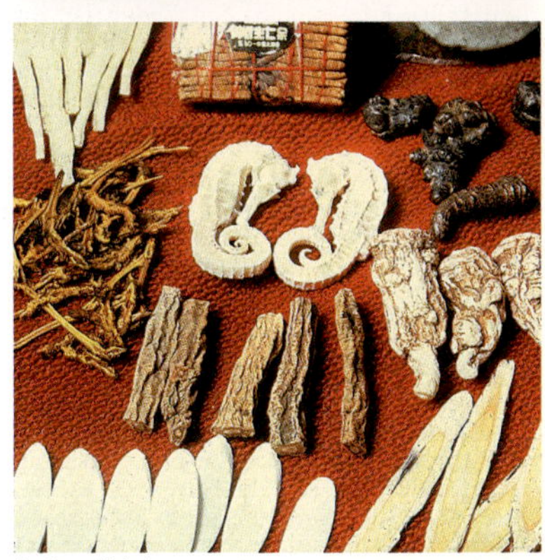

Aphrodisiaka:
Die chinesische Arzneikunde (hier eine Apotheke in Hongkong) verfügt traditionell über zahlreiche Substanzen und Zubereitungen, die die sexuelle Erlebnis- und Leistungsfähigkeit verbessern sollen.

z. B. Versteinerungen (sog. Drachenknochen) in asiatischen Rezepturen; **4.** bestimmte Nahrungsmittel gelten in zahlreichen Kulturen als sexuell stimulierend (Sellerie, Fenchel u. a.); auch hier spielen magische Vorstellungen eine bedeutsame Rolle (Meeresfrüchte, Spargel, Tierhoden u. a.); **5.** heute sind zunehmend auch synthetische Wirkstoffe wegen ihrer sexuell stimulierenden Eigenschaften verbreitet; s. Partydrogen, Medikamente, erektionsfördernde.
Verschiedene **Wirkungen** werden angestrebt: **1.** Steigern der sexuellen Appetenz u. Erlebnisfähigkeit, insbesondere durch Psychostimulanzien* u. Halluzinogene*; **2.** Senkung von Hemmschwellen, z. B. durch angstlösende (Alkoholika*, Psychopharmaka* u. a.), euphorisierende (Opiate*, Hanf* u. a.) od. schmerzhemmende Wirkungen (Schnüffelsubstanzen*, Ketamin* u. a.); **3.** Verbesserung körperlicher Sexualfunktionen, z. B. durch Steigerung der allgemeinen Leistungsfähigkeit (Kokain*, Ecstasy* u. a.) od. der Erektionsfähigkeit (z. B. Yohimbin*); i. w. S. sind zu dieser Gruppe auch erektionsfördernde Medikamente* zu zählen.
Die **Verwendung** von Aphrodisiaka ist in den meisten Kulturen üblich; sie sind fester Be-

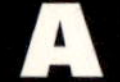

standteil sexueller Rituale (z. B. im traditionellen Tantrismus od. in Formen des modernen Satanismus). Ihr Gebrauch ist auch in heutigen Industriegesellschaften weit verbreitet, er wird durch gesetzliche Regelungen für Arzneimittel u. Nahrungsmittel sowie das Verbot bestimmter Rauschmittel* teilweise eingeschränkt, s. Betäubungsmittelgesetz; v. a. im fernöstlichen Kulturraum steht der Gebrauch traditioneller Aphrodisiaka (z. B. Körperteile von Tigern, Nashörnern, Zibetkatzen, Moschustieren) in direktem Konflikt mit den Zielen des internationalen Artenschutzes; vgl. Moschus (Abb.).

Aphrodisie f: (sexol.) veraltete Bezeichnung für eine erheblich gesteigerte sexuelle Erregbarkeit, meist infolge einer Enthemmung, s. Hypersexualität.

Aphrodite f: (kult.) auch (selten) Aphrogeneia, die Schaumgeborene; in der griechischen Mythologie* Name der Liebes- u. Schönheitsgöttin, Tochter des Zeus* bzw. nach anderen Mythen als Tochter des Uranos aus dem Meer aufgetaucht; in klassischer Zeit als Göttin der (sinnlichen) Liebe, des Reizes, der Anmut u. Prostitution verehrt. Nach der Legende verheiratet mit Hephaistos*, wurden zahlreiche Kinder aus Liebschaften u. außerehelichen Sexualkontakten beschrieben: Eros* als Sohn mit Ares; Hermaphroditos* als Nachkomme mit Hermes; Priapos* als gemeinsamer Sohn mit Dionysos, Äneas als Sohn mit Anchises. Für mythologisch-literarische Aphrodite-Darstellungen bedeutsam sind ferner eine Liebe zu Adonis* u. der ihr von Paris, dem Sohn des trojanischen Königs Priamos, zuerkannte Preis der Schönheit sowie der Gürtel der Aphrodite, der die sexuelle Attraktivität steigern sollte. Es bestehen Bezüge zu Astarte*; als bärtige Aphrodite od. Aphroditos wird eine zweigeschlechtliche zypriotische Gottheit bezeichnet; in der römischen Mythologie* entspricht ihr Venus*.

Apium graveolens n: (botan.) Bezeichnung für die weltweit verbreitete Gemüsepflanze Sellerie*.

A|plasia genitalis (gr. ἀπλασία Ungeformtheit) f: (klin.) Sammelbezeichnung für das angeborene Fehlen von äußeren od. inneren Sexualorganen; vgl. Gonadenagenesie.

A|plasie f: (klin.) Fachbezeichnung für die fehlende Entwicklung bei vorhandener Anlage einer Körperstruktur (Hemmungsfehlbildung*), z. B. Vaginalaplasie bei Rokitansky*-Küster-Hauser-Syndrom od. Germinalzellaplasie bei Castillo*-Syndrom; vgl. Agenesie, Atresie.

Apollon: (kult.) auch (lateinisch) Apollo; in der griechischen Mythologie* Name des Licht- u. Sonnengottes, Sohn des Zeus* u. Zwillingsbruder der Artemis*, mit dem sittliche Werte, Reinheit u. Klarheit verbunden wurden; Apollon galt in klassischer Zeit als Rächer strafbarer menschlicher Handlungen u. Verteidiger gegen die Dämonen der Finsternis, ihm wurden Erntesegen, Gesundheit, sozialer Fortschritt u. Bildungserrungenschaften zugeschrieben, sein Leierspiel besänftigte die Leidenschaften. In späterer Auffassung verkörpert er als Gegenspieler des Dionysos* Wille u. Verstand. In der römischen Mythologie als Heil- u. Sühnegott verehrter Gott der Musik u. Weissagung.

apo|miktisch (gr. ἀπό hinweg, μῖξις Vermischung): (biol.) asexuell, z. B. ungeschlechtliche Fortpflanzung*.

Apo|morphin n: (pharmak.) Bezeichnung für ein zentralnervös wirksames Arzneimittel, das Dopaminrezeptoren im Gehirn erregt u. als Brechmittel (Emetikum) angewendet wird; in niedriger Dosis stimuliert Apomorphin (Handelsnamen Uprima, Ixsense) ebenfalls erektionsfördernde Efferenzen im Nucleus paraventricularis u. führt evtl. zu einer Libidosteigerung. **Anwendung:** zur Behandlung von Erektionsstörungen*; nach oraler Einnahme tritt die Wirkung innerhalb von 10-20 Minuten ein. **UAW:** u. a. Übelkeit (dosisabhängig), Schwindel, Kopfschmerzen. Vgl. Medikamente, erektionsfördernde.

Apo|temno|philie (gr. ἀποτέμνω abschneiden) f: (sexol.) Bezeichnung für den intensiven Wunsch nach Amputation eines Teils einer Extremität; gilt als Ausdruck einer (häufig schon im Kindesalter bemerkten) Störung der körperlichen Identität (sog. body* dysmorphic disorder), die das Befinden erheblich beeinträchtigt (Extremität wird als Fremdkörper erlebt) u. nach körperlicher Anpassung verlangt (vergleichbar mit der Situation bei Transsexualität*). Da es bei den Patienten häufig zu Selbstverstümmelungen* kommt, werden in einigen wenigen Kliniken in USA u. Großbritannien inzwischen (nach gescheiterten psychotherapeutischen Versuchen u. entsprechender Begutachtung) chirurgische Amputationen vorgenommen.

Appendix testis (lat. ~ Anhang) f: (anat.) Fachbezeichnung für die häufig als wassergefülltes Bläschen aus Bindegewebe, Gefäßen u. Kanälchen zwischen Hoden u. Nebenhoden nachweisbaren Reste des kranialen Müller*-Gangs (sog. Morgagni-Hydatide), deren mögliche Torsion ein akutes Krankheitsbild ergibt.

Appetenz (lat. appetentia Begehren) f: (ethol.) Fachbezeichnung für instinktives Suchverhalten (z. B. nach Nahrung), das aus einem empfundenen körperlichen Mangel (z. B. Hunger) erwächst u. nach Finden eines Schlüsselreizes* über den dazu gehörigen angeborenen Auslösemechanismus* eine Instinkthandlung auslöst.
(sexol.) auch Libido, sexuelles Verlangen, sexuelle Motivation*; Bezeichnung für die innere Bereitschaft eines Individuums, sexuelle Bedürfnisse* zu befriedigen u. sexuelle Aktivität aufzunehmen; in diesem Sinn entsteht Appetenz nicht nur infolge endogener Faktoren (s. Triebe), sondern auch als Reaktion auf äußere Reize (s. Begierde); der Begriff wird daher auch verwendet für die sexuelle Erregung zu Beginn einer Sexualreaktion*. Verminderung der Appetenz kann körperliche, psychische u. situative Ursachen haben; Steigerung der Appetenz ist u. a. möglich durch Gabe von Sexualhormonen od. Aphrodisiaka sowie durch veränderte sexuelle Reize; zentral wirksame Medikamente zur Steigerung der Appetenz befinden sich in der Entwicklung.

Appetenz|störungen, sexuelle: (sexol.) sog. Lustlosigkeit, früher auch Alibidinie; nach DSM-IV (ähnlich auch ICD-10) anhaltender od. wiederkehrender Mangel an sexuellen Phantasien u. Verlangen nach sexueller Aktivität, i. e. S.

mit daraus entstehendem Leidensdruck* u. ohne zugleich bestehende psychische Störungen, körperliche Krankheiten od. Wirkungen chemischer Substanzen, die den Zustand erklären könnten; sie treten bei Frauen deutlich häufiger auf als bei Männern. Man unterscheidet:
1. sexueller Appetenzmangel od. Appetenzverlust, der allgemein bestehen kann od. situativ (z. B. gegenüber bestimmten Partnern od. bestimmten Formen sexuellen Handelns) auftritt. Als ursächlich werden einerseits innerpsychische Mechanismen betrachtet, z. B. Schuldgefühle od. Hemmungen, unbewusste Ängste od. Folgen sexueller Traumen in Kindheit u. Adoleszenz, andererseits Partnerschaftskonflikte, Diskrepanzen des sexuellen Interesses, Ärger od. Wut auf den Partner; als nichtsexuelle Ursachen kommen schwere Allgemeinerkrankungen in Frage (insbesondere neurologische Krankheitsbilder), psychiatrische Störungen (Psychosen, Depressionen, Angststörungen), Persönlichkeitsstörungen, Stress- u. Erschöpfungszustände, Substanzabhängigkeit, hormonelle Störungen od. Medikamentenwirkungen (insbesondere Neuroleptika, Antidepressiva, Antiandrogene, aber auch zahlreiche weitere Substanzen; vgl. Medikamentenwirkungen, sexuelle).
2. sexuelle Aversion* bzw. Sexualangst* mit ausgeprägtem Widerwillen gegen bestimmte Formen od. jede Art von sexueller Aktivität, evtl. mit Symptomen einer Panikstörung* u. ausgeprägter Sexualvermeidung; vgl. Phobie.
Im Rahmen einer **Therapie** ist immer zunächst zu klären, ob die Symptomatik evtl. durch abweichendes Sexualempfinden*, eine nicht erkannte sexuelle Orientierung* od. eine Paraphilie* erklärbar ist, um ggf. Hilfen zu einem Coming*-out u. entsprechende Beratungsangebote (evtl. auch für Partner) anzubieten. In anderen Fällen richtet sich die (Psycho-)Therapie nach der vermuteten Ursache u. kann u. U. auch eine medikamentöse Steigerung der Appetenz umfassen (z. B. Aphrodisiaka* od. bestimmte Antidepressiva).

Appetenz|verhalten: (psychol.) Sammelbezeichnung für jede direkt od. indirekt auf die Befriedigung eines Bedürfnisses* zielende Handlung.
(ethol.) Bezeichnung für angeborene Verhaltensweisen, mit denen bestimmte Instinkthandlungen beginnen (s. Appetenz). Sie werden in zeitlichen Abständen ohne äußere Einwirkung im Individuum ausgelöst, ihr Ablauf ist zur Aufrechterhaltung des körperlich-seelischen Gleichgewichts erforderlich (Abreaktion), u. ihre Verhinderung kann zu Störungen führen (z. B. zu aggressivem Verhalten).
(sexol.) gezielte Handlungen, die zur Befriedigung sexueller Bedürfnisse gesucht u. verwirklicht werden; sie werden beim Menschen kaum als instinktives, überwiegend als soziokulturell geprägtes Geschehen betrachtet; vgl. Begierde.

Appetit|röckel (lat. appetitus Begehren): (allg.) historische Bezeichnung für einen im Spätrokoko um 1750 verbreiteten Unterrock aus Seide, der beim Heben des Ober- bzw. Reifrocks sichtbar wurde.

Arbeits|gemeinschaft gegen internationale sexuelle und rassistische Ausbeutung: (allg.) Abkürzung AGISRA; 1986 gegründete Organisation mit Sitz in Köln u. Frankfurt, die ausländische Opfer von Menschenhandel* u. Heiratshandel* berät u. unterstützt (http://www.agisra.de).

Arbeits|kreis Frauen|gesundheit in Medizin, Psycho|therapie und Gesellschaft: Abkürzung AKF; 1993 gegründete Organisation v. a. von Frauen, die in den Bereichen Frauengesundheit, Selbsthilfe u. Beratung arbeiten, mit Sitz in Bremen (http://www.akf-info.de). Der AKF verfolgt das Ziel, in Medizin, Psychotherapie u. Gesellschaft eine angemessene Berücksichtigung der Lebenslagen u. Interessen von Frauen zu erreichen, sowie das Körper- u. Gesundheitsbewusstsein von Frauen durch entsprechende Angebote zu verbessern.

Arbeits|teilung, geschlechtliche: (soziol.) Bezeichnung für die geschlechtsspezifische Aufteilung von Tätigkeiten in einer Gesellschaft; in Abhängigkeit von soziokulturellen Bedingungen ergeben sich hierbei sehr unterschiedliche traditionelle Verteilungen, so dass z. B. Haus- u. Erwerbstätigkeiten od. Entscheidungsfunktionen je nach Kultur entweder vorwiegend durch Männer od. vorwiegend durch Frauen ausgeübt werden; in Europa war die Hausfrauentätigkeit verheirateter Frauen z. B. noch bis Mitte des 20. Jahrhunderts fast überall Teil ihrer Pflichten im Rahmen der Ehe, deren Vernachlässigung einen Scheidungsgrund bilden konnte. In modernen Gesellschaften verschwinden diese Regeln allmählich u. beschränken sich auf biologisch vorgegebene Funktionen (z. B. das Stillen); vgl. Emanzipation.

Arborisations|phänomen (lat. arboreus baumartig) n: s. Farnkrautphänomen.

Arche|typen (gr. ἀρχή Anfang) m pl: (psychoanalyt.) sog. Urbilder; auf C. G. Jung zurückgehende Fachbezeichnung für überindividuelle Seelenbilder, die als Teil des sog. kollektiven Unbewussten Ausdruck der Artentwicklung (Phylogenese*) des Menschen sind u. sich in Symbolen, Mythen, Religion u. Kunst spiegeln. Archetypen werden als Ergebnis akkumulierter Erfahrung verstanden u. sollen regulative Bedeutung für die Entwicklung des individuellen Verhaltens haben. Sie sollen in ihrer Form (nicht ihrem Inhalt) vererbt werden u. den bei Tieren angeborenen Verhaltensschemata für z. B. Nestbau u. Werbung entsprechen; vgl. Kindchenschema.

Areola mammae (lat. ~ kleiner Hof) f: (anat.) Fachbezeichnung für Warzenhof*.

Ares: (kult.) in der griechischen Mythologie* Name des Kriegsgottes, Sohn des Zeus*; aus einer Liebschaft mit Aphrodite* entstammt als gemeinsamer Sohn Eros*; ihm entspricht in der römischen Mythologie Mars*.

Aresin, Lykke (geb. 1921): Neurologin u. Psychiaterin, Leipzig; Leiterin einer Ehe- u. Sexualberatungsstelle, Professorin für Neurologie u. Psychiatrie; Gründerin der Sektion Ehe* und Familie der Gesellschaft für Hygiene, Delegierte der DDR bei der IPPF, Mitbegründerin von Pro* Familia Sachsen (1990); Arbeiten zu Sexualberatung u. Sexualpolitik (v. a. Transsexualität), Autorin u.a. mehrerer Wörterbücher zur Sexualität.

Ariltha-Operation f: (kult.) auch atna-ariltha-kuma; Bezeichnung für eine in Zentralaustralien traditionell übliche genitale Verstümmelung* von Männern, häufiger als sog. Mika*-Operation bezeichnet.

Aromatase f: (endokrin.) Enzym, das in Fettgewebe, Leber, Muskulatur, Haarfollikeln u. Gehirn das Androgen Androstendion* in das Östrogen Östron* umwandelt. Sog. Aromatasehemmer blockieren diese Umwandlung u. finden Anwendung z. B. in der Therapie des hormonsensitiven Mammakarzinoms, bei benigner Prostatahyperplasie u. als Ergänzung der Testosterontherapie in der Behandlung von Pubertas tarda bei kleinwüchsigen Knaben (verzögerter Schluss der Epiphysenfugen).

Ars amandi (lat.) f: (sexol.) Fachbezeichnung für Liebeskunst*.

Ars amatoria (lat.) f: (kult.) Liebeskunst; Titel eines im Jahr 1 v. Chr. erschienenen Lehrgedichts des römischen Dichters Ovid, in dem unter Verwendung von stilistischen Mitteln der Elegie* verschiedene Aspekte der Liebe (Liebestechniken, Rolle des Liebhabers u. a.) dargestellt werden; vgl. Amores, Remedia amoris, Literatur, erotische.

Arsch: (allg.) derbe Bezeichnung für Gesäß*.

Arsch|fick: (allg.) derbe Bezeichnung für Analverkehr*.

Arsch|loch: (allg.) vulgäre Bezeichnung für Anus*.

Artemis: (kult.) in der griechischen Mythologie* Name der Fruchtbarkeits- u. Jagdgöttin, Tochter des Zeus* u. Zwillingsschwester des Apollon*, die in klassischer Zeit als Göttin der Keuschheit u. Hüterin der Jungfräulichkeit galt u. in der Kunst überwiegend als Jagdgöttin mit Pfeil u. Bogen dargestellt wurde. Die antike Vorstellung enthält Elemente älterer Mutterreligionen*, deren weibliche Hauptgottheiten (Große* Mutter) unter verschiedenen Namen (Kybele*, Atargatis* u a.) auch in vaterrechtlichen Gesellschaften weiter verehrt wurden (s. Abb.); in der römischen Mythologie entspricht ihr Diana*.

Arzt-Patient-Beziehung: (psychol.) Bezeichnung für das besondere, durch spezifische Rollenerwartungen u. entsprechendes Rollenverhalten geprägte Vertrauensverhältnis zwischen Behandlern u. ihren Patienten, das rechtlich einem besonderen Schutz unterliegt (z. B. Schweigepflicht*). Insbesondere bei sexuellen Problemen ist die Beziehung durch unbewusste Prozesse (Befürchtungen, Projektionen, Tabuisierungen u. a.) geprägt, die nicht nur die Diagnosefindung u. U. erschweren, sondern auch den Behandlungsverlauf (Therapiewahl, Kooperation der Patienten u. a.) beeinflussen. Insbesondere die unbewussten Motive der Behandler sollten daher im Rahmen der Aus- u. Weiterbildung bewusst gemacht u. kontrolliert werden (z. B. im Rahmen von Selbsterfahrungsgruppen*, s. Balint-Gruppe).

AS: Abkürzung für **A**nonyme* **S**exaholiker.

A|semie (gr. ἀ- nicht-) f: (androl.) auch Aspermie, Aspermatismus; Fachbezeichnung für fehlende Produktion von Ejakulat bei ungestörtem Orgasmus, meist infolge von Nervenschädigungen od. bei retrograder Ejakulation; vgl. Ejakulationsstörungen.

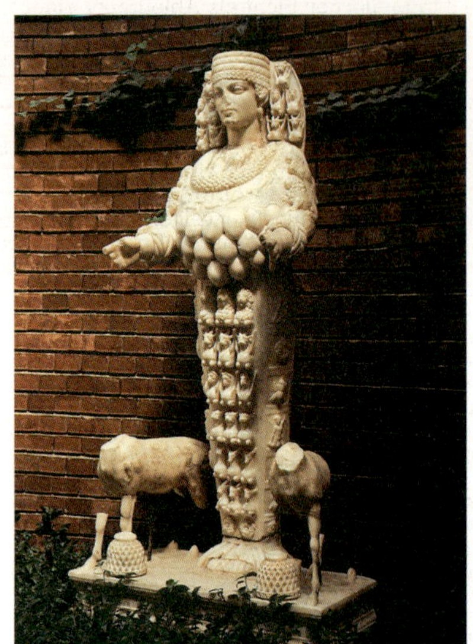

Artemis:
Die Statue der Artemis aus dem kleinasiatischen Ephesus zeigt noch in römischer Zeit die typischen Merkmale einer alten Muttergottheit als Herrin der Tiere (Stiere, Bienenstöcke), Wächterin der Stadt (Krone wie eine Stadtmauer) und Verkörperung der Fruchtbarkeit (zahlreiche Stierhoden vor dem Oberkörper); das geschlossene Gewand erinnert an die archaische Darstellung von Muttergöttinnen durch Holzpfähle, die mit Kleidungsstücken behängt wurden.

A|sexualität f: (sexol.) **1.** Bezeichnung für vollständiges Fehlen sexueller Appetenz*, das subjektiv nicht als nachteilig empfunden wird; vgl. Appetenzstörungen, sexuelle; **2.** historische Bezeichnung für Fehlen funktionsfähiger Keimdrüsen, z. B. nach Kastration*.

Ashera: (kult.) Name einer semitischen Göttermutter, Göttin der Bäume u. der Fruchtbarkeit (Große* Mutter), die noch bis in historische Zeit im antiken Palästina verehrt wurde; es bestehen Ähnlichkeiten zu anderen Muttergottheiten der Region (Atargatis*, Ishtar*, Kybele*, Artemis*), z. B. die Verehrung von Bäumen od. Holzpfählen als Symbolen der Göttin.

Asian Federation for Sexology: Abkürzung AFS; 1990 gegründete Fachgesellschaft mit Sitz in Taipei (Taiwan); Ziele sind u. a. die Förderung der Sexualwissenschaft u. des Informationsaustauschs.

Askese (gr. ἄσκησις Übung) f: (allg.) in der griechischen Antike ursprünglich Bezeichnung für Leibesübungen von Soldaten u. Sportlern; heute Bezeichnung für freiwillige Enthaltsamkeit, i. e. S. den Verzicht auf Sexualkontakte (sog. geschlechtliche Askese), aber auch auf andere sinnliche Genüsse (vgl. Abstinenz). Askese wird in moderner Sicht als Ablehnung einer als bedrohlich empfundenen orgiastischen Ekstase u. als Mittel der Disziplinierung, Reglementierung od. Ritualisierung von Sexualverhalten interpretiert; sie ermöglichte in allen Religionen besondere kulturelle Leistungen; vgl. Zölibat.

A|sozialität (gr. ἀ- nicht-) f: (soziol.) Bezeichnung für die Unfähigkeit eines Menschen, sich in umgebende soziale Ordnungen einzufügen, bzw. deren passive Verweigerung; Ursachen sind vielfältig, z. B. ungünstige Entwicklungsbedingungen, evtl. verbunden mit Intelligenzdefekten, aber auch mit Substanzabhängigkeit, Folgen krisenhafter Lebensereignisse u. a. Asoziale Menschen leben häufig in Subkulturen mit eigenen sozialen Normen; Asozialität ist oft mit Verwahrlosung* verbunden, aber nicht unbedingt mit Dissozialität*.

A|spermatismus m: (androl.) bedeutungsgleich mit Asemie*.

A|spermie f: (androl.) bedeutungsgleich mit Asemie*; selten auch bedeutungsgleich mit Azoospermie* verwendet.

Assimilation (lat. assimilare angleichen) f: (biol.) mehrdeutige Bezeichnung für ein Verschmelzen zuvor getrennter Einheiten; am häufigsten verwendet für die Entstehung von pflanzlicher Materie durch Photosynthese, daneben auch für den Aufbau tierischen Gewebes aus Nahrung od. für den Einfluss früherer Sinneseindrücke auf die Wahrnehmung neuer Eindrücke.
(soziol.) bezeichnet der Begriff die Angleichung eines Individuums an eine andersartige (sprachliche, kulturelle) Umgebung (vgl. Sozialisation); auch bedeutungsgleich mit Adaptation* verwendet.

Assoziation (lat. associare verbinden) f: (psychol.) Fachbezeichnung für nicht durch den Intellekt od. kognitive Funktionen gesteuerte (spontane) Verknüpfung u. Aufeinanderfolge von Ideen, Vorstellungen, Gefühlen u. Bewegungen; im Rahmen der Psychoanalyse soll die Technik der (begrifflichen od. bildlichen) **freien Assoziation** einen Zugang zu psychischen Inhalten des Unbewussten* ermöglichen.

Astarte: (kult.) Name einer Fruchtbarkeits- u. Kriegsgöttin im Gebiet von Palästina, die der assyrisch-babylonischen Ishtar* u. der kleinasiatischen Kybele* entspricht; im Alten Testament (als Ashtoret) erwähnt u. mit (auch homosexueller) Kultprostitution* durch Priesterinnen u. Priester (Kastraten*, sog. Kedeshim) in Verbindung gebracht; vgl. Große Mutter.

Astheno|zoo|spermie (gr. ἀσθενής schwach) f: (androl.) auch Asthenospermie; Fachbezeichnung für eine herabgesetzte Beweglichkeit der Samenzellen im Ejakulat, s. Zeugungsfähigkeit (Tab.).

Aston, Louise (1814-1871): Schriftstellerin, Magdeburg, Berlin; Vertreterin der frühen Frauenbewegung, Gründerin des „Club Emancipierter Frauen“ (1847); u. a. politisches Engagement in der Vormärzbewegung, 1848 als Freischärlerin Teilnahme am schleswig-holsteinischen Krieg.

Atargatis: (kult.) Name einer syrischen Hauptgöttin (auch Atar'ata), Göttin der Fruchtbarkeit u. Beschützerin der Stadt (Große* Mutter), die ab dem 4. Jahrhundert v. Chr. auch im griechischen Raum, ab dem 1. Jahrhundert n. Chr. in Rom (als sog. Dea Syria) verehrt wurde; Statuen zeigen sie häufig mit Mauerkrone, Korngarben, Löwen (vgl. Artemis, Abb.), sie wird auch mit Fischen in Verbindung gebracht (vermutlich Ausgangspunkt der Fischsymbolik des Christentums); ihre Tempel dienten als Orte der Kultprostitution, z. T. auch durch genital verstümmelte Priester (s. Kastraten, vgl. Kybele).

Atavismus (lat. atavus Vorfahre) m: (biol.) Fachbezeichnung für das Auftreten von Merkmalen, die regelmäßig nur in früheren Stadien der Phylogenese* einer Art auftraten.
(klin.) beim Menschen z. B. für numerische Brustfehlbildungen* od. starke Behaarung* von Körper u. Gesicht.
(psychol.) z. B. für bestimmte (sog. instinktive) Verhaltensmuster; s. Ethologie.

Athene: (kult.) in der griechischen Mythologie* Name der Friedensgöttin, Tochter des Zeus*, die Mut, Stärke, Besonnenheit, Klugheit u. denkenden Verstand fördert u. schützt; wurde in klassischer Zeit auch als Beschützerin von Kunstfertigkeit u. künstlerischer Tätigkeit (einschließlich der ärztlichen Kunst) verehrt u. trug den Beinamen Hygieia; in der römischen Mythologie entspricht ihr Minerva.

A|tresie (gr. ἄτρητος ohne Öffnung) f: (klin.) Fachbezeichnung für den angeborenen Verschluss von Hohlorganen od. Körperöffnungen, z. B. von Vagina (Atresia vaginalis, Atresia hymenalis) od. Uterus (Gynatresie*), i. w. S. auch für einen zu einem späteren Zeitpunkt eingetretenen Verschluss, z. B. infolge von Verwachsungen nach Entzündungen; vgl. Agenesie, Aplasie.

Attraktion, sexuelle (lat. attrahere anziehen) f: (sexol.) Bezeichnung für die zwischen Personen (od. Personen u. Objekten) entstehende sexuelle Spannung mit dem Gefühl des Hingezogenseins u. dem Wunsch nach sexueller Aktivität; äußerst subjektiver Vorgang, dessen allgemeine Voraussetzungen bisher wissenschaftlich kaum beschrieben werden können; vgl. Attraktivität.

Attraktivität f: (allg.) auch Anziehungskraft; Bezeichnung für die (insbesondere sexuelle) Reizwirkung eines Menschen od. Objekts auf andere Menschen; kaum allgemein definierbare, von soziokulturellen Einflüssen u. Moden erheblich geprägte Eigenschaft, die sowohl durch äußerliche Merkmale, z. B. durch optische Signale (Sexualsignale*) bestimmt wird (u. a. Symmetrie des Körperbaus, Ausprägung sekundärer Geschlechtsmerkmale, Ausstrahlung von Jugend u. Gesundheit bzw. von Reife u. Sicherheit), olfaktorische, akustische od. andere Reize, als auch durch ein breites Spektrum von Persönlichkeitseigenschaften des einzelnen Menschen beeinflusst wird; s. ums. Abb..

Attribution (lat. attribuere zuweisen) f: (psychol.) auch Zuschreibung; Bezeichnung für die allen Menschen gemeinsame Neigung, eigene u. fremde Gefühle od. Verhalten hinsichtlich ihrer Ursache (kausal) od. ihres Ziels (final) zu bewerten. Der Vorgang ist zur Orientierung unerlässlich, er hat Ordnungs- u. Erklärungsfunktion, aber findet individuell verschieden statt (unter-

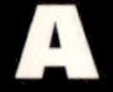

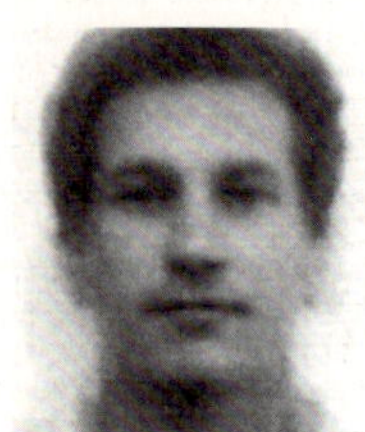
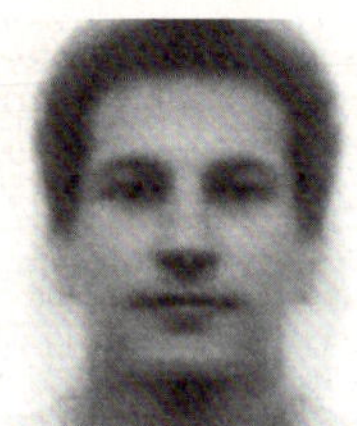
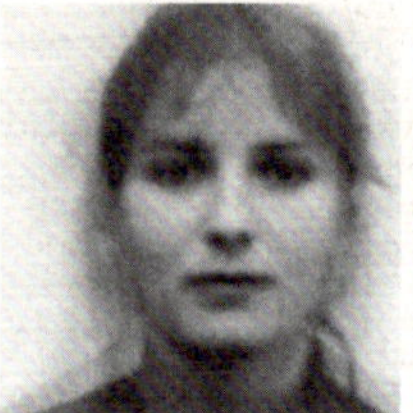
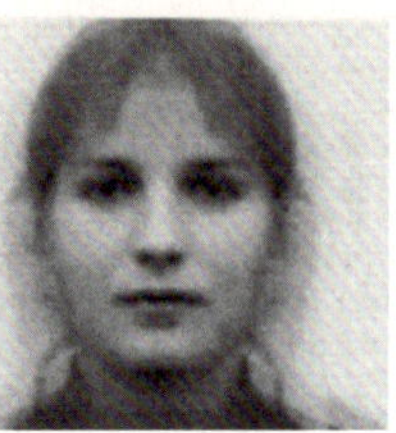

Attraktivität:
Durch Überlagerung mehrerer als besonders geschlechtstypisch bewerteter Portraits entstandene Bilder (jeweils links); die durch Spiegelung einer Hälfte erzeugten symmetrischen Gesichter (jeweils rechts) wirken auf die Mehrzahl der Befragten attraktiver.

scheidbare Attributionsstile) u. beeinflusst Befindlichkeit u. Verhalten, z. B. indem Ereignisse eher auf die eigene Person (interne Attribution) od. auf die Umwelt zurückgeführt werden (externe Attribution). Die therapeutische Veränderung dieses Bewertungsverhaltens (sog. Reattribution) erleichtert u. U. die Bewältigung von Krisen- u. Konfliktsituationen; vgl. Verhaltenstherapie.

Auclert, Hubertine (1848-1914): Frauenrechtlerin, Paris; Mitbegründerin der Gesellschaft für die Rechte der Frauen (Le droit des femmes, 1876), 1881 Gründerin der Zeitung „La Citoyenne"; u. a. politisches Engagement u. Eintreten für das allgemeine Wahlrecht sowie die Gleichberechtigung von Frauen.

auditiv (lat. auditivus das Hören betreffend): (physiol.) die Wahrnehmung von Schallwellen (Geräusche u. Töne) betreffend.
(anat.) z. B. Tuba auditiva (Ohrtrompete), s. Hörsinn.

Aufgebot: (jurist.) bis 1998 in Deutschland gesetzlich vorgeschriebene öffentliche Bekanntgabe einer beabsichtigten Eheschließung durch einwöchigen Aushang im Standesamt* mit dem Zweck, Dritten die Möglichkeit zu geben, eventuelle Rechte geltend zu machen bzw. Eheverbote* od. Ehehindernisse* mitzuteilen; heute ersetzt durch die Anmeldung zur Eheschließung beim Standesamt. Historisch wurde das obligatorische Aufgebot 1215 von der katholischen Kirche eingeführt, um Ehehindernisse festzustellen.

Aufklärung, sexuelle: (allg.) Bezeichnung für die Vermittlung von grundlegenden Informationen zu sexuellen Themen; Ende des 18. Jahrhunderts Veröffentlichung erster Schriften in Deutschland, zunächst v. a. mit dem Ziel, vor (vermeintlichen) Gefahren der Sexualität zu warnen (s. Sexualerziehung). Bis Mitte des 20. Jahrhunderts blieb die sexuelle Aufklärung meist beschränkt auf einmalige od. seltene Gespräche zwischen Eltern (selten auch anderen Erziehern) u. Jugendlichen zur Erläuterung der minimal für erforderlich gehaltenen Fakten (Prinzipien von Körperfunktion, Geschlechtsverkehr u. Fortpflanzung) mit dem Ergebnis weitgehender Unwissenheit bei der Mehrheit der Erwachsenen (noch in den frühen 60er Jahren sollen befragte westdeutsche Jugendliche mehrheitlich das Märchen vom Klapperstorch* für eine Tatsache gehalten haben). Mit Beginn der sexuellen Revolution* wird ein hoher Informationsbedarf zunächst bei Erwachsenen deutlich (vielfältige Aufklärungsliteratur* u. Thematisierung in Medien*), der zu weitergehenden Überlegungen auch hinsichtlich des Aufklärungsbedarfs bei Kindern führte (vgl. Sexualpädagogik). Heute gilt eine altersentsprechende sexuelle Aufklärung als wichtiger Teil des Erwerbs von Sexualwissen*; in Deutschland nennen Jugendliche als wichtige Quellen sexueller Information in erster Linie die Schule, Gleichaltrige u. Eltern, von den 14-17-Jährigen erhalten 90 % (alte Bundesländer) bzw. 86 % (neue Bundesländer) schulischen Sexualkundeunterricht*.

Aufklärungs|literatur f: (allg.) Sammelbezeichnung für Sachbücher u. Informationsschriften (als sog. Aufklärungsmedien auch Filme, Videoproduktionen, CD-ROMs u. a.), die der Vermittlung von Information über sexuelle Themen dienen; ihre Inhalte spiegeln den jeweiligen gesellschaftlichen Stand der Auseinandersetzung mit Sexualität, sie unterscheiden sich daher historisch erheblich sowohl hinsichtlich der Art ihrer Verbreitung (zunächst kontrollierte Abgabe nur an Erwachsene), als auch hinsichtlich Zielsetzung (s. Sexualerziehung) u. Zielgruppe (zunächst v. a. an Ehepaare gerichtet, später allgemein an Erwachsene, erst in neuerer Zeit auch an Kinder u. Jugendliche). Sie sind für den Erwerb von Sexualwissen* u. U. sehr bedeutsam, weil sie Lesern u. Betrachtern Antworten auf Fragen geben, die diese ungern selbst stellen würden; ihr Nachteil liegt darin, dass Nachfragen meist nicht möglich sind. Informationsangebote im Internet (z. B. von Pro* Familia) bieten hier ergänzende Möglichkeiten.

Aufnahme|riten m pl: (kult.) Bezeichnung für Rituale, mit denen Neugeborene in die Familie aufgenommen werden; bedeutsam v. a. in patriarchalen Gesellschaften, da jeweils die Vaterschaft zunächst anerkannt werden musste (im Judentum z. B. mit der Aussage „Heute habe ich dich gezeugt", in der römischen Antike u. im Hinduismus mit dem Recht auf Zurückweisung, Aussetzung od. Tötung Neugeborener), od. um die Gruppenzugehörigkeit eindeutig zu kennzeichnen (z. B. durch Zirkumzision Neugeborener im Judentum, durch Ohrlochstechen im Hinduismus). Auch die Neugeborenentaufe im

A

Christentum* u. andere Rituale der Namensgebung sowie die Zuweisung von Totems od. Schutzgeistern für Neugeborene in Stammesreligionen* sind als Aufnahmeriten zu betrachten. Moderne Ableitungen dieser Bräuche sind die Zuschreibung eines Hebammengeschlechts bei der Geburt (s. Geschlecht) u. die personenstandsrechtliche Registrierung mit Namensgebung; vgl. Kinderrechte. Aufnahmeriten sind von späteren Initiationsriten* geschlossener sozialer Gruppen zu unterscheiden.

Auge: (anat.) Oculus; aus Augapfel (Bulbus oculi) mit Anhangsgebilden (Augenmuskeln, Augenlider, Bindehaut, Tränenapparat) u. Sehnerv (Nervus opticus) gebildetes Sinnesorgan* mit zentraler Bedeutung für Orientierung u. Kommunikation; Augenlider u. deren Umgebung bilden für die meisten Menschen erogene Zonen*; visuelle Reize sind für das Auslösen u. Verstärken sexueller Erregung, Blicke für das Signalisieren sexuellen Interesses bedeutsam.

Augen|sprache: (psychol.) Bezeichnung für die nonverbale Kommunikation durch Blicke; für die Aussage spielen sowohl Intensität u. Dauer des Blickkontakts eine Rolle, als auch begleitende Bewegungen der Augenpartie (s. Abb.) u. des Gesichts (Mimik*); im Rahmen der Anbahnung von Sexualkontakten hat die Augensprache eine zentrale Bedeutung, vgl. Flirt.

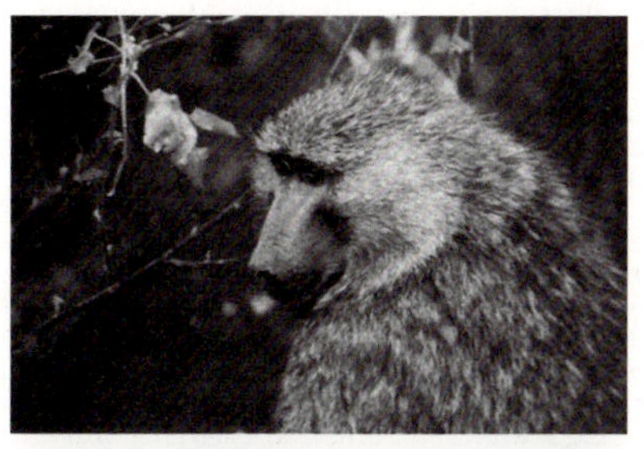

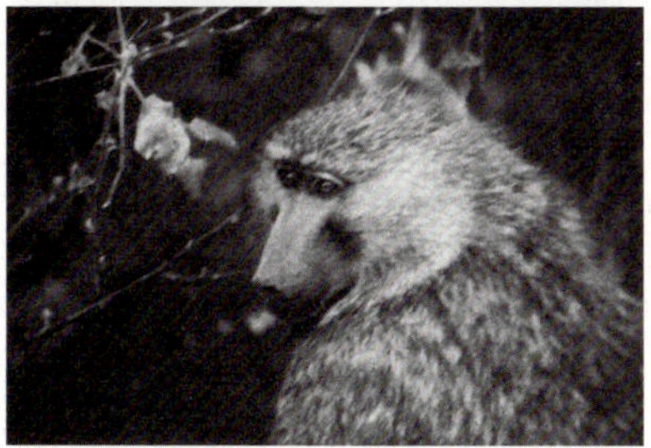

Augensprache:
Pavianweibchen mit normalem Gesichtsausdruck (oben) und der Aufforderung „Komm zu mir!" (unten)

Augen|tripper: (allg.) Bezeichnung für Gonoblennorrhö*; durch die Erreger der Gonorrhö* verursachte schleimig-eitrige Entzündung der Augenbindehaut.

Aulos: (kult.) in der griechischen Antike Bezeichnung für ein verbreitetes Blasinstrument mit einer Schilf-, Holz- od. Bronzeröhre sowie einem Rohrblatt, das von den sog. Auleten u. a. bei den stark sexuell gefärbten dionysischen Kulten gespielt wurde.

Aura seminalis (gr. αὔρα Hauch) f: (kult.) historische Fachbezeichnung für den Geruch, an dem (vermeintlich) fortpflanzungsfähige Männer zu erkennen seien; vgl. Düfte, sexuelle.

Ausbeutung von Prostituierten: (jurist.) nach dem Prostitutionsgesetz* (in Kraft getreten 2002) Bezeichnung für die in § 180a StGB genannten Straftatbestände (früher: Förderung der Prostitution); nach der seither gültigen Regelung ist der Betrieb von Bordellen nur verboten, sofern die dort Beschäftigten in Abhängigkeit gehalten od. ausgebeutet werden bzw. das 18. Lebensjahr nicht vollendet haben.

Ausfluss: (gynäkol.) Absonderung, i.e.S. eine vermehrte od. veränderte Absonderung, z. B. als genitaler Ausfluss (Fluor* genitalis) od. vaginaler Ausfluss (Fluor* vaginalis).

Auskratzung: (allg.) Bezeichnung für Kürettage*.

Auskunfts|pflicht: (jurist.) Bezeichnung für die Verpflichtung von ärztlichen u. psychologischen Sachverständigen*, gegenüber Gerichten im Rahmen ihrer Beauftragung nach bestem Wissen u. Gewissen Auskunft zu erteilen; anders als im Verhältnis zwischen Psychotherapeuten u. Klienten besteht für Sachverständige (allerdings nur soweit ihre Gutachterpflicht reicht) keine Schweigepflicht* über die ihnen mitgeteilten Tatsachen; vgl. Berichtspflicht, Offenbarungspflicht.

Auslands|taten: (jurist.) Bezeichnung für Straftaten nach deutschem StGB, die im Ausland begangen werden; sie können in bestimmten Fällen unabhängig vom Recht des Tatorts nach deutschem Recht bestraft werden (Weltrechtsprinzip*); vgl. Sextourismus.

Auslöse|mechanismus, angeborener: (ethol.) Abkürzung AAM; Bezeichnung für die instinktive Bereitschaft von Tieren, auf bestimmte Schlüsselreize* (z. B. aufgesperrte Schnäbel von Jungvögeln, Duftstoffe) mit einem festgelegten Verhaltensmuster (z. B. Fütterungsverhalten, Balz) zu reagieren. Beim Menschen kaum nachweisbar, da die entsprechenden Signalreize (z. B. Sexualsignale*) durch Lernerfahrungen überlagert u. kulturell modifiziert werden, daher individuell verschieden wirksam sind.

Auslöser: (allg.) Bezeichnung für Schlüsselreiz*.

Auspeitschung: (allg.) Bezeichnung für Flagellation*.

Aussage|fähigkeit: (allg.) bedeutungsgleich mit Zeugentüchtigkeit*, insbesondere von Kindern u. Jugendlichen.

Aussage|psychologie f: (psychol.) Bezeichnung für ein Teilgebiet der Psychologie, das sich mit den einer Zeugenaussage zugrunde liegenden Vorgängen der Wahrnehmung, Speicherung, Erinnerung u. sprachlichen Wiedergabe befasst; bedeutsam für die Beurteilung des Beweiswerts von Aussagen, insbesondere für Wahrheitsgehalt u. Glaubwürdigkeit*. Sowohl die z. T. verwendete Interpretation körperlicher

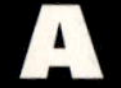

Reaktionen bei der Aussage (Polygraphie, sog. Lügendetektoren) als auch die von einzelnen Arbeitsgruppen entwickelten Kriterien zur Analyse der Aussagen von Kindern u. Jugendlichen sind umstritten, da angenommen wird, dass Aussagen kaum isoliert beurteilbar sind, sondern eher im Gesamtzusammenhang der Persönlichkeit des Zeugen interpretiert werden sollten. Vgl. Zeugentüchtigkeit, Falschbeschuldigung.

Ausschabung: (allg.) Bezeichnung für Kürettage*.

Ausschluss der Öffentlichkeit: (jurist.) Bezeichnung für die nichtöffentliche Durchführung von prinzipiell öffentlichen Gerichtsverhandlungen od. einzelner Teile des Verfahrens; möglich u. a. bei Strafsachen, die neben einer Strafe auch die Unterbringung des Angeklagten im Maßregelvollzug* zum Gegenstand haben, wenn die Besorgnis einer Gefährdung der Sittlichkeit besteht, wenn private Geheimnisse erörtert werden, deren unbefugte Offenbarung durch Zeugen od. Sachverständige mit Strafe bedroht ist, bei Familiensachen od. wenn Jugendliche unter 16 Jahren vernommen werden (§§ 170, 171a, 171b, 172 Gerichtsverfassungsgesetz, GVG). Die Verkündung des Urteils (nicht aber dessen Begründung) erfolgt in jedem Fall öffentlich; das Gericht kann die Beteiligten in bestimmten Fällen zur Geheimhaltung des Inhalts nichtöffentlicher Verhandlungen verpflichten (§ 174 GVG).

Ausschnitt: (allg.) Bezeichnung für die Öffnung eines Kleidungsstücks am Halsansatz; vgl. Dekolleté.

außerehelich: (allg.) auch nebenehelich; Bezeichnung für nicht innerhalb einer Ehe* stattfindende Ereignisse od. Vorgänge, z. B. Beziehung zwischen nicht miteinander verheirateten Partnern, von denen einer mit einem anderen Partner verheiratet ist. Vgl. nichtehelich.

Ausspritzungs|gang: (anat.) Ductus ejaculatorius; ca. 3 cm lange letzte Portion des Samenleiters* in der Prostata, die auf dem Samenhügel in die Harnröhre mündet u. über die bei Ejakulation* durch die Muskulatur der Prostata der (spermienhaltige) Inhalt des Samenleiters und das (spermienfreie) Sekret der Bläschendrüsen herausgepresst werden; vgl. Penis (Abb.).

Ausstattung: (jurist.) Fachbezeichnung für finanzielle od. sonstige Zuwendungen, die Kinder mit Rücksicht auf ihre Verheiratung od. auf die Erlangung einer selbständigen Lebensstellung von Eltern erhalten (vgl. § 1624 BGB). Ein rechtlicher Anspruch auf Ausstattung besteht nicht; vgl. Aussteuer, Mitgift.

Aussteuer: (jurist.) veraltete Bezeichnung für die Ausstattung* von Töchtern anlässlich ihrer Eheschließung; das Gleichberechtigungsgesetz von 1957 hat den Anspruch auf Aussteuer gestrichen, da Töchter seitdem wie Söhne im Rahmen des Unterhalts* Anspruch auf eine angemessene Berufsausbildung haben.

Austern: (allg.) mit einem Schließmuskel versehene Muscheln, s. Meeresfrüchte.

Austreibungs|periode f: (gebh.) Bezeichnung für die während der Geburt* von den sog. Press- bzw. Austreibungswehen begleitete Phase ab dem Durchtritt des kindlichen Kopfs durch den äußeren Muttermund bis zur Geburt des Kindes.

Austreibungs|wehen: (gebh.) auch Presswehen; Bezeichnung für die von Kontraktionen der Bauchmuskulatur unterstützten Wehen* in der Austreibungsperiode einer Geburt*.

Autismus (gr. αὐτός für sich selbst) m: (psychiat.) Fachbezeichnung für eine schwere Kontaktstörung mit Rückzug in die eigene Vorstellungs- u. Gedankenwelt mit Isolation von der Umwelt; Vorkommen z. B. bei Schizophrenie, Neurose, bestimmten Persönlichkeitsstörungen od. im Vorschulalter als sog. frühkindlicher Autismus.
(psychol.) Bezeichnung für überwiegende Selbstbezogenheit im Rahmen von Partnerschaften; vgl. Narzissmus.

Auto|aggression f: (psychol.) Bezeichnung für aggressive Impulse, die zu Beschädigungen der eigenen Person führen; die Entstehung wird begünstigt, wenn das Individuum sich als Quelle von (z. B. sexuellen) Frustrationen erlebt u. die entstehende Aggression* nicht nach außen gerichtet werden kann, u. U. wird das Verhalten auch als Spätfolge sexuellen Missbrauchs im Kindesalter beobachtet. Breites Formenspektrum: Selbsthass, selbstverletzendes Verhalten (Selbstbeschädigung*, Selbstverstümmelung*), Masochismus*, Selbsttötung*.
(klin.) bedeutungsgleich mit Autoimmunität verwendet als Bezeichnung für Abwehrreaktionen des Immunsystems* gegen körpereigene Strukturen.

Auto|cunnilingus m: (sexol.) Fachbezeichnung für (fast akrobatische) Form der Autoerotik von Frauen mit an der eigenen Vulva vorgenommenem Cunnilingus*.

Auto|erastie f: (sexol.) historische Fachbezeichnung für auf die eigene Person bezogene Sexualität, s. Autoerotik.

Auto|erotik f: (sexol.) **1.** Fachbezeichnung für auf den eigenen Körper gerichtete sexuelle Aktivität, bei der im Unterschied zur Alloerotik* sexuelle Stimulation u. Befriedigung ohne Beteiligung anderer Personen erfolgen, z. B. Masturbation*. **2.** auch Autoerotismus; von H. Ellis eingeführte Sammelbezeichnung für ein psychosexuelles Syndrom bei Männern u. Frauen mit sexuellen Erregungszuständen ohne externen Stimulus; typisch sind u. a. Masturbation*, erotische Träume, intensive sexuelle Phantasien*, Narzissmus*.
(psychoanalyt.) Bezeichnung für ein frühkindliches sexuelles Verhalten, das in der Stimulation erogener Zonen u. der Befriedigung von Partialtrieben besteht; vgl. Narzissmus.
(kult.) inbesondere bei Männern zu beobachtende emotionale Beziehung zu Kraftfahrzeugen; vielfältige Ausdrucksformen (Tieferlegen, Auspuffverlängerungen, zuwendende Fahrzeugpflege u. a.) weisen auf einen erotischen Charakter der Beziehung, dem die Werbung durch entsprechende Signale Rechnung trägt; vgl. Fetischismus.

Auto|erotismus m: (sexol.) wenig gebräuchliche Fachbezeichnung für Autoerotik* u. Narzissmus*.

Auto|fellatio f: (sexol.) Fachbezeichnung für (fast akrobatische) Form der Autoerotik von

Männern mit am eigenen Penis vorgenommener Fellatio*.

Auto|fetischismus m: (sexol.) **1.** Sammelbezeichnung für Formen des Fetischismus, bei denen der eigene Körper als sexuell besonders erregend erlebt wird (ausgeprägte Form des Narzissmus*); typisch ist bevorzugte Masturbation vor dem Spiegel od. beim Betrachten von Photos des eigenen Körpers. **2.** Form des Fetischismus*, bei dem Kraftfahrzeuge als sexuell besonders erregend erlebt werden; meist im übertragenen Sinn verwendet, z. B. zur Kennzeichnungen eines (subjektiv nicht als sexuell erregend erlebten) übertriebenen Pflegeaufwands; vgl. Autoerotik.

Auto|masochismus m: (sexol.) Sammelbezeichnung für Formen der Autoerotik* mit masochistischen Zügen, bei denen das Beschädigen des eigenen Körpers u. das Empfinden von Schmerz den zentralen sexuellen Reiz darstellt; typischerweise werden automasochistische Handlungen vor Spiegeln ausgeführt. Vorkommen in zahlreichen Ausprägungen: von einfacher Selbstbeschädigung, z. B. durch Piercings*, dem Einführen von Fremdkörpern* (rektal, vaginal, urethral) od. Zufügen oberflächlicher Wunden bis zu schwerer Automutilation* mit dem Risiko u. U. lebensbedrohlicher Komplikationen; von einfacher Selbstfesselung* bei Masturbation bis zu Selbsterhängung* (mit dem Risiko autoerotischer Unfälle*); auch bestimmte Formen des Fetischismus* (z. B. Kältefetischismus) können automasochistisch ausgestaltet sein; vgl. Autofetischismus.
(kult.) wird darauf hingewiesen, dass die Rituale verschiedener Religionen deutliche automasochistische Züge tragen, z. B. christliche Bußrituale wie Flagellation*, Askese* u. bestimmte Wallfahrtsrituale, einzelne buddhistische Meditationsformen, hinduistische Festrituale.

Automatismen (gr. αὐτόματος sich selbst bewegend) m pl: (psychol.) Sammelbezeichnung für unbewusste, in konstanter Weise ausgeführte komplexe Handlungen; entweder instinktiv (z. B. Saugreflexe des Neugeborenen) od. erlernt (z. B. Schwimmbewegungen). Pathologische Bewegungsautomatismen können Folge von Schädigungen des Nervensystems sein (z. B. bei Querschnittlähmung), aber auch unerwünschte Wirkung von Psychopharmaka od. Ausdruck einer Persönlichkeitsstörung (sog. Tics, vgl. Impulskontrollstörungen).

Auto|mutilation (gr. αὐτός für sich selbst) f: (klin.) Fachbezeichnung für ein selbstverletzendes Verhalten, das zu dauernden Schäden od. Defekten führt, s. Selbstverstümmelung.

Auto|sadismus m: (sexol.) historische, von M. Hirschfeld eingeführte Bezeichnung für gegen den eigenen Körper gerichtete „sadistische" Handlungen; heute eher unter dem Aspekt der masochistischen Komponente gesehen u. als Automasochismus* bezeichnet.

Auto|sexualismus m: (sexol.) wenig gebräuchliche Fachbezeichnung für eine auf die eigene Person bezogene Sexualität, s. Autoerotik, Masturbation.

Auto|sexualität f: (sexol.) ungebräuchliche Bezeichnung für Autoerotik*, Gegensatz: Soziosexualität*.

auto|somal: (genet.) die geschlechtsunabhängigen Chromosomen (sog. Autosomen) betreffend, z. B. autosomale Chromosomen*-Abweichungen.

Auto|somen n pl: (genet.) Fachbezeichnung für die geschlechtsunabhängigen Chromosomen*, die in männlichen u. weiblichen Zellen gleich sind.

Auto|strich: (allg.) Bezeichnung für einen Ort im Freien (Strich*), an dem Prostituierte in Autos (od. Wohnwagen) auf Kunden warten u. ihre sexuelle Dienstleistung dort erbringen; vgl. Prostitution.

Auto|tomie (gr. τομή Schnitt) f: (biol.) Bezeichnung für die Eigenschaft mancher Tierarten, ein Stück ihres Körpers abzuwerfen, um Räuber abzulenken (z. B. Schwanz bei Eidechsen).
(kult.) ungebräuchliche Bezeichnung für (insbesondere genitale) Selbstverstümmelung*.

Aversion (lat. aversio Abwenden) f: (psychol.) Bezeichnung für eine von Widerwillen u. Ekel* geprägte Abneigung gegen Personen, Handlungen od. Objekte; sie ist Ergebnis persönlicher Erfahrungen od. sozialer Normen u. kann durch Einsicht u. Lernen u. U. abgebaut od. (mit therapeutischen Zielen) aufgebaut werden, s. Aversionstherapie.
(sexol.) wird als **sexuelle Aversion** eine sexuelle Appetenzstörung* bezeichnet, die mit ausgeprägten Ekelgefühlen vor einem bestimmten Partner od. vor einzelnen Aspekten des Sexualkontakts, u. U. mit Formen der Sexualangst* od. einer Panikstörung*, einhergeht. Man unterscheidet primäre (soweit erinnerlich immer bestehende) u. sekundäre (sich im Lauf der Zeit entwickelnde) Aversionen; letztere sind nicht selten Ausdruck von Partnerschaftskonflikten*. Die Therapie sexueller Aversionen muss sich nach der vermuteten Ursache richten u. die Form der Aversion berücksichtigen, bei begleitender Panikstörung ist evtl. eine ergänzende medikamentöse Behandlung sinnvoll; Aversionen sind in der Mehrzahl der Fälle psychotherapeutisch beeinflussbar. Sexuelle Aversionen können auch den eigenen Körper (insbesondere Sexualorgane u. sekundäre Geschlechtsmerkmale) betreffen; dies ist typisch z. B. bei bestimmten sexuellen Identitätsstörungen, vgl. Transsexualität.

Aversions|therapie f: (psychol.) Fachbezeichnung für Formen der Verhaltenstherapie*, bei denen Änderungen unerwünschten Verhaltens durch Konditionierung* erreicht werden sollen; als aversive Reize, die zusammen mit den (unerwünschten) Reizen vermittelt werden od. dem unerwünschten Verhalten folgen, werden Übelkeit erregende Substanzen (z. B. Apomorphin*) od. Elektroschocks verwendet; auch die Koppelung unerwünschter Reize mit unlustbesetzten Vorstellungen ist möglich (sog. symbolische aversive Konditionierung; s. Sensibilisierung, verdeckte). Der Einsatz der Aversionstherapie in der Behandlung von Sexualstraftätern ist umstritten, aber u. U. erfolgreich, wenn Klienten eine Verhaltensänderung tatsächlich wünschen; ein Einsatz zur Veränderung der sexuellen Orientierung wird heute allgemein abgelehnt.

A|zoo|spermie (gr. ἀ- nicht-) f: (androl.) Fachbezeichnung für das Fehlen von reifen, be-

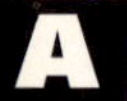

weglichen Samenzellen im Ejakulat, s. Zeugungsfähigkeit (Tab.); Vorläuferzellen sind entweder vorhanden (testikuläre Azoospermie) od. fehlen vollständig (Verschlussazoospermie).

Azteken (nahua-sprachl. aztatl tlacatl Volk aus der Gegend der Reiher): (kult.) Bezeichnung einer im mexikanischen Hochland vom 14.-16. Jahrhundert bestimmenden (wohl aus dem Norden eingewanderten) Kultur, Staatsordnung u. Religion, in deren Zentrum die Hauptstadt Tenochtitlán stand (zerstört durch spanische Eroberer 1516-1521, heute Mexiko-Stadt); außerordentlich bildreiche Vorstellungen über Himmel (13 Ebenen der Götterwelt) u. Unterwelt (9 Ebenen der Totenwelt), sowohl männliche als auch (überwiegend) weibliche Gottheiten, die auf eine androgyne Ur-Gottheit der Dualität bezogen wurden. Vermutlich mutterrechtlich geprägte Gesellschaft mit der für Mutterreligionen* typischen Verbindung von ritueller sexueller Vereinigung (Fruchtbarkeitsriten*) u. ritueller Tötung (Menschenopfer*); positive Bewertung von Sexualität (u. a. eine Gottheit der Vergebung sexueller Übertretungen), aber auch des Todes mit Vorstellung eines Weiterlebens in (je nach Todesart) privilegierter Rolle (insbesondere nach Opfertod; bei Männern auch nach Tod im Kampf, bei Frauen nach Tod während einer Geburt). Heute verstehen sich ca. 1 Mio. Menschen als Nachfahren der Azteken u. praktizieren ein Christentum* mit traditionellen aztekischen Elementen.

B

Baby|computer: (allg.) Bezeichnung für elektronische Minirechner zur computergestützten Kontrazeption* bzw. Familienplanung*.

Baby-Doll (engl. Babypuppe)**:** (allg.) Bezeichnung für zweiteilige Nachtwäsche für Frauen mit locker hängendem Oberteil, kurzer Pumphose u. Rüschen; vgl. Nachtwäsche.

Baby|klappe: Einrichtung zur (anonymen) Abgabe unerwünschter Kinder (meist Neugeborene u. Säuglinge), um eine Aussetzung der Kinder bzw. Kindstötung zu verhindern. Babyklappen existieren in einigen deutschen Großstädten; historische Beispiele für derartige Aufnahmeeinrichtungen sind u. a. spanische u. italienische Findelhäuser des 16. Jahrhunderts, bei denen die Kinder mit einer sog. Drehlade (ital. ruota) aufgenommen wurden (s. Abb.). Die Institution der Babyklappen wirft zahlreiche juristische (u. a. personenstandsrechtliche) Fragen auf, die noch nicht abschließend geklärt sind, sie sind daher nicht unumstritten; vgl. Kinderrechte, Geburt, anonyme.

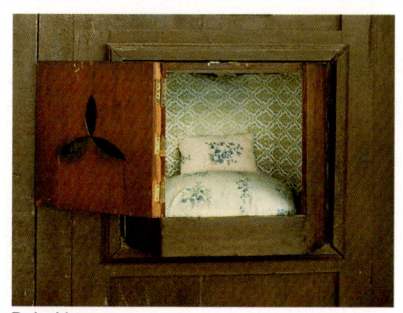

Babyklappe:
Drehschrank an der Tür eines Vincentinerinnen-Hospitals in La Orotava (Teneriffa), vermutlich 18. Jahrhundert

Baby|strich: (allg.) Bezeichnung für einen Ort im Freien (Strich*), an dem minderjährige (weibliche) Prostituierte sexuelle Dienstleistungen anbieten; vgl. Kinderprostitution.

Baby-Take-Home-Rate: (gebh.) Bezeichnung für die Geborenenrate nach künstlicher Befruchtung*, d. h. die Anzahl lebend geborener Kinder bezogen auf die Anzahl der Fertilisationsversuche; gilt als wichtigstes Kriterium zur Beurteilung der Wirksamkeit der verschiedenen eingesetzten Verfahren. Die Rate liegt zurzeit bei In-vitro-Fertilisation etwa bei 14-20 % (in einzelnen Zentren bis 30 %) u. zeigt eine deutliche Abhängigkeit vom Alter der Mutter (s. In-vitro-Fertilisation, Abb.); dabei ist zu berücksichtigen, dass entstehende Mehrlingsschwangerschaften (fast 25 %) in der Berechnung der Rate mehrfach gezählt werden.

Bacchanal (lat. ~ Ort der Bacchusfeier) n: (kult.) in der römischen Antike Bezeichnung für ekstatische kultische Feiern zur Verehrung des Bacchus* mit orgiastischem Charakter, s. Orgie; Bacchanalien wurden 186 v. Chr. durch Senatsbeschluss verboten, da sie nicht nur mit Ausschweifungen, sondern auch mit Straftaten einhergingen; sie fanden ihre Fortsetzung in Geheimfeiern.
(allg.) Bezeichnung für ausschweifende Gelage, ggf. mit intensivem Konsum von Rauschmitteln*, insbesondere Alkohol.

Bacchus: (kult.) in der römischen Mythologie* Name eines von Nymphen großgezogenen Gottes, der fröhlichen Lebensgenuss versinnbildlichte u. als Schutzgott des Weinbaus verehrt wurde, in der bildenden Kunst häufig umgeben von Priesterinnen (sog. Bacchantinnen) u. Faunen* dargestellt; zu seinen Ehren wurden ekstatische kultische Feiern abgehalten, s. Bacchanal. Auch in der altindischen u. altägyptischen Kultur wurde eine Bacchus entsprechende Gottheit verehrt, in der griechischen Mythologie entspricht ihm Dionysos*.

Bachofen, Johann Jakob (1815-1887)**:** Jurist u. Kulturhistoriker, 1841 Professor in Basel; u. a. Arbeiten zu Mutterrecht* u. matriarchalischen Gesellschaften; Formulierung der Hypothese, dass Mutterrecht u. Matriarchat* in allen Gesellschaften historisch dem Vaterrecht u. Patriarchat* vorausgingen.

Bade|haus: (allg.) Bezeichnung für Einrichtungen zum gemeinsamen Bad; in zahlreichen Kulturen seit der Antike beschriebene Möglichkeit zu Körperpflege, Entspannung u. Kommunikation, die häufig auch sexuelle Aktivität erlaubte. In Europa ursprünglich auf Orte der Verehrung von Wassergottheiten zurückgehende, bis zum 17. Jahrhundert sehr beliebte Treffpunkte für die ganze Familie (s. ums. Abb.) u. Orte der Prostitution* (Badeknechte, Bademägde); nach dem Auftreten der Syphilis (u. infolge zunehmender Prüderie) zunächst verboten, dann getrennte Angebote für Frauen u. Männer; vgl. Sauna, Hamam.

Baer, Karl Ernst von (1792-1876)**:** Anatom u. Zoologe, bis 1834 Professor in Königsberg, dann Mitglied der Akademie der Wissenschaften u. Professor in Sankt Petersburg (Russland); zahlreiche Arbeiten zur Embryonalentwicklung, Zoologie u. Anthropologie; beschrieb u. a. 1827 die Eizellen des Säugetiers anhand von Untersuchungen des Eierstocks einer Hündin.

B

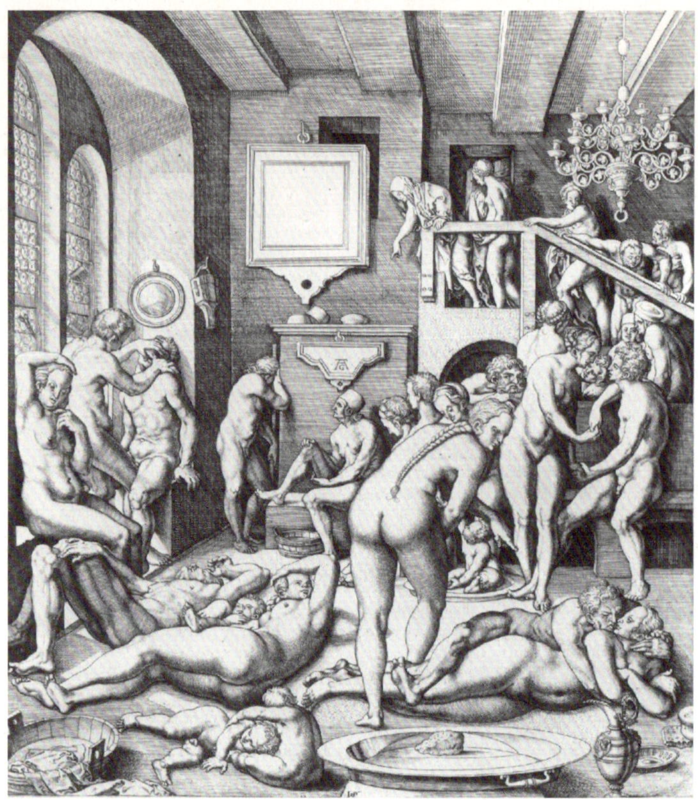

Badehaus:
Der Kupferstich von Albrecht Dürer (1471-1528) zeigt das Leben in einem Badehaus des 16. Jahrhunderts mit Körperpflege und gemeinsamem Genuss; die Treppe im Hintergrund führt in private Nebenräume.

Bäumer, Gertrud (1873-1954): Lehrerin, Germanistin, Politikerin, Schriftstellerin, zunächst in Magdeburg, später in Hamburg, Berlin u. Bonn; Vertreterin der frühen Frauenbewegung, ab 1901 Zusammenarbeit mit H. Lange („Handbuch der Frauenbewegung"), 1907-1910 Redakteurin der Zeitschrift „Neue Bahnen" des Allgemeinen* Deutschen Frauenvereins, von 1912-1940 mit F. Naumann Herausgeberin der Zeitschrift „Die Hilfe. Wochenschrift für Politik, Literatur und Kunst"; 1916-1920 Leiterin des Sozialpädagogischen Instituts in Hamburg; 1919/1920 Mitglied der Nationalversammlung, 1920-1932 Reichstagsabgeordnete; 1945 Mitbegründerin der CSU.

Bahnung: (physiol.) Bezeichnung für die Förderung von Erregungsprozessen im Nervensystem durch zusätzliche Erregungen, die entweder in der gleichen Nervenfaser kurzzeitig aufeinander folgen (zeitliche Bahnung) od. über verschiedene Nervenfasern die gleiche Nervenzelle erregen (räumliche Bahnung). (psychol.) auch als sog. Einschleifen bezeichnetes Lernen bedingter Reflexe*, das auf physiologische Bahnung zurückgeführt wird.

Balanitis (gr. βάλανος Eichel) f: (androl.) Entzündung der Eichel des Penis, meist als sog. Balanoposthitis mit gleichzeitiger Entzündung des inneren Vorhautblatts (Posthitis*); **Vorkommen:** bei Pilzinfektionen*, Virusinfektionen*, Gonorrhö*, Syphilis*, Schädigung durch Chemikalien, Seifen od. Arzneimittel; eine Vorhautverengung (Phimose) begünstigt die Entstehung. **Symptome:** Schmerzen, Juckreiz, evtl. eitrige Sekretion (sog. Eicheltripper); **Komplikationen:** Ausbreitung der Infektion (Harnweginfektion, Penisphlegmone) u. Spätkomplikationen (u. a. Vorhautverengung); **Therapie:** desinfizierende Penisbäder, bei Erregernachweis ggf. Antibiotika, Antimykotika, bei Phimose ist nach Ausheilung eine Zirkumzision zu erwägen; Partnermitbehandlung ist zu empfehlen.

Balano|lith (gr. λίθος Stein) m: (klin.) veraltete Fachbezeichnung für Präputialstein*.

Balano|posthitis f: (androl.) Entzündung von Eichel (Balanitis*) u. Vorhaut des Penis (Posthitis*).

Balano|posthitis sclerotica obliterans (gr. σκληρός trocken) f: (klin.) ungebräuchliche Fachbezeichnung für Kraurose* des Penis (Craurosis penis).

Balint-Gruppe (Michael B., Psychoanalytiker, Biochemiker, Ungarn, Großbritannien, 1896-1970): (psychol.) Bezeichnung für eine Form der Selbsterfahrungsgruppe*, insbesondere für therapeutische u. pflegende Berufsgruppen, in der anhand von Erfahrungen der Teilnehmer mit einzelnen Patienten („Problemfällen") die Arzt*-Patient-Beziehung gemeinsam reflektiert wird („Beziehungsdiagnose"), um einerseits das Bewusstsein der Teilnehmer für eigene Haltungen u. Reaktionen zu reflektieren, andererseits die Behandlung durch das bewusste Gestalten des eigenen Verhaltens zu verbessern.

Ballett (frz., von ital. balletto Tänzchen) n: (kult.) Sammelbezeichnung für künstlerischen Bühnentanz u. szenische Tanzdarstellungen mit Musikbegleitung, seit der italienischen Renaissance als sog. Handlungsballett bekannt; im modernen Ballett steht überwiegend der Ausdruck seelischer Empfindungen (z. B. Liebe) im Vordergrund; vgl. Tanz.

Balz|verhalten: (ethol.) Bezeichnung für das Werbeverhalten von Tieren, das der Paarung vorausgeht u. darauf gerichtet ist, Aggression zu hemmen u. gegenseitige Paarungsbereitschaft zu erzeugen; es gilt als genetisch festgelegt, ist abhängig von (v. a. männlichen) Sexualhormonen und u. U. verbunden mit der Entwicklung körperlicher Signale in der Paarungszeit (z. B. auffälliges Gefieder). Es folgt prinzipiell einem arttypischen, starren Muster (s. Präsentieren, sexuelles), wird aber nicht selten durch Übersprungshandlungen* unterbrochen (z. B. Putzen, Picken). Die Übergänge zu Imponierverhalten* u. Konkurrenzverhalten* sind bei vielen Tierarten fließend. Vgl. Flirt.

Bamethan n: (pharmak.) gefäßerweiternd (vasodilatatorisch) wirkendes Arzneimittel (Betasympathomimetikum), das u. a. zur Durchblutungsförderung u. Behandlung von Erektionsstörungen eingesetzt wird. **Kontraindikation:** Schilddrüsenüberfunktion (Hyperthyreose), Aortenstenose, Herzrhythmusstörungen, vorangegangener Herzinfarkt. **UAW:** u. a. Unruhe, Angst, Schwindel, Tremor, Erregungszustände, Tachykardie, Angina pectoris. Vgl. Medikamente, erektionsfördernde.

barebacking (engl. ~ Reiten ohne Sattel) n: (allg.) v. a. unter homosexuellen Männern übliche Bezeichnung für sexuelle Handlungen unter bewusstem Verzicht auf Safer* Sex.

Barriere|kontra|zeptiva n pl: s. Kontrazeptiva, mechanische.

Barr-Körper (Murray L. B., Anatom, Ontario, geb. 1908): (genet.) Chromatin des X-Chromosoms (Geschlechtschromatin); bei Individuen mit zwei X-Chromosomen an der Membran des Zellkerns in der Interphase des Zellzyklus* nachweisbar; Bestimmung zur Geschlechtsdiagnostik, z. B. bei Sportlerinnen; s. X-Chromatin.

Bart: (anat.) Barba; bei **Männern** in der Pubertät entstehende Terminalbehaarung an Gesicht u. Hals (sekundäres Geschlechtsmerkmal*); bei **Frauen** ist dichte Vellusbehaarung der Oberlippe nicht selten (Damenbart*), das Auftreten von Terminalhaaren weist demgegenüber auf hormonelle Störungen (Hirsutismus*) hin, s. Behaarung.

Bartholin-Drüsen (Caspar B. jun., dänischer Anatom, 1655-1738): (anat.) Glandulae vestibulares majores; klinisch übliche Fachbezeichnung für die großen Vestibulardrüsen*.

Bartholinitis f: (gynäkol.) meist einseitige Entzündung der großen Vestibulardrüsen* (Bartholin-Drüsen) u. ihrer Ausführungsgänge; **Ursache:** häufig Infektion mit Neisseria gonorrhoeae (s. Gonorrhö), seltener Staphylokokken, Chlamydien, Escherichia coli; **Symptome:** bis hühnereigroße Schwellung, evtl. mit abgekapselter Eiteransammlung (Abszessbildung) im unteren Drittel der großen Schamlippe, Rötung, Schmerzen; **Therapie:** in unkomplizierten Fällen Umschläge mit Kamillenblütenauszug, Sitzbäder, bei Gonorrhö immer Antibiotika; bei Abszessbildung chirurgische Inzision u. Ausschälung.

Basal|temperatur (lat. basalis grundlegend) f: (gynäkol.) auch Aufwach- od. Morgentemperatur; Fachbezeichnung für die nach dem Erwachen (oral, vaginal od. rektal) gemessene Körpertemperatur, die in Abhängigkeit vom Ovarialzyklus* schwankt; einen Tag nach dem Eisprung zeigt sich ein Anstieg um 0,4-0,6 °C (infolge der sog. thermogenetischen Wirkung von Progesteron), während der Lutealphase bleibt das erhöhte Niveau erhalten u. fällt erst kurz vor der Menstruation wieder ab; bei fehlendem Abfallen u. Ausbleiben der Menstruation ist eine Schwangerschaft sehr wahrscheinlich (s. ums. Abb.). Wichtiger Parameter zur Abklärung von Zyklusstörungen* u. Unfruchtbarkeit* (s. Ovulationstests), außerdem Grundlage der Temperaturmethode zur Kontrazeption*; s. Empfängnisverhütung, natürliche. Zur **Basaltemperaturmessung** sind Thermometer mit im Messbereich gespreizter Skala verfügbar (sog. Frauenthermometer).

BASRT: Abkürzung für **B**ritish* **A**ssociation for **S**ex and **R**elationship **T**herapy.

Bastard (lat. bastum Packsattel, ahd. -hart -gezeugt) m: (allg.) abwertende Bezeichnung für ein Kind nicht miteinander verheirateter Eltern; historisch zunächst auf den Normannenherzog Wilhelm der Eroberer (1027-1087) angewendet, später als Schimpfwort; in der nationalsozialistischen Rassenlehre Bezeichnung für Menschen mit Eltern unterschiedlicher „Rassen".
(biol.) sog. Mischlinge; Nachkommen von Eltern verschiedener Arten; Vorkommen im Tierreich z. B. bei Pferd u. Esel (Maulesel), Auerhahn u. Birkhenne (Rackelbahn) od. im Pflanzenreich als Kreuzung von Pflanzenarten (sog. Hybride).

Bauch|hoden: (klin.) Bezeichnung für Hoden, der infolge einer Störung des Hodendeszensus* in der Bauchhöhle verblieben ist, s. Hoden-Lageanomalien.

Bauch|höhlen|schwangerschaft: (gebh.) auch Graviditas abdominalis; Bezeichnung für eine Schwangerschaft, bei der sich die befruchtete Eizelle nicht in der Gebärmutter, sondern in der Bauchhöhle einnistet; s. Schwangerschaft, ektopische.

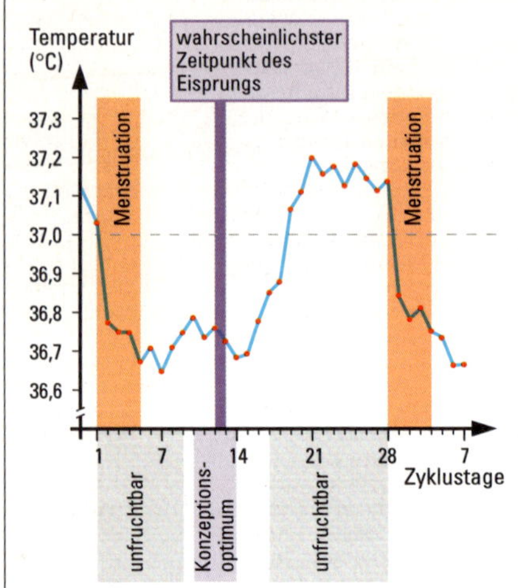

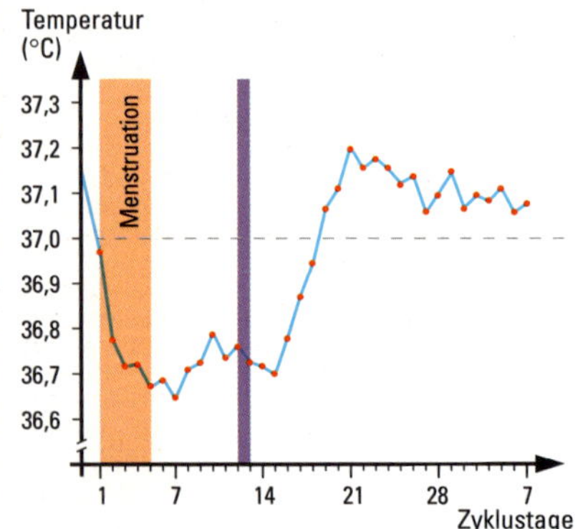

Basaltemperatur:
Veränderungen im Verlauf eines Menstruationszyklus ohne (oben) und mit Schwangerschaft (unten)

Bauch|nabel: (allg.) bedeutungsgleich mit Nabel*.

Bauch|tanz: (kult.) Form des Schautanzes, bei dem die Tänzer (meist Einzeltänzerinnen) sich kaum aus dem Stand bewegen u. zur Begleitung von Musik od. Geräuschen rhythmisch-stoßweise Bewegungen v. a. von einzelnen Körperabschnitten (Rumpf, Hüfte, Brust, Schultern) vollziehen; verbreitet in zahlreichen Ländern Afrikas u. Asiens zur sinnlichen Stimulation; vgl. Striptease, Tanz.

Baum|hochzeit: (kult.) Bezeichnung für die Sitte mancher Kulturen, Menschen mit Bäumen durch ein Hochzeitsritual zu verbinden; besondere Form des Baumkults* (v. a. in Südasien), die entweder vor Eheschließungen für Braut und Bräutigam mit je einem verschiedenen Baum gefeiert (Zuordnung eines persönlichen Totem*) oder (als Fruchtbarkeitsriten*) für schon verheiratete Frauen od. Männer durchgeführt wurde.

Baum|kulte m pl: (kult.) Sammelbezeichnung für die Verehrung von Bäumen als heilige Wesenheiten; sie ist in fast allen Kulturen beschrieben (s. Stammesreligionen) und kann sehr verschiedene Formen annehmen: Bäume (auch Wälder) werden als Vorfahren der Menschen, als Wohnsitz von Geistern, Ahnen od. Ungeborenen betrachtet (vgl. Baumhochzeit, Geistkind); sie gelten als Symbole für Leben, Fruchtbarkeit u. Dauer, als mächtige Verbündete der Menschen, wie es z. B. die Sitte ausdrückt, Neugeborenen einen Baum zu pflanzen. Reste des Baumkults finden sich bis heute auch in Industriestaaten, z. B. in Form des Maibaums (einem Fruchtbarkeitssymbol) od. des Weihnachtsbaums (einer Sonderform des früher weit verbreiteten sog. Wintermaien).

BCR: Abkürzung für **B**ulbo**c**avernosus**re**flex*(-Latenzzeit).

BDD: Abkürzung für **b**ody* **d**ysmorphic **d**isorders.

BDSM: heute übliche (engl.) Abkürzung für **B**ondage*, **D**iscipline (Züchtigung*) u. **S**ado**ma**sochismus*.

Beauvoir, Simone de (1908-1986)**:** Schriftstellerin, Paris; gemeinsam mit J.-P. Sartre Vertreterin einer existentialistischen Philosophie; Arbeiten u. a. zur Rolle der Intellektuellen, zur Stellung der Frau in der Gesellschaft, zu Geschlechterrolle u. Sexualmoral.

Bebel, August (1840-1913)**:** sozialdemokratischer Politiker u. Reichstagsabgeordneter, Leipzig, Berlin; Mitbegründer der SPD; u. a. Verfasser einer Abhandlung zur politischen u. gesellschaftlichen Emanzipation von Frauen, im Reichstag ab 1897 Vertreter der Forderungen des Wissenschaftlich*-Humanitären Komitees nach Abschaffung des Paragraphen* 175.

Becher|keim: s. Gastrula.

Becken: (anat.) Pelvis; i. w. S. anatomische Region, die Bauch u. Hüften mit den unteren Extremitäten verbindet; i. e. S. das **knöcherne Becken**, gebildet aus Kreuzbein (Os sacrum) u. Steißbein (Os coccygis) sowie rechtem u. linkem Hüftbein (Os coxae), dem Verschmelzungsprodukt aus Darmbein (Os ilium), Schambein (Os pubis) u. Sitzbein (Os ischii); man unterscheidet: **großes Becken** (oberhalb der Linea terminalis) u. **kleines Becken** mit Beckeneingang, Beckenhöhle u. Beckenausgang (unterhalb dieser Grenze). Die Form des knöchernen Beckens ist ein ausgeprägtes sekundäres Geschlechtsmerkmal* (s. nebenstehende Abb.): weiblich: niedriger, breiter u. weiter mit rundlichem Beckeneingang u. weitem Beckenausgang (Geburtsweg); männlich: höher, schmaler u. enger.

Becken|boden: (anat.) Bezeichnung für den von Muskel- u. Bindegewebeschichten in zwei Ebenen (Diaphragma pelvis u. Diaphragma urogenitale) gebildeten Verschluss des Beckenausgangs mit dehnbaren Durchtrittsöffnungen für Mastdarm, Harnröhre u. Scheide (s. Abb. S. 42); Schwäche der Beckenbodenmuskeln führt zu einem Vorfall von Mastdarm od. Vagina (Vagina*-Lageanomalien) u. nicht selten zu verminderter sexueller Erregung beim Koitus; eine gezielte Kräftigung ist möglich: z. B. nach Entbindung durch Rückbildungsgymnastik*, bei sexuellen Erlebnisstörungen durch Beckenbodenübungen*.

Becken|boden|übungen: (sexol.) auch Beckenbodengymnastik; Bezeichnung für körperliche Übungen zur Kräftigung der Beckenbodenmuskulatur; Anwendung v. a. bei Frauen, z. B. zur Rückbildung der Dehnungsfolgen nach Geburten (als Rückbildungsgymnastik*) u. zur Therapie von Harninkontinenz, aber auch zur Verbesserung der sexuellen Erregbarkeit bei sexuellen Erregungsstörungen* od. Orgasmusstörungen* (als sog. Kegel-Übungen insbesondere zur Kräftigung des Musculus* pubococcygeus) sowie zur Prophylaxe einer Uterussenkung*; auch bei Männern therapiebegleitende Anwendung bei Ejakulationsstörungen (v. a. bei Ejaculatio praecox). Das Prinzip besteht darin, die beim Unterbrechen des Harnstrahls wirksame Muskulatur stark anzuspannen, die Spannung ca. 3 Sekunden zu halten, dann wieder zu entspannen u. dies in mehrfachen täglichen Serien zu wiederholen.

Becken|end|lage: (gebh.) Abkürzung BEL, auch Steißlage; Bezeichnung für eine Lage des Fetus vor der Geburt, bei der der kindliche Steiß zuerst in den Geburtskanal eintritt (vorangeht); die Beckenendlage ist mit einem erhöhten Risiko für Nabelschnurabklemmung u. Schädigung des Kindes verbunden, daher evtl. eine Indikation für äußere Wendung* od. operative Entbindung*; vgl. Kindslagen.

Bedürfnis: (psychol.) Bezeichnung für das (überwiegend bewusste) Erleben eines Mangels mit dem Wunsch, ihm abzuhelfen; von Trieb* u. Motiv* begrifflich nur unscharf abgegrenzt. Man unterscheidet: **1. primäre Bedürfnisse**, die von Geburt an bestehen: elementare Anforderungen des Organismus, um seine Stabilität zu erhalten, z. B. Bedürfnisse nach Nahrung, Flüssigkeit, Schlaf, Sicherheit, Spielen u. Lernen; **2. sekundäre Bedürfnisse**, die erlernt werden: zahlreiche, auch gesellschaftlich mitbeeinflusste (teilweise gelenkte) Wünsche, die das Individuum im Lauf seines Lebens zu realisieren versucht, z. B. nach Anerkennung, intellektueller Betätigung od. Glück. Typischerweise hat das Individuum eine Vorstellung vom Weg zur Befriedigung* des Bedürfnisses, u. diese erhält gegenüber anderen Handlungen Vorrang, die motorischen, intellektuellen u. kreativen Fähigkeiten werden vorrangig zur Erreichung des Ziels eingesetzt; vgl. Bedürfnisse, sexuelle.
(physiol.) Bezeichnung insbesondere für Notlagen des Organismus, die bewusst od. unbewusst eine Reaktion erzwingen, z. B. Schmerz od. eine gefüllte Blase, so dass eine begriffliche Nähe zu Instinkt* entsteht.

Bedürfnis|dis|kordanz (lat. discors uneinig) f: (sexol.) Fachbezeichnung für eine Unterschiedlichkeit sexueller Bedürfnisse von Partnern, z. B. hinsichtlich Häufigkeit u. Art von Sexualkontakten (über einen kürzeren od. längeren Zeitraum). Ursachen können außergewöhnliche Belastungen (Stress, Erkrankungen, Schwangerschaft u. a.) od. unterschiedliche sexuelle Wünsche sein. Bedürfnisdiskordanz ist eine häufige Ursache von Partnerschaftskonflikten* u. häufiges Thema von Sexualtherapie. Je nach Ursache sind u. U. Kompromisse möglich, s. Paartherapie.

Bedürfnisse, sexuelle: (psychol.) Sammelbezeichnung für erlebte Spannungszustände, aus denen individuelle Wünsche nach sexueller Aktivität u. Befriedigung entstehen. Vom ersten Lebenstag an bestehen unspezifische sexuelle

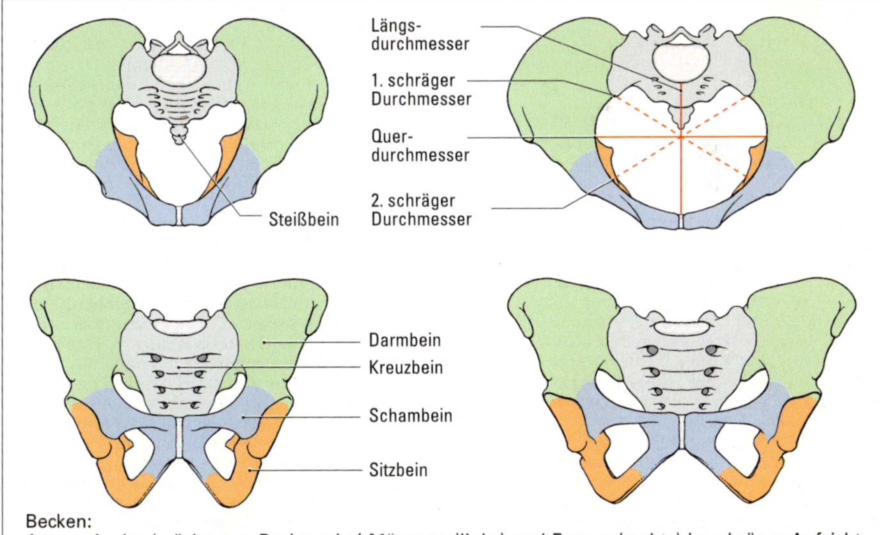

Becken:
Anatomie des knöchernen Beckens bei Männern (links) und Frauen (rechts) in schräger Aufsicht (oben) und von vorn (unten)

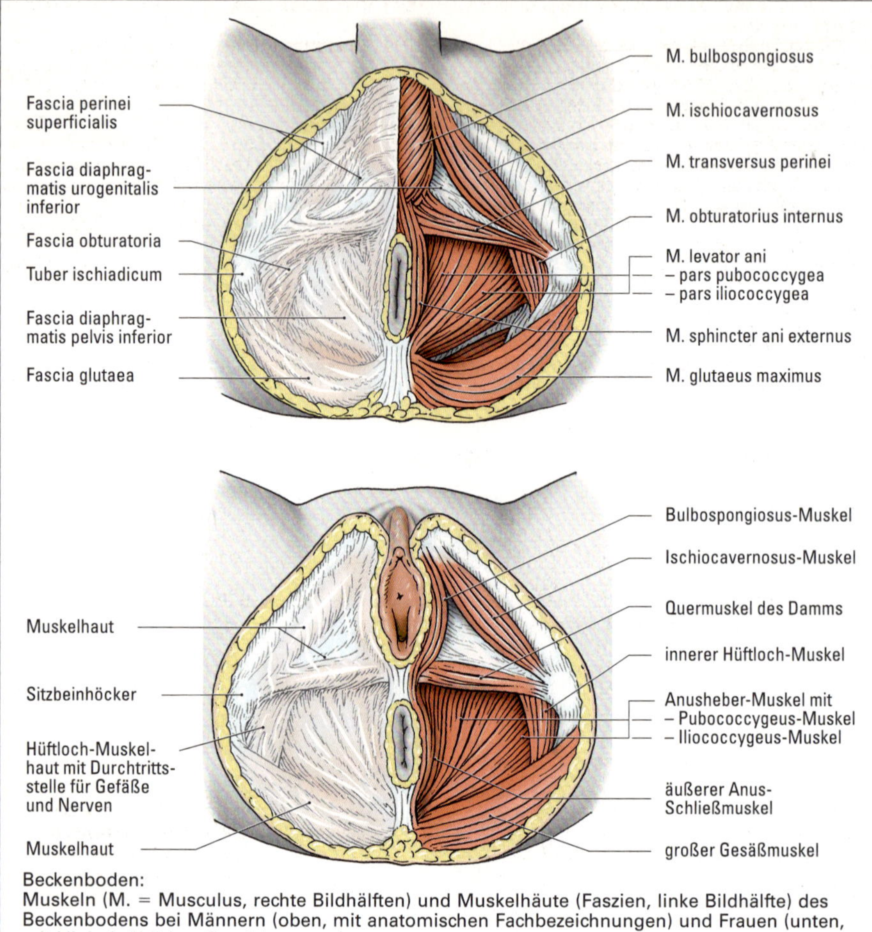

Beckenboden:
Muskeln (M. = Musculus, rechte Bildhälften) und Muskelhäute (Faszien, linke Bildhälfte) des Beckenbodens bei Männern (oben, mit anatomischen Fachbezeichnungen) und Frauen (unten, mit klinisch üblichen Bezeichnungen)

Bedürfnisse als allgemeine Suche nach Lustempfindung; sie entwickeln sich im Verlauf der körperlichen u. psychischen Entwicklung (s. Entwicklung, psychosexuelle), werden beeinflusst von individuellen sexuellen Erfahrungen sowie gesellschaftlichen Vorgaben (Normen, Tabus) u. bleiben im Allgemeinen bis ins hohe Lebensalter bestehen. Dabei sind sowohl die Stärke sexueller Bedürfnisse als auch die gewählte Art der Befriedigung außerordentlich variabel, die bei Tieren bestehende direkte Kopplung zwischen körperlichen Auslösern u. entsprechenden Handlungen (s. Instinkt) ist beim Menschen weitgehend aufgehoben (Instinktreduktion*).
(sexol.) wird die Bezeichnung überwiegend bedeutungsgleich mit Appetenz* u. sexueller Motivation* verwendet, gelegentlich werden (nach Art der entstehenden Lustempfindung) genitale, erogene u. erotische Bedürfnisse unterschieden. In Paarbeziehungen bildet die Übereinstimmung sexueller Bedürfnisse (Bedürfniskonkordanz) einen wichtigen stabilisierenden Faktor, während Bedürfnisdiskordanz häufig zu Partnerschaftskonflikten* führt.

BEFAH: Abkürzung für **B**undesverband* der **E**ltern, **F**reunde und **A**ngehörigen **H**omosexueller.

Befragung: (soziol.) Bezeichnung für eine Methode der empirischen Sozialforschung, entweder durch Interviews od. mit schriftlichen Fragebögen (s. Messinstrumente, sexualwissenschaftliche; vgl. Sexualforschung, empirische); auch die Erhebung einer Sexualanamnese* entspricht einer strukturierten Befragung.

Befriedigung: (psychol.) Bezeichnung für das angenehme Gefühl der Entspannung u. Ruhe, das durch Erfüllung eines Bedürfnisses

(d.h. Beseitigung eines zuvor empfundenen Mangels) entsteht.
(sexol.) auch Satisfaktion; eingeschränkt verwendet für die sexuelle Befriedigung, allerdings erweitert auf das Mitempfinden der Befriedigung auch von Sexualpartnern. Es wird hervorgehoben, dass individuell passende Formen der Befriedigung gelernt werden müssen u. ein sehr breites Spektrum umfassen können. Zwar ist sexuelle Befriedigung überwiegend mit dem Erleben eines Orgasmus* verbunden, aber sie wird u.U. auch ohne Orgasmus erreicht (bzw. kann trotz Orgasmus ausbleiben; vgl. Orgasmusstörungen). Störungen der sexuellen Befriedigung werden von Frauen häufiger als von Männern berichtet, dabei spielen psychosoziale Voraussetzungen, biographische Besonderheiten u. soziokulturelle Faktoren eine wechselnde Rolle; auch bei abweichendem Sexualempfinden u. sexueller Sucht besteht nicht selten eine verminderte Fähigkeit, sexuelle Befriedigung zu erreichen.

Befriedigungs|lust: (psychoanalyt.) auch Endlust; Fachbezeichnung für Lustempfindung im Orgasmus, in der die Sexualerregung* befriedigt wird.

Befruchtung: (biol.) auch Fekundation, Fertilisation; Verschmelzung von Samenzelle* u. Eizelle* mit Bildung eines Keims (Zygote), im Allgemeinen Ergebnis eines zufälligen (u. nicht von chemischen od. biologischen Eigenschaften der Zellen gesteuerten) Zusammentreffens; zuerst von O. Hertwig 1875 am Ei des Seeigels beobachtet. Beim Menschen findet die natürliche Befruchtung i.d.R. im vorderen Anteil der Ampulle des Eileiters statt: Nach der Konzeption (s. Empfängnis) durchdringen die aus dem hinteren Scheidengewölbe durch Uterus u. Eileiter emporgewanderten Samenzellen den Cumulus oophorus, die Corona radiata u. die Zona pellu-

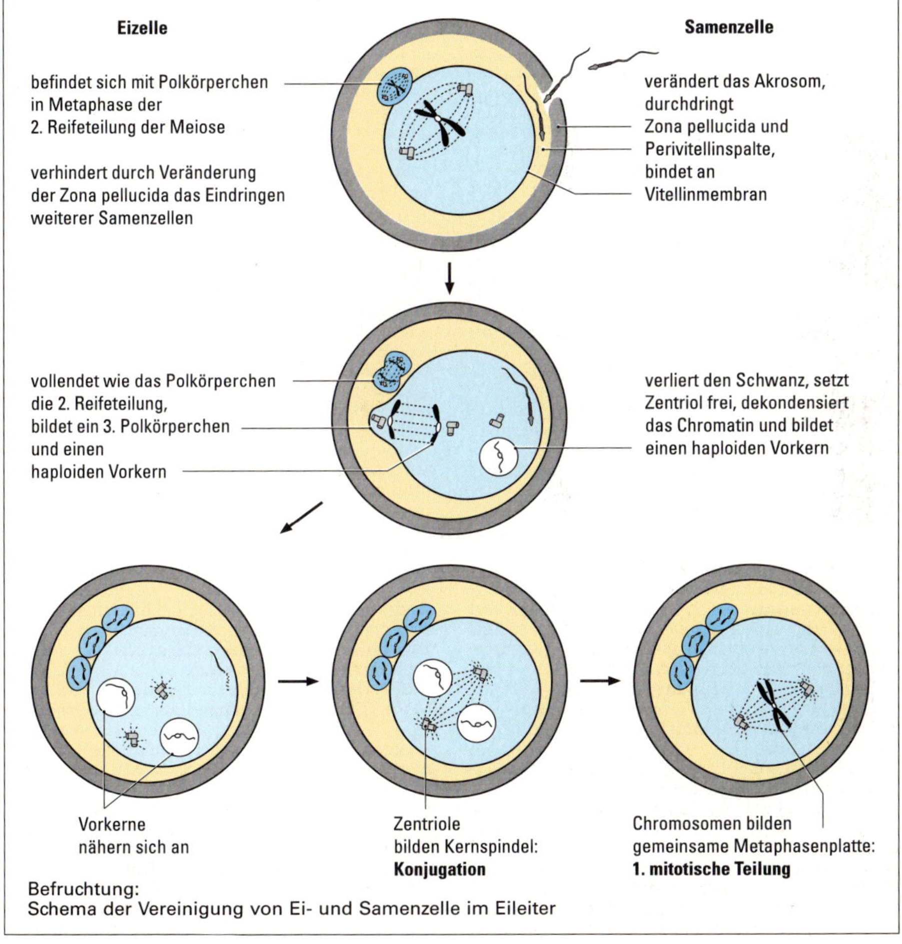
Eizelle
Samenzelle
befindet sich mit Polkörperchen in Metaphase der 2. Reifeteilung der Meiose
verhindert durch Veränderung der Zona pellucida das Eindringen weiterer Samenzellen
verändert das Akrosom, durchdringt Zona pellucida und Perivitellinspalte, bindet an Vitellinmembran
vollendet wie das Polkörperchen die 2. Reifeteilung, bildet ein 3. Polkörperchen und einen haploiden Vorkern
verliert den Schwanz, setzt Zentriol frei, dekondensiert das Chromatin und bildet einen haploiden Vorkern
Vorkerne nähern sich an
Zentriole bilden Kernspindel: Konjugation
Chromosomen bilden gemeinsame Metaphasenplatte: 1. mitotische Teilung

Befruchtung:
Schema der Vereinigung von Ei- und Samenzelle im Eileiter

B

cida der Eizelle. Im Anschluss an Kapazitation* u. Akrosomenreaktion* des Spermiums wölbt die Eizelle ihm einen sog. Befruchtungs- od. Empfängnishügel entgegen. Nach dem aktiven Eindringen der Samenzelle in die Eizelle (Imprägnation) bildet die Eizelle eine sog. Befruchtungsmembran aus, die das Eindringen weiterer Spermien verhindert, beginnt mit der 2. Reifeteilung u. bildet einen Vorkern (s. Abb. vorige Seite). Nach dem Eindringen des Spermiums bricht dessen Schwanz ab, und es bildet einen Vorkern. Durch die Verschmelzung (Konjugation) der männlichen u. weiblichen (haploiden) Vorkerne zu einem Kern (Kernverschmelzung) entsteht die Zygote mit diploidem Chromosomensatz (Karyogamie), die mit ersten Furchungsteilungen noch im Eileiter beginnt (s. Endometrialzyklus, Abb.); sie steht juristisch ab dem Zeitpunkt der Kernverschmelzung als Embryo unter besonderem Schutz; vgl. Embryonalentwicklung, Embryonenschutzgesetz.

Befruchtung, extra|korporale: (allg.) Bezeichnung für In*-vitro-Fertilisation.

Befruchtung, künstliche: (allg.) Sammelbezeichnung für alle auf andere Weise als durch Koitus erfolgenden Methoden der Befruchtung*, z. B. In*-vitro-Fertilisation mit extrakorporaler Befruchtung, Insemination* mit Einbringen von Samenzellen in den weiblichen Körper, ICSI* od. intratubarer Gametentransfer*; vgl. Reproduktion, assistierte (Abb.).

Befruchtungs|fähigkeit: (androl.) Bezeichnung für die Fähigkeit einer Samenzelle* (bzw. von ejakuliertem Sperma*), eine reife Eizelle auf natürlichem Weg zu befruchten, s. Zeugungsfähigkeit.

Befruchtungs|hügel: (biol.) auch Empfängnishügel, Conus attractionis; Vorwölbung an der Oberfläche einer Eizelle dort, wo die Samenzelle sie bei der Befruchtung* erreicht.

Befruchtungs|membran f: (biol.) oberflächliche Membran einer Eizelle, die sich nach dem Eindringen einer Samenzelle (Imprägnation*) ausbildet u. das Eindringen weiterer Samenzellen verhindert, um eine mehrfache Befruchtung* (Polysemie) zu vermeiden, s. Befruchtung (Abb.).

Begattung: (biol.) Bezeichnung für einen Koitus zum Zweck der Befruchtung*.

Begattungs|organe n pl: (biol.) allgemeine, die Fortpflanzungsfunktion betonende Bezeichnung für Sexualorgane*.

Begattungs|trieb: (psychol.) historische Bezeichnung für den auf individuelle Lust zielenden Anteil des Sexualtriebs*, neben dem ein ergänzender, auf Arterhaltung zielender Fortpflanzungstrieb* angenommen wurde.

Begegnung: (allg.) Sammelbezeichnung für unterschiedliche Formen zwischenmenschlicher Kontakte.
(kult.) von M. Buber (1923) eingeführte Bezeichnung zur Beschreibung eines Ich-Du-Verhältnisses (Paarbeziehung*), bei dem eine beide Beteiligten umfangende Wechselseitigkeit, Unmittelbarkeit u. Gegenwart prägend sind. Vgl. Anthropologie, Ich, Es, Wir-Bildung.

Begehren, sexuelles: (sexol.) meist bedeutungsgleich mit Appetenz* od. sexueller Motivation* verwendete Bezeichnung für sexuelle Antriebe, die subjektiv als solche wahrgenommen werden.

Begierde: (allg.) Bezeichnung für das intensive Bedürfnis, ein bestimmtes Ziel zu erreichen.
(psychol.) Bezeichnung für Triebregung, die mit einer konkreten Vorstellung über das Objekt od. das Ziel verbunden ist u. also aktuelle Bedürfnisse od. Reize mit früheren Erfahrungen in Bezug setzt; in diesem Sinn kann Begierde sowohl positiv gerichtet sein (Verlangen), als auch negativ (Abscheu), sie kann sich auf körperliche Ziele richten (sexuelle Begierde), aber auch auf geistige (Wissbegierde).
(sexol.) mit Appetenz* weitgehend bedeutungsgleiche Bezeichnung für den sog. Paarungswunsch; z. T. bevorzugt verwendet, um den dranghaften Charakter sexueller Bedürfnisse, den hohen Drang nach Zielerreichung u. das Ausblenden von Folgen zu verdeutlichen.

Begrüßungs|kuss: (kult.) Form des Grußes meist mit Mund-zu-Wange-Kuss, nur selten als Mund-zu-Mund-Kuss (z. B. als sog. Bruderkuss*); vgl. Kuss.

Begutachtung: (allg.) Bezeichnung für die Erstattung von Gutachten* durch Sachverständige*, z. B. über Beschuldigte od. Zeugen im Rahmen von Strafverfahren.

Behaarung: (anat.) Sammelbezeichnung für die überall auf der Haut (mit Ausnahme von Handflächen, Fingerendgliedern u. Fußsohlen) vorhandenen Haare*; nach Art u. Ausprägung ergeben sich sehr verschiedene Behaarungstypen: **1. alterstypisch:** beim Fetus bis zum 8. Monat Flaumhaare (Lanugo*), die bis zum 6. Lebensmonat durch Wollhaare (Vellushaar) ersetzt werden; im weiteren Leben teils hormonabhängige, teils hormonunabhängige Umwandlung in Terminalbehaarung*; **2. lokalisationstypisch:** frühe Entstehung von Terminalhaar auf der Kopfhaut, an Augenbrauen u. Wimpern; zwischen Pubertät u. etwa 5. Lebensjahrzehnt Entwicklung von Terminalhaar an weiteren Körperstellen. **3. geschlechtstypisch:** in Abhängigkeit von Sexualhormonen Ausbildung der geschlechtstypischen Behaarung (s. Geschlechtsmerkmale, Abb.).
Pigmentierung, Verteilungsmuster u. Form der Behaarung sind genetisch determiniert, weisen eine erhebliche ethnische u. individuelle Variationsbreite auf u. verändern sich im Verlauf des Lebens (Glatzenbildung, Ergrauen). Zugleich sind Körperhaare wichtige Sexualsignale: Sie sind einerseits assoziiert mit Duftdrüsen (Achselbehaarung, Genitalbehaarung, Brustbehaarung) u. verstärken durch Verdunstung die Geruchswirkung; sie sind andererseits v. a. optische Signale, die allerdings durch Kultur u. Mode erheblich beeinflusst werden, so dass sowohl dichte Behaarung als auch Haarlosigkeit als besonders attraktiv empfunden werden können (s. Haarentfernung).
Störungen der Behaarung betreffen Form u. Festigkeit, äußern sich als hormonell bedingte Vermehrung (Hirsutismus) bzw. Verminderung (androgenetischer Haarausfall, Gynotrichie) od. sind auf toxische bzw. immunologische Ursachen zurückzuführen.

Behaviorismus (engl. behavior Verhalten) m: (psychol.) Fachbezeichnung für eine psychologische Fachrichtung, die ausschließlich objektiv beobachtbares u. reproduzierbares Verhalten untersucht; theoretische Grundlage ist die Annahme, dass alle (auch komplexe) Verhaltensweisen im Sinne von Reiz-Reaktionsverknüpfungen erklärt werden können. Methodisch arbeitet der Behaviorismus im Gegensatz zur Ethologie* v. a. empirisch-experimentell unter streng standardisierten Laborbedingungen; therapeutisch werden behavioristische Ansätze u. a. in der Verhaltenstherapie* genutzt; vgl. Psychologie (Tab.).

Behinderung: (allg.) Sammelbezeichnung für Einschränkungen des Spektrums der Leistungs-, Lern- od. Anpassungsfähigkeit, die entweder individuell durch besondere Anstrengung kompensiert werden müssen od. die Inanspruchnahme fremder Hilfe od. spezieller Hilfsmittel erfordern. Schätzungen gehen in Deutschland von einem Anteil von Menschen mit Behinderungen von mindestens 7 % der Bevölkerung aus; zugleich wird darauf hingewiesen, dass Einschränkungen in vielen Fällen weniger durch fehlende Fähigkeiten entstehen, als vielmehr durch eine soziale Wirklichkeit, die diese Menschen ausgrenzt u. ihnen unzureichende Möglichkeiten bietet, das Potential ihrer Möglichkeiten auszuschöpfen u. sich gleichwertig in ihr Umfeld einzubringen. Im Allgemeinen wird unterschieden zwischen körperlichen Behinderungen (wie z. B. Querschnittlähmung*, Gehörlosigkeit), geistigen Behinderungen (wie z. B. Entwicklungsverzögerungen od. ausgeprägten Lernschwierigkeiten) u. psychischen Behinderungen (wie z. B. chronischen psychischen Störungen); unabhängig von dieser Einteilung sind die Folgen einer Behinderung in zahlreichen Zusammenhängen ähnlich, aber zugleich im Einzelfall sehr verschieden ausgeprägt.
(sexol.) gelten als besonders relevante **mögliche Folgen** von Behinderungen: **1.** eingeschränkte Intimität, z. B. durch fehlende freie Wahl der Assistenzpersonen u. eingeschränkten Einfluss auf die erbrachte Assistenz; **2.** eingeschränkte Verfügung über den eigenen Körper, weniger infolge von Pflegebedürftigkeit als solcher, als vielmehr infolge der Art der verfügbaren Angebote; **3.** eingeschränkte körperliche Koordinationsfähigkeit, z. B. als Hindernis für Masturbation u. andere sexuelle Aktivität; **4.** erschwerte positive Identifikation mit dem eigenen Körper, z. B. infolge von Widersprüchen zu geltenden Schönheitsidealen; **5.** soziale Isolation, v. a. mit der Folge eingeschränkter Möglichkeiten sexueller Kontaktaufnahme u. Partnerschaft, einerseits infolge sozialer Ausgrenzung, andererseits infolge räumlicher Barrieren; **6.** erhöhter Bedarf an verbaler Kommunikation, z. B. über Besonderheiten der Sensibilität u. Körperwahrnehmung; **7.** körperliche Besonderheiten, z. B. Erektionsstörungen, Inkontinenz; **8.** evtl. besonderer Beratungsbedarf, z. B. im Hinblick auf Elternschaft u. Kontrazeption; **9.** erschwerte Partnerbindung, da auch Partner häufig sozial ausgegrenzt werden.
Die sexuellen **Bedürfnisse** von Menschen mit Behinderungen unterscheiden sich mehrheitlich nicht von denjenigen nichtbehinderter Menschen, Behinderungen selbst bilden fast nie ein absolutes Hindernis für erotische Erfahrungen; praktisch entstehen dennoch erhebliche Einschränkungen infolge spezieller Tabuisierungen u. fehlender Unterstützung durch das soziale Umfeld. Heute wird zunehmend anerkannt, dass Menschen mit Behinderungen in jedem Fall ein Recht auf Verwirklichung sexueller Wünsche haben (vgl. Menschenrechte, sexuelle) und ihnen daher im Rahmen einer Betreuung, die möglichst weitgehende Selbstbestimmung, Eigenständigkeit und Selbstlenkung ermöglichen soll, auch entsprechende Hilfen zur sexuellen Selbstverwirklichung angeboten werden müssen.
Die **Sexualerziehung** von Kindern u. Jugendlichen mit Behinderungen erfordert daher besondere Aufmerksamkeit u. muss ggf. in unkonventioneller Sprache u. größerer Ausführlichkeit erfolgen (z. B. auch durch Vermitteln konkreter Körpererfahrungen und Üben sozialen Verhaltens); sie dient auch der Identitätsklärung hinsichtlich der Einschränkungen, die die Behinderung in sexueller Hinsicht bedeuten wird u. sollte das soziale Umfeld (Eltern, Betreuer) einbeziehen, um die nötige Ermutigung u. Unterstützung beim Kennenlernen der eigenen Möglichkeiten zu gewährleisten.
Eine **Sexualberatung** muss u. U. lebensbegleitend erfolgen; bei Behinderungen, die im späteren Leben auftreten (z. B. Unfallfolgen), sollte sie (wie bei chronischer Krankheit*) Teil der therapeutischen u. rehabilitativen Angebote sein (vgl. Rehabilitation, sexuelle).
Sexuelle **Übergriffe** bilden für Menschen mit Behinderungen eine deutlich häufigere Gefahr, der sie infolge von Abhängigkeiten im täglichen Leben u. geringerer Mitteilungsfähigkeit u. U. besonders schwer entgehen können; die Sexualerziehung u. -beratung muss daher auch die Vermittlung von Selbstbewusstsein u. Verfügungskompetenz über den eigenen Körper u. eine Erziehung zu Neinsagen u. Ungehorsam einbeziehen. In der strafrechtlichen Bewertung sexueller Übergriffe besteht häufig das Problem, dass diese von den Opfern anders wahrgenommen u. weniger nachdrücklich zurückgewiesen werden, fehlende Einvernehmlichkeit* daher schwieriger zu beweisen sein kann; auch wird eine rechtliche Benachteiligung kritisiert, indem das Strafrecht geringere Strafen für den sexuellen Missbrauch* widerstandsunfähiger Personen vorsieht (§ 179 StGB) als für ähnlich gelagerte Fälle von sexueller Nötigung* od. Vergewaltigung* (§ 177 StGB).
Zur **Erfüllung** sexueller Bedürfnisse werden unterschiedlich weitgehende Modelle diskutiert u. erprobt: **1.** Anerkennung u. Förderung eigener Initiativen u. Erfahrungen, z. B. durch Aufhebung der Geschlechtertrennung in geschlossenen Einrichtungen, Ermöglichen von sexuellen Begegnungen innerhalb von Gruppen Gleichaltriger, Fördern erotischer Bindungen od. Vermittlung sexueller Dienstleistungen durch Außenstehende (Prostituierte*, sexuelle Surrogatpersonen*). **2.** sog. Sex auf Krankenschein, d. h. sexuelle Angebote als Teil der Grundversorgung; diese Lösung wird von manchen als zusätzlich pathologisierend empfunden

u. abgelehnt, sie erscheint aber angesichts der finanziellen Lage der meisten Menschen mit Behinderungen eine realistische Forderung für die Zukunft. **3.** sog. Sexualassistenz durch Betreuungs- u. Pflegepersonal; diese z. T. diskutierte Lösung wird wegen der hohen Gefahr von Übergriffen u. von fast unvermeidlich entstehenden Rollenkonflikten bei allen Beteiligten allgemein abgelehnt. **4.** Es wird außerdem darauf orientiert, dass sich Menschen mit Behinderungen in ihren erotischen Erwartungen ausdrücklich nicht auf andere Menschen mit Behinderungen beschränken; von der nicht behinderten Bevölkerungsmehrheit wird ein entsprechender Bewusstseinswandel gefordert.
Die **Ziele** sexueller Angebote an Menschen mit Behinderungen werden zunehmend unabhängig von sozial erwünschten Rollenmodellen definiert; es überwiegt die Empfehlung, sie zu ermutigen, eigene Wünsche u. Bedürfnisse zu erkennen u. zu äußern, Möglichkeiten des eigenen Körpers zu entdecken, eigene sexuelle Skripte zu entwickeln u. eigene Formen der Partnerbindung zu erproben (z. B. mit positiven Ergebnissen sog. beschützte Ehen in betreuten Wohneinrichtungen für Menschen mit geistigen Behinderungen). Dies gilt besonders für Jugendliche mit Behinderungen, deren Ablösung vom Elternhaus oft erschwert od. nur eingeschränkt stattfinden kann.
Zur **Befriedigung** sexueller Wünsche von Menschen mit Behinderungen ist es daher v. a. erforderlich, bestehende Tabus u. irrige Vorstellungen zu überwinden, sexuelle Sachverhalte in ungewohnter Deutlichkeit zu benennen u. nach Lösungen auch außerhalb gewohnter Normen zu suchen. In zahlreichen Fällen sind hierbei auch Partner, andere Angehörige u. Betreuer einzubeziehen, um sowohl individuell gewünschte Lösungen zu ermöglichen, als auch nachteilige Lösungsversuche zu vermeiden.

Behinderung, geistige: (allg.) auch Oligophrenie; Sammelbezeichnung für angeborene od. im frühen Kindesalter erworbene Intelligenzminderung, die mit einer Beeinträchtigung des Lern- und Anpassungsvermögens einhergeht. Anhand des Schweregrades der Intelligenzminderung u. des Intelligenzquotienten (IQ) ergibt sich eine Einteilung in leichte (IQ 50-69; sog. Debilität), mittelgradige (IQ 35-49; sog. Imbezillität), schwere (IQ 20-34; sog. Idiotie) u. schwerste (IQ < 20) geistige Behinderung.
Ursachen: z. B. Chromosomen-Abweichungen, angeborene Stoffwechselstörungen, vorgeburtliche Schädigungen, (Embryopathie, Fetopathie), frühkindliche Hirnschädigung, Vernachlässigung u. psychosoziale Deprivation.
Symptome: eingeschränkte kognitive bzw. sprachliche Entwicklung, Anpassungsstörungen, evtl. Affektstörungen u. psychomotorische Retardierung, stereotype Handlungen.
Therapie: u. a. Frühförderung, Heilpädagogik, Soziotherapie, Psychotherapie, Bewegungstherapie. Heute wird ein Recht erwachsener Menschen mit geistigen Behinderungen auf sexuelle Befriedigung u. Respektierung ihrer Intimsphäre allgemein anerkannt, wenn dies auch vielfach weiterhin mit großen Schwierigkeiten verbunden ist, s. Behinderung. Sexualberatung für Menschen mit geistiger Behinderung wird u. a. von Pro* Familia angeboten. Ein häufigeres Vorkommen von abweichendem Sexualverhalten (Dissexualität*) wurde beschrieben; forensisch bedeutsam ist in diesen Fällen die genaue Beurteilung des Grades der geistigen Behinderung, da nach § 20 StGB eine verminderte Schuldfähigkeit* od. Schuldunfähigkeit* vorliegen können.

Bei|eier|stock: (anat.) Paroophoron; unterer Anteil des Nebeneierstocks*.

Bei|hoden: (anat.) Paradidymis; blind endende Kanälchen im Samenstrang* in der Nähe des Nebenhodenkopfs; Reste des Urnierengangs ohne Funktion, die dem weiblichen Beieierstock* (Paroophoron) entsprechen.

Bei|lager: (kult.) historisches Ehezeremoniell, bei dem das Brautpaar in Anwesenheit der Hochzeitsgäste bzw. Trauzeugen das Ehebett bestieg bzw. den Geschlechtsverkehr ausübte; nach germanischem bzw. mittelalterlichem Brauch war damit die Eheschließung* vollzogen.

Bei|schlaf: (allg.) wenig gebräuchliche Bezeichnung für (heterosexuellen) Koitus.
(jurist.) eingeschränkt verwendet für das (auch unvollständige) Eindringen des Penis in die Vagina, nicht unbedingt mit Ejakulation; zwischen Verwandten nach § 173 StGB strafbar (Inzest*); vgl. Vergewaltigung.

Bei|schlaf|erschleichung: (jurist.) veraltete Fachbezeichnung für den bis 1968 in Deutschland unter Strafandrohung gestellten Tatbestand, dass Männer Frauen zur Gestattung des Geschlechtsverkehrs verleiten, indem sie ein Eheversprechen* abgeben od. ein eheliches Verhältnis vorspiegeln.

Bei|schlaf|göttinnen: (kult.) in der römischen Mythologie* Sammelbezeichnung für die drei Göttinnen des ehelichen Geschlechtsverkehrs: Prema, die der Frau Ruhe verleiht u. sie auf dem Bett hält; Pertunda, die dem Mann hilft, den noch jungfräulichen Schoß der Frau zu durchstoßen; Perfica, die den Koitus zur Vollendung führt, indem sie die Ejakulation auslöst.

Bei|schlaf|verbot: (kult.) Bezeichnung für religiös begründete Koitusverbote*.

Beistandschaft: (jurist.) Bezeichnung für die auf Antrag eines Elternteils mit alleinigem Sorgerecht erfolgende Unterstützung durch Jugendämter bei der Feststellung der Vaterschaft eines Kindes u. der Geltendmachung von Unterhaltsansprüchen; die rein freiwillige Beistandschaft ersetzt seit 1.7.1998 (nach §§ 1712-1717 BGB) die bis dahin von Amts wegen übernommene Amtspflegschaft*, sie endet auf Verlangen des Antragstellers u. bedeutet keine Einschränkung der elterlichen Sorge*.

bei|wohnen: (jurist.) Fachbezeichnung für das Ausüben von Vaginalverkehr*; vgl. Beischlaf.

Bejel (arab.)**:** (infektiol.) auch endemische Syphilis; Infektion durch Treponema pallidum Typ II, s. Treponematosen.

BEL: Abkürzung für **B**ecken**e**nd**l**age*.

Belästigung, sexuelle: (jurist.) i. e. S. Sammelbezeichnung für Exhibitionismus* (§ 183 StGB), Erregung* öffentlichen Ärgernisses (§ 183a StGB) u. Ausübung* verbotener Prostitution (§ 184a StGB); i. w. S. umfasst der Begriff neben

den Tatbeständen des Sexualstrafrechts auch Handlungen, durch die andere in unerwünschter Weise mit Sexualität konfrontiert werden (z. B. anzügliche Bemerkungen, obszöne Witze, indiskrete Fragen, pornographische Wandbilder) u. körperliches Kontaktsuchen, das als sexuelle Annäherung verstanden werden kann, aber nicht unbedingt einer sexuellen Nötigung* entspricht (z. B. das sog. Busengrapschen). Erfolgen diese Formen der sexuellen Belästigung am Arbeitsplatz, begründen sie nach dem Gesetz* zum Schutz der Beschäftigten vor sexueller Belästigung am Arbeitsplatz (1994) eine Verletzung arbeitsvertraglicher Pflichten; den Arbeitgeber trifft eine Pflicht zur Gewährleistung eines wirksamen Schutzes vor sexueller Belästigung.
(sexol.) kann die Häufigkeit sexueller Belästigungen allenfalls für den Bereich des Arbeitsplatzes abgeschätzt werden (Meldungen an Betriebsräte u. betriebliche Gleichstellungsbeauftragte*); je nach Wirtschaftszweig u. Land wird der Anteil von Frauen, die sich sexuell belästigt fühlen, mit 30 % bis 95 % angegeben, in den USA werden Frauen etwa sechsmal häufiger belästigt als Männer. Nach einer britischen Studie sind 74 % der Täter Vorgesetzte der Opfer, nur in 5 % der Fälle hat die Belästigung für sie berufliche Konsequenzen, in 77 % der Fälle werden die Opfer entlassen od. kündigen selbst; vgl. Mobbing, Stalking.

Belastungs|störung, post|traumatische: (psychol.) Abkürzung PTBS; Bezeichnung für ein charakteristisches Psychosyndrom im Gefolge des Erleidens od. Beobachtens schwer traumatisierender Ereignisse (körperliche u. sexualisierte Gewalt, Aggression, Grausamkeit, Folter, aber auch Naturkatastrophen, Geiselnahme, Haft, Krieg, Unfall od. die Diagnose lebensbedrohlicher Krankheit); vgl. Trauma, psychisches (Abb.). Die PTBS kann dem Geschehen unmittelbar folgen, aber auch mit (u. U. mehrjähriger) Verzögerung auftreten u. bereitet dann besondere diagnostische Schwierigkeiten.
Typische **Symptome** einer akuten PTBS sind: **1.** sich aufdrängende Erinnerungen an das Trauma od. erneutes Durchleben (sog. flashbacks), auch Erinnerungslücken od. Alpträume; **2.** Übererregung (Schlaf- und Konzentrationsstörungen, Reizbarkeit, Schreckhaftigkeit, Wutausbrüche); **3.** Vermeidungsverhalten (Meidung von Reizen, die an das Trauma erinnern könnten); **4.** emotionale Hemmung (Rückzug, Interesseverlust, Teilnahmslosigkeit). Bei Kindern entsteht evtl. ein verändertes Bild, z. B. gekennzeichnet durch wiederholtes Duchspielen des Traumas. DSM-IV nennt als weitere Bedingungen: **5.** die Symptomatik besteht mindestens einen Monat lang; **6.** sie führt zu erheblichem Leidensdruck od. Einschränkungen des beruflichen u. sozialen Lebens.
Die **Häufigkeit** von PTBS variiert mit der Art des Traumas: Nach Vergewaltigung ca. 50 %, nach anderen Gewaltverbrechen ca. 25 %, in Kriegen ca. 20 %, nach Verkehrsunfällen ca. 15 %; es wird vermutet, dass zwischen 1 % u. 7 % der Bevölkerung einmal in ihrem Leben an einer typischen PTBS erkranken, die Häufigkeit untypischer Formen (sog. posttraumatischer Belastungsreaktionen) soll wesentlich höher sein; ohne Behandlung sind chronische Verlaufsformen häufig.
Die **Diagnose** der akuten PTBS erfolgt anhand der Symptome unter Berücksichtigung auslösender Umstände u. nach Ausschluss früherer psychischer Störungen; bei länger zurückliegenden Traumen kann sie schwierig sein, weil sich die PTBS dann u. U. als therapieresistente Schmerzsyndrome od. andere Begleitkrankheiten darstellt (Depression, Angst, psychosomatische Symptome, Substanzabhängigkeit u. a.) u. reaktiv entstandene Persönlichkeitsstörungen (z. B. starkes Misstrauen) eine Anamnese erschweren können.
Die **Therapie** besteht immer zunächst in psychosozialer Unterstützung u. Schutz vor weiterer Einwirkung des Traumas; danach erfolgt eine akute Stabilisierung (Krisenintervention*, selten u. kurzzeitig auch Tranquilizer), an die sich eine psychotherapeutische Traumabearbeitung anschließen soll (s. Traumatherapie).
Alle **Befragungen** der Patienten müssen mit größter Vorsicht erfolgen, um die Symptomatik nicht zu verstärken, u. sollten daher durch entsprechend geschulte Therapeuten erfolgen; eine zu frühe erneute Konfrontation mit dem Ereignis (Ort, Täter u. a.) ist zu vermeiden; die alleinige Gabe von Medikamenten ist zur Behandlung der PTBS ungeeignet (hohes Risiko der Entwicklung einer Abhängigkeit).

Beleidigung: (jurist.) Bezeichnung für die strafbare Verletzung der Ehre eines Menschen (§ 185 StGB), die nur auf Antrag verfolgt wird. Nach früher gültigen Bestimmungen wurden auch sexuelle Handlungen nicht selten (zusätzlich od. ausschließlich) als Sexualbeleidigung verfolgt (sog. kleines Sexualdelikt), in der aktuellen Rechtsprechung wird dagegen § 185 StGB nur dann (zusätzlich zum Sexualstrafrecht) herangezogen, wenn Täter über den Angriff auf die sexuelle Selbstbestimmung hinaus ein Opfer herabsetzend bewerten, indem sie zum Ausdruck bringen, das Opfer weise einen „die Ehre mindernden Mangel" auf; § 185 StGB allein wird herangezogen, wenn kein Sexualstraftatbestand vorliegt, aber das Verhalten des Täters einen Angriff auf die Geschlechtsehre des Opfers enthält (z. B. Geld für sexuelle Handlungen anbieten, dienstliche Stellungen für sexuelle Annäherungen ausnutzen); vgl. Mobbing.

Belohnungs|system n: (physiol.) auch positives Verstärkersystem; aus Tierexperimenten hergeleitete Bezeichnung für Zonen des Gehirns, deren Reizung gefolgt wird von einer Vermehrung von Dopamin* in bestimmten Strukturen des Hypothalamus u. in Stammganglien des Endhirns (insbesondere im sog. Nucleus accumbens) u. beim Versuchstier den Wunsch nach Wiederholung auslöst. Beim Menschen ist das System bisher nur in Umrissen verstanden; es besteht aus mehreren Zellgebieten u. Botenstoffen (Neurotransmittern*, insbesondere Dopamin), die in Reaktion auf äußere u. innere Reize u. in Wechselwirkungen untereinander (auch durch Hemmung z. B. von Noradrenalin) die Gehirnfunktion verändern: Die Wahrnehmung wird positiver gefärbt, es entstehen Glücksgefühle, eine verbesserte Lernfähig-

keit, eine Stärkung des Immunsystems u. a.; auch die körperliche Wirkung psychischer Eindrücke (z. B. die sog. Plazebowirkung von Medikamenten) wird über diese Mechanismen erklärt.
Das Belohnungssystem scheint ein Basissystem aller psychischen Funktionen zu sein, das einerseits eine Rolle spielt in der Integration sexueller Funktionen (Verbindung zu Sexualzentren*), andererseits die Entstehung von Abhängigkeit gegenüber Rauschmitteln erklärt, die Dopamin direkt vermehren (Kokain, Amphetamine, Opiate) od. Noradrenalin vermindern u. dadurch indirekt Dopamin vermehren (Opiate, Alkohol, Barbiturate, Benzodiazepine). Auch körpereigene Opiate (Endorphine*), Nikotin u. Koffein stimulieren das Belohnungssystem, während Störungen des Systems mit depressiven Störungen in Verbindung gebracht werden. Trotz wachsender Erkenntnisse über Einzelkomponenten sind Wechselwirkungen u. Steuerung bis heute kaum bekannt; es erscheint allerdings gesichert, dass die Intaktheit des Belohnungssystems beim Erleben von Lust u. Sexualität eine zentrale Rolle spielt; vgl. DARPP-32.

Bem Sex Role Inventory: (sexol.) Abkürzung BSRI; Fragebogen zur Beurteilung der sexuellen Selbstidentifikation* (z. B. bei Transsexualität*), der die Merkmale „Maskulinität" u. „Feminität" als unabhängige Variable misst (bei gleichmäßig starker Ausprägung beider: Androgynität; bei gleichmäßig schwacher Ausprägung: Indifferenz); vgl. Geschlechtsrolle.

Ben-wa: (kult.) chinesische Bezeichnung für traditionelle Vaginalkugeln*, die den japanischen Rin*-no-tama entsprechen.

Benjamin, Harry (1885-1986)**:** Arzt, Studium in Berlin, ab 1913 in New York (USA); 1957 Mitbegründer der Society* for the Scientific Study of Sex; u. a. Forschungen zu Endokrinologie u. Geschlechtsidentitätsstörungen* (insbesondere Transsexualität*); 1978 Gründung der Harry* Benjamin International Gender Dysphoria Association, ferner Beiträge zur Alternsforschung u. Begründer der sog. Gerontotherapie mit Hormon-Ersatztherapie im Alter; vgl. Geriatrie.

Benkert, Karl Maria (1824-1882)**:** Pseudonym Karl Maria Kertbeny; Schriftsteller u. Übersetzer, Budapest; verwendete vermutlich erstmals im deutschen Sprachraum den Begriff „homosexuell" in einem offenen Brief an den preußischen Justizminister (1869), wo er die Ansicht vertrat, Homosexuelle seien „unschuldige Opfer ihrer Neigung"; üblicherweise wurde zur damaligen Zeit die von K. H. Ulrichs eingeführte Bezeichnung Urning* verwendet.

Beobachtung: (soziol.) Bezeichnung für eine Methode der empirischen Sozialforschung, entweder durch (verdeckte od. offene) Beobachtung unter experimentellen Bedingungen (Laborforschung) od. durch teilnehmende Forscher (Feldforschung); vgl. Sexualforschung, empirische.
(psychol.) hat neben der Beobachtung durch andere (Fremdbeobachtung) auch die individuelle **Selbstbeobachtung** (Introspektion*) große Bedeutung, da nur ihr die Motive zugänglich sind, die dem beobachteten Verhalten jeweils zugrunde liegen.

Berardinelli-Seip-Syndrom (Waldemar B., Endokrinologe, Rio de Janeiro, 1903-1956; Martin S., Pädiater, Oslo 1921-2001) **n:** (endokrin.) auch progressive Lipodystrophie; Bezeichnung für eine autosomal-rezessiv erbliche Überfunktion der Hypophyse* mit vermehrter Produktion von Somatotropin (STH*); in der Folge kommt es u. a. zu Riesenwuchs bzw. Akromegalie, Fettstoffwechselstörungen (Hyperlipidämie, Lipodystrophie), insulinresistentem Diabetes mellitus sowie polyzystischen Ovarien.

Beratung: (allg.) Bezeichnung für die Information u. Hilfe durch qualifizierte Personen in speziellen Fragen u. Problemlagen; in Bezug auf körperliche u. psychische Störungen werden unterschieden: **1.** direktive Beratung, bei der die Berater eine begründete Vorstellung über die anzustrebenden Lösung haben (z. B. eine bestimmte Form der Therapie) u. diese den Ratsuchenden unter Berücksichtigung ihrer persönlichen Problemlage zu vermitteln versuchen; **2.** nichtdirektive Beratung, bei der (ergebnisoffen) versucht wird, die Ratsuchenden zu befähigen, eine ihnen angemessene Lösung selbst zu finden („Hilfe zur Selbsthilfe"). In zahlreichen Fällen sind die Übergänge zur Psychotherapie* fließend, die sich bei bestimmten Verfahren formal auf Beratungsgespräche beschränkt (z. B. in der sog. nichtdirektiven Gesprächstherapie*).
Beratung ist zentrale Aufgabe jeder ärztlichen, psychologischen u. pädagogischen Tätigkeit, sie findet daneben in spezialisierten Beratungsstellen* durch entsprechend geschulte Berater mit unterschiedlichen Fachausbildungen u. Beratungsschwerpunkten statt (z. B. als Schwangeren-, Erziehungs-, Jugend-, Partnerschafts-, Sexual- od. AIDS-Beratung). Zur Erleichterung der Inanspruchnahme werden Beratungen in bestimmten Fällen (Lebenskrisen, sexuelle Fragen u. a.) auch anonym u. telefonisch od. im Internet angeboten; vgl. Telefonberatung. Berater in medizinischen, psychologischen, pädagogischen, juristischen u. sozialen Fragen unterliegen grundsätzlich der Schweigepflicht*, die nur in bestimmten Einzelfällen aufgehoben sein kann; s. Offenbarungspflicht, Offenbarungsbefugnis.

Beratung, humangenetische: (klin.) Bezeichnung für spezielle Angebote an Menschen mit Kinderwunsch, die eine Beratung über evtl. genetische Risiken wünschen; ausgehend von genauen anamnestischen Feststellungen erblicher Krankheiten in den Familien beider Partner, körperlichen u. genetischen Untersuchungen (Karyogramm*, Genomanalyse) u. der Bewertung individueller Risikofaktoren (z. B. Lebensalter, Blutsverwandtschaft der Partner) werden Wahrscheinlichkeiten des Auftretens genetischer Krankheiten bei zukünftigen Kindern, Möglichkeiten pränataler Diagnostik u. ggf. späterer Behandlung erörtert, um Hilfen bei der Entscheidung für od. gegen eigene Kinder zu bieten u. dabei auch Alternativen (heterologe Insemination, Adoption) bzw. Möglichkeiten des Umgehens mit einer eventuellen Krankheit od. Behinderung des gewünschten Kindes aufzuzeigen. Humangenetische Beratungsstellen sind in Deutschland überwiegend an Universitätskinderkliniken zu finden.

Beratungs|pflicht: (jurist.) i. e. S. Kurzbezeichnung für die im Strafgesetzbuch (§ 219 StGB) u. Schwangerschaftskonfliktgesetz* für Schwangere, die einen Schwangerschaftsabbruch* erwägen, vorgeschriebene Beratung durch anerkannte Schwangerschaftskonfliktberatungsstellen od. Ärzte, die den Eingriff nicht selbst vornehmen. I. w. S. besteht eine Verpflichtung zur Inanspruchnahme von Beratung auch bei Wunsch nach hormoneller od. operativer Geschlechtsanpassung, s. Transsexuellengesetz.

Beratungs|stellen: (allg.) Bezeichnung für öffentliche, gemeinnützige od. private Einrichtungen mit der Aufgabe, für bestimmte Problemlagen (z. B. Krankheit, Behinderung, Krisen) od. bestimmte Zielgruppen (z. B. Kinder u. Jugendliche, Paare, Eltern, schwangere Frauen, homosexuelle Frauen u. Männer, Menschen mit bestimmten Krankheiten) Beratungen* anzubieten.

Berdạche (pers. bardah Gefangener): (kult.) aus dem Arabischen während der Renaissance in europäische Sprachen übernommene Bezeichnung (frz. berdache, engl. bardash) für jüngere Partner in homosexuellen Beziehungen; in bedeutungsgewandelter Form von europäischen Siedlern in Nordamerika verwendet zur Benennung von Angehörigen indianischer Völker, deren Geschlechtsrolle zu ihrem somatischen Geschlecht im Widerspruch steht: Männer, die Frauenrollen übernehmen (Tragen von Frauenkleidung, Verrichtung weiblicher Arbeit), Frauen, die Männerrollen übernehmen (Jäger, Häuptlinge, Krieger) sind in nordamerikanischen Stämmen ein häufiges Phänomen; ihnen ist gemeinsam, dass sie den Rollenwechsel sozial gebilligt vollziehen (u. U. besonders geachtet als Mittler zu Geistern, s. Schamanismus) u. dass sie häufig eheliche Verbindungen mit Angehörigen des gleichen somatischen Geschlechts eingehen. Der Begriff wird in der Ethnologie seit dem 19. Jahrhundert auch für vergleichbare Erscheinungen in anderen Kulturräumen verwendet (z. B. für die sog. Natgadaw in Birma); seit 1993 liegen Vorschläge amerikanischer Anthropologen vor, den Begriff wegen seiner missverständlichen Etymologie zu vermeiden u. stattdessen die Bezeichnung der einzelnen Sprachen od. den Oberbegriff Two*-spirit people zu verwenden.

Bergerẹtte (frz. ~ Hirtenlied) f: (kult.) musikalische Fachbezeichnung für einen ländlichen Tanz, seit dem 18. Jahrhundert für Lieder* mit erotischen Texten; vgl. Brunette.

Berichts|pflicht: (jurist.) Bezeichnung für die Verpflichtung von Ärzten u. Psychotherapeuten im Maßregelvollzug, gegenüber der zuständigen Strafvollstreckungskammer anhand nachvollziehbarer u. beweisfähiger Tatsachen den Behandlungsverlauf so zu verdeutlichen, dass dem Gericht eine prognostische Beurteilung möglich ist (z. B. um über die Aussetzung der Unterbringung zu entscheiden). I. d. R. sind Informationen aus dem Vertrauensverhältnis zwischen Therapeut u. Klient hierzu nicht erforderlich, es genügen Angaben über den formalen Ablauf der Therapie u. den äußeren Behandlungsverlauf (Lockerungsstufen, Lockerungsmissbrauch, soziale Erprobung) sowie ggf. über eine verordnete medikamentöse Begleittherapie. Um Beeinträchtigungen der therapeutischen Beziehung zu vermeiden, wird empfohlen, vor Beginn einer Therapie mit den Klienten entsprechende Offenbarungsbefugnisse* ausdrücklich zu vereinbaren; vgl. Offenbarungspflicht.

Berührung: (physiol.) Sammelbezeichnung für alle Kontakte, die mit dem Tastsinn* wahrgenommen werden u. individuell od. situativ sehr unterschiedlich empfunden werden. Im Rahmen von Sexualkontakten* werden zärtliche Berührungen von erogenen Zonen* od. Sexualorganen durch einen Partner (z. B. im Rahmen von Necking*, Petting*) od. im Rahmen autoerotischer Praktiken (z. B. Masturbation*) als erregend empfunden u. können zur Befriedigung führen, unerwünschte Berührungen durch andere Personen werden als sexuelle Belästigung* od. Gewalt* empfunden. Hautkontakte mit Mutter u. Vater spielen im Säuglingsalter für die körperliche u. psychische Entwicklung u. die Herausbildung des Urvertrauens eine zentrale Rolle. Vgl. Hauterotik, Reizpunkte, Sinnesorgane.

Berührungs|furcht: (psychiat.) Bezeichnung für eine intensive, furchtbesetzte Abneigung gegen körperliche (insbesondere genitale) Berührungen; vgl. Phobie.

Berufs|geheimnis: (allg.) Bezeichnung für Informationen aus der beruflichen Tätigkeit, die nicht an Dritte weiterzugeben sind; für zahlreiche Berufsgruppen besteht eine gesetzlich geregelte Schweigepflicht*, deren Verletzung nach den §§ 203 u. 204 StGB strafbar ist.

Besamung: (biol.) Bezeichnung für die Befruchtung* einer Eizelle durch eine Samenzelle; **1.** direkte innere Besamung, bei der die männlichen Begattungsorgane in die weiblichen Geschlechtsöffnungen eingeführt werden, z. B. bei den meisten Landtieren, Vögeln und Säugetieren. **2.** indirekte innere Besamung, bei der sich die männlichen Samenzellen für eine Zeit außerhalb des Körpers befinden, die Besamung aber im weiblichen Genitaltrakt stattfindet (nur im Wasser möglich); **3.** äußere Besamung mit Befruchtung außerhalb der Elterntiere (nur im Wasser möglich), z. B. bei Fröschen; **4.** freie äußere Besamung, bei der Samenzellen u. Eizellen in das Wasser entleert werden, z. B. bei Meeresringelwürmern.

Beschaffungs|prostitution f: (allg.) Bezeichnung für Prostitution*, die durch Substanzabhängigkeit der Prostituierten u. entsprechend hohen finanziellen Bedarf motiviert ist; häufig verbunden mit einer hohen Bereitschaft zu unsicheren Sexualpraktiken u. daher auch verbunden mit chronischen Infektionskrankheiten (HIV- u. Hepatitis-C-Virus-Infektionen) sowie den für Substanzabhängigkeit typischen psychischen u. sozialen Folgen.

Beschneidung: (allg.) Bezeichnung für das vollständige od. teilweise Entfernen der Vorhaut des Penis bei Phimose* od. aus rituellen bzw. ästhetischen Gründen (Zirkumzision*); i. w. S. auch für andere Formen der genitalen Verstümmelung* von Frauen u. Männern.

Besessenheit: (allg.) Bezeichnung für einen psychischen Ausnahmezustand, der als Wirkung übernatürlicher Kräfte (Geister, Dämonen) gedeutet wird; sie drückt sich nicht selten in sexuell gefärbten Sprech- u. Verhaltensweisen aus, die jeweilige Deutung ist allerdings in hohem Maß abhängig von den Glaubenssystemen der Beteiligten. Sie wird in bestimmten Religionen regelmäßig beschrieben (z. B. im Voodoo*), gilt aber auch in der katholischen Tradition z. T. als möglich (s. Exorzisation); aus psychologischer Sicht kann Besessenheit oft auch als Ausdruck einer psychischen Störung (z. B. Schizophrenie) od. Folge einer Suggestion interpretiert werden.

Besetzung: (psychoanalyt.) Bezeichnung für den Vorgang der (meist unbewusst vom Lust-Unlust-Prinzip bestimmten) Verbindung von psychischer Energie (Libido*) mit einem bestimmten Objekt (Objektlibido) od. dem eigenen Körper bzw. dem eigenen Ich (Ich-Libido); vgl. Objektbesetzung.

Bestialität (lat. bestialis tierisch) f: (sexol.) frühere Fachbezeichnung für Zoophilie*.

Bestrafung: (soziol.) sog. negative Sanktion; auf ein unerwünschtes Verhalten folgende unangenehme, belastende od. schmerzhafte Reaktion. Verfahren der sozialen Kontrolle*, das in Erziehung u. Pädagogik durch das Prinzip der Belohnung ergänzt wird. Bestrafungen verfolgen das Ziel eines zukünftig veränderten Verhaltens entweder als sog. manifeste Bestrafungen (z. B. Körperstrafen, aber auch Geld- od. Freiheitsstrafen) od. als Versagen von Belohnung (Verweigerung sozialer Anerkennung od. Vorenthalten von Begünstigungen).
(sexol.) spielen Bestrafungen (von körperlicher Züchtigung bis zum Liebesentzug) u. Belohnungen in fast allen Formen von Partnerschaft od. Liebesbeziehung als Reaktion auf das Verhalten des Partners auf vielerlei Art eine Rolle; Bestrafungswünsche können auch Teil der sexuellen Kommunikation sein; vgl. Sadomasochismus.

Bestrafung, sexuelle: (sexol.) mehrdeutige Bezeichnung **1.** zur Beschreibung der Tatsache, dass Strafen für sexuelle Vergehen in zahlreichen Epochen u. Kulturen eine sexuelle Symbolbedeutung hatten, z. B. in Griechenland das Recht des betrogenen Ehemanns, seinem Nebenbuhler einen Rettich in den Enddarm zu treiben, im mittelalterlichen Gesetz die Pfählung von Vergewaltigern od. bis in die jüngere Vergangenheit das Abschneiden der Haare („Kastration") von Mädchen als Strafe für nicht gebilligte sexuelle Beziehungen, vgl. Grausamkeit; **2.** zur Beschreibung der Tatsache, dass in Partnerbeziehungen Sexualität (d. h. deren Verweigerung od. Verlagerung auf Dritte) ein Mittel der Machtausübung darstellen kann; nicht zu verwechseln mit sexuell motivierter Züchtigung* im Rahmen einvernehmlicher sadomasochistischer Handlungen; vgl. Partnerschaftskonflikte.

Besuchs|ehe: (kult.) Bezeichnung für den in einigen mutterrechtlichen Gesellschaften üblichen Brauch, dass der Ehemann zu Besuch in das Haus der Ehefrau kam, die nach Eheschließung weiter bei der mütterlichen Familie lebte.

Besudelungs|drang: (allg.) Bezeichnung für Saliromanie*.

Betäubungs|mittel|gesetz: (jurist.) Abkürzung BtMG; Kurzbezeichnung für das deutsche „Gesetz über den Verkehr mit Betäubungsmitteln"; es regelt insbesondere, wer zum Umgang mit u. zur Verschreibung von Substanzen berechtigt ist, bei denen das Risiko der Entwicklung einer Abhängigkeit besteht (sog. Suchtstoffe), in welcher Weise dies kontrolliert wird (Bundesopiumstelle) u. welche Maßnahmen bei Verstößen einzuleiten sind (Strafverfahren, Vernichtung); es regelt außerdem u. a. den Betrieb von Drogenkonsumräumen u. Fragen der kontrollierten Abgabe an abhängige Personen. In drei Anlagen sind die betreffenden Einzelsubstanzen gelistet: **1.** nicht verkehrsfähige Betäubungsmittel, z. B. die üblichen illegalen Rauschmittel* wie Cannabis, Heroin, Ecstasy, LSD u. a.; **2.** verkehrsfähige, aber nicht verschreibungsfähige Betäubungsmittel, z. B. insbesondere pharmazeutische Zwischenprodukte; **3.** verschreibungsfähige Betäubungsmittel, die in bestimmten Mengen durch berechtigte Personen (Ärzte, Zahnärzte, Tierärzte) auf speziellen Vordrucken u. bei Vorliegen entsprechender Indikationen verschrieben werden können. Einzelheiten hierzu sind in der Betäubungsmittel-Verschreibungsverordnung (BtMVV) weiter geregelt.

Beta-HCG: (endokrin.) β-HCG; individuell unterschiedliche Untereinheit des humanen Choriongonadotropins (HCG*); Bestimmung im Rahmen von Schwangerschaftstests zur Diagnose einer Schwangerschaft sowie als Tumormarker bei HCG-bildenden Tumoren (z. B. von Leber, Bauchspeicheldrüse, Magen, Hoden od. Eierstöcken).

Bett|geflüster: (allg.) Form der intimen Kommunikation mit schmeichelndem od. erregendem Inhalt; vgl. Sprache, sexuelle.

Bett|nässen: (allg.) Bezeichnung für Enurese*.

Bevölkerung: (allg.) Bezeichnung für die Gruppe aller Einwohner eines geographisch begrenzten Gebiets (Wohnbevölkerung: s. Tab.) od. spezifisch definierter Anteile (z. B. nach Nationalität, Religion). Die Kenntnis von Größe u. Struktur von Bevölkerungen (s. nebenstehende Abb.) ist von zentraler Bedeutung für zahlreiche Fragen; diesem Bedarf tragen die gesetzlichen Regelungen im Personenstandsrecht u. Melderecht Rechnung, für spezielle Fragestellungen werden zusätzliche Erhebungen in repräsentativen Teilen der Bevölkerung durchgeführt.

Bevölkerung
Menschen auf der Erde Mitte 2001 (geschätzt) und aktuelle Wachstumsraten nach Regionen

Region	Bevölkerung (Millionen)	jährliches Wachstum (%)
Asien	3720	+ 1,4
Afrika	818	+ 2,4
Europa	727	− 0,1
Mittel-/ Südamerika	525	+ 1,7
Nordamerika	316	+ 0,5
Ozeanien	31	+ 1,1
Welt gesamt	**6137**	**+ 1,3**

Bevölkerungs|politik f: (allg.) Sammelbezeichnung für gesellschaftliche Maßnahmen zur Beeinflussung von Größe u. Zusammensetzung der Bevölkerung; sie kann sich sowohl auf die Reproduktion der Bevölkerung insgesamt beziehen, als auch auf die gezielte Beeinflussung der Reproduktion bestimmter Bevölkerungsteile (s. Eugenik). Man unterscheidet: **1.** Maßnahmen zur Steuerung der Bevölkerungsgröße durch Förderung od. Einschränkung von Wanderungsbewegungen (Emigration, Immigration); **2.** Maßnahmen zur Beeinflussung der Fertilität der Bevölkerung: **a)** Förderung von Fortpflanzung, z. B. durch finanzielle Familienförderung, Erleichterung von Adoptionen, aber auch Verbote von Kontrazeption, Schwangerschaftsabbruch, nichtreproduktivem Sexualverhalten u. a.; **b)** Einschränkung von Fortpflanzung, z. B. durch Ermutigung nichtreproduktiver Lebensgemeinschaften, Reglementierung der Familiengröße (s. Ein-Kind-Familie), Erleichterung von Sterilisationen, Angebote für Kontrazeption u. Schwangerschaftsabbruch, aber auch durch Sicherung von Freiheit, Bildung und Wohlstand: Eine Senkung der Säuglings- u. Kindersterblichkeit führt z. B. infolge wachsenden Vertrauens in das Überleben weniger Kinder u. zunehmendem Interesse an geringerem Elternaufwand langfristig zu geringerer Kinderzahl (sog. reproduktive Selbstbeschränkung); vgl. Familienplanung.

Bevölkerungs|wachstum: (allg.) Bezeichnung für die Zunahme der Weltbevölkerung bzw. von Bevölkerungen einzelner Länder od. Regionen; das 20. Jahrhundert bildet in der Menschheitsgeschichte einen Zeitraum extrem beschleunigten Wachstums, das seinen Höhepunkt zwischen 1987 u. 1998 gehabt haben dürfte (Zunahme von 5 auf 6 Milliarden innerhalb von nur 11 Jahren) u. sich zukünftig verlangsamen wird, um (voraussichtlich etwa 2100) einen stationären Zustand zu erreichen. Diese grundsätzliche Entwicklung ergibt sich übereinstimmend in den verschiedenen („optimistischen" od. „pessimistischen") Modellen zur Prognose (s. Abb. 1); sie entspricht im Übrigen sehr weitgehend den Prognosen des preußischen Mathematikers J. P. Süßmilch aus dem Jahr 1741.

Bestimmende Faktoren sind einerseits die Anzahl u. Altersstruktur der Frauen im gebärfähigen Alter (weitgehend vorhersehbar), andererseits deren generatives Verhalten (weniger vorhersehbar, zugleich prinzipiell beeinflussbar, s.

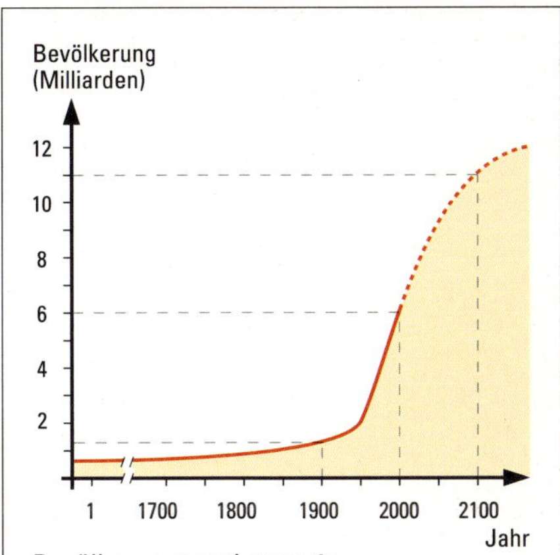

Bevölkerungswachstum 1:
Wachstum der Weltbevölkerung in 2000 Jahren und mittlere Projektion der weiteren Entwicklung

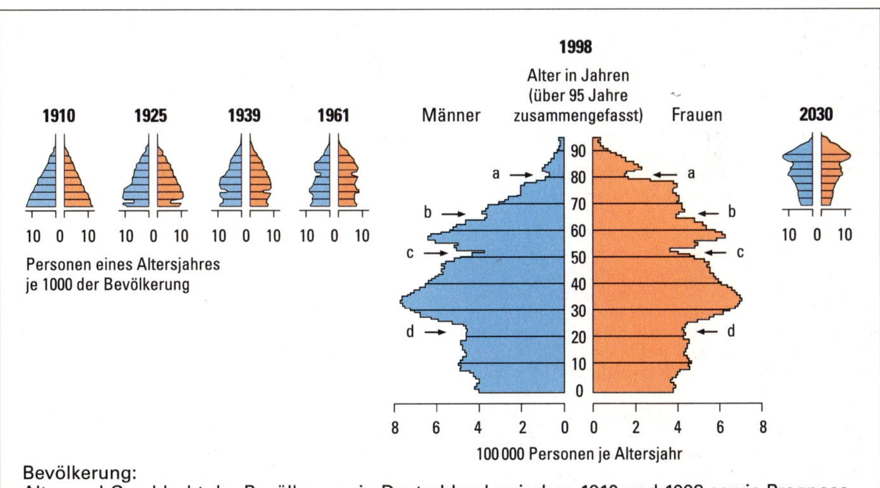

Bevölkerung:
Alter und Geschlecht der Bevölkerung in Deutschland zwischen 1910 und 1998 sowie Prognose für 2030; Geburtenausfälle: a: Erster Weltkrieg; b: Weltwirtschaftskrise; c: Zweiter Weltkrieg; d: hormonelle Kontrazeption (sog. Pillenknick)

B

Bevölkerungspolitik). Es wird damit gerechnet, dass sich die Kinderzahl ab 2050 auf den (wachstumsneutralen) Wert von ca. 2,2 je Frau reduzieren wird; dies bedeutet zwar keinen Stillstand des Wachstums, aber langfristig eine Stabilisierung der Bevölkerungsgröße (s. Abb. 2). Der Einfluss von Katastrophen u. Epidemien auf diese Gesamtentwicklung wird als sehr gering betrachtet.

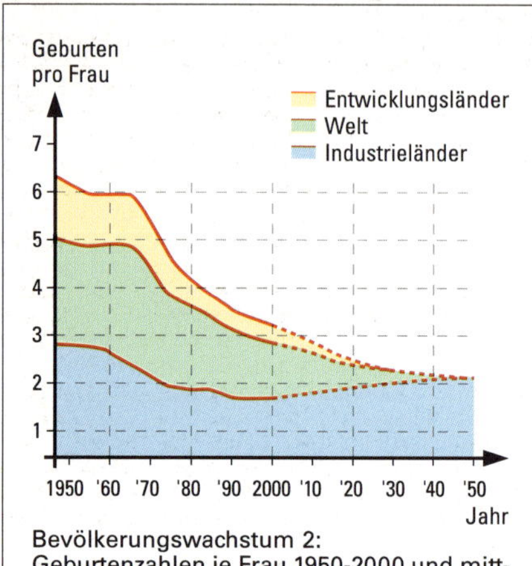

Bevölkerungswachstum 2: Geburtenzahlen je Frau 1950-2000 und mittlere Projektion der weiteren Entwicklung

In Verbindung mit dem Wachstum wird auch eine zunehmende Alterung der Bevölkerungen beobachtet, sie besteht in den Industrieländern bereits heute, langfristig wird sie alle Regionen betreffen (s. Bevölkerung, Abb.); dieser Prozess ist einerseits eine Folge höherer Lebenserwartung, andererseits (v. a. in Industrieländern) eine Folge verminderter Fertilität, s. Geburtenrückgang.
Die Perspektive einer **Verdoppelung der Weltbevölkerung** bis zur Stabilisierung gilt heute (im Gegensatz zu früheren Annahmen, s. Malthusianismus) als prinzipiell bewältigbar unter der Voraussetzung grundsätzlich veränderter sozioökonomischer Verhältnisse u. bei Aussicht auf technologische Innovationen. Demgegenüber wird damit gerechnet, dass die Ungleichzeitigkeit dieser Entwicklung in den einzelnen Regionen u. die zeitweilig sehr ausgeprägten Ungleichgewichte der Altersstrukturen während des 21. Jahrhunderts zu erheblichen ökonomischen Problemen u. sozialen Spannungen führen werden.

Bewältigungs|verhalten: (allg.) Bezeichnung für Coping*.

Bewegung, soziale: (soziol.) Bezeichnung für soziale Strömungen, die im Gegensatz zu Parteien od. Verbänden meist keine festen Organisationsstrukturen aufweisen, sondern sich um ein bestimmtes politisches od. soziales Thema sammeln und u. U. mehr od. weniger unabhängig voneinander handeln. Klassische soziale Bewegungen der Moderne sind die liberalen Bewegungen des Bürgertums, die Arbeiterbewegung u. der Faschismus; im Rahmen der bürgerlichen u. sozialistischen Bewegungen entstanden auch Bestrebungen zur Gleichberechtigung* u. Emanzipation* von Frauen (s. Frauenbewegung, Feminismus) u. homosexueller Frauen u. Männer (s. Lesbenbewegung, Schwulenbewegung) sowie zur Verbesserung des Sexualwissens* in der Gesamtbevölkerung u. zur Reform des Sexualstrafrechts* (s. Sexualreformbewegung). Heutige soziale Bewegungen (v. a. ökologische, pazifistische u. internationalistische Bestrebungen, aber auch Zusammenschlüsse z. B. von überwiegend nbheterosexuellen Männern) beziehen sich weitgehend auf die sog. Studentenbewegung der späten 60er Jahre u. betonen neben juristischen u. ökonomischen v. a. soziokulturelle Aspekte ihrer Forderungen; vgl. Neofeminismus, Männerbewegung. Die überwiegend aus diesen Bewegungen entstandenen sog. Nichtregierungsorganisationen (engl. non-governmental organizations, NGO) spielen im Zusammenhang mit den weltweiten Bemühungen um Familienplanung u. freie Verfügbarkeit von Kontrazeptiva eine wesentliche und z. T. führende Rolle.

Bewegungs|störungen: (klin.) Sammelbezeichnung für Störungen des physiologischen Zusammenwirkens von Muskeln, Nerven u. Gelenken; im Einzelnen (schlaffe od. spastische) Lähmung (Paralyse), Bewegungshemmung (Parese) u. zahlreiche weitere Störungsbilder, die das Sexualleben erheblich beeinträchtigen können; vgl. Behinderung.

Bewusstseins|störungen: (psychiat.) Sammelbezeichnung für Einschränkungen der Klarheit des Bewusstseins (z. B. Benommenheit bis Bewusstlosigkeit, Trance*, Hypnose*, Ekstase*) u. für Verschiebungen von Bewusstseinsinhalten (z. B. Dissoziation*, Derealisation*, Halluzination*, Angst- od. Zwangsgedanken).

Beziehung: (allg.) Sammelbezeichnung für unterschiedliche Formen von Verbindungen od. Begegnungen zwischen Menschen sowie für das personale Verhältnis zu einer Gesellschaft (soziale Beziehung); häufig kurz für Zweierbeziehung (s. Paarbeziehung) verwendet.
(psychoanalyt.) Kurzbezeichnung für Objektbeziehung*.

Beziehung, außer|eheliche: (allg.) kaum mehr gebräuchliche Bezeichnung für (länger dauernde) Beziehungen u. Sexualkontakte Verheirateter zu Partnern, die nicht die Ehepartner sind.

Beziehung, dyadische (gr. δυάς Zweiheit): (soziol.) Fachbezeichnung für Zweierbeziehung*.

Beziehung, sexuelle: (allg.) Bezeichnung für Beziehung, bei der die Sexualkontakte im Vordergrund stehen.
(sexol.) sexuelle Aspekte einer Partnerbeziehung.

Beziehungs|gewalt: (psychol.) Fachbezeichnung für eine im Rahmen von Partnerschaftskonflikten auftretende häusliche Gewalt*.

Beziehungs|störungen: (allg.) Bezeichnung für alle Störungen innerhalb einer Partnerschaft, s. Partnerschaftskonflikte.
(sexol.) Störungen, die in der Beziehung zu einem Sexualpartner od. -objekt (Objektbezie-

hung*) auftreten, s. Sexualempfinden, abweichendes.
(psychiat.) Fachbezeichnung für Störung in der Beziehung zwischen Individuum u. Umwelt, z. B. als Beziehungswahn.

Beziehungs|wahn: (psychiat.) Fachbezeichnung für Wahn*, bei dem belanglose Ereignisse auf die eigene Person bezogen werden u. ihnen eine besondere Bedeutung zugeschrieben wird, z. B. im Sinne von Beeinträchtigung u. Beeinflussung; Vorkommen u. a. bei Schizophrenie, organischer Psychose u. depressiven Störungen. Als **sensitiver Beziehungswahn** wird eine wahnhafte Erlebnisverarbeitung bei selbstunsicherer, leicht kränkbarer, affektiv gehemmter, aber auch ehrgeiziger u. anerkennungsbedürftiger (sog. sensitiver) Persönlichkeitsstruktur bezeichnet, an deren Beginn ein Erlebnis eigener Insuffizienz steht (z. B. im Berufsleben od. als sog. erotischer Beziehungswahn mit dem Gefühl sexuellen Versagens); Vorkommen u. a. in Zusammenhang mit einer beginnenden Schizophrenie od. nach organischer Hirnschädigung, selten als eigenständige Erkrankung.

Bezugs|gruppe: (soziol.) Fachbezeichnung für Gruppe, der sich eine Person zugehörig fühlt (sog. positive Bezugsgruppe) bzw. Gruppe, von der sich eine Person abzugrenzen od. abzuheben wünscht (sog. negative Bezugsgruppe); Normen u. Wertvorstellungen von Bezugsgruppen bestimmen eigene Einstellungen u. Verhaltensweisen mit (orientierende Funktion) u. dienen als Vergleich (komparative Funktion). Eine (je nach situativen Faktoren wechselnde) Orientierung an unterschiedlichen Bezugsgruppen wie z. B. Familie, Gleichaltrigen (peer* group), Menschen gleicher sexueller Orientierung ist möglich. Rollentheoretisch wird als Bezugsgruppe das Kollektiv bezeichnet, das durch seine Verhaltenserwartungen an ein Individuum dessen soziale Rolle* mitbestimmt.

Bezugs|person: (soziol.) Bezeichnung für Individuum, dessen Einstellungen, Handlungen u. Verhalten als Maßstab u. Orientierung für eigenes Handeln dienen; besonders wichtige Bezugspersonen im Rahmen der individuellen Entwicklung sind i. d. R. Eltern, Lehrer sowie beste Freundin od. bester Freund; ein Fehlen von Bezugspersonen insbesondere in der Säuglings- u. Kleinkindzeit kann zu Deprivation*, psychischem Hospitalismus* u. Entwicklungsstörungen führen.

BGB: (jurist.) Abkürzung für **B**ürgerliches **G**esetz**b**uch; in Deutschland Bezeichnung für Gesetzeswerk, in dem seit 1900 wesentliche Teile des Zivilrechts* zusamengefasst sind; das BGB regelt u. a. Fragen des Eherechts* und des Familienrechts*.

BH: (allg.) Abkürzung für **B**üsten**h**alter*.

bi (lat. bis zweimal): (allg.) Kurzbezeichnung für **bi**sexuell, s. Bisexualität.

Bidet (frz. ~ Pferdchen) n: (allg.) Sitzwaschbecken für die Reinigung von äußeren Sexualorganen u. Afterregion, je nach Art der Wasserdüsen auch geeignet für Scheidenspülung* od. Analspülung*.

Biere: (allg.) Bezeichnung für Getränke, die aus stärkehaltigen Flüssigkeiten durch alkoholische Gärung mit Hefen hergestellt werden; sie enthalten 2-6% Äthanol* als hauptsächlichen Wirkstoff u. dürfen in Deutschland seit 1516 (nach dem sog. Reinheitsgebot) ausschließlich unter Verwendung von Gerste, Hopfen*, Hefe u. Wasser hergestellt werden; vor diesem Zeitpunkt war Bilsenkraut (sog. Pilsen, Hyoscyamus* niger) ein häufiger Bestandteil, der die Wirkung erheblich verstärkte, aber (auf Betreiben der Kirche) wegen unerwünschter Wirkungen (u. a. sexuelle Halluzinationen) verboten wurde.

Bi|gamie (lat. bis zweimal, gr. γάμος Hochzeit) f: sog. Doppelehe; Bezeichnung für das formelle Eingehen einer Ehe, während mindestens einer der Ehepartner noch in einer rechtmäßigen Ehe lebt; Bigamie ist in Deutschland u. zahlreichen anderen Ländern unter Strafandrohung verboten; wer rechtskräftig verheiratet ist, kann keine zweite Ehe gleichzeitig eingehen (vgl. Eheverbote). Historisch sind Bigamie u. andere Formen der Polygamie* in zahlreichen traditionellen Gesellschaften z. B. Nordamerikas, Indiens, Südostasiens, Südafrikas, Australiens od. islamischen Ländern beschrieben und z. T. bis heute zulässig.

Bikini m: (allg.) Bezeichnung für zweiteilige Badebekleidung für Frauen, bestehend aus Büstenhalter* u. Höschen; die Bezeichnung geht auf die Tatsache zurück, dass der erste Bikini wenige Tage nach Atombombentests auf dem sog. Bikini-Atoll (1946) im Rahmen einer Pariser Modeschau präsentiert wurde.

Bi|lateralität (lat. bis zweimal, lateralis seitlich) f: (soziol.) Fachbezeichnung für Verwandtschaftssysteme, bei denen Abstammung, Erbfolge* u. Namensgebung teils der mütterlichen, teils der väterlichen Linie folgen; üblich z. B. in Spanien mit Verbindung von väterlichem u. mütterlichem Nachnamen. Vgl. Matrilinearität, Patrilinearität, Unilateralität.

Bildung: (allg.) Sammelbezeichnung für die bewusste od. unbewusste Aneignung als wertvoll betrachteter geistiger Fähigkeiten u. Wissensinhalte einer Kultur; der Umfang der im Verlauf von Kindheit u. Jugend erworbenen Ausbildung ist nur z. T. abhängig von individuellen Faktoren (Bildungsfähigkeit), v. a. aber von Art u. Umfang der schulischen u. außerschulischen Bildungsangebote (Bildungschancen). Heute wird allgemein von einem auch nach Abschluss der Ausbildung fortdauernden, lebenslangen Bildungsprozess ausgegangen, den entsprechende Strukturen der Fortbildung u. Weiterbildung fördern sollen (Erwachsenenbildung). Der erreichte Bildungsgrad eines Menschen steht statistisch in Beziehung auch zu sexuellen Merkmalen: einerseits insofern, als Frauen u. Mädchen nach wie vor geringere Bildungschancen haben als Männer u. Jungen; andererseits, als mit höherer Bildung i. d. R. auch Sexualwissen, Fähigkeit zu selbständigen Entscheidungen in sexuellen Fragen u. Variationsbreite sexueller Aktivitäten zunehmen.

Bilitis: (kult.) in der griechischen Antike Name einer Kurtisane; der Überlieferung zufolge Empfängerin von Liebesbriefen der Dichterin Sappho.

Billings-Ovulations|methode (John B., zeitgenössischer Neurologe, Australien) f: (sexol.)

B

sog. Zervikalschleimmethode; Verfahren der natürlichen Kontrazeption* mit Beobachtung des Zervixschleims zur Bestimmung fruchtbarer Tage (fadenziehende Schleimabsonderung von Beginn bis 4 Tage nach deren Höhepunkt) und unfruchtbarer Tage innerhalb des Menstruationszyklus, vgl. Zervikalschleim (Abb.). **Vorteile:** Bei Anwendung in Kombination mit der Temperaturmethode* (sog. Symptothermalmethode) hohe Zuverlässigkeit, kein Eingriff in den Hormonstoffwechsel, keine Störung der intimen Kommunikation. **Nachteile:** bei alleiniger Anwendung unzuverlässig (Pearl*-Index 25); im Unterschied zur Anwendung von hormonellen bzw. mechanischen Kontrazeptiva besteht an fruchtbaren Zyklustagen die Möglichkeit zur Konzeption.

Bilsen|kraut: (allg.) Bezeichnung für die Pflanze Hyoscyamus* niger, die wegen ihres Gehalts an psychoaktiven Alkaloiden traditionell (u. a. zum Brauen von Bier*, dem sog. Pilsen) verwendet wurde.

Binde: (allg.) Kurzbezeichnung für Mull-Zellstoff-Vorlagen zur Aufnahme weiblicher Genitalsekrete, insbesondere von Menstruationsblut, s. Menstruationshygiene.

Bindung: (psychol.) Sammelbezeichnung für längerfristige, i. d. R. deutlich emotional geprägte Beziehung eines Menschen zu anderen Menschen u. evtl. Sachen; i. w. S. auch Bezeichnung für das Festhalten an Ordnungen, Werten od. Symbolen. **Bindungsfähigkeit** wird bereits im frühen Kindesalter erlernt (vgl. Mutterbindung, Vaterbindung); sie stellt ein wesentliches Element für das Eingehen von Partnerschaften* dar.
(sexol.) können verschiedene **Bindungsmodelle** unterschieden werden (vgl. Partnerwahl), u. a. nach Zahl der Partner (z. B. Monogamie*, Bigamie*, Paarbeziehung*, Dreiecksverhältnis*, Polygamie*), Dauer (z. B. One*- Night-Stand, Dauerbeziehung*) od. juristischen Aspekten der Bindungen (z. B. als Ehe*, eingetragene Lebenspartnerschaft*, nichteheliche Lebensgemeinschaft*). Alle Bindungsformen unterliegen starken kulturellen u. historischen Wandlungen; die Ausgestaltung von Partnerbindungen wird wesentlich von sozialen u. gesellschaftlichen Faktoren mitgeprägt. Vgl. Singles.

Bio|ethik (gr. βίος Leben) f: (kult.) Sammelbezeichnung für eine in den 60er Jahren des 20. Jahrhunderts entstandene Fachrichtung der Ethik*, die sich mit ethisch-moralischen Fragen in den sog. Biowissenschaften (Medizin, Biologie u. a.) beschäftigt, z. B. den ethischen Aspekten von Präimplantationsdiagnostik*, Gentechnologie* od. Forschung mit embryonalen Stammzellen. Vgl. Medizinethik.

Bio|feedback (engl. feedback Rückkopplung) n: (psychol.) Fachbezeichnung für eine Form der Verhaltenstherapie*, die auf dem Prinzip der operanten Konditionierung* beruht u. darin besteht, dass Körpersignale des Klienten (Herzaktion, Blutdruck, Muskelspannung u. a.) aufgezeichnet u. in umgewandelter Form (z. B. als akustische od. visuelle Reize) wahrnehmbar gemacht werden, um sie bewusst zu machen u. beeinflussen zu lernen. Anwendung (meist in Verbindung mit anderen Therapieverfahren) v. a. bei psychosomatischen Störungen; vgl. Training, autogenes.

Biologismus m: (kult.) Sammelbezeichnung für allgemeine Annahmen u. wissenschaftliche Hypothesen über menschliches Verhalten u. Handeln, denen (überwiegend od. ausschließlich) biologisch-zoologische Sichtweisen zugrunde liegen; Verhalten, Reaktionen od. Motive werden ganz überwiegend auf biologische Faktoren zurückgeführt, die als naturgegeben u. größtenteils unabänderlich gelten, während kulturelle u. gesellschaftliche Faktoren weitgehend unberücksichtigt bleiben. Seit dem 18. Jahrhundert wurde verschiedentlich versucht, Sexualverhalten, sexuelle Orientierung od. Motivation ausschließlich biologisch zu erklären; dabei wurden u. a. unterschiedliche Hormonkonzentrationen od. unterschiedliche Ausprägungen von sog. Sexualzentren* im Gehirn als Erklärungen herangezogen. Heute wird überwiegend davon ausgegangen, dass sich menschliches Sexualverhalten nicht ausschließlich biologisch erklären lässt; vgl. Essentialismus.

bi|parental (lat. bis zweifach, parentalis elterlich): (biol.) Fachbezeichnung für Eigenschaften, die von beiden Elternteilen ererbt werden; vgl. uniparental.

Bi|polarität (lat. polaris endständig) f: (psychol.) Bezeichnung für die Zweipoligkeit bestimmter Eigenschaften, deren extreme Ausprägungen Gegensätze bilden, z. B. Extraversion/Introversion, Dominanz/Submission od. Manie/Depression bei sog. bipolarer affektiver Störung (s. Erkrankung, manisch-depressive).
(sexol.) ungebräuchliche Bezeichnung für Bisexualität* (sog. bipolare Sexualität).

Bi|sexualität f: (biol.) von Ch. Darwin eingeführte Bezeichnung für die Doppeltgeschlechtigkeit (der Blüten) von Pflanzen, deren Individuen identische Blüten mit sowohl männlichen als auch weiblichen Organen haben (im heutigen Sprachgebrauch werden solche Blüten eher als hermaphroditisch bezeichnet); Gegensatz: Unisexualität*.
(physiol.) gelegentlich verwendet für den (zutreffender als sexuell undifferenziert bezeichneten) Zustand von Embryos vor Beginn der genitalen Differenzierung*; Gegensatz: Monosexualität*.
(psychoanalyt.) Bezeichnung für das zunächst ungerichtete sexuelle Interesse von Kindern, aus dem im Verlauf der psychosexuellen Entwicklung meist eine (gegen- od. gleichgeschlechtlich orientierte) Monosexualität* entsteht.
(sexol.) auch Ambisexualität; Bezeichnung für sexuelles Interesse u. sexuelle Aktivität, die sich gleichermaßen auf Partner beiderlei Geschlechts richten (vgl. Orientierung, sexuelle). Bestimmung entweder durch Befragung u. Bewertung von Häufigkeitsangaben (s. Kinsey-Skala, Tab.) od. durch objektive Messung körperlicher Reaktionen auf visuelle Reize. Angaben über die **Häufigkeit** sind mit besonderen Einschränkungen zu betrachten: Nur sehr wenige Menschen bezeichnen sich selbst als bisexuell (1-2 % der Männer, 2-3 % der Frauen); demgegenüber ergeben Befragungen zu sexuellen Kontakten einen hohen Anteil von Men-

schen, die auch im Erwachsenenalter sexuelle Aktivitäten mit Partnern beiderlei Geschlechts berichten (ca. 20% der Männer, ca. 25% der Frauen); unter Einschluss homosozialer Kontakte in der Adoleszenz ergeben sich noch deutlich höhere Anteile (50% der Männer, 30% der Frauen, s. Homosozialität); werden sexuelle Phantasien berücksichtigt, erweist sich die Vorstellung sexueller Aktivität unter Beteiligung eines Partners des gleichen Geschlechts für die weit überwiegende Mehrheit aller Menschen als sexuell erregend.
Über die **Entstehung** von Bisexualität wurde ausschließlich hinsichtlich ihrer homosexuellen Anteile geforscht („milde Variante der Homosexualität"), die Ergebnisse lassen bis heute (wie auch für Heterosexualität* u. Homosexualität*) keinerlei Schlussfolgerungen zu; vgl. Orientierung, sexuelle.
Die **Bewertungen** bisexuellen Verhaltens in verschiedenen Epochen u. Kulturen spiegeln im Wesentlichen diejenigen von Homosexualität; eine biographische Trennung des Sexualverhaltens in eine frühe (homosexuelle) u. eine spätere (heterosexuelle) Lebensphase wird von zahlreichen Kulturen berichtet, ist z. T. bis heute üblich u. wird dann nicht diskriminiert.
Die **aktuelle Situation** bisexueller Menschen entspricht hinsichtlich gesellschaftlicher Einschränkungen einerseits derjenigen von homosexuellen Männern u. Frauen insofern, als sie ihre homosexuellen Bedürfnisse u. U. verheimlichen, um soziale Konfrontationen zu vermeiden. Andererseits ist sie dadurch gekennzeichnet, dass sich bisexuelle Menschen den (soweit vorhandenen) schwulen u. lesbischen Subkulturen nur eingeschränkt zugehörig fühlen können u. sich nicht selten dem Vorwurf ausgesetzt sehen, ihr Coming*-out als Homosexuelle zu verschleiern und sich einer soziokulturell erwünschten Eindeutigkeit der Selbstdefinition zu verweigern.
Häufige **Folge** ist daher ein entweder hetero- od. homosexuelles Verhalten in verschiedenen Lebensabschnitten, in denen die jeweils anders orientierte sexuelle Aktivität durch Selbstbeschränkung verhindert wird. Hieraus ggf. entstehende **Störungen** der Befindlichkeit (z. B. bei Nichtakzeptanz homosexueller Wünsche) od. Partnerschaftskonflikte (z. B. wegen außerehelicher Beziehungen) können Beratungs- od. Therapiebedarf ergeben. Vgl. Androgynität, Transsexualität.

Biss|kuss: Kuss* (z. B. eines Körperteils), der mit Beißen verbunden ist, s. Liebesbiss.

Biss|verletzungen: (forens.) Bezeichnung für durch Beißen hervorgerufene Verletzungen, meist als fleckförmige, reiskorn- bis erbsengroße Hautverletzungen in halbkreisförmiger Anordnung, wobei oberer u. unterer Bissbogen evtl. unterschiedlich stark ausgeprägt sein können. Vorkommen meist im Rahmen von Sexualstraftaten; dann häufig Lokalisation an der weiblichen Brust, im Oberschenkelbereich bzw. im Bereich der Sexualorgane.

Bläschen|drüse: (anat.) Vesicula seminalis, Vesikulardrüse; irreführend häufig als Samenbläschen bezeichnete paarige Drüse (5-10 cm lang, mehrfach gefaltet auf ca. 5 cm Gesamtlänge u. 2-3 cm Durchmesser) seitlich der Samenleiter zwischen Blasengrund u. Rektum (s. Penis, Abb.), deren Ausführungsgang zusammen mit dem Samenleiter als Ausspritzungsgang* in die Harnröhre mündet. Sie produzieren ein dickflüssiges, gelbliches Sekret, das keine Samenzellen enthält, sondern bei Ejakulation dem Sperma* beigemischt wird u. durch Alkalinität u. hohen Gehalt an Fruktose die Beweglichkeit der Samenzellen im sauren Milieu der Vagina verbessert. Wichtige Erkrankung ist die Entzündung (Vesiculitis*).

Blaschko, Alfred (1858-1922): Dermatologe in privater Praxis u. Poliklinik für Haut- u. Geschlechtskrankheiten in Berlin; 1902 Mitbegründer der Deutschen Gesellschaft zur Bekämpfung der Geschlechtskrankheiten; neben Arbeiten zu Lepra u. beruflich bedingten Hauterkrankungen Forschungen zu sexuell übertragbaren Infektionen (insbesondere Syphilis), die nach seiner Auffassung ein sozialhygienisches (u. kein moralisches) Problem darstellten, dem mit medizinischen bzw. sozialpolitischen (u. nicht mit sittenpolizeilichen) Maßnahmen zu begegnen sei; Blaschko hatte wesentlichen Einfluss auf das Gesetz* zur Bekämpfung der Geschlechtskrankheiten, das 1927 in Kraft trat.

Blase: (allg.) Kurzbezeichnung für Harnblase*.

blasen: (allg.) Bezeichnung für Orogenitalkontakt mit Fellatio*.

Blasen|ekstrophie (gr. ἐκστρέφω umwenden) f: (urol.) Bezeichnung für eine seltene Hemmungsfehlbildung der Blase u. des kleinen Beckens mit fehlendem Verschluss der Harnblase u. des knöchernen Beckens, nicht selten verbunden mit Epispadie* u. anderen Penisfehlbildungen bzw. einer Zweiteilung der Klitoris u. einer Verengung des Scheideneingangs; operative Korrektur im Säuglings- u. Kleinkindalter.

Blasen|entzündung: (allg.) Bezeichnung für Zystitis*.

Blasen|keim: s. Blastozyste.

Blasen|mole f: (gebh.) Mola hydatiformis, auch Traubenmole; Fachbezeichnung für Molenschwangerschaft* mit Absterben des Embryos u. Weiterbestehen eines degenerierten Trophoblasten; wird operativ (ggf. nach medikamentöser Vorbehandlung mit Prostaglandinen) entfernt u. muss wegen möglicher maligner Entartung längerfristig kontrolliert werden; bei anhaltend hohen Beta*-HCG-Spiegeln evtl. Therapie mit Methotrexat.

Blasen|sprung: (gebh.) Fachbezeichnung für Einreißen der Eihäute der Fruchtblase* mit Abfließen des Fruchtwassers, normalerweise am Ende der Eröffnungsperiode während der Geburt*; **vorzeitiger** Blasensprung tritt vor Wehenbeginn ein; **frühzeitiger** Blasensprung in der Eröffnungsperiode; **verzögerter** Blasensprung in der Austreibungsperiode.

Blasto|derm (gr. βλάστη Keim, δέρμα Haut) n: (embryol.) Fachbezeichnung für Keimscheibe*.

Blasto|genese f: (embryol.) Fachbezeichnung für Keimentwicklung; beim Menschen die Entwicklung vom Zeitpunkt der Befruchtung* an bis zum ersten Herzschlag des Embryos (ca. 23. Tag); umfasst die Entwicklungsstadien der Zygote, Morula, Blastozyste bis zur Gastrula (s. Endometrialzyklus, Abb.).

Blasto|meren (gr. μέρος Teil) f pl: (embryol.) Fachbezeichnung für sog. Furchungszellen; die bei der Furchung* der Zygote* entstehenden Zellen, die sich durch eine Verschiebung der Kern-Plasma-Relation zugunsten des Zellkerns ohne Zunahme der Gesamtzellmasse teilen u. bei jeder Teilung kleiner werden. Vgl. Embryonalentwicklung, Endometrialzyklus (Abb.).

Blasto|zyste f: (embryol.) auch Keimblase, Blasenkeim, Blastula; durch Furchung* aus der Morula* am 4.-5. Tag nach der Befruchtung entstandenes embryonales Entwicklungsstadium, in dem erstmals eine innere Zellmasse (Embryoblast*) u. eine äußere Zellschicht (Trophoblast*) unterschieden werden können, die die sog. Blastozystenhöhle od. eigentliche Keimblase umschließen u. der Ernährung dienen. Im Stadium der Blastozyste erfolgt die Einnistung (Nidation*) in die Gebärmutter (s. Endometrialzyklus, Abb.). Vgl. Embryonalentwicklung.

Blastula f: (biol.) Fachbezeichnung für die Blastozyste* bei Säugetieren.

Blastulation f: (embryol.) Fachbezeichnung für Bildung der Blastozyste* während der Embryonalentwicklung*.

Blau|strumpf: (kult.) aus dem 18. Jahrhundert stammende Bezeichnung für Frauen mit ausgeprägten (von den damaligen Rollenerwartungen abweichenden) intellektuellen u. kulturellen Interessen; hergeleitet vom Spottnamen eines schöngeistigen Zirkels (London, ca. 1750) im Haus von Lady E. Montague; ihm gehörte neben Damen der Gesellschaft auch der Botaniker Benjamin Stillingfleet an, der abweichend von damaligen Kleidungsvorschriften in blauen Wollstrümpfen erschien u. dem Club die Spottbezeichnung „The blue stocking society" eintrug. Im 19. u. frühen 20. Jahrhundert allgemeine, antifeministische Verwendung, auf die sich der Name „Rotstrümpfe" eines Verbunds feministischer Gruppen in den USA u. Westeuropa zwischen ca. 1960 u. 1990 bezog, s. Feminismus.

Blennor|rhö (gr. βλέννα Schleim) f: (infektiol.) eitrige Schleimhautabsonderung, i. e. S. bei Entzündung der Augenbindehaut z. B. als sog. Gonoblennorrhö bei Gonorrhö*.

Bloch, Iwan (1872-1922): Arzt für Haut- u. Geschlechtskrankheiten in privater Praxis, Berlin; 1913 u. a. mit M. Hirschfeld Begründer der Ärztlichen* Gesellschaft für Sexualwissenschaft u. Eugenik, deren Vorsitzender er 1917 wurde, ab 1914 Redakteur der „Zeitschrift für Sexualwissenschaft"; früher Vertreter der Sexualreformbewegung*, gilt mit seinen zahlreichen (z. T. unter den Pseudonymen Eugen Dühren u. Albert Hagen erschienenen) Veröffentlichungen zu medizinischen, historischen u. ethnologischen Aspekten von Sexualität als Begründer der modernen Sexualwissenschaft*, die nach seiner Auffassung gleichermaßen medizinisch-naturwissenschaftliche u. anthropologisch-ethnologische Aspekte berücksichtigen sollte.

Blöße: (allg.) **1.** wenig gebräuchliche Bezeichnung für Nacktheit*, insbesondere des Genitalbereichs; **2.** im übertragenen Sinn verwendet als Bezeichnung für eine „verwundbare" Stelle einer Person („sich eine Blöße geben").

Blut|gruppen|gutachten: (jurist.) im Rahmen eines Abstammungsgutachtens* Beurteilung der genetischen Eigenschaften von Serum- u. Enzymgruppen bei den untersuchten Personen u. statistisch-mathematische Auswertung der Befunde; Anwendung z. B. zur Vaterschaftsfeststellung*. In Deutschland werden die durch staatliche Richtlinien u. Empfehlungen des Robert-Koch-Instituts festgelegten erblich-polymorphen antigenen Systeme bzw. Eigenschaften bei gerichtlichen Verfahren anerkannt. Damit können i. d. R. etwa 90 % der Nichtväter eindeutig identifiziert werden (sog. Vaterschaftsausschluss*). Eine Erhöhung der Ausschlusssicherheit ist durch Analyse des genetischen Materials mit der DNA*-Fingerprint-Methode möglich.

Blut|gruppen-Unverträglichkeit: (gebh.) auch Blutgruppen-Inkompatibilität; Sammelbezeichnung für Unverträglichkeiten der Blutgruppen eines Elternpaares (selten ABNull-Blutgruppen-Unverträglichkeit, überwiegend Rhesus-Unverträglichkeit) mit der möglichen Folge einer Antikörperbildung der Mutter gegen Feten, die die väterliche Blutgruppe geerbt haben. Entweder schon während der ersten Schwangerschaft od. (infolge einer Sensibilisierung bei der ersten Entbindung) in folgenden Schwangerschaften kommt es zu u. U. schweren Immunreaktionen des Fetus (Morbus haemolyticus fetalis) od. des Neugeborenen (Morbus haemolyticus neonatorum). Die mütterliche Antikörperbildung gegen Rhesus-Merkmale kann durch Gabe von Immunglobulinen während der Schwangerschaft (ca. 28.-30. Woche) u. nach der ersten Entbindung unterdrückt werden (sog. Anti*-D-Prophylaxe); vgl. Rhesus-Unverträglichkeit.

Blut-Hoden-Schranke: (klin.) Fachbezeichnung für die durch dichte Verbindungen zwischen den Sertoli*-Stützzellen im Hoden* gebildete Grenze zwischen dem Blutmilieu u. den Samenkanälchen; im Verlauf der Spermienbildung erwerben Samenzellen antigene Eigenschaften u. könnten ohne diese Schranke durch das Immunsystem angegriffen werden; vgl. Spermaimmunität.

Blut|mole f: (gebh.) Fachbezeichnung für eine mit Blutung um den abgestorbenen, nicht ausgestoßenen Embryo einhergehende Molenschwangerschaft*.

Blut|schande: (allg.) veraltete Bezeichnung für (sozial missbilligten bzw. verbotenen) Inzest*; auch für eine (verbotene) Eheschließung zwischen Verwandten, s. Eheverbote.

Bluts|verwandtschaft: (biol.) auch Konsanguinität; Gemeinsamkeit von Erbfaktoren durch biologische Verwandtschaft* in auf- bzw. absteigender Linie. Die Einteilung der Blutsverwandtschaft erfolgt in 3 Graden:

1. Grades zwischen Eltern u. Kindern bzw. zwischen Geschwistern;

2. Grades zwischen Onkeln, Tanten u. Neffen, Nichten bzw. zwischen Halbgeschwistern;

3. Grades zwischen Cousins u. Cousinen.

Insbesondere für Kinder aus Verbindungen bei Blutsverwandtschaft 1. Grades besteht ein erhöhtes Risiko für Fehlbildungen od. geistige Behinderungen (s. Inzucht; vgl. Erbgang, Abb.). Nach deutschem Recht sind sexuelle Handlungen zwischen Blutsverwandten z. T. strafbar

(§ 173 StGB, s. Inzest) u. Verwandtenehen* in gerader Linie (z. B. zwischen Eltern u. Kindern) od. zwischen Geschwistern verboten (§ 1307 BGB); vgl. Eheverbote, Endogamie, Milchverwandtschaft.

Blutung: (allg.) i. e. S. Kurzbezeichnung für Menstruation* u. andere vaginale Blutungen, s. Postmenopause.
(klin.) Sammelbezeichnung für Austritt von Blut aus den Gefäßen in umgebende Gewebe, Körperhöhlen od. nach außen.

Body (engl. ~ Körper): (allg.) Bezeichnung für Frauenbekleidung, die aus einem durchgehenden Oberteil mit zusammenhängendem Slip besteht.

Body|building n: (allg.) Bezeichnung für das systematische Trainieren der Muskulatur mit dem Ziel einer als ästhetisch empfundenen Körperform; hierzu werden zahlreiche spezielle Geräte angeboten, die durch gezielte Belastung einzelner Muskelgruppen ein (differenziertes) Ausformen erlauben. Die zunehmende Beliebtheit des Bodybuilding entspricht einerseits einem wachsenden Körperbewusstsein der Menschen in Industriegesellschaften, es verfolgt aber andererseits nicht selten unrealistische Ziele u. ist evtl. Ausdruck eines gestörten Körperselbstbildes (sog. Adonis-Syndrom); es kann mit gesundheitlichen Risiken verbunden sein, da zum Erreichen der gewünschten Ergebnisse nicht selten Gelenke überfordert u. eine einseitige Ernährung gewählt, evtl. auch Anabolika* od. STH* eingenommen werden.

body dysmorphic disorders: (sexol.) Sammelbezeichnung für Störungen der körperlichen Identität (vgl. Körperbild), die zu intensivem Wunsch nach körperlicher Veränderung führen (sog. wannabe syndrome), z. B. nach plastisch-chirurgischer Korrektur (oft vermeintlicher) kosmetischer Mängel, Gewichtsabnahme, Zunahme der Muskelmasse, bei sexuellen Identitätsstörungen* auch nach operativer Geschlechtsangleichung*; kann zu erheblichen psychischen Belastungen führen (Meidung von Sozialkontakten, zwanghafte Kontrollen, Verbergen des Defekts, Gebrauch von Anabolika od. Sexualhormonen u. a.); Behandlung am ehesten durch Antidepressiva u. Verhaltenstherapie.

Body|stocking (engl. ~ Körperstrumpf): (allg.) Bezeichnung für einen am gesamten Körper eng anliegenden Anzug in der Art einer Feinstrumpfhose; ursprünglich als Bekleidung von Mannequins u. Tänzern, heute als Sportbekleidung verwendet.

Boeck-Scabies (Caesar B., Dermatologe, Oslo, 1845-1941) f: (infektiol.) auch Scabies norvegica; hochinfektiöse Sonderform der Krätze*, die v. a. bei ausgeprägter Immunschwäche (z. B. AIDS*) auftritt.

Böser Blick: (allg.) Bezeichnung für den in vielen Kulturen verbreiteten Volksglauben, der Blick bestimmter Menschen könne anderen Schaden zufügen; als besonders gefährdet gelten meist Schwangere u. Kinder, als besonders gefährlich alte Menschen, Priester od. auch Menschen mit körperlichen Behinderungen (vgl. Hexen). Die Vorstellung des Bösen Blicks ist die hauptsächliche Wurzel vieler Abwehrzauber* u. besonderer Geburtsbräuche*; vgl. Volksglaube.

Bona Dea (lat. ~ ~ gute Göttin): (kult.) in der römischen Mythologie* Name der Göttin der Liebe zwischen Frauen; der Zutritt zum Tempel der Bona Dea war nur Frauen erlaubt; vgl. Amor.

Bondage (engl. ~ Sklaverei): (allg.) unter Menschen mit sadomasochistischen Neigungen heute übliche Bezeichnung für eine (von beiden Partnern als lustvoll erlebte) Fesselung, überwiegend durch Seile od. Riemen, die zu weitgehender Bewegungsunfähigkeit führt; aus Gründen der Sicherheit wird vor Beginn der Handlungen meist ein beendender Stopp*-Code vereinbart; vgl. Sadomasochismus.

Bonjour-Tropfen (frz. ~ guten Tag): (infektiol.) Bezeichnung für ein u. U. vor dem morgendlichen Wasserlassen aus der männlichen Harnröhre austretendes Sekret, v. a. bei chronischer Gonorrhö*.

Bordell (von mhd. bort Brett über ital. bordello, frz. bordel Hüttchen) n: (allg.) Bezeichnung für ein Gebäude, in dem mehrere Prostituierte sexuelle Dienstleistungen anbieten u. erbringen; früheste Formen waren Heiligtümer, in denen Kultprostitution* betrieben wurde, spätere Formen umfassen ein breites Spektrum von Orten der sexuellen Ausbeutung bis zu Orten der kultivierten Freizügigkeit u. Entspannung (vgl. Badehaus, Freudenhaus). Sie werden traditionell durch sog. Bordellzeichen kenntlich gemacht, z. B. rote Lampen (vgl. Rotlichtviertel), Straßenmarkierungen (vgl. Strich) od. bildliche Hinweiszeichen (s. Abb.). Heute werden Bordelle je nach Ausstattung u. Außendarstellung als Massagesalons*, Eros*-Center, Sexklubs*, Saunen* u. a. bezeichnet; die Arbeit in Bordellen (in Deutschland ca. zwei Drittel aller Prostituierten) bedeutet eine (im Vergleich z. B. zur Straßenprostitution) größere persönliche u. finanzielle Sicherheit, aber auch höhere Abhängigkeit von einem Betreiber; das in Deutschland seit 2002 gültige Prostitutionsgesetz* versucht durch Entkriminalisierung des Betreibens von Bordellen,

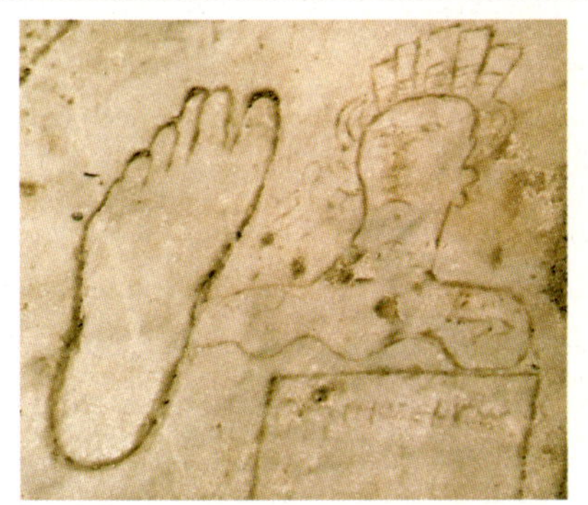

Bordell:
Wegweiser auf einer Gehsteigplatte im antiken Ephesus (römische Zeit)

die Rechtsposition von Prostituierten zu verbessern.

Borderline-Syndrom (engl. ~ Grenzlinie) n: (psychol.) Fachbezeichnung für Persönlichkeitsstörung*, bei der es zu Beeinträchtigungen von Selbstbild, Stimmung u. zwischenmenschlichen Beziehungen mit Auswirkungen auf das berufliche u. soziale Umfeld kommt; typisch sind Unsicherheiten, Schwanken zwischen Überbewertung u. Abwertung, erhöhte Reizbarkeit, Agressivität u. Schwierigkeiten, sich an Zielvorstellungen zu orientieren, die im Wechsel mit Angst u. (in Extremfällen) Selbsttötungsdrohungen auftreten.
(psychiat.) psychische Störung, die sich sowohl in Richtung auf eine Neurose*, als auch eine Psychose* manifestieren kann; in Abgrenzung zur Psychose fehlt bei der neurotischen Variante ein struktureller Wandel des Erlebens, u. es liegt kein Realitätsverlust vor; die Symptome werden kontrolliert und i. d. R. selbst als krankhaft empfunden.

Borneman, Ernest (1915-1995): Pseudonym Cameron McCabe; Publizist, Berlin, ab 1933 in Großbritannien, Canada u. USA, nach 1950 in der BRD u. Österreich; u. a. Studien zu Patriarchat*, kindlicher Sexualität u. zahlreiche Veröffentlichungen, u. a. zu sexueller Sprache* sowie (1990) „Enzyklopädie der Sexualität".

Bowen-Krankheit (John T. B., Dermatologe, Boston, 1857-1941): (klin.) übliche Bezeichnung für ein Carcinoma* in situ der Epidermis; gekennzeichnet durch langsam wachsende, scharf begrenzte, entzündlich gerötete, ein bis mehrere Zentimeter große Herde, die in ein invasives Bowen-Karzinom (Plattenepithelkarzinom*) übergehen u. Metastasen bilden können; in seltenen Fällen können humane Papillomaviren vom Typ 2, 16 od. 34 nachgewiesen werden. Die Bowen-Krankheit der Übergangsschleimhäute wird als Erythroplasie* Queyrat bezeichnet. Bei frühzeitiger Therapie (operativ, zytostatisch, strahlentherapeutisch) ist die Prognose günstig.

Bowlby, John (1907-1990): Arzt u. Psychoanalytiker, London; Forschungen u. a. zur Prägung der frühkindlichen Entwicklung durch Umwelteinflüsse; aufbauend auf Ergebnissen der Ethologie (z. T. auch experimentelle) Arbeiten zur Eltern-Kind-Beziehung, die auf einen wesentlichen Einfluss biologischer Faktoren bei der Ausbildung der Mutterbindung* hinweisen.

BPH: Abkürzung für **b**enigne **P**rostata**h**yperplasie*.

BPjS: (allg.) Abkürzung für **B**undes**p**rüfstelle* für **j**ugendgefährdende **S**chriften.

Brachy|menor|rhö (gr. βραχύς kurz) f: (gynäkol.) Fachbezeichnung für verkürzte (wenige Stunden bis 1,5 Tage) u. evtl. abgeschwächte Menstruationen, die in normalem zeitlichen Abstand auftreten, z. B. als Ausdruck einer Ovarialinsuffizienz* od. bei Einnahme hormoneller Kontrazeptiva*; vgl. Menstruationsstörungen.

Bräutigam (von ahd. prûtigomo): (allg.) Bezeichnung für einen Mann während der Zeit von der Verlobung bis zur Eheschließung und am Hochzeitstag.

Bräutigams|schmerzen: (allg.) Bezeichnung für Schmerzzustände in Hoden (sog. Bräutigamshoden) u. Nebenhoden bei anhaltender sexueller Erregung u. fehlender Ejakulation, s. Epididymitis erotica.

Branding (engl. to brand brandmarken): (allg.) Bezeichnung für das absichtliche Erzeugen von Brandverletzungen der Haut, um Schmucknarben* zu erzielen; in einigen Kulturen traditionell üblich (z. B. im Rahmen von Initiationsritualen od. als Zeichen sozialer Ächtung), heute (insbesondere unter Menschen mit sadomasochistischen Neigungen) vereinzelt gewünschte Form des Körperschmucks*.

Brand|stiftung: (allg.) Bezeichnung für das absichtliche Legen eines Brandes; sehr unterschiedlich motiviertes Delikt, dem überwiegend ökonomische Motive (sog. warmer Abriss) od. eine Verdunkelungsabsicht zugrundeliegen, das aber (insbesondere bei Wiederholungstätern) auch sozial od. psychisch (v. a. sexuell) motiviert sein kann, s. Pyromanie.

Braut (von ahd. prût): (allg.) i. e. S. Bezeichnung für eine Frau während der Zeit von der Verlobung bis zur Eheschließung u. am Hochzeitstag; i. w. S. in der Jugendsprache allgemeine Bezeichnung für Mädchen.

Braut|becher: (kult.) Bezeichnung für einen Becher, dessen Deckel zu einem zweiten Trinkgefäß gestaltet ist; im 16. u. 17. Jahrhundert als sog. Jungfernbecher (in Figur einer Frau) im Rahmen von Trinkspielen gebräuchlich; der werbende Mann leerte den größeren Becher, ohne einen Tropfen aus dem kleineren zu verschütten; anschließend wurde der Becher an eine umworbene Frau weitergereicht.

Braut|ehe: (jurist.) historische Bezeichnung für Ehe, auf die durch Geschlechtsverkehr in der Verlobungszeit ein Rechtsanspruch entsteht. Vgl. Kranzgeld.

Braut|jungfern: (allg.) Bezeichnung für Freundinnen od. weibliche Verwandte der Braut, die diese zur Eheschließung begleiten u. im Hochzeitszug dem Paar folgen; früher war diese Funktion unverheirateten Frauen u. Mädchen vorbehalten; vgl. Hochzeitsbräuche.

Braut|kauf: (kult.) Bezeichnung für die Sitte, der Familie der Braut einen Brautpreis* zu bezahlen, s. Kaufehe.

Braut|kleidung: (allg.) Sammelbezeichnung für Kleidungsstücke, die von der Braut anlässlich der Heirat* getragen werden; häufig hat Brautkleidung einen symbolischen Charakter u. ist Ausdruck des sozialen Status, sie orientiert sich meist an der allgemeinen Mode u. unterliegt zahlreichen zeitbedingten u. kulturellen Einflüssen: Im 15. u. 16. Jahrhundert waren farbige Hochzeitskleider üblich, später (z. T. bis in das 20. Jahrhundert) schwarze Brautkleider. Im 17. Jahrhundert wurden in Adelskreisen weiße u. silberne Kleider bevorzugt (weiß als Symbol der Jungfräulichkeit), die sich später auch im Bürgertum durchsetzten.
Brautschleier sind in christlichen Gesellschaften seit dem 4. Jahrhundert bekannt u. fanden seit Anfang des 19. Jahrhunderts weite Verbreitung; Brautkränze waren bereits in der römischen Antike bekannt (s. Jungfernkranz); Brautkronen wurden im 16.-18. Jahrhundert v. a. in Adelskreisen, später als Bestandteil von Volkstrachten getragen.

B

Braut|nacht: (allg.) wenig gebräuchliche Bezeichnung für Hochzeitsnacht*.

Braut|preis: (kult.) Bezeichnung für einen Betrag an beweglichem Eigentum (Geld, Schmuck, Vieh, Werkzeug), der in manchen Gesellschaften vor Eheschließung an die Familie der Braut zu zahlen war, s. Kaufehe. Der Preis konnte z. T. in mehreren Raten bezahlt werden (z. B. mit Recht auf Geschlechtsverkehr ab Zahlung der Hälfte, auf Mitnahme der Braut bei vollständiger Zahlung), er konnte auch als Arbeitsleistungen für die Familie der Braut erbracht werden, s. Dienstehe.

Braut|raub: (kult.) Bezeichnung für die in manchen Gesellschaften übliche ritualisierte (einvernehmliche) Form der Raubehe*.

Braut|strauß: (allg.) Bezeichnung für ein Blumenbukett, das die Braut vom Bräutigam am Hochzeitstag bekommt u. während der Eheschließung in der Hand hält; anschließend wird in manchen Gegenden der Strauß den Versammelten (evtl. auch nur den Brautjungfern) zugeworfen, denn es heißt, die ihn auffängt, heiratet als nächste.

Braut|tür: (kult.) Bezeichnung für das Portal mittelalterlicher Kirchen, vor dem Eheschließungen vollzogen wurden; mit Einführung der kirchlichen Eheschließung (ca. ab 14. Jahrhundert) traten Brautpaar u. Hochzeitszug durch diese Tür in die Kirche ein.

Braut|werber: (allg.) auch Freiwerber; veraltete Bezeichnung für Person, die im Auftrag eines Mannes um die Hand eines Mädchens anhält u. eine Eheschließung vermittelt; vgl. Partnervermittlung.

Braut|werbung: (sexol.) auch Hand anhalten; Bezeichnung für männliches Verhalten mit dem Ziel, eine Frau zur Braut zu gewinnen; Brautwerbungen sind von zahlreichen gesellschaftlichen Gepflogenheiten u. traditionellen Ritualen geprägt, bei denen bestimmte Eigenschaften des Mannes häufig besonders vorteilhaft dargestellt werden; je nach Kulturkreis wird bei der Familie (insbesondere Brautvater) od. der Braut selber geworben, nicht selten werden Brautwerber als Vermittler eingesetzt. Der entsprechende Vorgang bei Tieren wird als Balz bezeichnet (s. Balzverhalten). Vgl. Verlobung.

British Association for Sex and Relationship Therapy: Abkürzung BASRT; 1976 gegründete Fachgesellschaft mit Sitz in London (Großbritannien); Schwerpunkte sind u. a. die Ausbildung von klinisch tätigen Ärzten und anderen Therapeuten auf dem Gebiet der Sexual- und Partnertherapie, die Förderung sexueller Gesundheit sowie die Forschungsförderung (http://www.basrt.org.uk).

Bromocriptin n: (pharmak.) Dopamin-Agonist, der die Bildung u. Sekretion von Prolaktin hemmt (Prolaktin-Antagonist); **Verwendung:** primäres od. sekundäres Abstillen, Milchstauung, Galaktorrhö, Amenorrhö; **UAW:** Übelkeit, Unruhe, Schlafstörungen, Miktionsbeschwerden, bei Anwendung im Wochenbett evtl. psychische Störungen.

Bruck, Carl (1879-1944): Dermatologe, Breslau, ab 1914 in Hamburg; entwickelte 1906 mit A. Wassermann u. A. Neisser ein diagnostisches Verfahren zum Nachweis der Syphilis* durch Komplementbindungsreaktion mit Treponema pallidum (sog. Wassermann-Reaktion).

Bruder|kuss: (kult.) seit 1989 selten gewordene Form des Begrüßungskusses* unter (überwiegend sozialistischen) Staatsmännern. Vgl. Männerbünde.

Bruder-Schwester-Tausch|ehe: s. Tauschehe.

Brücken-Manöver n: (sexol.) Bezeichnung für eine von Helen S. Kaplan vorgeschlagene Sexualübung* bei Orgasmusstörungen von Frauen: Nach manueller od. oraler Reizung der Klitoris bis kurz vor Erreichen des Orgasmus wird dieser durch unmittelbaren Übergang zu Koitus u. Beckenbewegungen ausgelöst; in ähnlicher Weise auch bei koitaler Orgasmushemmung von Männern anwendbar, indem der Penis manuell od. oral bis kurz vor den Orgasmus gereizt u. dieser dann durch Übergang zu Koitus erreicht wird.

Brunette (frz. brunet leicht bräunlich) f: (kult.) musikalische Fachbezeichnung für ein- od. mehrstimmige Lieder*, deren Themen Schäferstündchen* u. Liebe* sind.

Brunst: (biol.) auch Oestrus; Bezeichnung für die hormonell gesteuerte, zyklisch sich wiederholende u. nur dann bestehende Paarungsbereitschaft weiblicher Säugetiere zum Zeitpunkt der Ovulation* (Brunst, Hitze), i. w. S. auch für entsprechende Verhaltensänderungen männlicher Tiere; der Begriff trifft nicht auf die Verhältnisse beim Menschen zu, da hier eine weitgehend zyklusunabhängige Paarungsbereitschaft besteht.

Brust: (anat.) **1.** Pectus; der obere (vordere) Teil des Rumpfs mit geschlechtstypischer, durch Knochenbau, Muskulatur u. Größe der inneren Organe beeinflusster Form, s. Geschlechtsmerkmale (Abb.); **2.** Mamma; bis zur Vorpubertät bei beiden Geschlechtern identische, durch Brustdrüse (Glandula mammaria), Brustwarze (Mamilla) u. Warzenhof (Areola mammae) gebildete paarige Struktur; männlich (Mamma masculina) vollständige, aber rudimentäre Ausbildung; weiblich (Mamma i. e. S.) in der Pubertät (Thelarche*) Entwicklung zum sekundären Geschlechtsmerkmal (s. Brustentwicklung) mit reproduktiver Funktion als Milchdrüse u. starker sexueller Signalwirkung.

Entwicklung aus ektodermalen Milchstreifen, die sich beim Menschen wie bei allen Säugetieren im Verlauf der Embryonalentwicklung zu Milchleisten differenzieren. Die menschliche Brust entspricht der selektiven Ausbildung des vierten Drüsenpaars der Milchleiste, während die übrigen Anlagen untergehen; die Entwicklung zusätzlicher (akzessorischer) Brustanlagen ist möglich (s. Brustfehlbildungen).

Aufbau des Brustkörpers (Corpus mammae) aus Drüsengewebe mit ca. 15 Einzeldrüsen, Bindegewebezügen u. Fettgewebe (s. ums. Abb.); das Drüsengewebe unterliegt ab der Menarche zyklusabhängigen Veränderungen mit prämenstrueller, evtl. schmerzhafter Größenzunahme (Brustspannen); im Klimakterium allmähliche Involution des Drüsenepithels. Bei Schwangerschaft ab dem 2. Monat Größenzunahme u. Umwandlung der Drüsenkörper, im 9. Monat Beginn der Produktion von Vormilch (Kolostrum*) u. Muttermilch (Laktation*); Steu-

B

erung der Produktion durch Prolaktin*, unter dem Einfluss von Oxytozin* Entleerung des Gangsystems durch Kontraktion glatter Muskelfasern; beim (männlichen u. weiblichen) Neugeborenen ist unter dem Einfluss mütterlicher Hormone eine kurzzeitige Milchproduktion möglich (sog. Neugeborenen- od. Hexenmilch).

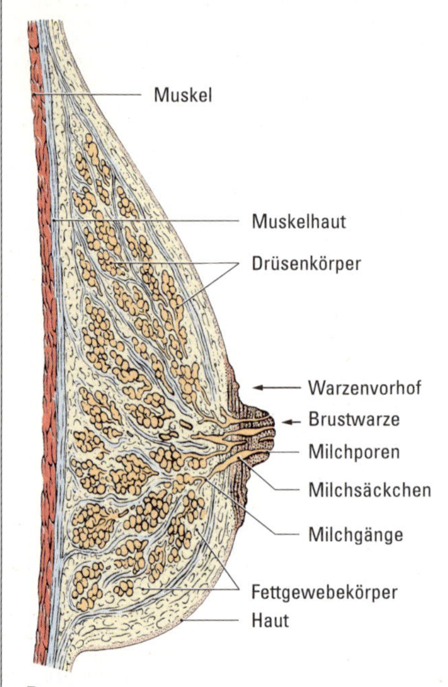

Brust:
Anatomischer Längsschnitt der weiblichen Brust mit Drüsenkörper (rot) und Fettgewebekörper (gelb)

Brustwarze u. Warzenhof sind dicht sensibel innerviert u. stellen für die meisten Menschen eine erogene Zone* dar. Bei sexueller Erregung vermehrte Durchblutung mit Größenzunahme (um bis zu 20 %), Aufrichtung (Erektion) der Brustwarze u. Dunklerwerden des Warzenhofs; die Sensibilität ist individuell verschieden ausgeprägt, erwartungs- u. erfahrungsabhängig; Stimulation der Brustwarzen setzt Oxytozin* frei. Ein Erreichen des Orgasmus durch alleinige Stimulation der Brüste ist beschrieben (sog. Tittensex).
Wichtige Erkrankungen sind Entzündungen (Mastitis*), hormonabhängige Umbauvorgänge (Mastopathie*) u. Tumoren (Mammakarzinom*); wegen ihrer überragenden Bedeutung für sexuelle Attraktivität u. Identität ist die Brust das am häufigsten plastisch-chirurgisch veränderte Organ (s. Mammaplastik). Unter dem Einfluss weiblicher Hormone ist auch bei Männern ein Wachstum der Brustdrüse möglich (Gynäkomastie*).

Brust|behaarung: (allg.) beim männlichen Geschlecht nach der Pubertät entstehende, individuell sehr verschieden ausgeprägte Terminalbehaarung der Brust, insbesondere über dem Brustbein u. von dort abnehmend bis in die Brustdrüsengegend; sekundäres Geschlechtsmerkmal*; s. Behaarung.

Brust|drüse: (anat.) Glandula mammaria; die aus 15-20 Drüsenläppchen mit in die Brustwarze mündenden Ausführungsgängen bestehende Milchdrüse der Brust*.

Brust|drüsen|entzündung: (allg.) Bezeichnung für Mastitis*.

Brust|entwicklung: (physiol.) Wachstum u. Formung der Brust bei Mädchen von der frühen Knospung (Thelarche*; s. Pubertät, Tab.) zur erwachsenen Form unter dem Einfluss von Östrogenen; i. w. S. auch das Wachstum der Milchdrüsen in der Schwangerschaft unter dem Einfluss von Plazentahormonen u. Prolaktin.

Brust|ernährung: s. Stillen.

Brust|fehl|bildungen: (klin.) Sammelbezeichnung für angeborene Fehlbildungen von Brustdrüse, Brustwarze od. Warzenhof; neben fehlender Anlage des gesamten Organs (Amastie) od. nur der Brustdrüse (Mammaaplasie) bzw. von Brustwarze u. Warzenhof (Athelie) werden v. a. Abweichungen der Anzahl beobachtet, die überwiegend auf unvollständige Rückentwicklung der embryonalen Milchleiste (akzessorische Mamma, Polymastie, Polythelie) od. Versprengung von Brustanlagen zurückgehen (aberrierende Mamma). Brustfehlbildungen sind eher häufig (2-6 % der Bevölkerung, bei Frauen etwa doppelt so häufig wie bei Männern), sie entstehen meist spontan, treten aber auch familiär gehäuft auf u. sind nicht selten mit anderen Fehlbildungen (z. B. der Niere) verbunden. **2.** erworbene, d. h. im Verlauf der Brustentwicklung* auftretende Anomalien; bei Frauen als ungleiche Größe (Anisomastie), sehr kleines (Mikro- od. Hypomastie) od. sehr großes Volumen (Makro- od. Hypermastie), bei Männern als Gynäkomastie*.

Brust|fetischismus m: (sexol.) Bezeichnung für Formen des Fetischismus*, bei denen die eigene Brustregion od. diejenige anderer Menschen als sexuell besonders erregend erlebt wird; vgl. Mammalkoitus.

Brust|krebs: (allg.) Bezeichnung für Mammakarzinom*.

Brust|neid: (psychol.) Bezeichnung für männlichen Neid* auf die weibliche Brust.

Brust|plastik f: (gynäkol.) wiederherstellende Operation der Brust, s. Mammaplastik.

Brust|spannen: (allg.) Bezeichnung für Mastodynie*.

Brust|tuch: (allg.) Bezeichnung für Tücher, die im Halsausschnitt getragen werden, z. B. als Verhüllung eines Dekolletés*; als Bestandteil von Volkstrachten verwendete Brusttücher werden auch als Brustfleck bezeichnet.

Brust|warze: (anat.) Papilla mammae, Mamilla; Vorwölbung im Brustwarzenhof, die (als sog. Milchporen) die Ausführungsgänge der Milchdrüsen enthält; mit glatten Muskelfasern sowie zahlreichen sensiblen Nervenendigungen, die bei sexueller Erregung u. Berührungsreizen (z. B. beim Stillen*, s. Mamillarreflex) zu einer

Verdichtung u. Aufrichtung (Erektion) führen, s. Brust (Abb.).

Brust|warzen|klammern: (allg.) sog. Tit clips, auch Tittenklemmen; Sammelbezeichnung für Klammern (sehr unterschiedliche Modelle), mit denen die Brustwarzen zur sexuellen Stimulation gequetscht u. festgehalten werden; vgl. Hilfsmittel, sexuelle.

Brut|pflege: (biol.) allgemeine Bezeichnung für Verhaltensweisen, die der unmittelbaren Betreuung von Gelegen u. Jungtieren dienen; man unterscheidet somatische Voraussetzungen (Bruträume im Körper, Ernährung der Nachkommen durch Eidotter od. Plazenta) u. psychische Voraussetzungen (instinktive Fürsorgemaßnahmen), die z. T. hochkomplexe Verhaltensweisen erfordern und (z. B. bei sog. nesthockenden Arten) nach der Geburt einen langen Zeitraum der Fütterung u. Verhaltensvermittlung durch die Elterntiere umfassen können; vgl. Elternaufwand.

BRZ: Abkürzung für **B**undesverband* **r**eproduktionsmedizinischer **Z**entren.

BSRI: (sexol.) Abkürzung für **B**em* **S**ex **R**ole **I**nventory; Fragebogen zur Beurteilung der sexuellen Selbstidentifikation*; vgl. Geschlechtsrolle.

BtMG: Abkürzung für **Bet**äubungs**m**ittel**g**esetz*.

Bubo (gr. βουβών Unterleib) m: (klin.) Fachbezeichnung für sicht- od. tastbare Lymphknotenschwellung in Leistenbeuge od. Achselhöhle; Vorkommen z. B. bei Syphilis, Ulcus molle, Lymphogranuloma inguinale.

Buch|illustration f: (kult.) Sammelbezeichnung für die Ausstattung von Büchern mit Abbildungen, die den Text erläutern od. veranschaulichen; illustrierte Ausgaben von Werken der erotischen Literatur* unterlagen vielfach der Zensur* u. sind heute z. T. begehrte Sammlerobjekte.

Buddhismus (sanskrit buddha Erleuchteter) m: (kult.) Bezeichnung für eine Religion mit ca. 300 Mio. Gläubigen (dabei Vereinbarkeit mit anderen Religionszugehörigkeiten), verbreitet v. a. in Südostasien, Ostasien, Sri Lanka. **Entstehung** im 5. Jahrhundert v. Chr. in Nordindien, Begründer Siddharta Gautama (Titel: Buddha, traditionell 624/623–544/543 v. Chr., nach neuerer Forschung ca. 450–370 v. Chr.), Sohn einer Regentenfamilie; wählte ein asketisches Leben, ab dem 35. Lebensjahr wandernder Lehrer u. Gründer eines Mönchsordens; Ausbreitung in ganz Indien, dort bis zum 12. Jahrhundert eine (z. T. offiziell geförderte) Hauptreligion. **Differenzierung** in Indien im 2. Jahrhundert v. Chr. bis 6. Jahrhundert n. Chr. in drei Hauptrichtungen: **1.** Hinayana (sog. kleines Fahrzeug) mit Ausbreitung nach Sri Lanka und Südostasien; **2.** Mahayana (sog. großes Fahrzeug) mit Ausbreitung nach Zentral- und Ostasien, Vietnam; **3.** Tantrayana (sog. Fahrzeug des Tantra, s. Tantrismus), zusammen mit den beiden anderen Richtungen (als sog. Vajrayana) Ausbreitung in Tibet u. Mongolei. **Glaube** nach Lehre des Stifters u. des Hinayana daran, dass alles Leben Leiden bedeutet, Gefangenheit im Kreislauf von Geburt, Tod u. Wiedergeburt (sog. Samsara; vgl. Wiedergeburtslehre); Befreiung durch individuelle Lösung von Begierden, die im Samsara gefangen halten, durch Meditation, v. a. für Nonnen u. Mönche, die nach strengen Ordensregeln leben (sog. achtfacher Pfad, mit dem ein Zustand von vollkommener Einsicht u. Frieden ohne Leidenschaft erreicht werden soll, sog. Nirwana). Der Mahayana lehrt ein Buddha-Prinzip, das sich in zahlreichen menschlichen u. übermenschlichen Buddhas (u. a. Siddharta Gautama) manifestiert; als Wege der Befreiung gelten auch für Menschen außerhalb von Ordensgemeinschaften die Erkenntnis des Buddha-Prinzips od. gläubiges Vertrauen in einen Buddha. Der Tantrayana betont die Erfahrung der Befreiung durch eine persönliche Harmonisierung kosmischer Prinzipien. **Riten** wurden aus jeweils vorhandenen vorbuddhistischen Religionen weitgehend unverändert übernommen, deshalb regional sehr unterschiedlich ausgeprägt, insbesondere als Riten im Lebenszyklus (Geburt, Eheschließung, Tod) u. im Jahreslauf (z. B. Neujahrsfeste); außerdem spezielle Riten zur Initiation von Mädchen u. Nonnen (s. Initiationsriten). **Schriften** bestehen im Hinayana aus den Lehrreden des Buddha (sog. Sutras), Schriften zur Ordensdisziplin (sog. Vinaya) u. Lehren späterer Meister (sog. Abhidhamma); im Mahayana umfangreiche weitere Sutras u. Lehren späterer Meister; im Tantrayana spielen insbesondere die sog. Tantras eine Rolle; vgl. Tantrismus.

Das **Geschlechterverhältnis** ist durch die patriarchalen Verhältnissen der Ursprungskulturen geprägt; Ungleichbehandlung von Frauen infolge der Grundannahme, dass die Geburt der Erlösung im Wege steht, u. aufgrund von Aussagen religiöser Schriften über angenommene negative Eigenschaften von Frauen (Eifersucht, Treulosigkeit, Geiz u. a.); erst seit dem 6. Jahrhundert werden auch Frauen als sog. Boddhisatvas beschrieben, d. h. als Menschen, die das Erlösungsziel erreicht haben. Die Ehe ist in buddhistischen Kulturen in der Regel monogam u. wird rituell geschlossen; eine Ehescheidung ist möglich, insbesondere zur Führung eines Lebens im Zölibat* (Vorbild des Siddharta Gautama), allerdings erschwert durch die Verpflichtung zur Zustimmung des Ehepartners. Schwangerschaftsabbrüche sind (wie Tötungen überhaupt) verboten.

Die **Sexualität** wird in der Lehre des Begründers grundsätzlich negativ bewertet, sie gilt (neben der Gier nach Besitz u. Zerstörung) als Hauptursache des Gefangenseins im Samsara, völlige Enthaltsamkeit (ggf. in einem späteren Leben) gilt daher prinzipiell als erstrebenswert; da alles Leben Leiden bedeutet, wird auch Fortpflanzung nicht positiv bewertet. In Ordensgemeinschaften des Hinayana bestehen strenge Verbote sexueller Aktivität (bis zur Vorschrift für Mönche, mit Frauen nur durch einen Fächer zu sprechen), allerdings bieten regional spezifische Ordensregeln u. U. die Möglichkeit, zwischen Leben im Kloster u. außerhalb mehrfach zu wechseln. Mahayana u. tibetischer Buddhismus lassen teilweise die Verbindung von klösterlichem u. ehelichem Leben zu; in Tibet z. T. Sitte der Gastprostitution für umherziehende Mönche.

B

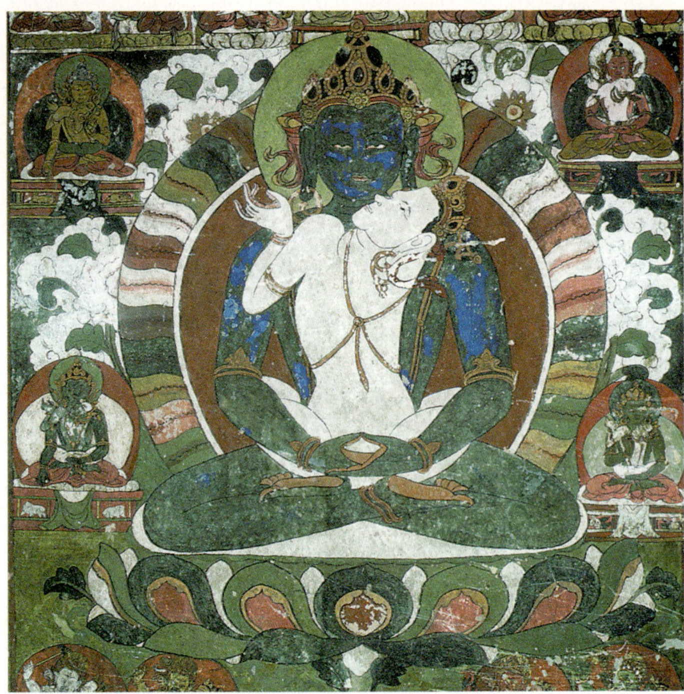

Buddhismus:
Der Boddhisatva Samantabhadra mit seiner Gefährtin (Prajnâ) aus dem Pantheon des tantrischen Buddhismus

Für Laien werden pragmatische u. eher allgemeine Empfehlungen gegeben: **1.** Sexuelle Kontakte sind zwar nicht auf die Ehe beschränkt, werden aber außerhalb der Ehe nicht empfohlen u. dürfen nicht mit Minderjährigen, Verwandten u. Abhängigen stattfinden; **2.** sexuelle Kontakte mit nicht verheirateten Frauen sind nur mit Einverständnis der Männer zulässig, unter deren Obhut sie stehen; **3.** an bestimmten Tagen (z. B. Voll- od. Neumond) sind Koitusverbote* einzuhalten; **4.** zeitweilige sexuelle Enthaltsamkeit wird empfohlen; **5.** im Mahayana wird die negative Bewertung der Sexualität z. T. relativiert, im Tantrayana (insbesondere Tibet u. Japan) können sexuelle Handlungen auch dazu dienen, spirituelle Befreiung zu erfahren; vgl. Tantrismus.

Bürgerliches Gesetz|buch: s. BGB.

Bürger-Prinz, Hans (1897-1976)**:** Psychiater, ab 1937 Professor in Hamburg; Beteiligung an Patiententötungen (sog. Euthanasie*) im Nationalsozialismus*, daher nach 1945 kurzfristig vom Amt suspendiert; ab 1947 Ausbau der psychiatrischen Universitätsklinik mit Angliederung des „Instituts für Sexualforschung“ von H. Giese (1959), Einrichtung einer kinderpsychiatrischen Abteilung; sexualwissenschaftliche Arbeiten u. a. zu Homosexualität u. Sexualverhalten, ab 1952 (mit H. Giese) Begründer u. Herausgeber der „Beiträge zur Sexualforschung“.

Büsten|halter: (allg.) auch Busenhalter, Abkürzung BH; die Brüste stützende Unterkleidung für Frauen, die in westlichen Gesellschaften Ende des 19. Jahrhunderts Brustgürtel u. Korsett abgelöst hat; i. w. S. auch Oberteil eines Bikini*.

Buhl|lied: (kult.) veraltete Bezeichnung für Liebeslieder*, mit denen um Geliebte geworben wird.

Bulbi vestibuli vaginae (gr. βολβός Zwiebel) m pl**:** (anat.) Fachbezeichnung für paarige Vorhofschwellkörper an der Basis der kleinen Schamlippen*; dem männlichen Harnröhrenschwellkörper entsprechende Struktur, s. Schwellkörper (Abb.).

Bulbo|cavernosus|reflex-Latenz|zeit: (sexol.) Bezeichnung für die Dauer bis zum Eintreten einer Kontraktion des Musculus bulbocavernosus (an der Basis des Penis) nach Auslösen des Reflexes durch Druck auf die Eichel od. Reizung der Harnröhrenöffnung; Messgröße in der neurologischen Diagnostik von Erektionsstörungen*.

Bulbo|spongiosus-Muskel (gr. σπόγγος Meeresschwamm) m**:** (klin.) Bezeichnung für den Musculus* bulbospongiosus des Beckenbodens* (s. Abb. dort).

Bulbo|urethral|drüse: (anat.) Glandula bulbourethralis, auch Cowper-Drüse; männliche, erbsengroße, paarige Drüse im Beckenboden unterhalb der Prostata, deren Ausführungsgänge in die hintere Harnröhre münden (s. Penis, Abb.). Ihr schleimiges, alkalisches Sekret wird bei sexueller Erregung freigesetzt (präejakulatorisches Reizsekret, sog. Lusttropfen), reinigt die Harnröhre von Urinresten u. erhöht zugleich die Gleitfähigkeit der Eichel; es kann vereinzelt Samenzellen mitführen. Entsprechende weibliche Struktur: große Vestibulardrüse* (Bartholin-Drüse).

Bulimia nervosa (gr. βουλιμία Heißhunger) f: (psychiat.) Fachbezeichnung für Essstörung*, bei der ein unter Normalgewicht liegendes Körpergewicht angestrebt wird u. nach wiederholten Anfällen von Heißhunger (sog. Fressattacken, engl. binge eating) das Körpergewicht durch radikales Fasten, induziertes Erbrechen, Gebrauch von Appetitzüglern u. Abführmitteln, Schilddrüsenpräparaten u. Diuretika reduziert wird. **Ursache** ist eine komplexe psychosomatische Störung mit Körperschema-Störung u. dem Wunsch, bestimmten Schönheitsidealen zu entsprechen; häufig gehen extremes Übergewicht od. Anorexia* nervosa der Entwicklung einer Bulimia nervosa voraus; bei bis zu einem Drittel der Patienten liegen gleichzeitig Persönlichkeitsstörungen od. ein Gebrauch psychotroper Substanzen vor. Betroffen sind meist Frauen zwischen dem 18. u. 35. Lebensjahr (geschätzte Prävalenz 2 %). **Komplikationen:** Elektrolytstörungen, endokrine Störungen mit Amenorrhö, Kreislaufstörungen, Zahnschäden durch Fehlernährung u. Übersäuerung der Mundhöhle bei häufigem Erbrechen. **Diagnose:** hinweisend sind die Heißhungerattacken mindestens zweimal pro Woche u. ein Gefühl des Kontrollverlusts; eine organische Ursache bzw. psychotische Störungen sind auszuschließen. **Therapie:** Behandlungsziele sind neben einer Normalisierung der Essgewohnheiten die Verbesserung von Körperbild, Selbstwertgefühl u. Verhältnis zu den Eltern. Behandlungsmethode der Wahl ist die kognitive Verhaltenstherapie (z. B. Einzelgespräche, Gruppentherapie, Körpertherapie, Entspannungsverfahren), bei gleichzeitigen depressiven Störungen medikamentöse Behandlung mit Antidepressiva, im Einzelfall (z. B. bei Elektrolytverschiebungen) Infusionstherapie, Ernährungsberatung.

bumsen: (allg.) saloppe Bezeichnung für Geschlechtsverkehr* praktizieren.

Bundes|prüfstelle für jugend|gefährdende Schriften: (allg.) Abkürzung BPjS; Bezeichnung für eine 1954 gegründete selbständige Bundesoberbehörde im Bereich des Ministeriums für Familie, Senioren, Frauen u. Jugend (§§ 11 ff. GjSM); sie hat die Aufgabe, Druckschriften, Bild- u. Tonträger aller Art auf jugendgefährdende Inhalte (insbesondere pornographische Darstellungen u. solche, die Gewalttätigkeiten, Verbrechen u. Rassenhass anreizen od. verharmlosen, den Krieg verherrlichen, den Holocaust leugnen od. den Konsum illegaler Drogen verherrlichen od. verharmlosen) zu überprüfen u. ggf. ihre Verbreitung durch Indizierung* zu beschränken; z. T. wird diese Aufgabe auch durch gemeinsame Gremien aus Wirtschaft u. Verwaltung übernommen, s. Freiwillige Selbstkontrolle. Für vollständige Verbote (einschließlich Einziehung u. a.) einschlägiger Darstellungen (s. Pornographie) sind dagegen die Strafverfolgungsbehörden zuständig; vgl. Zensur.

Bundes|verband der Eltern, Freunde und Angehörigen Homo|sexueller: Abkürzung BEFAH; 1997 gegründete Selbsthilfegruppe von Angehörigen mit Sitz in Hannover; Angebote umfassen u. a. Beratung, Unterstützung bei der Bildung von Elternselbsthilfegruppen, Austausch, politische Arbeit (http://www.befah.de).

Bundes|verband reproduktions|medizinischer Zentren: Abkürzung BRZ; 1995 gegründete Fachvereinigung mit Sitz in Saarbrücken; Ziele sind u. a. die Förderung der Reproduktionsmedizin, Berufsvertretung von Reproduktionsmedizinern u. entsprechend spezialisierten Zentren sowie Beratung kinderloser Paare (http://www.repromed.de).

Bundes|verband sexuelle Dienst|leistungen: 2002 gegründeter Verein, Sitz in Berlin; Ziele sind u. a. die Vertretung beruflicher Interessen von Prostituierten u. Bordellbetreibern im Sinne einer Arbeitgebervereinigung, eine Verbesserung der juristischen Situation (u. a. Aufhebung der Sperrgebietsverordnungen*) u. ein Eintreten für gesellschaftliche Akzeptanz von Prostitution.

Bundes|zentrale für gesundheitliche Aufklärung: Abkürzung BzgA; Bezeichnung für eine seit 1967 bestehende Einrichtung der Bundesregierung mit Sitz in Köln; Aufgaben sind die Koordination von Aktivitäten zur Erhaltung u. Förderung der Gesundheit auf Bevölkerungsebene, die Erarbeitung von Richtlinien u. konkreten Maßnahmen der Gesundheitserziehung u. Sexualerziehung* sowie die Information der Bevölkerung über spezielle gesundheitliche Beratungsangebote (http://www.bzga.de).

Bupropion n: (pharmak.) als Entwöhnungsmittel (sog. Antirauchertablette) u. Antidepressivum verwendetes Medikament, das bei Frauen möglicherweise eine Steigerung der Libido bewirken kann.

Buschan, Georg Hermann Theodor (1863-1942): Arzt, Anthropologe u. Ethnologe, Berlin; nach mehreren Studienreisen in Europa, Afrika u. Asien u. a. Veröffentlichungen zu völkerkundlichen Aspekten von Sexualität (vgl. Ethnologie), darunter Beschreibungen von chirurgischen Eingriffen an den weiblichen Sexualorganen; vgl. Verstümmelung, genitale.

Buschke-Loewenstein-Tumoren (Abraham B., Dermatologe, Berlin, 1868-1943; Max L., Dermatologe, Berlin) m pl: (infektiol.) auch Condylomata gigantea; ausgedehnte spitze Kondylome, die zu invasivem Wachstum, Fistelbildung u. Übergang in ein Plattenepithelkarzinom neigen, s. Condylomata acuminata; vgl. Papillomavirus-Infektionen (Tab.).

Busen: (allg.) Bezeichnung für die vertikale Einsenkung zwischen den Brüsten (s. Brust); i. w. S. auch für Brüste insgesamt.

Busen|fetischismus m: (sexol.) Bezeichnung für eine Form des Fetischismus*, bei der die Zone zwischen den Brüsten (i. w. S. auch die

Brustregion) am eigenen Körper od. bei anderen Menschen als sexuell besonders erregend erlebt wird; vgl. Mammalkoitus.

B

Busen|mittel: (allg.) Sammelbezeichnung für Substanzen, die eine Entwicklung bzw. Vergrößerung der weiblichen Brüste bewirken sollen, z. B. hormonhaltige Cremes od. Lotionen, die lokal durch Einreiben u. Einmassieren angewendet werden; die Aufnahme der in diesen Substanzen enthaltenen Hormone (z. B. Östrogene) durch die Haut kann zu Zyklusstörungen führen. Die Aussicht auf einen Behandlungserfolg ist gering u. allenfalls auf den Anwendungszeitraum beschränkt.

Busen|neid: (psychol.) Bezeichnung für männlichen Neid* auf die weibliche Brust.

Buserelin n: (pharmak.) synthetischer LH-RH-Agonist; **Verwendung:** bei Prostatakarzinom zur Unterdrückung der Hormonproduktion der Hoden; **UAW:** u. a. Gynäkomastie, Libidoverlust, Impotenz, Hitzewallungen, Miktionsstörungen.

Butch: (allg.) saloppe, v. a. unter Lesben* übliche Bezeichnung für eine homosexuelle Frau mit maskulinem Rollenverhalten; als typische Eigenschaften gelten Selbständigkeit u. eher „aktives" sexuelles Verhalten, Gegensatz: Femme*; vgl. Dyke.

Butenandt, Adolf Friedrich Johann (1903-1995)**:** Biochemiker, 1931 Professor in Danzig, ab 1936 Leiter des Kaiser-Wilhelm-Instituts für Biochemie in Berlin bzw. nach 1949 des Max-Planck-Instituts als Nachfolgeeinrichtung in Tübingen; Arbeiten v. a. auf dem Gebiet der Steroidhormone, isolierte u. a. 1931 das Androsteron als erstes Sexualhormon*; 1939 Nobelpreis für Chemie.

Butler, Josephine Elizabeth (1828-1906)**:** Sozialreformerin u. Frauenrechtlerin, Liverpool, London; trat u. a. als Kulturbundvorsitzende gegen eine staatliche Reglementierung der Prostitution ein; 1875 Gründung der Internationalen Abolitionistischen Föderation; vgl. Abolitionismus.

Butyl|nitrit n: (chem.) Fachbezeichnung für eine flüchtige Nitritverbindung*, mit Isobutylnitrit* häufig Bestandteil von sog. Poppers*.

Bypass-Operation (engl. ~ Umgehung) f: (klin.) chirurgische Anlage einer Verbindung zwischen zwei Gefäßen; Anwendung z. B. zur Verbesserung des Bluteinstroms in die Penisschwellkörper als Therapie von Erektionsstörungen durch Verbindung der Vena dorsalis penis mit einer Arterie od. als Notfalloperation bei Priapismus* (venöser Bypass).

BzgA: Abkürzung für **B**undes**z**entrale* für **g**esundheitliche **A**ufklärung.

C

Calderone, Mary Steichen (1904-1998): Ärztin, New York (USA); u. a. gesundheitspolitische Aktivitäten auf dem Gebiet der Geburtenkontrolle, Kontrazeption u. Sexualaufklärung; von 1953-1964 ärztliche Leiterin der Planned Parenthood Federation of America (vgl. International Planned Parenthood Federation), 1964 mit L. A. Kirkendall Gründung des Sex* Information and Education Council of the United States.

Call|boy m: (allg.) Bezeichnung für einen Prostituierten*, der seine Dienste in Sexanzeigen (zunehmend auch im Internet) od. über einen Escort*-Service anbietet u. nach telefonischer Vereinbarung Kunden (Männer, zunehmend aber auch Frauen) aufsucht od. empfängt.

Call|girl n: (allg.) Bezeichnung für eine Prostituierte*, die ihre Dienste in Sexanzeigen (zunehmend auch im Internet) od. über einen Escort*-Service anbietet u. nach telefonischer Vereinbarung Kunden (Männer, zunehmend aber auch Frauen) aufsucht od. empfängt.

Candida albicans (lat. candidus glänzend weiß; albicans weißlich rein) f: (infektiol.) Hefepilz, der beim Menschen eine Candida*-Mykose verursachen kann; vgl. Pilzinfektionen.

Candida-Mykose f: (infektiol.) auch Candidiasis, Soor; Sammelbezeichnung für Infektionen mit Hefepilzen der Gattung Candida (meist Candida albicans); häufige Pilzinfektion* von Vagina u. Vulva (Vaginitis* bzw. Vulvitis*) od. von Hautfalten des Analbereichs u. anderer Hautfalten (s. Pilzinfektionen, Abb.); Candida albicans besiedelt physiologisch die Scheide u. vermehrt sich bei Störungen des biologischen Gleichgewichts der Vaginalflora*, das Entstehen einer klinischen Candida-Mykose wird begünstigt durch Vaginalduschen, Schwangerschaft, Einnahme östrogenhaltiger Medikamente (z. B. hormoneller Kontrazeptiva*), Antibiotikatherapie, Tumorerkrankungen od. Immunschwäche (z. B. bei HIV-Infektion, Zytostatikatherapie); Übertragung durch ungeschützten Geschlechtsverkehr. **Symptome:** bei Frauen Rötung u. Schwellung des äußeren Genitalbereichs, starker Juckreiz u. weißliche Beläge, die sich (im Unterschied zu Leukoplakie*) abwischen lassen (s. Abb.), Brennen u. Jucken der Vagina; bei Männern Rötung u. Entzündung von Vorhaut u. Eichel (Balanoposthitis), evtl. abwischbare weißliche Beläge; seltener (v. a. bei schwerem Immundefekt) werden sog. disseminierte Candida-Mykosen beobachtet, die innere Organe betreffen, z. B. Lunge od. Magen-Darm-Trakt. **Diagnose:** charakteristischer klinischer Befund, mikroskopisches Nativpräparat (s. Abb.), in unklaren Fällen Pilzkultur auf speziellen Nährböden (s. Abb.). **Therapie:** lokale Behandlung mit Antimykotika (Vaginaltabletten, Lutschtabletten, Salbe), z. B.

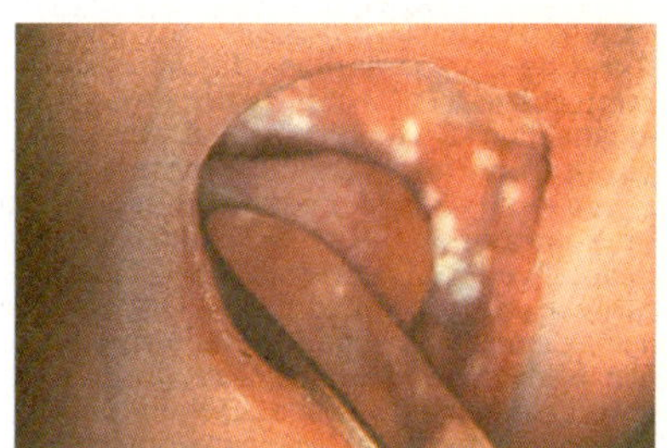

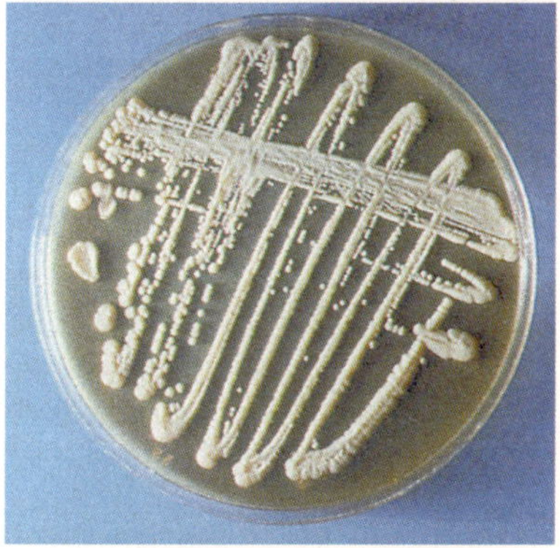

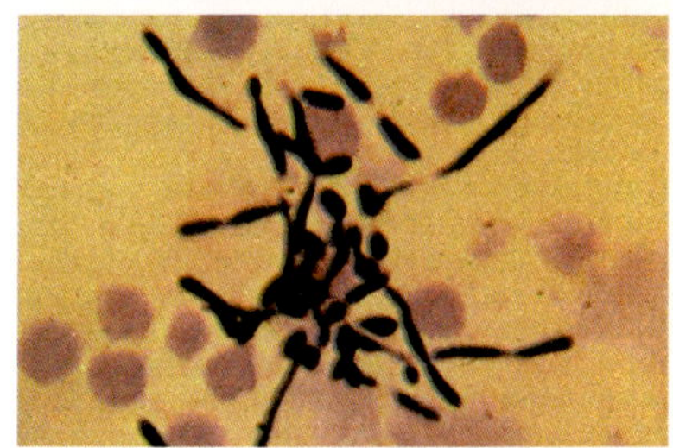

Candida-Mykose:
Wachstum von Candida albicans auf der Mundschleimhaut (oben) und in einer Kulturschale zum Nachweis des Pilzwachstums (Mitte) sowie gefärbtes lichtmikroskopisches Präparat eines Abstrichs (unten); es zeigt (schwarz) ein für Hefepilze typisches, kurzes Pseudomyzel und rundliche Sprossformen.

Clotrimazol, Nystatin od. Amphotericin B; systemische Behandlung bei ausgedehntem Schleimhautbefall u. Beteiligung innerer Organe mit Amphotericin B, Fluconazol, Itraconazol od. Ketoconazol, dann soweit möglich in Verbindung mit einer Behandlung der Grund- bzw. Begleiterkrankungen; bei häufig wiederkehrenden Candida-Mykosen (> viermal jährlich) ist eine weitergehende Diagnostik zu empfehlen (u. a. Resistenzbestimmung); in allen Fällen sind Partnermitbehandlungen zu empfehlen.

Cannabis sativa f: (biol.) botanische Bezeichnung für die Hanfpflanze; früher Unterscheidung von Cannabis sativa var. sativa, var. indica u. a., heute als nur eine Pflanzenart mit großer Variabilität hinsichtlich Blattform u. Wirkstoffgehalt betrachtet, s. Hanf.

Cantharidin (gr. κάνθαρος Käfer) n: (pharmak.) Bezeichnung für den Wirkstoff einer Käferart (Lytta vesicatoria, sog. spanische Fliege), der auf Haut u. Schleimhäute stark irritierend wirkt u. daher Bestandteil zahlreicher traditioneller Aphrodisiaka* war. Bei oraler Aufnahme wird Cantharidin über die Niere ausgeschieden u. reizt die Schleimhäute der ableitenden Harnwege, führt zu vermehrter Durchblutung im kleinen Becken, fördert Erektionen (nicht selten Priapismus*) u. erregt sexuell; wegen erheblicher Giftigkeit (Nierenschäden schon bei niedriger Dosis möglich) absolut nicht zu empfehlen (s. Kanthariden). Synthetisches Cantharidin findet äußerlich (z. B. zur Entfernung von Warzen) in manchen Ländern noch eingeschränkt Verwendung.
(ethol.) wurde bisher der sehr hohe Gehalt an Cantharidin bei Ölkäfern (0,5-1 %) als Abwehrmechanismus interpretiert; neuerdings wird aber bei anderen Käferarten festgestellt, dass von den männlichen Tieren produziertes Cantharidin (in wesentlich geringerer Menge) eine entscheidende Rolle für die Paarungsbereitschaft weiblicher Tiere spielt u. im Gelege in hoher Dosis nachweisbar ist (sog. Canthariphilie, z. B. bei den Feuerkäfer-Arten Pyrochroa coccinea u. Neopyrochroa flabellata).

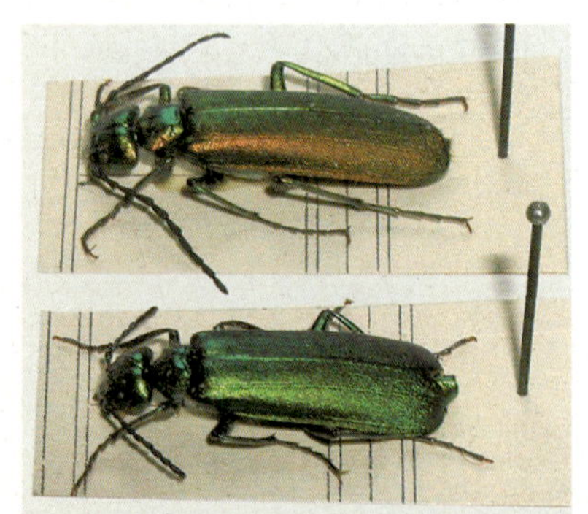

Cantharidin:
Ölkäfer (Blasenkäfer) der Art Lytta vesicatoria; weibliche Käfer (unten) unterscheiden sich von männlichen (oben) vor allem durch eine deutlich sichtbare Legeröhre.

Capryl|säure (lat. capra Ziege): (chem.) eine flüchtige, gesättigte Säure, Ursache für die sog. Kaprylgerüche*.

Carcinoma in situ (gr. καρκίνος Krebs) n: (klin.) Fachbezeichnung für sog. Oberflächenkarzinom; umschriebene Epithelveränderung mit den zellulären Merkmalen eines Karzinoms, die die Basalmembran noch nicht durchbrochen hat (präinvasives Karzinom). Anfangsstadium jedes Karzinoms, das bei frühzeitiger Diagnose (zytologische Untersuchung eines Epithelabstrichs) eine günstige Prognose hat; spezielle Formen des Carcinoma in situ sind die Bowen*-Krankheit u. die Erythroplasie* Queyrat.

Cardio|toko|gramm (gr. καρδία Herz) n: (gebh.) Abkürzung CTG, s. Kardiotokograph.

Carezza (ital. ~ Liebkosung): s. Karezza.

Carina urethralis vaginae (lat. carina Kiel) f: (anat.) auch Crista urethralis vaginae; Fachbezeichnung für einen leicht hervortretenden Bereich am vorderen Scheideneingang, unterhalb der äußeren Öffnung der Harnröhre (s. Vulva, Abb.).

Caritas (lat. ~ Liebe) f: **1.** (kult.) wie Agape eine Bezeichnung für die (nicht sexuell geprägte) Nächstenliebe*; **2.** Kurzbezeichnung für Deutscher* Caritas Verband.

Carnegie-Stadien n pl: (embryol.) vom Carnegie-Institut (Washington, USA) publizierte Einteilung der Embryogenese bis zum 60. Tag in 23 Stadien anhand embryologisch-histologischer Präparate, s. Embryonalentwicklung (Tab.).

Carunculae hymenales (lat. caruncula kleines Stück Fleisch) f pl: (anat.) auch Carunculae myrtiformes; Fachbezeichnung für die Narbenreste des Hymens* nach Defloration* bzw. (ausgeprägter) nach einer Geburt, s. Vulva (Abb.).

Caruncula urethralis f: (anat.) ungebräuchliche Fachbezeichnung für den Samenhügel* (Colliculus seminalis) in der männlichen Harnröhre, s. Penis (Abb.).
(urol.) Harnröhrenkarunkel; weiche, bei Berührung leicht blutende, histologisch nicht einheitliche Schleimhautwucherung an der äußeren Öffnung der Harnröhre von Frauen.

Casanova, Giacomo Girolamo (1725-1798): Pseudonym Chevalier de Seingalt; Abenteurer u. Schriftsteller, Venedig; u. a. Verfasser mehrerer Theaterstücke sowie von umfangreichen Memoiren mit ausführlichen Schilderungen zahlreicher Affären u. sexueller Beziehungen.
(allg.) werden als Casanovas auch Männer mit vielen sexuellen Beziehungen bezeichnet.

Castillo-Syndrom (E. B. del C., argentinischer Arzt) n: (klin.) auch als männliche Germinalzellaplasie bezeichnete Störung der Entwicklung der Hoden (Gonadendysgenesie*) bei phänotypisch u. genotypisch männlichen Individuen. Entstehung wohl infolge einer embryonalen Entwicklungsstörung, evtl. auch infolge von postnataler Schädigung (z. B. durch Radioaktivität od. Zytostatika). In der Hodenbiopsie ist kein Keimepithel nachweisbar, es besteht daher Sterilität (Aspermie*), während die Hormonproduktion unbeeinträchtigt ist (normogonadotroper Hypogonadismus*, sog. Sertoli-cell-only-Syndrom).

Caulo|phyllum thalictroides n: (pharmak.) sog. Frauenwurzel; Heilpflanze mit geringem östrogenartigen Effekt (vgl. Phytoöstrogene); **Verwendung:** in der Behandlung klimakterisch bedingter hormoneller Ausfallerscheinungen.

Cavernitis (lat. caverna Hohlraum) f: (androl.) Entzündung der Schwellkörper des Penis; **Vorkommen:** bei Verletzungen od. als fortgeleitete Genitalinfektionen (z. B. Komplikation einer Gonorrhö, Urethritis); **Symptome:** schmerzhafte Schwellung, Abszessbildung, Priapismus.

Cavum uteri (lat. cavum Höhle) n: (anat.) Fachbezeichnung für die Höhlung der Gebärmutter, s. Uterus (Abb.).

CC-EMG: (klin.) Abkürzung für **C**orpus*-**c**avernosum-**E**lektro**m**yo**g**ramm.

Center-fold-Photo (engl. ~ gefaltete Mittelseite) n: (allg.) Bezeichnung für die häufig auf den Mittelseiten von Männermagazinen* (u. entsprechenden Zeitschriften für Frauen) gedruckten großformatigen Photos mit leicht- od. unbekleideten Modellen, die als sog. Pin*-up-Photos herausgetrennt u. aufgehängt werden können.

Cerclage (frz. ~ Umschlingung) f: (gebh.) Kreisnaht, Umschlingung; Bezeichnung für den operativen Verschluss des Muttermundes in der (12.-)14.-16. Schwangerschaftswoche bei Zervixinsuffizienz od. habituellem Abort zur Vermeidung einer Fehl- od. Frühgeburt.

Cervix uteri (lat. ~ Hals) f: (anat.) Fachbezeichnung für den Gebärmutterhals; s. Uterus (Abb.).

Chambre séparée (frz. ~ ~ abgetrennter Raum) n: (allg.) traditionelle Bezeichnung für Séparée*.

Chanson (frz. ~ Lied) n: (kult.) im französischen Sprachraum Bezeichnung für die auf mittelalterliche Traditionen zurückgehenden Lieder*; moderne Chansons haben überwiegend sozial- u. gesellschaftskritische Themen od. besingen als sog. Chansons d'amour die Liebe. Vgl. Minnesang, Troubadours.

Charakter (gr. χαρακτήρ Stempel) m: (allg.) Bezeichnung für die Eigentümlichkeit einer Sache od. einer Person gegenüber anderen (Charakteristikum).
(psychol.) allgemeine Bezeichnung für die teils angeborene, teils erlernte, wenig veränderliche Wesensart von Menschen, die nicht als einzelne Elemente, sondern nur in ihrer Ganzheit erfassbar ist. Früher wurden zahlreiche wissenschaftliche Versuche unternommen, typische Charaktere zu identifizieren u. zu klassifizieren (Charakterologie; vgl. Körperbautypen), die entstandenen Konzepte sind allerdings von geringer Praxisrelevanz. Wegen der auch wertenden Verwendung des Begriffs wird heute wissenschaftlich der Begriff Persönlichkeit* bevorzugt.

Charakter, analer m: (psychoanalyt.) von S. Freud (1908) eingeführte Fachbezeichnung zur Beschreibung von Persönlichkeitsstrukturen, die als Abwehrmechanismen* Rationalisierung, Reaktionsbildung, Isolation u. Skotomisation bevorzugen u. deren Verhalten u. a. von Ordnungsliebe (bis zur Pedanterie), Geiz, Pünktlichkeit, (zwanghafter) Sauberkeit u. Genauigkeit geprägt ist; nach psychoanalytischer Auffassung entspricht die Entwicklung eines analen Charakters einer Regression der psychosexuellen Entwicklung* auf die anale Phase bzw. einer Umwandlung entsprechender Neigungen in sozial anerkanntes Verhalten.

Charakter, nekro|philer m: (sexol.) von E. Fromm (1973) eingeführte Fachbezeichnung zur Beschreibung von Persönlichkeitsstrukturen, die sich (im Unterschied zum biophilen Charakter) durch eine Betonung destruktiver Gedankeninhalte, eine allgemeine Gewaltbereitschaft, ein besonderes Fasziniertsein durch Krankheit u. Tod, ein großes Interesse an technischen Objekten u. geringes Interesse an zwischenmenschlichen Prozessen auszeichnen; weitere Äußerungen dieser Struktur sind nicht selten Automutilationen* od. destruktives Alltagsverhalten (Vandalismus u. a.).

Charcot, Jean-Martin (1825-1893): Psychiater u. Neurologe, 1870 Professor in Paris; neben zahlreichen Beschreibungen neurologischer Krankheitsbilder (u. a. der Multiplen Sklerose) Arbeiten zur Psychogenese von Neurosen* (insbesondere der Hysterie), die u. a. grundlegend für die Psychoanalyse S. Freuds wurden.

Charme (frz. ~ Anmut) m: (allg.) Bezeichnung für die von einer Sache od. einer Person ausgehende Faszination („Bezauberung"), i. e. S. verwendet für das gewinnende Wesen eines Menschen (sog. Charmeur). Vgl. Flirt.

Chauvi: (allg.) im Feminismus* geprägte, polemische Kurzbezeichnung für Männer, denen männlicher Chauvinismus* unterstellt wird.

Chauvinismus, männlicher m: (allg.) im Feminismus* geprägte Bezeichnung für ein männliches Rollenverhalten, das die Emanzipation von Frauen polemisch abwehrt u. auf traditionellen Vorrechten beharrt; hergeleitet vom Begriff des (politischen) Chauvinismus als extremer Form des Nationalismus (nach der Figur des fanatischen Rekruten N. Chauvin aus der Zeit Napoleons in einem französischen Lustspiel des 19. Jahrhunderts).

Chevalier de Seingalt: Pseudonym von Giacomo Girolamo Casanova*.

Chiari-Frommel-Syndrom (Johann B. Ch., Gynäkologe, Wien, 1817-1854; Richard F., Gynäkologe, Erlangen, 1854-1912) n: (klin.) nach einer Geburt (postpartal) auftretende Amenorrhö mit (u. U. jahrelang) fortdauernder Milchproduktion (Galaktorrhö*); es kommt zu einer Rückentwicklung des Uterus u. sekundärer Amenorrhö, Schmerzzuständen u. depressiver Verstimmung. Ursache sind Störungen in Hypothalamus u. Hypophyse (Rückkehr zu zyklischer Aktivität bleibt aus), evtl. auch anderer endokriner Drüsen (Nebenniere, Schilddrüse). Diagnose: erhöhte Prolaktin- u. erniedrigte FSH-Konzentration im Serum. Unter Therapie mit Prolaktin-Antagonisten (z. B. Dopaminagonisten) ist eine vollständige Rückbildung möglich.

Chirurgie, plastische (gr. χειρουργία Wundarzneikunst) f: (klin.) Sammelbezeichnung für operative Wiederherstellung bzw. Verbesserung von Formen od. Funktionen, z. B. bei genitalen Fehlbildungen* (Vaginaplastik, Penisplastik) od. zur Organneubildung z. B. bei Geschlechtsangleichung* (Neopenis, Neovagina), als rekonstruktive Eingriffe (Wiederherstellungschirurgie) nach Traumen (z. B. Staubsaugerverletzungen*), als kosmetische Chirurgie (sog. Schönheitschirurgie) zur Steigerung der körperlichen Attraktivität auch bei Männern zunehmend verbreitet, am häufigsten (ca. 80 %) bei Frauen mit Fettabsaugung, Brustvergrößerungen, Nasenkorrektur, Facelifting. In Deutschland werden jährlich schätzungsweise 50 000 Eingriffe aus kosmetischen Gründen vorgenommen.

C

Chlamydien-Infektionen (gr. χλαμύς, χλαμύδος Mantel) f pl: (infektiol.) Sammelbezeichnung für sexuell übertragbare Infektionen* durch Chlamydien, intrazellulär lebenden Bakterien der Familie Chlamydiaceae; wichtigste Vertreter: **1. Chlamydia trachomatis:** Gruppe mit mehreren, in ihrer Pathogenität sehr verschiedenen Untergruppen (sog. Serovaren). Serovare A-C verursachen die Augenkrankheit Trachom, Serovare D-K sind die häufigsten Erreger der nicht-gonorrhoischen Urethritis*, außerdem u. a. von Zervizitis, Salpingitis od. Epididymitis, bei Neugeborenen kann es durch Übertragung während der Geburt zu einer Augenbindehautentzündung kommen (sog. Einschlusskörperchenkonjunktivitis); Serovare L_1-L_3 sind Erreger des Lymphogranuloma* inguinale. Nachweis in Blut od. Urin mit PCR od. LCR, Direktnachweis im Abstrichpräparat mit Immunfluoreszenztechnik od. Enzymimmunassay möglich; seit 1995 werden Schwangere in Deutschland im Rahmen der Mutterschaftsvorsorge auch auf Chlamydien-Infektionen untersucht. Therapie z. B. mit Tetracyclin, Erythromycin, Cotrimoxazol. **2. Chlamydia psittaci:** Erreger von Papageienkrankheit u. atypischen Lungenentzündungen beim Menschen; namentliche Meldepflicht. **3. Chlamydia pneumoniae**: Erreger von Lungenentzündungen.

Chloasma gravidarum (gr. χλοάζω hellgrün werden) n: s. Chloasma uterinum.

Chloasma hormonale n: (gynäkol.) Fachbezeichnung für meist symmetrisch auftretende, scharf begrenzte, unregelmäßig gestaltete, gelblich-braune Flecken an der Stirn, die durch Östrogene* u. Gestagene* verursacht werden, Vorkommen z. B. bei Einnahme hormoneller Kontrazeptiva*, aber auch bei Östrogen-produzierenden Tumoren. Eine (nicht immer vollständige) Rückbildung ist nach Beseitigung der Ursache möglich.

Chloasma uterinum n: (gebh.) auch Chloasma gravidarum, Melasma uterinum; während der Schwangerschaft bei ca. zwei Dritteln der Schwangeren auftretende, scharf begrenzte, unregelmäßige gelblich braune Flecken an Stirn, Wangen u. Kinn; Beginn meist im 2. Schwangerschaftsmonat, Rückbildung nach Entbindung.

Chlor|äthyl (gr. χλωρός grünlich) n: (allg.) auch Chlorethan; übliche Bezeichnung für Ethylchlorid, eine flüssige, bei Raumtemperatur flüchtige Substanz (C_2H_5Cl), die medizinisch als Lokalanästhetikum verwendet wird (sog. Vereisungssprays) u. die bei Inhalation zu einem kurz dauernden Rausch führt; selten als Schnüffelsubstanz* zur sexuellen Stimulation gebraucht (individuell sehr verschieden ausgeprägte Wirkungen).

Chlor|madinon n: (pharmak.) von Hydroxyprogesteron abgeleitetes synthetisches Gestagen* mit antiandrogenen Eigenschaften, das in hormonellen Kontrazeptiva* angewendet wird.

Chorda penis (gr. χορδή Saite) f: (urol.) Fachbezeichnung für den bei Hypospadie* distal der Harnröhrenöffnung nicht zum funktionsfähigen Corpus spongiosum umgewandelten Anteil der embryonalen Anlage des Harnröhrenschwellkörpers; stattdessen findet sich eine unelastische Bindegewebeplatte, die bei Erektion zu einer Abwärtskrümmung des Penis führt. Bei operativer Korrektur der Hypospadie mit Rekonstruktion der Harnröhre wird daher meist auch die Chorda penis entfernt (sog. Aufrichtungsoperation). I. w. S. werden als Chorda penis auch narbige Verhärtungen der Schwellkörper nach chronischen Entzündungen (sog. Chorda venerea) od. bei Induratio* penis plastica bezeichnet.

Chorea germanorum (gr. χορεία Tanz) f: (psychol.) historische Fachbezeichnung für hysterischen Anfall (s. Hysterie) mit motorischen Erscheinungen, v. a. Zuckungen der Extremitäten; im Mittelalter massenhaftes Vorkommen (psychische Epidemien) als sog. Tanzwut.

Chorion (gr. χόριον Haut) n: (embryol.) Fachbezeichnung für sog. Zottenhaut; aus Trophoblast* u. extraembryonalem Bindegewebe (Mesenchym) entstehende Chorionhaut (primäres Chorion) des Embryos (s. Endometrialzyklus, Abb.); Weiterentwicklung zur Zottenhaut (Chorion villosum) mit Atmungs- u. Stoffwechselfunktion (Ernährung, Bildung von Hormonen); gegen Ende des 2. Schwangerschaftsmonats atrophieren die der Decidua capsularis zugewandten Zotten. Dieser Teil des Chorions entwickelt sich zur Zottenglatze (Chorion laeve), die mit dem Amnion* die inneren Eihäute* bildet. Die in der Decidua basalis wurzelnden Zotten wuchern, es entwickelt sich das Chorion frondosum: Die einzelnen Zottenbäume treten in Verbindung mit der darunter liegenden Decidua basalis u. bilden die fetalen Anteile der Plazenta*, s. Embryonalentwicklung (Abb.).

Chorion|biopsie (gr. βίος Leben, ὄψις Betrachtung) f: (gebh.) auch Chorionzottenbiopsie; Verfahren der pränatalen Diagnostik*, bei dem eine Gewebeprobe aus dem Chorion frondosum der Plazenta mit einem speziellen Katheter unter Ultraschallkontrolle od. endoskopischer Sicht entnommen wird. **Durchführung:** ab der 10. Schwangerschaftswoche (u. damit früher als eine Amniozentese*) zur Diagnostik von Chromosomen*-Abweichungen, genetisch bedingten Krankheiten, Stoffwechselstörungen. **Komplikationen:** Das Risiko von Blutungen, Infektionen od. Fehlgeburt infolge des Eingriffs beträgt insgesamt ca. 2 %; bei Eingriffen vor der 10. Schwangerschaftswoche erhöht sich das Risiko für Extremitätenfehlbildungen.

Chorion|gonado|tropin, humanes n: s. HCG.

Chorion|somato|mammo|tropin, humanes n: (endokrin.) früher auch humanes Plazentalaktogen, s. HCS.

Chorion|thyro|tropin, humanes n: s. HCT.

Christentum (gr. χριστός Gesalbter, Messias): (kult.) Bezeichnung für eine Religion mit ca. 2 Milliarden Gläubigen, v. a. in Nord-, Mittel- u. Südamerika, Europa (abnehmend), Australien u. Neuseeland, Afrika südlich der Sahel-Zone, Papua-Neuguinea, Philippinen und Südkorea.

Entstehung im 1. Jahrhundert in Palästina (damals römisches Reich) als Bewegung innerhalb des Judentums*, Begründer Jesus von Nazareth (ca. 7 v. Chr.-30/33 n. Chr.); rasche Ausbreitung durch Mission, im 1./2. Jahrhundert Loslösung vom Judentum (Einführung eigener Rituale, Verzicht auf rituelle Zirkumzision*). **Differenzierung** u. a. infolge kultureller Unterschiede der frühen Gemeinden in mehrere Konfessionen, insbesondere die sog. orthodoxen Kirchen (geprägt durch griechische Kultur), die sog. orientalischen Kirchen (geprägt durch semitische Kulturen) u. die sog. katholische Kirche (geprägt durch römische Kultur) mit starker Verbreitung durch Mission, im 16. Jahrhundert von letzterer Abspaltung (Reformation) der sog. protestantischen Kirchen (mit Einflüssen mittel- u. nordeuropäischer Kulturen), ab dem 19. Jahrhundert (in Amerika schon ab dem 17. Jahrhundert) Entstehung sog. indigener Kirchen auf der Basis afrikanischer Kulturen. **Glaube** (wie im Judentum) an einen einzigen Gott (allerdings in dreifacher Gestalt wirksam als Vater, Sohn u. Heiliger Geist u. in Jesus Mensch geworden), von dem die Menschen durch Erbsünde* kollektiv getrennt sind; zugleich (im Gegensatz zum Judentum) Glaube an eine Erlösung der Gläubigen durch den Tod Jesu u. seine angenommene Auferstehung. **Riten** sind v. a. die Taufe als Aufnahmeritual*, das sog. Abendmahl (Eucharistie) sowie als Initiationsriten* die Feste der Erstkommunion, Firmung bzw. Konfirmation; jährliche Feste* entsprechend dem römischen Sonnenkalender, z. T. mit Bezug auf vorchristliche Feste (insbesondere Elemente von Fruchtbarkeitsriten* u. Abwehrzaubern*; vgl. Mythologie, germanische). **Schriften** bestehen aus traditionellen Texten des Judentums (sog. Altes Testament) u. eigenen Darstellungen (sog. Neues Testament), außerdem späteren Lehrentscheidungen mit hoher Verbindlichkeit.

Das **Geschlechterverhältnis** ist geprägt durch die patriarchale Tradition des Judentums, allerdings im Protestantismus seit der Reformation u. heute in allen Konfessionen Gegenstand von Kontroversen u. Veränderungen in Richtung auf Gleichberechtigung; das Priesteramt ist in orientalischen, orthodoxen u. katholischen Kirchen Männern vorbehalten. Ehen sind stets monogam u. auf lebenslange Dauer angelegt, Ehescheidungen prinzipiell nicht vorgesehen; erneute Verheiratungen Geschiedener sind nur eingeschränkt möglich (in der katholischen Kirche z. B. bei Ehenichtigkeit*).

Die **Sexualität** gilt als problematische Hingabe an menschliche Schwächen mit der Gefahr der Beeinträchtigung von Wille u. Vernunft: **1.** Sexuelle Abstinenz* wird prinzipiell als wertvoll betrachtet, daher Gebot der Ehelosigkeit u. Enthaltsamkeit für Priester der katholischen Kirche, für Bischöfe der orthodoxen Kirchen sowie für Mönche u. Nonnen (s. Zölibat). **2.** Sexuelle Handlungen sind zur Fortpflanzung gebilligt u. sollen nur innerhalb der Ehe stattfinden; alle nichtreproduktiven Formen der Sexualität (v. a. Masturbation, Homosexualität, z. T. auch Oral- u. Analverkehr) u. der Gebrauch von Aphrodisiaka werden traditionell missbilligt, in der katholischen Kirche gelten Schwangerschaftsabbruch u. Kontrazeption (auch Kondomgebrauch bei Safer* Sex) als nicht gestattet (Ausnahmen: s. Kontrazeption, natürliche). **3.** Zugleich sind (stets minderheitlich) in allen Konfessionen auch sexualisierte Strömungen zu beobachten, z. B. in der sog. Gnosis (vgl. Orgie, Abb.), in westlichen Sekten des Mittelalters, vereinzelt in protestantischen Sekten des 18./19. Jahrhunderts; sexuelle Motive finden sich auch in historischen Massenbewegungen (z. B. Flagellantismus*) u. kirchlichen Maßnahmen (z. B. Inquisition*, Verfolgung von Hexen*); unter Berufung auf neutestamentliche Quellen kam es vereinzelt zu genitalen Verstümmelungen (z. B. bei Skopzen*).

Die **aktuelle Lage** ist besonders in Europa geprägt von erheblichen Widersprüchen zwischen religiösen Vorschriften u. individueller Praxis: Voreheliche u. außereheliche Kontakte sind unter Gläubigen aller Konfessionen verbreitet, Ehescheidungen häufig, Kontrazeption u. Schwangerschaftsabbrüche finden statt. Das Zölibat ist erheblich umstritten u. wird nicht selten heimlich durchbrochen, es bestehen beträchtliche Probleme mit sexuellem Missbrauch durch Amtsträger, in allen Konfessionen kommt es auch bei Amtsträgern zu (teilweise tolerierten) Ehescheidungen und homosexuellem Coming-out. Infolge veränderter sozialer Normen u. der Einsicht in die Schädlichkeit jeder repressiven Sexualerziehung (s. Neurose, ekklesiogene) sind in allen Konfessionen (insbesondere im Protestantismus) Tendenzen der Liberalisierung zu verzeichnen, z. B. im Hinblick auf die Bewertung von Masturbation, nichtehelichen (teilweise auch homosexuellen) Lebensgemeinschaften u. Kontrazeption; Sexualität wird auch als zweckfreie Lusterfahrung zunehmend akzeptiert, sofern die jeweiligen Beziehungen aufrichtig, einvernehmlich u. sexuell ausschließlich sind. Dieser Tendenz sind in allen Konfessionen (minderheitliche) fundamentalistische Strömungen entgegengesetzt, die sich (relativ erfolglos, aber z. T. militant) gegen sexuelle Aufklärung, Pornographie, Prostitution, Schwangerschaftsabbrüche u. Homosexualität wenden. Unter Gläubigen zahlreicher Konfessionen gibt es inzwischen Selbsthilfegruppen gegen sexuelle Beschränkungen; vgl. Sexualmoral.

Christopher-Street-Day: (allg.) Abkürzung CSD; in den USA, Deutschland u. zahlreichen anderen Ländern gebräuchliche Bezeichnung für einen jährlichen Gedenktag der Homosexuellenbewegung, der an den ersten aktiven Widerstand von Schwulen gegen staatliche Repression erinnert, in einigen Ländern auch als „Gay Pride Day" od. ähnlich bezeichnet. Im Juni 1969 kam es in der New Yorker Christopher Street nach einer Polizei-Razzia in einem Lokal für homosexuelle Männer u. Frauen („Stonewall Inn") zu mehrere Tage andauernden Protesten einer großen Anzahl von Schwulen u. Lesben, die sich in der Folge als Beginn ihrer endgültigen gesellschaftlichen Anerkennung erwiesen. Seitdem werden in einer zunehmenden Anzahl von Ländern jährliche Demonstrationen von Schwulen u. Lesben veranstaltet, die in den Großstädten der Industrieländer inzwischen den Charakter großer Straßenfeste haben, in einigen (v. a. islamischen) Staaten aber nach wie vor entweder verboten od. von schweren Konflikten begleitet sind; vgl. Schwulenbewegung, Lesbenbewegung.

Chromatin (gr. χρῶμα, χρώματος Farbe) n: (genet.) Fachbezeichnung für im Zellkern gelegene Substanz, die mit spezifischen Farbstoffen angefärbt werden kann u. im Wesentlichen aus Desoxyribonukleinsäure (DNA*), Ribonukleinsäure (RNA*) u. Proteinen des Zellkerns (v. a. Histonen, Nichthistonen, basischen Chromosomen-Proteinen) besteht. Man unterscheidet: **Achromatin** (Linin): nicht anfärbbarer Teil; **Euchromatin:** aktivierter Anteil des Chromatins, bei dem die DNA entspiralisiert u. daher nur schwach anfärbbar ist; **Heterochromatin:** sowohl in der Inter- wie in der Metaphase des Zellzyklus*, am besten in der Prophase der Mitose darstellbar (z. B. das auch als Barr-Körper bezeichnete X-Chromatin); vgl. Geschlechtschromatin.

Chromo|per|tubation (lat. per durch, tuba Röhre) f: (gynäkol.) Prüfung der Eileiterdurchgängigkeit während einer Bauchspiegelung (Laparoskopie) mit einem Farbstoff, s. Pertubation.

Chromosomen n pl: (genet.) Fachbezeichnung für die sog. Erbkörperchen; 1888 von W. von Waldeyer-Hartz geprägte Bezeichnung für faden- od. schleifenförmige Bestandteile des Zellkerns, die intensiv anfärbbar u. mikroskopisch sichtbar sind (s. Abb. 1 u. 2). Chromosomen sind Träger der genetischen Information, auf denen die Erbanlagen (Gene) linear angeordnet sind. Chromosomen sind in der befruchteten Eizelle (Zygote) u. in allen Körperzellen doppelt vorhanden (diploider Chromosomensatz; jeweils zwei strukturell identische, sog. homologe Chromosomen mit gleicher Anordnung der Genorte; vgl. Karyogramm, Abb.); eine Ausnahme bilden die Geschlechtschromosomen des heterogametischen Geschlechts (beim Menschen des männlichen Geschlechts, das jeweils ein X- u. ein Y-Chromosom hat). Demgegenüber ist in den Keimzellen (Gameten; Eizelle bzw. Samenzelle) nach den Reifungsteilungen (Meiose) normalerweise nur ein einfacher (haploider) Chromosomensatz vorhanden (s. Zellteilung, Abb.).

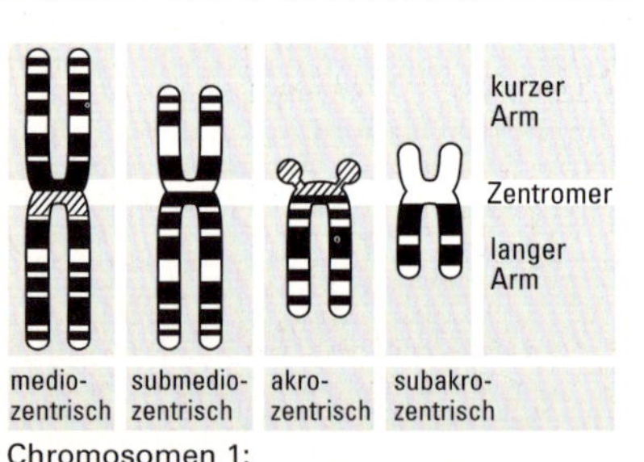

Chromosomen 1:
Typische Merkmale der Form von Chromosomen in der Metaphase der Zellteilung; neben ihrer Größe und der Lage ihres Zentromers dienen durch Färbung entstandene Banden dazu, sie eindeutig zu identifizieren; hier sind als Beispiele (von links nach rechts) die Bandenmuster der Chromosomen 3, 5, 15 und 18 dargestellt.

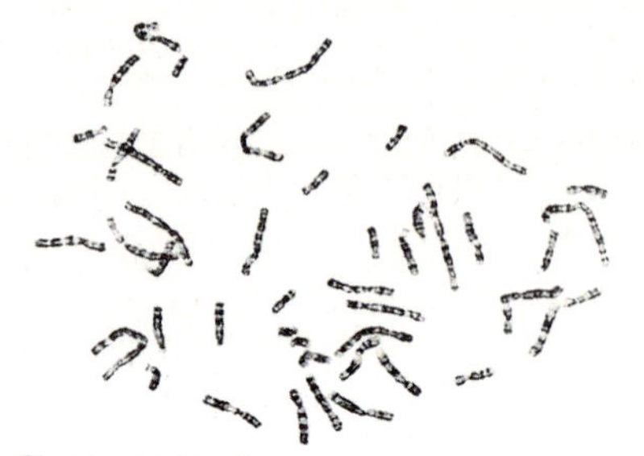

Chromosomen 2:
In der Metaphase der Zellteilung sind Chromosomen lichtmikroskopisch erkennbar und (gefärbt) unterscheidbar; zu diagnostischen Zwecken werden sie in diesem Zustand photographiert und nach Merkmalen der Form geordnet (s. Abb. Karyogramm).

Chromosomen bestehen hauptsächlich aus Desoxyribonukleinsäure (DNA*) u. Histonen, sie können durch spezifische Enzymsysteme identisch verdoppelt werden. Jedes Chromosom hat ein Zentralkörperchen (Zentromer), an dem während der Zellteilung (Meiose bzw. Mitose) die Spindelfaser ansetzt, die anschließend die durch identische Verdoppelung entstandenen Tochterchromosomen auseinanderzieht, womit die gleichmäßige Verteilung des genetischen Materials auf die beiden durch Mitose entstehenden Tochterzellen sichergestellt wird. Bei der Meiose wird der doppelte (diploide) Chromosomensatz zum einfachen (haploiden) Satz der reifen Keimzellen reduziert. Die Anzahl der Chromosomen ist ein artspezifisches Merkmal; der Mensch besitzt 23 Chromosomenpaare (homologe Chromosomen), also im diploiden Satz der somatischen Zellen 46 Chromosomen, die individuell (mit Ausnahme von eineiigen Zwillingen bzw. Mehrlingen) verschieden sind. Davon sind **44 geschlechtsunabhängige Chromosomen** (sog. Autosomen od. Heterosomen in 22 Paaren) u. **zwei Geschlechtschromosomen** (sog. Gonosomen, Allosomen od. Heterochromosomen), das X-Chromosom bzw. das Y-Chromosom (Frau 46,XX, Mann 46,XY). Die Chromosomen werden identifiziert u. klassifiziert anhand von: Lage des Zentromers, Bandenmuster (nach Färbung, sog. Chromomer), Größe (Länge der Chromosomenarme, p: kurzer Arm, q: langer Arm) u. Vorhandensein od. Fehlen von sekundären Einschnürungen u. Satelliten; vgl. Karyogramm.

Chromosomen-Abweichungen: (genet.) auch Chromosomen-Aberrationen; Abweichungen von der normalen Chromosomenzahl (44 Autosomen u. zwei Gonosomen) od. strukturelle Abweichungen einzelner Chromosomen. Formen: **1. Genetische Chromosomen-Abweichungen:** numerische od. strukturelle Abwei-

C

chungen in Keimzellen, die sowohl Gonosomen als auch Autosomen betreffen können. Autosomale Chromosomen-Abweichungen sind z. B. Down*-Syndrom, Edwards*-Syndrom u. Pätau*-Syndrom, gonosomale Chromosomen-Abweichungen sind u. a. Klinefelter*-Syndrom, Ullrich*-Turner-Syndrom (X0) u. XXX*-Syndrom. **a) Numerische Chromosomen-Abweichungen** sind häufig durch Störungen der Meiose (z. B. Non*-Disjunction) bedingt, können aber auch im Rahmen der Blastogenese* entstehen (Störungen der Furchungsteilungen). Das Risiko steigt mit dem Alter der Eltern deutlich an, wobei das Alter der Mutter eine größere Rolle als das Alter des Vaters zu spielen scheint. Keime mit numerischen Chromosomen-Abweichungen (Aneuploidie*) sind in der Mehrzahl nicht lebensfähig, können jedoch auch ausreifen. Dann geht die abweichende Chromosomenzahl (um ein Chromosom vermehrter od. verminderter Chromosomensatz) auf alle Zellen des neu entstandenen Organismus über, meist als Polysomie, bei der ein od. mehrere Chromosomen zusätzlich vorhanden sind (z. B. dreifach wie bei einer Trisomie* 21, s. Abb. dort; vgl. Karyogramm, Abb.), seltener als Monosomie, bei der ein Chromosom im diploiden Chromosomensatz fehlt (z. B. beim Ullrich-Turner-Syndrom). **b) Strukturelle Chromosomen-Abweichungen** (sog. Chromosomen-Anomalien) entstehen z. B. durch Verlust od. Umlagerung eines Chromosomenstücks (Inversion, Deletion, Translokation) u. haben je nach Ausmaß der Veränderung keine bzw. unterschiedlich stark ausgeprägte (bis letale) Auswirkungen auf den neu entstehenden Organismus. **2. Somatische Chromosomen-Abweichungen:** chromosomale Abweichungen in einzelnen Körperzellen, die z. B. durch physikalische, chemische od. toxische Einwirkungen verursacht werden u. eine Chromosomen*-Deletion, Chromosomen*-Inversion, Genamplifikation od. Chromosomen*-Translokation zur Folge haben können (von Bedeutung z. B. bei der Tumorentstehung).

Chromosomen-Analyse f: (genet.) Fachbezeichnung für pränatale Diagnostik* anhand von Trophoblastenzellen, die z. B. durch Amniozentese* oder Chorionbiopsie* gewonnen wurden; Bestimmung von Zahl, Größe, Form u. Längsgliederungen der Chromosomen sowie schematische Anordnung als Karyogramm*. **Durchführung:** bei Verdacht auf Chromosomen*-Abweichungen. Da eine vollständige Analyse ca. 1-3 Wochen beansprucht, werden u. U. andere Tests wie z. B. FISH* zusätzlich als orientierende Untersuchung durchgeführt.

Chromosomen-Anomalie f: (genet.) Abweichung von der normalen Chromosomenstruktur; vgl. Chromosomen-Abweichungen.

Chromosomen-Deletion f: (genet.) Verlust eines Chromosomenstücks als endständige (distale) od. innerhalb des Chromosomenarms gelegene (interkalare) Chromosomen-Deletion; bei Homozygotie fast immer letal, bei Heterozygotie nur, wenn das verlorene Stück unentbehrliches dominantes Genmaterial enthielt. Vgl. Chromosomen-Abweichungen.

Chromosomen-In|version f: (genet.) Chromosomen-Abweichung mit Umkehrung eines Chromosomenabschnitts u. Neuverknüpfung z. B. als perizentrische Chromosomen-Inversion mit Einbeziehung des Zentromers od. als parazentrische Chromosomen-Inversion neben dem Zentromer, die nur einen Chromosomenarm einbezieht.

Chromosomen-Theorie f: (genet.) historische Bezeichnung für eine genetische Theorie (W. S. Sutton, T. Boveri, 1902-1904), die das Verteilungsmuster von Merkmalen der Eltern in der ersten Generation, wie sie in den Mendel*-Gesetzen empirisch festgestellt wurde, kausal durch Lokalisation der entsprechenden Gene auf verschiedenen Chromosomen erklärt; zutreffend für sog. frei kombinierbare Gene, während Gene, die auf demselben Chromosom liegen, nicht den Mendel-Gesetzen folgen.

Chromosomen-Trans|lokation f: (genet.) Umlagerung eines Chromosomenstücks an ein anderes Chromosom; vgl. Chromosomen-Abweichungen.

Cimifuga racemosa f: (pharmak.) amerikanische Schlangenwurzel, auch sog. Wanzenkraut; Heilpflanze, deren Wurzel einen geringen östrogenartigen Effekt hat; **Verwendung:** in der Behandlung klimakterisch od. operativ bedingter hormoneller Ausfallerscheinungen, Schwangerschaftsbeschwerden, Pubertätsstörungen.

CIN: (gynäkol.) Abkürzung für (engl.) **c**ervical **i**ntraepithelial **n**eoplasia, zervikale intraepitheliale Neoplasie, Zervixdysplasie; Fachbezeichnung für Gewebeveränderungen (Neoplasie) im Plattenepithel des Gebärmutterhalses. **Ursache:** Papillomaviren (s. Papillomavirus-Infektionen). **Einteilung** nach Schweregrad (s. Tab.); eine CIN III gilt als Vorstadium (Präkanzerose) eines malignen Tumors. **Diagnostik:** Papanicolaou*-Abstrich u. zytologischer Befund, Virusnachweis. **Therapie:** abhängig vom Stadium Konisation bzw. chirurgische Resektion u. Strahlentherapie. Vgl. VAIN, VIN.

CIN
Stadieneinteilung und Befunde

Stadium	Zytologie-Befund
CIN I leichte Dysplasie	Papanicolaou III D
CIN II mittelschwere Dysplasie	Papanicolaou III D
CIN III schwere Dysplasie, Carcinoma in situ	Papanicolaou IVa bzw. Papanicolaou IVb

Cinderella-Komplex (engl. ~ Aschenbrödel) m: (allg.) aus der Frauenbewegung* der USA stammende Bezeichnung für die Neigung mancher Frauen, trotz äußerlich erreichter (z. B. beruflicher) Selbständigkeit in ihren Partnerbeziehungen eine eher abhängige Rolle einzunehmen. Als Ursache wird eine weiterhin verschiedene Erziehung von Mädchen u. Jungen u. daher ein unbewusstes Festhalten an den entsprechenden traditionellen Geschlechtsrollen angenommen. Die Bezeichnung bezieht sich auf ein Märchen, in dem ein benachteiligtes, aber fleißiges Mädchen schließlich den Prinzen heiratet.

C

Circum|cisio (lat. circumcidere beschneiden) f: (klin.) Bezeichnung für das vollständige od. teilweise Entfernen der Vorhaut des Penis bei Phimose* od. aus rituellen bzw. ästhetischen Gründen (Zirkumzision*); i. w. S. auch für andere Formen der genitalen Verstümmelung* von Frauen u. Männern.

Cis|sexualität (lat. cis diesseits) f: s. Zissexualismus.

Cis|vestismus (lat. vestire sich kleiden) m: s. Zisvestismus.

Clan (engl. ~ Stamm) m: (allg.) auch Klan; historische Bezeichnung für unilineare Abstammungsgruppen (exogame Geschlechtsverbände, vgl. Exogamie), insbesondere für (meist matrilineare) schottische Lehens- bzw. Stammesverbände; im heutigen Sprachgebrauch Bezeichnung für (große) Familien od. für Gruppen mit starkem Zusammengehörigkeitsgefühl, die sich gegenseitig unterstützen.

Claustrum virginale (lat. ~ ~ Jungfrauenverschluss) n: (anat.) historische Bezeichnung für Hymen*.

Clérambault-Syndrom (Gaëtan Gatian de C., Psychiater, Paris, 1872-1934) n: (psychiat.) auch Paranoia erotica, Erotomanie; klassische Bezeichnung für ein meist im Rahmen paranoider Psychosen auftretendes Störungsbild mit der wahnhaft-unkorrigierbaren Vorstellung, von einer nur einseitig bekannten (z. B. prominenten) Person (od. von einem früheren Partner trotz eindeutiger Trennung) geliebt zu werden. Typischerweise werden dem Opfer zunächst hoffnungsvolle Gefühle entgegengebracht, die durch Nichterwiderung in eine vorwurfsvolle Haltung umschlagen u. dann nicht selten zu aggressiven Empfindungen (ggf. auch Handlungen) führen. Im modernen Sprachgebrauch wird das Syndrom unter dem Aspekt der Belästigung (u. möglichen Gefährdung) des Opfers auch als Stalking* bezeichnet.

Clitoris (gr. κλειτορίς Kitzler) f: (anat.) Fachbezeichnung für Kitzler, s. Klitoris.

Clomiphen n: (pharmak.) synthetischer (von der chemischen Substanz Stilben abgeleiteter) Östrogen-Antagonist mit schwacher antiöstrogener Wirkung; **Verwendung:** therapeutisch u. a. zur Auslösung einer Ovulation bei anovulatorischen Zyklen u. sekundärer Amenorrhö, diagnostisch beim Clomiphentest*.

Clomiphen|test m: (endokrin.) diagnostisches Verfahren, mit dem die Stimulierbarkeit der Sekretion der hypophysären Gonadotropine LH (Luteinisierungshormon) u. FSH (follikelstimulierendes Hormon) geprüft werden kann; **Prinzip:** Durch den Östrogen-Antagonisten Clomiphen werden die Östrogenrezeptoren in Zwischenhirn u. Hypophyse blockiert u. vermehrt LH-RH ausgeschüttet (vgl. Hypophyse, Abb.); Folge sind eine gesteigerte Bildung u. Sekretion von LH u. FSH sowie in der Folge eine gesteigerte Sekretion von Testosteron u. Östradiol (positiver Clomiphentest). Bei negativem Clomiphentest kann die sekretorische Funktion des Hypophysenvorderlappens durch einen LH*-RH-Funktionstest (Stimulation mit Gonadotropin-Releasing-Hormon, GnRH) geprüft werden. **Anwendung:** Klärung der Ursachen einer zentralen Amenorrhö, Ovulationsinduktion bei anovulatorischem Zyklus. Vgl. Gestagentest, Gonadotropintest.

Clone (gr. κλόνος Getümmel): s. Klon.

Clunes (lat. ~ Gesäßbacken) f pl: (anat.) Fachbezeichnung für Gesäß*.

Cocain n: (pharmak.) Bezeichnung für das wirksame Alkaloid des Kokastrauchs (Erythroxylon coca), das Ausgangsstoff von lokal wirksamen Betäubungsmitteln ist, traditionell als Anregungsmittel* u. heute weltweit als illegales Rauschmittel* gebraucht wird, s. Kokain; vgl. Crack.

Cock|ring (vulgär-engl. cock Penis): (allg.) übliche Bezeichnung für Penisring*.

Code, genetischer (frz. ~ von lat. codex Verzeichnis) m: (genet.) Fachbezeichnung für ein lineares, von 4 Nukleotiden bzw. deren Basen gebildetes, in der Desoxyribonukleinsäure (DNA*) bzw. Ribonukleinsäure (RNA*) lokalisiertes Koordinationsprinzip, das die genetische Information enthält u. bei der Proteinbiosynthese entscheidend ist für die Sequenz der 20 natürlichen Aminosäuren.

Co|emptio (lat. coëmptio Brautkauf) f: (jurist.) historische Fachbezeichnung für Eheschließung durch Brautkauf (s. Heiratshandel); als Coemptio in manum wurde im römischen Recht der Übergang einer Tochter aus der väterlichen Verfügungsgewalt in die Hände ihres Ehemanns bezeichnet, der i. d. R. durch einen Brautkauf erfolgte; vgl. Manusehe.

Coitus (lat. ~ Verbindung) m: (sexol.) auch Koitus; i. e. S. Fachbezeichnung für Vaginalverkehr, i. w. S. für alle Formen (penetrierenden) Geschlechtsverkehrs*.

Coitus a tergo (lat. ~; ~ ~ vom Rücken her) m: (sexol.) sog. Geschlechtsverkehr „von hinten", auch Löffelchenstellung; Fachbezeichnung für Anal- bzw. Vaginalverkehr bei dem eine Partnerin bzw. ein Partner dem anderen den Rücken zuwendet; häufige Koitusposition im Tierreich, vermutlich weil so bei drohender Gefahr eine rasche Flucht möglich ist. Vgl. Geschlechtsverkehr.

Coitus inter|ruptus (lat. ~; ~ unterbrochen) m: (sexol.) auch Coitus reservatus, sog. Rückzieher; Fachbezeichnung für Vaginalverkehr, bei dem der Penis vor der Ejakulation aus der Vagina gezogen wird. Verbreitete Methode der Empfängnisverhütung (Pearl*-Index: 10-38) od. Prävention sexuell übertragbarer Infektionen*, allerdings höchst unsicher, da bereits im präejakulatorischen Reizsekret (sog. Lusttropfen) Samenzellen bzw. Erreger in einer für eine Befruchtung od. Ansteckung ausreichenden Zahl enthalten sein können.

Coitus reservatus (lat. ~; ~ zurückgehalten) m: (sexol.) **1.** Koitus, bei dem der Partner die Ejakulation kontrolliert zurückhält; vgl. Karezza; **2.** veraltete Fachbezeichnung für Coitus* interruptus.

Colliculus seminalis (lat. ~ Hügelchen) m: (anat.) auch Caruncula urethralis; Fachbezeichnung für den Samenhügel* in der männlichen Harnröhre, s. Penis (Abb.).

C

Collum penis (lat. ~ Hals) n: (anat.) auch Collum glandis, Penishals; Fachbezeichnung für die zwischen Eichel u. Penisschaft gelegene ringförmige Furche des Penis* (sog. Kranzfurche).

Collum vesicae n: (anat.) Fachbezeichnung für den Blasenhals, s. Harnblase.

Columnae anales (lat. columna Säule) f pl: (anat.) Fachbezeichnung für längs verlaufende Schleimhautfalten im Analkanal, s. Anus (Abb.).

Columnae rugarum (lat. ruga Runzel) f pl: (anat.) Fachbezeichnung für sog. Runzelsäulen der Scheide; aus zahlreichen Querfalten gebildete Längswülste in der vorderen (Columna rugarum anterior) bzw. hinteren Scheidenschleimhaut (Columna rugarum posterior), s. Vulva (Abb.).

Comics: (kult.) um 1900 zunächst in den USA entstandene, gezeichnete Bildergeschichten, die (in Fortsetzungen) in Zeitungen erschienen, später als eigenständige Publikationen; Comics sexuell-erotischen Inhalts sind insbesondere dort verbreitet, wo andere bildliche Darstellungen verboten sind (vgl. Zensur), ferner werden sie vielfach genutzt, um sexuelle Phantasien* darzustellen.

Coming-out: (soziol.) aus der Schwulenbewegung der USA stammende Bezeichnung für den biographischen Zeitraum, in dem normabweichende sexuelle Bedürfnisse (am häufigsten Homosexualität*) vom Individuum erkannt, für sich selbst anerkannt u. dem sozialen Umfeld mitgeteilt werden (coming out of the closet: das Geheimzimmer verlassen). Je nach soziokulturellem Umfeld u. Art der Neigung ist das Coming-out ein u. U. erheblich belastender (z. B. von Angst, Selbsthass, Schuld- u. Minderwertigkeitsgefühlen geprägter) Prozess der Selbstidentifikation* mit großer Bedeutung für die weitere Persönlichkeitsentwicklung. Beginn meist im Anschluss an die Pubertät, Dauer u. Verlauf sehr variabel; dabei kommt (positiven u. negativen) Vorbildern sowie den Reaktionen v. a. des nahen familiären Umfelds (Bestärkung od. Diskriminierung) große Bedeutung zu; Selbsthilfegruppen* können den Vorgang erheblich erleichern. Unter ungünstigen individuellen u. sozialen Voraussetzungen besteht bis zum erfolgreichen Abschluss des Coming-out ein deutlich erhöhtes Suizidrisiko; unterbleibt ein Coming-out aus Angst od. Unsicherheit, sind spätere psychische Störungen nicht selten. Das unfreiwillige Coming-out durch öffentliche Zuweisung wird als Outing* bezeichnet.

Comstock, Anthony (1844-1915): Kriegsveteran, New York (USA); nach 1868 politische Aktivitäten u. Eintreten gegen die Verbreitung sog. obszöner Literatur, 1873 Mitbegründer der New York Society for the Suppression of Vice (Gesellschaft zur Unterdrückung unmoralischer Laster); zahlreiche öffentliche Kampagnen gegen moderne Kunst u. Literatur unter dem Vorwand der Bekämpfung von Pornographie*; vgl. Zensur.

Condom n: s. Kondom.

Condylomata acuminata (gr. κονδύλωμα Warze; lat. acuminatus gespitzt) n pl: (infektiol.) Feigwarzen, Genitalwarzen, spitze Kondylome; sexuell übertragbare Infektion* durch humanes Papillomavirus (HPV) Typ 6 u. 11 (s. Papillomavirus-Infektionen, Tab.); **Übertragungswege:** Geschlechtsverkehr (vaginal, anal, oral), Kontaktinfektion (z. B. Petting), während der Geburt von der Mutter auf das Kind. **Verlauf:** nach einer Inkubationszeit von Wochen bis Monaten (selten Jahre) zunächst punktförmige Knötchen, später blumenkohlartige Wucherungen an Vulva u. Vagina bzw. Vorhaut, Eichel od. in der Analregion; bei längerem Bestehen od. Immunschwäche können sie erheblich wachsen (v. a. im Bereich von Zervix u. Anus) u. neigen als sog. Buschke-Loewenstein-Tumoren (Condylomata gigantea) zu invasivem Wachstum, Fistelbildung u. bösartiger Entartung (Plattenepithelkarzinom). Bei länger bestehenden Kondylomen besteht die Gefahr einer malignen Entartung (Präkanzerose) v. a. im Bereich von Uterushals u. Anus. **Diagnose:** anhand des klinischen Befunds, Betupfen mit Essigsäure (Weißfärbung), evtl. Biopsie od. Nachweis von HPV-DNA (Polymerasekettenreaktion); bei perianaler Lokalisation proktologische Untersuchung. **Therapie:** je

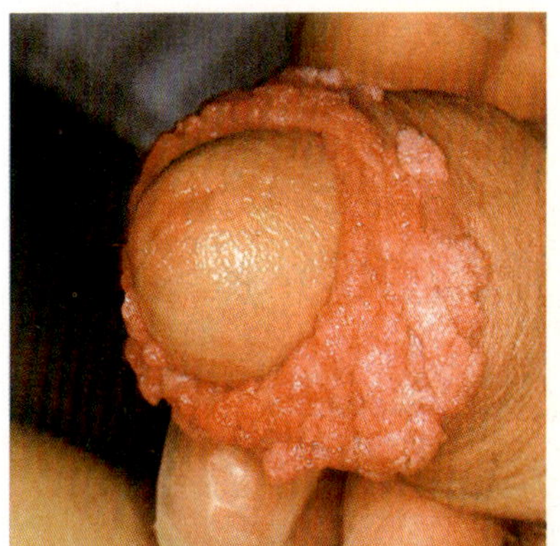

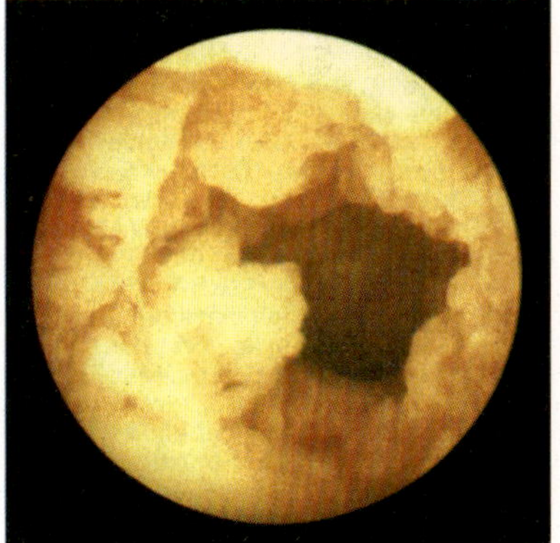

Condylomata acuminata:
Spitze Kondylome (Condylomata acuminata, oben) und Riesenkondylome in der Harnröhre (Condylomata gigantea, unten)

C

nach Lokalisation u. Ausmaß entweder medikamentös mit lokaler Applikation von Warzenmitteln (Podophyllotoxin, Podophyllin, Trichloressigsäure), Retinoiden (Tretinoin), Immunmodulatoren (Imiquimod, Interferon-α) od. Zytostatika (z. B. 5-Fluorouracil, Bleomycin) od. chirurgische Entfernung mit Laser, Elektrokauter, evtl. Kryochirurgie (Vereisung); eine Partnermitbehandlung ist unbedingt zu empfehlen. **Prophylaxe:** Eine Verringerung des Infektionsrisikos ist durch Verwendung von Kondomen möglich.

Condylomata lata (lat. latus breit) n pl: (infektiol.) sog. breite Kondylome; Fachbezeichnung für die bei Syphilis* im Stadium II evtl. auftretenden nässenden Hautknötchen, besonders an Stellen mit starker Schweißbildung (Vulva, Analregion, Achselhöhlen).

Condylomata plana (lat. planus flach) n pl: (infektiol.) flache Kondylome; sexuell übertragbare Infektion* durch humanes Papillomavirus Typ 16 u. 18 (s. Papillomavirus-Infektionen, Tab.) mit flachen warzenartigen Gewebewucherungen v. a. im Bereich von Uterushals u. Vagina, seltener Vorhaut; das Risiko für die Entstehung maligner Tumoren ist evtl. erhöht.

Con|farreatio (lat. confarreare eine Ehe durch ein Dinkelgericht feierlich schließen) f: (jurist.) historische Fachbezeichnung für eine im römischen Recht bekannte Form der Manusehe*, bei der während der Eheschließung ein aus Dinkel gebackenes Brot geopfert und so die Verfügungsgewalt des Ehemanns über die Ehefrau begründete wurde.

Con|iugatio (lat. ~ Verbindung) f: (biol.) Fachbezeichnung für Befruchtungsvorgang bei einzelligen Lebewesen (Protisten, z. B. Wimperntierchen) u. niederen Pflanzen (z. B. Farnen); vgl. Kopulation.

Con|sanguinitas (lat. ~ Blutsverwandtschaft) f: (biol.) veraltete Fachbezeichnung für Blutsverwandtschaft*.

Consolateur (frz. ~ Tröster): (allg.) veraltete Bezeichnung für Dildo*.

Constrictor cunni (lat. constringere, constrictus zusammenbinden) m: (anat.) Sammelbezeichnung für die aus Faserbündeln mehrerer Muskeln (Musculus levator ani, Musculus transversus perinei, Musculus bulbocavernosus) gebildete, die weibliche Scheide verengende Muskulatur (s. Beckenboden, Abb.).

contact tracing (engl. to trace aufspüren): Bezeichnung für Kontaktpersonenermittlung*.

Contubernium (lat. ~ Wohngenossenschaft) n: (jurist.) historische Fachbezeichnung für Sklavenehe, die nach römischem Recht nicht als rechtmäßige Ehe galt.

Conubium (lat. ~ Ehe): s. Konnubium.

Conus attractionis (lat. ~ Kegel) m: (biol.) Befruchtungshügel, Empfängnishügel; Fachbezeichnung für die Vorwölbung an der Oberfläche einer Eizelle dort, wo die Samenzelle sie bei der Befruchtung* erreicht.

Coolidge-Effekt (Calvin C., Rechtsanwalt, USA, 1872-1933) m: (sexol.) Fachbezeichnung für die bei männlichen Ratten beobachtbare stärkere sexuelle Erregbarkeit (Verkürzung der Refraktärzeit nach Ejakulation) nach Auswechseln des weiblichen Tiers; benannt nach dem für seine außerehelichen Beziehungen bekannten 30. Präsidenten der USA (1923-29) u. von manchen als Äquivalent für das menschliche Abwechslungsbedürfnis* betrachtet.

Coping (engl. to cope bewältigen) n: (psychol.) Bewältigungsverhalten; Fachbezeichnung für die individuelle Auseinandersetzung u. den Umgang mit (belastenden) Lebensereignissen sowie die Anpassung an sie; medizinisch von Bedeutung als Krankheitsbewältigung v. a. bei Patienten mit chronischen Erkrankungen; bei sexuellen Konflikten sind grundsätzlich dieselben Bewältigungsformen wie bei anderen Lebensereignissen zu beobachten. Coping kann bewusst od. unbewusst erfolgen, es zeigt einen typischen phasenhaften Verlauf, der z. B. durch Trauer, Negieren, Dissimulation, Selbstbeschuldigung bis zur Akzeptanz geprägt ist. Im Einzelnen werden beobachtet: **1.** Abwehrmechanismen* unterschiedlicher Niveaus, z. B. hochadaptiv als Humor, als Kompromisslösungen wie Verdrängung, mit leichter (z. B. Idealisierung) bis hin zu schwerer Vorstellungsverzerrung (z. B. Selbstbildspaltung); **2.** entwicklungsbezogene Abwehrmechanismen wie z. B. Regression*, Identifikation*, Introjektion*; **3.** Hinwendung zu Ersatzbereichen, z. B. als Kompensation*; **4.** Ausdruck in psychosomatischen Störungen, z. B. als Konversion*. Coping kann auf unterschiedlichen Handlungsniveaus erfolgen (z. B. apathischer Rückzug, aggressives Verhalten), bestimmte Copingformen können Krankheitswert haben (z. B. Depression, wahnhafte Projektion). Als hilfreich erweisen sich u. U. Beratungsangebote, die der Problemlage entsprechen, kurzzeitige Psychotherapie od. die Beteiligung in Selbsthilfegruppen.

Copulatio (lat. ~ Verknüpfung) f: (biol.) veraltete Fachbezeichnung für Kopulation*.

Copulin n: Bezeichnung für ein Pheromon*, das eine Mischung von ungesättigten Fettsäuren enthält u. in der Vagina einiger weiblicher Tiere (z. B. Rhesusaffen, Macaca mulatta) gebildet wird.

Corona glandis (lat. ~ Kranz) f: (anat.) zirkulärer Wulst am Rand der Eichel des Penis*.

Corpus cavernosum (lat. ~ Körper) n: (anat.) Fachbezeichnung für die paarigen männlichen (Corpora cavernosa penis) bzw. weiblichen (Corpora cavernosa clitoridis) Schwellkörper* (s. Abb. dort); vgl. Penis (Abb.) bzw. Klitoris* (Abb.).

Corpus-cavernosum-Elektro|myo|gramm n: (klin.) Abkürzung CC-EMG; Bezeichnung für ein Untersuchungsverfahren, mit dem die Funktionsfähigkeit der Schwellkörper-Muskelzellen des Penis beurteilt werden kann; Anwendung im Rahmen der Diagnostik von neurogenen bzw. kavernös-degenerativen Erektionsstörungen*.

Corpus luteum (lat. luteus gelb) n: (anat.) Fachbezeichnung für den Gelbkörper*.

Corpus-luteum-Hormon n: (endokrin.) veraltete Fachbezeichnung für das vom Gelbkörper gebildete Progesteron*; vgl. Gestagene.

Corpus mammae n: (anat.) Fachbezeichnung für den aus Brustdrüse u. umgebendem Fettgewebe bestehenden (weiblichen) Brustdrüsenkörper, s. Brust.

Corpus penis n: (anat.) Fachbezeichnung für den Schaft des Penis* mit Schwellkörpern u. Harnröhre.

Corpus spongiosum (lat. spongia Schwamm) n: (anat.) Fachbezeichnung für männlichen Schwellkörper* (Harnröhrenschwellkörper), s. Penis (Abb.).

Corpus uteri n: (anat.) Fachbezeichnung für den Gebärmutterkörper, s. Uterus (Abb.).

Corsett (frz. corset Mieder) n: s. Korsett.

Cortico|tropin (lat. cortex, corticis Rinde) n: (endokrin.) veraltete Fachbezeichnung für adrenocorticotropes Hormon, s. ACTH.

Cortico|tropin-Releasing-Hormon n: (endokrin.) Abkürzung CRH; s. Hypothalamushormone.

Couplet (frz. ~ Strophe) n: (kult.) musikalische Fachbezeichnung für Lieder* mit wiederkehrendem Text (Refrain); seit Ende des 18. Jahrhunderts als satirisch-aktuelles od. obszönes Strophenlied in Operette*, Revue* u. Kabarett* verbreitet.

Couvade (frz. couver brüten) f: (kult.) Fachbezeichnung für Männerkindbett*.

Cowper-Drüse (William C., engl. Anatom, 1666-1709): (anat.) klinisch übliche Fachbezeichnung für die (männliche) Bulbourethraldrüse*.

Crack (engl. to crack knacken): (allg.) auch sog. Freebase; Bezeichnung für Kokain*, das nach Behandlung mit Natriumhydrogenkarbonat od. Backpulver als sog. freie Base vorliegt u. als Rauschmittel* geraucht wird (dabei knisterndes Geräusch); stärker euphorisierend u. kürzer wirksam als Kokain, der Gebrauch führt zu einer besonders schlecht therapierbaren psychischen Abhängigkeit u. hohen körperlichen Risiken.

Craurosis penis (gr. κραῦρος trocken) f: (klin.) Fachbezeichnung für Kraurose* des Penis.

Craurosis vulvae f: (klin.) Fachbezeichnung für Kraurose* der Vulva; vgl. Vulvadystrophie.

Cremaster (gr. κρεμαστός hängend) m: (klin.) Kurzbezeichnung für Musculus* cremaster; vgl. Kremasterreflex.

Creme, spermizide f: s. Spermizide.

Crena ani (lat. ~ Furche) f: (anat.) Fachbezeichnung für Analfurche, s. Gesäß.

CRH: Abkürzung für **C**orticotropin-**R**eleasing-**H**ormon, s. Hypothalamushormone.

cross-dresser: (allg.) zunehmend übliche Sammelbezeichnung für Menschen, die es bevorzugen, Kleidung des anderen Geschlechts zu tragen.
(sexol.) wird als cross-dressing das regelmäßige, häufige od. ständige Tragen von Kleidung des anderen Geschlechts bezeichnet; dabei bleibt unberücksichtigt, ob dies eine bestimmte sexuelle (z. B. fetischistische) Bedeutung hat, welche Art Kleidung getragen wird (Unterwäsche, Oberbekleidung) u. ob dies heimlich od. öffentlich geschieht; vgl. Transvestismus, Transsexualität.

Cruising (engl. to cruise kreuzen) n: (allg.) ursprünglich aus der Schwulenszene stammende Jargonbezeichnung für das Aufsuchen von Treffpunkten (vgl. Klappe) zur Aufnahme von Sexualkontakten.

Crystal (engl. ~ Kristall): (allg.) in Subkulturen übliche Bezeichnung für hochreine, kristallisierte Amphetamine* mit besonders intensiver Wirkung u. entsprechend höherem Risiko von Abhängigkeit u. körperlichen Schäden.

CSD: (allg.) in Deutschland übliche Abkürzung für **C**hristopher*-**S**treet-**D**ay.

CTG: Abkürzung für **C**ardio**t**oko**g**ramm, s. Kardiotokograph.

Cul de Paris (frz. ~ Hinterteil): (allg.) historische Bezeichnung für den mit Reifen abgestützten od. unterfütterten Teil von Röcken, der Ende des 18. Jahrhunderts den Reifrock* ablöste; er hob durch Reifen od. Abstützung Hüften u. Becken in besonderer Weise hervor.

Cumulus oo|phorus (lat. ~ Hügel) m: (anat.) Fachbezeichnung für den Eihügel* in Tertiärfollikeln, s. Eizelle (Abb.).

Cunni|lingus (lat. cunnus Vulva; lingere lecken) m: (sexol.) auch Cunnilinctus, Cunnilinctio, Lecken; Fachbezeichnung für Orogenitalkontakt mit Berührung u. Stimulation der äußeren weiblichen Sexualorgane (Vulva) durch Lippen u. Zunge, evtl. bis zum Orgasmus. Vgl. Autocunnilingus, Fellatio.

Cunnus (lat. ~ Vulva) m: (anat.) veraltete Fachbezeichnung für die äußeren weiblichen Sexualorgane, s. Vulva.

Cupido: (kult.) in der römischen Mythologie* neben Amor* Name eines Liebesgottes u. Gottes des Begehrens; in der griechischen Mythologie entspricht ihm Eros*.

Curettage (frz. curetage Ausschabung) f: (gynäkol.) veraltete Schreibweise für Kürettage*.

Cyber|sex: (sexol.) i. e. S. Bezeichnung für computervermittelte Sexualkontakte, bei denen die Partner mit Sensoren u. Vibratoren ausgestattet sind u. sich evtl. über eine 3D-Brille od. einen Computerbildschirm optisch wahrnehmen können; durch Tastendruck, Mausclick od.

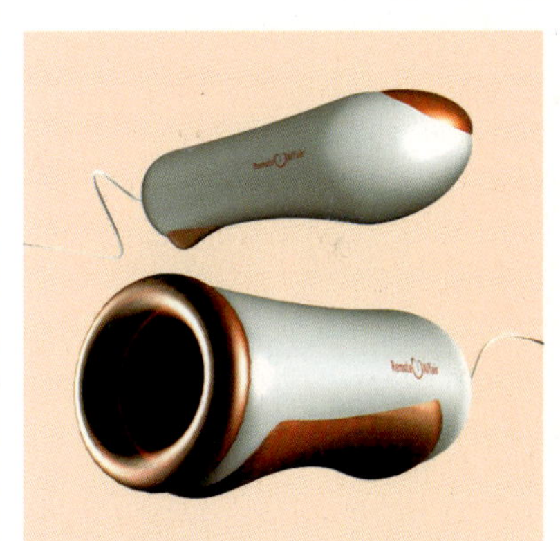

Cybersex:
Entwurf für Endgeräte, die mit dem Computer verbunden den Austausch von Vibrationen und Druck auf weibliche und männliche Sexualorgane über Datenleitungen erlauben sollen; die entsprechende Hard- und Software befindet sich allerdings noch im Stadium der Entwicklung.

mit einem sog. Joystick können beim Partner körperliche Stimulationen ausgelöst werden. Da es zu keinem direkten Körperkontakt kommt, wurde Cybersex u. a. als Form des Safer* Sex propagiert, wird aber nur von wenigen Personen praktiziert, zumal die entsprechenden Endgeräte sich noch im Versuchsstadium befinden (s. Abb. S. 75); i. w. S. wird auch die Aufnahme von Kontakten in sog. Chatrooms, der Austausch von Photos sexuellen Inhalts über das Internet* od. der (imaginäre) Kontakt mit einer virtuellen (computeranimierten) Figur als Cybersex bezeichnet. Zur Verhinderung der Nutzung solcher Angebote durch Minderjährige stehen inzwischen (mehr od. weniger zuverlässige) Filterprogramme zur Verfügung.

Cyclo|fenil n: (pharmak.) synthetisches Östrogen* mit schwach östrogener u. antiöstrogener Wirkung; Anwendung (selten) zur hormonellen Ovulationsauslösung*.

Cyprido|phobie (gr. Κύπρις zyprische Aphrodite) f: (psychiat.) veraltete Fachbezeichnung für ausgeprägte Sexualangst*, die sich als starke Abneigung gegen Sexualkontakte äußert u. mit dem Risiko einer Ansteckung durch sexuell übertragbare Infektionen* begründet wird; vgl. Phobie.

Cyproteron|acetat n: (pharmak.) Antiandrogen*, das die Effekte der männlichen Sexualhormone an den Erfolgsorganen aufhebt (sog. Androgenrezeptor-Antagonist). **Anwendung:** bei Männern u. a. zur Therapie des hormonsensitiven Prostatakarzinoms od. der Pubertas praecox, zur Herabsetzung der Libido z. B. im Rahmen einer Therapie von Sexualstraftätern als sog. hormonale Kastration* (in Kombination mit Psychotherapie); bei Frauen (in Kombination mit Östrogenen) bei Hirsutismus, schwerer Akne, Seborrhö. **UAW:** u. a. Hemmung der Spermatogenese, Gynäkomastie, Müdigkeit, Antriebshemmung, Libidostörungen, depressive Verstimmungen, Leberfunktionsstörungen.

Cystitis (gr. κύστις Blase) f: (infektiol.) Entzündung der Harnblase, s. Zystitis.

D

Dach|verband der Frauen|gesundheitszentren in Deutschland: bundesweiter Zusammenschluss von Frauengesundheitszentren, die im Bereich der gesundheitlichen Information, Beratung u. Bildung Angebote für Frauen u. Mädchen machen. Sitz in Göttingen (http://www.fen-net.de/fgz/eingang.htm).

Dämon (gr. δαίμων göttliches Wesen) m: (allg.) in der griechischen Antike Bezeichnung für wirkende Gottheiten od. Geister, in christlicher Tradition insbesondere für Schaden stiftende Geister, die z.B. als Ursache von Besessenheit* betrachtet werden (vgl. Hexen, Teufel) und ggf. rituell vertrieben werden (s. Exorzisation); vgl. Volksglaube.

Dämono|philie f: (kult.) Bezeichnung für das in manchen kulturellen Traditionen (z.B. Tantrismus*) beschriebene Phänomen, dass ausgewählte Personen (Schamanen, Priesterinnen, meist im Zustand der Trance) mit nichtrealen Partnern (Dämonen, Götter) in einen auch als sexuell erlebten Kontakt treten.

Daguerro|typie (Louis Jacques Mandé Daguerre, frz. Maler, 1787-1851) f: (kult.) um 1840 von Daguerre u. J.N. Niepce entwickeltes photographisches Verfahren, bei dem die Lichtempfindlichkeit von Silberjodid zur Bildgebung genutzt wurde; Daguerrotypien blieben bis zur allgemeinen Einführung der Photographie* (ca. 1860) in Gebrauch. Sie dienten schon früh auch zur Abbildung von Nacktdarstellungen und können daher zum Teil als Vorläufer der erotischen Photographie* und Pornographie* gelten.

DAIG: Abkürzung für **D**eutsche* **AI**DS-**G**esellschaft.

Damen|bart: (allg.) Bezeichnung für eine (meist auf die Oberlippe beschränkte) vermehrte Gesichtsbehaarung bei Frauen; meist dichte Flaumhaare, selten auch Terminalhaare (s. Haare); ethnisch u. familiär gehäuftes Auftreten, physiologische Verstärkung v.a. in der Postmenopause infolge relativ vermehrter Androgenkonzentrationen, pathologisch (u. stärker ausgeprägt) im Rahmen einer Virilisierung*; vgl. Hirsutismus.

Damiana (Damian, christlicher Märtyrer, 3. Jahrhundert): (kult.) traditionelle (nach dem Schutzheiligen der Apotheker gewählte) Bezeichnung für südamerikanische Turnera*-Arten, insbesondere für die mexikanische Turnera diffusa var. aphrodisiaca, Stammpflanze der als Anregungsmittel* u. (allein od. in zahlreichen Mischungen mit anderen Pflanzensubstanzen u. Duftstoffen) in Aphrodisiaka* verwendeten Damianablätter; sie werden als Tee getrunken, zubereitet als Kapseln eingenommen od. geraucht, eine lang dauernde Einnahme wird empfohlen, gesicherte Wirkungen sind nicht beschrieben.

Damm: (anat.) Perineum; muskulöse Weichteilbrücken zwischen Anus* u. äußeren Sexualorganen (Vorderdamm) bzw. Anus u. Steißbein (Hinterdamm), s. Beckenboden (Abb.).

Damm|hoden: (klin.) Bezeichnung für Hoden, der infolge einer Störung der Richtung des Hodendeszensus* in die Dammregion verlagert ist, s. Hoden-Lageanomalien.

Damm|riss: (gebh.) Bezeichnung für Einreißen des Damms, meist verbunden mit Einreißen des vorderen Scheidendrittels (Ruptura vulvoperinealis) als Folge der Aufdehnung beim Durchtritt des kindlichen Kopfs unter der Geburt; zur Vorbeugung wird vom Geburtshelfer ein Gegendruck auf den kindlichen Kopf u. die Dammregion ausgeübt (sog. Dammschutz) od. bei ungenügender Elastizität der Weichteile ein Dammschnitt (Episiotomie) durchgeführt, der operativ besser zu versorgen ist.

Damm|schnitt: (allg.) Bezeichnung für Episiotomie*.

Damm|schutz: (gebh.) Handgriffe zur Verhinderung eines Dammrisses während der Geburt durch Leiten des kindlichen Kopfs durch Regulierung der Geschwindigkeit von Kopfdurchtritt u. Kopfaustritt.

Dampf|kessel|theorie f: s. Modell, psychohydraulisches.

Danazol n: (pharmak.) synthetisches Gestagen; Abkömmling von 17-Äthinyltestosteron mit schwach androgen-anaboler, relativ starker antigonadotropiner Wirkung; **Verwendung:** z.B. bei Endometriose, Gynäkomastie, Mastopathie, Pubertas praecox; **UAW:** u.a. Akne, Gewichtszunahme, depressive Stimmungsveränderung, Menstruationsstörungen.

Dark|room (engl. ~ Dunkelkammer): (allg.) Bezeichnung für einen stark abgedunkelten Ne-

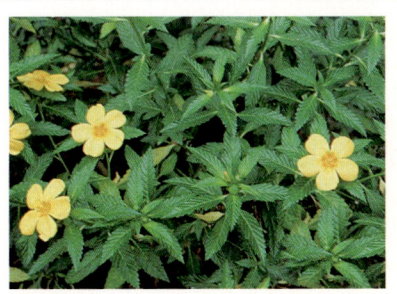

Damiana:
Turnera ulmifolia ist eine von mehreren ähnlich wirkenden Arten.

benraum von Nachtklubs*, Saunen* od. Sexshops*, in dem anonyme Sexualkontakte aufgenommen werden können; besonders verbreitet als Angebot für homosexuelle Männer.

Darm|bein: (anat.) Os ilium; Teil des Hüftbeins, s. Becken.

Darm|gase: (physiol.) in der Darmlichtung vorhandenes Gemisch aus Resten verschluckter Luft (v. a. Stickstoff) u. Gasen, die durch bakterielle Gärung (Kohlendioxid u. a.) und Eiweißfäulnis (Ammoniak, Schwefelwasserstoff u. a.) entstehen.

D

DARPP-32: (physiol.) Abkürzung für **D**opamine and c**AMP** **R**egulated **P**hos**p**hoprotein (mit Masse 32 kD); Bezeichnung für ein Protein im Gehirnstoffwechsel, das für die Wirksamkeit von Dopamin* u. zyklischem Adenosinmonophosphat (cAMP) auf Nervenzellen von zentraler Bedeutung ist; besonders konzentriert findet sich die Substanz im sog. Corpus striatum (Teil der Stammganglien des Endhirns), u. man nimmt an, dass sie für die Integration der Wirkung von Neurotransmittern (wie Dopamin) u. Sexualhormonen auf das sexuelle Empfinden u. Verhalten eine entscheidende Bedeutung hat und z. B. die rückkoppelnde Wirkung von Sexualhormonen auf den Hypothalamus erklärt (s. Hypothalamus, Abb.), aber auch die sexuell motivierende Wirkung des zerebralen Belohnungssystems*: In Tierversuchen verlieren nach Ausschaltung von DARPP-32 sowohl Dopamin als auch Sexualhormone ihre Wirksamkeit gegenüber den entsprechenden Rezeptoren von Nervenzellen u. -zentren, die die sexuellen Reaktionen der Tiere steuern. Es wird daher an der Entwicklung von DARPP-ähnlichen Medikamenten gearbeitet, die evtl. für die Therapie von Erregungsstörungen, Depressionen, Abhängigkeiten u. a. durch Störungen des Dopaminstoffwechsels gekennzeichneten Beschwerden in Frage kommen könnten.

Darwin, Charles Robert (1809-1882)**:** Naturforscher, nach mehreren Forschungsreisen ab 1842 Privatgelehrter in Beckenham (Großbritannien); neben zahlreichen Arbeiten zur Zoologie u. Geologie Begründer der auch als Darwinismus* bezeichneten Abstammungslehre*.

Darwinismus m**:** (biol.) Bezeichnung für eine wissenschaftstheoretische Denkrichtung, die in der natürlichen Auslese (Selektion) den wesentlichen Faktor für die Entwicklung von Arten u. das Entstehen bestimmter Eigenschaften sieht, s. Abstammungslehre.
(soziol.) bezeichnet der Begriff (als sog. Sozialdarwinismus) Auffassungen, die auch in sozialen Fragen der individuellen Durchsetzungsfähigkeit gegenüber kompensierenden Hilfen den Vorrang geben; von historischer Bedeutung u. a. als theoretische Grundlage von Euthanasie* u. Eugenik* im Nationalsozialismus.

Daten|schutz: (jurist.) Bezeichnung i. e. S. für das aus den Grundrechten auf Menschenwürde u. Freiheit der Person (Artikel 1 u. 2 des Grundgesetzes) hergeleitete Recht auf Persönlichkeitsschutz bei der Verarbeitung personenbezogener Daten; i. w. S. auch für alle Maßnahmen zur Sicherung der informationellen Selbstbestimmung u. zum Schutz vor Missbrauch persönlicher Daten. Zur Gewährleistung des Datenschutzes bestehen gesetzliche Regelungen (Bundesdatenschutzgesetz, Landesdatenschutzgesetze, Bestimmungen über den Schutz von Sozialdaten), deren Einhaltung durch Datenschutzbeauftragte kontrolliert wird; in Bezug auf medizinische u. andere therapeutische Daten sowie Aufzeichnungen von Beratungsstellen gelten darüber hinaus die Bestimmungen zur beruflichen Schweigepflicht*.

Date rape (engl. ~ Termin, ~ Vergewaltigung)**:** (jurist.) übliche Bezeichnung für sexuelle Nötigung* od. Vergewaltigung* von Partnern im Rahmen eines einvernehmlichen Treffens; es bestehen besondere Schwierigkeiten der Beweisführung vor Gericht, daher z. B. in den USA inzwischen kaum noch anerkannt.

Dating: (allg.) aus dem Amerikanischen übernommene Bezeichnung für Verabredung zweier Verliebter, i. d. R. zunächst zur Intensivierung eines (zuvor unverbindlichen) Kontakts u. zum Kennenlernen, in modernen Gesellschaften erster Schritt des Paarungsverhaltens*. Vgl. Flirt.

Datura-Arten (sanskrit dhatura göttlicher Rausch)**:** (pharmak.) Sammelbezeichnung für Stechapfel-Arten wie die in Europa heimische Datura stramonium u. weltweit verbreitete verwandte Pflanzen (s. Abb.) mit mehreren Wirkstoffen, die das Nervensystem beeinflussen (Hyoscyamin, Atropin, Scopolamin u. a.); traditionelle Verwendung als Heilmittel und (v. a. halluzinogenes) Rauschmittel* (erhebliche unerwünschte körperliche u. psychische Wirkungen, schwankender Wirkstoffgehalt) sowie Bestandteil mancher Aphrodisiaka*; vgl. Fröhlichkeitspillen.

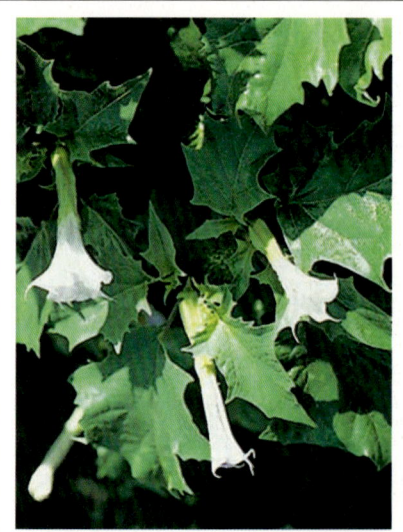

Datura-Arten:
Weißer Stechapfel (Datura stramonium)

Dauer|beziehung: (allg.) Bezeichnung für eine auf das ganze Leben od. zumindest lange

Zeit angelegte Partnerschaft; praktisch sind unterschiedliche Formen (z. B. Ehe*, nichteheliche Lebensgemeinschaft*, eingetragene Lebenspartnerschaft*) möglich. **Wertungen:** Dauerbeziehungen in Form der Ehe galten lange Zeit im christlichen Kulturkreis als einzig akzeptierte Form der Paarbeziehung; im 20. Jahrhundert haben sich neben der lebenslangen Ehe andere Beziehungs- u. Lebensformen etabliert; kürzere Ehedauer, häufigere Scheidungen u. zunehmende Partnermobilität* führen heute zu einer Abnahme von lebenslangen Dauerbeziehungen. Vgl. Monogamie, serielle.

Dauer|erektion f: (allg.) Bezeichnung für Priapismus*.

DCV: Abkürzung für **D**eutscher* **C**aritas **V**erband.

Debilität (lat. debilitas Schwäche) f: (psychiat.) veraltete Fachbezeichnung für leichte geistige Behinderung*.

Decidua (lat. deciduus abfallend) f: (gebh.) auch Dezidua, sog. Siebhaut; Fachbezeichnung für sich verändernde Gebärmutterschleimhaut (Endometrium), die sich unter dem hormonellen Einfluss des Schwangerschaftsgelbkörpers (Corpus luteum graviditatis) aus der Funktionalis entwickelt, den mütterlichen Anteil der Eihäute* bildet u. durch das Auftreten von sog. Deziduazellen, Höhenzunahme im Vergleich zur Funktionalis, Blutfülle u. Einlagerung von Nährstoffen (Glykogenen, Lipiden) gekennzeichnet ist. Nach Nidation* der Blastozyste unterscheidet man drei Abschnitte: **1. Decidua capsularis:** überzieht die Blastozyste an der Implantationsstelle; **2. Decidua basalis** zwischen Uterusmuskulatur u. Blastozyste: bildet die mütterlichen Plazentaanteile; **3. Decidua parietalis:** überzieht die restliche Gebärmutterhöhle. Vom Ende der 12. Schwangerschaftswoche an verschmelzen Decidua capsularis u. Decidua parietalis miteinander u. verschließen die Uterushöhle (s. Abb.).

deep kiss (engl. ~ ~ tiefer Kuss): Bezeichnung für tiefen Kuss, s. Zungenkuss.

deep throat (engl. ~ ~ tiefe Kehle): Bezeichnung für Fellatio*; auch als Filmtitel verwendet; vgl. Filmkunst.

De|fäkation (lat. defaecare reinigen) f: (physiol.) Entleerung von Stuhl*; reflektorisch über Dehnungsrezeptoren im Rektum, deren Impulse über die Nervi* pelvici splanchnici (erigentes) zum spinalen Defäkationszentrum gelangen u. zu einer Erschlaffung der Schließmuskel des Anus bei gleichzeitigen peristaltischen Kontraktionen von Rektum u. Kolon führen; erlernte kortikale Impulse (Reinlichkeitserziehung*) kontrollieren diesen Reflex; vgl. Enkoprese.

De|fäkations|spermator|rhö f: (klin.) Fachbezeichnung für beim Stuhlgang auftretende Spermatorrhö*.

Defekt (lat. defectus Fehlen) m: (klin.) Sammelbezeichnung für teilweises od. vollständiges Fehlen od. Verlust eines Organs od. einer Funktion, z. B. chromosomaler Defekt bei Chromosomen*-Abweichungen.
(psychiat.) auch Sammelbezeichnung für Verlust od. Minderung psychischer od. kognitiver Funktionen nach Traumen od. bei chronischer Krankheit (zutreffendere Bezeichnung hier Defizit).

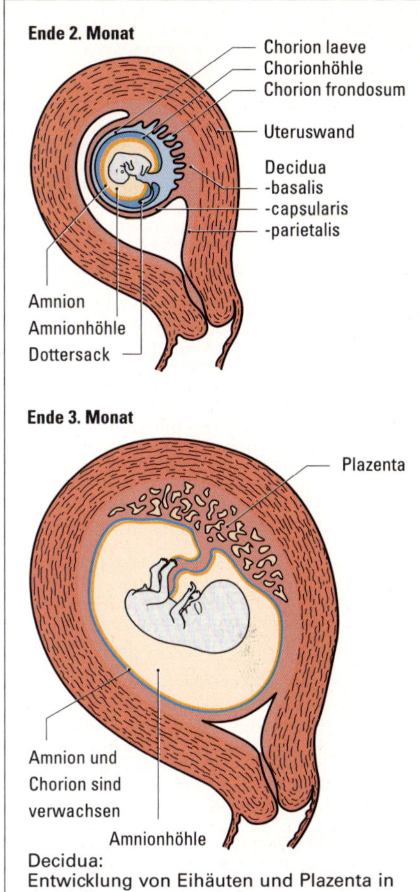

Decidua:
Entwicklung von Eihäuten und Plazenta in der Frühschwangerschaft

De|femination (lat. de- ent-, femina Frau) f: auch Defeminisierung; unterschiedlich gebrauchter Begriff für einen Verlust typisch weiblicher Eigenschaften.
(klin.) bedeutungsgleich mit Virilisierung*.
(psychiat.) heute ungebräuchliche Bezeichnung für Störungen von Libido od. Geschlechtsidentität bei Frauen.

De|ferent|ektomie (lat. deferre hinabführen) f: (klin.) auch Vasektomie, Vasoresektion; operative Durchtrennung bzw. Resektion eines Abschnitts des Samenleiters (Ductus deferens); Durchführung zur Sterilisation*; sie kann durch operative Refertilisierung* ggf. rückgängig gemacht werden.

De|ferentitis f: (androl.) Entzündung des Samenleiters (Ductus deferens), nicht selten im Rahmen einer Epididymitis*.

De|fibulation (lat. fibula Spange) f: (kult.) Bezeichnung für die operative Eröffnung des durch Infibulation* verschlossenen Scheideneingangs; zum Zeitpunkt der Heirat nicht selten nur soweit durchgeführt, dass Vaginalverkehr möglich wird, während vor Geburten eine vollständige Defibulation (evtl. mit nachfolgender erneuter Infibulation) stattfindet. Traditionelle Durchführung meist unter erheblich unhygienischen Bedingungen u. ohne Anästhesie, daher ein besonders traumatisierender Aspekt der genitalen Verstümmelung* von Frauen.

D

De|floration (lat. deflorare entjungfern) f: (klin.) Fachbezeichnung für das Einreißen des Hymen* mit geringgradiger Blutung, meist beim ersten Geschlechtsverkehr (Kohabitarche*) od. bei manuellen od. instrumentellen Manipulationen, selten infolge von Traumen z. B. beim Sport; wenig schmerzhaft u. medizinisch fast immer komplikationslos; selten (bei stark dehnbarem Hymen) erst zum Zeitpunkt der ersten Geburt, in anderen, ebenfalls seltenen Fällen (bei sehr derbem Hymen) erst nach instrumenteller Spaltung.
Insbesondere in Gesellschaften, die Jungfräulichkeit hoch bewerten, bildet die Defloration ein entscheidendes biographisches Ereignis, dem meist eine Eheschließung vorangehen soll (Keuschheitsprobe*); demgegenüber bleibt in einigen wenigen Kulturen die Defloration (als Initiationsritual, s. Initiationsriten) einem ranghohen Mann vorbehalten (sog. Deflorationsanspruch, Ius* primae noctis) od. wird rituell von den Frauen selbst durchgeführt. Falls soziokulturell erforderlich od. individuell gewünscht, kann eine Defloration durch chirurgische Hymenoplastik* (wenn auch evtl. nur scheinbar) rückgängig gemacht werden.

De|florations|anspruch: (kult.) Bezeichnung für den Anspruch von Frauen, die aufgrund eines Eheversprechens in einen ersten Geschlechtsverkehr eingewilligt haben, entschädigt zu werden, falls das Versprechen nicht gehalten wird (in Deutschland früher sog. Kranzgeld*).

De|formitäts|fetischismus (lat. deformitas Verunstaltung) m: (sexol.) Bezeichnung für Formen des Fetischismus*, bei denen körperliche Fehlbildungen od. Verstümmelungen (am eigenen Körper od. an Sexualpartnern) als sexuell besonders erregend erlebt werden (vgl. Amputationsfetischismus); nicht selten verbunden mit Masochismus* od. Sadismus*.
In manchen Kulturen finden sich regelmäßige, sexuell motivierte Beschädigungen des Körpers (z. B. die Verlängerung des Halses von Frauen durch zahlreiche Halsringe in südostasiatischen traditionellen Gesellschaften); vgl. Verstümmelung, genitale.

De|generation (lat. degenerare entarten) f: (klin.) Fachbezeichnung für die Rückentwicklung von Zellen od. Funktionen mit Verlust vorher vorhandener Differenzierung, z. B. durch Einlagerung von Wasser, Fett od. durch Absterben von Zellen (Nervendegeneration).
(psychiat.) früher verbreitet verwendeter Begriff zur Beschreibung einer angeborenen od. erworbenen sog. biologischen Minderwertigkeit („Lebensuntüchtigkeit“) od. von abweichendem Sozialverhalten („moralische Degeneration“); heute nicht mehr verwendeter Denkansatz.

De|hydro|epi|androsteron n: s. DHEA.

Dekolleté (frz. décolleté Ausschnitt) n: (allg.) Bezeichnung für einen tiefen Ausschnitt eines Kleidungsstücks am Halsansatz.

De|konditionierung (lat. de- ent-) f: (psychol.) Fachbezeichnung für die Aufhebung einer bestehenden Konditionierung* (insbesondere situationsbezogener Angstzustände wie z. B. bei Versagensängsten) durch Lernprozesse; Anwendung in der Verhaltenstherapie*.

Delir (lat. delirare verrückt sein) n: (psychiat.) auch Delirium; Fachbezeichnung für eine Form der akuten organischen Psychose mit Bewusstseins- u. Orientierungsstörungen, (v. a. optischen) Halluzinationen, vegetativen Störungen (Zunahme der Herzfrequenz, Schwitzen u. a.), Zittern (Tremor) u. motorischer Unruhe. **Ursachen:** Vergiftungen (z. B. mit Alkohol), Infektionen des Zentralnervensystems u. a. Historisch als Fachbezeichnung für verschiedene Formen sog. psychischer Ausnahmezustände verwendet, z. B. für seelische Instabilität in der Hochzeitsnacht (sog. Delirium coniugale).

De|maskulinisierung (lat. de- ent-) f: (klin.) veraltete Fachbezeichnung für (chirurgische od. chemische) Kastration* bei Männern.

De|menz (lat. dementia Wahnsinn) f: (psychiat.) Fachbezeichnung für meist über viele Monate bis Jahre chronisch fortschreitende degenerative Veränderung des Gehirns aus unterschiedlichen Ursachen mit Verlust früher erworbener kognitiver Fähigkeiten. **Symptome:** zunehmende Störungen kognitiver Funktionen, die insbesondere Gedächtnis (v. a. Neugedächtnis), Denken, Urteilsfähigkeit, Intelligenz u. Orientierung betreffen u. häufig mit Beeinträchtigungen im sozialen Umfeld u. Veränderungen in der Persönlichkeitsstruktur einhergehen; evtl. psychotische Symptome (z. B. Halluzinationen, Wahnideen) u. Stimmungsveränderungen (v. a. Depression). **Vorkommen: 1.** im Kindesalter, z. B. bei schwerer frühkindlicher Hirnschädigung, Vernachlässigung u. psychosozialer Deprivation, Entzündungen des Gehirns (Enzephalitis), Stoffwechselerkrankungen; **2.** im Erwachsenenalter z. B. als Alzheimer-Demenz, Pick-Krankheit, bei Gefäßerkrankungen (zerebrovaskuläre Insuffizienz), chronischen Infektionen (z. B. Neurosyphilis) u. Vergiftungen. Von der Demenz abzugrenzen ist die geistige Behinderung*.

Demeter: (kult.) in der griechischen Mythologie* Name einer Fruchtbarkeitsgöttin, die v. a. das Wachstum von Getreide u. Feldfrüchten fördern sollte u. speziell von Frauen verehrt wurde (Große* Mutter).

Demi|vierge (frz. ~ Halbjungfrau): (allg.) veraltete Bezeichnung für (meist minderjährige) weibliche Prostituierte*, die noch keinen Vaginalverkehr hatte, daher anatomisch als Jungfrau* gilt.

Demonstrations|sadismus (lat. demonstratio Hinweisen) m: (sexol.) historische Bezeichnung für Exhibitionismus*, die eine angenommene sadistische Komponente des Verhaltens ausdrückt; diese gilt aber nur bei einer Minderheit der Menschen mit exhibitionistischen Neigungen als gesichert.

Dendro|philie (gr. δένδρον Baum) f: (kult.) Bezeichnung für die libidinös besetzte Beziehung zu Bäumen, die in sehr seltenen Fällen Züge von Fetischismus* tragen kann; in zahlreichen Religionen werden Bäume mit Gottheiten gleichgesetzt, die z. B. Frauen Fruchtbarkeit verleihen, sie spielen daher u. U. in Hochzeitsritualen eine Rolle, s. Baumhochzeit.

dental dam (engl. ~ Zahn-; ~ Abgrenzung): (med.) Bezeichnung für Latexfolie*.

De|nunziation, sexuelle (lat. denuntiatio Anzeige) f: (soziol.) Bezeichnung für die Herabsetzung eines Menschen durch Verbreitung von (wahren od. unwahren) Behauptungen über die Sexualität persönlicher od. politischer Gegner; sie hat im privaten Bereich nicht selten die Funktion der Abwehr od. Konfliktbewältigung, kann aber auch Formen der sexuellen Belästigung* annehmen. Im politischen Bereich ist sexuelle Denunziation eine häufig eingesetzte Technik zur Ausschaltung politischer Gegner; sie wird möglich auf Grundlage bestehender Sexualtabus, war daher in der Vergangenheit häufiger u. folgenreicher, aber auch die jüngere Geschichte der Bundesrepublik Deutschland weist Beispiele sexueller Denunziation auf höchster politischer Ebene auf (insbesondere als Falschbeschuldigung homosexueller Neigungen; vgl. Outing); wichtigste Voraussetzung zur Verhinderung sexueller Denunziation ist daher der Abbau sexueller Vorurteile u. Tabus.

De|pilation (lat. depilare enthaaren) f: (klin.) Bezeichnung für vorübergehenden Haarverlust, entweder durch Haarentfernung* od. infolge einer akuten Schädigung von Haarwurzeln durch Allgemeinkrankheiten (z. B. Infektionen), als Behandlungsfolge (z. B. bei zytostatischer Therapie) od. nach Vergiftungen (z. B. mit Thallium). Vgl. Epilation.

Depot|spritze (frz. dépôt Ablage): (allg.) Bezeichnung für injizierbare Arzneimittelzubereitung mit gezielt verlängerter Wirkungsweise, z. B. Injektion von Hormonen zur Kontrazeption; vgl. Hormondepotpräparate.

De|pression (lat. deprimere, depressus niederdrücken) f: (psychiat.) unspezifische Fachbezeichnung für eine seelische Störung mit freudlos-pessimistischer bis ausgeprägt trauriger Stimmungslage; je nach Dauer, Intensität od. Periodik des Auftretens ist die depressive Stimmungsänderung unter Umständen pathologisch. Als zusätzliche Symptome können u. a. Schlafstörungen (z. B. als chronisches Müdigkeitssyndrom) u. Appetitstörungen, Magen-Darm-Beschwerden, Kopfschmerzen, sexuelle Funktionsstörungen* (Libidostörungen, Erektionsstörungen), Blasenstörungen, Herzbeschwerden, Hitzewallungen, Kälteschauer od. diffuse Muskelbeschwerden auftreten; psychosozial sind evtl. ein Rückgang zwischenmenschlicher Kontakte, die Neigung zu sozialem Rückzug mit folgender sozialer Isolation zu beobachten. Anhand der Ausprägung der Symptomatik, der Ursachen sowie des Verlaufs können folgende **Formen** unterschieden werden: **1.** somatogene Depression als Teil einer organischen Erkrankung, z. B. in Zusammenhang mit Infektionen, Operationen, Vergiftungen, endokrinen Störungen (wie hormonellen Umstellungen während Pubertät, Prämenstruum, Schwangerschaft, Wochenbett, Klimakterium), oder als unerwünschte Wirkung von Arzneimitteln; **2.** organische Depression infolge altersbedingter Veränderungen (evtl. mit Demenz*), nach Schädel-Hirn-Verletzungen, bei Hirntumoren od. anderen Hirnerkrankungen; **3.** endogene Depression als körperlich nicht begründbare Depression unbekannter Ursache (z. T. gehäuftes familiäres Auftreten) mit unterschiedlicher Dauer; **4.** psychogene Depression als Reaktion auf als seelisch belastend empfundene Situationen (z. B. als Erschöpfungsdepression od. bei Liebeskummer*); **5.** larvierte Depression mit Verlagerung der depressiven Verstimmung u. Auftreten somatischer Symptome (z. B. Herzbeschwerden, Kopf- od. Rückenschmerzen, Verdauungsbeschwerden, gynäkologische Beschwerden, sexuelle Funktionsstörungen); die larvierte Depression wird heute nicht mehr als eigenständiges Krankheitsbild aufgefasst, sondern als ein depressives Störungsbild, das wahrscheinlich etwa der Hälfte aller depressiven Erkrankungen vorausgeht. Therapeutisch stehen neben der Ausschaltung eventueller schädlicher Faktoren u. einer Behandlung der Grundkrankheit ggf. vorsichtig dosiert Antidepressiva u. Neuroleptika sowie Psycho- u. Soziotherapie im Vordergrund; in Einzelfällen können Schlafentzug u. Lichttherapie sinnvoll sein; eine Elektrokrampftherapie wird allenfalls bei Versagen aller anderen therapeutischen Maßnahmen erwogen. Vgl. Trauer, Trauerreaktion.

De|privation (lat. de- ent-, privare berauben) f: (allg.) Bezeichnung für Mangel od. Entbehrung. (psychol.) Fachbezeichnung für unzureichende od. fehlende körperliche bzw. affektive Zuwendung, die v. a. in den ersten Lebensjahren zu Depression*, psychomotorischer Retardierung (insbesondere Störungen von Sprachentwicklung u. psychosozialem Verhalten) od. zu psychischem Hospitalismus* führen kann, wobei häufig Angst, Aggressivität u. Kontaktschwäche (sog. Deprivationstrias) nebeneinander bestehen. **Ursachen:** frühkindliche Trennung von der Mutter bzw. Isolation von Bezugspersonen, mangelnde Pflege od. Vernachlässigung (sog. passive Kindesmisshandlung*).

De|realisation (lat. realis tatsächlich) f: (psychol.) Bezeichnung für eine Bewusstseinsstörung, bei der erlebte Inhalte als „nicht wirklich" erlebt werden (sog. Entfremdungserlebnisse) oder Ich u. Umwelt als traumhaft od. fremdartig erlebt werden (Depersonalisation); Vorkommen z. B. in Reifungskrisen (Pubertät*, Coping*), als Symptom bei Neurosen* od. als Folge akuter Traumatisierung*.

Dermato|logie (gr. δέρμα, δέρματος Haut) f: (klin.) Bezeichnung für ein medizinisches Fachgebiet, das sich mit der Erkennung, Behandlung u. Vorbeugung von Erkrankungen der Haut u. Hautanhangsgebilde sowie der Schleimhäute befasst; traditionell verbunden mit Venerologie*, Allergologie, Phlebologie u. Proktologie, Überschneidungen mit Andrologie* u. Immunologie*.

Dermoid|zyste (gr. Kunstwort hautähnlich) f: (klin.) Fachbezeichnung für einen benignen zystischen Tumor (häufig einen Ovarialtumor*), aus verschieden differenzierten Geweben, die sich vom embryonalen Neuroektoderm ableiten; in einer epidermalen Hülle finden sich Haare, Talgdrüsensekret, Zähne, Knorpel-, Knochen- u. Nervengewebe. Die Therapie erfolgt operativ, eine maligne Entartung ist selten.

Descensus ovariorum (lat. ~ Abstieg) f: (anat.) auch Descensus ovarii; Fachbezeichnung für Eierstockdeszensus*.

Descensus testiculorum m: (anat.) auch Descensus testis; Fachbezeichnung für Hodendeszensus*.

Descensus uteri m: (klin.) Fachbezeichnung für Uterussenkung*.

Descensus vaginae m: (klin.) Fachbezeichnung für Vaginasenkung*.

De|sensibilisierung, imaginative (lat. de- ent-) f: (sexol.) Bezeichnung für eine Form der Verhaltenstherapie* (z. B. von Sexualstraftätern) zur besseren Kontrolle über (tatbegünstigende) Phantasien, die durch Konfrontation mit bestimmten auslösenden Reizen entstehen; es werden entweder alternative (nichtsexuelle) Phantasien eingeübt, die sich der Klient in entsprechenden Situationen bewusst vorstellt, od. Selbstverbalisationen (Gedankenstopp*); zusätzlich wird an die Vorstellung des Reizes gedanklich die Aufforderung zu körperlicher Entspannung geknüpft (Atemübungen u. a.).

De|sensibilisierung, systematische: (psychol.) Fachbezeichnung für eine Form der Verhaltenstherapie*, die das Umgehen mit Ängsten u. Phobien erleichtern soll; die Klienten erlernen zunächst eine Entspannungsmethode u. erstellen dann eine sog. Angsthierarchie, d. h. eine Abfolge von Situationen, die zunehmend stärkere Angst auslösen; im Zustand der Entspannung stellen sie sich diese Situationen dann stufenweise vor (Desensibilisierung „in sensu") od. setzen sich ihnen allmählich aus (Desensibilisierung „in vivo"), bis keine Angstreaktionen mehr eintreten (Verschiebung der Reaktionsschwelle). Anwendung mit gut belegten Erfolgen bei leichteren Formen der Furcht (z. B. Situationsangst, Sexualangst), in modifizierten Formen (z. B. als sog. sukzessive Approximation) bei sexuellen Funktionsstörungen (s. Sexualtherapie); bei stärkeren Phobien u. Zwangsneurosen sind andere Verfahren (kognitive Verhaltenstherapie, Konfrontationstherapie*) wirksamer.

Desodoranzien (lat. des- ent-, odor Geruch) f pl: (allg.) auch kurz Deos; Sammelbezeichnung für Kosmetika zur Vermeidung als unangenehm empfundener Körpergerüche, z.B. im Bereich der Achselhöhlen od. der äußeren Sexualorgane (Intimsprays*). Mehrere Wirkprinzipien, die in zahlreichen Zusammensetzungen u. Darreichungsformen (Sprays, Salbenstifte, Puder u. a.) angeboten werden u. unterschiedliche Zwecke haben können: **1.** Hautdesinfektion zur Vermeidung bakterieller Zersetzung von Schweiß u. Talg; **2.** Verminderung der Schweißproduktion durch spezielle Wirkstoffe (Antihidrotika); **3.** Überdeckung des Eigengeruchs durch synthetische Düfte. Der Gebrauch von Desodoranzien ist bei ausreichender Körperhygiene u. hinreichendem Wäschewechsel nicht erforderlich, sie können hingegen zu Hautreizungen u. allergischen Reaktionen führen, auch vermindern sie u. U. die Wirkung körpereigener Pheromone*; vgl. Düfte, sexuelle.

Desogestrel n: (pharmak.) synthetischer Gestagenvorläufer (Progestagen); Anwendung in Kombination mit einem Östrogen in hormonellen Kontrazeptiva*; Erforschung in Kombination mit Testosteron als Pille* für den Mann.

Des|oxy|ribo|nuklein|säure: (biol.) Nukleinsäure, in der die genetischen Informationen festgelegt sind, s. DNA.

Dessous (frz. ~ darunter) n: (allg.) Sammelbezeichnung für sog. Reizwäsche, d. h. Unterkleidung* (meist aus höherwertigem Material), die in erster Linie zur Erhöhung der sexuellen Reizwirkung getragen u. daher bei Sexualkontakten u. U. nicht abgelegt, sondern als zusätzlicher optischer u. taktiler Reiz eingesetzt wird; Dessous wirken auf manche Menschen als sexuelle Fetische*, die evtl. auch gesammelt u. bei Masturbation eingesetzt werden; vgl. Wäschefetischismus.

De|szendenz|theorie (lat. descendens herabsteigend) f: (biol.) Fachbezeichnung für Abstammungslehre*.

Deszensus (lat. descensus Abstieg) m: (klin.) Fachbezeichnung für das Hinuntersinken od. -wandern von Organen im Rahmen der physiologischen Entwicklung (z. B. Hodendeszensus*, Eierstockdeszensus*) od. infolge pathologischer Prozesse (z. B. Uterussenkung* od. Vaginasenkung*).

De|termination (lat. determinatio Abgrenzung) f: Bestimmung, Bestimmtheit; (embryol.) Fachbezeichnung für die Festlegung von Organanlagen od. Entwicklungsrichtungen von Zellen u. Geweben vor Beginn der Differenzierung, wahrscheinlich gesteuert durch Genaktivierung u. den Einfluss von Zytokinen.
(psychol.) Bezeichnung für den bestimmenden u. regelnden Einfluss von Ziel- u. Willensvorstellungen sowie anderen sog. Determinanten (z. B. situativen, sozialen, biologischen Faktoren) auf psychische Vorgänge; diese werden heute überwiegend nicht als zufällig od. willkürlich entstehend od. ablaufend aufgefasst, sondern als (z. T. vorhersagbare) multifaktoriell bedingte Prozesse.

De|tumeszenz (lat. detumescere abschwellen) f: (physiol.) Abschwellen, z. B. der Schwellkörper in der Entspannungs- u. Rückbildungsphase des sexuellen Reaktionszyklus*.
(sexol.) von H. Ellis (1906) eingeführte Fachbezeichnung für die Freisetzung sexueller Energie während des Orgasmus. Vgl. Tumeszenz.

De|tumeszenz|trieb: (sexol.) historische Fachbezeichnung für den Drang des Menschen nach sexueller Befriedigung* im Sinn einer Energieentladung mit nachfolgendem Spannungsverlust der Schwellkörper (Detumeszenz); wie der (zuvor wirksame) Kontrektationstrieb* als abgrenzbarer Anteil des Sexualtriebs* interpretiert.

Deutsche AIDS-Gesellschaft: Abkürzung DAIG; Fachgesellschaft mit Sitz in Bochum; Ziele sind u. a. Prävention von HIV-Infektion, Forschungsförderung sowie die Erstellung von Therapierichtlinien bei HIV-Infektion u. AIDS (http://www.DAIGnet.de).

Deutsche Gesellschaft für Familien|planung, Sexual|pädagogik und Sexual|beratung: offizieller Vereinsname von Pro* Familia.

Deutsche Gesellschaft für Geschlechts|erziehung: Abkürzung DGG; 1978 gegründete Fachgesellschaft für Sexualpädagogik mit Sitz in Bonn; Ziele sind u. a. die Förderung von schulischer u. außerschulischer Sexualerziehung.

Deutsche Gesellschaft für Gynäkologie und Geburts|hilfe: Abkürzung DGGG; 1885 gegründete Fachgesellschaft mit Sitz in München; Ziele sind u. a. Förderung von Forschung u. Wissenschaft (http://www.dggg.de).

Deutsche Gesellschaft für Psycho|somatische Frauen|heil|kunde und Geburts|hilfe: Abkürzung DGPFG; 1981 gegründet, Sitz in Mannheim (http://www.dgpgg.de). Ziele der DGPFG sind u. a. wissenschaftliche Erarbeitung u. Verbreitung psychosomatischer Erkenntnisse in Geburtshilfe u. Gynäkologie.

Deutsche Gesellschaft für Sexual|forschung: Abkürzung DGfS; 1950 auf Initiative von H. Giese gegründete Fachgesellschaft mit Sitz in Hamburg; Ziele sind u. a. die Förderung interdisziplinärer Sexualforschung, Stellungnahmen z. B. zu Gesetzesvorhaben, Curricula zum Erwerb sexualwissenschaftlicher Basiskompetenzen u. zur sexualtherapeutischen Fort- bzw. Weiterbildung für Ärzte, Psychologen u. andere Berufsgruppen.

Deutsche Gesellschaft für sozial|wissenschaftliche Sexual|forschung: Abkürzung DGSS; 1971 gegründete Fachgesellschaft mit Sitz in Düsseldorf; Ziele sind u. a. die Förderung sozialwissenschaftlicher Forschung auf dem Gebiet der Sexualität v. a. unter Bezug auf Soziologie, Psychologie u. Ethnologie, erweitert um pädagogische, juristische u. historische Aspekte; das DGSS-Institut bietet ferner Lebens- u. Sexualberatung sowie Therapie sexueller Funktionsstörungen an (http://www.sexologie.org).

Deutsche Gesellschaft für Urologie: Abkürzung DGU; gegründet 1906; Sitz in Düsseldorf (http://www.dgu.de).

Deutsche Gesellschaft zur Bekämpfung der Geschlechts|krankheiten: früherer Name der Deutschen* STD-Gesellschaft.

Deutscher Caritas Verband: Abkürzung DCV; Wohlfahrtsverband der katholischen Kirche mit Sitz in Freiburg i. Br.; bietet Kinder- u. Familienhilfe sowie Schwangerschaftskonfliktberatung, Vermittlung von Hilfen für schwangere Frauen u. andere Formen der sozialen Unterstützung an (http://www.caritas.de).

Deutscher Reichs|verband für Proletarische Sexual|politik: (sexol.) 1931 von W. Reich gegründete Unterorganisation der Kommunistischen Partei Deutschlands (KPD) mit Sitz in Berlin; Ziele waren u. a. eine Reform des Sexualstrafrechts u. des Eherechts, eine Liberalisierung des Schwangerschaftsabbruchs, die Beseitigung der Prostitution u. die Genehmigung von Heimaturlaub für Strafgefangene; bereits 1932 von der KPD-Führung aufgelöst. Vgl. Sexpol.

Deutsches IVF-Register n: (gebh.) Abkürzung DIR; mit dem Ziel der Qualitätssicherung geführte Sammelstatistik zu den in Deutschland vorgenommenen In*-vitro-Fertilisationen u. anderen Formen der künstlichen Befruchtung (s. Reproduktionsmedizin); die Teilnahme ist allen reproduktionsmedizinisch tätigen Ärzten u. Zentren gemäß Berufsordnung vorgeschrieben.

Deutsche STD-Gesellschaft: Abkürzung DSTDG; 1902 als Deutsche Gesellschaft zur Bekämpfung der Geschlechtskrankheiten gegründet; Ziele sind u. a. Prävention sexuell übertragbarer Infektionen* und die Entwicklung von Richtlinien zur Diagnostik u. Therapie.

Devianz (lat. deviare abweichen) f: (psychol.) Bezeichnung für ein Verhalten, das sich in bedeutsamer Weise von gesellschaftlichen Verhaltenserwartungen unterscheidet; i. w. S. zählen hierzu nicht nur abweichendes Verhalten, sondern z. B. auch Eigenschaften wie Behinderung, Krankheit u. Abhängigkeit. Gegenstand der Forschung sind nicht nur die als „deviant" betrachteten Individuen selbst, sondern v. a. die sozialen Mechanismen, nach denen Devianz durch eine (sich als nicht-deviant empfindende) Mehrheit nach wechselnden Kriterien definiert wird, u. die sozialen Erwartungen an deviante Individuen (z. B. Einsicht in Strafbarkeit, Bereitschaft zu Behandlung, Unterlassen des Verhaltens); vgl. Persönlichkeitsstörungen, Verhaltensstörungen.
(sexol.) bezeichnet der Begriff in ähnlicher Weise ein von den Erwartungen abweichendes Sexualverhalten*, ohne dass einheitlich definiert wird, welche Art Erwartungen (gesellschaftlich od. seitens der Partner) gemeint sind; z. T. wird deviantes (gegenüber perversem) Sexualverhalten dadurch abgegrenzt, dass nicht die Handlung als solche auffällig ist, sondern bei ihrer Durchführung Regelverstöße stattfinden (Nähe zur Definition von Dissexualität*). Vgl. Paraphilie.

Deviation, sexuelle (lat. deviatio Abweichung) f: (psychol.) auch Sexualdeviation; wie Devianz* gelegentlich verwendete Fachbezeichnung für abweichendes Sexualverhalten*.

De|virgination (lat. de- ent-, virgo Jungfrau) f: (klin.) veraltete Fachbezeichnung für Defloration*.

Devotion (lat. devovere weihen) f: (kult.) Bezeichnung für die magische Weihung der eigenen od. einer fremden Person gegenüber Göttern od. weltlichen Mächtigen, evtl. auch vermittelt durch Gegenstände (sog. Devotionalien). (sexol.) bezeichnet devot eine unterwerfende Rolle bei Sexualkontakten, insbesondere bei sadomasochistischer Aktivität; vgl. Submission.

Dezidua (lat. deciduus abfallend) f: (gebh.) sog. Siebhaut, s. Decidua.

DGfS: Abkürzung für **D**eutsche* **G**esellschaft **f**ür **S**exualforschung.

DGG: Abkürzung für **D**eutsche* **G**esellschaft für **G**eschlechtserziehung.

DGGG: Abkürzung für **D**eutsche* **G**esellschaft für **G**ynäkologie u. **G**eburtshilfe.

DGPFG: Abkürzung für **D**eutsche* **G**esellschaft für **P**sychosomatische **F**rauenheilkunde und **G**eburtshilfe.

DGSS: Abkürzung für **D**eutsche* **G**esellschaft für sozialwissenschaftliche **S**exualforschung.

DGU: Abkürzung für **D**eutsche* **G**esellschaft für **U**rologie.

DHEA: (endokrin.) Abkürzung für **D**e**h**ydro**e**pi**a**ndrosteron; Androgen*, das in der Nebennierenrinde u. (in geringen Mengen) in den Eierstöcken gebildet wird u. als Metabolit beim Abbau von Testosteron entsteht; Referenzbe-

DHEA
Referenzbereiche (Männer und Frauen)
160–700 ng/dl (5,6–24,3 nmol/l)

D

reiche: s. Tab.; erniedrigte Werte z. B. bei Schwangerschaft, Mangelernährung, in der Postmenopause; bei Männern sinkt die DHEA-Produktion mit zunehmendem Alter. Die Anwendung zur Steigerung von Vitalität, sexueller Appetenz, Erektionsfähigkeit u. Verzögerung von Alterungsprozessen wird kontrovers beurteilt.

DHEAS: (endokrin.) Abkürzung für **De**hyd**r**oepiandrosteronsulfat; schwach wirksames Androgen, das in der Nebennierenrinde gebildet wird u. eine biochemische Vorstufe von Testosteron u. Östrogenen ist; Referenzbereiche: s. Tab.; erhöhte Werte bei Nebennierenrindenerkrankungen (Androgen-produzierende Tumoren, Störung der Steroidbiosynthese), erniedrigte Werte z. B. bei Schwangerschaft, Mangelernährung, in der Postmenopause; bei Männern sinkt die DHEAS-Produktion mit zunehmendem Alter.

DHEAS	
	Referenzbereiche
Frauen	820–3380 μg/l (2,1–8,7 μmol/l)
Männer	1990–3340 μg/l (5,2–8,7 μmol/l)

DHT: (endokrin.) Abkürzung für 5α-**Dih**ydrotestosteron*.

Di|äthyl|stilb|östrol n: (pharmak.) auch Diethylstilbestrol; synthetisches Stilbenderivat mit östrogener Wirkung, das u. a. zur Östrogensubstitution u. als postkoitales Kontrazeptivum verwendet wurde. Aufgrund embryotoxischer Nebenwirkungen bei Nachkommen der behandelten Frauen (Adenokarzinom der Vagina, Endometriose bei weiblichen Nachkommen als sog. Stilböstrol-Syndrom, Gonadenanomalien u. Penisfehlbildungen bei männlichen Nachkommen) heute nur noch Anwendung von Diäthylstilböstroldiphosphat in der Therapie des Prostatakarzinoms.

Diagnostic and Statistic Manual of Mental Disorders: (psychiat.) Abkürzung DSM; Diagnostisches u. statistisches Manual psychischer Störungen; von der American Psychiatric Association (APA) herausgegebenes Handbuch zur Klassifikation u. Vereinheitlichung der Nomenklatur in der Psychiatrie, das in der vierten Version (DSM-IV) vorliegt. Die Beurteilung eines psychischen Krankheitszustandes erfolgt auf fünf voneinander unabhängigen Achsen; als sexualmedizinisch relevant gilt insbesondere die Klassifikation von Verhaltensweisen, die hinsichtlich Objektwahl u. Durchführung als Ausdruck von Dissexualität* gelten od. zu erheblichem Leidensdruck* führen; z. T. wird daher im Rahmen der Beschreibung sexueller Störungen DSM-IV gegenüber der International* Classification of Diseases, Injuries and Causes of Death (ICD) bevorzugt.

Dia|gnostik, prä|natale (gr. διάγνωσις Unterscheidung) f: (gebh.) Abkürzung PD; Sammelbezeichnung für vorgeburtliche Untersuchungen von Embryo bzw. Fetus, die z. T. als Routineuntersuchung während jeder Schwangerschaft, z. T. nur bei bestimmten Fragestellungen od. Indikationen durchgeführt werden, um Störungen der embryonalen u. fetalen Entwicklung zu erkennen. **Indikation:** Eine pränatale Diagnostik soll i. d. R. nur bei medizinischen Problemstellungen, nicht jedoch zur Feststellung von Merkmalen ohne Krankheitswert od. zur Geschlechtswahl durchgeführt werden; ausdrücklich soll im Aufklärungsgespräch darauf hingewiesen werden, dass nur bestimmte Parameter untersucht u. somit nur wenige Erkrankungen (mit dann z. T. großer Zuverlässigkeit) diagnostiziert werden können, die Durchführung einer pränatalen Diagnostik aber keine Garantie für ein „gesundes" Kind darstellt. **Methoden** (s. Abb.)**: 1.** Ultraschalluntersuchung: Routineverfahren, i. d. R. mindestens dreimal während jeder Schwangerschaft; Durchführung zum sicheren Schwangerschaftsnachweis, Bestimmung von Kinderzahl, Größe u. Form der Feten, evtl. Beurteilung einzelner Organe; **2.** Amniozentese* (Fruchtwasserpunktion): Durchführung in der Frühschwangerschaft bei Vorliegen einer autosomal-dominanten Erkrankung bei einem Elternteil, bei vorangegangener Geburt eines Kindes mit Chromosomen*-Abweichungen, genetischen Krankheiten od. schweren Stoffwechselanomalien mit einem nachweisbaren Enzymdefekt; auch ein mütterliches Alter über 35 Jahre od. ein väterliches Alter über 50 Jahre (bzw. ein Elternalter über 70 Jahre) werden aufgrund eines erhöhten Risikos für Chromosomen-Abweichungen als medizinische Indikation für eine Amniozentese angesehen; **3.** Chorionbiopsie*: Durchführung wie Amniozentese, je-

Schwangere sollten **vor** Durchführung einer gezielten pränatalen Diagnostik ausführlich beraten werden über
- Anlass für die Untersuchung
- Ziel der Untersuchung
- Risiko der Untersuchung
- Grenzen der pränatalen diagnostischen Möglichkeiten u. pränatal nicht erfassbare Störungen
- Sicherheit des Untersuchungsergebnisses
- Art u. Schweregrad möglicher oder vermuteter Störungen
- Möglichkeiten des Vorgehens bei einem pathologischen Befund
- psychologisches u. ethisches Konfliktpotential bei Vorliegen eines pathologischen Befundes
- Alternativen zur Nicht-Inanspruchnahme der invasiven pränatalen Diagnostik

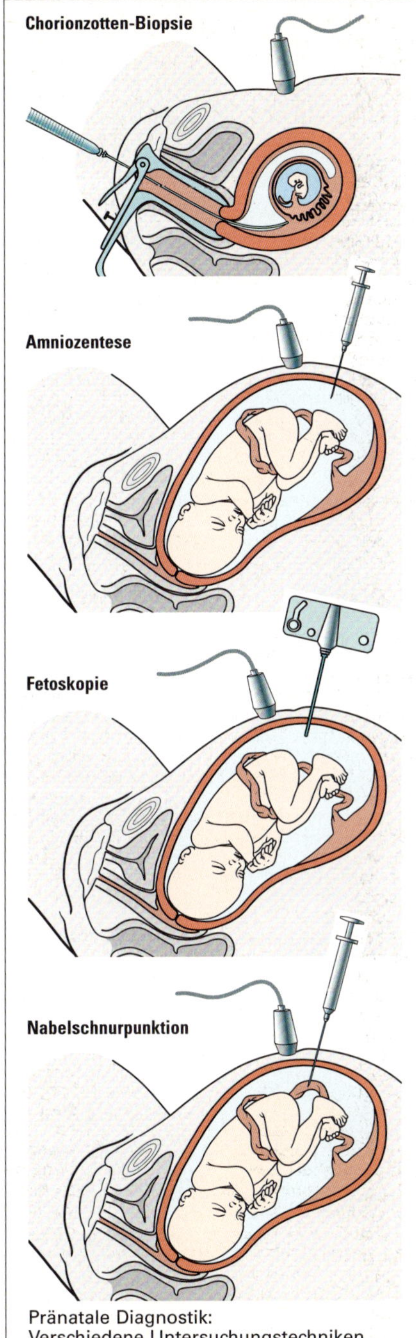

Pränatale Diagnostik:
Verschiedene Untersuchungstechniken

doch zu einem früheren Zeitpunkt möglich; **4.** Chordozentese: Punktion von Nabelschnurgefäßen zur Entnahme von Zellen (Chromosomen-Analyse) u. fetalem Blut zur biochemischen Analyse; **5.** biochemische u. endokrinologische Analysen bei der schwangeren Frau: Hormon- u. Enzymbestimmungen, Messung einzelner Stoffwechselprodukte (z. B. Alpha*-Fetoprotein; vgl. Triple-Test); Anwendung bei Verdacht auf Stoffwechselkrankheiten, Neuralrohrfehlbildungen; geringe Aussagekraft; **6.** Nachweis von Infektionserregern bzw. Antikörpern; **7.** unmittelbar der Geburt vorausgehende bzw. sie begleitende (perinatale) Untersuchungen: Bestimmung der fetalen Lungenreifung, Mikroblutuntersuchung am Feten, Kardiotokographie. Die Präimplantationsdiagnostik* als Verfahren der genetischen Untersuchung an Embryonen im 8-Zell-Stadium ist in Deutschland nicht zulässig.

Diana: (kult.) Name einer altitalienischen Frauengottheit, die in der römischen Mythologie* mit Eigenschaften der griechischen Göttin Artemis* verschmolzen zur Mondgöttin, Herrin des Waldes u. der Jagd, Beschützerin der Frauen u. Helferin bei Geburten wurde; sie galt als Beschützerin der Jungfräulichkeit u. wurde als Schönheitsgöttin verehrt.

Dia|phragma (gr. διάφραγμα Scheidewand) n: (sexol.) Gummischale mit federndem Außenring, die in die Vagina eingeführt u. in Kombination mit Spermiziden* zur Kontrazeption* angewendet wird; s. Scheidendiaphragma.

Dickinson, Robert Latou (1861-1950)**:** Gynäkologe, New York (USA); neben Forschungen zu Kontrazeption, Geburtshilfe u. gynäkologischen Erkrankungen zahlreiche Veröffentlichungen zu sexueller Aufklärung und Sexualität auf Grundlage von anamnestisch erhobenen Daten zum Sexualverhalten der von ihm behandelten Patientinnen; vgl. Sexualforschung, empirische.

Dick-Read-Methode (Grantley D.-R., Gynäkologe, London, 1890-1959)**:** (gebh.) 1933 beschriebene Methode der Geburtsvorbereitung mit dem Ziel, eine schmerzarme „Geburt ohne Angst" durch Aufklärung über den Geburtsvorgang, Entspannungs- u. Atemübungen, Gymnastik zu erreichen, um den Kreislauf von Angst, Spannung u. Schmerz zu durchbrechen.

Didaskalo|philie (gr. διδάσκαλος Lehrer) f: (sexol.) veraltete Bezeichnung für eine (als gegenseitig betrachtete) sexuelle Attraktivität zwischen Lehrern u. Schülern; bei beiden Geschlechtern beobachtet, hetero- od. homosexuell gefärbt, seitens der Erwachsenen besteht eine Nähe zu Pädophilie*.

di|delphys (gr. δι- doppel-, δελφύς Uterus)**:** (biol.) mit gedoppeltem Uterus; bei zahlreichen Arten physiologisch, bei Frauen als Uterusfehlbildung* (Uterus didelphys) beschrieben.

Didym|algie (gr. δίδυμοι Zwillinge, Hoden) f: (klin.) veraltete Fachbezeichnung für Schmerzzustände eines Hodens, s. Orchialgie.

Didymitis f: (androl.) wenig gebräuchliche Fachbezeichnung für Hodenentzündung, s. Orchitis.

Didymus m: (gebh.) ungebräuchliche Fachbezeichnung für Zwilling*, auch für Doppelfehlbildung.

(anat.) veraltete Bezeichnung für Hoden* (Testis).

Dienogest n: (pharmak.) Gestagen* mit antiandrogener Wirkung, das in hormonellen Kontrazeptiva* angewendet wird.

Dienst|ehe: (kult.) Bezeichnung für die in manchen traditionellen Gesellschaften verbreitete Form der Ehe, bei der sich der Ehemann vorübergehend od. dauerhaft in das Dorf der Ehefrau begibt, um dort in der Familie der Schwiegereltern zu arbeiten („Dienst" zu leisten); Vorkommen z. B. zur Verringerung des Brautpreises od. als Ausgleich für den Verlust der Arbeitskraft der Ehefrau.

Dienst|leistung, sexuelle: (allg.) Sammelbezeichnung für sexuelle Handlungen*, die nicht

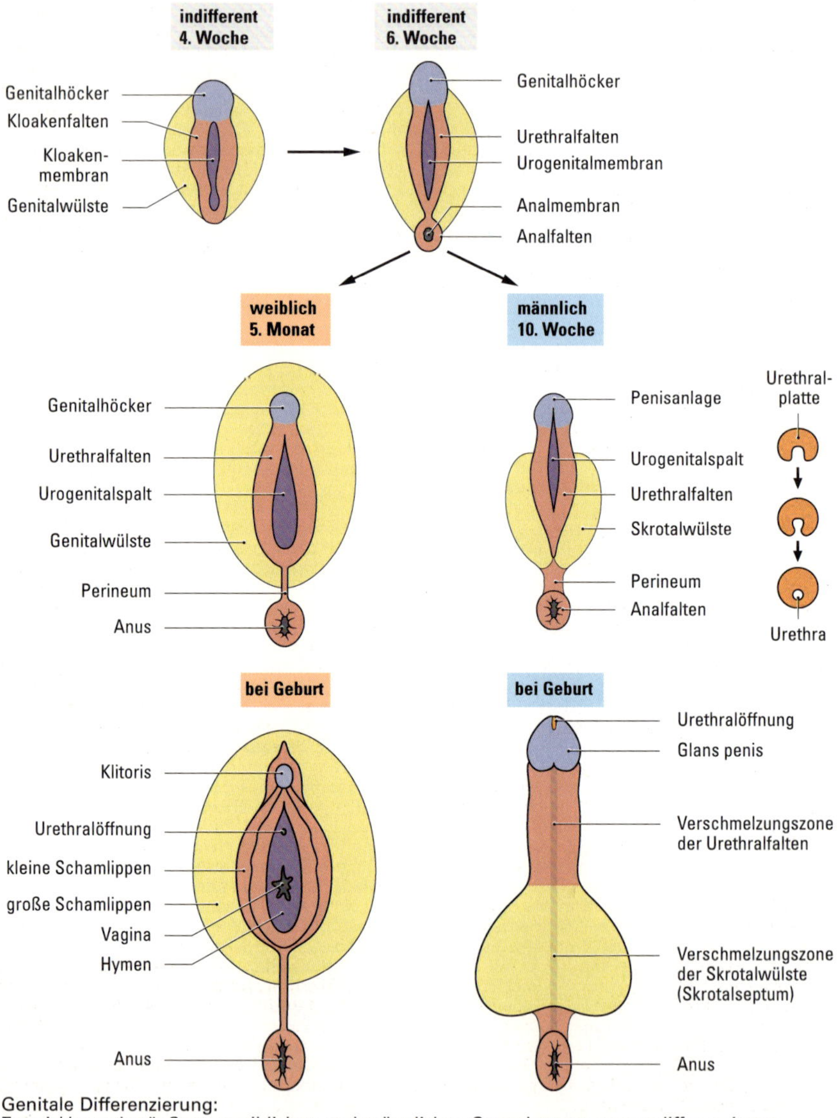

Genitale Differenzierung:
Entwicklung der äußeren weiblichen und männlichen Sexualorgane aus undifferenzierten embryonalen Strukturen

aus individueller sexueller Motivation, sondern maßgeblich aus anderen Gründen durchgeführt werden (insbesondere zur Sicherung des Lebensunterhalts); dies gilt v.a. für die Tätigkeit von Prostituierten* u. sexuellen Surrogatpersonen*, i.w.S. auch für Tätigkeiten im Bereich der Adspektprostitution*.

Diffamierung (lat. diffamare unter die Leute bringen): (allg.) auch Diffamation; Bezeichnung für unbegründete Behauptung, die über andere mit dem Ziel verbreitet wird, deren Ruf zu schädigen (üble Nachrede); vgl. Diskriminierung.

Differenzierung, genitale (lat. differentia Verschiedenheit): (embryol.) auch Geschlechtsdifferenzierung; embryonale Entwicklung der äußeren Geschlechtsorgane (s. Abb.); nach Auflösung der Kloakenmembran im Carnegie-Stadium 19 (48.-51. Tag) wird beim **männlichen Embryo** die Urethralplatte zur Urethralrinne auf der Unterseite des Genitalhöckers u. entwickelt sich zur Harnröhre des Penis; die Verschmelzungszone der Urethralfalten wandert auf die Penisspitze zu, die Labioskrotalwülste werden zum Hodensack (Skrotum). Im Mesenchym der Urethralfalten bilden sich Harnröhrenschwellkörper (Corpus spongiosum), der Genitalhöcker streckt sich zum Phallus, bildet die Penisschwellkörper (Corpora cavernosa), seine Spitze wird zur Eichel (Glans penis); die Vorhaut (Präputium) bildet sich aus nach vorn wachsenden Rändern der Urethralfalten. Beim **weiblichen Embryo** wird der nach außen offene Sinus urogenitalis zum Vestibulum vaginae, ab der 10. Woche ist der Urethralspalt kürzer als beim männlichen Embryo. Der Genitalhöcker wölbt sich nach vorn u. wird zur Klitoris, die Labioskrotalwülste werden zu großen, die Urethralfalten zu kleinen Schamlippen.
Störungen der genitalen Differenzierung, die z.B. hormonell bedingt sein können u. zu Penisfehlbildungen*, Hodenfehlbildungen*, Eierstockfehlbildungen* od. Vaginafehlbildungen* führen, sind im Unterschied zu embryonalen Fehlbildungen anderer Organe mit der Lebensfähigkeit des Embryos vereinbar.

Differenzierung, sexuelle: (biol.) Fachbezeichnung für die vorgeburtliche Entwicklung eines Individuums als männlich od. weiblich durch Ausprägung geschlechtsspezifischer genitaler Anlagen (s. Differenzierung, genitale) u. zerebraler Strukturen, v.a. in Hypothalamus u. limbischem System, aber auch im Kortex. Die Ausbildung der geschlechtsspezifischen LH-RH-freisetzenden Strukturen im Hypothalamus erfolgt unter dem Einfluss von Androgenen in der 12.-22. Schwangerschaftswoche; sie führen nach der Pubertät zu einem verschiedenen Sekretionsmuster von LH u. FSH bei Männern u. Frauen (s. Geschlechtsbestimmung). Im Tierversuch sind durch Manipulation dieser Regionen Anomalien des Sexualverhaltens induzierbar; allerdings ist ihre Bedeutung (insbesondere des sog. sexuell dimorphen Kerns der präoptischen Region, SDN*-POA) für das Sexualverhalten beim Menschen (z.B. für seine sexuelle Orientierung) höchst umstritten.
(psychol.) i.w.S. auch die Entwicklung von sexueller Identität*, Orientierung* u. Präferenz* im Verlauf des weiteren Lebens.

Di|gamie (gr. δι- doppel-, γάμος Hochzeit) f: (kult.) Bezeichnung für die Wiederverheiratung von Witwen u. Witwern; in manchen Kulturen traditionellerweise nicht üblich, da die Ehe durch den Tod eines Partners nicht als aufgelöst galt; vgl. Witwenbräuche.

Digitatio (lat. digitus Finger) f: (sexol.) Fachbezeichnung für Fingerspiele u. alle Arten sog. Fummelns, z.B. Streicheln von erogenen Zonen* (Necking*), Geschlechtsorganen (Petting*) od. Einführen eines (od. mehrerer) Finger in Vagina od. Anus; vgl. Fistfucking.

Digitus impudicus (lat. ~; ~ unanständig) m: (kult.) in der europäischen Antike übliche Bezeichnung für eine beleidigende Geste mit dem Mittelfinger der (meist linken) Hand, sog. Stinkefinger*.

5α-Dihydro|testosteron n: (endokrin.) Abkürzung DHT; Androgen, das aus Testosteron durch enzymatische Reduktion (5α-Reduktase) in Zellen von Erfolgsorganen entsteht u. auf zellulärer Ebene die wirksame Form mit 2,5facher biologischer Aktivität von Testosteron dar-

5α-Dihydrotestosteron

	Referenzbereiche
Männer	30–86 ng/dl (1,0–2,9 nmol/l)
Frauen	4–22 ng/dl (0,1–0,8 nmol/l)

stellt; Referenzbereiche: s. Tab.; erhöhte Werte z.B. bei Virilisierung, polyzystischem Ovarialsyndrom (vgl. Ovarialzysten, funktionelle), Androgen-produzierenden Tumoren, Sport; erniedrigte Werte z.B. nach Mahlzeiten, bei Bettlägerigkeit, ab 50. Lebensjahr.

di|klin (gr. δι- doppel-, κλίνη Bett): (biol.) Fachbezeichnung für eingeschlechtig und das Vorliegen von Einhäusigkeit* bei Pflanzenarten.

Dilatator (lat. dilatare erweitern) m: (anat.) erweiternder Muskel, z.B. Musculus dilatator pupillae, der eine Weitstellung der Pupille bewirkt.
(pharmak.) auch Dilatans, pl Dilatatoria; erweiternd wirkende Substanz, z.B. Vasodilatatoren zur Blutgefäßerweiterung.
(med.) Instrument zur wiederholten od. stufenweisen Erweiterung von Organen, z.B. Hegar*-Stifte zur Zervixerweiterung.

Dildo (von ital. diletto Geliebter) m: (allg.) Sammelbezeichnung für Masturbationsinstrumente*, meist in Penisform (evtl. auch andere konische Formen wie Delphine, Stifte, Fäuste u.a.), historisch v.a. aus Leder (Olisbos), Wachs, Metall, Marmor, Holz od. Glas, heute fast immer aus Kunststoffen; Dildos werden vaginal od. anal eingeführt, sind u.U. mit einem Vibrator* versehen, enthalten evtl. einen Flüssigkeitsbehälter zur Imitation einer Ejakulation u. können z.T. mit einem Gürtel um den Körper gebunden werden; s. Hilfsmittel, sexuelle.

Di|morphismus (gr. δι- doppel-, μορφή Form) m: (biol.) Bezeichnung für das Auftreten von zwei verschiedenen Formen derselben Art.

(sexol.) Bezeichnung für die Tatsache, dass die embryonale Geschlechtsdifferenzierung* aus einem indifferenten Frühstadium nicht ausschließlich durch das chromosomale Geschlecht der Zygote bestimmt, sondern auch hormonell beeinflusst wird.

di|özisch (gr. οἶκος Haus): (biol.) Fachbezeichnung für das Vorliegen von Zweihäusigkeit* bei Pflanzenarten.

D

Dionysos: (kult.) in der griechischen Mythologie* Name eines Fruchtbarkeitsgottes u. Gottes des Weinbaus, Vater des Priapos*; in der bildenden Kunst häufig von Satyrn* u. Mänaden umgeben dargestellt; zu seinen Ehren wurden ekstatische kultische Feiern abgehalten; vgl. Orgie. In späterer Auffassung verkörpert er als Gegenspieler des Apollon* Gefühl u. Trieb. In der römischen Mythologie entspricht ihm Bacchus*.

Di|phallus (gr. δι- doppel-) m: (kult.) Bezeichnung für die Darstellung eines doppelten erigierten Penis, häufig isoliert, selten auch an Statuen; aus der ägyptischen, griechischen u. römischen Antike bekannt, vermutlich eine Verstärkung des Symbols des Phallus* (auch als dreifacher sog. Triphallus).
(klin.) Bezeichnung für eine (seltene) Penisfehlbildung* mit Verdoppelung der Penisanlage.

Di|ploidie (gr. -πλόος -fach) f: (genet.) Bezeichnung für das Vorliegen von zwei vollständigen, strukturell identischen (homologen) Chromosomensätzen in Zellen von Organismen mit sexueller Fortpflanzung; in diploiden Zellen entstammt je ein Satz der weiblichen bzw. männlichen Keimzelle.

Dippoldismus m: (sexol.) historische Bezeichnung für Erziehersadismus*, benannt nach einem Lehrer Dippold, der einen Schüler durch Prügeln tötete.

DIR: (gebh.) Abkürzung für **D**eutsches* **I**VF-**R**egister.

Dirne: (allg.) veraltete, regional unterschiedlich verwendete Bezeichnung für junges Mädchen, Prostituierte od. Frau mit häufig wechselnden Sexualpartnern, s. Promiskuität.

dirty sex (engl. ~ schmutzig): (allg.) aus dem Englischen in die deutsche Umgangssprache übernommener Begriff für das Verwenden von Kot, Urin u. a. „schmutziger" Ausscheidungen bei sexuellen Aktivitäten (s. Koprophilie, Urophilie; vgl. Fetischismus); psychodynamisch besteht u. U. eine Nähe zu Sadomasochismus*.

dirty talking (engl. ~; ~ Sprechen): (allg.) in die deutsche Umgangsprache übernommener Begriff für das lustbetonte Verwenden „schmutziger" Wörter im Zusammenhang mit sexuellen Aktivitäten; auch für das (demütigende, als lustvoll erlebte) Beschimpfen des submissiven Partners bei sadomasochistischer Aktivität; vgl. Sprache, sexuelle.

Discus ovigerus (lat. ~ Scheibe; ~ eitragend) m: (anat.) veraltete Fachbezeichnung für den Eihügel* (Cumulus oophorus) in Tertiärfollikeln; s. Follikelreifung (Abb.).

Diskretion (lat. discretus abgelegen) f: (allg.) Verschwiegenheit, Zurückhaltung gegenüber anderen auf freiwilliger Basis, z. B. aus Respekt für die Intimsphäre anderer. Nicht gleichzusetzen mit der Schweigepflicht* bestimmter Berufsgruppen; vgl. Indiskretion.

Diskriminierung (lat. discriminare getrennt halten): (allg.) Sammelbezeichnung für benachteiligende Behandlungen Einzelner od. von Gruppen aus unterschiedlichsten Motiven; der Begriff wird sowohl für sozial gebilligte Formen der Ungleichbehandlung verwendet (z. B. in Bezug auf Straftäter), er wird aber überwiegend für sozial zu missbilligende Formen der Diffamierung* u. Verweigerung gleicher Rechte verwendet (Übergänge sind möglich wie z. B. in Form der in einigen Bundesstaaten der USA möglichen Verpflichtung verurteilter Sexualstraftäter, ihre Wohnhäuser nach Haftentlassung durch entsprechende Schilder zu kennzeichnen.). Diskriminierung bedeutet das Nutzen eines Machtgefälles, das es z. B. ermöglicht, Vorurteile* in offene Benachteiligung, Beleidigung od. Aggression umzusetzen; sie richtet sich daher stets gegen gesellschaftliche Minderheiten od. als schwächer empfundene Gruppen, die sich hinsichtlich politischer od. religiöser Auffassungen, sexueller od. kultureller Vorlieben, ethnischer Zugehörigkeit, Behinderungen, Krankheiten, Lebensalter u. a. von der jeweiligen Mehrheit unterscheiden; die allgemeine Diskriminierung von Frauen ist definierendes Merkmal des Patriarchats* u. findet sich deshalb (wenn auch unterschiedlich ausgeprägt) bis heute in fast allen Gesellschaften. Diskriminierungen abzubauen u. ihnen vorzubeugen ist ein zentrales Ziel demokratischer Bewegungen; sie führten zu internationalen Vereinbarungen (UN-Konventionen zum Schutz der Menschenrechte, von Frauen, von Kindern u. a.), zu entsprechenden (mehr od. weniger weitgehenden) staatlichen Rechtsgrundsätzen, in einzelnen Staaten auch zu Gesetzen, die Diskrimierungen sehr weitgehend verbieten (s. Antidiskriminierungsgesetze). Dennoch zeigen die Erfahrungen Betroffener u. Berichte von Emanzipationsbewegungen u. Selbsthilfegruppen*, dass Diskriminierung auch in demokratischen Gesellschaften stattfindet u. ihr Abbau weiterhin eine gesamtgesellschaftliche Aufgabe bleibt; vgl. Emanzipation.

Di|somie (gr. δι- doppel-, σῶμα Körper) f: (genet.) Genommutation, bei der ein Chromosom im haploiden Chromosomensatz doppelt vorhanden ist; vgl. Chromosomen-Abweichungen.

Dispens|ehe (lat. dispensare aufheben): (jurist.) veraltete Fachbezeichnung für Ehe, die erst nach Aufhebung von Ehehindernissen* (z. B. durch staatliche Stellen od. kirchliche Einrichtungen) geschlossen werden konnte; im Kirchenrecht Fachbezeichnung für die Erlaubnis zur Eheschließung mit Angehörigen anderer Konfessionen od. die Befreiung von Priestern vom Verbot der Eheschließung.

Disposition (lat. dispositio planmäßige Anordnung) f: (biol.) Fachbezeichnung für bestimmte Veranlagung, z. B. Erkrankungsanfälligkeit.

Dis|sexualität (lat. dis- auseinander-) f: (sexol.) Sammelbezeichnung für sexuelle Handlungen, die einen Übergriff auf die Integrität u. Individualität anderer darstellen, unabhängig davon, ob die entsprechenden Handlungen ausdrücklich strafbar sind od. nicht: Es gibt dissexuelle Handlungen, die nicht strafbar sind (z. B. Masturbation vor unbekannten Schlafenden) u. strafbare Handlungen, die nicht dissexuell sind

(z. B. Beziehungen zwischen früh entwickelten Adoleszenten unter 16 Jahren u. mehr als fünf Jahre älteren Partnern), d. h. der Begriff umfasst alle Handlungen, für die keine Zustimmung vorausgesetzt werden kann u. die daher als Sozialversagen in sexueller Hinsicht bewertet werden können; vgl. Dissozialität.
Das **Spektrum** dissexueller Handlungen reicht von Voyeurismus*, Exhibitionismus* u. Frotteurismus* über alle Formen der sexuellen Gewalt* bis zu Pädophilie* u. Inzest*. Die **Täter** sind ganz überwiegend Männer; unterschieden werden: **1.** sexuell unerfahrene Jugendliche, bei denen dissexuelle Handlungen im Rahmen der Pubertätsentwicklung entstehen und die eine vergleichsweise günstige Prognose aufweisen; **2.** dissoziale Täter, bei denen dissexuelle Handlungen Teil einer Dissozialität sind, die sich auch in anderen Aggressions- od. Eigentumsdelikten ausdrückt u. deren Prognose ungünstiger zu sein scheint; **3.** symbolisch agierende Täter, deren dissexuelle Handlungen aus ambivalenten Partnerschaftserfahrungen u. einer allgemeinen Aggressivität gegenüber „der" Frau entstehen u. die eine i. d. R. gute therapeutische Beeinflussbarkeit u. Prognose haben; **4.** Täter mit erheblicher geistiger Behinderung*, bei denen dissexuelle Handlungen Ausdruck einer insgesamt eingeschränkten sozialen Kompetenz sind; **5.** psychosexuell auffällige Gewalttäter, die eine sehr kleine Minderheit unter allen dissexuellen Tätern darstellen (unter 5 %) u. bei denen sadistische Neigungen gegenüber sexueller Befriedigung deutlich im Vordergrund stehen.
Die **Begutachtung** u. **Therapie** dissexueller Täter erfordert je nach Einzelfall sehr verschiedene Methoden, bedarf spezieller therapeutischer Kenntnisse u. findet nicht selten im Rahmen von Regelvollzug od. Maßregelvollzug statt; sie setzt sich zusammen aus sexualtherapeutischen, sozial stützenden u. unterschiedlichen psychotherapeutischen Verfahren, die evtl. in Verbindung mit Medikamenten (Antiandrogenen, LHRH-Analoga, Antidepressiva) eingesetzt werden.

Dis|simulation (lat. dissimulare verstecken) f: (psychol.) Abwehrmechanismus*, bei dem vorhandene Belastungen, Ängste od. körperliche Symptome absichtlich verborgen werden.

Dis|sozialität (lat dis- auseinander-) f: (soziol.) Fachbezeichnung für fortgesetzte u. allgemeine Defizite des Sozialverhaltens (sog. Sozialversagen), die sich in konflikthaftem, aggressivem od. egoistischem Verhalten, evtl. in Straffälligkeit u. sozialem Rückzug äußern; die entsprechenden Persönlichkeitsmerkmale werden psychologisch als Soziopathie* bezeichnet (sog. Cluster B der Persönlichkeitsstörungen*), daneben werden als ursächlich aber auch Merkmale der sozialen Lage betrachtet. Typische Folgen sind Partnerschaftskonflikte*, Verwahrlosung, höhere Gesundheitsrisiken, Abhängigkeit* von Alkohol od. anderen Drogen, häufig Straffälligkeit u. soziale Isolation*, nicht selten Anzeichen für Dissexualität*. Eine Therapie von Dissozialität ist schwierig (s. Soziopathie), sie erfolgt durch Sozio- u. Psychotherapie; bedeutsam ist die Vorbeugung durch frühzeitige Intervention bei Kindern u. Adoleszenten mit dissozialem Verhalten u. die Förderung der Integration besonders gefährdeter Bevölkerungsgruppen durch zielgruppenspezifische Abgebote.

Dis|soziation (lat. dissociatio Trennung) f: (psychol.) Fachbezeichnung für einen psychischen Zustand, der durch plötzliche Veränderungen des Bewusstseins mit Beeinträchtigung von Erinnerungsfähigkeit, Identitätsbewusstsein sowie Wahrnehmung des Selbst u. der Umgebung gekennzeichnet ist (Störung des Zusammenwirkens von Wahrnehmung, Gedächtnis, Identität u. Bewusstsein); entsteht spontan („Alltagserfahrung"), symptomatisch nach Einnahme psychoaktiver Drogen od. von Psychopharmaka, aber auch reaktiv nach psychischen od. sexuellen Traumen. Dissoziation hat ein breites Spektrum der Ausprägungen u. besteht überwiegend nur für kurze Zeit; länger bestehende, klinisch bedeutsame Formen werden als dissoziative Identitätsstörungen* bezeichnet.

Distanz|liebe (lat. distantia Abstand): (psychol.) Bezeichnung für Liebe* zu Personen, die weit entfernt leben od. unerreichbar sind; gelegentlich Ausdruck einer Unfähigkeit, sich in erreichbare Personen zu verlieben, Nähe zu ertragen od. enge Beziehungen einzugehen.

Di|thyrambus (gr. διθύραμβος) m: (kult.) musikalische Fachbezeichnung für ekstatische Lieder*, die in der griechischen Antike u. a. im Rahmen des sexuell gefärbten Dionysoskults gesungen wurden.

DNA: (biol.) Abkürzung für (engl.) **d**eoxyribo**n**ucleic **a**cid, Desoxyribonukleinsäure; in Zellkern u. Chromosomen lokalisierte Nukleinsäure, bei den meisten Lebewesen als Doppelstrang mit zwei ineinander gewundenen Spiralen (Doppelhelix), die in definierten Sequenzen die genetische Information beinhalten; zuerst 1871 von F. Miescher aus Eiter isoliert. Die DNA enthält die Basen Adenin, Guanin (Purinbasen), Cytosin u. Thymin (Pyrimidinbasen) u. kodiert als sog. Trägerin der Erbinformation die Information für das spätere Genprodukt (z. B. Proteine, Enzyme). Vor einer Zellteilung* (s. Abb. dort) wird die DNA identisch verdoppelt (identische Reduplikation), anschließend wird sie in Ribonukleinsäure (RNA*) übersetzt. Veränderungen in der DNA-Struktur können zu Mutationen führen.

DNA-Finger|print-Methode f: (genet.) sog. genetischer Fingerabdruck; Bezeichnung für Verfahren zur Identifikation einer Person unter Verwendung eines kleinen Teils der DNA*, die aus Körperzellen gewonnen wird (häufig aus im Abstrich von der Mundschleimhaut befindlichen Zellen, sog. Speicheltest); der verwendete DNA-Abschnitt ist für jedes Individuum ebenso einmalig wie ein Fingerabdruck (s. ums. Abb.). Anwendung im Rahmen der Vaterschaftsfeststellung insbesondere dann, wenn diese nicht mit den bisherigen Methoden möglich war (z. B. wenn zwei in Frage kommende Männer die gleiche Blutgruppe haben), u. zur Aufklärung künftiger Straftaten, z. B. zur Identitätsfeststellung von eines Vergehens gegen die sexuelle Selbstbestimmung Verdächtigen, sofern künftig erneut mit Strafverfahren zu rechnen ist (in Deutschland seit 1998 nach § 81g StPO auf richterliche Anordnung hin zulässig).

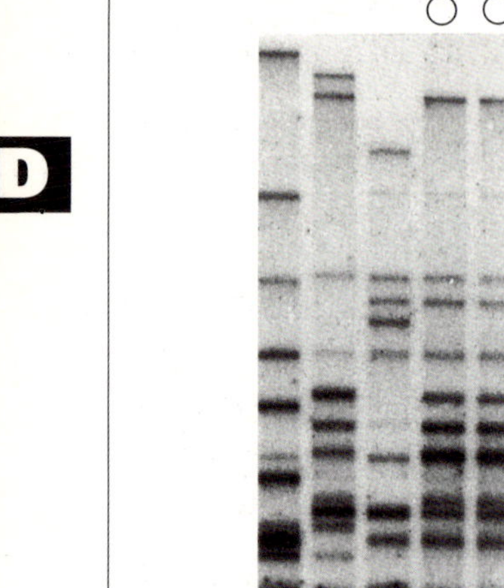

DNA-Fingerprint-Methode: Untersuchung der DNA von zwei Männern (A und B), die für die Vaterschaft der Zwillinge (rechts) in Frage kommen, und die DNA der Mutter (Mitte); die Zwillinge sind eineiig (identisches Bandenmuster), die nicht von der Mutter stammenden Banden gehen auf den biologischen Vater zurück (nicht A).

D-Norgestrel n: (pharmak.) auch Levonorgestrel; stark wirksames synthetisches Gestagen*.

60D61-Norgestrel n: (pharmak.) synthetisches Gestagen*, das u. a. nach Ovarektomie u. bei primärer u. sekundärer Amenorrhö eingesetzt wird.

Döderlein-Stäbchen (Albert S. D., deutscher Gynäkologe, 1860-1941): (klin.) veraltete Bezeichnung für Lactobacillus acidophilus, den typischen Schutzkeim der Vaginalflora*.

Dogiel-Körperchen (Alexander Stanislawowitsch D., russischer Histologe, 1852-1922): (anat.) sog. Genitalkörperchen; sensible Rezeptoren in der Haut der Eichel von Penis u. Klitoris u. der Brustwarzen, die sich morphologisch von anderen Mechanorezeptoren allerdings nicht sicher unterscheiden lassen; s. Reizorgane, sexuelle.

Doktor|spiele: (allg.) **1.** Bezeichnung für sexuell gefärbte Kinderspiele, bei denen ärztliche Untersuchungen nachgeahmt werden; Ausdruck kindlicher sexueller Neugier* im Rahmen der psychosexuellen Entwicklung*, meist heimlich u. einvernehmlich, mit unbestrittener Bedeutung für das Sexualwissen* kleiner Kinder; Verbote u. Tabuisierung haben nachteilige Folgen, s. Sexualpädagogik; vgl. Kindersexualität. **2.** Bezeichnung für Kliniksex* unter Erwachsenen.

Dollard, John (1900-1980): Soziologe u. Psychoanalytiker, New York, Yale (Connecticut, USA); u. a. Forschungen zur Erklärung aggressiven Verhaltens (Formulierung der sog. Frustrations*-Aggressionstheorie mit N. E. Miller 1939) u. Lerntheorie.

Domestikation (lat. domesticus heimisch) f: (biol.) Fachbezeichnung für die Überführung von wildlebenden Tieren aus ihren natürlichen Lebensbedingungen in eine Haustierhaltung; sie geht bei praktisch allen Tierarten mit erblichen morphologischen Veränderungen einher u. wird von zahlreichen Veränderungen des Verhaltens begleitet: Erweiterung angeborener auslösender Mechanismen (Ansprechen von Instinkten auf unspezifische Situationen, z. B. Paarung zwischen Angehörigen verschiedener Rassen), Veränderungen alter Instinkttätigkeiten (z. B. hypertrophes Balzverhalten), ganzjährige Paarungsbereitschaft, Schwächung od. Ausfall bestimmter Handlungen (z. B. Wegfall der bei der Graugans obligatorischen Verlobungszeit, Einehe der Hausgans, Verlust von Brutpflegeverhalten bei Hühnern) u. a. Ethologisch wird für die Frühzeit des Menschen ein der Domestikation vergleichbarer Prozess angenommen, für den der Mensch die Bedingungen selbst geschaffen hat (sog. Selbstdomestikation); vgl. Anthropologie, Instinktreduktion.

Domina (lat. ~ Herrin) f: (allg.) Bezeichnung für eine Prostituierte*, die auf Kunden mit masochistischen Wünschen spezialisiert ist u. diese meist in eigenen Räumlichkeiten empfängt; vgl. Massagesalon, Sklaven.

Dominanz (lat. dominari herrschen) f: (genet.) auch Vorherrschen; Fachbezeichnung für Wirkung eines dominanten Gens, das die Wirkung eines rezessiven Gens überdeckt (dominanter Erbgang*); Gegensatz: Rezessivität.
(physiol.) bei paarigen Organen Bezeichnung für das funktionelle Überwiegen eines der beiden, z. B. dominante Hemisphäre des Gehirns bei Rechts- bzw. Linkshändigkeit.
(soziol.) Bezeichnung für soziale od. territoriale Überlegenheit eines Individuums od. einer Gruppe, die meist im Rahmen von Rangkämpfen erworben wird u. in deren Folge Hierarchien entstehen, z. B. bei Nahrungsaufnahme, Körperpflege od. Fortpflanzungsverhalten.
(psychol.) Bezeichnung für eine Persönlichkeitseigenschaft, die u. a. durch Machtstreben, Unabhängigkeit, Zuversichtlichkeit u. Eigensinn gekennzeichnet ist; Gegensatz: Submissivität.
(sexol.) i. w. S. Führungsrolle in einer Partnerbeziehung od. einem Familienverbund, die die Willensentfaltung von Partnern od. anderen Familienmitgliedern einschränkt; i. e. S. die bestimmende Rolle bei Sexualkontakten, insbesondere bei sadomasochistischer Aktivität, die u. U. situations- u. partnerabhängig wechseln kann (Dominanzwechsel); Gegensatz: Submission*.

Don|juanismus m: (sexol.) historische Bezeichnung für vermehrte (als normabweichend betrachtete) sexuelle Motivation u. Aktivität bei (heterosexuellen) Männern, die u. U. einer sexuellen Sucht* entspricht; vgl. Hypersexualität.

Der Begriff leitet sich vermutlich von einem (für seine zahllosen Verhältnisse berühmten) Don Juan de Tenorio her (Kastilien, 13. Jahrhundert).

Donovanosis (Charles D., Tropenarzt, Madras, 1863-1951) f: (infektiol.) veraltete Bezeichnung für Granuloma* inguinale tropicum.

Donum vitae (lat. ~ ~ Geschenk des Lebens) n: Name einer katholisch orientierten Organisation, deren Ziel der Schutz ungeborenen Lebens ist u. die bundesweit in zahlreichen Beratungsstellen Schwangerschaftskonfliktberatung* anbietet (http://www.donumvitae.org). Der Verein wurde 1999 als Reaktion auf ein päpstliches Verbot gegründet, demzufolge Einrichtungen der katholischen Kirche in Deutschland die für einen evtl. Schwangerschaftsabbruch gesetzlich vorgeschriebenen Bescheinigungen über eine erfolgte Schwangerschaftskonfliktberatung nicht mehr ausstellen durften; Donum vitae stellt diese Bescheinigungen auf Wunsch aus.

Dopamin n: (physiol.) Bezeichnung für eine Überträgersubstanz des Nervensystems (Neurotransmitter*), die die chemische Vorstufe von Adrenalin u. Noradrenalin darstellt; sie überträgt einerseits Impulse für die Feinmotorik (in der sog. Substantia nigra des Hirnstamms erheblich vermindert bei Parkinson-Krankheit), andererseits spielt sie im Belohnungssystem* des Körpers eine zentrale Rolle, v. a. im sog. Nucleus accumbens der Stammganglien des Endhirns, wo sie bei Lust- u. Glücksgefühlen (auch infolge von euphorisierenden Rauschmitteln) verstärkt ausgeschüttet wird; auf der Ebene des limbischen Systems bewirkt sie eine gesteigerte Wahrnehmungsfähigkeit (daher Verwendung von Dopamin-Antagonisten in der Behandlung von Psychosen), in der Hypophyse bewirkt sie eine verminderte Freisetzung von Prolaktin (daher Verwendung von Dopamin-Agonisten, z. B. Bromocriptin, in der Behandlung von Prolaktin-bildenden Tumoren). Obwohl die Funktion von Dopamin und v. a. sein Zusammenwirken mit anderen Neurotransmittern (z. B. den Endorphinen*) noch wenig geklärt ist, erscheint gesichert, dass Störungen seiner Produktion u. Speicherung mit der Entstehung von depressiven Störungen u. Abhängigkeit in Verbindung stehen. Neben diesen zentralen Wirkungen ist Dopamin auch peripher wirksam u. ist dabei v. a. an der Steuerung der Durchblutung beteiligt; es wird klinisch zur Behandlung von Schockzuständen eingesetzt, hat aber bei externer Zufuhr keine zentralen Wirkungen (keine Passage der Blut-Hirnschranke).

Doping (engl. to dope imprägnieren) n: (allg.) Bezeichnung für die Einnahme von Substanzen zur Verbesserung der Leistungsfähigkeit; verwendet werden v. a. anabole Steroide (Anabolika*) u. a. Substanzen zur Beschleunigung des Muskelaufbaus, Erythropoietin u. a. Substanzen zur Erhöhung der Sauerstofftransportkapazität, in Einzelfällen auch Psychostimulanzien*; im Leistungssport ist die Verwendung bestimmter Substanzen verboten u. wird zunehmend kontrolliert, dagegen werden im übrigen Sport* (aber v. a. im Bodybuilding*) überwiegend illegal beschaffte Medikamente nicht selten eingesetzt. Die Folgen des Doping sind (je nach verwendeten Substanzen, Dosierung u. Kombination) vielfältig; ein erhöhtes Risiko für Herz-Kreislauf-Erkrankungen, Infektionen u. bestimmte Tumoren erscheint gesichert, plötzliche Todesfälle sind beschrieben.

Doppel|ehe: (allg.) Bezeichnung für Bigamie*.

Doppel|fehl|bildungen: (klin.) Sammelbezeichnung für embryonale Entwicklungsstörungen mit unvollständiger Durchschnürung des Embryoblasten im späten Stadium der Blastozyste* (bei vollständiger Durchschnürung entstehen eineiige Zwillinge); bei Doppelfehlbildungen bleiben die Embryonen verbunden (sog. siamesische Zwillinge) u. haben u. U. gemeinsame Organanlagen; die Kinder sind z. T. lebensfähig u. können, sofern lebenswichtige Organe doppelt angelegt od. teilbar sind, eine operative Trennung überleben. Neben diesen symmetrischen Formen werden auch asymmetrische Doppelfehlbildungen beobachtet, bei denen die Feten unterschiedlich entwickelt sind od. sich ein Fetus im Körperinneren des anderen befindet (sog. Inclusio fetalis).

Doppel|geschlechtlichkeit: (allg.) Bezeichnung für **1.** Hermaphroditismus* (auch sog. Zweigeschlechtlichkeit); **2.** Bisexualität*.

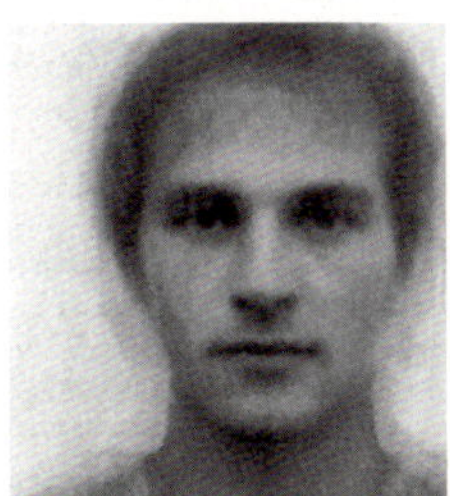
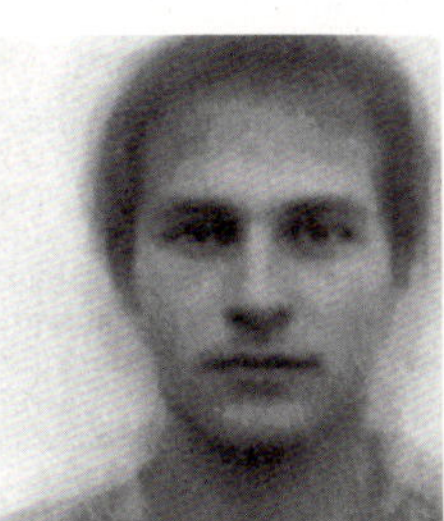
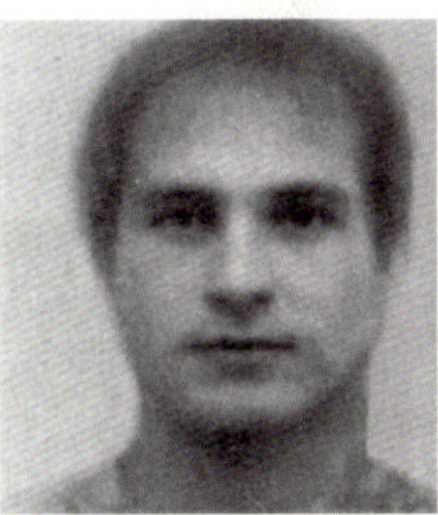

Dominanz:
Aus dem mittleren Gesicht (einer Computersimulation durch Überlagerung mehrerer als geschlechtstypisch bewerteter Portraits) entsteht durch Veränderung von Breite des Unterkiefers und Länge des unteren Gesichtsschädels ein submissiv (links) bzw. dominant wirkendes Gesicht (rechts).

Doppel|hochzeit: (allg.) i. e. S. gleichzeitige Eheschließung zweier Brüder mit zwei Schwestern; i. w. S. auch gleichzeitige Trauung zweier Paare.

Doppel|moral f: (allg.) Bezeichnung für unterschiedliche moralische Normen für verschiedene Personen; diese Unterschiede sind zwischen Männern u. Frauen besonders ausgeprägt, z. B. hinsichtlich der Bewertung von sexueller Aktivität u. Initiative, aber auch in Fragen des sozialen Verhaltens (z. B. Aggressivität) u. der zu übernehmenden sozialen Rolle. Auf individueller Ebene kennzeichnet der Begriff Widersprüche zwischen eigenem Verhalten u. Werturteilen über das Verhalten anderer. Vgl. Saubermann, Sexualmoral.

Dotter: (embryol.) auch Vitellus bzw. (z. B. beim Hühnerei) auch Eigelb; Fachbezeichnung für in der Eizelle vorhandenen Nährstoff zur Versorgung des Embryos, der u. a. Eiweiß, Kohlenhydrate, Fette, Lipoide u. Mineralien enthält.

Dotter|sack: (embryol.) durch Zellen des Entoderms der Keimblätter* gebildeter flüssigkeitshaltiger Raum, der in den ersten beiden Monaten der Embryonalentwicklung* vorhanden ist u. über den Dottergang (Ductus omphaloentericus) mit dem Darm in Verbindung steht; in den frühen Entwicklungsstadien für die Ernährung bedeutsam; vgl. Endometrialzyklus (Abb.).

Down-Syndrom (John Langdon Haydon D., Arzt, London, 1828–1896) n: (genet.) auch Trisomie 21; Chromosomen*-Abweichung mit dreifach vorhandenem Chromosom 21 (Trisomiesyndrom); **Formen:** **1.** freie Trisomie (> 90 %) durch Non-Conjunction in der Meiose od. Non-Disjunction in der Mitose; **2.** Mosaiktrisomie (< 5 %) durch Non-Disjunction der Zygote in der Mitose; **3.** familiäre Translokationstrisomie (< 5 %), bei der das überzählige Chromosom 21 od. ein wesentliches Stück davon an ein anderes Chromosom (meist Chromosom 14, aber auch 21 od. 22) angeheftet ist.
Häufigkeit: Die Inzidenz steigt mit dem Alter der Mutter, in geringerem Maß auch des Vaters. Bezogen auf alle Altersklassen beträgt sie 1 : 700 Lebendgeborene (35–40-jährige Mütter 0,5–1,3 %, 40–45-jährige Mütter 1,3–4,4 %). **Symptome:** individuell sehr unterschiedlich ausgeprägt; im Vordergrund stehen psychomotorische Entwicklungsverzögerungen, typische Fehlbildungen wie Minderwuchs, Brachyzephalie, Mikrozephalie, lateral-kranial ansteigende Lidachsen, charakteristische Lidspalte (Epikanthus), breite Nasenwurzel, Ohrmuscheldeformität, weiße Flecken auf der Iris (Brushfield-Flecke), Vierfingerfurche, angeborene Herzfehler u. a. **Diagnose:** evtl. pränatale Diagnostik* durch Amniozentese od. Chorionzottenbiopsie. Bei der Geburt Diagnose anhand des charakteristischen Phänotyps, Chromosomen-Analyse. **Therapie:** neben chirurgischer Korrektur von Herzfehlern u. anderen Fehlbildungen stehen pädagogische Förderung u. Sprachtherapie (mit z. T. beträchtlichen Erfolgen) im Vordergrund.

Drag (engl. ~ Hemmnis, behindernder Gegenstand): (allg.) unter Menschen mit transvestitischen Neigungen übliche Bezeichnung für die dabei benutzten Kleidungsstücke; davon abgeleitet **Drag queen** als Bezeichnung für männliche Transvestiten, entsprechend heute auch **Drag king** als Bezeichnung für weibliche Transvestiten; vgl. Transvestismus.

Drang: (allg.) Bezeichnung für einen nicht vom Bewusstsein gesteuerten u. (im Gegensatz zum Trieb*) ungerichteten (dumpfen) Spannungszustand mit psychischer Erregung u. meist auch motorischer Unruhe.
(psychol.) Bezeichnung für die subjektive Erlebnisqualität, die einen Triebvorgang begleitet, z. B. als subjektiv empfundenes Motiv* für bestimmte sexuelle Handlungen.

Drei|ecks|verhältnis: (sexol.) **1.** auch Ménage à trois; Bezeichnung für sexuelle Beziehung einer Person zu zwei Sexualpartnern; **2.** sog. flotter Dreier, Triolismus; Bezeichnung für Form des Gruppensex* mit gleichzeitigen Sexualkontakten zwischen drei Personen. Dreiecksverhältnisse sind häufig Gegenstand erotischer Kunst (z. B. Darstellung auf antiken Vasen) u. Literatur, als „kombinierte Liebe" werden sie im Kamasutra* beschrieben. Vgl. Paarbeziehung.

Drei|monats|spritze: (allg.) Bezeichnung für injizierbare Arzneimittelzubereitungen mit verzögerter Wirkstofffreisetzung, die über 3 Monate anhält, z. B. Injektion von Hormonen zur Kontrazeption; vgl. Hormondepotpräparate.

Drei|phasen|präparat n: (sexol.) hormonelles Kombinationspräparat, das eine dem Menstruationszyklus in drei Stufen angepasste Menge von Gestagenen* u. Östrogenen* (meist Äthinylöstradiol) enthält u. zur hormonellen Kontrazeption und Ovulationshemmung verwendet wird; s. Kontrazeptiva, hormonelle.

Drillinge: (gebh.) natürlicherweise bei 1 : 15–20 000 Geburten vorkommende Geburt von drei Kindern, s. Mehrlinge.

Drogen (frz. drogues, von nddt. drogefate Trockenfässer): (pharmak.) Sammelbezeichnung für pflanzliche u. tierische Rohstoffe zur Zubereitung von Arzneimitteln (sog. Arzneidrogen).
(allg.) verwendet zunächst v. a. für die in Deutschland nach Betäubungsmittelgesetz* verbotenen Rauschmittel*, heute zunehmend als Sammelbezeichnung für alle psychisch wirksamen Substanzen mit (häufig) dem Risiko der Entstehung von Abhängigkeit* u. körperlichen Folgeschäden, d. h. unter Einschluss von Psychopharmaka*, Schnüffelsubstanzen*, Nikotin* u. (insbesondere) Alkohol (s. Alkoholika). Zwar gilt in der Öffentlichkeit nach wie vor der Gebrauch illegaler Drogen (v. a. durch Jugendliche) als zentrales soziales Problem (vgl. Partydrogen), aber es wächst zugleich das Bewusstsein für die individuelle, soziale u. sozioökonomische Problematik legaler Drogen: jährliche Todesfälle in Deutschland infolge Alkohol ca. 42 000, infolge Tabak ca. 117 000, infolge illegaler Drogen ca. 2000; jährliche direkte Folgekosten infolge Alkohol ca. 17 Milliarden Euro, infolge Tabak ca. 42 Milliarden Euro, infolge illegaler Drogen (mindestens) 13 Milliarden Euro. Da die Produktion von Alkoholika u. Tabakwaren wichtige Wirtschaftsfaktoren bilden (ihre Besteuerung erbringt ca. 2,5 % aller staatlichen Einnahmen), sind Einschränkungen der Produktwerbung u. ein verändertes Konsumverhalten nur sehr allmählich zu erreichen.

Drogen|strich: (allg.) Bezeichnung für einen Ort im Freien (Strich*), an dem substanzabhängige Prostituierte sexuelle Dienstleistungen anbieten; vgl. Beschaffungsprostitution.

Drospirenon n: (pharmak.) vom Aldosteron-Antagonisten Spironolacton abgeleitetes Gestagen mit antimineralokortikoider Wirkung; **Anwendung:** in Kombination mit Äthinylöstradiol zur hormonellen Kontrazeption.

Drüsen: (anat.) Glandulae; parenchymatöse Organe mit der Fähigkeit, spezielle Wirkstoffe zu produzieren; man unterscheidet: **1. exokrine Drüsen**, deren Wirkstoffe über ein Gangsystem freigesetzt werden, z. B. Talgdrüsen, Schweißdrüsen od. Geschlechtsdrüsen (s. Sexualorgane); **2. endokrine Drüsen**, deren Produkte in die Blutbahn abgegeben werden, z. B. die hormonproduzierenden Anteile der Gonaden (s. hormone).

Drüsen, inter|stitielle: (anat.) Fachbezeichnung für die Leydig*-Zwischenzellen im Hoden* bzw. für das aus atretischen Sekundärfollikeln entstehende sog. Thekaorgan* des Eierstocks*.

Drum|stick (engl. ~ Trommelschlägel): (biol.) trommelschlägelförmiger, anfärbbarer Anhang an bestimmten weißen Blutkörperchen (Geschlechtschromatin* der neutrophilen Granulozyten), der bei Frauen (46,XX) in ca. 3 % u. bei Männern (46,XY) in bis zu 0,5 % vorkommt. Im Rahmen der Geschlechtsdiagnostik ist die Untersuchung von mindestens 500 Zellen erforderlich.

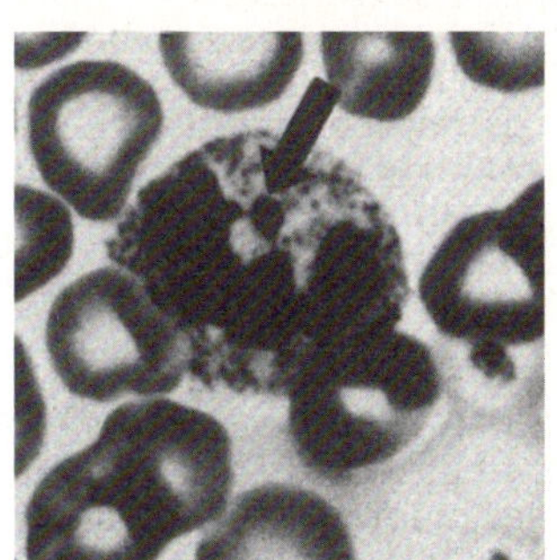

Drumstick:
Segmentkerniger neutrophiler Granulozyt mit Drumstick (Pfeil)

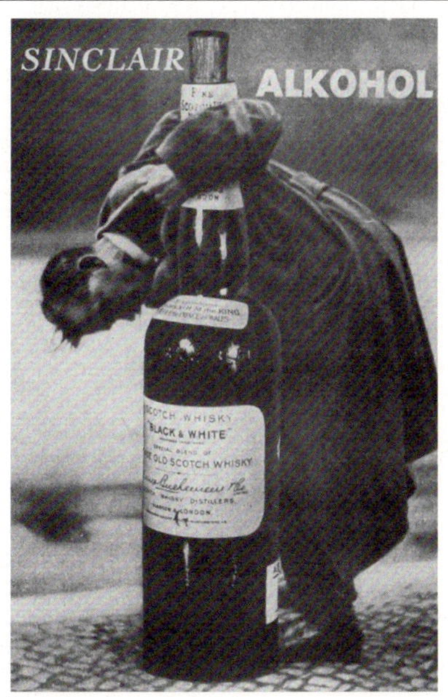

Drogen:
Dieser von John Heartfield entworfene Umschlag für den Roman „Alkohol" von Upton Sinclair (Malik-Verlag) wurde 1932 auf Betreiben des Herstellers der abgebildeten Whisky-Marke verboten.

Drysdale, George (1825-1904): Arzt, London; u. a. Autor eines kulturwissenschaftlichen Werks, in dem er in Anlehnung an den Malthusianismus* für Geburtenkontrolle* u. aktive Bevölkerungspolitik* eintritt.

DSM: (psychiat.) Abkürzung für (engl.) **D**iagnostic* and **S**tatistic **M**anual of Mental Disorders, Diagnostisches und statistisches Manual psychischer Störungen.

DSTDG: Abkürzung für **D**eutsche* **STD-G**esellschaft.

Dualismus (lat. dualis zweifach) m: (kult.) Bezeichnung für das Vorhandensein zweier voneinander unabhängiger, meist gegensätzlicher Prinzipien, die in einem (rational nicht auflösbaren) Widerspruch stehen; in der Physik z. B. der Wellen- u. Teilchencharakter des Lichts, vereinbar nur durch Annahme einer Komplementarität beider Eigenschaften (N. Bohr). In der Philosophie Fachbezeichnung für Lehren, die alle Erscheinungen einem von zwei Grundprinzipien zuzuordnen versuchen, z. B. Gott/Welt, Körper/Seele, Licht/Finsternis; zahlreichen Konzepten von Sexualität u. Sexualethik liegen dualistische Auffassungen zugrunde, z. B. Männlich/Weiblich, Gut/Böse, Erlaubt/Verboten, Gesund/Krank; vgl. Monismus, Holismus, Pluralismus.

Ductuli efferentes testis (lat. ductulus kleiner Gang; efferens herausführend) m pl: (anat.) Fachbezeichnung für die Ausführungsgänge des Hodens, in denen die Samenzellen aus dem Hodennetz (Rete testis) in den Nebenhodengang (Ductus epididymidis) gelangen; vgl. Hoden (Abb. 3).

Ductus deferens (lat. ~ Gang; ~ hinabführend) m: (anat.) Fachbezeichnung für Samenleiter*.

Ductus ejaculatorius m: (anat.) Fachbezeichnung für den Ausspritzungsgang*.

Ductus epi|didymidis m: (anat.) Fachbezeichnung für den Nebenhodengang, in dem die Samenzellen zwischen Hoden-Ausführungsgängen (Ductuli efferentes testis) u. Samenleiter (Ductus deferens) transportiert werden u. weiter reifen; vgl. Hoden (Abb. 3).

D

Ductus para|urethrales m pl: (anat.) Fachbezeichnung für die (auch als Skene-Gänge bezeichneten) Ausführungsgänge der (weiblichen) kleinen Vestibulardrüsen* (Paraurethraldrüsen, Skene-Drüsen).

Düfte, sexuelle: (biol.) Sammelbezeichnung für Gerüche u. Duftstoffe, die von Geschlechtsorganen ausgehen bzw. das Sexualverhalten beeinflussen; **1. Genitalduft:** geht von den im Bereich der Geschlechtsorgane liegenden bzw. um den Anus liegenden (perianalen) Duftdrüsen (z. B. Vaginalgeruch, Analgeruch) od. von der Penisvorhaut aus. Zahlreiche Genitaldüfte sind dadurch geprägt, dass die jeweiligen Drüsensekrete Caprylsäure enthalten (sog. Kaprylgerüche). I. w. S. können auch der Duft von Scheidenschleim, Menstruationsblut, Wochenfluss (Lochien), Sperma, bakteriell zersetztem Ejakulat od. Bakterien (Trimethylamin) als Genitaldüfte bezeichnet werden. **2. Körpergeruch** od. **Körpereigengeruch:** wird durch leicht flüchtige Geruchsstoffe aus Sekreten der Talg- u. apokrinen Schweißdrüsen hervorgerufen. Mit Beginn der Pubertät kommen Sekrete der in den Achselhöhlen gelegenen Duftdrüsen hinzu; der Körpergeruch ist also in verschiedenen Altersstufen unterschiedlich. Einen spezifisch weiblichen bzw. spezifisch männlichen Körpergeruch hingegen gibt es – zumindest beim Menschen – nicht. Starkes Schwitzen od. mangelnde Körperhygiene resultieren in einer stärkeren bakteriellen Zersetzung der Drüsensekrete mit einer Veränderung u. oft als unangenehm empfundenen Verstärkung des Körpergeruchs. Durch Waschen kann der menschliche Körpergeruch so gründlich beseitigt werden, dass er für andere kaum wahrnehmbar ist (vgl. Intimhygiene). I. w. S. können auch Fußgeruch, der Duft von Haaren od. Atem als ein vom Körper ausgehender Geruch verstanden u. als Körpergeruch bezeichnet werden. **3. Artspezifische Sexualduftstoffe**, deren Bedeutung für das tierische Sexualverhalten gesichert, für das menschliche Sexualverhalten jedoch unklar ist, werden als Pheromone* bezeichnet. **4. Geruch von Ausscheidungen** (Fäkalien, Urin, Menstruationsblut), der im Rahmen sexueller Aktivitäten wahrgenommen wird.
Sexuelle Düfte können als angenehm od. unangenehm wahrgenommen werden u. daher (bewusst od. unbewusst) anziehend bis erregend bzw. abstoßend bis hemmend wirken. Sie werden ggf. durch Hygiene (insbesondere Intimhygiene), Parfüm*, Desodoranzien* u. a. gezielt beeinflusst. Zugleich haben sexuelle Düfte (insbesondere bei Tieren) auch eine Signalwirkung, wenn z. B. der zum Menstruationszeitpunkt gesteigerte Genitalduft die Paarungsbereitschaft des Weibchens signalisiert. Beim Menschen beeinflussen sexuelle Düfte das Sexualverhalten eher indirekt; so ist es möglich, dass ein als unangenehm empfundener Körpergeruch zum Verzicht auf einen Sexualkontakt führt. Kontrovers wird beurteilt, ob es eine aufgrund von Signalwirkungen des Körpergeruchs od. anderen sexuellen Düften gezielt entstehende Paarung gibt. Die Empfindung u. Bewertung sexueller Düfte durch den Menschen wird von individuellen, situativen u. soziokulturellen Faktoren beeinflusst; sie ist stark emotional geprägt (enge Verbindung zwischen Riechhirn u. limbischem System, s. Geruchssinn) u. wird durch zahlreiche Tabus überlagert. In der orientalischen u. westeuropäischen Kultur wird traditionellerweise versucht, Körpergeruch u. Genitaldüfte zu beseitigen u. durch sexuell erregende (erotisierende) Düfte zu ersetzen. Sexuelle Düfte sind mit bestimmten sexuellen Erlebnisformen (z. B. Geruchsfetischismus*, Geruchsmasochismus*) eng verbunden u. zum Gegenstand der erotischen Literatur* geworden.

Dühren, Eugen: Pseudonym von Iwan Bloch*.

Duft|drüsen: (anat.) Bezeichnung für apokrine Schweißdrüsen in Achselhöhlen, an Brustwarzen sowie in der Umgebung der äußeren Sexualorgane u. des Anus; sie setzen neben Schweiß* auch Duftstoffe frei, die vermutlich Pheromonen* entsprechen u. bei bakterieller Zersetzung einen intensiven Geruch ergeben, s. Düfte, sexuelle.

Duft|stoffe: die Gesamtheit der mit dem Geruchssinn* wahrnehmbaren Moleküle, s. Düfte, sexuelle; vgl. Pheromone.

Dunkel|ziffer: (soziol.) Bezeichnung für die Anzahl in einer Bevölkerung stattfindender Straftaten, die weder angezeigt noch ermittelt werden (vgl. Kriminalität); i. w. S. auch verwendet für andere Angaben (z. B. in Befragungen), die wegen Vergessens od. Verschweigens unvollständig erfolgen. Man nimmt an, dass die Dunkelziffer bei Sexualstraftaten (das sog. Dunkelfeld) erheblich größer ist als das sog. Hellfeld angezeigter Delikte, wobei über die absolute Höhe je nach Delikt verschiedene Schätzungen vorliegen: bei sexuellem Missbrauch* von Kindern wird z. B. für Deutschland eine Dunkelziffer angenommen, die etwa fünfmal höher liegt als die Anzahl angezeigter Straftaten (vgl. Sexualstraftaten, Abb.), für sexuelle Nötigung* Erwachsener ist das Verhältnis evtl. noch ungünstiger (1:5 bis 1:10), für Inzest* liegen keine überzeugenden Schätzungen vor.
(klin.) auch verwendet für Krankheitsfälle, die in medizinischen Statistiken nicht erfasst werden (sog. underreporting).

Durand, Marguerite (1864-1936): Schauspielerin, Journalistin u. Frauenrechtlerin, Paris; Begründerin der ersten feministischen Tageszeitung („La Fronde", 1897-1905), bei der ausschließlich Frauen (als Autorinnen, Setzerinnen u. Druckerinnen) arbeiteten; u. a. politisches Engagement, Eintreten für das allgemeine Wahlrecht u. die Gleichberechtigung von Frauen. Ihr Nachlass bildete den Grundstock für die Bibliothèque Marguerite Durand in Paris, eines der bedeutendsten Forschungszentren für die Geschichte der Frauen u. des Feminismus.

Durch|bruch|blutung: (gynäkol.) Fachbezeichnung für Uterusblutung außerhalb der Menstruation infolge relativen Östrogenmangels bei Einnahme oraler Kontrazeptiva* mit zu niedriger Östrogendosis; evtl. sehr gering ausgeprägt (sog. Spotting), dennoch immer ein diagnostisch zu klärendes Symptom.

Durch|gangs|phase, homo|sexuelle f: (psychol.) Bezeichnung für einen im Rahmen der Pubertät* bei beiden Geschlechtern häufigen Zeitraum der sexuellen Aktivität mit Partnern od. Partnerinnen des eigenen Geschlechts (sog. Entwicklungshomosexualität, s. Homosozialität); sagt nichts aus über die endgültige sexuelle Orientierung; vgl. Jugendsexualität.

Dusche, goldene: (allg.) sog. golden shower; unter Menschen mit urophilen Neigungen übliche Bezeichnung für das Urinieren auf Sexualpartner, s. Urophilie.

Duverney-Drüsen (Joseph G. D., frz. Chirurg, 1648-1730): (klin.) ungebräuchliche Bezeichnung für die (männlichen) Bulbourethraldrüsen (Cowper-Drüsen).

Dydoe: (kult.) traditionelle Bezeichnung für Stifte od. Ringe, die durch den Eichelkranz des Penis gestochen werden, s. Piercings.

Dyke: (allg.) saloppe, v. a. unter Lesben* übliche Bezeichnung für eine homosexuelle Frau mit ausgeprägt männlichem Erscheinungsbild u. Rollenverhalten; vgl. Butch, Femme.

Dys|ästhesie (gr. δυσ- miss-) f: (klin.) Fachbezeichnung für eine Sensibilitätsstörung* der Haut mit schmerzhaften Missempfindungen; z. T. wie Parästhesie* verwendet.

Dys|funktion, erektile f: (klin.) Sammelbezeichnung für Erektionsstörungen*.

Dys|funktion, sexuelle f: (klin.) Fachbezeichnung für sexuelle Funktionsstörungen*.

Dys|genesie, testikuläre f: (klin.) Fachbezeichnung für Störungen der vorgeburtlichen Entwicklung zunächst angelegter Hoden, überwiegend infolge numerischer Chromosomen*-Abweichungen, seltener infolge von Störungen der Embryonalentwicklung, s. Gonadendysgenesie; vgl. Hodenfehlbildungen.

Dys|genitalismus m: (klin.) Fachbezeichnung für Abweichungen von Wachstum u. Differenzierung der Sexualorgane, v. a. im Rahmen der vorgeburtlichen Entwicklung; s. Fehlbildungen, genitale.

Dys|menor|rhö f: (gynäkol.) Fachbezeichnung für krampfartige Schmerzzustände kurz vor u. während der Menstruation, die evtl. mit Allgemeinbeschwerden (Übelkeit, Erbrechen, Kopfschmerzen, Kollapsneigung) verbunden sind; nicht zu verwechseln mit den deutlich vor der Menstruation einsetzenden Beschwerden des prämenstruellen Syndroms*. Man unterscheidet: **1. primäre Dysmenorrhö** mit seit der Pubertät bestehenden Beschwerden, z. B. bei Uterusfehlbildungen* od. Lageanomalien* des Uterus; **2. sekundäre Dysmenorrhö** mit später auftretenden Beschwerden, z. B. bei Endometriose*, Uterusmyom*, Verengung des Uterushalses u. erworbenen Lageanomalien. Psychische Faktoren können bei beiden Formen zur Ausprägung der Beschwerden beitragen; vgl. Schmerzsyndrome, genitale. Die Therapie muss sich nach der vermuteten Ursache richten: In zahlreichen Fällen genügen lokale Wärmebehandlungen, pflanzliche Medikamente (Vitex agnus-castus u. a.), körperliche Ruhe u. Entspannungsübungen, evtl. auch Analgetika od. Muskelrelaxanzien; körperliche Ursachen werden ggf. operativ od. hormonell behandelt.

Dys|orexie (gr. ὄρεξις Begehren) f: (klin.) Fachbezeichnung für Essstörungen*.

Dys|par|eunie (gr. πάρευνος Bettgefährte) f: (klin.) auch Algopareunie; unpräzise Sammelbezeichnung für Schmerzzustände (insbesondere von Frauen, aber auch von Männern) beim Koitus, s. Koitusschmerzen.

Dys|spermatie f: (androl.) auch Dysspermie, Dysspermatismus; ungebräuchliche Fachbezeichnung für pathologische Zusammensetzung des Spermas* od. für Ejakulationsstörungen*.

Dys|tokie (gr. τόκος Geburt) f: (gebh.) Sammelbezeichnung für Störungen des Geburtsverlaufs infolge von Anomalien der Beckenform (Beckendystokie), der Wehentätigkeit (Wehendystokie) od. der Dehnungsfähigkeit des Uterushalses (Zervixdystokie); Vorkommen bei ca. 6 % aller Geburten, s. Geburtskomplikationen.

Dys|topia testis (gr. τόπος Ort) f: (klin.) veraltete Sammelbezeichnung für die verschiedenen Formen der Hoden*-Lageanomalien.

Dys|trophia adiposo|genitalis (gr. τροφή Ernährung; lat. adeps Fett) f: (klin.) auch als Fröhlich-Syndrom bezeichnete Störung der Ausprägung der Geschlechtsmerkmale infolge einer gestörten hormonellen Funktion des Hypothalamus (hypogonadotroper Hypogonadismus*), evtl. auch (sekundär) bei langsam wachsendem Hypophysentumor; typisch sind (vorwiegend bei Jungen) vor der Pubertät auftretende Fettpolster an Körperstamm u. Oberschenkeln mit Unterentwicklung u. Unterfunktion der inneren u. äußeren Sexualorgane, Minderwuchs u. verspätetem od. fehlendem Eintritt der Pubertät; vgl. Pubertätsstörungen.

Dys|urie (gr. οὖρον Harn) f: (klin.) erschwerte, evtl. mit Schmerzen einhergehende Blasenentleerung, oft mit Unterbrechung des Harnstrahls (Harnstottern); Vorkommen v. a. bei Erkrankungen von Harnblase, Prostata (z. B. Prostatitis) od. Harnröhre, seltener neurologisch od. psychogen bedingt.

E

Ebenbürtigkeit: (jurist.) historische Bezeichnung für Gleichheit des Geburtsstandes mit Angehörigkeit zu demselben hochgeborenen Stand od. der gleichen Kaste; historisch bedeutsam v. a. in Eheangelegenheiten; vgl. Ehe zur linken Hand.
(allg.) wenig gebräuchliche Bezeichnung für gleichberechtigte Partnerschaft*; als Redensart („die sind sich ebenbürtig") eher abwertende Bezeichnung für zwei Personen mit niedrigem sozialen Status od. als unangemessen empfundenen Umgangsformen.

ECPAT: (allg.) Abkürzung für **E**nd **C**hild **P**rostitution, Pornography **a**nd **T**rafficking; internationaler Zusammenschluss von Organisationen, die sich die Beendigung von Kinderprostitution*, Kinderpornographie* u. Kinderhandel* aus sexuellen Motiven zum Ziel setzen; 1996 gegründet zur Durchsetzung eines von 122 Staaten verabschiedeten Aktionsplans gegen kommerzielle sexuelle Ausbeutung von Kindern, 2001 ca. 60 Gruppen in 50 Ländern, Sitz des internationalen Sekretariats in Bangkok (http://www.ecpat.net). In ECPAT-Deutschland sind aktuell 26 Institutionen u. Gruppen zusammengefasst (http://www.ecpat.de).

Ecstasy: (allg.) Sammelbezeichnung für verschiedene synthetische Amphetamine* mit stimulierender, die Wahrnehmung verändernder und z. T. Halluzinogen-ähnlicher Wirkung; man unterscheidet: **1. MDA** (Methylendioxyamphetamin), das Anfang des 20. Jahrhunderts zunächst halbsynthetisch aus Muskatnuss gewonnen wurde, keine halluzinogene Wirkung hat, sondern v. a. das Körpergefühl u. die Sensibilität verstärkt, aber kaum therapeutisch genutzt wurde; **2. MDMA** (Methylendioxymetamphetamin, sog. Adam), das wegen seiner psychischen (auch halluzinogenen) Wirkungen seit Mitte des 20. Jahrhunderts versuchsweise psychotherapeutisch eingesetzt wurde u. zurzeit am häufigsten produziert wird; **3. MDEA** (Methylendioxyethylamphetamin, sog. Eve), das weniger stimulierend, aber prinzipiell ähnlich wirken soll wie MDMA; **4. MBDB** (Methylbenzodioxolbutanamin) mit vergleichbaren Wirkungen, das eher selten gehandelt wird.
Die halluzinogene Wirkung ist insgesamt weniger ausgeprägt als bei LSD*, stattdessen wird ein Gefühl der erheblich gesteigerten Empfindsamkeit u. des Verschmelzens mit der Umgebung berichtet (sog. enactogene Wirkung, die Ecstasy als „Liebesdroge" bekannt machte). Diese Wirkung nimmt bei häufigem Gebrauch rasch ab (Toleranzentwicklung), so dass es nicht selten zu Dosissteigerungen mit dem Risiko der Entstehung einer v. a. psychischen, z. T. auch körperlichen Abhängigkeit* und entsprechend verstärkten körperlichen Wirkungen kommt, die denjenigen von Amphetaminen ähneln (akut v. a. Blutdrucksteigerung u. Überhitzung des Körpers mit Dehydratation, nach Absetzen Kopfschmerzen, Müdigkeit, Depressionen, Appetitlosigkeit, Schlafstörungen). Eine direkt schädigende (evtl. nicht umkehrbare) Wirkung von Ecstasy auf Gehirnzellen u. Neurotransmitter-Stoffwechsel erscheint inzwischen sehr wahrscheinlich.
Als sog. **Liquid ecstasy** wird Gammahydroxybuttersäure (GHB) gehandelt, ein Narkosemittel, das wegen seiner (in niedriger Dosis) euphorisierenden Wirkung auch als Rauschmittel* gebraucht wird. Es führt in höherer Dosis zu Muskelkrämpfen, Übelkeit u. Bewusstlosigkeit u. kann (durch Atemlähmung) zum Tod führen.
Als sog. **Herbal ecstasy** werden verschiedene pflanzliche Zubereitungen mit stimulierender Wirkung bezeichnet; sie enthalten entweder Ephedrin* od. werden (zur Vermeidung erwiesener Risiken) aus anderen stimulierenden Pflanzen hergestellt, z. B. aus Guaraná (koffeinhaltig) u. Kava*-Kava (eher sedierend, leicht euphorisierend).

Edel|prostituierte f: (allg.) Bezeichnung für Prostituierte, die sexuelle Dienstleistungen in Verbindung mit kultivierter Umgebung, geistreicher Konversation u. repräsentativer Begleitung gegen vergleichsweise sehr hohe Honorare anbieten u. daher überwiegend Kunden aus wohlhabenden und einflussreichen sozialen Schichten haben; sie sind traditionell in zahlreichen Kulturen zu finden, in der Antike weist ihre Funktion Ähnlichkeiten zur Kultprostitution* auf (Hetäre*, Geisha*); in Europa finden sie sich zunächst an den Höfen (Kurtisane, Mätresse*), später im Bürgertum der großen Städte (Kokotten, Damen der sog. Halbwelt*), heute z. B. als Teil des sozialen Umfelds von Prominenten. Das Verhältnis zu den Kunden lässt (im Gegensatz zur üblichen Prostitution) einen relativ breiten Spielraum auch für emotionale u. nichtsexuelle (künstlerische, sportliche, geschäftliche u. a.) Anteile der Beziehung, die deren prostitutiven Charakter weniger sichtbar machen. Edelprostituierte haben außerdem nicht selten einen hohen Einfluss auf ihre Kunden (historisch insbesondere die Mätressen), sie genießen daher ein vergleichsweise hohes soziales Ansehen, das nicht selten dasjenige der Ehefrauen ihrer Kunden übersteigt; in Bezug auf Mode u. Lebensstil haben sie traditionell eine prägende Wirkung auf die übrige Gesellschaft.

Edwards-Syndrom (John H. E., Humangenetiker, Oxford, geb. 1928) n: (genet.) auch Trisomie 18; Chromosomen-Abweichung mit dreifach vorhandenem Chromosom 18 (Trisomiesyndrom, s. Karyogramm, Abb.); **Häufigkeit:** ca. 1:3000-5000 Lebendgeborene; **Symptome:** individuell sehr unterschiedlich ausgeprägt, die Sterblichkeit im 1. Lebensjahr liegt bei etwa 90 %; auftreten können u. a. schwere psychomotorische Retardierung, Minderwuchs, Gesichtsfehlbildungen u. eine eigenartige Fingerhaltung mit Beugekontrakturen der Fingergelenke, wobei Daumen u. Kleinfinger die anderen Finger kreuzen.

EFA: Abkürzung für die Gesellschaft **E**he* und **F**amilie.

Ef|feminatio̱n (lat. effeminare verweiblichen) f: (sexol.) veraltete, oft wertend verwendete Bezeichnung für die Übernahme einer weiblichen Geschlechtsrolle* durch Männer, z. B. bei Homosexualität* od. Transvestismus*.
(klin.) veraltete Bezeichnung für Feminisierung*.

EFS: Abkürzung für **E**uropean* **F**ederation of **S**exology.

Ego (lat. ~ ich) n: (psychol.) Fachbezeichnung für Ich*.

Egoịsmus m: (allg.) Bezeichnung für ein Verhalten, das von eigenen Bedürfnissen, Interessen u. Eigennutz bestimmt ist u. bei dem (im Gegensatz zum Altruismus*) keine od. nur geringe Rücksicht auf andere genommen wird. Egoismus gilt (in den Grenzen des sozial Verträglichen) als biologisch sinnvolle Eigenschaft, die das Überleben sichert. Er wird soziokulturell je nach Zusammenhang sehr verschieden bewertet, z. B. weitgehend positiv in Wirtschaftsbeziehungen, während er in Partnerbeziehungen im Allgemeinen als unerwünscht gilt. Zugleich ist ein bewusstes Verfolgen auch eigener Wünsche u. Bedürfnisse für sexuelle Beziehungen unerlässlich; im Rahmen von Sexualtherapien werden Klienten z. B. angeleitet, „egoistisch" auf die eigenen Empfindungen zu achten u. vermutete Bedürfnisse des Partners zeitweilig nicht zu bedenken, s. Sensualitätstraining.

Ego|ze̱ntrik f: (allg.) Bezeichnung für ein von ausgeprägtem Egoismus* bestimmtes Verhalten, bei dem die eigene Person u. der eigene Vorteil im Mittelpunkt von Handlungen, Gedanken u. Gefühlen stehen; gilt als sozial unerwünscht, ist aber nicht selten erfolgreich; vgl. Soziopathie.

Ehe (ahd. êwa ewige Ordnung, Gesetz): (allg.) Bezeichnung für die durch Brauch, Normen od. Gesetz anerkannte, dauerhafte Lebensgemeinschaft von Personen verschiedenen Geschlechts, i. e. S. die nach gesetzlichen Bestimmungen geschlossene Lebensgemeinschaft zwischen einem Mann u. einer Frau. Je nach Kulturkreis existiert ein breites Spektrum verschiedener Eheformen, die sich in einem historischen Entwicklungsprozess herausgebildet haben u. stark von jeweils unterschiedlichen soziokulturellen Einflüssen geprägt sind. Für westliche Kulturen wird angenommen, dass sog. Weibergemeinschaften, Polygamie* u. Gruppenehen* (wenn auch nicht in einer bestimmten Abfolge) historische Vorläufer der heute üblichen Monogamie* bildeten; über einen längeren Zeitraum wurden Nebenehen* gesellschaftlich toleriert. In der griechischen Antike war die Ehe eine rechtliche Einrichtung, bei der im Interesse der staatlichen Gemeinschaft der Fortpflanzungszweck im Vordergrund stand; bereits das römische Recht differenzierte zwischen verschiedenen Eheformen (Konnubium*, Konkubinat*, Contubernium*) mit unterschiedlicher gesellschaftlicher Bedeutung u. Akzeptanz; vgl. Lex Julia. In der Tradition des Christentums ist (etwa seit dem 4. Jahrhundert n. Chr.) zunächst eine Beschränkung des Ehebegriffs auf ethisch-moralische Aspekte zu beobachten, z. B. durch Einführung eines Verbots von Zweitehen u. Definition zahlreicher Ehehindernisse, kirchliche Zeremonien waren zunächst ohne rechtliche Bedeutung. Erst im 13. Jahrhundert strebte die Kirche eine Mitwirkung an der rechtsverbindlichen Eheschließung* an, z. B. durch die Vorschrift, die Übergabe der Frau an den Mann habe durch einen Priester im Rahmen einer Trauung* zu geschehen; nach katholischem Kirchenrecht waren Ehen nur dann gültig, wenn sie vor einem Pfarrer u. zwei Trauzeugen* geschlossen wurden. Das in der Folge des ausgeweiteten kirchlichen Anspruchs entstehende Spannungsverhältnis zwischen Kirchen- u. Zivilrecht blieb lange Zeit prägend u. spiegelt sich auch in der 1871 im Deutschen Reich eingeführten Möglichkeit wider, rechtsgültige Eheschließungen vor staatlichen Institutionen vorzunehmen, Ehescheidungen aber prinzipiell nur nach kirchenrechtlichen Grundsätzen zu ermöglichen. Mit der Neufassung des Eherechts im BGB von 1900 u. seinen zahlreichen Novellen, die veränderten gesellschaftlichen Auffassungen von Ehe u. Paarbeziehung Rechnung tragen, sind heute kirchliche Aspekte kaum noch von Bedeutung, so dass in Deutschland (wie in zahlreichen anderen Ländern) die Eheschließung* zivilrechtlich geregelt ist; s. Zivilehe.
Der **Ehezweck** kann je nach Kultur u. historisch innerhalb einer Gesellschaft variieren: Es werden sowohl Eheschließungen beschrieben, die primär der Aufrechterhaltung einer familiären Kontinuität (durch Zeugung von Kindern; vgl. Fortpflanzung) dienen, als auch wirtschaftlichen, machtpolitischen od. sozialen Interessen; daneben sind in allen Gesellschaften Formen der Ehe bekannt, die überwiegend od. ausschließlich der sozialen od. wirtschaftlichen Absicherung einzelner Gesellschaftsmitglieder dienen (vgl. Josephsehe, Kameradschaftsehe). In westlichen Gesellschaften wird heute davon ausgegangen, dass Ehen soziale Gemeinschaften darstellen, die u. a. der Erfüllung eines Kinderwunschs dienen; die Ausgestaltung der ehelichen Lebensgemeinschaft* (z. B. hinsichtlich wirtschaftlicher Aspekte wie der Versorgung von Ehegatten) ist den Ehepartnern im Rahmen bestehender Rechtsordnungen weitgehend freigestellt (Regelungen z. B. in einem Ehevertrag*). Die gesellschaftliche Bedeutung der Ehe wird vielfach durch besondere Ehezeremonien hervorgehoben; vgl. Eheschließung, Hochzeit.
Die **Ehegattenwahl** kann strikt innerhalb (Endogamie*) bzw. strikt außerhalb bestimmter sozialer Gruppen (Exogamie*) erfolgen; sie geschieht häufig nach (mehr od. weniger ausgeprägten) ritualisierten Verfahren u. ist erheblich von soziokulturellen Faktoren geprägt, die star-

ken historischen Schwankungen unterliegen: Erst im 19. Jahrhundert hat sich die heute in westlichen Kulturen überwiegende Heirat aus Zuneigung (Liebesehe*) gegenüber den bis dahin üblichen, meist von wirtschaftlichen od. sozialen Überlegungen bestimmten Vernunftehen* od. Mussehen* durchgesetzt; weltweit kommen heute noch schätzungsweise 60 % aller ehelichen Verbindungen durch elterliche od. familiäre Übereinkünfte zustande (vgl. Kinderehe), stellen also keine freiwillig zwischen den Ehegatten getroffene Vereinbarung dar (vgl. Zwangsheirat). Die Wahl des Ehegatten ist vielfach durch gesetzliche Regelungen od. Bräuche eingeschränkt (so sind etwa Verwandtenehen* heute in vielen Gesellschaften nur eingeschränkt möglich); in fast allen Gesellschaften existieren Eheverbote*, die Verbindungen zu bestimmten Personenkreisen ausschließen.
Das **Heiratsalter*** variiert kulturell u. historisch stark zwischen unterschiedlichen Gesellschaften; in Deutschland u. zahlreichen anderen Ländern ist mit der Volljährigkeit auch die **Ehemündigkeit** u. damit die Möglichkeit gegeben, eine Ehe einzugehen (vgl. Ehefähigkeit). **Rechtsgültige Ehen** können je nach Kultur auf unterschiedliche Weisen zustande kommen, z. B. durch Brautkauf (vgl. Brautpreis), als Tauschehe*, Eindringungsehe*, Manusehe* od. Ususehe*, heute z. T. auch durch (internationalen) Heiratshandel*; oft stellt bereits die Verlobung* eine rechtsgültige Verbindung dar. Die **Beendigung einer Ehe** war traditionell nur durch den Tod eines Ehegatten od. bei Vorliegen besonderer Umstände (z. B. Zeugungsunfähigkeit) möglich; sie unterliegt in den meisten Gesellschaften noch heute besonderen Regelungen (s. Eheaufhebung, Ehescheidung) u. ist u. U. auch nach dem Tod des Partners mit weiterhin geltenden Verpflichtungen verbunden (s. Witwenbräuche). Unter besonderen Umständen kann eine Ehe ungültig sein; s. Ehenichtigkeit.
In den meisten westlichen Industriegesellschaften ist seit Mitte des 20. Jahrhunderts ein Rückgang der Eheschließungen sowie ein Anstieg der Ehescheidungen festzustellen, so dass die Zahl der Ehen insgesamt abnimmt (s. Abb.).
Die **Erstheiratsziffer** od. die individuelle Wahrscheinlichkeit, zumindest einmal im Leben eine Ehe einzugehen, lag in Deutschland 1960 bei fast 100 %, 1990 bei circa 60 %; die Zahl der Eheschließungen ging von ca. 521 500 (1960) auf ca. 405 000 (1992) zurück. Auch wenn die Zahl nichtehelicher Lebensgemeinschaften* im letzten Drittel des 20. Jahrhunderts erheblich zugenommen hat, machen Ehen auch heute noch den größten Anteil an partnerschaftlichen Lebensformen aus. Die durchschnittliche **Ehedauer** betrug 1960 in den alten Bundesländern 9,2 Jahre, 1995 dagegen 12,2 Jahre.
(jurist.) Im deutschen Recht wird Ehe als ein dauerndes Zusammenleben eines Mannes u. einer Frau definiert, das in einer eigenen, gesetzlich vorgeschriebenen Form durch Eheschließung* begründet ist; Ehen sind nur zwischen Personen verschiedenen Geschlechts möglich (für gleichgeschlechtliche Paare besteht die Möglichkeit einer eingetragenen Lebenspartnerschaft*), sie sind grundsätzlich monogam (Verbot der Bigamie*). Nach Artikel 6 des Grundgesetzes stehen Ehe u. Familie* in Deutschland unter besonderem verfassungsrechtlichen Schutz des Staates.

Ehe|anbahnung: (allg.) auch Ehevermittlung; eher veraltete Bezeichnung für die gewerbliche Partnervermittlung* mit dem Ziel der Eheschließung.

Ehe|anfechtung: (jurist.) Kurzbezeichnung für eine Anfechtungsklage mit dem Ziel, eine Ehe für nichtig zu erklären (vgl. Ehenichtigkeit); in Deutschland heute abgelöst durch das Verfahren der Eheaufhebung*.

Ehe|angst: (allg.) bedeutungsgleich mit Ehescheu*.

Ehe|aufhebung: (jurist.) Auflösung einer Ehe mit Wirkung für die Zukunft, die entgegen den gesetzlichen Voraussetzungen für eine Eheschließung geschlossen wurde, z. B. bei Heirat Minderjähriger od. Geschäftsunfähiger, Doppelehe od. Scheinehe, od. falls die Eheschließung auf einer fehlerhaften Willensbildung od. missbilligten Motiven beruht, z. B. bei Bestimmung zum Eingehen der Ehe durch arglistige Täuschung od. widerrechtliche Drohung. Die Eheaufhebung erfolgt auf Antrag eines Ehegatten od. einer Behörde durch Urteil des Familiengerichts*. Vgl. Ehescheidung.

Ehe auf Probe: s. Probeehe.

Ehe auf Zeit: s. Zeitehe.

Ehe|beratung: (psychol.) Bezeichnung für Paarberatung* u. Sexualberatung*, früher fast ausschließlich für Ehepaare (vor od. nach Eheschließung) und v. a. auf medizinische Aspekte ausgerichtet (genetische Beratung*, Ehezeugnisse*, Ehehindernisse*), heute auch auf Kinderlosigkeit* u. Partnerschaftskonflikte* mit medizinischer, psychologischer u. juristischer Beratung. Die erste Eheberatungsstelle in Deutschland wurde 1911 in Dresden gegründet.

Ehe|bruch: (allg.) Bezeichnung für außerehelichen Geschlechtsverkehr eines Ehepartners

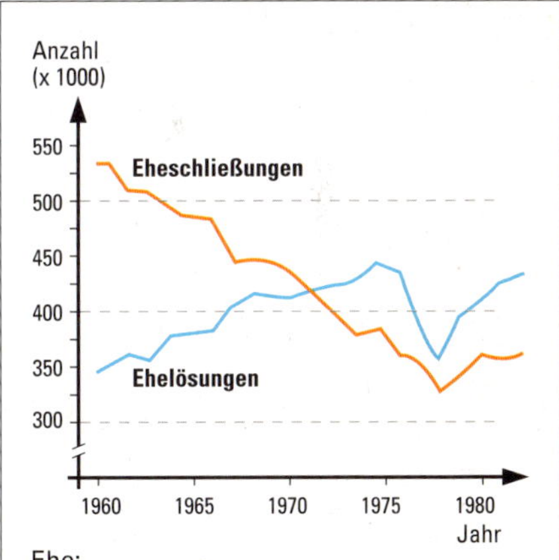

Ehe:
Eheschließungen und Ehelösungen (Tod, Scheidung, Aufhebung oder Nichtigkeit der Ehe), Deutschland, 1960-1982

(sog. Fremdgehen, Seitensprung*). Bis 1969 stand Ehebruch in Deutschland unter Strafandrohung; bis zur Reform des Scheidungsrechts 1977 konnte Ehebruch Grund für eine schuldhafte Scheidung sein (heute abgelöst durch das Zerrüttungsprinzip, s. Ehescheidung). **Wertungen:** Historisch war Ehebruch im römischen Recht ausschließlich als Delikt von Frauen gegenüber Ehemännern definiert; im Mittelalter wurde auch der Ehebruch von Männern (wenn auch oft milder) bestraft; in einigen islamisch geprägten Ländern steht Ehebruch noch heute unter Todesstrafe (Steinigung, u. U. durch Familienangehörige, vgl. Scharia). Auch in westlichen Ländern werden außereheliche Sexualkontakte trotz sexueller Liberalisierung* u. einer Zunahme offener Zweierbeziehungen* heute noch überwiegend abwertend beurteilt u. sind häufiger Anlass für Beziehungskrisen (vgl. Partnerschaftskonflikte). Zur Häufigkeit von Ehebruch bzw. Seitensprung aus ehelichen Beziehungen gibt es z. T. widersprüchliche Angaben; den Kinsey*-Berichten zufolge haben mehr als die Hälfte aller verheirateten Männer u. mehr als ein Viertel der Frauen außereheliche Sexualkontakte, für Großbritannien wird die Zahl bei beiden Geschlechtern auf etwa 20 % geschätzt; vgl. Abenteuer.

Ehe|erfordernisse: (jurist.) Fachbezeichnung für die Voraussetzungen, die für eine Eheschließung* erfüllt sein müssen; vgl. Ehefähigkeit.

Ehe|fähigkeit: (jurist.) auch Ehemündigkeit; Sammelbezeichnung für die Voraussetzungen, die für eine Eheschließung* erfüllt sein müssen. Ehefähig sind in Deutschland volljährige, geschäftsfähige Personen; das Mindestheiratsalter beträgt 18 Jahre, auf Antrag kann auch mindestens 16-Jährigen vom Familiengericht eine Befreiung vom Erfordernis des Mindestalters erteilt werden, wenn der zukünftige Ehegatte mindestens 18 Jahre alt ist; eine Eheschließung unter 16-Jähriger ist nicht möglich. Ist ein Partner Ausländer, gelten in Deutschland für seine Ehefähigkeit die Vorschriften seines Heimatlandes. Kriterien der Ehefähigkeit u. Mindestheiratsalter unterliegen erheblichen kulturellen Variationen; so können das Mindestheiratsalter variieren od. materielle Bedingungen Voraussetzung für die Ehefähigkeit sein; in einigen Ländern werden (z. T. entgegen bestehenden rechtlichen Vorschriften) Kinderheiraten* praktiziert.

Ehe|feindlichkeit: (allg.) Bezeichnung für Misogamie*.

Ehe, freie: (allg.) auch wilde Ehe; wenig gebräuchliche Bezeichnung für nichteheliche Lebensgemeinschaft* von Frauen u. Männern.

Ehe|gatten|privileg n: (jurist.) Bezeichnung für die Beschränkung der Strafbarkeit von sexueller Nötigung* od. Vergewaltigung* auf außereheliche Handlungen; 1997 im deutschen Strafrecht aufgehoben; seitdem stehen auch sexuelle Nötigung u. Vergewaltigung in der Ehe unter Strafandrohung.

Ehe, gemischte: (allg.) ursprünglich Bezeichnung für Eheschließung zwischen Partnern unterschiedlicher Religionen od. Konfessionen (sog. konfessionsverschiedene Ehe); i. w. S. Bezeichnung für Eheschließung zwischen Partnern unterschiedlicher Volksgruppen od. sog. Rassen, die z. B. im Nationalsozialismus, in Südafrika od. den USA früher verboten bzw. Diskriminierungen u. Sanktionen ausgesetzt waren.

Ehe|gericht: (jurist.) Bezeichnung für die nachreformatorisch in fast allen protestantischen Reichsstädten u. -territorien eingerichteten Gerichte, durch die eine Ehescheidung* möglich wurde; vgl. Familiengericht.

Ehe, gleich|geschlechtliche: (allg.) Bezeichnung für eingetragene Partnerschaft*.

Ehe|helfer: (kult.) Bezeichnung für einen Mann, der bei Kinderlosigkeit eines Paares mit der Ehefrau Geschlechtsverkehr hat, bis diese schwanger ist; früher v. a. in ländlichen Gesellschaften üblicher Brauch, der verdeutlicht, dass als Ursache für Kinderlosigkeit auch die Zeugungsunfähigkeit von Männern schon früh bekannt gewesen sein muss.

Ehe|hindernisse: (jurist.) Fachbezeichnung für Tatsachen od. Umstände, die einer Eheschließung* entgegenstehen, z. B. Eheverbote* od. fehlende Ehefähigkeit*.

Ehe, komplexe: (soziol.) Fachbezeichnung für (z. B. in der Oneida*-Kommune praktizierte) Gemeinschaftsehe*.

Ehe|konflikte m pl: (allg.) Bezeichnung für die im Rahmen von Ehen nicht selten auftretenden Partnerschaftskonflikte*.

Ehelichkeit: (jurist.) Fachbezeichnung für den Status von Kindern miteinander verheirateter Eltern; ein mit der Mutter verheirateter Mann gilt bis zum Beweis des Gegenteils (Vaterschaftsanfechtung*) als Vater. Verheirateten Eltern stand in Deutschland früher im Unterschied zu nicht verheirateten Eltern ohne weiteres ein gemeinsames Sorgerecht zu; mit der Kindschaftsrechtsreform von 1998 wurde eine weitgehende Gleichstellung von Kindern nicht verheirateter Eltern mit Kindern verheirateter Eltern durchgesetzt. Vgl. Nichtehelichkeit.

Ehelichkeits|anfechtung: (jurist.) veraltete Fachbezeichnung für ein gerichtliches Verfahren, mit dem von einem Ehemann die Vaterschaft an einem von seiner Ehefrau geborenen Kind angefochten wird; seit der Gleichstellung ehelicher u. nichtehelicher Kinder im Verfahren der Vaterschaftsanfechtung* zusammengefasst.

Ehe|losigkeit: (allg.) heute ungebräuchliche Bezeichnung für ledigen Personenstand, entweder infolge freiwilligen Verzichts auf Heirat (ggf. nichteheliche Lebensgemeinschaft*) od. mangels geeigneter Ehepartner. Die religiös motivierte u. in zahlreichen Religionen für Priester, Nonnen u. Mitglieder von Orden vorgeschriebene Ehelosigkeit wird als Zölibat* bezeichnet.

Ehe, morganatische (ahd. morgan Morgen)**:** historische Bezeichnung für Ehe* zur linken Hand, bei der die (nicht standesgemäße) Frau eines adligen Mannes ein Brautgeschenk (sog. Morgengabe), nicht jedoch eine Witwenversorgung erhielt; die Modalitäten einer morganatischen Ehe wurden in einem Ehevertrag* geregelt.

Ehe|mündigkeit: (jurist.) bedeutungsgleich mit Ehefähigkeit*.

Ehe|nichtigkeit: (jurist.) Bezeichnung für die Ungültigkeit einer Ehe, die unter Verletzung zwingender Vorschriften geschlossen wurde; das Verfahren der Nichtigerklärung einer Ehe ist in Deutschland seit 1998 abgeschafft; stattdessen besteht die Möglichkeit einer Eheaufhebung* od. Ehescheidung*.

Ehe, offene: (allg.) Bezeichnung für Ehe, in der die Partner sexuelle Beziehungen zu Dritten akzeptieren.

Ehe|paar: (jurist.) Bezeichnung für Frau u. Mann, die rechtsgültig miteinander verheiratet sind.

Ehe|partner: (allg.) Bezeichnung für miteinander verheiratete Männer u. Frauen.

Ehe|recht: (jurist.) Sammelbezeichnung für Rechtssätze u. Gesetze, die sich auf die Ehe* beziehen. Nach Artikel 6 des Grundgesetzes stehen Ehe u. Familie* in Deutschland unter besonderem verfassungsrechtlichen Schutz des Staates; im Gleichberechtigungsgesetz von 1957 wurden erste Schritte zu einer rechtlichen Gleichstellung von Frauen u. Männern vollzogen (vgl. Gleichberechtigung, Partnerschaft). Ehefähigkeit*, Ehehindernisse*, die Form der Eheschließung* sowie das Verfahren der Ehescheidung* u. güterrechtliche Fragen sind in Deutschland seit dem Eheschließungsrechtsgesetz von 1998 (das das Ehegesetz von 1946 abgelöst hat) wieder umfassend im BGB geregelt. Für Fragen des Eherechts sind die Familiengerichte* zuständig. Vgl. Familienrecht.

Ehe|scheidung: (jurist.) Auflösung einer Ehe durch Urteil des Familiengerichts; in Deutschland kann ein Scheidungsverfahren durch Antrag eines od. beider Ehepartner eingeleitet werden, im Verfahren werden i. d. R. auch mögliche Scheidungsfolgen (z. B. Unterhalt, Sorgerecht für gemeinsame Kinder) geregelt. In Deutschland gilt für Ehescheidungen seit der Familienrechtsreform von 1977 der Zerrüttungsgrundsatz, wonach einziger Scheidungsgrund das Scheitern der Ehe ist: Eine Ehe gilt als gescheitert, wenn keine eheliche Lebensgemeinschaft* mehr besteht u. aller Voraussicht nach nicht zu erwarten ist, dass die Ehegatten diese wieder herstellen. Grundsätzlich muss der antragstellende Ehepartner das Scheitern der Ehe beweisen, dabei gilt, dass eine Ehe nach bestimmten Trennungszeiten unwiderlegbar als gescheitert betrachtet wird: Wollen beide Ehepartner geschieden werden (sog. einverständliche Scheidung), so gilt die Vermutung nach einjährigem Getrenntleben, will nur ein Ehepartner geschieden werden (sog. strittige Scheidung), gilt die Vermutung eines Scheiterns der Ehe nach dreijährigem Getrenntleben (Ausnahmeregelungen mit früherer Ehescheidung sowie Härtefallregelungen, die eine Scheidung aufschieben od. verhindern, sind möglich). Die Häufigkeit von Ehescheidungen ist in der zweiten Hälfte des 20. Jahrhunderts stark gestiegen; 1960 standen in Deutschland (alte Bundesländer) 521 500 Eheschließungen 49 000 Scheidungen gegenüber, 1992 waren es 405 000 Eheschließungen u. 125 000 Scheidungen (vgl. Ehe, Abb.). Rechnerisch betrachtet, wird jede dritte heute geschlossene Ehe innerhalb von 25 Jahren geschieden werden.
Historisch war nach kirchlichem Eherecht eine Ehescheidung nur unter besonderen Umständen möglich; nach katholischem Kirchenrecht konnte sie als sog. Trennung von Tisch u. Bett z. B. bei Impotenz od. ungewollter Kinderlosigkeit erfolgen; rechtlich galten die Partner weiterhin als Ehegatten, eine anderweitige Wiederverheiratung war nicht möglich. Erst das „Reichscivilehegesetz" von 1875 bestimmt, dass in allen Fällen der Scheidung von Tisch u. Bett auch eine Scheidung vom Bande u. damit eine vollständige Lösung der Ehe auszusprechen sei. Mit der Reformation hatte die Ehegerichtsbarkeit in protestantischen Ländern Deutschlands an neu eingerichtete Ehegerichte gewechselt; Ehescheidungen aus landesherrlicher Machtvollkommenheit wurden erst mit der Einführung des Bürgerlichen Gesetzbuchs (BGB) 1900 aufgehoben. Bis 1977 galt das Schuldprinzip, wonach der Ehegatte schuldig gesprochen wurde, der seine ehelichen Pflichten* schuldhaft verletzt hatte; als absolute Scheidungsgründe galten v. a. Ehebruch* u. ehewidriges Verhalten, aber auch sog. widernatürliche Unzucht od. Geisteskrankheiten. In der DDR wurde 1955 das Zerrüttungsprinzip eingeführt, das seit 1977 auch in der alten Bundesrepublik galt.
Wertungen: Die Möglichkeit einer Ehescheidung ist traditionell Gegenstand zahlreicher weltanschaulicher u. religiöser Kontroversen; der katholischen Sichtweise von der Ehe als einem Sakrament u. einer heiligen Institution, die der Entscheidung der Partner entzogen u. daher grundsätzlich unlösbar ist, steht die weltlich orientierte Auffassung der Ehe u. a. als einem Vertrag gegenüber, der wie andere Verträge kündbar sein sollte. Die zahlreichen Novellierungen u. Korrekturen im Scheidungsrecht weisen darauf hin, dass sowohl Scheidungsverbote als auch Scheidungsgründe von Zeitströmungen, staatlichen od. anderen Interessen geprägt sind (so wurde z. B. im Nationalsozialismus 1938 aus bevölkerungspolitischen Gründen die „Verweigerung der Fortpflanzung" gesetzlich als Scheidungsgrund eingeführt). Vgl. Eheaufhebung.

Ehe|scheidungs|vertrag: (jurist.) Vertrag, in dem Eheleute anlässlich ihrer Scheidung Vereinbarungen über die Scheidungsfolgen treffen; typische Regelungen betreffen u. a. materielle Fragen u. das Sorgerecht für gemeinsame Kinder; für eine einverständliche Scheidung ist ein Ehescheidungsvertrag Voraussetzung. Vgl. Ehevertrag.

Ehe|scheu: (allg.) auch Eheangst; Bezeichnung für ängstliche Ablehnung gegenüber der eigenen Eheschließung; Vorkommen z. B. bei Furcht vor ehelicher Verantwortung, abweichender Auffassung von Ehe. Vgl. Alleinlebende.

Ehe|schließung: (jurist.) Fachbezeichnung für rechtswirksame Form der Verheiratung einer Frau u. eines Mannes; bei Zivilehen* nach deutschem Recht müssen beide Verlobten persönlich u. gleichzeitig im Standesamt* erscheinen u. erklären, miteinander die Ehe eingehen zu wollen (sog. Ja-Wort); die Erklärungen sind unbedingt u. unbefristet abzugeben. Auf Wunsch der Eheschließenden können zwei Trauzeugen* hinzugezogen werden. Form u. Verfahren der Eheschließung sind gesetzlich im BGB geregelt; Voraussetzungen sind u. a., dass keine Ehehindernisse* vorliegen u. beide Ehepartner ehemündig sind (vgl. Ehefähigkeit). Kirchliche Trauungen* sind in Deutschland nicht rechtsverbindlich u. dürfen erst nach der standesamtlichen Eheschließung vorgenommen werden, in anderen Ländern (z. B. Griechenland, Spanien) können sie die standesamtliche Eheschließung ersetzen. Eheschließungen zwischen gleichgeschlechtlichen Partnern sind nach deutschem Recht unzulässig (aber z. B. in den Niederlanden erlaubt); eine eingetragene Lebenspartnerschaft* ist möglich. Während des Zweiten Weltkriegs geschlossene Ehen, die nicht der vom Ehegesetz vorgeschriebenen Form entsprachen, konnten rückwirkend wirksam werden, wenn die Eheschließung als sog. Nottrauung anerkannt wurde; auch Ferntrauungen, bei denen nicht beide Verlobten gleichzeitig vor dem Standesbeamten anwesend waren, od. postmortale Eheschließungen (sog. Totenhochzeit*) waren rechtsgültig. Vgl. Heirat.

Ehe|schule: Bezeichnung für die früher von christlichen Kirchen angebotenen Ehevorbereitungskurse für Verlobte, heute weitgehend ersetzt durch Gesprächskreise; vgl. Eheberatung.

Ehe|stands|stellung: (sexol.) veraltete Bezeichnung für Missionarsstellung*.

Ehe|therapie f: (psychol.) bedeutungsgleich mit Paartherapie*.

Ehe und Familie: Name einer 1968 gegründeten Sektion der Gesellschaft für Sozialhygiene der DDR; Aufgaben waren u. a. Arbeit als Familienplanungsgesellschaft; 1990 Bildung der eigenständigen Gesellschaft „Ehe und Familie“ (EFA), die seit 1991 mit Pro* Familia zusammengeschlossen ist.

Ehe|verbote: (jurist.) Sammelbezeichnung für Regelungen, die die Eheschließungsfreiheit bestimmter Personen einschränken; in Deutschland gelten Verwandtschaft 1. Grades u. Doppelehe als absolute Eheverbote, deren Nichtbeachtung zur Eheaufhebung* führen kann: Verboten sind Ehen zwischen Verwandten in gerader Linie (z. B. Eltern, Kinder) od. zwischen Geschwistern (vgl. Blutsverwandtschaft); wer bereits rechtskräftig verheiratet ist, kann keine zweite Ehe schließen (vgl. Bigamie). In Deutschland früher bestehende Eheverbote (z. B. bei Schwägerschaft) od. Wartezeiten für geschiedene Frauen sind entfallen.

Ehe|vermittlung: (allg.) auch Eheanbahnung; eher veraltete Bezeichnung für die gewerbliche Partnervermittlung* mit dem Ziel der Eheschließung, i. w. S. auch Bezeichnung für die Funktion des Brautwerbers*.

Ehe|versprechen: (jurist.) Versprechen eines Mannes u. einer Frau, miteinander die Ehe eingehen zu wollen, rechtlich als Verlöbnis od. Verlobung* bezeichnet; die hierdurch begründete Verpflichtung zur Eheschließung ist nicht erzwingbar. Das betrügerische Eheversprechen eines Partners wird als Heiratsschwindel* bezeichnet. I. w. S. werden auch die in manchen traditionellen Gesellschaften üblichen elterlichen Vereinbarungen über eine Verheiratung der Kinder (z. B. durch Ehevertrag*) als Eheversprechen bezeichnet, s. Kinderheirat.

Ehe|vertrag: (jurist.) Fachbezeichnung für einen zwischen Verlobten od. Eheleuten geschlossenen Vertrag, der die güterrechtlichen Verhältnisse abweichend vom gesetzlich vorgesehenen Güterstand der Zugewinngemeinschaft regelt od. diesen modifiziert, z. B. in Form einer Gütertrennung od. des Ausschlusses des Versorgungsausgleichs. Eheverträge haben eine lange historische Tradition; in Feudalgesellschaften kamen ihnen mitunter nicht nur zivilrechtliche, sondern auch staatsrechtliche Funktionen (Bündnisschluss) zu. Vom Ehevertrag zu unterscheiden sind Partnerschaftsvertrag* u. Ehescheidungsvertrag* sowie Verträge, in denen die Ehepartner nicht Vertragspartner, sondern Vertragsgegenstand sind, z. B. die in manchen traditionellen Gesellschaften üblichen elterlichen Vereinbarungen über eine Verheiratung der Kinder (s. Kinderheirat).

Ehe, wilde: (allg.) auch freie Ehe; abwertende Bezeichnung für nichteheliche Lebensgemeinschaft* zwischen Männern u. Frauen.

Ehe|zeugnis: (allg.) auch Eheattest; Bezeichnung für ärztliche Bescheinigung über den Gesundheitszustand eines Ehepartners; historisch wurde die Einführung von Ehezeugnissen aus hygienischen Gründen (u. a. Vermeidung sexuell übertragbarer Infektionen, insbesondere von Syphilis) zu Beginn des 20. Jahrhunderts gefordert; der mögliche Nutzen derartiger Bescheinigungen ist fragwürdig. Zur Eheschließung sind in zahlreichen Ländern (auch in Deutschland) keine ärztlichen Ehezeugnisse erforderlich; in einigen Ländern wird auch heute noch seitens der Familie des Bräutigams evtl. die Vorlage einer ärztlichen Bescheinigung über die Unversehrtheit des weiblichen Hymen vorausgesetzt; vgl. Jungfräulichkeitszeichen.

Ehe zu dritt: (allg.) auch Ménage à trois; veraltete Bezeichnung für Dreiecksverhältnis*.

Ehe zur linken Hand: (allg.) veraltete Bezeichnung für nicht standesgemäße Heirat Adliger (vgl. Hypogamie) bzw. Nebenehe*; bei der Trauung stand die Frau links vom Mann, sie nahm auch als Ehefrau nicht an Standesprivilegien des Mannes Teil, vermögensrechtliche Aspekte wurden i. d. R. vorab durch einen Ehevertrag* geregelt u. eine morganatische Ehe* mit Verzicht auf Witwenversorgung vereinbart. Vgl. Ebenbürtigkeit.

Ehrlich, Paul (1854–1915): Arzt, 1890 am Hygieneinstitut von R. Koch in Berlin, seit 1898 Leiter des Instituts für experimentelle Therapie in Frankfurt; entwickelte 1910 mit S. Hata das Salvarsan*, später das Neosalvarsan* zur Behandlung der Syphilis; 1908 Nobelpreis für Medizin (mit I.I. Metschnikow) für Arbeiten zur Immunologie u. Serumtherapie.

Ei|ballen: (embryol.) Ansammlung von Ovozyten u. epitheloiden Zellen in der embryonalen Keimdrüsenanlage im Rahmen der Eireifung*.

Ei|bläschen: (klin.) veraltete Bezeichnung für die Follikel des Eierstocks; s. Endometrialzyklus, Abb.

Eichel: (allg.) Bezeichnung für den vordersten Abschnitt des Penis* (Glans penis) bzw. der Klitoris* (Glans clitoridis) mit Schwellkörpern* u. zahlreichen Nervenendigungen.

Eichel|entzündung: (allg.) Bezeichnung für Balanitis*.

Ei|dotter: auch Eigelb, s. Dotter.

Eier: (biol.) Kurzbezeichnung für Eizellen*. (allg.) saloppe Bezeichnung für Hoden*.

Eier|stock: (anat.) Ovarium, pl Ovarien; paarige weibliche Keimdrüse (Gonade*), Ort von Eireifung* u. Produktion von Ovarialhormonen*; Entwicklung aus den embryonalen Genitalleisten u. Urkeimzellen (s. Gonadenentwicklung, Abb.), Wachstum von Erbsengröße bei Geburt auf ca. 4 cm Länge, 2 cm Breite u. 1 cm Dicke; unterhalb des Eileiters in einer Ausstülpung des Peritoneum zwischen Uterus* u. seitlicher Beckenwand an Bändern (Ligamentum latum, Ligamentum ovarii proprium) aufgehängtes Organ (s. Abb.). Man unterscheidet: **1. periphere Rindenzone**, bestehend aus einer äußeren Epithelschicht, einer bindegewebigen Kapsel (Tunica albuginea) u. einem Rindenstroma mit ca. 400 000 in der Fetalperiode angelegten Eifollikeln, von denen sich zwischen Pubertät u. Klimakterium etwa 400 zu reifen Eizellen* u. den entsprechenden Residualkörpern (sog. Gelbkörpern) entwickeln; die Hauptmasse bilden jeweils wenige Follikel in verschiedenen Stadien von Entwicklung u. Rückbildung; s. Endometrialzyklus (Abb.). **2. zentrale Markzone** ohne Follikel, mit Bindegewebe, glatter Muskulatur, zahlreichen Gefäßen u. meist rudimentären Resten embryonaler Strukturen (Rete ovarii). **3. Hilum ovari**, mit Gefäßen u. Androgenproduzierenden Hilum-Zwischenzellen (die den Leydig-Zwischenzellen des Hodens entsprechen) u. Kanälchen des Beieierstocks (Paroophoron).

Funktion einerseits generativ: Follikelreifung, Eisprung, Gelbkörperbildung; andererseits endokrin: Hormonbildung durch Markzellen u. Gelbkörper (Thekaorgan*). Unter dem Einfluss von Hypothalamushormonen* zyklische Aktivität (Ovarialzyklus*), die ihrerseits Zyklen in Uterus u. Vagina steuert (s. Zyklen, weibliche). Wichtige **Erkrankungen** sind Anomalien der Hormonbildung (Ovarialinsuffizienz*), Zystenbildungen verschiedener Ursache sowie Tumoren (Ovarialtumoren*). Die operative Entfernung (Ovarektomie*) bleibt bei einseitiger Durchführung funktionell folgenlos u. führt bei beiderseitiger Durchführung zu Sterilität u. Verlust der endokrinen Funktion (Kastration*).

Eier|stock|arkade (lat. arcuatus bogenförmig) f: (klin.) Bezeichnung für die bogenförmig verlaufende Anastomose zwischen Arteria uterina u. Arteria ovarica.

Eier|stock|deszensus m: (anat.) Descensus ovariorum; Verlagerung der Eierstockanlagen im Verlauf der Embryonal- u. Fetalperiode von der Rückwand der Bauchhöhle ins kleine Becken; weniger ausgeprägt als der Hodendeszensus*. Störungen sind selten, ektope Lokalisationen bleiben meist ohne funktionelle Folgen.

Eier|stock|entfernung: (gynäkol.) operative Entfernung eines od. beider Eierstöcke, s. Ovarektomie.

Eier|stock|entzündung: (allg.) Bezeichnung für Oophoritis*.

Eier|stock|fehl|bildungen: (klin.) Sammelbezeichnung für angeborene Störungen der Entwicklung der Eierstöcke. Das völlige Fehlen von Eierstockgewebe bei chromosomal weiblichem Geschlecht (Ovarialagenesie) ist äußerst selten; häufiger sind Störungen der Entwicklung der Eierstöcke (Ovarialdysgenesie), z. B. infolge von Chromosomen-Abweichungen (Ullrich*-Turner-Syndrom), Lokalisationen an ungewöhnlicher Stelle (Ovarialektopie) od. unvollständige Entwicklung eines od. beider Eierstöcke (Ovarialhypoplasie*), z. B. infolge embryonaler Fehlbildungen bei normalem Karyotyp, s. Gonadendysgenesie.

Eier|stock|transplantation f: s. Keimdrüsentransplantation.

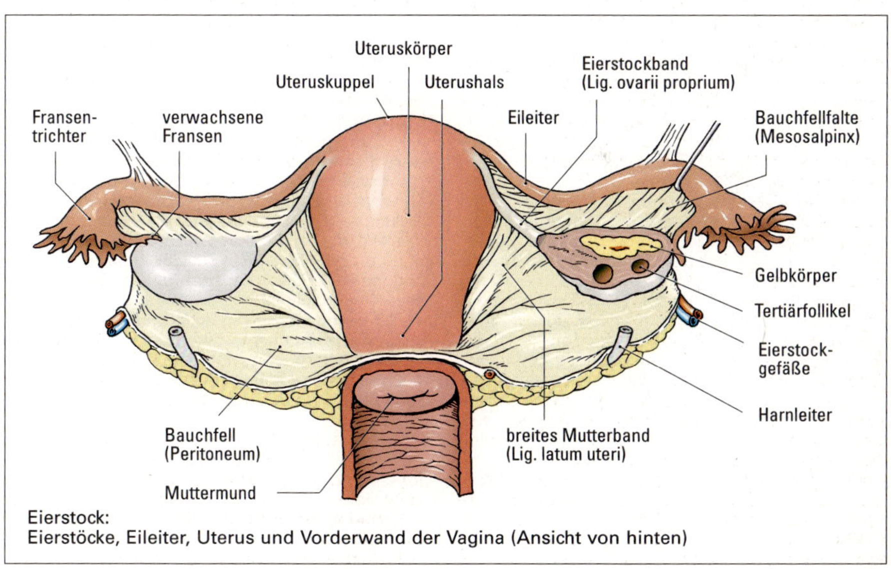

Eierstock:
Eierstöcke, Eileiter, Uterus und Vorderwand der Vagina (Ansicht von hinten)

E

Eier|stock|zellen, inter|stitielle: (gynäkol.) Bezeichnung für epitheloide Zellen, die aus der Hüllschicht (Theca interna) untergegangener Eifollikel entstehen u. als sog. interstitielle Eierstockdrüse (Thekaorgan*) Hormone (v.a. die Androgene Androstendion u. Testosteron) bilden.

Eifer|sucht: (allg.) Bezeichnung für ein Gefühl des Liebesneides od. der Furcht vor dem Verlust von Liebe, das aus dem (realen od. befürchteten) Verhalten von Sexualpartnern, aber auch von anderen engen Bezugspersonen (Eltern, Geschwistern, Mitschülern) entsteht. Die Reaktion u. ihr Ausmaß sind soziokulturell vorgeprägt (es gibt Kulturen, in denen Eifersucht kaum eine Rolle spielt), sie variieren sowohl individuell, als auch abhängig von der Art der Paarbeziehung. Eifersucht ist sowohl depressiv als auch aggressiv gefärbt, man kann unterscheiden: **1.** neidende Eifersucht gegenüber der Liebe zwischen anderen; **2.** wachende Eifersucht gegenüber der Liebe der jeweiligen Partner; **3.** konkurrierende Eifersucht gegenüber der Liebe von Partnern zu anderen; **4.** Eifersucht des inneren Anspruchs gegenüber der Ausschließlichkeit der Liebe von Partnern.
Eifersucht wird gesellschaftlich sehr unterschiedlich beurteilt: als natürliche Regung (Kehrseite der Leidenschaft), als Ausdruck von Unsicherheit gegenüber Partnern (fehlendes Selbstbewusstsein, Abhängigkeit), als Ausdruck von Besitzdenken (nach moderner Auffassung eher nicht tolerierbar) u.a. Weiterführende Überlegungen sehen die Ursprünge von Eifersucht in der (oft unbewussten) Erkenntnis der prinzipiellen Austauschbarkeit von Partnern; sie kann dann positiv bewertet werden als Suche nach Unverwechselbarkeit u. Ausschließlichkeit in der Paarbeziehung. Sie kann als Zwischenlösung gelten auf der Suche nach Einmaligkeit in einer Liebesbeziehung, die sich zunächst v.a. an körperlicher Ausschließlichkeit orientiert, u. sie kann überwunden werden, sofern es gelingt, Einmaligkeit einer Beziehung in spiritueller Hinsicht herzustellen.
Eifersucht kann als konstruktive Kraft verstanden werden, die Paarbeziehungen stabilisiert; sie entsteht aber oft unbegründet, ist für die Beteiligten meist mit erheblichem Konfliktpotential u. Leidensdruck verbunden u. bedarf daher nicht selten der psychotherapeutischen Beratung, Krisenintervention* od. Mediation*; vgl. Partnerschaftskonflikte.

Eifer|suchts|wahn: (psychiat.) Bezeichnung für wahnhaft übersteigerte (unkritische) Vorstellung, Anlass zur Eifersucht* zu haben; Vorkommen bei Psychosen, z.B. im Rahmen einer Alkoholkrankheit*.

Ei|follikel m: (klin.) Sammelbezeichnung für die Follikel des Eierstocks (im Gegensatz zu den Follikeln der Lymphknoten), s. Endometrialzyklus (Abb.).

EIFT: (gebh.) Abkürzung für (engl.) **e**mbryo-**i**ntra**f**allopian **t**ransfer; intratubarer Embryotransfer*.

Ei|häute: (gebh.) auch Fruchtsack; die den Fetus u. das Fruchtwasser umgebenden Fruchthüllen, bestehend aus zwei fetalen Schichten (Amnion*, Chorion*) u. einer mütterlichen Schicht (Decidua*, s. Abb. dort). Die Eihäute sind an der Ernährung von Embryo u. Fetus beteiligt u. geben Schutz vor mechanischer Schädigung.

Ei|hügel: (anat.) Cumulus oophorus; im Tertiärfollikel des Eierstocks (s. Endometrialzyklus, Abb.) aus dem inneren Epithel gebildete exzentrische Zellansammlung, die in die Follikelhöhle hineinragt u. die Eizelle* enthält (s. Follikelreifung, Abb.).

Ei|leiter: (anat.) Tuba uterina, Salpinx, Oviduct; Muttertrompete, paariges, schlauchförmiges, 10-15 cm langes Organ mit muskulöser Wandung, mit dem Uterus* offen verbunden u. mit Schleimhaut ausgekleidet; in einer umhüllenden Auffaltung des Bauchfells (Mesosalpinx) beweglich angeheftet an das Ligamentum latum uteri (s. Eierstock, Abb.). Zum Zeitpunkt des Eisprungs (s. Follikelreifung) chemotaktisch gesteuerte Annäherung des nur durch wenige Fasern (Fimbria ovarica) mit dem Eierstock verbundenen, sonst freien Endes des Eileiters (Infundibulum, sog. Fransentrichter) an die entsprechende Zone der Oberfläche des Eierstocks, Aufnahme der reifen Eizelle u. Weitertransport in einem Flüssigkeitsstrom durch peristaltische Kontraktionen u. Flimmerhärchen in Richtung Uterus (Dauer ca. 5 Tage, s. Endometrialzyklus, Abb.); in Gegenrichtung ggf. aufsteigende Weiterleitung von Samenzellen aus dem Uterus u. Befruchtung, dann Transport der Zygote* in den Uterus zur regelrechten Nidation*. Störungen des Transports der befruchteten Eizelle bergen das Risiko einer ektopischen Schwangerschaft*; die operative Durchtrennung der Eileiter (Tubenligatur*) führt zu Sterilität*; Verklebungen des Lumens nach Infektion (Salpingitis*) können die Fertilität beeinträchtigen.

Ei|leiter|durch|blasung: (allg.) Bezeichnung für Pertubation*.

Ei|leiter|entzündung: (allg.) Bezeichnung für Salpingitis*.

Ei|leiter|mündung: (anat.) Infundibulum tubae uterinae; Bezeichnung für den freien, dem Eierstock anliegenden „Fransentrichter" des Eileiters*, s. Eierstock (Abb.).

Ei|leiter|schwangerschaft: (allg.) Bezeichnung für Tubargravidität*; vgl. Schwangerschaft, ektopische.

Ei|leiter|sterilisation f: (gynäkol.) Sterilisation* durch Unterbindung (Tubenligatur), Durchtrennung od. Koagulation der Eileiter.

Ei|leiter|zyklus m: (physiol.) Fachbezeichnung für die abhängig vom Ovarialzyklus* stattfindenden Veränderungen der Eileiter (tubarer Zyklus) mit gesteigerter Motilität in der Follikelphase u. vermehrter Sekretion des Epithels in der Lutealphase; vgl. Zyklen, weibliche (Abb.).

Ein|bildung: (allg.) Bezeichnung für die Vorstellung nicht vorhandener Umstände od. Gegenstände; entsteht als Äußerung der Phantasie* (Imagination), nicht selten auch als Wirkung psychoaktiver Drogen (Halluzination) od. als Ausdruck von Fehlbewertungen (eingebildete Symptome od. Eigenschaften, Suggestionen), wobei die Grenzen oft nicht klar zu ziehen sind.

Ein|dringungs|ehe: (kult.) Bezeichnung für z.B. in Zentralindien beschriebene Form der Ehe, die dadurch zustande kommt, dass eine

Frau in das Haus eines Mannes eindringt u. dort die Hausarbeit verrichtet; lassen der Mann u. seine Familie dies über einen längeren Zeitraum zu, entsteht eine anerkannte Ehe; vgl. Ususehe.

Ein|ehe: (allg.) Bezeichnung für Monogamie*.

Ein|fühlung: (psychol.) auch Empathie; Bezeichnung für das Hineinversetzen in einen anderen Menschen mit dem Ziel, Erlebnisse, Gedanken u. Gefühle des anderen nachzuvollziehen u. evtl. zu verstehen; bedeutsam z. B. in Partnerschaften, um Erwartungen des anderen zu erkennen, in der Psychotherapie (insbesondere in der Gesprächstherapie) eine unabdingbare Voraussetzung seitens des Therapeuten.

Ein|häusigkeit: (biol.) Fachbezeichnung für die Blütenverteilung bei Pflanzenarten mit getrenntgeschlechtigen (diklinen) Blüten, die männliche u. weibliche Blüten auf derselben Pflanze aufweisen (monözische Verteilung); Gegensatz: Zweihäusigkeit.

Ein-Kind-Sterilität f: (klin.) Fachbezeichnung für Kinderlosigkeit eines Paares nach Geburt des ersten Kindes; z. B. infolge der Entwicklung einer Spermaimmunität* od. der Entstehung einer sekundären Zeugungsunfähigkeit* des Mannes bzw. einer sekundären Unfruchtbarkeit* der Frau.

Ein|kind|system n: (soziol.) Fachbezeichnung für Familie* mit einem Kind; im Rahmen der Familienplanung* wird in zahlreichen Ländern (z. B. in urbanen Regionen Chinas) das Einkindsystem propagiert. Vgl. Zweikindsystem.

Ein|lauf: (allg.) Bezeichnung für Klistier*.

Einling: (gebh.) Bezeichnung für Einzelkind während Schwangerschaft u. Geburt; vgl. Mehrlinge.

Ein|monats|spritze: (allg.) Bezeichnung für injizierbare Arzneimittelzubereitungen mit verzögerter Wirkstoff-Freisetzung während eines Monats, z. B. von Hormonen zur Hormon*-Ersatztherapie; vgl. Hormondepotpräparate.

Ein|nistung: (embryol.) auch Eieinbettung, Implantation; Einwachsen der Blastozyste im Endometrium, s. Nidation; vgl. Endometrialzyklus, Abb.

Ein|phasen|präparat n: (sexol.) Fachbezeichnung für hormonelles Kombinationspräparat, das eine über die gesamte Dauer des Menstruationszyklus durchgehend gleiche Menge von Gestagenen* u. Östrogenen* (meist Äthinylöstradiol) enthält u. zur hormonellen Kontrazeption u. Ovulationshemmung verwendet wird; s. Kontrazeptiva, hormonelle.

Einsamkeit: (allg.) Bezeichnung für die Abgeschiedenheit des Individuums von sozialen Kontakten; als freigewählter Zustand u. U. nützlich zur Konfrontation mit dem eigenen Ich, als unfreiwilliger Zustand (Haft, chronische Krankheit, Behinderung, Alter) bedrückende Einschränkung der für die menschliche Psyche unerlässlichen Kommunikations- u. Gemeinschaftserfahrungen (Wir*-Bildung) mit der häufigen Folge von Depressionen*; vgl. Isolation, soziale.

Ein|schleifen: (psychol.) übliche Bezeichnung für das Lernen bedingter Reflexe durch Bahnung*.

Ein|schluss|angst: (allg.) bedeutungsgleich mit Klaustrophobie*.

Ein|sichts|fähigkeit: (jurist.) Bezeichnung für die Fähigkeit, das Unrecht einer Tat einzusehen u. nach dieser Einsicht zu handeln; sie ist Voraussetzung für die Schuldfähigkeit* von Angeklagten (§§ 19 bis 21 StGB, § 3 JGG).

Ein|stellung: (gebh.) Fachbezeichnung für die Beziehung des zuerst in den Geburtskanal eintretenden (vorangehenden) Kindsteils zum Geburtskanal, wobei i. d. R. der Schädel vorangeht (Schädellage); seltener sind Beckenendlage mit Steiß od. Fuß als vorangehendem Teil od. Querlagen, bei denen Schulter od. Arm vorangehen; vgl. Kindslagen.
(psychol.) Bezeichnung für Meinungen, Anschauungen, Haltungen, Standpunkte, Urteile u. Vorstellungen, die unbewusste, emotionale u. teilweise auch kognitive Anteile umfassen; sie beeinflussen eigene Werturteile und u. U. Handlungen u. Verhalten; vgl. Vorurteil.

Ein|vernehmlichkeit: (allg.) Bezeichnung für die Übereinstimmung der Absichten zweier od. mehrerer Individuen bei gemeinsamen Handlungen; in Bezug auf sexuelle Handlungen nach heutiger Auffassung entscheidendes Kriterium zur Abgrenzung gegenüber sexuellem Missbrauch* od. sexueller Nötigung*, wobei ausdrücklich eine Identität der sexuellen Skripte* verlangt wird (sog. konsensuelle Sexualität). Sie ist von besonderer Bedeutung in Zusammenhang mit sadomasochistischen Handlungen (dort meist unter der Bedingung der Beachtung von Stopp*-Codes, evtl. auch auf Grundlage schriftlicher Verträge), während sie bei sexuellen Handlungen zwischen Erwachsenen u. (freiwillig teilnehmenden) Kindern wegen der Unterschiedlichkeit der sexuellen Skripte als überwiegend nicht gegeben betrachtet wird. Juristisch gilt bei Körperverletzungen* Einvernehmlichkeit dann nicht als strafbefreiend, wenn die Handlungen gegen die Guten* Sitten verstoßen (§ 228 StGB).

Ein|weihungs|riten: (kult.) auch Einreihungsriten; veraltete Bezeichnung für Initiationsriten*.

Ein|willigungs|ehe: (allg.) veraltete Bezeichnung für Konsensehe*.

Ei|reifung: (anat.) auch Oogenese; Entwicklung der Eizelle*; die Urkeimzellen wandern in der 4. Embryonalwoche aus dem Dottersack in die (noch indifferente) Gonadenanlage, entwickeln sich beim weiblichen Embryo in der 5. Woche zu Oogonien u. vermehren sich durch mitotische Zellteilung bis zum 5. Monat, in dem sie ihre maximale Anzahl (ca. 6 Mio.) erreichen. Bis zur Geburt geht die Mehrzahl der Oogonien zugrunde; nur ca. 700 000 bis 2 Mio. differenzieren sich zwischen dem 3. u. 7. Monat zu primären Oozyten aus, die sich bei der Geburt in einem Ruhestadium zwischen Prophase u. Metaphase der ersten meiotischen Zellteilung befinden u., von Epithelzellen umgeben, im Eierstock sog. Primärfollikel bilden (s. Endometrialzyklus, Abb.). Bis zum Beginn der Pubertät verringert sich die Zahl der primären Oozyten auf ca. 40 000, von denen bis zur Menopause ca. 400 nach Follikelreifung* im Rahmen des Ovarialzyklus* die erste Reifeteilung vollenden, wobei eine sekundäre Oozyte u. ein erstes Polkörperchen entstehen (s. ums. Abb.). Die zweite Reifeteilung beginnt unmittelbar danach (Zeitpunkt

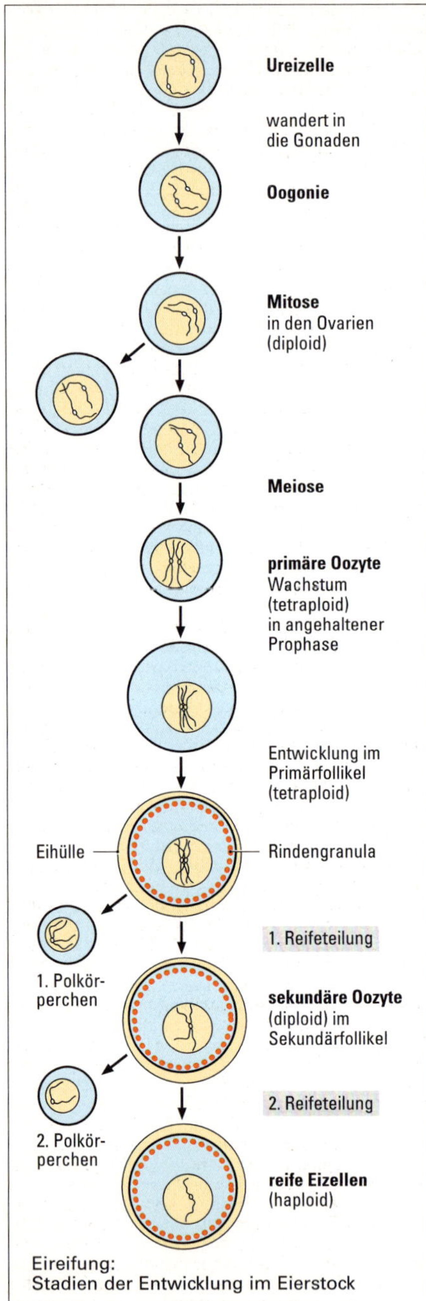

Eireifung:
Stadien der Entwicklung im Eierstock

des Eisprungs) u. wird nur bei einer Befruchtung* der Eizelle abgeschlossen.

Ei|spende: (gebh.) auch Oozytenspende; Bezeichnung für Verfahren, bei dem die Eizelle einer anderen Frau in vitro befruchtet u. in den Uterus der sog. Tragemutter (Leihmutter*) eingesetzt wird; juristisch ist Mutter des Kindes die Tragemutter (nicht die genetische Mutter), denn auch Schwangerschaft u. Geburt begründen die Mutterschaft. Da eine Aufspaltung in genetische, austragende u. soziale Mutterschaft nicht dem Schutzgebot für Ehe u. Familie entspricht, ist in Deutschland die Eispende ebenso wie die Embryospende* verboten. Vgl. Samenspende.

Ei|sprung: (physiol.) Ovulation; Freisetzung einer reifen Eizelle* aus einem Graaf-Follikel des Eierstocks in der Mitte des Ovarialzyklus*, s. Endometrialzyklus (Abb.). Druckzunahme in der Follikelhöhle u. dort produzierte proteolytische Enzyme führen zur Perforation an die Oberfläche u. Überwanderung der Eizelle mit umgebenden Kranzzellen in den anliegenden Fransentrichter des Eileiters, s. Eierstock (Abb.). Von manchen Frauen wird der Eisprung als kurz dauerndes (3-5 Minuten), einseitiges Schmerzereignis wahrgenommen (sog. Mittelschmerz), evtl. kommt es zu einer geringgradigen Blutung des Endometrium (Ovulationsblutung). Die Bestimmung des Zeitpunkts der Ovulation erfolgt anhand sog. Ovulationszeichen (typischen Veränderungen des Zervixsekrets des Uterus u. der Vaginalepithelien), durch Messung der Basaltemperatur, Bestimmung von Hormonspiegeln im Blut, vgl. Zyklen, weibliche (Abb.), od. direkten Nachweis des reifen Graaf-Follikels mit Ultraschalluntersuchung, s. Abb.

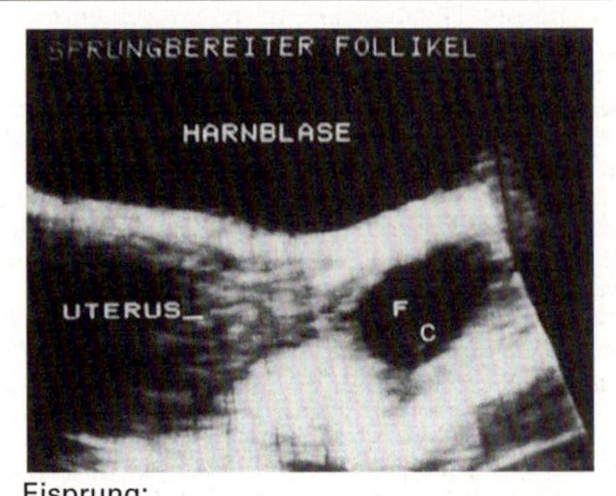

Eisprung:
Sprungreifer Follikel im Ultraschallbild

Ei|stich: (embryol.) Anstich eines Eis mit einer feinen Nadel zur Ausschaltung von Keimteilen; in der experimentellen Embryologie zur Erforschung des Entwicklungsverhaltens befruchteter Eizellen von W. Roux erstmals 1881 durchgeführt.

Ei|tod: (gynäkol.) Bezeichnung für das Absterben der reifen Eizelle, falls keine Befruchtung stattfindet; etwa 24 Stunden nach dem Eisprung*.

Ei|wanderung: (klin.) Fachbezeichnung für den Transport der bei Ovulation* freigesetzten Eizelle* (mit umgebenden Kranzzellen) in den Fransentrichter (Infundibulum) des Eileiters u.

durch diesen im Eileitersekret zum Uterus; dabei wirken peristaltische Kontraktionen u. Bewegungen von Flimmerhärchen des Epithels der Eileiter zusammen; im Falle einer Befruchtung endet die Eiwanderung mit der Nidation* der Zygote im Endometrium.

Ei|zelle: (anat.) Ovum; die weibliche Keimzelle (Gamet); Entwicklung aus der Urkeimzelle mit doppeltem (diploiden) Chromosomensatz in den Eierstöcken während der Eireifung* u. Follikelreifung über primäre u. sekundäre Oozyten zur befruchtungsfähigen Keimzelle mit einfachem (haploiden) Chromosomensatz. Die nach dem Eisprung vom Eileiter aufgenommene Eizelle ist von einer Membran (Oolemma) u. einer Zellschicht (Corona radiata) umgeben u. hat eine Größe von ca. 0,2 mm, s. Follikelreifung (Abb.). Ohne Befruchtung* hat die Eizelle eine Lebensdauer von ca. 24 Stunden, bei Befruchtung beendet sie ihre zweite meiotische Zellteilung u. wandert als Zygote in den Uterus zur Nidation*; vgl. Endometrialzyklus (Abb.).

E|jaculatio deficiens (lat. eiaculari hinausschleudern) f: (klin.) Fachbezeichnung für das Ausbleiben der Ejakulation trotz sexueller Erregung u. Erektion, s. Ejakulationsstörungen.

E|jaculatio prae|cox (lat. ~; ~ vorzeitig) f: (klin.) Fachbezeichnung für den subjektiv als zu früh empfundenen Eintritt der Ejakulation im Verlauf der Sexualreaktion bzw. Ejakulation vor Eindringen des Penis in die Vagina (sog. Ejaculatio ante portas), s. Ejakulationsstörungen.

E|jaculatio re|tardata (lat. ~; ~ verzögert) f: (klin.) Fachbezeichnung für den subjektiv als zu spät empfundenen Eintritt der Ejakulation im Verlauf der Sexualreaktion, s. Ejakulationsstörungen.

E|jakul|arche f: (physiol.) Fachbezeichnung für die erstmalige Ejakulation von Prostatasekret im Rahmen der Pubertät, entweder bei Masturbation od. als (unkontrollierte) Traumpollution (Polluarche); die Produktion reifer Samenzellen geht der Ejakularche i. d. R. voraus; sie kann allesdings auch erst später einsetzen, s. Pubertät (Tab.).

E|jakulat n: (androl.) Fachbezeichnung für das bei einer Ejakulation entleerte Sperma*; klinische Beurteilung s. Zeugungsfähigkeit (Tab.).

E|jakulation f: (physiol.) auch Effluvium seminis; Ausstoßen von Sperma* (Ejakulat) ab der Pubertät (Ejakularche*) durch koordinierte, reflektorische Kontraktionen der Muskelfasern in Nebenhodengängen, Samenleitern, Bläschendrüsen, Prostata, Harnröhre u. Beckenboden (Ejakulationsreflex*); hiervon abzugrenzen sind unwillkürliche Spermaverluste ohne reflektorische Muskelaktivität (Spermatorrhö*). Man unterscheidet zwei Entstehungsmechanismen: **1. Ejakulation im Rahmen der Sexualreaktion:** Auslösung durch Überschreiten einer (individuell verschieden ausgeprägten u. erreichbaren) Reizschwelle im Ejakulationszentrum* des unteren Rückenmarks, dann weitgehend unbeeinflussbarer, v. a. durch sympathische Nervenfasern vermittelter u. meist vom Erleben eines Orgasmus* begleiteter Ablauf in zwei Phasen: **a)** Emission: Kontraktion von Nebenhodengang u. Samenleiter mit Einfließen von Samenzellen u. Sekret in den Ausspritzungsgang; unmittelbar anschließend **b)** Ejakulation i. e. S.: Druckkammerbildung durch Kontraktion der Blasenschließmuskel, dann mehrere rhythmische Kontraktionen von Prostata u. Bläschendrüsen, des Musculus bulbospongiosus, Musculus ischiocavernosus u. der übrigen Beckenbodenmuskulatur mit Herausschleudern des Spermas in mehreren Fraktionen (s. Splitejakulat). Nach erfolgter Emission kann die Ejakulation willentlich nur abgekürzt, aber nicht unterdrückt werden; bei mehreren Ejakulationen in Folge nehmen die ejakulierten Mengen rasch ab. **2. spontane Ejakulation ohne bewusst wahrgenommenen Orgasmus:** sog. Pollution; physiologischer, nicht willentlich beeinflusster, meist mit einer Erektion* des Penis verbunderer Vorgang, der nach längerer sexueller Enthaltsamkeit, häufig im Zeitraum der Pubertät und v. a. im Schlaf (Traumpollution), seltener auch am Tage (Tagespollution) beobachtet wird. Häufigkeit u. Stärke der Ejakulation sind individuell sehr verschieden u. variieren mit Alter, Libido u. sexueller Aktivität, aber grundsätzlich sind Ejakulationen bis ins hohe Alter möglich. Der komplexe körperliche Vorgang kann auf verschiedenen Ebenen gestört sein (s. Ejakulationsstörungen); es handelt sich dabei allerdings häufig eher um Störungen im sexuellen Reaktionszyklus (s. Orgasmusstörungen). Vgl. Ejakulation, weibliche.

E|jakulation, retro|grade (lat. retrogradiri zurückschreiten) f: (klin.) auch Ejaculatio retrograda; Ejakulation mit Entleerung des Spermas in Richtung der Blase, s. Ejakulationsstörungen.

E|jakulations|reflex m: (physiol.) zur Ejakulation* führender Fremdreflex; primäre Auslösung durch mechanische Reizung der Eichel des Penis, Reizleitung zum Ejakulationszentrum* des Sakralmarks, dort Verstärkung od. Hemmung durch zentralnervöse Einflüsse, dann Weiterleitung durch (überwiegend sympathische) Nervenfasern zur Muskulatur von Samenleiter, Bläschendrüse, Prostata u. Beckenboden; vgl. Sexualreflexe.

E|jakulations|störungen: (klin.) Sammelbezeichnung für sexuelle Funktionsstörungen* bei Männern, die die Auslösung des Ejakulationsreflexes* im Rahmen der Sexualreaktion* betreffen. Man unterscheidet: **1. Ejaculatio praecox:** sog. vorzeitiger Samenerguss; Ejakulationsstörung mit subjektiv als zu früh empfundenem Zeitpunkt der Ejakulation bzw. Ejakulation vor Eindringen des Penis in die Vagina (sog. Ejaculatio ante portas); wohl häufigste sexuelle Funktionsstörung bei Männern (in Befragungen angegeben von bis zu 40 % der Teilnehmer); es besteht eine eingeschränkte Fähigkeit, den spontan sehr raschen Ablauf der Sexualreaktion bewusst zu steuern, so dass schon nach kurzer Zeit ein Orgasmus erreicht wird. Als Ursachen kommen längere sexuelle Enthaltsamkeit, zu starke Reizung des Penis u. sexuelle Unerfahrenheit in Frage (Jugendliche); bei langdauernd bestehender Störung werden ursächlich eine eingeschränkte Wahrnehmung der eigenen körperlichen Reaktion od. eine (evtl. angstbesetzte) Überaufmerksamkeit gegenüber der eigenen Erregung angenommen. Die Therapie konzentriert sich daher (neben Beratung u. ggf. Paarberatung) auf eine Verbesserung der Selbst-

wahrnehmung durch Masturbation u. gezielte Manöver zur Steuerung der Erregung (Quetsch*-Technik, Stopp*-und-Start-Technik); in seltenen Fällen können auch bestimmte Psychopharmaka (Thioridazin, Clomipramin, selektive Serotonin-Wiederaufnahmehemmer) zur Ejakulationsverzögerung eingesetzt werden; vgl. Orgasmusstörungen. **2. Ejaculatio retardata:** sog. verspäteter Samenerguss; subjektiv als verspätet wahrgenommene, evtl. nur unter großen Anstrengungen zu erreichende Ejakulation; nicht selten verursacht durch Medikamente (z. B. Psychopharmaka, erektionsfördernde Medikamente) od. Rauschmittel (Alkohol, Designerdrogen), Ermüdung bei langdauernder sexueller Aktivität od. im höheren Lebensalter, aber auch psychogene Ursachen; s. Orgasmusstörungen. **3. Ejaculatio deficiens:** auch als Anejakulation bezeichnetes Ausbleiben der Ejakulation trotz sexueller Erregung u. Erektion, entweder bei erhaltenem Gefühl eines Orgasmus, z. B. infolge von Nervenschädigungen, od. als Ausdruck einer Orgasmusstörung*. **4. Ejaculatio retrograda:** Entleerung des Spermas in Richtung der Blase durch fehlenden Verschluss des Blasenausgangs beim Orgasmus. Vorkommen bei Nervenstörungen (z. B. bei Diabetes mellitus, Multipler Sklerose, Querschnittlähmung), häufig nach operativer Therapie der benignen Prostatahyperplasie u. anderen Eingriffen im Bereich des Blasenhalses, selten als unerwünschte Medikamentenwirkung (Antihypertensiva, Psychopharmaka). Das Empfinden des Orgasmus ist meist nicht beeinträchtigt, die Diagnose wird durch Nachweis von Samenzellen im Urin nach dem Orgasmus gesichert. Therapie nur bei Kinderwunsch mit Alpha-Sympathomimetika od. Imipramin, ggf. Gewinnung von Samenzellen zur artifiziellen Insemination durch Katheterisierung nach Masturbation u. Isolation der Samenzellen.
In einigen Kulturtraditionen werden stark verzögerte Ejakulationen gewünscht u. geübt (s. Kamasutra, Karezza), in asiatischer Tradition (Tantrismus*) werden retrograde Ejakulationen (zur Vermeidung von „Samenverlusten“) z. T. angestrebt u. durch spezielle Übungen willentlich herbeigeführt.

E|jakulations|trieb: (sexol.) historische Bezeichnung für den Drang nach sexueller Befriedigung* durch Ejakulation; früher als abgrenzbarer Anteil des Sexualtriebs (im Sinn eines arterhaltenden Fortpflanzungstriebs*) interpretiert.

E|jakulations|zentrum n: (physiol.) Fachbezeichnung für eine in unteren Rückenmarksegmenten (Th_{12}-L_2) gelegene sympathische Nervenzellgruppe, in der die am Ejakulationsreflex* bei Männern u. an der Orgasmusreaktion bei Frauen u. Männern beteiligten peripheren u. zentralen Nervenbahnen verschaltet werden.

E|jakulation, weibliche f: (physiol.) Fachbezeichnung für eine unwillkürliche, wohl reflektorische Freisetzung von Sekret der kleinen Vestibulardrüsen* (Paraurethraldrüsen, Skene-Drüsen) im Rahmen der Orgasmusphase* der Sexualreaktion; wird bei etwa einem Drittel der Frauen beobachtet, tritt aber nicht regelmäßig ein u. ist offenbar an ein besonders intensives Erleben des Orgasmus gebunden. Früher wurde die weibliche Ejakulation häufig mit unwillkürlichen Urinverlusten während des Orgasmus verwechselt, ist aber von diesen eindeutig abgrenzbar (Zusammensetzung ähnlich dem Prostatasekret). Die Fähigkeit zur weiblichen Ejakulation wird durch Stimulation der Gräfenberg*-Zone begünstigt u. kann offenbar durch Lernprozesse verstärkt werden; über die ejakulierten Mengen gibt es sehr unterschiedliche Beobachtungen.

Ekel: (allg.) Bezeichnung für ein durch starke Unlust, evtl. durch körperliche Reaktionen (z. B. Übelkeit u. Erbrechen) gekennzeichnetes Gefühl des Widerwillens gegen bestimmte Gerüche, Speisen, Anblicke od. Handlungen bzw. deren Vorstellung. Das Gefühl wird vermutlich (im 4.–5. Lebensjahr) erlernt, denn die jeweils auslösenden Reize unterscheiden sich zwischen den Kulturen u. Individuen erheblich, u. es kann durch Einsicht u. Übung überwunden werden. Im Zusammenhang mit Sexualität entstehender Ekel wird als sexuelle Aversion* bezeichnet.

Ek|stase (gr. ἔκστασις Außer-sich-Geraten) f: (allg.) Bezeichnung für den Zustand des „Entrücktseins“; rauschartiger psychischer Erregungszustand mit dem Gefühl der Verschmelzung mit einer anderen Person od. einem transzendenten Gegenüber; die Ansprechbarkeit der Sinnesorgane ist verändert (meist vermindert, zugleich Auftreten optischer u. akustischer Halluzinationen), die Grenzen zwischen Ich u. Umgebung verwischen, das Bewusstsein löst sich von der umgebenden Situation. Primäre Formen treten ein als Folge erheblicher psychischer Erregung, z. B. im Rahmen der Sexualreaktion (insbesondere beim Orgasmus*), aber auch bei Wutanfällen; sekundäre Formen sind auslösbar durch Psychotechniken (Meditation, Tanz u. a.), Musik od. Rauschmittel, sie werden selten auch bei Psychosen beobachtet. Kollektive Ekstase wird in sämtlichen Kulturen beschrieben, überwiegend im Rahmen religiöser Rituale (s. Mystik, Schamanismus), aber auch bei sportlichen od. kulturellen Veranstaltungen.

Ekto|derm (gr. ἐκτός außerhalb) n: (embryol.) Fachbezeichnung für das äußere der drei embryonalen Keimblätter*, aus dem sich das Zentralnervensystem (Neuroektoderm als Neuralrohr, Neuralleiste), Kopfstrukturen, Oberflächenstrukturen (Haut, Haare, Nägel u. a.) u. Sinnesorgane entwickeln. Durch eine Einstülpung von Ektodermzellen entsteht in der 3. Entwicklungswoche das Mesoderm*.

-ektomie (gr. ἐκτομή Herausschneiden) f: (klin.) Wortteil mit der Bedeutung „operatives Entfernen“, z. B. Ovarektomie, Vasektomie.

ek|top (gr. ἐκ- weg-, τόπος Ort): (klin.) auch ektopisch; an regelwidriger Stelle gelegen, z. B. ektope Hoden bei Hoden-Lageanomalien; Gegensatz: orthotop.

Ek|topia testis f: (klin.) veraltete Sammelbezeichnung für die Verlagerung eines Hodens an eine unphysiologische Lokalisation, z. B. in Damm, Oberschenkel od. Penisschaft infolge einer Störung der Richtung des vorgeburtlichen Hodendeszensus*, s. Hoden-Lageanomalien.

Elegie (gr. ἐλεγεία Klagelied) f: (kult.) Bezeichnung für eine seit der griechischen Antike bekannte Versform, die in der römischen Dichtung v. a. als sog. erotische od. Liebeselegie zur Darstellung eigener Liebeserfahrungen verwendet wurde, z. B. „Amores“ von Ovid. Seit der Renaissance Bezeichnung für alle in Form von zweizeiligen Versen (sog. Distichen) verfassten Lieder bzw. Musikstücke, die häufig Schilderungen der Liebe (z. B. „Römische Elegie“ von J. W. von Goethe) u. wehmütig-klagende Äußerungen enthielten; in der Musik der Gegenwart z. B. als „Elegie für junge Liebende“ von H. W. Henze (1961).

Elektra-Komplex m: (psychoanalyt.) in Analogie zum durch S. Freud geprägten Begriff des Ödipus*-Komplexes von C. G. Jung eingeführte Bezeichnung, die den Verhältnissen bei Mädchen besser gerecht werden sollte. Der Begriff bezieht sich auf die griechische Sagengestalt Elektra, die ihren Bruder zur Tötung von Mutter u. Stiefvater anstiftet, um die Ermordung des Vaters durch beide zu rächen. Der Elektra-Komplex ist gekennzeichnet durch Inzestwünsche von Mädchen gegenüber ihrem Vater in der infantil-genitalen Phase der psychosexuellen Entwicklung*, verbunden mit Rivalitätsgefühlen gegenüber der Mutter, die Angst vor Bestrafung auslösen. Er löst sich im Verlauf der weiteren Entwicklung durch Verdrängung* u. Identifikation* mit der Mutter; fehlende Auflösung (Fixierung*) wurde zur Erklärung späterer psychischer Störungen herangezogen; heute wird seine Bedeutung zurückhaltend bewertet.

Elektro|stimulatoren (gr. ἤλεκτρον Bernstein) m pl: (allg.) Bezeichnung für elektrische Geräte, die mit einem Widerstand variable Niedrigspannung erzeugen u. über Hautelektroden in den Körper abgeben; sie werden vereinzelt, z. B. im Rahmen sadomasochistischer Handlungen, zur sexuellen Stimulation eingesetzt; vgl. Hilfsmittel, sexuelle.

Elephantiasis (gr. ἐλέφας, ἐλέφαντος Elefant) f: (klin.) Fachbezeichnung für das (z. T. monströse) Anschwellen v. a. abhängiger Körperpartien infolge einer Verlegung der Lymphbahnen u. Verminderung des Lymphrückflusses; selten angeborene, meist erworbene Störung, z. B. nach bestimmten Infektionskrankheiten (Lymphogranuloma* inguinale, Filariose, Erysipel) od. nach Ausschaltung von Lymphknoten im Rahmen von Operationen od. Strahlentherapie. Häufigste Ursache der genitoanorektalen Elephantiasis ist das Lymphogranuloma inguinale; zur Elephantiasis des Penis kommt es evtl. nach Traumen, Syphilis od. Entfernen der Leistenlymphknoten; Elephantiasis des Skrotums ist eine häufige Komplikation tropischer Filariosen.

Ellis, Havelock (1859-1939): Arzt, London, Großbritannien; mit M. Hirschfeld u. A. Forel ab 1930 im Präsidium der Weltliga* für Sexualreform; trat u. a. für die Gleichberechtigung von Frauen, ungehinderten Zugang zu Kontrazeptiva u. eine Liberalisierung des Scheidungsrechts ein; für die moderne Sexualwissenschaft grundlegende Arbeiten zu Psychologie (u. a. zum Autoerotismus, s. Autoerotik) u. Physiologie (u. a. Konzept der sexuellen Energie, vgl. Tumeszenz, Detumeszenz) sowie sexueller Orientierung.

E|longatio colli (lat. ~ Verlängerung) f: (klin.) Fachbezeichnung für die pathologische Verlängerung (bis 12 cm) des Uterushalses infolge bindegewebiger Massenzunahme nach zahlreichen Geburten in dichter Folge, meist verbunden mit Uterussenkung*, evtl. mit Uterusvorfall*.

Eltern (von ahd. eltiron, altiron): (allg.) Sammelbezeichnung für Vater* u. Mutter*; unterschieden werden können die leiblichen Eltern, die das Kind gezeugt, geboren u. aufgezogen haben u. Personen, die das Recht der elterlichen Sorge* haben, z. B. Adoptiveltern, Stiefeltern od. Pflegeeltern. In entwicklungspsychologischer Sicht sind die Eltern als erste Bezugspersonen* für Kinder von besonderer Bedeutung (vgl. Mutterbindung, Vaterbindung, Eltern-Kind-Beziehung); hinsichtlich sozialer Rollen u. der Geschlechtsrolle kommt Eltern eine Vorbildfunktion zu. Der gemeinsame Umgang von Eltern u. Kindern (z. B. im Rahmen einer Familie*), Erziehung* u. Sozialisation* werden durch zahlreiche gesellschaftliche Einflüsse geprägt.

Eltern|aufwand: (biol.) allgemeine Bezeichnung für den Aufwand, den eine Tierart in die Aufzucht einzelner Nachkommen (zu Lasten der Fähigkeit zur Aufzucht anderer Nachkommen) investiert; grundsätzlich werden zwei „Strategien“ zur Erreichung des Fortpflanzungserfolgs unterschieden: entweder die Produktion einer großen Anzahl von Nachkommen, die ohne weitere elterliche Brutpflege* heranwachsen, aber nur zu einem kleinen Teil überleben u. sich erneut fortpflanzen können (z. B. viele wirbellose Tiere, Fische); od. die Produktion einer kleinen Anzahl von Nachkommen, deren Überleben durch intensive elterliche Fürsorge gewährleistet wird (z. B. die meisten Säugetiere). Innerhalb der letzten Gruppe bestehen erhebliche Unterschiede hinsichtlich des Beitrags, den weibliche u. männliche Tiere in der Aufzucht leisten; dies gilt auch für die Primaten*, bei denen männliche Tiere in sehr verschiedenem Umfang an der Betreuung von Nachkommen beteiligt sind; außerdem muss

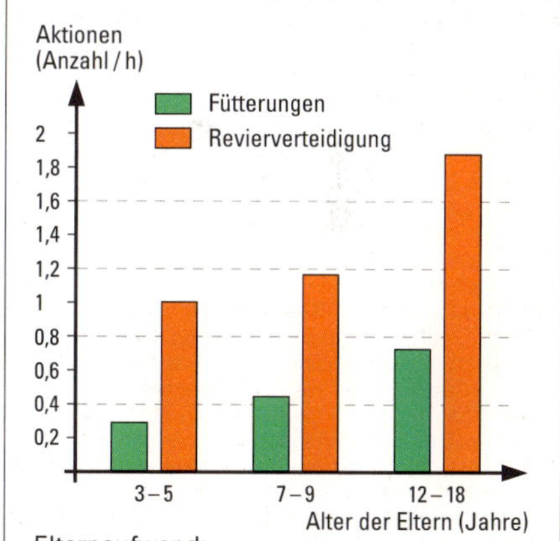

Elternaufwand:
Der Aufwand der Kalifornienmöwe (Larus californicus) nimmt mit dem Alter der Elterntiere zu.

das Verhalten u. U. erst gelernt werden (s. Abb. S. 109). Beim Menschen entscheiden v. a. soziokulturelle Voraussetzungen über die Verteilung des Elternaufwandes auf die Geschlechter; ein übersteigerter Elternaufwand (z. B. in Einkindfamilien) ist u. U. nachteilig für die psychische Entwicklung des Kindes.

Eltern-Kind-Beziehung: (psychol.) Bezeichnung für die wechselseitigen Bindungen zwischen Kindern u. ihren Eltern; besonders früh u. intensiv entwickelt sich die Mutterbindung*, zwischen 4. u. 6. Lebensmonat auch die Vaterbindung*; beide haben auf die weitere Entwicklung des Kindes entscheidenden Einfluss, indem sie für das Kind Bestätigung u. bedingungslose Zuwendung bedeuten, werden aber häufig (unbewusst) ambivalent erlebt, indem einerseits eine klare Abhängigkeit besteht, andererseits Eltern eine starke Vorbildfunktion haben; vgl. Sozialisation. Bleibt eine enge Bindung an die Eltern über die in der Pubertät gewöhnlich stattfindende Ablösung hinaus erhalten, kann dies zu vielfältigen Schwierigkeiten führen, z. B. beim Aufbau von Partnerbeziehungen.

Eltern|recht: (jurist.) Sammelbezeichnung für Rechte u. Pflichten von Eltern gegenüber ihren minderjährigen Kindern; vgl. Sorge, elterliche.

Elternschaft, verantwortliche: (jurist.) Bezeichnung für das Menschenrecht, über die Zahl der Kinder u. den Zeitpunkt ihrer Geburt frei u. verantwortlich zu entscheiden od. bewusst u. freiwillig auf Kinder zu verzichten.
(kult.) auch verantwortete Elternschaft; bezeichnet im katholischen Sprachgebrauch eine Elternschaft, die im Dienste der Weckung neuen Lebens, des Gelingens ehelicher Gemeinschaft u. der verantworteten Sorge für die bereits geborenen Kinder steht (Enzyklika „Humanae Vitae“ 1960, Paul VI.).

Eltern|zeit: (jurist.) frühere Bezeichnung Erziehungsurlaub; Form der Familienhilfe* als Sonderurlaub mit Kündigungsschutz, der Arbeitnehmern, die ein Kind bis zur Vollendung des dritten Lebensjahrs selbst betreuen od. erziehen, nach dem „Gesetz über die Gewährung von Erziehungsgeld und Elternzeit“ (Bundeserziehungsgeldgesetz, BErzGG) für die Dauer von bis zu 36 Monaten gewährt wird. Die Elternzeit kann, auch anteilig, von jedem Elternteil allein od. von beiden Eltern gemeinsam genommen werden, sie wird jedoch ganz überwiegend von Frauen genutzt (in Deutschland 1999 von ca. 383 000 Frauen u. 6000 Männern).

E|manzipation (lat. emancipare aus väterlicher Gewalt entlassen) f: (soziol.) im römischen Recht ursprünglich Bezeichnung für die (individuelle) Entlassung aus einem Abhängigkeitsverhältnis (z. B. von einzelnen Sklaven); im Gefolge von Aufklärung u. französischer Revolution ab Ende des 18. Jahrhunderts für die Beendigung einer sozialen u. rechtlichen Benachteiligung von Bevölkerungsgruppen (Sklavenbefreiung, Bauernbefreiung). Im Rahmen der französischen Revolution zunächst Ablehnung einer „Erklärung der Frauenrechte“, aber seitdem zunehmende Bestrebungen um die Emanzipation von Frauen aus Beschränkungen ihrer Selbstbestimmung, insbesondere ihrer sozialen Rechte, Bildungs- u. Berufschancen (s. Frauenbewegung), von homosexuellen Frauen u. Männern (s. Lesbenbewegung, Schwulenbewegung), gegen Ende des 20. Jahrhunderts auch von (heterosexuellen) Männern aus den Restriktionen ihrer traditionellen Geschlechtsrolle (s. Männerbewegung, Full Personality Expression). Entsprechende Zusammenschlüsse (sog. Emanzipationsgruppen) erfüllen dabei eine doppelte Aufgabe: einerseits die Förderung des Bewusstseins (innerhalb der betreffenden Gruppe u. in der übrigen Gesellschaft) für die Zwänge, denen die Gruppe sich ausgesetzt sieht; andererseits die Schaffung von sozialen (insbesondere rechtlichen) Bedingungen, die Gleichberechtigung* langfristig garantieren.

E|masculatio f: (klin.) historische Fachbezeichnung für (operative) Kastration* bei Männern.

Embryo (gr. ἔμβρυον Ungeborenes) m: (embryol.) Fachbezeichnung für die Frucht vom Zeitpunkt der Befruchtung*, nach der Begriffsbestimmung im Embryonenschutzgesetz* die befruchtete, entwicklungsfähige menschliche Eizelle vom Zeitpunkt der Kernverschmelzung an bis zum 60. Tag (8. Woche); nach früheren Definitionen bis zur Herausbildung der Organanlagen (Organogenese*) in der 12. Woche. Vgl. Embryonalentwicklung, Fetalperiode.

Embryo|blast m: (embryol.) Fachbezeichnung für im Inneren der Blastozyste* gelegene Zellen mit innerem u. äußerem Keimblatt, aus denen sich über das Stadium der dreiblättrigen Keimscheibe* der Embryo entwickelt; vgl. Embryonalentwicklung.

Embryo|logie f: (klin.) Bezeichnung für die Wissenschaft von der Entwicklung der Zygote (Ontogenese) bis zum Abschluss der Organanlagen (Embryogenese), i. w. S. bis zur Geburt (Fetogenese), sowie deren Störungen (Teratologie*).

Embryonal|entwicklung: (embryol.) auch Embryogenese; Entwicklung des Keims bis zum 60. Tag (8. Woche), nach früheren Definitionen bis zur Herausbildung der Organanlagen (Organogenese*) in der 12. Woche; umfasst die Entwicklungsstadien der Zygote*, die über die sog. Blastomeren od. Furchungszellen in die Morula* (3.–4. Tag), dann Blastozyste (4.–5. Tag) übergeht; bei ihr ist nach Einnistung in die Gebärmutter (Nidation*) neben einer äußeren Nährhaut (Trophoblast*) ein Embryoblast erkennbar, aus dem der Embryo hervorgeht; ab der 6. Woche sind die Extremitäten zu erkennen, die Augen weisen eine dunkle Pigmentierung auf (Netzhautanlagen, s. Abb.). Die Embryonalentwicklung wird in sog. Carnegie-Stadien eingeteilt: s. Tab. S. 112; vgl. Endometrialzyklus, Abb.

Embryonal|hüllen: (embryol.) Bezeichnung für Fruchthüllen, s. Eihäute.

Embryonal|periode f: (embryol.) Fachbezeichnung für den Zeitraum der Embryonalentwicklung* bis zur Herausbildung der Organanlagen (Organogenese*); in dieser Zeit wird das ungeborene Kind als Embryo* bezeichnet; vgl. Fetalperiode.

Embryonen|schutz|gesetz: (jurist.) Abkürzung ESchG; Kurzbezeichnung für das in Deutschland am 1.1.1991 in Kraft getretene Gesetz zum Schutz von Embryonen, das mit Mitteln des Strafrechts dem Missbrauch medizinisch unterstützter Fortpflanzung entgegenzuwirken sucht. Verboten sind insbesondere nahezu alle Formen der sog. gespaltenen Mutterschaft (s. Leihmutter), die gezielte Erzeugung od. die Verwendung menschlicher Embryonen zu Forschungs- od. anderen fremdnützigen Zwecken, die Gewinnung von mehr Embryonen, als einer Frau innerhalb eines Menstruationszyklus im Rahmen einer künstlichen Befruchtung* übertragen werden sollen, die intratubare Befruchtung od. Übertragung von mehr als drei Eizellen od. Embryonen innerhalb eines Zyklus (vgl. Embryotransfer); außerdem sind Präimplantationsdiagnostik*, gezielte Geschlechtswahl*, Gentransfer in menschliche Keimbahnzellen, Klonen* u. die Erzeugung von Chimären u. Hybriden verboten u. stehen unter Strafandrohung. Künstliche Befruchtung, Embryotransfer u. Konservierung von Embryos od. von sog. imprägnierten Eizellen sind Ärzten vorbehalten; allerdings besteht für sie keine Mitwirkungspflicht an diesen Maßnahmen. Als Embryo im Sinn des Gesetzes gilt die befruchtete, entwicklungsfähige Eizelle vom Zeitpunkt der Kernverschmelzung an (s. Zygote), ferner jede einem Embryo entnommene totipotente Zelle, die sich teilen u. zu einem vollständigen Individuum entwickeln kann (vgl. Stammzellen). Nicht durch das Embryonenschutzgesetz verboten sind homologe od. heterologe Insemination* od. die Kryokonservierung von Eizellen vor Verschmelzung mit einer Samenzelle. Neufassungen des Gesetzes hinsichtlich der zurzeit strafbewehrten Präimplantationsdiagnostik sowie eine Fortschreibung zu einem umfassenden Fortpflanzungsmedizingesetz sind in der Diskussion. Vgl. In-vitro-Fertilisation.

Embryo|spende: (gebh.) Bezeichnung für ein Verfahren, bei dem der aus der Eizelle einer anderen Frau nach In*-vitro-Fertilisation entstandene Embryo in den Uterus der sog. Tragemutter eingesetzt wird; juristisch ist Mutter des Kindes die Tragemutter (u. nicht die genetische Mutter), denn auch Schwangerschaft u. Geburt begründen die Mutterschaft. Da eine Aufspaltung in genetische, austragende u. soziale Mutterschaft nicht dem Schutzgebot für Ehe u. Familie entspricht, ist in Deutschland die Embryospende ebenso wie die Eispende* verboten. Vgl. Leihmutter, Samenspende.

Embryo|transfer m: (gebh.) auch Embryonentransfer, Embryonenimplantation, Abkürzung ET; Fachbezeichnung für Methode der künstlichen Befruchtung mit Übertragung eines od. mehrerer Embryonen nach In*-vitro-Fertilisation in einen Eileiter (sog. EIFT) od. in den Uterus zur Nidation; der ET erfolgt i. d. R. 48-72 Stunden nach extrakorporaler Befruchtung der Eizelle. **Anwendung** z. B. bei Eileiterundurchgängigkeit. **Juristische Aspekte:** In Deutschland ist nach Embryonenschutzgesetz* die Übertragung von mehr als drei Embryonen innerhalb eines Menstruationszyklus durch einen Arzt nicht zu-

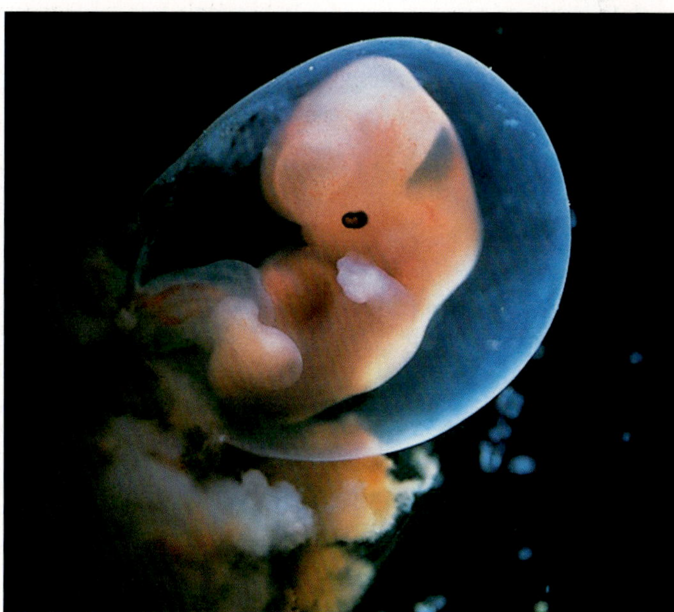

Embryonalentwicklung:
Embryo in der 6. Schwangerschaftswoche, umgeben vom Amnion, die Nabelschnur endet in Chorionzotten; Länge etwa 15 mm, das Herz schlägt etwa 140-150 Mal pro Minute, im noch durchsichtigen Kopf sind die Gehirnanlage und ein Augenbecher zu sehen.

lässig (bei Frauen unter 35 Jahren nach Empfehlung der Bundesärztekammer Beschränkung auf zwei Embryonen); nicht übertragen werden dürfen befruchtete Eizellen anderer Frauen (Verbot der Leihmutterschaft). Bei Einverständnis aller Beteiligten ist der ET straffrei. Gegenüber der Ärztekammer ist der geplante ET anzuzeigen u. nachzuweisen, dass die berufsrechtlichen Anforderungen erfüllt sind (vgl. Deutsches IVF-Register). Diagnostische od. therapeutische Maßnahmen an Embryonen vor dem Transfer sind nach Embryonenschutzgesetz bzw. ärztlichem Standesrecht untersagt.

EMDR: Abkürzung für **E**ye* **M**ovement **D**esensitization and **R**eprocessing.

Emmen|agoga (gr. ἔμμηνος monatlich, ἀγωγός fördernd) n pl: (pharmak.) Fachbezeichnung für menstruationsfördernde Mittel.

Emotion (lat. emotio Erschütterung) f: (psychol.) allgemeine Bezeichnung für Qualitäten des Erlebens, die subjektiv bewerten u. sich in Gefühlen, Affekten u. Stimmungen niederschlagen. Es besteht keine Einigkeit darüber, inwieweit Emotionen zu ihrer Entstehung eines kognitiven Bewertungsprozesses bedürfen, denn experimentell sind sie auch durch unterschwellige (z. B. sehr kurze visuelle) Reize od. durch elektrische Stimulation bestimmter Hirnregionen auslösbar.

Emotionalität f: (psychol.) Sammelbezeichnung für die individuelle Eigenart von Gefühlsleben u. Affektsteuerung; in statistischen Persönlichkeitsmodellen ein mit Neurotizismus* in Beziehung stehender Faktor; vgl. Persönlichkeit.

Em|pathie (gr. ἐμπαθής leidenschaftlich) f: (psychol.) Bezeichnung für die Erfahrung der bewussten Einfühlung in eine fremde Lage u. des Verstehens fremder Gefühle; vgl. Sympathie.

Empfängnis: (biol.) Konzeption; Verschmelzung der Eizelle mit einer Samenzelle bei der

Embryonalentwicklung
Carnegie-Stadien

Stadium	Zeitpunkt	Größe	Entwicklungsschritte
1	Zygote	0,1–0,2 mm	
2	2–3 Tage		Furchung, Differenzierung in innere und äußere Zellen
3	4–5 Tage		Blastozyste; Ausbildung von Embryoblast und Trophoblast, Trennung von Zona pellucida
4	5–6 Tage		Nidation
5	7–12 Tage	0,1–0,2 mm	Bildung der zweiblättrigen Keimscheibe
6	13–15 Tage	0,2 mm	Wachstum von extraembryonalem Mesoderm, Entstehung von Chorionhöhle und -zotten
7	15–17 Tage	0,4 mm	Haftstiel und Allantoisdivertikel ausgebildet, Blut- und Gefäßbildung
8	17–19 Tage	1–1,5 mm	Anlage von Primitivgrube, Chordakanal und Axialkanal
9	19–21 Tage	1,5–2,5 mm	1–3 Somiten, Anlage von Neuralfalten, Herz, Abfaltung vom Dottersack, Urkeimzellen in der Wand des Dottersacks
10	22–23 Tage	2–3,5 mm	4–12 Somiten, Neuralfaltenverschmelzung, 2 Schlundbögen, Augenfurchen
11	23–26 Tage	2,5–4,5 mm	13–20 Somiten, Augenbläschen
12	26–30 Tage	3–5 mm	21–29 Somiten, 3 Schlundbögen, Armknospen
13	28–32 Tage	4–6 mm	Beinknospen, Linsenplakode, Ohrbläschen, primitive Mundhöhle, Genitalleisten, Genitalhöcker
14	31–35 Tage	5–7 mm	Linsengrübchen, Augenbecher
15	35–38 Tage	7–9 mm	Hirnbläschen, Linsenbläschen, Riechgrübchen
16	37–42 Tage	8–11 mm	ventrale Ausrichtung der Nasengrübchen, Ohrhöckerchen, Fußplatte
17	42–44 Tage	11–14 mm	relative Kopfvergrößerung, Rumpfstreckung, Augen-Nasen-Furche und Ohrhöckerchen ausgebildet, Fingerstrahlen, Lateralfalten
18	44–48 Tage	13–17 mm	Abgrenzung von Ellenbogen und Zehenstrahlen, Bildung der Augenlider, Brustwarzen, beginnende Verknöcherung
19	48–51 Tage	16–18 mm	Verlängerung und Streckung des Rumpfs, Beginn von Hoden- bzw. Ovarialdeszensus
20	51–53 Tage	18–22 mm	Längenwachstum der Arme
21	53–54 Tage	22–24 mm	Einwärtswendung von Händen und Füßen
22	54–56 Tage	23–28 mm	Augenlider, Außenohr entwickelt; beim männlichen Embryo Müller-Gang vorhanden
23	56–60 Tage	27–31 mm	Kopf gerundet, Körper und Gliedmaßen ausgebildet, Vaginalplatte

Befruchtung* u. Entstehung eines Keims (Zygote*). Abweichend von dem traditionellen Einbringen der männlichen Samenzelle in den weiblichen Genitaltrakt im Rahmen eines Koitus* (bei dem die einem historischen Vorurteil zufolge „passive" Frau den Samen des Mannes empfängt u. dadurch schwanger wird) ist eine Empfängnis auch durch assistierte Reproduktion möglich (z. B. In-vitro-Fertilisation, s. Reproduktion, assistierte).

Empfängnis|hügel: (biol.) auch Befruchtungshügel, Conus attractionis; Vorwölbung an der Oberfläche einer Eizelle dort, wo die Samenzelle sie bei der Befruchtung* erreicht.

Empfängnis|optimum n: (med.) Fachbezeichnung für den besten Zeitpunkt für eine Befruchtung, s. Konzeptionsoptimum.

Empfängnis|theorien f pl: (kult.) Sammelbezeichnung für mythisch-religiös geprägte Annahmen, volkstümliche Vorstellungen u. historische medizinisch-biologische Konzepte zur Empfängnis, s. Zeugungsmythen.

Empfängnis|totemismus m: (kult.) Bezeichnung für die in frühen Kulturen beschriebene Vorstellung, dass an der Zeugung eines Kindes neben dem Vater auch dessen Vorfahren (bzw. deren Totem*) beteiligt sind, s. Totemismus; vgl. Tobiasnächte.

Empfängnis, unbefleckte: s. Unbefleckte Empfängnis.

Empfängnis|verhütung: (sexol.) Sammelbezeichnung für alle durch Frauen angewendeten Methoden, die eine Befruchtung verhindern, z. B. Scheidendiaphragma, hormonelle Kontrazeptiva, Kondom für Frauen; vgl. Kontrazeption.

Empfängnis|verhütung, natürliche: (allg.) Bezeichnung für natürliche Kontrazeption*.

Empfängnis|zeit: (physiol.) Zeitraum während des Ovarialzyklus, in dem eine Empfängnis* möglich ist; da Samenzellen nur ca. 2-3 Tage befruchtungsfähig sind, liegt die Empfängniszeit i. d. R. zwei Tage vor dem Eisprung bis zum Eisprung, der etwa am 14. Zyklustag stattfindet; prinzipiell ist eine Empfängnis jedoch zu keinem Zeitpunkt des Ovarialzyklus mit Sicherheit auszuschließen; vgl. Konzeptionsoptimum.
(jurist.) Zeitraum, währenddessen ein Mann, der Geschlechtsverkehr mit der Mutter hatte, zumindest rein rechnerisch als Erzeuger in Betracht kommt, je nach Reifegrad des Neugeborenen ergibt sich der 300.-181. Tag vor der Geburt, s. Vaterschaftsvermutung.

Empfängnis|zeit, gesetzliche: (jurist.) Fachbezeichnung für die im BGB festgelegte Phase vom 181. bis zum 300. Tag vor der Geburt eines Kindes (jeweils einschließlich), innerhalb derer die Möglichkeit einer Empfängnis durch Geschlechtsverkehr angenommen wird; die Zeitbestimmung ist wichtig zur Durchsetzung bzw. Abweisung von Unterhaltsansprüchen bei einer Vaterschaftsvermutung*.

Empfindlichkeit: (psychol.) allgemeine Bezeichnung für das Ausmaß der Ansprechbarkeit einer Person durch Umweltreize; teilweise wird unterschieden zwischen der Reaktion gegenüber Reizen im Allgemeinen (absolute Empfindlichkeit, Sensitivität*) u. der Reaktion gegenüber Reizunterschieden (relative Empfindlichkeit, Sensibilität*).

Empfindungen: (allg.) Bezeichnung für subjektive Wahrnehmungen im weitesten Sinn, d. h. über Sinnesorgane* vermittelte Gefühle (Sinnesempfindungen*), aber v. a. auch Gefühle ohne eindeutig bestimmbaren Ursprung, z. B. (historisch) als Sexualempfindungen*.
(physiol.) Fachbezeichnung für kortikale Wirkungen peripherer Sinnesreize oberhalb einer Reizschwelle, die subjektiv hinsichtlich ihrer Intensität sowie räumlich u. zeitlich eingeordnet werden.
(psychol.) weitgehend durch den Begriff Wahrnehmung* ersetzte Bezeichnung für periphere Sinnesreize, die kortikal räumlich u. zeitlich eingeordnet, aber auch mit früheren Empfindungen u. Erfahrungen verknüpft werden.

End|lust: (psychoanalyt.) auch Befriedigungslust; Fachbezeichnung für Lustempfindung im Orgasmus, die der Sexualerregung „ein Ende macht" (S. Freud); vgl. Sexualerregung.

Endo|gamie (gr. ἔνδον innen, γάμος Hochzeit) f: (kult.) sog. Binnenheirat; Fachbezeichnung für Heiratsordnung, bei der Ehen nur innerhalb bestimmter sozialer Gruppen, Stämme od. anderer sozialer Verbände geschlossen werden. Verstöße gegen die Endogamie (Exogamie*) waren verboten u. konnten Ächtung, Ausstoßung aus der eigenen Gruppe od. soziale Herabstufung zur Folge haben. Endogame Heiratsordnungen wurden u. a. in Polynesien, Altägypten u. bei den Inka beschrieben; sie dienten der Konstituierung von Herrschergeschlechtern u. dem Machterhalt.

Endo|krinologie (gr. κρίνω absondern) f: (klin.) Bezeichnung für die Wissenschaft von den Hormonen* des (menschlichen) Körpers u. den sie produzierenden Geweben, insbesondere von Regelungs- u. Wirkmechanismen sowie deren Störungen u. therapeutischen Beeinflussung. Als sog. Psychoendokrinologie wird ein Teilgebiet der Psychologie bezeichnet, das sich mit der Wirkung von Hormonen auf Empfinden u. Verhalten befaßt (zutreffender: Endokrinopsychologie); vgl. Psychoneuroendokrinologie.

Endo|metrial|zyklus (gr. μήτρα Gebärmutter) m: (physiol.) auch als Menstruationszyklus bezeichnete, vom Ovarialzyklus* abhängige, regelmäßige Veränderungen der Schleimhaut des Uterus* (Endometrium) zur Vorbereitung der Einnistung evtl. befruchteter Eizellen (s. Nidation) zwischen Pubertät (Menarche) u. Klimakterium (Menopause) mit Ausnahme von Schwangerschaften; man unterscheidet (s. ums. Abb.): **1. Proliferationsphase:** unter dem Einfluss von Östradiol Wachstum der Schleimhautdrüsen u. -gefäße zum Stratum functionale mit ca. 5 mm Dicke bis zum Eisprung* (evtl. mit schwacher Ovulationsblutung*); **2. Sekretionsphase:** unter dem Einfluss von Östrogenen u. Progesteron weiteres Dickenwachstum der Schleimhaut, Glykogen- u. Lipidanreicherung in den Zellen (prädeziduale Umwandlung), die im Fall einer Schwangerschaft unter dem Einfluss der Hormone des Schwangerschaftsgelbkörpers (s. Gelbkörper) zur Decidua* werden; **3. Ischämiephase:** sofern keine Nidation stattfindet, Verminderung der Durchblutung, Schrumpfen der Schleimhautdicke u. Einwandern von Leuko- u. Erythrozyten; **4. Desquamationsphase:** Blutung

Endometrialzyklus

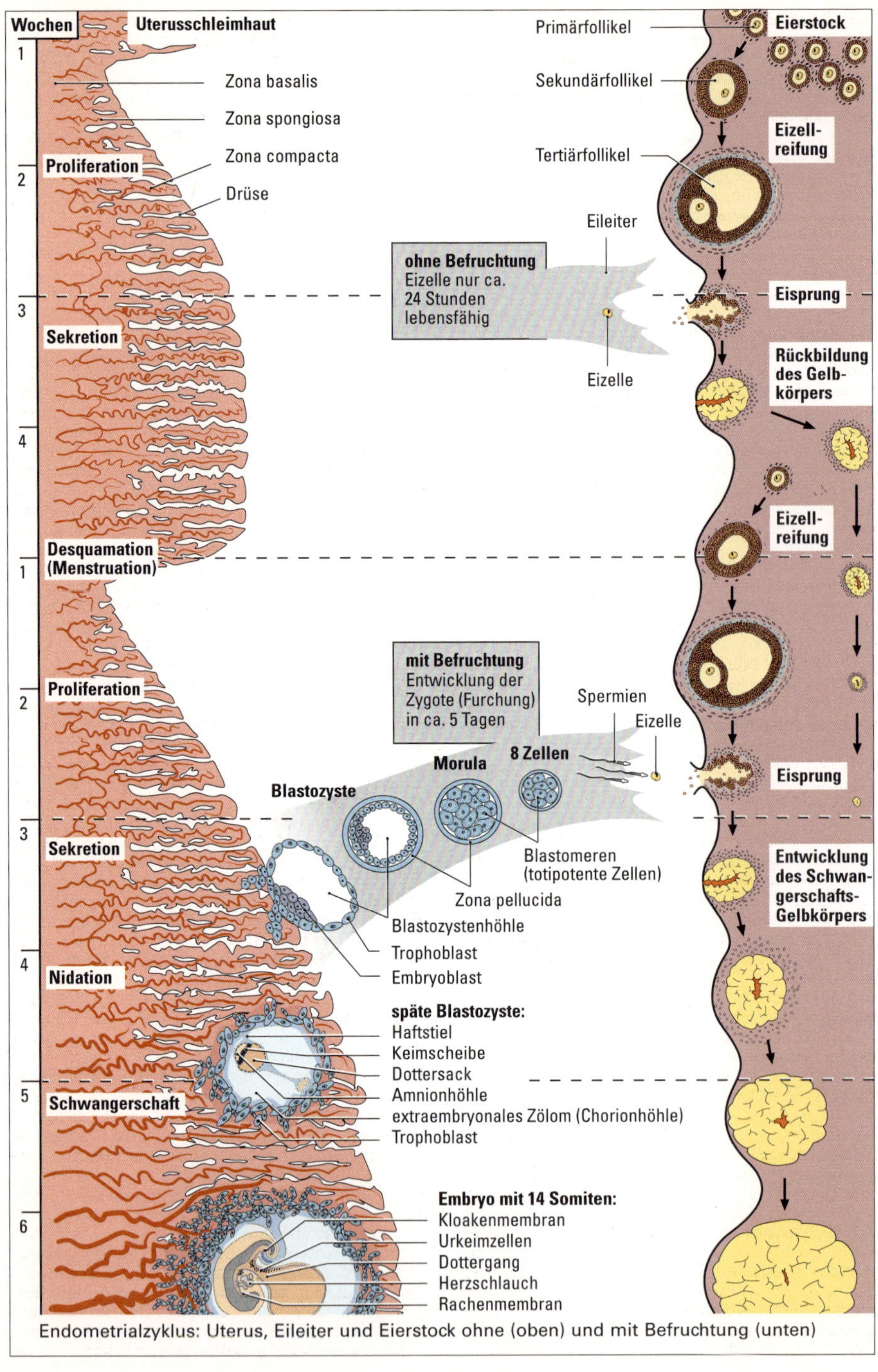

Endometrialzyklus: Uterus, Eileiter und Eierstock ohne (oben) und mit Befruchtung (unten)

aus den Gefäßen der Schleimhaut, Zellzerfall mit Freisetzung von gerinnungshemmenden Substanzen (u. a. unter dem Einfluss von Prostaglandinen) u. Menstruation*. Zeitlicher Verlauf u. hormonelle Steuerung: s. Zyklen, weibliche (Abb.).
Wie das Endometrium unterliegt auch die Muskulatur des Uterus zyklischen Veränderungen (sog. uteriner Zyklus mit in der Follikelphase erhöhter und in der Lutealphase erniedrigter Kontraktionsbereitschaft).

Endo|metriose f: (klin.) Fachbezeichnung für das Auftreten von Endometriumgewebe außerhalb der Uterushöhle, das zwischen Pubertät u. Klimakterium ähnlichen zyklischen Veränderungen unterworfen ist u. daher zu Beschwerden unterschiedlicher Intensität führt (v. a. Schmerzen und Krämpfe vor u. während der Menstruation), die nach dem Klimakterium verschwinden. **Ursache** vermutlich menstruell verschleppte od. hämatogen gestreute Endometriumzellen. Vorkommen bei 15-20 % aller Frauen, Lokalisation entweder in der Uterusmuskulatur (Endometriosis genitalis interna, 40 %) od. im Bereich von Eierstöcken, Eileitern, Vagina u. Vulva (Endometriosis genitalis externa, 55 %), selten in Harnblase, Lunge, Bronchien, Darm u. a. (Endometriosis extragenitalis, 5 %). Je nach Ausmaß der Beschwerden u. Vorliegen eines Kinderwunsches erfolgt die Therapie (nach histologischer Sicherung der Diagnose) entweder lang dauernd medikamentös, v. a. mit Gestagenen, Clomiphen, GnRH-Analoga (reversible Kastration), ggf. zusätzlich operativ mit laparoskopischer Laserkoagulation, Thermokoagulation od. Elektrokoagulation der Herde, bei sehr großer Ausdehnung ggf. Entfernen der Eierstöcke.

Endo|metritis f: (gynäkol.) Fachbezeichnung für Entzündung der Gebärmutterschleimhaut (Endometrium*). Nach Lokalisation bzw. Zeitpunkt des Auftretens können unterschieden werden: **1. Endometritis cervicis:** auch als Zervizitis od. Zervixkatarrh bezeichnete Entzündung der Schleimhaut des Gebärmutterhalses (Cervix uteri); Vorkommen z. B. infolge anatomischer Veränderungen der Scheide bzw. Störung der Vaginalflora* od. bei Infektionen (z. B. aufsteigender Vaginitis*, Gonorrhö*); kann tiefere Schichten u. das Parametrium* mit erfassen (sog. Parametritis); als Symptom evtl. Ausfluss (s. Fluor vaginalis). **2. Endometritis corporis:** seröse bis eitrige Entzündung der Gebärmutterhöhle; Vorkommen meist als Folge anderer Infektionen (z. B. Adnexitis*), häufig nach Entbindung, Fehlgeburt od. Kürettage (Abrasio), auch als Folge einer Strahlentherapie; kann als sog. Endomyometritis die Muskelwand des Uterus (Myometrium) mit erfassen; klinisch durch schwache Dauerblutung (während der Menstruation verstärkt), wehenähnliche Schmerzen, Druckempfindlichkeit des Uterus gekennzeichnet. **3. Endometritis puerperalis:** Entzündung nach einer Geburt; meist auf die Uterusinnenwand beschränkte Endometritis, die evtl. durch Stauung der Lochien* begünstigt wird. **4. Endometritis post abortum:** Endometritis nach Fehlgeburt u. ausbleibender Abstoßung der Decidua*; klinisch durch eitrig-seröse Dauerblutung im Wechsel mit blutig-eitrigem Ausfluss (s. Fluor vaginalis), Fieber, Druckschmerzhaftigkeit des Uterus gekennzeichnet. **5. Endometritis senilis:** sog. Altersmetritis, meist infolge aufsteigender bakterieller Scheideninfektion mit Escherichia coli (vgl. Vaginitis), durch Östrogenmangel begünstigt; evtl. (eitriger) Ausfluss. Therapie: je nach Ursache ggf. Antibiotika, bei Altersmetritis lokale Östrogenbehandlung.

Endo|metrium n: (anat.) Fachbezeichnung für die aus Drüsen (Glandulae uterinae) u. Bindegewebe bestehende Schleimhaut im Inneren des Uterus*; man unterscheidet: **1. Basalis** (Stratum basale): der Muskelschicht des Uterus (Myometrium*) benachbarte, in diese hineinreichende Regenerationsschicht; **2. Funktionalis** (Stratum functionale): zwischen Pubertät u. Klimakterium zyklischen Veränderungen unterworfene, bis 8 mm dicke oberflächliche Schicht, die sich bei Nidation einer befruchteten Eizelle (Zygote) zur Decidua* entwickelt, sonst mit der Menstruation abgestoßen u. aus der Basalis neu aufgebaut wird (s. Endometrialzyklus, Abb.).

End|orphine n pl: (physiol.) Sammelbezeichnung für Opioidpeptide des Nervensystems (sog. **endo**gene M**orphine**, vgl. Opiate), die nach Freisetzung durch spezialisierte Nervenzellen als Botenstoffe (Neurotransmitter*) wirken, indem sie an spezifische Opioidrezeptoren anderer Nervenzellen binden u. so deren Funktion beeinflussen. Orte der **Synthese** sind v. a. Hypophyse* u. Nervenkerne des Hypothalamus* (s. Abb. dort), aber auch das limbische System* u. andere an Erinnerung, Emotionen u. Schmerzwahrnehmung beteiligte Strukturen. Zahlreiche **Einzelstoffe** sind beschrieben; sie entstehen sämtlich aus drei verschiedenen Vorläufermolekülen u. werden nach ihrer Herkunft als Endorphine, Dynorphine u. Enkephaline klassifiziert. Das in der Hypophyse besonders häufige β-Endorphin entsteht zusammen mit ACTH* aus einem gemeinsamen Vorläufermolekül; beide werden daher stets in gleicher Menge freigesetzt (z. B. bei Stressreaktionen gleich erhöht, bei Verabreichung von Kortikosteroiden gleich erniedrigt).
Als **Funktionen** der Endorphine werden diskutiert: **1.** morphinartig-analgetische Wirkung; **2.** euphorisierende u. verhaltensändernde Wirkung; **3.** modulierende Wirkung auf Neurotransmitter; das Gesamtsystem der Endorphine u. ihre Wechselbeziehungen zu anderen Körperfunktionen sind bisher weitgehend unbekannt: Endorphine werden freigesetzt in Reaktion auf Schmerz- u. Stresszustände, körperliche Anstrengung u. Lusterfahrung; sie steuern die individuelle Reaktion auf Umweltreize, indem sie zahlreiche Hirnfunktionen, periphere endokrine Organe u. das Immunsystem beeinflussen (vgl. Belohnungssystem); sie scheinen eine Rolle zu spielen bei Erinnerungsfähigkeit, Lernfähigkeit, Stressverarbeitung, Reproduktion, Schmerzübertragung, Regulierung von vegetativen Grundfunktionen wie Appetit, Temperatur u. Atmung, Immunabwehr u. a.
Es wird daher angenommen, dass Endorphine auf zahlreiche psychische Funktionen entscheidenden Einfluss haben, Störungen ihres Zusammenwirkens gelten als mögliche Ursa-

chen für zahlreiche psychische Beschwerden u. Störungen, z. B. Müdigkeit od. Reizbarkeit, gewalttätiges Verhalten od. Teilnahmslosigkeit, Substanzabhängigkeit u. a. Formen der Abhängigkeit.

Endo|skopie (gr. ἔνδον innen, σκοπία Spähen) f: (klin.) Betrachtung von Körperhöhlen u. Hohlorganen mit Hilfe eines (ggf. mit einer Lichtquelle ausgestatteten) optischen Systems (sog. Endoskop); die diagnostische Endoskopie ermöglicht z. B. die Beurteilung von Gewebeveränderungen, die Entnahme einer Gewebeprobe (Biopsie) od. die Betrachtung von Feten (Fetoskopie); therapeutisch ist die Durchführung kleiner operativer Eingriffe unter Sichtkontrolle möglich.

E

Enema (engl. ~ Einlauf): (klin.) wenig gebräuchliche Bezeichnung für Klistier*.

Engel|macherin: (allg.) **1.** im 19. Jahrhundert aufgekommene, volkstümliche Bezeichnung für Frauen, unter deren Händen die ihnen in Pflege gegebenen Kinder aus Mangel an Nahrung bald sterben, d. h. frühzeitig Engel werden müssen; zur Eindämmung der sog. Engelmacherei im Deutschen Reich wurde 1878 die Konzessionspflichtigkeit aller Kostkinderpflegefrauen (sog. Haltefrauen) eingeführt. **2.** historische Bezeichnung für Frauen, die illegale Schwangerschaftsabbrüche durchführen; vgl. Frau, weise.

Engels|ehe: (allg.) historische Bezeichnung für Josephsehe*.

Englisch, Paul (1887-1935): Kaufmann u. Schriftsteller; u. a. Arbeiten zur Geschichte der erotischen Literatur* u. Sittengeschichte*.

En|koprese (gr. ἐν darin, κόπρος Kot) f: (klin.) auch Enkopresis, Einkoten; unwillkürliche, meist unvollständige Stuhlentleerungen (sog. Kotschmieren) nach dem 4. Lebensjahr. Man unterscheidet: **1. primäre Enkoprese** ohne abgeschlossene Reinlichkeitserziehung*; **2. sekundäre Enkoprese** nach abgeschlossener Sauberkeitserziehung. Ursachen sind organischer Art (Anomalien von Darmmotorik u. Kontinenzorgan, Krampfanfälle) od. psychischer Natur, z. B. bei allgemeiner Retardierung, geistiger Behinderung, bei sekundärer Enkoprese auch Ausdruck einer Regression* als Reaktion auf Konfliktsituationen. Die Therapie erfolgt v. a. spieltherapeutisch u. durch Üben der Schließmuskelkontrolle; die Prognose ist abhängig von der Ursache der Störung; vgl. Enurese.

En|orchismus m: (klin.) veraltete Fachbezeichnung für Kryptorchismus; s. Hoden-Lageanomalien.

Ent|artung: (allg.) veraltete Bezeichnung für Degeneration*; häufig wertend verwendeter, zu vermeidender Begriff.

Ent|bindung: (gebh.) i. e. S. Geburtsleitung bzw. Betreuung durch medizinisches Fachpersonal während der Geburt, i. w. S. die Geburt*; juristisch liegt eine Entbindung vor, wenn ein Kind lebend geboren wird (Lebendgeburt*) od. wenn eine Totgeburt* ein Körpergewicht von mehr als 500 g aufweist; bei einer Totgeburt unter 500 g spricht man von einer Fehlgeburt*.

Ent|bindung, operative: (gebh.) i. w. S. Entbindungen durch den Einsatz verschiedener Hilfsmittel (Zangengeburt*, Vakuumextraktion*) sowie chirurgische Eingriffe am Geburtskanal (z. B. Episiotomie*); i. e. S. Schnittentbindung, Sectio* caesarea (sog. Kaiserschnitt): operatives Beenden der Schwangerschaft bzw. der Geburt durch chirurgische Eröffnung des Uterus in Inhalationsnarkose od. Periduralanästhesie. Etwa 15-18 % aller Geburten in Deutschland sind Schnittentbindungen, davon ist etwa die Hälfte geplant. Durchführung: v. a. bei hohem kindlichen bzw. mütterlichen Risiko; im Einzelfall sollte sorgfältig geprüft werden, ob eine vaginale Entbindung trotzdem möglich ist. **Indikation: 1. fetal:** Beckenendlage (häufigste Indikation), Sauerstoffmangel, Nabelschnurvorfall, Fehlbildungen mit Kontraindikation für vaginale Entbindung, Mehrlingsschwangerschaften (Drillinge u. mehr), Frühgeburt; **2. mütterlich:** absolutes Missverhältnis zwischen Becken- u. Kindsgröße, Zervixdystokie, geburtsunmögliche Kindslagen u. -einstellungen, totale Placenta praevia, vorzeitige Plazentalösung, drohende Uterusruptur, primäre Wehenschwäche, Eklampsie, Allgemeinerkrankungen, die eine vaginale Entbindung unmöglich machen, sowie Infektionen, die während der Geburt auf das Kind übertragen werden können. **Formen: 1.** primäre Schnittentbindung: vor Geburtsbeginn u. vor Einsetzen der Wehen durchgeführte Schnittentbindung; **2.** sekundäre Schnittentbindung: während der Geburt notwendig werdende Schnittentbindung; **3.** Notfallschnittentbindung bei akuten geburtshilflichen Komplikationen. **Komplikationen:** bei der Mutter Wundinfektion, Thromboembolie, Blutungen, die Sterblichkeit liegt bei 1-2 ‰ (bei vaginaler Entbindung bei 0,1-0,2 ‰); beim Kind (selten) subdurales Hämatom.

Ent|bindungs|geld: (allg.) Bezeichnung für eine einmalige finanzielle Leistung an gesetzlich krankenversicherte Frauen nach der Entbindung, die keinen Anspruch auf Mutterschaftsgeld* haben (insbesondere Familienversicherte). Vgl. Familienhilfe.

Ent|bindungs|pfleger: (gebh.) Berufsbezeichnung für männliche, nichtärztliche Geburtshelfer*.

Ent|blößungs|trieb: (allg.) Bezeichnung für Exhibitionismus*.

Ent|führung: (jurist.) in früheren Fassungen des Strafgesetzbuchs Bezeichnung insbesondere für das Verbringen von Frauen an einen anderen Ort, um sie zu (außerehelichen) sexuellen Handlungen zu bringen, damals bei minderjährigen Opfern auch strafbar bei deren Einverständnis; in der aktuellen Fassung sind diese Bestimmungen weggefallen, die entsprechenden Tatbestände sind heute (geschlechtsunabhängig) als sexuelle Nötigung* unter Ausnutzung einer schutzlosen Lage (§ 177 StGB) strafbar. Außerdem ist die Entführung von Menschen gegen ihren Willen, durch Gewalt, Drohung od. List, um sie zu sexuellen Handlungen zu bringen, als schwerer Menschenhandel* unter Strafe gestellt (§ 181 StGB).
(kult.) s. Raubehe.

Ent|haarung: (allg.) bedeutungsgleich mit Haarentfernung*.

Ent|haltsamkeit: (allg.) Bezeichnung für Abstinenz*, insbesondere in sexueller Hinsicht.

Ent|haltsamkeit, periodische: (allg.) Bezeichnung für den Verzicht auf Genuss, z. B.

von Alkohol od. anderen Rauschmitteln, bestimmten Nahrungsmitteln od. sexueller Aktivität während bestimmter Zeitabschnitte; vgl. Abstinenz, Askese.
(sexol.) Verzicht auf Geschlechtsverkehr während der fruchtbaren Tage des Zyklus als Verfahren der natürlichen Kontrazeption*.

Ent|hemmung: (psychiat.) Bezeichnung für die Verminderung od. den Wegfall der bewussten Steuerung von Affekten u. Antrieben, z.B. durch Alkohol od. Rauschmittel, aber auch als Begleiterscheinung psychischer Störungen (Manie, Psychose) od. organischer Krankheiten (Fieber, Schädel-Hirn-Trauma); Kurzschlusshandlungen mit schwerwiegenden Folgen sind möglich.

Ent|jungferung: (allg.) bedeutungsgleich mit Defloration*.

Ent|lobung: Auflösung einer Verlobung*; juristisch werden ein Rücktritt von der Verlobung aus wichtigem Grund (z.B. Treuebruch, Täuschung des Partners über das eigene Alter, Verzögerung der Eheschließung ohne triftigen Grund) sowie grundlose Entlobungen unterschieden; bei Nichtzustandekommen der Ehe infolge eines grundlosen Rücktritts von der Verlobung kann ggf. ein Schadensersatzanspruch des verlassenen Verlobten (auch von dessen Eltern od. Dritten) bestehen, z.B. müssen finanzielle Aufwendungen für den Kauf von Hochzeitskleidung ersetzt werden; eine Sonderregelung bildete historisch der Anspruch auf Kranzgeld*.

Ent|mannung: (allg.) veraltete Bezeichnung für (chirurgische) Kastration* bei Männern.

Ent|mündigung: (jurist.) Fachbezeichnung für die gerichtliche Feststellung, dass eine volljährige Person nicht in der Lage ist, ihre Angelegenheiten selbst zu besorgen, u. sich selbst od. andere gefährdet; bis 1991 waren Entmündigungen in Deutschland nach BGB u.a. bei Geisteskrankheit, Geistesschwäche, Verschwendung, sog. Trunksucht od. sog. Rauschgiftsucht möglich; bedeutsam waren v.a. Entmündigungen wegen Altersschwäche od. Altersverwirrtheit (Demenz). Seit 1992 ist die Entmündigung ersetzt durch die Möglichkeit einer Betreuung nach dem Betreuungsgesetz.

Ento|derm (gr. ἐντός innen) n: (embryol.) Fachbezeichnung für das innere der drei embryonalen Keimblätter*, aus dem sich die Epithelien des primitiven Darms, des Dottersacks u. der Allantois entwickeln (primäres Entoderm) u. das in der weiteren Entwicklung als sekundäres Entoderm u.a. die Epithelien von Magen-Darm-Trakt (außer Mundhöhle u. After) u. Respirationstrakt bildet, das Parenchym von Tonsillen, Schilddrüse, Nebenschilddrüsen, Thymus, Leber u. Bauchspeicheldrüse, sowie die Epithelien von Harnblase u. Harnröhre.

Ent|sagung: (allg.) Bezeichnung für die freiwillige Nichterfüllung eines Bedürfnisses od. Triebes, z.B. bei Askese* od. im Zölibat*; vgl. Versagung.

Ent|scheidungs|fähigkeit: (psychol.) Bezeichnung für die Fähigkeit eines Menschen, zwischen Alternativen auszuwählen; bei affektgesteuertem Handeln ist sie u.U. erheblich eingeschränkt, das Ausmaß der Einschränkung ist allerdings nachträglich (z.B. in der Begutachtung der Schuldfähigkeit* von Straftätern) nur schwer zu beurteilen; vgl. Affekthandlung, Alkoholdelikt.

Ent|spannung: (physiol.) Bezeichnung für einen Zustand gedämpfter Reaktionsbereitschaft im Wachsein mit verminderter vegetativer Aktivität (niedrige Atem- u. Pulsfrequenz) u. niedrigem Muskeltonus, u.U. verbunden mit hoher geistiger Leistungsfähigkeit.
(psychol.) wird Entspannung als Gegensatz zu Stress betrachtet u. durch sog. Entspannungstechniken gezielt herbeigeführt, z.B. durch Meditation, autogenes Training.
(sexol.) Bezeichnung für die dem Orgasmus folgende Phase der Sexualreaktion* mit dem Gefühl der Befriedigung*, Detumeszenz der Schwellkörper, Normalisierung von Atmung u. Kreislauf, Müdigkeit (sog. Refraktärperiode).

Ent|spannungs|phase f: (sexol.) auch Rückbildungsphase; von W. Masters u. V. Johnson eingeführte Fachbezeichnung für den 4. (u. letzten) Abschnitt im sexuellen Reaktionszyklus*.

Ent|sublimierung f: (psychoanalyt.) Fachbezeichnung für die Auflösung bzw. Aufhebung einer Sublimierung*; Entsublimierungen sind Folge der Aufhebung von Triebunterdrückungen u. Verboten der Triebbefriedigung, z.B. im Rahmen einer Ablösung von als veraltet empfundenen sexualmoralischen Vorstellungen. Als **repressive Entsublimierung** wird nach H. Marcuse (1967) eine Befreiung von Verboten u. Unterdrückungsmechanismen bezeichnet, bei der (z.B. im Zuge einer sexuellen Liberalisierung*) zwar die gesellschaftliche Toleranz für Triebbefriedigungen größer wird, damit aber zugleich die individuelle Bereitschaft erhöht wird, einschränkende Herrschafts- u. Gesellschaftsverhältnisse hinzunehmen.

Ent|tabuisierung: (kult.) auch Enttabuierung; Bezeichnung für das Aufheben der Wirksamkeit von Tabus*, z.B. durch gezielten Tabubruch od. durch veränderte Einstellungen der gesellschaftlichen Mehrheit, die es zulässt, zuvor bestehende Tabus nicht mehr zu beachten. Jede kulturelle Entwicklung ist durch fortschreitende Enttabuisierungen gekennzeichnet; im 20. Jahrhundert betrafen sie v.a. Fragen der Sexualität.

Ent|täuschung: (allg.) Bezeichnung für die Nichterfüllung von Erwartungen, Hoffnungen od. Wünschen mit nachfolgender Unzufriedenheit und evtl. dem Verzicht auf weitere Handlungen, s. Frustration.

Ent|wicklung: (biol.) auch als Ontogenese bezeichnete, anhand charakteristischer Merkmale unterscheidbare Abfolge von Stufen, Schritten od. Phasen der gerichteten (körperlichen u. psychischen) individuellen Veränderung, teils infolge intern (genetisch, hormonell) gesteuerter Prozesse von Wachstum* u. Differenzierung*, teils als Reaktion auf externe (psychische, soziokulturelle u.a.) Einflüsse (Anpassung*, Lernen*). Das Stehenbleiben der (insbesondere psychischen) Entwicklung wird als Fixierung*, das Zurückfallen auf früher erreichte Stufen als Regression* bezeichnet. Eine gegenüber einer Norm beschleunigte Entwicklung wird als Akzeleration*, eine verlangsamte als Retardierung* bezeichnet, wobei der zeitliche Verlauf in zahlreichen Zusammenhängen individuell erheblich schwanken kann. Die Entwicklung einzelner Arten (Evolution) wird im Gegensatz hierzu auch als Phylogenese* bezeichnet; vgl. Abstammungslehre.

Ent|wicklung, körperliche: (physiol.) durch Wachstum* u. (genitale, sexuelle) Differenzierung* gekennzeichnete, aufeinander aufbauende Prozesse der körperlichen Reifung* bis zum Erwachsenenalter, beeinflusst sowohl durch körperliche Gegebenheiten (genetische Disposition, Krankheiten) als auch durch Umwelteinflüsse (Ernährung, Klima, Schadstoffe u. a.), gezielte Fördermaßnahmen (Prävention, Training u. a.) od. auch hemmende Umstände (Verstümmelung, psychische Krisen).
Man unterscheidet: **1. vorgeburtliche** körperliche Entwicklung: **a)** Vorentwicklung (Progenese) mit Ausbildung von Samen- u. Eizellen (Spermienbildung*, Eireifung*) sowie deren Vereinigung zur Zygote; **b)** Keimentwicklung (Blastogenese*); **c)** Embryonalentwicklung* (Embryogenese) bzw. Organentwicklung (Organogenese); **d)** Fetalentwicklung* (Fetogenese). **2. nachgeburtliche** körperliche Entwicklung: **a)** Massenwachstum im 1.-4. Lebensjahr (erste Fülle); **b)** erster Gestaltwandel im Alter von 5-6 Jahren mit Streckung u. Verschlankung des Körpers; **c)** zweites Massenwachstum im Alter von 7-10 Jahren (zweite Fülle); **d)** zweiter Gestaltwandel mit raschem (nicht selten unproportioniertem) Längenwachstum im Alter von 9-10 Jahren bei Mädchen bzw. 10-11 Jahren bei Jungen (Vorpubertät*); **e)** Pubertät* i. e. S. mit Entwicklung der geschlechtstypischen Körperformen (Reifung); **f)** Adoleszenz* mit Abschluss des Skelettwachstums u. endgültiger Ausprägung der geschlechtstypischen Körperbehaarung; **g)** im Erwachsenenalter (nach einer Phase relativer Konstanz) ab dem Klimakterium* und v. a. im Senium* zunehmende Involution der Körpergewebe u. Abnahme der Leistungsfähigkeit; vgl. Lebensabschnitte (Tab.).

Ent|wicklung, psycho|sexuelle: (psychol.) Sammelbezeichnung für die psychischen Prozesse, die von der Geburt bis zum Abschluss der Adoleszenz zur Ausformung der individuellen Erwachsenensexualität* führen; i. e. S. auch eingeschränkt für die psychischen Veränderungen im Rahmen der Pubertät*, i. w. S. gelegentlich erweitert auf die lebenslang stattfindenden Anpassungsprozesse hinsichtlich sexueller Bedürfnisse u. Sexualverhalten.
(psychoanalyt.) durch S. Freud (1905) eingeführte Fachbezeichnung, die von einer unauflöslichen Einheit zwischen psychischer u. sexueller Entwicklung ausgeht; dabei folgt die Entwicklung einer konstanten Abfolge von Phasen od. Stufen, die zwar in Einzelheiten die kulturellen Verhältnisse zur Zeit der Erstbeschreibung widerspiegeln, aber prinzipiell auch heute als gültig betrachtet werden. Das Individuum durchläuft zunächst sog. prägenitale Phasen, in denen sich Partialtriebe* entwickeln, schrittweise erogene Zonen* des Körpers entdeckt u. mit ihnen verbunden grundlegende Lust- u. Lernerfahrungen gemacht werden; daran schließt sich eine späte genitale Phase an, in der die Partialtriebe sich zum Sexualtrieb* des Erwachsenen vereinigen. Zeitliche Abfolge: **1. orale Phase:** während des ersten Lebensjahrs Entdecken des Mundes als erogene Zone u. hauptsächliches Mittel zur Exploration der Umwelt; zugleich Entwickeln der Mutterbeziehung (zunächst auf die Brust beschränkt, dann auf die Person erweitert), Urvertrauen u. Trennungsfähigkeit entstehen. In der späten oralen Phase wird die Fähigkeit zur Zerstörung durch Einverleiben entdeckt; daher auch als oralsadistische Phase bezeichnet. **2. anale Phase:** zwischen dem 2. u. 4. Lebensjahr Entdecken der Analregion als erogene Zone, zugleich mit verbesserter Motorik auch Erlernen der (lustvoll erlebten) Kontrolle der Ausscheidungsfunktion; Entstehen eines Gefühls für Machtverhältnisse. Eine vergleichbare Rolle spielen in dieser Phase vermutlich die Sensibilität von Harnröhre u. Blase sowie der Vorgang des Wasserlassens. In der späten analen Phase Entdecken der Möglichkeit von Kooperation od. Kampf mit den Eltern; daher auch als analsadistische Phase bezeichnet. **3. infantil-genitale Phase:** zwischen dem 4. u. 6. Lebensjahr Entdecken der Sexualorgane als wichtigste erogene Zone, erster Schritt der Genitalorganisation* der zuvor unabhängigen Partialtriebe; Entwickeln eines Gefühls für Geschlechtsunterschiede, ungehemmtes Zurschaustellen der Sexualorgane u. erste Fragen zur Sexualität (vgl. Sexualwissen, Tab.). Wegen der früher angenommenen überragenden Bedeutung des Penis (bzw. dessen Fehlen) für beide Geschlechter ursprünglich als sog. phallische Phase bezeichnet. In dieser Phase Höhepunkt u. Lösung des Ödipus*-Komplexes bei Jungen bzw. des Elektra*-Komplexes bei Mädchen (daher auch Bezeichnung dieser Phase insgesamt als **ödipale Phase**), verbunden mit den früher für typisch gehaltenen Phänomenen der Kastrationsangst bei Jungen bzw. des Penisneides bei Mädchen (die allerdings heute eher als Ausdruck der Geschlechterverhältnisse zum Zeitpunkt der Erstbeschreibung durch Freud betrachtet werden). Zunehmende Identifikation mit dem Elternteil gleichen Geschlechts, Erlernen früher Formen geschlechtstypischen Rollenverhaltens. **4. sog. Latenzphase:** zwischen 7. Lebensjahr u. Beginn der Pubertät scheinbares Schwinden des sexuellen Interesses, tatsächlich Entwicklung von Schamgefühl u. Gefühl für die eigene Intimsphäre bei fortdauernder auto- u. soziosexueller Aktivität. **5. späte genitale Phase:** im Rahmen der Pubertät abschließende Vereinigung der Partialtriebe zum endgültigen (überwiegend genital ausgerichteten) Sexualtrieb des Erwachsenen (sog. Genitalorganisation*); Entwicklung sexueller Interessen, die auf andere (überwiegend altersgleiche) Personen gerichtet sind.
Störungen im Verlauf dieser Entwicklung werden in Verbindung zu psychischen Störungen im späteren Leben gebracht, z. B. eine Fixierung od. Regression als Ursache für Psychosen* u. Neurosen*, ein isoliertes Fortbestehen von Partialtrieben als Ursache für abweichendes Sexualverhalten*.
Bei weitgehender Einigkeit über die prinzipielle Richtigkeit dieses Phasenschemas bestehen heute erhebliche Meinungsverschiedenheiten

hinsichtlich der Faktoren, die zu Anomalien dieser Entwicklung führen können, sowie hinsichtlich deren Bedeutung für die Entstehung sexueller u. psychischer Störungen.

Ent|wicklungs|beschleunigung: (allg.) Bezeichnung für eine gegenüber dem Durchschnitt Gleichaltriger verfrüht einsetzende Pubertät (Prämaturität, s. Pubertätsstörungen) bzw. (als sog. säkulare Entwicklungsbeschleunigung) für gegenüber der Vergangenheit allgemein früher einsetzende Pubertät (s. Akzeleration).

Ent|wicklungs|homo|sexualität f: (psychol.) Bezeichnung für die im Rahmen der Pubertät* (in der sog. homosexuellen Durchgangsphase) bei beiden Geschlechtern häufige sexuelle Aktivität mit Partnerinnen od. Partnern des eigenen Geschlechts; sie sagt nichts aus über die endgültige sexuelle Orientierung*, hat nicht selten Gruppencharakter u. wird daher als Homosozialität* bezeichnet; vgl. Jugendsexualität.

Ent|wicklungs|jahre: (allg.) Bezeichnung für den mit der Pubertät* beginnenden Lebensabschnitt der beschleunigten körperlichen, psychischen u. sozialen Reifung* bis zum Erwachsenenalter.

Ent|wicklungs|psychologie f: (psychol.) Bezeichnung für ein Teilgebiet der Psychologie, das sich mit der seelischen Entwicklung des Menschen u. seines Verhaltens beschäftigt; im Vordergrund stehen: **1.** die individuelle seelische Entwicklung in verschiedenen Lebensabschnitten (sog. Ontogenese); vgl. Entwicklung, psychosexuelle; **2.** die Entwicklung der menschlichen Gesellschaft in unterschiedlichen kulturellen Stufen (sog. Phylogenese).

Ent|wicklungs|störungen, genitale: (klin.) Sammelbezeichnung für Abweichungen von Wachstum u. Differenzierung der Sexualorgane (sog. Dysgenitalismus), entweder im Rahmen der vorgeburtlichen Entwicklung (s. Fehlbildungen, genitale) od. im Rahmen der weiteren Entwicklung (s. Pubertätsstörungen).

Ent|wicklungs|störungen, psycho|sexuelle: (sexol.) Sammelbezeichnung für Störungen der psychosexuellen Entwicklung*, die zu abweichendem Sexualempfinden* od. Sexualverhalten* führen können. Körperliche (genetische, hormonelle) Ursachen lassen sich bisher nicht mit eindeutigen psychischen Folgen in Verbindung bringen; als Ursachen kommen daher am ehesten soziale Einflüsse (Prägungen u. Lernerfahrungen) im Verlauf der Kindheit in Frage. Unter diesen finden besondere Beachtung sexuelle Kontakte mit Erwachsenen (mit wechselnden, nicht typischen Störungsfolgen; vgl. Missbrauch, sexueller), psychische Traumen (u. U. mit der Folge von Angststörungen; vgl. Belastungsstörung, posttraumatische), Erfahrungen physischer Gewalt (mit der Folge einer u. U. höheren Aggressivität; vgl. Aggression), langdauernde Frustrationen (mit Folgen für die psychische Entwicklung; vgl. Persönlichkeitsstörungen) u. die Auswirkungen einer repressiven Sexualerziehung (mit u. U. erheblichen Folgen für den späteren Umgang mit Sexualität; vgl. Sexualpädagogik). Bisher sind keine zwingenden Zusammenhänge zwischen bestimmten Entwicklungsstörungen u. speziellen späteren Störungen nachgewiesen.

Ent|wicklungs|verzögerung: (allg.) auch Retardierung; Bezeichnung für gegenüber dem Durchschnitt Gleichaltriger verspätet einsetzende Pubertät (s. Pubertätsstörungen) bzw. für Verzögerungen der psychomotorischen Entwicklung (s. Behinderung, geistige).

Ent|wöhnung: (gebh.) Beendigung des Stillens* eines Kindes, s. Abstillen.
(allg.) auch Entzug; Behandlung von Patienten mit Substanzabhängigkeit (z. B. von Alkohol u. anderen Rauschmitteln) mit dem Ziel einer (dauerhaften) Lösung der Abhängigkeit.

Ent|zugs|blutung: (gynäkol.) Fachbezeichnung für Blutung der Schleimhaut des Uterus* 3-4 Tage nach Absetzen von östrogen- od. gestagenhaltigen Hormonpräparaten (Hormonentzugsblutung), s. Abbruchblutung.

En|urese (gr. ἐν darin) **f:** (klin.) auch Enuresis, Bettnässen; nicht nur vereinzelt auftretende unwillkürliche Blasenentleerung nach dem 4. Lebensjahr; überwiegend als (vollständige) Entleerung im Schlaf (Enuresis nocturna), in 20 % der Fälle als (meist unvollständige) Entleerung am Tag (Enuresis diurna); Vorkommen bei ca. 15 % aller Kinder. Man unterscheidet: **1. primäre Enurese**, bei der die Blasenkontrolle niemals erlangt wurde; **2. sekundäre Enurese**, die mehr als 6 Monate nach Abschluss der Reinlichkeitserziehung auftritt. Die Ursachen liegen überwiegend im psychischen Bereich (Überforderungsreaktion, z. B. nach Geburt von Geschwistern, Partnerschaftskonflikten der Eltern, Milieuwechsel; in psychoanalytischer Deutung unbewusste Schuldhandlung), bei primärer Enurese sind immer auch organische Ursachen abzuklären (Zystitis, Blasen- od. Rückenmarkfehlbildungen, Krampfanfälle). Die **Therapie** erfolgt in erster Linie verhaltenstherapeutisch (mit sog. Klingelhose, die das Kind weckt, wenn es einnässt), verbunden mit familientherapeutischer Exploration u. Beratung; medikamentöse Behandlungsversuche (nur bei Erfolglosigkeit u. starkem Leidensdruck) mit Desmopressin zur nächtlichen Verminderung der Urinproduktion. Die **Prognose** ist in jedem Fall günstig, denn Enurese heilt in der überwiegenden Mehrzahl der Fälle spontan aus; vgl. Enkoprese, Reinlichkeitserziehung.

En|zephalo|pathie (gr. ἐγκέφαλος Gehirn) **f:** (neurol.) Fachbezeichnung für nichtentzündliche Erkrankungen od. Schädigungen des Gehirns aus verschiedenen Ursachen; Vorkommen z. B. bei Gefäßerkrankungen (zerebrovaskuläre Insuffizienz), Stoffwechselstörungen, Vergiftungen, nach Schädelhirntrauma. Unterschiedliche neurologische Beschwerden bzw. Symptome sind möglich, z. B. Kopfschmerzen, Erbrechen, Bewusstseinsstörungen od. psychische Veränderungen u. Intelligenzminderung (geistige Behinderung*).

Ephebo|philie (gr. ἔφηβος junger Mann) **f:** (sexol.) historische, von M. Hirschfeld (1906) geprägte Bezeichnung für ein überwiegendes od. ausschließliches Interesse an Sexualkontakten mit männlichen Adoleszenten; ursprünglich nur bei homosexuellen Männern vermutet, findet sich diese Einschränkung der Objektwahl (seltener) auch bei Frauen; nicht zu verwechseln mit Pädophilie*.

Ephedrin n: (pharmak.) Bezeichnung für den hauptsächlichen Wirkstoff der in Asien heimischen Pflanze Ephedra sinica (in geringerer Menge auch der europäischen Pflanze Ephedra distachya), der medizinisch in Schnupfensprays u. Asthmamitteln (früher auch Appetitzüglern) verwendet wird u. wegen seiner stimulierenden Wirkung als Rauschmittel* u. Bestandteil von Aphrodisiaka* dient; als Tee getrunken, sollen getrocknete Blätter (Herba Ephedrae, sog. Ma Huang) eine sexuell stimulierende Wirkung haben, allerdings die Erektionsfähigkeit eher vermindern. Ephedrin-Tee ist in Deutschland frei verkäuflich, bei Überdosierung werden Amphetamin-ähnliche Symptome u. Risiken beschrieben (s. Amphetamine).

Epi|demie, psychische (gr. ἐπίδημος im Volk verbreitet) f: (psychol.) Bezeichnung für das massenhafte, sich gegenseitig verstärkende Auftreten psychischer Ausnahmezustände (Vorstellungen, Handlungen) in Bevölkerungsgruppen (hysterische Reaktion); historisch z. B. beschrieben als Flagellanten-Bewegung (s. Flagellantismus) u. Hexenverfolgung (s. Hexen), heute in sexuellen Zusammenhängen als Koro* oder sog. vanishing* genitalia syndrome, in anderen Zusammenhängen z. B. als serielle Suizide unter Jugendlichen, auch als übersteigerte Furcht vor Elektrosmog u. anderen Gesundheitsrisiken; vgl. Venerophobie.

Epi|didymis (gr. ἐπί auf, δίδυμοι Hoden) f: (anat.) Fachbezeichnung für Nebenhoden*.

Epi|didymitis f: (androl.) Entzündung des Nebenhodens (Epididymis); **Vorkommen:** bei Chlamydien-Infektionen, Gonorrhö, Syphilis, Genitaltuberkulose, Fehlbildungen des Harntrakts, Harnweginfektionen, als Komplikation nach chirurgischer Entfernung der Prostata (Prostataresektion); **Symptome:** rasch zunehmender, in die Leistengegend ausstrahlender Schmerz, Schwellung u. Rötung des Hodensacks; als Komplikationen können Abszessbildung, Hodennekrose, Verschluss der Samenwege (u. nachfolgende Infertilität) u. hämatogene Streuung (Sepsis) auftreten. **Diagnose:** Anheben des Hodens führt zu Schmerzrückgang (sog. Prehn-Zeichen). **Therapie:** Hodenhochlagerung, Schmerzmittel, entzündungshemmende Arzneimittel (Antiphlogistika), ggf. Antibiotika, Tuberkulostatika. Vgl. Orchitis.

Epi|didymitis erotica f: (klin.) Fachbezeichnung für akute, in die Leistenbeuge ausstrahlende Schmerzzustände in Nebenhoden u. Samenleiter infolge von Krämpfen der glatten Muskulatur der Samenwege bei anhaltender sexueller Erregung ohne Ejakulation (sog. Samenstau); nicht selten z. B. bei sexueller Abstinenz bis zur Eheschließung (als sog. Bräutigamsschmerz).

Epi|didymo|vaso|stomie f: (klin.) operative Verbindung von abgetrennten Samenleiterabschnitten zur Beseitigung eines Samenleiterverschlusses bzw. zur Refertilisierung* nach Sterilisation.

Epi|genese|theorie f: (kult.) Fachbezeichnung für die von W. Harvey (1651) postulierte Annahme zur Embryogenese, wonach bei einer Schwangerschaft mit dem Embryo durch Befruchtung durch den Samen tatsächlich etwas Neues entsteht (Neubildung, Epigenese); diese Theorie löste im 18. Jahrhundert die vorherrschende Präformationstheorie* ab; vgl. Zeugungsmythen.

E|pilation (lat. e- ent-, pilus Haar) f: (klin.) Bezeichnung für dauerhafte, durch verschiedene Verfahren erzielte Haarentfernung* od. endgültiger Funktionsverlust von Haarwurzeln als Glatzenbildung* infolge natürlicher Alterungsprozesse, Allgemeinerkrankungen od. Hautschädigungen (z. B. durch Verbrennung, Verätzung od. radioaktive Strahlung).

Epimestrol n: (pharmak.) synthetisches Steroid mit vorwiegend antiöstrogener Wirkung (aber evtl. östrogenem zentralen Effekt); Anwendung (selten) zur hormonellen Ovulationsauslösung*.

Epi|orchium (gr. ἐπί auf) n: (anat.) veraltete Fachbezeichnung für das innere Blatt (Lamina visceralis) der serösen Hodenhülle (Tunica vaginalis testis), s. Hoden (Abb.).

Epi|physe (gr. ἐπιφύομαι an etwas wachsen) f: (anat.) auch Glandula pinealis, Corpus pineale, Zirbeldrüse; Fachbezeichnung für die an der Gehirnbasis liegende Drüse, in der u. a. das für den zirkadianen Rhythmus wichtige Hormon Melatonin gebildet wird; vgl. Rhythmen, biologische.

Episio|tomie (gr. ἐπίσιον Schamgegend) f: (gebh.) Fachbezeichnung für Scheidendammschnitt; chirurgischer Eingriff zur Erweiterung des Scheideneingangs u. zur Vermeidung eines höhergradigen Dammrisses während der Geburt; Durchführung zum Zeitpunkt des Kopfdurchtritts als teilweise Dammdurchtrennung, z. B. bei besonders großem Kind, Zangengeburt od. Vakuumextraktion, als frühe Episiotomie z. B. bei Frühgeburt, pathologischen Veränderungen der kindlichen Herzfrequenz od. der Wehentätigkeit sowie zur Verkürzung der Austreibungsperiode (bei mütterlichen Erkrankungen); eine Lokalanästhesie ist bei früher Episiotomie immer erforderlich, bei später Episiotomie (infolge der Wirkung körpereigener Endorphine*) u. U. nicht erforderlich.

Epi|spadie (gr. σπαδών Spalte) f: (klin.) Fachbezeichnung für eine Fehlbildung der Harnröhre (Fissura urethrae superior, obere Harnröhrenspalte) infolge einer Verlagerung des embryonalen Geschlechtshöckers* nach unten, so dass der Sinus urogenitalis auf der kranialen Seite der Penis- bzw. Klitorisanlage mündet u. sich nur unvollständig verschließt; Häufigkeit 0,3-1:100 000; oft kombiniert mit Hemmungsfehlbildungen der Blase (Blasenektopie, Blasenekstrophie). **Weiblich:** meist vollständige Spaltbildung mit Klitoris- u. Symphysenspalte sowie Abflachung des Schambergs. **Männlich:** beim Neugeborenen bildet die Harnröhre eine nach oben offene Rinne an der Oberseite des dorsal gekrümmten Penis u. mündet auf der Oberseite von Eichel od. Penisschaft; vgl. Penisfehlbildungen.

Epi|thalamion (gr. ἐπί auf, θάλαμος Kammer) n: (kult.) in der griechischen bzw. römischen Antike Bezeichnung für Hochzeitslieder, s. Hymenaios.

Epi|oophoron (gr. ἐπί auf, ᾠόφορος Eier tragend) n: (anat.) Fachbezeichnung für den oberen Anteil des Nebeneierstocks* (sog. Rosenmüller-Organ).

-erastie (gr. ἐραστής Liebhaber) f: (sexol.) in veralteten Fügungen Wortteil mit der Bedeutung „eine Vorliebe für etwas empfinden", z. B. in Zooerastie, Päderastie.

Erb|anlagen: auch Erbfaktoren, s. Gene.

Erb|biologie f: (allg.) veraltet für Genetik*.

Erb|faktoren m pl: auch Erbanlagen, s. Gene.

Erb|folge: (jurist.) Eintreten eines Nachfolgers in alle privat- u. vermögensrechtlichen Rechte u. Pflichten eines Verstorbenen, in Deutschland rechtlich im Bürgerlichen Gesetzbuch (BGB) geregelt. In monarchischen Staaten, in denen die Staatsgewalt als Privatvermögensrecht der regierenden Familie angesehen wird, ist mit der Erbfolge auch die Thronfolge geregelt; nach dem römischen Recht werden unterschieden: **1. agnatische Thronfolge** mit Vorzug der von Männern abstammenden männlichen Nachkommen vor weiblichen Nachkommen od. von Frauen abstammenden Männern, z. B. im Deutschen Kaiserreich; **2. kognatische Thronfolge** mit Berücksichtigung nicht agnatischer Nachkommen, z. B. in England. Vgl. Bilateralität, Matrilinearität, Patrilinearität.

Erb|gang, auto|somaler: (biol.) Vererbung eines Merkmals, dessen Gen auf einem geschlechtsunabhängigen Chromosom (Autosom) liegt. Bei einem **rezessiven** autosomalen Erbgang muss das Gen auf beiden homologen Chromosomen vorhanden sein, damit das Merkmal ausgeprägt wird. Bei einem **dominanten** autosomalen Erbgang wird das Merkmal ausgeprägt, wenn das Gen nur auf einem der beiden Chromosomen vorhanden ist.

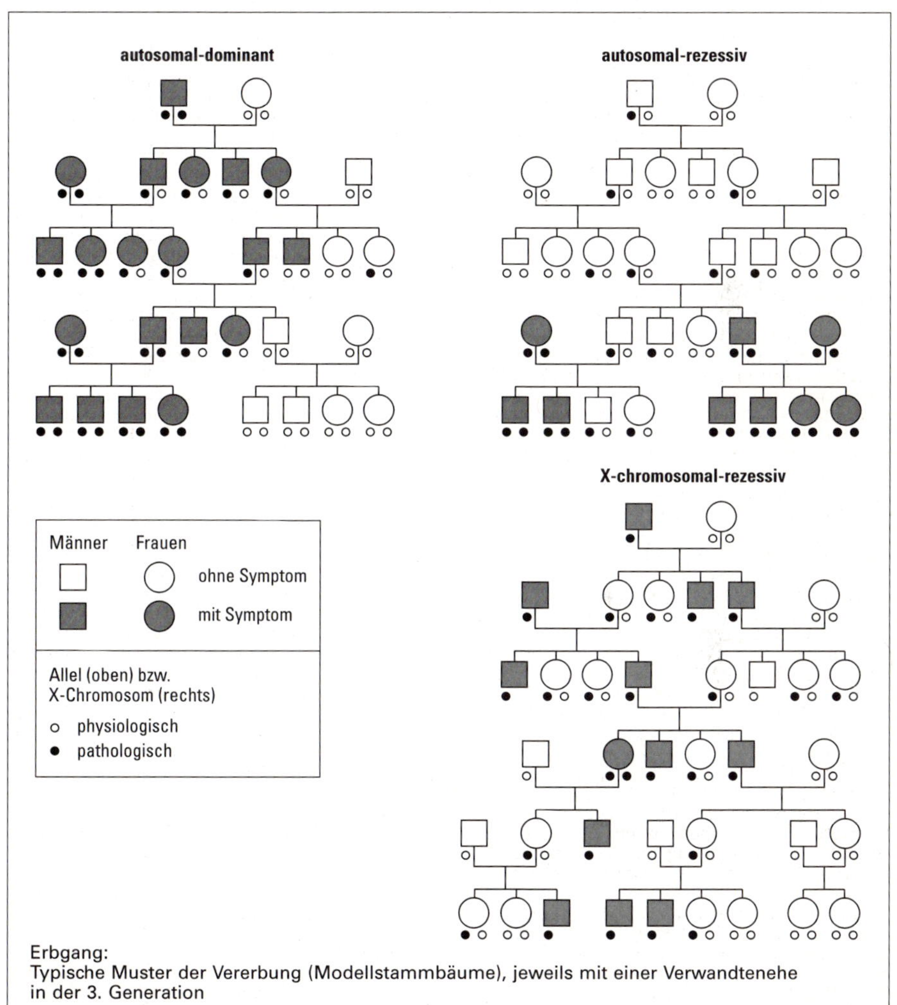

Erbgang:
Typische Muster der Vererbung (Modellstammbäume), jeweils mit einer Verwandtenehe in der 3. Generation

E

Erb|gang, dominanter: (biol.) Bezeichnung für Vererbung eines Merkmals, das von einem ungleichen (heterozygoten) Allelenpaar bestimmt wird, und bei der phänotypisch neben der Wirkung des für die Merkmalausprägung verantwortlichen Allels die Wirkung des anderen Allels nicht erkennbar ist (s. Abb. S. 121). So entspricht z. B. bei menschlichen Blutgruppen der Genotyp A0 dem Phänotyp A, weil das Gen A hier dominant u. das Gen 0 rezessiv ist. Vgl. Mendel-Gesetze.

Erb|gang, gono|somaler: (biol.) auch geschlechtsgebundene Vererbung; Bezeichnung für (dominante od. rezessive) Vererbung eines Merkmals, dessen Gen auf einem Geschlechtschromosom (Gonosom) liegt; **Formen: 1.** X-chromosomal-dominanter Erbgang, bei dem das Merkmal mit dem X-Chromosom vom hemizygoten Vater immer auf seine Töchter, nie jedoch auf seine Söhne übertragen wird (die das X-Chromosom von der homo- bzw. heterozygoten Mutter erhalten). **2.** X-chromosomal-rezessiver Erbgang, bei dem das Merkmal mit dem X-Chromosom der heterozygoten Mutter übertragen wird. Das Merkmal ist bei 50 % der Söhne ausgeprägt u. wird auf 50 % der Töchter übertragen (s. Abb. S. 121). **3.** Y-chromosomaler od. holandrischer Erbgang, bei dem das Merkmal mit dem Y-Chromosom des Vaters auf die Söhne übertragen wird.

Erb|gang, rezessiver: (biol.) Bezeichnung für Vererbung eines Merkmals, bei der das entsprechende Merkmal phänotypisch nur erkennbar wird, wenn die „zurücktretenden" (rezessiven) Allele in einem gleichen (homozygoten) Allelenpaar vorliegen (s. Abb. S. 121); Vorkommen z. B. als X-chromosomal-rezessiver Erbgang, bei dem das Merkmal mit dem X-Chromosom der heterozygoten (phänotypisch unauffälligen) Mutter übertragen wird u. bei weiblichen Nachkommen nur dann phänotypisch erkennbar wird, wenn das Gen gleichermaßen (homozygot) auf beiden X-Chromosomen vorhanden ist. Vgl. Mendel-Gesetze.

Erb|gesundheit: (allg.) veraltete Bezeichnung für die Freiheit von Erbkrankheiten; vgl. Eugenik.

Erb|gesundheits|gesetz: (jurist.) historische Kurzbezeichnung für das Gesetz* zur Verhütung erbkranken Nachwuchses.

Erb|gut: auch Genom; Gesamtheit der Gene* eines Organismus. Erster Organismus, dessen Erbgut 1995 vollständig entschlüsselt wurde, war das Bakterium Haemophilus influenzae; vgl. Humangenomprojekt.

Erb|körperchen: (allg.) Bezeichnung für Chromosomen*.

Erb|krankheiten: (klin.) Sammelbezeichnung für Krankheiten, die unter Beteiligung von (pathologischen) Genen* od. von Chromosomen*-Abweichungen an die Nachkommenschaft weitergegeben werden u. dort nach unterschiedlichen Gesetzmäßigkeiten wieder auftreten, s. Erblichkeit. Derzeit sind etwa 8000 Krankheitsbilder bekannt, die durch Veränderungen einzelner Gene entstehen; eine kompetente genetische Beratung ist daher bei Vorliegen entsprechender familiärer od. individueller Risiken ratsam; vgl. Beratung, humangenetische.

Erblichkeit: (genet.) Heredität; Eigenschaft phänotypischer Merkmale, unter Beteiligung von Genen in der Nachkommenschaft nach unterschiedlichen Gesetzmäßigkeiten wieder zu erscheinen; vgl. Erbgang, autosomaler; Erbgang, dominanter; Erbgang, rezessiver; Erbgang, gonosomaler.

Erb|masse: (genet.) Bezeichnung für Erbgut*. (jurist.) Nachlass einer verstorbenen Person; vgl. Erbfolge.

Erb|sünde: (kult.) Bezeichnung für die nach später christlicher Tradition (sog. Kirchenväter des 4. Jahrhunderts) im Sündenfall* des Menschen (s. Adam-und-Eva-Mythos) entstandene Trennung von Gott, die durch eigenes Handeln nicht überwunden werden kann (vgl. Christentum); die Vorstellung, diese Trennung werde durch die Zeugung weitergegeben, wird als eine der Wurzeln der negativen Bewertung von Sexualität in den christlichen Kirchen betrachtet, sie hat insbesondere die katholische Sexualethik entscheidend geprägt. Vgl. Unbefleckte Empfängnis.

e|rektil (lat. erectilis zur Aufrichtung fähig): (anat.) schwellfähig, zur Erektion* fähig, z. B. Schwellkörper von Penis, Klitoris u. Bulbi vestibuli vaginae; auch verwendet für die (erigierenden) glatten Muskelfasern in den Brustwarzen.

E|rektion (lat. erectio Aufrichtung) f: (anat.) Anschwellen u. Aufrichten der Schwellkörper* von Penis u. Klitoris, i. w. S. auch Aufrichten der Brustwarzen durch Kontraktion glatter Muskelfasern. Die Erektion von Schwellkörpern ist ein komplexer Vorgang, der für die Gewebe des Penis am besten untersucht ist; er wird ausgelöst u. gesteuert sowohl durch periphere Nervenimpulse (Erektionsreflex*) als auch durch zentrale Einflüsse (emotionale Auslösung, Verstärkung od. Hemmung); er kann daher sowohl ohne sexuelle Erregung stattfinden (Spontanerektion*), als auch (begrenzt) willentlich beeinflusst werden.
Vier **Phasen** werden bei der Erektion des Penis (bzw. prinzipiell ähnlich der Klitoris) unterschieden: **1. Tumeszenz:** Die direkte mechanische Reizung der Sexualorgane (aber auch zentrale Impulse wie Sinneswahrnehmungen u. sexuelle Phantasien) führen zu einer Aktivierung des Erektionszentrums* im unteren Rückenmark u. über die Nervi erigentes zu einer (parasympathisch vermittelten) Entspannung der Schwellkörpermuskulatur mit nachfolgender Drosselung der venösen Abflusswege; das Volumen des Gewebes nimmt zu. **2. Erektion:** Bei Verstärkung der Erregung führen Impulse motorischer Fasern des Nervus* pudendus zu Kontraktionen der Beckenbodenmuskulatur; durch Anstieg des Innendrucks der Schwellkörper auf Werte des systolischen Blutdrucks kommt es zur Aufrichtung des Penis bzw. zum Hervortreten der Klitoris, zur Öffnung der kleinen Schamlippen und zur Verhärtung des Harnröhrenschwellkörpers. **3. Rigidität:** Bei starker Erregung steigt durch zusätzliche Kontraktion des Musculus ischiocavernosus (im Bereich der Peniswurzel) der Innendruck der Penisschwellkörper auf bis zu 1000 mmHg (weit niedriger in Harnröhrenschwellkörper u. Eichel); der Penis erreicht seine maximale Steifheit u. Sensibilität (bzw. die Klitoris zieht sich unter die Vorhaut

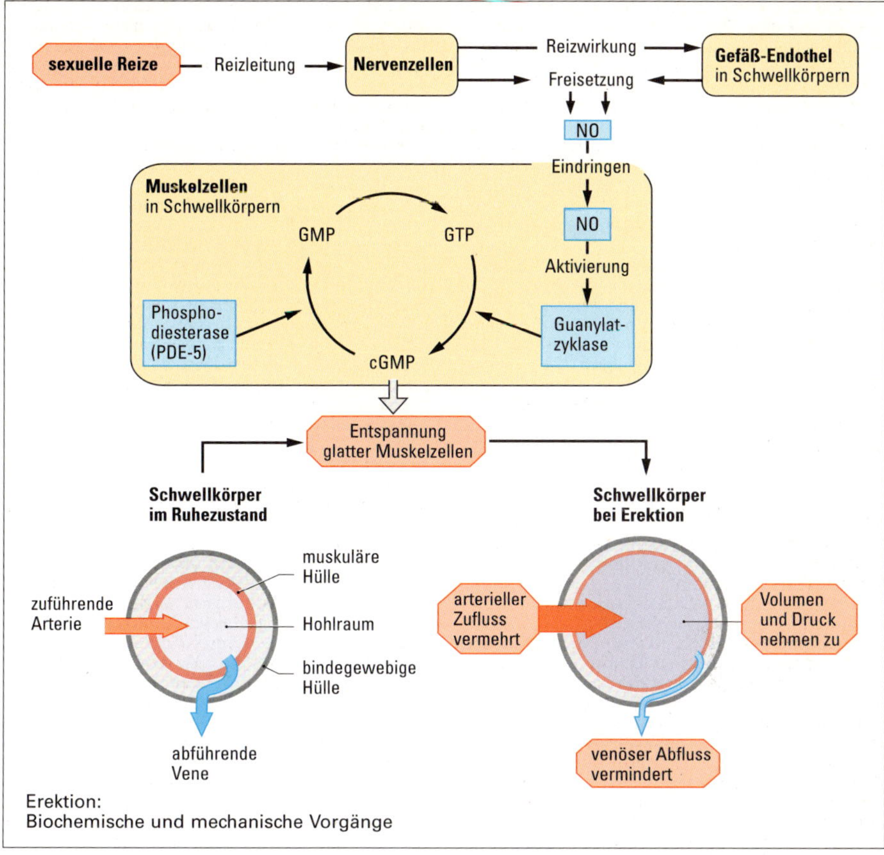

Erektion:
Biochemische und mechanische Vorgänge

zurück). **4. Detumeszenz:** Bei nachlassender sexueller Erregung (insbesondere in der sexuellen Refraktärperiode*) kommt es infolge sympathischer Nervenimpulse zu einer Erschlaffung der Schwellkörper durch Öffnung der venösen Abflüsse u. Kontraktion der glatten Muskulatur des Gewebes.
In der **Vermittlung** der Erektion spielen Transmittersubstanzen eine entscheidende, aber nur z. T. aufgeklärte Rolle (s. Abb.): Die parasympathischen Nervenimpulse führen über mehrere Mechanismen zu einer Erschlaffung der glatten Muskelfasern der Schwellkörper, u. a. über die Freisetzung von NO, das durch Bildung von cGMP die Entspannung des Schwellkörpergewebes induziert (cGMP wird durch eine Phosphodiesterase* inaktiviert, die medikamentös gehemmt werden kann); daneben spielen das sog. vasoaktive intestinale Peptid (VIP) u. andere gefäßaktive Substanzen, wohl auch (hemmend) körpereigene Opioide (Endorphine*) eine Rolle beim Zustandekommen der Erektion. Psychische Impulse führen (z. B. bei tiefer Querschnittlähmung od. im Schlaf) auch über sympathische Nervenzentren oberhalb des Erektionszentrums (Th_{11}-L_2) zu einer (psychogenen) Erektion.
Häufigkeit, **Dauer** und **Stabilität** der Erektion sind abhängig vom Zusammenwirken körperlicher Faktoren (z. B. Lebensalter, Elastizität der Schwellkörpergewebe u. intakte Gefäß- u. Nervenversorgung) u. psychischer Einflüsse (positiv verstärkende zentrale Impulse).
Störungen der Erektionsfähigkeit (sog. Impotenz; s. Funktionsstörungen, sexuelle) können jede Komponente betreffen u. erfordern daher eine differenzierte Feststellung u. Behandlung der zugrunde liegenden körperlichen od. psychischen Ursache.
Die **Beeinflussung** der Erektion ist durch Aphrodisiaka*, durch Schwellkörper*-Autoinjektionstherapie mit vasoaktiven Substanzen u. durch spezifische erektionsfördernde Medikamente* in zahlreichen Fällen möglich. Das Ausbleiben der Detumeszenzphase wird als Priapismus* bezeichnet. Die Untersuchung der Erektionsfähigkeit erfolgt durch medikamentöse Auslösung (z. B. Injektion von Papaverin) od. durch Langzeitmessung mit Hilfe eines Erektionsdetektors*.

Individuell-psychisch bildet die Erektionsfähigkeit für die meisten Männer den unmittelbarsten Ausdruck ihrer Männlichkeit, wie auch in zahlreichen Kulturen das Bild des erigierten Penis stellvertretend für männliche Dominanz steht (s. Phalluskulte).

E|rekti̲ons|angst: (psychol.) Fachbezeichnung für die furchtbesetzte Vorstellung, in unpassenden Situationen (z. B. bei gemeinsamem Duschen od. Nacktbaden) unvermeidlich eine Erektion zu bekommen; bei Adoleszenten nicht seltenes Phänomen, das sich meist von selbst bessert, ggf. bei entsprechendem Leidensdruck durch Beratung u. Desensibilisierung behandelbar. Nicht zu verwechseln mit der bei Erektionsstörungen häufigen Versagensangst*; vgl. Phobie.

E|rekti̲ons|detektor (lat. detẹgere, detẹctus aufdecken) m: (sexol.) auch Erektometer; Bezeichnung für technische Vorrichtung zum objektiven Nachweis von Volumenänderungen der Schwellkörper des Penis; besonders einfach sind Bänder, die bei Auftreten einer (z. B. nächtlichen) Erektion reißen (sog. Snap-gauge-Bänder), komplizierter die elektronischen Vorrichtungen zur Penisplethysmographie*.

E|rekti̲ons|hilfen: (sexol.) Sammelbezeichnung für mechanische sexuelle Hilfsmittel*, die eine Erektion ermöglichen, verstärken od. verlängern, z. B. Penisring*, Stützkondom*, Vakuumerektionshilfe*. Vgl. Penisprothesen, Medikamente, erektionsfördernde.

E|rekti̲ons|reflex m: (physiol.) zur Erektion* von Penis od. Klitoris führender Fremdreflex; primäre Auslösung durch mechanische Reize, die von den Sexualorganen über den Nervus pudendus zum Erektionszentrum* des Sakralmarks geleitet werden u. über die (parasympathischen) Nervi pelvici splanchnici (Nervi erigentes), Ganglia pelvica u. Nervi cavernosi zu den Schwellkörpern gelangen. Neben dieser direkten Auslösung können auch visuelle, auditive, olfaktorische u. psychische Reize über absteigende Bahnen die Erektion stimulieren od. hemmen; vgl. Sexualreflexe.

E|rekti̲ons|störungen: (klin.) auch erektile Dysfunktion od. (unpräzise) Impotenz*; Sammelbezeichnung für die bei Männern sehr verbreiteten Störungen der Erektion trotz bestehender sexueller Appetenz und evtl. subjektiv empfundener Erregung; s. Erregungsstörungen, sexuelle. Die Häufigkeit nimmt mit dem Alter deutlich zu: Zwischen dem 40. u. 70. Lebensjahr nehmen schwere Erektionsstörungen von 5 % auf 15 % zu, mäßige Störungen von 17 % auf 34 %, gleichbleibender Anteil geringgradiger Störungen von 17 %. Man unterscheidet primäre Störungen, die seit der Pubertät bestehen (ca. 5-8 % der Fälle), u. sekundäre Störungen, die später auftreten.

Die **Ursachen** sind vielfältig: **1. körperlich:** vaskulär (arterielle Versorgung u. Schwellkörpergewebe), neurogen (Polyneuropathie, Diabetes mellitus, Querschnittlähmung, Wirkung von Medikamenten od. Rauschmitteln) od. endokrin (Testosteronmangel), selten auch anatomisch (Penisfehlbildungen); **2. psychisch:** einerseits generalisiert als primäres Fehlen od. alters- od. krankheitsbedingter Rückgang der sexuellen Erregbarkeit; andererseits situativ als sog. relative Impotenz, z. B. gegenüber einzelnen Menschen, in Ausnahmesituationen (häufig bei Kohabitarche, sog. Hochzeitsnacht- od. Flitterwochenimpotenz), in Stresssituationen (Erwartungs- od. Leistungsangst, insbesondere in Verbindung mit Ejakulationsstörungen*) od. bei starker psychischer Beanspruchung (Beruf, Lebensereignisse, Partnerschaftskonflikte, Depressionen u. a.). Fast immer bedingen körperliche u. psychische Faktoren in unterschiedlichem Ausmaß gemeinsam das Störungsbild, u. Erwartungsängste führen letztlich zur Verfestigung der Störung; im Allgemeinen überwiegen bei jüngeren Männern durch Ängste u. Konflikte verursachte Hemmungen der sexuellen Reaktion, bei älteren Männern dagegen ein Nachlassen der zentralen u. peripheren Erregbarkeit.

Die **Diagnose** erfolgt anhand von Anamnese (Partner einbeziehen) u. nach Abklärung organischer Ursachen (vgl. Sexualstörungen, substanzbedingte) durch körperliche Untersuchung: Doppler-Sonographie, Elektromyogramm der Schwellkörper, ggf. SKAT*-Testung, Pudendus*-SSEP, Messung der Bulbocavernosusreflex*-Latenzzeit; nur bei geplanter operativer Therapie invasive Diagnostik, z. B. Durchführung einer (Pharmako-Phallo-)Arteriographie, Kavernosometrie*, Bestimmung des Penis*-Arm-Blutdruck-Index u. a. Bei allen körperlichen Untersuchungen beeinflussen situative Aspekte das Ergebnis u. U. erheblich; daher sind wiederholte Prüfungen ggf. sinnvoll.

Die **Therapie** zielt darauf, eine für Patient u. Paarbeziehung zufriedenstellende Situation herbeizuführen, nicht aber darauf, einen (ohnehin irrealen) Zustand dauernder Leistungsfähigkeit zu schaffen; das therapeutische Gespräch muss daher auch dazu dienen, Ansprüche beider Partner kritisch zu prüfen u. dann individuell geeignete Vorschläge zu machen.

Neben der Behandlung von Grundkrankheiten u. der Verminderung von Risikofaktoren (z. B. Nikotin-, Alkohol-, Rauschmittelkonsum), stehen sehr unterschiedliche **Therapieoptionen** zur Verfügung: **1. somatisch: a)** orale Medikamente: zentral ansetzende (Yohimbin*, Apomorphin*) od. peripher ansetzende Wirkstoffe (Sildenafil*, Vardenafil*, Phentolamin*), vgl. Aphrodisiaka, Medikamente, erektionsfördernde; **b)** intraurethral applizierbare Medikamente (sog. MUSE*-Therapie) mit Prostaglandin-E_1 (PGE_1); **c)** Schwellkörper*-Autoinjektionstherapie (SKAT) mit Papaverin, Phentolamin, PGE_1 od. Kombinationen dieser Stoffe sowie anderen Wirkstoffen (VIP u. a.); **d)** Testosteron-Substitution, insbesondere bei ursächlichem Androgendefizit* des alternden Mannes; **e)** gefäßchirurgische Eingriffe (penile Venenchirurgie, arterielle Revaskularisation); **f)** mechanische Erektionshilfen, z. B. Vakuumerektionshilfe*, ggf. in Verbindung mit Penisring*; **g)** funktionelle Elektromyostimulation der Penisschwellkörper (FEMCC, noch experimentell); **h)** Penisprothesen*. **2. psychisch: a)** Reduzierung von Ängsten u. negativen Emotionen; **b)** Erweiterung der sexuellen Erlebnismöglichkeiten; **c)** Sensualitätstraining*; **d)** absichtliches Zurückgehenlassen und erneutes Erzeugen der Erektion (wie bei

Stopp*-und-Start-Technik); **e)** Konzentration auf die eigene sexuelle Befriedigung.
Bei richtiger Kombination der Therapiemöglichkeiten sind Erektionsstörungen heute in der überwiegenden Mehrzahl der Fälle zufriedenstellend behandelbar; dabei können psychische Probleme sich u. U. durch eine körperliche Therapie lösen lassen, aber auch geringgradige körperliche Störungen durch psychische Reorientierung gebessert werden.

E|rektions|zentrum: (physiol.) Fachbezeichnung für eine in unteren Rückenmarksegmenten (S_2-S_5) gelegene parasympathische Nervenzellgruppe, in der die am Erektionsreflex* und den übrigen sexuellen Erregungsreaktionen bei Frauen u. Männern beteiligten peripheren u. zentralen Nervenbahnen verschaltet werden; vgl. Ejakulationszentrum.

Erekto|meter n: (sexol.) ungebräuchliche Bezeichnung für Erektionsdetektor*.

Erfahrung: (allg.) Sammelbezeichnung für das von einem Individuum durch wiederholtes Erleben (d. h. nicht durch bloßes Denken) erworbene Wissen über die umgebende Wirklichkeit (äußere Erfahrung, Lebenserfahrung) u. die eigenen innerpsychischen Verhältnisse (innere Erfahrung, Selbsterfahrung).

Ergo|philie (gr. ἔργον Tat, Arbeit) f: (sexol.) historische Bezeichnung für eine sehr seltene Form des Fetischismus*, bei der das Beobachten bestimmter nichtsexueller Tätigkeiten anderer Personen (z. B. Artisten, Tänzer, aber auch alltägliche Handlungen) mit starker sexueller Erregung verbunden ist; i. d. R. erinnern die betreffenden Menschen eine Situation (meist in der Kindheit), in der der Zusammenhang erstmals bewusst wurde.

Erikson, Erik Homburger (1902-1994): Pädagoge u. Psychoanalytiker; geboren in Frankfurt a. M., Ausbildung bei A. Freud als Kinder- u. Erwachsenenanalytiker in Wien, ab 1939 Tätigkeit in Boston (Massachusetts, USA); u. a. Arbeiten zur Persönlichkeitspsychologie u. Beschreibung des sog. Lebenszyklusmodells der Persönlichkeitsentwicklung, das über das Modell der psychosexuellen Entwicklung* von S. Freud hinausgeht, indem es die Entwicklungsstadien erweitert, das gesamte Leben erfasst u. neben der sog. Triebentwicklung auch psychosoziale Zusammenhänge stärker berücksichtigt.

Erkennen: (allg.) Bezeichnung für das rationale Vorstellen u. Wahrnehmen, auch das rationale Verstehen u. Erklären von Objekten u. Zusammenhängen, im Gegensatz zum subjektiven Fühlen u. Glauben; typisch ist dabei u. U. das Bewusstwerden eines Unterschieds zu schon Bekanntem. Früher (in Analogie zum Sprachgebrauch im Hebräischen) auch verwendet zur (verschleiernden) Beschreibung von Sexualkontakten („Adam erkannte Eva ...“ 1. Mose 4,1).

Erkrankung, manisch-de|pressive: (psychiat.) auch bipolare affektive Störung; Form der affektiven Psychose* mit Wechsel zwischen depressiven u. manischen Phasen. In der Behandlung steht die medikamentöse Therapie (Neuroleptika, Antidepressiva) im Vordergrund, ergänzend werden Psychotherapie u. Soziotherapie eingesetzt. Vgl. Depression, Manie.

Erleben: (allg.) Bezeichnung für das subjektive Bewusstwerden von Empfindungen u. Stimmungen, Vorgängen u. Zuständen, die auf diese Weise bedeutsam werden.
(psychol.) Sammelbezeichnung für alle (bewussten u. unbewussten) psychischen Vorgänge in einem Individuum, z. B. Empfinden, Wahrnehmen, Vorstellen, Denken, Gedächtnis, Wollen, Phantasie, Gefühle, Stimmungen, Kognition u. Motivation.

Erlebnis, erstes: (allg.) Bezeichnung für i. w. S. ersten Sexualkontakt*, i. e. S. ersten Koitus, s. Kohabitarche.

Erlebnis|hunger: (allg.) Bezeichnung für das Bedürfnis des Menschen, Neues zu erleben u. zu entdecken (s. Neugier); auch (eher abwertend) für das Bedürfnis von Menschen, neue Sexualpartner kennenzulernen.

Erlebnis|reaktion, abnorme f: (psychiat.) Bezeichnung für eine psychische Reaktion auf konkrete Ereignisse (Trennung, Konflikt, Trauma, Todesfall), die hinsichtlich Form u. Dauer über das zu erwartende Maß hinauszugehen scheint; i. d. R. ein selbstbegrenzender Vorgang, nach dessen Abklingen frühere Verhaltensweise u. die Beherrschung von Affekten wiedererlangt werden. Psychotherapeutische Beratung, im Einzelfall auch (kurzdauernde) medikamentöse Therapie, können die Bewältigung erleichtern; vgl. Coping.

Erlebnis|störungen, sexuelle: (sexol.) Sammelbezeichnung für Veränderungen der Sexualreaktion, bei denen Störungen des subjektiven Erlebens im Vordergrund stehen u. durch sexuelle Aktivität statt erhoffter Lust u. Befriedigung Unlust od. Unzufriedenheit entstehen; in Abgrenzung zu sexuellen Funktionsstörungen* sind zu unterscheiden: **1. situative Störungen:** allgemeine od. auf bestimmte sexuelle Aktivitäten beschränkte Erlebnisstörungen infolge von Unzufriedenheit, fehlender Zuneigung od. Zuwendung von Partnern, Kommunikationsstörungen, Stress od. ungünstige äußere Umstände; **2. Wahrnehmungsstörungen:** Veränderungen der Wahrnehmung, v. a. infolge neurologischer od. psychiatrischer Krankheiten; **3. psychosexuelle Störungen:** Beziehungsstörungen, z. B. als Aversion*, Sexualangst*, Ambivalenz* u. a. Formen abweichender Sexualempfindung*; **4. substanzinduzierte Störungen:** Veränderungen des Erlebens durch Medikamente (z. B. Psychopharmaka; s. Medikamentenwirkungen, sexuelle) od. Drogen (Alkohol, Opiate, Kokain, Designerdrogen u. a.).

Ermüdung, sexuelle: (psychol.) Bezeichnung für einen vorübergehenden Zustand der (psychischen u. physischen) Müdigkeit nach sexueller Aktivität, insbesondere in der Refraktärphase der Sexualreaktion*; i. w. S. auch länger dauernd verminderte sexuelle Erregbarkeit infolge psychischer Sättigung*.

Eröffnungs|periode f: (gebh.) Bezeichnung für die von den sog. Eröffnungswehen eingeleitete Phase vom Wehenbeginn bis zur vollständigen Eröffnung des Muttermundes während der Geburt* .

Eröffnungs|wehen: (gebh.) Bezeichnung für anfangs alle 10-15 Minuten, schließlich alle 3-4 Minuten wiederkehrende, allmählich zunehmende Wehen* während der Eröffnungsperiode einer Geburt*.

erogen (gr. ἔρως, ἔρωτος Liebe, Lust): (sexol.) sexuelle Erregung auslösend, z. B. erogene Zonen*.

Eros: (kult.) in der griechischen Mythologie* Name des göttlichen Sohns von Aphrodite* u. Ares*, der Lust u. Liebe zwischen Menschen u. Göttern entfacht; regional unterschiedlich wurde in klassischer Zeit der Eroskult mit Knabenliebe bzw. Bisexualität verbunden. Nach Darstellung Hesiods ist Eros eine der ersten u. mächtigsten Gottheiten, als Urheber aller Zeugung ist er zugleich Weltschöpfer (sog. kosmogonischer Eros); in der platonischen Eroslehre wird ein sog. gemeiner Eros von einem sog. himmlischen Eros mit einer sich v. a. auf geistige Aspekte beziehenden Liebe unterschieden, die körperliche Kontakte allerdings nicht ausschloss; vgl. Liebe, platonische. In der römischen Mythologie entsprechen ihm Amor* bzw. Cupido*.

Eros-Center: (allg.) Bezeichnung für eine seit Mitte des 20. Jahrhunderts in Großstädten bestehende Form des Bordells*, amtssprachlich auch sog. Dirnenwohnheim; in einem Gebäude mit Einzelzimmern wohnen die Prostituierten (als selbständig Tätige) zur Miete, die Kontaktaufnahme mit den Kunden findet innerhalb des Gebäudes statt (Kontakthof*), die Dienstleistung wird im Zimmer der Prostituierten zu einem mit ihr selbst verhandelten Preis erbracht. Eros-Center bilden einen behördlich (insbesondere gesundheitsbehördlich) gut kontrollierbaren Rahmen für Prostitution, der die Einflussnahme von Zuhältern* erschwert; nicht selten geht ihre Genehmigung einher mit einem Verbot der Straßenprostitution im entsprechenden Gebiet (vgl. Sperrgebietsverordnung). Die häufig unvorteilhaften Arbeitsbedingungen (geringer Komfort, hohe Mieten, unhygienische Verhältnisse) sind Folge der bis zum In-Kraft-Treten des Prostitutionsgesetzes* bestehenden Strafandrohungen gegen Betreiber von Bordellen (vgl. Zuhälterei).

Eroten m pl: (kult.) vom griechischen Liebesgott Eros* abgeleitete Fachbezeichnung für künstlerische Darstellung von Liebesgöttern; gelegentlich auch für Putten* verwendet.

Erotik f: (sexol.) im allgemeinen Sinn Bezeichnung für als körperlich u. psychisch erregend empfundene Formen von Sexualität*, in kommerziellen Zusammenhängen auch umschreibend für sexuelle Handlungen (vgl. Prostitution); ebenfalls verwendet als Sammelbezeichnung für geistig-seelische u. körperliche Erscheinungsweisen menschlicher Liebe*, die mitunter als soziokulturell ausgeformte Sexualität (im Unterschied zum Sexualtrieb*) aufgefasst werden. Je nach individuellen Erfahrungen, Empfindungen, Phantasien u. Erwartungen sind sehr unterschiedliche Beschreibungen von Erotik möglich; sie wird häufig in Zusammenhang mit Sinnlichkeit u. Zärtlichkeit, mit „kultiviertem" Liebeserleben u. sinnlicher Liebe beschrieben. S. Freud unterscheidet libidinös-erotische Objektbeziehungen von verdrängter od. sublimierter Sexualität; psychoanalytisch gilt Erotik als Ausdruck von Libido* u. Lebenstrieb im Gegensatz zum sog. Todestrieb (s. Eros, Thanatos). Vgl. Autoerotik, Homoerotik.

Erotika n pl: (allg.) **1.** umschreibende Bezeichnung für sexuelle Hilfsmittel*; **2.** Sammelbezeichnung i. e. S. für Werke der erotischen Literatur*, **3.** i. w. S. für Kunstwerke, Kunsthandwerk u. andere Gegenstände, die erotische Motive darstellen, z. B. erotische Postkarten*, Spielkarten*; **4.** in der erotischen Literatur der griechischen Antike Bezeichnung für Liebeslieder*.

Erotiker: (kult.) Sammelbezeichnung für Verfasser erotischer Literatur* in der griechischen Antike.

Erotik|filme: (kult.) Sammelbezeichnung für Filme, in denen erotische Motive, Spannungen u. Sehnsüchte dargestellt werden; als Kunstform werden sie gelegentlich von Pornofilmen* abgegrenzt (sog. Softpornos*).

Erotik|museum n: (sexol.) **1.** Einrichtungen, in denen Werke der erotischen Kunst bzw. Erotika gesammelt, aufbewahrt u. ausgestellt werden; in den 60er Jahren des 20. Jahrhunderts entstanden, übernehmen Erotikmuseen heute teilweise auch Aufgaben auf den Gebieten der sexuellen Aufklärung* u. Sexualpädagogik*; vgl. Sammlungen, erotische; **2.** verschleiernde Bezeichnung für Sexshop*.

Erotisierung: (sexol.) Bezeichnung für das Entstehen einer erotischen Qualität, Stimmung od. Empfindung; umschreibend auch für das Entstehen sexueller Erregung, z. B. werden auch Aphrodisiaka* u. andere Psychostimulanzien als „erotisierend" bezeichnet.

Erotismus m: (sexol.) historische Bezeichnung für Hypersexualität*.

Eroto|grapho|manie (gr. γράφω schreiben) f: (sexol.) historische Bezeichnung für Pornographomanie*.

Eroto|manie f: (psychiat.) eher veraltete Bezeichnung für **1.** sexuelle Sucht*, auch sog. Liebestollheit; **2.** die unbegründete Überzeugung, andere Personen seien sexuell interessiert (Clérambault*-Syndrom); Vorkommen z. B. im Rahmen von Psychosen*.

Eroto|phobie f: (sexol.) veraltete Bezeichnung für Sexualangst*.

Erpressung, sexuelle: (allg.) ungebräuchliche Bezeichnung für Nötigung* zum Nachteil der sexuellen Selbstbestimmung eines anderen; auch verwendet bei Partnerschaftskonflikten für das Setzen unbilliger Bedingungen für die Wiederaufnahme sexueller Kontakte.

Erregbarkeit: (physiol.) Bezeichnung für die Fähigkeit des Nervensystems, auf Reize mit Reizleitung u. Reizübertragung zu reagieren; abhängig von der Art des Reizes*, der Intaktheit des Nervensystems u. der Reaktionsbereitschaft des Organismus.
(psychol.) affektive Ansprechbarkeit; die Bereitschaft eines Menschen, mit mehr od. weniger ausgeprägten (positiven od. negativen) Gefühlen zu reagieren.
(sexol.) Ansprechbarkeit auf sexuelle Reize; sexuelle Motivation*, auf sexuelle Reize mit Erregung zu reagieren; sie unterliegt erheblichen individuellen, situativen u. biographischen Schwankungen u. wird durch Art der Reize, soziokulturelle Faktoren u. a. beeinflusst. Erregbarkeit

wird im Rahmen der psychosexuellen Entwicklung entdeckt u. dann durch Lernprozesse individuell zu verstärken (od. auch zu unterdrücken) gelernt; zahlreiche körperliche Störungen u. psychische Problemlagen können die Erregbarkeit vermindern (s. Erregungsstörungen, sexuelle).

Erregung: (physiol.) Bezeichnung für die Reaktion von Teilen des Nervensystems auf einen äußeren od. inneren Reiz, die sich i. d. R. als elektrische Reizleitung durch Nervenfasern u. chemische Reizübertragung an Synapsen äußert; Gegensatz: Hemmung*.
(psychol.) Bezeichnung für jeden Zustand gesteigerter psychomotorischer Aktivität, verbunden mit positiven (Lust*) od. negativen Affekten (Ekel*); kann sowohl reaktiv verursacht sein, als auch im Rahmen psychischer Störungen od. körperlicher Erkrankungen u. Vergiftungen auftreten; Gegensatz: Apathie*.
(sexol.) verwendet für die lustvolle Erregung im Rahmen der Sexualreaktion*; Gegensatz: Alibidinie (s. Appetenzstörungen, sexuelle).

Erregung öffentlichen Ärgernisses: (jurist.) Bezeichnung für eine Sexualstraftat* nach § 183a StGB, die durch öffentliche Vornahme einer sexuellen Handlung* (einfache Nacktheit genügt nicht) mit Erregung eines öffentlichen Ärgernisses* gekennzeichnet ist u. vorsätzlich erfolgt; geschützt wird der Anspruch des Einzelnen, sexuelle Vorgänge nicht ungewollt wahrnehmen zu müssen, das Delikt wird von Amts wegen verfolgt (sog. Offizialdelikt), die Strafandrohung beträgt Freiheitsstrafe bis 1 Jahr od. Geldstrafe; sofern die sexuelle Handlung exhibitionistisch ist, geht eine Bestrafung nach § 183 StGB vor (s. Exhibitionismus).

Erregungs|phase f: (sexol.) von W. Masters u. V. Johnson eingeführte Fachbezeichnung für den ersten Abschnitt des sexuellen Reaktionszyklus*.

Erregungs|störungen, sexuelle: (sexol.) Bezeichnung für sexuelle Funktionsstörungen*, die die Erregungsphase der Sexualreaktion* betreffen; typischerweise kommt es bei Aufnahme sexueller Handlungen bei Männern zu Störungen der Erektion, bei Frauen zu mangelhafter Lubrikation u. fehlendem Anschwellen der Schamlippen u. des umgebenden vaginalen Gewebes. Dabei kann entweder die Appetenz ungestört sein u. psychische Erregung wahrgenommen werden od. die Appetenz ebenfalls beeinträchtigt sein. Die **Ursachen** sind vielfältig u. können sowohl körperliche Funktionen als auch psychische Reaktionen betreffen (s. Erektionsstörungen, Lubrikationsmangel): Bei Männern findet sich häufig ein Selbstverstärkungsmechanismus aus eingeengter Aufmerksamkeit auf die eigene körperliche Reaktion u. deren Ausprägung, von Frauen werden häufig frühere Missbraucherfahrungen berichtet, u. Partnerschaftsprobleme scheinen eine wesentliche Rolle zu spielen. Aus Erregungsstörungen kann sexuelle Versagensangst* entstehen, eine frühe diagnostische Klärung organischer u. psychischer Ursachen ist ratsam, um die Störung nicht durch Verminderung der Appetenz u. Sexualvermeidung zu verstärken. Therapeutisch kommen bei Männern erektionsfördernde Medikamente, bei Frauen Gleitmittel od. Hormonsubstitution in Frage; bei beiden Geschlechtern ist Sexualtherapie mit Masturbations- u. Partnerschaftsübungen sinnvoll, um die Erregungsreaktion zu verbessern.

Erröten: (allg.) Bezeichnung für eine unwillkürliche Erweiterung der Blutgefäße der Haut (insbesondere im Gesichts- u. Halsbereich), die bei emotionaler Erregung (Scham, Unsicherheit, Wut) auftritt. Das Wissen um die Reaktion verstärkt nicht selten ihre Ausprägung, woraus sich eine belastende Errötungsangst (Erythrophobie*) entwickeln kann. Abzugrenzen sind Hautrötungen im Verlauf der Sexualreaktion (sog. Sex* flush), die bevorzugt am Körperstamm auftreten.

Errötungs|angst: (allg.) bedeutungsgleich mit Erythrophobie*.

Ersatz|befriedigung: (psychoanalyt.) Bezeichnung für Befriedigung* aus Handlungen u. Vorgängen, die einen Ersatz für ein aktuell nicht erreichbares (sexuelles) Triebziel bilden; individuell ist der sexuelle Gehalt der Ersatzbefriedigung (z. B. infolge von Verdrängung) meist nicht bewusst. In diesem Sinn sind sowohl Träume, Fehlleistungen u. Witze, als auch bestimmte Verhaltensweisen (Essen, Rauchen) u. manche neurotischen Symptome Ersatzbefriedigungen. Sie erlauben es dem Menschen (mehr od. weniger ausreichend), auch ohne sexuelle Aktivität Lust u. eine gewisse Befriedigung zu erleben, sind aber (im Unterschied zur sublimierten Libido, s. Sublimierung) nicht unbedingt kulturell od. sozial wertvoll.

Ersatz|einstellung: (sexol.) Fachbezeichnung für Form des Sexualkontakts, die nicht der sexuellen Orientierung* entspricht. Vorkommen (selten) aus einer Laune* heraus, häufiger in Situationen, in denen keine Möglichkeit zur Realisierung des bevorzugten Sexualkontakts besteht, z. B. als Gelegenheitshomosexualität* in Justizvollzugsanstalten mit gleichgeschlechtlichem Sexualkontakt Heterosexueller.

Ersatz|handlung: (psychol.) Bezeichnung für Handlungen, die zur Lösung von Konflikten nicht geeignet sind, aber das (nicht realisierbare) Motiv in mehr od. weniger geeigneter Weise ersetzen u. so einen gewissen (i. d. R. geringeren) Befriedigungswert haben.
(kult.) auch Übersprungshandlungen; Fachbezeichnung für umorientierte Verhaltensweisen als Ausdruck widersprüchlicher Antriebe wie z. B. das Schnabelwetzen bestimmter Vogelarten im Rahmen von Balz od. Partnerwahl.

Ersatz|mutter: (allg.) Bezeichnung für Amme*.
(gebh.) auch Surrogatmutter; bedeutungsgleich mit Leihmutter*.

Erstes Mal: (allg.) Bezeichnung für erstes sexuelles Erlebnis mit einem Partner (s. Sexualkontakte), v. a. als Petting* od. erster Koitus (Kohabitarche*); i. w. S. auch Bezeichnung für ersten Samenerguss (Polluarche), erste Regelblutung (Menarche) u. a.; s. Pubertät (Tab.).

Erwachsenen|sexualität f: (sexol.) Bezeichnung für die nach Abschluss der psychosexuellen Entwicklung erreichte individuell ausgeformte Sexualität* mit breiter Streuung des Verhaltens: Die Suche nach persönlich befriedigenden Aktivitäten führt zu großem Formen-

reichtum der sexuellen Skripte*, der durch gesellschaftliche Restriktionen immer weniger beschränkt wird. Es überwiegen soziosexuelle Handlungen, autosexuelle Handlungen werden gegenüber früheren Lebensabschnitten seltener.
Wichtige Determinanten sind für die Mehrzahl der Erwachsenen eine mehr od. weniger exklusive Partnerbindung u. die aus dieser nicht selten entstehenden Partnerschaftskonflikte* (vgl. Seitensprung), Kinderwunsch*, sowie das Erlernen u. die Veränderung sexueller Normen* u. Rollen* (sexuelle Revolution*, Sexualpädagogik*).
Das Ausmaß sexueller Aktivität unterliegt im Verlauf des Erwachsenenlebens individuellen (Libido*, Befriedigung*, sexuelle Funktionsstörungen*, Triebschicksal*), körperlichen (Behinderung*) od. durch Lebensumstände (Zölibat*, Prostitution*, Sexualität* in geschlossenen Einrichtungen) bedingten Schwankungen mit gewöhnlich mit dem Alter abnehmender Frequenz; vgl. Geschlechtsverkehr (Abb.).

Erwartungs|angst: (psychol.) auch Phobophobie; Bezeichnung für intensive Furcht vor dem Auftreten einer schon bekannten Phobie* od. anderer Angststörungen; wichtiger Selbstverstärkungsmechanismus der Symptomatik.

Erwartungs|neurose f: (psychoanalyt.) nicht ganz zutreffende Fachbezeichnung für ein wiederholtes Versagen od. Misslingen, das keine Neurose i. e. S., sondern allenfalls ein neurotisches Symptom darstellt; charakteristisch ist eine mit vegetativen Störungen verbundene Angsthaltung gegenüber einem bevorstehenden Ereignis, z. B. Angst vor sexuellem Versagen mit Erektionsstörungen.

Erweckung: (allg.) veraltete Bezeichnung für Defloration*, die unrichtig voraussetzt, dass weibliche Sexualität zunächst „schläft“ u. erst durch die Begegnung mit einem Mann „geweckt“ wird.

Erythrasma (gr. ἐρυθρός rot, rötlich) n: (infektiol.) sexuell übertragbare Infektion* mit Corynebacterium minutissimum, Vorkommen v. a. bei älteren Männern. **Symptome:** scharf begrenzter, braun- bis kupferfarbener, leicht schuppender Hautausschlag, v. a. an Oberschenkelinnenseiten, Leistenbeugen u. Achselfalten. **Therapie:** extern mit Miconazol, intern mit Antibiotika (z. B. Erythromycin).

Erythro|phobie f: (psychiat.) Fachbezeichnung für eine Angststörung, die durch die Vorstellung geprägt ist, in bestimmten Situationen unvermeidbar zu erröten; vgl. Phobie.

Erythro|plasie Queyrat (Louis Auguste Qu., Dermatologe, Paris, 1856-1933) f: (klin.) übliche Bezeichnung für einen Hautbefund an Eichel, Vorhaut, Klitoris, Vulva od. (selten) Mundschleimhaut, gekennzeichnet durch rundliche od. ovale, scharf begrenzte, dunkelrote, feucht glänzende Herde; histologisch nicht mehr als Präkanzerose, sondern als Oberflächenkarzinom (Bowen*-Krankheit der Übergangsschleimhäute) betrachtet; kann in ein früh metastasierendes Plattenepithelkarzinom* übergehen u. soll daher chirurgisch entfernt u. sorgfältig nachbeobachtet, ggf. auch nachbestrahlt werden.

Erythro|xylon coca n: (biol.) botanische Bezeichnung für den in den Anden heimischen Kokastrauch, dessen frische Blätter wegen ihres Gehalts an Kokain* traditionell als Anregungsmittel* gekaut werden; durch Behandlung mit Sodalösung u. Petroleum entsteht Rohkokain, das weiter gereinigt u. als weltweit illegales Rauschmittel* gebraucht wird.

Erzieher|privileg n: (jurist.) Bezeichnung für die Beschränkung der Strafbarkeit der Förderung sexueller Handlungen Minderjähriger (§ 180 StGB) auf andere Personen als die Sorgeberechtigten*, sofern diese ihre Erziehungspflichten nicht grob verletzen u. die Förderung nicht in der Vermittlung sexueller Kontakte besteht (s. Kuppelei); auch Bezeichnung für die Straffreiheit der Konfrontation Minderjähriger mit einfacher Pornographie* durch Sorgeberechtigte (§ 184 StGB); vgl. Sorgerecht.

Erzieher|sadismus m: (sexol.) historisch auch sog. Dippoldismus*; Bezeichnung für sadistische Handlungen von Lehrern an Schülern; bei Männern u. Frauen beobachtetes Verhalten mit sexueller Motivation (Ersatzhandlung*), die den Tätern allerdings oft nicht bewusst ist; vgl. Gewalt, sexuelle.

Erziehung: (allg.) Sammelbezeichnung für die bewusste od. unbewusste Beeinflussung u. Formung der körperlichen, psychischen u. sozialen Eigenschaften von Kindern u. Jugendlichen, insbesondere für die Vermittlung von sozial erwünschten Anschauungen, Verhaltensweisen, Normen, Wissensinhalten, Bewertungen; sie erfolgt durch Eltern u. andere Angehörige (häusliche Erziehung), durch Institutionen (schulische Erziehung) od. andere Gruppen mit speziellen Erziehungszielen (Religionsgemeinschaften, Parteien, Vereine), aber auch durch Geschwister, gleichaltrige Freunde u. das Indi-

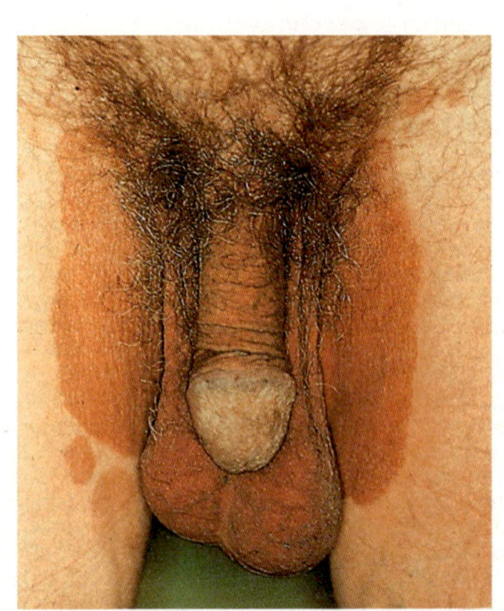

Erythrasma:
Typische Lokalisation in Leistengegend und an Innenseiten der Oberschenkel

viduum selbst (Selbsterziehung). In Abhängigkeit von soziokulturellen u. individuellen Anschauungen u. Normen sind verschiedene Erziehungsstile beschreibbar (z. B. autoritäre bzw. antiautoritäre Stile), die sich auf die Entwicklung der Kinder verschieden auswirken u. nicht selten darüber entscheiden, welcher eigene Erziehungsstil später gewählt wird; im Bereich der Sexualerziehung* wird heute versucht, Mittelwege zwischen normierender (repressiver) u. emanzipierender (liberaler) Erziehung zu finden, um günstige Voraussetzungen für eigene Erfahrungen zu schaffen u. gleichzeitig mögliche Risiken zu vermindern. Vgl. Sexualpädagogik.

Erziehungs|beratung: (psychol.) Bezeichnung für spezielle Beratungsangebote an Eltern von Kindern u. Jugendlichen mit Schwierigkeiten der psychischen od. sozialen Entwicklung; sie kann in unterschiedlichen Zusammenhängen (Schulen, Jugendämter, Beratungsstellen*) u. durch verschieden qualifizierte Berater erfolgen (Pädagogen, speziell weitergebildete Sozialarbeiter, Psychologen) u. dient sowohl der Klärung zugrunde liegender Ursachen u. Konflikte als auch der Findung individueller Lösungen u. ggf. der Vermittlung längerfristiger Einzel-, Gruppen- od. Familientherapie*.

Erziehungs|geld: (allg.) Bezeichnung für eine Form der Familienhilfe*, bei der vom Tag der Geburt eines Kindes bis zur Vollendung des zweiten Lebensjahrs dem Personensorgeberechtigten, der das Kind selbst betreut u. erzieht u. keine od. keine volle Erwerbstätigkeit ausübt, eine finanzielle Leistung nach dem „Gesetz über die Gewährung von Erziehungsgeld und Elternzeit" (Bundeserziehungsgeldgesetz, BErzGG) gewährt wird. Das Erziehungsgeld wird einkommensabhängig gemindert, gleichzeitig gezahltes Mutterschaftsgeld* wird grundsätzlich angerechnet.

Erziehungs|geschlecht: (sexol.) Bezeichnung für das sog. anerzogene Geschlecht*, d. h. die Einordnung eines Kindes als Mädchen od. Junge, die in seiner weiteren Erziehung zugrunde gelegt wird; in der überwiegenden Mehrzahl der Fälle identisch mit dem somatischen Geschlecht. Bei Kindern mit intersexuellen Sexualorganen (s. Intersexualität) ist die Entscheidung über das zu wählende Erziehungsgeschlecht u.U. sehr schwierig; früher wurde überwiegend empfohlen, schon im zweiten Lebensjahr ein Geschlecht zuzuweisen u. die Sexualorgane (einschließlich Gonaden) frühzeitig operativ anzupassen. Heute wird dagegen erwogen, operative Korrekturen bis zur Pubertät zurückzustellen, um den Kindern das Finden einer eigenen sexuellen Identität zu erlauben; dieses Vorgehen erfordert ein hohes Maß an Mitwirkung der Eltern u. daher eine auf Dauer angelegte Beratung u. Begleitung der Entwicklung der Kinder.

Erziehungs|recht: (jurist.) Fachbezeichnung aus dem Familiengesetzbuch (FGB) der DDR für das Recht der elterlichen Sorge*; nach DDR-Recht getroffene Entscheidungen über das Erziehungsrecht bleiben laut Einigungsvertrag in Kraft.

Erziehungs|urlaub: (jurist.) veraltete Bezeichnung für Elternzeit*.

Es: (psychoanalyt.) von S. Freud (1923) eingeführte Fachbezeichnung zur Beschreibung einer psychischen Instanz, die den unbewussten Anteil der Psyche repräsentiert u. Triebregungen bzw. Wünsche umfasst, deren Inhalte z. B. in Träumen od. Fehlleistungen zum Ausdruck kommen. Das bereits bei der Geburt existierende Es ist die primäre Quelle psychischer Energie; aus ihm entwickeln sich Ich* u. Über*-Ich. Vgl. Entwicklung, psychosexuelle; Lustprinzip; Psychodynamik.

ES: Abkürzung für **e**mbryonale **S**tammzellen*.

ESchG: (jurist.) Abkürzung für **E**mbryonen**sch**utzgesetz*.

Escort-Service (engl. to escort begleiten) m: (allg.) Bezeichnung für Formen der Prostitution*, bei denen neben sexuellen Dienstleistungen auch Begleitung (z. B. in fremden Städten, zu gesellschaftlichen Anlässen od. auf Reisen) geboten werden; dabei bleibt der sexuelle Anteil der Beziehung für Außenstehende kaum erkennbar. Die Kontaktaufnahme erfolgt über Inserate (auch Internet) od. spezielle Agenturen.

Eskapade (frz. escapade Entwischen) f: (allg.) umschreibende Bezeichnung für Seitensprung*.

Esoterik (gr. ἐσώτερος innen befindlich) f: (kult.) Sammelbezeichnung für Denkweisen u. Vorstellungen, die nur Eingeweihten verständlich sind u. von diesen vor Preisgabe geschützt werden (Geheimlehren); Gegensatz: Exoterik, d. h. diejenigen Anteile von Glaubenssystemen (vgl. Religionen, Volksglaube), deren Bedeutung in einer Bevölkerung allgemein bekannt sind (öffentliche Lehren). Wohl alle Religionen enthalten auch esoterische Strömungen u. Anteile, die in der Vergangenheit relativ klar auf Kulthandelnde od. kleine Gruppen von Gläubigen begrenzt blieben. Mit Beginn der Neuzeit wurde die Grenze durchlässiger, indem einerseits zuvor geheimes Wissen zunehmend öffentlich wurde (Pflanzenrezepte der Hexen, Rituale der Magier u. Spiritisten, Glaubenssysteme der Astrologen u. Alchemisten u. a.), andererseits der Widerstand der exoterischen „Lehren" gegen individuelle Glaubenserfahrung u. damit auch gegen esoterische „Irrlehren" abnahm (vgl. Mystik).
In modernen Gesellschaften finden esoterische Systeme u. Rituale unabhängig von Religionsgemeinschaften in fast beliebiger Kombination mit religiösen Inhalten, Psychotechniken, volksmedizinischen u. naturwissenschaftlichen Erkenntnissen ein zunehmendes Interesse. Menschen ohne feste religiöse Bindung erhalten so den Eindruck, an Geheimnissen Anteil zu haben, ohne sich festen Strukturen unterordnen zu müssen. Typisches Merkmal moderner esoterischer Weltbilder ist die Auffassung von einer Einheit der Welt, deren sinnlich wahrnehmbare Anteile nur einen Ausschnitt bilden, deren weitere Dimensionen aber durch Techniken der Trance od. Versenkung (Meditation*) od. spezielle Deutungstechniken (Astrologie, Alchemie) zugänglich werden können. Dabei spielt **Sexualität** je nach esoterischem System eine wechselnde Rolle, wird aber überwiegend als förderlich für individuelles Wachstum, stärkend für Energieflüsse im Körper u. geeignet zur Her-

stellung einer Harmonie zwischen Individuum u. Umwelt betrachtet. Zeugung u. Geburt gelten als bedeutsam im Hinblick auf die häufig angenommenen Wiedergeburtslehren* (Reifung des Individuum über mehrere Leben hinweg, Zeitpunkt u. Umstände der Geburt bedeutsam für das weitere Lebensschicksal u. a.).
Neben diesen offenen esoterischen Strömungen besteht auch in modernen Gesellschaften weiterhin eine Subkultur nach außen geschlossener Zirkel (sog. Okkultismus), deren Lehren u. Riten u. U. einen starken Einfluss auf die Persönlichkeit der Beteiligten haben (vgl. Satanismus).

Ess-Brech-Sucht: (allg.) Bezeichnung für Bulimia* nervosa.

Essentialismus (lat. essentia Wesen) m: (kult.) Bezeichnung für die von Aristoteles bis zur frühen Neuzeit vorherrschende philosophische Denkrichtung, nach der jeder Mensch ihm wesenhaft verbundene (sog. essentielle) Eigenschaften hat, die (im Gegensatz zu sog. kontingenten Eigenschaften) unveränderlich sind.
(sexol.) Bezeichnung für eine Sexualtheorie, die im Unterschied zum Konstruktivismus* von einer Determiniertheit des Sexualverhaltens durch biologische Faktoren u. einer zweckgerichteten (teleologischen) Kausalität der Sexualität ausgeht; mit der Annahme, dass sich biologisch bedingte Fähigkeiten in sozialen Rollen zeigen u. widerspiegeln müssen (z. B. in der Verbindung von Frauen u. Gebärfähigkeit) wird eine soziale Bedingtheit von Geschlechtsidentität u. Geschlechtsrolle abgelehnt; sexuelle Orientierungen werden als Ausdruck eines inneren, persönlichen „Kerns" erklärt, der durch soziale od. kulturelle Faktoren nur geringfügig od. nicht beeinflusst wird. Vgl. Biologismus.

Ess|störungen: (klin.) auch Dysorexie; Sammelbezeichnung für alle Formen von gestörter Nahrungsaufnahme, die häufig mit Störungen des Körpergewichts (Dysponderosis) einhergehen. Nach den Ursachen können organische Essstörungen (z. B. bei Infektionen, Magen-Darm-Krankheiten, endokrinen Störungen) von psychogenen Formen unterschieden werden. Psychogenen Essstörungen liegen oft mehrere, zusammenwirkende Ursachen zugrunde, eine allgemein akzeptierte Klassifikation gibt es daher nicht. Unterschieden werden können z. B. Krankheitsbilder mit psychosomatischen Störungen u. Körperbildstörungen (z. B. Anorexia* nervosa, Bulimia* nervosa), Störungen in der Objektwahl (z. B. Pikazismus*) od. Impulskontrollstörungen (z. B. Heißhungerepisoden bei Bulimia* nervosa). Psychogene Essstörungen gehen häufig einher mit depressiven Stimmungsveränderungen, evtl. auch mit Verhaltens- u. Persönlichkeitsstörungen; sie sind unter Umständen Ausdruck einer (körperlich folgenreichen) Konfliktbewältigung, können aber subjektiv als lustvoll u. befriedigend erlebt werden.

Estradiol n: (endokrin.) international übliche Schreibweise für Östradiol*.

Estriol n: (endokrin.) international übliche Schreibweise für Östriol*.

Estrogene n pl: (endokrin.) international übliche Schreibweise für Östrogene*.

Estron n: (endokrin.) international übliche Schreibweise für Östron*.

ET: (gebh.) Abkürzung für **1. E**mbryo**t**ransfer*; **2. E**ntbindungs**t**ermin.

Ethanol n: s. Äthanol.

Ethik (gr. ἠθικός die Moral betreffend) f: (kult.) Fachbezeichnung für die Lehre vom guten u. richtigen Handeln, die es (im Unterschied zu subjektiven moralischen Annahmen) ermöglichen soll, wissenschaftlich begründbare Aussagen (i. e. S. als Begründungen bzw. Rechtfertigungen) über gutes u. richtiges Handeln (Sittlichkeit, Gerechtigkeit) zu treffen; demgegenüber befasst sich Moralphilosophie mit individuellen Aspekten „richtigen" Handelns. Hinsichtlich der Methoden der Ethik können u. a. unterschieden werden: **1.** deskriptive Ethik, die durch empirische Beobachtung u. Auswertung allgemeine Aussagen über ethisches Handeln ableitet, z. B. als soziologische od. psychologische Ethik; **2.** normative Ethik, die sich als philosophische Ethik i. e. S. mit der Begründung für Formen u. Prinzipien richtigen Handelns sowie der Kritik der geltenden Moral befasst; **3.** Metaethik, die sprachliche Elemente u. Formen moralischer Aussagen analysiert. Im Lauf des 20. Jahrhunderts haben sich mit zunehmender Spezialisierung ethischer Fragestellungen zahlreiche Unterdisziplinen herausgebildet, die sich mit ethischen Fragestellungen innerhalb bestimmter Wissenschaftsgebiete befassen, z. B. Bioethik* od. Medizinethik*. Vgl. Sexualmoral.

Ethinyl|estradiol n: (endokrin.) international übliche Schreibweise für Äthinylöstradiol*.

Ethisteron n: auch 17-Äthinyltestosteron, Pregnin; (pharmak.) synthetisches Gestagen*.

Ethno|logie (gr. ἔθνος Volk) f: (kult.) auch vergleichende Völkerkunde*; Bezeichnung für die wissenschaftliche Erforschung fremder Lebensweisen u. Kulturen durch Beschreiben (eigentlich Ethnographie) u. Vergleichen (Ethnologie i. e. S.); ursprünglich war der Begriff beschränkt auf die Erforschung nichtwestlicher Kulturen (insbesondere der sog. Naturvölker) u. wurde von Volkskunde u. Kulturgeschichte abgegrenzt, die sich überwiegend der Erforschung des westlichen Kulturraums widmeten. Am Beispiel der kulturhistorisch fremden Gruppen entwickelte die Ethnologie ab Mitte des 19. Jahrhunderts (ausgehend von der damaligen Anthropologie*) ein allgemein anwendbares System zur Beschreibung soziokultureller Gegebenheiten (z. B. in den Kategorien Technologie, Organisation, Religion u. Magie, Spiel u. Kunst), das sich im Verlauf des 20. Jahrhunderts zunehmend auch als geeignet zur Beschreibung anderer Bevölkerungen erwies (z. B. von gesellschaftliche Randgruppen, Berufsgruppen, Subkulturen). Auch die am Beispiel fremder Kulturen entwickelten Methoden der Ethnologie (beobachtende u. beschreibende Feldforschung, teilnehmende u. kommunizierende Haltung der Forschenden, Selbstbeobachtung als Teil der Untersuchung) werden heute in anderen Forschungsgebieten (Soziologie, Sexualwissenschaft u. a.) angewandt; eine besonders kritische Selbstbeobachtung der Forschenden erlaubt die Methode der Ethnopsychoanalyse*.

Ethno|psycho|analyse f: (kult.) Bezeichnung für ein Vorgehen der Ethnologie*, bei dem versucht wird, mit Mitgliedern der untersuchten Gruppe wiederholte Gespräche (z. B. über Erlebnisweisen, Mythen, Rituale) mit Methoden der Psychoanalyse* zu führen u. zu interpretieren; um ein möglichst unverzerrtes Verständnis der untersuchten Phänomene zu erreichen, gilt dabei besondere Aufmerksamkeit den innerpsychischen Vorgängen beim beobachtenden Wissenschaftler (Einbringen eigener neurotischer Konflikte u. Gegenübertragung*, daher z. B. Supervision* der Forschenden). Insbesondere bei sexuellen Fragen führt allerdings auch diese Methode nicht immer zu unstrittigen Interpretationen; sie verdeutlicht die Unvermeidbarkeit subjektiver Sichtweisen gerade in Bezug auf Sexualität.

Ethno|psychologie f: (kult.) Bezeichnung für ein fächerübergreifendes Spezialgebiet von Psychologie u. Ethnologie, das sich mit dem gemeinsamen Bewusstsein von Gruppen u. Völkern befasst (insbesondere Sprache, Mythen, Religionen, Kunst, Moral u. Rechtssystem).

Etho|logie (gr. ἔθος Gewohnheit) f: (zool.) heute zunehmend übliche Bezeichnung für ein Forschungsgebiet, das sich mit der Beobachtung u. Beschreibung des Verhaltens von Tieren befasst; je nach Schwerpunkt der Betrachtung wird das Gebiet, soweit es menschliches Verhalten untersucht, auch als Verhaltenswissenschaft, vergleichende Verhaltensforschung, Soziobiologie, Psychobiologie od. Humanethologie bezeichnet, wobei die Übertragbarkeit von Ergebnissen aus Tierbeobachtungen auf menschliches Verhalten kontrovers beurteilt wird. Besondere Aufmerksamkeit gilt der Frage, inwieweit Verhalten angeboren bzw. erlernt ist (sog. Kaspar-Hauser-Experimente), welche Faktoren ein bestimmtes Verhalten fördern od. verhindern (Begabung, Milieu u. a.) bzw. welche Bedingungen das Verhalten im Einzelfall steuern (Kommunikation, Lebensraum u. a.); dabei ist eine zunehmend integrierende Neubewertung früher konfrontativ diskutierter Theorien zu beobachten. In Bezug auf Sexualität stehen Partnerwahlverhalten, Paarbindung, Brutpflege u. die soziale Bedeutung sexueller Handlungen (z. B. zur Vermeidung von Aggression od. zur Stabilisierung von Rangordnungen) im Vordergrund der Betrachtung.

Ethyl|chlorid n: (pharmak.) Bezeichnung für Chloräthyl*.

Etikettierung (frz. étiquette Markierung) f: (psychol.) auch Labelling; Fachbezeichnung für Zuschreibung* bestimmter Eigenschaften od. Fähigkeiten gegenüber Individuen od. Gruppen, die nicht objektiv begründet sein müssen, sondern nicht selten auf Grundlage von Vorurteilen* od. Ressentiments* getroffen werden; sexualwissenschaftlich wird als sog. **Etikettierungsmodell** die gesellschaftliche Zuschreibung eines abweichenden Sexualverhaltens* gegenüber bestimmten Personengruppen bezeichnet, deren sexuelle Handlungen als Verstoß gegen kollektive Normen angesehen, u. U. auch als Krankheit od. Verbrechen bewertet werden.

Eu|chromatin (gr. εὖ gut) n: (biol.) schwach anfärbbarer Anteil von Chromatin*.

Eu|dämonismus (gr. εὐδαιμονία Glückseligkeit) m: (kult.) Fachbezeichnung für eine in der griechischen Antike begründete Philosophie, derzufolge das Streben nach Glück das höchste ethische Prinzip sei; vgl. Hedonismus, Lustprinzip.

Eu|genik (gr. εὐγενής wohlgeboren) f: (genet.) früher auch sog. Erbgesundheitslehre; Bezeichnung für eine Methode der Bevölkerungspolitik*, die Erkenntnisse der Humangenetik* auf Bevölkerungen anwendet mit dem Ziel der Begünstigung der Fortpflanzung „Gesunder“ u. der Vermeidung der Fortpflanzung „Kranker“; der Begriff stammt aus dem frühen 20. Jahrhundert, ist seit der Zeit des Nationalsozialismus* erheblich belastet (ca. 400 000 Zwangssterilisationen*, systematische Euthanasie*) u. wird in seiner Bedeutung dadurch weiter erheblich eingeschränkt, dass eine Grenzziehung zwischen „wertvoll“ u. „unwert“ unmöglich ist. Humangenetische Beratung* und ggf. freiwillige Kontrazeption können als einzige allgemein akzeptierte Formen der Eugenik betrachtet werden, während z. B. die Präimplantationsdiagnostik* als Mittel zur Vermeidung von Erbkrankheiten* stark umstritten ist.

Eulenburg, Albert (1840-1917): Arzt, 1874 Professor für Pharmakologie in Greifswald, seit 1880 Herausgeber der „Real-Enzyklopädie der gesamten Heilkunde“ in Berlin, ferner Arbeiten zur Neurophysiologie; mit I. Bloch ab 1914 Herausgeber der „Zeitschrift für Sexualwissenschaft“.

Eunuchen (gr. εὐνοῦχος Bettwächter) m pl: (allg.) Bezeichnung für Männer mit genitaler Verstümmelung*, die über eine Zirkumzision* hinausgeht u. die Hoden einbezieht (Kastration*), aber evtl. auch den Penis betrifft (vgl. Kastraten) u. vor Einsetzen der Pubertät durchgeführt wird (sog. Frühkastraten).

Vorkommen: In verschiedenen Kulturen werden Eunuchen beschrieben als Opfer traditioneller Verstümmelung von Sklaven, z. B. zur Verwendung als Wächter in Harems (Europa, Nordafrika, Asien), od. von Priestern, z. B. in Heiligtümern der Großen Mutter, evtl. auch zur Verwendung als Prostituierte (z. B. homosexuelle Kultprostitution* in den antiken Heiligtümern der Ishtar in Babylon bzw. der Kybele in Kleinasien u. Rom); im frühen Christentum waren Eunuchen nicht selten Opfer einer Selbstverstümmelung* aus religiösen Motiven (unter Bezug auf neutestamentliche Textstellen; vgl. Skopzen), bis die Praxis im 4. Jahrhundert durch das Konzil von Nicaea verboten wurde. In islamisch geprägten Gesellschaften stammten Eunuchen, da der Islam die Kastration verbietet, überwiegend aus nichtislamischen (christlichen, animistischen) Bevölkerungen. In Indien leben heute noch vermutlich 2,5 Millionen Eunuchen, die als sog. Hijras überwiegend der Prostitution nachgehen.

Eunuchismus m: (klin.) Fachbezeichnung für die charakteristischen Auswirkungen des vollständigen Fehlens von Androgenen aus den Hoden bei fehlender Hodenanlage (Agonadismus) od. vor der Pubertät erfolgter Kastration (s. Eunuchen) bzw. schwerer Hodenschädigung. Typisch sind ein ausbleibender pubertärer Gestaltwandel, fehlender Stimmbruch u. fehlende Entwicklung sekundärer Geschlechtsmerkmale, hypophysär bedingter (sog. hypergonadotroper) Hochwuchs, Minderentwicklung der Muskulatur u. erhebliches Übergewicht; vgl. Eunuchoidismus.

Eunuchoidismus m: (klin.) Fachbezeichnung für Körpermerkmale ähnlich dem Eunuchismus*; Vorkommen bei Androgenmangel infolge eines Hypogonadismus* vor der Pubertät (z. B. Leydigzell*-Insuffizienz), Hodenschädigung bzw. Hodenverlust nach der Pubertät (tardiver Eunuchoidismus nach Spätkastration) od. fehlender Produktion von Hypophysenhormonen bei Erkrankungen des Hypophysenvorderlappens (sekundärer Eunuchoidismus).

E

Eunuchoidismus, fertiler m: (klin.) auch Pasqualini-Syndrom; isolierte Störung der Hormonproduktion der Hoden (Leydigzell-Insuffizienz) infolge verminderter hypophysärer LH-Produktion; eunuchoider Habitus bei intakter Spermiogenese u. Zeugungsfähigkeit.

Eu|pareunie (gr. εὖ gut, πάρευνος Bettgefährte) f: (sexol.) veraltete Fachbezeichnung für das Zusammenpassen von Partnern in einer sexuellen Beziehung (Bedürfniskonkordanz u. befriedigender Geschlechtsverkehr).

Eu|phorie (gr. εὔφορος leicht tragend) f: (psychol.) Bezeichnung für eine gehobene Stimmung mit Glücksgefühlen u. Wohlbefinden, die nicht unbedingt der objektiven Lage entspricht; manchmal situative Veränderung des Affekts ohne pathologische Bedeutung (z. B. typisch bei Verliebtheit*), in anderen Fällen Folge von Medikamenten- od. Rauschmittelgebrauch bzw. von (v. a. organischen) Psychosen; vgl. Manie.

Eu|ploidie (gr. -πλόος -fach) f: (genet.) Fachbezeichnung für Genom mit einem für das entsprechende Lebewesen vollständigen Chromosomensatz (beim Menschen 22 autosomale Paare u. die Geschlechtschromosomen XX bzw. XY). Ein abweichender Chromosomensatz wird als aneuploid od. heteroploid bezeichnet.

European Federation of Sexology: Abkürzung EFS; 1992 gegründete Fachgesellschaft; Ziele sind u. a. Informations- u. Kontaktvermittlung zwischen europäischen sexualwissenschaftlichen Organisationen, Einrichtungen u. Sexualwissenschaftlern.

Eu|thanasie (gr. εὐθανασία schöner Tod) f: (klin.) ursprünglich im antiken Griechenland Bezeichnung für schönen, ehrenhaften Tod, wird unter diesem Begriff seit dem 16. Jahrhundert die Frage einer aktiven Sterbehilfe unter verschiedenen Aspekten diskutiert, z. B. um bei Todkranken ein langes Leiden zu vermeiden od. aus bevölkerungspolitischen bzw. „rassehygienischen" Überlegungen. Mit der Schrift „Die Vernichtung lebensunwerten Lebens" von Binding u. Hoche (1920) wurde die Möglichkeit einer aktiven Sterbehilfe in den Zusammenhang der ethischen Diskussion über den Wert des Lebens gestellt; im Nationalsozialismus wurden (ohne gesetzliche Grundlage) zunächst im Rahmen der sog. Kindereuthanasie (sog. Aktion T4, Tarnbezeichnung nach der Anschrift der koordinierenden Behörde in der Berliner Tiergartenstraße 4), ab 1940 auch bei Erwachsenen, systematische Ermordungen v. a. an Patienten von Heil- u. Pflegeanstalten im Deutschen Reichsgebiet durchgeführt, später auch in den von der Wehrmacht besetzten Gebieten. Zwischen 1939 u. 1945 wurden etwa 5000 Kinder, zwischen Januar 1940 u. August 1941 mehr als 70 000 Erwachsene ermordet; als „Indikation" galten neben sog. Erbkrankheiten (vgl. Gesetz zur Verhütung erbkranken Nachwuchses) teilweise auch die Zugehörigkeit zu einer „minderwertigen Rasse". Nach dem Zweiten Weltkrieg war Euthanasie (auch als die Beihilfe zur Selbsttötung auf ausdrücklichen Wunsch u. Verlangen des Betroffenen) in zahlreichen Staaten zunächst gesetzlich verboten, aber die Möglichkeit einer Euthanasie u. a. im Kontext medizinethischer Diskussionen über das Lebensrecht schwerst fehlgebildeter Neugeborener wurde später erneut aufgenommen, in einigen Staaten (z. B. Belgien, Niederlande) wurden bestehende Euthanasie-Verbote gelockert. Kritiker der Euthanasie weisen auf die hohe Missbrauchgefahr derartiger Regelungen hin u. argumentieren u. a. damit, dass ärztliches Handeln sich nicht an einer Unterscheidung von „lebenswertem" u. vermeintlich „lebensunwertem" Leben orientieren kann.

Eve: (allg.) in Subkulturen übliche Bezeichnung für Methylendioxyethylamphetamin (MDEA), s. Ecstasy; vgl. Adam.

Eventual|aus|schabung (lat. eventualis vom Ergebnis abhängig): s. Karman-Methode.

E|viratio f: (psychiat.) historische, durch R. v. Krafft-Ebing (1877) geprägte Bezeichnung für eine Form der männlichen Homosexualität* (der sog. erworbenen konträren Sexualempfindung*) mit Verlust des als typisch angenommenen maskulinen Sexualempfindens u. dessen Ersatz durch ein feminines Empfinden; der umgekehrte Vorgang bei homosexuellen Frauen wurde als Defemination* bezeichnet. Das Konzept hat heute jede Bedeutung verloren.

E|volutions|lehre (lat. evolvere, evolutus entwickeln): (biol.) Fachbezeichnung für Entwicklungstheorien, i. e. S. die von Ch. Darwin (1859) begründete Abstammungslehre*.

Exaltolide: (pharmak.) auch Tibetolide; v. a. im angloamerikanischen Sprachraum übliche Bezeichnung für synthetischen Moschus*.

Ex|ceptio plurium (lat. ~ ~ Klausel bezüglich weiterer Personen) f: (jurist.) veraltete Fachbezeichnung für Mehrverkehrseinrede*.

Ex|enteration (lat. exenterare ausweiden) f: (chir.) vorübergehende Verlagerung von Eingeweiden nach außen im Rahmen eines operativen Eingriffs.
(gynäkol.) teilweise bis vollständige Entfernung von Bauchorganen als erweiterte Radikaloperation bei ausgedehnten malignen Tumoren des kleinen Beckens, z. B. Vagina-, Vulva-, Zervix-, Blasen- u. Urethralkarzinom od. Ovarialkarzinom.

Ex|hibitionismus (lat. exhibere, exhibitus darbieten) m: (sexol.) **I. i. e. S.** Fachbezeichnung für eine als Paraphilie* eingeordnete Form des abweichenden Sexualverhaltens*, bei der sexuelle Erregung u. Befriedigung dadurch erreicht werden, dass die nackten Geschlechtsorgane (mit od. ohne Masturbation) gegenüber Fremden zur Schau gestellt werden; ein Orgasmus wird selten zeitgleich (eher bei späterer Masturbation) erreicht. Überwiegend wird von den Be-

treffenden ein unkontrollierbarer (durch typische Personen od. Einzelreize akut ausgelöster) Drang beschrieben, der erst nach Ende der Handlungen bewusste Einschätzungen zulässt. Die Handlungen folgen hinsichtlich der gewählten Personen und der erwarteten Reaktionen meist einem starren sexuellen Skript*, das eine optische Beziehung zum Gegenüber, aber keinen Körperkontakt vorsieht; weichen die ausgelösten Reaktionen von den Erwartungen ab, werden die Handlungen fast stets durch Flucht beendet, Gewaltanwendung ist sehr selten.
Die **Häufigkeit** exhibitionistischen Verhaltens ist schwer zu bestimmen, weil es als Delikt gegenüber Erwachsenen nur auf Antrag verfolgt wird (s. u.); die Kriminalstatistik verzeichnet fast ausschließlich Männer (unter 1 % Frauen).
Über die **Entstehung** des Verhaltens gibt es keine einheitliche Vorstellung; je nach Einzelfall wird es als Ausdruck gehemmter Kontaktfähigkeit od. des Wunschs nach Aufmerksamkeit gedeutet, als Reaktion auf akute Krisensituationen od. (psychoanalytisch) als Ausdruck einer Störung der psychosexuellen Entwicklung (Fixierung von od. Regression auf Partialtriebe, Abwehr kindlicher Kastrationsangst).
Zwei **Formen** werden nach dem Verlauf unterschieden: Bei den sog. **typischen** Formen besteht das Verhalten zeitlich begrenzt entweder während der Adoleszenz od. im Rahmen akuter Krisen bei Erwachsenen (Partnerschaftskonflikte, sexuelle Funktionsstörungen), selten auch im Rahmen von Psychosen od. Altersdemenz; bei den sog. **atypischen** Formen besteht das Verhalten lebenslang. Je nach Art der gewählten Kontakte sind Verbindungen zu Pädophilie* (Exhibition vor Kindern), Masochismus* (Erregung durch das eingegangene Risiko) od. Sadismus* (Erregung durch die erzielte Wirkung) erkennbar.
Die **Bewertung** exhibitionistischer Handlungen folgt heute überwiegend der Vorstellung, das Verhalten sei zwar sozial abzulehnen (Schutz vor unerwünschter Konfrontation mit sexuellen Handlungen, daher Strafbarkeit nach § 183 StGB auf Antrag für Männer vor Erwachsenen, nach § 174 bzw. § 176 StGB in jedem Fall für Männer u. Frauen vor Schutzbefohlenen bzw. Kindern), es sei aber v. a. als Symptom psychischer Probleme zu sehen (Strafminderung od. Verfahrenseinstellung bei Nachweis einer Therapie); vgl. Erregung öffentlichen Ärgernisses.
Die **Folgen** des Exhibitionismus sind für die unfreiwilligen Zuschauer eher harmlos, auch bei Kindern wird das Risiko einer Traumatisierung heute für sehr gering gehalten. Da die Betreffenden häufig Wiederholungstäter sind, besteht bei ihnen ein hohes Risiko strafrechtlicher Verfolgung u. Verpflichtung zu einer Therapie. Verläufe mit einer Tendenz zu stärkeren Reizen (z. B. höherem Risiko) sind beschrieben, auch hier ist eine Entwicklung zu sexueller Gewaltanwendung selten.
Die **Therapie** wird erschwert durch eine fehlende Motivation der Betreffenden, die ihr Verhalten oft nicht als schädigend empfinden; sie erfolgt durch Psychotherapie (ggf. Partnermitbehandlung) u. hat eine günstige Prognose (erfolgreich in 60-70 % der Fälle); in seltenen Fällen kann eine Minderung des Antriebs durch kontrahormonale Therapie* erwogen werden.
II. i. w. S. kann als exhibitionistisches Verhalten jedes sexuell motivierte Entblößen von Teilen des Körpers bezeichnet werden; es ist in dieser Form (insbesondere bei Frauen) sehr verbreitet u. gleicht dem Exhibitionismus i. e. S. insoweit, als auch hier zwar die eigene sexuelle Erregung auf die Betrachter projiziert u. eine erregende Wirkung erhofft wird, aber ein unmittelbarer körperlicher Kontakt oft nicht beabsichtigt ist. (kult.) werden Formen des rituellen Exhibitionismus aus verschiedenen Kulturen berichtet, z. B. Zeigen des Penis od. des Gesäßes (Kopropraxie*) als Abwehrzauber gegen böse Geister. Unter Primaten ist das Zur-Schau-Stellen des erigierten Penis eine verbreitete Drohgebärde; vgl. Präsentieren, sexuelles.

Exkremento|philie (lat. excrementum Ausscheidung) f: (sexol.) Sammelbezeichnung für das Verwenden von Kot, Urin u. anderen Körperausscheidungen im Rahmen der sexuellen Aktivität (Fetischismus*); psychodynamisch besteht u. U. eine Nähe zu Sadomasochismus.

Ex|libris (lat. ~ aus Büchern) n: (kult.) künstlerisch gestalteter, auf die Innenseite des vorderen Buchdeckels geklebter Zettel mit der Aufschrift „Exlibris" u. dem Namen oder den Initia-

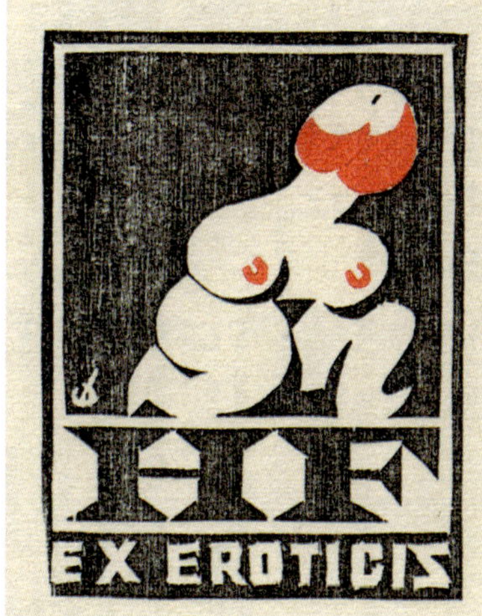

Exlibris:
Der Däne Helmer Fogedgaard (1907-2002) war ab 1948 Herausgeber der ersten Zeitschrift der skandinavischen Schwulenbewegung „Vennen" (Der Freund) und Gründungsmitglied der Bürgerrechtsgruppe „Forbundet af 1948"; sein Pseudonym „Homophilos" war Vorbild für die Selbstbezeichnung der Schwulen der 50er Jahre in ganz Europa. Fogedgaard besaß die wohl umfangreichste Sammlung erotischer Exlibris; hier sein eigenes, ein Holzschnitt des dänischen Künstlers Christian Blåsbjerg.

len des Eigentümers; seit dem 15. Jahrhundert beschrieben; bei der Gestaltung werden gelegentlich erotische Motive verwendet, Sammler erotischer Literatur verändern die Beschriftung nicht selten zu „Ex (libris) eroticis" (s. Abb. S. 133) od. „Ex (libris) phallicis" u. a.; vgl. Erotika.

Exo|gamie (gr. ἔξω außen, γάμος Hochzeit) f: (kult.) sog. Außenheirat; Fachbezeichnung für Heiratsordnung, bei der Ehen außerhalb bestimmter sozialer Gruppen, Stämme od. anderer bestehender Verbände geschlossen werden. Häufig bestand gleichzeitig ein (evtl. mit einem Inzesttabu* verbundenes) Verbot der Endogamie*, was häufig Ursache für Raubehe* od. Tauschehe* war; Verstöße konnten Ächtung u. Ausstoßung aus der eigenen Gruppe zur Folge haben. Exogame Heiratsordnungen werden u. a. für frühe gesellschaftliche Organisationsformen angenommen, da sie einer ökonomischen u. gesellschaftlichen Ausdehnung des Herrschaftsbereichs dienen konnten.

Ex|omis (gr. ὦμος Schulter): (kult.) historische Bezeichnung für ein in der griechischen Antike verbreitetes Gewand, das eine Schulter frei ließ u. das von Männern u. Frauen (nach der Sage auch von Amazonen*) getragen wurde.

Exorzisation (gr. ἐξορκίζω beschwören) f: (allg.) traditionelle Bezeichnung für das rituelle Vertreiben von Dämonen* od. des Teufels* in Fällen von Besessenheit*; in zahlreichen Kulturen als Heilverfahren beschriebenes Ritual, das durch Gebete, Gesänge, Tänze u. volksmedizinische Behandlungen unterstützt wird. In der katholischen Tradition regional bis heute durchgeführt; dabei werden neben Beschwörungsformeln u. U. lebensgefährliche Methoden angewandt, z. B. das Trinken sehr großer Mengen von Wasser (Todesfälle).

Ex|positions|therapie (lat. exponere aussetzen) f: (psychol.) bedeutungsgleich mit Konfrontationstherapie*.

Ex|traktion (lat. extrahere, extractum herausziehen) f: (gebh.) Fachbezeichnung für das Herausziehen des Kindes während der Geburt*; bei Kopflage durch Vakuumextraktion*, bei Beckenendlage durch Hand, in Einzelfällen durch Zangengeburt*; als ganze od. manuelle Extraktion wird die Entwicklung aus Beckenendlage (s. Kindslagen) bezeichnet, wenn der Rumpf noch nicht geboren ist; heute nur noch in seltenen Notfällen angewendet, da eine Gefährdung des Kindes besteht (Sauerstoffmangel); als halbe Extraktion od. Manualhilfe wird die Entwicklung aus Beckenendlage bezeichnet, wenn das Kind bis zum unteren Schulterblattwinkel geboren ist u. ein tieferer Eingriff in die Vagina nicht erforderlich ist.
(klin.) Entfernen durch Zug, z. B. Zahnextraktion, od. Extraktion eines Fremdkörpers durch Herausziehen aus einer Körperöffnung.
(pharmak.) Herstellung von Auszügen natürlicher Pflanzenbestandteile zur medizinischen Anwendung.

Extra|uterin|schwangerschaft (lat. extra außerhalb): (gebh.) auch Extrauteringravidität, Graviditas extrauterina; ektope Schwangerschaft, bei der sich die befruchtete Eizelle (Zygote) nicht in die Gebärmutter einnistet, sondern z. B. im Eileiter bleibt; s. Schwangerschaft, ektopische.

Extra|version (lat. vertere wenden) f: (psychol.) Fachbezeichnung für ein (als eher unveränderlich betrachtetes) Merkmal der Persönlichkeit* (Einstellungstyp), das sich durch positive Zuwendung zur umgebenden Welt auszeichnet (sog. Handlungsnaturell mit entgegenkommendem Verhalten, Selbstschätzung, Selbstbehauptung, sozialer Spontaneität); in statistischen Persönlichkeitsmodellen der Introversion* bipolar entgegengesetzt.

Ex|zess (lat. excedere herausgehen) m: (allg.) Bezeichnung für eine Ausschweifung od. Unmäßigkeit; historisch wurden insbesondere von ärztlicher u. pädagogischer Seite sowie von Geistlichen immer wieder Warnungen vor sog. sexuellen Exzessen ausgesprochen, die oft allgemein sexualfeindliche Einstellungen ausdrückten u. verdeutlichen, dass quantitative Bewertungen sexuellen Verhaltens außerordentlich subjektiv sind; vgl. Promiskuität.

Ex|zitation (lat. excitare erregen) f: (physiol.) Fachbezeichnung für Erregung*.

Eye Movement Desensitization and Reprocessing: (psychol.) Abkürzung EMDR; Bezeichnung für ein (ergänzend) in der Traumatherapie* eingesetztes Verfahren, das auf der Annahme beruht, dass durch bewusste Augenbewegungen (vermutlich ähnlich wie in Traumphasen des Schlafs) integrative Leistungen des Gehirns erleichtert u. die Verarbeitung posttraumatischer Belastungsstörungen gefördert werden können. Die Wirksamkeit (insbesondere hinsichtlich einer Verkürzung der Therapiedauer) erscheint belegt.

F

Facultas erigiendi (lat. ~ Fähigkeit) f: (klin.) veraltete Fachbezeichnung für die Fähigkeit zur Erektion* des Penis; vgl. Potenz.

Fächer: (allg.) Bezeichnung für flache Gebrauchsgegenstände aus Federn, Holz, Papier, Elfenbein od. anderen Materialien, die in allen Kulturen verwendet werden, um Luft zu bewegen (Kühlung, Feuermachen) u. fliegende Insekten zu verscheuchen; im europäischen Kulturraum, fast ausschließlich von Frauen, auch zur Verstärkung der Gestik* eingesetzt; in psychoanalytischer Sicht ein (durch Aufklappen jeweils erigierbares) Phallussymbol.

Fäkalien (lat. faex, faecis Bodensatz, Hefe) f pl: (allg.) Sammelbezeichnung für menschliche Darmausscheidungen, s. Stuhl.

Fahrlässigkeit: (jurist.) Bezeichnung für eine Form schuldhaften, u. U. strafbaren Handelns, bei dem unabsichtlich, aber durch Leichtsinn od. Verletzung von Sorgfaltspflichten Schäden od. Gefahren für Leben u. Gesundheit von Menschen entstehen; z. B. können auch bei einvernehmlichen sexuellen Kontakten durch Fahrlässigkeit eines Partners entstandene körperliche Schäden od. Unfälle strafrechtlich verfolgt werden; vgl. Koitusverletzungen, Sadomasochismus.

Falle schieben: (allg.) unter weiblichen Prostituierten übliche Bezeichnung für (evtl. manuell unterstützten) Schenkelverkehr*.

Fallopio, Gabriele (1523-1562): Arzt u. Anatom, Padua; führte 1544 die erste öffentliche Sektion durch u. beschrieb 1561 die Tuba uterina (Eileiter*).

Falsch|beschuldigung: (allg.) Bezeichnung für das (bewusste od. unbewusste) Erheben eines Schuldvorwurfs gegenüber einem in Bezug auf das behauptete Geschehen schuldlosen Menschen; sie entsteht im Zusammenhang mit vermuteten Sexualstraftaten nicht selten durch falsche Ermittlungsmethoden (z. B. Suggestionen), insbesondere bei der Anhörung von Kindern als Zeugen, od. durch falsche Anwendung psychotherapeutischer Verfahren zur Wiedererlangung von Erinnerungen. Falschbeschuldigungen sind unter den Voraussetzungen von § 164 StGB (insbesondere „wider besseres Wissen“) strafbar.

Familie (lat. familia Hauswesen) f: (soziol.) ursprünglich Bezeichnung für alle dem Hausherrn (sog. pater familias, Hausvater) unterstellten Personen, die im 18. Jahrhundert die bis dahin übliche Bezeichnung Haus ablöste; i. e. S. zunächst als Bezeichnung für (Großeltern-) El-

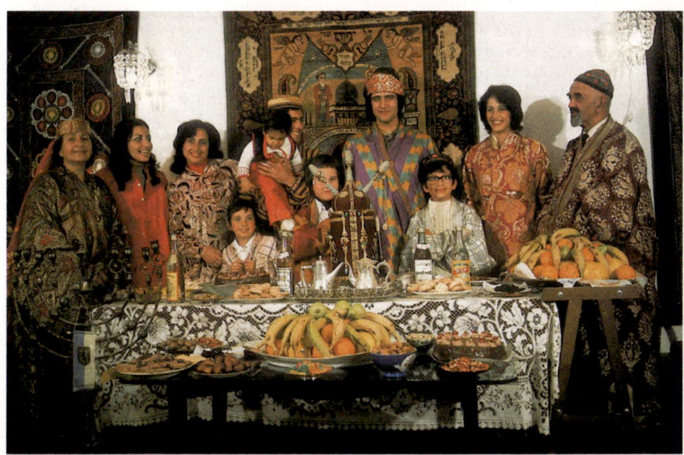

Familie 1:
Bis heute bilden gemeinsam begangene Feste eine wichtige Grundlage für das Gefühl der Zusammengehörigkeit innerhalb von Familien; hier eine Familie in Jerusalem beim Passah, dem traditionell mit einem Familienmahl gefeierten Beginn des 8-tägigen Mazzoth-Festes, das an die Flucht des Volkes Israel aus der Zwangsarbeit in Ägyten erinnert.

tern-Kind-Gemeinschaft, i. w. S. auch für die gesamte Verwandtschaft verwendet, bezeichnet Familie heute soziale Gemeinschaften mit einer Folge von Generationen, die unabhängig von räumlicher bzw. zeitlicher Zusammengehörigkeit biologisch, sozial bzw. rechtlich miteinander verbunden sind (s. Abb. 1). Der traditionelle Familienbegriff, der sich an den in einem Haushalt zusammenlebenden Personen orientiert und z. B. je nach Anzahl der zusammenlebenden Generationen zwischen Kleinfamilie* u. Großfamilie* unterscheidet, ist heute weitgehend einer am individuellen Lebenverlauf orientierten Betrachtungsweise der einzelnen Familienmitglieder gewichen, die häufig örtlich getrennt leben. Es existieren zahlreiche verschiedene Familientypen nebeneinander (z. B. Kernfamilie, Ein-Eltern-Familie, Patchworkfamilie mit Lebenspartnern, die nicht Eltern der in der Familie lebenden Kinder sind, od. Seitenverwandtschaft wie Onkel u. Tanten), die sich teilweise als Reaktion auf veränderte soziale, ökonomische u. gesellschaftliche Bedingungen herausgebildet haben. Mit einem Anteil von mehr als 40 % bilden Familien in Deutschland die häufigste Form dauerhafter Lebensgemeinschaften, wobei eine Zunahme der sog. Ein-Eltern-Familien zu beobachten ist; die Zahl der Alleinerziehenden liegt bei fast 3 Mio. (v. a. geschiedene, ledige od. verwitwete Frauen), von denen fast 70 % Ein-Kind-Familien sind (gegenüber ca. 45 % der Familienhaushalte von zusammenlebenden Ehepaaren, s. Abb. 2).

Das Eltern-Kind-Verhältnis als traditionelle Kernstruktur der Familie ist eng mit den Familienfunktionen von Fortpflanzung u. Sozialisation sowie Solidarität zwischen den Generationen (Unterhalt, Versorgung, Pflege von Angehörigen in direkter Linie) verbunden. Die Familie stellt in psychologischer Sicht eine sog. Intimgruppe mit besonderer persönlicher Vertrautheit dar, in der allerdings sexuelle Beziehungen ausdrücklich auf die Eltern untereinander beschränkt bleiben (vgl. Inzest). In dieser Grundkonstellation entwickelt sich die (oft über die Zeit des gemeinsamen Zusammenlebens hinausbestehende) Familiendynamik*. Als **Familienphase** od. Familienzyklus wird die Periode bezeichnet, die der Pflege u. Versorgung von Kindern gewidmet ist. **Rechtlich** stehen Familien in Deutschland unter besonderem Schutz, Artikel 6 des Grundgesetzes verbietet eine Benachteiligung von Familien; juristische Fragen regelt das Familienrecht*. **Historisch** sind Familien als Lebens-, Jagd- u. Produktionsgemeinschaften in allen menschlichen Gesellschaftsformen (sowie im Tierreich) nachweisbar; oft dominieren paternalistische Strukturen (vgl. Vaterrecht). In den meisten westlichen Gesellschaften hat sich mit der Einführung von Arbeitsteilung u. industriellen Produktionsweisen im 19. Jahrhundert die Familienzusammensetzung zugunsten der Kleinfamilie verschoben; Fürsorge für Alte u. Kranke wurde aus der Familie heraus u. auf entstehende Sozialversicherungssysteme, Wohlfahrtsverbände u. andere

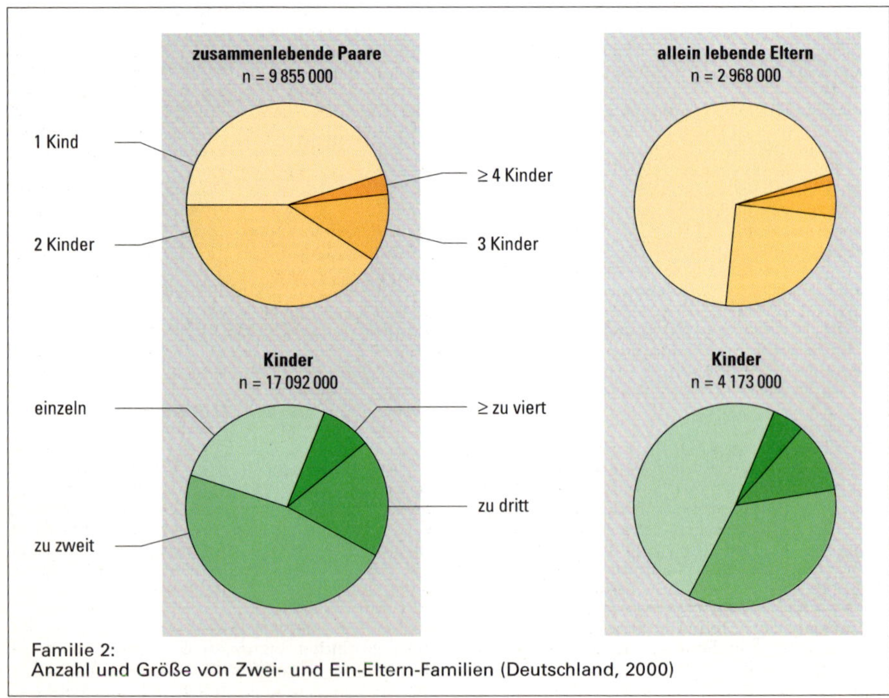

Familie 2:
Anzahl und Größe von Zwei- und Ein-Eltern-Familien (Deutschland, 2000)

karitative Einrichtungen verlagert. Zunehmende soziale Emanzipation u. die (zumindest im rechtlichen Sinn) seit der 2. Hälfte des 20. Jahrhunderts bestehende Gleichberechtigung von Mann u. Frau sowie die eheliche Partnerschaft haben prinzipiell neue Rollenverteilungen in Familien ermöglicht (z. B. die Rolle des Hausmanns).
(biol.) Bezeichnung einer Kategorie in der Klassifikation von Pflanzen u. Tieren; Familien werden von Gattungen* mit ähnlichen Merkmalen gebildet.

Familien|beratung: (psychol.) Bezeichnung für spezielle Beratungsangebote bei innerfamiliären Konflikten, v. a. von Sozialämtern u. Jugendämtern, aber auch von gemeinnützigen Beratungsstellen*; sie erfolgt meist durch speziell weitergebildete Psychologen, Pädagogen od. Sozialarbeiter u. zielt sowohl auf akute Lösungen als auch ggf. auf Vermittlung einer längerfristigen Familientherapie*.

Familien|dynamik (gr. δύναμις Kraft) f: (psychol.) Bezeichnung für die wechselseitigen Beziehungen u. Interaktionen innerhalb einer Familie, insbesondere zwischen Eltern u. Kindern, aber auch zwischen den Geschwistern (u. a. in Funktion der Position in der Geschwisterreihe). Dabei wird die Bedeutung sog. dyadischer Interaktionen, d. h. Wechselbeziehungen zwischen jeweils zwei Mitgliedern der Familie, für die positive Entwicklung von Kindern besonders hervorgehoben. Wichtig erscheint für die Entstehung des Selbstkonzepts des Kindes insbesondere die Fähigkeit der Eltern, seine Signale zu deuten u. in konstanter Weise auf sie zu reagieren. Die im familiären Kontext erlebten Beziehungsformen werden in späteren Partnerschaften häufig wiederholt (sog. Duplikationstheorem).

Familien|förderungs|gesetz: Kurzbezeichnung für das 1. u. 2. Gesetz zur Familienförderung (von 1999 bzw. 2001), in denen u. a. die finanzielle Förderung von Familien in Deutschland (z. B. durch Kinderfreibetrag*, Kindergeld*) geregelt wird.

Familien|gericht: (jurist.) seit 1977 in der BRD bestehende Gerichte für Familiensachen, v. a. Ehescheidungen* u. Scheidungsfolgen, Fragen der elterlichen Sorge* od. des Umgangsrechts. Vgl. Eherecht, Familienrecht.

Familien|hilfe: (allg.) Sammelbezeichnung für staatliche Hilfen für Familien; Familienhilfe umfasst u. a. Mutterschutz* u. Mutterschaftsgeld*, Elternzeit* u. Erziehungsgeld*, Kindergeld* bzw. Kinderfreibetrag* und ggf. einen Unterhaltsvorschuss.

Familien|planung: (sexol.) Sammelbezeichnung für die Planung von Kinderzahl u. Geburtszeitpunkt, die eine den individuellen Wünschen eines Elternpaars bzw. der Mutter angepasste Kinderzahl u. Regelung der Schwangerschaften entsprechend den jeweiligen Lebensumständen ermöglichen u. eine freie u. verantwortungsvolle Elternschaft fördern soll, z. B. durch gezielte Geburtenregelung unter bewusstem Einsatz von Methoden zur Kontrazeption; als natürliche Familienplanung wird dabei die Anwendung von Verfahren der natürlichen Kontrazeption* bezeichnet. I. w. S. werden auch

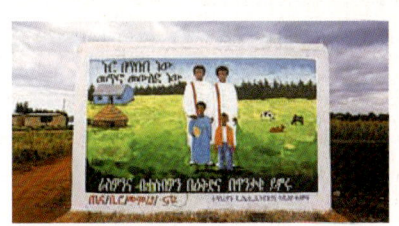

Familienplanung:
Plakat in einem äthiopischen Dorf, das für eine Beschränkung der Kinderzahl und das Modell der Kleinfamilie wirbt (Ende 20. Jahrhundert)

demographische Aspekte wie die Festlegung der Kinderzahl unter Berücksichtigung der Bevölkerungszahl unter dem Begriff der Familienplanung zusammengefasst (s. Abb.; vgl. Geburtenkontrolle). Zahlreiche nationale sowie internationale Gesellschaften für Familienplanung (z. B. Pro* Familia, International* Planned Parenthood Federation) bieten Beratungen u. Dienstleistungen an.

Familien|planungs|computer m: (allg.) Bezeichnung für elektronische Minirechner zur computergestützten Kontrazeption* od. Planung einer Schwangerschaft durch Berechnung des Konzeptionsoptimums.

Familien|recht: (jurist.) Sammelbezeichnung für Rechtssätze u. Gesetze, die sich auf die Familie* beziehen. Nach Artikel 6 des Grundgesetzes stehen Familie u. Ehe* in Deutschland unter besonderem verfassungsrechtlichen Schutz des Staates; familienrechtliche Fragen sind inzwischen wieder umfassend im 4. Buch des BGB geregelt. In der DDR ersetzte das Familiengesetzbuch (FGB) ab 1966 das BGB; einige Regelungen (z. B. zum Unterhaltsrecht bei Ehescheidungen vor dem 3.10.1990) wurden beibehalten. Für Fragen des Familienrechts ist das Familiengericht* zuständig. Vgl. Eherecht.

Familien|therapie f: (psychol.) Bezeichnung für eine Form der Psychotherapie*, bei der die Familie des Klienten („Symptomträger") als bedeutsam für die Entstehung u. Aufrechterhaltung seiner psychischen Störung betrachtet u. daher in die Therapie einbezogen wird; Ziele sind v. a. die Verbesserung innerfamiliärer Kommunikation, eine Veränderung festgelegter Rollen, Förderung der Fähigkeit aller Mitglieder, Gefühle auszudrücken, Aufarbeitung früherer Erlebnisse u. Verankern der Erkenntnisse in neuen Interaktionsformen. Anwendung v. a. bei psychischen Störungen von Kindern u. Jugendlichen (psychosomatischen Krankheiten, Verhaltensstörungen, Schizophrenie), aber auch im Erwachsenenalter (Abhängigkeit, Angst- u. Zwangsstörungen, Folgen chronischer körperlicher u. psychischer Krankheiten u. a.); Durchführung i. d. R. durch ein Therapeutenteam* nach unterschiedlichen Verfahren u. Konzepten in wechselnden Sitzungen als Einzel- od. Gruppentherapie. Eine Kombination mit Methoden der Gruppentherapie* bildet die sog. **multiple**

Familientherapie für Gruppen aus 3-5 Familien, wobei in jeder Sitzung entweder eine Familie im Zentrum steht u. die übrigen zuschauen, od. das Problem jeder Familie angesprochen u. erörtert wird; als besondere Vorteile gelten eine objektivere Erfahrbarkeit familiärer Interaktion am fremden Beispiel, ein erleichtertes Imitationslernen sowie die Möglichkeit, Klienten als Ko-Therapeuten od. als „Ersatz" für abwesende Mitglieder einzelner Familien wirken zu lassen (z. B. bei alleinerziehenden Eltern).

Farben|lust: (sexol.) historische Bezeichnung für die Wirkung von Farben auf das sexuelle Empfinden; ausgehend von der offensichtlichen Bedeutung, die bei manchen Tierarten die Färbung von Hautpartien od. Gefieder für das Paarungsverhalten hat, wurde angenommen, dass auch die sexuelle Reaktion des Menschen von Farben (insbesondere von Rottönen) beinflusst sein könnte; so signalisiert z. B. bei Pavianen eine deutliche Rötung des Gesäßes Paarungsbereitschaft (vgl. Sexualsignal). Beobachtungen der Ethnologie (Körperbemalung*) u. der täglichen Praxis in modernen Gesellschaften (Kosmetika*) bestätigen die Vermutung, ergeben aber zugleich eine hohe Variabilität der gewählten Signalfarben (Mode*); ein prägender Einfluss frühkindlicher erotischer Erfahrungen wird vermutet.

Farn|kraut|phänomen (gr. φαινόμενον Erscheinung) n: (gynäkol.) auch Arborisationsphänomen; unter Einwirkung von Östrogen auftretende, charakteristische Bildung von farnkrautähnlichen Kristallen im getrockneten Zervikalschleim, die beim Farntest* genutzt wird.

Farn|test m: (gynäkol.) Bezeichnung für ein Verfahren zum Nachweis einer Östrogenwirkung im getrockneten Zervikalschleim* des Uterus; in der späten Follikelphase des Ovarialzyklus zeigen sich im ungefärbten mikroskopischen Ausstrichpräparat charakteristische (farnkrautähnliche) Strukturen (Kochsalzkristalle, s. Abb.), die kurz vor dem Eisprung besonders deutlich werden u. danach (unter der Wirkung von Progesteron) verschwinden. Dient zur Abklärung von Zyklusstörungen u. Unfruchtbarkeit (s. Ovulationstests).

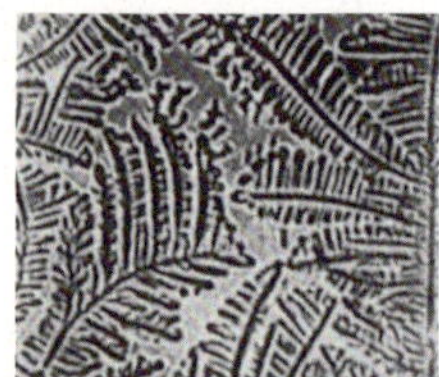

Farntest:
Objektträgerausstrich des Zervikalschleims mit typischen Kristallbildungen (sog. Farnkrautphänomen)

Fascinum (lat. ~ Abwehrzauber): (kult.) antike Bezeichnung, ursprünglich für ein Amulett in Form der Feige* (s. Fetisch, Abb.), später i. w. S. für künstlichen Penis (Dildo*).

Fast|nacht (ahd. vastnaht Vorabend des Fastens): (kult.) regional auch Fasnacht, Fasching; urspünglich Bezeichnung für den Vortag des Beginns der christlichen Fastenzeit (des sog. Aschermittwochs), später i. w. S. für die regional auch als Karneval* gefeierten, mehrere Tage dauernden Feiertage vor der Fastenzeit. Sie gehen auf vorchristliche Frühlingsfeste zurück (Überwindung des Winters, Vertreibung böser Geister, Fruchtbarkeitsriten*) u. werden als jährliche Feste* begangen mit reichlichem gemeinsamen Essen u. Trinken, sexueller Freizügigkeit u. Rollenumkehr (Weiberfastnacht*, Verkleidungen) sowie strafloser Verspottung von Autoritäten (Narrenfreiheit).

Faszination (lat. fascinare behexen) f: (allg.) Bezeichnung für ein Gebanntsein durch besondere Ereignisse, Vorstellungen od. Menschen, das die eigene Urteilsfähigkeit einschränkt. (psychoanalyt.) Bezeichnung für die Anziehungskraft von Symbolen* od. Archetypen*. (psychol.) Bezeichnung für den Zustand des Gebundenseins des Hypnotisierten an den Hypnotiseur.

Faunus: (kult.) altitalienischer Wald- und Fruchtbarkeitsgott, der in der römischen Mythologie* sinnliche Begierden u. Genuss symbolisiert u. teilweise mit Pan* bzw. Satyrn* identifiziert wird.

Faust|fick: s. Fistfucking.

Faveurs (frz. ~ Zugaben): (allg.) auch Galants; Sammelbezeichnung für Bänder, Schleifen od. kleine Schmuckstücke als Accessoire der Kleidung von Männern, i. d. R. Geschenke von Frauen.

Fecundatio (lat. ~ Befruchtung) f: (biol.) Fachbezeichnung für Befruchtung*.

Federación Latinoamericana de Sociedades de Sexología y Educación Sexual: Abkürzung FLASSES; 1980 gegründeter wissenschaftlicher Dachverband mit Sitz in Montevideo (Uruguay); Ziele sind u. a. die Förderung der sexuellen Gesundheit in Lateinamerika, der Sexualerziehung u. Sexualwissenschaft (http://www.flasses.org).

Fehl|bildungen: (klin.) Sammelbezeichnung für Störungen der intrauterinen Entwicklung infolge genetischer od. während der Schwangerschaft einwirkender Schäden mit der Folge bei Geburt bestehender (angeborener) Entwicklungsfehler: entweder als Hemmungsfehlbildungen, z. B. nicht angelegte Strukturen (Aplasie, Agenesie), nicht vollständig ausgebildete Strukturen (Dysplasie, Hypoplasie, Atresie), nicht am richtigen Ort gelegene Strukturen (Dystopie, Choristie) od. als Doppelfehlbildungen*. Die absolute Häufigkeit wird je nach Art der Datenerhebung mit 1-4 % aller Geborenen geschätzt; genetisch bedingte Fehlbildungen (meist Spontanmutationen) sind vermutlich häufiger als extern (durch Chemikalien, Infektionen od. Radioaktivität) ausgelöste. Nicht selten treten mehrere Fehlbildungen kombiniert als (u. U. für bestimmte Entstehungsursachen typische) Fehlbildungssyndrome auf. Vgl. Behinderung, geistige.

Fehl|bildungen, genitale: (klin.) Sammelbezeichnung für im Rahmen der Embryonalentwicklung entstehende, meist genetisch bedingte, aber auch durch externe Schädigungen entstehende Fehlbildungen der inneren u. äußeren Sexualorgane (sog. Dysgenitalismus); man unterscheidet: **1. Gonadenfehlbildungen:** Hypogonadismus*, entweder infolge von Störungen der hypothalamischen Hormonbildung u. Hormonfreisetzung od. infolge von Gonadenagenesie od. Gonadendysgenesie (vgl. Hodenfehlbildungen, Eierstockfehlbildungen), evtl. mit Resten embryonaler Strukturen (Stranggonaden); außerdem ektopische Lokalisationen (s. Hoden-Lageanomalien). **2. Genitalfehlbildungen:** meist infolge einer Hemmung der Differenzierung der zunächst indifferenten Genitalanlagen (Spaltbildung, Atresie), aber auch Entstehung doppelter Anlagen. Bei beiden Geschlechtern: s. Hypergenitalismus, Hypogenitalismus; weiblich: s. Uterusfehlbildungen, Vaginafehlbildungen; männlich: s. Penisfehlbildungen, Hodensackfehlbildungen; **3. intersexuelle Fehlbildungen:** sexuell uneindeutige, evtl. in Gegensatz zum chromosomalen Geschlecht stehende Sexualorgane (Intersexualität*), entweder infolge sexuell uneindeutiger Gonadenanlagen (Hermaphroditismus) od. infolge von Störungen der genitalen Differenzierung (Pseudohermaphroditismus).

Fehl|formen|rate: (androl.) Maßzahl für den Anteil fehlgebildeter (u. damit meist nicht befruchtungsfähiger) Samenzellen* im Ejakulat; die Beurteilung erfolgt mikroskopisch durch subjektive Bewertung (s. Abb.). Nach WHO (1993) gilt eine Fehlformenrate bis 70 % als physiologisch u. hinsichtlich der Zeugungsfähigkeit* unbedenklich; vgl. Spermiogramm.

Fehlformenrate:
Mikroskopische Aufnahme bei 1000facher Vergrößerung; a: unauffällige Samenzellen, b: Samenzellen mit Köpfen in pathologischer Größe oder Form, c: Mittelstückdefekt, d: Kopf- und Mittelstückdefekt, e: Kopf- und Schwanzdefekt, f: Kopf-, Mittelstück- und Schwanzdefekt

Fehl|geburt: (klin.) Spontanabort; Beendigung einer Schwangerschaft durch Ausstoßung eines Embryo od. Fetus mit einem Gewicht unter 500 g u. ohne typische Lebenszeichen; vgl. Totgeburt. Vorkommen bei ca. 10 % aller Schwangerschaften. Für Fehlgeburten besteht nach deutschem Personenstandsrecht keine Meldepflicht. Häufigste Ursachen sind Fehlbildungen des Embryo od. Fetus, hormonelle Störungen, körperliche Erkrankungen od. psychische Traumen der Mutter sowie Blutgruppen-Unverträglichkeit; selten Verursachung durch körperliche Anstrengung od. Gewalteinwirkung. Man unterscheidet u. a. die einzeitige (vollständige) Fehlgeburt (Abortus completus, meist Frühabort v. a. bis zur 12. Schwangerschaftswoche) mit vollständiger Ausstoßung der Fruchtanlage, u. die zweizeitige (unvollständige) Fehlgeburt mit geburtsähnlicher Ausstoßung von Fetus u. Plazenta meist unter Verbleib von Teilen im Uterus. Nach Fehlgeburten wird überwiegend eine Kürettage durchgeführt, um verbliebene Teile sicher zu entfernen.
Fehlgeburten u. Totgeburten galten in vielen Kulturen als Folge der Einwirkung übernatürlicher Kräfte (göttliche Strafe, magische Wirkung), sie wurden daher nicht selten systematisch verheimlicht; in christlichen Gesellschaften bis zum 18. Jahrhundert Bestattung getrennt von getauften Kindern.

Fehl|haltungen, sexuelle: (sexol.) in der DDR übliche Sammelbezeichnung für abweichendes Sexualverhalten*.

Fehl|leistung: (psychoanalyt.) von S. Freud eingeführte Bezeichnung für eine unbeabsichtigt fehlerhaft ausgeführte Handlung, z. B. die sog. Freudschen Versprecher („Dann aber sind Tatsachen zum Vorschwein gekommen ...") od. entsprechende Schreibfehler; nach psychoanalytischer Deutung sind Fehlleistungen Hinweise auf unbewusste psychische Konflikte*.

Fehl|verhalten, sexuelles: (sexol.) in der DDR übliche Bezeichnung für Dissexualität*.

Feige: (kult.) Bezeichnung für eine Geste, bei der die Hand zur Faust geballt wird u. die Spitze des Daumens zwischen 2. u. 3. Finger herausragt; kann in drohender od. beleidigender Absicht eingesetzt werden, entsprechende Amulette od. Statuen sind im Mittelmeerraum u. in Iberoamerika als Abwehrzauber* verbreitet, s. Fetisch (Abb.).

Feig|warzen: (allg.) auch Genitalwarzen; Bezeichnung für v. a. an Vagina, Gebärmutterhals, Anus od. Penis auftretende Warzen, s. Condylomata acuminata.

Fekundation (lat. fecundatio Befruchtung) f: (biol.) Fachbezeichnung für Befruchtung*.

Fekundität (lat. fecunditas Fruchtbarkeit) f: (biol.) auch sog. Zeugungskraft; Fachbezeichnung für die bei einer Tier- od. Pflanzenart pro Individuum maximal mögliche Anzahl von Nachkommen; in demographischen Zusammenhängen gegenüber der Fertilität* eine Maßzahl ohne Praxisrelevanz.

Fellatio (lat. fellare saugen) f: (sexol.) auch Blasen, Französisch; Fachbezeichnung für eine sehr verbreitete Form des Orogenitalkontakts

F

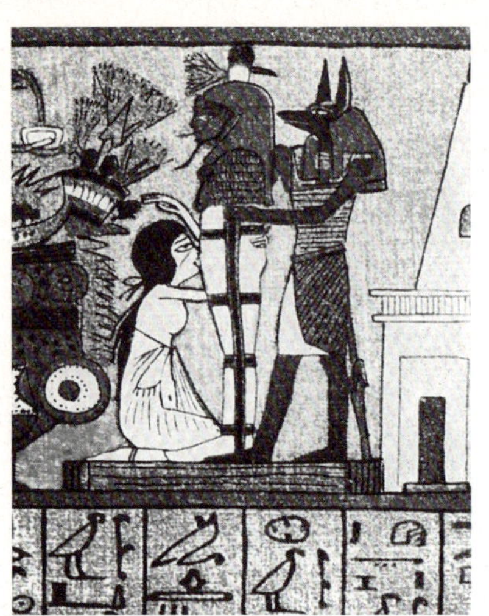

Fellatio:
Fellatio als Weihehandlung: Isis belebt den verstorbenen Osiris, während Anubis die Mumie stützt; ägyptischer Papyrus.

mit Berührung u. Stimulation des Penis durch Lippen u. Zunge, evtl. bis zur Ejakulation. **Wertungen:** In Ägypten galt die Fellatio als Weihehandlung u. wird in Abbildungen von Isis u. Osiris auch so dargestellt; im antiken Rom galt der „Samenschlucker“ (Fellator) bzw. das weibliche Pendant (Fellatrix) als passiv; im Kamasutra ist die Fellatio beschrieben u. wird in Reliefs südindischer Tempel freizügig dargestellt; in polynesischen Gesellschaften zwischen Jungen u. erwachsenen Verwandten z. T. ritualisiert. Vgl. Autofellatio, Cunnilingus.

femaleism (engl. female weibliches Lebewesen)**:** (soziol.) neuere Bezeichnung (USA) für eine aktuelle Strömung des Feminismus*, die als zentrales Ziel nicht die völlige Identität der gesellschaftlichen Funktionen von Frauen u. Männern verfolgt, sondern für nützlicher hält, auch die Verschiedenheit (v. a. des Entscheidens u. des sozialen Verhaltens) von Männern u. Frauen als wertvoll zu erkennen u. gesellschaftlich zu nutzen („anders und doch gleich“).

Femidom n**:** (sexol.) Handelsname für Kondom* für die Frau.

Feminisierung (lat. femineus weiblich) f**:** (klin.) Fachbezeichnung für **1.** das Auftreten weiblicher sekundärer Geschlechtsmerkmale bei chromosomal u. genital männlichem Geschlecht, z. B. nach Kastration, bei Hypogonadismus, Östrogen-bildenden Tumoren, kontrahormonaler Therapie od. als erwünschte Folge der Hormontherapie bei Mann-zu-Frau-Geschlechtsumwandlung. **2.** Entwicklung weiblicher Sexualorgane bei chromosomal männlichem Geschlecht, z. B. bei testikulärer Feminisierung*.

Feminisierung, testikuläre: (klin.) auch als adrenale Feminisierung, zutreffender als Androgen-Unempfindlichkeitssyndrom bezeichnete, relativ häufige Ursache männlicher Intersexualität* (Pseudohermaphroditismus masculinus), die auf eine X-chromosomal-rezessiv vererbte Störung der Androgenrezeptoren in den Zielgeweben von Testosteron zurückgeht, so dass die in Nebennieren u. Hoden gebildeten Androgene unwirksam bleiben, während die dort gebildeten u. aus der Umwandlung von Testosteron entstehenden Östrogene wirksam sind. Insgesamt selten, geschätzte Häufigkeit 1 : 20 000–1 : 64 000. Bei normalem männlichen Karyotyp (46,XY), physiologischen Testosteron-, aber auch Östrogenkonzentrationen im Serum kommt es zur Ausbildung weiblicher äußerer Sexualorgane mit blind endender, verkürzter Scheide (gering entwickelte Leisten- od. Bauchhoden ohne Spermiogenese, kein Uterus, keine Eierstöcke), weiblicher Körperformen u. weiblicher sexueller Identität; im Rahmen der Pubertät findet bei primärer Amenorrhö eine weitgehend normale Brustentwicklung statt, aber kein Wachstum von Sekundärbehaarung (sog. Hairless-woman-Syndrom). Die Diagnose wird entweder im Kindesalter (Leistenbruch) od. zum Zeitpunkt der Pubertät (Amenorrhö) gestellt; wegen des hohen Entartungsrisikos der Hoden (ca. 5 %) wird eine operative Entfernung u. Östrogensubstitution empfohlen (hier scheint eine erhöhte Sensibilität zu bestehen). Unter adäquater Substitution ist mit Wachstum u. Vertiefung der Scheide zu rechnen, so dass operative Verlängerungen nicht vor dem 18.–20. Lebensjahr zu erwägen sind. Neben dieser kompletten testikulären Feminisierung sind Fälle mit partieller Ausprägung bei nur teilweiser Resistenz der Androgenrezeptoren beschrieben, bei denen die äußeren Sexualorgane uneindeutig ausgebildet sind u. sich in der Pubertät Gynäkomastie u. spärliche Behaarung entwickeln; hier sind evtl. der sexuellen Identität entsprechende plastisch-chirurgische Eingriffe zu erwägen.

Feminismus (lat. femina Frau) m**:** (kult.) von Ch. Fournier (1772–1837) erstmals verwendete Sammelbezeichnung für die politischen Formen der (bürgerlichen) Frauenbewegung*, insbesondere zwischen Mitte des 19. Jahrhunderts u. dem Zweiten Weltkrieg; ihre Vertreterinnen verfolgten hauptsächlich zwei Ziele: **1.** Gleichberechtigung* in allen Lebensbereichen, in denen die biologischen Geschlechtsunterschiede keine Rolle spielen: Chancengleichheit in Bildung, Beruf u. sozialer Sicherung, gleicher Lohn für gleiche Arbeit, aktives u. passives Wahlrecht, Scheidungsrecht, Gleichstellung in sämtlichen übrigen Lebensbereichen. **2.** Berücksichtigung der besonderen Lage von Frauen in einzelnen Lebensbereichen: Mutterschutz für Arbeiterinnen, Anerkennung häuslicher Tätigkeit als Beruf, sexuelle Selbstbestimmung (Zugang zu Kontrazeption u. Straffreiheit für Schwangerschaftsabbruch), Schutz vor körperlicher Gewalt.
Im Nationalsozialismus* wurden in Deutschland die bis dahin entstandenen Strukturen zerschlagen bzw. gleichgeschaltet, durch den Zweiten Weltkrieg wurde die internationale Bewegung zunächst unterbrochen, entwickelte sich aber während des Krieges (z. B. in Widerstandsbe-

wegungen) u. danach in veränderter Form weiter zum sog. neuen Feminismus (s. Neofeminismus), der umfassende Frauenrechte einforderte, die gesellschaftliche Doppelmoral kompromissloser anprangerte u. auf Durchsetzung der prinzipiell garantierten Gleichberechtigung im praktischen Leben drang. Dabei wurden zunehmend auch zuvor als „privat" betrachtete Konflikte als Ergebnisse politischer Verhältnisse interpretiert u. öffentlich gemacht („das Private ist politisch"). Je nach Land, Kultur u. Religion sind die Ziele der feministischen Bestrebungen verschieden weit gesteckt, zwei grundsätzlich verschiedene Tendenzen können unterschieden werden: Entweder ist ihr Ziel die möglichst vollständige Gleichartigkeit der gesellschaftlichen Geschlechtsrollen*, od. sie verfolgen das Ziel, die spezifischen Fähigkeiten von Frauen gesellschaftlich wirksamer werden zu lassen (s. Femaleism). Minderheitliche extremfeministische Strömungen lehnen Gemeinsamkeiten mit Männern insgesamt ab, neigen zu pauschalisierenden Urteilen u. können als Formen des Sexismus* betrachtet werden.

Feminität f: (sexol.) auch Weiblichkeit; Bezeichnung für die der weiblichen Geschlechtsrolle* entsprechenden psychischen Merkmale bei Individuen beider Geschlechter; zur Messung dient z. B. das Bem* Sex Role Inventory.

Femme (frz. ~ Frau): (allg.) saloppe, v. a. unter Lesben* übliche (aus dem amerikanischen Sprachgebrauch übernommene) Bezeichnung für eine homosexuelle Frau mit femininem Rollenverhalten; als typische Eigenschaften gelten hingebendes u. eher „passives" sexuelles Verhalten, i. w. S. auch für heterosexuelle Frauen verwendet; Gegensatz: Butch*.

Femme fatale (frz. ~; ~ verhängnisvoll): (allg.) heute ungebräuchliche Bezeichnung für Frauen, die bei großer körperlicher u. intellektueller Attraktivität sowie unabhängigem Lebensstil Beziehungen pflegen, die für ihre Partner u. U. schwer zu akzeptieren sind.

Femoral|koitus (lat. femoralis den Oberschenkel betreffend) m: (sexol.) Fachbezeichnung für Schenkelverkehr*.

Fensterln: (kult.) in der Steiermark, Tirol u. Bayern übliche Bezeichnung für den in ländlichen Regionen z. T. bis heute praktizierten Brauch, nachts vor dem Fenster des Mädchenzimmers zu singen u. durch das Fenster in das Schlafzimmer einzusteigen; vgl. Probenächte.

Fern|zeugung: (kult.) auch Telegonie; Bezeichnung für die historische Annahme (insbesondere 19. Jahrhundert), Väter früher gezeugter Kinder würden die Eigenschaften auch späterer, von anderen Männern gezeugter Kinder derselben Frau beeinflussen (sog. Keiminfektion); in der Tierzucht (infolge fälschlicher Beobachtungen aus dem 19. Jahrhundert) zur Bewertung der „Reinrassigkeit" von Jungtieren noch bis ins 20. Jahrhundert verbreitete Auffassung; vgl. Zeugungsmythen.

Fertilisation (lat. fertilisare fruchtbar machen) f: (biol.) Befruchtung* einer Eizelle, z. B. auf natürlichem Weg (Koitus) od. mit labormedizinischer Unterstützung (In*-vitro-Fertilisation). (gynäkol.) Wiederherstellung der Fruchtbarkeit, s. Refertilisierung.

Fertilität (lat. fertilitas Fruchtbarkeit) f: (biol.) Fruchtbarkeit; die Fähigkeit zur geschlechtlichen Fortpflanzung (Potentia generandi); männliche Fertilität: s. Zeugungsfähigkeit; weibliche Fertilität: s. Fruchtbarkeit; vgl. Fekundität. (soziol.) Bezeichnung für die Anzahl von Nachkommen je Individuum in einer Bevölkerung, meist ausgedrückt als sog. Fruchtbarkeitsziffern*.

Fertilitäts|störungen: (klin.) Sammelbezeichnung für Beeinträchtigungen der Fortpflanzungsfähigkeit bei beiden Geschlechtern; vielfältige **Ursachen**: Störungen von Spermienbildung u. Eireifung, Fehlbildungen od. erworbene Funktionsstörungen der Sexualorgane, auch (evtl. partnerspezifische) Immunreaktionen (Spermaimmunität). Diagnose u. Therapie weiblicher Fertilitätsstörungen: s. Unfruchtbarkeit, männlicher Fertilitätsstörungen: s. Zeugungsunfähigkeit.

Fertilitäts|ziffern: (soziol.) bedeutungsgleich mit Fruchtbarkeitsziffern*.

Fesselung: (allg.) Bezeichnung i. e. S. für das Zusammenschnüren des Körpers od. sein Festbinden an starren Objekten mit dem Ziel, die Bewegungsfähigkeit erheblich einzuschränken (im Rahmen sadomasochistischer Handlungen sog. Bondage*), i. w. S. auch für das Anlegen von Hand- od. Fußfesseln; im Rahmen von Autoerotik* als Selbstfesselung*.

Feste (lat. festum Festtag): (allg.) Sammelbezeichnung für besondere Gelegenheiten, die mit dem Alltagsleben einer Gruppe kontrastieren; sie werden überwiegend in einem zeitlichen Rhythmus (Wochen, Jahreszeiten) od. bei bestimmten Lebensereignissen begangen u. folgen meist einer vorher festgelegten Abfolge von Ritualen (s. Fruchtbarkeitsriten, Geburtsbräuche, Hochzeitsbräuche), oft mit gemeinsamem Essen u. Gebrauch von Rauschmitteln*, nicht selten auch mit sexuellen Handlungen (s. Orgie, Kultprostitution). Häufige Merkmale von Festen sind eine Rollenumkehr unter den Beteiligten sowie der (symbolische od. tatsächliche) Bruch sonst bestehender sozialer Normen u. Tabus (z. B. im Karneval).

Fest|musik: (kult.) Sammelbezeichnung für musikalische Werke unterschiedlichster Gattungen, die zu festlichen Anlässen komponiert bzw. aufgeführt wurden; neben weltlichen (Krönungen, Friedensschlüsse u. a.) können auch private Ereignissen (Hochzeit, Geburt u. a.) Anlass für Festmusiken bieten, z. B. „Il pomo d'oro" von P. A. Cesti (1667) anlässlich der Hochzeit von Leopold I.

Fest|promiskuität f: (kult.) Sammelbezeichnung für die aus zahlreichen Kulturen berichtete Sitte, Feste* zu begehen, bei denen es unter den Beteiligten auch zu wechselnden Sexualkontakten kam; die historischen Wurzeln werden überwiegend in Verbindung mit Fruchtbarkeitsriten* gesehen; vgl. Kultprostitution, Orgie.

Fetal|entwicklung (lat. fetalis Nachwuchs betreffend): (embryol.) auch Fetogenese; Fachbezeichnung für die Entwicklung des ungeborenen Kindes im Anschluss an die Emryonalentwicklung* bis zur Geburt, in der nach Abschluss der Organogenese* v. a. Wachstum des gesamten Organismus, Differenzierung der Organe u.

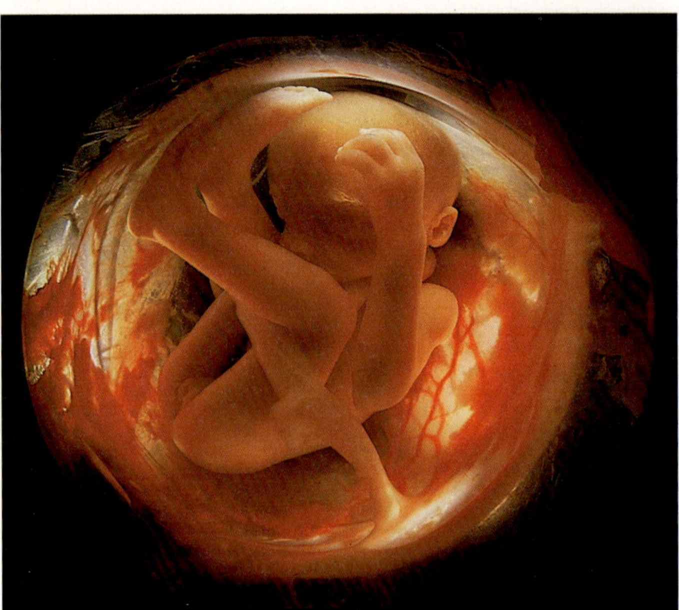

Fetalentwicklung:
Fetus mit 18 Wochen, Länge etwa 24 cm; umgeben von den Fruchthüllen schwebt er schwerelos im Fruchtwasser. In dieser Phase der Entwicklung beginnen die Nervenzellen sich zu vernetzen: Die Mutter spürt erste Kindsbewegungen, und der Fetus beginnt, Geräusche und Vibrationen aus dem Körper der Mutter und von außen zu registrieren.

F

Aufnahme von Organ- u. Körperfunktionen stattfinden. Ab dem 3. Monat kommt es zu reflexartigen Bewegungen der Extremitäten u. Hohlorgane, ab dem 5. Monat zu koordinierteren Bewegungen (s. Abb.). Man nimmt an, dass Feten spätestens von diesem Zeitpunkt an Geräusche u. Vibrationen wahrnehmen u. auf sie reagieren, ab dem 7. Monat (Augenlider offen) können sie Lichteindrücke durch die Bauchdecke der Mutter registrieren; vgl. Psychologie, pränatale.

Fetal|periode f: (embryol.) Fachbezeichnung für den Zeitraum der Entwicklung nach der Embryonalperiode* (beim Menschen ab 61. Tag) bis zur Geburt; das ungeborene Kind wird in dieser Periode als Fetus* bezeichnet.

Fetisch (port. feitiço Zauber) m: (kult.) Sammelbezeichnung für Gegenstände, denen eine besondere magische Bedeutung u. Wirksamkeit zugeschrieben wird, z. B. Standbilder, Tierbälge, Amulette (s. nebenstehende Abb.). Erste Beschreibungen derartiger Phänomene in den westafrikanischen Volksreligionen* (vgl. Voodoo) durch portugiesische Seefahrer führten im 18. Jahrhundert zum französischen Lehnwort „fétiche“, das Eingang in die anderen europäischen Sprachen fand.

Fetische, sexuelle m pl: (sexol.) i. w. S. Sammelbezeichnung für regelmäßig bei sexuellen Handlungen (Masturbation od. Sexualkontakten) gewählte u. als besonders stimulierend erlebte Gegenstände od. körperliche Eigenschaften von Partnern; i. e. S. Sammelbezeichnung für solche Gegenstände od. Eigenschaften, ohne die sexuelle Befriedigung nicht erreicht wird od. die statt eines Partners bei sexuellen Handlungen regelmäßig verwendet werden. Das Spektrum möglicher sexueller Fetische ist außerordentlich breit u. variiert je nach soziokulturellen Voraussetzungen u. aktuellen Einflüssen; relativ häufig: **1.** Körpermerkmale u. Körperteile (z. B. Hände, Füße); **2.** Schmuck* u. Körperschmuck* (z. B. Schminke*, Tattoos*, Piercings*); **3.** Kleidung (z. B. Dessous*, Uniformen*) od. einzelne Kleidungsstücke (z. B. Schuhe*); **4.** Materialien (z. B. Gummi- od. Lederfetische, Metall, Textilien, Pelze); **5.** Funktionen (z. B. schwere, heiße, kalte Gegenstände); **6.** verhüllende od. verschließende Gegenstände (z. B. Masken, Fesseln, Keuschheitsgürtel); **7.** manche sexuellen Hilfsmittel*; **8.** der eigene Körper (Autofetischismus*). Was als Fetisch erlebt u. benutzt wird, wird durch individuelle Vorlieben u. sexuelle Erfahrungen geprägt, kann sich im Lebensverlauf verändern u. unterliegt in erheblichem Maß der Mode; vgl. Fetischismus.

Fetisch|hass: (sexol.) Bezeichnung für negativ besetzte Formen des Fetischismus* u. entsprechende aggressive od. destruktive Handlungen, s. Antifetischismus.

Fetischismus m: (sexol.) durch A. Binet (1887) eingeführte Fachbezeichnung **I. i. e. S.** für eine als Paraphilie* eingeordnete Form des abweichenden Sexualverhaltens*, bei der sexuelle Erregung u. Befriedigung überwiegend od. ausschließlich erreicht werden durch sexuelle Handlungen in Verbindung mit bestimmten, im Einzelfall sehr genau definierten Gegenständen, Eigenschaften der Partner od. Umständen der Begegnung. Im sexuellen Erleben ersetzt typischerweise der Fetisch die Partner, so dass zahlreiche (nicht personengebundene) Formen des Fetischismus v. a. mit Masturbation verbunden sind; in seltenen Fällen betrifft die fetischistische Festlegung die eigene Person, s. Autofetischismus. Das Fehlen des Fetisch führt im Allgemeinen zu starken Unlust- u. Unruhegefühlen; nicht selten findet sich eine Ausgestaltung über die sexuelle Aktivität hinaus, z. B. das Anlegen von Sammlungen gleichartiger Fetische (sog. Haremskult*) od. ein erhöhter Aufwand zur Beschaffung immer neuer Gegenstände (u. U. auch durch Diebstahl, s. u.).
Hinsichtlich der **Entstehung** von Fetischismen wird darauf verwiesen, dass im Rahmen der Ablösung der Kinder von ihren Müttern als zentralen Bezugspersonen (in der infantil-genitalen Phase der psychosexuellen Entwicklung) physiologisch ein zeitweiliger Ersatz durch sog. Übergangsobjekte* stattfindet, der als frühe Form des Fetischismus gedeutet werden kann; in manchen Fällen von Fetischismus im Erwachsenenalter wird daher eine Fixierung auf frühere Übergangsobjekte angenommen (Angstabwehr), in anderen Fällen werden sie als Ergebnis von Prägungserlebnissen im Kindesalter gedeutet. Sie werden meist im Verlauf der späten Kindheit u. Pubertät bewusst, evtl. aber auch erst in späteren Lebensphasen, u. erfordern dann nicht selten ein Coming*-out (z. B. gegenüber Partnern).
Die **Bewertungen** fetischistischer Festlegungen als „normal" od. „abweichend" sind in erheblichem Umfang abhängig von gesellschaftlichen Moden, sie unterliegen dem historischen Wandel u. spiegeln nicht selten gesellschaftliche Tabus, die der Fetischismus gezielt durchbricht. Gesellschaftliche Verbote betreffen demgegenüber nur wenige, sehr seltene Ausprägungen.
Die **Formen** des Fetischismus sind so vielfältig, dass eine allgemeingültige Abgrenzung gegenüber persönlichen Vorlieben od. Modeströmungen kaum möglich ist. Ausgeprägte Festlegungen betreffen relativ häufig: **1.** Kleidungsstücke, z. B. Wäsche-, Schuhfetischismus u. a.; **2.** Materialien, z. B. Leder-, Gummifetischismus u. a.; **3.** Körperregionen der Partner, z. B. Gesäß-, Fußfetischismus u. a.; **4.** Körperprodukte der Partner, z. B. Haare, Ausscheidungen (Exkrementophilie*); **5.** Eigenschaften der Partner, z. B. Parthenophilie (Bevorzugung unerfahrener Partner), Graviditäts-, Amputations- od. Deformitätsfetischismus; **6.** spezielle Sinneswahrnehmungen, z. B. Geruchsfetischismus, Kältefetischismus; **7.** bestimmte Tätigkeiten anderer Personen (Ergophilie*); **8.** spezielle Attribute der Partner, z. B. Prothesen od. Gipsverbände; **9.** lebende Ersatzobjekte: Tiere (Tierfetischismus u. Formen der Zoophilie*), Pflanzen (z. B. als Dendrophilie*); **10.** nichtlebende Ersatzobjekte, z. B. Tote (Nekrophilie*) od. Statuen (Statuophilie*); **11.** nichtreale Objekte, z. B. Geister (sog. Dämonophilie*).
Eine spezielle Gruppe der Fetischismen bildet die Einverleibung von Körpergeweben (Kannibalismus*), Ausscheidungen (Koprophagie*, Uropotie* u. a.) od. Gegenständen (Fremdkörper*, rektal, vaginal, vesikal). Zahlreiche Formen des Fetischismus zeigen darüber hinaus eine psychodynamische Nähe zu Sadomasochismus*, Voyeurismus* od. Exhibitionismus*. Prinzipiell kann jedes libidinös besetzbare Objekt auch mit gegenteiligen Empfindungen besetzt (Antifetischismus*) od. Ziel destruktiver Handlungen werden (Saliromanie*).
Die einmal festgelegte Fetischisierung bleibt meist stabil, unterliegt allerdings nicht selten Wandlungen im Lebensverlauf: Zunächst wird der Fetisch in Handlungen mit Partnern einbezogen, dann bevorzugt bei Masturbation verwendet, wobei jeweils ein Orgasmus erreicht wird; in späteren Phasen sinkt u. U. der Befriedigungswert des Fetisch, Orgasmusstörungen treten auf, die Beschäftigung mit dem Fetisch wird intensiviert, und es entstehen Erlebnis- und Verhaltensweisen, die einer sexuellen Sucht* ähnlich sind.
Die **Folgen** des Fetischismus sind je nach Ausprägung sehr verschieden: In wenigen Fällen kann es zu dissozialem Verhalten kommen, indem die Objekte gestohlen werden (insbesondere Wäschediebstähle sind nicht selten); im Übrigen sind zahlreiche Formen des Fetischismus in einvernehmliche Handlungen mit Partnern od. autosexuelle Handlungen integrierbar.
Eine **Therapie** fetischistischer Festlegungen ist zu erwägen, sofern sie zu dissozialen Handlungen führen (Diebstähle od. destruktive Hand-

Fetisch:
Das Motiv der sog. Feige (Fica) dient seit der europäischen Antike als verbreiteter Abwehrzauber; hier ein zeitgenössisches Amulett aus Brasilien.

lungen), falls ein individueller Leidensdruck besteht od. soziale Folgen beobachtet werden (hoher finanzieller Aufwand, zunehmende Isolation u. a.). In diesen Fällen ist Psychotherapie (hier auch Suggestionsbehandlung) am ehesten erfolgversprechend.
II. i. w. S. wird als Fetischismus jede (auch unbewusste) spezielle Erregbarkeit durch Gegenstände (Geld, Schmuck, Autos, Waffen u. a.), Eigenschaften der Partner (Haarfarbe, Körperbau, Alter) od. Umstände der sexuellen Begegnung (in der Öffentlichkeit, gegen Bezahlung u. a.) bezeichnet, bei denen eine sexuelle Motivation anzunehmen ist; in diesen Fällen ist allerdings das Fehlen des Fetisch meist nicht mit Störungen der sexuellen Erregung verbunden.

Fett|wuchs, eunuchoider: (klin.) Fachbezeichnung für die typische Körperfettverteilung bei Männern mit gestörter od. fehlender endokriner Hodenfunktion zum Zeitpunkt der Pubertät, s. Eunuchismus.

Fetus (lat. ~ Nachwuchs) m: (embryol.) auch Fötus, Föt; Fachbezeichnung für Frucht im Mutterleib im Anschluss an die Embryonalperiode* bis zum Ende der Schwangerschaft; beim Menschen ab dem 61. Tag nach der Empfängnis. Im Unterschied zum Embryo* sind beim Fetus die 2.–4. Kiemenspalte verschwunden, die Gesichtsentwicklung hat eingesetzt, der physiologische Nabelbruch wird zurückverlagert, s. Fetalentwicklung (Abb.); gleichzeitig beginnt die Plazentaabgrenzung. Vgl. Embryonalentwicklung, Organogenese.

Feucht|werden: (allg.) i. e. S. umgangssprachliche Bezeichnung für die Lubrikation* der Vagina in der sexuellen Erregungsphase; i. w. S. auch für die präejakulatorische Sekretion* bei Männern.

FGB: (jurist.) Abkürzung für **F**amilien**g**esetz**b**uch; 1966 in der DDR eingeführtes Gesetz, das die Regelungen zum Familienrecht* zusammenfasste.

FGE: (klin.) international übliche Abkürzung für **f**emale **g**enital **e**xcision; Bezeichnung für die traditionelle u. bis heute in zahlreichen Ländern verbreitete gewaltsame Entfernung von Teilen der Sexualorgane von Mädchen u. Frauen (auch FGM, female genital mutilation); s. Verstümmelung, genitale (Abb.).

FGZ: Abkürzung für **F**rauen**g**esundheits**z**entrum; s. Dachverband der Frauengesundheitszentren in Deutschland.

ficken (mundartlich für reiben, hin- u. herrutschen): (allg.) derbe Bezeichnung für (v. a. penetrierenden) Geschlechtsverkehr* praktizieren; evtl. sprachverwandt mit „fegen".

Fieber|bläschen: (allg.) Bezeichnung für Herpes* simplex.

Fiktiv|porno|graphie (lat. fictus erdichtet) f: (jurist.) Fachbezeichnung für pornographisches Material, das durch Zeichnungen (Comics*), verbale Beschreibung od. imitierende Darstellung ein nicht reales Geschehen wiedergibt; sie wird rechtlich u. U. nicht anders als Realpornographie* bewertet, s. Pornographie.

Film|kunst (engl. film Häutchen): (kult.) Sammelbezeichnung für die seit Beginn des 20. Jahrhunderts verbreiteten Darstellungsverfahren, denen meist vorab (in einem Drehbuch) festgelegte Handlungen u. Inhalte zugrunde liegen, die von Schauspielern, Kameraleuten u. Technikern filmisch umgesetzt werden. In den unterschiedlichen Gattungen (Drama, Tragödie, Psychothriller, Komödie u. a.) sind Liebe, Liebestod, Ehe u. außereheliche Verbindungen häufige Themen; vgl. Erotikfilme, Liebesfilme, Pornofilme.

Filshie-Clip (M. F., zeitgen. Gynäkologe, Nottingham, England) m: (gynäkol.) silikonbeschichtete Klemme aus Titan zum Abklemmen der Eileiter (u. Unterbrechung ihrer Durchgängigkeit) bei einer Sterilisation*; im Vergleich zur Tubensterilisation* leichter reversibel, aber höherer Pearl*-Index.

Filz|laus: (allg.) Bezeichnung für sog. Schamlaus (Phthirus pubis, Phthirus inguinalis), s. Läusebefall.

Fimbri|ek|tomie (lat. fimbriae Fransen) f: (gynäkol.) Sterilisation* durch operative Entfernung der Fimbria ovarica der Eileiter (s. Eierstock, Abb.) u. Verschluss der freien Tubenenden; heute wenig gebräuchlich.

Fimbrio|lyse (gr. λύσις Lösung) f: (gynäkol.) operative Lösung von Verklebungen u. Verwachsungen im Bereich der Fimbria ovarica des Eileiters (s. Eierstock, Abb.), ggf. mit Neubildung eines Fimbrientrichters u. Rekonstruktion der Fimbrien (sog. Fimbrioplastik) od. des Eileiters (sog. Salpingostomatoplastik), z. B. zur Behandlung einer Unfruchtbarkeit*. Vgl. Tubenchirurgie.

Finasterid n: (pharmak.) Arzneimittel, das die Umwandlung von Testosteron* in die biologisch wirksamere Form 5α-Dihydrotestosteron durch das Enzym 5α-Reduktase hemmt (5α-Reduktasehemmer). **Anwendung** z. B. bei hormonell bedingtem Haarausfall (Alopecia androgenetica) und benigner Prostatahyperplasie*. **UAW:** u. a. Erektionsstörungen, Appetenzstörungen.

Findel|kind: auch Findel; Bezeichnung für ausgesetzte u. von Fremden aufgefundene Kinder, deren Mutter bzw. Vater unbekannt sind; meist werden unerwünschte Neugeborene od. Säuglinge ausgesetzt, vgl. Geburtsverheimlichung. In Deutschland gab es seit dem 6. Jahrhundert bis in die Neuzeit Findelhäuser, die zur Aufnahme, Verpflegung u. Erziehung von Findelkindern dienten; heute werden Findelkinder i. d. R. von Pflegefamilien versorgt od. zur Adoption freigegeben. Vgl. Babyklappe.

Finger|abdruck, genetischer: (allg.) Bezeichnung für DNA*-Fingerprint-Methode.

Finger|printing: (allg.) Kurzbezeichnung für DNA*-Fingerprint-Methode.

Finger|spiele: (allg.) Bezeichnung für Digitatio*, s. Petting.

Fischer, Christian August (1771-1829): Schriftsteller, Kulturhistoriker, ab 1804 Professor in Würzburg; u. a. Verfasser von Reiseberichten, Tätigkeit als Herausgeber u. Übersetzer, veröffentlichte unter dem Pseudonym Christian Althing zahlreiche Werke der erotischen Literatur.

FISH: (genet.) Abkürzung für **F**luoreszenz-**i**n-**s**itu-**H**ybridisierung; labormedizinisches Verfahren, mit Hilfe dessen Proteinsequenzen, Chromosomen(abschnitte) u. Gene farbig sichtbar gemacht werden können; Anwendung in der pränatalen Diagnostik* mit Bestimmung der

FISH Befunde und Bewertungen	
Kerne mit auffälligem Signalmuster	Einschätzung
< 10%	unauffällig
10–54%	kontrollbedürftig
≥ 55%	auffällig

DNA aus kultivierten Amnionzellen od. Chorionzellen; ausgewertet wird die Anzahl der Signale für die jeweils verwendete chromosomenspezifische DNA am Interphasekern (für die Chromosomen 13, 18, 21, X u. Y müssen jeweils 50 Interphasekerne ausgewertet werden): Zwei Signale entsprechen zwei homologen Chromosomen, drei Signale sind ein Hinweis auf eine Trisomie (Befunde u. Bewertungen: s. Tab.). FISH liefert 24 Stunden nach einer Amniozentese Anhaltspunkte für mögliche Chromosomen*-Abweichungen, während eine komplette Chromosomen-Analyse 1-3 Wochen dauert; wurden in der FISH Auffälligkeiten festgestellt, wird i. d. R. eine Chorionbiopsie* durchgeführt.

Fistel|stimme: (allg.) Bezeichnung für die hohe Stimmlage von Männern, bei denen in der Pubertät infolge von Störungen der endokrinen Hodenfunktion od. nach Kastration kein Stimmbruch* stattgefunden hat, s. Eunuchoidismus.

Fist|fucking (engl. fist Faust, to fuck ficken): (allg.) sog. Faustfick; Bezeichnung für Sexualkontakt mit Einführen der (evtl. zur Faust geballten) Hand in Vagina od. Anus; sexuelle Aktivität, die erhebliche Übung u. Vorsicht erfordert u. nicht selten durch begleitenden Rauschmittelkonsum erleichtert wird. **Komplikationen:** Perforationen sind möglich; Gefahr von Einrissen u. Blutungen bei analem Fistfucking bzw. Scheidentrockenheit; kann durch ein kontinuierlich aufbauendes Üben, Verwendung von geeigneten Handschuhen u. ausreichend Gleitmitteln* verringert werden; eine gute Kommunikation ist unerlässlich.

Fixierung (lat. fixus fest bleibend): (psychol.) Fachbezeichnung für Festhalten an bestimmten Einstellungen, Denk- u. Verhaltensweisen.
(psychoanalyt.) Festlegung auf bestimmte Personen od. Triebobjekte (z. B. Libidofixierung*); Vorkommen häufig als Verharren libidinöser u. aggressiver Triebe od. von Beziehungen zu Personen bzw. Triebobjekten auf frühkindlichen Entwicklungsstufen mit vorläufigen Sexualzielen. Fixierungen können zu einer starken Einengung des Sexualverhaltens führen und in zwanghaften Wiederholungen resultieren (z. B. bei Fetischismus*); die sexuelle Fixierung auf eine Person kann den Charakter einer Hörigkeit annehmen, vgl. Abhängigkeit. Als **genitale Fixierung** wird eine ausschließliche od. ganz überwiegende Konzentration auf Sexualorgane bei Sexualkontakten bezeichnet.
(sexol.) Einschränkung der körperlichen Bewegungsfreiheit, z. B. durch Bondage*.

FKB-20: (sexol.) Abkürzung für Fragebogen* zum Körperbild.

FKK: Abkürzung für **F**rei**k**örper**k**ultur*.

Flagellantismus (lat. flagellare peitschen) m: (kult.) Bezeichnung für die religiös motivierte Sitte, sich gegenseitig od. selbst auszupeitschen (Flagellation* als Imitation der Geißelung des Jesus von Nazareth); als Sektenbewegung der katholischen Kirche seit dem 13. Jahrhundert beschrieben (ekstatische Bewegung der sog. Geißler), die sich bald im Gegensatz zur kirchlichen Autorität befand (Verfolgung durch die Inquisition* wegen z. T. explizit sexueller Rituale); Reste haben sich mancherorts (insbesondere im Mittelmeerraum) im Rahmen von Bußprozessionen bis heute erhalten, s. Kasteiung; vgl. Automasochismus.
(sexol.) heute eher unübliche Bezeichnung für die Bevorzugung von Flagellation* im Rahmen sadomasochistischer Handlungen; vgl. Sadomasochismus.

Flagellaten|urethritis (lat. flagellum Geißel) f: (infektiol.) Infektion der Harnröhre mit beweglichen, einzelligen Parasiten (Flagellaten, sog. Geißeltierchen), s. Protozoen-Infektionen.

Flagellation f: (sexol.) Bezeichnung für Auspeitschung, insbesondere von Rücken u. Gesäß, mit Peitschen, biegsamen Gerten od. Rohrstöcken im Rahmen sadomasochistischer Handlungen; vgl. Spanking, Sadomasochismus.
(kult.) traditionelle Bezeichnung für das Auspeitschen (Geißelung, gegenseitig oder sich selbst) aus religiöser Motivation (Buße); in manchen Bereichen der katholischen Kirche bis heute üblich (sog. Flagellantismus*); vgl. Automasochismus.

FLASSES: Abkürzung für **F**ederación* **L**atinoamericana de **S**ociedades de **S**exología y **E**ducación **S**exual.

Flatus (lat. ~ Wind, Blähung) m: (klin.) Fachbezeichnung für das (hörbare) Entweichen von Darmgasen* (Furz).

Flatus vaginae m pl: (klin.) sog. Scheidenfürze; hörbares Entweichen von Luft aus der Vagina; **1.** physiologisch im Anschluss an eine Sexualreaktion infolge der Rückbildung des sog. Zeltphänomens; **2.** pathologisch bei Vagina*-Lageanomalien mit verändertem Innenvolumen od. bei Fisteln zwischen Rektum u. Vagina (Darmgase, sog. vaginale Inkontinenz).

Flegel|jahre: (allg.) wertende Bezeichnung für den Zeitraum der frühen Pubertät* v. a. bei Jungen, der häufig durch Auflehnung u. gespielte Selbstsicherheit, evtl. auch durch ironische Distanzierung u. Aggressivität gegenüber zuvor anerkannten Autoritätspersonen gekennzeichnet ist.

Fliege, spanische: (allg.) traditionelle Bezeichnung für (in Südeuropa, Nordafrika u. im Nahen Osten heimische) Ölkäfer (Kanthariden*), insbesondere für die Art Lytta vesicatoria (sog. Blasenkäfer); wegen ihres Gehalts an Cantharidin* (s. Abb. dort) früher weit verbreitete Verwendung in Aphrodisiaka*.

Flirt (engl., wohl aus frz. fleurette Schmeichelei): (allg.) auch Schäkern u. a.; Bezeichnung für eine (nonverbale od. verbale) erotische Kommunikation, deren Absicht zunächst nicht festgelegt ist. Im Vordergrund steht weniger das gezielte Werben*, als vielmehr ein Spiel mit sexuellen Signalen u. die unverbindliche Mitteilung gegenseitiger sexueller Attraktivität; i. w. S. wird der Begriff auch als Bezeichnung für eine auf kurze Dauer angelegte sexuelle Partnerschaft verwendet (z. B. Urlaubsflirt). Flirt setzt (in Abgrenzung zu sexueller Belästigung*) das Einverständnis der Beteiligten voraus.

Flitter|wochen (nhd. flittern liebkosen): (allg.) auch Honigwochen, Honeymoon, Zärtelwochen; wahrscheinlich vom mittelhochdeutschen Flittern (Gekicher) abgeleitete Bezeichnung für die ersten Wochen nach einer Hochzeit; i. w. S. Bezeichnung für die erste Phase einer neuen Partnerschaft mit intensiver Verliebtheit*.

Flitter|wochen|impotenz f: (sexol.) Bezeichnung für situative Erektionsstörungen* unter den (heute seltener gegebenen) Bedingungen sexueller Abstinenz bis zur Eheschließung; ursächlich sind Nervosität u. Versagensangst beim ersten Geschlechtsverkehr.

F

Flitzer: (sexol.) von (engl.) streaker, flasher hergeleitete Bezeichnung für Personen, die meist einzeln, aber auch in Gruppen, für einen kurzen Augenblick nackt in der Öffentlichkeit auftreten. Im Unterschied zum Exhibitionismus* stehen nicht sexuelle Erregung od. Lustgewinn u. anders als in der Freikörperkultur* nicht das Erleben des eigenen (nackten) Körpers im Vordergrund, sondern die Absicht zu provozieren, Aufmerksamkeit zu erregen od. zu schockieren (Tabubruch).

Flooding (engl. to flood überfluten): (psychol.) Fachbezeichnung für Reizüberflutung*.

Flotter Dreier: (allg.) Bezeichnung für Sexualkontakte zwischen drei Personen, s. Dreiecksverhältnis.

Fluor albus (lat. ~ Fluss; ~ weiß) m: (gynäkol.) auch Weißfluss, Leukorrhö; Bezeichnung für ein bei Östrogenmangel (v. a. bei jungen Mädchen) od. in der ersten Zyklushälfte vermehrt gebildetes, nicht entzündliches, weißliches Vaginalsekret*.

Fluoreszenz-in-situ-Hybridisierung (engl. fluorescence Schillern) f: Abkürzung FISH*; Bezeichnung für ein Verfahren der pränatalen Diagnostik*.

Fluor genitalis (lat. ~ Fluss) m: (klin.) allgemeine Bezeichnung für die (meist pathologische) Absonderung von Sekreten aus Sexualorganen; Vorkommen z. B. als Scheidenausfluss (s. Fluor vaginalis) od. Harnröhrenausfluss*.

Fluor vaginalis m: (gynäkol.) auch Kolporrhö; Ausfluss von klarem bis gelb-grünlichem Sekret aus der Scheide; Scheidenausfluss tritt häufig auf u. ist nicht in jedem Fall ein Krankheitssymptom. Nach Entstehungsort können folgende Formen unterschieden werden: **1.** vestibulär (Vulva) bei sexueller Erregung, s. Lubrikation; **2.** vaginal bei sexueller Erregung, Infektionen der Scheide (z. B. Pilzinfektionen, bakteriellen Infektionen, Gonorrhö, Trichomonas-Infektionen, Wurmbefall, s. Vaginitis), als Reaktion auf intravaginale Fremdkörper, bei Östrogenmangel. Fluor vaginalis hat meist eine weißliche bis gelb-grünliche Farbe, bei Infektion mit Gardnerella vaginalis Fischgeruch. **3.** uterin (korporal), v. a. Tumorerkrankungen (z. B. Korpuskarzinom) od. Infektionen (z. B. Endometritis); **4.** tubar (sehr selten), z. B. bei Tubenhydrops. Fluor vaginalis kann Zeichen von psychischer Anspannung, Stress od. sexuellen Konflikten sein. Abhängig von der Ursache erfolgt eine Therapie medikamentös (z. B. Antibiotika, Antimykotika, Hormone) und z. B. mit Sitzbädern aus Eichenrinde (Quercus cortex), evtl. ergänzend chirurgisch durch Fremdkörperentfernung od. Tumortherapie; bei (chronischem) psychogenem Fluor ist eine Psychotherapie zu erwägen. Vgl. Lochien.

Flutamid n: (pharmak.) nichtsteroidales Antiandrogen*, das zur Behandlung eines hormonsensitiven Prostatakarzinoms verwendet wird.

FMTS: (sexol.) Abkürzung für **F**rau-zu-**M**ann-**T**ranssexualität* (bei körperlich weiblichem Geschlecht u. männlichem Identitätsgeschlecht).

Förderung und Ausnutzung der Prostitution: (jurist.) Sammelbezeichnung für die Straftatbestände der Förderung der Prostitution* (§ 181a StGB, seit In-Kraft-Treten des Prostitutionsgesetzes* „Ausbeutung von Prostituierten"), des Menschenhandels* u. des schweren Menschenhandels (§§ 180b, 181 StGB) sowie der Zuhälterei* (§ 181a StGB).

Föt m: Fetus*; vgl. Feto-, Fetal-.

Fokussierung, sensorische (lat. focus Herd): (sexol.) von der Erstbezeichnung „sensate focus" hergeleitete, eher ungebräuchliche Bezeichnung für Sensualitätstraining* im Rahmen von Sexualtherapien*.

Folliculi ovarici (lat. folliculus kleiner Schlauch) m pl: (anat.) Sammelbezeichnung für die Follikel des Eierstocks, s. Endometrialzyklus (Abb.).

Folliculitis prostatae f: (androl.) Entzündung einzelner Drüsen der Prostata, s. Prostatitis.

Follikel m: (anat.) Fachbezeichnung für bläschenartige, mit Epithel ausgekleidete Gebilde od. solide Zellansammlungen, z. B. im Eierstock (Eifollikel; s. Endometrialzyklus, Abb.), aber auch an Haarwurzeln (Haarfollikel), in Lymphknoten (Lymphfollikel) u. a.

Follikel|hormone n pl: (endokrin.) veraltete Fachbezeichnung für die in Graaf-Follikel u. Gelbkörper (Corpus luteum) gebildeten Östrogene*.

Follikel|persistenz (lat. persistere bestehen bleiben) f: (gynäkol.) Bezeichnung für das Bestehenbleiben eines reifen Eifollikels über den Eisprung hinaus (anovulatorischer Zyklus*) mit fortdauernder Produktion von Östrogenen, Veränderungen der Uterusschleimhaut (sog. glandulär-zystischer Hyperplasie), Ausbleiben der Menstruation* und später auftretender Durchbruchblutung*.

Follikel|phase f: (physiol.) Fachbezeichnung für die durch Produktion von Östrogenen gekennzeichnete Phase der Follikelreifung des Ovarialzyklus*; i. w. S. auch für die davon abhängigen (zweiten) Phasen des Endometrialzyklus* u. Vaginalzyklus*; s. Zyklen, weibliche (Abb.).

Follikel|reifung: (physiol.) Bezeichnung für die Entwicklung eines kleinen Teils (400) der schon vor der Geburt angelegten Primordialfollikel (bis 2 Mio.) im Eierstock (s. Gonadenentwicklung) zu reifen Eizellen (s. Eireifung, Abb.) im Rahmen des Ovarialzyklus*; **1. Primärfollikel** mit einer von flachen Epithelzellen umgebenen primären Oozyte liegen zum Zeitpunkt der Geburt bereits vor; bis zur Pubertät gehen sie

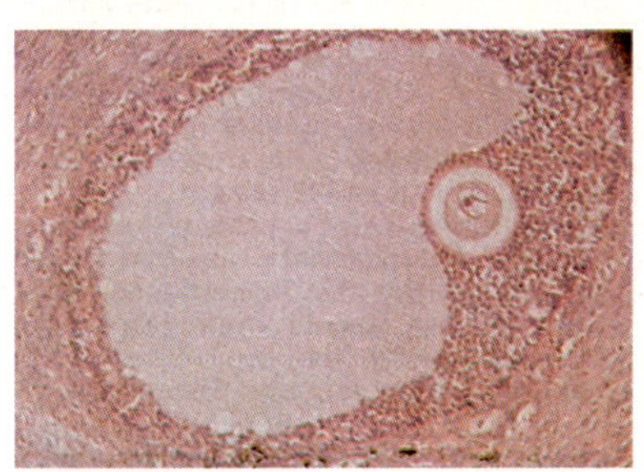
Follikelreifung:
Gefärbtes Schnittpräparat eines Tertiärfollikels mit Eihügel und in diesem gelegener Eizelle

zahlreich wieder unter, zwischen Pubertät u. Klimakterium entwickeln sich jeweils einige von ihnen zu **2. Sekundärfollikeln:** Wachstum der Oozyte, Umwandlung des Epithels in eine mehrschichtige Zellhülle mit Glykoproteinmembran (Oolemma), Ausbildung einer Follikelhöhle; Weiterentwicklung mehrerer von ihnen zu **3. Tertiärfollikeln:** Oozyte exzentrisch in einem Zellhaufen (Cumulus oophorus), Follikelepithel (Granulosazellen) mit doppelter bindegewebiger Umhüllung (Theca interna u. externa). 7 Tage vor dem Eisprung* wird ein Tertiärfollikel in einem der beiden Eierstöcke dominant u. wächst rasch bis zum reifen, als **Graaf-Follikel** (Folliculus ovaricus maturus) bezeichneten Stadium heran (s. Abb.) u. kann dann durch Ultraschalluntersuchung nachgewiesen werden. Aus seinen Resten entwickelt sich nach dem Eisprung ein hormonproduzierender Gelbkörper* (Corpus luteum); die übrigen Tertiärfollikel können mehrere Monate in diesem Stadium ruhen, die meisten von ihnen gehen wieder unter (Follikelatresie mit Umwandlung zum hormonproduzierenden Thekaorgan*). Störungen der Follikelreifung betreffen u. a. die Anzahl reifender Tertiärfollikel (Superovulation*), das Ausbleiben des Eisprungs (Follikelpersistenz* mit fortdauernder Östrogenproduktion u. Störungen des Endometrialzyklus, s. Zyklusstörungen); vgl. Endometrialzyklus (Abb.).

Follikel|reifungs|hormon n: (endokrin.) veraltete Fachbezeichnung für follikelstimulierendes Hormon, s. FSH.

Follikel|sprung m: (klin.) Fachbezeichnung für Eisprung* (Ovulation).

Follikulitis f: (infektiol.) Entzündung von Haarbalg u. Talgdrüse, häufig verursacht durch das Bakterium Staphylococcus aureus; Vorkommen meist im Rahmen einer Acne vulgaris (s. Akne), gehäuft bei HIV*-Infektion u. anderen Formen der Abwehrschwäche.

Follitropin n: (endokrin.) bedeutungsgleich mit follikelstimulierendes Hormon, s. FSH.

Folter, sexuelle: (psychol.) Bezeichnung für Formen der Folter, bei denen Täter die Opfer nicht nur körperlich u. psychisch zu zerstören versuchen, sondern sexuelle Motive u. Handlungen dazu einsetzen, eine zweideutige, aggressive u. zugleich libidinöse Beziehung zu den Opfern herzustellen, um sie anschließend v. a. psychisch zu zerstören. Infolge dieser besonderen Konstellation bildet die sexuelle Folter eine besonders schwerwiegende Form des sexuellen Traumas* mit entsprechend ausgeprägten Folgen (v. a. langdauernd bestehenden sexuellen Funktionsstörungen); vgl. Gewalt, sexuelle.

Forel, August Henri (1848-1931)**:** Psychiater, Professor in Zürich; mit M. Hirschfeld u. H. Ellis ab 1930 im Präsidium der Weltliga* für Sexualreform; neben Arbeiten zur Psychotherapie u. Hirnforschung u. a. gesundheitspolitische Aktivitäten auf dem Gebiet der Eugenik*; Veröffentlichungen u. a. zu naturwissenschaftlichen u. psychologischen Aspekten von Sexualität, Eintreten für die Gleichberechtigung von Frauen.

Forensik (lat. forensis gerichtlich) f: (allg.) **1.** Sammelbezeichnung für die Anwendung medizinischer, psychologischer u. naturwissenschaftlicher Erkenntnisse für die Klärung von rechtsrelevanten Tatbeständen, z. B. als Rechtsmedizin*, forensische Psychiatrie* od. forensische Psychologie*; **2.** i. w. S. auch Kurzbezeichnung für (forensisch-psychiatrische) Einrichtungen des Maßregelvollzugs*.

Fornix vaginae (lat. ~ Gewölbe) f: (anat.) Fachbezeichnung für das Scheidengewölbe, s. Vagina (Abb.).

Fort|pflanzung: (biol.) Reproduktion; Erzeugung von Nachkommen, so dass die jeweilige Art über den Tod der Individuen einer Generation hinaus erhalten wird; **Formen: 1. geschlechtliche** (sexuelle od. amphimiktische) Fortpflanzung, bei der das neue Lebewesen durch Verschmelzung einer männlichen Samenzelle mit einer weiblichen Eizelle im Rahmen der Befruchtung* entsteht; führt meist zu einer Neukombination der Gene (die je zur Hälfte von der mütterlichen u. der väterlichen Keimzelle stammen) u. damit zur Möglichkeit einer besseren Anpassung an Umweltbedingungen (Selektionsvorteil); Vorkommen z. B. beim Menschen u. höheren Organismen. **2. ungeschlechtliche** (asexuelle, apomiktische od. vegetative) Fortpflanzung durch Körperzellen, Knospung od. Entwicklung aus abgegliederten Teilen eines Elternindividuums; es entstehen genetisch identische Nachkommen, da nur Zell- u. Kernteilungen (Mitosen), aber keine Reifeteilungen (Meiosen) stattfinden; Vorkommen z. B. bei Pflanzen (u. a. Laubmoos, Zahnwurz) u. einzelligen Organismen (u. a. Flagellaten). **3. eingeschlechtliche** (parthenogenetische) Fortpflanzung mit Entwicklung einer unbefruchteten Eizelle zu einem Tochterindividuum; Vorkommen z. B. bei der Assel (Trichoniscus elizabethae).
Bei der Vermehrung übersteigt i. d. R. die Zahl der Nachkommen die der Eltern (auch bei der Zweiteilung von Einzellern; vgl. Bevölkerungswachstum); eine Verminderung erfolgt, wenn Elterntiere miteinander verschmelzen (z. B. bei der sexuellen Fortpflanzung mancher Einzeller); Zahlenkonstanz stellt sich ein, wenn zwei Elterntiere verschmelzen u. nach Teilung wieder zwei neue Individuen entstehen (z. B. bei einigen Kieselalgen).

Fort|pflanzungs|medizin f: (allg.) Bezeichnung für Reproduktionsmedizin*.

Fort|pflanzungs|organe n pl: (biol.) allgemeine, die Fortpflanzungsfunktion betonende Bezeichnung für Sexualorgane*.

Fort|pflanzungs|trieb: (sexol.) historische Bezeichnung für einen Menschen (insbesondere Frauen) u. Tieren unterstellten Drang, sich sexuell fortzupflanzen, um die Art zu erhalten; wie der Begattungstrieb* als abgrenzbarer Anteil des Sexualtriebs* interpretiert, aber in seiner Existenz weithin umstritten, weil im Allgemeinen nur persönliche Sexualziele angenommen werden. Vgl. Kinderwunsch.

Fossa frenuli (lat. ~ Graben) f: (anat.) Einbuchtung auf der Unterseite der Eichel des Penis*, in der das Vorhautbändchen (Frenulum) fixiert ist.

F

Fossa navicularis (lat. navicula Kahn) f: (anat.) Fachbezeichnung für die kahnförmige Erweiterung der männlichen Harnröhre innerhalb der Eichel des Penis* (Fossa navicularis urethrae) bzw. die kahnförmige Einbuchtung zwischen den kleinen Labien im Eingang der Vagina* (Fossa navicularis vulvae), s. Penis (Abb.).

Fotze: (allg.) vulgäre Bezeichnung für Vagina*, regional auch für Mund; erheblich abwertend u. verächtlich für Frauen im Allgemeinen.

Foucault, Michel (1926-1984): Philosoph u. Wissenschaftshistoriker, Paris; zahlreiche Arbeiten u. a. zur Entwicklung der modernen Psychiatrie mit ihrer Ende des 18. Jahrhunderts erfolgten Etablierung medizinischer Sichtweisen auf abweichendes Verhalten, zur gleichzeitigen Entwicklung der Kriminologie sowie den entsprechenden Wandlungen des jeweiligen Menschenbilds; vgl. Anthropologie. Am Beispiel von Sexualität bzw. dem gesellschaftlichen Diskurs über Sexualwissen verdeutlichte er die Entstehung von vermeintlich „allgemeinem" Wissen u. von Tabus* in der Moderne.

FPE: Abkürzung für die Organisation **F**ull* **P**ersonality **E**xpression.

Frage|bogen zum Körper|bild: (sexol.) Abkürzung FKB-20; Bezeichnung für einen Fragebogen zur standardisierten Erhebung von Symptomen hinsichtlich Körperbild* u. Körpererleben* von Patienten; Anwendung z. B. bei Geschlechtsidentitätsstörungen.

Frambösie (frz. framboise Himbeere) f: (infektiol.) klinisch übliche Bezeichnung für eine Infektion durch Treponema pertenue, s. Treponematosen.

Französisch: (allg.) Bezeichnung für Orogenitalkontakte*; v. a. für Fellatio* verwendet, seltener auch für Cunnilingus*.

Frau: (allg.) erwachsener Mensch weiblichen Geschlechts; einschließlich weiblicher Heranwachsender u. Kinder bilden Frauen weltweit 49,8 %, in Deutschland 51,2 % der Bevölkerung (s. Geschlechterverhältnis); ihre Lebenserwartung liegt bei Geburt weltweit mit 65 Jahren (in Deutschland mit 80,0 Jahren) deutlich über derjenigen von Männern. Unterschiede zu Männern bestehen in körperlich-seelischen Voraussetzungen (s. Geschlechtsmerkmale, Identität, sexuelle) u. in soziokulturellen Merkmalen der Lebensumstände (s. Geschlechtsrolle).

Frauen|beauftragte: (allg.) Bezeichnung für Gleichstellungsbeauftragte* für Frauen (sog. institutionalisierte Frauenbewegung*); in Deutschland sind die kommunalen Frauenbeauftragten zu einer Bundesarbeitsgemeinschaft kommunaler Frauenbüros (Abkürzung BAG; http://www.frauenbeauftragte.de) zusammengeschlossen.

Frauen|bewegung: (kult.) Bezeichnung für die im Gefolge der Ideen der Aufklärung u. der französischen Revolution einsetzenden öffentlichen Bestrebungen von Frauen zur Erreichung ihrer Emanzipation*, die in zahlreichen Gruppen der Bevölkerung (oft im Zusammenhang mit anderen gesellschaftlichen Reformvorhaben) ab Mitte des 19. Jahrhunderts entstanden; dabei wird in Deutschland eine „bürgerliche" Strömung (L. Otto-Peters, H. Lange, H. Stöcker, H. Dohm u. a.) u. eine „proletarische" Frauenbewegung unterschieden (C. Zetkin, E. Ihrer, L. Braun u. a.). Ihre Forderungen richteten sich zunächst v. a. auf Zugang zu gleichen Bildungs- u. Berufschancen (Gründung eines Allgemeinen* Deutschen Frauenvereins), im späten 19. Jahrhundert v. a. auf politische Gleichberechtigung* (s. Abb.; Frauenwahlrecht in Deutschland ab 1918), seit Beginn des 20. Jahrhunderts auch auf sexuelle Fragen (Sexualwissen*, Recht auf sexuelle Selbstbestimmung*, insbesondere auf Kontrazeption* u. Schwangerschaftsabbruch*). Dieser frühen, in politischen Zusammenhängen auch als Feminismus* bezeichneten Phase, deren bis zur Weimarer Republik entstandene Strukturen (u. a. „Bund für Mutterschutz und Sexualreform", „Verband für Eherechtsreform", „Bund Deutscher Frauenvereine") durch den Nationalsozialismus* zerschlagen bzw. gleichgeschaltet wurden, folgte nach dem Zweiten Weltkrieg in Europa u. Nordamerika der sog. neue Feminismus mit dem zentralen Ziel, die prinzipiell erreichte Gleichberechtigung praktisch durchzusetzen; **Themen** und **Ziele:** vgl. Neofeminismus.

In der Bundesrepublik Deutschland entstand nach einer Phase weitgehenden gesellschaftlichen Desinteresses (trotz grundgesetzlich vorgegebener Gleichberechtigung*) erst 1968 innerhalb des Westberliner Sozialistischen Studentenbunds (SDS) ein „Aktionsrat zur Befreiung der Frau", dem an anderen Universitäten sog. Weiberräte folgten (s. Abb.). Ersten Protestaktionen (z. B. dem sog. Tomatenwurf auf männliche Delegierte einer SDS-Konferenz im Herbst 1968) folgte bald die Formulierung von Forderungen, die bis zum Ende des 20. Jahrhunderts Themen der neuen Frauenbewegung blieben: Befreiung von Fremdbestimmung durch patriarchale Strukturen, partnerschaftliche Arbeits- u. Lastenverteilung zwischen Frauen u. Männern sowie die Utopie einer friedlichen, Menschen u. Natur achtenden Weltgesellschaft. Neben Kampagnen zur Aufhebung von Abbruchverboten (Paragraph* 218) u. zur Sensibilisierung gegenüber häuslicher u. sexueller Gewalt* stehen seitdem zahlreiche Frauenprojekte im Zentrum der Aktivitäten: Beratungsstellen, Frauengesundheitszentren, Frauenhäuser, Frauencafés u. a. wurden überwiegend zunächst privat finanziert u. später z. T. staatlich gefördert. Daneben entstand eine autonome Frauenkultur, insbesondere Frauenverlage u. Frauenzeitschriften (z. B. „Emma", seit 1977 unter der Leitung von Alice Schwarzer).

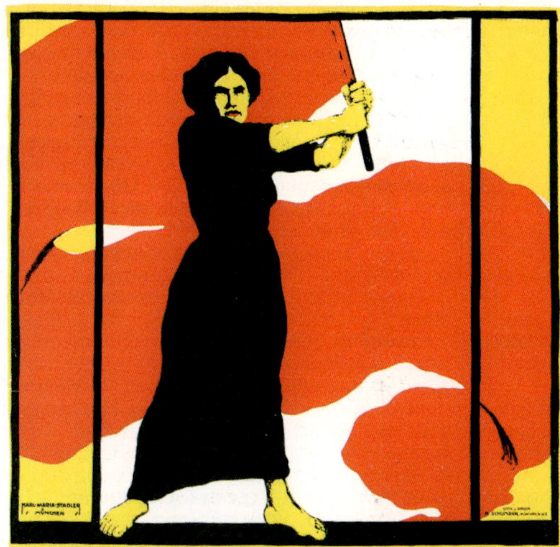
Heraus mit dem Frauenwahlrecht
FRAUEN-TAG
8. MÄRZ 1914
Den Frauen, die als Arbeiterinnen, Mütter und Gemeindebürgerinnen ihre volle Pflicht erfüllen, die im Staat wie in der Gemeinde ihre Steuern entrichten müssen, hat Voreingenommenheit und reaktionäre Gesinnung das volle Staatsbürgerrecht bis jetzt verweigert.
Dieses natürliche Menschenrecht zu erkämpfen, muß der unerschütterliche, feste Wille jeder Frau, jeder Arbeiterin sein. Hier darf es kein Ruhen kein Rasten geben. Kommt daher alle, ihr Frauen und Mädchen in die am
Sonntag den 8. März 1914 nachmittags 3 Uhr stattfindenden
9 öffentl. Frauen-Versammlungen

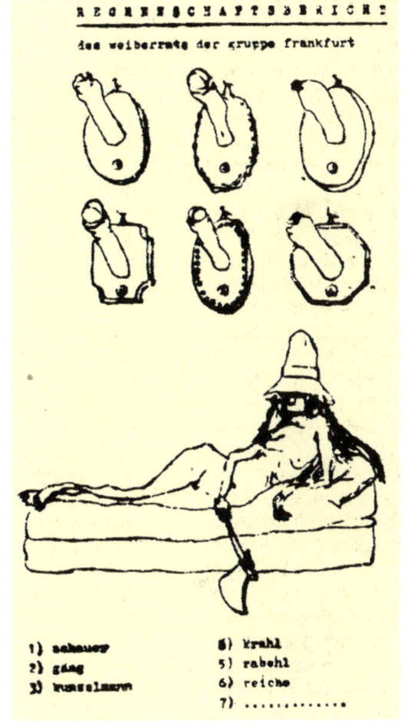
RECHENSCHAFTSBERICHT
des weiberrats der gruppe frankfurt
krahl
5) rabehl
6) reiche
7) ....

Frauenbewegung:
Frühe Aktivitäten zielten v. a. auf die Mobilisierung von Frauen zur Vertretung eigener Interessen; hier (oben) ein Plakat zum Weltfrauentag am 8. März 1914.
Demgegenüber richtete sich die sog. neue Frauenbewegung v. a. gegen männliche Denkstrukturen und Machtausübung; hier (rechts) ein Flugblatt des Frankfurter Weiberrats aus dem Herbst 1968: „Rechenschaftsbericht“ zum Thema „Befreit die sozialistischen Eminenzen von ihren bürgerlichen Schwänzen!“

Ab Ende der 80er Jahre wird neben der autonomen auch eine sog. institutionalisierte Frauenbewegung beschrieben (z. B. als Referate für Frauenfragen, Frauenbeauftragte* od. Gleichstellungsbeauftragte* in Behörden und Betrieben).

In der DDR wurde der 1947 gegründete Demokratische Frauenbund Deutschlands früh Teil des Systems der sozialistischen Massenorganisationen, die Einbeziehung der Frauen als Arbeitskräfte u. die Schaffung entsprechender Strukturen waren Teil der staatlichen Politik; offiziell konnte daher die sog. Frauenfrage ab Mitte der 70er Jahre für gelöst erklärt werden, während zugleich einer wachsenden Anzahl von Frauen der Widerspruch zwischen dem Versprechen individueller Emanzipation u. einer tatsächlich bestehenden sozialen Ungleichheit der Geschlechter bewusst wurde. In den 80er Jahren entstanden deshalb (insbesondere im Rahmen der evangelischen Kirche) informelle Frauengruppen, die sich sowohl theologischen u. politischen Fragen (z. B. „Arbeitskreis Feministische Theologie“ ab 1985, „Frauen für den Frieden“ ab 1982) als auch gesellschaftlichen Problemen widmeten (geschlechtsspezifische

Erziehung, Stellung der Frauen im Alltag der DDR, Situation von Lesben u. a.; vgl. Lesbenbewegung); 1989 Gründung eines „Unabhängigen Frauenverbands" (UFV) als Dachverband verschiedener Frauen- u. Lesbengruppen.

Im vereinten Deutschland richtet sich die Aufmerksamkeit der Frauenbewegung auf das weiter bestehende Problem der häuslichen u. sexuellen Gewalt, die weiterhin z. T. erhebliche Benachteiligung von Frauen u. Mädchen in bestimmten Bevölkerungsgruppen, die Ausbeutung von Frauen im Rahmen der Prostitution* u. die besonders diskriminierte Lage von Frauen in zahlreichen Ländern der Dritten Welt (vgl. Pardeh, Verstümmelung, genitale).

Frauen|binde: (allg.) Bezeichnung für Mull-Zellstoff-Vorlagen zur Aufnahme weiblicher Genitalsekrete, insbesondere von Menstruationsblut, s. Menstruationshygiene.

Frauen|dusche: (allg.) Bezeichnung für Irrigator mit leicht gebogenem Ansatzstück (sog. Mutterrohr) aus Hartgummi zur Vaginalspülung*.

Frauen|feindlichkeit: (allg.) Bezeichnung für Misogynie*.

Frauen|gruppe: (allg.) Bezeichnung für Zusammenschlüsse von Frauen mit dem Ziel, ohne als störend empfundene Einflüsse von Männern Probleme zu diskutieren, in besonderen Notlagen gegenseitige Hilfestellungen zu leisten (z. B. durch die Einrichtung von Frauenhäusern*, Frauengesundheitszentren u. speziellen Beratungsstellen*) u. den Prozess der Emanzipation* von Frauen zu fördern; in Deutschland seit Beginn der Frauenbewegung*, insbesondere in der zweiten Hälfte des 20. Jahrhunderts, Gründung zahlreicher (politisch u. inhaltlich sehr verschieden ausgerichteter) Frauengruppen; vgl. Feminismus.

Frauen|handel: (allg.) übliche Bezeichnung für Menschenhandel*, da in Deutschland weit überwiegend Frauen Opfer des Delikts sind; auch (ungenaue) Bezeichnung für Heiratshandel*.

Frauen|hass: (allg.) veraltete Bezeichnung für Misogynie*.

Frauen|haus: (kult.) Bezeichnung für ein Gemeinschaftshaus für Mädchen u. Frauen, das Männer nicht betreten dürfen; in zahlreichen traditionellen Gesellschaften existierende Einrichtung zum Aufenthalt weiblicher Stammesmitglieder meist bis zur Eheschließung.
(soziol.) Bezeichnung für eine Einrichtung, die Frauen (u. ihren Kindern) bei Partnerschaftskonflikten vorübergehend Aufnahme u. Schutz vor häuslicher u. sexueller Gewalt*, Beratung in familien-, sozial- u. versorgungsrechtlichen Fragen sowie psychologische Unterstützung bietet. Das erste europäische Frauenhaus wurde 1971 in Großbritannien eröffnet. Vgl. Männerhaus.

Frauen|heil|kunde: (allg.) auch Gynäkologie; Ende des 17. Jahrhunderts aus Chirurgie u. Geburtshilfe hervorgegangenes medizinisches Fachgebiet, das sich mit frauenspezifischen Erkrankungen, deren Erkennung u. Behandlung befasst u. heute auch die Geburtshilfe* umfasst.

Frauen|jahr: (sexol.) Bezugsgröße zur Berechnung der Sicherheit verschiedener empfängnisverhütender Methoden im Pearl*-Index.

Frauen|kauf: (kult.) Bezeichnung für die Sitte, vor einer Eheschließung der Familie der Frau einen Brautpreis* zu bezahlen, s. Kaufehe.

Frauen|kondom n: (sexol.) Bezeichnung für ein in die Vagina einzulegendes Kondom*.

Frauen|lieder: (kult.) Sammelbezeichnung für Lieder, die von Frauen für Frauen verfasst wurden, i. e. S. für mit der Frauenbewegung im 19. Jahrhundert entstandene sozial- u. gesellschaftskritische Lieder, z. B. „Housewife's lament" (Hausfrauenklage) von Sarah A. Price, u. mit der Emanzipationsbewegung entstandene moderne Protestsongs, z. B. „Frauen gemeinsam sind stark" vom Frauenzentrum Frankfurt.

Frauen|milch: (allg.) Bezeichnung für Muttermilch*.

Frauen|quote f: (allg.) Bezeichnung für den Anteil von Frauen in bestimmten Lebensbereichen, z. B. in Berufen, Parteien, Bildungseinrichtungen; zur Förderung der Chancengleichheit von Frauen werden in manchen Zusammenhängen heute bestimmte Mindestanteile gefordert u. durch gezielte Bevorzugung zu erreichen versucht; vgl. gender mainstreaming.

Frauen|raub: (kult.) Bezeichnung für die in manchen Gesellschaften übliche Raubehe*.

Frauen|seite: (kult.) auch Evangelienseite; Bezeichnung für die linke Seite des Kirchenschiffs, auf der traditionell die Frauen saßen; vgl. Geschlechtertrennung.

Frauen|tag, internationaler: (allg.) Bezeichnung für den Weltfrauentag*.

Frauen|tausch: (allg.) Bezeichnung für eine Form des Partnertauschs*, der durch Männer veranlasst wird u. bei dem die Sexualpartnerinnen getauscht werden.
(kult.) Bezeichnung für einmaligen od. vorübergehenden Austausch der Ehefrau, der bei verschiedenen Stammesgesellschaften z. B. in Afrika, der Arktis od. Australien zu sexuellen u. ökonomischen Zwecken praktiziert wurde, evtl. in Kombination mit einem Männertausch*; vgl. Gastehe.

Frauen|überschuss: (soziol.) Bezeichnung für das Überwiegen von Frauen in einer Bevölkerung od. Altersgruppe*, i. e. S. ein Überwiegen von Frauen im sog. gebärfähigen Alter (15 bis unter 45 bzw. 49 Jahre). Der typischerweise zum Zeitpunkt der Geburt bestehende Knabenüberschuss* wandelt sich infolge einer erhöhten Sterblichkeit von Jungen u. Männern etwa im 3. Lebensjahrzehnt in einen leichten Frauenüberschuss; infolge des Zweiten Weltkriegs ist er in Deutschland heute im höheren Lebensalter sehr ausgeprägt u. erreicht im 7. Lebensjahrzehnt ein Verhältnis von ca. 1 : 2, im 8. Lebensjahrzehnt ein Verhältnis von ca. 1 : 3; vgl. Geschlechterverhältnis, Bevölkerung (Abb.).

Frauen|wurzel: (pharmak.) Bezeichnung für Caulophyllum* thalictroides.

Frau, phallische: (kult.) Bezeichnung für mythologische Frauen mit Penis u. ausgeprägt weiblichen Brüsten, die als zweigeschlechtliche Gottheiten in zahlreichen mythologischen Vorstellungen u. Kulturen überliefert sind.
(psychol.) werden Vorstellungen von phallischen Frauen als Angst vor der Scheide (vgl. Vagina dentata) sowie als Zeichen verdrängter Homosexualität interpretiert.

(sexol.) werden als sog. **Shemales*** in der Sexindustrie* Personen mit männlichen Sexualorganen u. hormonell od. chirurgisch vergrößerten Brüsten bezeichnet (s. Transsexualität).

Frau, weise: (allg.) auch kluge Frau; historische Bezeichnung für **1.** in der Schwangerenbetreuung u. Geburtshilfe kundige Frauen, die jedoch keine ausgebildeten Hebammen waren; **2.** Frauen, die illegale Schwangerschaftsabbrüche durchführen (sog. Engelmacherinnen); **3.** in Kräuter- u. Naturheilkunde erfahrene Frauen. Weise Frauen galten vielfach als Hexen* u. wurden wegen ihrer (vermeintlich dämonischen) Fähigkeiten verfolgt.

Freier: (allg.) ursprünglich Bezeichnung für einen Mann auf Suche nach einer Ehefrau, heute Jargonbezeichnung für Kunden von Prostituierten; vgl. Prostitution.

Freiheits|beraubung: (jurist.) Bezeichnung für das Einsperren eines Menschen od. andere Formen des rechtswidrigen Freiheitsentzugs, strafbar nach § 239 StGB, bei schwerwiegenden Folgen für das Opfer u. U. als Verbrechen bewertet.

Freiheits|entziehung: (jurist.) Sammelbezeichnung für durch Gerichte angeordnete (bzw. in kurzer Frist bestätigte) Haft od. Freiheitsstrafe in Haftanstalten sowie Unterbringung* in psychiatrischen, sucht- od. sozialtherapeutischen Einrichtungen bzw. Haftanstalten; Rechtsgarantien sind in Art. 104 des Grundgesetzes geregelt, körperliche u. seelische Misshandlungen festgehaltener Personen sind verboten, Angehörige od. Vertrauenspersonen sind von richterlichen Entscheidungen unverzüglich zu benachrichtigen.

Freiheit, sexuelle: (jurist.) Bezeichnung für das Menschenrecht, die eigene Sexualität frei leben zu dürfen; Einschränkungen (z. B. hinsichtlich bestimmter sexueller Orientierungen) durch Diskriminierung*, Sexualstrafrecht* od. andere Formen sexueller Unterdrückung* sollten abgebaut werden. Grenzen der sexuellen Freiheit ergeben sich dort, wo Schutz- u. Persönlichkeitsinteressen anderer berührt sind, s. Einvernehmlichkeit. Vgl. Selbstbestimmung, sexuelle; Menschenrechte, sexuelle.

Frei|körper|kultur f: (kult.) Abkürzung FKK; auch Nacktkultur, Naturismus, Nudismus; um 1900 in Deutschland entstandene soziale Bewegung mit dem Ziel, ein natürliches Verhältnis zum eigenen Körper u. eine freie u. gesunde Persönlichkeit dadurch zu entwickeln, dass man sich nackt in der Natur bewegt (z. B. Nacktbaden, Nackturnen, s. Nacktheit). In Deutschland fand die Freikörperkultur nach dem Ersten Weltkrieg in unterschiedlichen sozialen Gruppen (Arbeiterbewegung, Jugendbewegung, bürgerliche Kreise, libertäre Befreiungsbewegungen, Anhänger germanischer Leibesideologie u. a.) starke Verbreitung; während sie in der alten Bundesrepublik einen relativ kleinen Kreis von Anhängern hatte, stellte die Freikörperkultur in der DDR eine allgemeine Bade-, Urlaubs- u. Lebensform der Familie dar (80 % der DDR-Bürger hatten FKK-Erfahrung, 10 % immerhin den Wunsch danach, nur 10 % lehnten FKK ab). Viele Anhänger der Freikörperkultur sind in Vereinen organisiert, z. B. im Deutschen Verband für Freikörperkultur (DFK; http://www.dfk.org), Interessengemeinschaft des Österreichischen Freikörpersports od. Schweizer Lichtbund; Weltverband ist die Internationale Naturisten-Föderation (INF) mit Sitz in Antwerpen, Belgien (http://www.inffni.org).

Frei|setzungs|hormone n pl: (endokrin.) Releasing-Hormone; Hypothalamushormone*, die die Freisetzung von Hormonen in der Hypophyse anregen, z. B. Gonadotropin-Releasing-Hormon (GnRH, s. LH-RH).

Frei|tod: (allg.) Bezeichnung für Selbsttötung*, bei der die volle Entscheidungsfähigkeit besteht u. für die also z. B. keine psychiatrischen Erkrankungen ursächlich sind.

Frei|werber: (allg.) historische Bezeichnung für Brautwerber*.

Frei|willige Selbst|kontrolle f: (allg.) Abkürzung FSK; Bezeichnung für eine Einrichtung der Filmwirtschaft u. der öffentlichen Verwaltung, die Kino- u. Videofilme hinsichtlich ihres Inhalts u. ihrer Eignung für Kinder u. Jugendliche überprüft u. freigibt (FSK-Altersfreigaben: ohne Beschränkung, ab 6, 12, 16 Jahren od. nicht unter 18 Jahren); nicht überprüfte Filme sind grundsätzlich nicht unter 18 Jahren freigegeben. Die Überprüfung von Filmen, die im Fernsehen gesendet werden, erfolgt bei öffentlich-rechtlichen Sendern durch deren Aufsichtsgremien, bei privaten Sendern durch die sog. Freiwillige Selbstkontrolle Fernsehen (FSF); dabei ist für Filme mit Altersfreigabe ab 16 Jahren ein Sendeplatz nach 22 Uhr vorgesehen, für solche ab 18 Jahren ein Sendeplatz nach 23 Uhr, während indizierte Filme (s. Indizierung) nur in Ausnahmefällen überhaupt gesendet werden sollen; vgl. Jugendmedienschutz.

Frei|zügigkeit, sexuelle: (allg.) ursprünglich Bezeichnung für voreheliche Sexualkontakte u. allgemein ein Sexualverhalten, das nicht von Enthaltsamkeit u. partnerschaftlicher Treue bestimmt ist; auch verwendet für die freie Zugänglichkeit pornographischer Erzeugnisse für Erwachsene. Vgl. Permissivität.

Fremd|gehen: (allg.) Bezeichnung für Seitensprung* aus einer auf Treue beruhenden Beziehung, i. e. S. aus einer Ehe (vgl. Ehebruch), i. w. S. aus einer (monogamen) Partnerschaft.

Fremd|körper, intra|rektale: (klin.) Bezeichnung für meist in masturbatorischer Absicht od. bei Analverkehr in den Enddarm eingebrachte Fremdkörper; gefährlich sind v. a. Flaschen mit offenem Flaschenhals, die sich an der Schleimhaut festsaugen können, andere Komplikationen entstehen evtl. durch schmerzreflektorische Verkrampfungen des Schließmuskels, die ein Entfernen des Fremdkörpers in Kurznarkose erforderlich machen können.

Fremd|körper, intra|vaginale: (gynäkol.) meist in spielerischer Absicht (Kinder) od. zur Masturbation in die Scheide eingebrachte Fremdkörper; gefährlich sind v. a. spitze od. scharfe Gegenstände sowie Flaschen mit offenem Flaschenhals, die sich an der Schleimhaut festsaugen können; andere Komplikationen (Vaginitis, Fluor vaginalis) entstehen evtl. durch Verbleib der Fremdkörper in der Scheide; ggf. gynäkologische Entfernung unter Sicht.

Fremd|körper, intra|vesikale: (klin.) Bezeichnung für meist in masturbatorischer Absicht in die Harnröhre eingebrachte Fremdkörper; sie können in die Blase verschoben werden, führen dort meist rasch zu einer schweren Zystitis, u. U. aber auch erst nach längerer Zeit zu Beschwerden; sie werden i. d. R. radiologisch od. sonographisch nachgewiesen u. transurethral (selten auch transvesikal) entfernt.

French Knickers (engl. ~ ~ französisches Höschen): (allg.) Bezeichnung für eine eher weit geschnittene Unterhose mit Hosenbeinansatz für Frauen.

Frenulo|tomie (lat. frenulum Bändchen) f: (kult.) Bezeichnung für das in Polynesien u. Südamerika z. T. traditionell übliche Durchtrennen (Dissektion) des Vorhautbändchens des Penis, entweder im Rahmen einer Beschneidung* der Vorhaut od. zur leichteren Entblößung der Eichel.
(klin.) Bezeichnung für die operative Durchtrennung des Zungenbändchens bei Zungenfehlbildungen.

Frenulum n: (anat.) Bändchen; feste Hautfalte zwischen zwei Organteilen, z. B. männlich (Frenulum praeputii, Vorhautbändchen): die Befestigung der Vorhaut an der Unterseite der Eichel des Penis*; weiblich (Frenulum clitoridis): von den kleinen Schamlippen ausgehende Hautfalten, die an der Unterseite der Eichel der Klitoris* verbunden sind.

Fress|attacke f: (allg.) Bezeichnung für Heißhungerepisode bei Bulimia* nervosa.

Fress-Kotz-Sucht: (allg.) drastische Bezeichnung für Bulimia* nervosa.

Freud, Anna (1895-1982): Volksschulpädagogin u. Psychoanalytikerin, Wien, ab 1938 in London; u. a. Arbeiten zur psychosexuellen Entwicklung* u. Psychoanalyse* im Kindesalter.

Freud, Sigmund (1856-1939): Neurologe u. Psychiater, 1902 Professor in Wien, ab 1938 in London; nach Studienaufenthalten in Paris bei J. M. Charcot zunächst neuroanatomische u. pharmakologische Forschungen (u. a. zu Kokain); mit J. Breuer Entwicklung der sog. psychokathartischen Behandlungsmethode funktioneller psychischer Störungen (wie z. B. Hysterie od. Neurosen*) durch Suggestion u. Hypnose; Erweiterung dieses psychotherapeutischen Verfahrens zur psychoanalytischen Methode mit Traumdeutung*, Techniken der freien Assoziation u. Analyse von Fehlleistungen; vgl. Psychoanalyse. Als bedeutsam für die Sexualwissenschaft haben sich neben den Arbeiten zur Persönlichkeitsstruktur (vgl. Ich, Es, Über-Ich) v. a. das Konzept einer zentralen, nach Lustgewinn strebenden Energie des Unbewussten (vgl. Libido) u. die Beschreibung einer stufenweisen psychosexuellen Entwicklung* bis zur Pubertät erwiesen; vgl. Sexualtheorien. Die von zahlreichen Schülern (u. a. C. G. Jung, A. Adler, W. Reich, G. Groddeck, O. Rank) weiterentwickelten Ansätze haben Psychologie (v. a. Tiefenpsychologie*), Pädagogik und z. T. auch Medizin des 20. Jahrhunderts erheblich beeinflusst.

Freuden|haus: (allg.) sehr alte Bezeichnung für Bordell*, die eine wenig diskriminierende Bewertung der Prostitution* im europäischen Mittelalter ausdrückt.

Freuden|mädchen: (allg.) sehr alte Bezeichnung für weibliche Prostituierte*, die eine wenig diskriminierende Bewertung im europäischen Mittelalter (ähnlich der antiken Kultprostitution*) ausdrückt.

Freundschaft: (allg.) Bezeichnung für persönliche, sehr vertrauensvolle Beziehung zwischen zwei Menschen, die von starker emotionaler Bindung, Zuneigung u. gegenseitiger Achtung geprägt ist. Je nach individuellem Verständnis werden auch sexuelle Beziehungen als Freundschaften bezeichnet. Vgl. Liebe, platonische.

Friedens|kuss: (kult.) sog. Liebeskuss; in der alten Kirche üblicher gegenseitiger Kuss nach Empfang des Abendmahls od. bei anderen kirchlichen Handlungen. Vgl. Kuss.

Frigidität (lat. frigidus kühl, kalt) f: (sexol.) sog. Geschlechtskälte; veraltete, ungenaue u. wertende Bezeichnung für sexuelle Funktionsstörungen von Frauen (sexuelle Appetenzstörungen*, sexuelle Erregungsstörungen* u. Orgasmusstörungen*).

Friktion (lat. fricare reiben) f: (physik.) Bezeichnung für Reibung; Hemmung der Bewegung sich berührender Körper gegeneinander (äußere Reibung); der entsprechende Vorgang innerhalb eines Körpers (innere Reibung) wird als Viskosität bezeichnet.
(sexol.) gilt Friktion als die wirksamste Form der taktilen sexuellen Stimulation; sie wird individuell unterschiedlich wahrgenommen u. kann durch Veränderung von Druck u. Bewegungsmustern sowie durch Verwendung von Gleitmitteln* gesteuert werden.

Friktionismus m: (sexol.) ungebräuchliche Fachbezeichnung für Frotteurismus*.

Fristen|lösung: (jurist.) Fachbezeichnung für die in den alten Bundesländern der Bundesrepublik Deutschland durch das 5. Strafrechtsreformgesetz vom 18.6.1974 vorgesehene, durch das Bundesverfassungsgericht mit Urteil vom 25.2.1975 jedoch verworfene Freigabe des Schwangerschaftsabbruchs; bezeichnet auch die in den neuen Bundesländern als Übergangslösung bis zur bundeseinheitlichen Neuregelung des Abtreibungsrechts im Jahr 1995 fortgeltende Freigabe des Schwangerschaftsabbruchs bis zur 12. Schwangerschaftswoche; auch in anderen europäischen Ländern (z. B. Österreich, Schweden) gültig. Vgl. Schwangerschaftsabbruch.

Frivolität (lat. frivolus wertlos) f: (allg.) Bezeichnung für ein leichtfertiges, das sittliche Empfinden od. allgemeine Moralbegriffe verletzendes Wesen; auch verwendet für sog. anzügliche od. „unanständige“ Bemerkungen.

Fröhlichkeits|pillen: (kult.) Sammelbezeichnung für verschiedene Zubereitungen aus Opium*, Hanf*, Stechapfel* u. Gewürzen, die als Aphrodisiaka* u. Antidepressiva* in Asien traditionell Verwendung fanden; seit Mitte des 19. Jahrhunderts auch in Europa bekannt, zu Beginn des 20. Jahrhunderts in Subkulturen der Großstädte häufig gebraucht, s. Partydrogen.

Fröhlich-Syndrom (Alfred F., Neurologe, Pharmakologe, Wien, USA, 1871-1953) n: (klin.) übliche Bezeichnung für Dystrophia* adiposogenitalis.

Fromm, Erich (1900-1980): Soziologe u. Psychoanalytiker, von 1930-1938 am Institut für Sozialforschung in Frankfurt a. M., ab 1934 in

New York (USA), 1949 Professor in Mexiko-City; auf dem Hintergrund von Religions- u. Gesellschaftswissenschaften u. a. Forschungen zur sozialpsychologischen Bedeutung der Mutterrechtstheorie J. J. Bachofens, zu Wechselwirkungen zwischen individuellem Charakter u. sozioökonomischen gesellschaftlichen Bedingungen (vgl. Charakter, nekrophiler) sowie zu Sozialpsychologie* u. Massenpsychologie.

Fromms: (allg.) Kurzbezeichnung für Kondom* nach Julius Fromms (1883-1945), der 1912 erstmals hauchdünne Kondome mit Reservoir ohne Naht herstellte, indem er penisförmige Glaskolben in eine Rohgummilösung eintauchte; „Fromms Act" wurde das weltweit erste Markenkondom. Als **Frommsen** wurde umgangssprachlich die Anwendung von Kondomen beim Geschlechtsverkehr (sog. Coitus condomatus) bezeichnet.

Frotteurismus (frz. frotter reiben) m: (sexol.) auch Frottage; Bezeichnung für ein als Paraphilie* eingeordnetes abweichendes Sexualverhalten mit sexuellem Interesse daran, den eigenen Körper (unbemerkt) an fremden Personen zu reiben. Hierzu werden Situationen aufgesucht, in denen Gedränge herrscht; bemerkt die gewählte Person den Vorgang, wird er abgebrochen, sonst (u. U. mit Masturbation) bis zum Orgasmus fortgesetzt. Den zentralen Reiz stellt dabei die Stimulation der eigenen Haut dar (Form der Hauterotik*), zusätzlich stimulierend wirkt die Anonymität des Kontakts. Vorwiegend bei männlichen Adoleszenten bis 25 Jahren beobachtetes Handeln, das prinzipiell eine Form der sexuellen Belästigung* darstellt, allerdings kaum zur Anzeige gebracht wird.

Frottola (ital. fròttola Scherzlied) f: (kult.) musikalische Fachbezeichnung für Gauklerlieder; seit dem 15. Jahrhundert für bürgerlich-aristokratische Lieder, deren Texte häufig Liebe u. Sexualität zum Thema haben.

Frou-Frou n: (kult.) Bezeichnung für ein absichtliches Rascheln mit Unterröcken; Ende des 19. Jahrhunderts bei bestimmten Tänzen* (z. B. Can-Can) u. in Revuen* eingesetzt.

Frucht: (gebh.) dem Pflanzenreich entlehnte, im 18. Jahrhundert aufgekommene Bezeichnung für das ungeborene Kind (auch sog. Leibesfrucht), das in der medizinischen Fachsprache je nach Entwicklungsstadium als Embryo* od. Fetus* bezeichnet wird.

Frucht|abtreibung: (jurist.) Bezeichnung für Schwangerschaftsabbruch*.

Fruchtbarkeit: (biol.) auch Fertilität; Fortpflanzungsfähigkeit bei beiden Geschlechtern (Potentia generandi, s. Potenz).
(gynäkol.) i. e. S. die (weibliche) Fähigkeit zu Eireifung*, Empfängnis*, Schwangerschaft* u. Geburt*; prinzipiell zwischen Pubertät u. Klimakterium gegeben, wobei im Rhythmus des Ovarialzyklus* Phasen der Fruchtbarkeit (sog. fruchtbare Tage) u. der Unfruchtbarkeit (sog. unfruchtbare, empfängnisfreie Tage) abwechseln, die zur gezielten Empfängnis (od. auch Kontrazeption*) mit verschiedenen Methoden bestimmt werden können; s. Ovulationstests, Empfängnisverhütung, natürliche.

Fruchtbarkeits|gottheiten: (kult.) Sammelbezeichnung für Gottheiten, die die Fruchtbarkeit von Frauen, Feldern od. Tieren schützen u. fördern sollten; in den meisten Mythologien u. Religionen sind Fruchtbarkeitsgottheiten weiblichen Geschlechts (z. B. Artemis*, Demeter*; vgl. Große Mutter), in der Kultur der Maya* dominierten männliche Fruchtbarkeitsgottheiten.

Fruchtbarkeits|riten m pl: (kult.) Sammelbezeichnung für Rituale, Bräuche u. Sitten, die in der Absicht stattfinden, die Fruchtbarkeit von Menschen, Tieren u. Vegetation zu fördern; sie werden schon in sehr frühen Phasen der kulturellen Entwicklung gefunden, sind außerordentlich vielfältig u. lassen Rückschlüsse zu auf das Sexualwissen der jeweiligen Gesellschaften (z. B. hinsichtlich der Funktion des Geschlechtsverkehrs für Schwangerschaften).

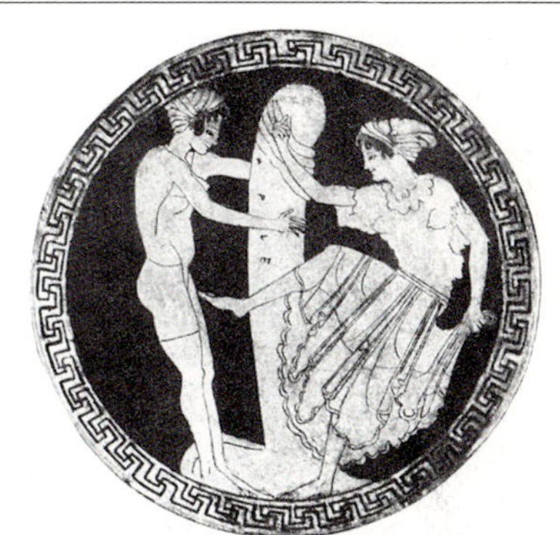

Fruchtbarkeitsriten:
In der europäischen Antike galten Kulte in Verbindung mit Phallusnachbildungen als förderlich für die Fruchtbarkeit von Frauen; hier eine rotfigurige griechische Schale.

Es können unterschieden werden: **1.** zu bestimmten Zeitpunkten des Jahres stattfindende Rituale, z. B. als ritueller Geschlechtsverkehr (vgl. Kultprostitution) od. Orgie* (vgl. Festpromiskuität), als Flurbegehung (evtl. mit Versprengen von Flüssigkeit über die Felder), als Anrufung od. Abwehr von Geistern; **2.** dauernd im Lebensumfeld (Haus, Felder) vorhandene Fruchtbarkeitszeichen, z. B. Penis- od. Vulvanachbildungen (Vulvakulte*, Phalluskulte*); **3.** die Verwendung von Pflanzenteilen u. a. (z. B. Alraune*) zur magischen Beeinflussung der Fruchtbarkeit (vgl. Aphrodisiaka); **4.** im Rahmen von Eheschließungen stattfindende Rituale, z. B. das Bewerfen des Brautpaars mit Körnern od. Früchten, besondere Vorschriften für die Brautleute (Tobiasnächte*, Baumhochzeit* u. a.), Schaffung besonderer Umstände für die ersten Nächte des Ehepaars (z. B. im Stall schlafen, vgl. Hochzeitsnacht); **5.** das Aufsuchen der Heiligtümer von Fruchtbarkeitsgottheiten* bei Unfruchtbarkeit od. Zeugungsunfähigkeit.
Die restriktive Einstellung von Judentum* u. Christentum* zu Fragen der Sexualität wird als Ausdruck der Abgrenzung gegen die z. T. sehr freizügigen Fruchtbarkeitsrituale der umgeben-

den, als bedrohlich empfundenen Kulturen erklärt; zugleich sind in beiden Religionen Fruchtbarkeitsrituale nur in stark verhüllender Form erhalten; vgl. Religionen.

Fruchtbarkeits|vitamin n: (allg.) Bezeichnung für Vitamin E, s. Tocopherole.

Fruchtbarkeits|wahrnehmung: (biol.) Wahrnehmung der fruchtbaren Tage während eines Menstruationszyklus; beim Menschen nur sehr begrenzt vorhandene Wahrnehmung (z. B. als Mittelschmerz* zum Zeitpunkt des Eisprungs), die durch Hilfsuntersuchungen (Billings*-Ovulationsmethode, Temperaturmethode*) verbessert werden kann; bei zahlreichen Tierarten ermöglichen Pheromone*, Farbänderungen im Genitalbereich u. andere Signale des Weibchens auch dem Männchen eine Fruchtbarkeitswahrnehmung.

Fruchtbarkeits|ziffern: (soziol.) auch Fertilitätsziffern; Sammelbezeichnung für verschiedene Maßzahlen zur Beschreibung der Fortpflanzung in Bevölkerungen, i. d. R. die Anzahl lebendgeborener Kinder je 1000 Frauen in einer Bevölkerung während eines bestimmten Zeitraums; i. e. S. Berechnung je 1000 Frauen im sog. gebärfähigen Alter (15 bis unter 45 bzw. 49 Jahre), als altersspezifische Fruchtbarkeitsziffern auch Berechnungen je 1000 Frauen einer bestimmten Altersgruppe; im Unterschied zur sog. allgemeinen Geburtenziffer (s. Geburtlichkeit) bildet sie die Verhältnisse in einer Bevölkerung unabhängig von deren Altersaufbau u. vom männlichen Bevölkerungsanteil ab u. ist daher für aktuelle Vergleiche besser geeignet. Zur Berechnung der Nettoreproduktionsrate* in Bevölkerungen wird eine Fruchtbarkeitsziffer verwendet, die die Anzahl aller Mädchen unter 15 Jahren je 1000 Frauen im gebärfähigen Alter ausdrückt.

Frucht|blase: (gebh.) auch Fruchtsack; der den Fetus u. das Fruchtwasser enthaltende, von den Eihäuten* gebildete Sack, der bei der Geburt* unter Weheneinwirkung zunächst zur Aufweitung des Zervikalkanals dient u. dann einreißt (Blasensprung*).

Frucht|hüllen: (gebh.) bedeutungsgleich mit Eihäute*.

Frucht|schädigung: (gebh.) Sammelbezeichnung für Schädigungen von Embryo u. Fetus (Embryopathien u. Fetopathien); als Ursachen kommen in Frage: genetische Schäden, Infektionen, Sauerstoffmangel, Immunreaktionen der Mutter, chemische Schadstoffe einschließlich Medikamenten sowie Alkohol, Nikotin u. anderen Rauschmitteln, Radioaktivität.

Frucht|schmiere: (allg.) auch Käseschmiere; Bezeichnung für Vernix* caseosa.

Frucht|tod: (gebh.) Bezeichnung für das Absterben des Feten ab der zweiten Schwangerschaftshälfte u. vor Einsetzen der Wehen; Vorkommen bei ca. 1 % aller Schwangerschaften. Vielfältige **Ursachen:** Plazentainsuffizienz, Blutgruppen-Unverträglichkeit u. andere Immunreaktionen, Infektionen, Fehlbildungen, Nabelschnurkomplikationen; vgl. Schwangerschaftskomplikationen.

Frucht|wasser: (gebh.) Bezeichnung für die Flüssigkeit, die während der Schwangerschaft* (wahrscheinlich vom Amnion) produziert wird u. anfangs gelblich, später weißlich klar (bei Übertragung getrübt) ist; normales Volumen 300-1500 ml (mit hohem Umsatz u. Austausch ca. alle 2 Stunden); ab dem 5. Schwangerschaftsmonat trinkt der Fetus täglich 400 ml, die über den Urin (in den letzten Schwangerschaftswochen zu einem geringeren Anteil auch über die Lunge) ausgeschieden werden. Zusammensetzung: pH 7, spezifisches Gewicht 1,007, Proteine 500 mg%, Glukose 22 mg%, Harnstoff 23 mg%, enthält abgeschilferte Hautzellen, Hautschmiere u. Haare. Fruchtwasser schützt den Fetus vor Druck u. Stoß, es ermöglicht den Transport von Nährstoffen u. Stoffwechselprodukten sowie intrauterine Bewegungen.

Frucht|wasser|untersuchung: (allg.) Bezeichnung für Amniozentese*.

Früh|ehe: (allg.) Bezeichnung für Eheschließung zwischen (im Vergleich zum üblichen Heiratsalter) sehr jungen Ehepartnern.
(jurist.) veraltete Fachbezeichnung für Eheschließung von zwei Minderjährigen; in Deutschland ist eine Eheschließung möglich, wenn mindestens ein Partner volljährig u. der andere 16 Jahre alt ist; vgl. Ehefähigkeit.

Früh|geburt: (gebh.) Sammelbezeichnung für Geburten vor der 37. Schwangerschaftswoche (Totgeburten vor der 28. Schwangerschaftswoche werden juristisch als Abort gewertet); Häufigkeit in Deutschland ca. 4–8 % aller Geburten. Alle Schwangerschaftskomplikationen* können zur Frühgeburt führen, Ursache ist in etwa zwei Dritteln ein vorzeitiger Blasensprung (oft als Folge einer Infektion), etwa einem Drittel liegen Störungen der sog. maternofetalen Einheit zugrunde (z. B. Uterusfehlbildungen, Placenta praevia, vorzeitige Plazentalösung, Gestosen, kindliche Fehlbildungen); bei entsprechender Gefährdung von Mutter od. Kind werden Frühgeburten auch ärztlich eingeleitet (sog. terminierte Geburt). Eine drohende Frühgeburt geht typischerweise mit Blutungen u. wehenähnlichen Beschwerden einher; sie ist u. U. durch Wehenhemmung u. Bettruhe zu verhindern, die Lungenreifung des Fetus kann medikamentös beschleunigt werden.
Frühgeborene haben besondere Risiken infolge allgemeiner Unreife ihrer Organsysteme (insbesondere der Atmungsorgane), ihre Sterblichkeit ist gegenüber Reifgeborenen erheblich erhöht; sie beträgt vor der 28. Schwangerschaftswoche über 30 % und zwischen 28.–32. Schwangerschaftswoche mehr als 10 %. Auch Verzögerungen der psychomotorischen Entwicklung bis zum Schulalter sind nicht selten.
Regelmäßige Schwangerenvorsorge* und ggf. ein gezieltes Programm zur Vermeidung von Frühgeburten (regelmäßige Kontrollen des vaginalen pH-Werts, frühe Diagnostik u. Therapie bei Vaginitis, bei habituellem Abort ggf. Cerclage*) können das Risiko von Frühgeburten erheblich senken.

Früh|reife: (allg.) s. Prämaturität.

Früh|schwangerschaft: (gebh.) die ersten vier Monate einer Schwangerschaft*.

Früh|wochen|bett: (gebh.) Bezeichnung für die ersten sieben Tage bei der Frau (Wöchnerin) nach einer Geburt, s. Wochenbett.

Fruktolyse|test (lat. fructus Frucht, gr. λύσις Lösung) m: (androl.) Untersuchung des Fruktoseverbrauchs in einer Spermaprobe zur Bestimmung der Stoffwechselaktivität der Samenzellen; bei einem normalen Fruktosegehalt von > 1,2 mg/ml Ejakulat beträgt der Verbrauch (als Energiespender für Samenzellen) in 2 Stunden ca. 0,2-0,8 mg/ml (1,1-4,4 mmol/l). Der Quotient aus verbrauchter Fruktose u. Spermienanzahl (Fruktolyseindex) ist erniedrigt bei abgestorbenen od. fehlgebildeten Samenzellen; vgl. Zeugungsfähigkeit.

Frustration (lat. frustratio Täuschung) f: (psychol.) Bezeichnung für einen Zustand der Unlust, der aus der Behinderung einer Triebbefriedigung (Versagung), einer unlösbaren Situation, dem Ausbleiben einer erwarteten Belohnung od. einer Bestrafung entsteht; er kann in experimentellen Ansätzen gemessen werden (Hautwiderstand, Pulsfrequenz), wobei die Fähigkeit, frustrierende Situationen zu ertragen (sog. Frustrationstoleranz), individuell verschieden stark ausgeprägt ist (Indikator für die sog. Ich-Stärke einer Person). Mehrere psychische Reaktionen auf Frustration werden beschrieben: Die sog. Frustrations*-Aggressionstheorie hält sie für eine wichtige Ursache aggressiven Handelns; andere Ansätze zeigen, dass Frustrationen zu regressivem Verhalten führen können (Regression*) bzw. zur Fixierung* stereotyper Verhaltensweisen, die nach Ende der frustrierenden Situation beibehalten werden; lerntheoretisch wird angenommen, dass Frustration zu einer Erhöhung des allgemeinen Motivationsniveaus führt u. innere Antriebe erzeugt, die Flucht- u. Vermeidungsverhalten begünstigen. Während das Erlernen des Umgehens mit unvermeidlichen Frustrationen (Kompensation, Sublimation) eine wichtige Entwicklungsleistung im Kindesalter darstellt, beeinflussen wiederholte Frustrationen (z. B. Liebesentzug durch Eltern) die Persönlichkeitsentwicklung in ungünstiger Weise.

Frustrations-Aggressions|theorie f: (psychol.) Fachbezeichnung für ein Modell zur Erklärung aggressiven Verhaltens, das Aggression* als Folge des Entzugs von Reizen od. eines Zustands der Unlust (Frustration*) erklärt; charakteristisch ist die sog. Irritationsaggression, die durch aversive Reize (Unlust, Schmerzen u. a.) ausgelöst wird.
(sexol.) wurde von W. Reich (1932) formuliert, die aus repressiven sexuellen Normen (sog. Zwangsregulierung des Geschlechtslebens) entstehenden Frustrationen seien als ursächlich für sozial unangepasstes Verhalten, Formen abweichenden Sexualverhaltens* u. Aggressionen zu betrachten.

FSH: (endokrin.) Abkürzung für **f**ollikel**s**timulierendes **H**ormon; Peptidhormon aus der Gruppe der Hypophysenhormone*, dessen Synthese u. (pulsatile, biologischen Rhythmen folgende) Freisetzung durch das Hypothalamushormon Luteinisierungshormon-Releasing-Hormon (Gonadotropin-Releasing-Hormon, GnRH; s. LH-RH) reguliert wird. FSH fördert bei Männern die Spermiogenese durch Stimulation der Sertoli-Stützzellen des Hodens u. die Bildung von Testosteron, bei Frauen die Follikelreifung (Zunahme des Granulosazellwachstums im Tertiärfollikel), die Östrogenbildung sowie Glykolyse u. Aminosäureaufnahme im Eierstock. Referenzbereiche: s. Tab.; erniedrigte Werte bei primärem Hypogonadismus, starkem Übergewicht, Mangelernährung; (stark) erhöhte Werte bei sekundärem Hypogonadismus. Vgl. Hypophysenhormone.

FSH	
	Referenzbereiche
Männer	
bis 8. Lebensjahr	< 6 IU/l
12.–14. Lebensjahr	2– 15 IU/l
nach 14. Lebensjahr	2– 18 IU/l
Frauen	
bis 8. Lebensjahr	< 4 IU/l
12.–14. Lebensjahr	3– 15 IU/l
Erwachsenenalter	1– 34 IU/l
Postmenopause	27–133 IU/l

FSK: (allg.) Abkürzung für **F**reiwillige* **S**elbst**k**ontrolle.

FTA-ABS: Abkürzung für **F**luoreszenz-**T**reponema-**A**ntikörper-**Abs**orptionstest; labormedizinisches Untersuchungsverfahren zum Nachweis einer Syphilis*.

Fuchs, Eduard (1870-1947): Kulturhistoriker, Berlin, ab 1933 in Paris; u. a. Arbeiten zur erotischen Kunst* u. Sittengeschichte, daher Spitzname Sittenfuchs.

Fünflinge: (gebh.) Bezeichnung für die natürlicherweise sehr seltene Geburt von fünf Kindern; Vorkommen bei ca. 1 : 41 Millionen Geburten, s. Mehrlinge.

Für|sorge|erziehung: (allg.) frühere Bezeichnung für Maßnahmen der Jugendhilfe* bei Gefährdung von Kindern u. Jugendlichen bis zum 18. Lebensjahr (Heimerziehung, Unterbringung in Pflegefamilien u. a.).

Füße: (allg.) Körperzone mit individuell verschieden ausgeprägter sexueller Bedeutsamkeit; ähnlich wie Handflächen wirken bei vielen Menschen die dicht mit sensiblen Nervenendigungen besetzten Fußsohlen als erogene Zonen*; zudem sind Füße (insbesondere die Fußrücken) ein individuell verschieden starkes, oft (z. B. in asiatische Kulturen) soziokulturell geprägtes Sexualsignal (nach psychoanalytischer Vorstellung mit phallischer Bedeutung).

Full Personality Expression: (allg.) Abkürzung FPE, auch „Phi-Pi-Epsilon"; Vereinsname der ersten internationalen Organisation für (männliche, heterosexuelle) Transvestiten, gegründet 1962 in den USA durch V. (Ch.) Prince. Heutige Aktivitäten v. a. in Nordeuropa (FPE-NE), insbesondere in skandinavischen Ländern (http://www.fpe-ne.dk); vgl. Emanzipation.

Fummeln: (allg.) Bezeichnung für Digitatio*, s. Necking, Petting.

Fundus|stand (lat. fundus Grund, Boden): (gebh.) Fachbezeichnung für Höhe des oberen Gebärmutterpols (Fundus uteri), die durch Tastuntersuchung bestimmt werden kann u. im Verhältnis zu Symphyse, Bauchnabel u. Schwertfortsatz des Brustbeins ein Kriterium für die Be-

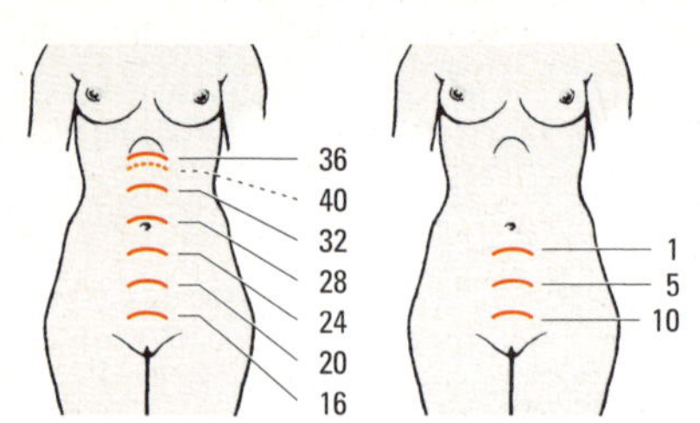

Fundusstand:
Oberer Rand des Uterus im Verlauf der Schwangerschaft (links, Angaben in Wochen) und des Wochenbetts (rechts, Angaben in Tagen nach der Geburt)

urteilung der Schwangerschaftsdauer bzw. für die Rückbildung nach der Geburt ist (s. Abb.); vgl. Rückbildungsphase.

Fundus uteri m: (anat.) Fachbezeichnung für die Gebärmutterkuppel, s. Uterus (Abb.).

Funiculitis (lat. funiculus Schnur) f: (androl.) auch Spermatitis; Entzündung des Samenstrangs (Funiculus spermaticus); Vorkommen bei Hodenentzündung (Orchitis*) od. Nebenhodenentzündung (Epididymitis*), evtl. mit Samenleiterentzündung (Deferentitis*).

Funiculus spermaticus m: (anat.) auch Funiculus seminalis, Funiculus genitalis; Fachbezeichnung für den Samenstrang*.

Funiculus umbilicalis (lat. umbilicus Nabel) m: (med.) Fachbezeichnung für Nabelschnur*.

Funktions|störungen, sexuelle (lat. functio Verrichtung): (klin.) auch sexuelle Dysfunktionen; Sammelbezeichnung für Störungen der Sexualreaktion* in Bezug auf körperliche Reaktion u. subjektives Erleben; nicht verwendet für abweichendes Sexualverhalten*. Unterschieden werden lebenslang bestehende (primäre) von erworbenen (sekundären) Störungen sowie generalisierte (stets bestehende) von situativen (nur unter bestimmten Umständen auftretenden); nach Art der Störung werden differenziert: **1.** Störungen der sexuellen Appetenz**:** allgemeine od. auf bestimmte sexuelle Aktivitäten beschränkte Minderung der sexuellen Appetenz*, auch ausgeprägte Aversion gegenüber sexuellen Aktivitäten insgesamt od. bestimmten Handlungen od. Partnern, evtl. auch gesteigerte Appetenz; s. Appetenzstörungen, sexuelle. **2.** Störungen der sexuellen Erregung: Tumeszenzstörungen, entweder als Erektionsstörungen* od. Lubrikationsmangel*; s. Erregungsstörungen, sexuelle. **3.** Störungen der Orgasmusphase: Ejakulationsstörungen* u. verzögerter Orgasmus, Anorgasmie*; s. Orgasmusstörungen. **4.** Störungen mit sexuell bedingten Schmerzen u. Spasmen: verschiedene genitale Schmerzsyndrome* (z. B. Koitusschmerzen*) sowie Vaginismus*. **5.** Störungen aufgrund körperlicher Erkrankungen: z. B. bei engem zeitlichem Zusammenhang zwischen dem Beginn einer chronischen od. akuten Krankheit* u. dem Auftreten der Störung. **6.** Substanzinduzierte sexuelle Funktionsstörungen: hierzu zählen sowohl durch Medikamente verursachte Störungen (z. B. durch Psychopharmaka, Antihypertensiva, Anabolika, Antiepileptika; vgl. Medikamentenwirkungen, sexuelle) als auch durch Drogengebrauch entstandene Störungen (z. B. durch Alkohol, Opiate, Kokain, Designerdrogen; vgl. Rauschmittel). Das Spektrum der Beschwerden u. ihre Häufigkeit unterliegen dem historischen Wandel (s. Abb.); ihre Bewertung u. Entscheidungen über

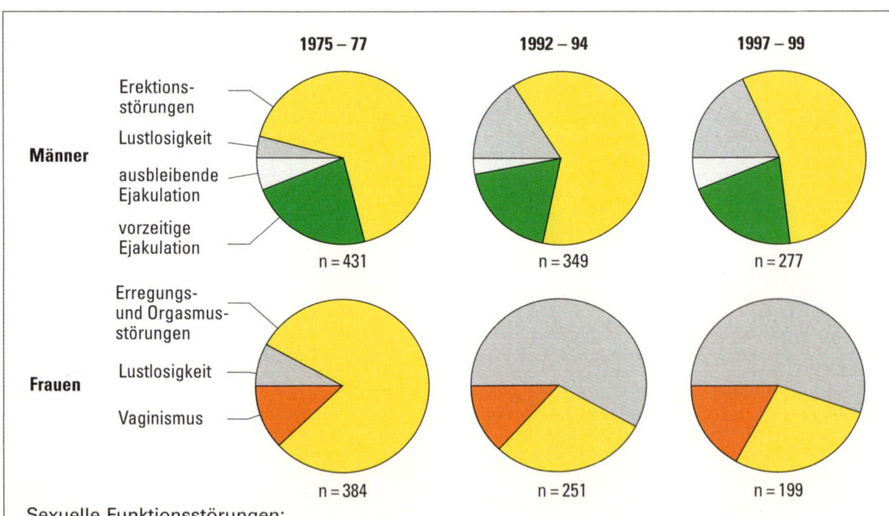

Sexuelle Funktionsstörungen:
Verteilung häufiger Beschwerden von Klienten einer sexualmedizinischen Ambulanz, Deutschland, 1975-1999 (Zeiträume nicht genau identisch)

eine Therapie müssen Alter, kulturellen Hintergrund u. Leidensdruck des Patienten sowie Faktoren der Paarbeziehung mit berücksichtigen; vgl. Sexualtherapie.

Furcht: (psychol.) auch sog. Realangst; Bezeichnung für einen Zustand der Angst*, ausgelöst durch konkrete Objekte od. Personen, Situationen od. Vorstellungen, die eine Bedrohung od. Gefahr darstellen. Im Gegensatz zur Angst ist Furcht durch Information u. Erprobung prinzipiell überwindbar; in dieser Weise unbeeinflussbare, der realen Bedrohung unangemessene u. wiederholt auftretende Furcht wird als Phobie* (sog. neurotische Furcht) bezeichnet.

Furchung: (embryol.) auch Segmentation; indirekte Zellteilung* (Mitose) der Zygote, bei der gleichmäßig kleinere Zellen (sog. Blastomeren) ohne Vermehrung der Gesamtzellmasse entstehen (Verschiebung der Kern-Plasma-Relation zugunsten des Zellkerns). Die im Eileiter beginnenden Furchungsteilungen führen zu Morula* und Blastozyste*; vgl. Embryonalentwicklung, Endometrialzyklus (Abb.).

Furor uterinus (lat. ~ Toben) m: (psychiat.) historische Fachbezeichnung für einen früher bei Nymphomanie* vermuteten Erregungszustand des Uterus.

Furz: (allg.) Bezeichnung für Flatus*.

Fusion, spleno|gonadale (lat. fusio Verschmelzen) f: (klin.) Fachbezeichnung für eine angeborene Fehlbildung der Urniere*, die dazu führt, dass entweder zwischen (ektopen) Gonaden u. Milz eine bindegewebige Verbindung erhalten bleibt od. die (evtl. orthotopen) Gonaden mit zusätzlichem Milzgewebe verbunden sind; betrifft vorwiegend das männliche Geschlecht (m : w = 16 : 1) u. meist die linke Gonade. Diagnose am ehesten im Rahmen von Operationen wegen Hoden-Lageanomalien, wobei das dem Hoden aufsitzende Milzgewebe evtl. Anlass zur Verwechslung mit einem malignen Tumor bietet; therapeutisch genügt die operative Entfernung des Milzgewebes, wenn weitere Fehlbildungen nicht vorliegen.

Fuß|fetischismus m: (sexol.) Bezeichnung für eine Form des Fetischismus*, bei der Füße anderer Menschen als sexuell besonders erregend erlebt werden; nicht selten verbunden mit Masochismus*; vgl. Zehensaugen.

Fuß|geruch: s. Düfte, sexuelle.

Fuß|kuss: (kult.) heute seltene Form des Begrüßungskusses* eines Untergebenen gegenüber Herrschenden, z. B. als sog. Pantoffelkuss gegenüber dem Papst.

G

Gaia: (kult.) auch Gäa; Name einer Großen* Mutter der griechischen Mythologie, in der sich typische Motive matriarchaler Schöpfungsmythen* spiegeln: Entstanden aus dem Chaos als „breitbrüstige" Erdmutter, gebar Gaia allein den Himmel (Uranos), die Berge u. das Meer, dann inzestuös mit ihrem Sohn Uranos weitere Kinder; ein Konflikt der Kinder führte zur Kastration von Uranos u. aus dessen Blut zur Geburt neuer Kinder durch Gaia; vgl. Mutterreligionen. In späterer Zeit trat die Verehrung der Gaia zugunsten von Kulten des Götterpaars Zeus*, Hera* u. auf diese bezogener Gottheiten zurück.

Galakt|agoga (gr. γάλα, γάλακτος Milch, ἀγωγός fördernd) n pl: (gebh.) auch Laktagoga; Fachbezeichnung für Arzneimittel u. Substanzen, die die Bildung (u. Abgabe) von Muttermilch (Laktation) stimulieren, z. B. Oxytozin*, Prolaktin*.

Galaktor|rhö f: (klin.) Fachbezeichnung für sog. Milchfluss; spontane Milchabsonderungen aus den Brustdrüsen; bei stillenden Müttern in den Stillpausen physiologisch (s. Still-BH), außerhalb der Stillperiode Vorkommen z. B. bei Hyperprolaktinämie*. Bei einseitiger Sekretion besteht der Verdacht auf ein Mammakarzinom* (Komedokarzinom, selten), eine sorgfältige Abklärung ist daher nötig.

Galakto|stase (gr. στάσις Stillstand) f: (klin.) Fachbezeichnung für sog. Milchstau; Stauung von Muttermilch in der Brustdrüse infolge von Abflusshindernissen od. unzureichender Entleerung; erhöht das Risiko für Mastitis* u. führt u. U. zur Zystenbildung in der Drüse.

Galants (frz. galant höflich): (allg.) Bezeichnung für Bandschleifen als Accessoire der Kleidung von Männern sowie für Faveurs*.

Galliarde (ital. gagliardo kräftig) f: (kult.) Fachbezeichnung für einen Tanz* zur Brautwerbung; insbesondere im 15.-17. Jahrhundert in Italien verbreitet.

Galton, Francis (1822-1911): Arzt, Mathematiker u. Meterologe, im Anschluss an mehrere Forschungsreisen Mitglied der Royal Society, 1904 Gründung eines eigenen Instituts in London; neben zahlreichen Arbeiten zur Vererbungslehre u. Begründer der Eugenik* auf der Grundlage von Ch. Darwins Abstammungslehre* Forschungen zur Psychologie; gilt als Begründer der Psychometrie, die psychische Funktionen u. Persönlichkeitsmerkmale objektiv (z. B. durch Tests) erfasst; vgl. Psychologie.

Gameten (gr. γαμέτης Gatte) m pl: (biol.) auch Gamozyten, Geschlechtszellen; Fachbezeichnung für männliche u. weibliche Keimzellen* (Samenzellen u. Eizellen).

Gameten|transfer, intra|tubarer (lat. transferre übertragen) m: (gebh.) auch (engl.) gamete-intrafallopian transfer, Abkürzung GIFT; seit 1984 angewendete Methode der künstlichen Befruchtung mit Übertragung von Eizellen, die im Rahmen einer Bauchspiegelung (Laparoskopie) entnommen u. mit frisch gewonnenen Samenzellen vermischt wurden, in den Eileiter. Anwendung z. B. bei Unfruchtbarkeit ungeklärter Ursache, zervikaler Sterilität* im Anschluss an (mehrere) erfolglose Versuche einer Insemination*. Nach Embryonenschutzgesetz* ist es strafbar, innerhalb eines Menstruationszyklus mehr als drei Eizellen durch GIFT zu befruchten u. zu übertragen. Das Verfahren ist heute weitgehend abgelöst durch die In*-vitro-Fertilisation.

Gameto|genese f: (biol.) Fachbezeichnung für die Bildung der männlichen u. weiblichen Keimzellen* (Gameten; Samenzellen u. Eizellen) aus den Urkeimzellen.

Gameto|zyten m pl: (biol.) Fachbezeichnung für entwicklungsgeschichtliche (ontogenetische) Vorstufen der Eizellen bei der Eireifung* bzw. der Samenzellen bei der Spermienbildung*.

Gamo|genese (gr. γάμος Hochzeit) f: (biol.) Fachbezeichnung für geschlechtliche Fortpflanzung*.

Gamone n pl: (biol.) Fachbezeichnung für sog. Hochzeitsstoffe; Sexualstoffe, die bei verschiedenen niederen Organismen den Ablauf von Kopulation bzw. Konjugation steuern. Gamone sind art- u. geschlechtspezifisch (Androgamone bei männlichen Individuen, Gynogamone bei weiblichen Individuen) u. werden z. B. von Eizellen od. Samenzellen gebildet.

Gardnerella-Infektion f: (infektiol.) durch das Bakterium Gardnerella vaginalis verursachte Entzündung, v. a. von Harnröhre (Urethritis*) od. Scheide (Vaginitis*).

Garrulitas vaginae (lat. ~ Geschwätzigkeit) f: (klin.) veraltet für Flatus* vaginae.

Gartner-Gänge (Hermann T. G., Anatom, Chirurg, Kopenhagen, 1785-1827): (anat.) Ductus epoophori longitudinales; Bezeichnung für erhaltene weibliche Endabschnitte der embryonalen Wolff-Gänge ohne Funktion, die sich im Bindegewebe seitlich des Uterus* (Nebeneierstock*), in der Wand der Vagina*, selten im Hymen* befinden können; Ort meist benigner Tumoren (Adenome), maligne Entartung möglich (Adenokarzinome).

Gast|ehe: (kult.) Bezeichnung für Überlassung der ehelichen Rechte an einen Besucher, i. d. R. als Ausdruck der Hochschätzung od. aus dem Wunsch, sich bestimmte Eigenschaften des Gastes zu sichern (z. B. eine ihm zugeschriebene religiöse Macht); Vorkommen z. B. bei sibirischen Volksgruppen (Tschuktschen), in traditionellen Gesellschaften Australiens u. Asiens; vgl. Nebenehe.

Gast|prostitution f: (kult.) eher unzutreffende Bezeichnung für die in zahlreichen Gesellschaften beschriebene Sitte, Gästen sexuelle Kontakte mit Frauen des eigenen Haushalts (Ehefrauen, Töchtern, Mägden) zu gestatten; vgl. Gastehe.

Gastrula (gr. γαστήρ Bauch) f: (embryol.) auch Becherkeim; Bezeichnung für das durch Furchung* aus der Blastozyste* ca. am 8. Tag nach der Befruchtung entstehende embryonale Entwicklungsstadium, bei dem sich Zellen der Blastozyste in diese einstülpen u. so Ektoderm u. Entoderm (Keimblätter*) bilden.

Gastrulation f: (embryol.) i.e.S. Fachbezeichnung für die während der Embryonalentwicklung* erfolgende Einstülpung u. Faltung von Zellen der Blastozyste* mit Bildung von Gastrula* u. Keimblättern* (Ektoderm u. Entoderm, später auch Mesoderm); i.w.S. jede Form der Keimblätterbildung.

Gatten|wahl: (sexol.) veraltete Bezeichnung für die Wahl eines Ehepartners; Gattenwahlen fanden traditionell oft in ritualisierter Form (z.B. als Brautmärkte am Himmelsfahrtstag) statt; üblicherweise fanden zahlreiche nützliche Kriterien Berücksichtigung (vgl. Vernunftehe), od. elterlich-familiäre Verfügungen bestimmten den Ehepartner (vgl. Mussehe, Kinderheirat); erst im 19. Jahrhundert setzte sich in Europa eine Gattenwahl aus Zuneigung (Liebesehe*) durch. Vgl. Partnerwahl.

Gattung: (biol.) auch Genus; in der Systematik der Lebewesen (Taxonomie) Bezeichnung für eine Gruppe als verwandt betrachteter Arten; sie bildet den ersten Teil des Artnamens, z.B. Homo (erectus, habilis, sapiens usw.); mehrere Gattungen bilden eine taxonomische Familie*.

gay (engl. ~ heiter, flott): (allg.) im übertragenen Sinn (ursprünglich abwertend gemeinte) Bezeichnung für homosexuelle Männer, die von der angloamerikanischen Schwulenbewegung* übernommen u. umgewertet wurde; heute in zahlreiche Sprachen übernommene Bezeichnung für Schwule.

Gay-bowel-Syndrom (engl. bowel Darm) n: (klin.) Jargonbezeichnung für (zuerst bei homosexuellen Männern beobachtete) entzündliche Veränderungen der Enddarmschleimhaut (floride Mischinfektionen), die bei rezeptivem Analverkehr gehäuft beobachtet werden; auch häufige Darmspülungen kommen als Ursache entzündlicher Irritationen in Frage.

gay counselling (engl. to counsel beraten): (psychol.) Bezeichnung für in den USA entwickelte Ansätze zur zielgruppenspezifischen Beratung homosexueller Frauen u. Männer (Lesben- bzw. Schwulenberatung); ausgehend von der Feststellung, dass einerseits spezifische Angebote erforderlich sind (z.B. Hilfen beim Coming*-out) u. besser als unspezifische Angebote in Anspruch genommen werden, sind heute in vielen deutschen Großstädten psychologische, gesundheitliche u. soziale Beratungen (ggf. auch Psychotherapien) meist durch lesbische bzw. schwule Berater u. Therapeuten verfügbar.

GBKG: (jurist.) Abkürzung für **G**esetz* zur **B**ekämpfung der **G**eschlechts**k**rankheiten.

Gebär|mutter: (allg.) bedeutungsgleich mit Uterus*.

Gebär|mutter|ausschabung: (allg.) Bezeichnung für Kürettage*.

Gebär|mutter|entfernung: (allg.) Bezeichnung für Hysterektomie*.

Gebär|mutter|hals: (allg.) bedeutungsgleich mit Uterushals (Cervix uteri), s. Uterus (Abb.).

Gebär|mutter|schleimhaut: (allg.) Bezeichnung für die den Uterus* auskleidende Schleimhaut, s. Endometrium.

Gebär|mutter|verschluss: (gynäkol.) operativer Verschluss des Uterushalses (z.B. durch Cerclage*) meist vorübergehend während einer Schwangerschaft zur Verhinderung einer Frühgeburt.

Gebär|neid: (psychol.) Bezeichnung für einen allgemein vermuteten u. manchmal belegbaren männlichen Neid* auf die weibliche Fähigkeit, gebären zu können; äußert sich im Übergang zwischen mutter- u. vaterrechtlichen Gesellschaften z.B. in der Sitte des Männerkindbetts*.

Gebär|streik: (allg.) im frühen Feminismus (Anfang des 20. Jahrhunderts) diskutierte Maßnahme (bzw. politisches Schlagwort) als Ausdruck des Protests gegen staatliche Nichtanerkennung lediger Mütter u. gesellschaftliche Unterbewertung der häuslichen Arbeit von Frauen; vgl. Feminismus.

Gebär|zwang: (allg.) im Neofeminismus* aufgekommene, polemisch gemeinte Bezeichnung für die traditionelle Rollenerwartung an Frauen, sich auf das Gebären u. Betreuen von Kindern zu beschränken; vgl. Feminismus.

Gebhard, Paul Henry (geb. 1917): Anthropologe, 1947 Professor u. von 1956-1986 Direktor des Kinsey*-Instituts in Bloomington (Indiana, USA); Zusammenarbeit mit A. Kinsey u. Beteiligung an der Durchführung der Interviews für die Kinsey*-Berichte, Mitherausgeber der Berichte; zahlreiche Veröffentlichungen z.B. zu Schwangerschaft u. Schwangerschaftsabbruch sowie zu Sexualstraftätern.

Geborenen|ziffern: s. Geburtlichkeit, Lebendgeborenenziffern.

Geburt: (gebh.) auch Partus, Niederkunft, Entbindung; Austreibung des Kindes aus dem Mutterleib am Ende einer Schwangerschaft*. Man unterscheidet bei der Geburt folgende Phasen: **1. Geburtsbeginn:** Einsetzen regelmäßiger Wehen* alle 10 Minuten, Ausstoßung des Zervixschleimpfropfs (sog. Zeichnen), Stellwehen; **2. Eröffnungsperiode:** Eröffnung der Zervix, Vorwölbung der Fruchtblase u. Blasensprung; **3. Austreibungsperiode:** das Kind wird durch eröffneten Muttermund, Scheide u. Vulva herausgepresst, s. Abb.; **4. Nachgeburtsperiode:** Ausstoßen der Nachgeburt*, während der auch die Abnabelung* des Kindes erfolgt. Nach Beendigung der Nachgeburtsperiode wird die Frau als Wöchnerin bezeichnet (s. Wochenbett). Die Geburtsdauer beträgt bei Erstgebärenden durchschnittlich 14-21 Stunden (Eröffnungsperiode 12-18, Austreibungsperiode 2-3 Stunden), bei Mehrgebärenden 10-12 Stunden (Eröffnungsperiode 6-9, Austreibungsperiode 40 Minuten bis 2 Stunden); die Nachgeburtsperiode dauert 20 Minuten bis 2 Stunden.
Als **natürliche Geburt** wird ein Geburtsvorgang bezeichnet, bei dem der Ablauf durch natürliche Geburtskräfte von Mutter u. Kind erfolgt. Als

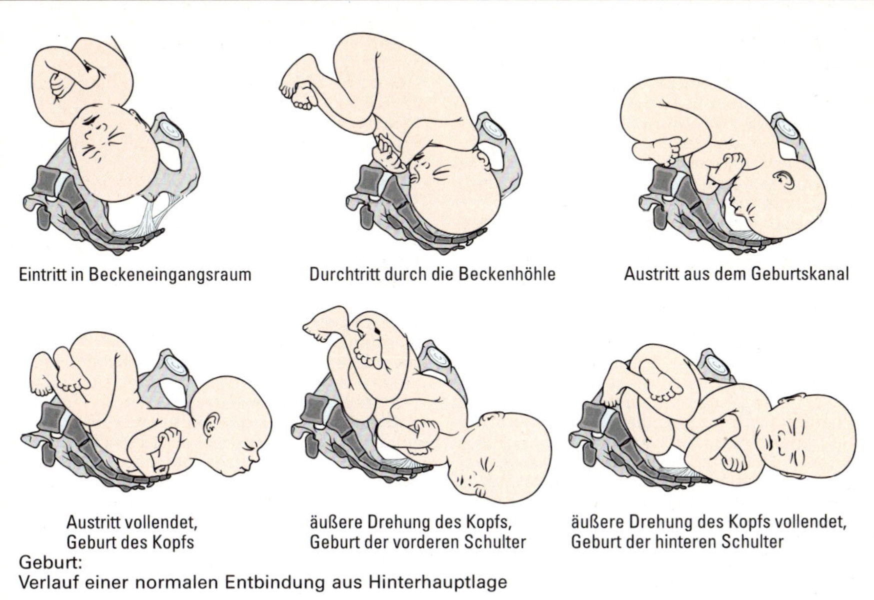

Geburt:
Verlauf einer normalen Entbindung aus Hinterhauptlage

gewaltfreie, schmerzarme bzw. **sanfte Geburt** wird ein Geburtsvorgang bezeichnet, bei dem die Wehen- u. Dehnungsschmerzen durch verschiedene Methoden (Dick*-Read-Methode, Lamaze*-Nikolaev-Methode, Leboyer*-Methode) vermindert werden; im Vordergrund stehen dabei Entspannungsmethoden (u.a. gezielte Atmung) u. Angstreduzierung (z.B. durch Wissens- u. Informationsvermittlung über den Geburtsablauf, Anwesenheit einer Vertrauensperson). Eine **programmierte Geburt** (geplante od. terminierte Geburt) mit Entbindung zu einem anhand des errechneten Geburtstermins festgesetzten Termin erfolgt durch Blaseneröffnung u. medikamentöse Steuerung mit Wehenmitteln (s. Wehenförderung); vgl. Geburtseinleitung.
Die gesetzlichen Regelungen in Deutschland schreiben die Anwesenheit eines Entbindungspflegers od. einer Hebamme* bei einer Geburt vor, u. Ärzte sind verpflichtet, sie zu einer Geburt hinzuzuziehen. In den meisten Kulturen wurden Geburten ausschließlich von Frauen begleitet, sie fanden im Stehen od. Hocken statt, nicht selten in speziellen Räumen (Geburtshäusern); während in den meisten Kulturen Geburten als glückliche (wenn auch gefährdete) Ereignisse gelten, steht in der westlichen Tradition der Geburtsschmerz* symbolisch für eine Bestrafung der Frauen (vgl. Adam-und-Eva-Mythos); zahlreiche Geburtsbräuche* sollen die Gefährdung von Gebärenden u. Neugeborenen vermindern.
Seit dem 18. Jahrhundert erfolgten Geburten in Westeuropa zunehmend im Liegen, was u.a. der Erleichterung der Arbeit von Hebammen u. Geburtshelfern diente; in der Folge des medizinischen Fortschritts des 19. Jahrhunderts wurden sie vermehrt ins Krankenhaus verlagert, obwohl bei Fehlen von Schwangerschaftskomplikationen* u. Ausbleiben von Geburtskomplikationen* eine Hausgeburt durchaus möglich ist; als organisatorische Zwischenstufe zwischen Klinik- u. Hausgeburt hat sich die ambulante Geburt mit Frühentlassung aus der Klinik od. dem Geburtshaus 4-24 Stunden nach komplikationsloser Entbindung bewährt.

Geburt, anonyme: Geburt, bei der die Identität der Mutter unbekannt bleibt; anonyme Geburten sind in Deutschland nur vereinzelt in Krankenhäusern möglich; sie sollen dem Schutz der Gebärenden, die anderenfalls keine Hilfe in Anspruch nehmen würden, u. dem Wohl der Neugeborenen dienen, die nach 8 Wochen zur Adoption freigegeben werden. Sie gelten u.a. personenstandsrechtlich als problematisch u. verstoßen gegen das Kinderrecht*, die eigene Herkunft zu kennen. Vgl. Babyklappe.

Geburten|intervall n: (sexol.) Fachbezeichnung für den Abstand zwischen der Geburt von Kindern, i.w.S. auch für den Abstand zwischen Schwangerschaften; abhängig u.a. von der Dauer der Stillperiode (evtl. laktationsbedingte Ovulationshemmung, vgl. Laktations-Amenorrhö-Methode) u. Verwendung von Kontrazeptiva; liegt bei regelmäßigem Geschlechtsverkehr ohne Kontrazeption bei ca. 1 Jahr. Das Recht auf Selbstbestimmung der Geburtenintervalle gilt als sexuelles Menschenrecht*; im Rahmen der Familienplanung* wird insbesondere in bevölkerungsreichen Ländern eine Verlängerung der Geburtenintervalle propagiert.

Geburten|kontrolle f: (sexol.) Sammelbezeichnung für alle Maßnahmen zur gezielten Einflussnahme auf Geburtenhäufigkeit u. Zahl der Kinder; diese individuelle Geburtenkontrolle (z. B. durch Kontrazeption) zur persönlichen Familienplanung als Bestandteil der sexuellen Selbstbestimmung ist zu unterscheiden von Formen der kollektiven Geburtenkontrolle, s. Geburtenregelung.

Geburten|regelung: (sexol.) Sammelbezeichnung für bevölkerungspolitisch motivierte Formen der Geburtenkontrolle*; historisch oft zur Steigerung (z. B. in Preußen, Drittes Reich, DDR), heute (meist in sog. Drittweltländern) zur Begrenzung der Bevölkerungszahl eingesetzt. Eine Steigerung der Geburtenhäufigkeit kann z. B. durch finanzielle, materielle u. soziale Anreize erreicht werden; zur Reduzierung werden neben materiellen u. sozialen Anreizen, Aufklärung u. kostenlosem Zugang zu Verhütungsmitteln auch rechtliche Maßnahmen (Strafandrohungen, Heraufsetzen des Heiratsalters u. a.) eingesetzt. Zwangsmaßnahmen zur Geburtenregelung (z. B. routinemäßige Einpflanzung von Hormonimplantaten bei allen Frauen bestimmter Altersgruppen, Zwangssterilisationen) stellen eine Verletzung der sexuellen Menschenrechte* u. des Rechts auf Reproduktionsfreiheit dar, sie sind daher abzulehnen. Vgl. Bevölkerungswachstum, Familienplanung.

Geburten|rück|gang: (soziol.) Bezeichnung für die in Industriestaaten zu beobachtende Verminderung der Fruchtbarkeitsziffern* unter die für Stabilität der Bevölkerungsgröße erforderliche Nettoreproduktionsrate* von 1,0 bzw. unter die (geschätzte) erforderliche Kinderzahl von 2,1 (-2,2) Kindern je Frau (s. Abb.); direkte Folge des Geburtenrückgangs ist eine relative Alterung der Gesamtbevölkerung, verzögert einsetzende Wirkung ist ein weiterer Bevölkerungsrückgang in der nächsten Generation infolge einer geringeren Anzahl von Frauen im gebärfähigen Alter; vgl. Geburtenüberschuss, Bevölkerungswachstum.

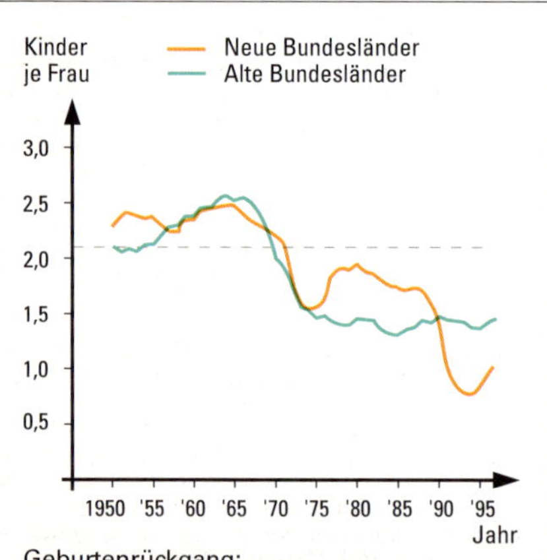

Geburtenrückgang: Zusammengefasste Geburtenziffern (Summe der altersspezifischen Geburtenziffern je 1000 Frauen im Alter von 15-45 Jahren), Deutschland, 1950-1997; gestrichelte Linie: für Konstanz der Bevölkerung erforderliche Anzahl von ca. 2,1 Kindern je Frau

Geburten|über|schuss: (soziol.) Bezeichnung für das in allen Regionen der Welt (mit Ausnahme der Industriestaaten) zu beobachtende Überwiegen Lebendgeborener gegenüber Gestorbenen; demographisches Grobmaß, genauer bestimmbar entweder als Nettoreproduktionsrate* über dem für Stabilität der Bevölkerungsgröße erforderlichen Wert von 1,0 od. als Kinderzahl je Frau über 2,1 (-2,2); vgl. Bevölkerungswachstum.

Geburtlichkeit: (soziol.) auch Natalität, sog. allgemeine Geburtenziffer (eigentlich Geborenenziffer); Fachbezeichnung für die Anzahl lebendgeborener Kinder (pro Jahr) je 1000 Personen in einer Bevölkerung (zur Jahresmitte); im Vergleich zu Fruchtbarkeitsziffern* eine weniger aussagekräftige (aber fast überall verfügbare) demographische Maßzahl; vgl. Lebendgeborenenziffern.

Geburts|bräuche: (kult.) Sammelbezeichnung für Rituale, Bräuche u. Sitten, die die Entbindung betreffen; man unterscheidet: **1.** Eintrittsgebräuche (Beseelungsmythen, Rituale zur Verhinderung unglücklicher Beseelungen wie z. B. Werwölfe, Wechselbalge); **2.** Abwehrzauber (Geburt gilt als besonders gefährdete Zeit für den ganzen Haushalt); **3.** Beschwörungen u. volksmedizinische Verfahren zur Geburtserleichterung (v. a. zahlreiche pflanzliche Zubereitungen); **4.** Vorschriften für den Umgang mit Plazenta u. Nabelschnur (z. B. Beerdigung, Aufbewahren, Verspeisen); **5.** Aufnahmeriten* (erstes Trinken des Kindes, Reinigung durch Wasser u. Feuer bzw. Rauch, Taufe); **6.** Regeln für die Tötung fehlgebildeter Neugeborener, vereinzelt aller Mehrlinge bis auf jeweils ein Kind. **7.** Die Rolle der Väter unterliegt sehr verschiedenen Gebräuchen; manche Gesellschaften geben ihnen das Recht zur Aussetzung bzw. Nichtanerkennung der Neugeborenen; vgl. Männerkindbett.

Geburts|ein|leitung: (gebh.) Einleitung der Geburt vor dem natürlichen Einsetzen der Wehen durch Blasensprengung bzw. Gabe von Oxytozin* od. Prostaglandinen*; Durchführung bei ernster Gesundheitsgefährdung von Mutter od. Kind vor Wehenbeginn, bei Überschreitung des Entbindungstermins um 10 Tage od. mehr; umstritten (u. aus medizinischer Sicht abzulehnen) sind Geburtseinleitungen, die eine Geburt an einem bestimmten „Wunschdatum" ermöglichen.

Geburts|göttinnen: (kult.) in der römischen Mythologie* Sammelbezeichnung für vier Göttinnen, die Schwangerschaft u. Geburt begleiten: Alemona, die für die Ernährung des Kindes im Mutterleib sorgt; Numeria, die die Schwangerschaftsdauer (richtige Zahl der Tage) bestimmt; Ilithyia, die Geburtsschmerzen sendet, aber auch bei schweren Geburten hilft; Levana, die veranlasst, dass der Hausvater das niedergelegte Neugeborene aufhebt u. damit als sein Kind anerkennt (vgl. Aufnahmeriten).

Geburts|helfer: (gebh.) Personen, die nach einer speziellen Ausbildung in der Geburtshilfe dafür qualifiziert sind, eine Geburt zu leiten bzw. zu unterstützen: **1.** ärztliche Geburtshelfer sind i. d. R. Frauenärztinnen u. -ärzte; **2.** nichtärztliche Geburtshelfer sind Hebammen (weiblich) bzw. Entbindungspfleger (männlich), deren Hinzuziehung bei jeder Geburt in Deutschland gesetzlich vorgeschrieben ist. Berufsausbildung u. Prüfung, Zulassung u. Berufsausübung werden vornehmlich nach Bundes-, z. T. auch nach Landesrecht durch sog. Hebammendienstordnungen geregelt; wichtigste Rechtsgrundlagen sind das „Gesetz über den Beruf der Hebamme und des Entbindungspflegers“ (Hebammengesetz, HebG) sowie die Ausbildungs- u. Prüfungsordnung für Hebammen u. Entbindungspfleger. Die dreijährige Ausbildung erfolgt an staatlichen Lehrstätten, anschließend betreuen nichtärztliche Geburtshelfer in Klinik od. freier Praxis Schwangere (Schwangerenvorsorge), Gebärende u. Wöchnerinnen sowie die Neugeborenen.

Geburts|hilfe: (allg.) Bezeichnung für ein medizinisches Fachgebiet, das sich mit Schwangerenbetreuung, Geburt u. Nachgeburtsperiode (vgl. Wochenbett) beschäftigt u. von Entbindungspflegern, Hebammen u. Ärzten praktiziert wird; vgl. Geburtshelfer. Als ärztliche Tätigkeit wird Geburtshilfe heute zusammen mit Gynäkologie (Frauenheilkunde) ausgeübt.

Geburts|kanal: (gebh.) Bezeichnung für die während der Geburt vom Kind durchtretenen mütterlichen Körperregionen; man unterscheidet: **1.** knöcherner Geburtskanal mit kleinem Becken; **2.** weicher Geburtskanal mit unterem Uterusabschnitt, Beckenbodenmuskulatur sowie Zervix, Vagina, Vulva.

Geburts|komplikationen f pl: (gebh.) Sammelbezeichnung für alle Störungen der Geburt* vom Einsetzen der Wehen bis zum Ende der Nachgeburtsperiode; die meisten Geburten verlaufen komplikationslos (physiologischer Vorgang), Komplikationen entstehen v. a. durch ein (beim Menschen arttypisches) relatives Missverhältnis zwischen (großem) kindlichem Kopf u. (engem) knöchernem Becken der Mutter.
Anomalien betreffen im Einzelnen den Zeitpunkt der Geburt (Frühgeburt*, Spätgeburt*) od. den Geburtsverlauf: selten insgesamt zu rasch (überstürzte Geburt*) od. mit unbemerkter Austreibungsphase (Sturzgeburt*), viel häufiger sind **Geburtsverzögerungen** mit unterschiedlichen Ursachen: **1.** seitens der Gebärenden (Sammelbezeichnung Dystokie*): anatomische Hindernisse (Beckendystokie), organische od. funktionelle Hindernisse (Zervixdystokie), Störungen des Wehenverlaufs (Wehendystokie), z. B. Wehenschwäche* od. Wehensturm*, Gestose, vorzeitiger Blasensprung, vorbestehende Erkrankungen; **2.** seitens des Kindes: v. a. Anomalien der Kindslage sowie Nabelschnurkomplikationen; **3.** seitens der Plazenta: v. a. Anomalien der Lokalisation, insbesondere Placenta praevia.
Die Folgen von Geburtskomplikationen können eine mangelhafte Sauerstoffversorgung des Kindes sein sowie Geburtsverletzungen des Neugeborenen (Knochenbrüche, Blutungen, Lähmungen) od. der Mutter (höhergradiger Dammriss, Scheidenriss, Zervixriss, selten Uterusruptur).
Zur **Verminderung** von Geburtskomplikationen dienen: **1.** psychoprophylaktische Geburtsvorbereitung (s. Lamaze-Nikolaev-Methode, Leboyer-Methode) mit genauer Information der Gebärenden, Entspannungsübungen, Atemübungen, Gymnastik, Angstreduktion, Schmerzerleichterung, Anwesenheit einer Vertrauensperson; **2.** optimale Risikobewertung (s. Risikoschwangerschaft) u. Planung der Entbindung: in allen evtl. komplizierten Fällen Klinikentbindung u. genaue Überwachung des Zustands von Mutter u. Kind, ggf. Wehenförderung u. großzügige Indikation zur operativen Entbindung*.

Geburts|schmerzen: (gebh.) während der Geburt auftretende Schmerzen, die der Gebärenden u. a. durch Wehen*, Dehnung des Geburtskanals, Verletzungen od. Entzündungen, beim Kind möglicherweise durch Enge des Geburtskanals (u. damit verbundenen Druck) verursacht werden. Eine medikamentöse Schmerzausschaltung ist z. B. durch Rückenmarkbetäubung möglich (Periduralanästhesie; Nachteil: Vakuumextraktion od. Zangengeburt sind häufiger erforderlich) od. durch örtliche Betäubung des Nervus pudendus (Pudendusblockade, v. a. in der letzten Phase der Geburt); die Freisetzung körpereigener Endorphine* führt zugleich zu einer Verminderung der Schmerzwahrnehmung. Verschiedene Methoden mit entsprechender Geburtsvorbereitung, Aufklärung, Atem- u. Entspannungsübungen tragen zu einer Verringerung von Geburtsschmerzen bei u. senken den Bedarf an schmerzlindernder Medikation (sog. schmerzarme od. sanfte Geburt; s. Geburt).
(kult.) Die häufig tabuisierten Geburtsschmerzen werden in der westlichen Mythologie als Strafe für den sog. Sündenfall* des Menschen gedeutet („Ich will Dir viel Mühsal schaffen, wenn Du schwanger sein wirst. Unter Schmerzen sollst Du Deine Kinder gebären“, 1. Mose 3,16; vgl. Adam-und-Eva-Mythos); sie sind in psychoanalytischer Deutung Auslöser für die enge Mutter-Kind-Bindung.

Geburts|termin m: (gebh.) Zeitpunkt, zu dem die Geburt normalerweise (nach einer Schwangerschaftsdauer* von 263-270 Tagen) zu erwarten ist. Die Berechnung kann z. B. nach der Naegele*-Regel erfolgen, weitere Hinweise geben Basaltemperaturanstieg u. Zeitpunkt des Auftretens von sicheren Schwangerschaftszeichen; von besonderer Bedeutung ist die erste Ultraschalluntersuchung (Größenbestimmung des Embryos, Errechnung der Schwangerschaftsdauer).

Geburts|trauma n: (gebh.) Fachbezeichnung für Verletzungen von Mutter od. Kind, die während der Geburt auftreten.
(psychoanalyt.) von O. Rank (1924) eingeführte Fachbezeichnung für die Beendigung mit der Geburt eines Zustands ständiger Motivbefriedigung, in dem Wärme, Berührung, Nähe, Nahrungs- u. Sauerstoffversorgung stets gewährleistet waren. Vgl. Geburtsschmerzen.

Geburts|verheimlichung: (soziol.) Bezeichnung für Entbindungen, die von Schwangeren allein od. ohne fachliche Hilfe durchgeführt werden, um die Existenz des Neugeborenen zu verheimlichen; nicht selten kommt es im Anschluss an die Geburt zu einer Aussetzung des Kindes (strafbar nach § 221 StGB). Wegen der hohen gesundheitlichen Risiken für Mütter u. Kinder u. angesichts der meist schweren psychosozialen Konflikte, die Geburtsverheimlichungen zugrunde liegen, werden heute in Großstädten zunehmend Möglichkeiten zur anonymen Übergabe von Neugeborenen an Kinderkliniken angeboten (sog. Babyklappen*), in einigen Kliniken auch die Möglichkeit zu anonymer Geburt*. Zur Vorbeugung heimlicher Geburten erscheint eine ausreichende Information junger Frauen über Möglichkeiten der Hilfe (z. B. durch Jugendämter), der Unterbringung von Neugeborenen in Pflegefamilien sowie der Freigabe zur Adoption von großer Bedeutung.

Geburts|vorbereitungs|kurs: (gebh.) Sammelbezeichnung für Veranstaltungen zur Vorbereitung auf die Geburt, u. a. mit Schwangerschaftsgymnastik*, Atem- und Entspannungsübungen, Selbstwahrnehmungsübungen sowie Informationen über den Geburtsablauf. Geburtsvorbereitungskurse werden von verschiedenen Einrichtungen (Volkshochschulen, Frauengesundheitszentren, Beratungsstellen u. a.), Geburtshelfern u. Kliniken angeboten u. können oft auch von Partnern der Schwangeren besucht werden.

Geburt, über|stürzte: (gebh.) Partus praecipitatus; Bezeichnung für eine Geburt mit ungewöhnlich raschem Verlauf (unter zwei Stunden), s. Geburtskomplikationen; vgl. Sturzgeburt.

Gedächtnis: (physiol.) Bezeichnung für die komplexe Fähigkeit des Gehirns, Wahrnehmungen u. psychische Vorgänge zu speichern u. wieder zu erinnern (Ekphorie); das Gedächtnis bildet die Grundvoraussetzung für Prägung* u. Lernen*, wobei die Inhalte in unterschiedlich funktionierenden Systemen verarbeitet u. gespeichert werden (z. B. Kurzzeitgedächtnis durch Nutzung vorhandener neuronaler Verbindungen, Langzeitgedächtnis durch Genexpression u. Proteinsynthese). Gedächtnis nutzt unterschiedliche Strukturen des Gehirns, wobei grundsätzlich zwei funktionelle Einheiten unterschieden werden: ein weniger bewusstes, schwerer erinnerliches **Verhaltensgedächtnis** (prozedurales, implizites Gedächtnis, „Gewusst-wie"-Gedächtnis) u. ein bewussteres, leichter erinnerliches **Wissensgedächtnis** (deklaratives, explizites Gedächtnis, „Gewusst-was"-Gedächtnis); vgl. Lernen.
(psychol.) gilt als wahrscheinlich, dass sich das dem Bewusstsein zugängliche Gedächtnis im 3. Lebensjahr (parallel zum Spracherwerb) ausbildet, Erinnerungen an frühere Ereignisse daher eher auf exogene Induktion zurückgehen (Suggestionen, durch die entsprechende Bilder nachträglich aufgebaut werden); im übrigen werden Inhalte in ihrem zeitlichen u. inhaltlichen Kontext gespeichert, daher werden sowohl Merkfähigkeit als auch Erinnerungsfähigkeit (u. die erinnerten Inhalte selbst) durch emotionale Faktoren erheblich beeinflusst, z. B. durch Erwartungen u. begleitende Gefühle (bei positiver Tönung z. B. stärkere, aber auch ungenauere Erinnerung). In ähnlicher Weise wird auch der Verlust von Gedächtnisinhalten durch Verdrängung* od. Vergessen* (bzw. ihre Verfälschung) erheblich durch die mit ihnen verbundenen Emotionen beeinflusst.
(kult.) werden neben individuellem Gedächtnis auch kollektive Formen (sog. kulturelles Gedächtnis) beschrieben, die sich z. B. in Riten u. Mythen, Denkmalen, Schriften u. a. Überlieferungen ausdrücken u. im Rahmen der individuellen Sozialisation* erworben werden.

Gedanken|stopp: (psychol.) Bezeichnung für ein Verfahren der Verhaltenstherapie* zur Bearbeitung unerwünscht wiederkehrender Gedanken; sie werden zunächst bewusst hervorgerufen, dann wird laut „Stopp" gerufen; vgl. Selbstkontrollverfahren.

Gefährten|ehe: (allg.) wenig gebräuchliche Bezeichnung für Kameradschaftsehe*.

Gefängnis|sexualität f: (sexol.) Bezeichnung für besondere Formen des Sexualverhaltens unter Haftbedingungen; s. Sexualität in geschlossenen Einrichtungen.

Gefühl: (allg.) Bezeichnung für Grundphänomene des sujektiven Erlebens, die (meist positiv od. negativ bewertend) als Reaktion auf Sinneswahrnehmungen der Umwelt od. des Körpers, aber auch spontan (als Ahnungen) auftreten u. nicht selten von körperlichen Reaktionen (vegetativer Erregung, motorischen Reaktionen) begleitet sind; im Unterschied zu Stimmung* ist bei einem Gefühl eher ein konkreter Auslöser benennbar, im Unterschied zu Affekt* ist ein Gefühl eine länger dauernde Reaktion.
(psychol.) auch bedeutungsgleich mit Emotion* verwendete Sammelbezeichnung für komplexe Zustände des Individuums, die durch verstärkte Wahrnehmung einzelner Objekte od. Situationen (auch der eigenen Person) u. Gewahrwerden von Anziehung od. Abscheu u. a. gekennzeichnet sind; starke Gefühlsregungen erzeugen neben körperlichen Reaktionen auch psychischen Handlungsdruck, der z. B. Annäherungs- od. Vermeidungsverhalten auslöst.
Die **Erforschung** (z. B. Klassifikation u. Messung) von Gefühlen wird erheblich erschwert durch ihre Subjektivität u. ihren (individuell u. situativ) variablen Stellenwert für Wahrnehmung u. Verhalten; so sind z. B. objektiv messbare Reaktionen (verbal, nonverbal, vegetativ u. a.) od. zerebrale Vorgänge (Erregungen bestimmter Strukturen) nur eingeschränkt mit dem subjektiven Erleben in einen eindeutigen Zusammenhang zu bringen; auch verändern wiederholte Erfahrungen die Qualität des empfundenen Gefühls u. U. erheblich, prägen sich Gefühle soziokulturell unterschiedlich aus u. sind sie prinzipiell durch subjektive Bewertungsvorgänge (Deutung) veränderbar.
Während früher Gefühle eher als Spannungszustände begriffen wurden, deren Abfuhr für das psychische Gleichgewicht des Menschen erforderlich sei, werden sie heute eher als konstruktive Reaktionen des Menschen betrachtet, die für die Entwicklung seiner Persönlichkeit gegenüber der konkreten Umwelt zentrale Bedeutung haben; vgl. Intelligenz.

Gegen|übertragung: (psychoanalyt.) Fachbezeichnung für emotionale Reaktionen u. Konflikte von Therapeuten gegenüber Klienten im Rahmen einer Psychoanalyse od. Psychotherapie; für den Erfolg der Therapie bedeutsamer Mechanismus, sofern er durch den Therapeuten kontrolliert wird; vgl. Übertragung.

Geheim|mittel: (allg.) zu Beginn des 20. Jahrhunderts verbreitete Bezeichnung für (illegale) Abtreibungsmittel, s. Abortiva.

Gehirn: (anat.) Cerebrum; Bezeichnung für den im knöchernen Schädel gelegenen Teil des zentralen Nervensystems; Gliederung u. Strukturen s. Abb. 1. **Anatomisch** werden unterschieden **1.** Nervenzellen unterschiedlicher Typen, deren Zellkörper sich in der sog. grauen Substanz befinden u. die untereinander durch zahlreiche Fortsätze verbunden sind; **2.** Stützzellen (sog. Gliazellen) zur Stabilisierung, Isolation u. Ernährung der Nervenzellen, außerdem wohl mit Funktion für die Ausbildung von Gedächtnisinhalten.
Funktionell unterscheidet man Hirnrinde (Cortex), Hirnkerne (Nuclei) u. Bahnen mit unterschiedlichen Funktionen: Leitungsbahnen, die das Gehirn vom Rückenmark erreichen (kortikopetale Bahnen) od. vom Gehirn ins Rückenmark verlaufen (kortikofugale Bahnen) sowie Verbindungsbahnen zwischen einzelnen Regionen des Gehirns (Assoziations-, Projektions-, Kommissurenbahnen). Das Gehirn ist ein besonders stoffwechselaktives Organ, das bei nur 2 % des Körpergewichts ca. 20 % des gesamten Grundumsatzes beansprucht (hoher Glukose- u. Sauerstoffbedarf).
Die **Entwicklung** des Gehirns beginnt mit der Ausbildung der Neuralplatte am 18. Tag nach der Befruchtung; ab dem 6. Schwangerschaftsmonat können akustische (evtl. auch optische) Signale intrauterin wahrgenommen werden (vgl. Psychologie, pränatale), die Entwicklung der Verbindungen zwischen den einzelnen Anteilen des Gehirns ist allerdings erst mit dem 2. Lebensjahr abgeschlossen u. wird im weiteren Leben durch Lernen* erweitert u. vervollstän-

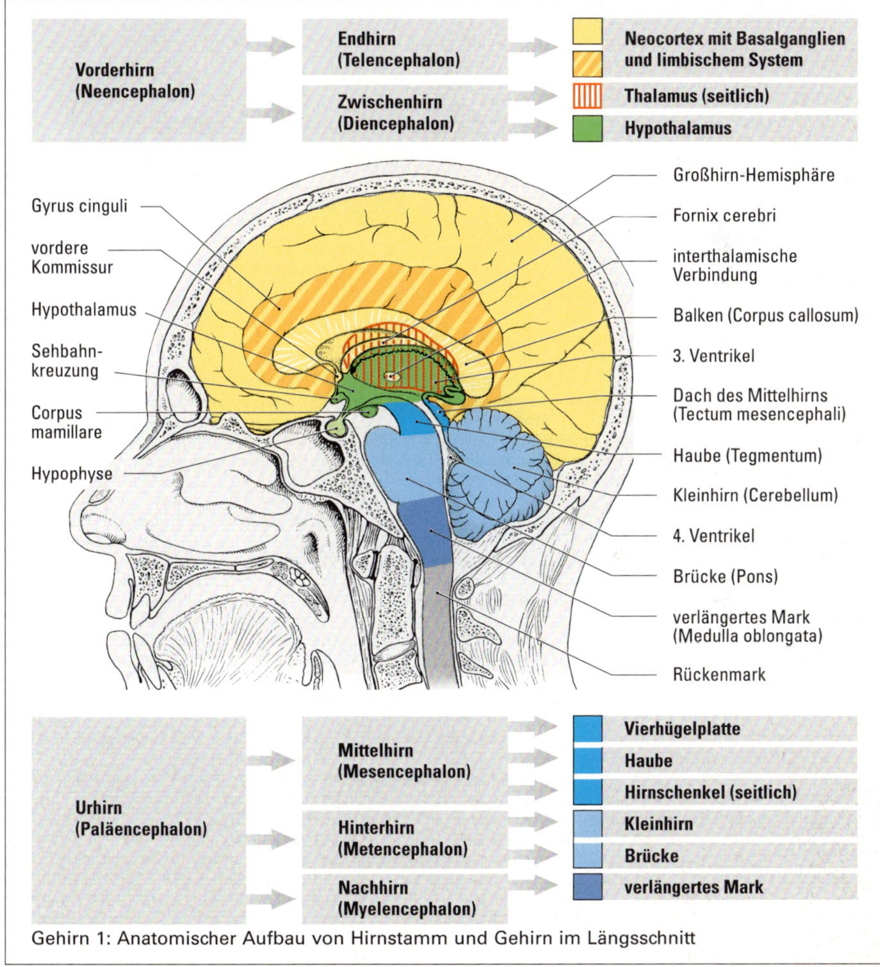

Gehirn 1: Anatomischer Aufbau von Hirnstamm und Gehirn im Längsschnitt

digt. Dabei wird heute angenommen, dass ein relativ großer Anteil der Gehirnfunktionen im Kindesalter geprägt wird u. später nur noch eingeschränkt veränderbar ist (Prägung*).

Die **Funktion** des Gehirns beruht auf zwei Grundprinzipien: **1.** der direkten Verbindung zwischen den Nervenzellen der verschiedenen Hirnregionen durch Kontaktstellen (Synapsen) zwischen benachbarten Zellen bzw. deren Fortsätzen u. dort freigesetzte Überträgersubstanzen (Neurotransmitter*); **2.** der indirekten Verbindung zwischen Hirnregionen durch ähnliche Transmitter (u. Neurohormone*), die von Nervenzellen (u. anderen Zellen des Gehirns) in den Blutkreislauf des Gehirns freigesetzt werden u. an Zielstrukturen (Rezeptoren) entfernt liegender Nervenzellen eine Wirkung auslösen.

Das **Verständnis** der Funktionen des Gehirns ist in den letzten Jahrzehnten erheblich gewachsen (u. a. durch die Entwicklung bildgebender Verfahren, die die Aktivität einzelner Hirnstrukturen darzustellen erlauben, s. Abb. 2); dennoch sind die am Ergebnis der Aktivität des Gehirns beteiligten Prozesse bisher nur in Umrissen erklärbar. Dies trifft v. a. für Grundreaktionen u. spontane Verhaltensweisen des Menschen zu, die sowohl emotional als auch rational geprägt sind u. durch komplexes Zusammenwirken zahlreicher Ebenen des Gehirns zustandekommen (z. B. Aggressions-, Trauer-, Lust-, Furchtreaktionen).

Für die **Sexualreaktion** gilt dies in besonderer Weise: Die Eindrücke der Sinnesorgane* beteiligen weite Bereiche des Großhirns (Projektionsflächen des Cortex), wobei die Signale zuvor in den Nervenkernen des Thalamus* u. des limbischen Systems* verarbeitet u. bewertet, mit Erinnerungen u. Emotionen verknüpft werden; die entstehenden Reaktionen werden von Nervenkernen des Hypothalamus* integriert u. gesteuert, sie beteiligen dabei erneut Bereiche des Großhirns, aber auch in Mittel- u. Hinterhirn gelegene Strukturen. Zugleich beruhen diese Abläufe nicht nur auf Serien von Nervenreizen, sondern stehen auch unter dem Einfluss der im Gehirn hergestellten Neurohormone u. Neurotransmitter, die die individuelle Befindlichkeit spiegeln u. beeinflussen, z. B. Endorphine*, Dopamin*, Oxytozin* sowie bisher nur teilweise bekannte integrierende Moleküle (z. B. DARPP*-32). Einen besonderen Stellenwert hat möglicherweise der Geruchssinn*, der enger als die anderen Sinne mit dem limbischen System verbunden ist u. daher emotionale Anteile der Reaktion besonders unmittelbar beeinflusst (vgl. Organ, vomeronasales)

Aus **Tierversuchen** sind zahlreiche Strukturen identifiziert, die an der Sexualreaktion beteiligt sind (v. a. Nervenkerne des Hypothalamus u. limbisches System; vgl. Sexualzentren) u. diese in Abhängigkeit von Einflüssen der Epiphyse* u. deren Hormone (v. a. Melatonin; vgl. Rhythmen, biologische) sowie durch Einfluss auf die Hypophyse* u. Produktion von Neurohormonen steuern; sie wirken sich wohl auch beim Menschen (wenn auch in bisher kaum verstandener Weise) auf sexuelles Erleben u. Verhalten aus.

Beim **Menschen** sind außerdem weitere Strukturen bedeutsam, wie Studien zur Wirkung visueller sexueller Reize auf gesunde Probanden ergeben (s. Abb. 2); sie zeigen im inneren Bereich des Zwischen- u. Endhirns eine Aktivierung von Kernen, v. a. des sog. Claustrum, des sog. Putamen (Teil des Nucleus lentiformis), Teilen von Thalamus u. Hypothalamus sowie insbesondere des Nucleus accumbens (motivationale Komponente der Reaktion; vgl. Dopamin), im äußeren Bereich eine Aktivierung der Zentralfurche (Sulcus centralis) u. eine Deaktivierung von Teilen der Scheitellappen (Lobuli parietales), außerdem eine besonders ausgeprägte Aktivität in den Leitungsbahnen des vorderen Cingulum (Gyrus cinguli anterior, eher zentral gelegene Assoziationsbahnen oberhalb des Corpus callosum, die in ihrem vorderen Anteil in das Riechhirn übergehen u. bei Affen mit sexuellem Handeln u. der Entstehung von Erektionen in enger Beziehung stehen); die zugleich beobachtete Aktivierung des Nucleus caudatus (Einflüsse von Basalganglien u. Hirnrinde) geht vermutlich auf eine hemmende Wirkung kortikaler Strukturen zurück. Es wird angenommen,

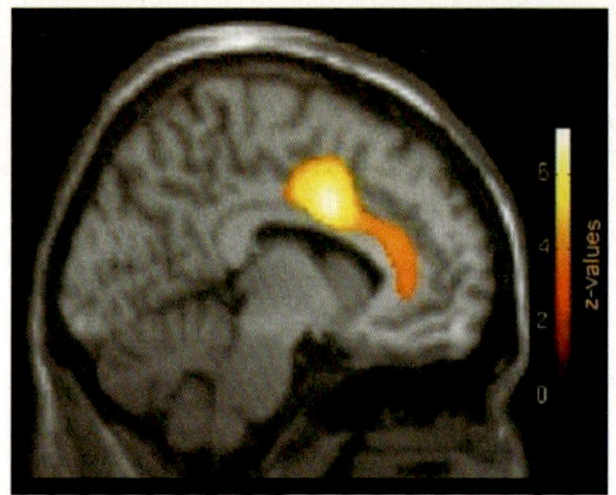

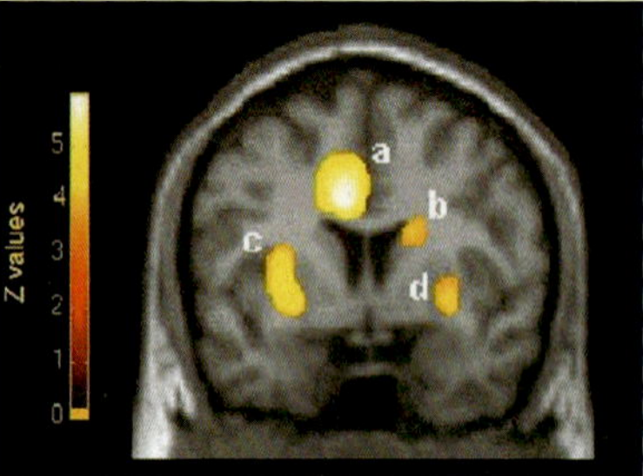

Gehirn 2:
Aktivität einzelner Gehirnregionen (regionaler arterieller Blutfluss) bei sexueller Erregung, dargestellt durch Positronen-Emissionstomographie (PET) des Gehirns eines Mannes beim (bewegungslosen) Betrachten eines Films mit sexuellem Inhalt.
Oben: Längsschnitt mit Aktivierung des vorderen Cingulum; unten: Frontalschnitt mit Aktivierungen von vorderem Cingulum links (a), Kopf des Nucleus caudatus (b), Claustrum (c), Putamen (d); vgl. Text.

dass dieses komplexe Muster der Aktivierung sowohl auf die Reize selbst zurückzuführen ist, als auch auf die aus ihnen entstehenden Wünsche nach sexuellem Handeln (u. also auch auf die Unmöglichkeit, diese unter den gegebenen Versuchsbedingungen zu verwirklichen).
Obwohl die vorliegenden Ergebnisse kaum Rückschlüsse auf die Vorgänge im Einzelnen zulassen, zeigen sie, dass beim Menschen nicht einzelne Gehirnregionen sexuelle Erregung u. sexuelles Handeln bestimmen, sondern dass es hierfür des komplexen Zusammenwirkens mehrerer kortikaler u. subkortikaler Regionen bedarf. Außerdem ist einschränkend zu berücksichtigen, dass die Identifikation bestimmter aktivierter Regionen noch nicht erklärt, nach welchen Regeln sexuelles Entscheidungsverhalten u. sexuelle Skripte individuell zustandekommen od. verändert werden.

geil (von ahd. keil, gail)**:** (allg.) Bezeichnung mit wechselnder Bedeutung, ursprünglich für lustig, ausgelassen, übermütig, z. B. in Zusammenhang mit Festen (Hochzeit*, Fastnacht* u. a.); seit dem späten Mittelalter für einen Zustand sexueller Begierde* u. Appetenz* bei Menschen sowie für Brünstigkeit bei Tieren; im 19. Jahrhundert zur Umschreibung ehebrecherischen Verhaltens, parodistisch für Kräfteüberschuss verwendet, heute umgangssprachlich auch für aufregende od. faszinierende Ereignisse. **Geilheit** bezeichnete ursprünglich Mutwilligkeit, später v. a. einen Zustand sexueller Erregtheit od. Begierden, **Geilen** historisch gelegentlich die Hoden*; in der Sprache der Gärtner bezeichnet **vergeilen** die Entwicklung von langen Trieben mit reduziertem Blattwerk, wie sie z. B. unter ungünstigen Lichtbedingungen entstehen.

geilig: (allg.) historische, seit dem 15. Jahrhundert bekannte, heute nicht mehr gebräuchliche Steigerungsform von geil*.

Geisha (jap. gei unterhaltende Kunst, sha Person) **f:** (kult.) japanische Bezeichnung für eine in Tanz, Gesang, Musik, zeremonieller Teezubereitung u. Konversation ausgebildete Frau, die in Teehäusern, Theatern, Tempeln od. auf privaten Feierlichkeiten auftritt u. traditionell auch sexuelle Dienstleistungen anbietet; im Gegensatz zu einfachen Prostituierten* genießen Geishas ein relativ hohes soziales Ansehen; vgl. Kultprostitution, Shintoismus.

Geißel|tierchen: (allg.) Bezeichnung für Flagellaten (bewegliche einzellige Parasiten); einige von ihnen können beim Menschen zu Infektionen führen, s. Protozoen-Infektionen.

Geistes|krankheit: (allg.) Sammelbezeichnung für eine krankheitswertige Störung der psychischen Funktion, i. e. S. für Psychose*.
(jurist.) Bezeichnung für jede psychische Störung von erheblichem Ausmaß, u. U. auch für geistige Behinderung* od. bestimmte Persönlichkeitsstörungen*; krankhafte seelische Störungen können nach § 20 StGB eine verminderte Schuldfähigkeit* zur Folge haben.

Geist|heirat: (kult.) Bezeichnung für eine im Rahmen von Gerontokratien* beschriebene Form der Heirat, bei der Mädchen zur Reife mit einem sog. Geistgatten verheiratet wurden, der aus einer älteren Generation stammte; vgl. Initiationsriten.

Geist|kind: (allg.) veraltete Bezeichnung für die in traditionellen Gesellschaften beschriebene Vorstellung, dass an mythisch besetzten Plätzen, im Himmel od. Kultgegenständen göttliche Kinder als Keim od. geistige Erscheinung in verschiedener Gestalt vorhanden seien; Geistkinder werden ohne Zeugung in den Mutterleib übertragen (sog. Unbefleckte* Empfängnis); vgl. Präformationstheorie.

Gelb|körper: (anat.) Corpus luteum; nach Follikelreifung* u. Eisprung im Eierstock zurückbleibende Anteile des Graaf-Follikels (selten auch nicht gesprungene Tertiärfollikel), die sich in Hormon-produzierendes Gewebe umwandeln u. aus Progesteron-bildenden Zellen (Theka-Luteinzellen) u. Östrogen-produzierenden Zellen (Granulosa-Luteinzellen) bestehen; gelbliche Färbung des Gewebes durch Einlagerung von Lutein, eines gelben (Xanthophyll-ähnlichen) Pigments. Man unterscheidet: **1. Zyklusgelbkörper** (Corpus luteum cyclicum/menstruationis), der bei Nichtbefruchtung der Eizelle nach 14 Tagen die Hormonproduktion einstellt und damit die Menstruation auslöst; **2. Schwangerschaftsgelbkörper** (Corpus luteum graviditatis), der bis zum 3. Schwangerschaftsmonat weiterwächst, Hormone produziert u. sich bis Ende der Schwangerschaft zurückbildet; s. Endometrialzyklus (Abb.).

Gelb|körper|hormon n: (endokrin.) das vom Gelbkörper* (Corpus luteum) gebildete Progesteron*; vgl. Gestagene.

Gelb|körper-Insuffizienz f: (gynäkol.) auch Corpus-luteum-Insuffizienz; Fachbezeichnung für eine Funktionsschwäche des Gelbkörpers mit verminderter Progesteronproduktion; Ursache ist vermutlich eine Störung der Follikelreifung in der ersten Zyklusphase; es kommt zur Lutealinsuffizienz mit Verkürzung der Lutealphase des Ovarialzyklus*, abgeschwächter Umwandlung der Uterusschleimhaut u. erschwerter Nidation* einer evtl. befruchteten Eizelle; eine der wichtigsten Ursachen der Unfruchtbarkeit* von Frauen.

Geld: (allg.) Bezeichnung für bares Zahlungsmittel; unter den Bedingungen moderner Gesellschaften ist der Besitz von Geld fast unabdingbar zur Sicherung der individuellen Existenz u. zentrale Voraussetzung für eine gleichberechtigte Teilnahme am gesellschaftlichen Austausch; sowohl innerhalb der einzelnen Gesellschaften, als auch im Weltmaßstab äußerst ungleich verteilt.
(psychol.) wird Geld auf individueller Ebene als fast universeller positiver Verstärker mit enger Beziehung zu Leistungsmotivation u. Leistung, Wohlbefinden u. Angstfreiheit, aber auch Aggression u. Abhängigkeit, Macht u. Machtausübung beschrieben.
(psychoanalyt.) wird Geld als Sexualsymbol* betrachtet, das seinen individuellen Stellenwert im Verlauf der analen Phase der psychosexuellen Entwicklung erhält.
(sexol.) wird beobachtet, dass auch die sexuelle Motivation nicht selten durch Geld od. geldwerte Vorteile (bzw. deren Fehlen) beeinflusst wird („Geld macht sinnlich", B. Brecht); der Zusammenhang wird offensichtlich im Bereich der Sexindustrie*, aber er spielt auch bei Partner-

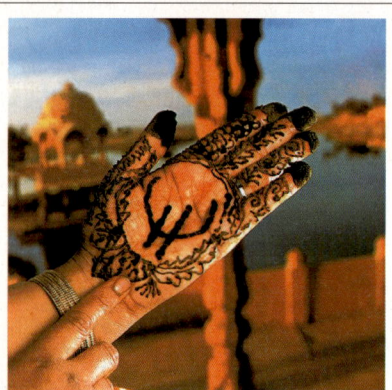

Geld:
Traditionelle indische Hennabemalung der Hand mit einer modernen, werbenden Bedeutung: Euros Welcome!

wahl u. Partnerschaftskonflikten nicht selten eine Rolle; vgl. Prostitution.

Gelegenheits|homo|sexualität f: (sexol.) auch Pseudohomosexualität, sog. Notstandshomosexualität; Bezeichnung für homosexuelle Handlungen zwischen Männern od. zwischen Frauen mit prinzipiell heterosexueller Orientierung* unter solchen Umständen, die keine heterosexuellen Alternativen bieten (sog. Ersatzeinstellung*), z. B. unter Internats- od. Haftbedingungen; s. Sexualität in geschlossenen Einrichtungen.

Geliebte: (allg.) auch Geliebter, Liebhaberin od. Liebhaber; Bezeichnung für eine geliebte Person; i. e. S. für Personen, zu denen ein sexuelles Verhältnis* besteht.

Gemächt: (allg.) veraltete Bezeichnung für die äußeren Sexualorgane* des erwachsenen Mannes.

Gemeinschafts|ehe: (soziol.) ursprünglich Bezeichnung für Gruppenehe* zwischen den Mitgliedern der 1842 von John H. Noyes in den USA gegründeten experimentellen Oneida*-Kommune, in der theoretisch jede Frau mit jedem Mann verheiratet war (sog. komplexe Ehe); während Geschlechtsverkehr jederzeit praktiziert werden durfte, waren Zeugung u. Vermehrung planmäßigen, „wissenschaftlich" festgelegten Paarungen vorbehalten (sog. Stirpikultur, vgl. Eugenik). I. w. S. werden auch experimentelle Beziehungsformen mit mehreren Beteiligten (z. B. in Kommunen*) als Gemeinschaftsehe bezeichnet.

Gemelli (lat. ~ Zwillinge) m pl: (gebh.) auch Gemini, Zwillinge*.

Gemini (lat. ~ Zwillinge) m pl: (gebh.) auch Gemelli, Zwillinge*.

Gemüt: (allg.) Sammelbezeichnung für emotionale psychische Funktionen (im Gegensatz zu Intelligenz*); i. e. S. die Fähigkeit zur emotionalen Anteilnahme u. Bindungsfähigkeit in zwischenmenschlichen Beziehungen.

gender (engl. ~ Genus, grammatikalisches Geschlecht): (sexol.) auch sog. soziales Geschlecht; von J. Money (1955) eingeführte Fachbezeichnung, die das biologische Geschlecht (engl. sex) zwar einschließt, aber subjektive, soziokulturelle u. juristische Faktoren betont, die zur Festlegung einer männlichen, weiblichen od. ambivalenten (androgynen) Geschlechtszugehörigkeit beitragen. An der Entstehung von gender (sog. gender coding) sind genetische, hormonelle u. soziale Faktoren gemeinsam beteiligt, ohne dass deren Einzelbeitrag erfassbar ist. Auf der Ebene des persönlichen Erlebens ergibt sich hieraus die Geschlechtsidentität* (gender identity), auf der Ebene der öffentlichen Darstellung die soziale Geschlechtsrolle* (gender* role), die in so enger Wechselwirkung stehen, dass sie z. T. mit einem Doppelbegriff bezeichnet werden (gender-identity/role). Störungen dieses komplexen Vorgangs führen zu einer nicht einheitlichen Codierung (sog. gender crosscoding), eventuell zu einem späteren Vertauschen von Identität od. Rolle (gender transposition) u. dann meistens zu einer subjektiv als belastend erlebten Nichtübereinstimmung (gender dysphoria); s. Geschlechtsidentitätsstörungen.

gender history: (kult.) auch Geschlechtergeschichte; Bezeichnung für ein Teilgebiet der Kulturwissenschaften, das sich mit der Beschreibung u. Analyse geschlechterspezifischer Aspekte in Geschichtsschreibung u. Geschichtsforschung befasst, z. B. mit Frauengeschichte, Geschichte der Geschlechterbeziehungen, der Paarbeziehungen u. a.

gender main|streaming (aus engl. mainstream Hauptströmung: „das soziale Geschlecht zur Hauptsache machen"): (allg.) Bezeichnung für eine neue Strategie zur Herstellung von Chancengleichheit zwischen Frauen u. Männern (Gleichberechtigung*), die seit der 4. UN-Weltfrauenkonferenz von Beijing (1995) u. einer entsprechenden EU-Richtlinie auch in Deutschland seit 1999 als Leitprinzip anerkannt ist; statt Konzepte zur gezielten Förderung von Frauen zu entwickeln, zielt gender mainstreaming darauf, politische Entscheidungsprozesse so zu organisieren u. zu verbessern, dass sie sich positiv auf die Gleichstellung von Frauen u. Männern in allen Bereichen auswirken. Diese Neuorientierung ist als Weiterentwicklung der sog. institutionalisierten Frauenbewegung* zu verstehen, indem nicht mehr nur sog. frauenspezifische Fragen thematisiert werden, sondern die Frage der geschlechtsspezifischen Sozialisation u. der Rollenverteilung in Gesellschaft u. Politik insgesamt einer kritischen Neubewertung unterzogen werden sollen.

gender role: (sexol.) von J. Money (1955) eingeführte Fachbezeichnung für die von einem Individuum eingenommene Geschlechtsrolle*, die subjektive u. soziokulturelle Anteile ihres Zustandekommens u. ihrer Wirkung betont u. ursprünglich nur phänomenologisch (nicht dichotom) gemeint war; heute wird sie eher dichotom verwendet, indem sie als Ausdruck einer (männlichen od. weiblichen, ausnahmsweise auch androgynen) Identität (gender identity) verstanden wird; vgl. Identität, sexuelle. Das subjektive Gefühl für die eigene zu übernehmende Rolle entwickelt sich auf Grundlage genetischer u. hormoneller Voraussetzungen u. des zugeschriebenen Geschlechts* unter dem Einfluss der in allen Gesellschaften bestehenden (positiven u. negativen) Konzepte hinsichtlich der Idealbilder von Maskulinität u. Feminität.

gender studies: (kult.) auch Geschlechterforschung; Bezeichnung für ein universitäres Forschungsgebiet, das ursprünglich aus der sog. Frauenforschung (vgl. Frauenbewegung) hervorging u. sich v.a. mit Aspekten des Geschlechterverhältnisses u. Fragen der sozialen Entstehung der männlichen u. weiblichen Geschlechtsrollen, deren Folgen sowie Möglichkeiten einer Veränderung beschäftigt; vgl. Sexualwissenschaft, Queer-Theorie.

Gene (gr. γένος Geschlecht, Gattung) n pl: (biol.) Fachbezeichnung für sog. Erbanlagen, Erbfaktoren; funktionelle Informationseinheiten, die in den Chromosomen im Zellkern liegen u. für die Ausprägung vererbter Merkmale verantwortlich sind; die Gesamtheit der Gene (beim Mensch ca. 40 000) wird auch als Genom od. Erbgut bezeichnet. Gene stellen einzelne Abschnitte auf der Desoxyribonukleinsäure (DNA) dar, bei RNA-Viren auf der Ribonukleinsäure (RNA), wobei die Abfolge der in der DNA bzw. RNA enthaltenen Basenpaare (Nukleotide) als Gensequenz bezeichnet wird, die die genetische Information für ein bestimmtes Genprodukt (z.B. Struktureiweisse, Enzyme) enthält. Gene sind in den Chromosomen linear aneinandergereiht. Körperzellen besitzen einen doppelten (diploiden) Chromosomensatz u. enthalten daher zwei unterschiedliche Ausprägungen jedes Gens (die sog. Allele). Die Gene beider Eltern werden bei der geschlechtlichen Fortpflanzung auf die Nachkommen vererbt. Eizelle bzw. Samenzelle haben nach der Reifeteilung (Meiose) nur einen einfachen (haploiden) Chromosomensatz, s. Zellteilung (Abb.); nach der Befruchtung entsteht eine Zygote* mit diploidem Chromosomensatz.

Generation (lat. generatio Zeugung) f: (soziol.) Bezeichnung für Altergruppe in einer Bevölkerung, die (sehr grob) einer bestimmten Stufe der Fortpflanzung entspricht, z.B. Kinder-, Eltern- od. Großelterngeneration; auch der Zeitraum eines reproduktiven Zyklus in einer Bevölkerung, d.h. ca. 30-35 Jahre.
(psychol.) werden als **Generationskonflikte** diejenigen sozialen Spannungen bezeichnet, die auf typische Unterschiede zwischen Generationen einer Bevölkerung interpretiert werden u. sowohl entwicklungspsychologische Ursachen haben (z.B. Drang nach Unabhängigkeit bei Adoleszenten od. konservativere Haltungen bei älteren Menschen), als auch gesellschaftliche Entwicklungen u. Veränderungsprozesse spiegeln.

Generations|folge: (soziol.) Fachbezeichnung für die Dauer eines reproduktiven Zyklus (sog. Familienzyklus) in einer Bevölkerung; abhängig vom durchschnittlichen Alter der Frauen zum Zeitpunkt der ersten Geburt. Neben der Fruchtbarkeitsziffer ist auch die Generationsfolge ein Faktor, der das Bevölkerungswachstum* beeinflusst, eine Verzögerung der Generationsfolge gilt daher als wirksames Mittel zu dessen Verminderung (z.B. in China übliche Kampagnen für einen späten Zeitpunkt der Familiengründung).

Generations|psychosen f pl: (psychiat.) Sammelbezeichnung für alle Formen von Psychose*, die in Zusammenhang mit Schwangerschaft, Geburt u. Stillperiode auftreten, z.B. Schwangerschaftspsychose*, Laktationspsychose*, Wochenbettpsychose*.

Generations|wechsel: (biol.) Bezeichnung für das Aufeinanderfolgen geschlechtlicher u. ungeschlechtlicher reproduktiver Zyklen bei einigen Tieren (bestimmten Einzellern, Würmern) u. Pflanzen (Pilzen, Farnen) mit Individuen von unterschiedlichem (heteromorphem) od. gleichem (isomorphem) Aussehen.

Genetik (gr. γενετικός zur Zeugung gehörig) f: (biol.) Bezeichnung für die Wissenschaft von den Grundlagen u. Gesetzmäßigkeiten der Vererbung; als klinische Genetik bzw. Humangenetik* insbesondere die Lehre von den Erbkrankheiten*; vgl. Gentechnologie.

Genital|angst (lat. genitalis zur Zeugung gehörig): (sexol.) bedeutungsgleich mit Sexualangst*.

Genital|apparat: (anat.) Sammelbezeichnung für die funktionelle Einheit der Sexualorgane*.

Genital|behaarung: (anat.) Pubes; in der Pubertät entstehende Terminalbehaarung auf Schamberg u. äußeren Sexualorganen mit geschlechtstypischer Verteilung; sekundäres Geschlechtsmerkmal* (s. Abb. dort); vgl. Behaarung.

Genital|duft: auch Geschlechtsduft; von den Geschlechtsorganen ausgehender Geruch; s. Düfte, sexuelle.

Genital|fetischismus m: (sexol.) fraglich zutreffende Bezeichnung für Sexualempfindung u. sexuelles Verhalten, bei denen Sexualorgane ungewöhnlich stark od. ausschließlich als sexuell erregend empfunden werden u. das Zentrum der Handlungen bilden; in sich widersprüchliche Bezeichnung, da Fetischismus* im Allgemeinen eine nichtgenitale Orientierung des sexuellen Interesses bezeichnet; vgl. Phalluskulte, Vulvakulte.

Genital|höcker: (embryol.) bedeutungsgleich mit Geschlechtshöcker*.

Genital|hypo|chondrie f: (psychiat.) Fachbezeichnung für die nicht durch organische Veränderungen begründete Befürchtung, an einer Erkrankung der Sexualorgane zu leiden; vgl. Hypochondrie, Venerophobie.

Genitalien (lat. membra genitalia Zeugungsorgane) n pl: (klin.) Fachbezeichnung für die Sexualorgane*.

Genital|krise f: (klin.) Bezeichnung für vorübergehende Veränderungen der Sexualorgane von Neugeborenen am 5.-6. Lebenstag infolge des Wegfalls mütterlicher Hormone; bei Mädchen Hyperämie der Vulva evtl. mit Scheidenblutung, bei Jungen Hypertrophie von Prostata u. Hoden, bei beiden Geschlechtern Schwellung der Brustdrüsen.

Genital|organisation f: (psychoanalyt.) von S. Freud eingeführte Fachbezeichnung für die Unterordnung der Partialtriebe* unter einen (genitalen) Sexualtrieb im Lauf der Pubertät; nach dieser Auffassung bilden in der Sexualität von Erwachsenen die Sexualorgane die wichtigsten erogenen Zonen, während andere erogene Zonen zurücktreten, die in frühen Phasen der psychosexuellen Entwicklung* eine größere Bedeutung haben.

Genital|schmuck: (allg.) bedeutungsgleich mit Intimschmuck*.

Genital|verkehr: (sexol.) wenig gebräuchliche Fachbezeichnung für (genitalen) Geschlechtsverkehr*.

Genital|warzen: (infektiol.) auch Feigwarzen; Bezeichnung für an Vagina, Gebärmutterhals, Anus od. Penis auftretende Warzen, s. Condylomata acuminata (Abb.).

Genital|zentren n pl: (physiol.) im unteren Rückenmark gelegene Nervenzellgruppen zur Steuerung der Funktion der Sexualorgane, s. Erektionszentrum, Ejakulationszentrum; vgl. Sexualzentren.

G

Genital|zyklen m pl: (physiol.) auch (weibliche) Sexualzyklen; Sammelbezeichnung für die zwischen Pubertät u. Klimakterium (gesteuert durch Hypophysenhormone, Östrogene u. Progesteron) mit Ausnahme von Schwangerschaften regelmäßig sich wiederholenden Veränderungen an den weiblichen Sexualorganen: Ovarialzyklus*, Eileiterzyklus*, Endometrialzyklus* (Menstruationszyklus), Zervikalzyklus*, Vaginalzyklus*; zeitlicher Verlauf u. hormonelle Steuerung: s. Zyklen, weibliche (Abb.).

Gen|manipulation (gr. γένος Geschlecht, Gattung) f: s. Gentechnologie.

Genom n: (genet.) Fachbezeichnung für die Gesamtheit der Gene* eines Organismus (sog. Erbgut). Erster Organismus, dessen Genom 1995 vollständig entschlüsselt wurde, war das Bakterium Haemophilus influenzae; vgl. Humangenomprojekt.

Genomics: (engl.) Bezeichnung für die Wissenschaft zur Erforschung des Erbguts; vgl. Humangenomprojekt.

Genom|mutation f: Veränderung eines od. mehrerer Gene, s. Mutation.

Geno|motiv n: (psychol.) Fachbezeichnung für ein Motiv*, das (meist unbewusst) die tatsächliche Begründung für das Verhalten eines Individuums darstellt; Gegensatz: Phänomotiv*.

Geno|typ m: (genet.) sog. Erbanlagenbild; Gesamtheit aller Erbanlagen eines Individuums (dominante u. rezessive Gene bzw. Allele), die zusammen mit Umweltfaktoren das Erscheinungsbild (Phänotyp*) prägen.

Gen|pool m: (biol.) Fachbezeichnung für die Gesamtheit aller Ausprägungen eines Gens (Allele) innerhalb einer Population.

Gen|technologie f: (genet.) sog. Genmanipulation; Fachbezeichnung für Teilgebiet der Genetik, das sich mit technischen Veränderungen des Genoms sowie der diagnostischen, therapeutischen u. technologischen Nutzung von Verfahren zur Übertragung od. Veränderung definierter Genomfragmente mit bekannter genetischer Information befasst. 1973 zeigten H. Boyer u. S. Cohen, dass artfremdes Eiweiß grundsätzlich in Mikroorganismen u. Zellkulturen (sog. Vektoren) hergestellt werden kann; durch Übertragung von Genen (Gentransfer) auf fremde Organismen ist es möglich, diese zur Genexpression des Spendergens zu veranlassen und z. B. Tiere als Produktionsstätten für bestimmte Proteine zu verwenden. **Anwendungsbereiche: 1.** Herstellung therapeutischer Substanzen (Genprodukte), z. B. Humaninsulin, Impfstoffe (Hepatitis-B-Impfstoff), Blutgerinnungsfaktoren, Interleukine, Interferone; **2.** Strukturanalyse der DNA, z. B. im Rahmen von Pränataldiagnostik* u. forensischen Fragestellungen (vgl. DNA-Fingerprint-Methode); **3.** weit verbreitete Anwendung in der Pflanzenzucht (u. a. bei Mais, Tomate, Baumwolle, Sojabohne), z. B. Einfügung von sog. Resistenzgenen gegen Schimmelpilzinfektionen od. Herbizide. Die sog. somatische Gentherapie beim Menschen durch Einfügen eines fehlenden Gens u. damit Ausgleich eines für einen normalen Stoffwechsel unentbehrlichen Genprodukts befindet sich im experimentellen Stadium. Vgl. Keimbahneingriffe, Klonen.

Gentleman (engl. ~ Mann von Stand) m: (allg.) ursprünglich Bezeichnung für einen adeligen Mann bzw. vornehmen Weltmann; heute für Männer mit besonders höflichen Umgangsformen (v. a. gegenüber Frauen) verwendet. Vgl. Kavalier.

Gen|transfer (gr. γένος Geschlecht, Gattung, lat. transferre übertragen) m: (genet.) Bezeichnung für Verfahren der Gentechnologie zur Übertragung von Genen in fremde Zellen; Gentransfers sind über verschiedene Verfahren (Transduktion, Transfektion, Transformation) u. auch über Artgrenzen hinweg möglich, die therapeutische Anwendung z. B. zur Gewinnung von Geweben u. zur Behandlung genetisch bedingter Erkrankungen wird erprobt.

Genus (lat. ~ Geschlecht, Stamm) n: (allg.) Bezeichnung für das grammatikalische Geschlecht von Haupt- u. Eigenschaftswörtern; vgl. gender.
(biol.) Fachbezeichnung für eine Gattung* in der Systematik der Lebewesen.

Ger|iatrie (gr. γέρων Greis, ἰατρεία ärztliche Behandlung) f: (klin.) Bezeichnung für ein fächerübergreifendes Teilgebiet von klinischer Medizin u. Gerontologie*, das sich mit den Krankheiten älterer Menschen sowie deren besonderen Bedürfnissen hinsichtlich Therapie, Rehabilitation u. Prävention befasst.

Gerichts|medizin f: (allg.) veraltete Bezeichnung für Rechtsmedizin*.

Gerichts|psychiatrie f: (allg.) veraltete Bezeichnung für forensische Psychiatrie*.

Gerichts|psychologie f: (allg.) veraltete Bezeichnung für forensische Psychologie*.

Geronto|kratie (gr. γέρων Greis, κρατέω herrschen) f: (kult.) sog. Altenherrschaft; Fachbezeichnung für eine Heiratsordnung, bei der ältere Männer junge Mädchen heirateten u. jungen Männern keine gleichaltrigen Frauen zur Verfügung standen. Vorkommen (z. T. auch als Polygynie*) u. a. in traditionellen Gesellschaften Australiens, Mikronesiens od. Afrikas.

Geronto|logie f: (klin.) auch Alternswissenschaft; Bezeichnung für ein fächerübergreifendes Spezialgebiet von Medizin (Geriatrie*), Psychologie u. Soziologie, das sich mit Alterungsprozessen sowie den hieraus entstehenden besonderen Lebenslagen u. Bedürfnissen älterer Menschen befasst.

Geronto|philie f: (sexol.) Bezeichnung für ein als Paraphilie* eingeordnetes abweichendes Sexualverhalten mit überwiegendem od. ausschließlichem sexuellen Interesse an wesentlich älteren Personen; die Einordnung kann nur gelten, wenn der zentrale Reiz in den typischen äußeren Zeichen des Alters liegt (s. Fetischismus), während insgesamt Bevorzugungen älterer Partner so unterschiedlich motiviert sein können, dass eine einheitliche Einordnung nicht möglich (u. kaum je erforderlich) ist.

Geruchs|fetischismus m: (sexol.) Sammelbezeichnung für Formen des Fetischismus*, bei denen bestimmte Gerüche (Parfüm, Körpergeruch, Ausscheidungen u. a.) als besonders erregend erlebt werden; vgl. Düfte, sexuelle.

Geruchs|masochismus m: (sexol.) Bezeichnung für eine Form des Geruchsfetischismus*, bei der als unangenehm geltende Gerüche sexuell besonders erregend erlebt werden.

Geruchs|sinn: (physiol.) Fähigkeit zur Wahrnehmung von Duftstoffen, die v. a. durch in der Nase gelegene Riechzellen u. im vomeronasalen Organ* liegende Chemorezeptoren vermittelt u. über die Riechbahn zum Riechzentrum des Gehirns weitergeleitet wird (s. Sinnesorgane). Der Geruchssinn erleichtert (im Zusammenwirken mit dem Geschmackssinn) die Orientierung in der Umwelt sowie die Beurteilung von Nahrung u. dient v. a. bei Tieren auch der gegenseitigen Erkennung u. Information (z. B. bei der Partnerwahl durch Wahrnehmung von art- u. geschlechtsspezifischen Geruchsstoffen, den Pheromonen*). Beim Menschen ist zumindest für Frauen eine Veränderung des Geruchssinns im Verlauf des Ovarialzyklus beschrieben (Maximum zum Zeitpunkt des Eisprungs, schwächere Zunahme bei hormoneller Kontrazeption), aber der Geruchssinn scheint für das menschliche Sexualverhalten eine wesentlich geringere Rolle zu spielen als bei Tieren; zugleich können olfaktorische Reize beim Menschen gesichert zu einer Ausschüttung von Oxytozin führen, u. im Partnerwahlverhalten scheint der Körpergeruch eine (bisher nur wenig geklärte) Rolle zu spielen. Unterschiedliche Geruchsqualitäten wirken beim Menschen – individuell, kulturell u. situativ verschieden – anziehend od. abstoßend bzw. erregend od. hemmend. Die Bedeutung von Pheromonen u. sexuellen Düften* für das menschliche Sexualverhalten wird insgesamt kontrovers beurteilt.

Gesäß: (anat.) Clunes, Nates; von den Glutäalmuskeln (Musculi glutaei maximus, medius, minimus) u. subkutanen Fettpolstern gebildete Gesäßbacken, die sich im Bereich der medianen Analfurche (Crena ani) berühren; erogene Zone* mit geschlechtstypischer (durch Form des knöchernen Beckens* u. Lage der Fettpolster geprägter) Ausformung u. sexueller Signalwirkung.

Gesäß|fetischismus m: (sexol.) auch Natesfetischismus; Bezeichnung für eine Form des Fetischismus*, bei der die eigene Gesäßregion od. die anderer Menschen als sexuell besonders erregend erlebt wird.

Gesamt|trieb|befriedigung: (sexol.) von A. Kinsey eingeführte Bezeichnung (engl. total sexual outlet) für die Summe aller sexuellen Aktivitäten von Individuen, die zu einem Orgasmus führen (Masturbation, Pollution, heterosexuelles Petting, heterosexueller Koitus, homosexuelle Kontakte u. Kontakte mit Tieren); v. a. im Rahmen der Kinsey*-Berichte verwendete Maßzahl mit heute umstrittener Praxisrelevanz.

Geschlecht: (allg.) auf verschiedene Weise definierbare Eigenschaften, die bei allen zweigeschlechtlichen Arten ein Individuum als entweder männlich od. weiblich kennzeichnen (vgl. Geschlechtsmerkmale); beim Menschen werden unterschieden: **1. somatisches Geschlecht:** auch körperliches (biologisches) Geschlecht; Summe körperlicher Merkmale mit eindeutig männlicher bzw. weiblicher Ausprägung; **a)** chromosomales Geschlecht, auch Kerngeschlecht: Bestimmung aus dem Genom. Zellen mit einem Y-Chromosom u. dem physiologischen Karyotyp 46,XY sind männlich, Zellen ohne Y-Chromosom u. mit dem physiologischen Karyotyp 46, XX sind weiblich; **b)** gonadales Geschlecht: auch hormonales (endokrines) Geschlecht; Bestimmung aus den Gonaden* (Hoden od. Eierstöcken) bzw. den durch sie produzierten Sexualhormonen*; **c)** gonoduktales Geschlecht: Bestimmung aus den inneren Sexualorganen* (Nebenhoden, Samenwegen, Prostata od. Eileitern, Uterus, Vagina); **d)** genitales Geschlecht: Bestimmung aus den äußeren Sexualorganen (Penis, Hodensack od. Labien, Klitoris); **2. psychisches Geschlecht:** subjektive Bewertungen u. objektive neurophysiologische Merkmale, die eine (mehr od. weniger) eindeutige Zuordnung erlauben; **a)** empfundenes Geschlecht: Bestimmung aus subjektiver Wahrnehmung (sexuelle Identität*); **b)** zerebrales Geschlecht: Bestimmung aus der neurohormonalen Aktivität (Hypothalamushormone*) bzw. aus neuroanatomischen Unterschieden (Sexualzentren*); manche Forscher postulieren daneben geschlechtstypische Erotisierungszentren (z. B. sexually* dimorphic nuclei) sowie Unterschiede in der Großhirnfunktion (z. B. beim männlichen Geschlecht stärker ausgeprägte Lateralisierung). **3. soziales Geschlecht:** Summe soziokultureller Attribute, die ein Individuum als männlich od. weiblich einordnen; **a)** zugeschriebenes Geschlecht: auch Zuweisungsgeschlecht, Bestimmungsgeschlecht, Geburtsgeschlecht, sog. Hebammengeschlecht; das aufgrund der bei Geburt sichtbaren Sexualorgane bestimmte u. in der Geburtsurkunde dokumentierte Geschlecht; **b)** anerzogenes Geschlecht: auch Erziehungsgeschlecht*; das von Eltern u. sozialem Umfeld in der Erziehung zugrunde gelegte Geschlecht, das für die Übernahme einer bestimmten Geschlechtsrolle* bedeutsam ist; **c)** juristisches Geschlecht: das ausgehend von der Geburtsurkunde in den Personaldokumenten genannte Geschlecht; Änderungen sind nur in Ausnahmefällen möglich (s. Geschlechtsänderung, Transsexuellengesetz). Im Regelfall sind diese Ebenen untereinander kongruent, u. die Zuordnung ist eindeutig; ausnahmsweise feststellbare androgyne Zwischenstufen* (d. h. uneindeutige od. sich widersprechende Merkmale) werden in Bezug auf das biologische Geschlecht als Intersexualität*, in Bezug auf das psychosoziale Geschlecht als Transsexualität* bezeichnet.
Im veralteten Sprachgebrauch bezeichnet Geschlecht auch eine Gruppe verwandter Individuen (Sippe) od. die Sexualorgane.

Geschlecht, drittes: (allg.) veraltete, in wechselnder Bedeutung verwendete Bezeichnung für sexuelle Uneindeutigkeit, z. B. bei Eunuchismus od. Intersexualität; von C.-H. Ulrichs (1864) vorgeschlagen als (nichtdiskriminierend gemeinte) Bezeichnung für (männliche) Homosexuelle; nach heutigem Verständnis unzutreffender, nicht mehr verwendeter Begriff.

Geschlechter|differenz f: (soziol.) Bezeichnung für Unterschiedlichkeiten von Frauen u. Männern über Geschlechtsmerkmale* hinaus; häufig i. e. S. als Ungleichheit von Chancen in Bildung u. Beruf (s. Diskriminierung); selten i. w. S. als Gegensatz von Maskulinität u. Feminität (mit Androgynität als Aufhebung der Geschlechterdifferenz). Bei Betrachtung zahlreicher Merkmale erweist sich die Geschlechterdifferenz als geringer ausgeprägt als die Unterschiede innerhalb jedes Geschlechts; vgl. Geschlechterverhältnis.

G

Geschlechter|forschung: (allg.) veraltete Bezeichnung für Sexualwissenschaft* bzw. i. e. S. für das als gender* studies bezeichnete Teilgebiet der Soziologie.

Geschlechter|psychologie: (psychol.) eher veraltete Bezeichnung für die Erforschung von psychischen Unterschieden zwischen Frauen u. Männern; früher Teilgebiet der Psychologie, heute als sog. gender* studies eher ein Teilgebiet der Soziologie.

Geschlechter|rolle: s. Geschlechtsrolle.

Geschlechter|theorie f: (sexol.) Sammelbezeichnung für Konzepte u. Modelle, die sich mit der Erklärung von Herausbildung bzw. Entstehung der biologischen Geschlechter*, Geschlechtsrollen* und i. w. S. des Sexualverhaltens befassen; je nach theoretischem Ansatz können biologische (z. B. in Biologismus* od. Essentialismus*), soziokulturelle (z. B. im Konstruktivismus*) od. individuell-psychische Faktoren (z. B. im psychosexuellen Entwicklungsmodell der Psychoanalyse*) im Vordergrund stehen; vgl. Sexualtheorien.

Geschlechter|trennung: (allg.) Bezeichnung für die getrennte Erziehung von Mädchen u. Jungen; in fast allen Kulturen übliches Mittel zur sozialen Prägung von Geschlechtsidentität* u. Geschlechtsrolle*; in manchen Gesellschaften sehr strikt vollzogen, in den Industriestaaten überwiegend durch Koedukation* ersetzt. Für einzelne schulische Veranstaltungen (z. B. im Rahmen des Sexualkundeunterrichts*) wird Geschlechtertrennung weiterhin empfohlen, um Gespräche zu erleichtern; zugleich ist zu beobachten, dass Mädchen in Schulen mit Geschlechtertrennung allgemein bessere Leistungen erreichen.

Geschlechter|verhältnis: (engl.) sex ratio; (soziol.) auch Sexualproportion; Fachbezeichnung für das Zahlenverhältnis männlicher u. weiblicher Individuen in einer Grundbevölkerung; **1. primäres Geschlechterverhältnis:** zum Zeitpunkt der Befruchtung (beim Menschen ca. 140-150 männliche je 100 weibliche Zygoten, vermutlich wegen einer besseren Motilität von Samenzellen mit leichterem Y-Chromosom); **2. sekundäres Geschlechterverhältnis:** zum Zeitpunkt der Geburt (beim Menschen 106 männliche je 100 weibliche Neugeborene, nach Kriegen u. in Notzeiten werden auch höhere Anteile von Jungen beobachtet). Infolge der Übersterblichkeit von Jungen u. einer höheren Mortalität von Männern sinkt der Anteil der männlichen Individuen mit dem Alter, das Geschlechterverhältnis kehrt sich im Erwachsenenalter um (Gesamtbevölkerung in Deutschland 95,3 Männer je 100 Frauen; über 65-Jährige: 58,7 Männer je 100 Frauen). In einigen Ländern (v. a. Asien) ergeben moderne Möglichkeiten der pränatalen Geschlechtsbestimmung* unter den Vorzeichen einer restriktiven Bevölkerungspolitik (Ein-Kind-Familie) u. einer gesellschaftlichen Minderbewertung von Frauen stark abweichende Verhältnisse: In China stieg das Geschlechterverhältnis zwischen 1981 u. 1994 von 108 auf 116 Geburten von Jungen je 100 Geburten von Mädchen; bei Zweitgeborenen lag es im Jahr 1994 bei 130 Jungen je 100 Mädchen; weltweit „fehlen" daher statistisch zwischen 60 u. 100 Mio. Frauen.
(sexol.) bezeichnet der Begriff das gesellschaftlich-politische Verhältnis zwischen Frauen u. Männern in der Gesellschaft; es unterliegt einem deutlichen historischen Wandel (s. Matriarchat, Patriarchat) u. ist in modernen Gesellschaften Thema intensiver Auseinandersetzungen, die mit erheblichen Veränderungen der Geschlechtsrollen* u. des Selbstverständnisses von Frauen u. Männern einhergehen; vgl. Frauenbewegung, Männerbewegung.

Geschlechtlichkeit: (allg.) Bezeichnung für Sexualität*.

Geschlechts|änderung: (klin.) Geschlechtsangleichung*.
(jurist.) nach § 47 (Berichtigungsverfahren) des Personenstandsgesetzes auf Anordnung eines Gerichts mögliche Änderung des im Geburtenbuch fehlerhaft eingetragenen Geschlechts bzw. auf Antrag nach § 8 des Transsexuellengesetzes* nach einer Operation u. nach Auflösung einer ggf. bestehenden Ehe; vgl. Personenstand.

Geschlechts|akt: (allg.) veraltete Bezeichnung für Geschlechtsverkehr*.

Geschlechts|angleichung: (klin.) Sammelbezeichnung für hormonelle u. plastisch-chirurgische Eingriffe zur Anpassung von gonadalem bzw. genitalem Geschlecht. Durchführung: **1.** bei von Geburt an nicht eindeutiger Geschlechtszugehörigkeit, z.B. echtem Hermaphroditismus*, Intersexualität*; entsprechend dem chromosomalen bzw. gonadalen Geschlecht können evtl. operative Eingriffe zur Angleichung der äußeren Sexualorgane durchgeführt werden; im Gegensatz zu der ehemals verbreiteten Tendenz zu frühzeitigem Eingriff wird heute vielfach ein abwartendes Vorgehen mit Berücksichtigung der sich in der weiteren Entwicklung ergebenden psychosexuellen Identität bevorzugt. **2.** bei Geschlechtsidentitätsstörungen, z. B. Transsexualität*; nach einer längeren (mindestens einjährigen) Lebensphase in der Rolle des angestrebten Geschlechts (sog. Alltagstest), gleichzeitiger Behandlung mit Sexualhormonen des angestrebten Geschlechts u. psychotherapeutischer Begleitung kann eine operative Geschlechtsangleichung durch sog. Transformationsoperationen vorgenommen werden. Voraussetzungen für die Operation ist, dass eine gutachterliche Stellungnahme zur Indikation

vorliegt, eine Geschlechtsangleichung technisch durchführbar ist u. eine Einverständniserklärung der Patienten nach ausführlicher Aufklärung vorliegt.
Bei **Mann-zu-Frau-Geschlechtsangleichung:** Entfernen von Hoden u. Penisschwellkörpern, Formen von künstlicher Scheide (Neovagina) u. Schamlippen mit Implantation invertierter Penishaut, Umbilden der Eichel zu einer Klitoris; bei nicht ausreichender Gynäkomastie nach hormoneller Therapie evtl. Einsetzen von Brustprothesen (Mammaaugmentation); relativ zufriedenstellende Ergebnisse mit guter Kohabitationsfähigkeit, eine sexuelle Befriedigung ist beim Neovaginalverkehr möglich. Die Neovagina muss regelmäßig gedehnt werden, um ihre Funktionsfähigkeit zu erhalten.
Bei **Frau-zu-Mann-Geschlechtsangleichung:** Entfernen von Eierstöcken u. Gebärmutter, Scheide u. innerem Schamlippengewebe, Beckenverschluss, Einsetzen von Hodenprothesen, Bildung eines Neopenis (sog. Penoid) mit Penisimplantat; funktionell wenig zufriedenstellende Ergebnisse mit mäßiger Erektionsfähigkeit des Neopenis. Bei kleinen Brüsten subkutane Mastektomie mit Mamillenreduktion, bei großen Brüsten Mastektomie mit freier Retransplantation der verkleinerten Mamille. Eine Rückumwandlung ist bei beiden Verfahren nur eingeschränkt möglich.
Die **rechtlichen Fragen** einer Geschlechtsangleichung regeln Transsexuellengesetz* u. Personenstandsgesetz (s. Personenstand).

Geschlechts|beeinflussung: (sexol.) Sammelbezeichnung für Versuche einer vorgeburtlichen Geschlechtswahl, z. B. durch pränatale Diagnostik*.

Geschlechts|bestimmung: (embryol.) auch Geschlechtsdeterminierung; Abgrenzung des männlichen od. weiblichen Geschlechts u. geschlechtstypische Ausbildung der zunächst indifferenten Keimanlage. **1. chromosomales Geschlecht:** erfolgt bei der Befruchtung* u. ist abhängig davon, ob die Samenzelle ein weibliches (X) od. ein männliches (Y) Geschlechtschromosom (s. Chromosomen) enthält; **2. gonadales Geschlecht:** in Gegenwart eines Y-Chromosoms erfolgt eine Differenzierung zum Hoden, in Abwesenheit eines Y-Chromosoms zum Eierstock (vgl. Gonadenentwicklung); **3. somatisches Geschlecht:** durch die Gonaden wird die Ausbildung eines männlichen od. weiblichen Genitaltrakts bestimmt, wobei das von den Leydig*-Zwischenzellen der Hoden gebildete Testosteron zur Umwandlung des Wolff-Gangs u. zur Induktion männlicher Geschlechtsorgane, das von den Sertoli*-Stützzellen gebildete Anti-Müller-Hormon (AMH) zur Rückbildung des Müller-Gangs führt. Ohne Testosteron bildet sich der Wolff-Gang zurück, ohne AMH bleibt der Müller-Gang erhalten u. entwickelt sich zu Tuben, Uterus u. Vagina (vgl. Differenzierung, genitale); **4. zerebrales Geschlecht:** in Gegenwart von Testosteron bildet sich ein männlich geprägter Ausschüttungszyklus von LH u. FSH (tonische Sekretion), ohne Testosteron eine zyklische Ausscheidung von LH u. FSH; **5. psychosexuelles od. soziosexuelles Geschlecht:** die geschlechtliche Entwicklung* nach der Geburt kennzeichnende Abgrenzung gegenüber dem anderen Geschlecht, geprägt durch Erwartungen, geschlechtsspezifische Erziehung u. andere soziale Einflüsse, die zu geschlechtstypischem Rollenverhalten und sexueller Identität* führt; vgl. Geschlechtsrolle.
(gebh.) pränatale Geschlechtsdiagnostik*.

Geschlechts|bildung: (allg.) Bezeichnung für Geschlechtsbestimmung* u. Gonadenentwicklung*.

Geschlechts|charaktere m pl: (sexol.) historische Bezeichnung für unterscheidbare Gruppen von Individuen, die infolge angeborener Persönlichkeitsmerkmale unveränderlich bestimmte sexuelle Bedürfnisse u. ein bestimmtes sexuelles Verhalten aufweisen sollten, z. B. als „vollmännlicher", „vollweiblicher" od. „intersexueller" Geschlechtscharakter.

Geschlechts|chromatin n: (genet.) auch Sexchromatin; mit spezifischen Farbstoffen anfärbbare Substanzen der Geschlechtschromosomen, z. B. die sog Drumsticks* in Zellen des peripheren Bluts, das X*-Chromatin (Barr-Körper) od. das Y*-Chromatin in anderen Körperzellen. Die Bestimmung des Geschlechtschromatins erfolgt z. B. im Rahmen einer pränatalen Geschlechtsdiagnostik*.

Geschlechts|chromosomen n pl: das X- u. das Y-Chromosom, s. Chromosomen.

Geschlechts|dia|gnostik, prä|natale f: (gebh.) Sammelbezeichnung für Verfahren der pränatalen Diagnostik* zur vorgeburtlichen Feststellung des Geschlechts durch Bestimmung des Kerngeschlechts (Nachweis von X*-Chromatin bzw. Y*-Chromatin, meist durch Amniozentese). Durchführung (schon im 1. Drittel der Schwangerschaft) bei medizinischen Problemstellungen (z. B. bei Verdacht auf X-chromosomal vererbte Erkrankung); eine Durchführung zur vorgeburtlichen Geschlechtswahl ist in Deutschland nicht zulässig. Im Verlauf des 2. Drittels der Schwangerschaft ist das Geschlecht durch Ultraschalluntersuchung feststellbar.

Geschlechts|differenzierung: Entwicklung eines weiblichen bzw. männlichen Individuums aus der zunächst indifferenten embryonalen Keimanlage; vgl. Differenzierung, genitale; Geschlechtsbestimmung.

Geschlechts|di|morphismus m: s. Sexualdimorphismus.

Geschlechts|drüsen: (allg.) i. e. S. bedeutungsgleich mit Gonaden*; i. w. S. Drüsen im Verlauf der Geschlechtswege, s. Sexualorgane.

Geschlechts|duft: auch Genitalduft; von den Geschlechtsorganen ausgehender Geruch, s. Düfte, sexuelle.

Geschlechts|ehre: (jurist.) veraltet für die Unantastbarkeit der sexuellen Selbstbestimmung eines Menschen; vgl. Freiheit, sexuelle.

Geschlechts|erziehung: (allg.) veraltet für Sexualerziehung*.

Geschlechts|funktionen f pl: mit Sexualität* verbundene Funktionen, s. Sexualfunktionen.

Geschlechts|häufigkeit: (soziol.) Häufigkeit des Vorkommens männlicher u. weiblicher Individuen in einer Grundbevölkerung; übliche Angabe als Geschlechterverhältnis*.

Geschlechts|höcker: (embryol.) sog. Geschlechtswulst od. Genitalhöcker, aus dem sich während der Embryonalentwicklung beim männlichen Geschlecht Penis u. Penisschwellkörper, beim weiblichen Geschlecht Klitoris, kleine Schamlippen, Vestibulum vaginae u. Bulbi vestibuli bilden; s. Differenzierung, genitale (Abb.). Vgl. Gonadenentwicklung.

Geschlechts|hormone n pl: (endokrin.) Sammelbezeichnung für die in den Gonaden (Hoden, Eierstöcken) gebildeten Sexualhormone*.

Geschlechts|hunger: (allg.) veraltete Bezeichnung für vermehrte (als normabweichend bewertete) sexuelle Appetenz bzw. Motivation; vgl. Hypersexualität.

Geschlechts|identität f: (psychol.) Bezeichnung für die sexuelle Identität* eines Individuums als Ergebnis seiner sexuellen Selbstidentifikation*.

G

Geschlechts|identitäts|störungen: (sexol.) Fachbezeichnung für verschieden ausgeprägte Ablehnung des eigenen somatischen Geschlechts (sog. gender dysphoria disorder), die nach DSM-IV gekennzeichnet ist durch eine tief gehende u. lang dauernde Identifikation mit dem anderen somatischen Geschlecht, verbunden mit Unbehagen u. Leidensdruck über die somatische Geschlechtszugehörigkeit, ohne dass anatomische od. hormonelle Hinweise auf Intersexualität* bestehen; bestimmte Formen von Geschlechtsidentitätsstörungen sind vom (fetischistischen) Transvestismus* kaum abgrenzbar. Die sexuelle Orientierung kann homo- od. heterosexuell sein, sich überhaupt nicht ausdrücken (asexuell) od. ausschließlich auf den eigenen (gewünschten) Körper gerichtet sein (autophil); eine eindeutigere Beschreibung der Orientierung erlauben die Begriffe androphil (Interesse an Männern), gynäkophil (Interesse an Frauen) u. autoandrophil bzw. autogynäkophil (Interesse am eigenen als männlich bzw. weiblich empfundenen Körper).
Die **Entstehung** von Geschlechtsidentitätsstörungen ist weitgehend ungeklärt, vermutlich bildet der Wunsch nach Geschlechtswechsel ein gemeinsames Ergebnis sehr verschiedener hormoneller u. sozialisatorischer Einflüsse (Eltern-Kind-Beziehung, fehlende od. irreführende elterliche Rollenvorbilder, frühkindliche Traumatisierungen); sexueller Missbrauch im Kindesalter scheint keine ursächliche Bedeutung zu haben.
Die **Formen**, in denen die Ablehnung des eigenen Körpers sich zeigt, sind vielfältig u. reichen von der Äußerung von Unbehagen, Übernahme von Kleidung u. Rollenverhalten des anderen Geschlechts u. körperverändernder Kosmetik bis zum Wunsch nach vollständiger od. teilweiser operativer Geschlechtsveränderung; die diagnostischen Merkmale von Transsexualität* können erfüllt sein, die Ablehnung kann sich aber auch nur auf einen Teilaspekt beziehen u. wird dann als partielle Geschlechtsdysphorie (auch sog. gender confusion) bezeichnet. Bei Adoleszenten sind vorübergehende Störungen der Geschlechtsidentität nicht selten; sie können in Zusammenhang mit psychischen Traumen od. sozialer Isolation entstehen, Ausdruck eines Borderline-Syndroms sein, einer Psychose od. einer abgelehnten homosexuellen Orientierung. Insbesondere bei Jungen sind Störungen der sexuellen Identität häufiger mit späterer Homosexualität als mit Transsexualität verbunden; bei Adoleszenten soll daher die Diagnose Transsexualität zunächst nicht gestellt werden.
Die **Diagnostik** stützt sich v. a. auf eine ausführliche, u. U. langdauernde Erhebung von Anamnese u. weiteren Informationen (unter Einschluss von Partnern u. Angehörigen); sie hat z. T. bereits therapeutische Wirkungen u. das Ziel, zwischen Transsexualität u. anderen Störungen zu unterscheiden; sie soll bis zum Ende ergebnisoffen gestaltet werden, was bei starkem Wunsch nach operativer Korrektur u. U. schwierig ist.
Eine anschließende **Therapie** erfolgt bei Transsexualität durch einen psychotherapeutisch begleiteten Alltagstest u. Hormongaben, evtl. mit nachfolgender operativer Geschlechtsangleichung, bei nichttranssexuellen Störungen durch Psychotherapie zur Förderung der Akzeptanz des somatischen Geschlechts u. der jeweiligen sexuellen Orientierung. Es gibt Hinweise, dass ein ursprünglicher Wunsch nach operativer Geschlechtsanpassung um so seltener tatsächlich verwirklicht wird, je früher eine Therapie der Geschlechtsidentitätsstörung beginnt.

Geschlechts|kälte: (allg.) veraltete, ungenaue u. wertende Bezeichnung für sexuelle Funktionsstörungen (sexuelle Appetenzstörungen*, sexuelle Erregungsstörungen* u. Orgasmusstörungen*), verwendet insbesondere für Störungen bei Frauen (sog. Frigidität).

Geschlechts|krankheit, dritte: (infektiol.) veraltete Bezeichnung für Ulcus* molle.

Geschlechts|krankheiten: (infektiol.) venerische Krankheiten; veraltete Bezeichnung für sexuell übertragbare Infektionen*, die zu einer manifesten Erkrankung (sog. sexuell übertragbaren Krankheit) führen; früher Sammelbezeichnung für die im Gesetz zur Bekämpfung der Geschlechtskrankheiten (seit 1.1.2001 abgelöst durch das Infektionsschutzgesetz*) genannten Erkrankungen Syphilis, Gonorrhö, Ulcus molle u. Lymphogranuloma inguinale.

Geschlechts|krankheit, vierte: (infektiol.) veraltete Bezeichnung für Lymphogranuloma* inguinale.

Geschlechts|leben: (allg.) Sammelbezeichnung für das sexuelle Empfinden u. Verhalten des Menschen (Sexualität*), i. w. S. auch für die geschlechtliche Fortpflanzung* bei Tieren u. Pflanzen.

Geschlechts|lust: (sexol.) veraltete Bezeichnung für sexuelle Lustempfindungen, s. Lust.

Geschlechts|manipulation (lat. manipulare handhaben) f: (sexol.) Sammelbezeichnung für Versuche einer vorgeburtlichen Geschlechtswahl, z. B. durch pränatale Diagnostik*.

Geschlechts|merkmale: (sexol.) Sammelbezeichnung für Merkmale, nach denen ein Mensch mehr od. weniger eindeutig dem männlichen od. weiblichen Geschlecht* zugeordnet werden kann; **1. geschlechtsspezifische Merkmale**, die bei einem Geschlecht regelmäßig vorkommen u. beim anderen Geschlecht fehlen: **primäre Geschlechtsmerkmale:** genetisch determinierte, bei der Geburt vorhandene Keimdrüsen, innere u. äußere Sexualorgane*, aus denen sich weitere geschlechtsspezifische Merk-

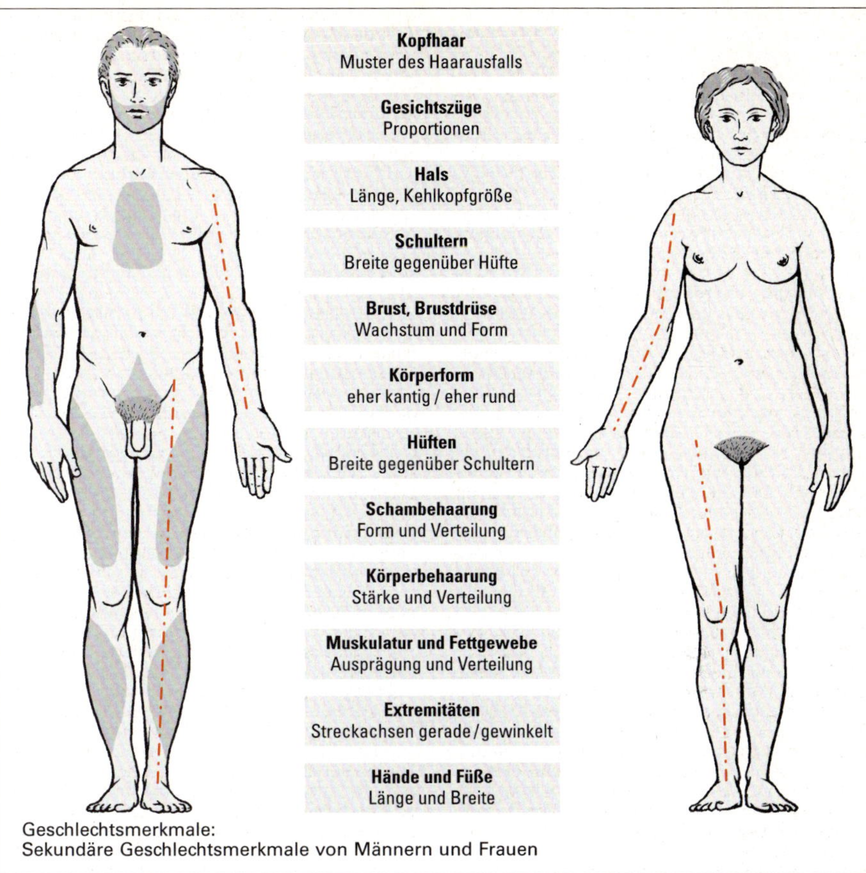

Geschlechtsmerkmale:
Sekundäre Geschlechtsmerkmale von Männern und Frauen

male herleiten (z. B. die Fähigkeit zu Spermiogenese u. Zeugung bzw. zu Menstruation, Schwangerschaft u. Stillen); **2. geschlechtstypische Merkmale**, die statistisch einem Geschlecht zugeordnet werden, aber auch beim anderen Geschlecht vorkommen können: **a) sekundäre Geschlechtsmerkmale:** im Rahmen der Pubertät sich entwickelndes typisch männliches od. weibliches Erscheinungsbild (sog. Sexualdimorphismus, s. Abb.; vgl. Behaarung, Brustentwicklung, Stimmbruch); **b) tertiäre Geschlechtsmerkmale**, soziokulturell als männlich bzw. weiblich geltende psychische Merkmale u. Verhaltensweisen (z. B. Aggressions- u. Kommunikationsverhalten, Emotionalität) sowie körperliche Unterschiede (z. B. Knochenbau, Muskelmasse, Leistungen des Herz-Kreislauf-Systems) und in deren Folge unterschiedliche Bewegungsmuster.

Geschlechts|nerven: (anat.) Sammelbezeichnung für die an der Innervation der Sexualorgane beteiligten auf- u. absteigenden Leitungsbahnen, die sensible, motorische u. vegetative Anteile enthalten; orientierend können unterschieden werden: **1.** sensible (afferente) Fasern, die von den Sexualorganen v. a. über den Nervus pudendus zu vegetativen Nervengeflechten des kleinen Beckens (Plexus prostaticus bei Männern bzw. Plexus uterovaginalis bei Frauen) u. zum unteren Rückenmark gelangen (Erektionszentrum*, Ejakulationszentrum*); **2.** motorische (efferente) Fasern, die v. a. über die Nervi pelvici splanchnici (Nervi erigentes) vom Rückenmark zu den Sexualorganen gelangen.

Geschlechts|organe n pl: (allg.) gleichbedeutend mit Sexualorgane*.

Geschlechts|orientierung: s. Orientierung, sexuelle.

Geschlechts|papillen f pl: (embryol.) auch Papillae genitales; in der Embryonalentwicklung auftretende, zunächst indifferente Erhebungen, die sich zum Geschlechtshöcker* vereinigen u. aus denen sich Klitoris bzw. Penis entwickeln; vgl. Differenzierung, genitale (Abb.).

Geschlechts|reife: (physiol.) der im Rahmen der Pubertät* erreichte Zustand der Fortpflanzungsfähigkeit mit Produktion befruchtungsfähiger Samen- u. Eizellen; umfasst nicht notwendig auch die für sexuelle Reife* typischen Fähigkeiten zur Übernahme einer Geschlechtsrolle, zu Partnerbindung, Elternschaft u. a.

Geschlechts|rolle: (sexol.) auch Geschlechterrolle; allgemeine Bezeichnung für die Gesamtwirkung einer Vielzahl von Eigenschaften, Anschauungen u. Verhaltensweisen, die einem Individuum dazu dienen, sich (gegenüber sich selbst u. der Umgebung) als maskulin od. feminin darzustellen.
Zwar bilden die körperlichen Voraussetzungen (somatisches Geschlecht*) die Grundlage für die übernommene Rolle (sex* role), sie werden jedoch vielfältig durch die sog. soziale Geschlechtsrolle überlagert (gender* role); eine konkrete, je nach soziokulturellen Zusammenhängen sehr verschiedene Rollenvorgabe ergibt sich erst aus sozialen Normvorstellungen über geschlechtstypische Merkmale, aus Interaktionen, die durch zahlreiche weiteren Faktoren geprägt sind (sozialer Status, Alter, ethnische Zugehörigkeit), u. aus sozialen Institutionen (Ehe, Familie, Arbeitsplatz u. a.); Einzelmerkmale werden variabel als maskulin od. feminin bewertet; sie sind oft wenig trennscharf u. lassen erst gemeinsam, als Überwiegen maskuliner od. femininer Merkmale, die Geschlechtsrolle eindeutig werden. Diese Merkmale unterliegen, v. a. in modernen Industriegesellschaften, einem erheblichen Wandel (überwiegend als Verwischung der Rollenunterschiede), dennoch bleibt die Geschlechtsrolle nur zu einem geringen Teil frei wählbar.
Eine dem Erziehungsgeschlecht* entsprechende Rolle wird von Kindern als Ergebnis von Zuschreibungen u. Erwartungen der sozialen Umgebung i. d. R. bereits in sehr frühem Lebensalter übernommen (Lernen durch Nachahmung, Identifikation, gezielte Unterweisung u. Verstärkung, aber auch Beobachtung gegengeschlechtlicher Vorbilder). Die so entstehende Selbstidentifikation (sexuelle Identität*) ist spätestens ab dem 3. Lebensjahr durch äußere Einflüsse nicht mehr veränderlich, ihre Stabilität ist für die weitere psychosexuelle Entwicklung bedeutsam; hieraus ergibt sich die prinzipielle Forderung nach frühzeitiger Festlegung einer Geschlechtszugehörigkeit bei Kindern mit uneindeutigen Sexualorganen; vgl. Intersexualität.
Veränderungen der Geschlechtsrolle im späteren Leben (überwiegend entgegen dem somatischen Geschlecht) sind nur als bewusste Entscheidungen des einzelnen möglich, indem zeitweilig (bei Transvestismus*) od. dauerhaft (bei Transsexualität*) ein Rollenwechsel gewünscht wird. Für die klinische Untersuchung der individuell eingenommenen Geschlechtsrolle werden standardisierte Fragebögen verwendet, z. B. das Bem* Sex Role Inventory.

Geschlechts|teile: (allg.) gleichbedeutend mit Sexualorgane*.

Geschlechts|totemismus m: (kult.) Bezeichnung für eine in australischen Gesellschaften beschriebene Zuordnung verschiedener Totemtiere für Frauen u. Männer, vermutlich zur symbolischen Betonung der Geschlechtsunterschiede; je nach Geschlecht gelten im Umgang mit diesen Tieren verschiedene Vorschriften; vgl. Totemismus.

Geschlechts|trieb: (allg.) Bezeichnung für die auf Fortpflanzung u. sexuelle Befriedigung gerichteten Triebe* bei Tieren u. Menschen. (sexol.) bedeutungsgleich mit Sexualtrieb*.

Geschlechts|umwandlung: (allg.) Bezeichnung für Geschlechtsangleichung*.

Geschlechts|unterschiede: (allg.) **1.** Geschlechtsmerkmale*; **2.** Unterschiede zwischen den Geschlechtern in soziokultureller u. ökonomischer Hinsicht (Geschlechterdifferenz*); vgl. Geschlechterverhältnis, Geschlechtsrolle, Diskriminierung, Emanzipation.

Geschlechts|verkehr: (sexol.) i. w. S. Sammelbezeichnung für alle (auch nicht penetrierenden) Sexualkontakte, z. B. Necking, Petting; i. e. S. Beischlaf, Kohabitation, Coitus, sog. Genitalverkehr, d. h. Sammelbezeichnung für alle Sexualkontakte* zwischen zwei u. mehr Personen, bei denen ein Penis in Partner bzw. Partnerin eingeführt wird (sog. penetrierende Sexualkontakte), z. B. Vaginalverkehr, Analverkehr, Oralverkehr in den unterschiedlichsten Stellungen (Koituspositionen*). Geschlechtsverkehr bedeutet Herstellen körperlicher (u. evtl. psychischer) Nähe u. ist Ausdruck sexueller Gesundheit*; er stellt für die meisten Menschen die adäquate Form von sexuellem Lustgewinn u. Befriedigung dar, hat eine kommunikative (seltener auch rituelle od. künstlerische) Funktion u. kann Verständigungsmittel in zwischenmenschlichen Konflikten* sein; er ist ökonomische Basis ganzer Bevölkerungsgruppen (s. Prostitution). **Häufigkeit:** Das Bedürfnis nach Geschlechtsverkehr variiert individuell u. in unterschiedlichen Altersstufen erheblich; die Häufigkeit ist daher sehr verschieden, eine normale Koitusfrequenz gibt es nicht; Ergebnisse einer Befragung in Deutschland: s. Abb.; bei Primaten (Bonobos) wurden bis zu 95 Kopulationen innerhalb von 6 Stunden beobachtet. Bei Frauen scheint die sexuelle Aktivität innerhalb des Ovarialzyklus* zu variieren (vgl. Seitensprung, Abb.). **Dauer:** individuell sehr unterschiedlich von wenigen Minuten bis zu Stunden; amerikanische Studien haben eine durchschnittliche Koitusdauer von ca. 4 Minuten ermittelt, bei Bonobos u. Schimpansen beträgt die Koitusdauer ca. 2 Minuten. **Formen** sind sowohl hinsichtlich der sexuellen Handlungen* im Einzelnen (s. Skript, sexuelles) als auch hinsichtlich der Partnerwahl* individuell außerordentlich verschieden (vgl. Partnermobilität, Abb.) u. werden bestimmt durch sexuelle Motivation*, sexuelle Identität* u. sexuelle Orientierung* des Einzelnen, durch individuelle Möglichkeiten, sexuelle Bedürfnisse* zu befriedigen, aber auch durch individuell als gültig anerkannte sexuelle Normen* der jeweiligen Gesellschaft. **Wertungen:** Wie alle Formen von Sexualität wird auch der Geschlechtsverkehr sehr unterschiedlich bewertet; er galt z. B. in Ägypten als Verunreinigung, die vor Betreten eines Tempels durch Waschungen beseitigt werden musste; im Islam gilt Geschlechtsverkehr als „große Unreinheit“; die Annahme einer Unreinheit spiegelt sich auch in dem in vielen Kulturen verbreiteten Verbot des Geschlechtsverkehrs während der Menstruation wider (vgl. Menstruationstabus). Beschränkungen betreffen u. a. Partnerwahl,

Praktik, Zeitpunkt od. Absicht, auch unterliegt der Geschlechtsverkehr in vielen Religionen besonderen Regelungen (Koitusverbote* an Feiertagen im Judentum od. während der Fastenzeit im Christentum u. a.); der vor- bzw. außereheliche Geschlechtsverkehr gilt im traditionellen Christentum als Sünde (Verstoß gegen das 6. Gebot) u. stand lange Zeit unter Strafandrohung (andererseits zählt unter Verheirateten Geschlechtsverkehr zu den sog. ehelichen Pflichten*). Rituale betreffen u. a. das Verhalten vor u. nach einem Geschlechtsverkehr od. dessen Zweck (z. B. Ius primae noctis, Kultprostitution). **Komplikationen:** selten kann es zu Kohabitationsverletzungen* kommen, die entgegen verbreiteter Befürchtungen nicht durch Größenunterschiede der Sexualorgane verursacht werden, sondern meist bei Vorschädigung auftreten; sexuell übertragbare Infektionen* können durch Safer* Sex weitgehend verhindert werden. Als unbefriedigend empfundener Geschlechtsverkehr, Unterschiede in sexuellen Bedürfnissen (Bedürfnisdiskordanz*) od. Präferenzen können die Entstehung von Partnerschaftskonflikten* begünstigen; vgl. Paartherapie.

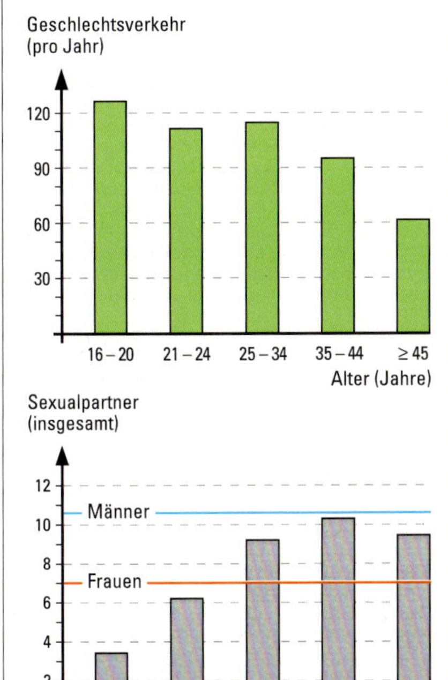

Geschlechtsverkehr:
Häufigkeit (oben) und Anzahl bisheriger Partner (unten) nach Alter der Befragten (horizontale Linien: Durchschnittswerte; Deutschland, 2001)

Geschlechts|verkehr, ehelicher: (sexol.) Bezeichnung für Geschlechtsverkehr im Rahmen einer Ehe*; Geschlechtsverkehr zählt zu den sog. ehelichen Pflichten* im Rahmen ehelicher Lebensgemeinschaften*; in manchen traditionellen Gesellschaften kam durch Ausübung des Geschlechtsverkehrs eine rechtsgültige Ehe zustande; nach katholischer Auffassung begründet erst der eheliche Geschlechtsverkehr das Sakrament der Ehe.

Geschlechts|verkehr, erster: (allg.) i. w. S. erster Sexualkontakt*; i. e. S. erster Koitus, s. Kohabitarche.

Geschlechts|verkehr, oro|genitaler: s. Oralverkehr.

Geschlechts|verkehr, schmerzhafter: (sexol.) Sammelbezeichnung für Schmerzen bei sexueller Aktivität von Männern u. Frauen mit unterschiedlichen Ursachen; neben körperlichen (Fehlbildungen, Entzündungen, Tumoren) v. a. psychische Entstehungsmechanismen, s. Koitusschmerzen; vgl. Funktionsstörungen, sexuelle.

Geschlechts|verkehr, vor|ehelicher: (sexol.) heute kaum mehr gebräuchliche Bezeichnung für Geschlechtsverkehr vor Schließung einer Ehe*; insbesondere in Gesellschaften, in denen Geschlechtsverkehr nur innerhalb einer Ehe toleriert wurde, unterlag vorehelicher Geschlechtsverkehr zahlreichen **Wertungen:** Ärzte, Pädagogen u. Theologen warnten gleichermaßen vor Gefahren, vorehelicher Geschlechtsverkehr galt als unsittlich od. Zeichen von Verwahrlosung*, dennoch wurde er z. B. im Rahmen von Probenächten* häufig praktiziert. Im Zuge der sexuellen Liberalisierung* traten Vorurteile u. moralische Wertungen weitgehend in den Hintergrund. In zahlreichen traditionellen Gesellschaften unterlag vorehelicher Geschlechtsverkehr zu keinem Zeitpunkt Tabus; mitunter (so z. B. bei bestimmten Indianerstämmen) wuchs das Ansehen von Mädchen mit der Zahl vorehelicher Liebhaber. Vgl. Lebensgemeinschaft, nichteheliche.

Geschlechts|vorhersage: s. Geschlechtsdiagnostik, pränatale.

Geschlechts|wahl: (jurist.) Fachbezeichnung für Auswahl einer Samenzelle nach dem in ihr enthaltenen Geschlechtschromosom, bzw. von Embryonen nach ihrem Geschlecht; in Deutschland nach Embryonenschutzgesetz* strafbar; Ausnahmen bilden Anwendungen, die dazu dienen, das Kind vor einer Muskeldystrophie Typ Duchenne od. einer ähnlich schwer wiegenden, geschlechtsgebunden vererbten Erkrankung zu bewahren. International bestehen in zahlreichen Ländern vergleichbare Regelungen, dennoch werden v. a. in Gesellschaften, in denen die Geburt weiblicher Nachkommen als ökonomische Belastung u. sozial unerwünscht gilt, Verfahren der pränatalen Diagnostik* (z. T. verbotenerweise) zur Geschlechtswahl eingesetzt.

Geschlechts|wechsel: (allg.) Bezeichnung für die operative u. hormonelle Angleichung körperlicher Geschlechtsmerkmale an die sexuelle Identität* bei Geschlechtsidentitätsstörungen* (z. B. Transsexualität), s. Geschlechtsangleichung.
(biol.) bei manchen Tierarten beobachtete Entwicklung männlicher Körpermerkmale nur bei

G

wenigen, zunächst weiblichen Tieren, z. B. bei dominanten weiblichen Clownfischen nach dem Tod des dominanten Männchens (Sukzessivzwitter*).

Geschlechts|wulst: s. Geschlechtshöcker.

Geschlechts|zellen: (biol.) auch Gameten; Fachbezeichnung für männliche u. weibliche Keimzellen* (Samenzellen u. Eizellen).

Geschmacks|sinn: (physiol.) Fähigkeit zur Wahrnehmung der Geschmacksreize u. Geschmacksqualitäten (süß, sauer, salzig, bitter), die durch die in Zunge u. Rachenraum gelegenen Chemorezeptoren vermittelt u. über die Geschmacksbahn zum Gehirn weitergeleitet wird (s. Sinnesorgane). Der Geschmackssinn ermöglicht (im Zusammenwirken mit dem Geruchssinn) die Beurteilung von Nahrung u. dient – v. a. bei manchen Tierarten – auch zum Erkennen von artspezifischen Signalstoffen, z. B. von Pheromonen*. Der Geschmackssinn unterliegt einer individuellen Prägung* im frühen Kindesalter, so dass zunächst ein Wunsch nach Wiederholung schon bekannter Geschmacksvarianten besteht (evolutionsbiologisch sinnvoll zur Vermeidung giftiger Speisen); im weiteren Leben kommt es zu einer psychischen Sättigung* für diese Varianten, es entsteht ein Abwechslungsbedürfnis* mit dem Wunsch nach neuen geschmacklichen Eindrücken. Neuere Studien legen nahe, von einem Beginn der Prägung bereits vor der Geburt auszugehen; so scheint das Trinken von Karottensaft während der Schwangerschaft später zu einer deutlich höheren Akzeptanz dieser Geschmacksrichtung bei Kleinkindern zu führen; vgl. Psychologie, pränatale.

Geschwister|ehe: (kult.) Bezeichnung für Verwandtenehe* zwischen leiblichem Bruder u. Schwester; Geschwisterehen wurden z. B. im alten Ägypten od. bei den Inka als fürstliches Hausgebot gepflegt, um die Kontinuität des Herrschaftshauses zu gewährleisten; sie waren im antiken Griechenland zulässig, wenn die Ehepartner verschiedene Mütter hatten. Nach deutschem Recht ist Geschlechtsverkehr zwischen Geschwistern über 18 Jahren strafbar (§ 173 StGB; s. Inzest) u. sind Eheschließungen verboten (§ 1307 BGB).

Gesellschaft für praktische Sexual|medizin: Abkürzung GPS; 1979 gegründete Fachgesellschaft mit Sitz in Heidelberg; Ziele sind u. a. die Förderung von Wissenschaft, Forschung, Lehre u. Weiterbildung auf dem Gebiet der Sexualmedizin, Aktivitäten zur Erforschung von Sexualität, Familienplanung u. Behandlung sexueller Störungen.

Gesellschaft für Reform des Sexual|rechts: Abkürzung GfRdS; von 1951 bis 1960 in der Bundesrepublik Deutschland bestehende Gesellschaft, deren zentrales Anliegen die Reform des Sexualstrafrechts war (insbesondere Abschaffung des Paragraphen* 175 u. Einführung einer Schutzaltersgrenze von 16 Jahren bei einvernehmlichen Sexualkontakten zwischen Männern).

Gesellschaft für Sexual|reform: Abkürzung GESEX; 1913 von F. Theilhaber gegründete Vereinigung der Sexualreformbewegung*; trat u. a. für eine Gleichberechtigung von Frauen u. Männern, die Reform der Gesetzgebung (insbesondere von Sexualstrafrecht u. Eherecht) u. allgemeine sexuelle Aufklärung ein.

Gesellschafts|spiele: (allg.) Sammelbezeichnung für Spiele, die in einer größeren Gruppe gespielt werden; i. e. S. sexuell gefärbte Spiele für Erwachsene, bei denen nach bestimmten Regeln Kleidungsstücke abgelegt (Pfänderspiele, z. B. sog. Strip-Poker) u. sexuelle Kontakte aufgenommen werden; vgl. Sexparty.

Gesellschafts|tanz: (kult.) Sammelbezeichnung für Tänze*, die v. a. der Geselligkeit u. Unterhaltung dienen; i. w. S. auch Brautwerbungstänze.

Gesetz über den Verkehr mit Betäubungsmitteln: (jurist.) Titel des Betäubungsmittelgesetzes*.

Gesetz über die Änderung der Vornamen und die Fest|stellung der Geschlechts|zugehörigkeit in besonderen Fällen: (jurist.) Titel der kurz als Transsexuellengesetz* (TSG) bezeichneten gesetzlichen Bestimmungen in der Bundesrepublik Deutschland.

Gesetz über die Eingetragene Lebens|partnerschaft: (jurist.) auch Lebenspartnerschaftsgesetz, Abkürzung LPartG; Titel des Gesetzes, das im Rahmen der Gesetzgebung zur Beendigung der Diskriminierung gleichgeschlechtlicher Partnerschaften in Deutschland seit 2001 eingetragene Lebenspartnerschaften* zweier Personen gleichen Geschlechts ermöglicht.

Gesetz über die Entschädigung für Opfer von Gewalt|taten: (jurist.) Titel des deutschen Opferentschädigungsgesetzes* (OEG).

Gesetz über die freiwillige Kastration und andere Behandlungs|methoden: (jurist.) Abkürzung KastrG; Titel des Kastrationsgesetzes*.

Gesetz über die Verbreitung jugend|gefährdender Schriften und Medien|inhalte: (jurist.) Abkürzung GjSM; s. Jugendschutzgesetze.

Gesetz zum Schutz der Beschäftigten vor sexueller Belästigung am Arbeits|platz: (jurist.) sog. Beschäftigungsschutzgesetz (Besch SchG), eingeführt 1994 als Art. 10 des 2. Gleichberechtigungsgesetzes; definiert den Begriff der sexuellen Belästigung* am Arbeitsplatz sehr weitreichend als „alle (sonstigen) sexuellen Handlungen u. Aufforderung zu diesen, sexuell bestimmte körperliche Berührungen, Bemerkungen sexuellen Inhalts sowie Zeigen u. sichtbares Anbringen von pornographischen Darstellungen, die von den Betroffenen erkennbar abgelehnt werden"; vgl. Mobbing.

Gesetz zum Schutze der Jugend in der Öffentlichkeit: (jurist.) Abkürzung JÖSchG; s. Jugendschutzgesetze.

Gesetz zur Bekämpfung der Geschlechtskrankheiten: (jurist.) Abkürzung GeschlkrG; Titel der in erster Fassung 1927 in Kraft getretenen, seit 1953 in der BRD gültigen gesetzlichen Regelungen zur Vorbeugung u. Behandlung häufiger sexuell übertragbarer Infektionen*; seit 2001 durch das Infektionsschutzgesetz* ersetzt.

Gesetz zur Bekämpfung von Sexual|delikten und anderen gefährlichen Straf|taten: (jurist.) Titel eines seit 1998 gültigen Gesetzes, das in Ergänzung des geltenden Sexualstrafrechts* v. a. den „Sicherheitsinteressen der Allgemeinheit" dienen soll u. Neuregelungen (insbesondere Verschärfungen) der Aussetzung des

Strafrests zur Bewährung, der Entlassung aus dem psychiatrischen Maßregelvollzug*, der Behandlung in sozialtherapeutischen Anstalten u. der Sicherungsverwahrung* enthält sowie die Erfassung von Sexualstraftaten im Bundeszentralregister neu regelt.

Gesetz zur Regelung der Rechts|verhältnisse der Prostituierten: (jurist.) Titel des seit 2002 in Deutschland gültigen Prostitutionsgesetzes* (ProstG).

Gesetz zur Verbesserung der Stellung des Verletzten im Straf|verfahren: (jurist.) kurz Opferschutzgesetz; Titel eines deutschen Gesetzes (1986), das erstmalig den Opferschutz* in Strafverfahren regelt.

Gesetz zur Verhütung erb|kranken Nachwuchses: (jurist.) sog. Erbgesundheitsgesetz; Titel eines 1934 in Kraft getretenen Gesetzes, das während des Nationalsozialismus* die Zwangssterilisation sog. „Erbminderwertiger" ermöglichte; als Erbkrankheiten im Sinne des Gesetzes galten u.a. sog. „angeborener Schwachsinn, Schizophrenie, manisch-depressives Irresein, Chorea Huntington, Epilepsie, erbliche Blindheit od. Taubheit, schwere körperliche Missbildung, schwerer Alkoholismus"; bis 1945 wurden schätzungsweise 300 000–400 000 Menschen auf der Grundlage dieses Gesetzes sterilisiert. Nach 1934 wurde auch eine zwangsweise Abtreibung (sog. Zwangsabort) bis zum Ende des 6. Schwangerschaftsmonats bei Frauen ermöglicht, in deren Familien die sog. Erbkrankheiten beschrieben worden waren. Vgl. Eugenik, Sterilisationsgesetz.

Gesetz zur Verhütung und Bekämpfung von Infektions|krankheiten beim Menschen: (jurist.) Titel der kurz als Infektionsschutzgesetz* (IfSG) bezeichneten gesetzlichen Bestimmungen in der Bundesrepublik Deutschland.

Gesetz zur Vermeidung und Bewältigung von Schwangerschafts|konflikten: (jurist.) Titel des Schwangerschaftskonfliktgesetzes*.

GESEX: Abkürzung für **Ge**sellschaft* für **Se**xualreform.

Gesichts|sinn: (physiol.) Vision; Fähigkeit zur Wahrnehmung von Licht mit Wellenlängen zwischen 380 u. 780 nm durch Photorezeptoren in der Netzhaut der Augen* (s. Sinnesorgane); die Impulse werden über Sehnerv u. Sehstrahlung in bestimmte Regionen der Gehirnrinde (Sehrinde mit Sehzentren) weitergeleitet u. dort verarbeitet. Für die Entstehung u. Verstärkung sexueller Reaktionen spielen optische Reize eine zentrale Rolle; vgl. Schlüsselreiz.

Gesprächs|führung, nicht|direktive: (psychol.) Bezeichnung für eine Form des therapeutischen Gesprächs, in der von Therapeuten überwiegend Bestätigung u. kurze Zwischenfragen geboten werden, um den Klienten zu Selbstanalyse u. eigenen Lösungen zu verhelfen; als eigenständige Methode Form der Gesprächstherapie* (sog. klientzentrierte Therapie).

Gesprächs|therapie f: (psychol.) auch Gesprächspsychotherapie; **1.** i. w. S. Sammelbezeichnung für alle psychotherapeutischen Verfahren, die (im Gegensatz zu Aktionstherapien, z. B. Rollenspiel*, od. Körpertherapie*) auf dem Gespräch zwischen Therapeuten u. (einzelnen od. mehreren) Klienten beruhen. **2.** i. e. S. sog. klientzentrierte Therapie, Form der humanistischen Psychotherapie*, bei der das Verhalten der Behandler durch Echtheit, Akzeptanz der Klienten u. Empathie gekennzeichnet ist, um durch nichtdirektive Gesprächsführung* die Verbalisierung von Gedanken u. Empfindungen der Patienten zu fördern, ggf. mit Widersprüchen zu konfrontieren u. so die psychischen Wachstumspotentiale der Klienten zu nutzen u. persönliche Lösungsstrategien zu entwickeln. Anwendung insbesondere in der ambulanten Therapie von Neurosen, Persönlichkeitsstörungen, Alkoholkrankheit, Reaktionen auf Lebenskrisen u. a.

Gesta|gene (lat. gestare trächtig sein) n pl: (endokrin.) Sammelbezeichnung für synthetische Hormone mit Progesteron-ähnlicher Wirkung, die chemisch Abkömmlinge von 17α-Hydroxyprogesteron, 19-Nortestosteron od. Spironolacton sind; im Körper wirken sie an ihren Zielorganen nach Bindung an Progesteron-Rezeptoren im Zusammenwirken mit Östrogenen, wobei das Östrogen/Gestagen-Verhältnis bzw. die

Gestagene
Übersicht über physiologische Wirkungen

Funktion, Organ	Wirkung
Stoffwechsel	allgemein gesteigerter Energiestoffwechsel, vorübergehend vermehrte Natrium- und Wasserausscheidung, Differenzierung bestimmter Gewebe, Erhöhung der Körpertemperatur
Blutgerinnung	Hemmung durch Anstieg von Antithrombin III
Vagina	Massenabschilferung von Oberflächen- und Intermediärzellen, Herabsetzung des Karyopyknoseindex
Zervix	Engerstellung von Muttermund und Zervikalkanal; Zervixschleim spärlich, zähflüssig
Endometrium	sekretorische Transformation, Glykogeneinlagerung
Myometrium	Ruhigstellung, vermindertes Ansprechen auf Oxytozin
Tuben	Herabsetzung von Motilität und Sekretion
Eierstöcke	vermindertes Ansprechen auf LH und FSH
Brustdrüsen	Stimulation des tubuloalveolären Wachstums
Zentralnervensystem, neuroendokrines System	Steigerung der LH-Sekretion, Hemmung der LH-RH-Sekretion (abhängig von der Konzentration)

zeitliche Abfolge des Einwirkens wichtig sind (s. Tab.). Ausscheidung nach Metabolisierung u. Glukuronidierung mit dem Urin. Gestagene bewirken die Umwandlung eines durch Östrogene proliferierten Endometriums, sie ermöglichen die Implantation der befruchteten Eizelle u. haben eine schwangerschaftserhaltende Wirkung; sie besitzen (östrogene od. antiöstrogene, androgene od. antiandrogene, glukokortikoide od. mineralokortikoide) Partialwirkungen; durch einen Rückkopplungsmechanismus können einige Gestagene die Sekretion von Gonadotropin-Releasing-Hormon (LH*-RH) u. LH* hemmen (sog. zentrale Hemmwirkung). **Anwendung** u. a. als Bestandteil hormoneller Kontrazeptiva, im Rahmen einer Hormon-Ersatztherapie od. Hormonsubstitution, bei Menstruationsstörungen, Endometriumhyperplasie, Endometriose, Mamma- od. Endometriumkarzinom; diagnostisch beim Gestagentest. Vgl. Androgene, Östrogene.

G

Gesta|gen|test m: (endokrin.) auch Progesterontest; diagnostisches Verfahren zur Beurteilung der Ursachen bei Ausbleiben der Monatsblutung (Amenorrhö); **Prinzip:** nach oraler Gabe von Gestagenen (z. B. Norethisteron) od. parenteraler Gabe von Progesteron lässt sich nur dann eine Umwandlung des Endometriums u. eine Hormonentzugsblutung erzielen, wenn durch vorherige endogene Östrogenstimulation eine Proliferation des Endometriums stattgefunden hat. **Beurteilung:** Bei positivem Gestagentest kommt es zu einer Hormonentzugsblutung, eine Ovarialhypoplasie bzw. eine Gynatresie ist dann ausgeschlossen; meist liegt eine Störung im Hypothalamus-Hypophysensystem vor (weitere diagnostische Klärung mit Clomiphentest*), bei gleichzeitig erhöhtem Serumspiegel von LH wahrscheinlich ein Syndrom der polyzystischen Ovarien. Bei Ausbleiben einer Hormonentzugsblutung (negativer Gestagentest) erfolgt eine weitere Differenzierung i. d. R. mit dem Östrogen- od. dem Östrogen*-Gestagen-Test; vgl. Zyklusstörungen.

Gestalt|therapie: (psychol.) Bezeichnung für eine Form der humanistischen Psychotherapie* auf Grundlage von Gestaltpsychologie, Psychoanalyse* u. existentieller Psychologie*, bei der durch Einzel- od. Gruppensitzungen Wachstum u. Selbstverwirklichung im persönlichen u. sozialen Leben erreicht werden soll. Es kommen unterschiedliche Techniken zum Einsatz (Rollenspiel, Gestaltdrama, Körperarbeit, Arbeit mit kreativen Medien u. a.), um den Klienten ein besseres Gewahrwerden eigener Bedürfnisse u. der gegenwärtigen Realität zu ermöglichen u. ihre Kontaktfähigkeit u. Selbstverantwortung zu fördern. Anwendung insbesondere bei neurotischen u. psychosomatischen Störungen sowie in der Therapie von Abhängigkeit; neben der Gesprächstherapie* zurzeit wichtigstes humanistisches Therapieverfahren mit kaum bestrittener Wirksamkeit.

Gestation (lat. gestatio Trächtigkeit) f: (med.) Sammelbezeichnung für die Zeit von der Empfängnis bis zur Rückbildung der schwangerschaftsbedingten Veränderungen; sie umfasst Schwangerschaft*, Geburt* u. Wochenbett*.

Gestations|alter: (gebh.) Fachbezeichnung für das Alter von Leibesfrucht (Embryo, Fetus) bzw. Neugeborenem, gerechnet vom Zeitpunkt der Befruchtung.

Gestations|psychose f: (psychiat.) Fachbezeichnung für Schwangerschaftspsychose*.

Gestik (lat. gestus Gebärde) f: (psychol.) Bezeichnung für Informationsvermittlung (nonverbale Kommunikation*) durch Handbewegungen (Gebärden), die die sprachliche Kommunikation begleiten u. meist ergänzt werden durch Mimik* u. Körpersprache*. Die Verwendung u. Bedeutung von Gesten variiert individuell, aber u. U. auch zwischen sozialen Gruppen u. kulturellen Traditionen erheblich; unter Gehörlosen hat die Gestik (in Verbindung mit kontrollierter Mimik) den Rang einer (als verbal empfundenen) Sprache mit je nach Sprachraum sehr verschiedenen Systemen.

Gestoden n: (chem.) synthethisches Gestagen*, das im Unterschied zu Levonorgestrel eine zusätzliche Doppelbindung aufweist; es hat eine sehr hohe Affinität zum Progesteron-Rezeptor u. wird u. a. als Gestagenkomponente in hormonellen Kontrazeptiva* eingesetzt.

Gestonoron|caproat n: (pharmak.) synthethisches Gestagen*, das z. B. in der Gestagentherapie bei metastasierendem Mamma- u. Endometriumkarzinom u. (selten) im Rahmen einer konservativen Therapie der benignen Prostatahyperplasie eingesetzt wird.

Gestose (lat. gestare trächtig sein) f: (gebh.) Kurzwort aus **Gestationstoxikose**; Sammelbezeichnung für Erkrankungen, die auf Stoffwechselbelastungen durch die Schwangerschaft zurückgehen; man unterscheidet: **1. Frühgestosen:** heute eher ungebräuchliche Sammelbezeichnung für Komplikationen des ersten Schangerschaftsdrittels, z. B. Hyperemesis* gravidarum. **2. Spätgestosen:** heute meist als hypertensive Schwangerschaftserkrankungen bezeichnete sog. EPH-Gestosen, durch Ödeme (engl. edema, E), Proteinurie (P) u. Hypertonie (H) in verschieden starker Ausprägung gekennzeichnete Erkrankungen, die im dritten Schwangerschaftsdrittel auftreten u. z. T. einen schweren, mit Krampfanfällen (Eklampsie) verbundenen Verlauf haben können; eine seltene Sonderform stellt das sog. HELLP-Syndrom dar mit Hämolyse (H), erhöhten Leberwerten (EL) u. niedrigen Thrombozytenzahlen (engl. low platelet counts, LP); Auftreten insgesamt bei ca. 10 % aller Schwangerschaften. Von den Gestosen zu unterscheiden ist das alleinige Auftreten von Wassereinlagerungen (Ödemen), das in bis zu 80 % auftritt und i. d. R. nicht behandlungsbedürftig ist. Die **Ursachen** sind vielfältig, der Beitrag der Einzelfaktoren zur Entstehung der Erkrankung weithin ungeklärt (u. a. Vorerkrankungen der Schwangeren, immunologische Veränderungen durch die Schwangerschaft, Durchblutungsstörungen der Plazenta). Die **Therapie** erfolgt symptomatisch (v. a. Blutdrucksenkung, Ödemausschwemmung, Proteinzufuhr), bei ausreichender Reife des Fetus wird evtl. die Geburt vorzeitig eingeleitet; vgl. Risikoschwangerschaft.

Gesundheit: (allg.) nach einer Definition der WHO i. w. S. Bezeichnung für einen Zustand des völligen körperlichen, geistigen u. seelischen Wohlbefindens.

(klin.) i. e. S. Bezeichnung für das Fehlen subjektiv wahrgenommener od. objektiv nachgewieser körperlicher od. psychischer Störungen; im sozialversicherungsrechtlichen Sinn ein Zustand der uneingeschränkten Arbeits- u. Erwerbsfähigkeit.
(psychol.) Bezeichnung für ein Überwiegen protektiver, kompensierender u. stabilisierender Faktoren im System einer Persönlichkeit gegenüber konstitutionellen u. umweltbedingten Belastungen.
(sexol.) kann analog als **sexuelle Gesundheit** ein Zustand betrachtet werden, in dem sexuelles Erleben u. Verhalten zu subjektiver Befriedigung des Individuums (u. seiner Partner) führt od. zumindest auf beiden Seiten kein Leidensdruck besteht u. keine Krankheiten entstehen; in diesem Sinn kann „Gesundheit" je nach individuellen u. soziokulturelle Voraussetzungen objektiv sehr verschiedene Formen annehmen; seitens der Psychologie u. Sexualmedizin wird inzwischen ein menschliches Grundbedürfnis nach Akzeptanz, Nähe u. Geborgenheit (Wir*-Bildung) angenommen, dessen Erfüllung als wesentliches Merkmal sexueller Gesundheit betrachtet werden kann.

Gewalt, häusliche: (allg.) Sammelbezeichnung für körperliche Gewalttätigkeiten innerhalb von Familien u. Wohngemeinschaften, sowohl zwischen Partnern als auch gegenüber Kindern, i. w. S. auch für psychischen Druck u. Demütigungen; nicht selten bestehen enge Beziehungen auch zu sexueller Gewalt*; vgl. Kindesmissbrauch.
Die **Häufigkeit** körperlicher Züchtigung von Kindern durch ihre Eltern od. Erzieher ist in Deutschland Umfragen zufolge weiterhin sehr hoch, sie ist allerdings in gewissen Grenzen nicht strafbar (s. Kindesmisshandlung). In einer repräsentativen Befragung aus dem Jahr 1992 berichten 36,1 % von „selten" erlebter elterlicher Gewalt, 38,8 % von „häufigerer" Gewaltanwendung durch die Eltern; Männer berichten häufiger Gewalterfahrungen (77,9 %) als Frauen (71,9 %). Umfragen aus den USA ergeben für Kinder homosexueller Elternpaare deutlich seltener körperliche Züchtigungen (ca. 15 %). Erlebte Gewalt zwischen den Eltern wird in Deutschland von fast einem Viertel der Befragten berichtet; dieser Anteil liegt höher in Familien mit niedrigem sozioökonomischen Status u. innerhalb der Gruppe der Opfer sexueller Gewalt im Kindesalter. In 8 % der Fälle von Partnergewalt sind Männer die Opfer.
Die **Folgen** häuslicher Gewalt für die Opfer können sowohl körperliche Schäden sein (s. Kindesmisshandlung), als auch psychische Schädigungen (s. Trauma, psychisches), die in ihrem Ausmaß nicht unbedingt abhängig sind vom objektiven Umfang der erlittenen Gewalt (für Kinder scheint z. B. mitangesehene Gewalt gegen Dritte kaum weniger schädlich zu sein als selbst erlittene Gewalttätigkeiten).
Die möglichen **Maßnahmen** in Fällen häuslicher Gewalt sind davon abhängig, ob Außenstehende Kenntnis erhalten. In Notfällen ist es sinnvoll, die Polizei zu verständigen (Notruftelefon 110); sie ist zum Erscheinen in der Wohnung u. zur Aufnahme eines Protokolls verpflichtet u. kann nach dem Gewaltschutzgesetz* ein sofort wirksames Aufenthaltsverbot für Gewalttäter in der gemeinsamen Wohnung anordnen (maximal einige Tage, bis zum Erlass von Schutzanordnungen* durch ein Gericht, notfalls durch Eilentscheidung, s. Platzverweis).
Auch Beratungsstellen (z. B. Telefonseelsorge, Familien- od. Erziehungsberatungsstellen, Notruftelefone für Kinder u. Jugendliche) können beratend eingeschaltet werden und z. B. die zeitweilige Unterbringung von Gewaltopfern in Frauenhäusern (ggf. in Männerhäusern), in Pflegefamilien od. in betreuten Jugendwohngemeinschaften vermitteln; Jugendämter sind von Amts wegen zur Hilfe verpflichtet, andere Betreuer od. Erzieher von Kindern u. Jugendlichen (Lehrer, Ärzte u. a.) sind nach dem Grundsatz des rechtfertigenden Notstandes zur Anzeige berechtigt.

Gewalt|porno|graphie f: (jurist.) Fachbezeichnung für pornographisches Material, das ein aggressives, physische Kraft entfaltendes Geschehen darstellt, daş die körperliche Integrität von Personen unmittelbar gefährdet od. verletzt; in Deutschland besteht ein absolutes Verbreitungsverbot, s. Pornographie.

Gewalt|schutz|gesetz: (jurist.) Kurzbezeichnung für das seit 1.1.2002 gültige „Gesetz zum zivilrechtlichen Schutz vor Gewalttaten und Nachstellungen", das insbesondere den Schutz vor häuslicher Gewalt* verbessern soll. Es sieht insbesondere die Möglichkeit vor, gerichtliche Schutzanordnungen* im Eilverfahren zu treffen (v. a. Platzverweis* nach der Regel „Schläger gehen, Geschlagene bleiben") u. bei schweren Belästigungen (Stalking*) den Tätern eine Annäherung od. Kontaktaufnahme mit den Opfern zu untersagen.

Gewalt, sexuelle: (allg.) Bezeichnung für die Anwendung von körperlicher Gewalt im Rahmen sexueller Handlungen, i. d. R. gegen den Willen des Opfers (s. Dissexualität), i. w. S. auch für die Anwendung psychischer Druckmittel, um eine Einwilligung des Opfers in sexuelle Kontakte zu erreichen; nur selten wird auch die einvernehmliche sexuelle Gewalt (z. B. im Rahmen von Sadomasochismus*) unter diesen Begriff gefasst.
Die **Häufigkeit** sexueller Gewalt kann nur sehr grob abgeschätzt werden (hohe Dunkelziffer*); man vermutet aus Befragungen Erwachsener, dass ca. 20 % aller Frauen u. ca. 5 % aller Männer im Lauf ihres Lebens einmal Opfer sexueller Gewalt werden; vgl. Kindesmissbrauch. Umfragen in Deutschland zufolge kommt es in jeder fünften Ehe zu Vergewaltigungen*; die Grenzen zur sehr häufigen sexuellen Belästigung* am Arbeitsplatz (von 60-70 % der erwerbstätigen Frauen berichtet) sind fließend.
Die **Folgen** sexueller Gewalt sind für die Opfer u. U. schwerwiegend: Neben Schuld- u. Schamgefühlen, die das Ansprechen von Gewalterfahrungen erschweren, kommt es nicht selten zu Störungen der Selbstwahrnehmung u. sexuellen Erlebnisfähigkeit; noch Jahre nach dem Ereignis ist das Auftreten von Symptomen einer posttraumatischen Belastungsstörung* möglich, zu deren Bewältigung nicht selten eine Psychotherapie sinnvoll ist (vgl. Trauma, psychisches).

Die möglichen **Maßnahmen** in Fällen sexueller Gewalt betreffen neben strafrechtlicher Verfolgung der Täter v. a. Hilfsangebote für Opfer (Notruftelefone, Beratungsstellen, Selbsthilfegruppen, Frauenhäuser u. a.), aber auch für Täter (Therapieangebote für Sexualstraftäter*, Selbsthilfegruppen für gewalttätige Männer u. a.).
(jurist.) gilt die (nicht einvernehmliche) Anwendung sexueller Gewalt als strafbare sexuelle Nötigung* od. Vergewaltigung* (§ 177 StGB), bei der der Willen des Opfers durch körperlichen Zwang entweder ausgeschaltet od. (z. B. durch Schläge) gebeugt wird; im Zusammenhang mit Menschenhandel* u. Nötigung zur Prostitution (§ 181 StGB) gilt darüber hinaus als Gewalt auch die Drohung mit einem empfindlichen (zukünftigen) Übel. Die Darstellung von sexueller Gewalt in pornographischen Schriften* unterliegt einem absoluten Verbreitungsverbot (§ 184 StGB), das auch realitätsnahe fiktive Gewalttaten (selbst bei Einverständnis der Darsteller) einschließt; das Verbot bezieht sich unter bestimmten Umständen auch auf Darstellungen nichtsexueller Gewalttätigkeiten (§ 131 StGB), da allgemein angenommen wird, dass das Betrachten jeder Art von Gewalttätigkeiten die Bereitschaft zu aggressivem Handeln fördert; vgl. Aggression.

Gewerbe, sexuelles: (allg.) auch sog. horizontales Gewerbe, sog. ältestes Gewerbe der Welt; eher abwertend gemeinte Bezeichnung für Prostitution*; vgl. Sexindustrie.

Gewissen: (kult.) individuelles, auf moralischen Überzeugungen, Werten u. Normvorstellungen gegründetes Selbstverständnis von Menschen, das u. a. (mehr od. weniger bewusste) Abwägungen zwischen Normen u. Bedürfnissen, Wünschen bzw. Vorlieben u. Pflichten bzw. Geboten ermöglicht. Nach psychoanalytischer Deutung ist das Gewissen eine Funktion des Über*-Ich, dessen Verbote den Triebwünschen des Es* entgegenstehen.

Gewissens|ehe: (jurist.) historische Bezeichnung für Form der Dispensehe*, bei der durch Erlaubnis des Landesherrn ein Verzicht auf die bürgerlich notwendige kirchliche Trauung gestattet wurde; i. e. S. Bezeichnung für die Ehe eines protestantischen Fürsten, der sich selbst stillschweigend von der kirchlichen Trauung dispensiert hatte.

Gewöhnung: (allg.) Bezeichnung für die Entstehung relativ automatisierter Verhaltensweisen (Gewohnheiten*), die sich durch stetige Wiederholung bilden; vgl. Lernen.
(psychol.) auch Habituation; Bezeichnung für das immer leichtere Ablaufen bzw. allmähliche Verschwinden einer Reaktion bei wiederholter Exposition gegenüber dem auslösenden Reiz; vgl. Sättigung, psychische.
(pharmak.) auch Toleranzentwicklung; Bezeichnung für die abnehmende Wirkung von Medikamenten od. Rauschmitteln bei wiederholter Einnahme einer bestimmten Dosis.

Gewohnheit: (psychol.) Bezeichnung für Verhaltensweisen, die sich infolge von Lernprozessen ausbilden u. allmählich eher automatisiert stattfinden, z. B. Routinehandlungen, Verhaltenseigenarten, Sprech- u. Denkweisen, aber auch bedingte Reflexe. Im Rahmen der Verhaltenstherapie* werden Gewohnheiten systematisch verändert od. neu gebildet.

GfRdS: Abkürzung für **G**esellschaft* **f**ür **R**eform **d**es **S**exualrechts.

GH-RH: (endokrin.) Abkürzung für (engl.) **g**rowth **h**ormone **r**eleasing **h**ormone; auch Somatotropin-Releasing-Hormon, s. Hypothalamushormone.

Giardiasis f: (infektiol.) auch Lambliasis, Lambliose; Infektion des Dünndarms mit der (früher als Giardia lamblia bezeichneten) Lamblia intestinalis, zur Untergruppe der Flagellaten (Geißeltierchen) gehörenden einzelligen Parasiten, s. Protozoen-Infektionen.

Giese, Hans (1925-1970): Philologe u. Psychiater, Frankfurt a. M., ab 1957 in Hamburg; 1949 Versuch einer Neugründung des Wissenschaftlich*-humanitären Komitees, Gründung eines Instituts für Sexualforschung, das die im Nationalsozialismus unterbrochene Tradition der Sexualwissenschaft* in Deutschland wieder aufnehmen sollte; das Institut wurde 1959 auf Initiative von H. Bürger-Prinz der psychiatrischen Universitätsklinik Hamburg angegliedert (u. nach Gieses Tod zunächst von E. Schorsch geleitet); 1950 Mitbegründer der Deutschen* Gesellschaft für Sexualforschung; Forschungen u. a. zu Homosexualität, psychopathologischen Aspekten von Sexualität u. zum Sexualverhalten auf der Grundlage von Interviews u. Befragungen (vgl. Sexualforschung, empirische); Eintreten für eine Liberalisierung des § 175 (u. a. Mitarbeit in der Gesellschaft* für Reform des Sexualrechts); ab 1952 (mit H. Bürger-Prinz) Begründer u. Herausgeber der „Beiträge zur Sexualforschung", zahlreiche Veröffentlichungen, u. a. „Wörterbuch der Sexualwissenschaft" (1952), „Handbuch der medizinischen Sexualforschung" (1955/1971).

Giese, Karl (1898-1938): Archivar, Berlin, ab 1933 in Brünn; seit 1920 Mitarbeiter von M. Hirschfeld am Institut* für Sexualwissenschaft.

GIFT: (gebh.) Abkürzung für (engl.) **g**amete-**i**ntra**f**allopian **t**ransfer; intratubarer Gametentransfer*.

Gigolo (frz. ~ Liebhaber) m: (allg.) urspünglich Bezeichnung für einen in Tanzlokalen angestellten Eintänzer für weibliche Gäste; heute eher selten verwendet als Bezeichnung für junge Männer, die sich für sexuelle Dienstleistungen von älteren Frauen aushalten lassen, i. w. S. auch für männliche Prostituierte*, die ihr Angebot speziell an Frauen richten.

Ginseng (chines. ~ Manneskraft) m: (pharmak.) Bezeichnung für Zubereitungen aus der Wurzel von Panax ginseng (der Wildpflanze, des sog. echten Ginseng) od. von Panax pseudoginseng (einer Kulturvariante, s. Abb.), die v. a. in Asien (heute weltweit) volksmedizinisch bedeutsam sind; man unterscheidet Zubereitungen nach Trocknung in der Sonne (weißer Ginseng) u. nach Behandlung mit Wasserdampf (roter Ginseng). Die **Wirkung** wird insbesondere auf die sog. Ginsenoside zurückgeführt, eine Gruppe von mindestens 10 verschiedenen Glykosiden, die nach oraler Aufnahme zahlreiche günstige Effekte zu haben scheinen, indem sie Blutdruck u. Serum-Cholesterin senken, Gefäße erweitern, Protein- u. Sexualhormonsynthe-

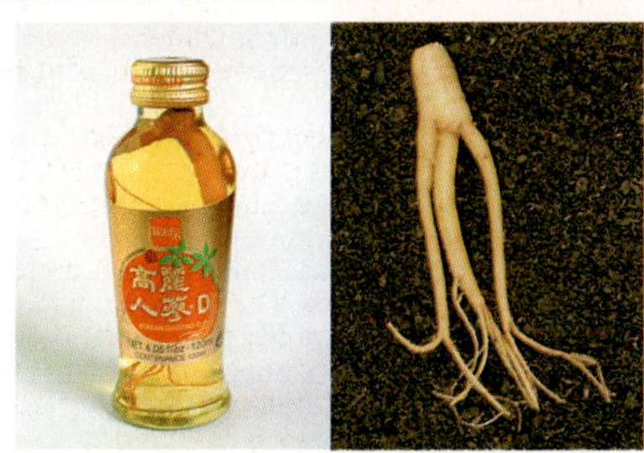

Ginseng:
Weiße Ginsengwurzel (rechts) und ein Gesundheitstrank, der eine Wurzel enthält (links)

se verbessern. **Verwendung** daher als Anregungsmittel* im weitesten Sinn: zur Verbesserung von Leistungsfähigkeit u. Befindlichkeit, prophylaktisch gegen Alterungsvorgänge, zur Verbesserung der sexuellen Appetenz u. Erektionsfähigkeit; vgl. Aphrodisiaka. **Bewertung:** Zahlreiche Zubereitungen enthalten sehr geringe Wirkstoffmengen u. sind daher von zweifelhafter Wirksamkeit; auch Überdosierungen sind möglich und führen zu uncharakteristischen Symptomen (sog. ginseng abuse syndrome).

GjSM: (jurist.) Abkürzung für **G**esetz über die Verbreitung **j**ugendgefährdender **S**chriften und **M**edieninhalte; s. Jugendschutzgesetze.

Glandula bulbo|urethralis (lat. ~ Drüse) **f:** (anat.) Fachbezeichnung für die Bulbourethraldrüse*.

Glandulae anales f pl**:** (anat.) Fachbezeichnung für Drüsen im Analkanal, s. Anus (Abb.).

Glandulae areolares f l**:** (anat.) Fachbezeichnung für 10-15 rudimentäre Milchdrüsen (Montgomery-Drüsen) in der Peripherie des Warzenhofs*, s. Brust (Abb.).

Glandulae cervicales uteri f pl**:** (anat.) Fachbezeichnung für Drüsen im Halskanal des Uterus*, die glasigen Zervikalschleim* produzieren.

Glandulae circum|anales (lat. circum ringsum) f pl**:** (anat.) Fachbezeichnung für um den Anus gelegene, in Haarbälge mündende Schweiß- u. Duftdrüsen, s. Anus (Abb.).

Glandulae para|urethrales f pl**:** (anat.) Fachbezeichnung für die (weiblichen) Paraurethraldrüsen (Skene-Drüsen), die sog. kleinen Vestibulardrüsen*.
(klin.) übliche Bezeichnung für die (männlichen) Urethraldrüsen* (Littré-Drüsen), selten für die inneren Drüsen der Prostata*.

Glandulae prae|putiales f pl**:** (anat.) Vorhautdrüsen, Tyson-Drüsen; vereinzelte Talgdrüsen auf dem Innenblatt der männlichen Vorhaut*, auch auf Penishals u. Eichelrand; ihr Sekret trägt (vermutlich nur unbedeutend) zur Entstehung von Smegma* bei.

Glandulae urethrales f pl**:** (anat.) Bezeichnung für die (männlichen) Urethraldrüsen*.

Glandulae uterinae f pl**:** (anat.) Fachbezeichnung für die Drüsen der Schleimhaut des Uterus* (s. Endometrium), die ein glykogenhaltiges Sekret produzieren.

Glandulae vestibulares f pl**:** (anat.) Sammelbezeichnung für verschiedene in den Scheidenvorhof mündende Schleimdrüsen (Vestibulardrüsen*).

Glandula mammaria f**:** (anat.) auch Glandula lactifera; Fachbezeichnung für Brustdrüse*.

Glandula pituitaria (lat. pituita Schnupfen) **f:** (anat.) Fachbezeichnung für Hypophyse*.

Glandula seminalis f**:** (anat.) veraltete Fachbezeichnung für Bläschendrüse* (Vesicula seminalis).

Glandula supra|renalis (lat. ~; ~ oberhalb der Niere gelegen) **f:** (anat.) Fachbezeichnung für Nebenniere*.

Glandula vesiculosa f**:** (anat.) veraltete Fachbezeichnung für Bläschendrüse* (Vesicula seminalis).

Glans clitoridis f**:** (anat.) Fachbezeichnung für die Eichel der Klitoris*; gemeinsamer vorderer Anteil der Klitoris-Schwellkörper (s. Schwellkörper, Abb.) mit zahlreichen sensiblen Nervenendigungen. Im Ruhezustand nur unvollständig, bei Erektion* weitgehend von der Vorhaut* bedeckt.

Glans penis f**:** (anat.) Fachbezeichnung für die Eichel des Penis*; vorderer Anteil des Harnröhrenschwellkörpers mit zahlreichen Nervenendigungen, dessen Rand die Penisschwellkörper pilzförmig überragt (Corona glandis) u. in dessen Mitte sich die Harnröhrenöffnung befindet; s. Schwellkörper (Abb.).

Glatzen|bildung: (allg.) Bezeichnung für fleckigen od. flächigen Haarausfall*, der insbesondere bei Männern infolge einer Wirkung von Testosteron auf die Haarwurzeln im Lauf des Lebens physiologisch auftritt (sog. androgenetische Alopezie mit Beginn als Stirnglatze od. als Tonsurglatze); die Neigung zur Glatzenbildung wird autosomal-dominant vererbt, sie wird verstärkt durch Behandlung mit Testosteron; sie kann verlangsamt werden durch Antiandrogene (mit nicht akzeptablen unerwünschten Wirkungen) od. durch dauernde Einnahme von Finasterid (Hemmung der 5α-Reduktase) bzw. Minoxidil (ungeklärtes Wirkungsprinzip), auch plastisch-chirurgische Verfahren sind möglich (Haartransplantation). Eine (meist vorübergehende) Glatzenbildung im Rahmen von Allgemeinkrankheiten od. medizinischen Behandlungen ist nicht selten; sie führt insbesondere bei Frauen u. U. zu einer erheblichen psychischen Belastung u. sollte dann durch Perücken, Haarteile od. entsprechende Frisuren kosmetisch korrigiert werden.

Glaubens|ehe: (allg.) Bezeichnung für Putativehe*.

Glaubwürdigkeit: (jurist.) Bezeichnung für die Eigenschaft von Aussagen, den geschilderten Sachverhalt mit hoher Wahrscheinlichkeit richtig darzustellen; Gerichte sind verpflichtet, alle Aussagen auf Glaubwürdigkeit zu überprüfen, wobei im Verfahren nur die sog. spezielle (d. h. auf das Tatgeschehen bezogene) Glaubwürdigkeit von Bedeutung ist. Zu ihrer Beurteilung wird (insbesondere bei Aussagen von Kindern u. Jugendlichen) nicht selten die Begutachtung durch Sachverständige* angefordert; dabei werden Aussagen nach der Wahrscheinlichkeit der richtigen Wahrnehmung, der richtigen Erinnerung u. der richtigen Wiedergabe geprüft sowie einzuschätzen versucht, ob z. B. eine erhöhte Beeinflussbarkeit des Zeugen angenommen od. Motive für eine Falschaussage vermutet werden könnten. Bis heute besteht keine Einigkeit über objektive Kriterien zur Beurteilung der Glaubwürdigkeit von Zeugen; v. a. im Bereich von Sexualstraftaten* führt dies u. U. zu erheblichen Problemen bei der Wahrheitsfindung.

Gleich|berechtigung: (allg.) Bezeichnung für den zunächst v. a. von der Frauenbewegung* propagierten Grundsatz, nach dem Frauen u. Männer prinzipiell gleiche Rechte haben (Gebot der Gleichbehandlung, Verbot der Ungleichbehandlung); in der Charta der Vereinten Nationen (1945) u. der UN-Menschenrechtskonvention (1948) internationale Zielvorgabe, in der BRD seit 1949 im Grundgesetz (Art. 3, Abs. 2) garantiert u. durch das spätere Gleichberechtigungsgesetz (1957) im Zivilrecht umgesetzt, in der DDR seit 1949 Teil der Verfassung (Art. 2/20) mit sehr weitreichender praktischer Umsetzung insbesondere im Arbeitsleben. Trotz dieser rechtlichen Voraussetzungen verdienen Frauen bis heute bei gleicher Arbeit 15-30 % weniger als Männer, sie sind in zahlreichen Berufen u. gesellschaftlichen Funktionen stark unterrepräsentiert (Frauenanteil in Führungspositionen nur halb so hoch wie derjenige von Männern, unter den Abgeordneten des Deutschen Bundestags auch 2001 nur 30,9 % Frauen) u. in vielfacher Hinsicht benachteiligt (z. B. verrichten Frauen u. Mädchen mehr als doppelt so viel tägliche Hausarbeit wie Männer u. Jungen). Daher wurde das Grundgesetz (1994) ergänzt um die Verpflichtung des Staates, die Durchsetzung der Gleichberechtigung zu fördern u. auf die Beseitigung bestehender Nachteile hinzuwirken; dies schließt u. a. die Bestellung von Gleichstellungsbeauftragten* u. eine gezielte Bevorzugung von Frauen u. Mädchen in Ausbildung u. Beruf ein (sog. Frauenquoten*). Zugleich werden z. T. die bestehenden Schutzbestimmungen für Frauen (z. B. Beschränkungen schwerer körperlicher Arbeit od. von Nacht- u. Schichtarbeit) als Einschränkungen der beruflichen Wahlfreiheit, aber auch als Benachteiligung von Männern betrachtet u. kontrovers diskutiert (s. Männerbewegung). **I. w. S.** wird nach demselben Grundsatz Gleichberechtigung auch für Angehörige sexueller u. anderer Minderheiten (z. B. Menschen mit Behinderungen*) gefordert u. durch erste gesetzliche Regelungen (eingetragene Lebenspartnerschaft*, Transsexuellengesetz*, Antidiskriminierungsgesetze*) in Teilen praktisch verwirklicht; vgl. Emanzipation, Lesbenbewegung, Schwulenbewegung.

Gleich|stellungs|beauftragte: (jurist.) Sammelbezeichnung für in erster Linie Frauenbeauftragte u. Behindertenbeauftragte, heute aber auch für Männerbeauftragte bzw. Beauftragte für gleichgeschlechtliche Lebensweisen (sog. Schwulen- u. Lesbenbeauftragte); in Deutschland ist die Einstellung einer hauptamtlichen Gleichstellungsbeauftragten für Kommunen über 10 000 Einwohner gesetzlich vorgeschrieben.

Gleit|fähigkeit: (sexol.) für intensive u. schmerzfreie Reizung der Sexualorgane erforderliche Oberflächeneigenschaft der entsprechenden Häute u. Schleimhäute; wird gewährleistet durch Sekretion schleimiger Flüssigkeiten in der sexuellen Erregungsphase* (Lubrikation*, präejakulatorische Sekretion*) od. durch Gleitmittel*.

Gleit|flüssigkeit, vaginale: (sexol.) das zur Lubrikation* der Scheide in der sexuellen Erregungsphase produzierte Transsudat.

Gleit|hoden: (klin.) Bezeichnung für Hoden, der infolge einer Störung des Hodendeszensus* (Hodenretention) im Leistenkanal tastbar, aber nicht vollständig in den Hodensack zu schieben ist od. sich unmittelbar nach Loslassen wieder zurückzieht; vgl. Hoden-Lageanomalien.

Gleit|mittel: (pharmak.) Lubrikanzien; Sammelbezeichnung für verschiedene Hilfsstoffe u. Schmiermittel, die eine leichtere vaginale od. anale Penetration ermöglichen; Verwendung z. B. bei unzureichender vaginaler Lubrikation*, zur Vermeidung von Kohabitationsschmerzen od. Dehnungsschmerzen. Anwendung finden v. a. wasserlösliche Gleitmittel, die auch mit Latexkondomen verwendbar sind. Öl- od. fetthaltige Gleitmittel (z. B. Vaseline, Massageöl, Butter) zerstören Latexkondome innerhalb kürzester Zeit; parfümierte od. mit sonstigen Zusätzen versehene Gleitmittel können zu Schleimhautreizungen od. allergischen Reaktionen führen.

Glied, künstliches: (allg.) ungebräuchliche Bezeichnung für Dildo*.
(klin.) auch für operativ geformten Neopenis (sog. Penoid), s. Geschlechtsangleichung.

Glied, männliches: (allg.) bedeutungsgleich mit Penis*.

Glied|versteifung: (allg.) Bezeichnung für Erektion* des Penis.

Globo|zoo|spermie (lat. globus Kugel) f: (androl.) Fachbezeichnung für das Vorkommen sog. rundköpfiger Samenzellen im Ejakulat, die kein Akrosom* aufweisen; vgl. Fehlformenrate.

Globulin, Sexual|hormon-bindendes n: (endokrin.) Abkürzung SHBG*.

Globuli vaginales (lat. globulus Kügelchen) m pl: (pharmak.) Fachbezeichnung für Vaginalsuppositorien*.

Glück: (allg.) Bezeichnung für einen Vorgang, der unbeeinflusst bzw. zufällig ein erwünschtes od. erhofftes Ergebnis hat.
(psychol.) Bezeichnung für den bei vollständiger Befriedigung aller Triebwünsche u. Sehnsüchte eintretenden subjektiven Lustzustand.

GnRH: (endokrin.) Abkürzung für **G**onadotropi**n**-**R**eleasing-**H**ormon; auch Gonadoliberin, Gonadorelin; veraltete Fachbezeichnung für Luteinisierungshormon-Releasing-Hormon (LH*-RH), s. Hypothalamushormone.

GnRH-Agonisten m pl: (endokrin.) auch LH-RH-Agonisten; Substanzen (GnRH*-Analoga), die durch höhere Affinität zu den hypophysären LH-RH-Rezeptoren die Ausschüttung von LH u. FSH u. damit indirekt die Hormonproduktion in den Gonaden hemmen, z. B. Buserelin, Goserelin, Leuprorelin, Triptorelin; Verwendung z. B. bei Mammakarzinom vor der Menopause, Endometriose, hormonsensiblem Prostatakarzinom.

GnRH-Analoga n pl: (endokrin.) auch LH-RH-Analoga; Sammelbezeichnung für Substanzen, die gleichgerichtete (agonistische) od. gegensätzliche (antagonistische) Wirkungen wie das Gonadotropin-Releasing-Hormon (Luteinisierungshormon-Releasing-Hormon, s. LH-RH) haben; durch eine verzögerte Metabolisierung haben sie eine längere biologische Wirkung. Anwendung z. B. von GnRH*-Agonisten, GnRH*-Antagonisten.

GnRH-Ant|agonisten m pl: (endokrin.) Substanzen (GnRH*-Analoga), die an LH-RH-Rezeptoren binden u. zu einer sofortigen Hemmung der Sekretion von Luteinisierungshormon-Releasing-Hormon (GnRH, siehe LH-RH) führen. Anwendung z. B. zur Stimulation des Ovarialzyklus.

Gode|miché (frz. von spätlat. gaude mihi gefalle mir): (allg.) eingedeutscht auch Godemichel; veraltete Bezeichnung für Dildo*.

Gold|embryo n: (kult.) auch sog. Urkeim; Bezeichnung für eine Vorstellung aus dem vedischen Hinduismus*, wonach am Anfang der Welt u. aller Seelen eine doppeltgeschlechtliche Energie stand (sog. Ekam, „das Eine"), die sich in weibliche u. männliche Weltenergien trennte u. nach der Wiedergeburtslehre* zu erlösender Vereinigung strebt.

golden shower (engl. ~ ~ goldene Dusche): (allg.) unter Menschen mit urophilen Neigungen übliche Bezeichnung für das Urinieren auf Sexualpartner (sog. goldene Dusche), s. Urophilie.

Gonad|arche (gr. γόνος Zeugung, ἀδήν Drüse) f: (physiol.) Fachbezeichnung für den Beginn der Produktion von Sexualhormonen in Hoden bzw. Eierstöcken im Rahmen der Pubertät; geht der Produktion reifer Samen- bzw. Eizellen um ca. 1 Jahr voraus, s. Pubertät (Tab.).

Gonad|ek|tomie f: (klin.) Fachbezeichnung für operative Entfernung der Keimdrüsen, s. Kastration; vgl. Orchidektomie, Ovarektomie.

Gonaden f pl: (anat.) auch Keimdrüsen, Geschlechtsdrüsen; paarige Organe für die Reifung von Keimzellen* (exokrine Funktion) u. die Produktion der Sexualhormone* (Gonadenhormone; endokrine Funktion); männlich: Hoden*; weiblich: Eierstöcke*. Die Gonaden sind primäre Geschlechtsmerkmale*, die sich aus einer indifferenten Gonadenanlage geschlechtsspezifisch entwickeln (s. Gonadenentwicklung). Intersexuelle Fehlbildungen werden als Ovotestis bzw. Testovar* bezeichnet.

Gonaden|a|genesie f: (klin.) Fachbezeichnung für eine Störung der Gonadenentwicklung, bei der keine Gonaden angelegt werden (Agonadismus); das beiderseitige vollständige Fehlen von Hoden od. Eierstöcken ist sehr selten (spontanes Auftreten, keine Chromosomen-Abweichung), bei einseitigem Vorkommen findet sich meist auch eine Nierenagenesie der gleichen Seite; wesentlich häufiger wird die spätere Rückentwicklung zunächst angelegter Gonaden beobachtet (Gonadendysgenesie*).

Gonaden|a|plasie f: (klin.) auch Germinalzellaplasie; Fachbezeichnung für eine Störung der Gonadenentwicklung*, bei der keine Urkeimzellen angelegt werden; führt zu Sterilität, s. Gonadendysgenesie.

Gonaden|dys|genesie f: (klin.) Fachbezeichnung für die Störung der Entwicklung zunächst angelegter Gonaden, überwiegend infolge numerischer Chromosomen-Abweichungen, selten infolge von Störungen in der Embryonalentwicklung; man unterscheidet Gonadendysgenesie mit fehlender od. rückentwickelter Gonade (z. B. bei Swyer*-Syndrom, Ullrich*-Turner-Syndrom, Gordan*-Overstreet-Syndrom), mit Hodengewebe (z. B. bei Castillo*-Syndrom od. testikulärer Feminisierung*) od. mit Eierstockgewebe (s. Eierstockfehlbildungen) sowie gemischte Formen mit Geweben beider Organe in einem Individuum (echter Hermaphroditismus*). Die Störung betrifft meist die Keimzellen (mit der Folge einer Sterilität) u. die Hormonproduktion (Hypogonadismus*, oft mit der Folge genitaler Fehlbildungen*), aber evtl. auch nur eine dieser Funktionen. In vielen Fällen bleiben embryonale Strukturen (Wolff-Gänge, Müller-Gänge) erhalten, die ein hohes Entartungsrisiko haben u. daher operativ entfernt werden sollten. Im Übrigen zielt die Behandlung darauf ab, die phänotypische u. soziale Geschlechtszugehörigkeit durch Hormonsubstitution u. evtl. operative Eingriffe zu verstärken.

Gonaden|entwicklung: (embryol.) Fachbezeichnung für Ausbildung u. Entwicklung der Keimdrüsen (Hoden* u. Eierstock*) während der Embryonalentwicklung, die ab ca. der 7. Woche zunächst bei männlichem u. weiblichem Geschlecht durch Bildung einer Keimleiste (aus Deckgewebe der sekundären embryonalen Leibeshöhle, sog. Zölomepithel u. Mesenchym) erfolgt, die an der Medialseite der Urniere liegt; nach Einwanderung von Urkeimzellen* geschlechtsspezifische Differenzierung dieser ursprünglich morphologisch indifferenten Anlage zu Hodensträngen bzw. Ovarialstroma (Zerfall zu Keimballen bzw. Eiballen). Die Hodenstränge entwickeln sich zu Samenkanälchen* (Tubuli seminiferi) u. umschließen die Keimzellen, aus denen sich Spermatogonien entwickeln (vgl. Spermienbildung), während der Nebenhodengang (Ductus* epididymidis), Samenleiter* (Ductus deferens) u. Samenbläschen* (Vesicula seminalis) aus dem Wolff*-Gang entstehen; aus den Eiballen gehen die primären Eifollikel* hervor, Fimbrien u. Tuben entwickeln sich aus den oberen Abschnitten des Müller*-Gangs (s. ums. Abb.). Vgl. Differenzierung, genitale (Abb.).

Gonaden|hormone n pl: (klin.) Sammelbezeichnung für die in den Keimdrüsen (Hoden, Eierstöcken) gebildeten Sexualhormone*.

Gonado|liberin n: (endokrin.) auch Gonadorelin, GnRH; veraltete Fachbezeichnung für Luteinisierunghormon-Releasing-Hormon (LH*-RH), s. Hypothalamushormone.

Gonado|pause (gr. παύω aufhören) f: (klin.) Fachbezeichnung für das Aufhören der Hormonproduktion in den Keimdrüsen; bei Frauen 3-5 Jahre nach der Menopause*, bei Männern jenseits des 70. Lebensjahres, s. Klimakterium.

Gonado|relin n: (endokrin.) auch Gonadoliberin, GnRH; veraltete Fachbezeichnung für Luteinisierungshormon-Releasing-Hormon (LH*-RH), s. Hypothalamushormone.

Gonado|tropine n pl: (endokrin.) auch gonadotrope Hormone; Sammelbezeichnung für Hormone mit Wirkung auf die Keimdrüsen: **1.** die im Hypophysenvorderlappen gebildeten Peptidhormone FSH*, LH* u. Prolaktin*; vgl.

G

Hypophysenhormone; **2.** HCG* u. HCS*, die bei Schwangerschaft in der Plazenta gebildet werden; vgl. Plazentahormone.

Gonado|tropin-Releasing-Hormon n: (endokrin.) Abkürzung GnRH; auch Gonadorelin, Gonadoliberin; veraltete Fachbezeichnung für Luteinisierungshormon-Releasing-Hormon (LH*-RH), s. Hypothalamushormone.

Gonado|tropin|test m: (endokrin.) Bezeichnung für ein diagnostisches Verfahren bei ausbleibender Menstruation zur Unterscheidung zwischen einer ovariell od. zentral bedingten Amenorrhö; **Prinzip:** Gabe von humanen Gonadotropinen (FSH*, LH*, HCG*) zur Stimulation der Eierstöcke; **Beurteilung:** Bei positivem Gonadotropintest kommt es zu einer reaktiven Östrogenproduktion mit indirekten Östrogeneffekten an Scheidenepithel u. Zervixschleim (funktionstüchtige Eierstöcke), bei negativem Gonadotropintest bleibt die Stimulation der Hormonproduktion aus, u. es kann eine Ovarialinsuffizienz* angenommen werden.

Gono|blennor|rhö (gr. γόνος Zeugung) f: (infektiol.) sog. Augentripper; Bezeichnung für schleimig-eitrige Entzündung der Augenbindehaut bei Gonorrhö*, z. B. bei konnatal infizierten Neugeborenen von Müttern mit Gonorrhö.

Gono|chorismus (gr. χορός Reigen) m: (biol.) historische Fachbezeichnung für Sexualdimorphismus* bei Pflanzen u. Tieren (im Gegensatz zu Zwittern*).

Gono|kokken (gr. κόκκος Kern) f pl: (infektiol.) Kurzbezeichnung für Neisseria gonorrhoeae, den Erreger der Gonorrhö*.

Gonor|rhö f: (infektiol.) sog. Tripper; Fachbezeichnung für eine meldepflichtige sexuell über-

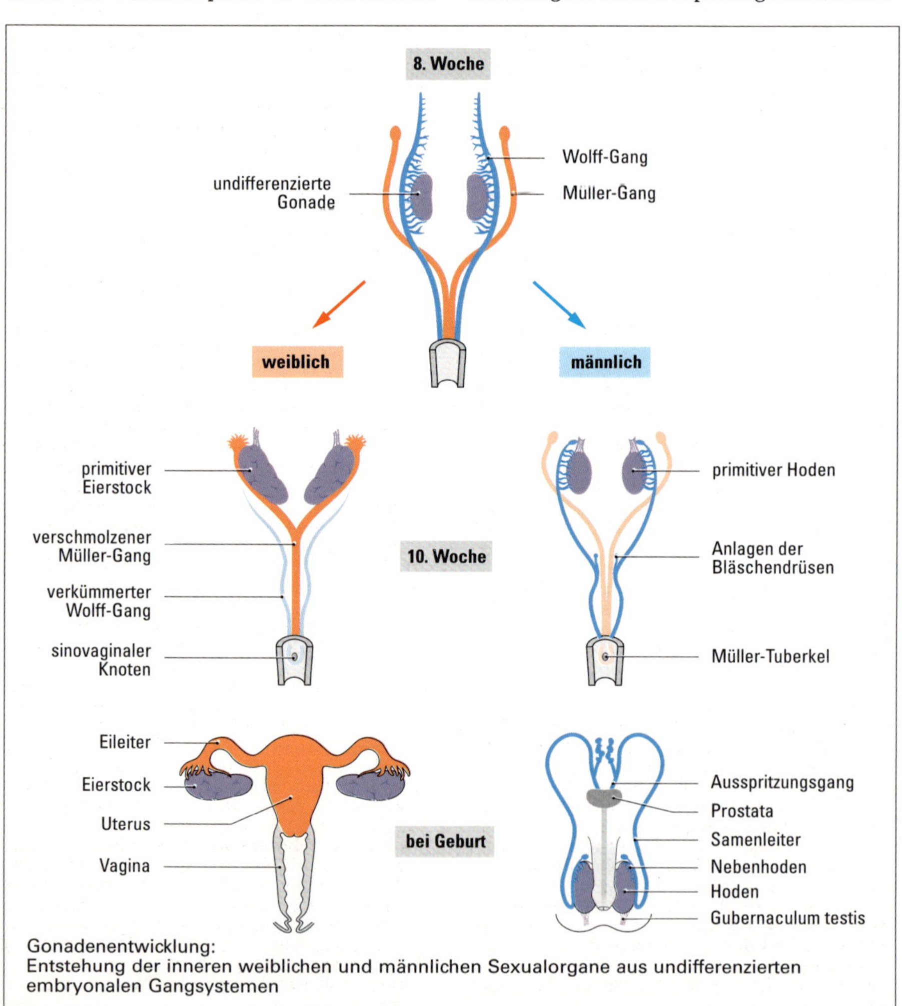

Gonadenentwicklung:
Entstehung der inneren weiblichen und männlichen Sexualorgane aus undifferenzierten embryonalen Gangsystemen

tragbare Infektion*, die durch das Bakterium Neisseria gonorrhoeae (sog. Gonokokken, s. Abb.) verursacht wird. **Übertragungswege:** Geschlechtsverkehr, selten Schmierinfektion;

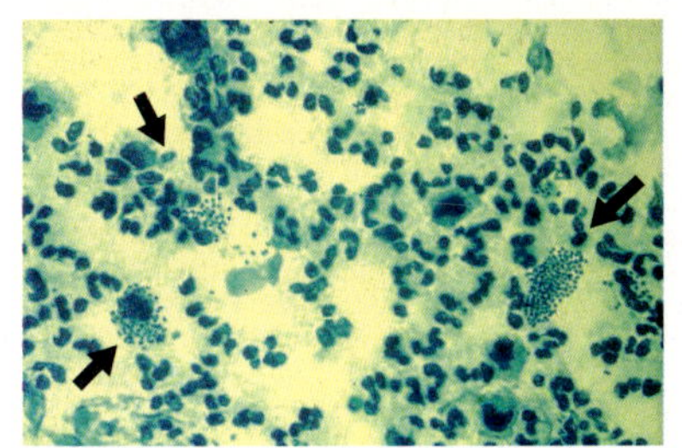

Gonorrhö: Lichtmikroskopisches Präparat (Methylenblau-Färbung) mit intrazellulär gelegenen Diplokokken (Pfeile)

Symptome: Nach 2-7 Tagen kommt es bei Männern in ca. 70% zu Harnröhrenentzündung (Urethritis) mit Schmerzen beim Wasserlassen, eitrigem Harnröhrenausfluss (morgendlicher sog. Bonjour-Tropfen), Rötung der Eichel; bei Frauen in ca. 60% symptomarmer Verlauf: Entzündung von Muttermund (Zervizitis) u. Harnröhre (Urethritis*) mit Fluor vaginalis u. Brennen beim Wasserlassen, evtl. Bartholinitis*; eine Vaginitis ist infolge der Schutzfunktion der Vaginalflora eher selten. Als extragenitale Infektionen können bei beiden Geschlechtern eine Gonorrhö des Anorektalbereichs (Proktitis) mit typischen Symptomen (Schmerzen beim Stuhlgang, Stuhldrang, schleimig-eitrige Beimengungen) od. des Kehlkopfs (pharyngeale Gonorrhö) mit evtl. nur geringen, uncharakteristischen Symptomen vorkommen; eine Gonoblennorrhö mit Entzündung der Augenbindehaut tritt v.a. bei Neugeborenen erkrankter Mütter nach der Geburt auf. **Komplikationen:** bei Männern Prostatitis, Epididymitis, bei chronischem Verlauf evtl. Harnröhrenverengung (Striktur); bei Frauen aufsteigende Infektion des Genitaltrakts mit Endometritis, Salpingitis (kolikartige Schmerzen, Bauchfellreizung, hohes Fieber), Perioophoritis, Tuboovarialabszess, chronische Adnexitis (Spätfolgen evtl. Sterilität, Eileiterschwangerschaft); selten Sepsis (sog. benigne Gonokokkensepsis mit typischen punktförmigen Hautblutungen, z.B. auf Handflächen), Herzentzündung (Endokarditis) od. Gelenkentzündungen (Arthritis). **Diagnose:** Nachweis von Gonokokken in Ausstrich u. Kultur; vgl. Urinprobe. **Therapie:** Antibiotika (z.B. Spectinomycin, Ciprofloxacin, Azithromycin), bei aufsteigender Gonorrhö Ceftriaxon, Erythromycin od. Ciprofloxacin, bei Augenbeteiligung Ceftriaxon; sorgfältige Kontrolluntersuchung u. Partnermitbehandlung. **Prophylaxe:** Verringerung des Infektionsrisikos durch Kondome u. Safer Sex.

gono|somal: (biol.) die Geschlechtschromosomen betreffend, z.B. gonosomale Chromosomen*-Abweichungen.

Gonosomen n pl: (genet.) Fachbezeichnung für die Geschlechtschromosomen (X- und Y-Chromosom), s. Chromosomen.

Gono|zyten m pl: (biol.) undifferenzierte Geschlechtszellen, die sich zu Keimzellen* (Gameten) entwickeln.

Gordan-Overstreet-Syndrom (Gilbert S. G., Internist, San Francisco, geb. 1916; Ernest W. O., Arzt, USA): (klin.) Bezeichnung für ein sehr seltenes Fehlbildungssyndrom mit Gonadendysgenesie* infolge einer Chromosomen*-Abweichung vom Typ des Ullrich*-Turner-Syndroms (45,X0) bei vermehrter Androgensekretion u. den entsprechenden Symptomen einer Virilisierung* der (weiblichen) Sexualorgane, des Körperbaus u. der Behaarung.

Goserelin n: (pharmak.) synthetischer LH-RH-Agonist; **Verwendung:** z.B. bei Prostatakarzinom, Mammakarzinom, Endometriose; **UAW:** z.B. Impotenz, Entzugsblutung, Amenorrhö, depressive Stimmungsveränderung.

Gossypol (lat. gossypium Baumwolle) n: (pharmak.) aus Baumwollöl gewonnene Substanz mit antioxidativen, insektiziden u. spermiziden Eigenschaften; die Anwendung als orales Kontrazeptivum für Männer (Pille* für den Mann) ist aufgrund einer bei ca. 30% beobachteten irreversiblen Hemmung der Spermiogenese durch Zerstörung der Samenkanälchen* (Tubuli seminiferi) nicht ratsam.

Gottheiten, zwei|geschlechtliche: (kult.) auch Zwittergötter; Sammelbezeichnung für in verschiedenen Religionen verehrte Gottheiten, die entweder als zugleich männlich u. weiblich gelten, od. die je nach Gelegenheit ein verschiedenes Geschlecht annehmen können; in der Mythologie stehen sie nicht selten am Anfang der Welt u. gelten als Sinnbilder einer ursprünglichen Vollkommenheit durch Integration männlicher u. weiblicher Eigenschaften, die erst durch das Entstehen der Geschlechter verloren ging. In der griechischen Mythologie finden sich Reste dieser Vorstellungen z.B. in der Verehrung einer sog. bärtigen Aphrodite (Aphroditos) in Zypern (wohl einer Übernahme der in bestimmten Epochen ebenfalls zweigeschlechtlich verehrten Ishtar*) sowie in der Gestalt des Hermaphroditos*, des Sohns der Gottheiten Hermes u. Aphrodite, der mit einer Nymphe zum zweigeschlechtlichen Wesen vereinigt wurde; im Hinduismus* gilt insbesondere der Gott Shiva als zweigeschlechtlich, in Stammesreligionen* sind Zwittergötter ein verbreitetes Motiv (s. ums. Abb.). Spiegelungen dieser Vorstellungen finden sich z.B. im Geschlechtswechsel von Schamanen (vgl. Two*-spirit people), deren sexuelle Uneindeutigkeit mit magischer Macht assoziiert wird, aber auch in der bis heute beobachtbaren Faszination durch intersexuelle Erscheinungsbilder (vgl. Shemales).

Gouges, Olympe de (1748-1793): Pseudonym von Marie Gouze; Schriftstellerin, Paris; trat u.a. für das Wahlrecht von Frauen ein u. formulierte im Anschluss an die französische Revolution eine Erklärung der Frauenrechte („Menschenrechte sind auch Frauenrechte"), die umgehend zu ihrer Hinrichtung führte.

Gouze, Marie: bürgerlicher Name von Olympe de Gouges*.

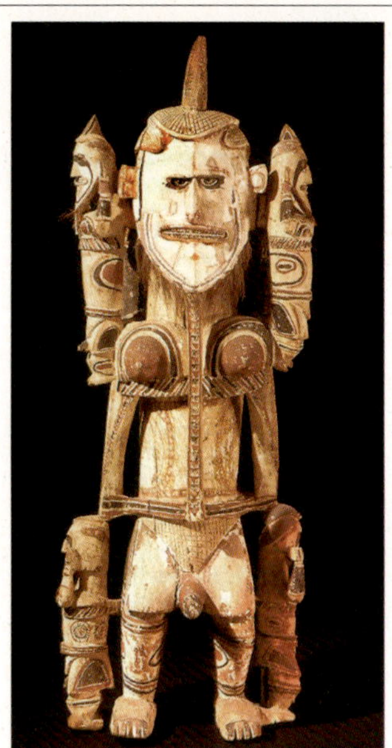

Zweigeschlechtliche Gottheiten: Bemalte Ahnenfigur aus Melanesien, die als Zeichen der Verehrung einer allumfassenden Lebenskraft weibliche und männliche Geschlechtsmerkmale hat (s. S. 187)

GPS: Abkürzung für **G**esellschaft* für **p**raktische **S**exualmedizin.

G-Punkt: (allg.) auch G-spot, Kurzbezeichnung für Gräfenberg*-Zone.

Graaf, Reinier de (1641-1673): Arzt u. Anatom, Delft; führte u. a. tierexperimentelle Studien zur Sekretion der Bauchspeicheldrüse (Pankreas) u. frühen Embryonalentwicklung durch, erforschte die Anatomie der menschlichen Sexualorgane (insbesondere Eierstöcke u. Eileiter) u. beschrieb erstmals den Tertiärfollikel (sog. Graaf-Follikel; s. Follikelreifung, Abb.), den er (irrtümlich) als Eizelle interpretierte.

Graaf-Follikel m: (klin.) Bezeichnung für den sprungreifen Tertiärfollikel im Ovarialzyklus*, der nach dem Eisprung zum Gelbkörper wird, s. Follikelreifung (Abb.).

Gräfenberg, Ernst (1881-1957): Gynäkologe, Berlin, ab 1940 in New York (USA); Vertreter der Sexualreformbewegung*, u. a. medizinische u. gesundheitspolitische Aktivitäten auf dem Gebiet der Geburtenkontrolle, Kontrazeption u. Sexualaufklärung, entwickelte 1928 ein Intrauterinpessar*; Erstbeschreiber des sog. G-Punkts, s. Gräfenberg-Zone.

Gräfenberg-Ring: (sexol.) Fachbezeichnung für ein 1928 entwickeltes (ringförmiges) Intrauterinpessar*, das erstmals keine permanente Verbindung zur Vagina hatte u. dadurch das Infektionsrisiko erheblich senkte; heute nicht mehr verwendet.

Gräfenberg-Zone: (sexol.) Fachbezeichnung für eine in der Vorderwand der Vagina gelegene, durch besondere Sensibilität u. sexuelle Erregbarkeit ausgezeichnete Zone; anatomisch nicht abschließend definiert, liegt sie in unmittelbarer Nachbarschaft der Paraurethraldrüsen u. der Schwellkörper* der Harnröhre. Stimulation der Gräfenberg-Zone führt u. U. zu multiplen Orgasmen* sowie zur Ejakulation* von Sekreten aus den Paraurethraldrüsen. Die Existenz dieser (individuell verschieden ausgeprägt stimulierbaren) Zone war noch bis vor wenigen Jahren wissenschaftlich umstritten; inzwischen gibt es Hinweise auf eine entsprechende männliche Struktur im Bereich der Prostata*.

Graffiti (ital. sgraffiare kratzen): (kult.) ursprünglich Sgraffito, Kratzputz zur Wanddekoration; heute Bezeichnung für Inschriften od. Zeichnungen, die eingekratzt od. aufgesprüht werden. Graffiti sind seit der römischen Antike überliefert; sie haben häufig gesellschaftlich missbilligte Inhalte od. bringen sexuelle Phantasien zum Ausdruck (z. B. als sog. Klosprüche auf öffentlichen Toiletten).

Granuloma inguinale tropicum (lat. granulum Körnchen) n: (infektiol.) auch Granuloma venereum, Donovanosis; sexuell übertragbare Infektion* durch das Bakterium Klebsiella granulomatis (frühere Bezeichnung Calymmatobacterium granulomatis, sog. Donovan-Körperchen); **Vorkommen:** v. a. in tropischen u. subtropischen Regionen (Südostasien, südliches Afrika, Lateinamerika, Karibik), in Europa sehr selten. Männer erkranken doppelt so häufig wie Frauen. **Übertragungswege:** Geschlechtsverkehr; **Symptome:** nach einer Inkubationszeit von ca. 7-30 (-90) Tagen Bildung eines meist schmerzlosen Knötchens (sog. Primärgeschwür) an der Eintrittsstelle (v. a. Schamlippen, Eichel, Vorhaut), das stark eitert u. geschwürig zerfällt; Neigung zu Ausbreitung und destruktivem Wachstum mit starken Verstümmelungen von Geschlechtsorganen, Damm, Rektum u. Leistenbeuge sowie Verlegung der Lymphgefäße bei chronischem Verlauf (Risiko einer Elephantiasis*). **Diagnose:** mikroskopischer Erregernachweis, PCR; **Therapie:** Antibiotika (z. B. Cotrimoxazol, Azithromycin, Tetracycline); Partnermitbehandlung; **Prophylaxe:** Verringerung des Infektionsrisikos durch Kondome u. Safer Sex.

-graphie (gr. γραφή Bild) f: (allg.) Wortteil mit der Bedeutung „bildliche Darstellung", z. B. in Photographie, Pornographie.

Grausamkeit: (allg.) Bezeichnung für schwere, u. U. zum Tod führende körperliche Gewalt, i. w. S. auch für schweren psychischen Druck (seelische Grausamkeit); es gilt als gesichert, dass eine enge Beziehung zwischen Grausamkeit u. erotischen Empfindungen besteht, die nicht unbedingt bewusst sein muss (vgl. Sadismus); Grausamkeit hat daher immer (wenn auch in sehr unterschiedlicher Weise) sexuelle Komponenten.

Im gesamten Verlauf der Geschichte u. in praktisch allen Kulturen ist tolerierte Grausamkeit nachweisbar, ihr Ausmaß, ihre Formen u. ihre Rechtfertigungen unterlagen allerdings einem erheblichen Wandel. Extreme Formen der Grausamkeit sind aus der klassischen römi-

schen Zeit berichtet, sie dienten offen der Unterhaltung u. mussten nicht gerechtfertigt werden (vgl. Antike, europäische). Später systematisch tolerierte Grausamkeiten, z. B. der Kirche während der Inquisition* u. die durchgängig bis in die Neuzeit praktizierte staatliche Folterung, Körperstrafe u. Tötung, verfolgten zwar vordergründig das Ziel der Abschreckung u. Vergeltung, aber sie zeigten in ihrer Durchführung klare sexuelle Hintergründe (s. Bestrafung, sexuelle); ihre (auch sexuell) erregende Wirkung beim jeweiligen Publikum ist historisch gesichert.
Erst seit **Mitte des 19. Jahrhunderts** beginnt (parallel zur vermehrten Tabuisierung von Sexualität) auch ein stärkeres Verbergen der Grausamkeit durch Nichtöffentlichkeit von Hinrichtungen, „humanere" Tötungsmethoden u. weitgehenden Verzicht auf Folter; parallel zum Wachsen des Bewusstseins für Sexualität u. ihre Befreiung ergab sich **im 20. Jahrhundert** ein immer weiteres Verbot von Folter u. Todesstrafe (zu Friedenszeiten) in einem zunehmenden Anteil der modernen Gesellschaften.
Dennoch besteht **bis heute** in allen Bevölkerungen ein hohes Interesse an Grausamkeiten, das nicht nur Empörung spiegelt, sondern auch Faszination, u. es gibt weiterhin Platz für tolerierte Grausamkeit: Sie wird als Folter zur Informationsgewinnung od. Einschüchterung, als Terrormaßnahme gegen Teilbevölkerungen od. als Schikane in Militär od. Strafvollzug in zahlreichen Gesellschaften weiterhin von beträchtlichen Bevölkerungsanteilen gebilligt. In Deutschland ist die Darstellung von Grausamkeiten unter bestimmten Umständen verboten, die Verbreitung entsprechender Schriften strafbar (§ 131 StGB).
Wissenschaftlich gilt als gesichert, dass Grausamkeit in allen Menschen tief verwurzelt ist u. sie prinzipiell mehrheitlich (unter entsprechenden Vorgaben) zu Grausamkeiten bereit sind; dies ergaben z. B. die Experimente von Milgram (USA, 1963; 1974 in Deutschland bestätigt), in denen die Mehrheit der Probanden auf Befehl bereit waren, den Tod anderer Probanden durch (im Experiment simulierte) Elektroschocks wachsender Intensität herbeizuführen.
Persönlich erlittene Grausamkeit traumatisiert das Individuum nicht nur körperlich, sondern hat in erheblichem Umfang (u. U. lebenslange) psychische Folgen; s. Belastungsstörung, posttraumatische, Trauma, sexuelles; vgl. Züchtigung, Kindesmisshandlung, Folter, sexuelle.
Sexualität u. Grausamkeit finden ihre engste Verbindung in allen Formen sexueller Gewalt*, sie wird hier als gesellschaftliches Problem zunehmend wahrgenommen: Als eine zentrale Aufgabe der Sexualpädagogik im Jugendalter wird heute allgemein akzeptiert, das Bewusstsein für diesen Zusammenhang zu schärfen, um ihn kontrollierbar zu machen u. Gewaltanwendungen zu verhindern. Auch das bestehende absolute Verbot der Verbreitung grausamer Darstellungen in der Pornographie* (das auch Videospiele u. Darstellungen im Internet einschließt) zeigt ein kollektives Bewusstsein für diese Notwendigkeit, während das allgemeine Verbot der verherrlichenden od. verharmlosenden Darstellung von Grausamkeit nichtsexueller Art (§ 131 StGB) bisher kaum zu Anklagen od. Verurteilungen führt. Zugleich ist zu vermuten, dass erst ein wachsendes Bewusstsein für die Nähe jeder Grausamkeit zur menschlichen Sexualität dazu verhilft, auch die Ausübung von (u. Konfrontation mit) vordergründig nichtsexueller Grausamkeit ganz allgemein sozial zu ächten; vgl. Aggression.

gravid (lat. gravidus schwanger): (gebh.) Fachbezeichnung für schwanger.

Gravida (lat. ~ Schwangere) f: (gebh.) Fachbezeichnung für schwangere Frau.

Gravidität (lat. graviditas Schwangerschaft) f: (gebh.) Fachbezeichnung für Schwangerschaft*.

Gravidität, hetero|spezifische f: (gebh.) Fachbezeichnung für Schwangerschaft, bei der im mütterlichen Blut Antikörper gegen die Blutgruppeneigenschaft A od. B des Kindes gerichtet sind (sog. ABNull-Inkompatibilität); vgl. Rhesus-Unverträglichkeit.

Graviditäts|fetischismus m: (sexol.) Bezeichnung für eine Form des Fetischismus*, bei der Sexualkontakte mit Schwangeren als sexuell besonders erregend erlebt werden; als zentrale Reize kommen dabei sowohl die Körperform der Schwangeren als auch die Anwesenheit des ungeborenen Kindes in Frage.

Graviditäts|psychose f: (psychiat.) wenig gebräuchliche Fachbezeichnung für Schwangerschaftspsychose*.

Graviditas abdominalis f: (gebh.) Fachbezeichnung für Schwangerschaft, bei der sich die befruchtete Eizelle nicht in der Gebärmutter einnistet, sondern in der Bauchhöhle befindet (sog. Bauchhöhlenschwangerschaft); s. Schwangerschaft, ektopische.

Graviditas extra|uterina f: (gebh.) Fachbezeichnung für Schwangerschaft, bei der sich das befruchtete Ei nicht in die Gebärmutter einnistet, sondern z. B. im Eileiter bleibt (sog. Extrauterinschwangerschaft); s. Schwangerschaft, ektopische.

Graviditas nervosa f: (gebh.) historische Fachbezeichnung für Scheinschwangerschaft*.

Greisen|liebe: (allg.) Bezeichnung für Gerontophilie*.

GRH: (endokrin.) Abkürzung für **1. G**rowth-Hormone-**R**eleasing-**H**ormon (Wachstumshormon-Releasing-Hormon); **2. G**onadotropin-**R**eleasing-**H**ormon (GnRH), auch Gonadorelin, Gonadoliberin; veraltete Bezeichnung für Luteinisierungshormon-Releasing-Hormon (LH*-RH), s. Hypothalamushormone.

Groddeck, Georg (1866-1934): Arzt u. Psychoanalytiker, Baden-Baden; u. a. Anwendung der Psychoanalyse* in der Behandlung organischer Erkrankungen (sog. psychoanalytisch orientierte Psychosomatik*) auf der Grundlage der Annahme einer allgemeinen Lebenskraft, die Körper u. Seele umfasst (Erweiterung des Es-Begriffs u. Betrachtung der Person als biopsychische Einheit); sexualwissenschaftlich wegweisend war v. a. seine Hervorhebung der subjektiven Bedeutung von Sexualität u. die damit verbundene Ablehnung moralischer Wertungen sowie die Annahme einer in jedem Menschen angelegten biopsychischen Einheit der Geschlechter; vgl. Bisexualität.

Größen|wahn: (psychiat.) auch Megalomanie; Fachbezeichnung für Wahn* mit Ich-Überschätzung, der auch als geschlossenes Wahnsystem auftritt u. oft als Überkompensation eigenen Selbstwertmangels zu verstehen ist; Vorkommen z. B. bei Schizophrenie, Manie, progressiver Paralyse (s. Syphilis).

Grooming (engl. to groom pflegen): (ethol.) Fachbezeichnung für die gegenseitige Körperpflege* bei Tieren (s. Abb. dort).

Gross, Otto (1877-1920): Arzt u. Psychoanalytiker, Graz, nach 1906 in München u. Berlin; u. a. zahlreiche Arbeiten zur gesellschaftspolitischen Bedeutung der Psychoanalyse*; Partnerschaftskonflikte*, individuelle sexuelle Probleme, z. T. auch sexuelle Funktionsstörungen*, werden auf gesellschaftliche (Übergang vom Matriarchat* zum Patriarchat*) u. sozioökonomische Bedingungen zurückgeführt; diese Überlegungen wurden später z. T. von W. Reich u. der Sexpol*-Bewegung aufgenommen.

Große Mutter: (kult.) Sammelbezeichnung für die weiblichen Muttergottheiten in Mutterreligionen*. Es wird angenommen, dass sie zunächst eher unpersönlich gedacht wurden u. ihre Kulte v. a. an bestimmte Orte gebunden waren, z. B. Bäume, Gewässer od. Höhlen; sie galten einerseits als Quelle allen Lebens, die mit den Geistern der Erde im Bund steht (Weisheit), über die Tiere herrscht u. für das Wachstum von Saaten (Ackerbau) u. Haustieren sorgt (vgl. Artemis, Abb.), ihre Kulte bestanden daher v. a. aus Fruchtbarkeitsriten*, Frühjahrs- u. Erntefesten; andererseits galten sie auch als bedrohliche Herrscherinnen über Leben u. Tod (zerstörend, um neu zu gebären), die Kulte umfassten daher in vielen (vermutlich in allen) Mutterreligionen auch Menschenopfer*, die erst im Lauf der Entwicklung durch Opfer von Tieren, Früchten od. Symbolen (Blut, Sperma, Sexualorgane) ersetzt wurden.

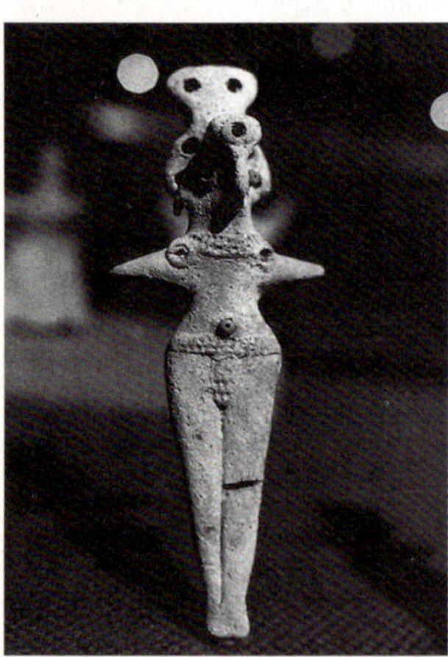

Große Mutter:
Syrische Muttergottheit aus dem 2. Jahrtausend v. Chr.

Die Vorstellung einer solchen Fruchtbarkeits- u. Todesgöttin hat (v. a. für ackerbauende Kulturen) im Hinblick auf die beobachtbaren Lebensprozesse einen hohen Erklärungswert, sie erscheint zugleich mit einer vaterrechtlichen sozialen Organisation (Patriarchat*) nur eingeschränkt vereinbar; die heute noch zugänglichen (patriarchal überformten) Darstellungen zeugen daher nicht selten von einer ambivalenten Interpretation der Großen Mütter, indem sie z. T. den Rang von Dämoninnen erhielten; vgl. Lilith-Mythos.

Grossesse nerveuse (frz. ~ Schwangerschaft) f: veraltete Bezeichnung für Scheinschwangerschaft*.

Groß|familie: (soziol.) Fachbezeichnung für Familie*, in der drei od. mehr Generationen (Großeltern, Eltern u. Kinder) zusammenleben; i. w. S. auch Bezeichnung für familienähnliche Wohngemeinschaften; vgl. Kommune.

Growth-Hormone-Releasing-Hormon n: (endokrin.) Abkürzung GRH, GH-RH; Wachstumshormon-Releasing-Hormon, auch Somatotropin-Releasing-Hormon (SRH), s. Hypothalamushormone.

Grund|gesetz, bio|genetisches: (biol.) auch sog. Parallelismustheorie; von E. Haeckel (1866) formulierte Annahme, nach der höhere Tiere in ihrer individuellen Entwicklung (Ontogenese*) die Stadien der Entwicklung ihrer Art im Verlauf der Evolution (Phylogenese*) durchlaufen; als Beweis für die Abstammungslehre* von Ch. Darwin betrachtete Vermutung, die auf Ähnlichkeiten der Form embryonaler Strukturen bei verschiedenen Tierarten beruhte, aber aus heutiger Sicht unzutreffend ist.

Gruppe: (soziol.) Bezeichnung für zwei od. mehr Individuen, die miteinander kommunizieren u. gemeinsam handeln, i. w. S. auch verwendet für mehrere Individuen, die eine andere gemeinsame Eigenschaft aufweisen (genauer: Klassen) od. ein gemeinsames Ziel verfolgen (genauer: Verband); typisch für Gruppen ist neben Interaktion der Mitglieder auch eine Strukturierung (Rollenverteilung) sowie gemeinsam geteilte Normen, Überzeugungen u. Werte. Man unterscheidet natürlich entstehende Gruppen (Primärgruppen, z. B. Familien) u. frei gewählte Zusammenschlüsse (Sekundärgruppen, z. B. Selbsthilfegruppen), verschiedene Funktionen der Gruppe für das Individuum (Bezugs-, Mitgliedschafts-, Freizeit-, Arbeits-, Emanzipationsgruppen u. a.) u. ein unterschiedlich ausgeprägtes **Gruppenbewusstsein**, das das Verhalten des Einzelnen innerhalb der Gruppe („Wir-Gruppe") u. gegenüber Außenstehenden („Die-Gruppe") bestimmt (s. Gruppendynamik). Das Gefühl der Zugehörigkeit zu einer Gruppe (aber auch der Nicht-Zugehörigkeit zu anderen Gruppen) ist für die psychische Stabilität der meisten Menschen von zentraler Bedeutung.

Gruppen|dynamik f: (psychol.) Sammelbezeichnung für die psychischen u. sozialen Prozesse innerhalb von Gruppen*; z. T. eng gefasst verwendet für die spezifischen Leistungen, die nur durch Handeln als Gruppe erreichbar sind, z. T. weiter gefasst auch für Prozesse der Machtverteilung u. Machtausübung innerhalb von Gruppen, des gegenseitigen Beeinflussens

u. Lernens, wie sie z. B. psychotherapeutisch genutzt werden (Gruppentherapie*), wie sie aber auch der Identifikation mit der eigenen Gruppe od. der Aggression gegenüber anderen Gruppen zugrunde liegen; vgl. Sozialisation.

Gruppen|ehe: (sexol.) Bezeichnung für Ehe od. eheähnliche Verbindung mehrerer Männer mit mehreren Frauen (sog. Polygynandrie); Vorkommen in wenigen traditionellen Gesellschaften (z. B. Australiens od. Polynesiens) u. als soziales Experiment (vgl. Gemeinschaftsehe, Kommune). Die Annahme, dass eine Gruppenehe mit Polygamie* der gesellschaftlichen Entwicklung von Matriarchat* u. Patriarchat* vorausgeht, gilt als nicht gesichert.

Gruppen|not|zucht: (jurist.) veraltete Bezeichnung für sexuelle Nötigung* bzw. Vergewaltigung*, die durch eine Gruppe (meist von Männern) durchgeführt wird; im aktuellen deutschen Strafrecht wird der Tatbestand als Regelbeispiel für besonders schwere Fälle von sexueller Nötigung genannt (§ 177 StGB) u. ist mit einer erhöhten Mindeststrafe bedroht; insbesondere unter Jugendlichen ist gemeinschaftlich begangene sexuelle Nötigung kein ausgesprochen seltenes Sexualdelikt.

Gruppen|sex: (allg.) Sammelbezeichnung für gleichzeitige Sexualkontakte od. Geschlechtsverkehr von drei od. mehr Personen. **Wertungen:** Gruppensex ist in zahlreichen Kulturen Bestandteil kultischer Feste (z. B. auch in der europäischen Antike; vgl. Orgie), aus dem Hinduismus sind zahlreiche Bilddarstellungen überliefert. In der christlichen Tradition ausschließlich ehelicher Sexualbeziehungen galt Gruppensex als unmoralisch; mit der sexuellen Liberalisierung* sind derartige Vorurteile weitgehend in den Hintergrund getreten. Vgl. Dreiecksverhältnis, Partnertausch.

Gruppen|therapie f: (psychol.) auch Gruppenpsychotherapie; Sammelbezeichnung für Formen der Psychotherapie*, die (im Gegensatz zur Individualtherapie*) als Gruppensitzungen mit 6-12 Teilnehmern von einem od. mehreren Therapeuten durchgeführt werden u. grundsätzlich das Ziel verfolgen, individuelle Problemlagen durch Selbstbesinnung u. Wahrnehmung sozialer Beziehungen zu lösen; man unterscheidet eher personenbezogene Ansätze (sog. Encounter-Gruppen) u. sachbezogene Ansätze (z. B. Sensitivitätstraining*), weiter sog. geschlossene Gruppen mit konstanter Zusammensetzung u. sog. offene Gruppen mit wechselnden Teilnehmern; eine Sonderform bildet die sog. multiple Familientherapie* mit Gruppen aus Mitgliedern mehrerer Familien. Angewendet werden unterschiedlichste therapeutische Verfahren (humanistisch, tiefenpsychologisch, verhaltenstherapeutisch) od. Verfahren der Suggestions- od. Körpertherapie.
Vorteile gegenüber der Einzeltherapie sind neben dem ökonomischeren Einsatz von Therapeuten v. a. Möglichkeiten der Nutzung gruppendynamischer Prozesse (Offenheit u. Vertrauen, Rückmeldung geben u. empfangen, Unterstützung u. Modelllernen). Sie gilt im Vergleich mit Einzeltherapie u. U. als realitätsnäher u. wird daher (nicht selten auch als Paartherapie*) bei einem breiten Spektrum von psychischen u. psychosomatischen Störungen eingesetzt; vgl. Selbsterfahrungsgruppe.

G-spot (engl. spot Fleck) m: (allg.) auch G-Punkt, Kurzbezeichnung für Gräfenberg*-Zone.

Gürtel: (allg.) Bezeichnung für band-, riemen- od. schnurförmiges Accessoire, das um Taille od. Hüfte geschlungen und geknotet od. verschlossen wird. Ursprünglich als Halterung (z. B. für Schwerter) verwendet, haben Gürtel heute überwiegend den Zweck, Kleidung zusammen- od. festzuhalten, sowie Schmuckfunktionen. Historisch kommen Gürteln zahlreiche symbolische Bedeutungen zu: Seit der Altsteinzeit wurde Gürteln eine Schutzfunktion zugeschrieben, seit der griechischen Antike gelten Gürtel als Zeichen der Jungfräulichkeit (vgl. Keuschheitsgürtel), vom Gürtel der Aphrodite sollte z. B. eine verzaubernde Wirkung auf Männer ausgehen; in Germanien galten Gürtel als Rechtssymbol u. Zeichen hausväterlicher Gewalt; noch heute sind sie als Hoheitszeichen z. B. Bestandteil von Uniformen. Farbe u. Verschluss von Gürteln werden in einigen Kulturen zur Signalisierung sexueller Vorlieben od. des Ehestandes verwendet.

Guiche: (kult.) traditionelle Bezeichnung für Stifte od. Ringe, die durch die Haut der Dammregion gestochen werden, s. Piercings.

Gụmma (ägypt., dann gr. κόμμι, lat. cụmmi Gummi) n: (infektiol.) auch Syphilom, Gummigeschwulst; bei Spätsyphilis auftretendes derbelastisches, kaum schmerzhaftes Knötchen v. a. an der Haut, in Knochen, Gelenken, Blutgefäßen, Leber u. zentralem Nervensystem (Hirnhäute), s. Syphilis.

Gummi: (allg.) Bezeichnung für Kondom*.

Gummi|fetischismus m: (sexol.) Sammelbezeichnung für Formen des Fetischismus*, bei denen Gegenstände u. Kleidung aus Gummi als besonders erregend erlebt werden (engl. rubber sex); als zentrale Reize kommen dabei sowohl die Materialeigenschaften als auch die beim Tragen von Gummikleidung entstehende Stauung von Hitze u. Feuchtigkeit (masochistische Färbung) in Frage.

gustatorisch (lat. gustatọrius Geschmack betreffend): (physiol.) den Geschmackssinn* betreffend.

Gutachten: (jurist.) Bezeichnung für die (meist schriftlich erstattete u. mündlich vorgetragene) Stellungnahme eines wissenschaftlichen Sachverständigen* zu speziellen Fachfragen nach Maßgabe des Richters. Bei forensisch-sexualmedizinischen Fragestellungen sollte das psychiatrische od. psychologische Gutachten zumindest folgende Bereiche erörtern: sexuelle Sozialisation des Beschuldigten (Situation in der Herkunftsfamilie, z. B. Einstellung zu Sexualität u. Nacktheit, Art u. Zeitpunkt der sexuellen Aufklärung), sexuelle Entwicklung (körperliche u. psychische Merkmale, z. B. Zeitpunkte von Pubertät, erster Masturbation, erstem Sexualkontakt), psychische Traumen (sexueller Missbrauch, Gewalterfahrungen), sexuelle Phantasien (Orientierung, Partner, Handlungen in Masturbationsphantasien), sexuelle Erfahrungen (Anzahl der Sexualpartner, Dauer der Beziehungen, feste Beziehungen zum Tatzeitpunkt), sexuelles Erleben (Qualität sexueller u.

persönlicher Beziehungen), sexuelle Funktionsstörungen (früher, zum Tatzeitpunkt, aktuell). Weiter von Bedeutung sind Informationen über die sexuelle Tathandlung im Einzelnen, über Gewaltanwendung, Alter u. Verhalten des Opfers sowie Ähnlichkeiten zu früheren Handlungen od. Situationen. Gutachten sind unparteiisch u. nach dem Stand der Wissenschaft zu erstatten; für die bei ihrer Erstellung erlangten Informationen besteht gegenüber dem Gericht Auskunftspflicht* nach bestem Wissen u. Gewissen.

Gutachten, anthropo|logisches: (genet.) auch morphologisches Ähnlichkeitsgutachten; Bezeichnung für eine im Rahmen eines Abstammungsgutachtens* z. B. zur Vaterschaftsfeststellung* durchgeführte Beurteilung anthropologisch-morphologischer Merkmale bei den untersuchten Personen hinsichtlich phänotypischer Übereinstimmung (z. B. allgemeine Physiognomie, Schädelform, Pigmentierung, Hautleisten an Händen u. Füßen, besondere Merkmale); Kinder müssen mindestens drei Jahre alt sein. Ein anthropologisches Gutachten wird i. d. R. erst nach einem Blutgruppengutachten* erstellt u. zunehmend durch die DNA*-Fingerprint-Methode ersetzt.

Guter Hoffnung: (allg.) Bezeichnung für schwanger sein, s. Schwangerschaft.

Gute Sitten: (jurist.) Sammelbezeichnung für Bewertungsmaßstäbe, nach denen in der Rechtsprechung in verschiedenen Zusammenhängen zwischen zulässigem u. unzulässigem Handeln unterschieden wird, sofern es nicht eindeutig verboten ist; eine Handlung verstößt gegen die guten Sitten, sofern sie dem „Anstandsgefühl aller billig und gerecht Denkenden" zuwiderläuft, wobei die Auffassung einer Gruppe od. eines einzelnen Richters hierfür nicht genügen u. extreme Positionen unberücksichtigt bleiben. Es können daher sowohl Rechtsgeschäfte als sittenwidrig gelten (§ 138 BGB), z. B. Wucher, Knebelverträge od. die Verpflichtung von Prostituierten zu entgeltlicher Gewährung des Geschlechtsverkehrs (wobei seit In-Kraft-Treten des Prostitutionsgesetzes* die Prostituierte allerdings nach Vornahme der sexuellen Handlung eine rechtswirksame Forderung auf das vorher vereinbarte Entgelt erwirbt), als auch bestimmte Handlungen sittenwidrig (u. damit ggf. strafbar) sein, die andere Menschen vorsätzlich schädigen (§ 826 BGB), z. B. ethisch nicht vertretbare körperliche Eingriffe trotz Wunsch u. Einwilligung des Betroffenen (§ 228 StGB), v. a. sofern sie zu dauernden Schädigungen führen; dies ist der Fall beim Handel mit Organen von Lebendspendern od. bei verstümmelnden plastisch-chirurgischen Maßnahmen (s. Amputationsfetischismus), kann aber (trotz Einvernehmlichkeit*) auch bei Schäden der Fall sein, die im Rahmen sadomasochistischer Handlungen entstehen (s. Hypoxyphilie, Nadelspiele, Piercings); vgl. Körperverletzung.

Guyon, René (1876-1963)**:** auch Pichan Bulayong; Jurist, Paris (Frankreich) u. Bangkok (Thailand); Richter, seit 1908 Berater im Königreich Siam, Neufassung des Rechtssystems, Richter am obersten Gerichtshof; umfangreiche Arbeiten zur Sexualethik (9 Bände, 1924-1929), Kritiker der westlichen Sexualmoral („La Liberté Sexuelle", ca. 1930), Eintreten für die Verabschiedung einer Allgemeinen Erklärung sexueller Menschenrechte* („Human Rights and the Denial of Sexual Freedom", 1951).

GV: (jurist.) Abkürzung für **G**eschlechts**v**erkehr*.

Gymno|phobie (gr. γύμνος nackt) **f:** (psychiat.) Fachbezeichnung für eine ausgeprägte Furcht (Phobie*) vor eigener Nacktheit* in Anwesenheit anderer bzw. vor nackten Menschen.

Gynäk|erastie (gr. γυνή, γυναικός Frau) **f:** (sexol.) historische Bezeichnung für Heterosexualität* bei Männern.

Gynäko|kratie (gr. κρατέω herrschen) **f:** (kult.) sog. Weiberregiment; von J. J. Bachofen (1861) verwendete Bezeichnung für matriarchalische Gesellschaftsformen mit Mutterfamilie u. Mutterrecht*, die historisch auf ein ungeregeltes Zusammenleben mit Promiskuität* u. Gruppenehe* mit Polygamie* gefolgt sein sollen; vgl. Matriarchat.

Gynäko|logie f: auch Frauenheilkunde; Ende des 17. Jahrhunderts aus Chirurgie u. Geburtshilfe hervorgegangenes medizinisches Fachgebiet, das sich frauenspezifischen Erkrankungen, deren Erkennung u. Behandlung widmet u. heute auch die Geburtshilfe umfasst.

Gynäko|manie f: (psychiat.) historische Bezeichnung für vermehrte (als normabweichend bewertete) sexuelle Motivation u. Aktivität bei heterosexuellen Männern; vgl. Hypersexualität.

Gynäko|mastie f: (klin.) Fachbezeichnung für gutartige, meist beiderseitige, evtl. aber asymmetrische u. manchmal schmerzhafte Vergrößerung der männlichen Brustdrüse aus verschiedenen **Ursachen: 1.** verminderte Testosteronproduktion, z. B. bei Klinefelter*-Syndrom od. Hypogonadismus*; **2.** verminderte Testosteronwirkung, z. B. bei testikulärer Feminisierung*; **3.** erhöhte Östrogenproduktion, physiologisch in der Neugeborenenperiode u. im Rahmen der Pubertät (sog. Pubertätsgynäkomastie) od. pathologisch bei Hormon-produzierenden Tumoren, insbesondere Hodentumoren*; **4.** Östrogenzufuhr, z. B. bei Östrogentherapie von Prostatakarzinomen*, im Kindesalter schon bei sehr geringer Östrogenzufuhr, z. B. über Lebensmittel; **5.** vermehrte periphere Umwandlung von Testosteron in Östrogene, z. B. bei Leberzirrhose od. im höheren Lebensalter; **6.** vermehrte Prolaktinproduktion, z. B. bei Hypophysentumoren; **7.** unerwünschte Wirkung von Antiandrogenen u. verschiedenen anderen Medikamenten. Bei einseitiger Gynäkomastie muss immer ein Mammakarzinom ausgeschlossen werden. Die Therapie richtet sich nach der Ursache u. erfolgt medikamentös durch Antiöstrogene, Testosteron bzw. (bei Prolaktinom) Dopaminagonisten od. durch operative Entfernung der Drüsenkörper.

Von dieser echten Gynäkomastie ist die Vergrößerung der männlichen Brust z. B. infolge von Fetteinlagerungen od. benignen Fettzelltumoren zu unterscheiden (Pseudogynäkomastie*).

Gynäko|philie f: (sexol.) **1.** allgemeine Bezeichnung für ein überwiegendes sexuelles Interesse an Frauen, verwendet z. B. zur eindeutigeren Beschreibung der sexuellen Orientierung* bei Transsexualität*; Gegensatz: Androphilie*. **2.** von M. Hirschfeld eingeführte Bezeichnung für ein überwiegendes sexuelles Interesse homosexueller Frauen (i. w. S. auch von Männern) für deutlich ältere Frauen; in dieser Bedeutung nicht mehr gebräuchlich; vgl. Gerontophilie.

Gynäko|phobie f: (psychiat.) Fachbezeichnung für eine sehr ausgeprägte Furcht (Phobie*) von Männern vor Frauen, früher auch (vereinfachend) für ein spezifisches Vermeidungsverhalten homosexueller Männer gegenüber Frauen. Vorkommen z. B. bei Neurosen; vgl. Weiberscheu, Androphobie.

Gynäko|spermien n pl: (biol.) Bezeichnung für Samenzellen, die das weibliche Geschlechtschromosom (X-Chromosom) tragen u. bei einer Befruchtung zu weiblichen Nachkommen führen.

Gynäko|tropie f: (klin.) Bezeichnung für ein gehäuftes Auftreten bei Frauen, z. B. von bestimmten (sog. gynäkotropen) Krankheitsbildern; vgl. Androtropie.

Gyn|andrie f: (klin.) veraltete Fachbezeichnung für das Vorhandensein männlicher Sexualorgane u. sekundärer Geschlechtsmerkmale bei Individuen mit weiblichem chromosomalen Geschlecht (Pseudohermaphroditismus* femininus);
(psychol.) i. w. S. früher auch verwendet als Bezeichnung für das Auftreten bei somatischen Frauen von psychischen Merkmalen, die als typisch männlich gelten.

Gyn|atresie f: (gynäkol.) Sammelbezeichnung für verschiedene Formen von angeborenem Verschluss der Hohlräume u. Gänge der weiblichen inneren Sexualorgane (Hemmungsfehlbildungen), insbesondere des Hymen (Hymenalatresie*), der Vagina (Vaginalatresie*), des Uterus (s. Uterusfehlbildungen) od. der Eileiter.

Gyno|gamet m: (biol.) Bezeichnung für einen weiblich differenzierten Gameten; vgl. Keimzellen.

Gyno|gamone n pl: (biol.) Fachbezeichnung für die von weiblichen Individuen niederer Organismen gebildeten Gamone*.

Gyno|glottie (gr. γλῶσσα Zunge) f: (sexol.) historische, auf M. Hirschfeld zurückgehende Fachbezeichnung für weibliche Kehlkopfgröße u. Sprechstimme bei Männern als Ausdruck einer androgynen Zwischenstufe (s. Zwischenstufen, sexuelle); weibliche Entsprechung: Androglottie; vgl. Eunuchoidismus, Feminisierung.

Gyno|sphysie f: (sexol.) historische, auf M. Hirschfeld zurückgehende Fachbezeichnung für eine weibliche Beckenform bei Männern als Ausdruck einer androgynen Zwischenstufe (s. Zwischenstufen, sexuelle); weibliche Entsprechung: Androsphysie; vgl. Feminisierung.

Gyno|termone n pl: (biol.) Fachbezeichnung für geschlechtsbestimmende Sexualstoffe (Termone*) bei weiblichen Individuen niederer Lebewesen.

Gyno|trichie (gr. θρίξ, τριχός Haar) f: (sexol.) historische, auf M. Hirschfeld zurückgehende Fachbezeichnung für einen weiblichen Behaarungstyp bei Männern als Ausdruck einer androgynen Zwischenstufe* (s. Zwischenstufen, sexuelle); weibliche Entsprechung: Androtrichie; vgl. Feminisierung.

GzVeN: (jurist.) Abkürzung für das im Nationalsozialismus* gültige **G**esetz* **z**ur **Ve**rhütung erbkranken **N**achwuchses.

G

H

Haar|ausfall: (allg.) i. w. S. Bezeichnung für jeden Haarverlust, der nicht durch Haarentfernung* entsteht, z. B. als normales Ausfallen von Kopfhaaren (ca. 100 Haare pro Tag), die durch Wachsen neuer Haare ersetzt werden; i. e. S. Bezeichnung für vermehrten Ausfall, den nachwachsende Haare nicht ausgleichen, z. B. infolge von Allgemeinerkrankungen, Medikamentenwirkungen, Vergiftungen sowie bei fast 50 % der Männer (Testosteron-induziert) im Verlauf des Lebens als sog. androgenetischer Haarausfall; vgl. Glatzenbildung.

Haare: (anat.) Pili; Hautanhangsgebilde aus Horn, die sich fast überall auf der Haut finden (s. Behaarung); ihre Wurzelzone (Haarfollikel) ist immer mit einer Talgdrüse verbunden, weist Muskel- u. Nervenfasern auf u. kann mit einer Duftdrüse verbunden sein. Man unterscheidet: **1. Primärhaare:** Flaumhaar des Fetus, dünn u. wenig pigmentiert; **2. Sekundärhaare:** Wollhaar, das noch vor der Geburt das Flaumhaar weitgehend ersetzt u. einem lebenslangen, im Alter abnehmenden Haarwechsel unterliegt. **3. Terminalhaare:** kräftige, stärker pigmentierte Haare mit lokalisationsabhängig unterschiedlicher Wachstumsgeschwindigkeit, Beschaffenheit u. Pigmentierung, z. B. Haupthaar, Wimpern, Augenbrauen, geschlechtstypische Behaarung*. Die Funktionen sind vielfältig: Wärmeisolierung (rudimentär), Verbesserung der Schweißverdunstung, Verbesserung der Berührungssensibilität, Signalwirkung (u. U. verstärkt durch die Beweglichkeit v. a. der Körperhaare).

Haar|entfernung: (allg.) Sammelbezeichnung für die Beseitigung von Kopf- u. Körperhaaren, überwiegend aus kosmetischen Gründen; man unterscheidet (s. Abb.): **1. Depilation:** vorübergehende Entfernung, bei der je nach Verfahren unterschiedlich große Anteile der Haarwurzel erhalten bleiben u. ein neues Haar nachwachsen kann; sie wird traditionell durch Rasur* od. Ausreißen von Haaren mit Pinzetten, Bimssteinen, klebenden Pflastern u. Wachsen erreicht, heute auch durch Wirkstoffe, die das Haar aufweichen u. brechen lassen (Schwefelverbindungen, Wasserstoffperoxid). Depilation ist in allen Kulturen üblich, sie umfasst sehr verschiedene Haarbereiche (Kopf, Körperhaare, Schamhaare) u. unterliegt heute in erheblichem Umfang der Mode*; vgl. Intimrasur.
2. Epilation: dauerhafte Entfernung, indem die Haarwurzel mit verschiedenen Verfahren zerstört wird, um das Wachsen neuer Haare zu verhindern, z. B. durch Überhitzen mit Kurzwellen (sog. Thermolyse), Stromspannung (sog. Elektrolyse) od. Laserbehandlung. Medizinisch bedeutsam ist die Epilation im Rahmen der Geschlechtsangleichung* bei Mann-zu-Frau-Transsexualität; begleitende Hormongaben schwächen das Wachstum zwar ab, die vollständigen Epilation des Bartes erfordert dennoch u. U. bis zu 200 Behandlungsstunden (mit diesem Problem werden z. T. frühe Hormongaben bei transsexuellen Jugendlichen begründet).

Haar|fetischismus m: (sexol.) Bezeichnung für eine Form des Fetischismus*, bei der Haare (i. w. S. auch Haarlosigkeit) anderer Menschen als sexuell besonders erregend erlebt wird; breites Spektrum, das von der Faszination durch bestimmte Haarfarben od. Haartrachten bis zu (u. U. sadistisch gefärbten) speziellen Handlungen reicht (z. B. historisch das heute selten beobachtete überfallartige Abschneiden fremder Zöpfe, s. Zopfabschneider).

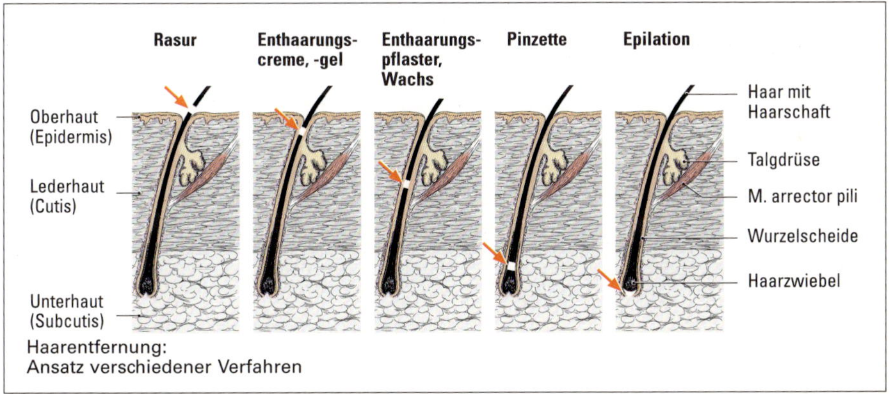

Haarentfernung:
Ansatz verschiedener Verfahren

Habituation (lat. habituare an etwas gewöhnen) f: (psychol.) Fachbezeichnung für Gewöhnung*.

Hack|ordnung: (ethol.) Bezeichnung für die Rangordnung* bei gruppenbildenden Tieren, die sich anhand von aggressiven Handlungen (bei Hühnervögeln z. B. Hacken) gegenüber Tieren niedrigeren Rangs erkennen lässt.

Häm|agglutinations-Hemm|test (gr. αἷμα, αἵματος Blut, lat. agglutinare ankleben) m: Bezeichnung für ein labormedizinisches Verfahren zum Nachweis von Antikörpern bzw. Antigenen; Anwendung z. B. in der Virusdiagnostik od. als Schwangerschaftstest*.

Hämato|kolpos m: (klin.) Fachbezeichnung für die Ansammlung von Menstruationsblut in der Vagina, z. B. bei Hymenalatresie* od. vaginaler Gynatresie*, mit primärer Amenorrhö, wehenartigen Beschwerden u. einer tastbaren Masse im kleinen Becken; es kommt evtl. zur Aufstauung bis in Uterus (Hämatokolpometra) od. Eileiter (Hämatosalpinx). Therapie: chirurgische Spaltung des Hymens bzw. Scheidenplastik.

H

Hämato|metra f: (klin.) Fachbezeichnung für die Ansammlung von Menstruationsblut im Uterus, evtl. mit Aufstauung bis in die Eileiter (Hämatosalpinx), z. B. bei Verengung od. Verschluss des Uterushalses (zervikale Stenose od. Gynatresie*); hinweisend sind eine verminderte od. fehlende Monatsblutung u. wehenartige Schmerzen in der Menstruationsphase des Endometrialzyklus. Die Therapie erfolgt operativ, ggf. verbunden mit einer Scheidenplastik.

Hämato|zele (gr. κήλη Bruch) f: (klin.) Fachbezeichnung für Blutansammlung in einem natürlichen Hohlraum (sog. Blutbruch), nicht selten als Einblutung in eine vorbestehende Hydrozele*. Vorkommen z. B. zwischen den beiden Blättern der Tunica vaginalis des Hodens (Haematocele testis) nach Verletzung od. bei hämorrhagischer Orchitis; auch in den Peritonealfalten vor u. hinter dem Uterus (Haematocele ante- u. retrouterina), zwischen den Blättern des Ligamentum latum des Uterus od. zwischen den Umhüllungen der Eileiter (peritubare Hämatozele) infolge extraueriner Schwangerschaft, bei Tubarabort od. bei Tubenruptur.

Hämor|rhoiden (gr. αἱμορροΐς Blutfluss) f pl: (klin.) Bezeichnung für knotenförmige Erweiterungen von Arterien od. Venen im Enddarm (Bereich der Corpora cavernosa recti), die zu vielfältigen Beschwerden führen können (helle Blutungen beim Stuhlgang, Juckreiz, schleimige Sekretionen; evtl. Druckgefühl, Brennen u. Schmerzen wie bei Proktitis*). Je nach Ausprägung erfolgt die Behandlung konservativ (lokal wirksame Medikamente, erhöhte Analhygiene, Stuhlregulierung) od. operativ (Verödung durch Sklerosierung, Abbinden mit Gummibändern od. Hitzekoagulation; bei erheblicher Ausprägung auch operative Hämorrhoidektomie).

Hämo|spermie f: (androl.) Blutbeimengung zum Sperma; **Vorkommen:** bei Verletzungen, Tumorerkrankungen, Prostatitis* u. Spermatozystitis*, Prostatakonkrementen, Tuberkulose der Genitalorgane.

Hände: (allg.) Körperzone mit hoher funktioneller Bedeutung; die Evolution einer Greifhand mit opponiertem Daumen bei den Hominiden (s. Mensch) gilt als besonderes bedeutsame Voraussetzung für die weitere Entwicklung. Hände sind Werkzeug- u. Tastorgane, die auch in sexueller Hinsicht eine wesentliche Rolle spielen; sie wirken bei den meisten Menschen als erogene Zonen* u. vermitteln entscheidende Anteile der (sexuellen u. nichtsexuellen) Kommunikation (s. Streicheln, Körpersprache, Gestik).

Häßlichkeits|fetischismus f: (sexol.) Bezeichnung für Formen des Fetischismus*, bei denen Sexualkontakte mit Menschen als besonders erregend erlebt werden, deren Äußeres den üblichen Schönheitsidealen nicht entspricht; nicht selten verbunden mit Masochismus*; vgl. Deformitätsfetischismus.

Häßlichkeits|komplex m: (psychoanalyt.) Komplex*, bei dem das eigene Körpererscheinungsbild nicht akzeptiert u. mit einer negativen Gefühlsqualität belegt wird. Vgl. body dysmorphic disorders.

Hafada: (kult.) traditionelle arabische Bezeichnung für Stifte od. Ringe, die durch den Hodensack gestochen werden, s. Piercings.

Hagen, Albert: Pseudonym von Iwan Bloch*.

Hage|stolz (ahd. hagustalt, hagastalt eine Einfriedung Besitzender): (allg.) ursprünglich Bezeichnung für unverheiratete Männer u. Frauen, die noch keinen eigenen Hausstand gegründet hatten; heute kaum mehr gebräuchliche Bezeichnung für Junggesellen*, die über das gewöhnliche Heiratsalter hinaus unverheiratet geblieben sind. Im sog. **Hagestolzenrecht** wurde versucht, das Heiraten durch Strafen zu erzwingen, in der römischen Antike z. B. durch eine besondere Steuer (Lex* Julia); in einigen deutschen Ländern wurden den Landesherren bis in das 18. Jahrhundert Ansprüche auf Vermögensanteile von Junggesellen zugebilligt, die bis zum 50. Lebensjahr unverheiratet geblieben waren. Vgl. Altjungferschaft.

Hahnrei: (allg.) ursprünglich Bezeichnung für einen kastrierten Hahn, dem zur Kennzeichnung die abgeschnittenen Sporen wie Hörner in den Kamm eingepflanzt wurden; im übertragenen Sinn veraltete Bezeichnung für Ehemann, dessen Frau sexuelle Beziehungen mit einem anderen Mann hat (vgl. Hörner aufsetzen), sowie für Ehemann, der keine sexuelle Beziehung zu seiner Ehefrau hat. Vgl. Seitensprung, Ehebruch.

Hainisch, Marianne (1839-1936): Politikerin, Wien; setzte sich u. a. für einen Zugang von Frauen zu Bildungseinrichtungen ein, 1902 Gründung des Bunds österreichischer Frauenvereine.

Haire, Norman (1892-1952): Gynäkologe u. Geburtshelfer, Australien, nach 1920 in London; u. a. gesundheitspolitische Aktivitäten auf dem Gebiet der Geburtenkontrolle u. Kontrazeption auf der Grundlage des Neomalthusianismus*; Vertreter der Sexualreformbewegung, ab 1930 Mitglied des Präsidiums in der Weltliga* für Sexualreform, 1936 Mitbegründer der British Sex Education Society, ab 1948 Herausgeber des „Journal of Sex Education“.

Hairless-woman-Syndrom (engl. ~ ~ haarlose Frau) n: (klin.) s. Feminisierung, testikuläre.

Halb|jungfrau: (allg.) auch Demivierge; veraltete Bezeichnung für (meist minderjährige) weibliche Prostituierte*, die noch keinen Vaginalverkehr hatte u. daher anatomisch als Jungfrau* gilt.

Halb|welt: (allg.) vom französischen Begriff „demimonde" (A. Dumas d. J., 1855) hergeleitete, abwertende Bezeichnung für eine gesellschaftliche Gruppe, die selbst nicht zu den gehobenen Kreisen gehört, aber zu diesen (insbesondere durch Prostitution u. Kriminalität, z. B. Drogenhandel) enge soziale Kontakte unterhält u. deren Lebensstil annimmt; heute kaum noch gebräuchlich.

Halluzination (lat. alucinatio Verwirrung) f: (psychiat.) Fachbezeichnung für Trugwahrnehmung bzw. Sinnestäuschung, bei der einer Wahrnehmung kein reales Objekt u. kein adäquater Sinnesreiz zugrunde liegt. Es werden folgende **Formen** unterschieden: **1.** elementare Halluzinationen mit ungestaltetem Inhalt; **2.** komplexe Halluzinationen mit ausgestaltetem Inhalt; **3.** Pseudohalluzinationen, deren Trugcharakter selbst erkannt wird. Halluzinationen sind auf allen Sinnesgebieten möglich, am häufigsten sind akustische Halluzinationen. Vorkommen: z. B. bei Delir, organischer Psychose*, Schizophrenie* od. als Folge der Wirkung von Rauschmitteln (Halluzinogenen, z. B. LSD*).

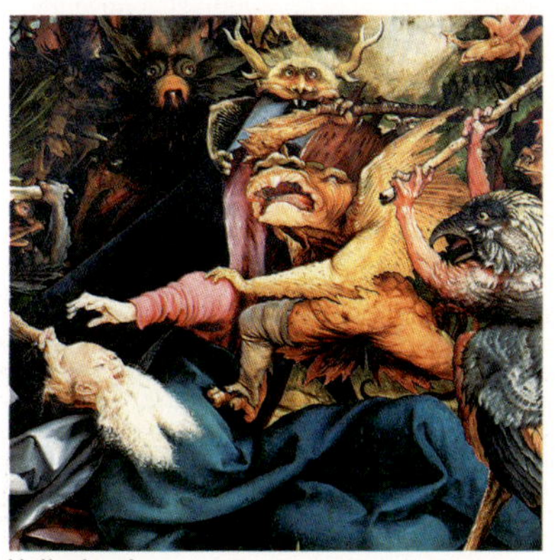

Halluzination:
Der Maler Mathias Grünewald (1480-1528) zeigt auf dem Isenheimer Altar (Museum Unterlinden, Colmar) in der Tafel „Die Versuchung des Hl. Antonius" Halluzinationen durch LSD-ähnliche Wirkstoffe im giftigen Mutterkorn-Pilz des Getreides; zugleich waren in dieser Zeit andere halluzinogene Pflanzen als Rauschmittel des Volkes sehr verbreitet.

Halluzinogene n pl: (pharmak.) Sammelbezeichnung für Wirkstoffe, deren Aufnahme Halluzinationen* auslöst (sog. Psychotomimetika); sie sind überwiegend pflanzlicher Herkunft u. werden z. T. traditionell als Rauschmittel* u. Aphrodisiaka* verwendet (z. B. Hanf*, Stechapfel*, Bilsenkraut*, Opium*, Ololiuqui*, Muskatnuss*, Peyote*, sog. Zauberpilze*), selten tierische Produkte (z. B. das Gift bestimmter Amphibien), neuerdings auch zahlreiche synthetische Wirkstoffe (LSD*, Ecstasy*, PCP* u. a.). Da Halluzinogene dosisabhängig, individuell u. situativ sehr verschieden wirken, können immer auch kritische psychische Zustände mit Fehlreaktionen od. belastenden emotionalen Erfahrungen auftreten; auch lang dauernde psychische Instabilität (Psychose, Depression) nach Einnahme von Halluzinogenen ist beschrieben.

Haltlosigkeit: (allg.) wenig gebräuchliche Bezeichnung für psychopathische Persönlichkeitsstörung*; auch für Unbegründetheit, z. B. von Beschuldigungen.

Ham, Johan (geb. 1651): Medizinstudent in Leiden (Niederlande); entdeckte 1677 als Gast von A. v. Leeuwenhoek die Samenzellen (Spermien) in der Samenflüssigkeit eines Patienten mit Gonorrhö.

Hamam (türk., aus arab. hhamm'am heißes Bad) m: (kult.) Bezeichnung für Dampfbäder (v. a. in Nordafrika u. Vorderasien), die in der antiken Tradition der Badehäuser* stehen u. (getrennt für Frauen u. Männer) neben Bade- u. Ruheräumen Möglichkeiten zur Körperpflege (z. B. Haarentfernung), Körperreinigung u. Massage bieten, z. T. auch Orte für (homosexuelle) Sexualkontakte u. Prostitution sind.

Hamburger Ehe: (allg.) Bezeichnung für die in Hamburg vor Einführung der eingetragenen Lebenspartnerschaft* seit 1999 mögliche Eintragung gleichgeschlechtlicher Partnerschaften in ein standesamtliches Partnerbuch.

Hand|arbeit: (allg.) verschleiernde, v. a. im Bereich der Prostitution* übliche Bezeichnung für Masturbation (auch sog. Handentspannung).

Handeln, sexuelles: (soziol.) als Ersatz für den Begriff Sexualverhalten* von E. W. Burgess Mitte des 20. Jahrhunderts eingeführte Bezeichnung (engl. sexual conduct) zur Verdeutlichung der Annahme, dass sexuelles Verhalten des Menschen stets sozial bewertet wird, dadurch überformt u. verändert ist u. sich hierin grundlegend vom Verhalten von Tieren unterscheidet. Daher folge das sexuelle Handeln des Menschen weniger der unmittelbaren Wirkung von Trieben od. körperlichen Antrieben, als vielmehr kulturell, sozial u. individuell geprägten sexuellen Skripten*.

Hand|fetischismus m: (sexol.) Bezeichnung für eine Form des Fetischismus*, bei der Hände anderer Menschen als sexuell besonders erregend erlebt werden; nicht selten verbunden mit Sadismus* od. Masochismus*.

Hand|kuss: (kult.) ursprünglich Form des Begrüßungskusses* eines Untergebenen gegenüber Herrschenden; heute (meist nur angedeuteter) Mund-zu-Hand-Kuss als traditionelle Höflichkeitsgeste von Männern gegenüber Frauen, als Grußformel heute evtl. ersetzt durch verbale Formulierungen („Küss' die Hand, gnädige Frau").

Handlung, sexuelle: (jurist.) Sammelbezeichnung für ein Tatbestandsmerkmal vieler Sexualstraftatbestände, das nach § 184c StGB im Hinblick auf das geschützte Rechtsgut von einiger Erheblichkeit sein muss (daher niedrigere Erheblichkeitsschwelle bei Handlungen z. B. gegenüber Kindern). Erforderlich ist ein äußerlich erkennbarer objektiver Sexualbezug (z. B. nicht gegeben bei einer körperlichen Züchtigung*, die den Täter sexuell erregt), während eine subjektive Bewusstheit des sexuellen Bezugs weder auf Täter- noch auf Opferseite gegeben sein muss. Sexuelle Handlungen können entweder mit Körperkontakt (an od. von einer anderen Person) od. ohne Körperkontakt (durch eine andere Person an sich selbst od. vor einer anderen Person) vorgenommen werden; im letzteren Fall bestimmt das Gesetz, dass die Handlung (nicht aber unbedingt deren sexuelle Bedeutung) durch das Opfer wahrgenommen werden muss.

Handlung, unzüchtige: (jurist.) bis zur Strafrechtsreform von 1974 im deutschen Strafrecht übliche, heute allenfalls noch umgangssprachlich verwendete Bezeichnung für sexuelle Handlung*.

H

Hand|schuhe: (allg.) Bezeichnung für eine die Hand und ggf. Finger umhüllende Bekleidung, die heute meist schützende (z. B. Arbeitshandschuh) od. schmückende, seltener symbolische Funktionen (z. B. als Würdezeichen) haben. Handschuhe wurden frühzeitig in Beziehung zu Sexualität u. Erotik gebracht (z. B. als Liebespfand, Zeichen von Dominanz); Tätowierungen von Fingern u. Händen (z. B. im alten Ägypten) werden z. T. als Vorformen des Handschuhs interpretiert. Handschuhe aus bestimmten Materialien (z. B. Leder) werden zur sexuellen Stimulation verwendet, im Rahmen von Safer* Sex wird für bestimmte Sexualpraktiken (z. B. Fistfucking*) die Verwendung von Latexhandschuhen empfohlen.

Hand|schuh|fetischismus m: (sexol.) Bezeichnung für eine Form des Fetischismus*, bei der Handschuhe als sexuell besonders erregend erlebt werden.

Hanf: (allg.) Bezeichnung für eine botanisch als Cannabis sativa zusammengefasste Gruppe von Pflanzen, die trotz erheblicher Unterschiede ihres Faser- bzw. Wirkstoffgehalts (sog. Cannabinoide) als eine einzige Art mit zahlreichen Varianten betrachtet wird. Der fast Cannabinoid-freie Faserhanf dient zur Herstellung von Seilen, Geweben u. Papier (in Deutschland Anbaubeschränkungen); Cannabis-Hanf (nach Betäubungsmittelgesetz in Deutschland weitgehend verboten) dient in verschiedenen Zubereitungen (Haschisch*, Marihuana*) v. a. als Rauschmittel*; unter ca. 400 Inhaltsstoffen werden im Hanf ca. 60 verschiedene sog. Cannabinoide beschrieben, von denen Δ^9-Tetrahydrocannabinol (THC*) die stärkste psychische Wirkung hat; vgl. Halluzinogene.
Hanf ist vermutlich eine der ältesten Kulturpflanzen des Menschen, seine Nutzung auch als Rauschmittel ist in zahlreichen Kulturen traditionell üblich u. wird vielfach (insbesondere in Ländern mit Alkoholverboten) toleriert, Anbau u. Handel sind dagegen nach internationalen Abkommen erheblich eingeschränkt. Dennoch ist Hanf das weltweit am häufigsten konsumierte Rauschmittel, auch in Ländern mit entsprechenden Verboten haben bis zu 50 % der Jugendlichen Erfahrungen mit Hanfprodukten; sie werden überwiegend geraucht, seltener gegessen od. getrunken, früher (als ölige Zubereitung in sog. Flugsalben der Hexen*) auch über die Haut aufgenommen.
Die **Wirkung** ist je nach Dosis u. Erfahrung der Konsumenten verschieden, sie wird teils als enthemmend, euphorisierend, sensibilitätssteigernd u. (in hoher Dosis) halluzinogen, teils als beruhigend u. entspannend od. einschläfernd beschrieben, es sind aber auch plötzliche Stimmungsveränderungen, Angstzustände, Gedankenstörungen u. psychotische Reaktionen möglich. Hanfprodukte gelten darüber hinaus als klassische Aphrodisiaka*, bei längerem Konsum u. höherer Dosis können auch gegenteilige Wirkungen auftreten. Das Risiko der Entstehung einer körperlichen Abhängigkeit gilt (verglichen mit anderen Rauschmitteln einschließlich Alkohol) als eher gering, dennoch sind psychische Folgen (Interessenverlust, Gedächtnisstörungen, Kritikschwäche, soziale Isolation) möglich u. scheinen um so eher aufzutreten, je jünger die Konsumenten sind. Eine schädigende Wirkung auf Spermienbildung u. Fetalentwicklung besteht nach heutiger Kenntnis nicht.
Die rechtliche **Bewertung** von THC-haltigen Hanfprodukten ist in Industriestaaten derzeit im Wandel begriffen: Während in Deutschland (je nach Bundesland verschieden) allenfalls beim Besitz von Kleinstmengen auf strafrechtliche Folgen verzichtet wird, sind andere europäische Länder (insbesondere Niederlande u. Schweiz) zu einer weitgehenden Liberalisierung übergegangen; vgl. Betäubungsmittelgesetz. Die Verwendung von Hanf als Arzneimittel wird noch kontrovers diskutiert: Während in Einzelfällen eine eindeutig positive Wirkung von THC auf medikamentenbedingtes Erbrechen u. Appetitlosigkeit sowie auf bestimmte Krankheitsbilder mit psychogener Komponente (z. B. Autoimmunkrankheiten) od. mit erheblichen Befindlichkeitsstörungen (z. B. Tumorerkrankungen) beobachtet wird, ist das Wirkungsspektrum individuell so verschieden, dass ein allgemeiner Einsatz zurzeit nicht befürwortet wird.

Hanky code (engl. ~ ~ Taschentuch-Code): (sexol.) Bezeichnung für eine unter homosexuellen Männern übliche Form der Signalisierung sexueller Vorlieben durch bunte Taschentücher, die in den Gesäßtaschen od. um den Hals getragen werden u. deren Farbe bevorzugte Praktiken, ihr Ort (rechts od. links) bevorzugte Rollen ausdrücken. Der Code soll zurückgehen auf den Brauch unter Männern im sog. Wilden Westen der USA, anlässlich von Festen Gelegenheitshomosexualität* zu praktizieren u. Partner durch entsprechende Zeichen zu suchen; vgl. Sexualsignal.

Haploidie (gr. ἁπλόος einfach) f: (genet.) Fachbezeichnung für **1.** den einfachen Chromosomenbestand sog. haploider od. monoploider Zellen, physiologisch reifer Keimzellen* in der Meiose; **2.** pathologisches Vorkommen eines nur einfachen kompletten Chromosomensatzes bei üblicherweise zu erwartendem zweifachen (diploiden) Chromosomensatz.

haptisch (gr. ἅπτω anfassen): (physiol.) auch taktil; den Tastsinn* betreffend.

Harem (arab. hharim verboten, verflucht) m: (kult.) ursprünglich arabische Bezeichnung für das Heilige, Unverletzliche; i. e. S. der (traditionell auch als Serail bezeichnete) abgesonderte Wohnbereich von Frauen (ursprünglich Geburtszimmer), der für Männer (außer Ehemann u. männlichen Verwandten ersten Grades) nicht zugänglich war. Harems im Bereich herrschaftlicher Residenzen od. der Oberschicht waren oft mit einer Überschreitung der islamisch zulässigen Zahl von vier Ehefrauen verbunden. Sie waren i. d. R. vergittert u. wurden von Eunuchen* bewacht, waren Ausdruck von Reichtum u. galten als soziales Privileg. Juristisch waren alle im Harem geborenen männlichen Kinder ebenbürtig; der jeweils älteste Junge trat die Erbfolge* an. Im 20. Jahrhundert wurden herrschaftliche Harems mit mehr als vier Ehefrauen praktisch generell abgeschafft, in einzelnen islamischen Ländern die Polygynie* überhaupt. Die räumliche Trennung der Wohnbereiche wird allerdings i. d. R. beibehalten; vgl. Pardeh. I. w. S. bezeichnet Harem die Gesamtheit der darin lebenden Frauen; vgl. Frauenhaus.

Harems|hose: (allg.) Bezeichnung für eine oben weite, am Knöchel eng zusammengefasste Hose für Frauen, die Anfang des 20. Jahrhunderts Mode war; vgl. Pumphose.

Harems|kult: (sexol.) von W. Stekel geprägte Bezeichnung für Formen des Fetischismus*, bei denen Sammlungen von Fetischen angelegt werden, von denen jeweils einzelne für sexuelle Handlungen ausgewählt u. andere „zurückgewiesen" werden. I. d. R. bestehen zugleich erhebliche Schwierigkeiten der Kontaktaufnahme mit anderen Personen.

Harn: (allg.) Bezeichnung für Urin*.

Harn|blase: auch kurz Blase, (anat.) Vesica urinaria; muskulöses, mit Übergangsschleimhaut ausgekleidetes, dehnbares Hohlorgan zum Sammeln und kontrollierten Ausscheiden von Urin; physiologisches Fassungsvermögen 300-500 ml. Man unterscheidet: Blasenkörper, Blasenscheitel (vorn-oben), Blasengrund mit Blasendreieck (Trigonum vesicae od. Trigonum Lieutaudii) zwischen den Einmündungen der Harnleiter* u. dem Abgang der Harnröhre* sowie Blasenhals mit innerer Öffnung der Harnröhre. Weiblich: mit der vorderen Wand der Vagina u. teilweise mit dem Uterus fest verbunden; männlich: vom Beckenboden durch Prostata, Bläschendrüsen u. Samenleiter getrennt.

Harn|blasen|entzündung: s. Zystitis*.

Harn|erotik f: (sexol.) historische Bezeichnung für Urophilie* u. Urethralerotik*.

Harness (engl. ~ Geschirr für Zugtiere): (allg.) Bezeichnung für ein aus Ledergurten u. Metallringen bestehendes Körpergeschirr, das Brust u. Rücken einbezieht u. bei Männern meist mit einem Penisring* verbunden ist; vgl. Lederfetische, Fetische, sexuelle.

Harn|leiter: (anat.) Ureter; ca. 4 mm dicke u. 20-30 cm lange, mit Schleimhaut ausgekleidete Muskelröhre zwischen Nierenbecken u. Harnblase zur aktiven (peristaltischen) Ableitung des Urins; drei physiologische Engen, die (v. a. in Verbindung mit Nierensteinen) Abflusshindernisse ergeben können. Fehlbildungen betreffen v. a. die Durchgängigkeit des Organs (vollständige od. teilweise Agenesie, Stenosen), Doppelungen der Anlage (Ureter duplex, Ureter fissus), die Lokalisation der Mündung (Ektopie) od. den muskulären Aufbau der Wandung (Megaureter).

Harn|orgasmus m: (sexol.) eher unübliche Bezeichnung für die weitgehende Verschiebung sexueller Empfindungen auf den Vorgang des Wasserlassens, bei dem orgasmusähnliche Empfindungen erlebt werden; auch physiologisch kann es bei starker sexueller Reizung von Gräfenberg-Zone od. Prostata zu einer (unwillkürlichen, als lustvoll erlebten) Öffnung des Blasenschließmuskels u. Freisetzung von Urin kommen (nicht zu verwechseln mit weiblicher Ejakulation*).

Harn|röhre: (anat.) Urethra; mit Übergangsschleimhaut ausgekleidete, von Bindegewebe umgebene Muskelröhre zur Ausscheidung von Urin aus der Harnblase*; geschlechtsspezifische Form u. Funktion: **Weiblich:** 3-4 cm lang, im Durchmesser stark dehnbar; Verlauf vor der vorderen Wand der Vagina*, Schließmuskel im Beckenboden*, äußere Öffnung im Scheidenvorhof 2-3 cm hinter der Eichel der Klitoris*, begleitet von Ausführungsgängen der Paraurethraldrüsen*; infolge des kürzeren Verlaufs besteht ein größeres Risiko aufsteigender Infektionen. **Männlich:** 20-25 cm lang; dient ab der Einmündung der Ductus ejaculatorii auch als Samenweg (sog. Harnsamenröhre); Abschnitte: hintere Harnröhre (Pars prostatica) mit innerem Schließmuskel, Prostata* u. Samenhügel*; mittlere Harnröhre (Pars membranacea) im Beckenboden* mit äußerem Schließmuskel; äußere Harnröhre (Pars spongiosa) im Corpus spongiosum des Penis* mit Einmündungen der Urethraldrüsen u. Bulbourethraldrüsen u. spindelförmiger Erweiterung (Fossa navicularis) vor der äußeren Öffnung auf der Eichel (s. Penis, Abb.); Fehlbildungen betreffen v. a. den Ort der äußeren Öffnung (s. Penisfehlbildungen).

Harn|röhren|ausfluss: (klin.) auch Urethrorrhö; bei Frauen häufiger als bei Männern auftretende Absonderung von Sekret aus der Urethra; Vorkommen z. B. bei Entzündung (Urethritis*) od. sexuell übertragbaren Infektionen*.

Harn|röhren|entzündung: s. Urethritis.

Harn|röhren|striktur (lat. strictura Verengung) f: (klin.) Fachbezeichnung für Verengung der Harnröhre, die zu einer Behinderung des Wasserlassens führt (Schmerzen, veränderter Harnstrahl, Nachträufeln). Angeborene Formen werden (weiblich) als Meatusstenose od. (männlich) als Urethralklappen bezeichnet, weit häufiger sind erworbene Strikturen, v. a. infolge chronischer Entzündungen, nach Verletzungen (transurethrale Eingriffe, Dauerkatheter); zu Strikturen des Harnröhrenausgangs kommt es u. U. auch im Rahmen einer Kraurose* von Penis od. Vulva. Die Therapie erfolgt operativ durch Dehnung od. Spaltung der Verengung.

Harn|triebhaftigkeit: (sexol.) veraltete Bezeichnung für Urethralerotik*; z. T. auch verwendet für ein (als sexuell erregend erlebtes) Zurückhalten des Harndrangs über längere Zeiträume.

Harry Benjamin International Gender Dysphoria Association: Abkürzung HBIGDA; Name einer Fachgesellschaft mit Sitz in Minneapolis, Minnesota (USA); Ziele sind u. a. die Förderung der Kooperation zwischen Medizin, Psychologie, Sozial- und Rechtswissenschaften in der Erforschung und Behandlung von Störungen der sexuellen Identität und Transsexualität*; Publikation u. a. von weithin akzeptierten Behandlungsrichtlinien für die hormonelle und chirurgische Geschlechtsangleichung bei Transsexualität (http://www.hbigda.org).

Hartmann, Max (1876-1962): eigentlich Maximilian Hartmann; Biologe, seit 1909 Professor u. ab 1914 Direktor des Kaiser-Wilhelm-Instituts für Biologie in Berlin; entwickelte 1909 die Theorie einer relativen Sexualität, die er 1925 experimentell an Braunalgen bestätigte (sog. Sexualitätstheorie*).

Haschisch (arab. hhashish Gras): (kult.) auch Kif; Bezeichnung für Zubereitungen aus dem Harz weiblicher Hanfpflanzen, die wegen ihres Gehalts an Cannabinoiden (insbesondere THC*) traditionell als Rauschmittel* geraucht od. gegessen werden; je nach Intensität der Sonneneinstrahlung u. der Art der Ernte (Abstreifen von lebenden Pflanzen od. Gewinnung aus geernteten Pflanzen) ist der Wirkstoffgehalt verschieden hoch; vgl. Hanf.

H

Hass: (allg.) Bezeichnung für ein intensives Gefühl der Abneigung u. Feindseligkeit gegenüber Individuen od. Gruppen, das sich bis zum Vernichtungswunsch steigern kann und u. U. in Bösartigkeit u. nicht kontrollierbare Aggression* umschlägt; von manchen als Gegenteil der Liebe* betrachtet. Die Motive für Hass sind nicht immer bewusst, dagegen wird er individuell fast immer (wenn auch nicht immer zutreffend) begründet; Ursachen sind nicht selten Angst, verletztes Selbstgefühl, ein Umschlagen von Liebe zur sog. Hassliebe od. die Projektion eigener Unlustgefühle (insbesondere bei entsprechender Indoktrination; vgl. Vorurteil, Diskriminierung).

Hass|liebe: (allg.) Bezeichnung für ambivalente Gefühle gegenüber einem anderen Menschen, die zwischen Hass u. Liebe schwanken; in psychoanalytischer Sicht sind Ablehnung, Herabsetzung u. Wunsch nach Demütigung des Partners einerseits u. Verlangen nach Nähe, Zuneigung andererseits miteinander verschmolzen; nicht selten auch in Eltern*-Kind-Beziehungen; vgl. Ambivalenz.

Hata, Sahachiro (1873-1938): Arzt, nach dem Studium in Tokio von 1907-1908 bei A. Wassermann in Berlin, 1909-1910 bei P. Ehrlich in Frankfurt, dann am Institut für Infektionskrankheiten in Tokio; entwickelte mit P. Ehrlich 1910 das Salvarsan* zur Behandlung der Syphilis.

Haube: (allg.) Bezeichnung für eine seit der Antike bekannte Form der Kopfbedeckung aus weichem Stoff, die möglicherweise aus der Kapuze hervorgegangen ist; ursprünglich zum Schutz vor Umwelt- u. Witterungseinflüssen von Männern u. Frauen getragen, wurden Hauben in zahlreichen Gesellschaften zum Symbol für verheiratete Frauen: Im Rahmen der Hochzeitsfeier wurde der Frau eine Haube aufgesetzt u. sie damit der häuslichen Gewalt des Mannes unterstellt („unter die Haube kommen"), die Zeremonie wurde zum Teil vom sog. Haubungstanz begleitet; im Unterschied trugen ledige Mädchen frei herabfallende Haare od. ein Kopftuch*. In volkstümlicher Annahme bringen Hauben Glück, sie sollen vor Verhexung, Unfällen u. Kopfschmerzen schützen (Abwehrzauber*). Vgl. Schleier.

Haut|bleichen: (allg.) Bezeichnung für die allmähliche Entfärbung dunkler Haut durch lang dauernde Behandlung mit (hierfür nicht zugelassenen) Hydrochinon- od. Kortikosteroid-haltigen Produkten, volkstümlich auch mit Quecksilber-Seifen (sehr giftig!); unter dunkelhäutigen Frauen u. Mädchen sehr verbreitete Gewohnheit, die mit dem Wunsch nach höherer Attraktivität begründet wird; vgl. Kosmetika. Da sämtliche Verfahren zu erheblichen Hautschäden, evtl. fleckiger Pigmentierung u. erhöhter Lichtempfindlichkeit führen, werden zunehmend Anstrengungen unternommen, das Verhalten durch Aufklärung zu verändern; außerdem werden inzwischen Aufheller auf pflanzlicher Basis angeboten, die weniger unerwünschte Wirkungen haben sollen (Arbutin, Kojisäure, Vitamin C u. a.).

Haut|bräunen: (allg.) Bezeichnung für die durch Sonnenlicht (insbesondere UV-A-Strahlung) od. chemische Substanzen (Retinoide u. a.) herbeigeführte Dunkelfärbung der hellen Haut, v. a. durch vermehrte Bildung des Hautpigments Melanin. Während in hellhäutigen Kulturen früher eine blasse Haut oft ein Zeichen hohen sozialen Rangs war, gilt heute eine gebräunte Haut überwiegend als Zeichen von Gesundheit u. Körperbewusstsein, als jugendlich u. sexuell attraktiv. Dies ist insofern gesundheitlich von Bedeutung, als eine eindeutige Beziehung zwischen intensiver Sonnenexposition (insbesondere bei Sonnenbrand) u. der Entstehung von Hauttumoren besteht; intensives Sonnenbaden u. Bräunen mit künstlichem UV-A-Licht erhöhen das Risiko, die Verwendung von Sonnenschutzcremes wird daher empfohlen. Infolge des Schwindens der Ozonschicht der Erdatmosphäre sind heute Sonnenschutz u. Verzicht auf starke Bräunung in Regionen mit erheblich erhöhten UV-Anteilen des Lichts (Australien, Neuseeland, Polregionen, Hochgebirge u. a.) unerlässlich.

Haut|erotik f: (sexol.) Bezeichnung für Sexualkontakt mit Stimulation durch Haut u. Hautkontakte; die Haut hat eine kommunikative Wirkung auf Gesichts-, Tast- u. Geruchssinn. Veränderungen (z. B. Erröten, Aufstellen von Haaren) können sexuelle Erregung signalisieren.

HBIGDA: Abkürzung für **H**arry* **B**enjamin **I**nternational **G**ender **D**ysphoria **A**ssociation.

HCG: (endokrin.) Abkürzung für **h**umanes **C**horion**g**onadotropin; Peptidhormon, das während einer Schwangerschaft zunächst von der Blastozyste u. später vom Synzytiotrophoblasten der Plazenta gebildet wird (Maximum im 2.-3. Schwangerschaftsmonat) u. das aus dem Alpha-HCG (das mit der Alpha-Untereinheit des Luteinisierungshormons LH identisch ist) u. einem jeweils individuell verschiedenen Beta-HCG besteht. HCG ist in Serum u. Urin mit radioimmunologischen Verfahren od. im ELISA nachweisbar; der Nachweis wird bei Schwangerschaftstests* genutzt. HCG stimuliert den Gelbkörper* (Corpus luteum) im Rahmen des Ovarialzyklus u. dessen Weiterentwicklung zum

Schwangerschaftsgelbkörper (Corpus luteum graviditatis); es stimuliert die Synthese von Östrogenen u. Progesteron in der Plazenta. Referenzbereiche: s. Tab.; erhöhte Werte von HCG sind ein möglicher Hinweis auf Mehrlingsschwangerschaft, Blasenmole, Chorionepitheliom od. Schwangerschaftstoxikose (s. Gestose); erniedrigte Werte können auf drohenden Abort, Extrauterinschwangerschaft od. Plazentaschädigung mit Fruchttod hinweisen. Außerhalb einer Schwangerschaft wird HCG als Tumormarker bei HCG-bildenden Tumoren (z. B. bei Chorion-, Embryonal- u. Teratokarzinomen von Leber, Bauchspeicheldrüse, Magen, Hoden od. Eierstöcken) genutzt. Therapeutische Anwendung im Rahmen der Sterilitätsbehandlung. Vgl. Plazentahormone.

HCG

	Referenzbereiche (Frauen)
nicht schwanger	< 5 mIU/ml
schwanger	< 100 000 mIU/ml

HCG-Test m: (endokrin.) Bezeichnung für **1.** diagnostisches Verfahren zur Beurteilung der endokrinen Funktion der Hoden; **Prinzip:** Kommt es nach Gabe von humanem Choriongonadotropin (HCG*) zu einer Verdopplung der Testosteron-Werte, liegt keine Hodeninsuffizienz vor. **Beurteilung:** Bei ausbleibendem Anstieg des Testosterons liegt eine Insuffizienz der Leydig-Zwischenzellen vor (z. B. Anorchie od. Hodenatrophie), bei Anstieg des (zuvor erniedrigten) Testosterons nach Stimulierung eine sekundäre Insuffizienz (z. B. infolge Kryptorchismus od. Hodenektopie); vgl. Hypogonadismus. **2.** Test zur Feststellung einer Schwangerschaft; s. Schwangerschaftstests. **3.** HCG-Stimulationstest od. Corpus-luteum-Reaktivierungstest, diagnostisches Verfahren zur Beurteilung der Funktionsfähigkeit des Gelbkörpers (Corpus luteum); **Prinzip:** Gabe von HCG am 1. Zyklustag, Progesteron-Bestimmung am 4. u. 5. Zyklustag u. Vergleich mit dem Progesteron-Wert der Lutealphase.

HCS: (endokrin.) Abkürzung für **h**umanes **C**horion**s**omatomammotropin; früher auch als humanes Plazentalaktogen (HPL) bezeichnetes Peptidhormon, das während einer Schwangerschaft vom Synzytiotrophoblasten der Plazenta gebildet wird. Die Konzentration von HCS im Serum nimmt während der Schwangerschaft bis zum Geburtstermin zu u. korreliert weitgehend mit dem Zuwachs der Masse des Synzytiotrophoblasten. Es wird angenommen, dass HCS für das fetale Wachstum erforderlich ist u. eine verbesserte Stoffwechsellage des Feten durch eine Mobilisierung mütterlicher Glukose, Fettsäuren u. Ketonkörper ermöglicht. HCS ist ein wichtiger Parameter zur Beurteilung der Plazentafunktion. Nachweis u. quantitative Bestimmung erfolgen mit immunologischen Verfahren. Referenzbereiche: s. Tab.; erhöhte Werte bei Schwangerschaft mit weiblichem Fetus, Mehrlingsschwangerschaften u. mit zunehmender Plazentagröße; erniedrigte Werte weisen auf eine Plazentainsuffizienz, Gestose od. intrauterine Mangelentwicklung hin u. werden auch bei Wachstumsverzögerungen im letzten Trimenon beobachtet. Vgl. Plazentahormone.

HCS

	Referenzbereiche (Frauen)
nicht schwanger	< 0,5 ng/ml
26.–30. SSW	2,8–7,1 ng/ml
> 37. SSW	5–10 ng/ml[1]

[1] bei Schwangerschaft mit weiblichem Fetus höhere Werte

HCT: (endokrin.) Abkürzung für **h**umanes **C**horion**t**hyrotropin; Peptidhormon, das während einer Schwangerschaft von der Plazenta gebildet wird u. Entwicklung u. Wachstum der Schilddrüse des Fetus fördert.

Heb|amme: (gebh.) Bezeichnung für weibliche, nichtärztliche Geburtshelferin*.

Heb|ammen|geschlecht: (jurist.) Fachbezeichnung für die von der Hebamme bzw. dem Entbindungspfleger unmittelbar nach der Geburt vorgenommene Zuordnung des Geschlechts* bei Neugeborenen.

Hebe|phrenie (gr. ἥβη Jugend, φρήν Geist) f: (psychiat.) sog. Jugendirresein; veraltete Fachbezeichnung für hebephrene Schizophrenie*.

HebG: (jurist.) Abkürzung für sog. Hebammengesetz, „Gesetz über den Beruf der Hebamme und des Entbindungspflegers", s. Geburtshelfer.

Hedonismus (gr. ἡδονή Freude, Lust) m: (kult.) Fachbezeichnung für eine in der griechischen Antike begründete materialistische Philosophie, derzufolge das Streben nach Freude u. sinnlichem Genuss Antriebsfeder menschlichen Verhaltens sei u. die dauerhafte Erfüllung körperlicher u. seelischer Lust persönliches Glück ausmache; vgl. Eudämonismus, Lustprinzip.
(allg.) mitunter abwertend verwendete Bezeichnung für Lebensorientierung an Spass u. Freude.

Hegar-Stifte (Alfred H., Gynäkologe, Freiburg, 1830-1914): (gynäkol.) Bezeichnung für leicht gekrümmte Stifte mit stark konischer Spitze u. unterschiedlichen Durchmessern (1-26 mm), die zur Erweiterung des Zervikalkanals eingesetzt werden. Anwendung z. B. vor intrauterinen Eingriffen, ggf. vor Einsetzen eines Intrauterinpessars* od. im Rahmen einer sexualtherapeutischen Behandlung von Vaginismus* (Anwendung in der Vagina). Vgl. Laminaria-Stifte.

Heirat: (allg.) auch Vermählung; Bezeichnung für Eheschließung*.

Heirats|alter: (soziol.) Bezeichnung für das durchschnittliche Alter bei (erster) Eheschließung von Frauen u. Männern; in Deutschland ist ein Anstieg im Zeitverlauf beobachtbar (s. ums. Abb.); vgl. Ehe.
(jurist.) Bezeichnung für das Mindestalter, das für eine Eheschließung erreicht sein muss (in Deutschland 18 Jahre, in Ausnahmefällen 16 Jahre), s. Ehefähigkeit.

Heirats|annonce f: (allg.) Bezeichnung für eine Kontaktanzeige* mit dem ausdrücklichen Ziel einer festen Partnerschaft u. Eheschließung; erste derartige Inserate erschienen in England Ende des 17. Jahrhunderts, in Deutschland Mitte des 18. Jahrhunderts. Früh wurden auch Zeitschriften veröffentlicht, die ausschließlich Heiratsannoncen enthielten („Allgemeiner Heiratstempel", ab 1801), sie erreichten Ende des 19. Jahrhunderts eine große Verbreitung, um den (überwiegend männlichen) deutschen Auswanderern (v. a. in Afrika, Südamerika u. Asien) die Möglichkeit zum Kontakt mit heiratswilligen deutschen Mädchen u. Frauen zu geben; vgl. Partnervermittlung.

Heirats|beschränkungen: (allg.) Sammelbezeichnung für Regelungen, die eine Eheschließung einschränken, i. e. S. für Eheverbote*.

Heirats|handel: (allg.) Bezeichnung für die gewerbliche Vermittlung ausländischer Ehefrauen an einheimische Interessenten; die Vermittler bieten überwiegend Frauen aus Asien u. Südamerika, im letzten Jahrzehnt zunehmend auch aus Osteuropa an, die gegen entsprechende Gebühren entweder als Touristinnen einreisen, um hier zu heiraten, od. zu denen ein Kontakt im Ausland vermittelt wird (Heiratstourismus*). Den Migrantinnen wird nach der Eheschließung zunächst eine befristete Aufenthaltserlaubnis erteilt, nach Ablauf von drei Jahren wird das Bestehen der ehelichen Lebensgemeinschaft geprüft, ein Bleiberecht entsteht erst nach vier Jahren; diese Regelung gewährt den Ehemännern ein risikoloses „Rückgaberecht" in den ersten Jahren der Ehe u. macht bei Scheitern der Ehe die Durchsetzung von Unterhaltsansprüchen fast unmöglich; auch Frauen, die nach der Eheschließung als Prostituierte arbeiten (verdeckter Menschenhandel*), geraten hierdurch in eine ausweglose Lage, weil sie bei faktischem Nichtbestehen der geschlossenen Ehe (meist „unauffindbarer" Ehemann) von Ausweisung bedroht sind (§ 19 Ausländergesetz). In den meisten Großstädten gibt es inzwischen Beratungsstellen u. Selbsthilfegruppen für ausländische Ehefrauen; Kontakte über den bundesweiten Koordinierungskreis gegen Frauenhandel u. Gewalt (KOK, http://www.kok-potsdam.de).

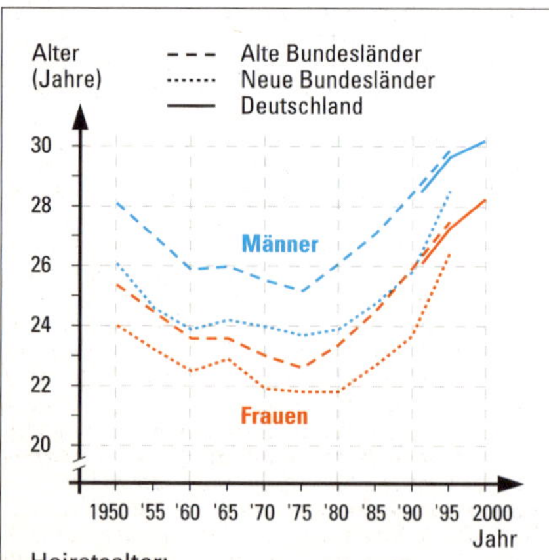

Heiratsalter:
Durchschnittliches Alter bei erster Eheschließung, Deutschland, 1950-2000

Heirats|konsens m: (jurist.) historische Bezeichnung für Erfordernis einer Erlaubnis des Dienstherrn zur Eheschließung, z. B. bei Militärangehörigen.

Heirats|markt: (kult.) Bezeichnung für bestimmte Markttage, zu denen in manchen Gesellschaften auch heiratsfähige Mädchen angeboten wurden u. gegen Zahlung eines Brautpreises* an ihre zukünftigen Männer übergeben wurden (Kaufehe*, z. B. in Babylon); in der Praxis vermutlich eher ein symbolischer Vorgang, bei dem der Handel nicht mit dem Meistbietenden, sondern mit einem zuvor bekannten Bewerber abgeschlossen wurde (vgl. Brautwerbung).

Heirats|pakt: (jurist.) historische Bezeichnung für Ehevertrag*.

Heirats|schwindel: (jurist.) Bezeichnung für Vortäuschung von Heiratsabsichten (vgl. Eheversprechen), meist mit dem Ziel, vom Partner Geld od. (materielle) Vorteile zu erlangen; strafrechtlich als Betrug bewertet.

Heirats|tourismus m: (allg.) verschleiernde Bezeichnung für Heiratshandel*, bei dem entweder Heiratswilligen mit EU-Staatsbürgerschaft im Rahmen einer Urlaubsreise mögliche Partnerinnen vorgestellt werden, od. ausländische Partnerinnen als Touristinnen in die EU einreisen, um sich hier zu verheiraten.

Heirats|unlust: (allg.) Bezeichnung für Widerwillen gegen eine Eheschließung; unterschiedlichste Ausprägungsgrade sind möglich; Heiratsunlust kann ihre Ursache z. B. in der Ablehnung einer sozial erzwungenen Ehe, individueller Präferenz anderer Partnerschaftsformen od. anderer Lebensplanung haben; vgl. Alleinlebende.

Heirats|verbote: (jurist.) Sammelbezeichnung für Regelungen, die die Eheschließungsfreiheit bestimmter Personen einschränken, s. Eheverbote; vgl. Zwangsheirat.

Heirats|vermittlung: (allg.) eher veraltete Bezeichnung für die gewerbliche Partnervermittlung* mit dem Ziel der Eheschließung.

Heirats|verwandtschaft: Bezeichnung für Verwandtschaftsverhältnisse, die zwischen den Verwandten von Ehepartnern durch die Eheschließung entstehen; z. B. stehen die Geschwister der Ehepartner gegenseitig im Verhältnis von Schwägerin u. Schwager, ihre Ehepartner wurden früher als Schwippschwägerin bzw. Schwippschwager bezeichnet.

Hemd: (allg.) Bezeichnung für meist ärmelige Kleidungsstücke, die direkt auf dem Körper getragen werden. In Mitteleuropa seit dem 3. Jahrhundert nachweisbar, verfeinerte sich mit der Renaissance das Ausgangsmaterial; eine Unterscheidung von Ober- u. Unterhemden erfolgte in der Männermode um 1800. Vgl. Nachtwäsche.

hemi|zygot (gr. ἡμι- halb-) : (genet.) Bezeichnung für ein Gen, das nur einzeln u. nicht als Allelenpaar auftritt. Bei Männern sind im Unterschied zu Frauen alle auf dem X-Chromosom liegenden Gene hemizygot, da Männer nur ein X-Chromosom besitzen.

Hemmung: (allg.) Bezeichnung für Einschränkung der Handlungsfähigkeit durch innere Mechanismen, z. B. durch Schüchternheit od. soziale Normen.
(physiol.) Bezeichnung für die Abschwächung od. Verhinderung einer körperlichen Funktion durch entgegenwirkende Systeme, z. B. als Hemmung von Hormonwirkungen durch Antihormone od. von zerebraler Erregung durch Auslösen hemmender Impulse.
(psychol.) Bezeichnung für die Blockierung von psychischen Vorgängen, z. B. als Denkstörung, Antriebsstörung od. Auffassungsstörung, mit dem Ergebnis einer psychischen Gehemmtheit.
(ethol.) wird die Bedeutung von Hemmungen (insbesondere der Aggressivität) für das ungestörte Zusammenleben in Gruppen betont; sie sind in bestimmten Bereichen unerlässlich u. bei Tieren vielfach angeboren, z. B. die Beißhemmung, wie sie bei Rangkämpfen durch entsprechende Demutsgebärden ausgelöst wird od. bei Kampfspielen von Jungtieren in einer Gruppe besteht.
(sexol.) werden als Hemmungen solche Beschränkungen des sexuellen Handelns bezeichnet, die auf individuelle od. soziale Normvorstellungen u. Tabus zurückzuführen sind; vgl. Scham, Angst, Schuldgefühl, Ekel. Ausgeprägte Hemmungen können das Sexualleben erheblich beeinträchtigen u. lassen evtl. eine Beratung od. Psychotherapie ratsam erscheinen.

Hemmungs|fehlbildung: (klin.) Sammelbezeichnung für körperliche Fehlbildungen, die auf einem vorzeitigen Stillstand der normalen Entwicklung beruhen, z. B. Hypospadie* infolge Hemmung der Harnröhrenentwicklung.

Hemmungs|hormone n pl: (endokrin.) auch Inhibiting-Hormone; Hypothalamushormone*, die die Freisetzung von Hormonen in der Hypophyse hemmen.

Henna (arab. hhịnna'): (kult.) traditionelle Bezeichnung für Färbemittel aus den Blättern des in Afrika u. Asien heimischen Hennastrauchs (Lawsonia inermis), die zum Rot- od. Braunfärben von Haaren u. Nägeln sowie zur Körperbemalung* (s. Abb. dort; vgl. Geld, Abb.) verwendet werden; in Verbindung mit pflanzlichen Indigofarbstoffen ergibt Henna auch eine blauschwarze Färbung (nicht zu verwechseln mit dem in Deutschland verbotenen sog. black henna, das wegen seines Gehalts an Paraphenylendiamin schwere Kontaktallergien auslösen kann).

Henschel, August Wilhelm Eduard Theodor (1790-1856): Wissenschaftshistoriker, der in seinem Buch „Von der Sexualität der Pflanzen" (Breslau 1820) vermutlich erstmals im deutschen Sprachraum den Begriff Sexualität verwendete.

Hepatitis (gr. ἧπαρ, ἥπατος Leber) f: (klin.) Leberentzündung; allgemeine Reaktion der Leber auf schädliche Faktoren unterschiedlichster Ursache, z. B. toxisch (u. a. Alkohol, Arzneimittel), infektiös (v. a. Hepatitis-Viren, seltener bakteriell, z. B. Chlamydien, od. parasitär, z. B. Amöben, Würmer), metabolisch (u. a. Eisenspeicherkrankheit) od. durch andere Grunderkrankungen (z. B. Autoimmunkrankheiten) bedingt. Pathologisch-anatomisch kommt es bei akuter Hepatitis zur Einwanderung von Plasmazellen, Lymphozyten u. Histiozyten in die Periportalfelder der Leber, zu einer Vergrößerung u. Wanddurchlässigkeit von Leberzellen mit Lebervergrößerung u. Funktionsstörungen u. (selten) zum akuten Leberzerfall; bei chronischer Hepatitis mit lang dauernder (> 10-15 Jahre) Einwirkung schädigender Faktoren ist ein bindegewebiger Umbau der Leber u. Übergang in Knötchenleber (Leberfibrose) mit Verlust von Lebergewebe (sog. Schrumpfleber, Leberzirrhose) u. dann erhöhtem Risiko für Leberkarzinom möglich. Bei der **Virushepatitis** können folgende Formen unterschieden werden:
1. Hepatitis A: Infektion mit Hepatitis-A-Virus (HAV; RNA-Virus); **Vorkommen:** weltweit häufigste Virushepatitis mit starker Verbreitung insbesondere in Asien, Afrika, GUS-Staaten; in Deutschland ca. 20 000 Fälle pro Jahr. **Übertragungswege:** überwiegend fäkal-oral durch verschmutzte Nahrungsmittel u. Wasser (insbesondere in Ländern mit niedrigem Hygienestandard), Kontakt mit Ausscheidungen (z. B. im Rahmen von Krankenpflege), sexuelle Übertragung durch Analverkehr* od. Rimming* möglich; sehr selten über Blut od. Blutprodukte. **Klinik:** nach einer Inkubationszeit von ca. 2-8 Wochen meist grippeähnliche Beschwerden mit leichtem Fieber, allgemeinem Unwohlsein, Abgeschlagenheit, Völlegefühl, Oberbauchschmerz, Durchfall; häufig asymptomatischer Verlauf. Selten sog. Gelbsucht (Ikterus) durch Bilirubineinlagerung in Augenschleimhaut u. Haut; in etwa 0,1 % fulminanter Verlauf mit akutem Leberversagen. Nach ca. 4 Wochen heilt die Hepatitis A folgenlos aus, einen chronischen Verlauf gibt es nicht; nach der Erkrankung besteht Immunität. **Diagnose:** Nachweis von Antikörpern (IgM). **Therapie:** Eine spezifische medikamentöse Therapie gibt es nicht; Vermeidung leberschädigender Faktoren (Alkoholkarenz, falls möglich Verzicht auf Medikamente, die über die Leber abgebaut werden, z. B. hormonelle Kontrazeptiva). Bei akutem Leberzerfall Lebertransplantation. **Prophylaxe:** Heute ganz überwiegend empfohlen wird die aktive Schutzimpfung (zwei Impfungen im Abstand von mindestens sechs Monaten) mit hohem Impfschutz (> 90 %) für ca. 10 Jahre (Impfempfehlungen: s. Tab. 1); eine passive Immunisierung (Gabe von Immunglobulinen) bietet Schutz für ca. drei Monate. Bei Reisen in Länder mit niedrigem Hygienestandard Abkochen od. Desinfektion von Trinkwasser, Verzicht auf Verzehr von ungeschältem Obst, Eis, Meeresfrüchten. Das Risiko einer sexuellen Übertragung kann z. T. durch Safer Sex u. Verwendung von Kondomen verringert werden. Bei injizierendem Drogengebrauch sollte auf die gemeinsame Benutzung von Spritzbestecken verzichtet werden (sog. Safer Use).
2. Hepatitis B: Infektion mit Hepatitis-B-Virus (HBV; DNA-Virus aus der Familie der Hepadnaviridae); **Vorkommen:** weltweit sind nach Schätzungen der Weltgesundheitsorganisation mehr als 2,5 Milliarden Menschen mit HBV infiziert, davon sind über 350 Millionen chronische

H

Hepatitis Tab. 1
Impfempfehlungen der Ständigen Impfkommission (STIKO) für Schutzimpfungen gegen **Hepatitis A** (Stand Juli 2001)

Indikationen	Anwendungshinweise (Packungsbeilage/Fachinformationen beachten)
Personal medizinischer Einrichtungen, z. B. der Infektiologie oder Kinderheilkunde medizinisches Personal von Laboratorien, z. B. für Stuhluntersuchungen Personal in Kindertagesstätten, Kinderheimen u. a. Personal in psychiatrischen Einrichtungen oder vergleichbaren Fürsorgeeinrichtungen für Zerebralgeschädigte oder Verhaltensgestörte Kanalisations- und Klärwerksarbeiter homosexuell aktive Männer Personen mit substitutionspflichtiger Hämophilie Kontaktpersonen zu an Hepatitis A Erkrankten Personen mit chronischen Lebererkrankungen, die keine HAV-Antikörper besitzen Reisende in Regionen mit hoher Hepatitis-A-Prävalenz	Grundimmunisierung und Auffrischimpfung nach Angaben des Herstellers Eine Vortestung auf HA-Antikörper ist sinnvoll bei vor 1950 Geborenen und bei Personen, die in der Anamnese eine mögliche HA aufweisen bzw. längere Zeit in Endemiegebieten gelebt haben. Bei Personen, für die eine Hepatitis A ein besonderes Risiko darstellt, kann nach aktuellem Erregerkontakt (Exposition) zeitgleich mit der ersten Impfung ein Immunglobulin-Präparat gegeben werden.

HBV-Träger; in Deutschland gibt es jährlich ca. 25 000-30 000 Neuinfektionen. **Übertragungswege:** von der Mutter auf das Kind während der Geburt (weltweit häufigster Übertragungsweg), ferner v. a. Geschlechtsverkehr (vaginal, anal, oral) u. gemeinsame Spritzenbenutzung bei injizierendem Drogengebrauch, sowie Blut u. Blutprodukte, Organtransplantate, durch Muttermilch, sehr selten durch Speichel. **Klinik:** bei Infektion mit HBV nach einer Inkubationszeit von ca. 1-6 Monaten bei 30-50 % Symptome wie Gelenkschmerzen, Hautausschlag, allgemeines Krankheitsgefühl, Fieber, Abgeschlagenheit, Völlegefühl, Oberbauchschmerz, selten Nierenbeteiligung, evtl. Gelbsucht (Ikterus); in etwa 1 % fulminanter Verlauf mit akutem Leberversagen. Bei Erwachsenen in ca. 5-10 % der Fälle Übergang in eine chronische Verlaufsform; deutlich höheres Risiko bei injizierenden Drogengebrauchern (ca. 20-25 %), HIV-Infektion (abhängig vom Immunstatus), Neugeborenen (nahezu 100 %). Bei chronischer Hepatitis B ist noch mehr als sechs Monate nach der akuten Infektion eine Virusvermehrung nachweisbar; Verlauf dann überwiegend als sog. chronisch-persistierende Hepatitis mit Lebervergrößerung, Leberwertveränderungen, histologischen Zeichen einer Hepatitis. Eine spontane Inaktivierung von HBV ist auch bei chronischem Verlauf möglich; in ca. 10-30 % kommt es zu einer chronisch-aggressiven Verlaufsform mit bindegewebigem Umbau der Leber (Leberfibrose), evtl. Ausbildung einer Schrumpfleber (Leberzirrhose) u. nachfolgend (selten) zu einem Leberzellkarzinom. **Diagnose:** Nachweis von Antikörpern, die gegen die Virushülle (HBs- u. HBe-Antigene) sowie gegen Virusbestandteile (HBc-Antigen) gerichtet sind; Nachweis von Virus-DNA mittels Polymerasekettenreaktion* (bei positivem Nachweis ist von Infektiosität auszugehen); bei chronischem Verlauf bleiben HBs-Antigen u. evtl. HBe-Antigen nachweisbar. **Therapie:** Eine spezifische medikamentöse Therapie der akuten Form gibt es nicht; Vermeidung leberschädigender Faktoren; bei chronischem Verlauf Hemmung der Virusvermehrung durch Lamivudin (nach Absetzen meist erneute Virusvermehrung, in ca. 30 % der Fälle Resistenzbildung) od. Interferon-α (in ca. 30-40 % der Fälle Inaktivierung); bei ausgeprägter Leberzirrhose Lebertransplantation. **Prophylaxe:** aktive Schutzimpfung als Mehrfachimpfung mit gentechnisch hergestelltem Subunit-Impfstoff u. hohem (> 95 %) Impfschutz (Impfempfehlungen: s. Tab. 2); bei Verdacht auf akute Infektion rasche passive Immunisierung mit Immunglobulinen u. gleichzeitige aktive Schutzimpfung. Das Risiko einer sexuellen Übertragung kann z. T. durch Safer Sex u. Verwendung von Kondomen verringert werden. Bei injizierendem Drogengebrauch sollte auf die gemeinsame Benutzung von Spritzbestecken verzichtet werden (sog. Safer Use); Übertragungen durch Blut, Blutprodukte bzw. Organtransplantate sind durch vorherige Antikörpertestung (Screening) bzw. Virusinaktivierung weitgehend vermeidbar; medizinische u. zahnmedizinische Instrumente müssen sterilisiert werden.

3. Hepatitis C: Infektion mit Hepatitis-C-Virus (HCV; RNA-Virus aus der Familie der Flaviviridae); **Vorkommen:** weltweit leben nach Schätzungen der Weltgesundheitsorganisation mehr als 170 Millionen Menschen mit chronischer Hepatitis C; in Deutschland wird die Zahl auf 150 000-300 000 (-800 000) geschätzt. **Übertragungswege:** am häufigsten durch direkten Blut-

Hepatitis Tab. 2
Impfempfehlungen der Ständigen Impfkommission (STIKO) für Schutzimpfungen gegen **Hepatitis B** (Stand Juli 2001)

Indikationen	Anwendungshinweise (Packungsbeilage/Fachinformationen beachten)
Impfung vor Erregerkontakt (Exposition) HB-gefährdetes medizinisches und zahnmedizinisches Personal; Personal in psychiatrischen Einrichtungen oder vergleichbaren Fürsorgeeinrichtungen für Zerebralgeschädigte oder Verhaltensgestörte; andere Personen, die durch Blutkontakte mit möglicherweise infizierten Personen gefährdet sind, wie z. B. Ersthelfer, Polizisten, Sozialarbeiter und Gefängnispersonal mit Kontakt zu Drogenabhängigen Dialysepatienten, Patienten mit häufiger Übertragung von Blut oder Blutbestandteilen (z.B. Hämophile), vor ausgedehnten chirurgischen Eingriffen (z.B. Operationen unter Verwendung einer Herz-Lungen-Maschine) Personen mit chronischen Lebererkrankungen, die HBsAg-negativ sind Patienten in psychiatrischen Einrichtungen oder Bewohner vergleichbarer Fürsorgeeinrichtungen für Zerebralgeschädigte oder Verhaltensgestörte besondere Risikogruppen wie z. B. homosexuell aktive Männer, Drogenabhängige, Prostituierte, länger einsitzende Strafgefangene durch Kontakt mit HBsAg-Trägern in der Familie oder in einer Gemeinschaft (Kindergärten, Kinderheime, Pflegestätten, Schulklassen, Spielgemeinschaften) gefährdete Personen Reisende in Regionen mit hoher Hepatitis-B-Prävalenz bei längerfristigem Aufenthalt oder bei zu erwartenden engen Kontakten zur einheimischen Bevölkerung **Impfung nach Erregerkontakt (Exposition)** medizinisches Personal nach Verletzungen mit möglicherweise virushaltigen Gegenständen, z. B. Nadelstichexposition Neugeborene von HBsAg-positiven Müttern oder von Müttern mit unbekanntem HBsAg-Status	Hepatitis-B-Impfung nach den Angaben des Herstellers; im Allgemeinen nach serologischer Vortestung bei den Indikationen 1. bis 6.; ggf. Kontrolle des Impferfolges. Auffrischimpfung entsprechend dem nach Abschluss der Grundimmunisierung erreichten Antikörperwert (Kontrolle 1–2 Monate nach 3. Dosis): – bei Anti-HBs-Werten < 100 IE/l umgehend erneute Impfung (1 Dosis) und erneute Kontrolle – bei Anti-HBs-Werten > 100 IE/l Auffrischimpfung (1 Dosis) nach 10 Jahren

kontakt (ungetestete Blutprodukte), gemeinsame Nadelbenutzung bei injizierendem Drogengebrauch, seltener sexuelle od. perinatale Übertragung (wahrscheinlich abhängig von der Virusmenge), gemeinsame Benutzung von Nagelscheren u. Rasierapparaten, Piercing, Tätowierung, Zirkumzision mit ungenügend sterilisierten Instrumenten. **Klinik:** nach einer Inkubationszeit von 15-150 Tagen treten nur in ca. 30 % der Fälle Symptome wie Müdigkeit, Abgeschlagenheit, grippeähnliche Beschwerden, selten Gelbsucht (Ikterus) auf. In 50-80 % kommt es zu einem chronischen Verlauf mit nachweisbarer Virusvermehrung sechs Monate nach der Infektion, in 10-20 % bei chronischer Hepatitis C zu einem bindegewebigen Umbau der Leber u. in 5-10 % zu einer Schrumpfleber (Zirrhose), ein Leberzellkarzinom tritt nach 20-30 Jahren in 1-5 % auf. Die Symptome der chronischen Hepatitis C sind häufig atypisch; im Vordergrund können Autoimmunreaktionen (Entzündung der Nierenglomeruli, Schilddrüsenentzündung, Gefäßentzündungen, Gelenkschmerzen u. a.) stehen, während die Leberfunktion nur geringfügig gestört ist. **Diagnose:** Antikörpernachweis (Enzymimmunosorbentassay, Immunoblot), Nachweis von Virus-RNA (Polymerasekettenreaktion, auch zur Bestimmung der Virusmenge im Blut). **Therapie:** abhängig von Virusvermehrung, bereits erfolgten histologischen Leberveränderungen, Leberfunktionsstörungen u. Alter des Patienten pharmakologisch mit Interferon-α, i. d. R. in Kombination mit Ribavirin; verhindert in 30-50 % der Fälle ein weiteres Voranschreiten (Remission); bei älteren Patienten od. gleichzeitigem Immundefekt geringere Ansprechraten); Vermeidung leberschädigender Faktoren; bei ausgeprägter Leberzirrhose Lebertransplantation. **Prophylaxe:** Eine Schutzimpfung od. passive Immunisierung gibt es nicht. Das Risiko einer sexuellen Übertragung kann z. T. durch Safer Sex u. Verwendung von Kondomen verringert werden. Bei injizierendem Drogengebrauch sollte auf die gemeinsame Benutzung von Spritzbestecken verzichtet werden (sog. Safer Use). Übertragungen durch Blut, Blutprodukte bzw. Organtransplantate sind durch vorherige Antikörpertestung (Screening) bzw. Virusinaktivierung weitgehend vermeidbar; medizinische u. zahnmedizinische Instrumente müssen sterilisiert werden.

4. Hepatitis D: Infektion mit Hepatitis-Delta-Virus (HDV), entweder gleichzeitig mit Hepatitis-B-Virus bzw. bei bestehender chronischer

HBV-Infektion (als sog. defektes RNA-Virus od. Satellitenvirus benötigt HDV zur Infektion die Helferfunktion von HBV); **Vorkommen:** v. a. im Mittelmeerraum, Balkan, vorderen Orient, Teilen Afrikas u. Südamerikas. **Übertragungswege:** direkter Blutkontakt, infizierte Blutprodukte, Geschlechtsverkehr, Mutter-Kind-Übertragung während der Geburt; **Klinik:** Die Inkubationszeit beträgt 1-6 Monate. Bei gleichzeitiger Infektion mit HBV u. HDV heilt die Erkrankung in etwa 90 % aus; in etwa 2 % akuter Krankheitsverlauf mit Leberversagen; bei HDV-Infektion u. bestehender chronischer Hepatitis B in 90 % chronische Hepatitis D mit rascher Progredienz zu Leberzirrhose. **Diagnose:** Antikörpernachweis, Bestimmung der HDV-RNA. **Therapie:** Eine Standardtherapie gibt es nicht, evtl. ist ein Therapieversuch mit Interferon-α sinnvoll; Vermeidung leberschädigender Faktoren. **Prophylaxe:** Eine Schutzimpfung gegen Hepatitis B ist der sicherste Schutz gegen Hepatitis D.
5. Hepatitis E: Infektion mit Hepatitis-E-Virus (HEV); **Vorkommen:** v. a. bestimmte Regionen Asiens, Nordafrika, Südamerika, Balkan. **Übertragungswege:** überwiegend fäkal-oral durch verschmutzte Nahrungsmittel u. Wasser (insbesondere in Ländern mit niedrigem Hygienestandard), Kontakt mit Ausscheidungen (z. B. im Rahmen von Krankenpflege), sexuelle Übertragung durch Analverkehr* od. Rimming* möglich; sehr selten über Blut od. Blutprodukte. **Klinik:** nach einer Inkubationszeit von zwei Wochen bis zwei Monaten wie bei Hepatitis A häufig nur geringe grippeähnliche Beschwerden mit leichtem Fieber, allgemeinem Unwohlsein, Abgeschlagenheit, Völlegefühl, Oberbauchschmerz, Durchfall; in der Schwangerschaft gehäufter fulminanter Verlauf mit akutem Leberversagen (bis 20 %). **Diagnose:** Antikörpernachweis (IgM). **Therapie:** Eine spezifische Therapie gibt es nicht; Vermeidung leberschädigender Faktoren; bei Leberversagen Lebertransplantation. **Prophylaxe:** Eine Schutzimpfung od. passive Immunisierung gibt es nicht. Bei Reisen in Länder mit niedrigem Hygienestandard Abkochen od. Desinfektion von Trinkwasser, Verzicht auf Verzehr von ungeschältem Obst, Eis, Meeresfrüchten. Das Risiko einer sexuellen Übertragung kann z. T. durch Safer Sex u. Verwendung von Kondomen verringert werden. Bei injizierendem Drogengebrauch sollte auf die gemeinsame Benutzung von Spritzbestecken verzichtet werden (sog. Safer Use).
Für sämtliche Formen der Virushepatitis besteht nach dem Infektionsschutzgesetz* eine (namentliche) Meldepflicht. Vgl. Infektionen, sexuell übertragbare.

Hephaistos: (kult.) in der griechischen Mythologie* Name des Feuergottes, Sohn des Zeus* bzw. nach anderer Tradition ohne Zeugungsakt von Hera* geboren; Gatte der Aphrodite* u. nach einigen Darstellungen Vater des Eros*.

Hera: (kult.) in der griechischen Mythologie* Name der Erdgöttin u. (dritten) Ehefrau des Zeus*; höchste weibliche Gottheit, Hüterin der Ehe u. Beschützerin der Frauen (frühere Große* Mutter); zahlreiche Hochzeitsbräuche waren mit einem Hera-Kult verbunden. In der römischen Mythologie entspricht ihr Juno*.

Heranwachsende: (psychol.) Menschen im (uneinheitlich definierten) Lebensabschnitt der späten Adoleszenz* vor Erreichen des Erwachsenenalters, s. Jugendalter.
(jurist.) im Sinn des Jugendstrafrechts* Täter nach vollendetem 18. u. vor vollendetem 21. Lebensjahr (mit wahlweiser Anwendung von Jugend- od. Erwachsenenstrafrecht im Rahmen des Jugendstrafverfahrens); vgl. Jugendliche.

Herba Cannabis (lat. ~ Kräuter) f: (pharmak.) Fachbezeichnung für die Triebspitzen weiblicher Hanfpflanzen, die wegen ihres Gehalts an Cannabinoiden (u. a. THC*) früher als Arzneidrogen Verwendung fanden u. heute als (in Deutschland nach Betäubungsmittelgesetz verbotenes) Rauschmittel* weltweit verbreitet sind (Marihuana*); vgl. Hanf.

Herba Ephedrae f: (pharmak.) Bezeichnung für die getrockneten Blätter der Pflanze Ephedra sinica, die wegen ihres Gehalts an Ephedrin* volksmedizinisch u. als Rauschmittel* bzw. in Aphrodisiaka* verwendet wird (Ephedra-Tee).

Herm|aphrodisie, psychische (gr. ἑρμαφρόδιτος Hermaphrodit) f: (sexol.) historische, von R. v. Krafft-Ebing eingeführte Bezeichnung für Bisexualität*.

Herm|aphrodisierung, künstliche f: s. Keimdrüsentransplantation.

Herm|aphrodit m: (klin.) Fachbezeichnung für Personen mit Hermaphroditismus*, i. w. S. auch mit Pseudohermaphroditismus*.

Herm|aphroditismus m: (biol.) Bezeichnung für die sog. Doppeltgeschlechtigkeit von Pflanzen, deren Individuen identische Blüten mit sowohl männlichen als auch weiblichen Organen aufweisen (sog. monokline Blüten).
(klin.) Fachbezeichnung für das Auftreten von Anomalien des gonadalen od. genitalen Geschlechts (Intersexualität*) bei eindeutig männlichem od. weiblichem chromosomalen Geschlecht (46,XY od. 46,XX; äußerst selten chromosomale Mosaikbildungen). Man unterscheidet: **1. echter Hermaphroditismus** (auch Hermaphroditismus verus, Hermaphroditismus complexus, Hermaphroditismus ambiglandularis, sog. echtes Zwittertum); seltene Störung (etwa 400 Fälle bekannt) mit Vorliegen von sowohl Hoden- als auch Eierstockgewebe, entweder als gemischtes Organ (Ovariotestis*) od. als getrennte Organe (evtl. auf beiden Körperseiten verschieden), u. Ausprägung von sexuell uneindeutigen Sexualorganen u. sekundären Geschlechtsmerkmalen. **2. Pseudohermaphroditismus*** (sog. Scheinzwittertum) mit Vorliegen von Gonadengewebe, das dem chromosomalen Geschlecht entspricht, u. davon abweichendem Erscheinungsbild der Sexualorgane u. sekundären Geschlechtsmerkmale.

Herm|aphroditos: (kult.) in der griechischen Mythologie* Name des Sohns von Aphrodite* u. Hermes*; nach älterer Darstellung ruft eine in ihn verliebte Nymphe die Götter um Hilfe an, als er ihre Liebe nicht erwidert, durch die Verschmelzung der beiden entsteht ein mannweibliches Zwitterwesen; in jüngerer Darstellung erbt Hermaphroditos von beiden Elternteilen nicht nur den Namen, sondern auch das Geschlecht. Als Gottheit personifiziert Hermaphroditos Zweigeschlechtlichkeit u. Bisexualität;

antike Darstellungen zeigen ihn mit einem Penis, nicht jedoch mit einer Vagina.

Herme f: (kult.) in der bildenden Kunst Bezeichnung für Büsten od. halbfigürliche Darstellungen, die den griechischen Götterboten Hermes* evtl. mit Armstümpfen u. erigiertem Penis (als Symbol der Zeugungskraft) zeigten; im Barock als architektonische Verzierung wiederaufgenommen.

Hermes: (kult.) in der griechischen Mythologie* Name eines Götterboten u. Windgottes, Sohn des Zeus*, der als Diener der Götter beschrieben wird. Hermes wird die Fähigkeit zuerkannt, schädliche Lüfte (sog. Miasmen) zu reinigen, die launenhaften Winde zu besänftigen u. damit Glück zu bringen; in der römischen Mythologie entspricht ihm Mercurius.

Heroin n: (pharmak.) ursprünglicher Handelsname von Diacetylmorphin, einem synthetischen Abkömmling von Morphin*, mit ca. sechsmal stärkerer schmerzstillender Wirkung, entsprechend größeren unerwünschten Wirkungen (Atemdepression) sowie sehr hohem Risiko einer rasch entstehenden (v. a. körperlichen) Abhängigkeit*. Nach Betäubungsmittelgesetz* zurzeit in Deutschland nicht verkehrsfähig, in anderen Ländern auch klinisch verwendet u. (z. B. in der Schweiz) kontrolliert an Abhängige abgegeben (in Deutschland bisher nur im Rahmen einer Pilotstudie); vgl. Opiate.

Herpes genitalis (gr. ἕρπης kriechende Hautflechte) m: (infektiol.) sexuell übertragbare Infektion* durch Herpes-simplex-Virus Typ 2 (HSV 2); **Übertragungswege:** Kontaktinfektion, Tröpfcheninfektion; **Verlauf:** nach einer Inkubationszeit von wenigen Tagen bis Wochen schmerzhafte Haut- bzw. Schleimhautveränderungen v. a. an Penis, Vulva u. Vagina (Vulvovaginitis* herpetica), Gebärmutterhals, Analbereich od. Darm; Juckreiz, Hautrötung u. Bildung von Bläschen, die sich schließlich öffnen; evtl. Fieber, Lymphknotenschwellung. Als Komplikation kann ein Befall größerer Hautareale od. innerer Organe auftreten. Rezidive sind häufig. **Therapie:** ggf. Virostatika (z. B. Aciclovir) zur Begrenzung der Ausbreitung.

Herpes labialis (lat. ~; ~ die Lippen betreffend) m: (infektiol.) Infektion durch Herpes-simplex-Virus Typ 1 (HSV 1), s. Herpes simplex.

Herpes simplex (lat. ~; ~ einfach) m: (infektiol.) sog. Fieberbläschen; Infektion durch Herpes-simplex-Virus Typ 1 (HSV 1); **Übertragungswege:** Kontaktinfektion, z. B. Kuss; **Verlauf:** zarte Bläschen v. a. an Mundschleimhaut od. Lippen (sog. Herpes labialis), die sich öffnen u. z. T. in schmerzhafte Geschwüre übergehen; evtl. Mitbeteiligung der Augenhornhaut (Herpes corneae). Rezidive sind häufig; bei Immunschwäche nicht selten ausgedehnter Befall von größeren Hautarealen. **Therapie:** je nach Schweregrad Virostatika (z. B. Aciclovir, Brivudin, Vidarabin); vgl. obenstehende Abb.

Herpes|virus-Infektionen f pl: (infektiol.) Infektionen durch Herpesviren (DNA-Viren); es sind mehr als 40 verschiedene Typen bekannt, die überwiegend durch Kontakt- od. Tröpfcheninfektion übertragen werden. Infektionen verlaufen häufig asymptomatisch, können aber insbesondere bei Immunschwäche od. Stoff-

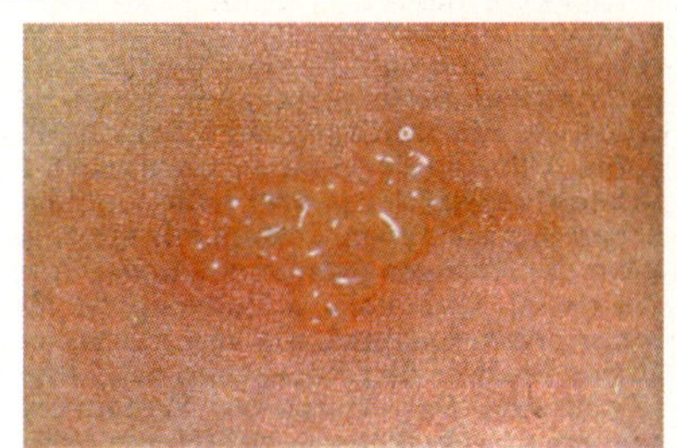

Herpesvirus-Infektionen: Herpes simplex mit typisch gruppierten Bläschen auf gerötetem Grund

wechselstörungen generalisiert verlaufen u. häufig rezidivieren. Als häufige **Formen** können unterschieden werden: **1.** Herpes-simplex-Virus Typ 1 (HSV 1): Erreger des Herpes* simplex (s. Abb.); **2.** Herpes-simplex-Virus Typ 2 (HSV 2): Erreger des Herpes* genitalis; **3.** humanes Herpesvirus 3 (HHV-3) od. Varicella-Zoster-Virus: Erreger von Windpocken (Varizellen) u. Gürtelrose (Zoster); **4.** humanes Herpesvirus 5 (HHV-5) od. Zytomegalie-Virus: Erreger der Zytomegalie*; **5.** humanes Herpesvirus 8 (HHV-8): häufig bei Kaposi-Sarkom nachweisbar.

Hertwig, Oscar Wilhelm August (1849-1922): Anatom u. Zoologe, 1875 Privatdozent u. Professor in Jena, ab 1888 in Berlin; formulierte auf der Grundlage von Studien am Seeigel-Ei 1875 die Hypothese, dass es bei der Befruchtung* zu einer Verschmelzung der Kerne von Samenzelle u. Eizelle kommt.

Herxheimer-Reaktion (Karl H., Dermatologe, Frankfurt a. M., 1861-1944) f: (infektiol.) auch Jarisch-Herxheimer-Reaktion; Immunkomplex-vermittelte Hautreaktion auf bakterielle Bestandteile, die bei der Therapie der Syphilis* durch den Zerfall von Treponema pallidum 2-6 Stunden nach der ersten Injektion eines Antibiotikums freigesetzt werden.

Herz|neurose f: (psychiat.) Fachbezeichnung für Organneurose (s. Neurose) mit innerer Unruhe, Herzschmerz u. der Furcht, herzkrank zu sein; kann mit gedrückter Stimmung, Selbstunsicherheit u. Ängstlichkeit bis hin zur Vernichtungsangst einhergehen. Vorkommen v. a. zwischen dem 18. u. 40. Lebensjahr; auslösende Faktoren sind oft Trennungssituationen od. der Verlust von Lebenspartnern. Bei der Diagnostik sind u. a. koronare Herzkrankheit, Herzinfarkt, Herzrhythmusstörungen, akute Psychosen od. depressive Störungen auszuschließen.

Herz|ton-Wehen-Überwachung: (gebh.) Bezeichnung für die gleichzeitige Registrierung von Wehen, Wehendruck u. kindlichen Herztönen zur Beurteilung des fetalen Kreislaufzustands während der Geburt mit einem Kardiotokographen*.

Hesse, Peter Gustav (1909-1994): Dermatologe, 1945 Direktor der städtischen Hautklinik in Weimar u. Landesbeauftragter für Venerologie in Thüringen; 1950 Gründungsmitglied der Deutschen* Gesellschaft für Sexualforschung;

u. a. Engagement für Einrichtung von Ehe- u. Sexualberatungsstellen; mit K. Dietz Veröffentlichung eines sexualwissenschaftlichen Wörterbuchs (1961).

Hetäre (gr. ἑταίρα Gefährtin) f: (kult.) Bezeichnung für Edelprostituierte* in der griechischen Antike (insbesondere im 5. Jahrhundert v. Chr.), die im Gegensatz zu einfachen Prostituierten (den sog. Pornai) über ein hohes literarisches, philosophisches u. musisches Bildungsniveau verfügten, daher unter wohlhabenden Männern (anders als alle anderen Frauen) in hohem Ansehen standen und z. T. beträchtlichen Einfluss auf sie ausübten; ihre soziale Stellung entsprach den Wertmaßstäben der traditionellen Kultprostitution* in den Tempeln der Liebesgöttin Aphrodite*.

Hetero|chromatin (gr. ἕτερος anders beschaffen) n: (biol.) Bezeichnung für das während der Zellteilung darstellbare Chromatin*.

hetero|gametisch: (biol.) Fachbezeichnung für das Geschlecht, das zwei unterschiedliche Geschlechtschromosomen hat. Beim Menschen u. den meisten Wirbeltieren ist es das männliche, bei Vögeln u. Schmetterlingen das weibliche Geschlecht; Gegensatz: homogametisch.

Hetero|gonie f: (biol.) Bezeichnung für Generationswechsel mit abwechselnd geschlechtlicher (sexueller) u. ungeschlechtlicher (parthenogenetischer) Fortpflanzung* in der Generationenfolge, z. B. bei der Reblaus (Dactylosphaera vitifolii); vgl. Parthenogenese.

Hetero|ploidie (gr. -πλόος -fach) f: (genet.) auch Aneuploidie; Bezeichnung für das Vorkommen eines Genoms mit einem Chromosomensatz, der von der für dieses Lebewesen physiologischen Zahl abweicht; vgl. Chromosomen-Abweichungen.

Hetero|sexualität f: (sexol.) von K. M. Benkert (1869) eingeführte Bezeichnung für ein überwiegendes sexuelles Interesse an andersgeschlechtlichen Partnern od. Partnerinnen u. die überwiegende sexuelle Aktivität mit ihnen. **Bestimmung** entweder durch Befragung u. Bewertung von Häufigkeitsangaben (s. Kinsey-Skala, Tab.) od. durch objektive Messung körperlicher Reaktionen auf visuelle Reize (s. Orientierung, sexuelle). Angaben über die **Häufigkeit** in der erwachsenen deutschen Bevölkerung unterliegen erheblichen Unsicherheiten u. verändern sich im Zeitverlauf; heute werden in der Bundesrepublik Deutschland von ca. 95 % der Erwachsenen überwiegend od. ausschließlich heterosexuelle Aktivitäten berichtet; ein weitaus kleinerer Anteil bestätigt dies auch für den Zeitraum von Pubertät u. Adoleszenz (ca. 50 % der Männer u. 70 % der Frauen), 1 % der Männer u. 2 % der Frauen lehnen eine Kategorisierung für sich ab.
Über die **Entstehung** von Heterosexualität (wie auch von Homosexualität* u. Bisexualität*) besteht weiterhin völlige Unklarheit; s. Orientierung, sexuelle. Zugleich ist Heterosexualität in allen Kulturen u. Epochen das mehrheitliche Verhalten.
Die **Bewertung** heterosexuellen Verhaltens ist infolge seiner Verbreitung, seiner Bedeutung für die Fortpflanzung u. seiner daraus folgenden offensichtlichen sozialen Vorteile stets positiv gewesen; dennoch bestanden immer soziale u. rechtliche Beschränkungen auch heterosexueller Aktivität, v. a. hinsichtlich der Partnerwahl im Einzelnen, aber auch des Zeitpunkts, der Umstände od. der Art der Sexualkontakte, die u. U. zu entsprechender Diskriminierung u. sozialer Verurteilung, evtl. auch zu Bestrafungen führten; vgl. Sexualmoral.
Die **Folgen** von Heterosexualität betreffen v. a. die Tatsache, dass die Verbindung zwischen Menschen verschiedenen Geschlechts zwar für eine große Mehrheit die gewünschte Form von Sexualität u. Partnerschaft darstellt, aber die somatische, sexuelle u. soziale Verschiedenheit von Männern u. Frauen zugleich Ausgangspunkt von Verständigungsproblemen u. Konflikten sein kann: Erwartungen, Reaktionen, Wertsysteme u. Denkweisen sind u. U. so weit voneinander entfernt, dass Partnerschaft u. gemeinsame Befriedigung ein hohes Maß kommunikativer Fähigkeiten erfordern. Zudem spiegeln heterosexuelle Beziehungen immer auch das gesellschaftliche Spannungsfeld zwischen Frauen u. Männern, heute insbesondere den grundlegenden Wandel von Geschlechtsrollen* u. des Geschlechterverhältnisses*.
Störungen des heterosexuellen Verhaltens (v. a. sexuelle Funktionsstörungen* u. sexuelle Gewalt*) erhalten ihre besondere Färbung durch diese Spannungen u. werden durch die Schwierigkeit der Identifikation mit Angehörigen des anderen Geschlechts kompliziert; eine der zentralen Aufgaben von Sexualtherapie liegt daher in der Förderung von Verständnis u. offener Kommunikation zwischen sich begehrenden, aber körperlich u. psychosozial verschiedenen Menschen.

Hetero|somen (gr. ἕτερος anders beschaffen) n pl: (genet.) auch Heterochromosomen; Fachbezeichnung für die Geschlechtschromosomen (X- u. Y-Chromosom), s. Chromosomen.

hetero|zygot: (genet.) Fachbezeichnung für mischerbig, mit verschiedenen Erbanlangen ausgestattet; Bezeichnung für Zellen od. Organismen, bei denen die Allele mindestens eines Gens verschieden sind u. eine verschiedene Merkmalausprägung bewirken. Die Ausprägung des Merkmals erfolgt je nach Erbgang* (dominant, rezessiv, intermediär, unvollständig dominant); Gegensatz: homozygot.

Heul|tag: (gebh.) auch Wochenbett-Blues, Syndrom des dritten Tages; Bezeichnung für die Stunden bis wenige Tage anhaltende psychische Instabilität während des Wochenbetts* als Reaktion u. a. auf hormonelle Umstellungen nach Beendigung einer Schwangerschaft.

Hexen (ahd. hagazussa Zaunreiterin): (allg.) Bezeichnung für Frauen, die nach bestimmten Volksglauben mit bösen Geistern (insbesondere dem Teufel*) im Bunde stehen, der Zauberei mächtig sind u. Menschen u. Tieren Schaden zufügen (Böser* Blick); als Hexer bzw. Hexenmeister auch für Männer verwendet. Als Hexen galten nicht selten Menschen mit körperlichen Auffälligkeiten (Behinderungen, Warzen u. a.), aber auch Menschen mit besonderen volksmedizinischen Kenntnissen (Heilmittel, Rauschmittel, Aphrodisiaka u. a.). Aufgrund der ablehnenden Haltung des Judentums u. Christentums gegenüber Hexen kam es im europäischen Mittelalter (ab dem 13. Jahrhundert; vgl. Inquisition) zu umfangreichen Verfolgungen, Folterungen u. Tötungen von (mindestens 100 000) angeblichen Hexen (psychische Epidemien*, Höhepunkt in Europa 1590-1630). Ein 1487 erschienenes Buch („Hexenhammer") fasste aus Sicht der katholischen Kirche „Merkmale" von Hexen u. das Vorgehen zu ihrer Bekämpfung für die folgenden Jahrhunderte gültig zusammen; dabei ist eine deutliche sexuelle (eindeutig frauenfeindliche) Komponente der Argumentation feststellbar, z. B. in der Unterstellung, Hexen hätten Geschlechtsverkehr mit sog. Buhlteufeln (Incubi u. Succubi). Hexenprozesse stießen schon früh auf Widerstand auch in der katholischen Kirche („Cautio criminalis", F. Spee v. Langenfeld, 1631); dennoch fand in Europa die letzte Hinrichtung unter dem Vorwurf der Hexerei noch 1782 in Glarus (Schweiz) statt; in afrikanischen Kulturen werden Hexenverfolgungen u. -tötungen bis heute im Rahmen nichtstaatlicher Rechtssysteme beobachtet.

Hexen|milch: (allg.) volkstümliche Bezeichnung für Neugeborenenmilch*.

HHL: (anat.) Abkürzung für **H**ypophysen**h**interlappen, s. Hypophyse.
(gebh.) Abkürzung für **H**inter**h**auptlage*.

HHV: (infektiol.) Abkürzung für **h**umanes **H**erpes-**V**irus, s. Herpesvirus-Infektionen.

Hibiscus abel|moschatus m: (botan.) Fachbezeichnung für eine Pflanze (Malvaceae), die pharmazeutisch als Abelmoschus* moschatus bezeichnet u. zur Gewinnung von pflanzlichem Moschus* sowie in homöopathischen Arzneimitteln (zur allgemeinen Kräftigung) verwendet wird.

Hieros gamos (gr. ἱερὸς γάμος heilige Hochzeit): (kult.) Fachbezeichnung für heilige Hochzeit*.

Highmore-Körper (Nathaniel H., engl. Anatom, 1613-1685): (anat.) Corpus Highmori; Abschnitt der Samenwege*, gebildet aus dem Hodennetz (Rete testis), dessen bindegewebiger Umhüllung (Mediastinum testis) sowie Gefäßen; durch Kontraktionen glatter Muskelfasern wird ein gleichmäßiger Strom der Samenzellen zum Nebenhoden gewährleistet; vgl. Hoden (Abb. 3).

Hilfs|mittel, sexuelle: (sexol.) auch Liebesspielzeug, Toys; Sammelbezeichnung für Gegenstände u. andere Mittel, die im Rahmen sexueller Handlungen eingesetzt werden: **1.** zur Verstärkung der sexuellen Erregung durch Stimulation einzelner Körperzonen, z. B. Penisringe*, Brustwarzenklammern*, Vaginalkugeln*, Penisbürstchen*, Reizkondome*, i. w. S. auch sexuelle Reizmittel*; **2.** als Ersatz für fehlende körperliche Funktionen od. fehlende Sexualpartner, z. B. Dildos*, Vibratoren*, künstliche Vaginas* od. Puppen*, i. w. S. auch Kondome* u. Gleitmittel*; **3.** zur Befriedigung spezieller Phantasien u. Bedürfnisse, z. B. Peitschen, Fesseln, Knebel, Wachskerzen, klinische Untersuchungsstühle, Slings*, Elektrostimulatoren*. Sie finden z. T. sowohl autosexuell als Masturbationsinstrumente* Verwendung, als auch gemeinsam mit Partnern, z. B. zur Imitation des Koitus durch am Körper zu befestigende Dildos. Insbesondere im Bereich sadomasochistischer u. fetischistischer Handlungen ist das Spektrum einsetzbarer Gegenstände sehr breit u. nur durch Phantasie u. Bereitschaft der Beteiligten begrenzt; vgl. Fetische, sexuelle.

Hilum ovarii (lat. ~ kleines Ding) m: (anat.) Fachbezeichnung für die Zone der Gefäßversorgung des Eierstocks mit Inseln androgenproduzierender Hilumzellen, s. Eierstock (Abb.).

Hinduismus (pers. hendu Indus) m: (kult.) von außen eingeführte Sammelbezeichnung für mehrere Religionen u. religiöse Strömungen in Indien u. Bali (infolge von Migration u. Mission heute auch im südlichen Afrika u. westlichen Industriestaaten) mit ca. 900 Mio. Gläubigen. **Entstehung** ca. 1700-500 v. Chr. auf Grundlage der antiken Indus-Kultur (ca. 2300-1700 v. Chr.) als vedische Religion (sog. Vedismus) im Gefolge von Wanderbewegungen aus Zentralasien in das Gebiet von Indus u. Ganges: als „ewige Religion" (sog. Sanatana-Dharma) bezeichnete Opferkulte, aus denen sich eine Kastenordnung mit führender Rolle der Priesterkaste (sog. Brahmanen) entwickelte. **Differenzierung** ab Mitte des 1. Jahrtausends v. Chr. in asketischen Bewegungen von Einsiedlern u. Lehrern (sog. Gurus), Entstehung einer Wiedergeburtslehre* (parallel zum Buddhismus*); zwischen 2. Jahrhundert v. Chr. u. 2. Jahrhundert n. Chr. Entfaltung des Kastensystems, Entstehung der seither bestimmenden Erzähltraditionen; ab dem 4. Jahrhundert Ausdifferenzierung der Verehrung der Hauptgottheiten Vishnu („Welterhalter" u. „Weltretter") u. Shiva („Weltzerstörer" u. „Welterneuerer") durch verschiedene Gruppen in verschiedenen Formen. Ab dem 11. Jahrhundert Konfrontation mit dem Islam*, ab dem 16. Jahrhundert mit dem Christentum*, daraus Entstehung des sog. Neohinduismus im 19. Jahrhundert, der Elemente anderer Religionen aufnimmt. Im 20. Jahrhundert gewannen hinduistische Strömungen auch im westlichen Kulturraum durch einzelne Gurus an Einfluss. **Glaube** in allen Richtungen des Hinduismus charakterisiert durch **1.** Wiedergeburtslehre: unsterbliche Seele (sog. Atman), die aus einer (doppeltgeschlechtlichen) Weltseele (nach vedischer Ansicht dem sog. Goldembryo*, nach brahmanischer Ansicht dem sog. Brahman) durch Trennung in Weiblich od. Männlich hervorging u. nach zahlreichen Leben (als Tier, Pflanze od. Mensch) zu dieser zurückkehrend Erlösung findet; **2.** Kastensystem: Hierarchie im Leben bestimmt durch ein Gesetz der Tatfolge (sog. Karma), das durch gutes Handeln im früheren Leben verbessert, durch schlechtes Handeln belastet wird u. mit der Geburt zu einer vorgegeben hohen bzw. niedrigen Stellung in der menschlichen Hierarchie führt (unterschiedliche Funktionen, sehr verschiedener sozialer Rang). Sehr unterschiedliche Gottesvorstellungen von polytheistisch mit Millionen von Göttern bis zu wenigen Einzelgottheiten, meist als weiblich-männliche Paare, z. B. Brahma u. Sarasvati, Vishnu u. Lakshmi, Shiva u. Parvati, die z. T. mehrere Gestalten annehmen od. mit bestimmten Tieren identifiziert werden (Rinder, Elefanten u. a.). **Riten** sind in den einzelnen Strömungen sehr verschieden u. werden über-

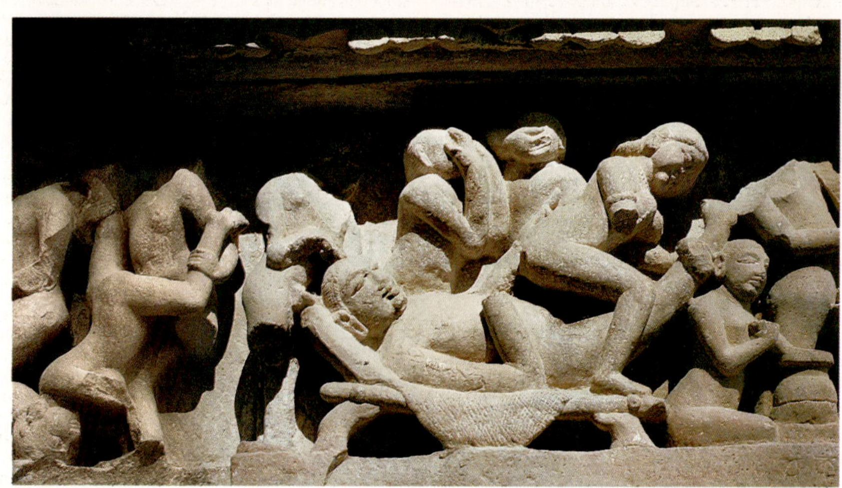

Hinduismus:
Reliefdarstellung an der Tempelanlage von Khajuraho, Zentralindien (11. Jahrhundert n. Chr.)

wiegend individuell praktiziert (Kulte an Hausaltären, aber auch Wallfahrten zu heiligen Stätten, insbesondere nach Benares mit Bad im Ganges), außerdem zahlreiche Tempel mit heiligen Bezirken als Orte der Lehre u. individuellen Verehrung; im Vedismus für einige Kasten zahlreiche lebensbegleitende Rituale, z. B. zu Beginn der Schwangerschaft, im 3. u. 7. Monat, bei Geburt (Ohrlochstechen, vgl. Aufnahmeriten), am 10. Tag (Namensgebung), im Kleinkindalter (rituelle Reinigung durch Haarescheren), im Alter von 6-10 Jahren Upanayana*-Ritus (s. Initiationsriten), weitere Rituale zur Gründung des Hausstands, bei Rückzug aus der Berufstätigkeit u. vor dem Tod. Ziel der religiösen Praxis ist die Vereinigung mit dem Göttlichen, u. a. durch Opferhandlungen (sog. Puja), Meditation u. körperliche Übungen (insbesondere Yoga), philosophische Erkenntnis, liebende Hingabe (sog. Bhakti); bedeutsam dabei die Vorstellung der Wiedervereinigung des Weiblichen u. Männlichen als Weg zur Erlösung, verbreitet symbolisiert u. verehrt z. B. in Statuen von Yoni* (Vulva) u. Lingam* (Phallus), z. T. auch als Kultprostitution* od. tantrische Praktiken (vgl. Tantrismus). **Schriften** in großer Fülle: **1.** von Göttern „Gehörtes“ (sog. Shruti), insbesondere die Grundschriften der vedischen Religion (sog. Veden) u. die Schriften der asketischen Bewegung (sog. Upanishaden); **2.** von Menschen „Erinnertes“ (sog. Smriti), insbesondere Epen u. Rechtstexte, darunter die besonders bedeutende sog. Bhagavadgita mit Lehren des als Krishna inkarnierten Gottes Vishnu.

Das **Geschlechterverhältnis** ist bestimmt durch die Auffassung, Frau zu sein sei Ausdruck eines schlechteren Karmas, daher weitgehende Unterordnung von Frauen in sämtlichen Lebensbereichen. Das Eherecht variiert nach Kaste u. Region; Heiraten erfolgen möglichst innerhalb der gleichen Kaste, Frauen gehen in die Familien der Männer über u. sind Schwiegermüttern zu Gehorsam verpflichtet, es ist eine Mitgift an die Familie der Männer zu zahlen (nicht selten Anlass für Misshandlung od. Tötung von Frauen durch die Familie des Mannes), weibliche Neugeborene werden nicht selten getötet. Ehescheidungen sind möglich, bedeuten aber für Frauen soziale Ächtung, z. T. ist bei kinderloser Ehe die Heirat einer zweiten Frau möglich (Polygynie*), selten wird auch Polyandrie* praktiziert. Witwer können erneut heiraten, für Witwen gelten strenge Witwenbräuche*, sie sind sozial geächtet u. nicht selten mittellos (Bettlerinnen, Prostituierte).

Die **Sexualität** wird innerhalb des Hinduismus sehr verschieden bewertet: **1.** Einerseits wird in körperlicher Lust ein Hindernis für die Erlösung gesehen, u. sexuelle Enthaltsamkeit gilt daher (insbesondere für Männer) als erstrebenswert; **2.** andererseits wird sie als positive Möglichkeit zur Vereinigung mit dem Göttlichen verstanden (s. Abb., vgl. Tantrismus); **3.** in beiden Auffassungen spielt die Sexualität von Frauen eine geringe Rolle, sie gilt entweder als gefährlich, weil sie die Vorherrschaft der Männer bedrohen könnte, od. sie wird toleriert u. gefördert als Mittel zu männlicher Selbstverwirklichung (so z. B. in Beschreibungen des Kamasutra* u. sexuellen Yoga-Übungen). **4.** Für Verheiratete gilt Geschlechtsverkehr als eheliche Pflicht, Ehebruch wird nicht gebilligt; sexueller Missbrauch von kastenlosen Frauen durch Männer aus höheren Kasten wird zugleich kaum missbilligt. **5.** Kontrazeption u. Schwangerschaftsabbruch sind grundsätzlich zulässig. **6.** Das Kastensystem sieht sehr verschiedene sexuelle Normen für einzelne Kasten u. Bevölkerungsgruppen vor; Nacktheit von Männern ist in religiösen Zusammenhängen gestattet u. geachtet, z. B. er-

lauben wandernde sog. Sadhus gläubigen Frauen das Berühren des Penis als Mittel gegen Unfruchtbarkeit. **7.** Prostitution (insbesondere auch durch männliche Transvestiten) ist zulässig, aber Prostituierte beider Geschlechter sind sozial geächtet; vgl. Eunuchen.
Die **aktuelle Lage** in Indien ist gekennzeichnet durch eine Umwandlung des Hinduismus (abweichend von alten Traditionen) in eine kämpferische Nationalreligion, die sich gegen andere Religionen wendet; zugleich sind erste soziale Bewegungen gegen die oft finanziell katastrophale Sitte der Mitgiftzahlung u. die Misshandlung von Schwiegertöchtern (sog. Mitgiftmorde) zu beobachten, eine aktive staatliche Bevölkerungspolitik* (Kontrazeption, z. T. aber auch Zwangssterilisationen) u. staatliche Bemühungen um Gleichstellung von Frauen in Ausbildung u. Beruf (regional z. T. geringe Erfolge). Die Möglichkeiten der pränatalen Geschlechtsbestimmung führten in den letzten Jahrzehnten zu einem erheblichen Rückgang weiblicher Neugeborener; vgl. Geschlechterverhältnis.

Hingabe: (allg.) Bezeichnung für aufopferndes Verhalten bzw. vertrauensvolle Öffnung gegenüber einer Person; die hingebungsvolle Liebe wurde in traditionellen Rollenerwartungen nicht selten Frauen zugeschrieben u. ist vielfach Gegenstand erotischer Literatur*, Kunst- u. Filmdarstellungen; im übertragenen Sinn bezeichnet Hingabe die Einwilligung zu Sexualkontakten durch Frauen.

Hinter|haupt|lage: (gebh.) Abkürzung HHL; Lage des Fetus vor der Geburt, bei der der kindliche Kopf so tief gebeugt ist, dass das Hinterhaupt die Führung übernimmt; vgl. Kindslagen.

Hintern: (allg.) Bezeichnung für Gesäß*.

Hippel, Theodor Gottlieb von (1714-1796): Jurist, Schriftsteller, ab 1780 Polizeipräsident u. Bürgermeister in Königsberg; neben Romanen u. Gedichten Verfasser mehrerer Abhandlungen zur Gleichberechtigung („bürgerliche Emanzipation") von Frauen.

Hippo|manes (gr. ἱππομανής Pferde brünstig machend): (kult.) auch Rossbrunst; Bezeichnung für eine in Aphrodisiaka* der europäischen Antike sehr verbreitete Zubereitung von Fruchthüllen, Plazenta od. Scheidensekret von Stuten, der eine sexuell stimulierende Wirkung (hoher Hormongehalt!) zugeschrieben wurde; vgl. Philtron.

Hirn|anhang|drüse: (allg.) Bezeichnung für Hypophyse*.

Hirn|operation, stereo|taktische (gr. στερεός starr, τάξις Anordnung) f: (klin.) mehr od. weniger gezielter chirurgischer Eingriff am Gehirn unter Einsatz eines speziellen Zielgeräts, das eine genaue Lokalisation der Hirnregion ermöglichen sollte; Anwendung heute z. B. bei bestimmten Formen von Hyperkinesien, anderweitig nicht beeinflussbaren Schmerzzuständen, psychomotorischer Epilepsie. Die stereotaktische Behandlung von abweichendem Sexualverhalten durch Ausschaltung einzelner Areale insbesondere im Hypothalamus wurde auch in Deutschland bis ins späte 20. Jahrhundert an zahlreichen Patienten mit unterschiedlichsten Störungen erprobt; das Sexualverhalten blieb unbeeinflusst, aber es traten z. T. schwerwiegende zusätzliche Persönlichkeitsstörungen auf.

Hirn|schaden, früh|kindlicher: (neurol.) allgemeine Bezeichnung für Schädigungen des Zentralnervensystems, die zwischen dem 6. Schwangerschaftsmonat u. dem 3.-6. Lebensjahr eintreten; zahlreiche unterschiedliche **Ursachen:** am häufigsten Sauerstoffmangel (Hypoxie) während der Schwangerschaft od. Geburt, seltener Hirnblutung, Trauma u. a. **Symptome:** je nach Ausmaß u. Lokalisation der Hirnschädigung unterschiedlich stark ausgeprägt, z. B. Aufmerksamkeitsdefizitsyndrom, minimale zerebrale Dysfunktion, Verhaltensstörungen, psychische Veränderungen, Intelligenzminderung (s. Behinderung, geistige), evtl. Lähmungen u. Anfallsleiden. **Therapie:** je nach Symptomatik frühzeitig Krankengymnastik, Übungsbehandlung, psychologische Therapie, Logopädie.

Hirschfeld, Magnus (1868-1935): Arzt, Berlin, ab 1933 in Nizza; 1897 Begründer des Wissenschaftlich*-humanitären Komitees, 1911 mit H. Stöcker Organisation des Ersten Internationalen Kongresses für Mutterschutz u. Frauenreform in Dresden, 1913 u. a. mit I. Bloch Begründer der Ärztlichen* Gesellschaft für Sexualwissenschaft und Eugenik, ab 1928 mit A. Forel u. H. Ellis im Präsidium der Weltliga* für Sexualreform; zunächst in privater Praxis tätig, gründete Hirschfeld 1919 in Berlin das Institut* für Sexualwissenschaft mit den Arbeitsgebieten Sexualbiologie, Sexualpathologie, Soziologie u. Ethnologie; Tätigkeitsschwerpunkte waren u. a. Sexualberatung (insbesondere für Eheschließende), öffentliche Informationsveranstaltungen zu sexualwissenschaftlichen Fragestellungen, gutachterliche Stellungnahmen insbesondere für Gerichte (vgl. Forensik); Forschungen u. a. zu Studentensexualität (sog. Charlottenburger Studentenenquête von 1903; vgl. Sexualforschung, empirische), Transvestismus u. Homosexualität; zahlreiche Veröffentlichungen, u. a. Herausgeber des „Jahrbuchs für sexuelle Zwischenstufen", mit F. S. Krauss u. H. Rohleder Herausgeber der „Zeitschrift für Sexualwissenschaft" (1908) sowie Beteiligung an der Produktion von Filmen zur sexuellen Aufklärung; gilt neben I. Bloch u. A. Moll als wichtigster Vertreter der frühen Sexualwissenschaft*.

Hirsutismus (lat. hirsutus stachelig) m: (klin.) Fachbezeichnung für eine vermehrte Behaarung vom männlichen Verteilungsmuster bei Frauen, entweder isoliert (sog. einfacher Hirsutismus) od. verbunden mit weiteren Zeichen der Virilisierung. Der einfache Hirsutismus tritt familiär od. ethnisch gehäuft auf, geht meist mit normalen Androgenkonzentrationen einher (erhöhte Empfindlichkeit der Haarfollikel) u. bedarf allenfalls einer kosmetischen Behandlung. Bei Hirsutismus mit Zeichen der Virilisierung besteht entweder eine verminderte Östrogenproduktion (s. Klimakterium) od. eine erhöhte Androgenkonzentration; die Therapie richtet sich nach der Ursache, s. Virilisierung.

Hite-Report (Shere H., Soziologin, USA, geb. 1942) m: (sexol.) Kurzbezeichnung für einen 1974 herausgegebenen Bericht über die Sexualität von Frauen in den USA. Er hatte auf die weitere gesellschaftliche Diskussion (insbesondere innerhalb der Frauenbewegung*) u. das individuelle Bewusstsein v.a. von Frauen einen erheblichen Einfluss, indem er die bis dahin verfügbaren (überwiegend von männlichen Forschern publizierten) Arbeiten um einen Ansatz ergänzte, der die Schilderung des subjektiven Erlebens einzelner befragter Frauen in den Mittelpunkt stellte; vgl. Sexualforschung, empirische.

Hitze|wallungen: (allg.) Bezeichnung für spontan od. bei Belastung auftretende Gefäßerweiterungen mit Hitzegefühl (insbesondere im Kopfbereich) u. Schwitzen infolge hormoneller Ungleichgewichte, häufig (40-50 %) bei Frauen im Klimakterium*, bei Männern u. U. als Nebenwirkung einer Therapie mit Antiandrogenen. Besserung der Symptome durch Hormon-Ersatztherapie, aber auch durch Antidepressiva (insbesondere Serotonin-Wiederaufnahmehemmer).

H

HIV-Infektion f: (infektiol.) sexuell übertragbare Infektion* des Immunsystems mit dem humanen Immundefizienz-Virus (HIV-1 od. HIV-2, RNA-Retroviren), für die in Deutschland eine anonyme Meldepflicht besteht. **Vorkommen:** weltweit mit regionaler Häufung in der afrikanischen Subsahara-Region, Lateinamerika u. Teilen Asiens (s. Abb.). Weltweit sind nach Schätzungen der Weltgesundheitsorganisation ca. 40 Millionen Menschen mit HIV infiziert, in Deutschland ca. 35 000-50 000.
Übertragungswege: Weltweit häufigster Übertragungsweg ist ungeschützter heterosexueller Geschlechtsverkehr, aber regional unterscheiden sich die im Vordergrund stehenden Übertragungswege; so ist in Deutschland wie den meisten Industriestaaten derzeit ungeschützter homosexueller Geschlechtsverkehr zwischen Männern mit bis zu 50 % häufigster Übertragungsweg, gefolgt von Spritzen- u. Nadelaustausch bei injizierendem Drogengebrauch (ca. 30 %). Eine Übertragung von der Mutter auf das Kind während der Schwangerschaft u. (häufig) während der Geburt sowie (selten) durch Muttermilch ist möglich. Eine Übertragung durch Blut u. Blutprodukte ist möglich, spielt aber nach der Einführung entsprechender Screening-Tests seit 1985 epidemiologisch nur noch eine geringe Rolle. Das Übertragungs- bzw. Ansteckungsrisiko ist u.a. abhängig von Art u. Dauer der Exposition gegenüber HIV (höheres Infektionsrisiko bei massiver Exposition, z.B. bei Transfusion) sowie von der Virusmenge (Personen mit stärkerer Virusreplikation u. höherer Virusmenge scheinen infektiöser zu sein) u. zahlreichen Kofaktoren (z.B. Mangelernährung, Vitamin-A-Mangel, gleichzeitig bestehenden Infektionen des Urogenitaltrakts).
Verlauf: HIV infiziert Zellen des Immunsystems, die u.a. normalerweise Krankheitserreger abwehren u. pathologisch veränderte Körperzellen eliminieren; deren Funktionsstörung infolge der HIV-Infektion kann nur bis zu einem gewissen Grad kompensiert werden. Im Einzelnen werden bei einer unbehandelten HIV-Infektion folgende Phasen unterschieden (CDC-Klassifikation: s. Tab. 1, S. 214): **1. Serokonversionskrankheit:** vor od. während der Ausbildung einer Immunantwort u. Antikörperbildung (ca. 6-16 Wochen nach Infektion) auftretende, vorübergehende Symptomatik mit Fieber, Abgeschlagenheit, Lymphknotenschwellungen, evtl. Hautausschlag und unspezifischen Beschwerden; **2. klinische asymptomatische Phase:** durchschnittlich 8-14 Jahre dauernde Phase, in der i.d.R. keine HIV-bedingten klinischen Beschwerden auftreten; dennoch findet auch in dieser Phase eine Virusvermehrung mit Neuinfektion weiterer Immunzellen statt; **3. beginnende Immunschwäche:** auch AIDS-related-

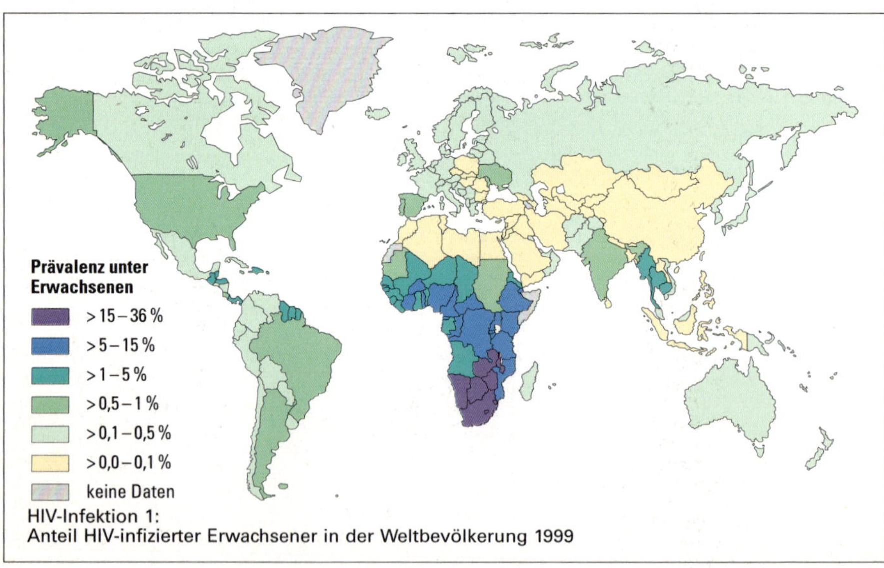

HIV-Infektion 1:
Anteil HIV-infizierter Erwachsener in der Weltbevölkerung 1999

Komplex (ARC) mit Vorliegen von Symptomen, die der HIV-Infektion ursächlich zuzuordnen sind, aber noch keine AIDS-definierende Erkrankung darstellen (CDC-Klassifikation Kategorie B); **4. AIDS:** ausgeprägte Immunschwäche mit Auftreten sog. AIDS-definierender Erkrankungen (Kategorie C), opportunistischen Infektionen (v. a. intrazellulären Infektionen), Tumorerkrankungen (z. B. Zervixkarzinom, Kaposi-Sarkom, Lymphom) u. zum Teil schweren Allgemeinsymptomen (z. B. Wasting-Syndrom mit starkem Gewichtsverlust, Fieber unklarer Ursache od. neurologische Erkrankungen). Seit der Verfügbarkeit antiretroviraler Kombinationstherapien mit Proteasehemmern (ca. 1996) hat sich das klinische Spektrum der HIV-Infektion verschoben, die Zahl der AIDS-Fälle nach Kategorie C der CDC-Klassifikation ist zurückgegangen.

Diagnose: Bevor überhaupt eine Diagnostik durchgeführt wird, ist im Rahmen einer ausführlichen Beratung zu klären, ob ein Infektionsrisiko bestand, warum eine Untersuchung durchgeführt werden sollte, u. wie mit den möglichen Ergebnissen umgegangen werden kann; sinnvoll ist hier ein ausführliches Gespräch in einer spezialisierten Beratungsstelle (z. B. Gesundheitsamt, Pro Familia, AIDS-Hilfe). In der Routinediagnostik werden i. d. R. Antikörpertests durchgeführt, mit denen Antikörper gegen HIV-1 u. HIV-2 ca. 12-16 Wochen nach Infektion bei 99 % der Infizierten nachgewiesen werden können. Da diese Tests in einem Teil falschpositiv reagieren (also eine Infektion fälschlich anzeigen), ist in jedem Fall vor Mitteilung eines positiven Testergebnisses ein sog. Bestätigungstest (meist als Western-Blot) durchzuführen. In Ausnahmefällen u. bei Kindern HIV-infizierter Mütter kann eine Diagnose durch qualitativen Nachweis von HIV-RNA mit Polymerasekettenreaktion (PCR) ca. 2-4 Wochen nach der Infektion gestellt werden. Der Nachweis von Antikörpern bzw. HIV-RNA erlaubt lediglich die Diagnose einer HIV-Infektion, jedoch keine Prognosen über den eventuellen Krankheitsverlauf od. Aussagen über den derzeitigen Gesundheitsstatus. Im Verlauf einer HIV-Infektion werden in größeren Abständen die Virusmenge (sog. Viruslast) u. CD4-Helferzellzahl bestimmt, um den Immunstatus beurteilen zu können.

Therapie: Durch Kombination von virostatischen Arzneimitteln mit verschiedenen Ansatzpunkten bzw. Wirkmechanismen (Nukleosidanaloga, Nicht-Nukleosidanaloga, Proteasehemmer, s. Tab. 2, S. 215) kann die Virusvermehrung zumindest für einen längeren Zeitraum unterdrückt bzw. verringert werden. Als Komplikationen der Therapie treten (z. T. erhebliche) Nebenwirkungen auf, u. es kann zu Resistenzentwicklungen des Virus (mit Wirkungsverlust der antiretroviralen Medikamente) kommen. Der günstigste Zeitpunkt für den Therapiebeginn ist unklar; momentan zeichnet sich die Tendenz ab, bei rasch abfallenden CD4-Helferzellen od. einer CD4-Helferzellzahl unter 350/µl u. bei rasch zunehmender Virusvermehrung od. einer Viruslast > 10 000 Kopien/ml od. bei HIV-bedingten Erkrankungen mit einer antiretroviralen Therapie zu beginnen. Die anti-

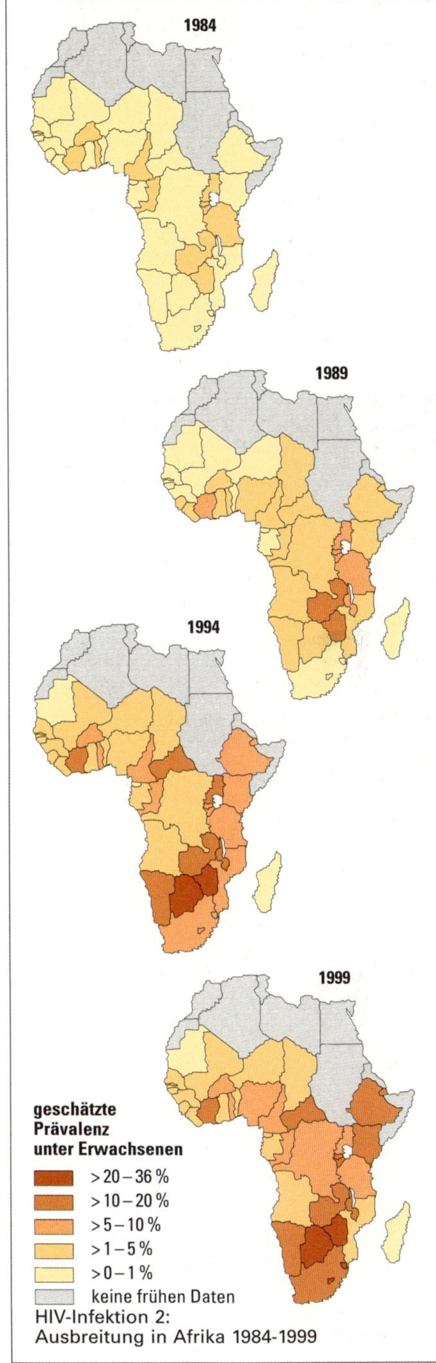

HIV-Infektion 2: Ausbreitung in Afrika 1984-1999

HIV-Infektion Tab. 1
CDC-Klassifikation für Jugendliche (> 13 Jahre) und Erwachsene

Kategorie A (asymptomatische HIV-Infektion)
persistierende generalisierte Lymphadenopathie
akute, symptomatische (primäre) HIV-Infektion (auch in der Anamnese)

Kategorie B (Krankheitssymptome oder Erkrankungen, die nicht in die AIDS-definierende Kategorie C fallen, dennoch der HIV-Infektion ursächlich zuzuordnen sind oder auf eine Störung der zellulären Immunabwehr hindeuten)
bazilläre Angiomatose
oropharyngeale Candida-Infektionen
vulvovaginale Candida-Infektionen, die entweder chronisch (> 1 Monat) oder nur schlecht therapierbar sind
zervikale Dysplasie oder Carcinoma in situ
konstitutionelle Symptome wie Fieber über 38,5 °C oder eine länger als 4 Wochen bestehende Diarrhö
orale Haarleukoplakie
Herpes zoster bei Befall mehrerer Dermatome oder nach Rezidiven in einem Dermatom
idiopathische thrombozytopenische Purpura
Listeriose
Entzündungen des kleinen Beckens, besonders bei Komplikationen eines Tuben- oder Ovarialabszesses
periphere Neuropathie

Kategorie C (AIDS-definierende Erkrankungen)
Pneumocystis-carinii-Pneumonie (PcP)
Toxoplasma-Enzephalitis
Candida-Infektion der Speiseröhre oder Befall von Bronchien, Luftröhre oder Lungen
chronische Herpes-simplex-Ulzera oder Herpes-Bronchitis, Herpes-Pneumonie oder Herpes-Ösophagitis
CMV-Retinitis
generalisierte Zytomegalie-Infektion (nicht von Leber oder Milz)
rezidivierende Salmonellen-Septikämien
rezidivierende Pneumonien innerhalb eines Jahres
extrapulmonale Kryptokokkose
chronische intestinale Kryptosporidiose
chronische intestinale Isosporiasis
disseminierte oder extrapulmonale Histoplasmose
Tuberkulose
Infektionen mit Mycobacterium avium complex (MAC) oder Mycobacterium kansasii, disseminiert oder extrapulmonal
Kaposi-Sarkom
maligne Lymphome
invasives Zervixkarzinom
HIV-Enzephalopathie
progressive multifokale Leukenzephalopathie (PML)
Wasting-Syndrom (HIV-Kachexiesyndrom)

Laborkategorie (CD4-Zellen/µl)	**A** (keine Symptome)	**B** (Symptome, kein AIDS)	**C** (Symptome, AIDS)
1: ≥ 500	A1	B1	C1
2: 200–499	A2	B2	C2
3: < 200	A3	B3	C3

retrovirale Therapie hat seit 1996 zu einem Rückgang der zuvor hohen Sterblichkeit geführt; eine Heilung der HIV-Infektion ist jedoch nicht möglich. Wann u. wie eine antiretrovirale Therapie begonnen wird, sollte von der individuellen Situation der Patienten mit bestimmt werden. Zahlreiche der bei einer HIV-Infektion auftretenden Erkrankungen können gezielt (z. B. durch Antibiotika, Antimykotika) behandelt werden, jedoch sind die Therapiemöglichkeiten insbesondere bei malignen Tumoren, neurologischen Erkrankungen u. zahlreichen atypischen Infektionen begrenzt.
Prävention: Da die Übertragungswege von HIV bekannt sind, ist ein weitgehender Schutz vor Infektion möglich; wichtigste individuelle Schutzmöglichkeiten sind die Anwendung von Kondomen beim Geschlechtsverkehr (Safer*

HIV-Infektion Tab. 2
In Deutschland zur Behandlung der HIV-Infektion zugelassene antiretrovirale Arzneimittel (Stand Juli 2002)

Substanzklasse	Substanz	Abkürzung
Nukleosid-Analoga (nukleosidale Reverse-Transkriptase-Hemmer, NRTI)	Abacavir	ABC
	Didanosin	ddI
	Lamivudin	3TC
	Stavudin	d4T
	Zalcitabin	ddC
	Zidovudin (Azidothymidin)	ZDV (AZT)
Nicht-Nukleosid-Analoga (nicht-nukleosidale Reverse-Transkriptase-Hemmer, NNRTI)	Efavirenz	EFV
	Nevirapin	NVP
Nukleotid-Analoga	Tenofovir	
Proteasehemmer (Proteaseinhibitoren, PI)	Amprenavir	APV
	Indinavir	IDV
	Lopinavir	LPV
	Nelfinavir	NLV
	Ritonavir	RTV
	Saquinavir	SQV

Sex), der Verzicht auf riskante ungeschützte Sexualkontakte sowie die Vermeidung von gemeinsamem Gebrauch von Spritzen u. Nadeln (Safer Use durch Verwendung von eigenem Spritzbesteck). Individuelle Präventionsmaßnahmen sind umso leichter durchführbar, je höher die gesellschaftliche Akzeptanz für sie ist u. je leichter sie zugänglich sind (Verfügbarkeit von Kondomen zu bezahlbaren Preisen, Angebote zum Tausch gebrauchter Spritzen u. Nadeln gegen sterile Spritzbestecke, sog. Spritzenaustauschprogramme). Ein präventionsfreundliches Klima kann u. a. durch Toleranz gegenüber verschiedensten Formen von Sexualverhalten, Nichtdiskriminierung, Information u. Sexualaufklärung gefördert werden. Durch Untersuchungen von Blut- u. Organspendern ist eine Übertragung von HIV durch Blut, Blutprodukte u. Organtransplantate heute weitgehend ausgeschlossen; Verhinderung der Mutter-Kind-Transmission durch antiretrovirale Therapie u. operative Entbindung* (Kaiserschnitt) vor Einsetzen der Wehen. Willkürliche Reihenuntersuchungen bieten keinen zusätzlichen Schutz vor HIV-Infektionen.

HMG: (endokrin.) Abkürzung für **h**umanes **M**enopausen**g**onadotropin; auch Urogonadotrophin; aus dem Urin von Frauen nach der Menopause gewonnene Mischung der Gonadotropine LH u. FSH, deren Wirkung weitgehend der von FSH* entspricht. Therapeutische Anwendung von hochgereinigtem HMG (bzw. rekombinantem FSH*) zur Follikelstimulation im Rahmen einer Fertilitätsbehandlung.

Hoch|wuchs, eunuchoider: (klin.) Fachbezeichnung für den typischen Körperbau von Männern mit gestörter od. fehlender endokriner Hodenfunktion zum Zeitpunkt der Pubertät, s. Eunuchismus.

Hochzeit: (allg.) i. w. S. Bezeichnung für hohe Feste, z. B. Weihnachten, Ostern, Pfingsten; i. e. S. Bezeichnung für das Fest, das nach einer Heirat (vgl. Eheschließung) am Hochzeitstag anlässlich der Begründung der neuen Lebensgemeinschaft gefeiert wird. Es existieren zahlreiche, regional u. kulturell sehr vielfältige Hochzeitsbräuche*; den Mittelpunkt des Festes bildeten neben einem festlichen Hochzeitsessen traditionellerweise Rituale, die auf die neuen Rollen der Ehepartner vorbereiten sollten; vgl. Initiationsriten. In den Folgejahren werden, sofern beide Ehegatten noch leben, besondere Hochzeitsjubiläen gefeiert: silberne Hochzeit (nach 25 Jahren), goldene Hochzeit (nach 50 Jahren), diamantene Hochzeit (nach 60 Jahren), eiserne Hochzeit (nach 65 bzw. 70 Jahren), Kronjuwelenhochzeit (nach 75 Jahren).

Hochzeit, heilige: (allg.) traditionelle Bezeichnung für die Vorstellung vieler Kulturen, dass ausgewählte Menschen (Priesterinnen u. Priester, Königinnen u. Könige) stellvertretend für Götter eine Art ehelicher Gemeinschaft eingehen u. sexuelle Kontakte haben können u. durch entsprechende Rituale die Fruchtbarkeit v. a. der Felder günstig beeinflusst wird; in Ägypten, Mesopotamien u. Griechenland Wurzel verschiedener Formen der Kultprostitution*,

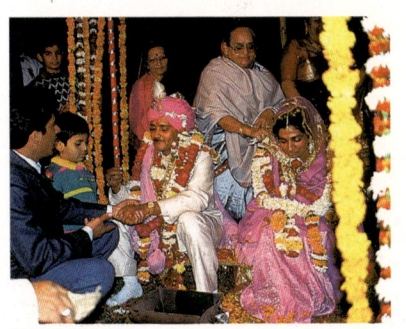

Hochzeit:
Hochzeitspaar in Rajasthan, Indien

im Christentum in der Sitte der Jungfrauenweihe* erhalten.

Hochzeits|bräuche: (kult.) Sammelbezeichnung für Rituale, Bräuche und Sitten, die die Eheschließung betreffen; man unterscheidet: **1.** Bräuche in der Zeit vor der Heirat, z. B. Brautwerbung*, Brautkauf (s. Heiratshandel) od. (ritualisierter) Brautraub (s. Raubehe), Verlobung* u. die sog. Abtrennungsriten der Braut von ihrer Herkunftsfamilie (Kleiderwechsel, Verabschiedung); **2.** Bräuche in der Nacht vor der Hochzeit, sog. Abwehrriten zur Vertreibung böser Geister (z. B. Polterabend*); **3.** Bräuche für den Hochzeitstag: die Brautkleidung (Schleier, Kranz, Brautkrone), das Abholen der Braut aus dem Elternhaus, der Hochzeitszug (Brautjungfern u. a.), das Hochzeitsritual selbst (Ringtausch, Versprechensformeln, Segnungen), das Festmahl (Fruchtbarkeitsriten*) u. Regeln für den Umgang mit Gästen (z. B. Vorausbestimmung des nächsten Hochzeitspaars); **4.** Bräuche für die Hochzeitsnacht: Keuschheitsproben*, zahlreiche Abwehrzauber*, um eine glückliche Ehe zu sichern, Fruchtbarkeitsriten*; die mancherorts geübte sexuelle Enthaltsamkeit in den ersten Nächten (sog. Tobiasnächte*) geht auf vorchristliches Brauchtum zurück; **5.** Bräuche für die Tage nach der Hochzeit (seltener auch schon vorher), z. B. Opfer an Geister od. Ahnen (Baumhochzeit*), Pflanzen eines Baumes (Baumkulte*), neue Kleidung (in Europa für Frauen die früher sprichwörtliche Haube* der Verheirateten); **6.** weiter sind Bräuche bis zur Geburt des ersten Kindes beschrieben, die sowohl das eheliche Zusammenleben betreffen (z. B. Schlafen im Ehebett erst danach), als auch die Entbindung selbst (z. B. Verwendung des Brautkranzes zur Verminderung von Geburtsschmerzen); vgl. Geburtsbräuche.

Hochzeits|nacht: (allg.) auch Brautnacht; Bezeichnung für die auf die Hochzeit folgende Nacht. Da traditionellerweise die Hochzeitsnacht die erste gemeinsam von Braut u. Bräutigam verbrachte Nacht war, kam ihr historisch eine besondere Bedeutung zu; so kam es in der Hochzeitsnacht i. d. R. zum ersten Geschlechtsverkehr (von besonderer Bedeutung in Gesellschaften, in denen eine Ehe erst nach erfolgtem Geschlechtsverkehr Gültigkeit erlangte), daher stand die Defloration* im Mittelpunkt zahlreicher Hochzeitsbräuche. Um psychische Belastungen, Versagensängste od. sexuelle Funktionsstörungen durch Erwartungsdruck u. Ängste zu vermeiden, ist sexuelle Aufklärung* bzw. Sexualerziehung notwendig.

Hochzeits|nacht|impotenz f: (sexol.) Bezeichnung für situative Erektionsstörungen* unter den (heute seltener gegebenen) Bedingungen sexueller Abstinenz bis zur Eheschließung; ursächlich sind Nervosität u. Versagensangst beim ersten Geschlechtsverkehr.

Hochzeits|nacht|psychose f: (psychiat.) auch Nuptialpsychose; Psychose*, die im Anschluss an die Hochzeit auftritt; überwiegend gekennzeichnet durch schizophrene Symptomatik.

Hochzeits|stoffe: (biol.) s. Gamone.

Hodann, Max Julius Karl (1894-1946): Arzt, Stadtrat in Berlin; Mitarbeiter von M. Hirschfeld am Institut* für Sexualwissenschaft, u. a. Arbeiten zu Sexualpädagogik u. Eheberatung; ab 1935 zunächst in England, dann Arzt im spanischen Bürgerkrieg auf Seiten der Internationalen Brigaden, ab 1939 in Stockholm.

Hoden: (anat.) Testis, Orchis; paarige männliche Keimdrüse (s. Gonaden) mit generativer (Spermienbildung*) u. vegetativer Funktion (Produktion von Testosteron*); Entwicklung aus den embryonalen Genitalleisten u. Urkeimzellen (s. Gonadenentwicklung, Abb.), in der späten Fetalzeit Einwanderung in den Hodensack (Descensus testis, s. Hodendeszensus); umhüllt von einer straffen Kapsel aus Bindegewebe u. glatter Muskulatur (Tunica albuginea) sowie ausgestülptem Peritoneum* (Tunica vaginalis testis); zusammen mit dem Nebenhoden* durch eine umhüllende Ausstülpung der Faszien der Bauchdecke (Fascia spermatica) sowie einen Muskel (Hodenheber-Muskel, Musculus cremaster) beweglich aufgehängt (s. Abb. 1).

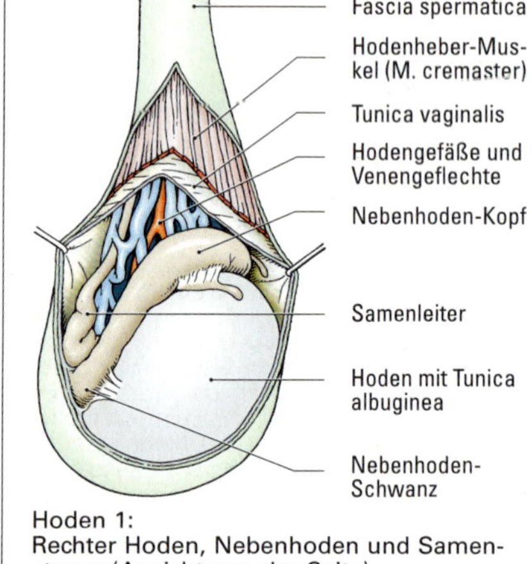

Hoden 1:
Rechter Hoden, Nebenhoden und Samenstrang (Ansicht von der Seite)

Das Mark der Drüse (Pulpa testis) ist durch radiäre Bindegewebezüge (Septula testis) in 200-300 Hodenläppchen (Lobuli testis) unterteilt: Samenkanälchen mit Keimepithel, aus dem sich Samenzellen entwickeln u. Bindegewebe mit spezialisierten Zellen (s. Abb. 2): Leydig*-Zwischenzellen (Bildung von Androgenen, v. a. von Testosteron) u. Sertoli*-Stützzellen (Ernährung u. immunologische Abschirmung der reifenden Samenzellen). Die Samenkanälchen münden in einem dem Nebenhoden benachbarten Bindegewebewulst (Mediastinum testis) in das Hodennetz (Rete testis), ein Sammelsystem für Samenzellen, das zusammen mit zahlreichen Blut- u. Lymphgefäßen von festem Bindegewebe u. glatten Muskelfasern umschlossen ist (Corpus Highmori). Es erlaubt, zusammen mit Kontraktionen der Hodenkapsel, einen aktiven Transport der Samenzellen über die Ausführungsgänge (Ductuli efferentes testis) in den Nebenhodengang (Ductus epididymidis, s. Abb. 3).

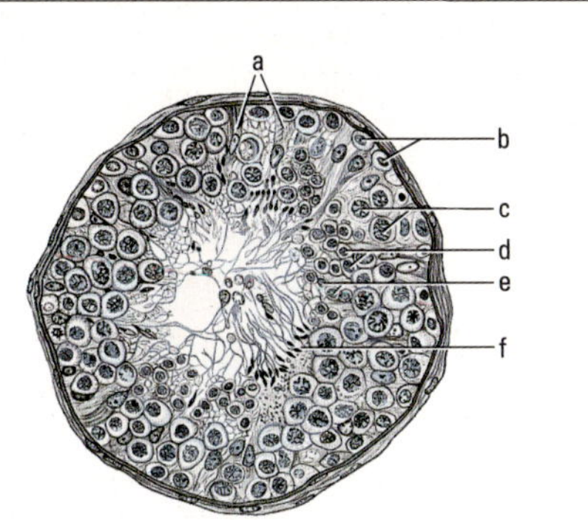

Hoden 2:
Schnitt durch ein Samenkanälchen:
a: Sertoli-Stützzelle;
b: Spermatogonie;
c: primäre Spermatozyten;
d: sekundäre Spermatozyten (Präspermatiden);
e: Spermatiden;
f: Samenzellen (Spermien)

Steuerung der Aktivität durch Hypophysenhormone*, Versorgung durch Gefäße u. zahlreiche Nerven, die im Samenstrang* verlaufen. Hoden sind drucksensibel, schon die bei sexueller Erregung entstehende größere Kapselspannung kann zu Schmerzen führen, die nach Ejakulation wieder verschwinden. Komplexe arterielle Versorgung, deren Störung (z. B. bei Hodentorsion*) in kurzer Frist zu schweren Schäden führt; Venengeflechte am oberen Hodenpol (Plexus pampiniformis), deren Erweiterung (Varikozele*) die Spermienbildung beeinträchtigt.
Für die regelrechte Entwicklung der Hodenkanälchen u. die Spermienbildung ist eine gleichmäßige u. unter der Körper-Kerntemperatur gelegene Temperatur erforderlich: Regulierung durch variablen Abstand zum Rumpf (Hodenheber-Muskel: Musculus* cremaster); bei Verbleiben im Bauchraum (Maldescensus) kommt es daher zu Störungen der Spermiogenese (s. Hoden-Lageanomalien). Wichtige Erkrankungen sind Entzündungen (Orchitis*), Hodeninsuffizienz* u. Hodentumoren*.
Klinische Messung der Hodengröße (beim Erwachsenen ca. 4-5,5 cm lang, 1,8-2,4 cm dick, 2,5-3,5 cm breit) mit Orchidometer*.

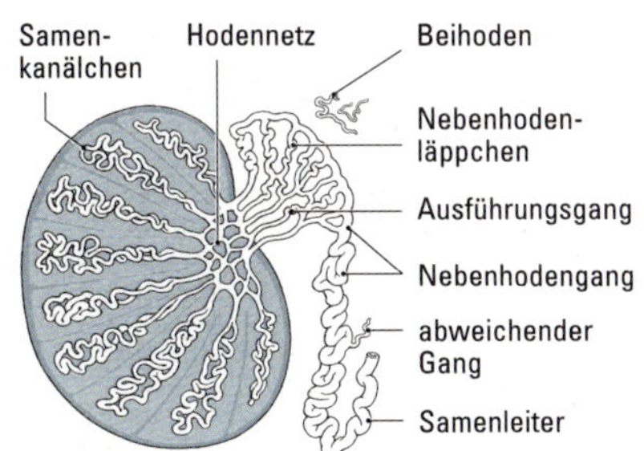

Hoden 3:
Stark schematisierte Darstellung der Samenwege in Hoden, Nebenhoden und Samenstrang; die hodennahen Systeme sind tatsächlich wesentlich feiner, der Nebenhodengang ist entfaltet ca. 6 m lang.

Hoden|a|trophie f: (klin.) Fachbezeichnung für eine degenerative Veränderung von Samenkanälchen u. Leydig-Zwischenzellen mit Störungen der Spermiogenese; meist auf einzelne Bereiche eines Hodens beschränkt, aber auch Schrumpfung des gesamten Organs ist möglich. Vielfältige Ursachen: Altersveränderung, Durchblutungsstörungen, Zustand nach Orchitis, Hodentorsion od. Hodentrauma, Strahlenschaden; je nach Ausmaß der Atrophie können Störungen der Zeugungsfähigkeit* auftreten.

Hoden|baden: (kult.) Bezeichnung für eine in einigen traditionellen Kulturen von Männern angewendete Methode zur Kontrazeption, bei der die Hoden mehrmals täglich in 40-45 °C heißem Wasser (ersatzweise Wüstensand) gebadet werden. **Wirkungsweise:** verringerte Spermienbildung durch hohe Temperatur; **Vorteile:** kostengünstig, kein Eingriff in den Hormonstoffwechsel; **Nachteile:** unsichere u. relativ zeitaufwändige Methode.

Hoden|bi|opsie (gr. βίος Leben, ὄψις Betrachtung) f: (androl.) Entnahme von Hodengewebe durch Punktion bzw. nach Einschnitt der Skrotalhaut und Stichinzision der Hodenkappe; **Durchführung: 1.** zur histologischen Diagnostik bei Zeugungsunfähigkeit* bei normaler Hodengröße u. normalem FSH; **2.** zur Beurteilung der Spermienbildung bei Oligo- od. Azoospermie; **3.** Ausschluss eines lokalen Hodentumors* (Carcinoma in situ) im Rahmen der Operation bei Tumor des anderen Hoden.

Hoden|bruch: (allg.) Bezeichnung für Skrotalhernie*.

Hoden|deszensus m: (anat.) Descensus testiculorum; Fachbezeichnung für die Lageveränderung der Hoden im Verhältnis zur hinteren Wand der Bauchhöhle während der vorgeburtlichen Entwicklung, manchmal bis ins Säuglingsalter. Beginnend mit dem 2. Embryonalmonat zeigt das kaudale Keimdrüsenband im Verlauf seiner Umwandlung zum Gubernaculum testis eine geringere Längenzunahme als der Körper insgesamt, so dass die Hodenanlage bis zum 3. Monat auf Höhe der Leisten liegt (s. ums. Abb.); danach entstehen Aussackungen der Bauchhöhle, die dem Gubernaculum testis in die Skrotalwülste hinein folgen u. deren Lichtung sich vor der Geburt od. kurz danach verschließt, sofern die Hoden im Hodensack angelangt sind. Die letzte Phase des Hodendeszensus geht mit einer Verkürzung des Gubernaculum testis einher, die durch Androgene gesteuert wird. In allen Phasen sind Störungen möglich, s. Hoden-Lageanomalien.

Hoden|dys|topie f: (klin.) Sammelbezeichnung für die verschiedenen Formen der Hoden*-Lageanomalien.

Hoden|ek|topie f: (klin.) Sammelbezeichnung für die Verlagerung eines (od. beider) Hoden an eine unphysiologische Lokalisation, z. B. in Damm, Oberschenkel od. Penisschaft infolge einer Störung der Richtung des vorgeburtlichen Hodendeszensus*, s. Hoden-Lageanomalien.

Hoden|entzündung: (allg.) Bezeichnung für Orchitis*.

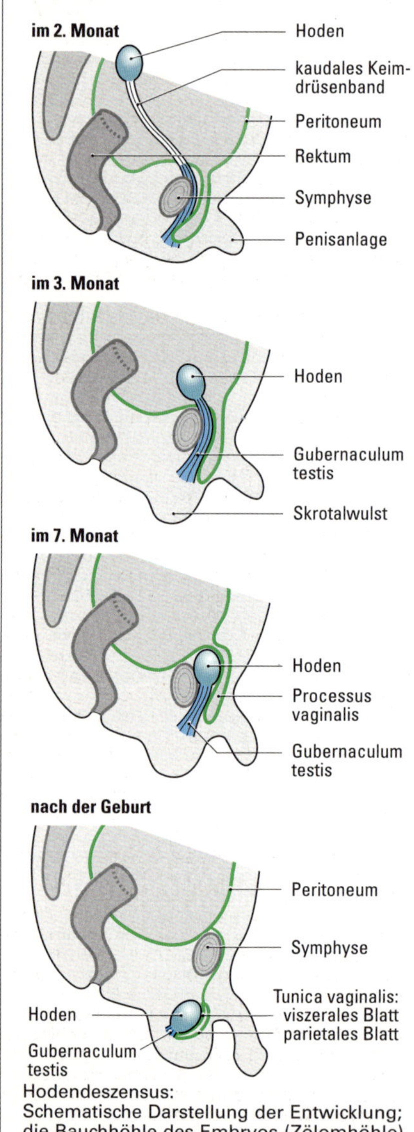

Hodendeszensus:
Schematische Darstellung der Entwicklung; die Bauchhöhle des Embryos (Zölomhöhle) bildet eine Aussackung bis in den Skrotalwulst, aus der später im Hodensack die Tunica vaginalis des Hodens entsteht.

Hoden|ex|stirpation (lat. exstirpare ausrotten) f: (klin.) Bezeichnung für operative Entfernung eines od. beider Hoden, s. Orchidektomie.

Hoden|fehl|bildungen: (klin.) Sammelbezeichnung für Störungen der intrauterinen Entwicklung der Hoden, die alle Stadien u. sowohl die Produktion von Hormonen als auch von Samenzellen betreffen können; je nach Zeitpunkt u. Umfang der Störung der Hormonproduktion kommt es entweder zur Ausbildung eines weiblichen Phänotyps od. zur Minderentwicklung des männlichen Phänotyps, z. B. mit Mikropenis* od. Hypospadie*; sofern nur ein Hoden fehlgebildet ist, sind morphologische Störungen selten.
Entsprechend dem Zustand bei Geburt werden unterschieden: **1. Agenesie**, d. h. nicht nachweisbare Hodenanlage (Anorchidie) od. Fehlen von Urkeimzellen (Aplasie); Häufigkeit 1 : 20 000, evtl. nur einseitig (Monorchidie), sehr selten primär mit Ausbildung eines weiblichen Phänotyps, häufiger Störung der Embryonalentwicklung (testikuläres Regressionssyndrom) od. der Fetalentwicklung (sog. Vanishing-testis-Syndrom) bei männlichem Phänotyp; vgl. Fehlbildungen, genitale. **2. Dysgenesie**, d. h. Störung der Entwicklung entweder der hormonproduzierenden Zellen (bei fertilem Eunuchoidismus) od. des Keimepithels (Germinalzellaplasie, s. Castillo-Syndrom); vgl. Gonadendysgenesie, Hypogonadismus. **3. Polyorchidie**, d. h. Vorhandensein mehrerer Hodenanlagen auf einer Seite infolge Teilung der Keimleiste, meist mit Hoden-Lageanomalie u. erhöhtem Entartungsrisiko. **4. Synorchidie**, d. h. Fusion der Hodenanlagen beider Seiten zu einem Organ, evtl. kombiniert mit Hypospadie. **5. Intersexuelle Fehlbildungen**, d. h. Vorhandensein einer sexuell undifferenzierten Keimdrüse (Testovar*). Weitaus häufiger als diese Hodenfehlbildungen i. e. S. sind Störungen der Wanderung der Hodenanlagen durch den Leistenkanal in den Hodensack (Hodendeszensus*) mit z. T. gravierenden Folgen für die Funktion der prinzipiell intakten Organe, s. Hoden-Lageanomalien.

Hoden|hoch|stand: (klin.) Sammelbezeichnung für die Retention eines od. beider Hoden im Bauchraum od. Leistenkanal infolge einer Störung des Hodendeszensus*, s. Hoden-Lageanomalien.

Hoden|hormon: (endokrin.) veraltete Bezeichnung für Testosteron*.

Hoden|in|suffizienz (lat. insufficiens ungenügend) f: (klin.) Fachbezeichnung für eine funktionelle Leistungsminderung der Hoden; man unterscheidet: **1.** exkretorische Hodeninsuffizienz mit Störung der Spermiogenese bei intakter Hormonproduktion, z. B. bei Castillo*-Syndrom u. Klinefelter*-Syndrom; **2.** inkretorische Hodeninsuffizienz mit Störung der Funktion der Leydig-Zwischenzellen, z. B. bei fertilem Eunuchoidismus*; **3.** kombinierte Formen (komplexe Hodeninsuffizienz), s. Hypogonadismus.

Hoden|kapsel: (kult.) Bezeichnung für Kapsel, die ursprünglich als Bestandteil mittelalterlicher Rüstungen zum Hodenschutz getragen wurde, heute als Schutzbekleidung bei bestimmten Sportarten (z. B. American Football), s. Schamkapsel.

Hoden-Lage|anomalien f pl: (klin.) Sammelbezeichnung für Störungen des regelrechten Hodendeszensus* im Verlauf der vorgeburtlichen Entwicklung u. des ersten Lebensjahrs mit dem Ergebnis der Lokalisation eines od. beider Hoden außerhalb des Hodensacks, entweder infolge verminderter Produktion von Hypothalamus- u. Hypophysenhormonen od. anatomischer Hindernisse. Der Hodendeszensus findet in einem langen Zeitraum statt, daher ist die **Häufigkeit** von Lageanomalien altersabhängig: bei Frühgeborenen ca. 20 %, bei Reifgeborenen 3-5 %, gegen Ende des ersten Lebensjahrs ca. 1 %; erst danach ist eine fortdauernde Lageanomalie (Maldeszensus, Hodendystopie) anzunehmen. Die Störungen können betreffen: **1. die Wanderungsbewegung** (Hodenretention, Hodenhochstand), so dass der Hoden entweder (nicht tastbar) in der Bauchhöhle verbleibt (Retentio testis abdominalis) od. sich (evtl. tastbar) im Leistenkanal befindet (Retentio testis inguinalis) u. dann ggf. manuell kurzzeitig in den Hodensack verlagert werden kann (Gleithoden). **2. die Wanderungsrichtung** (Hodenektopie), so dass der Hoden sich (meist tastbar) im Unterhautgewebe von Damm (Dammhoden), Peniswurzel (Penishoden) od. Oberschenkel (Schenkelhoden) befindet; auch eine gekreuzte Lagerung im gegenseitigen Fach des Hodensacks ist möglich (transversale Hodenektopie), s. Abb. **Differentialdiagnose:** Bei bestehender Diagnose eines nicht tastbaren Hodens (Kryptorchismus) ist die Abgrenzung zwischen einer Lageanomalie intakter Hoden u. echten Hodenfehlbildungen* u. U. schwierig: Die Injektion von HCG führt bei vorhandenen Hoden zu einem deutlichen Anstieg der Testosteron-Plasmaspiegel, bei fehlendem funktionsfähigen Hodengewebe bleibt dieser aus (HCG*-Test); ggf. ist eine chirurgische Exploration erforderlich. **Risiken:** Alle am Ende des 1. Lebensjahrs weiter bestehenden Lageanomalien sollten korrigiert werden, da sonst mit einem Verschwinden der Spermatogonien bis zum Ende des 2. Lebensjahrs (u. späterer Zeugungsunfähigkeit) sowie mit einem erhöhten Risiko für Hodentumoren zu rechnen ist. **Therapie:** zunächst medikamentös mit LH*-RH, evtl. kombiniert mit HCG*, erfolgreich in bis zu 70 % der Fälle; bei fehlendem Erfolg od. zugleich bestehendem Leistenbruch operative Verlagerung von Hoden u. Samenstrang (Orchidolyse, Funikulolyse) u. Fixierung des Hodens im Hodensack (Orchidopexie), u. U. als zweizeitiger Eingriff. Das erhöhte Entartungsrisiko wird durch die Operation nicht gemindert (Kontrollen bis zur Pubertät u. spätere Selbstuntersuchungen sind daher wichtig).
I. w. S. wird der Begriff auch verwendet für erworbene Lageveränderungen eines Hodens im Hodensack, die zu akuten Störungen der Blutversorgung des Hodengewebes führen, s. Hodentorsion.

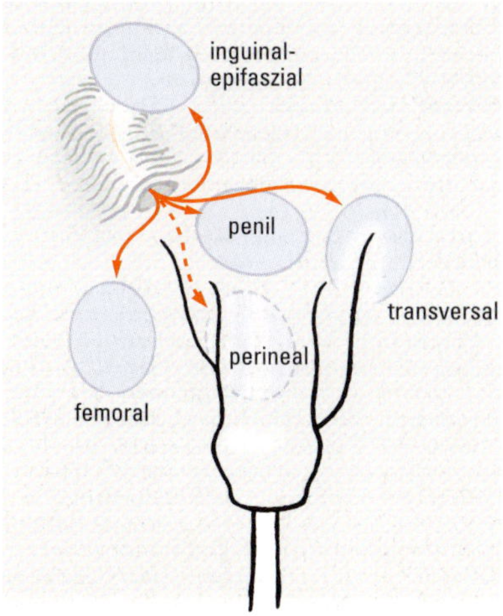

Hoden-Lageanomalien:
Verschiedene mögliche Lokalisationen außerhalb des Leistenkanals

Hoden|prothese (gr. πρόσθεσις Hinzufügen) f: (androl.) hodenförmiges Silikonimplantat, das bei Hodenverlust (z. B. nach Orchidektomie*) aus kosmetischen Gründen in das Skrotum eingesetzt wird.

Hoden|re|tention (lat. retentio Zurückhalten) f: (klin.) Fachbezeichnung für das Verbleiben eines Hodens im Bauchraum (abdominale Hodenretention) od. im Leistenkanal (inguinale Hodenretention) infolge eines unvollständigen Hodendeszensus*, s. Hoden-Lageanomalien.

Hoden|sack: (anat.) Scrotum; mehrschichtiger, durch eine Zwischenwand (Septum scroti) in zwei Hälften geteilter Hautbeutel, der Hoden, Nebenhoden u. Samenstränge umschließt (vgl. Hoden, Abb.). Entsteht durch das als mediane Hautnaht (Raphe scroti) sichtbare Verwachsen der fetalen Skrotalwülste (s. Differenzierung, genitale, Abb.). Die Wand des Hodensacks enthält eine Geflecht aus glatter Muskulatur u. elastischen Fasern (Tunica dartos), das sich bei Kälte u. sexueller Erregung zusammenzieht; in der meist stärker pigmentierten u. behaarten Haut finden sich zahlreiche Schweißdrüsen (Gewährleistung der für die Spermienbildung* optimal kühlen Temperatur), Talgdrüsen sowie Nervenendigungen (erogene Zone*).

Hoden|sack|fehl|bildungen: (klin.) Sammelbezeichnung für angeborene Störungen der Entwicklung des Hodensacks; das vollständige Fehlen (Skrotumagenesie) ist extrem selten, während einseitiges Fehlen (Hemiskrotum), Verlagerungen einer Hälfte in die Leisten- od. Dammregion (Skrotumektopie, meist zusammen mit dem entsprechenden Hoden) od. Mehrfachbildungen (akzessorisches Skrotum) gelegentlich beobachtet werden; eine Kombination mit anorektalen Fehlbildungen ist möglich. Therapeutisch kommen die plastisch-chirurgische Verlagerung ektoper Strukturen od. die Entfernung der fehlgebildeten Anteile in Frage.

Hoden|torsion (lat. torsio Verdrehung) f: (klin.) Fachbezeichnung für die akute Verdrehung von Hoden und Samenstrang um ihre Längsachse mit Drosselung der venösen Abflusswege bei meist wenig eingeschränkter arterieller Versorgung u. der Gefahr einer Gewebeschädigung (hämorrhagische Infarzierung). Vorkommen v. a. bei Jugendlichen; typisch ist ein heftiger, in den Unterbauch ausstrahlender Hodenschmerz mit Schwellung des Hodensacks; bei Anheben des Hodensacks nimmt der Schmerz zu (Unterschied zu Epididymitis*, sog. negatives Prehn-Zeichen). Die Therapie muss rasch erfolgen: Innerhalb der ersten 4 Stunden kann eine manuelle Reposition von außen versucht werden (Kontrolle durch Farbdoppler-Untersuchung der Gefäße), danach (sowie immer bei Säuglingen) ist eine operative Freilegung, Reposition u. Fixierung (auch des anderen Hodens) erforderlich; bei irreversibler Schädigung wird der Hoden entfernt und ggf. durch eine Hodenprothese* ersetzt.

Hoden|trans|plantation (lat. transplantare verpflanzen) f: s. Keimdrüsentransplantation.

Hoden|tumoren m pl: (klin.) Sammelbezeichnung für alle Schwellungen, i. e. S. für (überwiegend maligne) Tumoren des Hodens; histologisch sehr verschiedene Gewebe, die vom Keimepithel (Seminome u. embryonale Nichtseminome) od. vom Stroma des Organs ausgehen (Leydigzell-Tumor od. Sertolizell-Tumor) und sehr unterschiedlichem Wachstums- u. Streuungsverhalten. Die jährliche Häufigkeit maligner Hodentumoren beträgt bei Jungen unter 15 Jahren ca. 0,7 Fälle/100 000, bei Männern ca. 5-8 Fälle/100 000; zwischen dem 20. und 30. Lebensjahr häufigste Tumorerkrankung bei Männern.
Angeborene Hoden*-Lageanomalien bedeuten (auch nach operativer Korrektur) ein um 10-20fach erhöhtes Risiko.
Die Verdachtsdiagnose stützt sich auf den Tastbefund einer schmerzlosen Hodenvergrößerung od. Oberflächenveränderung, sie wird bestätigt durch Ultraschalluntersuchung (s. Abb. 1) od. Computertomographie u. den Nachweis bestimmter Tumormarker im Serum. Die Therapie besteht immer zunächst in der chirurgischen Entfernung des Hodens (ggf. mit Implantation einer Hodenprothese) u. Kontrolle des anderen Hodens auf maligne Zellen durch intraoperative Hodenbiopsie. Anschließend folgen je nach Art des Tumors (außer in sehr frühen Stadien) Zytostatika- od. Strahlentherapie, u. U. auch eine chirurgische Kontrolle u. Entfernen der regionalen (retroperitonealen) Lymphknoten. Bei frühzeitiger Diagnose ist die Prognose heute sehr günstig, spätere Stadien haben wegen meist erfolgter Metastasierung eine deutlich eingeschränkte Prognose. Wegen des meist sehr raschen Wachstums der Tumoren u. einer Tendenz zu frühzeitiger Metastasierung sind regelmäßige Selbstuntersuchungen von Bedeutung (s. Abb. 2).

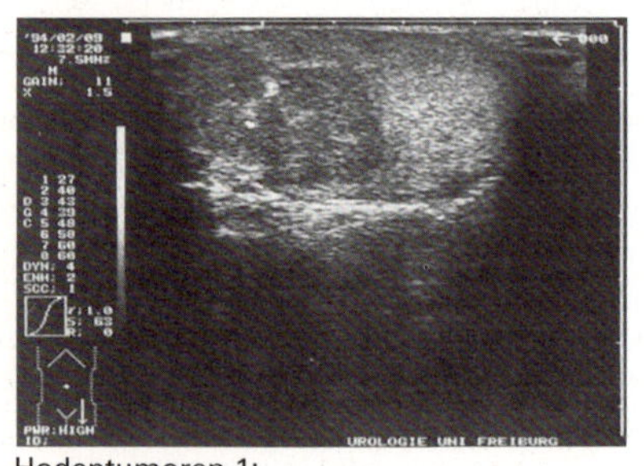

Hodentumoren 1:
Ultraschalluntersuchung des Hodens mit einem echoarmen, für einen Hodentumor typischen Bezirk

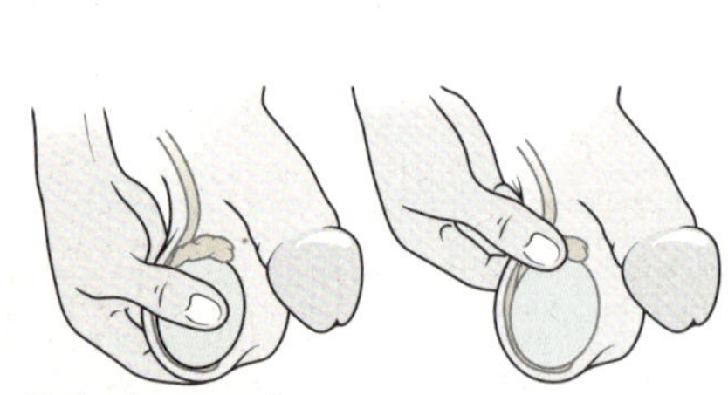

Hodentumoren 2:
Selbstuntersuchung der Hoden; zu achten ist auf eine glatte, elastische Oberfläche (links) und deutliche Abgrenzbarkeit der Nebenhoden (rechts)

Höhe|punkt: (allg.) s. Orgasmus.

Hören: (physiol.) Audition; s. Hörsinn.

Hörigkeit, sexuelle: (sexol.) von R. v. Krafft-Ebing (1892) eingeführte Bezeichnung für die sexuell geprägte Abhängigkeit* eines Menschen von einer anderen Person.

Hörner abstoßen: (allg.) im bäuerlichen Zusammenhang entstandene Redewendung für ein durch zunehmende Erfahrung besonneneres Verhalten (wie das ruhigere Verhalten männlicher Tiere nach der Brunstzeit); früher v. a. auf männliche Jugendliche angewandt in der Vorstellung, nach einer Phase der Abreaktion sexueller Wünsche sei bei ihnen mit größerer Treue in Partnerbeziehungen zu rechnen.

Hörner aufsetzen: (allg.) ursprünglich Bezeichnung für das (kennzeichnende) Einpflanzen der abgeschnittenen Sporen wie Hörner in den Kamm bei kastrierten Hähnen (sog. Hahnrei*); seit dem 16. Jahrhundert Bezeichnung für sexuelle Beziehungen einer Ehefrau mit einem anderen Mann als dem Ehegatten; vgl. Seitensprung, Ehebruch.

Hör|sinn: (physiol.) Audition; Fähigkeit zur Wahrnehmung von Geräuschen, Tönen u. Klängen mit Frequenzen zwischen 16 Hz u. maximal 20 000 Hz durch Mechanorezeptoren im Corti-Organ der Ohren* (s. Sinnesorgane); Schallwellen werden im Innenohr in elektromagnetische Impulse umgewandelt, über Nervenbahnen (Hörbahnen, Hörstrahlung) in bestimmte Regionen der Gehirnrinde (Hörrinde mit Hörzentren) weitergeleitet u. dort verarbeitet. Für die sexuelle Reaktion spielen akustische Reize bei zahlreichen Tierarten (z. B. als Lockrufe) eine wichtige Rolle; beim Menschen sind sie an der Entstehung u. Verstärkung sexueller Erregung individuell sehr verschieden beteiligt; vgl. Sprache, sexuelle.

Hössli, Heinrich (1784-1864): Damenausstatter, Glarus (Schweiz); veröffentlichte 1836 das Buch „Eros. Die Männerliebe der Griechen", in dem gleichgeschlechtliche Liebe als sittlich u. natürlich beschrieben u. ihre gesellschaftliche Anerkennung gefordert wird.

Hoffmann, Erich (1868-1959): Dermatologe, 1910 Professor in Bonn, 1934 als Direktor der dortigen Hautklinik entlassen; identifizierte 1905 mit F.-R. Schaudinn das Bakterium Treponema pallidum als Erreger der Syphilis*; vgl. Treponematosen, Abb.

Hohes Lied: (kult.) auch Lied der Lieder, schönstes Lied; ursprünglich Titel einer auf König Salomon zurückgeführten Sammlung jüdischer Hochzeitslieder (sog. Epithalamien, s. Hymenaios); als Hohes Lied Salomons wird eine ca. 900 v. Chr. entstandene lyrisch-dramatische Dichtung bezeichnet, in der die Liebe einer Hirtin zu ihrem Freund besungen wird, dem sie auch nach der Entführung in König Salomons Harem treu bleibt.

Hohl|warze: (klin.) Bezeichnung für eine frühkindliche Entwicklungsstörung der Brustwarze, die dazu führt, dass sie eingezogen und evtl. völlig verdeckt ist; auch erworbenes Auftreten bei Entzündungen od. Mammakarzinom. Hohlwarzen bilden u. U. ein Hindernis beim Stillen.

Holismus (gr. ὅλος ganz) m: (kult.) Bezeichnung für eine philosophische Denkrichtung, die alle Erscheinungen auf ein ganzheitliches Prinzip zurückzuführen versucht, z. B. die wissenschaftsphilosophischen Versuche (frühes 20. Jahrhundert), biologische Sachverhalte aus der Physik herzuleiten u. auf diese Weise zwischen rein biologischen (sog. vitalistischen) u. rein physikalischen (sog. mechanistischen) Auffassungen zu vermitteln.

Hollitscher, Walter (1911-1986): Philosoph u. Psychoanalytiker, Wien, ab 1938 London, nach 1949 Professor in Berlin u. Leipzig; u. a. Forschungen zum modernen wissenschaftlichen Weltbild, Kulturpsychologie u. Biologismus sowie sozialpsychologischen u. kommerziellen Aspekten der sexuellen Revolution*, in denen ein für die Sexualwissenschaft* der DDR grundlegendes Konzept der biopsychosozialen Einheit menschlicher Sexualität entwickelt wurde.

Homo (lat. ~ Mensch): (biol.) Fachbezeichnung für die Gattung Mensch*; vgl. Primaten.
(allg.) veraltete, häufig diskriminierend gemeinte Kurzbezeichnung für homosexuelle Männer.

Homo-Ehe (gr. ὁμός gleich): (allg.) Bezeichnung für eingetragene Lebenspartnerschaft*.

Homo|erotik f: (sexol.) Bezeichnung für gleichgeschlechtliche Empfindungen u. Phantasien, die nicht unbedingt in sexuelle Handlungen umgesetzt werden u. daher auch bei (männlicher u. weiblicher) Heterosexualität* beobachtet werden; in verschleiernder Absicht auch als Bezeichnung für Homosexualität* verwendet.

homo|gametisch: (biol.) Fachbezeichnung für das Geschlecht, das zwei gleiche Geschlechtschromosomen hat. Beim Menschen u. den meisten Wirbeltieren ist es das weibliche, bei Vögeln u. Schmetterlingen das männliche Geschlecht. Gegensatz: heterogametisch.

Homo|philie f: (psychol.) auch Homoiophilie; früher übliche Fachbezeichnung für Homosexualität* bei Männern; sie betont die emotionalen Aspekte der sexuellen Orientierung stärker als deren Verhaltensaspekte u. wurde daher als weniger diskriminierend empfunden.

Homo|phobie f: (allg.) Sammelbezeichnung für alle Ausdrucksformen einer von Ängsten, Vorurteilen u. Aggressivität geprägten Schwulen- od. Lesbenfeindlichkeit.
(psychiat.) Fachbezeichnung für eine sehr ausgeprägte Furcht (Phobie*) vor Homosexuellen (i. d. R. homosexuellen Männern); Vorkommen z. B. bei Nichtbewältigung eigener homosexueller Empfindungen od. als Ausdruck kultureller u. religiöser Prägungen; vgl. Diskriminierung.

Homo|sexualität f: (sexol.) auch Schwulsein bzw. Lesbischsein, früher auch Homophilie, Äquisexualität, Inversion, konträre Sexualempfindung, bei Männern Uranismus, bei Frauen Tribadismus, Sapphismus u. a.; von K. M. Benkert (1869) eingeführte Bezeichnung für ein überwiegendes sexuelles Interesse an gleichgeschlechtlichen Partnern od. Partnerinnen u. die überwiegende sexuelle Aktivität mit ihnen; ursprünglich fast ausschließlich für Männer verwendet, heute auch für Frauen. **Bestimmung** entweder durch Befragung u. Bewertung von Häufigkeitsangaben (s. Kinsey-Skala, Tab.) od. durch objektive Messung körperlicher Reaktionen auf visuelle Reize (s. Orientierung, sexuelle). Angaben über die **Häufigkeit** in der erwachsenen deutschen Bevölkerung unterliegen erheblichen Unsicherheiten u. verändern sich im Zeitverlauf; heute werden in Deutschland von ca. 2-4 % der Männer u. ca. 1-2 % der Frauen überwiegend od. ausschließlich homosexuelle Aktivitäten berichtet; ein weitaus höherer Anteil berichtet (v. a. im Zeitraum der Pubertät) zunächst homosexuelles Verhalten (auch als Homosozialität* bezeichnete sog. Entwicklungshomosexualität), 1 % der Männer u. 2 % der Frauen lehnen eine Kategorisierung für sich ab.
Über die **Entstehung** von Homosexualität (wie auch von Heterosexualität* u. Bisexualität*) besteht weiterhin völlige Unklarheit; eine genetische Beteiligung ist infolge beobachteter familiärer Häufungen wahrscheinlich, allerdings wurde die vermeintliche Isolierung eines DNA-Markers (Xq28) bei homosexuellen Männern in Folgestudien nicht bestätigt; ein Einfluss pränataler hormoneller Faktoren ist fraglich; vgl. Orientierung, sexuelle.
Die **Bewertungen** homosexuellen Verhaltens unterscheiden sich historisch u. kulturell erheblich; sie reichen im westlichen Kulturraum von weitgehender Tolerierung u. Förderung (griechische Antike) bis zu fanatischer Bekämpfung (Mittelalter bis Neuzeit), von rein moralischer Verurteilung (als widernatürlich u. sündig) bis zu eher medizinischer Beurteilung (als krank u. therapiebedürftig), woraus sich eine unterschiedlich harte Strafbewehrung ergab: Bis zum Ende des 18. Jahrhunderts galt in praktisch allen Gesetzeswerken für homosexuelle Handlungen von Männern die Todesstrafe, wobei die Verfolgung zeitlich u. örtlich sehr verschieden konsequent erfolgte (Höhepunkte z. B. während der Inquisition*); der Einführung von Gefängnis- u. Körperstrafen (erstmals 1787 in Österreich) folgte im Rahmen der Aufklärung u. der

H

französischen Revolution eine weitgehende Liberalisierung (z.B. im Code Napoléon von 1810 erstmals in Europa Straffreiheit, in Bayern 1813 Übergang von Todesstrafe zu Straffreiheit), die allerdings infolge des Scheiterns der bürgerlichen Revolution zunächst 1851 in Preussen, ab 1871 im Deutschen Reich zurückgenommen wurde: Verbot „beischlafähnlicher" Handlungen unter Männern nach § 175 des Reichsstrafgesetzbuchs (vgl. Paragraph 175); in der Weimarer Republik Bestrebungen zur Abschaffung, ab 1935 im Nationalsozialismus* Verschärfung durch Erweiterung der Strafbarkeit auf alle homosexuellen Kontakte, intensive behördliche Registrierung (sog. Rosa* Listen) u. Vernichtungshaft in Konzentrationslagern; in der BRD bis 1969 Beibehaltung dieser verschärften Fassung (s. Schwulenbewegung, Abb.), in der DDR bis 1968 Rückkehr zu den Bestimmungen der Weimarer Republik; fast durchgängig wurde Homosexualität unter Männern schärfer verurteilt als unter Frauen.

Die **aktuelle Situation** ist in Europa von sehr weitgehender Entkriminalisierung u. gesellschaftlicher Akzeptanz geprägt: endgültige Abschaffung der Strafbarkeit unter Erwachsenen in der DDR 1968, in der BRD 1974; vollständige Beseitigung der rechtlichen Sonderbehandlung (Schutzaltersgrenzen*) in der DDR 1989, in der BRD 1994; Streichung der „Diagnose" Homosexualität aus dem DSM der APA 1973, aus der ICD der WHO 1994. Wesentlicher Motor dieser Entwicklung waren die seit Mitte des 19. Jahrhunderts einsetzenden Bestrebungen um Gleichberechtigung homosexueller Frauen u. Männer (s. Lesbenbewegung, Schwulenbewegung, Emanzipation); die heute in zahlreichen europäischen Ländern geschaffene Möglichkeit zur Bildung eingetragener Lebenspartnerschaften* trägt dieser Entwicklung Rechnung. Weltweit ist Homosexualität nach wie vor in ca. 50 Ländern für beide Geschlechter, in weiteren 50 Ländern für Männer verboten u. ist bis heute in 8 (islamisch geprägten) Ländern prinzipiell mit Todesstrafe bedroht; Verfolgung wegen Homosexualität ist nach der UN-Flüchtlingskonvention von 1951 ein Asylgrund, der in der Praxis allerdings bis heute nur selten anerkannt wird.

Als **Folgen** homosexuellen Verhaltens wurden früher v.a. die Schwierigkeiten der Begründung stabiler Partnerschaften, die Unmöglichkeit der Fortpflanzung u. ein Risiko sozialer Isolation gesehen, in jüngerer Zeit v.a. ein statistisch höheres Risiko für sexuell übertragbare Infektionen; erst neuerdings wird seitens der Entwicklungsbiologie (insbesondere auf Grundlage von Beobachtungen bei Tieren) eine positive soziale Bedeutung gleichgeschlechtlicher Sexualität (im Sinn einer Verminderung innerartlicher Aggression*) diskutiert.

Wie mit Heterosexualität sind mit Homosexualität **keine typischen Störungen** verbunden: Mit Ausnahme der Folgen individueller Nichtakzeptanz (s. Coming-out) od. gesellschaftlicher Diskriminierung (s. Homophobie) bestehen keine mit der sexuellen Orientierung verbundenen Risiken; auch sexuelle Funktionsstörungen* sind nicht spezifisch verschieden häufig, ihre Folgen sind allerdings (infolge einer größeren Austauschbarkeit der übernommenen Rollen) u.U. weniger belastend u. in geringerem Umfang therapiebedürftig.

Homo|sexuellen|bewegung: (soziol.) Sammelbezeichnung für die ab Mitte des 19. Jahrhunderts entstandenen Bestrebungen gegen die Diskriminierung* u. für die Emanzipation* von homosexuellen Frauen (Lesbenbewegung*) u. Männern (Schwulenbewegung*); vgl. Bewegung, soziale.

Homo|sozialität f: (sexol.) gelegentlich bevorzugte Bezeichnung für die in Pubertät u. Adoleszenz bei beiden Geschlechtern häufig beobachtete sog. Entwicklungshomosexualität. Der Begriff betont die überwiegend soziale Funktion dieser sexuellen Aktivitäten u. deren (v.a. bei männlichen Jugendlichen nicht seltenen) Gruppencharakter; er trägt zudem der Tatsache Rechnung, dass aus Homosozialität nicht auf die sexuelle Orientierung* im späteren Leben geschlossen werden kann. Befragungen ergeben eine Häufigkeit homosozialen Verhaltens in der Adoleszenz von ca. 50 % bei Männern u. ca. 30 % bei Frauen; vgl. Jugendsexualität.

Homo|tropie (gr. τροπή Wende) f: (sexol.) historische Fachbezeichnung für Homosexualität*.

homo|zygot: (biol.) Fachbezeichnung für reinerbig, mit gleichen Erbanlagen; Fachbezeichnung für Zellen od. Organismen, bei denen die Allele eines Erbmerkmals (Gens) gleichartig sind u. keine unterschiedliche Merkmalausprägung bewirken. Gegensatz: heterozygot.

Honey|moon (engl. ~ Honigmond): (allg.) aus dem Englischen übernommene Bezeichnung für Flitterwochen*.

Honig|wochen: (allg.) veraltete Bezeichnung für Flitterwochen*.

Hopfen: (allg.) Bezeichnung für eine in Europa, Asien u. Nordamerika heimische Schlingpflanze (Humulus lupulus, s. Abb.), die wegen des Gehalts der weiblichen Blütenstände an Bittersäuren (Humulon, Lupulon) als Würzmittel in der Zubereitung von Bier* u. volksmedizinisch als mildes Schlafmittel u. Anaphrodisiakum* verwendet wird; Hopfenbitterstoffe haben da-

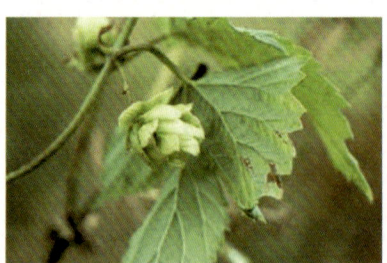

Hopfen:
Abschnitt eines fruchttragenden (weiblichen) Sprosses mit zapfenartigen Blütenständen (Dolden), die entweder als Ganze zur Bierherstellung genutzt werden, oder deren abgeklopfte Harzkörnchen (Drüsen) als sog. Hopfenmehl in der Naturheilkunde Anwendung finden

rüber hinaus eine Östrogen-ähnliche Wirkung; vgl. Phytoöstrogene.

Hormon, adreno|kortikotropes (gr. ὁρμάω antreiben) n: s. ACTH.

Hormon, anti|diuretisches (gr. διά durch, οὖρον Harn) n: (endokrin.) Abkürzung ADH; auch Vasopressin, s. Hypothalamushormone.

Hormon|depot|präparate (frz. dépôt Hinterlegen, lat. praeparare zubereiten) n pl: (pharmak.) Sammelbezeichnung für Hormonzubereitungen mit gezielt verlängerter Wirksamkeit, die einmalig als Ersatz für viele kleine Einzeldosen gegeben werden u. durch kontinuierliche Wirkstofffreisetzung über einen bestimmten Zeitraum wirksam sind; **Anwendung: 1.** zur Hormon*-Ersatztherapie; **2.** zur hormonellen Kontrazeption, z. B. durch Gestagen- od. Medroxyprogesteronacetat-Injektionen (sog. Depotspritze) mit einer Wirksamkeit über einen od. drei Monate (Einmonats- bzw. Dreimonatsspritze) od. durch subkutane Hormonimplantate*.
Vorteile: zuverlässige Empfängnisverhütung (Pearl-Index 0,03-2), die nicht durch Unregelmäßigkeiten der Einnahme beeinträchtigt wird.
Nachteile: häufig Schmier- u. Zwischenblutungen, Gewichtszunahme, evtl. Haarausfall; nach Wirkungsablauf von Hormondepotpräparaten kann es zu längeren Zyklusstörungen u. vorübergehender Unfruchtbarkeit kommen; die Methode wird daher für junge Frauen nicht empfohlen.

Hormon|drüsen: (klin.) Sammelbezeichnung für endokrine Drüsen*, die Hormone* produzieren u. unmittelbar in die Blutbahn abgeben; sie stehen z. T. in hierarchischen Beziehungen (vgl. Hypothalamus, Abb.), deren Aktivität über Rückkopplungsmechanismen gesteuert wird. Weitere für Sexualität u. Fortpflanzung wichtige Hormondrüsen sind Thymus*, Schilddrüse* u. Nebenniere*, Gelbkörper* u. Plazenta*.

Hormone n pl: (endokrin.) Fachbezeichnung für körpereigene chemische Signalstoffe, die in spezialisierten Organen (z. B. endokrinen Drüsen), Zellen od. Geweben gebildet werden u. schon in sehr geringen Konzentrationen biochemische Reaktionen auslösen u. physiologische Abläufe (wie z. B. Wachstum, Differenzierung) steuern. **Einteilung: 1.** Nach ihrem Bildungsort in glanduläre Hormone („Drüsenhormone", z. B. Schilddrüsenhormone), aglanduläre Hormone („Gewebehormone", z. B. das vasoaktive intestinale Peptid u. a. Hormone des Verdauungstrakts) sowie Zytokine bzw. Mediatoren (z. B. Prostaglandine od. Wachstumsfaktoren).
2. Anhand der biochemischen Eigenschaften Einteilung in Steroidhormone* (u. a. Sexualhormone*), Peptid- od. Proteohormone (u. a. Hypothalamushormone*, Hypophysenhormone*), von Aminosäuren abgeleitete Hormone (sog. Amine, z. B. Schilddrüsenhormone) u. von ungesättigten Fettsäuren abgeleitete Hormone (z. B. Prostaglandine).
Hormone beeinflussen Wachstum u. Differenzierung von Zellen, Geweben u. Organen; sie sind an der Regulation fast aller Stoffwechselvorgänge u. sämtlicher Sexualfunktionen beteiligt. Ihre Wirkung am jeweiligen Zielorgan entfalten sie, indem sie entweder die Zellmembran passieren u. an spezifische intrazelluläre Rezeptoren binden (lipophile Hormone) od. an der Außenseite der Zielzelle binden u. ihre Wirkung über die Stimulation eines weiteren Botenstoffs (sog. second messenger) entwickeln (hydrophile Hormone). Hormone können die Synthese von messenger-RNA u. die Bildung von Genprodukten beeinflussen (Genaktivierung). Die Hormonbildung beginnt bereits in der Pränatalperiode u. beeinflusst dann unter Umständen auch den Körper der Mutter; insbesondere die Sexualhormone werden in verschiedenen Lebensphasen (präpubertär, Geschlechtsreife, in der Andro- bzw. nach der Menopause) in unterschiedlicher Intensität gebildet (s. Lebensphasen, Abb.).
Synthese u. Sekretion von Hormonen werden durch Regelkreise wie z. B. das Hypothalamus-Hypophysen-System in Rückkopplung mit peripheren Hormonkonzentrationen kontrolliert (s. Hypothalamus, Abb.) u. erfolgen oft nicht kontinuierlich, sondern bedarfsgesteuert (z. B. Insulinsekretion als Reaktion auf hohe Blutzuckerspiegel) od. rhythmisch-pulsatil (z. B. Sekretion der Hypophysenhormone LH od. FSH); vgl. Rhythmen, biologische.

H

Hormone, gonado|trope n pl: s. Gonadotropine.

Hormon|entzugs|blutung: (gynäkol.) Fachbezeichnung für Blutung der Schleimhaut des Uterus (Endometrium*) 3-4 Tage nach Absetzen östrogen- od. gestagenhaltiger Hormonpräparate, s. Abbruchblutung.

Hormon-Ersatz|therapie f: (endokrin.) Sammelbezeichnung für die therapeutische Substitution von körpereigenen Hormonen; man unterscheidet: **1. Östrogen-Ersatztherapie:** Behandlung von Frauen mit Östrogenen zum Ausgleich nicht mehr bestehender endogener Ovarialfunktionen, i. d. R. mit gleichzeitiger Gestagen-Gabe, z. B. bei klimakterischen Beschwerden, atrophischen Veränderungen der Vagina, zur Prävention von Osteoporose u. Herz-Kreislauf-Erkrankungen. Der Nutzen wird kontrovers beurteilt; die Indikation ist immer im Einzelfall zu stellen. **2. Gestagen-Ersatztherapie:** Behandlung von Frauen mit Gestagenen, z. B. zur Behandlung einer Gelbkörper-Insuffizienz od. (i. d. R. zusätzlich zu Östrogen-Gabe, sog. Östrogen-Gestagen-Ersatztherapie), während der Prämenopause als Zweiphasentherapie (mit bzw. ohne Therapiepause), bei der es zu einer Hormonentzugsblutung kommt; in der Postmenopause als kontinuierliche Östrogen-Gestagen-Ersatztherapie. **3. Androgen-Ersatztherapie:** Behandlung von Männern mit Androgenen (z. B. Testosteron*) bei herabgesetzten Testosteron-Konzentrationen (z. B. bei Klinefelter*-Syndrom); ein Nutzen bei altersbedingt erniedrigten Testosteron-Konzentrationen wird kontrovers beurteilt (s. Androgendefizit des alternden Mannes) .

Hormon, follikel|stimulierendes n: s. FSH.

Hormon|implantat (lat. implantare einpflanzen) n: (pharmak.) Bezeichnung für hormonhaltige (i. d. R. gestagenhaltige) Plastikröhrchen, die unter die Haut eingesetzt werden u. den Arzneistoff kontinuierlich über ein bis mehrere Jahre freisetzen; verbreitete Anwendung zur hormonellen Kontrazeption mit sehr hoher Zuverlässigkeit, insbesondere bei abgeschlossener Familienplanung, zur Verhütung von Teenage*-Schwangerschaften u. in Ländern, in denen der regelmäßige Zugang zu Kontrazeptiva (z. B. aus ökonomischen Gründen) erschwert ist.

Hormon, luteo|tropes n: (endokrin.) veraltete Fachbezeichnung für Prolaktin*; vgl. Hypophysenhormone.

Hormon, mammo|tropes n: (endokrin.) veraltete Fachbezeichnung für Prolaktin*; vgl. Hypophysenhormone.

Hormon, somato|tropes n: (endokrin.) auch Wachstumshormon; s. STH.

Hormon|spritze: (allg.) Bezeichnung für Hormondepotpräparate*.

Hormon|therapie f: (endokrin.) Sammelbezeichnung für alle Behandlungsformen mit Anwendung von Hormonen; man unterscheidet: **1.** Hormon*-Ersatztherapie bei erniedrigter od. fehlender körpereigener Hormonproduktion; **2.** kontrazeptive Hormontherapie zur Empfängnisverhütung, s. Kontrazeptiva; **3.** ablative Hormontherapie mit Gabe von Antihormonen od. LH-RH-Analoga zur Ausschaltung bestimmter Hormonwirkungen, z. B. bei hormonempfindlichen Tumoren (bestimmten Formen von Mammakarzinom, Prostatakarzinom u. a.) od. Endometriose; **4.** additive Hormontherapie z. B. mit Glukokortikoiden bei Tumoren (z. B. Lymphomen) zusätzlich zu zytostatischer, chirurgischer od. strahlentherapeutischer Behandlung; **5.** konträre Hormontherapie od. gegengeschlechtliche Sexualhormontherapie mit Gabe von Androgenen od. Antiöstrogenen* bei Frauen bzw. Östrogenen, Gestagenen od. Antiandrogenen* bei Männern (z. B. bei hormonempfindlichen Tumoren), wobei zahlreiche unerwünschte Wirkungen entstehen können: bei Männern Libidoverlust, Impotentia coeundi, Gynäkomastie, evtl. Klimakterium virile; bei Frauen Virilisierung (Bartwuchs, tiefere Stimmlage), Klitorishypertrophie, häufig Libidosteigerung.
I. w. S. wird auch die chirurgische Ausschaltung der Keimdrüsenfunktion (Kastration*) als Hormontherapie bezeichnet.

Hose: (allg.) auch Beinkleid; Kleidungsstück für Gesäß u. Beine unterschiedlicher Länge sowie in zahlreichen Formen (z. B. Haremshose*, Pumphose*); seit der griechischen Antike bekanntes Kleidungsstück, das sich mit dem 2.-3. Jahrhundert n. Chr. zunehmend als Oberkleidung für Männer durchsetzte; Oberhosen für Frauen sind erstmals im 15. Jahrhundert als Reithosen beschrieben. Während eine Verwendung als Unterkleidung bei beiden Geschlechtern ab dem 16. Jahrhundert üblich war (vgl. Schlüpfer, Unterhose), galt für Frauen das Tragen von Hosen lange Zeit als unsittlich (Tabu*), Hosen galten als männliches Machtsymbol. Heute haben Hosen in westlichen Gesellschaften ihre symbolische Bedeutung weitgehend verloren.

Hosen|rock: (allg.) Bezeichnung für Hosen mit weiten Beinen, die wie ein Rock wirken; verbreitet insbesondere in der Mode der 30er Jahre des 20. Jahrhunderts. Vgl. Rockhose.

Hospitalismus, psychischer (lat. hospitalis gastlich) m: (psychiat.) i. w. S. Sammelbezeichnung für alle durch bzw. während eines Krankenhaus- od. Heimaufenthalts auftretenden psychischen Schädigungen; i. e. S. psychische Schädigung, die insbesondere bei (Klein-)Kindern infolge fehlender affektiver Zuwendung (s. Deprivation) auftritt u. Entwicklungsverzögerungen, geistige Behinderung* od. Demenz* zur Folge haben kann.

Hostessen|prostitution (engl. hostess Empfangsdame) f: (allg.) Bezeichnung für Formen der Prostitution*, bei denen neben sexuellen Dienstleistungen auch Begleitung, Konversation, evtl. einfache Sekretariatsdienste u. Kundenbetreuung geboten werden; die Kontaktaufnahme erfolgt i. d. R. über Inserate od. spezialisierte Agenturen, s. Escort-Service.

Hot pants (engl. ~ ~ heiße Höschen): (allg.) Bezeichnung für sehr kurze Damenhosen mit geringstem Beinansatz, die in den 70er Jahren des 20. Jahrhunderts aufkamen; vgl. Mini.

HPL: (endokrin.) Abkürzung für **h**umanes **Pl**azenta**l**aktogen*; veraltete Bezeichnung für humanes Chorionsomatomammotropin, s. HCS.

HPV: (infektiol.) Abkürzung für **h**umane **P**apillomaviren, s. Papillomavirus-Infektionen.

HSDD: (sexol.) Abkürzung für (engl.) **H**ypoactive **S**exual **D**esire **D**isorder; Sammelbezeichnung für Formen verminderten sexuellen Verlangens; s. Appetenzstörungen, sexuelle.

HSV: (infektiol.) Abkürzung für **H**erpes-simplex-**V**irus, s. Herpesvirus-Infektionen.

Hüft|bein: (anat.) Os coxae; lateraler Anteil des knöchernen Beckens*.

Hüft|polster: (allg.) auch Weiberspeck; Bezeichnung für einen Wulst, der zur Auspolsterung der Hüften über dem Unterrock umgebunden wird; im 17. Jahrhundert z. B. in Holland als Ersatz für Reifröcke* getragen. Vgl. Pad.

Hufeland, Christoph Wilhelm (1762-1836): Arzt, 1783 Professor in Jena, ab 1801 Leibarzt des preußischen Königs u. Direktor der Charité in Berlin; neben medizinisch-wissenschaftlichen u. gesundheitspolitischen Aktivitäten u. a. Publikationen zur Gesundheitserziehung, die (u. a. mit dem Hinweis, dass es „nachteilig wäre, jeden natürlichen Trieb gewaltsam zu unterdrücken“) auch Ratschläge zu Ehe u. Sexualverhalten enthalten.

Hulka-Clip (Jaroslav F. H., zeitgen. Gynäkologe, Chapel Hill, North Carolina, USA): (gynäkol.) Bezeichnung für eine Kunststoffklemme zur Sterilisation* von Frauen, bei der durch Abklemmen der Eileiter deren Durchgängigkeit unterbrochen wird; im Vergleich zur Tubensterilisation* leichter reversibel, aber höherer Pearl*-Index.

Hull, Clark Leonard (1884-1952): Psychologe, 1929 Professor in Yale (Connecticut, USA); Forschungen u. a. zu Lerntheorie, Motivation u. Verhalten; als sog. Hull-Gesetz wird die Hypothese bezeichnet, dass die Ausprägung eines Verhaltens proportional zur Anzahl bekräftigter Reiz-Reaktions-Verbindungen ist; vgl. Verstärker.

Human|ethologie (lat. humanus menschlich) f: Bezeichnung für ein Teilgebiet der Ethologie*, das sich mit der Anwendung der im Rahmen von Tierbeobachtungen entwickelten Methoden auf menschliches Verhalten befasst; im Vordergrund steht auch hier die Differenzierung von angeborenen u. erlernten Verhaltensweisen. Da experimentelle Ansätze aus ethischen Gründen kaum möglich sind, beschränkt sich die Forschung auf vergleichende Beobachtungen verschiedener Kulturen od. von Individuen mit angeborenen Störungen der physiologischen Lernfähigkeit (z. B. Taubblindheit).

Human|genetik f: (klin.) Bezeichnung für ein Fachgebiet der Medizin, das sich mit der Vererbung genetischer Merkmale beim Menschen, der Verursachung von Erbkrankheiten* sowie deren Vermeidung u. Behandlung befasst; vgl. Beratung, humangenetische.

Human|genom n: (genet.) Fachbezeichnung für Gesamtheit der Gene* eines Menschen (sog. menschliches Erbgut).

Human|genom|projekt n: (genet.) Name eines am 1.10.1990 begonnenen internationalen Forschungsvorhabens, bei dem das menschliche Erbgut (Genom) mit seinen ca. 40 000 Genen vollständig sequenziert werden soll; in einem weiteren Schritt sollen Funktion u. Wirkungsweise der einzelnen Gene geklärt werden.

human menopausal gonadotropine: s. HMG.

human placenta lactogen: (endokrin.) Abkürzung HPL, veraltete Fachbezeichnung für humanes Chorionsomatomammotropin (HCS*).

Hure (ahd. huor Ehebruch, Lust): (allg.) abwertend gemeinte Bezeichnung für eine Prostituierte*, i. w. S. auch verwendet für Frauen mit häufig wechselnden Sexualpartnern (vgl. Promiskuität) od. mit verheirateten Sexualpartnern (vgl. Seitensprung); bei manchen Prostituierten auch offensive Selbstbezeichnung (vgl. HWG).

Huren|bock: (allg.) abwertende Bezeichnung für einen Mann, dem wahllose Beziehungen zu Frauen u. überwiegend sexuelle Motive unterstellt werden.

Hut: (allg.) Bezeichnung für eine (meist steife) Kopfbedeckung, häufig mit Krempe; in Europa seit etwa dem 12. Jahrhundert für Männer verbreitet, seit der ersten Hälfte des 19. Jahrhunderts auch für Frauen (sog. Damenhut). Männerhüte galten als Symbol für Macht u. Autorität, während Damenhüte (im Unterschied zu Kopftüchern*) einen gehobenen sozialen Status signalisierten; im übertragenen Sinn galten Hüte als Machtsymbol (Zauberer) u. Sinnbild für die Person ihres Trägers. In psychoanalytischer Sicht gelten Hüte u. insbesondere der Faltzylinder (Chapeau claque), dessen Aufklappen mit einer Erektion verglichen wurde, als Phallussymbole (vgl. Frauenbewegung, Abb.).

HVL: (endokrin.) Abkürzung für **H**ypophysen**v**order**l**appen, s. Hypophyse.

HWG: (allg.) Abkürzung für **H**uren **w**ehren sich **g**emeinsam; Vereinsname einer 1985 in Frankfurt a. M. gegründeten Initiative von weiblichen Prostituierten.
(jurist.) veraltete, in der Amtssprache übliche Abkürzung für **h**äufig **w**echselnden **G**eschlechtsverkehr; früher verwendet zur Kennzeichnung von Prostituierten* (sog. HWG-Personen), insbesondere im Rahmen ihrer Überwachung durch Gesundheitsbehörden; in Fürsorgebehörden auch für nichtkommerzielle Formen vermuteter Promiskuität*, v. a. von Mädchen. Häufig diskriminierender (z. B. das Verhalten von Frauen u. Männern verschieden bewertender) Gebrauch, daher in der DDR ab 1965 durch die Abkürzung DKV (dauernd krankheitsverdächtig) ersetzt; heute unüblich, ggf. durch die zutreffendere Beschreibung „wechselnde Sexualpartner" ersetzt.

Hyal|uronidase (gr. ὕαλος Kristall) f: (physiol.) Enzym, das in Hoden u. Samenzellen (u. a. Geweben) vorkommt; die Hyaluronidase erleichtert das Eindringen der Samenzelle in die Eizelle bei der Befruchtung*, indem sie die Spaltung von Hyaluronsäure ermöglicht, die die umgebende Zellschicht der Eizelle (Corona radiata) und ihre Zona pellucida zusammenhält.

HY-Anti|gen n: (genet.) Fachbezeichnung für eine Oberflächeneigenschaft von männlichen Zellen; sie ist durch Gene bedingt, die sich auf dem Y-Chromosom u. dem Chromosom 6 befinden u. induziert die Differenzierung der primären Gonadenanlage in die männliche Richtung. Vgl. Differenzierung, genitale (Abb.).

Hydra: (allg.) Vereinsname einer gemeinnützigen Selbstorganisation von Prostituierten mit Sitz in Berlin (Hydra e. V. als Projekt seit 1980), die sich v. a. mit der Beratung von weiblichen (eingeschränkt auch von männlichen) Prostituierten befasst, deren Interessen vertritt u. ggf auch deren Angehörige od. Kunden berät (http://www.lustgarten.de/hydra).

Hydro|per|tubation (gr. ὕδωρ Wasser) f: (gynäkol.) Prüfung der Durchgängigkeit der Eileiter mit einer Flüssigkeit, s. Pertubation.

Hydro|zele (gr. κήλη Bruch) f: (klin.) Fachbezeichnung für eine tastbare, prall-elastische Ansammlung von Gewebeflüssigkeit (sog. Wasserbruch) in den Bauchfell-Ausstülpungen (Processus vaginalis peritonei) im Hodensack, die entweder dem Hoden anliegen (häufig bei Neugeborenen, oft mit spontaner Rückbildung) od. sich im Verlauf des Samenstrangs an einer od. mehreren Stellen finden; neben angeborenen Formen Entstehung v. a. nach Entzündungen od. Traumen. Die diagnostische Abklärung ist zum Ausschluss eines Hodentumors* erforderlich; bei gesicherter Diagnose entweder Beobachtung od. (bei großen Hydrozelen bzw. aus kosmetischen Gründen) operative Entfernung einschließlich der Hydrozelenwand; die früher übliche Punktion u. Sklerosierung wird nicht mehr empfohlen.

Hydro|zephalie (gr. κεφαλή Kopf) f: (klin.) Fachbezeichnung für eine angeborene od. erworbene, dauerhafte Erweiterung der Liquorräume des Gehirns mit Größenzunahme des Schädels (Wasserkopf) u. evtl. Steigerung des Hirndrucks mit zentralnervösen Ausfallerscheinungen; in vielen Fällen operativ behandelbar.

Hygiene, sexuelle (gr. τὰ ὑγιεινά Gesundheitspflege) f: (allg.) Sammelbezeichnung für die Reinigung u. Gesunderhaltung von äußeren Sexualorganen und Analregion (Intimhygiene*); auch Bezeichnung für die wissenschaftliche Lehre von der sexuellen Gesundheit*; vgl. Sexualhygiene.

Hymen (gr. ὑμήν Häutchen) n: (anat.) auch als Jungfernhäutchen bezeichnete, den Scheideneingang unvollständig verschließende Schleimhautfalte mit kleiner Öffnung (s. Vulva, Abb.); reißt i. d. R. beim ersten Koitus ein (Defloration*) u. wird bei der ersten Geburt zerstört; narbige Reste werden als Carunculae* hymenales bezeichnet. Als Zeichen der koitalen Unerfahrenheit kommt dem intakten Hymen in zahlreichen Kulturen erhebliche Bedeutung zu (Jungfräulichkeitszeichen*, evtl. Wiederherstellung durch Hymenoplastik*). Zugleich sind Form u. Dehnbarkeit des Hymens individuell sehr verschieden, so dass aus dem Aspekt od. einer evtl. ausbleibenden Blutung beim ersten Koitus (Keuschheitsprobe*) nur eingeschränkt auf vorangegangene sexuelle Erfahrungen geschlossen werden kann.

Hymenaios: (kult.) auch Epithalamion; Fachbezeichnung für antikes Hochzeitslied, das von einem Chor Mädchen od. Jungen während des Hochzeitszuges od. vor dem Schlafzimmer des Brautpaares gesungen wurde. Hymenaien bestanden ursprünglich aus Anrufungen von Fruchtbarkeitsgottheiten; aus vorhellenistischer Zeit sind die Epithalamien der Sappho bekannt, die im wesentlichen eine Lobpreisung des Bräutigams, ein Lob der Schönheit der Braut, mythologische Anrufungen u. Wünsche für die Nachkommenschaft beinhalten; diese Motive blieben für die gesamte antike Hochzeitspoesie (Theokrit, Catull, P. Papinius Statius u. a.) maßgeblich. Vgl. Hochzeitsbräuche.

Hymenal|a|tresie f: (gynäkol.) Fachbezeichnung für den angeborenen vollständigen Verschluss der Vagina (Gynatresie*) durch ein nicht perforiertes Hymen. Erste Symptome treten meist zum Zeitpunkt der Menarche auf (Hämatokolpos*); eine operative Spaltung ist erforderlich.

Hymenismus m: (sexol.) veraltete Bezeichnung für Vaginismus*.

Hymeno|plastik f: (gynäkol.) Fachbezeichnung für die operative Rekonstruktion des Hymens* mit Anfrischung u. Adaptation der Hymenalkarunkel durch Einzelknopfnähte; Durchführung z. B. als sog. Revirginisierungsoperation in Kulturen, bei denen Jungfräulichkeit u. ein intaktes Hymen Voraussetzung für eine Eheschließung sind.

Hyoscyamus niger m: (biol.) botanische Bezeichnung für das sog. Bilsenkraut, eine in Europa, Nordafrika, Asien u. Nordamerika heimische Pflanze (s. Abb.) mit einem hohen Gehalt an psychoaktiven Alkaloiden (ähnlich wie Datura*-Arten); traditionell verwendet als (krampflösendes u. beruhigendes) Heilmittel u. als (halluzinogenes) Rauschmittel, z. B. als Räuchermittel in den Badehäusern* des Mittelalters. Bis zum Erlass des deutschen Reinheitsgebots (1516) war Bilsenkraut (der sog. Pilsen) statt od. zusätzlich zu Hopfen* ein Bestandteil des Biers*, der die Wirkung deutlich verstärkte; danach spielte es nur noch in (von der Kirche missbilligten) Rezepten der Hexen* u. in Aphrodisiaka* eine Rolle. Die psychische Wirkung ist von unerwünschten körperlichen Wirkungen begleitet, bei hoher Dosierung besteht das Risiko schwerer (insbesondere zerebraler) Komplikationen.

Hyp|ästhesie (gr. ὑπό unter) f: (klin.) Fachbezeichnung für eine Sensibilitätsstörung* der Haut mit verminderter Empfindlichkeit für Berührungsreize, i. w. S. auch für Schmerzreize (Hypalgesie).

Hyp|ästhesie, sexuelle f: (sexol.) ungebräuchliche Fachbezeichnung für eine verminderte Empfindlichkeit der Sexualorgane gegenüber Berührungsreizen; i. w. S. für eine verringerte sexuelle Erregbarkeit insgesamt; s. Erregungsstörungen, sexuelle.

Hyper|ästhesie (gr. ὑπέρ über) f: (klin.) Fachbezeichnung für eine Sensibilitätsstörung* der Haut mit vermehrter Empfindlichkeit für Berührungsreize, die evtl. als Schmerz wahrgenommen werden; i. w. S. auch für vermehrte Empfindlichkeit gegenüber Temperatur- und Schmerzreizen (Hyperalgesie).

Hyper|ästhesie des Uterus f: (klin.) veraltete Fachbezeichnung für chronische Schmerzzustände im Bereich des Uterus ohne fassbare Ursache, s. Pelvipathia vegetativa.

Hyper|ästhesie, sexuelle f: (sexol.) veraltete Bezeichnung für erhöhte (als normabweichend bewertete) Empfindlichkeit gegenüber sexuellen Reizen; früher sowohl für eine starke Abwehrbereitschaft bei Sexualkontakten (sexuelle Erregungsstörung*) verwendet, als auch für eine erhöhte sexuelle Erregbarkeit (Hypersexualität*).

Hyper|ante|flexio uteri f: (gynäkol.) Fachbezeichnung für eine unphysiologisch verstärkte Knickung nach vorn zwischen Uterushals und -körper, s. Uterus-Lageanomalien.

Hyper|ante|versio uteri f: (gynäkol.) Fachbezeichnung für eine unphysiologisch spitze Winkelung nach vorn zwischen Vagina u. Uterushals, s. Uterus-Lageanomalien.

Hyper|aphrodisie f: (psychiat.) veraltete Bezeichnung für vermehrte (als normabweichend bewertete) sexuelle Motivation u. Aktivität; vgl. Hypersexualität.

Hyper|emesis gravidarum (gr. ἔμεσις Erbrechen) f: (gebh.) Fachbezeichnung für übermäßiges Erbechen (mehr als dreimal täglich) in der Frühschwangerschaft; gilt als Folge der hormonellen, metabolischen u. immunologischen Umstellungen sowie evtl. als Ausdruck einer schwangerschaftsbedingten psychischen Desta-

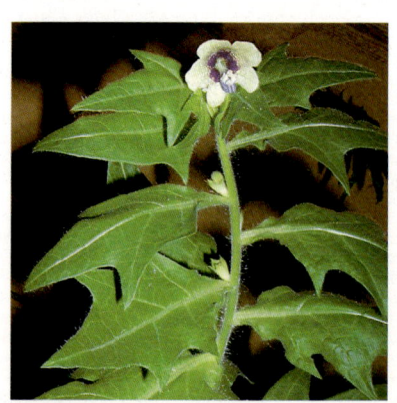

Hyoscyamus niger: Blühendes Bilsenkraut

bilisierung. Wegen der Möglichkeit gefährlicher Flüssigkeits- u. Elektrolytverluste sind sorgfältige Kontrollen u. eine symptomatische Therapie (ggf. auch Psychotherapie) erforderlich.

Hyper|erosie f: (sexol.) historische, von A. Eulenburg (1895) eingeführte Bezeichnung für vermehrte (als normabweichend bewertete) sexuelle Motivation u. Aktivität; vgl. Hypersexualität.

Hyper|erotismus m: (psychiat.) veraltete Bezeichnung für vermehrte (als normabweichend bewertete) sexuelle Motivation u. Aktivität; vgl. Hypersexualität.

Hyper|gamie f: (kult.) Fachbezeichnung für Form der Exogamie*; Ehe zwischen Angehörigen niedriger sozialer Schichten mit Angehörigen höherer sozialer Schichten od. Klassen.

Hyper|genitalismus m: (klin.) übermäßige bzw. vorzeitige Entwicklung der äußeren Sexualorgane u. sekundären Geschlechtsmerkmale, z. B. bei Hypergonadismus* od. verfrühtem Einsetzen der Pubertät (Pubertas praecox); vgl. Pubertätsstörungen.

Hyper|gonadismus m: (klin.) vor od. nach der Pubertät einsetzende erhöhte Hormonproduktion in den Gonaden mit Überentwicklung der sekundären Geschlechtsmerkmale, meist infolge hormonproduzierender Tumoren (Leydigzell-Tumor bzw. Granulosa- od. Thekazell-Tumor, sehr selten Hypophysentumor); vgl. Hodentumoren, Ovarialtumoren.

Hyper|hedonie f: (psychiat.) veraltete Bezeichnung für eine vermehrte (als normabweichend bewertete) sexuelle Erregbarkeit; vgl. Hypersexualität.

Hyper|lagnie f: (sexol.) historische, von A. Eulenburg (1895) eingeführte Sammelbezeichnung für alle Formen vermehrten (als normabweichend bewerteten) sexuellen Empfindens u. Verhaltens; vgl. Hypersexualität.

Hyper|mastie f: (klin.) Fachbezeichnung für ein ungewöhnlich großes Volumen der weiblichen Brust (Makromastie);
(anat.) missverständlich auch verwendet für das Vorliegen überzähliger Brustdrüsen bei beiden Geschlechtern (Polymastie), s. Brustfehlbildungen.

Hyper|menor|rhö f: (gynäkol.) Fachbezeichnung für verstärkte Menstruationen von normaler Dauer u. normalem zeitlichem Abstand; Ursachen sind überwiegend Störungen im Uterus (Endometriose*, Uterusmyom*, Endometritis*), selten hormonelle Störungen (z. B. bei Uterushypoplasie junger Frauen), sehr selten Bluthochdruck, Herz- od. Nierenkrankheiten, Blutgerinnungsstörungen; vgl. Menstruationsstörungen (Abb.).

Hyper|prolaktin|ämie f: (klin.) Fachbezeichnung für eine pathologische Erhöhung der Serumkonzentration von Prolaktin*, meist infolge eines Hypophysentumors, evtl. als unerwünschte Medikamentenwirkung (Metoclopramid, Reserpin u. a.). **Symptome:** bei Frauen Anovulation, Amenorrhö u. Galaktorrhö, bei Männern Hypogonadismus, Impotenz, Gynäkomastie, selten Galaktorrhö. Die Behandlung erfolgt v. a. medikamentös (Bromocriptin u. a. Dopaminagonisten), selten operativ od. strahlentherapeutisch.

Hyper|semie f: (androl.) auch Hyperspermie; Fachbezeichnung für Ejakulatvolumen deutlich oberhalb des Normbereichs (> 8 ml); vgl. Sperma (Tab.).

Hyper|sexualität: (sexol.) Bezeichnung für eine ungewöhnlich starke sexuelle Motivation, die sich als erhöhtes Bedürfnis nach Masturbation od. Sexualkontakten, als Promiskuität od. als sexuelle Sucht äußern kann; Vorkommen auch im Rahmen organischer Hirnerkrankungen od. Psychosen. Der Begriff wird heute überwiegend abgelehnt, da es für quantitative Bewertungen keine allgemeingültige Norm gibt, sondern eher der Aspekt häufiger Partnerwechsel (s. Promiskuität) od. fehlender Befriedigung (s. Sucht, sexuelle) eine Einordnung des individuellen sexuellen Handelns erlaubt.

Hyper|spermie f: (androl.) bedeutungsgleich mit Hypersemie*.

Hyper|stimulations|syndrom, ovarielles n: (gebh.) Abkürzung OHSS; auch Überstimulationssyndrom; in ca. 0,7 % der Fälle als Komplikation einer hormonellen Ovulationsauslösung (z. B. bei In*-vitro-Fertilisation) auftretendes Syndrom mit Ausbildung zystischer Ovarialtumoren, die durch das Hormon HCG* induziert werden. **Einteilung: 1.** Grad I mit Größe der zystisch veränderten Eierstöcke < 5 cm; Beschwerden: Übelkeit, Erbrechen, Durchfall, Bauchspannung; **2.** Grad II mit Größe der zystisch veränderten Eierstöcke zwischen 5-10 cm; Beschwerden wie bei Grad I, zusätzlich Blähbauch, Wasseransammlung im Bauchraum (Aszites), Anstieg des Hämatokrit; **3.** Grad III mit Größe der zystisch veränderten Eierstöcke > 10 cm; zusätzliche Beschwerden: Wasseransammlung im Lungenfellspalt (Pleuraerguss), Elektrolyt- u. Blutgerinnungsstörungen, stark eingeschränkte Urinausscheidung (Oligurie), Gefahr von Thromboembolien, Blutbildveränderungen. **Therapie:** abhängig vom Schweregrad mit Flüssigkeits- u. Elektrolytkorrektur, Schmerztherapie u. Hemmung der Entzündungsreaktion, Gabe von Heparin; bei massiven Ergüssen evtl. Punktion od. chirurgische Entfernung der zystischen Veränderungen.

Hyper|telorismus (gr. τέλος Ende, ὁρίζω begrenzen) m: (klin.) Fachbezeichnung für vergrößerten Augenabstand infolge einer Schädelfehlbildung, Vorkommen z. B. bei XXXXX*-Syndrom.

Hyper|thelie (gr. θηλή Brustwarze) f: (klin.) genauer als Polythelie bezeichnetes Vorliegen überzähliger Brustwarzen, ggf. mit Warzenhof; s. Polythelie (Abb.); vgl. Brustfehlbildungen.

Hyper|trichose (gr. θρίξ, τριχός Haar) f: (klin.) Fachbezeichnung für das Vorliegen einer vermehrten Behaarung bei beiden Geschlechtern; oft lokal begrenzt, z. B. in einem Hautmal; bei Frauen wird die (oft mit weiteren Zeichen der Virilisierung* einhergehende) vermehrte Behaarung vom männlichen Typ als Hirsutismus* bezeichnet.

Hyper|trophia genitalis (gr. τροφή Ernährung) f: (klin.) veraltete Bezeichnung für eine ungewöhnliche Größe (Hyperplasie) der Sexualorgane, s. Hypergenitalismus.

Hyph|hedonie (gr. ὑφ- über-) f: (sexol.) veraltete Fachbezeichnung für gering ausgeprägte sexuelle Lustempfindung; s. Appetenzstörungen, sexuelle.

H

Hypnose (gr. ὑπνόω einschläfern) f: (psychol.) Bezeichnung für einen Zustand veränderten Bewusstseins, der durch bestimmte Reize (z. B. verbale Suggestion durch einen Hypnotiseur od. Autosuggestion durch bestimmte Vorstellungen) hervorgerufen werden kann. Er zeichnet sich durch eine besondere Beeinflussbarkeit u. herabgesetzte Willensbildung aus, die therapeutisch genutzt werden können (sog. Hypnotherapie, s. Suggestionstherapie). Man schätzt, dass in europäischen Bevölkerungen etwa 50-60 % spontan für Hypnose empfänglich sind, ca. 30-40 % nach Üben und ca. 10 % unempfänglich; die Wirkung beruht einerseits auf dem veränderten Bewusstseinszustand selbst (Induktion), als auch auf spezifischen Suggestionen des Hypnotiseurs einschließlich sog. posthypnotischer Aufträge, die Empfinden u. Verhalten des Klienten nach Beendigung der Hypnose beeinflussen sollen. Es werden unterschieden: **1.** oberflächliche Hypnose, Ruhezustand, der v. a. zur Verhaltensbeeinflussung (z. B. Raucherentwöhnung), zur Herstellung von Schmerz- u. Angstfreiheit (z. B. Geburtshilfe, Zahnmedizin) od. zur Beeinflussung körperlicher Symptome (z. B. Allergien) eingesetzt wird; **2.** tiefe Hypnose, die dem Schlaf ähnelt u. insbesondere zum Wiedererleben traumatisierender Ereignisse (sog. Hypnokatharsis) od. als Heilschlafbehandlung (z. B. in der Schmerztherapie) eingesetzt wird. Gegen den ausdrücklichen Willen des Klienten ist die Induktion einer Hypnose kaum möglich; posthypnotische Aufträge, die dem Ich-Ideal des Klienten widersprechen, werden nicht ausgeführt. Die Strafprozessordnung verbietet den Einsatz von Hypnose im Rahmen der Ermittlungen od. Begutachtung bei Tatverdächtigen.

Hypo|chondrie (gr. τὰ ὑποχόνδρια Baucheingeweide) f: (psychiat.) Fachbezeichnung für eine nicht durch organische Veränderungen begründete Befürchtung, krank zu sein od. zu werden; sie geht meist mit ausgeprägter Selbstbeobachtung u. Überbewertung der Wahrnehmungen einher u. kann sich bis zum hypochondrischen Wahn steigern. Bei der sog. Genitalhypochondrie beziehen sich diese Befürchtungen auf die Sexualorgane; als sexuelle Hypochondrie wurde historisch die Befürchtung bezeichnet, an einer sexuell übertragbaren Infektion* erkrankt zu sein; vgl. Venerophobie.
(psychoanalyt.) nach S. Freud eine Form der Aktualneurose*; vgl. Sexualhypochondrie.

Hypo|gamie (gr. ὑπό unter) f: (kult.) Fachbezeichnung für Form der Exogamie*; Ehe zwischen Angehörigen höherer sozialer Schichten mit Angehörigen niedrigerer sozialer Schichten od. Klassen.

Hypo|genitalismus m: (klin.) Fachbezeichnung für die Unterentwicklung von Sexualorganen u. (i. w. S.) sekundären Geschlechtsmerkmalen, z. B. bei Gonadendysgenesie*, Hypophysenvorderlappen- od. Nebennierenrinden-Insuffizienz; vgl. Hypogonadismus, Pubertätsstörungen.

Hypo|gonadismus m: (klin.) Fachbezeichnung für eine eingeschränkte Hormonproduktion (i. w. S. auch gestörte Keimzellproduktion) in den Gonaden aus verschiedenen Ursachen, die sowohl die Gonaden als auch deren Steuerung durch Hypothalamus u. Hypophyse betreffen können, u. in deren Folge es zu einer gestörten Ausbildung od. Rückbildung der primären u. ggf. sekundären Geschlechtsmerkmale kommt. Man unterscheidet je nach Aktivität des Hypothalamus (v. a. nach Sekretion von LH-RH bzw. FSH): **1. hypergonadotroper** Hypogonadismus: sog. primärer Hypogonadismus (mit kompensatorischer Erhöhung der Produktion von Hypophysenhormonen) bei fehlender Anlage der Keimdrüsen (Gonadenagenesie*) od. gestörter Entwicklung (Gonadendysgenesie*, z. B. bei Chromosomen*-Abweichungen wie Klinefelter*-Syndrom, Ullrich*-Turner-Syndrom, XX*-Mann, YY*-Syndrom und Swyer*-Syndrom), aber auch als Folge von Traumen (Kastration*), Entzündungen (Orchitis) od. Schädigung durch Chemikalien od. Radioaktivität. **2. normogonadotroper** Hypogonadismus: Störungen der Keimzellentwicklung bei intakter Hormonproduktion, männlich z. B. bei Castillo*-Syndrom. **3. hypogonadotroper** Hypogonadismus: sog. sekundärer Hypogonadismus bei fehlender Stimulation der Gonaden infolge einer Schädigung von Hypothalamus od. Hypophyse, z. B. bei Dystrophia* adiposogenitalis (Fröhlich-Syndrom), olfaktogenitalem Syndrom* (Kallmann-Syndrom), idiopathischem Eunuchoidismus* u. fertilem Eunuchoidismus* (Pasqualini-Syndrom), od. infolge von Störungen der Steroidsynthese, z. B. beim adrenogenitalen Syndrom*. Die **Symptome** variieren mit dem Ausmaß der hormonellen Störung (nicht selten zusätzlich Störungen der STH-Produktion) und evtl. bestehenden weiteren Fehlbildungen; grundsätzlich gilt: Besteht der Hypogonadismus bereits vor der Pubertät (präpuberaler Hypogonadismus), bleibt diese aus od. erfolgt unvollständig (Infantilismus der Sexualorgane, primäre Amenorrhö, Eunuchoidismus, s. Pubertätsstörungen); bei Auftreten nach der Pubertät (postpuberaler Hypogonadismus) kommt es zu Rückentwicklung sekundärer Geschlechtsmerkmale, Fertilitätsstörungen, Nachlassen der Libido u. depressiver Verstimmung, bei Männern zu Erektionsstörungen, bei Frauen zu Zyklusstörungen u. Osteoporose; vgl. Hodeninsuffizienz, Ovarialinsuffizienz. Die **Therapie** des Hypogonadismus richtet sich nach der Ursache u. besteht i. d. R. im Ersatz der unzureichend gebildeten Hormone (Substitutionstherapie); da der präpuberale Hypogonadismus häufig mit Fehlbildungen der äußeren Sexualorgane u. mit Gonadendysgenesie* verbunden ist, kommt der eindeutigen Zuweisung eines Geschlechts u. ggf. frühzeitigen operativen Eingriffen große Bedeutung zu; vgl. Intersexualität.

Hypo|menor|rhö f: (gynäkol.) Fachbezeichnung für schwach ausgeprägte Menstruationen in normalen zeitlichen Abständen; Ursachen sind entweder organisch (chronische Endometritis*, unsachgemäß durchgeführte Kürettage*), hormonell (Ovarialinsuffizienz, z. B. bei Einnahme oraler Kontrazeptiva*) od. psychisch (z. B. bei Anorexia* nervosa); vgl. Menstruationsstörungen (Abb.).

Hypo|physe (gr. ὑποφύομαι unter etwas wachsen) f: (anat.) auch Glandula pituitaria; Fachbezeichnung für die an der knöchernen Schädelbasis gelegene sog. Hirnanhangdrüse, die über einen stielförmigen Fortsatz nach oben (das Infundibulum) mit dem Hypothalamus* verbunden ist u. mit diesem eine morphologische u. funktionelle Einheit darstellt (sog. hypothalamisch-hypophysäres System), s. Gehirn, Abb.; vgl. Organ, vomeronasales, Abb. Die Hypophyse hat durch Freisetzung sog. Hypophysenhormone* eine zentrale Funktion in der Regelung der Hormonsynthese. **Struktur: 1. Hypophysenvorderlappen** (HVL) od. Adenohypophyse, in der die Peptidhormone ACTH, FSH, LH, TSH, STH u. Prolaktin (s. Hypophysenhormone, Tab.) gebildet werden; **2. Hypophysenmittellappen** od. Hypophysenzwischenlappen, in dem das Hormon MSH gebildet wird; **3. Hypophysenhinterlappen** (HHL) od. Neurohypophyse, in der die Peptidhormone Vasopressin u. Oxytozin gespeichert werden. Wichtige Erkrankungen sind Hypophysentumore, z. B. das Prolaktinom, u. die Unterfunktion des HVL.

Hypo|physen|hormone n pl: (endokrin.) Peptidhormone, die von den neurosekretorischen Zellen der Hypophyse gebildet od. im Hypophysenhinterlappen gespeichert werden u. die in bestimmten Organen od. Körpergeweben die Synthese u. Sekretion (gewebespezifischer) Hormone anregen. Bildung u. Freisetzung von Hypophysenhormonen werden von Releasing-Hormonen (gesteigerte Freisetzung) bzw. Inhibiting-Hormonen (Hemmung der Sekretion) aus dem Hypothalamus gesteuert. Die Ausschüttung von Hypophysenhormonen erfolgt nicht kontinuierlich, sondern in bestimmten Zeitabständen (pulsatil) bzw. in rhythmischen Zyklen. Steuerung der Sekretion durch spezielle Botenstoffe (Neurotransmitter*), Rückkopplungsmechanismen im Rahmen des Hypothalamus-Hypophysen-Systems (s. Hypothalamus, Abb.) u. Regelkreise, wobei auch periphere Hormone u. Stoffwechselprodukte zu einer Ausschüttungshemmung od. Freisetzung von Hypophysenhormonen führen (s. Tab.).

Hypo|plasia genitalis (gr. ὑπό unter, πλάσις Formung) f: (klin.) Sammelbezeichnung für die Unterentwicklung von Sexualorganen (Hypogenitalismus), z. B. bei Gonadendysgenesie* bzw. Hypogonadismus*.

Hypo|semie f: (androl.) auch Parvisemie, Hypospermie; Fachbezeichnung für Ejakulatvolumen unterhalb des Normbereichs (< 2 ml); vgl. Sperma (Tab.).

Hypo|sexualität f: (sexol.) Bezeichnung für eine durchgängig gering ausgeprägte sexuelle Appetenz, die (im Gegensatz zu sexuellen Appetenzstörungen*) subjektiv nicht als nachteilig empfunden wird; wenig genauer Begriff, weil eine „normale" Ausprägung der Appetenz nicht definiert werden kann, sondern große individuelle Unterschiede bestehen; vgl. Asexualität.

Hypo|spadie (gr. σπαδών Spalte) f: (klin.) Fachbezeichnung für eine Hemmungsfehlbildung der Harnröhre (Fissura urethrae inferior, untere Harnröhrenspalte) mit unvollständiger Verschmelzung der embryonalen Urethralfalten. **Männlich:** nicht seltene Fehlbildung (1 : 300 männliche Neugeborene); die Harnröhre mündet auf der Unterseite des Penis an einer od. mehreren Stellen entlang der Raphe* penis (s. Abb.), am häufigsten nahe der Eichel (glandulä-

H

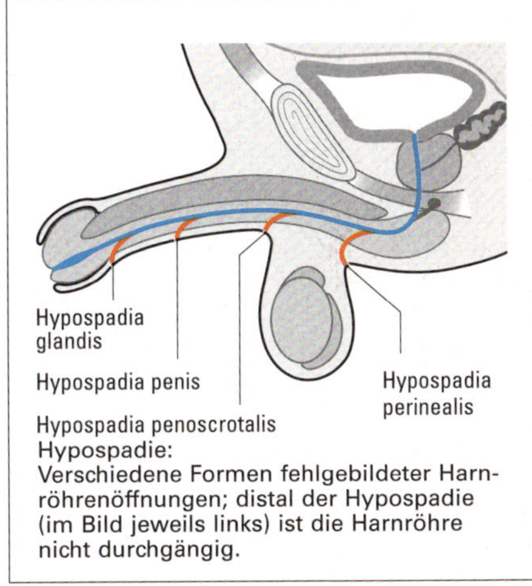

Hypospadie:
Verschiedene Formen fehlgebildeter Harnröhrenöffnungen; distal der Hypospadie (im Bild jeweils links) ist die Harnröhre nicht durchgängig.

Hypophysenhormone

Bildungsort	Bezeichnung (Abkürzung)	Zielorgane
Hypophysenvorderlappen	adrenocorticotropes Hormon (ACTH)	Nebenniere
	follikelstimulierendes Hormon (FSH)	Hoden, Eierstöcke
	Luteinisierungshormon (LH)	Hoden, Eierstöcke
	Thyroidin-stimulierendes Hormon (TSH)	Schilddrüse
	somatotropes Hormon (STH)	Leber
	Prolaktin	Milchdrüsen, Hoden
Hypophysenmittellappen	Melanozyten-stimulierendes Hormon (MSH)	Melanozyten der Haut
Hypophysenhinterlappen	Oxytozin	glatte Muskulatur des Uterus, Brustdrüse, Nebenhodenkanälchen
	Vasopressin (antidiuretisches Hormon, ADH)	Nierentubulus, glatte Muskulatur der Blutgefäße

re Hypospadie), aber auch in der Kranzfurche (koronare Hypospadie), im Penisschaft (penile Hypospadie), im Übergang zwischen Penis u. Hodensack, (penoskrotale Hypospadie), im gespaltenen Hodensack (skrotale Hypospadie) od. am Damm (perineale Hypospadie). Die distal gelegenen Anteile der Harnröhre u. des Harnröhrenschwellkörpers bleiben unentwickelt, der Penis ist evtl. verkürzt od. nach unten gekrümmt. Entstehung vermutlich bei Androgenmangel in der kritischen Phase der Embryonalentwicklung, auch nach Progesterontherapie in der Schwangerschaft vermehrt beobachtet. Bei gleichzeitiger Hoden*-Lageanomalie besteht die Möglichkeit der Verwechslung mit Pseudohermaphroditismus* femininus, so dass eine Bestimmung des Kerngeschlechts erforderlich ist. **Weiblich:** selteneres Auftreten; die Blase mündet in den Scheideneingang, die Harnröhre fehlt, es besteht Inkontinenz, häufig auch Klitorishypoplasie.

H

Eine operative Korrektur erfolgt bei beiden Geschlechtern zwischen dem 3. u. 5. Lebensjahr, ggf. mit Bildung einer Harnröhre aus einem versenkten Epithelstreifen.

Hypo|spadie, pseudo|vaginale perineoskrotale f: (klin.) Abkürzung PPSH, auch 5α-Reduktase-Mangelsyndrom; bei männlichen Neugeborenen mit Karyotyp 46,XY beobachtetes, autosomal-rezessiv vererbtes Krankheitsbild, bei dem das Enzym 5α-Reduktase nicht vorhanden ist u. die periphere Umwandlung von Testosteron in die wirksame Form 5α-Dihydrotestosteron nicht erfolgt (sog. Typ II der inkompletten Androgenresistenz). Eine Häufung von PPSH wurde in ländlichen Regionen der Dominikanischen Republik beschrieben. **Symptome:** Hypospadie mit Penis in sog. Zwölf-Uhr-Stellung (engl. penis-at-12 syndrome), Maldescensus testis, Scrotum bifidum. Wenn mit der Pubertät die Hoden die Testosteronproduktion aufnehmen, kommt es nachträglich zu einer vollständigen Penisausbildung u. einem Abschluss des Hodendeszensus (nichtrezeptorvermittelte endogene Wirkung). **Therapie:** abhängig von Alter u. Geschlechtsidentität zum Zeitpunkt der Diagnose können mit Östrogensubstitution ein weiblicher Phänotypus bzw. mit plastisch-chirurgischen Maßnahmen ein männlicher Phänotypus erreicht werden.

Hypo|spermie f: (androl.) bedeutungsgleich mit Parvisemie*.

Hypo|thalamus (gr. θάλαμος innere Kammer) m: (anat.) Fachbezeichnung für unter dem Thalamus gelegenen Teil des Zwischenhirns, der über einen stielförmigen Fortsatz nach unten (Infundibulum) mit der Hypophyse verbunden ist; der Hypothalamus empfängt Impulse von der Großhirnrinde (Kortex), dem Thalamus, dem limbischen System*, von aufsteigenden vegetativen Nervenfasern u. Nerven des Rückenmarks. Er hat eine zentrale Funktion in der Regulation vegetativer Funktionen, z.B. Atmung od. Schweißsekretion, sowie in der Steuerung hormoneller Zyklen, die über den bislang noch nicht vollständig geklärten Mechanismus einer „biologischen Uhr" mit dem Schlaf-Wach-Verhalten verbunden sind bzw. wie der Ovarialzyklus anderen biologischen Rhythmen* folgen.

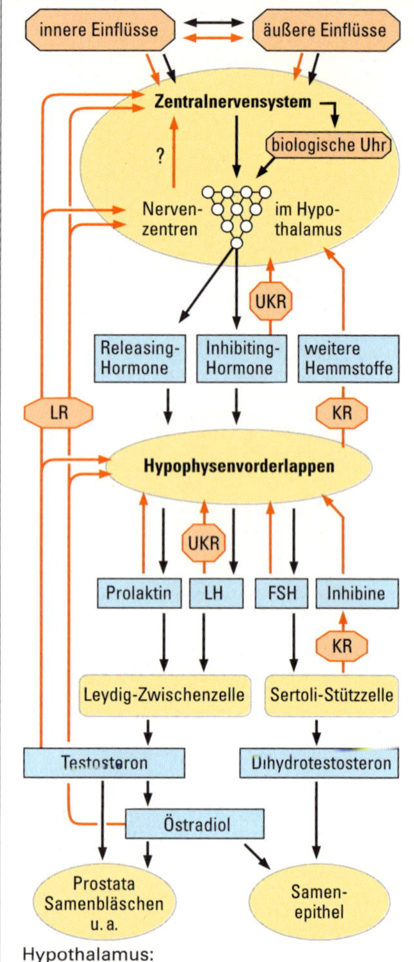

Hypothalamus:
Schema des sog. Hypothalamus-Hypophysensystems mit stimulierenden (schwarz) und hemmenden Wirkungen (rot), langen (LR), kurzen (KR) und ultrakurzen Rückkopplungen (UKR)

Über seine neurosekretorischen Funktionen mit der Freisetzung von endokrin wirksamen Substanzen (sog. Releasing-Hormonen bzw. Inhibiting-Hormonen, s. Hypothalamushormone) steuert der Hypothalamus die Hypophyse. Die Kontrolle der neurosekretorischen Funktion erfolgt zum Teil über Rückkopplungs- od. Regelkreise, wobei periphere od. gewebespezifische Hormone u. Stoffwechselprodukte zu einer Hemmung der Freisetzung von Hypothalamushormonen führen (s. Abb.).

Als **Sexualzentren** werden gelegentlich die im Bereich von Nuclei praeoptici u. Eminentia mediana gelegenen, evtl. hormonsensitiven Nervenzellen bezeichnet, in denen u. a. das Releasing-Hormon LH-RH gebildet wird, das die Freisetzung von FSH u. LH in der Hypophyse u. in der Folge die Bildung von Hormonen in den Eierstöcken bzw. Hoden steuert. Unterschiedliche Größenverhältnisse dieser Areale je nach Geschlecht u. sexueller Orientierung wurden beschrieben u. daraus der (keineswegs gesicherte) Schluss gezogen, bestimmte hypothalamische Strukturen, ihre Ausprägung u. endokrine Funktion korrelierten mit bestimmten Formen des Sexualverhaltens; zugleich scheint gesichert, dass Sexualfunktionen in diesem Teil des Gehirns integrativ koordiniert werden.

Hypo|thalamus|hormone n pl: (endokrin.) Peptidhormone, die von den neurosekretorischen Zellen des Hypothalamus gebildet werden; **1.** vom Hypothalamus direkt ausgeschüttete Hormone: **a)** Releasing-Hormone, die eine Freisetzung von Hormonen aus der nachgeordneten Hypophyse bewirken; **b)** Inhibiting-Hormone, die die Freisetzung von Hormonen aus dem Hypophysenvorderlappen hemmen (s. Tab.). **2.** im Hypothalamus gebildete, von speziellen Trägerproteinen (Neurophysinen) entlang von Nervenbahnen zum Hypophysenhinterlappen transportierte u. dort bis zur Sekretion gespeicherte Hypothalamushormone, z. B. Oxytozin u. Vasopressin (antidiuretisches Hormon, ADH). Die Ausschüttung von Hypothalamushormonen erfolgt nicht kontinuierlich, sondern pulsatil bzw. in rhythmischen Zyklen; sie wird gesteuert durch spezielle Botenstoffe (Neurotransmitter), Rückkopplungsmechanismen im Rahmen des Hypothalamus-Hypophysensystems u. Regelkreise, wobei auch periphere Hormone u. Stoffwechselprodukte zu einer Ausschüttungshemmung od. Freisetzung führen können.

Hyp|oxy|philie (gr. ὀξύς sauer) f: (sexol.) Bezeichnung für die Vorliebe, die sexuelle Erregung dadurch zu steigern, dass eine Minderversorgung des Gehirns mit Sauerstoff erzeugt wird; einvernehmlich erreichbar durch kontrolliertes Würgenlassen od. vorsichtige Strangulation* durch einen Partner od. durch das Verwenden von atmungsbehindernden Masken, im Rahmen von Autoerotik* auch durch Überstülpen von Plastiktüten od. Selbsterhängung* (sehr gefährlich!); vgl. Unfälle, autoerotische.

Hypo|zoo|spermie f: (androl.) Fachbezeichnung für verminderte Anzahl von Samenzellen im Ejakulat; s. Zeugungsfähigkeit (Tab.).

Hystera (gr. ὑστέρα Uterus) f: (klin.) historische Fachbezeichnung für Uterus*; infolge der antiken Vorstellung, die Gebärmutter bilde im Körper von Frauen eine gesonderte Einheit mit Eigenleben, ist der Begriff heute in fachsprachlichen Zusammensetzungen mit sehr verschiedener Bedeutung erhalten, z. B. (klin.) in Hysterektomie*, (psychol.) in Hysterie*.

Hyster|algie f: (klin.) veraltete Fachbezeichnung für chronische Schmerzzustände im Bereich des Uterus ohne fassbare Ursache (fokales Schmerzsyndrom), s. Pelvipathia vegetativa.

Hyster|ek|tomie f: (gynäkol.) Fachbezeichnung für Gebärmutterentfernung; chirurgisches Entfernen des Uterus nach operativem Zugang über die Vagina, nach Eröffnen der Bauchhöhle (Bauchschnitt) od. durch Beckenspiegelung (Pelviskopie). Unterschieden werden die teilweise (mit Belassen der Zervix) od. vollständige Hysterektomie, bei der evtl. gleichzeitig Eileiter u. Eierstöcke (sog. Adnexektomie od. Salpingoovarektomie) entfernt werden. Durchführung evtl. bei (sehr großen od. mehreren) Myomen, Polypen, starken Blutungen, Uterusruptur, bei Uteruskarzinom; nur selten zur Sterilisation*.

Hypothalamushormone
Releasing- bzw. Inhibiting-Hormone mit Wirkung auf Hypophysenhormone

Bezeichnung (Abkürzung)	reguliertes Hypophysenhormon (Abkürzung)	Verstärkung (+) Hemmung (−)
Corticotropin-Releasing-Hormon (CRH)	adrenocorticotropes Hormon (ACTH)	+
Somatotropin-Releasing-Hormon (SRH; Wachstumshormon-Releasing-Hormon, GH-RH)	somatotropes Hormon (Wachstumshormon, GH)	+
Somatostatin (Somatotropin-Inhibiting-Hormon, SS)	somatotropes Hormon (Wachstumshormon, GH)	−
Thyreotropin-Releasing-Hormon (TRH)	Thyroidin-stimulierendes Hormon (TSH)	+
Luteinisierungshormon-Releasing-Hormon (LH-RH, Gonadotropin-Releasing-Hormon, GnRH)	luteotropes Hormon (LH), follikel-stimulierendes Hormon (FSH)	+
Prolaktin-Inhibiting-Hormon (PIH, identisch mit Dopamin)	Prolaktin	−
Melanozyten-stimulierendes-Hormon-Releasing-Hormon (MSH-RH)	Melanozyten-stimulierendes Hormon (MSH)	+
Melanozyten-stimulierendes-Hormon-Inhibiting-Hormon (MSH-IH)	Melanozyten-stimulierendes Hormon (MSH)	−

Die Phase der Wundheilung nach der Operation verläuft individuell unterschiedlich; für ca. 4-6 Wochen sollte kein Vaginalverkehr ausgeübt werden, um Wundheilungsstörungen zu vermeiden. **Komplikationen:** allgemeine Operationsrisiken sind z. B. Narkoserisiko, Blutverlust, Wundinfektionen; etwa am zweiten postoperativen Tag kommt es zu einem sog. Hormonentzugsschock durch Östrogenmangel mit den (vorübergehenden) Symptomen des Klimakteriums u. Depression; die uterine Produktion z. B. von Östrogenen, Prostaglandinen, Endorphinen bleibt aus, mittel- bis langfristig treten (nach Entfernung von Eileitern u. Eierstöcken) hormonelle Veränderungen auf, die zu einem im Vergleich mit nicht hysterektomierten Frauen um ca. 5 Jahre früher einsetzenden Klimakterium führen u. mit Folgekrankheiten, z. B. Osteoporose od. Gefäßerkrankungen, assoziiert sind. Nach Hysterektomie kommt es oft zu Harninkontinenz, Libido u. Erregbarkeit sind häufig herabgesetzt, bei vollständiger Hysterektomie mit Zervixentfernung verringerte vaginale Lubrikation; evtl. auftretende Identitäts- u. Partnerschaftsprobleme sowie Veränderungen des Sexualerlebens scheinen eher Ausdruck einer nicht abgeschlossenen Bewältigung des Eingriffs (s. Coping), weniger eine Folge des Organverlusts zu sein. Zur Behandlung langfristiger postoperativer Folgen ist ggf. eine Hormon*-Ersatztherapie indiziert; zur Therapie sexueller Funktionsstörungen wird Sildenafil* in Studien untersucht.

Hysterie f: (psychiat.) uneinheitlich verwendete Fachbezeichnung für eine Persönlichkeitsstörung*, bei der Geltungsbedürfnis, Egozentrismus u. das Bedürfnis nach Anerkennung im Vordergrund stehen.
(psychoanalyt.) Bezeichnung für psychogene körperliche Störungen im Sinne einer Konversionsneurose* od. als Angsthysterie, bei der die Angst auf ein bestimmtes äußeres Objekt fixiert ist (s. Phobie). Historisch geht der Begriff Hysterie auf die hippokratische Schule zurück; in der griechischen Antike galt Hysterie als typisches Frauenleiden, das (fälschlich) auf krankhafte Vorgänge bzw. Erregungszustände im Uterus zurückgeführt wurde. Vgl. Neurose.

Hystero|manie f: (psychiat.) historische Fachbezeichnung für **1.** gesteigerte Aktivität bei Hysterie*; **2.** sog. Nymphomanie*.

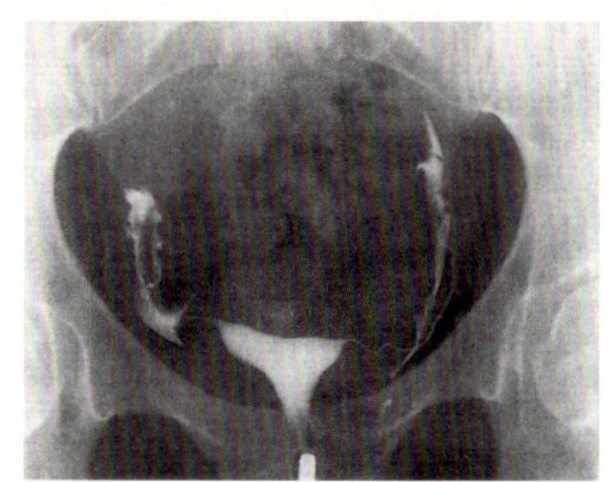

Hysterosalpingographie: Normalbefund mit regelrechter, dreieckiger Form der Gebärmutter. Das Kontrastmittel tritt gerade über die Eileiter in die freie Bauchhöhle über.

Hystero|salpingo|graphie f: (gynäkol.) Fachbezeichnung für eine Röntgendarstellung von Zervikalkanal, Gebärmutterhöhle (Cavum uteri) u. Eileitern (Tuben) mit Kontrastmittel (s. Abb.); heute weitgehend durch endoskopische Verfahren abgelöste Untersuchungsmethode zur Prüfung der Tubendurchgängigkeit od. zum Nachweis einer Uterusfehlbildung.

Hystero|skopie f: (gynäkol.) Fachbezeichnung für die Inspektion der Gebärmutterhöhle mit einem Hysteroskop; **Durchführung: 1.** zur Diagnostik, z. B. bei Menstruationsstörungen, Unfruchtbarkeit, sonographisch unklaren Endometriumbefunden, Endometriumkarzinom, Kontrolle nach intrauterinen Eingriffen, nach medikamentöser Prophylaxe od. Therapie einer Endometriumhyperplasie, „verlorenem" Intrauterinpessar; **2.** zur Therapie, z. B. bei intrauterinem Septum, intrauterinen Verwachsungen (Adhäsionen), Myomen u. Polypen der Gebärmutter, hormonresistenter rezidivierender Hypermenorrhö.

Hystero|tomie f: (gynäkol.) auch Uterotomie; Fachbezeichnung für die operative Eröffnung der Gebärmutterhöhle durch einen Schnitt, z. B. zur operativen Entbindung* od. zum Entfernen eines Myoms.

I

IASHS: Abkürzung für **I**nstitute* for **A**dvanced **S**tudy of **H**uman **S**exuality.

IASR: Abkürzung für **I**nternational* **A**cademy of **S**ex **R**esearch.

IASSCS: Abkürzung für **I**nternational* **A**ssociation for the **S**tudy of **S**exuality, **C**ulture and **S**ociety.

IBCLC: Abkürzung für (engl.) **I**nternational **B**oard **C**ertified **L**actation **C**onsultant, examinierte Laktationsberaterin*.

ICD: (klin.) Abkürzung für (engl.) **I**nternational* **C**lassification of **D**iseases, Injuries and Causes of Death, Internationale Klassifikation der Krankheiten.

Ich: (psychol.) auch Selbst; Bezeichnung für das Subjekt von Selbstbewusstsein u. Verhalten.
(psychoanalyt.) von S. Freud (1923) eingeführte Bezeichnung für eine psychische Instanz, die im Konflikt zwischen Es* u. Über*-Ich sowie den Anforderungen der Außenwelt durch Wahrnehmung, Handlungen, Denken od. Abwehrmechanismen* vermittelt (sog. Realitätsprinzip). Die Ausbildung der Ich-Funktion (sog. Individuation) erfolgt im Verlauf der psychosexuellen Entwicklung*. Vgl. Psychodynamik.

Ich-Störung: (psychoanalyt.) Fachbezeichnung für Störung der Ich-Funktion, bei der die Synthese zwischen Ansprüchen von Es u. Über-Ich u. die Abgrenzung gegenüber der Außenwelt gestört sind (Ich-Schwäche); vgl. Persönlichkeitsstörungen.

ICSH: (endokrin.) Abkürzung für (engl.) **i**nterstitial **c**ell **s**timulating **h**ormone (Interstitialzellen-stimulierendes Hormon); veraltete Bezeichnung für das Luteinisierungshormon (LH*).

ICSI: (gebh.) Abkürzung für (engl.) **i**ntra**c**ytoplasmatic **s**permia **i**njection; intrazytoplasmatische Spermieninjektion; Fachbezeichnung für eine seit 1992 angewendete Methode der In*-vitro-Fertilisation, bei der eine Samenzelle mit einer Mikropipette direkt in das Zytoplasma einer Eizelle injiziert wird (s. Abb.). **Anwendung:** bei schweren männlichen Fertilitätsstörungen, z. B. ausgeprägter Oligozoospermie, Samenwegverschluss, Klinefelter*-Syndrom; Schwangerschaftsrate ca. 25 %, abhängig vom Alter der Mutter, s. In-vitro-Fertilisation (Abb.). **Komplikationen:** bei Kindern, die mit ICSI gezeugt wurden, scheinen vermehrt Fehlbildungen aufzutreten, die allerdings nicht durch die Methode, sondern durch besondere Risikofaktoren der Eltern bedingt sein dürften.

Idealisierung (frz. idéaliser zum Leitbild machen, aus gr. ἰδέα Gestalt) f: (psychol.) Bezeichnung für die vereinfachende, unrealistische Zuschreibung positiver Eigenschaften u. Fähigkeiten; physiologisch bei Kindern gegenüber den Eltern, wobei durch Introjektion* ein Gefühl eigener Größe entsteht, in der weiteren Entwicklung gefolgt von einem (u. U. konflikthaften) Prozess der Entidealisierung. Für die Ausbildung eines Ich-Ideals ist die (vorübergehende) Idealisierung anderer Menschen entwicklungspsychologisch von Bedeutung; sie ist auch typisch für den Zustand der Verliebtheit* u. ist dann Ursache sowohl weitgehender Zurücknahme der eigenen Aggressivität, als auch (bei Enttäuschung) depressiver (Liebeskummer) od. aggressiver Gefühle (Neid, Eifersucht, Wut).

Idee, überwertige f: (psychiat.) Fachbezeichnung für eine das Denken u. Handeln beherrschende Idee, der zur Verarbeitung einer affektiven Einengung (unbewusst) eine übertriebene Bedeutung verliehen wird; Vorkommen z. B. als Eifersucht*, aber auch als Symptom bei Persönlichkeitsstörungen.

Identifikation (lat. idem derselbe, facere machen) f: (psychol.) auch Identifizierung; Bezeichnung für die unbewusste Gleichsetzung des eigenen Ich mit anderen Personen, evtl. mit Übernahme von deren Eigenschaften u. Verhaltensmustern; von (eher bewusster) Imitation nicht klar abzugrenzen, ist die Identifikation mit Vorbildern (z. B. mit dem Elternteil gleichen Geschlechts) eine Grundlage der Persönlichkeitsentwicklung (s. Rolle, Sozialisation). Alle zwischenmenschlichen Beziehungen setzen in gewissem Umfang die Fähigkeit zur Identifikation mit fremden Standpunkten, Auffassungen u. Reaktionsmustern voraus. Als **Selbstidentifikation** wird demgegenüber das bewusste Wahrnehmen u. Akzeptieren eigener Motive u. Reaktionsmuster bezeichnet.

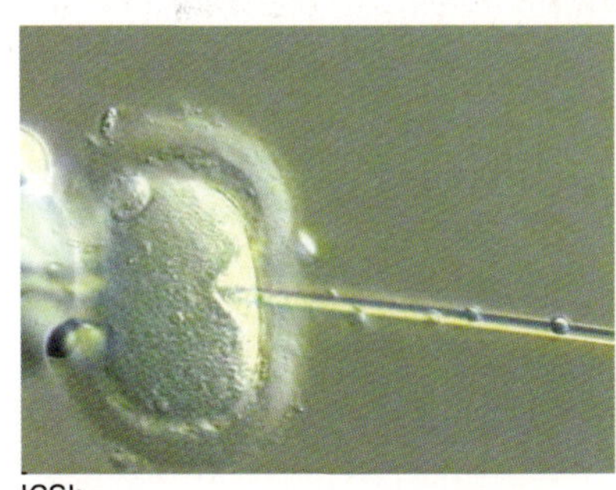

ICSI:
Lichtmikroskopische Aufnahme mit Injektionspipette (rechts) und Haltepipette (links)

(psychoanalyt.) Bezeichnung für einen unbewussten Abwehrmechanismus*, bei dem eine Frustration (Motivdeprivation) dadurch kompensiert wird, dass ein fremdes Motiv übernommen wird (Verinnerlichung, Introjektion); nicht selten kommt es dabei zu einer Identifikation mit dem Verursacher der Frustration selbst (z. B. mit einem Aggressor). Ziel des Vorgangs ist Angstreduktion u. Ersatz für die entgangene Befriedigung.

Identität, sexuelle f: (psychol.) auch Geschlechtsidentität; Bezeichnung für das Ergebnis der Selbstidentifikation* einer Person als männlich od. weiblich; Prägung in den ersten drei Lebensjahren, überwiegend anhand der äußeren Geschlechtsmerkmale (aber auch von Zuschreibungen des sozialen Umfelds), i. d. R. verbunden mit der Übernahme einer entsprechenden Geschlechtsrolle* u. der gleichzeitigen Ablehnung der gegengeschlechtlichen Rolle; nach dieser Phase meist nicht mehr veränderbar. Ihre endgültige Form erhält die sexuelle Identität während der Adoleszenz im Rahmen der sexuellen Selbstidentifikation*, u. U. verbunden mit einem komplexen Prozess des Coming*-out. Im Erwachsenenalter verändert sich die sexuelle Identität nicht selten weiter, z. B. in Funktion gemachter Erfahrungen (Partnerwechsel) od. körperlicher Voraussetzungen (höheres Lebensalter), u. U. auch als sexuelle Identitätskrise, z. B. bei spätem Wechsel der sexuellen Orientierung. Störungen können Widersprüche zwischen Identität u. somatischem Geschlecht betreffen (Transsexualität*), aber auch Widersprüche zwischen Identität u. übernommener Geschlechtsrolle (vgl. Geschlechtsidentitätsstörungen), in deren Folge es zu schweren psychischen u. körperlichen Störungen (sexuellen Funktionsstörungen, Depressionen u. a.) kommen kann. Bei nicht eindeutigen primären Sexualorganen entstehen besondere Probleme der Zuweisung einer sexuellen Identität, s. Intersexualität.

Identitäts|störungen, dis|soziative: (psychiat.) auch dissoziierte Identitätsstörungen; Fachbezeichnung für plötzlich od. allmählich, vorübergehend od. chronisch auftretende Störung der integrativen Funktion von Bewusstsein, Gedächtnis, Identität od. Umweltwahrnehmung (Dissoziation*). **Vorkommen:** häufig in engem zeitlichen Zusammenhang mit posttraumatischen Belastungsstörungen*, Gewalterfahrungen od. Partnerschaftskonflikten*; in Einzelfällen wurde ein Zusammenhang mit Geschlechtsidentitätsstörungen* beschrieben. Nach DSM-IV können folgende **Formen** unterschieden werden: **1.** Dissoziative Amnesie mit Unfähigkeit, sich an wichtige persönliche Informationen zu erinnern, die meist traumatischer od. belastender Natur sind. Das Ausmaß der Störung ist zu umfassend, um sie durch gewöhnliche Vergesslichkeit zu erklären. **2.** Dissoziative Fugue mit plötzlichem, unerwartetem Weggehen von zu Hause od. dem Arbeitsplatz, verbunden mit der Unfähigkeit, sich an seine Vergangenheit zu erinnern, mit Verwirrung über die eigene Identität od. Annahme einer neuen Identität. **3.** Dissoziative Identitätsstörung (früher multiple Persönlichkeitsstörung) mit Vorhandensein von zwei od. mehr Identitäten od. Persönlichkeitszuständen, die abwechselnd die Kontrolle über das Verhalten übernehmen; typisch ist eine Unfähigkeit, sich an wichtige persönliche Informationen zu erinnern, die zu umfassend ist, um durch gewöhnliche Vergesslichkeit erklärt zu werden. **4.** Depersonalisationsstörung mit ständigem od. wiederholt auftretendem Gefühl von Losgelöstsein von den eigenen geistigen Prozessen od. dem Körper; es besteht eine intakte Realitätskontrolle. **5.** Nicht näher bezeichnete dissoziative Störungen, deren vorherrschendes Merkmal ein dissoziatives Symptom ist, die jedoch nicht die Kriterien einer spezifischen dissoziativen Störung erfüllen. Bei der Beurteilung dissoziativer Störungen müssen insbesondere transkulturelle Aspekte berücksichtigt werden, da dissoziativ anmutende Zustände in zahlreichen Gesellschaften häufiger u. akzeptierter Ausdruck kultureller Aktivitäten od. religiöser Erfahrungen sind. **Therapie:** Dissoziative Störungen sollten nicht unbedingt immer als pathologisch beurteilt werden u. führen häufig auch nicht zu einem bedeutsamen Leidensdruck. Eine Behandlung ist ggf. durch psychotherapeutische Maßnahmen möglich, die durch gezielte emotionale Entlastung (Abreaktion), Autohypnose u. a. erlernte Techniken eine Fusion od. Integration der Persönlichkeitsanteile ermöglichen sollen. Vgl. Persönlichkeitsstörungen, Traumatherapie.

Ideo|gamie (gr. ἰδέα Gestalt) f: (sexol.) Fachbezeichnung für sexuelle Erregbarkeit u. (bei Männern) Erektionsfähigkeit gegenüber nur einem einzigen Menschen od. ausschließlich gegenüber Menschen mit bestimmten äußeren Merkmalen, zugleich Funktionsstörungen gegenüber allen anderen.

Idio|gamie (gr. ἴδιος eigen) f: (biol.) Fachbezeichnung für Selbstbefruchtung* bei Pflanzen.

Idio|gramm n: (genet.) auch Karyotyp; s. Karyogramm.

Idio|syn|krasie, sexuelle (gr. σύγκρασις Säftemischung) f: (sexol.) veraltete Fachbezeichnung für eine intensive Abneigung (Aversion*) gegen bestimmte Umstände, Objekte od. Personen; i. w. S. auch für eine nicht näher definierte persönliche Vorliebe od. Eigenart.

Idiotie (gr. ἰδιώτης Privatperson) f: (psychiat.) historisch für schwere geistige Behinderung*.

Idol (gr. εἴδωλον Bildnis) n: (allg.) Bezeichnung für eine Person od. ein Objekt, die Gegenstand intensiver Bewunderung sind (vgl. Schwärmerei); Idole können insbesondere für Heranwachsende als Leitbilder eine orientierende Funktion haben; die vorübergehende Identifikation mit einem Idol ist eine während der Pubertät häufig zu beobachtende Erscheinung. Vgl. Schönheitsideal.

IfSG: (jurist.) Abkürzung für **I**n**f**ektions**s**chutz**g**esetz*.

IH: (endokrin.) Abkürzung für **I**nhibiting-**H**ormone, sog. Hemmungshormone; Hypothalamushormone*, die die Freisetzung von Hormonen in der Hypophyse hemmen.

IIEF: (sexol.) Abkürzung für **I**nternational* **I**ndex of **E**rectile **F**unction.

ILGA: Abkürzung für **I**nternational* **L**esbian and **G**ay **A**ssociation.

Ilio|coccygeus-Muskel (lat. ilia Eingeweide, gr. κόκκυξ Steißbein): (klin.) Bezeichnung für den Musculus iliococcygeus, den äußeren Anteil des Musculus* levator ani, s. Beckenboden (Abb.).

Ilithyia: (kult.) Name einer römischen Geburtsgöttin*.

Il|legitimität (lat. illegitimus ungesetzlich) f: (jurist.) veraltete Fachbezeichnung für Nichtehelichkeit*.

Il|legitimitäts|klage: (jurist.) veraltete Fachbezeichnung für Ehelichkeitsanfechtung*.

Illusion (lat. illusio Verspottung) f: (allg.) Bezeichnung für alle Formen der (Selbst-)Täuschung, etwa beschönigende, einem Wunschdenken folgende Wahrnehmung, z. B. von erreichbaren Zielen od. Partnern, v. a. im Zustand der Verliebtheit*.
(psychiat.) Fachbezeichnung für Sinnestäuschung mit gestörter Wahrnehmung realer Objekte, die umgedeutet od. verkannt werden, wobei aber (im Gegensatz zur Halluzination*) die Beziehung zu den Objekten erhalten bleibt. **Vorkommen** bei allen Formen von Psychosen* möglich, insbesondere bei organischer Psychose; ferner bei Migräne, epileptischen Anfällen od. Hirnverletzungen, auch bei Übermüdung.

Imagination (lat. imaginari sich einbilden) f: (psychol.) Fachbezeichnung für die Fähigkeit, sich nicht vorhandene Situationen od. Gegenstände vorzustellen, s. Phantasie.

Imago (lat. ~ Bild) f: (psychol.) von C. G. Jung (1911) eingeführte Fachbezeichnung für den frühen Eindruck eines Kindes von nahen Bezugspersonen (z. B. Mutter od. Vater), der unbewusst zu einem dauerhaft fixierten „inneren Bild" führt, das auf Partner u. Bezugspersonen projiziert werden u. insbesondere in Zusammenhang mit Neurosen zu einem ausgeprägten Ablehnungs- od. Abhängigkeitsverhältnis führen kann.

Imbezillität (lat. imbecillus schwach) f: (psychiat.) historische Fachbezeichnung für mittelgradige geistige Behinderung*.

Imitation (lat. imitari nachahmen) f: (psychol.) Fachbezeichnung für Nachahmung*.

Immaculata (lat. immaculatus unbefleckt) f: (kult.) Kurzbezeichnung für (lat.) Immaculata conceptio Mariae, Unbefleckte* Empfängnis Marias; in der bildenden Kunst Bezeichnung für Darstellungen, die die Figur Marias auf Wolken od. einer Mondsichel über der Erdkugel schwebend zeigen.

Im|missio penis (lat. immittere, immissus hineinschicken) f: (sexol.) auch Immissio membri, Intromissio, Penetration; veraltete Fachbezeichnung für Einführen des Penis in den Körper eines anderen.
(jurist.) Fachbezeichnung für Vollzug eines Geschlechtsverkehrs*.

Im|munität, anti|infektiöse (lat. immunitas Freisein von etwas) f: (infektiol.) angeborene (durch mütterliche Antikörper vermittelte) od. erworbene Unempfänglichkeit (z. B. nach früherer Erkrankung, Schutzimpfung) gegenüber Krankheitserregern; nach einer Infektionskrankheit kann zeitweilig (z. B. bei zahlreichen bakteriellen Infektionen) od. langfristig, evtl. (bei bestimmten Viruserkrankungen) sogar lebenslang Immunität gegenüber dem Erreger bestehen, so dass es in dieser Zeit nicht zu einer erneuten Infektion (Reinfektion) kommen kann.

Im|munologie f: (klin.) Bezeichnung für die Wissenschaft von Struktur u. Funktion des Immunsystems* sowie seinen Beziehungen zu den übrigen Systemen des Menschen; vgl. Psychoneuroimmunologie.

Im|mun|system n: (biol.) Bezeichnung für ein bei Wirbeltieren vorhandenes funktionelles System zur Erhaltung der individuellen Struktur des Organismus; körperfremde Substanzen werden erkannt u. abgewehrt, pathologisch veränderte Körperzellen u. Stoffwechselprodukte ständig eliminiert; ferner vermittelt das Immunsystem die Kommunikation zwischen Strukturen, Geweben od. Organen des Organismus sowie die Auseinandersetzung des Organismus mit Umwelteinflüssen. Wichtige Strukturen des Immunsystems sind das Knochenmark als Bildungsort für Immunzellen sowie Thymus, Milz, Lymphknoten, Mandeln, lymphatische Organe des Darms (Blinddarm, Peyer-Plaques), außerdem zahlreiche nicht ortsständige Zellen (B- u. T-Lymphozyten, Leukozyten) u. humorale Faktoren (z. B. Komplement), die die Funktion des Immunsystems stützen können. Die zelluläre u. humorale Immunantwort sind an der Abwehr von Infektionen beteiligt; zahlreiche Botenstoffe (z. B. Zytokine) dienen der Kommunikation. Die Funktion des Immunsystems ist über noch wenig bekannte Wege mit psychischen Funktionen verbunden (psychoneuroimmune Kopplung).

Imperato-McGinley-Syndrom (Julianne I.-McG., zeitgen. Endokrinologin, New York) n: (klin.) Fachbezeichnung für eine (in der Dominikanischen Republik lokal gehäuft auftretende) Form des Pseudohermaphroditismus* masculinus infolge eines Mangels an 5α-Reduktase u. daher fehlender Umwandlung von Testosteron in das biologisch aktive 5α-Dihydrotestosteron; s. Hypospadie, pseudovaginale perineoskrotale.

Im|plantation (lat. implantare einpflanzen) f: (gebh.) Fachbezeichnung für Einpflanzung, Einpfropfung; auch Einnistung, Ei-Einbettung; Einwachsen der Blastozyste in das Endometrium des Uterus, s. Nidation.
(kult.) Einsetzen von Steinchen in die Oberfläche der Eichel des Penis zur Reizsteigerung beim Geschlechtsverkehr; beschrieben z. B. beim Volk der Batak auf Sumatra, s. Implants.

Im|plants: (kult.) Sammelbezeichnung für unter die Haut aus kosmetischen Gründen eingesetzte Fremdkörper; traditionell in manchen asiatischen Kulturen z. B. als sog. Penisknötchen zur Erhöhung der sexuellen Reizwirkung eingesetzte Steine od. Muschelfragmente, heute vereinzelt als Körperschmuck* auch anderer Hautregionen durch eingesetzte Fremdkörper aus Glas, Hartplastik od. Metall.

Imponier|verhalten (lat. imponere auferlegen): (ethol.) Bezeichnung für Droh- u. Werbeverhalten von männlichen Tieren, das Rivalen einschüchtern u. vertreiben bzw. weibliche Paarungsparter beschwichtigen u. umwerben soll. Das Verhalten gilt bei vielen Tierarten als äußeres Geschlechtsmerkmal (genetisch festgelegte Schlüsselreize*), es ist abhängig von Sexualhormonen und wird u. U. durch Imponierorgane (Pfauenfedern, Geweihe u. a.) verstärkt, die eine

Entscheidung der Auseinandersetzung auf Distanz erlauben (vgl. Präsentieren, sexuelles). Auch bei Männern, i. w. S. auch bei Frauen (s. Abb.), sind (modeabhängige u. mehr oder weniger ritualisierte) Formen des Imponierverhaltens zu beobachten.

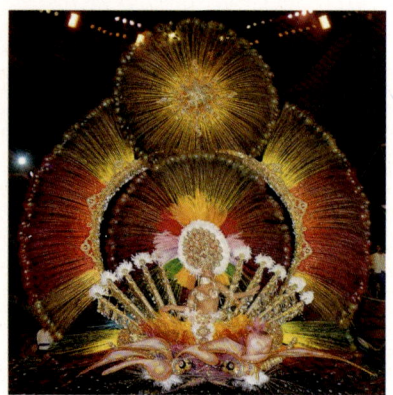

Imponierverhalten:
Die Vergrößerung der Körperkontur ist ein sehr wirksames Mittel, um den entstehenden Eindruck zu verstärken; hier ein schwergewichtiges Karnevalskostüm aus Teneriffa.

Im|potentia alcoholica (lat. ~ Unvermögen) f: (klin.) veraltete Fachbezeichnung für Erektionsstörungen* unter Alkoholeinfluss (akut) od. bei Alkoholkrankheit (chronisch).

Im|potentia co|eundi (lat. ~ ; ~ zu koitieren) f: (klin.) Fachbezeichnung für die Unfähigkeit zur Ausübung des Koitus; i. e. S. Erektionsstörungen* u. Ejakulationsstörungen*, i. w. S. auch Lubrikationsmangel* u. Vaginismus*; vgl. Funktionsstörungen, sexuelle.

Im|potentia con|cipiendi (lat. ~ ; ~ zu empfangen) f: (klin.) Fachbezeichnung für die (weibliche) Unfähigkeit zur Empfängnis*, s. Unfruchtbarkeit.

Im|potentia con|cupiscentiae (lat. ~ ; ~ zu begehren) f: (klin.) veraltete Fachbezeichnung für fehlende sexuelle Appetenz* bei beiden Geschlechtern; s. Erregungsstörungen, sexuelle.

Im|potentia generandi (lat. ~ ; ~ zu zeugen) f: (klin.) Fachbezeichnung für die Unfähigkeit zur Fortpflanzung; bei Männern Zeugungsunfähigkeit*, bei Frauen Unfruchtbarkeit*.

Im|potentia gestandi (lat. ~ ; ~ schwanger zu sein) f: (klin.) Fachbezeichnung für die Unfähigkeit, eine Schwangerschaft auszutragen, s. Unfruchtbarkeit.

Im|potentia irritativa (lat. ~ ; irritare reizen) f: (klin.) veraltete Fachbezeichnung für situativ bedingte Erektionsstörungen*, z. B. Hochzeitsnachtimpotenz*.

Im|potentia satisfactionis (lat. ~ ; ~ zur Befriedigung) f: (klin.) veraltete Fachbezeichnung für Anorgasmie* bei beiden Geschlechtern bzw. eine Orgasmusstörung* bei Männern, bei der es zwar zur Ejakulation, nicht aber zum Empfinden eines Orgasmus kommt.

Im|potenz f: (allg.) ungenaue, aber übliche Bezeichnung für Erektionsstörungen*.
(sexol.) Sammelbezeichnung für Störungen der intakten Sexualfunktion bei beiden Geschlechtern (sexuelle Funktionsstörungen*); der Begriff wird zur Beschreibung sehr verschiedener Sachverhalte verwendet (vgl. Potenz): **1. Impotentia coeundi:** Unfähigkeit zur Ausübung des Koitus, i. e. S. Erektionsstörungen* u. Ejakulationsstörungen*, i. w. S. auch Vaginismus* u. Lubrikationsmangel*; **2. Impotentia erigiendi:** Erektionsstörung, mit begrifflicher Differenzierung nach der vermuteten Ursache (Impotentia alcoholica, Impotentia irritativa, Impotentia nervosa) od. auslösenden Umständen (Hochzeitsnachtimpotenz) od. physiologischen Voraussetzungen (Altersimpotenz); **3. Impotentia generandi:** Unfähigkeit zur Fortpflanzung, bei Männern als Zeugungsunfähigkeit*, bei Frauen als Unfruchtbarkeit*; **4. Impotentia concipiendi:** Unfähigkeit zur Empfängnis*, s. Unfruchtbarkeit; **5. Impotentia gestandi:** Unfähigkeit, eine Schwangerschaft auszutragen, s. Unfruchtbarkeit; **6. Impotentia concupiscentiae:** fehlender Drang nach sexueller Aktivität bei beiden Geschlechtern, s. Erregungsstörungen, sexuelle; **7. Impotentia satisfactionis:** Unfähigkeit, einen Orgasmus zu empfinden (bei Männern ggf. trotz Ejakulation), s. Orgasmusstörungen.

Im|prägnation (lat. impraegnare schwängern) f: (biol.) wörtlich Schwängerung; Eindringen einer Samenzelle in die Eizelle bei der Befruchtung*.

Impuls (lat. impulsus Anstoß) m: (allg.) Bezeichnung für plötzliche Anregung od. Anstoß.
(physikal.) Bezeichnung für die sog. Bewegungsgröße eines Körpers als Produkt von Masse u. Geschwindigkeit; auch für kurzzeitige Änderungen einer Kraft, z. B. elektrischer Impuls.
(physiol.) Bezeichnung für das Ergebnis der einmaligen Erregung (Depolarisation) von Nervenzellen (Aktionspotential); erst durch räumliche u. zeitliche Wiederholungen (Impulsmuster) entstehen spezifische Signale.
(psychol.) plötzlicher, durch äußere Ereignisse od. innerpsychisch entstandener Antrieb eines Individuums, der zu einer (nicht rational gesteuerten) Impulshandlung führt (vgl. Affekthandlung); **Impulsivität** gilt als zum Persönlichkeitsbereich der Extraversion* gehöriger Temperamentfaktor, der durch eine Tendenz zu spontanen Reaktionen mit geringer Berücksichtigung der Folgen gekennzeichnet ist.

Impuls|handlung, sexuelle: (forens.) Bezeichnung für Sexualverhalten, das sich subjektiv als zwingender, rational nicht kontrollierbarer Impuls* darstellt; vgl. Affekthandlung.

Impuls|kontrolle f: (psychol.) Fachbezeichnung für die Beherrschung von spontan aufkommenden od. gewohnheitsmäßigen Bedürfnissen, Motivationen u. Wünschen, entsprechend zu handeln; wird im Verlauf der kindlichen Entwicklung nach soziokulturellen Vorgaben erlernt.

Impuls|kontroll|störungen: (psychiat.) Sammelbezeichnung für Störungen der Impulskontrolle, die über Impulsivität u. spontane Handlungen hinausgehen u. durch unbeherrschbare, wiederkehrende Handlungen charakterisiert sind. Bei Impulskontrollstörungen kann Impulsen* nicht widerstanden werden: Nach einem subjektiv wahrgenommenen Erregungs- od. Spannungszustand kommt es zur unkontrollierten Ausführung von Handlungen mit nachfolgender Erleichterung, Befriedigungsgefühl u. evtl. Lustgewinn; nicht selten schließen sich an die Handlungen Reue u. Schuldgefühle an. Unterschieden werden nach DSM-IV folgende **Formen: 1.** pathologisches Spielen od. Glücksspiel; **2.** Kleptomanie*; **3.** Pyromanie*; **4.** intermittierende explosive Störungen (z. B. unbeherrschbare Wutanfälle mit gewalttätigen Handlungen), zu denen als Sonderfälle auch isolierte explosive Störungen wie z. B. schwere Gewalttaten, Tötungsdelikte u. a. gezählt werden; **5.** Trichotillomanie (Haarausreißen); **6.** nicht näher bezeichnete Störungen; unter Umständen besteht eine psychodynamische Nähe zu Formen des Fetischismus*, auch bei Exhibitionismus* finden sich Elemente einer Impulskontrollstörung.

In|appetenz, sexuelle (lat. in- un-) f: (sexol.) Fachbezeichnung für fehlende od. gering ausgeprägte sexuelle Motivation; s. Appetenzstörungen, sexuelle.

In|cisio penis (lat. ~ Einschnitt) f: (kult.) Bezeichnung für traditionelle genitale Verstümmelung* von Männern, bei der die Harnröhre auf der Unterseite des Penis aufgeschlitzt wird; vgl. Mika-Operation.

In|clusio fetalis (lat. ~ Einschluss) f: (klin.) Fachbezeichnung für eine Doppelfehlbildung*, bei der ein (unterentwickelter) Fetus sich in einer Körperhöhle des anderen befindet.

Incubus (lat. incubare auf etwas liegen) m: (kult.) mittelalterliche Bezeichnung für männlichen Teufel*, der Frauen im Schlaf heimsucht u. mit ihnen Geschlechtsverkehr hat (sog. Buhlteufel); nach damaliger Vorstellung waren Incubi nicht zeugungsfähig, konnten aber Sperma rauben u. auf diese Weise Schwangerschaften verursachen; die betreffenden Frauen wurden als Hexen* verfolgt.

Indikation (lat. indicatio Anzeige) f: (klin.) i. w. S. Bezeichnung für Grund od. Veranlassung, ein bestimmtes diagnostisches od. therapeutisches Verfahren anzuwenden.
(jurist.) i. e. S. Bezeichnung für die in § 218a StGB benannten rechtfertigenden Gründe od. Umstände medizinischer, sozialer od. kriminologischer Art, unter denen ein strafloser Schwangerschaftsabbruch* möglich ist.

Indikation, embryo|pathische f: (jurist.) auch kindliche Indikation; veraltete Fachbezeichnung für Indikation* zum Schwangerschaftsabbruch, die auf der Annahme einer möglichen Schädigung des ungeborenen Kindes (z. B. durch intrauterine Infektionen) beruht; heute durch die sog. medizinisch-soziale Indikation zum Schwangerschaftsabbruch mit aufgefangen.

Indikation, kindliche f: (allg.) Bezeichnung für embryopathische Indikation*.

Indikation, kriminologische f: (jurist.) Fachbezeichnung für Indikation zu einem Schwangerschaftsabbruch* nach § 218a StGB im Anschluss an eine kriminelle Handlung im Sinne der §§ 176 bis 179 StGB (sexueller Missbrauch, sexuelle Nötigung, Vergewaltigung).

Indikations|lösung: (jurist.) Fachbezeichnung für den nicht rechtswidrigen Schwangerschaftsabbruch bei Vorliegen bestimmter Indikationen; nach deutschem Recht: **1.** medizinisch-soziale Indikation; **2.** kriminologische Indikation; s. Schwangerschaftsabbruch.

Indikation, soziale f: (jurist.) veraltete Fachbezeichnung für Indikation zu einem Schwangerschaftsabbruch* aufgrund der sozialen Lage der Frau, die eine angemessene Versorgung des Kindes nicht erwarten lässt; die heutige Rechtslage lässt Schwangerschaftsabbrüche aus sozialer Indikation in Deutschland nicht zu.

Indikator (lat. ~ Anzeiger) m: (chem.) Bezeichnung für eine Substanz, die das Vorhandensein einer anderen Substanz od. eines bestimmten Zustands sichtbar macht.
(soziol.) Bezeichnung für ein leicht zugängliches Merkmal, aus dem auf das Vorhandensein anderer (schwerer zugänglicher) Merkmale geschlossen wird. Dabei besteht fast immer die Schwierigkeit, dass zunächst die Eindeutigkeit der Beziehung zwischen Indikator- u. Zielvariablen nachgewiesen werden müßte; so kann z. B. eine Zunahme von Schwangerschaftsabbrüchen sowohl Indikator für ein sich wandelndes Rollenverständnis von Frauen sein, als auch für sozioökonomische Veränderungen; zur Differenzierung sind dann meist zusätzliche Erhebungen erforderlich (z. B. durch Befragung* od. Beobachtung*).

In|diskretion (lat. indiscretus ohne Unterschied) f: (allg.) fehlende Verschwiegenheit bzw. Zurückhaltung gegenüber anderen, z. B. Weitergabe von Informationen, die zur Intimsphäre anderer gehören; im Gegensatz zur Indiskretion ist die Weitergabe vertraulicher Informationen durch Angehörige von Berufsgruppen, die der Schweigepflicht* unterliegen, ein Straftatbestand. Als gezielte Indiskretion wird die bewusste Weitergabe von Informationen an Dritte (insbesondere an Vertreter der Medien) bezeichnet; sie verfolgt meist das Ziel der Diskreditierung einer Person (z. B. Outing*); vgl. Diskretion.

Individual|psycho|logie (mlat. individuum Person) f: (psychol.) Bezeichnung für eine zu Beginn des 20. Jahrhunderts entstandene Richtung der Tiefenpsychologie* (A. Adler), die die psychische Einheit u. Einmaligkeit jedes Menschen betont, seine Entwicklung u. deren Störungen als Ergebnisse der Wechselwirkung von individuellen Gegebenheiten u. sozialen Anforderungen betrachtet (z. B. Minderwertigkeitsgefühle u. Machtstreben bei fehlender sozialer Anerkennung) u. daher therapeutisch insbesondere die Ermutigung der Klienten einsetzt, um ihnen beim Finden eines eigenen Lebensplans zu helfen, ihr Gemeinschaftsgefühl zu stärken u. ihre Fähigkeit zu Wachstum u. Entwicklung zu fördern; häufig in Verbindung mit anderen Methoden (Psychodrama, kognitive Verhaltenstherapie u. a.) angewandt.

Individual|therapie f: (psychol.) Sammelbezeichnung für Formen der Psychotherapie*, die (im Gegensatz zur Gruppentherapie*) als Ein-

I

zelsitzungen zwischen Therapeut und Klient durchgeführt werden.
(psychoanalyt.) Bezeichnung für aus dem (individualpsychologischen) Ansatz A. Adlers hervorgegangene Form der psychoanalytischen Psychotherapie* mit Schwerpunkt auf der Analyse von Wesensart u. Lebensstil des Klienten, Abbau von Minderwertigkeitsgefühlen durch Bestärkung u. Veränderungen von Reaktion u. Verhalten durch bewusste Entscheidungen der Klienten.

Indizierung (lat. indicere bekanntmachen) f: (jurist.) Bezeichnung für eine Form der Zensur* durch die Bundesprüfstelle* für jugendgefährdende Schriften (ggf. auch auf Antrag der Freiwilligen* Selbstkontrolle), die durch Aufnahme von Druckwerken od. anderen Darstellungen in eine im Bundesanzeiger veröffentlichte Liste der jugendgefährdenden Schriften (sog. Index) deren Verbreitung einschränkt (u. a. keine Zugänglichkeit für Jugendliche unter 18 Jahren, kein Versandhandel, keine Werbung).
(kult.) ursprünglich Bezeichnung für die Aufnahme bestimmter Bücher, die nach Auffassung der katholischen Kirche zur Lektüre nicht geeignet sind, in einen (weiterhin bestehenden, aber kaum praxisrelevanten) Katalog.

Indolenz (lat. indolentia Schmerzlosigkeit) f: (psychol.) Fachbezeichnung für eine relative Unempfindlichkeit gegenüber Schmerzen*, i. w. S. auch für Gleichgültigkeit gegenüber anderen belastenden Umständen.

Induratio penis plastica (lat. ~ Verhärtung) f: (klin.) Fachbezeichnung für eine Bindegewebeerkrankung des Penis mit chronisch-progredientem Verlauf; Häufigkeit 1:1000 bei Männern über 40 Jahren, in 10 % der Fälle besteht zugleich eine ähnliche Veränderung der Muskelhaut der Handfläche (Dupuytren-Kontraktur); vermutlich Autoimmunkrankheit der bindegewebigen Hüllen der Schwellkörper (Tunica albuginea u. Septum penis) mit lokal begrenzter massiver Vermehrung von Kollagenfasern, selten auch knorpeliger od. knöcherner Umwandlung der Herde. Typisch sind flache, evtl. strangförmige Verhärtungen, Einziehungen u. Verkürzungen der Penisschwellkörper (v. a. am Penisrücken) u. evtl. angrenzender Anteile des Harnröhrenschwellkörpers, die bei Erektion deutlich tastbar sind, v. a. in frühen Phasen Schmerzen verursachen u. später zu Verbiegungen od. Abknickungen führen können; die Penishaut bleibt über den Herden verschieblich. Die Therapie erfolgt, soweit erforderlich, medikamentös durch Tokopherole u. Aminobenzoesäure (beide mit fraglichem Erfolg), in frühen Stadien auch durch Röntgen-Weichstrahlentherapie der Herde, bei starker Ausprägung u. Behinderung genitaler Sexualkontakte auch operativ durch Entfernung der Herde (hohes Risiko von Erektionsstörungen, daher u. U. mit Implantation einer Penisprothese*). Der Verlauf der Erkrankung ist oft sehr langsam, spontane Rückbildungen sind häufig; eine regelmäßige Dehnung der Schwellkörper durch Erektion erscheint physiotherapeutisch sinnvoll.

Infantilismus (lat. infantilis kindlich) m: (klin.) Fachbezeichnung für das Vorhandensein kindlicher Merkmale im späteren Lebensalter; man unterscheidet: **1. körperlicher Infantilismus:** Ausbleiben od. Verzögerung körperlicher Reifungsvorgänge (Längenwachstum, Entwicklung sekundärer Geschlechtsmerkmale) infolge verschiedener Ursachen (chronische Krankheiten, endokrine Störungen, Chromosomen-Abweichungen u. a. genetische Schäden), s. Pubertätsstörungen. **2. psychischer Infantilismus:** verzögerte geistige Entwicklung, u. U. verbunden mit Intelligenzminderung, unreifen Verhaltensweisen bei Heranwachsenden u. Erwachsenen (unselbständig, egozentrisch, unzuverlässig u. a.); bei körperlichem Infantilismus vermehrt beobachtet; davon abzugrenzen sind Rückentwicklungen, s. Puerilismus. **3. sexueller Infantilismus:** abweichendes Sexualverhalten, in dem typische Verhaltensweisen aus den kindlichen Phasen der psychosexuellen Entwicklung beibehalten od. wieder aufgenommen werden (sexuelle Regression, z. B. bei Koprophilie, Exhibitionismus, Wickelspielen).

Infantizid (lat. infanticidium Kindstötung) m: (jurist.) veraltete Bezeichnung für Kindstötung*.
(biol.) Fachbezeichnung für das bei manchen Tieren beobachtete Töten von Jungtieren bei Nahrungsknappheit; bei harembildenden Säugetieren (z. B. Löwen) auch beobachtet gegenüber Nachkommen fremder männlicher Tiere.

Infektion (lat. inficere anstecken) f: (infektiol.) Ansteckung; Übertragung u. Eindringen von Mikroorganismen (Viren, Bakterien, Pilzen, Protozoen u. a.) in einen Organismus u. Vermehrung in diesem Organismus. Die Infektion wird bestimmt von Ansteckungsvermögen (Kontagiosität), Haftfähigkeit (Tenazität), Eindringungsvermögen (Invasivität) u. Fähigkeit des Mikroorganismus, krankhafte Veränderungen hervorzurufen (Pathogenität); ob es zum Auftreten einer Infektionskrankheit kommt, hängt außerdem von Empfänglichkeit bzw. Unempfänglichkeit (Immunität) u. Abwehrkraft des infizierten Organismus ab. Man unterscheidet u. a. **stumme** Infektionen ohne Krankheitserscheinungen, **abortive** Infektionen mit leichten Krankheitserscheinungen, **manifeste** Infektionen mit klinisch deutlich ausgeprägten Symptomen. Vgl. Infektionen, sexuell übertragbare; Pilzinfektionen, Protozoen-Infektionen, Virusinfektionen. Als sog. **nosokomiale** Infektionen werden Infektionskrankheiten bezeichnet, die im Rahmen von Krankenhausbehandlungen erworben werden; sie betreffen in Deutschland jährlich ca. 600 000 Patienten (4 % aller Krankenhauspatienten), sind oft durch besonders schwierig behandelbare Keime verursacht u. verlaufen in bis zu 60 000 Fällen tödlich.

Infektionen, opportunistische f pl: (infektiol.) Abkürzung OI; Infektionen mit Krankheitserregern, die nur bei Immunschwäche od. anderen Grundkrankheiten zu einer Erkrankung führen; Vorkommen z. B. bei AIDS, Tumorerkrankungen, Zytostatikatherapie, Frühgeborenen, immunsuppressiver Therapie nach Transplantation. Erreger sind allgemein (ubiquitär) vorkommende Pilze (z. B. Aspergillus) u. Protozoen (z. B. Pneumocystis carinii, Toxoplasma gondii), Bakterien (z. B. Nocardia) od. Viren.

Infektionen, sexuell übertragbare: (infektiol.) auch (engl.) sexually transmitted infections,

STI; frühere Bezeichnungen sexuell übertragbare Krankheiten, Geschlechtskrankheiten, venerische Krankheiten; von der Weltgesundheitsorganisation (WHO) eingeführte Bezeichnung für alle Infektionen, die (unabhängig, ob sie Symptome od. Krankheiten verursachen) durch Sexualkontakte übertragen werden können.
Vorkommen: Die Häufigkeit pro Jahr liegt bei ca. 340 Millionen Neuinfektionen; weltweit am stärksten betroffen ist die Altersgruppe der 20- bis 24-Jährigen; soziale Faktoren (Armut) u. Geschlechterrollen (Benachteiligung von Frauen) begünstigen das Auftreten von STI. Am häufigsten sind weltweit Trichomoniasis (170 Millionen Neuinfektionen jährlich), Chlamydien (89 Millionen), Gonorrhö (62 Millionen), Syphilis (12 Millionen), HIV-Infektion (5-7 Millionen). Epidemiologische Erfassung u. Meldepflicht sind in Deutschland durch das Infektionsschutzgesetz* geregelt; die Zahl der sog. klassischen Geschlechtskrankheiten (Syphilis, Gonorrhö, Lymphogranuloma inguinale, Ulcus molle) ist von 77 500 im Jahr 1975 um 95 % auf 4091 in 1997 zurückgegangen (hohe Dunkelziffer).
Formen: Nach Art der Erreger können unterschieden werden: **1. bakterielle Infektionen:** z. B. Gonorrhö, Syphilis (u. a. Treponematosen), Lymphogranuloma inguinale, Ulcus molle, Granuloma inguinale tropicum, Chlamydien-Infektionen, Mykoplasmen-Infektionen; **2. Pilzinfektionen:** z. B. urogenitale Candida-Mykose; **3. Virusinfektionen:** z. B. Condylomata acuminata, Hepatitis A, B u. C, Herpes genitalis, HIV-Infektion u. AIDS, Zytomegalie; **4. Protozoen-Infektionen:** z. B. Trichomoniasis, Amöbiasis, Giardiasis; **5. Ektoparasiten-Infektionen:** z. B. Skabies (Krätze) und Läusebefall (Filzlaus).
Anhand der auftretenden **Symptome** kann eingeteilt werden in: **1.** lokale Schleimhautentzündung; **2.** geschwürige Veränderungen an den Geschlechtsorganen (Genitalulzerationen); **3.** Veränderungen an Epithelzellen; **4.** Infektionen ohne lokale Symptome an den Geschlechtsorganen, aber mit systemischen Krankheitszeichen bzw. Allgemeinerkrankung.
Prävention: Sexuell übertragbare Infektionen können mehrheitlich durch einfache Schutz- u. Vorsichtsmaßnahmen verhindert werden, wie z. B. Safer* Sex, die Verwendung von Kondomen od. die Vermeidung übertragungsrelevanter Sexualpraktiken, die jedoch evtl. eine individuelle Verhaltensänderung sowie eine allgemeine Akzeptanz präventiven Sexualverhaltens voraussetzen. Von der Weltgesundheitsorganisation werden als grundlegend postuliert: die Förderung verantwortungsbewussten Sexualverhaltens, die Verfügbarkeit von Schutzmitteln (Zugang zu Kondomen zu bezahlbaren Preisen), der Einschluss in die Basisgesundheitsversorgung von Beratung, Aufklärung über sexuell übertragbare Infektionen u. deren frühzeitige u. effiziente Behandlung (wirksame Antibiotika, Partnermitbehandlung zur Vermeidung von Pingpong-Infektionen) u. die Reduzierung von Infektionsmöglichkeiten (z. B. durch Screening von klinisch unauffälligen Personen auf kurativ behandelbare Infektionen und anschließende Therapie).

Infektions|schutz|gesetz: (jurist.) Abkürzung IfSG; Kurzbezeichnung für das in der Bundesrepublik Deutschland seit 2001 gültige „Gesetz zur Verhütung und Bekämpfung von Infektionskrankheiten beim Menschen“; es ersetzt verschiedene zuvor gültige Regelungen (u. a. Bundesseuchengesetz, Geschlechtskrankheitengesetz u. Laborberichtsverordnung) u. verfolgt den Zweck, übertragbaren Krankheiten beim Menschen vorzubeugen, Infektionen frühzeitig zu erkennen u. ihre Weiterverbreitung zu verhindern sowie die Zusammenarbeit zwischen medizinischen Versorgungs- u. Forschungseinrichtungen sowie staatlichen (nationalen u. internationalen) Stellen zu regeln (Koordination beim Robert-Koch-Institut, RKI). Das Gesetz enthält u. a. Listen meldepflichtiger Krankheiten u. meldepflichtiger Erregernachweise, nennt die zur Meldung verpflichteten Personen u. Einrichtungen u. unterscheidet zwischen Fällen, in denen die Meldung namentlich erfolgen muss (z. B. bei bestimmten schweren Infektionskrankheiten mit akuter Gefährdung anderer od. bei Verweigerung einer Behandlung), u. solchen, in denen die Meldung anonym erfolgen kann (z. B. bei Syphilis, HIV-Infektion, intrauterin erworbener Toxoplasmose od. Röteln-Infektion, gehäuft auftretenden Infektionen in Krankenhäusern, erheblich resistenten Krankheitserregern, Schäden infolge von Schutzimpfungen). Die jeweils zu meldenden Merkmale sind abschließend aufgezählt, die Frist für namentliche Meldungen beträgt 24 Stunden, für anonyme Meldungen 2 Wochen (Nachmeldungen fehlender Merkmale sind möglich). Die Meldungen erfolgen an die örtlichen Gesundheitsämter, die sie an das RKI weiterleiten u. Beratungen für Betroffene anbieten sollen. Das RKI veröffentlicht auf Grundlage der Meldungen regelmäßige Statistiken u. hat darüber hinaus das Recht, Stichprobenerhebungen über die Verbreitung bestimmter Infektionskrankheiten bzw. über das Vorliegen einer Immunität in ausgewählten Bevölkerungsgruppen vorzunehmen (sog. Sentinel-Erhebungen).

In|fertilität (lat. in- un-, fertilis fruchtbar) f: (klin.) Sammelbezeichnung für Unfruchtbarkeit* bei Frauen bzw. Zeugungsunfähigkeit* bei Männern.

In|fibulation (lat. in- hinein-, fibula Spange) f: (sexol.) Bezeichnung für den teilweisen Verschluss der Vorhaut des Penis bzw. der Scheidenöffnung durch Ringe od. Klammern bzw. durch Vernarbung nach Verstümmelung u. Naht. In der europäischen Antike nicht selten bei Sklaven, im 18. u. 19. Jahrhundert nicht selten bei Kindern zur Verhinderung der Masturbation, bis heute insbesondere bei Frauen in manchen Kulturen häufig praktiziert. Man unterscheidet: **1.** Infibulatio penis, bei der an mindestens zwei Stellen beide Vorhautblätter durchbohrt u. mit einem eingesetzten Ring verschlossen werden, so dass die Vorhaut nicht mehr zurückgestreift werden kann. **2.** Infibulatio vaginae, bei der nach Entfernen der kleinen od. großen Schamlippen die Wundränder unterschiedlich weit vernäht werden, um den Scheideneingang bis auf eine kleine Öffnung zu verschließen (s. Verstümmelung, genitale); die

Infibulation erfordert je nach Umfang des Eingriffs vor Aufnahme des Vaginalverkehrs od. zumindest vor jeder Geburt eine Defibulation* (evtl. mit nachfolgender erneuter Infibulation). In der europäischen Antike wurde auch bei Frauen die Infibulation mit Ringen praktiziert, die zwischen den großen Schamlippen eingesetzt wurden, um den Scheideneingang zu verschließen (z. B. zur Verhinderung von Schwangerschaften bei Sklavinnen).

In|fundibulum tubae uterinae (lat. infundere hineingießen) n: (anat.) Fachbezeichnung für die freie Eileitermündung*.

In|hibine (lat. inhibere, inhibitus hemmen) n pl: (endokrin.) Bezeichnung für Peptide, die in den Sertoli-Stützzellen der Hoden bzw. in den Eierstöcken gebildet werden u. über einen negativen Rückkopplungsmechanismus die Sekretion des Hypophysenhormons FSH* hemmen sowie die Biosynthese von LH* stimulieren. Inhibine regulieren Eireifung u. Spermienbildung; im Rahmen der genitalen Differenzierung bewirken sie die Rückbildung der Müller-Gänge. Vgl. Aktivine.

Inhibiting-Faktoren m pl: (endokrin.) Abkürzung IF; auch Inhibiting-Hormone, sog. Hemmungshormone; Hypothalamushormone*, die die Freisetzung von Hormonen in der Hypophyse hemmen.

Inhibiting-Hormone n pl: (endokrin.) Abkürzung IH; auch Inhibiting-Faktoren, sog. Hemmungshormone; Hypothalamushormone*, die die Freisetzung von Hormonen in der Hypophyse hemmen.

Initiations|riten (lat. initiare einweihen) m pl: (kult.) auch Einweihungs- bzw. Einreihungsrituale, Reifeweihen, Knaben- od. Mädchenweihen, Mannbarkeitsriten; Sammelbezeichnung für Übergangsrituale, die in wohl allen Kulturen einen Wechsel der sozialen Identität u. Rolle u. die Aufnahme in einen neuen Personenkreis kennzeichnen. Sie finden u. U. individuell statt (Weihe von Priestern, Aufnahme in Geheimbünde u. a.), werden aber überwiegend mit allen Angehörigen eines Geschlechts durchgeführt, um den Übergang vom Kindes- zum Erwachsenenalter zu kennzeichnen. Diese Reifeweihen finden im 10.-16. Lebensjahr statt, sie kennzeichnen das Ende der Kindheit, sind aber nicht unbedingt an die körperliche Geschlechtsreife gebunden; sie sind häufiger für Jungen üblich als für Mädchen, ihre Dauer variiert zwischen wenigen Tagen u. mehreren Wochen bis Jahren. Man unterscheidet grundsätzlich vier Phasen, die in manchen Kulturen bildhaft als Tod der alten Identität u. Auferstehung einer neuen durchlebt werden:

1. Herauslösung aus der mütterlichen Obhut, z. B. durch Isolation in besonderen Hütten (ins-

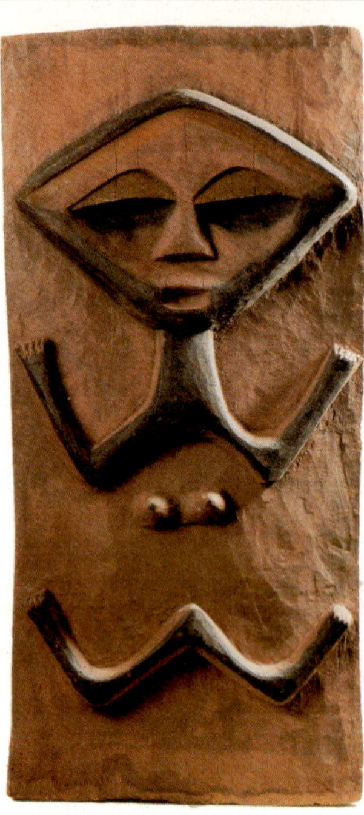

Initiationsriten 2:
Im Verlauf der Initiation werden zukünftige Aufgaben und Rollen gedanklich vorweggenommen; in verschiedenen Kulturen wird das Motiv der „zur Schau gestellten Weiblichkeit" als Amulett und in anderen Darstellungen bei der Initiation junger Männer verwendet. Hier ein Holzrelief aus dem Kwenge-Tal, Provinz Bandundu (Zaire), aus dem 19. Jahrhundert; es verweist auf Frauen als „das geschlechtlich Andere" und soll männliche Solidarität stärken.

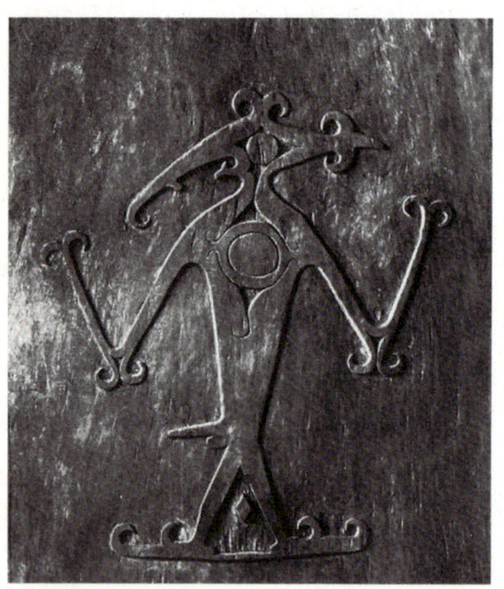

Initiationsriten 1:
Am Beginn der Initiation steht in den meisten Kulturen eine Absonderung vom anderen Geschlecht; hier eine Schnitzerei auf der Tür eines Männerhauses in Neuguinea.

besondere Mädchen bei der ersten Menstruation) od. Aufnahme in den Häusern der Männer (s. Abb. 1). **2.** Unterweisung in zukünftigen Rollenerwartungen, in Mythen u. speziellen Fertigkeiten (s. Abb. 2); in dieser Zeit wird häufig eine besondere Anfälligkeit für böse Geister angenommen, nicht selten werden auch erste spirituelle Erfahrungen vermittelt. Die Jugendlichen gelten in dieser Phase z. T. als tot, in einigen Kulturen unterhalten sie rituelle (homo)sexuelle Beziehungen zu Erwachsenen (symbolischen Übertragung von Wissen u. Erfahrung). **3.** Prüfung der Eignung für das Erwachsenenleben, z. B. durch Mutproben, dauerhafte Kennzeichnung durch körperliche Eingriffe (Schmucknarben, genitale Verstümmelung). **4.** Gemeinsame Feier zur Einreihung unter die Mitglieder der neuen Gruppe, evtl. mit sexueller Freizügigkeit; nach der Initiation besteht bei Frauen fast immer Heiratsfähigkeit, bei Männern u. U. erst deutlich später.
Initiationsriten sind vermutlich sehr alte Bräuche der Menschheit (z. B. werden steinzeitliche Höhlenzeichnungen mit ihnen in Verbindung gebracht), die einem allgemeinen Bedürfnis nach Bestätigung u. Verdeutlichung des persönlichen Gewachsenseins entsprechen; auch in modernen Gesellschaften finden sie sich in unterschiedlicher Form: im Christentum als Erstkommunion u. Firmung bzw. Konfirmation (u. sog. Jugendweihe als deren atheistischem Gegenstück), aber auch als Aufnahmeriten (mit oft sexueller Komponente) in manchen Jugendgruppen, Studentenverbindungen, Berufsgruppen u. allen Armeen.

Initiative, sexuelle (lat. initium Anfang) f: (sexol.) Bezeichnung für die (nonverbale od. verbale) Aufforderung zu sexueller Aktivität (Flirt, Streicheln u. a.); in manchen Gesellschaften strengen Regeln unterworfen, heute zunehmend freier gestaltet u. oft nur durch evtl. Zurückweisung begrenzt. Fehlende sexuelle Initiative ist typisch bei sexueller Inappetenz* .

Inka (quechua-sprachl. Prinz) m: (kult.) Bezeichnung einer im westlichen Südamerika (Anden) heimischen Kultur (als Großreich ca. 1400-1532 n. Chr.) mit zentralem Sonnenkult in Cuzco (Peru); religiös begründete Staatsform mit Königen (sog. Inkas), die als Söhne von Sonne u. Erde verstanden wurden. Religion, in der das menschliche Leben als nahtlos verbunden mit einer transzendenten Hierarchie gedacht wurde, an deren Spitze ein Schöpfergott stand u. innerhalb derer auf allen Ebenen das Prinzip der Gegenüberstellung von männlichem u. weiblichem Prinzip galt; zugleich wohl stark mutterrechtlich geprägte Sozialordnung mit Endogamie u. Geschwisterehe der Inkas, in Mythologie u. Kulten hohe Bedeutung von Sexualität u. Tod (vgl. Mutterreligionen, Mochica-Keramik, Abb.); Tieropfer, z. T. auch Menschenopfer (insbesondere Kinder) in Tempelanlagen auf Bergen. Entsprechende Opfersitten sind bis heute Teil der religiösen Praxis der (christlichen) Bevölkerung der Region.

In|kontinenz (lat. in- un-, continentia Zurückhalten) f: (klin.) Kurzbezeichnung für die fehlende Fähigkeit, Urin (Harninkontinenz) od. Stuhl zurückzuhalten (Stuhlinkontinenz), z. B. infolge von Lähmung od. Schwäche der Schließmuskel od. von Schädigungen der Harnblase bzw. des Rektums (z. B. nach Operationen).

In|nervation (lat. in- hinein-, nervus Sehne) f: (anat.) Fachbezeichnung für die Versorgung des Körpers mit Nervenfasern; man unterscheidet zum Gehirn führende (afferente) bzw. vom Gehirn ausgehende (efferente) Bahnen des willkürlichen (animalen) Nervensystems sowie sympathische bzw. parasympathische Bahnen des unwillkürlichen (vegetativen) Nervensystems*.

Inquisition (lat. inquisitio Untersuchung) f: (kult.) Bezeichnung für Gerichtsbarkeit der katholischen Kirche (Sanctum Officium), der (wenn auch ohne Strafgerichtsbarkeit) die heutige sog. Glaubenskongregation entspricht; sie hatte seit dem 12. Jahrhundert die Aufgabe, Ketzer aufzuspüren u. zu bestrafen. Als Ketzer galten Menschen, die abweichende Glaubensauffassungen vertraten, ein von den sozialen Normen abweichendes Verhalten (insbesondere ein abweichendes Sexualverhalten) hatten od. im Verdacht standen, mit dem Teufel od. bösen Geistern im Bund zu stehen (vgl. Hexen). Ketzer wurden ursprünglich nur durch Ausschluss aus der Kirche bestraft; mit dem Aufstieg des Christentums* zur Staatsreligion wurden außerdem physische Strafen möglich, daher entstanden im Rahmen der Inquisition spezielle Gerichtshöfe, die Anklagen erhoben, Verhandlungen durchführten (Folterungen bis zum Geständnis) u. (aus heutiger Sicht außerordentlich willkürliche) Urteile sprachen, deren Vollstreckung der weltlichen Macht überlassen wurde. Neben Geldstrafen, Prangerstehen, Körperstrafen u. Freiheitsentzug wurden häufig Todesstrafen verhängt: In Spanien wurden bis zur Abschaffung der Inquisition (1834) vermutlich mindestens 35 000 Menschen hingerichtet und ca. 300 000 Menschen zu lebenslanger Haft od. Zwangsarbeit verurteilt, in den Niederlanden fielen ihr vermutlich 50 000 Menschen zum Opfer.

In|seminatio in vitro (lat. inseminare besamen) f: (gebh.) wenig gebräuchliche Fachbezeichnung für In*-vitro-Fertilisation.

In|semination f: (gebh.) sog. Besamung; Sammelbezeichnung für alle auf andere Weise als durch Koitus erfolgenden Methoden der Befruchtung*; i. e. S. das Einbringen von (durch Masturbation od. Punktion gewonnenem) Sperma in die Zervix in der präovulatorischen Phase des Zyklus durch Injektion mit einem weichen Katheter od. mit Hilfe einer Portiokappe; i. w. S. auch die In*-vitro-Fertilisation als extrauterine od. artifizielle Insemination. **Anwendung:** z. B. bei ausgeprägten Erektionsstörungen*, HIV-Infektion der Frau bzw. (nach Spermienreinigung) des Mannes. Es werden folgende **Formen** unterschieden: **1. homologe** (maritogene) Insemination mit Verwendung des Samens des Ehemanns; juristisch in Deutschland unbedenklich; **2. quasi-homologe** Insemination mit Befruchtung durch Samen des Lebenspartners; vom Embryonenschutzgesetz* tolerierte Form, deren Anwendung im Einzelfall geklärt werden sollte; **3. heterologe** (donogene) Insemination mit Befruchtung durch Samen eines anderen Mannes (Lieferung z. B. über Samenbank*); Anwendung evtl. bei Zeugungsunfähigkeit* des Ehemanns od. Lebenspartners; nicht verboten

I

od. eingeschränkt, sofern von einem Arzt mit Einverständnis der Beteiligten u. nicht nach dem Tod des Spenders vorgenommen, jedoch berufsethisch u. juristisch problematisch (Persönlichkeitsrechte u. familienrechtlicher Status des Kindes, Recht des Ehemanns u. des Kindes zur Ehelichkeitsanfechtung).

In|seminatio post mortem (lat. ~; ~ ~ nach dem Tod) f: (gebh.) Fachbezeichnung für künstliche Insemination mit konservierten Samenzellen eines verstorbenen Mannes; umstrittenes Verfahren, das u. a. in Deutschland, Norwegen u. Schweden verboten, in Großbritannien u. Spanien dagegen zulässig ist.

Inserate (lat. inserere hineinstecken) n pl: (allg.) Sammelbezeichnung für private Kleinanzeigen in Zeitungen u. Zeitschriften, u. a. als Kontaktanzeigen*; seit Beginn des 20. Jahrhunderts auch eine häufige Form des Vertriebs von sexuellen Hilfsmitteln, von (meist unwirksamen) Aphrodisiaka* u. Abortiva* (s. Abb. dort), zugleich stets sozial umstritten und z. T. gesetzlich untersagt (Verbote des „Anpreisens von Gegenständen zu unzüchtigem Gebrauch" u. der „Ankündigung zur Herbeiführung unzüchtigen Verkehrs"); vgl. Pornographie.

in|sertiv (lat. insertare hineinstecken): (sexol.) Fachbezeichnung für hineinsteckend, z. B. Geschlechtsverkehr mit Einführen des Penis in eine Körperöffnung. Gegensatz: rezeptiv*.

Instinkt (lat. instinctus Antrieb) m: (biol.) Fachbezeichnung für angeborenes u. artspezifisches, komplexes Verhalten, das der Art- u. Selbsterhaltung dient. Instinktverhalten wird durch endogene Reize u. angeborene Auslösereize (Schlüsselreiz*) in Gang gesetzt u. läuft dann in stets gleicher Weise ab; es ist affektiv neutral, blind für die Konsequenzen u. wird durch Lernprozesse nicht beeinflusst.
(ethol.) weiter gefasste Bezeichnung für die durch Appetenzverhalten* freiwerdende Energie, die bei entsprechenden Umweltreizen die Instinkthandlung bewirkt, bei Fehlen dieser Reize aber (scheinbar unnötige) Leerlaufhandlungen od. (scheinbar unangemessene) Ersatzhandlungen auslöst; in diesem Sinn ist Ziel des Verhaltens die Instinkthandlung selbst, nicht deren Ergebnis.
(psychol.) kaum noch übliche Sammelbezeichnung für angeborene Antriebe, die (anders als motiviertes Verhalten) stets einem Auslösereiz folgen u. nur in einer einzigen Verhaltensvariante auftreten; beim Menschen kaum empirisch belegbar, daher weitgehend durch die Begriffe Trieb* bzw. Motiv* ersetzt.

Instinkt|reduktion f: (biol.) Fachbezeichnung für die Schwächung bzw. den Ausfall bestimmter Instinkthandlungen im Verlauf der Entwicklung bei Tieren od. Menschen; beschrieben sind z. B. bei Hausgänsen ein Wegfall der bei Graugänsen obligatorischen Verlobungszeit, bei Haushühnern der Verlust von Brutpflegeverhalten (Domestikation*); für das menschliche Sexualverhalten werden ähnliche Vorgänge (z. B. hinsichtlich der Partnerwerbung) angenommen, die durch die sog. Selbstdomestikation des Menschen entstanden sein sollen.
(kult.) von A. Gehlen (1950) eingeführte Bezeichnung für eine Auflösung fester Reiz-Reaktionsmuster, die als charakteristisch für den Menschen interpretiert wird; die Darbietung von Reizen führt demnach nicht mehr in jedem Fall zu einer bestimmten Reaktion.

Institute for Advanced Study of Human Sexuality: (allg.) 1976 auf Initiative von Mitarbeitern des Kinsey*-Instituts gegründete private Studieneinrichtung mit Sitz in San Francisco (USA); Arbeitsschwerpunkte sind die Aus- u. Weiterbildung in Sexualpädagogik, Sexualtherapie u. Sexualwissenschaft (http://www.iashs.edu).

Institut für Sexual|pädagogik: Abkürzung ISP; 1998 gegründete wissenschaftliche Einrichtung mit Sitz in Dortmund; Ziel ist u. a., Sexualpädagogik in Theorie u. Praxis zu fördern (http://www.isp-dortmund.de).

Institut für Sexual|wissenschaft: (sexol.) 1919 von M. Hirschfeld in Berlin gegründete Einrichtung mit den Arbeitsgebieten Sexualbiologie, Sexualpathologie, Soziologie u. Ethnologie; Tätigkeitsschwerpunkte waren u. a. Sexualberatung (insbesondere für Eheschließende), öffentliche Informationsveranstaltungen zu sexualwissenschaftlichen Fragestellungen, gutachterliche Stellungnahmen insbesondere für Gerichte (vgl. Forensik); Mitarbeiter des Instituts waren u. a. K. Giese, M. Hodann, A. Kronfeld, L. Levy-Lenz; das Institut wurde am 6.5.1933 von den Nationalsozialisten zerstört.

In|suffizienz|gefühl (lat. in- un-, sufficiens zureichend): (allg.) Bezeichnung für das Gefühl, äußeren Anforderungen (z. B. Partnererwartungen) nicht gewachsen zu sein; vgl. Minderwertigkeitsgefühle.

Intelligenz (lat. intellegentia Verstand) f: (allg.) unterschiedlich definierte Sammelbezeichnung für die psychischen (insbesondere kognitiven) Fähigkeiten des Individuums, z. B. Lern- u. Konzentrationsfähigkeit, Vorstellungsvermögen, Gedächtnis, Problemverständnis u. Problemlösung, die es im Vergleich zu anderen als mehr od. weniger „klug" erscheinen lassen.
(psychol.) wird Intelligenz mit unterschiedlichen Testverfahren ermittelt, deren inhaltliche Ausrichtung jeweils widerspiegelt, welche Fähigkeiten seitens der Wissenschaft als „intelligent" betrachtet werden, u. die durch Vergleich mit anderen (altersgleichen) Testpersonen einen individuellen Intelligenzgrad (als Quotient des Mittelwerts) messen. Während frühere Modelle sich weitgehend auf kognitive Fähigkeiten beschränkten, werden heute als sog. **emotionale Intelligenz** auch kreative u. intuitive Fähigkeiten zur Problemlösung für relevant erachtet.

Für das Merkmal „Intelligenz" gibt es keine allgemein anerkannte Definition oder Messmethode.

Intelligenz|minderung: (allg.) Sammelbezeichnung für Intelligenzgrade unter einem IQ von 70; s. Behinderung, geistige.

Inter|menstrual|schmerz (lat. inter zwischen, menstruus monatlich): (gynäkol.) Fachbezeichnung für einen kurz dauernden, meist einseitigen Mittelschmerz* zum Zeitpunkt des Eisprungs.

Inter|menstruum n: (klin.) i. w. S. Fachbezeichnung für den Zeitraum zwischen zwei Menstruationen*; i. e. S. für das zwischen Postmenstruum u. Prämenstruum liegende Intervall von 4-5 Tagen, in dessen Mitte der Eisprung* stattfindet und nicht selten ein (meist einseitiger) sog. Intermenstruationsschmerz (Mittelschmerz*) auftritt.

International Academy of Sex Research: Abkürzung IASR; 1973 gegründete Fachgesellschaft mit Sitz in Toronto (Canada); Ziele sind u. a. die Förderung von Forschung zum Sexualverhalten durch Kommunikation u. Kooperation von Wissenschaftlern.

International Association for the Study of Sexuality, Culture and Society: Abkürzung IASSCS; 1997 gegründete Fachgesellschaft; Schwerpunkte sind u. a. Forschungen zu sexueller Identität, Bedürfnissen u. Erfahrungen unter Berücksichtigung spezifischer sozialer u. kultureller Umstände.

International Classification of Diseases, Injuries and Causes of Death: (klin.) Abkürzung ICD; Internationale Klassifikation der Krankheiten, Verletzungen u. Todesursachen; für medizinstatistische Zwecke entwickeltes Verzeichnis der Krankheiten, Verletzungen u. Todesursachen mit einzelnen, nach verschiedenen Prinzipien (z. B. Ätiologie, Morphologie, klinische Fächer, Organe, Körperregionen) aufgeteilten Gruppen; die von der Weltgesundheitsorganisation (WHO) herausgegebene ICD liegt in der 10. Revision vor u. ist in Deutschland (nach Sozialgesetzbuch) Grundlage für die Verschlüsselung ärztlicher Diagnosen, z. B. gegenüber Krankenkassen. Die ICD enthält zahlreiche Klassifikationen zur Sexualpathologie* (nichtorganische sexuelle Funktionsstörungen, Versagen genitaler Reaktionen, Störungen der Sexualpräferenz u. a.); kritisch wird u. a. eingewendet, dass die einer Erfassung bestimmter Formen sexueller Orientierung* od. von Sexualverhalten zugrunde liegende (medizinische) Diagnose eine Einordnung bestimmter Formen sexueller Aktivität als Krankheit od. krankhaften Vorgang zur Folge haben kann, auch wenn subjektiv kein Leidensdruck u. objektiv kein Anlass zu einer therapeutischen Intervention besteht; alternativ wird in Sexualmedizin u. Sexualwissenschaft vielfach das DSM verwendet, s. Diagnostic and Statistic Manual of Mental Disorders.

Internationale Gesellschaft für Sexual|forschung: (sexol.) 1913 in Berlin gegründete Fachgesellschaft für Sexualwissenschaft unter Vorsitz von A. Moll; sie veranstaltete u. a. mehrere internationale Kongresse u. veröffentlichte die „Zeitschrift für Sexualwissenschaft".

International Index of Erectile Function: (sexol.) Abkürzung IIEF; Bezeichnung für einen Fragebogen zum Selbstausfüllen durch Patienten mit Erektionsstörungen; umfasst 15 Items, um Häufigkeit von Geschlechtsverkehr u. Erektionen in den letzten vier Wochen, Dauer der Erektionen, Befriedigungsgrad, sexuelle Appetenz u. Zufriedenheit in der Partnerschaft zu erfassen. Der Fragebogen gilt als sprachlich u. kulturell validiert, die Auswertung erfolgt qualitativ; vgl. Messinstrumente, sexualwissenschaftliche.

International Lesbian and Gay Association: Abkürzung ILGA; Bezeichnung für einen 1978 gegründeten internationalen Dachverband von heute 350 Organisationen von Schwulen, Lesben, Bisexuellen u. Transsexuellen aus 80 Ländern mit Sitz in Brüssel (http://www.ilga.org). Hauptsächliche Ziele sind der Austausch von Informationen, die Koordination von Kampagnen zur Anerkennung sexueller Menschenrechte* durch supranationale Organisationen u. die Unterstützung von Emanzipationsgruppen in Ländern mit fortdauernder Diskriminierung od. Verfolgung sexueller Minderheiten; vgl. Lesbenbewegung, Schwulenbewegung.

International Planned Parenthood Federation: Abkürzung IPPF; Zusammenschluss national selbständiger Familienplanungsgesellschaften aus über 180 Ländern; 1952 aus der „American Birth Control League" u. der seit 1949 bestehenden „Planned Parenthood" hervorgegangen, Sitz in London; deutsche Mitgliedsorganisation ist Pro* Familia. Ihre „Charta der sexuellen und reproduktiven Rechte" (Charter on Sexual and Reproductive Rights) formuliert u. a. das Recht auf Information u. Bildung in Bezug auf sexuelle u. reproduktive Gesundheit, auf freie Entscheidung für od. gegen Ehe u. die Gründung u. Planung einer Familie, auf die freie Entscheidung darüber, ob u. wann die Geburt eigener Kinder erwünscht ist u. das Recht auf Schutz vor Folter u. Misshandlung einschließlich der Rechte von Kindern auf Schutz vor sexueller Ausbeutung u. sexuellem Missbrauch (http://www.IPPF.org).

International Professional Surrogates Association: (sexol.) Abkürzung IPSA; Berufsverband für Körpertherapeuten u. sexuelle Surrogatpersonen* mit Sitz in Los Angeles, USA.

International Society for Sexual and Impotence Research: Abkürzung ISSIR; 1982 gegründete Fachgesellschaft; Ziel war ursprünglich die Forschung u. Information über Erektionsstörungen sowie Grundlagenforschung, neuerdings werden alle Aspekte der menschlichen Sexualität berücksichtigt (http://www.issir.org).

International Society for Sexually Transmitted Diseases Research: (infektiol.) Abkürzung ISSTDR; 1975 gegründete internationale Gesellschaft zur Erforschung sexuell übertragbarer Infektionen (http://www.isstdr.org).

International Union against Sexually Transmitted Infections: (infektiol.) Abkürzung IUSTI; 1923 gegründete internationale Gesellschaft zur Bekämpfung sexuell übertragbarer Infektionen u. endemischer Treponematosen (http://www.IUSTI.org).

Internet: (allg.) Abkürzung für (engl.) **inter**connected set of **net**works; weltweites Netzwerk von Computern, die über telefonische Einwahl erreichbar sind; ursprünglich aus dem militärischen Informationssystem Arpanet hervorgegangen, bietet das Internet als World Wide Web (www) heute zahlreiche allgemein zugängliche Kommunikations-, Unterhaltungs- u. Informationsangebote sowie Einkaufsmöglichkeiten. Auf dem Gebiet der Sexualität stehen Darstellungen sexuellen Inhalts als Bilder od. Filme (Abruf häufig gegen Gebühr; vgl. Sexindustrie) sowie Kontaktaufnahmen u. Bekanntschaften durch sog. Chats u. E-mail-Kontakte im Vordergrund. Als problematisch erweisen sich u. a. aus rechtlicher Sicht der Handel mit pornographischen Materialien (insbesondere Kinderpornographie), v. a. in Newsgroups, mit Arzneimitteln (z. B. Sildenafil*), u. ein nur begrenzt (z. B. durch sog. Netzfilter; vgl. Jugendschutzgesetze) kontrollierbarer Zugang von Kindern od. Jugendlichen zu Seiten mit sexuellen Inhalten sowie - insbesondere bei Informationsangeboten - fehlende allgemeine Qualitätsstandards; Richtigkeit u. Zuverlässigkeit von Informationen sind daher oft schwer zu beurteilen. **Beratungsangebote** im Internet beruhen i. d. R. auf einer direkten Kontaktaufnahme Ratsuchender durch E-mail u. ersetzen od. ergänzen Angebote der Telefonberatung*; erste Erfahrungen mit psychotherapeutischen Interventionen durch E-mail weisen darauf hin, dass das Medium Internet evtl. (soweit dies rechtlich zulässig ist) therapeutisch genutzt werden kann; andererseits sind Formen der Internetnutzung beschrieben, die suchtartigen Charakter haben (sog. Internetsucht) u. andere als virtuelle Sozial- od. Sexualkontakte (vgl. Cybersex) erschweren od. unmöglich machen. **Rechtlich** unterliegen Internetangebote den allgemeinen Gesetzen sowie dem Teledienstgesetz u. dem Mediendienst-Staatsvertrag; danach sind u. a. Internetangebote unzulässig, die der Verbreitung von Pornographie* dienen od. offensichtlich geeignet sind, Kinder od. Jugendliche sittlich schwer zu gefährden.

Inter|ruptio graviditatis (lat. ~ Unterbrechung) f: (gynäkol.) veraltete Fachbezeichnung für Schwangerschaftsabbruch*.

Inter|sex (lat. inter zwischen): (klin.) Kurzbezeichnung für Personen mit Intersexualität*.

Inter|sexualität f: (klin.) Sammelbezeichnung für Störungen der vorgeburtlichen sexuellen Differenzierung mit Ausprägung äußerer (ggf. auch innerer) Sexualorgane, die einem eindeutigen chromosomalen Geschlecht widersprechen od. mit gonosomalen Chromosomen-Abweichungen verbunden sind (s. Abb. 1). Man unterscheidet: **1. echter Hermaphroditismus*** mit gemischtgeschlechtlichen Gonaden (Ovariotestis*) u. sexuell uneindeutigen äußeren Sexualorganen; **2. Pseudohermaphroditismus*** mit Gonaden, die dem chromosomalen Geschlecht entsprechen, aber äußeren Sexualorganen, die uneindeutig sind od. eher dem anderen Geschlecht gleichen (s. Abb. 2). Die Häufigkeit aller Formen der Intersexualität beträgt etwa 1 : 500; die früher meist in sehr frühem Lebensalter vorgenommene Zuweisung eines (ggf. dem somatischen Geschlecht widersprechenden) Erziehungsgeschlechts* u. eine entsprechend frühzeitige operative Anpassung der äußeren Sexualorgane (i. d. R. in Richtung auf ein weibliches Erscheinungsbild) sind heute umstritten; stattdessen wird ein abwartendes Vorgehen mit stärkerer Berücksichtigung der sich entwickelnden sexuellen Identität bevorzugt. Von Intersexualität klar abzugrenzen sind Transsexualität* u. Bisexualität*.

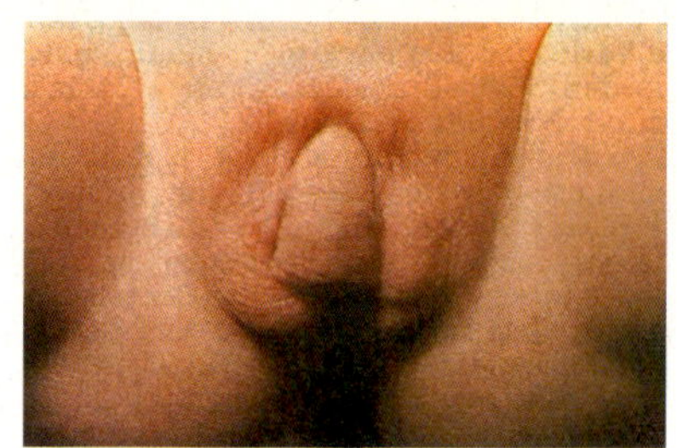

Intersexualität 2:
Sexualorgane eines 4-jährigen Mädchens mit Pseudohermaphroditismus femininus (hier bei adrenogenitalem Syndrom)

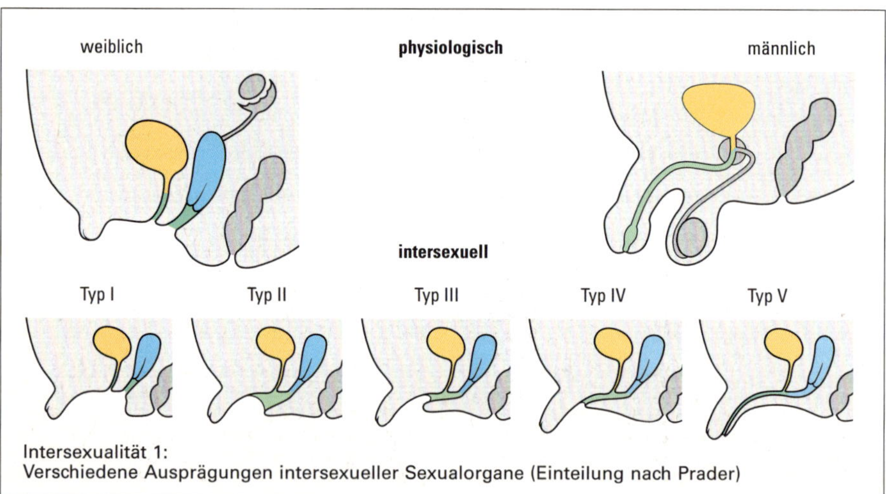

Intersexualität 1:
Verschiedene Ausprägungen intersexueller Sexualorgane (Einteilung nach Prader)

Inter|stitial|zellen (lat. interstitium Zwischenraum): (anat.) Fachbezeichnung für **1.** die Leydig*-Zwischenzellen im Hoden*; **2.** das aus atretischen Sekundärfollikeln entstehende sog. Thekaorgan* des Eierstocks*.

Inter|stitial|zellen-stimulierendes Hormon n: (endokrin.) Abkürzung ICSH; veraltete Fachbezeichnung für das an den Zwischenzellen der Keimdrüsen wirkende Luteinisierungshormon (LH*).

Inter|zeption (lat. intercipere, interceptus auffangen) f: (sexol.) auch postkoitale Kontrazeption; wenig gebräuchliche Fachbezeichnung für Maßnahmen zur Schwangerschaftsverhütung nach einem ungeschützten Geschlechtsverkehr bzw. nach Versagen angewendeter Kontrazeptiva, i. d. R. durch Medikamente (sog. Pille danach, s. Postkoitalpille) od. mechanische Maßnahmen (sog. Spirale danach, s. Intrauterinpessar).

Intim|bereich (lat. intimus Innerster): (allg.) **1.** verschleiernde Bezeichnung für die äußeren Sexualorgane*; **2.** Bezeichnung für die Privatsphäre eines Menschen.

Intim|beziehung: (allg.) i. e. S. wenig gebräuchliche Bezeichnung für Geschlechtsverkehr*, i. w. S. für alle Sexualkontakte*.

Intim|hygiene f: (sexol.) auch sog. Intimpflege; Sammelbezeichnung für die Reinigung u. Gesunderhaltung von äußeren Sexualorganen u. Analregion. Für die tägliche Körperreinigung genügt das Waschen mit Wasser u. (möglichst seifenfreien) Tensiden, das Entfernen von Smegma* unter der Vorhaut von Penis u. Klitoris ist zur Vermeidung von Entzündungen wichtig; das Innere der Vagina soll nicht gereinigt werden, um deren Selbstreinigungsfunktion nicht zu stören (vgl. Vaginalspülung); Aufmerksamkeit erfordert die Intimhygiene während Menstruationen (vgl. Menstruationshygiene). Für die Reinigung nach dem Stuhlgang ist aus medizinischer Sicht das Waschen mit Wasser günstiger als der Gebrauch von Papier (vgl. Bidet), das Wischen in Richtung auf den Scheideneingang ist zu vermeiden, um Infektionen mit Darmbakterien vorzubeugen. Zur Intimhygiene i. w. S. werden (insbesondere für Frauen) synthetische Duftstoffe angeboten (vgl. Düfte, sexuelle); ihr Gebrauch stellt eine moderne Mode dar, sie sind bei entsprechender Körperhygiene überflüssig u. können zu Schleimhautreizungen u. allergischen Reaktionen führen; vgl. Intimspray, Desodoranzien.

Intimität f: (allg.) Bezeichnung für vertrautes, sehr nahes Verhältnis od. Vertraulichkeit; gelegentlich werden Sexualkontakte als „mit jemandem intim sein" umschrieben.

Intim|rasur: (allg.) Bezeichnung für das Entfernen von Schamhaaren durch Rasur* (i. w. S. auch durch andere Methoden der Haarentfernung*), evtl. auch nur der auf Bauch u. Oberschenkeln wachsenden Anteile (sog. Bikinirasur); traditionell in vielen Kulturen (insbesondere bei Frauen) üblich, in modernen Industriegesellschaften zunehmend freie Gestaltung als sog. Intimfrisuren.

Intim|schmuck: (allg.) übliche Sammelbezeichnung für Körperschmuck* der Sexualorgane, insbesondere für Piercings*, Implants* u. Tattoos*; sie sind in zahlreichen Kulturen (v. a. in Asien und v. a. bei Männern) traditionell üblich u. sollen die sexuelle Attraktivität u. Erregbarkeit erhöhen. I. w. S. bezeichnet der Begriff auch nicht fest mit dem Körper verbundene Schmuckstücke für den Genitalbereich, z. B. Penisring*, Penisbürstchen* od. Penisfutteral*.

Intim|sphäre (gr. σφαῖρα Kugel) f: (allg.) auch Intimbereich; veraltete Bezeichnung für Sexualorgane*.
(psychol.) privater Lebens- und Handlungsbereich eines Menschen, zu dem u. a. Empfindungen, Beziehungen, Gefühle, Sexualität, Vorstellungen u. Annahmen gezählt werden; es bestehen kulturell u. historisch große Unterschiede in der Auffassung der Intimsphäre, deren Verletzung vielfach als Tabubruch gilt oder eine Schamreaktion hervorruft.
(jurist.) vom allgemeinen Persönlichkeitsrecht unter einen besonderen Schutz gestellter Kernbereich der Privatsphäre (wie Gesundheitszustand od. Einzelheiten über das Sexualleben), der weitgehend gegen staatliche Eingriffe sowie das Eindringen anderer (z. B. von Medienvertretern) geschützt ist.

Intim|spray (engl. to spray sprühen) n: (allg.) Bezeichnung für versprühbare Flüssigkeiten, die zur Körperpflege im Genitalbereich in zahlreichen Zusammensetzungen (auch als Intimlotionen od. -puder) u. Duftrichtungen (vgl. Desodoranzien) angeboten werden; Schleimhautreizungen u. allergische Reaktionen sind möglich. Für eine ausreichende Reinigung des Genitalbereichs genügt einfaches Waschen mit klarem Wasser (ohne Seife); vgl. Düfte, sexuelle.

Intra|uterin|pessar (lat. intra innerhalb) n: (sexol.) Abkürzung IUP, sog. Spirale; zur Kontrazeption* in die Uterushöhle eingelegte Gebilde unterschiedlicher Form u. Größe (s. Abb. 1).

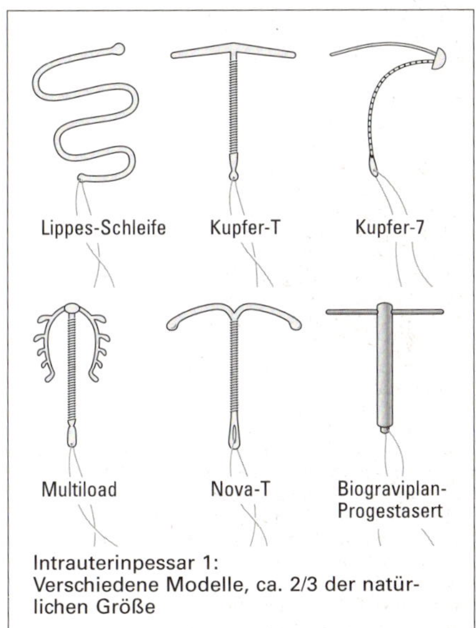

Intrauterinpessar 1: Verschiedene Modelle, ca. 2/3 der natürlichen Größe

Intrauterinpessar Einschränkungen der Anwendbarkeit	
absolute Kontraindikationen	relative Kontraindikationen
Infektionen im Genitalbereich (ausgenommen Pilzinfektion der Vagina) frühere Eileiterschwangerschaft Uterusfehlbildungen oder Lageanomalien Vorliegen zahlreicher großer Myome Kupferallergie Kupferstoffwechselstörung (Wilson-Krankheit) sehr starke Regelblutung häufige Zwischenblutungen ausgeprägte Anämie Uteruskarzinom Herzklappenfehler (erhöhtes Risiko einer Herzmuskelentzündung bei Infektion mit bakterieller Streuung)	Störungen der Blutgerinnung Einnahme gerinnungshemmender Medikamente narbige Veränderungen des Uterus (z. B. nach Schnittentbindung) Myome Polypen Endometriumveränderungen

Verschiedene Modelle werden angewendet: früher verwendete Metall- u. reine Kunststoffspiralen sind heute weitgehend ersetzt durch mit feinem Kupferdraht umwickelte Kunststoffspiralen, die nach 3-5 Jahren wegen des Kupferverbrauchs ausgewechselt werden sollten; seltener verwendet werden Gestagen-abgebende IUP (sog. Intrauterinsysteme).
Wirkungsweise: nicht restlos geklärt; es werden einerseits ungünstige Bedingungen für die Einnistung der Blastozyste in die Gebärmutter geschaffen (s. Nidationshemmer) und evtl. die zeitliche Koordination von Ovulation, Befruchtung u. Einnistung durch Veränderung der Motilität der Eileiter gestört, andererseits wird eine spermizide Wirkung (z. B. von Kupfer) angenommen.
Anwendung: Das Einlegen eines IUP sollte nach ausführlicher Aufklärung über Vorteile u. Risiken des Verfahrens durch Ärzte vorgenommen werden; der korrekte Sitz sollte regelmäßig überprüft werden (s. Abb. 2); durch Ertasten des Rückholfadens kann das Vorhandensein des IUP selbst überprüft werden. Als Verfahren der postkoitalen Kontrazeption* kann ein IUP innerhalb von 5 Tagen nach einem Koitus mit eventueller Konzeption eingesetzt werden (sog. Spirale danach).
Vorteile: relativ zuverlässiges Verfahren (Pearl*-Index 1,5-3, Gestagen-abgebende IUP < 1), keine Störung der intimen Kommunikation, kein Eingriff in den Hormonstoffwechsel, lang anhaltende Wirkung.
Nachteile: evtl. Entzündungen mit der Gefahr aufsteigender Infektion der inneren Sexualorgane (vermehrt bei jüngeren, kinderlosen Frauen mit dem Risiko späterer Unfruchtbarkeit), verstärkte Regelblutung, Spontanausstoßung möglich; bei Versagen der Methode u. Schwangerschaft kommt es wesentlich häufiger zu ektopischen Schwangerschaften; Uterusperforationen beim Einlegen wurden beschrieben. Kontraindikationen: s. Tab.

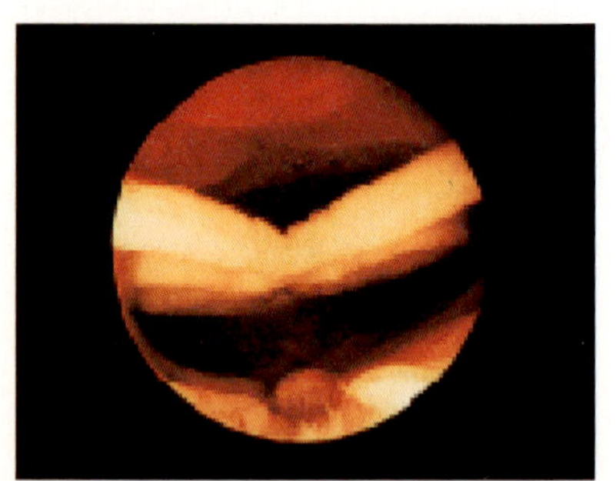

Intrauterinpessar 2:
Regelrechte Lage im hysteroskopischen Bild

Medikamente, die die körpereigene Abwehrkraft schwächen, können die Zuverlässigkeit eines Intrauterinpessars herabsetzen.

Intra|uterin|system n: (sexol.) Abkürzung IUS; Fachbezeichnung für Intrauterinpessar, das kontinuierlich Hormone freisetzt; Anwendung zur Kontrazeption z. B. als Kombination von Intrauterinpessar u. Levonorgestrel* (sog. Hormonspirale).

Introitus vaginae (lat. ~ Eingang) m: (anat.) v. a. klinisch gebräuchliche Fachbezeichnung für den Scheideneingang (Ostium vaginae), s. Vagina.

Intro|jektion (lat. intro hinein, iacere werfen) f: (psychoanalyt.) Abwehrmechanismus*, bei dem eine Frustration kompensiert wird durch Übernahme von fremden Motiven, Denk- u. Verhaltensweisen, die mit der Bedürfnisbefriedigung in Verbindung gebracht werden; nicht selten kommt es dabei zu einer unbewussten Identifikation* mit dem Verursacher der Frustration selbst.

Intro|missio (lat. intromittere hineinschicken) f: (sexol.) auch Immissio penis, Penetration; veraltete Fachbezeichnung für das Einführen des

Penis in den Körper eines anderen, s. Geschlechtsverkehr.

Intro|missions-Kopulations-E|jakulations-Mechanismus: (biol.) Fachbezeichnung für ein bei manchen männlichen Säugetieren (u. a. Hamstern, Meerschweinchen) beobachtetes, sehr konstantes sexuelles Reaktionsmuster*, bei dem folgende Abschnitte unterschieden werden: **1. Weckmechanismus** mit Vermittlung der sexuellen Erregung; **2. Kopulationsmechanismus**, aktiviert durch Einführung (Intromissio) des Penis, wodurch die Erregung aufrechterhalten wird; **3. Ejakulationsmechanismus**, der durch die Ejakulation ausgelöst wird u. eine erneute sexuelle Erregung für einen bestimmten Zeitraum verhindert.

Intro|spektion (lat. introspicere hineinschauen) f: (psychol.) Fachbezeichnung für die Beobachtung eigener Motive, Erlebens- u. Verhaltensweisen, s. Selbstwahrnehmung.

Intro|version (lat. intro hinein, vertere wenden) f: (psychol.) Fachbezeichnung für ein (als eher unveränderlich betrachtetes) Merkmal der Persönlichkeit* (Einstellungstyp), das sich durch zögernde Auseinandersetzung mit der umgebenden Welt auszeichnet (sog. Entscheidungsnaturell mit defensivem Verhalten, Minderwertigkeitserleben, Empfindlichkeit, sozialer Gehemmtheit); in statistischen Persönlichkeitsmodellen der Extraversion* bipolar entgegengesetzt.

Intro|zision (lat. caedere hauen) f: (kult.) Bezeichnung für eine in Zentralaustralien u. einzelnen Kulturen Polynesiens u. Zentralafrikas traditionell übliche genitale Verstümmelung* von Mädchen durch gewaltsame Erweiterung des Scheideneingangs (entweder manuelle Dehnung u. Einreißen des Damms od. Einschnitt u. nachfolgende Erweiterung); in Australien gilt die Introzision bei Frauen als Entsprechung der sog. Mika*-Operation bei Männern.

In|version (lat. inversio Umkehrung): (genet.) s. Chromosomen-Inversion.
(psychiat.) historische Bezeichnung, wechselnd für Transvestismus*, Hermaphroditismus* und (v. a. psychoanalytisch) Homosexualität* von Männern u. Frauen verwendet; vgl. Perversion.

In|versio uteri f: (gebh.) Fachbezeichung für eine (teilweise od. vollständige) Ausstülpung des Uterus in od. vor die Vagina; seltene, gefährliche Geburtskomplikation, v. a. bei unsachgemäßer Intervention in der Nachgeburtsperiode*.

In|versio vaginae f: (gynäkol.) Fachbezeichnung für akute Ausstülpung der Vagina, meist in Verbindung mit einer Ausstülpung des Uterus (Inversio uteri); seltene Geburtskomplikation, v. a. infolge fehlerhafter Intervention während der Nachgeburtsperiode*.

In-vitro-Fertilisation (lat. ~ ~ im Glas) f: (gebh.) Abkürzung IVF; auch extrakorporale od. künstliche Befruchtung bzw. Zeugung, sog. Reagenzglaszeugung; seit 1978 (in Deutschland seit 1981, s. Abb.) praktiziertes Verfahren der künstlichen Befruchtung einer Eizelle durch eine Samenzelle im Labor mit anschließendem transvaginalen Embryotransfer* in den Uterus. **Anwendung: 1.** Unfruchtbarkeit* infolge von Eileiterverschluss; **2.** Subfertilität* des Mannes; **3.** Endometriose*; **4.** erfolglos behandelte Sterilität ungeklärter Ursache. Als Kontraindikationen gelten lebensbedrohliche Erkrankungen od. Infektionen der Frau, z. B. Tumorerkrankungen, HIV-Infektion. **Durchführung:** nach ovarieller Stimulation u. Induktion des Eisprungs mit HCG* (s. Ovulationsauslösung, hormonelle) i. d. R. transvaginale, Ultraschall-kontrollierte Follikelentnahme zur Gewinnung der Eizellen, Kultivierung; Präparation des Ejakulats (Trennung vom Seminalplasma, Konzentration der beweglichen Samenzellen), Befruchtung u. Inkubation der Eizellen; 2-4 Tage danach transvaginaler Transfer von maximal drei (bei Frauen unter 35 Jahren nach Empfehlung der Bundesärztekammer maximal zwei) Embryonen in den Uterus; am 1. Tag nach der Follikelpunktion Kryokonservierung überzähliger befruchteter Zellen im Vorkernzellstadium. Im Einzelfall sind evtl. mehrere Behandlungszyklen erfor-

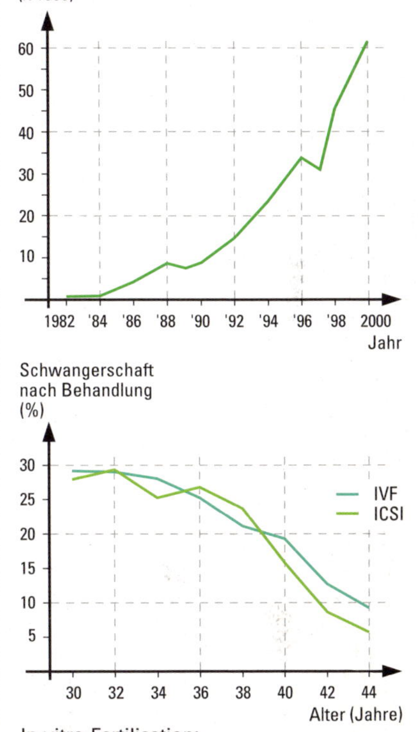

In-vitro-Fertilisation:
Anzahl der jährlich in Deutschland (bzw. alten Bundesländern) durchgeführten Behandlungszyklen nach verschiedenen Verfahren (IVF, GIFT, ICSI u.a.; oben) und Ergebnisse der Behandlungen des Jahres 2000 bei IVF und ICSI nach Alter der Frauen (unten)

derlich (in Deutschland wurden 1999 durchschnittlich 1,59 Behandlungszyklen pro behandelte Frau durchgeführt). **Komplikationen:** ovarielles Hyperstimulationssyndrom*, Infektionen, Verletzungen bei der Follikelentnahme, Mehrlingsschwangerschaft (in bis zu 25 %), Frühgeburt (in bis zu 28 %). **Erfolgsrate:** Schwangerschaft in ca. 20–25 % der behandelten Paare, u. U. nach mehreren Behandlungszyklen; die Baby*-Take-Home-Rate liegt bei ca. 13,5 % pro Behandlungszyklus; in Deutschland wurden im Jahr 1999 fast 10 000 Kinder nach IVF geboren; die Ergebnisse zeigen eine deutliche Abhängigkeit vom Alter der Mütter (s. Abb. S. 247). **Wertungen:** Juristisch gilt in Deutschland eine IVF bei Ehepartnern od. Lebenspartnern als unbedenklich; das Embryonenschutzgesetz* hat die mit Einverständnis der Beteiligten u. nicht nach dem Tod des Mannes vorgenommene IVF grundsätzlich nicht unter Strafe gestellt; es behält sie lediglich dem Arzt vor, begrenzt sie auf Schwangerschaftszwecke u. verbietet, mehr Eizellen einer Frau zu befruchten, als ihr innerhalb eines Menstruationszyklus übertragen werden sollen (maximal drei pro Zyklus). Strafbar ist nach Embryonenschutzgesetz die Übertragung einer fremden Eizelle auf eine andere Frau (sog. Eispende). Nach dem ärztlichen Standesrecht gilt eine (vom Arzt vor Durchführung bei der Ärztekammer anzuzeigende) IVF mit anschließendem Embryonentransfer bei Sterilität nur dann als medizinisch u. ethisch vertretbar, wenn die von der Bundesärztekammer erlassenen Richtlinien nachweislich befolgt werden; diese beschränken die IVF u. a. grundsätzlich auf Ehepaare u. machen Ausnahmen von der homologen IVF abhängig von der Entscheidung einer zuvor anzurufenden Kommission bei der Ärztekammer. Die Mitwirkung an einer IVF ist dem Arzt gesetzlich u. berufsrechtlich freigestellt. Seit 1998 sind Meldung u. Dokumentation (anonymisierter) Behandlungsdaten im Deutschen* IVF-Register (DIR) verpflichtend, das auch die Einhaltung des Embryonenschutzgesetzes dokumentiert.

In|volutions|periode (lat. involvere, involutus einhüllen) f: (klin.) auch als Involutionsalter bezeichneter später Lebensabschnitt, s. Senium.

Inzest (lat. incestum Unzucht) m: (sexol.) Bezeichnung für Geschlechtsverkehr (i. w. S. auch andere sexuelle Handlungen) zwischen Verwandten, wobei Verwandtschaft kulturell u. historisch verschieden definiert wird u. entweder nur Blutsverwandte od. auch weitere Angehörige der gleichen Gruppe umfasst. Eine gewisse natürliche Inzestmeidung gilt bei höheren Säugetieren (insbesondere bei Primaten) als erwiesen; auch die Beobachtung größerer Gruppen gemeinsam aufwachsender Kinder (z. B. in israelischen Kibbuzim) zeigt ein sehr geringes Interesse an sexuellen Beziehungen innerhalb der Gruppe (Gewöhnung als Inzestschranke); zugleich wird Inzest sozial sehr verschieden gewertet, zwar in fast allen Kulturen abgelehnt, aber in manchen Epochen u. Kulturen auch befürwortet; vgl. Inzesttabu.
Über die **Häufigkeit** von Inzestbeziehungen in modernen Industriegesellschaften ist wenig bekannt (hohe Dunkelziffer), zugleich erscheint gesichert, dass sie für Minderjährige als schwere sexuelle Traumen* wirken, die die weitere psychosexuelle Entwicklung erheblich beeinträchtigen u. um so folgenreicher sind, je jünger die Kinder sind u. je länger der Inzest andauert (vgl. Missbrauch, sexueller); auch wirkt stärker schädigend, wenn der Täter zum Zweck der Geheimhaltung Schuldgefühle im Opfer auslöst, wenn mehrere Familienangehörige beteiligt sind u. wenn die Beziehung von beiden Eltern gebilligt wird. Täter sind weit überwiegend männlich, Opfer überwiegend weiblich (vgl. Inzest, latenter); am häufigsten sind sog. Konstellationstäter, die in einem engen, nach außen sozial eher isolierten Familienverband u. ohne Anwendung von Gewalt inzestuöse Beziehungen u. U. über viele Jahre unterhalten; seltener sind sog. promiske Täter, bei denen die inzestuöse Beziehung sich in andere sexuelle Beziehungen einreiht, u. eher selten sog. pädophil motivierte Täter, bei denen eine Pädophilie* (als sog. Nebenströmung) das wesentliche Motiv darstellt. Insbesondere bei Konstellationstätern bilden nicht selten besondere familiäre Abhängigkeitsverhältnisse u. ambivalente Empfindungen von Opfern u. mitwissenden Angehörigen die Voraussetzung für u. U. langdauernde Tolerierung u. Nichtanzeige; dies kann die Glaubwürdigkeit von Aussagen der Beteiligten erheblich einschränken u. lässt neben strafrechtlichen Maßnahmen u. therapeutischen Angeboten an die Opfer auch familientherapeutische Interventionen sinnvoll erscheinen.
(jurist.) früher auch als Blutschande bezeichneter und z. T. relativ weit gefasster Tatbestand, heute nur noch der Beischlaf* zwischen Verwandten in direkter auf- od. absteigender Linie sowie zwischen Geschwistern, der in Deutschland für Beteiligte über 18 Jahren nach § 173 StGB strafbar ist (entsprechende Regelungen in Österreich in § 211 StGB, in der Schweiz in Art. 213 StGB mit Straffreiheit bis zum 20. Lebensjahr); zwischen Eltern u. Kindern (auch Adoptivkindern) sind dagegen alle sexuellen Handlungen* als sexueller Missbrauch* von Schutzbefohlenen nach § 174 StGB bis zum 18. Lebensjahr strafbar.

Inzest|hemmung: (sexol.) Bezeichnung für einen innerpsychischen Mechanismus, der zu einer Meidung inzestuösen Sexualverhaltens führen soll; die Entstehung der Inzesthemmung wird auf die Verinnerlichung sexueller Normen* zurückgeführt; sie besteht daher u. U. auch zwischen Nichtverwandten (z. B. sind Eheschließungen zwischen Kindern, die zusammen aufwachsen, selten; s. Inzest). Vgl. Inzesttabu.

Inzest, latenter (lat. latens verborgen) m: (psychol.) Bezeichnung für eine sexuell gefärbte Beziehung zwischen Eltern u. Kindern, die keine sexuellen Handlungen i. e. S. umfasst, in der aber seitens des Erwachsenen sexuelle Phantasien u. Bedürfnisse eine Rolle spielen; im Gegensatz zum körperlichen Inzest, der weit häufiger zwischen Vätern u. Töchtern stattfindet, wird latenter Inzest häufiger zwischen Müttern u. Söhnen angenommen, er äußert sich z. B. in übertriebener Körperpflege bis zur Adoleszenz, in Zuweisung einer partnerschaftlichen Rolle od. erheblicher Eifersucht gegenüber Partnern der Kinder. Es wird vermutet, dass auch latenter Inzest eine Qualität der Eltern-Kind-Beziehung darstellt, die die psychosexuelle Entwicklung des Kindes nachteilig beeinflusst.

Inzest|tabu n: (sexol.) Bezeichnung für das in zahlreichen Gesellschaften bestehende Verbot von Sexualkontakten bzw. Geschlechtsverkehr zwischen engen Blutsverwandten. Inzesttabus können formell (z. B. in Gesetzen) od. informell (z. B. als unausgesprochene sexuelle Normen*) festgelegt sein; ihr Ursprung ist weitgehend unklar: Sie zwingen z. B. zu Außenheiraten (Exogamie*) u. könnten dadurch ökonomische u. politische Interessen einer Familie od. eines Clans fördern; erst im 19. u. 20. Jahrhundert wurden Inzesttabus auch mit der Vermeidung einer möglichen Inzucht* begründet. Ausnahmen vom Inzesttabu gab es in verschiedenen Gesellschaften insbesondere für Herrscherfamilien (z. B. Inkas, altes Ägypten); sie sollten i. d. R. einen ungeteilten Fortbestand der Herrschaft sichern. Auch das in manchen Kulturen übliche sog. Ius* primae noctis kann als ritualisierte Form des (stellvertretenden) Inzests betrachtet werden. Die Verbreitung des Tabus wird sexualwissenschaftlich z. T. als soziale Reaktion auf einen beim Menschen prinzipiell bestehenden Inzestwunsch interpretiert (vgl. Kindesmissbrauch). Verstöße gegen geltende Inzesttabus sind i. d. R. mit Strafe bedroht; die Schwere der Strafen reicht je nach soziokulturellem u. gesellschaftlichem Hintergrund von Freiheitsstrafen bis zur Todesstrafe u. ist auch davon abhängig, in welchem Verwandtschaftsgrad die Beteiligten zueinander stehen.

Inzucht: (biol.) Fachbezeichnung für Fortpflanzung zwischen (eng verwandten) Individuen derselben Abstammung bei Tieren, i. w. S. auch bei Menschen und Pflanzen. Vorkommen infolge einer Selbstbefruchtung* z. B. bei Pflanzen u. niederen Tieren; verbreitete Anwendung in der Tier- u. Pflanzenzucht, um Nachkommen mit bestimmten Eigenschaften zu erzielen. Die Fortpflanzung miteinander verwandter Menschen hat eine lange Tradition; während Geschwisterehen* im alten Ägypten od. bei den Inka als fürstliches Hausgebot gepflegt wurden, unterliegen Verwandtenehen* heute in zahlreichen Gesellschaften Eheverboten*, die z. B. eine Heirat bei enger Blutsverwandtschaft* ausschließen; Sexualkontakte zwischen engen Verwandten sind (je nach Verwandtschaftsgrad) ggf. als Inzest* strafbar od. tabuisiert, vgl. Inzesttabu. Aus biologisch-medizinischer Sicht wird gegen eine Inzucht u. a. eingewendet, dass rezessiv vererbte unerwünschte Merkmale in Populationen mit hoher Inzucht gehäuft auftreten können (sog. Inzuchtdegeneration; s. Erbgang, Abb.).

IPPF: Abkürzung für **I**nternational* **P**lanned **P**arenthood **F**ederation.

IPSA: Abkürzung für **I**nternational* **P**rofessional **S**urrogates **A**ssociation.

Ipsation (lat. ipse selbst) f: (sexol.) historische Fachbezeichnung für Selbstbefriedigung, s. Masturbation.

Irrigator (lat. irrigatio Bewässerung) m: (klin.) Bezeichnung für ein Instrument der Krankenpflege zur Verabreichung von Klistieren*, meist bestehend aus einem Wasserbehälter u. einem Schlauchsystem mit Darmrohr, das in den Enddarm des Patienten eingeführt wird; auch in einfacher Form als Gummiballon mit einzuführender Spitze. Besonders geeignet bei Verstopfungen zur (langsamen, evtl. „schaukelnden") Verabreichung sog. hoher Einläufe, die auch weite Abschnitte des Dickdarms einbeziehen; erlaubt eine genaue Kontrolle der zugeführten Flüssigkeitsmengen. Anwendung auch im Rahmen von sexuellen Handlungen, z. B. beim sog. Kliniksex*; für Analspülungen* wenig geeignet.

Irrtümer, phallische: (sexol.) Sammelbezeichnung für falsche Vorstellungen über den Penis, insbesondere seine Größe, die für sexuelle Handlungen als zu klein od. zu groß empfunden wird; phallische Irrtümer können sexuellen Funktionsstörungen*, sexuellen Erlebnisstörungen* u. psychischen Störungen (Minderwertigkeitskomplexen u. a.) zugrunde liegen.

Ir|rumatio (lat. ir- hinein-, ruma Mutterbrust) f: (sexol.) historische Bezeichnung für die insertive Rolle bei Fellatio*, d. h. das Einführen des Penis („wie eine Mutterbrust") in den Mund von Partnern.

Ischio|cavernosus-Muskel (gr. ἰσχίον Hüfte): (klin.) Bezeichnung für den Musculus* ischiocavernosus des Beckenbodens* (s. Abb. dort).

Ischio|pagus (gr. πήγνυμι zusammenfügen) m: (klin.) Fachbezeichnung für eine Doppelfehlbildung* mit im Beckenbereich zusammengewachsenen Kindern.

Ishtar: (kult.) Name einer babylonischen Göttin der Liebe u. des Kampfes, die auf eine Verschmelzung einer männlichen babylonischen Gottheit mit einer sumerischen Großen* Mutter (Innin, ca. 2300 v. Chr.) zurückgeht (beide mit dem Planeten Venus identifiziert); in der babylonischen Kultur Mitte des 1. Jahrtausends v. Chr. durch andere Gottheiten verdrängt, im semitischen Raum weiter verehrt (z. B. Assur), prägend für die im übrigen Vorderasien verehrten Muttergottheiten (Kybele*, Astarte*, Atargatis*).

Isis (ägypt. Sitz, Thron): (kult.) Name einer ägyptischen Muttergöttin; in der ägyptischen Mythologie* Schwester u. Ehefrau des Osiris*, nach dessen Tod sie den gemeinsamen Sohn Horus gebar; Darstellung nicht selten mit Hörnern als Hinweis auf die Verschmelzung mit einer in früherer Zeit verehrten Großen* Mutter (Hator); Übernahme von Isis-Kulten (Fruchtbarkeitsriten*) auch in benachbarten Kulturen; vgl. Mythologie, griechische, römische.

Islam (arab. Hingabe, Unterwerfung) m: (kult.) Bezeichnung für eine Religion mit ca. 1,2 Milliarden Gläubigen, v. a. im Vorderen Orient, Afrika (v. a. nördliche Hälfte), Asien (v. a. Zentralasien, Pakistan, Bangladesh, Malaysia, Indonesien), Teilen Südosteuropas. **Entstehung** im 7. Jahrhundert auf der arabischen Halbinsel, Begründer Muhammad (ca. 570–632), ab 610 in Mekka, 622 Auswanderung nach Medina (sog. Hidschra, Beginn der islamischen Zeitrechnung), dort religiöser, politischer u. militärischer Führer. Ausbreitung bis zu seinem Tod auf die gesamte arabische Halbinsel, danach innerhalb eines Jahrhunderts durch Nachfolger (sog. Khalifen) Eroberung eines Reichs von der iberi-

I

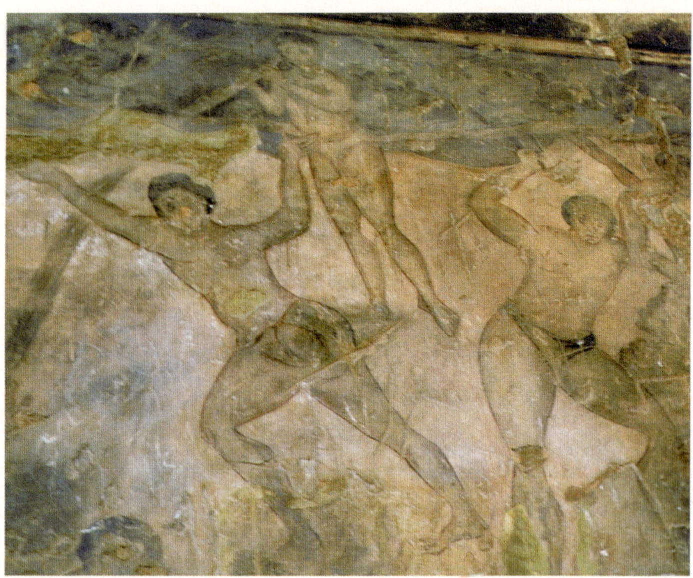

Islam 1:
Wandmalerei mit Badeszene aus dem Hamam des jordanischen Wüstenschlosses Quseir Amra (Mitte 8. Jahrhundert n. Chr.)

schen Halbinsel bis Zentralasien, schließlich Zerfall in Teilreiche. **Differenzierung** nach dem Tod Muhammads in zwei Hauptrichtungen: **1.** sog. Schia (Schiat Ali, Partei des Ali, Schwiegersohn Muhammads, ca. 600-661) mit Glauben an eine Geheimlehre, die seit Muhammad jeweils an leibliche Nachkommen weitergegeben wird u. diese als geistige Führer (sog. Imame) ausweist; daher Opposition gegenüber Khalifen u. Machtkämpfe, in denen die Schiiten unterliegen, besonders infolge der Ermordung des Sohns von Ali (Hussein) u. seiner Gefolgschaft 680 in Kerbela (Irak); heute nur ca. 10% der Muslime. Spaltung der Schia in drei Hauptrichtungen, deren größte heute die iranische Staatsreligion bildet. **2.** sog. Sunna (arab. Gewohnheit) mit Ablehnung einer Geheimlehre, Betonung der öffentlichen Lehren Muhammads (Koran u. als Sunna bezeichnete Schriften) u. tolerierender Distanz zu regierenden Khalifen. Im 8./9. Jahrhundert Teilung der Sunniten in vier Rechtsschulen über Fragen der Lebensordnung, die in Koran u. Sunna nicht geregelt sind, s. Scharia. **3.** daneben sog. Sufismus, mystischer Islam, der ab dem 12. Jahrhundert in Schia u. Sunna an Bedeutung gewinnt, die individuelle Gottsuche unter Anleitung eines Meisters (sog. Scheich) betont (z.B. Maulana Rumi, 1207-1273) u. bis heute weltweit in Ordensgemeinschaften besteht. **Glaube** an einen einzigen Gott unter Ausschluss anderer Vorstellungen; zwar wird an Lehren des Judentums* u. Christentums* angeknüpft (Abraham, Mose, David, Jesus gelten als Propheten vor Muhammad), aber die christliche Vorstellung der Dreieinigkeit Gottes u. seiner Menschwerdung in Jesus wird nicht geteilt. Glaube an ein ewiges Leben nach dem Tod mit Urteil u. Vergeltung entweder im sog. Paradies (immerwährende Freude, schuldloser, auch sexueller Genuss) od. im sog. Feuer (endlose Qualen), wobei alle Menschen prinzipiell fähig sind, gut u. gerecht zu leben (s. Scharia; keine sog. Erbsünde*). **Riten** finden zwar v.a. unter Anleitung von Vorbetern statt, sind aber den Gläubigen verpflichtend selbst überlassen: Glaubensbekenntnis, tägliche Gebete (vorher Reinigungsriten, beim Gebet Ausrichtung auf das Zentralheiligtum in Mekka), Abgaben an Bedürftige, Einhalten der Vorschriften im Fastenmonat (sog. Ramadan: am Tag keine Nahrungs- u. Genussmittel, keine sexuellen Handlungen, kein Streit), Pilgerreise nach Mekka mindestens einmal im Leben. Die Teilnahme am Freitagsgebet in der Moschee ist für Männer verpflichtend. Das Jahr ist in zwölf Mondmonate gegliedert (Verschiebung gegenüber den Jahreszeiten), wichtige Feste sind das Fastenbrechen am Ende des Ramadan (sog. Zuckerfest) u. das Opferfest mit Schlachten eines Opfertiers. Zum gleichen Zeitpunkt erfolgt nicht selten das Ritual der Zirkumzision* von Jungen (wegen eines Erinnerungszusammenhangs mit der Ablösung des Sohnesopfers durch Tieropfer, s. Menschenopfer), allerdings regional in verschiedenem Alter (Neugeborene bis 20-Jährige). Die in manchen Ländern bei Mädchen praktizierte genitale Verstümmelung* (s. Abb. dort) hat keine Begründung im Islam, sondern geht wohl auf vorislamische Traditionen zurück. **Schriften** sind insbesondere der Koran, der als göttliche, durch Muhammad vorgetragene Mitteilung gilt u. nur in arabischer Sprache Verbindlichkeit hat. Für die Praxis der Sunniten nahezu ebenso verbindlich sind die als gesichert geltenden Traditionen der Sunna.

Das **Geschlechterverhältnis** ist geprägt durch eine vor dem Islam schon vorhandene, streng patriarchalische Kultur mit strikter räumlicher Trennung von Frauen u. Männern sowie z. T. sehr strengen Kleidungs- u. Verhaltensvorschriften (Pardeh*). In der Beziehung zu Gott gelten Frauen u. Männer als gleichrangig; viele Moscheen haben einen eigenen Frauengebetsraum, wo das Gebet unter Anleitung einer Vorbeterin stattfindet. Eheschließung gilt als Pflicht, Ehelosigkeit ist unerwünscht. Während Frauen eine Ehe nur mit einem einzigen (muslimischen) Mann gestattet wird (Wiederheirat von Witwen u. Geschiedenen wird angeraten), können Männer bis zu vier (muslimische, jüdische od. christliche) Frauen heiraten (Polygynie*), sofern sie ihnen einen angemessenen Lebensstandard (ab Mittelschicht je eine eigene Wohnung) bieten können (vgl. Harem). Die Ehescheidung ist für Männer leichter als für Frauen, für beide jedoch auf einem geordneten Weg zu erreichen; danach betreut die Mutter die Kinder weiter, die Vormundschaft bleibt beim Vater. In der Schia besteht die Möglichkeit der Zeitehe*, bei der die Frau für eine festgelegte Dauer der Ehe entlohnt wird u. danach keine gegenseitigen Ansprüche bestehen; Zeitehen können auch für eine Nacht geschlossen werden (faktische Legalisierung der Prostitution) u. waren ursprünglich v. a. für Pilger gedacht (Tradition der Kultprostitution*).

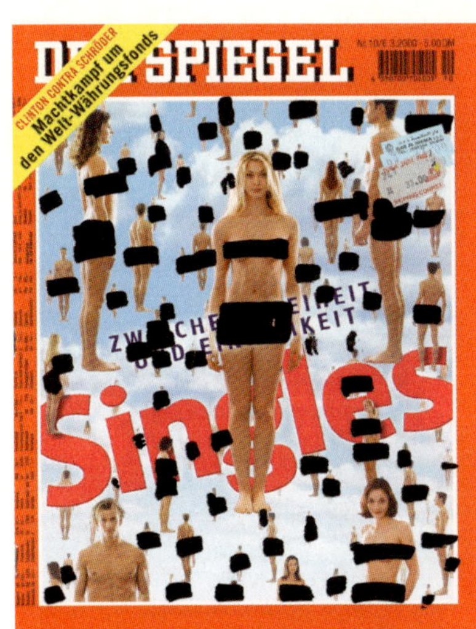

Islam 3:
„Spiegel"-Titelblatt (10/2000) nach Freigabe zum Verkauf durch die Behörden von Dubai (Vereinigte Arab. Emirate)

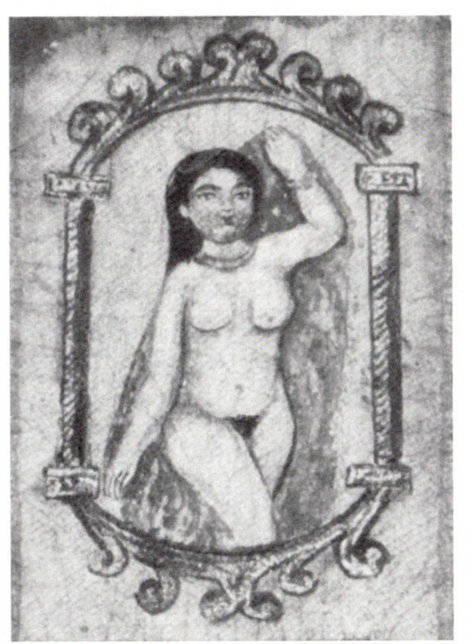

Islam 2:
Persische Spielkarte mit freizügiger Gestaltung (vermutlich Anfang des 19. Jahrhunderts)

Die **Sexualität** wird prinzipiell positiv bewertet (Unterschied zum Christentum*), die Umstände für sexuelle Handlungen sind allerdings streng vorgeschrieben: **1.** Sie dürfen ausschließlich innerhalb der Ehe stattfinden, voreheliche u. außereheliche Kontakte sind streng verboten; nach vorislamischen Traditionen wurden für Ehebruch ausschließlich die Frauen bestraft (Steinigung bzw. Tötung durch blutsverwandte Männer), der Islam erweitert zwar die Strafbarkeit auf Männer, stellt aber an den Nachweis so hohe Anforderungen (vier männliche Augenzeugen), dass rechtsgültige Verurteilungen kaum möglich sind (vgl. Scharia). **2.** Auch innerhalb der Ehe bestehen Koitusverbote* während der Menstruation u. am Tage während des Ramadan, Frauen müssen Menstruationstabus* beachten, alle religiösen Handlungen müssen von sexuellen durch Reinigungsrituale getrennt sein (Waschung mit Wasser od. Sand). **3.** Homosexuelle Handlungen sind verboten, sie werden allerdings sehr unterschiedlich bestraft (u. U. Todesstrafe für verheiratete, Körperstrafe für ledige Männer, in fast allen islamisch geprägten Staaten zumindest Freiheitsstrafen); zugleich relativ hohe soziale Toleranz für Homosozialität* bei Heranwachsenden. **4.** Kontrazeption wird nicht gestattet, Schwangerschaftsabbruch ist in den meisten islamischen Gesellschaften verboten, wird aber z. T. auch abweichend bewertet (u. U. erlaubt bis zum 120. Tag); dies geht evtl. auf das im arabischen Raum in vorislamischer Zeit üblichen Recht zurück, Neugeborene

(insbesondere Mädchen) zu töten. **5.** Manche islamischen Kulturen haben eine bedeutsame erotische Literatur* hervorgebracht, z. B. das Buch „Der duftende Garten" (Scheich Nefzavi), das dem Kamasutra* vergleichbare Beschreibungen enthält; da in der Schia traditionell kein Bilderverbot bestand, sind zahlreiche historische erotische Darstellungen aus verschiedenen Epochen erhalten (Abb. 1 u. 2); dennoch wird Pornographie heute in islamischen Gesellschaften sehr weitreichend definiert u. ist überwiegend verboten (Abb. 3, s. S. 251).
Die **aktuelle Lage** ist gekennzeichnet durch beginnende Diskussionen über die Zulässigkeit von Kontrazeption, über die Gleichstellung von Frauen u. eine kritische Bewertung von Tötungen aufgrund sexueller Beschuldigungen. Zugleich ist in einigen Gesellschaften auch eine fundamentalistische Tendenz zu beobachten (strengere Durchsetzung von Kleidungsregeln, Ersetzen des kolonialen Rechts durch Scharia-Gesetze). Vor allem für Mädchen werden voreheliche sexuelle Kontakte in aller Regel nicht geduldet, die zwangsweise Verheiratung von Mädchen mit ihnen unbekannten Partnern ist in manchen Gesellschaften nach wie vor üblich. In Deutschland sind bei drohender Zwangsheirat* minderjähriger Mädchen die Jugendbehörden zu Beratung u. Hilfe verpflichtet; in Großstädten bestehen zunehmend Selbsthilfegruppen von Frauen aus muslimischen Migrantenfamilien; vgl. Frauenbewegung. Eheschließungen muslimischer Frauen mit Nicht-Muslimen sind nur in der Diaspora möglich u. führen nicht selten zu familiären Konflikten.

Iso|butyl|nitrit (gr. ἴσος gleich) n: (chem.) Fachbezeichnung für eine flüchtige Nitritverbindung*, als Gemisch mit Butylnitrit* häufig Bestandteil von sog. Poppers*.

Iso|gamie f: (biol.) Fachbezeichnung für Fortpflanzung durch morphologisch gleiche, aber verschiedengeschlechtliche Keimzellen (Gameten), z. B. bei Algen od. Pilzen; vgl. Anisogamie.

iso|gen: (genet.) auch syngen; Fachbezeichnung für Individuen mit identischen Erbanlagen, z. B. eineiige Zwillinge.

Isolation, soziale (lat. insula Insel) f: (soziol.) Bezeichnung für große soziale Distanz u. fehlende soziale Kontakte von Individuen od. Gruppen gegenüber anderen; sie entsteht entweder durch Ausgrenzung, z. B. Diskriminierung* od. Kränkung durch die Umgebung, od. durch Rückzug u. Abgrenzung von der Umgebung, z. B. infolge psychischer Störungen (insbesondere Sozialangst*), Depression* od. zeitstabiler Persönlichkeitsmerkmale („Außenseiter"). Die Folgen erzwungener Isolation (insbesondere von fehlender Zuwendung bei Säuglingen u. Kleinkindern) werden als sog. psychischer Hospitalismus* zusammengefasst u. sind durch verzögerte körperliche u. psychische Entwicklung, Angst u. Apathie gekennzeichnet; bei Adoleszenten u. Erwachsenen stehen Einsamkeit* od. Rückzug in Subkulturen* im Vordergrund, evtl. verbunden mit Depression, Schuldgefühlen od. Vorwurfshaltung (insbesondere im höheren Lebensalter). Von Gruppen frei gewählte soziale Isolation verstärkt u. U. deren inneren Zusammenhalt (Sekten, klösterliche Lebensgemeinschaften; vgl. Oneida-Kommune).

Iso|pentyl|nitrit (gr. ἴσος gleich) n: (chem.) Fachbezeichnung für Isoamylnitrit, einen Bestandteil von Amylnitrit*; s. Nitritverbindungen, flüchtige.

iso|sexuell: (klin.) Fachbezeichnung für die Übereinstimmung von chromosomalem u. gonadalem Geschlecht sowie der Ausprägung primärer bzw. sekundärer Geschlechtsmerkmale, z. B. die (physiologische) isosexuelle Pubertätsentwicklung; Gegensatz: anisosexuell; vgl. Pubertätsstörungen.

ISP: Abkürzung für **I**nstitut* für **S**exual**p**ädagogik.

ISSIR: Abkürzung für **I**nternational* **S**ociety for **S**exual and **I**mpotence **R**esearch.

ISSTDR: Abkürzung für **I**nternational* **S**ociety for **S**exually **T**ransmitted **D**iseases **R**esearch.

Ithy|phallus (gr. ἰθύφαλλος mit erigiertem Penis) m: (kult.) in der griechischen Antike (aus dem Beinamen des Gottes Priapos* hergeleitete) Bezeichnung für die im Rahmen von Phalluskulten* verwendeten Nachbildungen des erigierten Penis; i. w. S. auch verwendet für die zahlreichen mit erigiertem Penis dargestellten Gottheiten anderer Kulturen; vgl. Phallus.

IUD: (gynäkol.) Abkürzung für (engl.) **i**ntra**u**terine **d**evice, s. Intrauterinpessar.

IUI: (gebh.) Abkürzung für **i**ntra**u**terine **I**nsemination*.

IUP: (sexol.) Abkürzung für **I**ntra**u**terin**p**essar*.

IUS: (sexol.) Abkürzung für **I**ntra**u**terin**s**ystem*.

Ius primae noctis (lat. ~ ~ ~ Recht der ersten Nacht) f: (kult.) Bezeichnung für das Recht von Häuptlingen, Priestern od. Grundbesitzern (in seltenen Fällen auch der Väter od. aller Männer der Gruppe; vgl. Initiationsriten), Eheschließungen zu genehmigen u. die erste Nacht mit den Bräuten zu verbringen, um sie zu entjungfern. In Europa für leibeigene Frauen z. T. bis in das 16. Jahrhundert gültig, aber in den meisten Regionen schon früher durch die Zahlung von Abgaben durch die Brautleute ersetzt; in Iberoamerika bis heute vereinzelt üblich.

IUSTI: Abkürzung für **I**nternational* **U**nion against **S**exually **T**ransmitted **I**nfections.

IVF: (gebh.) Abkürzung für **In***-**v**itro-**F**ertilisation.

Ixsense: (pharmak.) Handelsname für eine Zubereitung von Apomorphin* zur Erektionsförderung; vgl. Medikamente, erektionsfördernde.

J

Jack-off-Party (amerik. to jerk off ejakulieren): (allg.) sog. Wichsparty; Bezeichnung für Form von Sexparty*, bei der vereinbarungsgemäß keine penetrierenden Sexualkontakte stattfinden, sondern ausschließlich (evtl. gegenseitige) Masturbation; im Rahmen von AIDS-Prävention u. Safer-Sex-Kampagnen wurden v. a. in den ersten Jahren der Epidemie vermehrt Jack-off-Parties für homosexuelle Männer veranstaltet; vgl. Gruppensex.

Jakobson-Organ (Ludwig Levin J., dänischer Anatom, 1783-1843) n: (anat.) veraltete Bezeichnung für das vomeronasale Organ*.

Jarisch-Herxheimer-Reaktion (Adolf J., Physiologe, Wien, Innsbruck, 1891-1965; Karl H., Dermatologe, Frankfurt a. M. 1861-1944) f: (infektiol.) Immunkomplex-vermittelte Hautreaktion auf bakterielle Bestandteile, die bei der Therapie der Syphilis* durch den Zerfall von Treponema pallidum 2-6 Stunden nach der ersten Injektion eines Antibiotikums freigesetzt werden.

Ja-Wort: (allg.) Kurzbezeichnung für **1.** positive Antwort auf einen Heiratsantrag; **2.** Einwilligung in die Ehe im Rahmen der standesamtlichen Eheschließung*.

JGG: (jurist.) Abkürzung für **J**ugend**g**erichts**g**esetz, in dem in Deutschland das Jugendstrafrecht* zusammengefasst ist.

Jin-Jang: (kult.) veraltete Schreibweise für Yin*-Yang.

JÖSchG: (jurist.) Abkürzung für **G**esetz zum **Sch**utze der **J**ugend in der **Ö**ffentlichkeit, s. Jugendschutzgesetze.

Johannis|tanz: (kult.) Bezeichnung für in Europa sehr verbreitete Fruchtbarkeitsriten* zur Sommersonnwende mit Tänzen um das sog. Johannisfeuer; von besonderer Bedeutung war dabei das (meist paarweise) Überspringen des Feuers, das baldige Verheiratung Lediger, Gesundheit, Fruchtbarkeit u. leichtere Entbindungen versprach.

Johannis|trieb: (allg.) vom christlichen Heiligen für den Tag der Sommersonnwende hergeleitete, anzüglich gemeinte Bezeichnung für eine verstärkte sexuelle Appetenz bei Männern im Zeitraum des Klimakterium* virile, meist verbunden mit einer Bevorzugung neuer u. oft jüngerer Partnerinnen (auch als Inzest*). Vermutlich Ausdruck psychischer Anpassung an das Älterwerden ohne konkretes körperliches Korrelat, selten Ausdruck präseniler zerebraler Abbauvorgänge; vgl. Alterssexualität.

Johimbin: s. Yohimbin.

Johnson, Virginia Eshelman (geb. 1925): Psychologin, New York, ab 1957 in St. Louis (Missouri, USA), Zusammenarbeit mit W. H. Masters; Forschungsarbeiten zur Physiologie der Sexualreaktion (vgl. Reaktionszyklus, sexueller) u. Sexualtherapie (insbesondere zur Paartherapie*; vgl. Masters-Johnson-Therapie); ferner Ausbildungsprogramme für Sexualtherapeuten; zahlreiche Veröffentlichungen u. a. zu Sexualphysiologie, Sexualtherapie, Homosexualität u. AIDS.

Jokaste-Komplex m: (psychoanalyt.) in Anlehnung an die griechische Sage nach der Mutter u. Ehefrau des Ödipus gewählte Bezeichnung für eine neurotische Bindung einer Mutter an ihren Sohn; vgl. Ödipus-Komplex.

Josephs|ehe: (allg.) Bezeichnung für Form der Ehe, bei der die Ehepartner vor der Eheschließung vereinbart haben, auf eigene Nachkommen zu verzichten. Der Begriff geht zurück auf die Ehe von Joseph u. Maria des Neuen Testaments; er wird i. w. S. auch für eine Ehe mit einvernehmlichem Verzicht auf Sexualkontakte verwendet; vgl. Kameradschaftsehe.

Jucken: (klin.) Pruritus; im Unterschied zu Kitzel* als unangenehm empfundene Reizung von Nervenendigungen der Haut (vermutlich vermittelt durch Nozizeptoren, evtl. auch durch Mechanorezeptoren, s. Sinnesorgane), die als Abwehrreaktion automatisches Kratzen auslöst; an der Entstehung sind Botenstoffe des Immunsystems beteiligt (Histamin u. a.), die Ursachen sind vielfältig (exogene Schadstoffe, endogene metabolische Störungen, Hautkrankheiten, psychogene Reaktion).

Judas|kuss: (allg.) in Anlehnung an den Kuss*, mit dem der Jünger Judas Ischarioth Jesus an den jüdischen Hohen Rat verriet („Welchen ich küssen werde, der ist's; den greifet." Matth. 26, 49) gewählte Bezeichnung für eine in unlauterer Absicht erwiesene Freundlichkeit.

Judentum: (kult.) Bezeichnung für eine Religion mit ca. 15 Mio. Gläubigen, in Israel Mehrheit der Bevölkerung, minderheitlich weltweit, insbesondere in Nordamerika u. (v. a. östlichem) Europa. **Entstehung** als Religion der Königreiche Israel u. Juda (namengebend) im 10.-6. Jahrhundert v. Chr. unter Einschluss früherer Überlieferungen (Flucht einer größeren Gruppe aus der Unfreiheit in Ägypten, ca. 13. Jahrhundert v. Chr.); Krise im 6. Jahrhundert v. Chr. infolge des Verlusts staatlicher Unabhängigkeit u. Deportation der Oberschicht nach Babylon, danach Neugründung als Glaubens- u. Kultgemeinschaft u. Verbreitung im Vorderen Orient u. Mittelmeerraum. Erneute staatliche Unabhängigkeit in Palästina ab 2. Jahrhundert v. Chr., im 1./2. Jahrhundert Besetzung durch das römische Reich, Zerstörung des Tempels in Jerusalem (70 n. Chr.) u. Bedeutungsverlust des Herkunftsgebietes. Wechselvolle Geschichte der Duldung u. Verfolgung: im islamischen Kultur-

raum anerkannt, aber nicht gleichberechtigt; im christlichen Kulturraum z. T. massive Verfolgungen (1492 Vertreibung aus Spanien im Rahmen der Inquisition*, Pogrome v. a. in Osteuropa bis in die Neuzeit); im Nationalsozialismus* Völkermord (Holocaust) mit ca. 6 Mio. Opfern u. Emigration einer Minderheit, insbesondere in die USA u. nach Palästina; dort Staatsgründung Israels 1948 u. Zuwanderung jüdischer Minderheiten, v. a. aus Deutschland, islamischen Ländern u. Osteuropa.
Glaube an einen einzigen Gott, an eine Erwähltheit des Volkes Israel, einen Bund zwischen Gott u. den Stammvätern Abraham, Isaak u. Jakob sowie den Empfang einer göttlichen Lebensordnung (Thora, sog. mosaisches Gesetz) in früher (nomadischer) Zeit nach dem Verlassen Ägyptens. **Riten:** wöchentlicher Ruhetag (Sabbath) mit Versammlungen in Synagogen, komplexe Speisegebote (z. B. Trennung von Milch- u. Fleischprodukten, sog. koschere Küche) u. bestimmte Kleidungsvorschriften; Aufnahmeritual mit Zirkumzision bei Jungen am 8. Lebenstag, Initiationsritus* für Jungen u. Mädchen im Jugendalter mit Verpflichtung zur Einhaltung der traditionellen Ordnung, bis zur Zerstörung des Tempels auch Kulte mit Tieropfern; jährliche Feste (Mondkalender mit Schaltmonat, daher jahreszeitliche Konstanz), die sich auf frühe historische Ereignisse beziehen; die Zugehörigkeit zur Gemeinschaft wird durch Abstammung von jüdischer Mutter erworben, Beitritt ist (ohne Erwerb völlig gleicher Rechte) möglich. **Schriften** bestehen aus Thora, Büchern der Propheten u. religiöser Lyrik (Psalmen, Lieder), weitgehend übereinstimmend mit dem Alten Testament des Christentums*, sowie auslegender Literatur mit hoher Verbindlichkeit, insbesondere dem Talmud u. historischen Ergänzungen, daneben mystisch-esoterischen Schriften (sog. Kabbala).
Das **Geschlechterverhältnis** ist patriarchal geprägt, z. B. enthält ein zentrales Gebet den Dank der Männer, nicht als Frauen geboren zu sein. In Synagogen traditionelle Trennung nach Geschlechtern, Rabbiner (Lehrer, Gemeindevorsteher u. Zivilrichter) sind traditionell Männer, 1934 in Berlin erste Ordination einer Rabbinerin, seit 1972 in fast allen Strömungen, nicht im sog. orthodoxen Judentum. Eheschließung gilt als verpflichtend, die Zahlung eines Brautpreises u. eine Gabe des Mannes an die Frau bei Eheschließung (auch bei Ehescheidung) waren üblich. Ehelosigkeit ist sozial unerwünscht, Polygynie war ursprünglich gestattet, wird aber seit dem 11.-15. Jahrhundert in Europa nicht mehr praktiziert u. ist in Israel verboten. Eheschließungen mit Andersgläubigen sind prinzipiell für Frauen u. Männer möglich (in Israel allerdings keine Form der Zivilehe, daher zunehmender Heiratstourismus, z. B. nach Zypern). Ehescheidungen sind möglich, für Männer u. Frauen allerdings verschieden leicht zu begründen u. zu erreichen; bei Tod eines Partners besteht die Möglichkeit einer Wiederheirat, traditionell auch als Leviratsehe*; streng verboten ist die Wiederverheiratung eines einmal geschiedenen Paares nach zwischenzeitlicher Ehe mit anderen Partnern.
Die **Sexualität** wird grundsätzlich positiv bewertet (Erfüllung des Gebots der Fortpflanzung u. der Bildung von Partnerschaften), ist allerdings nur im Rahmen der Ehe gestattet; sie gilt als Recht der Frauen (das sie allerdings nicht verweigern dürfen) u. als Pflicht der Männer (die zu Rücksichtnahmen zwingt). Die Bewertung außerehelicher Kontakte zeigt eine deutliche Ungleichbehandlung (bei Männern Vergehen, bei Frauen schweres Verbrechen u. Scheidungsgrund), aus außerehelichen Verbindungen hervorgehende Kinder haben keinen gesicherten sozialen Status. Nichtreproduktive Formen der Sexualität (insbesondere Masturbation u. homosexuelle Handlungen bei Männern), Zoophilie u. Inzest sind verboten u. nach mosaischer Gesetzgebung (ähnlich der islamischen Scharia*) prinzipiell strafbar (Steinigung, nach Verlust der Eigenstaatlichkeit im römischen Reich nicht mehr vollzogen); dagegen werden homosexuelle Handlungen u. Masturbation bei Frauen kaum beschränkt. Die strengen Verbote homosexueller u. zoophiler Kontakte erklären sich z. T. aus einem Abgrenzungsbedürfnis gegenüber sexuellen Ritualen umgebender Kulturen (Baal-Kulte, Kybele-Kulte). Es bestehen Koitusverbote* an Festtagen und während der Menstruation (vgl. Menstruationstabu) sowie die Pflicht zu ritueller Reinigung nach Kontakt mit Sperma, Menstruationsblut u. nach Geburten. Kontrazeption ist gestattet, sofern sie das Leben der Mutter od. schon vorhandener Kinder schützt, der Gebrauch von Kondomen allerdings eingeschränkt (Pflicht zur intravaginalen Ejakulation; vgl. Onanie); Schwangerschaftsabbruch ist (unabhängig vom Stadium) verpflichtend vorgeschrieben, sofern nur dies das Leben der Mutter rettet (menschliches Leben beginnt erst nach Geburt des größeren Teils des Fetus). Die **aktuelle Lage** ist gekennzeichnet durch zunehmende Gleichberechtigung von Frauen in den meisten Gemeinschaften u. eine Angleichung der Sexualmoral an moderne Auffassungen; in Industriestaaten entstehen zunehmend auch innerhalb des Judentums Selbsthilfegruppen für homosexuelle Männer.

Jugend|alter: (soziol.) Bezeichnung für den biographischen Zeitraum zwischen Kindheit u. Erwachsenenalter, uneinheitlich definiert vom (12.-)16.-18.(-24.) Lebensjahr; vgl. Jugendliche, Heranwachsende, Adoleszenz.

Jugend|beratung: (allg.) Bezeichnung für spezielle Angebote der Beratung für Kinder u. Jugendliche, meist durch Pädagogen od. speziell weitergebildete Psychologen, in medizinischen Fragen auch durch speziell weitergebildete Jugendärzte; sie erfolgt entweder in Jugendämtern, schulpsychologischen Diensten u. speziellen Beratungsstellen* od. als Telefonberatung* (z. B. sog. Kindernotdienste), die insbesondere in akuten Krisensituationen (nach Zeugnisterminen, bei schweren Konflikten in Familie od. sozialem Umfeld u. a.) kontaktiert werden können.

Jugend|bewegung: (kult.) Bezeichnung für eine historische soziale Bewegung, v. a. in Deutschland u. europäischen Nachbarstaaten; Entstehung um 1900 in Abgrenzung zu dem bis dahin gültigen Anspruch von Familie u. Schule als Orten der Sozialisation, stattdessen Suche nach neuen Lebensformen u. kulturellen Inhalten; unter dem Eindruck des Ersten Weltkrieges v. a. zwischen 1918 u. 1933 Entwicklung zahlreicher Zusammenschlüsse (sog. Bünde, v. a. für Jugendliche u. junge Erwachsene) mit einem breiten politischen Spektrum (nationalistisch, religiös, pazifistisch, sozialistisch u. a.); z. T. enge Verbindungen zu Frauenbewegung* u. Sexualreformbewegung*, Orientierung auf gesundheits- u. körperbewusste Lebensführung (Wandervogel, Freikörperkultur*), Einüben eines veränderten Geschlechterverhältnisses, Versuche einer veränderten Pädagogik, internationale Beziehungen auf persönlicher Ebene. In Deutschland mit Beginn des Nationalsozialismus* Untergang der meisten Zusammenschlüsse, teilweise auch Aufgehen in nationalsozialistischen Massenorganisationen. Nach Ende des Zweiten Weltkrieges in der BRD Wiedergründung einzelner Zusammenschlüsse, v. a. mit pazifistischen u. emanzipatorischen (später auch ökologischen) Zielen.

jugend|gefährdend: (jurist.) Sammelbezeichnung für Einwirkungen, die geeignet sind, die körperliche, geistige od. seelische Entwicklung von Kindern u. Jugendlichen zu gefährden; verwendet insbesondere für pornographische u. andere Schriften*; vgl. Bundesprüfstelle für jugendgefährdende Schriften, Jugendschutzgesetze.

Jugend|hilfe: (allg.) Sammelbezeichnung für Maßnahmen der staatlichen Jugendpflege, die der Verwirklichung des Rechts von Kindern u. Jugendlichen auf Erziehung u. Förderung ihrer persönlichen Entwicklung dienen (s. Kinderrechte); sie wird durch kommunale Jugendämter u. freie Träger gewährleistet, erfolgt u. a. auf Grundlage des Kinder- u. Jugendhilfegesetzes (KJHG) u. besteht z. B. in Angeboten von Bildung, Erholung und Freizeitgestaltung, Erziehungsbeistand für (insbesondere alleinerziehende) Eltern, Betreuung von Pflegekindern u. Maßnahmen bei Gefährdung von Kindern (Kindesmisshandlung*, Kindesmissbrauch*). Leistungen der Jugendhilfe können u. U. bis zum vollendeten 27. Lebensjahr gewährt werden.

Jugend|irre|sein: (allg.) historische Bezeichnung für hebephrene Schizophrenie*.

Jugend|kriminalität f: (allg.) Bezeichnung für die Straffälligkeit bei Kindern u. Jugendlichen; sie wird einerseits durch die polizeiliche Kriminalstatistik abgebildet (sog. Hellfeld), andererseits kann ihr gesamtes Ausmaß nur abgeschätzt werden (hohe Dunkelziffern* bei einzelnen Delikten, z. B. bei sexuellen Gewalttaten schätzungsweise bis zu 96 %). Jugendkriminalität bildet in allen Industriestaaten ein erhebliches gesellschaftliches Problem: In Deutschland seit dem Zweiten Weltkrieg gegenüber der Kriminalität Erwachsener ein rascherer Anstieg, der weiter anhält; während früher v. a. Eigentumsdelikte im Vordergrund standen, sind heute Gewalttaten (Raub, Körperverletzung, sexuelle Gewalt) u. Verstöße gegen das Betäubungsmittelgesetz (insbesondere Umgang mit Heroin) besonders häufige Delikte. Die **Ursachen** von Jugendkriminalität sind vielfältig u. werden z. T. kontrovers diskutiert: Als bedeutsam gelten u. a. zunehmender Drogenkonsum (Alkohol u. andere Rauschmittel), gruppendynamische Prozesse (Mutproben, Konflikte zwischen Gruppen), Konsumgewohnheiten (Bedarf an teuren Markenartikeln), fehlende Freizeitangebote, Einflüsse der Massenmedien (Gewalt in Film u. Fernsehen), fehlendes Unrechtsbewusstsein (geringe Vorbildfunktion Erwachsener, Versäumnisse in der häuslichen u. schulischen Erziehung). Zwischen der Erfahrung häuslicher Gewalt* u. kriminellem Verhalten Jugendlicher scheint eine enge Beziehung zu bestehen, zugleich ist eine zunehmende Bewaffnung Jugendlicher zu beobachten. Zur Vorbeugung von Jugendkriminalität gibt es inzwischen zahlreiche Projekte (u. a. von Schulen, Jugendverwaltung, Polizei), die sowohl das Unrechtsbewusstsein verbessern u. nichtkriminelles Verhalten fördern, als auch Abwehrstrategien gegen Gewaltdelikte vermitteln sollen. Es gilt als weitgehend unumstritten, dass zur Verminderung krimineller Handlungen unerlässlich ist, Jugendliche stärker in die Gesellschaft der Erwachsenen einzugliedern u. ihnen eine klare u. gesicherte gesellschaftliche Perspektive zu bieten. Zur Vermeidung von Wiederholungstaten hat sich die intensive sozialtherapeutische Betreuung straffälliger Jugendlicher als sinnvoll erwiesen.

Jugendliche: (soziol.) Bezeichnung für Menschen zwischen Kindheit u. Erwachsenenalter; individuell (v. a. anhand psychologischer Merkmale) definiert zwischen 12 u. 21 Jahren (Adoleszenz*).
(jurist.) im Sinn des Jugendstrafrechts* Täter nach vollendetem 14. u. vor vollendetem 18. Lebensjahr; vgl. Heranwachsende.

Jugend|medien|schutz: (jurist.) Sammelbezeichnung für gesetzliche Maßnahmen zum Schutz von Kindern u. Jugendlichen vor pornographischen Schriften* u. anderen jugendgefährdenden Veröffentlichungen; die entsprechenden Vorschriften sind im Gesetz über die Verbreitung jugendgefährdender Schriften u. Medieninhalte (GjSM) sowie im Gesetz zum Schutz der Jugend in der Öffentlichkeit (JÖSchG) festgelegt (s. Jugendschutzgesetze), ihre Einhaltung wird u. a. durch die Freiwillige* Selbstkontrolle der Filmwirtschaft (FSK) bzw. des Fernsehens (FSF) u. deren Empfehlungen gewährleistet, durch die Bundesprüfstelle* für jugendgefährdende Schriften (BPjS) überwacht und ggf. durch Indizierung* einzelner Werke durchgesetzt.

Jugend|recht: (jurist.) Sammelbezeichnung für die Rechtsvorschriften, die Minderjährige betreffen (vgl. Minderjährigkeit), d. h. alle Jugendlichen unter 18 Jahren; in bestimmten Fällen kann es auch für Adoleszenten zwischen 18. u. 21. Jahren angewendet werden, s. Jugendstrafrecht.

Jugend|schutz|gesetze: (jurist.) Sammelbezeichnung für die zum Schutz der ungestörten Entwicklung von Kindern u. Jugendlichen erlassenen gesetzlichen Regelungen, die schädliche körperliche od. psychische Einflüsse von ihnen fernhalten sowie eine altersentsprechende Aufklärung u. Erziehung gewährleisten sollen; entsprechende Bestimmungen finden sich im 8. Buch des Sozialgesetzbuches (SGB VIII), im Jugendarbeitsschutzgesetz (JArbSchG), im Gesetz zum Schutz der Jugend in der Öffentlichkeit (JÖSchG), im Gesetz über die Verbreitung jugendgefährdender Schriften u. Medieninhalte (GjSM), das die Verbreitung von Schriften u. Medieninhalten verbietet bzw. einschränkt, die Kinder u. Jugendliche sittlich gefährden könnten, u. insbesondere die Tätigkeit der Bundesprüfstelle* für jugendgefährdende Schriften regelt, sowie im Strafgesetzbuch (StGB, s. Sexualstrafrecht); vgl. Kinderrechte.

Jugend|sexualität f: (sexol.) Bezeichnung für eine Stufe der psychosexuellen Entwicklung*, die bei den meisten Jugendlichen* durch das Erkennen eigener sexueller Bedürfnisse, das Erproben u. Lernen des eigenen Sexualverhaltens geprägt ist. Zeit der fortgeschrittenen Pubertät mit wachsendem Bewusstsein (bei Mädchen später als bei Jungen) für sexuelle Reaktionen; bei Jungen eher genital, bei Mädchen eher emotional betont (Schwärmen). Gemeinsame Ursachen vieler Konflikte in dieser Lebensphase sind die altersbedingt hohe sexuelle Appetenz Jugendlicher u. die gesellschaftlich oft repressive Steuerung dieses Triebpotentials.
Hauptsächliche sexuelle Aktivität zunächst Masturbation, allein od. in Gruppen, körperliche Annäherung an Partner stufenweise u. tendenziell immer früher, s. Abb.; vgl. Kohabitarche. Sexualkontakte mit Jugendlichen gleichen Geschlechts (in ländlichen Regionen nicht selten auch mit Tieren) sind häufig u. ohne prädiktiven Wert über die endgültige Orientierung; vgl. Homosozialität. Sexualkontakte mit Erwachsenen sind in dieser Phase nicht selten, aber erst ab bestimmten (nach Ländern u. Kulturen sowie für die Geschlechter u. U. verschiedenen) Schutzaltersgrenzen* gesetzlich erlaubt u. sozial gebilligt.
In vielen Fällen ereignen sich biographisch sehr bedeutsame erste Beziehungen (erste Liebe, Jugendliebe, Schülerliebe), die nicht unbedingt auch Sexualkontakte einschließen müssen; die prägende Wirkung dieser Erfahrungen ist individuell verschieden, Unterschiede zwischen den Geschlechtern erscheinen nicht wahrscheinlich, vermutlich wird die Bedeutung erster Erlebnisse gesellschaftlich insgesamt eher überbewertet. Befragungen von Jugendlichen ergeben für Deutschland eine verglichen mit früheren Befragungen geringere Tabuisierung sexueller Fragen, eine fast vollständige Billigung vorehelicher Kontakte u. eine Annäherung der Vorstellungen u. Wünsche von Jungen u. Mädchen hinsichtlich der Voraussetzungen (Liebe, Treue, Verhütung); über 60 % äußern sich optimistisch, den richtigen Partner zu finden.

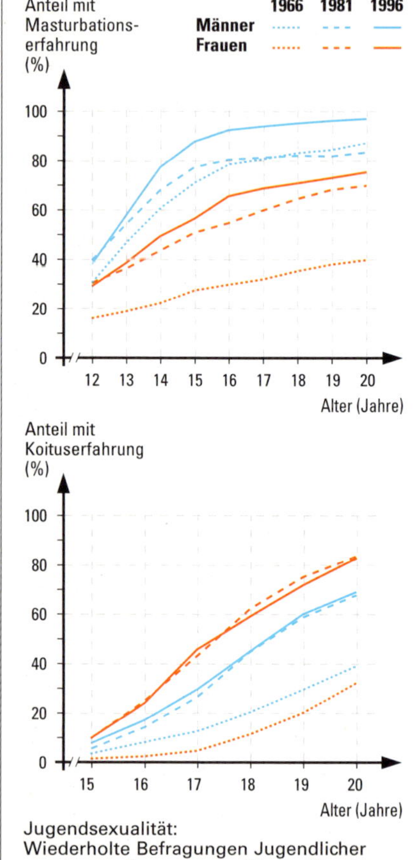

Jugendsexualität:
Wiederholte Befragungen Jugendlicher und junger Erwachsener (Deutschland bzw. alte Bundesländer) ergeben in immer früherem Alter erste Erfahrungen mit Masturbation (oben) und Koitus (unten).

Jugend|straf|recht: (jurist.) Bezeichnung für das im Jugendgerichtsgesetz (JGG) zusammengefasste besondere strafrechtliche Vorgehen bei Straftaten Jugendlicher bis zum 18., in Ausnahmefällen bis zum 21. Lebensjahr; es verweist hinsichtlich der Strafbarkeit im Allgemeinen auf das Strafgesetzbuch* u. die Bestimmungen des sog. Nebenstrafrechts (s. Strafrecht), legt aber andere Rechtsfolgen fest (nach Prüfung der Schuldfähigkeit* z. B. Erziehungsmaßregeln wie Weisungen des Gerichts od. Verpflichtung zur Erziehungsbeistandschaft, Zuchtmittel* wie Verwarnungen, Auflagen od. Arrest, in besonderen Fällen Jugendstrafe zwischen 6 Monaten u. 5-10 Jahren, jeweils ggf. in Verbindung mit Maßregeln* der Besserung und Sicherung), es bestimmt die Zuständigkeit besonderer Gerichte sowie verfahrensrechtliche Besonderheiten (Jugendgerichtshilfe, Nichtöffentlichkeit u. a.). Anders als beim Strafrecht für Erwachsene bildet die Erziehung u. Besserung der Straftäter das zentrale Ziel aller Regelungen; Jugendstrafe soll nur verhängt werden, wenn wegen besonders schädlicher Neigungen des Täters, einem hohen Risiko von Wiederholungstaten od. besonderer Schwere der Schuld andere Maßregeln od. Zuchtmittel nicht in Frage kommen.

Jung, Carl Gustav (1875-1961): Psychiater u. Psychoanalytiker, 1933 Professor in Zürich, ab

1944 in Basel; von 1907-1913 Zusammenarbeit mit S. Freud u. Engagement in der psychoanalytischen Bewegung; der Trennung von S. Freud lagen unterschiedliche Auffassungen über die Begriffe Libido* u. Symbol* zugrunde; im Rahmen der Tiefenpsychologie* Entwicklung eines von der klassischen Psychoanalyse verschiedenen Persönlichkeitsmodells; vgl. Psychologie, analytische. Im Anschluss an mehrere Forschungsreisen ethnologische u. religionswissenschaftliche Arbeiten zum Konzept eines kollektiven Unbewussten, vgl. Archetypen; von 1933-1939 Vorsitzender der Internationalen ärztlichen Gesellschaft für Psychotherapie, Eintreten für sog. „arische Psychotherapie"; 1948 Gründung eines Ausbildungsinstituts für Psychotherapie in Zürich.

Jung|brunnen: (kult.) Bezeichnung aus dem nordischen u. germanischen Volksglauben, wonach das Bad in bestimmten Brunnen die Badenden verjüngt u. von körperlichen Gebrechen heilt; die Vorstellung spiegelt die frühere Verehrung von Gewässern als Wohnsitzen von (lebenspendenden) Muttergottheiten u. symbolisiert den Wunsch nach Verjüngung; vgl. Altweibermühle. Eine berühmte Jungbrunnendarstellung ist in einem Gemälde von Lukas Cranach dem Älteren überliefert.

Junge: (allg.) Kind* od. Jugendlicher* männlichen Geschlechts, auch junger Mann.

Jungfer: (allg.) ursprünglich Bezeichnung für junge Adlige im Dienste einer Fürstin (erhalten im Begriff der Brautjungfer, die bei der Hochzeit den Schleier der Braut trägt); heute kaum mehr gebräuchliche Bezeichnung für ledige Frau im heiratsfähigen Alter; als alte Jungfer wird gelegentlich eine ältere unverheiratete Frau bezeichnet, die das gesellschaftlich übliche Heiratsalter überschritten hat; vgl. Altjungferschaft, Junggeselle.

Jungfern|becher: s. Brautbecher.

Jungfern|ehe: (allg.) historische Bezeichnung für Josephsehe*.

Jungfern|häutchen: (allg.) Bezeichnung für Hymen*.

Jungfern|kranz: (allg.) Bezeichnung für den Kranz*, den die Braut am Hochzeitstag trägt (vgl. Hochzeitsbräuche); er gilt als Keuschheits- u. Fruchtbarkeitssymbol (eingeflochtenes Getreide), darf nach dem Volksglauben nur von jungfräulichen Bräuten getragen werden u. dient in manchen Gegenden später (in ein Kissen gelegt) zur Erleichterung von Geburtsschmerzen; vgl. Geburtsbräuche. Als Brautschmuck war Myrte traditionell im Judentum für beide Brautleute üblich, bei den Griechen u. Römern für Jungfrauen; in Deutschland bis zum 16. Jahrhundert v.a. Rosmarin, erst danach auch Myrte. Als Hinweis auf fehlende Jungfräulichkeit (z.B. bei heiratenden Witwen) wurden nicht selten Lücken im Kranz gelassen od. andere Pflanzen verwendet.

Jungfernschaft: (allg.) wenig gebräuchliche Bezeichnung für Jungfräulichkeit*.

Jungfern|zeugung: (allg.) Bezeichnung für Parthenogenese*.

Jungfräulichkeit: (sexol.) auch Virginität; i.e.S. Bezeichnung für geschlechtsreife Mädchen u. Frauen vor dem ersten Geschlechtsverkehr (vgl. Defloration); i.w.S. auch Bezeichnung für Zustand nach sog. nichtkoitaler Defloration u. ersten Sexualkontakten, z.B. durch Petting*, sowie für geschlechtsreife Jungen u. Männer vor dem ersten Geschlechtsverkehr, s. Jungfrau. **Wertungen:** In einigen traditionellen Gesellschaften gilt Jungfräulichkeit als Voraussetzung für das Eingehen einer Ehe u. soll vielfach durch sog. Keuschheitszeichen aus der Hochzeitsnacht bewiesen werden; Keuschheitsgürtel* od. genitale Verstümmelungen* sollen dazu dienen, die Jungfräulichkeit zu sichern. In patriarchalischen Gesellschaften ermäßigt sich der Brautpreis* bei Nachweis fehlender Jungfräulichkeit, evtl. ist sogar eine Eheauflösung möglich. In volkstümlicher Bewertung gilt Jungfräulichkeit als etwas Besonderes, jungfräulichen Mädchen (aber auch Jungen) werden im Volksglauben vielfach besondere Fähigkeiten zugeschrieben, so gilt z.B. eine Berührung mit dem Daumen einer Jungfrau bei Epilepsie als heilsam; in einigen traditionellen Gesellschaften (insbesondere Afrikas) hat sich bis heute der Glaube gehalten, dass Koitus mit Jungfrauen von sexuell übertragbaren Infektionen befreie.

Jungfräulichkeits|zeichen: (sexol.) auch Virginitätszeichen; Bezeichnung für körperliche Merkmale bzw. Eigenschaften, die als Hinweise auf eine unverletzte Jungfräulichkeit* galten, z.B. ein intaktes Hymen* od. eine rötliche Färbung der Venen am Augenhintergrund (die bei „verlorener" Jungfräulichkeit in eine Blauzeichnung umschlagen sollte). Sichere Jungfräulichkeitszeichen gibt es nach heutigem Wissensstand nicht, auch ein unzerstörtes Hymen ist nicht beweisend für Jungfräulichkeit od. Fehlen sexueller Erfahrungen. Historisch war die Beurteilung des Hymens als Jungfräulichkeitszeichen zwischen Hebammen u. Ärzten lange umstritten, wobei ärztlicherseits zeitweise sogar die Existenz des Hymens angezweifelt wurde. Heute kann als gesichert gelten, dass Beurteilungen der Jungfräulichkeit anhand körperlich-anatomischer Merkmale nur in Ausnahmefällen zuverlässig sind. Volkstümlich wurden zahlreiche Jungfräulichkeitsproben praktiziert, so galt z.B. nicht mehr als jungfräulich, wer gegen das Kitzeln unempfindlich war; wer einen Topf kochenden Wassers mit bloßen Händen vom Herd nehmen konnte, galt nicht mehr als Jungfrau, wenn das Wasser aufhörte zu sprudeln (sog. Topfprobe).

Jung|frau: (allg.) i.w.S. Frau, die noch keine Sexualkontakte hatte; i.e.S. Frau ohne Koituserfahrung u. mit unverletztem Hymen. Jungfräulichkeit ist in zahlreichen Gesellschaften ein hoch bewerteter Zustand, der erst nach Eheschließung od. nach Initiationsriten* beendet werden soll; in mitteleuropäischen Gesellschaften heute immer bedeutungsloser u. allenfalls als persönliches Merkmal von Interesse, s. Kohabitarche. Im modernen Sprachgebrauch wird der Begriff auch auf Männer ohne Koituserfahrung angewendet.

Jung|frauen|geburt: (kult.) Bezeichnung für die angenommene Geburt von Kindern durch Frauen, die keinen Geschlechtsverkehr hatten; beim Menschen u. anderen Säugetieren nur durch künstliche Befruchtung* möglich, bei an-

J

deren Tierarten als spontaner Vorgang beschrieben; vgl. Parthenogenese. Als religiöse Vorstellung bedeutsam z.B. im Christentum* („jungfräuliche" Maria als Mutter Jesu) u. im Buddhismus* („jungfräuliche" Maya als Mutter des Siddharta Gautama); vgl. Unbefleckte Empfängnis.

Jung|frauen|weihe: (kult.) Bezeichnung für ein Weiheritual der katholischen Kirche, bei dem Nonnen u. andere Frauen gesegnet werden, die ein Keuschheitsgelübde abgelegt haben; wird als christliche Form der heiligen Hochzeit* interpretiert; vgl. Zölibat.

Jung|geselle: (allg.) ursprünglich Bezeichnung für jungen Handwerksgesellen; heute kaum mehr gebräuchliche Bezeichnung für ledigen Mann im heiratsfähigen Alter; vgl. Hagestolz.

Jung|gesellen|haus: (kult.) Bezeichnung für Männerhaus*, das nur von unverheirateten Männern betreten werden darf.

Juno: (kult.) auch Lucina; in der römischen Mythologie* Name der Mondgöttin u. Ehefrau des Jupiter*; höchste weibliche Gottheit, die als Hüterin der Ehe, Beschützerin der Frauen u. Fruchtbarkeitsgöttin verehrt wurde (Große* Mutter); zahlreiche Hochzeitsbräuche waren mit einem Juno-Kult verbunden. In der griechischen Mythologie entspricht ihr Hera*.

Jupiter: (kult.) Name der höchsten altitalienischen Gottheit, Herr über Donner u. Blitz u. himmlischen Segen, verheiratet mit Juno*; in der römischen Mythologie* weitgehend mit Zeus identifiziert, wurde Jupiter auch als Kriegsgott verehrt.

K

Kabarett (frz. cabaret aus niederländisch cabret Trinklokal) n: (allg.) Bezeichnung für Lokale, in denen neben dem Ausschank alkoholischer Getränke auch humoristische (sog. politisch-literarisches Kabarett) od. artistische u. sexuell erregende Darbietungen (z. B. Striptease* od. Live*-Shows) stattfinden; vgl. Nachtklub.

Kadinen (türk. kadın Frau) f pl: (kult.) im osmanischen Reich (bis 1908) Bezeichnung für die (mindestens 4, höchstens 7) persönlich ausgewählten Frauen eines Sultans, i. d. R. aus dem Kreis der Odalisken*, da für Sultane ein Eheverbot mit freien Türkinnen bestand.

Kälte|fetischismus m: (sexol.) Bezeichnung für Formen des Fetischismus*, bei denen eine Reizung von Kälterezeptoren der Haut als sexuell besonders erregend erlebt wird; Vorkommen in masochistischen (Kältereize der eigenen Haut) u. sadistischen Formen (Unterkühlung von Partnern); vgl. Sinnesorgane (Tab.).

Käse|schmiere: (allg.) auch Fruchtschmiere; Bezeichnung für Vernix* caseosa.

Kairo|phobie (gr. καιρός Gelegenheit) f: (psychiat.) ungebräuchliche Bezeichnung für (krankheitswertige) Situationsangst*.

Kaiser|schnitt: (allg.) Bezeichnung für operative Entbindung*; Übersetzung von Sectio* caesarea, der geburtshilflichen Fachbezeichnung.

Kalender|methode f: (sexol.) auch Knaus-Ogino-Methode; Methode der natürlichen Kontrazeption* mit Berechnung der fruchtbaren Tage u. Vermeidung des Geschlechtsverkehrs in der Zeit, in der die Möglichkeit einer Konzeption am größten ist (periodische Enthaltsamkeit*). Die Methode setzt eine Beobachtung u. Aufzeichnung des Menstruationszyklus (Menstruationskalender) über 12 Monate voraus. Die Berechnung der fruchtbaren Tage ergibt sich aus der modifizierten Formel nach Marshall: kürzester Zyklus minus 18 = erster fruchtbarer Tag; längster Zyklus minus 10 = letzter fruchtbarer Tag. Daraus folgt für Frauen mit 26-36-tägigem Zyklus eine fruchtbare Phase vom 8.-20. Zyklustag. Eine computergestützte Berechnung (vgl. Kontrazeption, computergestützte) ist möglich. **Vorteile:** keine Störung beim Geschlechtsverkehr, kein Eingriff in den Hormonstoffwechsel. **Nachteile:** Unzuverlässigkeit bei alleiniger Anwendung (Pearl*-Index 14-40).

Kallmann-Syndrom (Franz J. K., Psychiater, Berlin, New York, 1897-1965) n: (klin.) Bezeichnung für olfaktogenitales Syndrom*.

Kamasutra (sanskr. ~ Leitfaden der Liebeskunst) n: (kult.) Titel eines im 3. Jahrhundert durch Mallanga Vatsyayana verfassten Lehrbuchs der Liebe mit sieben Kapiteln: **1.** Sadharana (allgemeine Dinge); **2.** Samprayogika (Umarmungen); **3.** Kanyasamprayuktata (sexuelle Vereinigungen); **4.** Bharyadhikarika (Vereinigungen mit der eigenen Frau); **5.** Paradika (Vereinigungen mit anderer Männer Frauen); **6.** Vaisika (Vereinigungen mit Kurtisanen); **7.** Upanishad (sog. vertrauliche Belehrungen in Verführungskunst u. Liebesmitteln). Neben allgemeinen Ratschlägen u. Aussagen zur Ehe (z. B. Liebesehe als ideale Form) werden Variationen des Geschlechtsverkehrs, v. a. zahlreiche Koituspositionen*, u. andere Formen sexueller Aktivität (z. B. Massage*, Bisskuss*) beschrieben. Frauen u. Männer werden nach Größe ihrer Sexualorgane klassifiziert (Gazelle, Stute, Elephantenkuh bzw. Hase, Stier, Hengst), die neun möglichen Kombinationen werden erörtert; in den Beschreibungen stehen einem Mann u. U. bis zu fünf Frauen gegenüber. Viele Themen des Kamasutra finden sich als Skulpturen u. Reliefs in indischen Tempeln (s. Hinduismus, Abb.); von den heutigen Gesetzen gegen Pornographie* (s. Abb. dort) sind sie durch ein Sondergesetz ausgenommen.

Kameradschafts|ehe: (sexol.) von dem Juristen Ben B. Lindsey (1927) vorgeschlagene Form des festen Zusammenlebens ohne juristische Verpflichtung der Ehe (sog. Probeehe*) mit dem Ziel, überstürzt geschlossene, unglückliche Ehen zu vermeiden; i. w. S. bezeichnet Kameradschaftsehe od. Gefährtenehe eine Form der Ehe, die (z. B. aus sozialen Motiven) auf freundschaftlich-kameradschaftlicher Grundlage geschlossen wird u. Sexualkontakte ausschließt. Vgl. Lebensgemeinschaft, nichteheliche.

Kampf der Geschlechter: (allg.) im 19. Jahrhundert entstandene Bezeichnung für den bewusst werdenden sozialen Widerspruch zwischen Frauen u. Männern, der zunächst v. a. in Literatur u. Philosophie zum Thema wurde u. sich dann in sozialen Bewegungen äußerte, s. Frauenbewegung; vgl. Männerbewegung. Heute eher ironisch verwendet zur Beschreibung extremfeministischer od. männlich-chauvinistischer Positionen, s. Sexismus.

Kannibalismus (span. caníbales Menschenfresser) m: (psychiat.) sog. Anthropophagie, Menschenfresserei; Bezeichnung für ein Essverhalten, bei dem Körperteile eines anderen Menschen verzehrt werden. Kannibalismus unterliegt interkulturell sehr unterschiedlichen Bewertungen u. Einordnungen: Während in manchen Kulturen Angehörige fremder (feindlicher) Gruppen od. Verstorbene der eigenen Gruppe rituell verzehrt wurden, um sich deren Eigenschaften anzueignen, gilt Kannibalismus in den meisten Gesellschaften als schwere Ausprägung einer Essstörung*, die z. B. bei psychiatrischen Erkrankungen, als Form des Pikazismus* od. eventuell als einzige Form von sexuellem Lust-

gewinn u. Befriedigung vorkommt (z. B. in Zusammenhang mit sexuell motivierten Tötungsdelikten).
(biol.) Fachbezeichnung für das Verzehren von Tieren (od. Teilen) der eigenen Art; häufiges Vorkommen bei Insekten, z. B. bei der Gottesanbeterin (Mantis religiosa), die nicht selten während od. nach der Begattung den Kopf des männlichen Tiers verzehrt.

Kanthariden (gr. κάνθαρος Käfer) m pl: (pharmak.) Sammelbezeichnung für die getrockneten Körper von Ölkäfern, insbesondere des Käfers Lytta vesicatoria (sog. spanische Fliege), die wegen ihres Gehalts an Cantharidin* (0,5-1 % des Gewichts) Bestandteil verschiedener volkstümlicher Heilmittel (Pflaster, Tinkturen) sowie zahlreicher Aphrodisiaka* waren (s. Cantharidin, Abb.). Die toxische Dosis liegt von der wirksamen nur wenig entfernt, der Verzehr eines einzigen Käfers kann zu schweren Nierenschäden führen; die Verwendung von Kanthariden als Aphrodisiaka ist daher in Deutschland (außer in homöopathischen Zubereitungen) verboten.

Kapazitation (lat. capacitas Geräumigkeit) f: (physiol.) Fachbezeichnung für einen im weiblichen Genitaltrakt stattfindenden zellbiologischen Reifungsprozess, durch den Samenzellen zur Befruchtung* befähigt werden; dabei Verschmelzung von Plasmamembran des Spermienkopfs u. Membran des Akrosoms unter Freisetzung von Enzymen (u. a. Hyaluronidase*), die ein Eindringen der Samenzelle in die Eizelle ermöglichen. Östrogene stimulieren, Progesteron hemmt die Kapazitation.

Kaplan, Helen Singer (geb. 1929): Psychiaterin, New York (USA); u. a. Forschungen zur Sexualreaktion* mit Entwicklung eines Dreiphasenmodells von Appetenz (s. Motivation, sexuelle), Erregung u. Orgasmus; im Rahmen der Sexualtherapie* Entwicklung der sog. Psychosexualtherapie als Behandlungsmethode für sexuelle Funktionsstörungen*, die psychische u. körperliche Aspekte berücksichtigt.

Kappen|pessar n: (sexol.) Bezeichnung für eine feste Kunststoffkappe, die auf den Muttermund aufgesetzt wird, s. Portiokappe.

Kapryl|gerüche (lat. capra Ziege): (biol.) auch Bocksgerüche; Sammelbezeichnung für Gerüche, die durch die flüchtige, gesättigte Caprylsäure geprägt werden, z. B. Vaginalgeruch, Genitalgeruch u. a. sexuelle Düfte*.

Kardio|toko|graph (gr. καρδία Herz) m: (gebh.) Gerät zur Messung u. Aufzeichnung von kindlichen Herztönen u. Wehentätigkeit zur Beurteilung des fetalen Kreislaufzustands während der Geburt*.

Karenz, sexuelle (lat. carere entbehren) f: (klin.) Fachbezeichnung für einen Zeitraum sexueller Abstinenz* (Karenzzeit), meist aus medizinischen Gründen, z. B. vor u. nach Entbindung, bei sexuell übertragbaren Infektionen od. 3-5 Tage vor einer Spermauntersuchung.

Karezza (ital. carezza Liebkosung): (sexol.) von A. B. Stockham (1896) eingeführte Bezeichnung zur Beschreibung einer Form des Koitus, bei der die Ejakulation kontrolliert über lange Zeit zurückgehalten wird; die in vielen Kulturen seit langem bekannte Methode ermöglicht eine meditative Vereinigung der Partner u. wird u. a. in religiösen Lehren (z. B. Tantrismus*) beschrieben.

Karikaturen (ital. caricare übertreiben) f pl: (kult.) Sammelbezeichnung für Zeichnungen mit satirischer Übertreibung bestimmter Eigenschaften von Personen, Sachen od. Vorgängen zur Verdeutlichung einer Meinungsäußerung; erotische Darstellungen in Karikaturen werden u. a. dazu genutzt, allgemeine Auffassungen, Normen u. moralische Vorstellungen zu kritisieren, s. Abb.

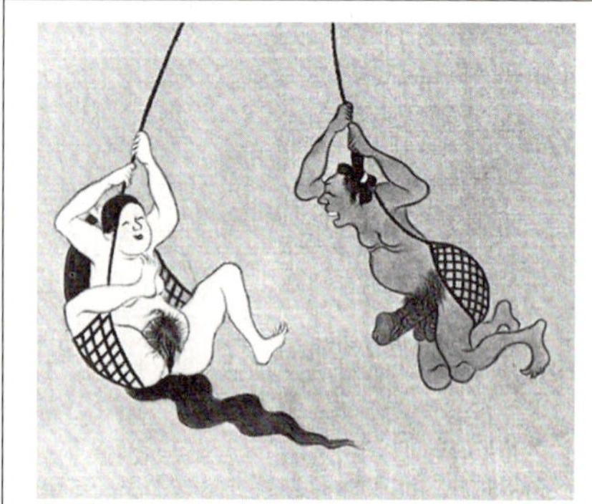

Karikaturen:
Japanische Seidenmalerei von Katsushika Hokusai (1760-1849)

Karman-Methode (Harvey K., zeitgen. Gynäkologe, USA) f: (gynäkol.) sog. Eventualausschabung; Absaugen der Gebärmutterschleimhaut innerhalb von 14 Tagen nach ausgebliebener Menstruation mit einer Vakuumpumpe zur Beseitigung einer evtl. vorhandenen Schwangerschaft; s. Schwangerschaftsabbruch.

Karneval (aus lat. carrus navalis Schiff mit Rädern, evtl. auch aus mlat. carne-vale Fleisch-Lebewohl) m: (kult.) Bezeichnung für regionale, der Fastnacht* entsprechende Feiertage vor Beginn der christlichen Fastenzeit; sie gehen auf spätrömische Frühlingsfeste (Fruchtbarkeitsriten*) zurück u. werden als jährliche Feste* begangen mit Umzügen, reichlichem gemeinsamen Essen u. Trinken, sexueller Freizügigkeit u. Rollenumkehr (Weiberfastnacht*, Verkleidungen) sowie strafloser Verspottung von Autoritäten (Narrenfreiheit).

Karyo|gamie (gr. κάρυον Nuss) f: (embryol.) auch Kernverschmelzung; Fachbezeichnung für Vereinigung der Kerne beider Keimzellen (Gameten) mit ihren haploiden Chromosomensätzen zu einer diploiden Zygote bei der Befruchtung*.

Karyo|gramm (gr. γράμμα Schrift) n: (genet.) auch Karyotyp, Idiogramm; systematische Gruppierung der Chromosomen* einer Zelle. Die 44 geschlechtsunabhängigen Chromosomen (Autosomen) werden anhand von Größe u. Lage des Zentromers u. evtl. Satelliten, sekundärer Einschnürungen u. Muster der Chromosomenbänder in sechs Gruppen (A-G) entsprechend

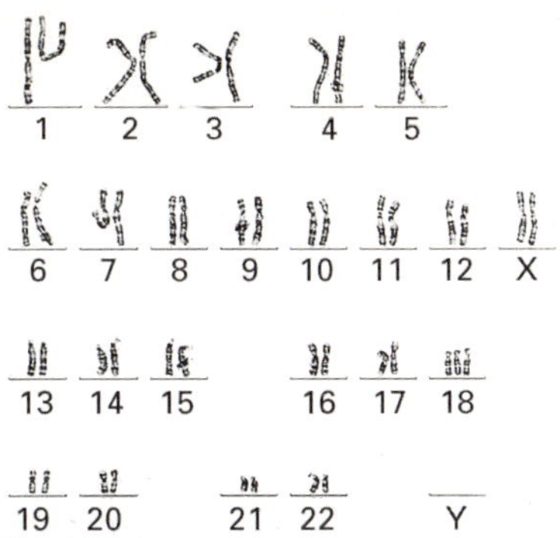

1 2 3 4 5
6 7 8 9 10 11 12 X
13 14 15 16 17 18
19 20 21 22 Y

Karyogramm:
Anordnung der Chromosomen einer Zelle nach Größe, Lage des Zentromers und Muster der (gefärbten) Banden; hier handelt es sich um das Karyogramm eines Mädchens (2 X-Chromosomen, kein Y-Chromosom) mit einem Trisomie-Syndrom (drei Chromosomen 18, Edwards-Syndrom).

dem Denver-Schema eingeteilt u. durchnummeriert. Die Geschlechtschromosomen werden als X- bzw. Y-Chromosom bezeichnet, s. Abb.; vgl. Chromosomen (Abb.), Trisomie (Abb.).

Karyo|kinese (gr. κίνησις Bewegung) f: (biol.) auch Mitose, Fachbezeichnung für die indirekte Zellteilung*.

Karyon n: (biol.) Fachbezeichnung für den Kern einer Zelle*.

Karyo|plasma (gr. πλάσμα Gebilde) n: (biol.) Fachbezeichnung für die gesamte Substanz innerhalb des Kerns einer Zelle*.

Karyo|typ (gr. τύπος Abdruck) m: (genet.) Karyogramm*.

Kaspar-Hauser-Komplex (Kaspar H., Findelkind, Nürnberg, ca. 1812–1833) m: (psychol.) von A. Mitscherlich (1950) beschriebene, für moderne Massengesellschaften typische Entwicklungsstörung mit psychischen u. körperlichen Symptomen, die infolge von frühkindlicher Isolation u. innerer Einsamkeit entsteht u. sich u. a. in schweren Kontaktstörungen u. Beziehungsunfähigkeit äußert.
(klin.) gelegentlich verwendete Bezeichnung für einen ausgeprägten körperlichen u. geistig-seelischen Entwicklungsrückstand infolge einer schweren Vernachlässigung im frühen Kindesalter; vgl. Deprivation.

Kasteiung (lat. castigare durch Züchtigung reinigen): (kult.) traditionelle Bezeichnung für religiös motivierte körperliche Züchtigung* (z. B. Geißelung, Tragen schmerzhaft enger Lederriemen, Kälte) als Bußübung; durch Schmerzen sollen zwar sexuelle Regungen unterdrückt werden, zugleich ist zu vermuten, dass sexuelle Motive dennoch eine bedeutsame Rolle spielen, s. Automasochismus; vgl. Flagellantismus.

Kastraten (lat. castrare die männlichen Sexualorgane abschneiden) m pl: (allg.) Bezeichnung für Männer mit genitaler Verstümmelung*, die über Zirkumzision* hinausgeht u. die Hoden einbezieht; in der römischen Antike wurden als „castrati“ Männer bezeichnet, denen Hoden u. Penis entfernt worden waren (s. Eunuchen), in späteren Zeiten bezieht sich der Begriff eher auf Männer mit intaktem Penis, deren Hoden entfernt od. durch Zerquetschen zerstört wurden, s. Kastration. **Vorkommen:** In verschiedenen Kulturen traditionelle Verstümmelung von Sklaven u. Besiegten, Verurteilten (Ehebrechern, Falschmünzern u. a.) od. Priestern (nicht selten als Selbstverstümmelung* in religiöser Ekstase). Seit dem Mittelalter wurden in den christlichen Kulturen Europas u. Kleinasiens Jungen kastriert, um ihre hohe Stimmlage zu erhalten (vermeintlich neutestamentlich begründetes Verbot des Gesangs von Frauen in Kirchen); die besonderen stimmlichen Fähigkeiten von Kastratensängern, deren kleiner Kehlkopf u. große Lunge das Singen sehr langer Phrasen ermöglichen, führten bis in die Neuzeit zu ihrer Verwendung auch in der weltlichen Musik, sie standen z. T. in hohem sozialen Ansehen als Arien- u. Opernsänger. Im Vatikan wurde ihre Beschäftigung erst gegen Ende des 19. Jahrhunderts verboten, der letzte Kastratensänger des Vatikans starb 1922. Heutiges Vorkommen am ehesten infolge medizinisch begründeter Eingriffe, Unfälle od. Gewaltverbrechen (Rachedelikt), in manchen Kulturen allerdings weiterhin auch als sozial gebilligte Verstümmelung; s. Eunuchen.

Kastration f: (klin.) Bezeichnung für die Ausschaltung der Funktion von Hoden od. Eierstöcken mit unterschiedlichen Methoden u. Zielen. **Formen: 1.** operatives Entfernen von Keimdrüsen, z. B. bei Vorliegen einer schweren Schädigung od. eines Tumors, dann meist einseitig (Semikastration*), bei Männern evtl. mit Einsetzen einer Hodenprothese*, od. beiderseitig, z. B. zur Geschlechtsangleichung* bei Transsexualität*; bei Männern auch traditionelle Form der genitalen Verstümmelung*; **2.** Röntgenkastration durch Bestrahlung der Keimdrüsen (aus heutiger Sicht nicht vertretbar); **3.** reversible Ausschaltung der Hormonproduktion in den Keimdrüsen durch Medikamente (s. Kastration, hormonale), z. B. bei hormonsensiblen Tumoren od. zur Minderung der sexuellen Appetenz; **4.** Verlust der Hoden durch Unfälle, Gewaltverbrechen od. Selbstverstümmelung*; **5.** Zerstörung des Hodengewebes durch stumpfe Gewalt (Zerquetschen), Unterbrechen der Blutversorgung (Abbinden) od. infolge von Virusinfektionen (insbesondere Mumps).
Folgen der Kastration sind Zeugungsunfähigkeit* bzw. Unfruchtbarkeit* sowie (im Gegensatz zur Sterilisation*) das Fehlen von Gonadenhormonen mit entsprechenden (je nach Zeitpunkt der Kastration verschiedenen) Folgen für Körperbau u. Entwicklung: **1.** Bei Kastration vor der Pubertät bleibt ein kindlicher Körperbau- u. Verhaltenstyp erhalten, bei beiden Geschlechtern unterbleibt die Entwicklung sekundärer Geschlechtsmerkmale, es kommt infolge verzögerter Wachstumshemmung zum (sog. eunuchoiden) Hochwuchs (s. Eunuchoidismus), Neigung zu Fettansatz u. starker Einschränkung

der psychosexuellen Reifung, bei Männern zum Ausbleiben des Stimmbruchs. **2.** Bei Kastration nach der Pubertät kommt es zu einem Rückgang der sekundären Geschlechtsmerkmale, zu psychischen Veränderungen (nicht selten Depressionen) u. vorzeitiger Alterung, bei Frauen zu Symptomen vergleichbar einem frühen Klimakterium*; die sexuelle Appetenz wird bei beiden Geschlechtern eher vermindert u. als deutlich weniger drängend erlebt, aber die sexuelle Orientierung bleibt unverändert; bei Männern ist die Erektionsfähigkeit meist stark eingeschränkt, bleibt aber z. T. auch erhalten.

Wertungen: In Mythen u. Geschichte wohl der Mehrzahl der Kulturen werden Kastrationen von Männern als gewaltsame Verstümmelungen beschrieben, entweder als Ausdruck einer endgültigen Unterlegenheit des Opfers (Besiegter, Verurteilter, Sklave) od. als Ausdruck eines besonderen sozialen Status (Priester, Prostituierter, Künstler). In Europa wurden bis zum Ende des 19. Jahrhunderts Kastrationen bei Jungen vorgenommen, um deren Stimme über die Pubertät hinaus zu erhalten (s. Kastraten), außerhalb von Europa bis heute v. a., um ihre sexuelle Erregbarkeit zu vermindern u. sie an sexueller Aktivität zu hindern od. als Prostituierte zu missbrauchen (s. Eunuchen); bei Mädchen sind Kastrationen historisch nur vereinzelt zum Zweck des Missbrauchs als Prostituierte beschrieben, denn die Durchführung setzt genauere anatomische Kenntnisse voraus u. ist mit sehr erheblichen Risiken verbunden.

Ab dem 19. Jahrhundert wurden Kastrationen vermehrt aus medizinischer (insbesondere psychiatrischer) Indikation durchgeführt, z. B. um aggressives, sog. hysterisches od. hypersexuelles Verhalten zu beeinflussen, aber auch um die Fortpflanzung Kranker od. Behinderter zu verhindern. Aus ähnlichen Gründen (sog. Verhinderung erbkranken Nachwuchses) wurden im Nationalsozialismus bei beiden Geschlechtern Zwangskastrationen u. Zwangssterilisationen* durchgeführt (s. Eugenik). Bei Sexualstraftätern galt früher die (freiwillige) chirurgische Kastration als (in ihrer Wirksamkeit stets umstrittene) Möglichkeit zur Verbesserung der Kriminalprognose; seit Wirkstoffe zur reversiblen hormonalen Kastration* verfügbar sind, werden diese Eingriffe kaum noch durchgeführt; s. Kastrationsgesetz.

Kastration, hormonale f: (sexol.) auch chemische od. unblutige Kastration; Unterdrückung der Hoden- bzw. Eierstockfunktion durch Hormone; Anwendung z. B. von Cyproteronacetat* in der Behandlung von Sexualstraftätern (in Kombination mit Psychotherapie) od. von GnRH*-Analoga in der Behandlung von Frauen mit Hormonrezeptor-positivem Mammakarzinom vor der Menopause.

Kastrations|gesetz: (jurist.) Abkürzung KastrG; Kurzbezeichnung für das in Deutschland seit 1969 gültige „Gesetz über die freiwillige Kastration und andere Behandlungsmethoden", das die Kastration* auf freiwilliger Basis (z. B. bei Sexualstraftätern* ab einem Alter von 25 Jahren) u. die Behandlung eines „abnormen Geschlechtstriebs" bei jüngeren Personen durch andere Behandlungsmethoden regelt. Die Eingriffe müssen persönlich beantragt bzw. durch das Vormundschaftsgericht genehmigt u. durch Gutachterstellen der Bundesländer (z. B. bei den Ärztekammern) geprüft u. gestattet werden. Chirurgische Kastrationen sind in ihrer Wirksamkeit umstritten u. in den letzten Jahren sehr selten geworden (ca. 6 Eingriffe jährlich), sie werden heute durch die (prinzipiell reversible) Behandlung mit Antiandrogenen* ersetzt.

Kastrations|komplex m: (psychoanalyt.) auch Kastrationsangst; Fachbezeichnung für Angst, den Penis zu verlieren od. kastriert zu werden (bei Jungen) bzw. ihn bereits verloren zu haben od. kastriert worden zu sein (bei Mädchen). Auslösend sollen bei Jungen elterliche (insbesondere väterliche) Drohungen sein; bei Mädchen wird von manchen Autoren ein Penisneid* vermutet. Die Bedeutung einer Kastrationsangst für die Entstehung von Abwehrmechanismen wird heute sehr zurückhaltend beurteilt. Vgl. Elektra-Komplex, Ödipus-Komplex.

Kastrations|zellen: (anat.) Fachbezeichnung für hormonaktive Zellen des Hypophysenvorderlappens, die typischerweise nach Kastration* entstehen u. (infolge fehlender Rückkopplung) eine verstärkte Produktion von Hypophysenhormonen* zeigen.

KastrG: (jurist.) Abkürzung für das **Kastr**ationsgesetz*.

Katharsis (gr. κάθαρσις Reinigung) f: (psychoanalyt.) aus der griechischen Philosophie (Läuterung, Versöhnung) übernommene Bezeichnung für Abreaktion*; als sog. **kathartische Methoden** werden Vorgehensweisen in verschiedenen Formen der Psychotherapie bezeichnet, bei denen ein wiederholtes Durchleben von Erinnerungen, Gedanken od. Träumen zur Bewältigung mit diesen verbundener negativer Affekte verhelfen soll. Die kulturhistorisch allgemein angenommene sog. kathartische Wirkung des Betrachtens von Emotionen in ritualisierter Form (z. B. im Theater) od. der reglementierten Abreaktion (z. B. im Sport) ist experimentell nicht zu bestätigen; vgl. Aggression.

Katheter (gr. καθετήρ Sonde) m: (klin.) Bezeichnung für ein starres od. flexibles Instrument aus Gummi, Kunststoff, Stahl od. Glas zum Einführen in Körperöffnungen u. Hohlorgane; **Verwendung: 1.** in der Medizin z. B. zur Untersuchung, Probengewinnung, Spülung, Messung u. Überwachung von Körperfunktionen (z. B. Blasenkatheter, Venenkatheter); **2.** als (nicht ungefährliches) Sexspielzeug*.

Katheter|sex: (allg.) Bezeichnung für die Vorliebe mancher Menschen, sich durch Einführen (Autoerotik*) od. Einführenlassen von Kathetern (Kliniksex*) sexuell zu erregen; Form der Urethralerotik*, die strenge hygienische Bedingungen erfordert, um eine Urethritis* od. Zystitis* zu vermeiden.

Kauf|ehe: (kult.) Bezeichnung für eine Form der Eheschließung, bei der die Familie des Mannes an diejenige der Frau einen Brautpreis* (Geld, Werkzeug, Vieh) entrichtet, ggf. auch Arbeitsleistungen erbringt (s. Dienstehe). Der Preis richtet sich nach den Verhältnissen der beiden Familien u. Merkmalen der Frau (Schönheit, Kenntnisse, Jungfräulichkeit u. a.), er dient traditionell als Ausgleich für die verlorengehende Arbeitskraft u. zur Sicherung einer angemessenen Behandlung der Frau in der neuen Familie (vgl. Mitgift). Die Sitte entstand im Übergang zwischen matriarchaler u. patriarchaler Organisation, sie war (u. ist z. T. bis heute) in Viehzüchter-Gesellschaften (seltener auch bei Ackerbauern) üblich; der Vater der Braut darf evtl. Mängel nicht verschweigen, bei Unfruchtbarkeit od. anderen Ehehindernissen kann der Vertrag rückgängig gemacht werden. In manchen Gesellschaften wurde die Sitte der Kaufehe später durch die Raubehe* abgelöst.

Kava-Kava: (pharmak.) Kurzbezeichnung für die Wurzeln von Piper methysticum (sog. Rauschpfeffer), die wegen ihres Gehalts an sog. Kavalactonen (v. a. Kavaine u. Methysticine) mit euphorisierender u. sedierender Wirkung traditionell (v. a. Südseeinseln) zur Zubereitung sedierender, entspannender Getränke verwendet werden; die früher in Apotheken u. im Lebensmittelhandel erhältlichen Zubereitungen werden in Deutschland wegen des Verdachts, schwere Leberschädigungen auszulösen, nicht mehr angeboten.

Kavalier (ital. cavaliere Ritter) m: (allg.) ursprünglich Bezeichnung für einen adeligen Mann bzw. vornehmen Weltmann; heute für Männer mit besonders höflichen Umgangsformen (v. a. gegenüber Frauen) verwendet. Vgl. Ritterlichkeit.

Kavernoso|graphie (lat. caverna Höhle) f: (androl.) Bezeichnung für die röntgenologische Darstellung der venösen Abflüsse aus den Schwellkörpern des Penis im Rahmen der Diagnostik von Erektionsstörungen*; im Anschluss an eine Kavernosometrie* wird Röntgenkontrastmittel infundiert, um atypische Abflüsse od. unzureichende Verschlussmechanismen nachzuweisen.

Kavernoso|metrie f: (androl.) Bezeichnung für die Messung des Drucks in den Schwellkörpern des Penis zum Nachweis von Störungen der venösen Verschlussmechanismen im Rahmen der Diagnostik von Erektionsstörungen*; sofern mit SKAT*-Testung keine Erektion erzielt werden kann, wird (meist nach Gabe vasoaktiver Medikamente als sog. Pharmakokavernosometrie) ein Corpus cavernosum punktiert, mit einer Pumpe Kochsalzlösung infundiert, bis eine Erektion eintritt; durch eine zweite Punktionskanüle wird dann (blutig) der Druck in Abhängigkeit von der infundierten Menge gemessen. Die Untersuchung kann ergänzt werden durch Kavernosographie*; das Verfahren ist invasiv, für die Patienten psychisch belastend u. eignet sich daher nicht zur Routinediagnostik.

Kaviar: (allg.) Bezeichnung für gesalzenen Rogen von Störfischen; im übertragenen Sinn unter Menschen mit koprophilen Neigungen übliche Bezeichnung für Kot; vgl. Koprophilie.

Kebs|ehe (von ahd. chebis Bettgenossin): (allg.) im Mittelalter gängige Bezeichnung für Nebenehe*, meist mit einer Frau eines niedrigeren Standes (sog. Kebsweib), seltener mit einem Mann eines niedrigeren Standes (sog. Kebsmann). Kebsehen, die als soziales Privileg galten, stellten eine Fortführung des Konkubinats* dar; Kinder, die aus Kebsehen hervorgingen, wurden als Kegel* bezeichnet.

Kegel (von mdt. kekel nichteheliches Kind): (allg.) ursprünglich Bezeichnung für unehelichen Sohn; vermutlich seit dem 13. Jahrhundert Bezeichnung für die aus einer Kebsehe* hervorgehenden Kinder, woraus vermutlich die sprichwörtliche Redensart „mit Kind und Kegel“ abgeleitet ist.

Kegel-Übungen (Arnold H. K., zeitgen. Gynäkologe, USA): (sexol.) Bezeichnung für Beckenbodenübungen* zur Kräftigung insbesondere des Musculus* pubococcygeus.

Kehl|kopf: (anat.) Larynx; oberer Teil der Luftröhre, von Schleimhaut ausgekleidetes Organ, Pförtner der unteren Luftwege u. Organ der Stimmbildung; Gerüst aus mehreren Knorpeln, die durch Gelenke, Bänder u. Membranen beweglich verbunden sind. Unter dem Einfluss von Testosteron kommt es zu einem Wachstum des Schildknorpels: In der Pubertät führt dies bei Männern zu einem geschlechtstypischen Hervortreten der Kontur (sog. Adamsapfel), die damit verbundene Verlängerung der Stimmbänder zum Stimmbruch*; bei Frauen ist sowohl in der Pubertät als auch im Klimakterium eine geringgradige Vergrößerung mit entsprechender Veränderung der Stimme feststellbar.

Keim: (embryol.) auch Keimbläschen; Sammelbezeichnung für das befruchtete Ei (Zygote*) u. seine ersten Entwicklungsstadien bis ca. 4. Woche; vgl. Embryonalentwicklung.
(allg.) Bezeichnung für Krankheitserreger, z. B. Bakterien, Viren od. Pilze.

Keim|bahn: (genet.) Bezeichnung für die Zellfolge im Lauf der individuellen Entwicklung, die von den Keimzellen eines Organismus zu den Keimzellen der nächsten Generation führt. Die Keimbahn beginnt mit der befruchteten Eizelle u. führt über die Bildung von Urkeimzellen zur Bildung der Keimdrüsen (Gonaden) u. Gameten (Gametogenese); vgl. Endometrialzyklus (Abb.), Gonadenentwicklung (Abb.).

Keim|bahn|eingriffe: (genet.) auch als Keimbahn-Gentherapie bezeichnete Veränderung der genetischen Eigenschaften von Keimzellen eines Organismus, die an die Nachkommen weitergegeben werden; damit ergeben sich Veränderungen der Erbeigenschaften folgender Generationen. **Prinzip:** Dem Genom werden bestimmte genetische Eigenschaften od. (bei defekten Genen) funktionsfähige Genkopien hinzugefügt; es entstehen transgene Organismen. **Anwendung:** weit verbreitet in der Pflanzenzucht (u. a. bei Mais, Tomate, Baumwolle, Sojabohne), z. B. Einfügen von sog. Resistenzgenen gegenüber Schimmelpilzinfektionen od. Herbiziden, ferner bei Tieren (Verwendung als Produktionsmittel für bestimmte Proteine, z. B. in der Milch gentechnologisch veränderter Schafe). Keimbahneingriffe bei Menschen bzw. Embryonen sind in Deutschland durch das Embryonenschutzgesetz* verboten.

Keim|blätter: (embryol.) allgemeine Bezeichnung für die im Anschluss an Furchung u. Gastrulation entstehenden Zellschichten; man unterscheidet: **1.** äußeres Keimblatt (Ektoderm*); **2.** inneres Keimblatt (Entoderm*); **3.** mittleres Keimblatt (Mesoderm*). Aus den Keimblättern entwickeln sich sämtliche in der Organogenese entstehenden Strukturen des Embryos*.

Keim|blase: s. Blastozyste.

Keim|drüsen: (allg.) bedeutungsgleich mit Gonaden*.

Keim|drüsen|hormone n pl: (allg.) Bezeichnung für die in den Gonaden (Hoden, Eierstöcke) gebildeten Sexualhormone*.

Keim|drüsen|trans|plantation (lat. transplantare verpflanzen) f: (endokrin.) historisches, heute durch Hormon*-Ersatztherapie u. Hormonsubstitution ersetztes Verfahren mit teilweiser od. vollständiger chirurgischer Übertragung von Eierstock (Eierstocktransplantation, Ovarienimplantation) od. Hoden (Hodentransplantation). Keimdrüsentransplantationen wurden experimentell im 19. u. frühen 20. Jahrhundert angewendet (s. Abb.), z. B. um künstliche Hermaphroditen zu erzeugen, Anfang des 20. Jahrhunderts auch therapeutisch bei Keimdrüsenausfall (z. B. infolge Tuberkulose), zur Geschlechtsangleichung u. als Behandlung der Homosexualität erprobt; die Übertragung tierischer Keimdrüsen (z. B. Implantation von Affenhoden) wurde gelegentlich als Verjüngungskur angepriesen.

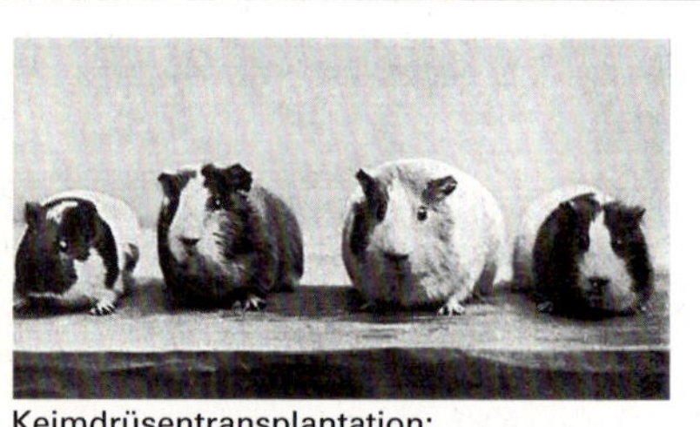

Keimdrüsentransplantation: Die Ausschaltung bzw. Übertragung von Keimdrüsen bewirkt Veränderungen des körperlichen Erscheinungsbildes, wie E. Steinach Anfang des 20. Jahrhunderts in Versuchen an Meerschweinchen gezeigt hat: Die Übertragung eines Eierstocks auf Männchen führte zur Feminisierung (ganz links), bei frühzeitiger Ausschaltung der Keimdrüsen (Kastration) blieb die normale Entwicklung aus (Mitte links); zum Vergleich ein gesundes Männchen (Mitte rechts) und Weibchen (rechts).

Keim|epithel (gr. ἐπιθηλέω auf etwas wachsen) n: (anat.) für die Keimzellreifung bedeutsames Epithel; **männlich:** Auskleidung der Samenkanälchen (Epithelium spermatogenicum, s. Hoden, Abb.; vgl. Spermienbildung); **weiblich:** Peritonealüberzug des Ovars (Epithelium superficiale), das die Rindenschicht bedeckt; s. Endometrialzyklus, Abb.; vgl. Follikelreifung.

Keim|hüllen: (klin.) Bezeichnung für Fruchthüllen, s. Eihäute.

Keim|schädigung: (klin.) Bezeichnung für Teratogenese*.

Keim|scheibe: (embryol.) auch Blastoderm; unterschieden werden: **1. zweiblättrige Keimscheibe:** am 8. Tag nach der Befruchtung entstehender zweischichtiger Embryoblast mit Ektoderm* u. Entoderm*; **2. dreiblättrige Keimscheibe** od. Keimschild: entsteht in der 3. Entwicklungswoche durch Bildung des dritten Keimblatts (sog. Mesoderm*) infolge einer Einstülpung von Ektodermzellen zwischen Ektoderm u. Entoderm.

Keim|schild: (embryol.) Bezeichnung für die dreiblättrige Keimscheibe* mit einem Mesoderm, das durch Einstülpung von ektodermalen Zellen zwischen Ektoderm u. Entoderm der zweiblättrigen Keimscheibe entsteht.

Keim|zellen: (biol.) auch Gameten, Sexualzellen; Sammelbezeichnung für die männlichen u. weiblichen Geschlechtszellen (Ei- u. Samenzellen). Die Keimzellen entstehen aus den Urkeimzellen, die beim menschlichen Embryo im Rahmen der Eireifung* bzw. Spermienbildung* gegen Ende der 3. Woche in der Wand des Dottersacks entstehen u. anschließend in die (noch indifferenten) Gonadenanlagen einwandern (s. Endometrialzyklus, Abb.; vgl. Gonadenentwicklung, Abb.). Keimzellen enthalten nach der meiotischen Zellteilung* nur einen einfachen (haploiden) Chromosomensatz. Bei der Befruchtung* entsteht durch Verschmelzung der männlichen u. weiblichen Keimzelle die Zygote*.

Kern: (biol.) Kurzbezeichnung für Zellkern, s. Zelle.

Kern|familie: (soziol.) auch Kleinfamilie; Fachbezeichnung für Familie*, in der zwei Generationen (Eltern u. Kinder) zusammenleben.

Kern|geschlecht: (biol.) **1.** durch den Karyotyp definiertes chromosomales Geschlecht* einer Zelle bzw. eines Organismus; **2.** kernphänotypisches Geschlecht; anhand der Anzahl von Barr*-Körpern im Zellkern bestimmtes (sog. zellmorphologisches) Geschlecht.

Kern|teilung: (biol.) Teilung des Zellkerns, s. Zellteilung.

Kern|verschmelzung: (embryol.) auch Konjugation; Verschmelzung der haploiden Vorkerne von Samenzelle u. Eizelle zu einem diploiden Kern bei der Befruchtung*.

Kertbeny, Karl Maria: Pseudonym von Karl Maria Benkert*.

Ket|amin n: (pharmak.) Bezeichnung für Chlorphenylmethylaminocyclohexanon; injizierbares Narkosemittel, das in Subkulturen (durch Schnupfen der getrockneten Reinsubstanz od. Aufnahme der Lösung über die Nasenschleimhaut) als Rauschmittel* gebraucht wird (s. Partydrogen). Die Wirkung ist (dosisabhängig) sedierend u. halluzinogen bis narkotisch, sie wird als sexuell erregungssteigernd empfunden; vgl. Aphrodisiaka.

17-Keto|steroide n pl: (chem.) Sammelbezeichnung für Steroidhormone mit einer Ketogruppe am C-17-Atom, z. B. Androgene u. Kortikosteroide; Bestimmung von Ketosteroiden im

17-Ketosteroide

	Referenzbereiche (Urin)
Männer	5–23 mg/d (17,5–80,5 μmol/d)
Frauen	3–15 mg/d (10,5–52,5 μmol/d)

Urin z. B. bei Verdacht auf Tumoren der Nebennierenrinde od. als Screening-Verfahren für das adrenogenitale Syndrom*. Referenzbereiche: s. Tab.; erniedrigte Werte z. B. bei Mangelernährung u. mit zunehmendem Alter.

Kette (lat. catena Fessel)**:** (allg.) Bezeichnung für Gegenstände aus fest, aber beweglich miteinander verbundenen Elementen; in allen Kulturen verbreitet als Schmuck*, der v. a. am Hals od. (oft in Verbindung mit Ringen) an anderen Körperstellen getragen wird, außerdem als Mittel zur Fesselung od. Befestigung. Ketten gelten daher als Symbol sowohl der Liebe als auch der Sklaverei, sie spielen insbesondere in sadomasochistischen Phantasien u. Handlungen u. U. eine bedeutsame Rolle.

Keuschheit: (allg.) ursprünglich Bezeichnung für Reinheit, bald eingeschränkt auf sexuelle Enthaltsamkeit*, die (z. B. in christlicher Tradition) mitunter höher bewertet wurde als sexuelle Aktivität; vgl. Christentum. Der Begriff bezieht auch sexuelle Phantasien ein u. ist (insbesondere nach katholischer Auffassung) nicht nur bis zur Eheschließung (vgl. Jungfräulichkeit) u. für Priester u. Angehörige von Orden geboten (Keuschheitsgelübde im Rahmen des Initiationsritus*; vgl. Zölibat), sondern soll auch in der Ehe beachtet werden (Verbot von Kontrazeption u. nichtreproduktiven Formen der Sexualität) u. wird nach der Ehe empfohlen (vgl. Witwenbräuche). Nach moderner katholischer Auffassung wird das Keuschheitsgebot auch ohne Enthaltsamkeit beachtet, sofern Sexualität Ausdruck einer geordneten Liebesbeziehung ist.

Keuschheits|gürtel: (allg.) historisch auch Treuschutz; Bezeichnung für um die Hüfte u. durch den Schritt getragene (evtl. mit einem Schloss gesicherte) Vorrichtungen, überwiegend aus Metall, die bei Frauen den (vor- od. außerehelichen) Vaginalverkehr verhindern sollten (seit dem 15. Jahrhundert), bei Jungen u. Mädchen die Masturbation (seit dem 19. Jahrhundert). Zahlreichen Erwähnungen in historischen Dokumenten (d. h. einer offensichtlichen Faszination durch die Idee) steht die ungeklärte Frage gegenüber, wie verbreitet Keuschheitsgürtel tatsächlich verwendet wurden, um bei längeren Abwesenheiten von Ehemännern (z. B. während der Kreuzzüge) eheliche Treue zu sichern; in Deutschland wurde noch 1903 Gebrauchsmusterschutz für ein „verschließbares Schutznetz für Frauen gegen eheliche Untreue" erteilt. Heute dienen (einvernehmlich verwendete) Keuschheitsgürtel für Frauen u. Männer vereinzelt als sexueller Fetisch*.

Keuschheits|probe: (kult.) Bezeichnung für die Sitte in zahlreichen Kulturen, eine Jungfräulichkeit* der Braut erst anzunehmen, wenn nach der Hochzeitsnacht* Blutspuren auf dem Bettlaken gefunden (evtl. auch öffentlich gezeigt) werden; vgl. Jungfräulichkeitszeichen.

Keusch|lamm: (allg.) Bezeichnung für die in Europa heimische Pflanze Vitex* agnus-castus (sog. Mönchspfeffer), der sehr verschiedene (sexuell stimulierende od. auch hemmende) Wirkungen zugeschrieben werden.

Kilt|gang (alem. ~ nächtlicher Besuch)**:** (kult.) in der Schweiz übliche Bezeichnung für den in ländlichen Regionen zum Teil noch heute praktizierten Brauch, nachts vor dem Fenster des Mädchenzimmers zu singen u. durch das Fenster in das Schlafzimmer einzusteigen (s. Fensterln); vgl. Probenächte.

Kimme: (allg.) derbe Bezeichnung für Analfurche (Crena ani), s. Gesäß.

Kind: (allg.) i. e. S. direkter Nachkomme eines Menschen, i. w. S. jeder Mensch von seiner Geburt bis zum Eintritt ins Jugendalter (Pubertät*); **Altersstufen:** Neugeborenes (bis 4 Wochen), Säugling (bis 1 Jahr), Kleinkind (bis 3 Jahre), Vorschulkind (bis 6 Jahre), Schulkind (bis 14 Jahre). Kinder bis 14 Jahre bilden in Deutschland 16 % der Gesamtbevölkerung, weltweit 31 % mit starker Streuung (z. B. Monaco 12 %, Uganda 49 %). Die **Kindheit** ist geprägt durch körperliches Wachstum* u. psychische Entwicklung sowie Lernen* in starker Abhängigkeit von der sozialen Umgebung (s. Sozialisation, Familie). Alle Gesellschaften betrachten Kinder (wenn auch sehr verschieden ausgeprägt) als besonders schutzwürdig (Jugendschutzgesetze*) u. nur eingeschränkt für ihr Handeln verantwortlich (Jugendrecht*). Das deutsche bürgerliche Recht betrachtet als Kinder einer Person nicht nur deren eheliche u. nichteheliche Nachkommen (s. Ehelichkeit), sondern auch Adoptivkinder (s. Adoption). Die Vereinten Nationen definieren seit 1989 in einer Konvention über die Rechte des Kindes (hier bis zum 18. Lebensjahr) bestimmte Kinderrechte*, die prinzipiell auch in Deutschland gelten.

Kind, außer|eheliches: (jurist.) veraltete Fachbezeichnung für ein Kind nicht miteinander verheirateter Eltern, wobei ein Elternteil verheiratet ist. Vgl. Kind, nichteheliches.

Kind|bett: (allg.) Bezeichnung für Wochenbett*.

Kind|bett|fieber: (klin.) veraltete Bezeichnung für Puerperalfieber*.

Kindchen|schema n: (ethol.) von K. Lorenz (1943) eingeführte Fachbezeichnung für eine Kombination von kindlichen Verhaltens- u. Körpermerkmalen, die als typisches (optisches) Reizmuster über angeborene Auslösemechanismen* bestimmte Verhaltensweisen (Brut-, Pflegeverhalten, Aggressionshemmung u. a.) bewirken. Als Beweis für das Vorliegen optisch (u. nicht durch das Verhalten der Kinder) ausgelöster Verhaltensweisen gelten einerseits Experimente beim Menschen (s. ums. Abb.), andererseits z. B. die Tatsache, dass bei manchen Primaten auch verstorbene Neugeborene noch über längere Zeit weitergepflegt werden.

Kinder|ehe: (kult.) Bezeichnung für Ehe von Kindern bzw. (selten) auch für Ehe von einem Kind u. einem Erwachsenen (z. B. Knabenehe*); Kinderehen wurden i. d. R. von den Eltern im frühen Kindesalter, mitunter schon vor der Geburt, vereinbart. Mit ihnen war eine weit in die Zukunft reichende Sicherung familiärer Verbindungen (z. B. zu wirtschaftlich-politischen Zwecken) beabsichtigt; in traditionellen Gesellschaften (z. B. Indien, Anatolien) waren sie bis in das 20. Jahrhundert weit verbreitet.

Kinder|frei|betrag: Bezeichnung für einen alternativ zum Kindergeld* gewährten Steuerfreibetrag zur Unterstützung von Familien mit Kindern; vgl. Familienhilfe.

K

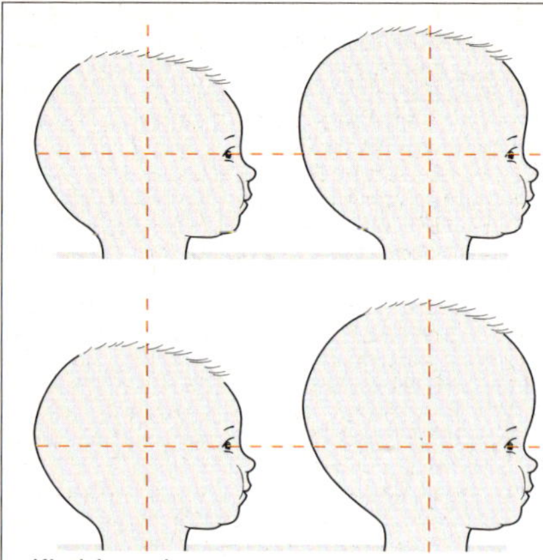

Kindchenschema:
In Auswahlversuchen werden von Jugendlichen (hier Mädchen zwischen 10 und 13 Jahren sowie jungen Männern zwischen 18 und 21 Jahren) die jeweils rechts gezeigten Formen mit übertrieben dargestellter Oberkopfhöhe (oben) oder zusätzlich übertrieben dargestellter Stirnbeinkrümmung (unten) gegenüber der links gezeigten Grundform bevorzugt.

K

Kinder|freunde: (allg.) verschleiernde Bezeichnung für Männer u. Frauen mit pädophilen Neigungen; vgl. Pädophilie.

Kinder|geld: Bezeichnung für eine alternativ zum Kinderfreibetrag* gewährte staatliche finanzielle Leistung zur Unterstützung von Familien mit Kindern; vgl. Familienhilfe.

Kinder|handel: (allg.) Bezeichnung für die Überlassung von Kindern durch ihre Sorgeberechtigten (ggf. auch durch Entführer) an andere Personen gegen Entgelt, überwiegend mit dem Ziel, sie zur Prostitution zu zwingen (Menschenhandel*) od. als Arbeitskräfte zu missbrauchen (Sklaverei*), bei Säuglingen auch mit dem Ziel einer Adoption (Adoptionshandel*); in Deutschland in jeder Form strafbar (insbesondere § 236 StGB). Trotz grundsätzlicher internationaler Ächtung (s. Kinderrechte) gilt der weltweite Handel mit Minderjährigen (nach Drogen- u. Waffenhandel) als drittgrößte Profitquelle im Bereich der organisierten Kriminalität, Schätzungen gehen von jährlich mindestens 2 Mio. (bis 5 Mio.) Minderjährigen aus, die durch internationale Netzwerke meist in andere Länder verbracht u. unter Anwendung jeder Art von Gewalt ausgebeutet werden; dabei spielt das Internet als Basis für die Vermittlung u. Abwicklung eine zunehmend bedeutsame Rolle, die Erfolge der Bekämpfung sind bisher minimal. Insgesamt überwiegt der Handel mit Mädchen (mehrheitlich zur Prostitution, auch als Arbeiterinnen in Haushalten od. Fabriken), aber der Anteil des Handels mit Jungen nimmt zu (mehrheitlich als Land- od. Fabrikarbeiter, Taschendiebe, Drogenkuriere, Kameljockeys od. Söldner, zunehmend auch als Prostituierte). Die soziale Basis des Kinderhandels bildet extreme Armut der Herkunftsfamilien, er erfolgt fast immer unter Mitwirkung staatlicher Stellen (Korruption, Bedrohung) u. wird erleichtert durch soziale Desorganisation (Binnenwanderungen, Massenfluchten, Bürgerkriege); eine Rückführung aufgefundener Kinder in ihre Heimatländer (internationaler Regelfall) löst daher ihr Problem überwiegend nicht. Für Kinder, die als Prostituierte arbeiten müssen, liegt das Risiko für sexuell übertragbare Infektionen (insbesondere für HIV-Infektionen) bei fast 100 %, da sie erst bei deren Vorliegen aus der Prostitution entlassen werden; vgl. Sextourismus.

Kinder|hass: (allg.) Bezeichnung für Misopädie*.

Kinder|heirat: (soziol.) Bezeichnung für die Verheiratung von Minderjährigen untereinander; obwohl in zahlreichen Staaten heute gesetzlich verboten, werden in traditionellen Gesellschaften auch heute noch rituelle Kinderheiraten praktiziert, wobei die Eltern teilweise bereits kurz nach der Geburt entsprechende Eheverträge abschließen od. Eheversprechen abgeben. Mit Kinderheiraten wird eine Kontinuität u. Stabilität von Familienverhältnissen erstrebt; sie erfolgen oft unter ökonomischen u. machtpolitischen Aspekten; vgl. Zweckehe.

Kinderlosigkeit: (soziol.) Bezeichnung für das Ausbleiben einer Reproduktion im Verlauf des prinzipiell fertilen Lebensabschnitts; man unterscheidet: **1. gewollte Kinderlosigkeit**, z. B. als Ausdruck des individuellen Lebensentwurfs (statistisch vermutlich die wichtigste Ursache, s. Abb.) od. bei vermutlich erhöhtem Risiko für Erkrankungen von Kind od. Mutter; vgl. Kontrazeption, Zölibat. **2. ungewollte Kinderlosigkeit**, wenn trotz regelmäßigem ungeschützten Koitus während ein (bis zwei) Jahren keine Schwangerschaft eingeleitet werden kann; vgl. Kinderwunsch. Geschätzte Häufigkeit weltweit bei 8-12 %, in Deutschland bei 20 % aller Ehen; mögliche Ursachen sind Sterilität eines Partners

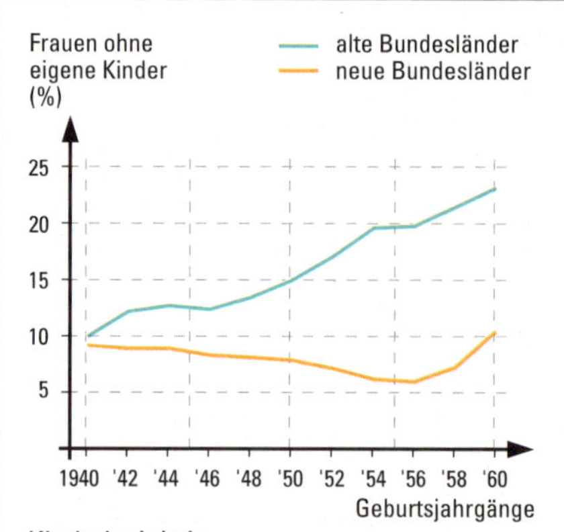

Kinderlosigkeit:
Anteil kinderloser (zum Erhebungszeitpunkt über 38-jähriger) Frauen (Deutschland, 1998)

infolge Zeugungsunfähigkeit* des Mannes (35 %) bzw. Unfruchtbarkeit* der Frau (50 %) od. des Paares (15 %) infolge von Spermaimmunität od. Auftreten chromosomaler Störungen mit intrauterinem Fruchttod; neben diesen körperlichen Ursachen können auch psychische Faktoren zur Entstehung beitragen u. sind bei Beratungen zu bedenken.
In zahlreichen Kulturen wurde Kinderlosigkeit primär als Störung bei der Frau betrachtet; sie bildete daher nicht selten einen akzeptierten Grund für die Auflösung einer Eheschließung durch den Mann bzw. für seine Verheiratung mit einer weiteren Frau; vgl. Ehescheidung.

Kinder|porno|graphie f: (allg.) Bezeichnung für pornographisches Material, das den sexuellen Missbrauch* von Kindern zeigt u. also in jedem Fall schwere Straftaten dokumentiert; deshalb besteht in Deutschland ein absolutes Verbot der Herstellung u. Verbreitung, auch der Versuch des Erwerbs u. jeder Besitz sind verboten (§ 184 StGB, Ausnahmen s. Pornographie); ähnliche Regelungen bestehen inzwischen in den meisten Industriestaaten, nach StGB gilt das Weltrechtsprinzip*. Schätzungen von UNICEF ergeben für Kinderpornographie weltweite Umsätze in Höhe von ca. 250 Milliarden Euro pro Jahr, davon allein in Deutschland 750 Millionen Euro mit ca. 50 000 Dauerkunden, die überwiegend durch das Internet erreicht u. über einen konspirativen Versandhandel beliefert werden; vgl. Sexindustrie.

Kinder|prostitution f: (allg.) Bezeichnung für den sexuellen Missbrauch* von Kindern gegen Entgelt od. andere (geldwerte) Vorteile; nach Schätzungen von ECPAT* sind in Entwicklungsländern (trotz fast überall bestehender Verbote) 30 % der Prostituierten minderjährig, auch in den USA sollen 300 000 Minderjährige als Prostituierte tätig sein, das durchschnittliche Einstiegsalter für weibliche Prostituierte liegt bei 13 Jahren; in Japan besteht ein Verbot erst seit 1999. Ursachen sind einerseits ungünstige soziale Verhältnisse in den Herkunftsfamilien (wirtschaftliche Not, Verwahrlosung), andererseits eine erhebliche Nachfrage, die weit über den Kreis der Menschen mit ausschließlich pädophilen Neigungen hinausgeht, sowie eine kriminelle Infrastruktur, die das Geschehen vermittelt (s. Kinderhandel). In Deutschland ist auch die Inanspruchnahme von Kinderprostitution im Ausland strafbar (Weltrechtsprinzip*), dennoch findet sie (insbesondere in osteuropäischen u. asiatischen Ländern) vielfach statt u. wird selten tatsächlich bestraft (zwischen 1993 u. 1999 ca. 50 Verfahren, 14 erstinstanzliche Urteile); vgl. Sextourismus.

Kinder|rechte: (jurist.) Bezeichnung für die in der UN-Konvention über die Rechte des Kindes seit 1989 zusammengefassten grundsätzlichen Rechtsgarantien für Kinder u. Jugendliche bis zum 18. Lebensjahr; sie umfassen u. a. Rechte auf Nicht-Diskriminierung, Überleben, Entwicklung, Gesundheit u. soziale Sicherheit, Name, Nationalität, Kenntnis der Eltern u. der eigenen Kultur, Rechte auf Meinung, Information u. Bildung, Versammlungsfreiheit, Schutz vor Willkür, jeglicher Gewalt (auch Züchtigung*) u. Ausbeutung; Art. 34 verbietet die sexuelle Ausbeutung. Bis Mitte des Jahres 2000 haben 191 Staaten (sämtliche UN-Mitgliedsstaaten mit Ausnahme von Sudan u. USA) die Konvention ratifiziert, Deutschland (1992) allerdings mit einem Vorbehalt hinsichtlich ihrer Anwendung auf ausländische Kinder. Die Konvention sieht eine Kontrolle durch Sachverständige vor, die alle fünf Jahre über die Fortschritte in der Erfüllung der Konventionspflichten Bericht erstatten müssen; daneben soll die Durchsetzung von Kinderrechten in einigen Staaten (auch zwei deutschen Bundesländern u. einigen Kommunen) durch sog. Kinderbeauftragte gefördert werden. Weltweit arbeiten heute ca. 250 Mio. Kinder (vgl. Menschenhandel, Kinderprostitution), gehen 130 Mio. Kinder nicht zur Schule, werden ca. 300 000 Kinder unter 15 Jahren als Soldaten missbraucht.

Kinder|schändung: (allg.) veraltete Bezeichnung für sexuelle Handlungen* an Kindern od. sexuellen Missbrauch* von Kindern.

Kinder|segen: (allg.) Bezeichnung für die Geburt* zahlreicher Kinder, die insbesondere in der christlichen Ehe* als Zeichen göttlicher Gnade aufgefasst wurden.

Kinder|sexualität f: (sexol.) Bezeichnung für die früheste Phase der psychosexuellen Entwicklung* mit sexuellen, individuell als lustvoll erlebten Reaktionen, deren Existenz heute wissenschaftlich unumstritten ist: **1. Erregbarkeit** der Sexualorgane (Erektion, Lubrikation) wird bereits im Säuglingsalter sehr häufig beobachtet (intrauterine Erektionen bereits bei Feten ab der 26. Schwangerschaftswoche). **2. Verstärkungen der Erregung** durch Masturbation u. orgasmusähnliche Reaktionen sind ab dem späten Säuglingsalter in reflexartiger Form, ab dem 2. Lebensjahr als absichtliches genitales Spiel bei etwa der Hälfte der Kinder (bei Jungen häufiger als bei Mädchen) feststellbar u. werden sexualwissenschaftlich als physiologisch bewertet. **3. Sexuelle Spiele** mit anderen Kindern sind rückblickend bei (20-)60 % der Kinder ab dem 3. (v. a. bis zum 5.) Lebensjahr zu erheben; dabei sind Kontakte mit Kindern gleichen Geschlechts (v. a. bei Jungen) eher häufiger als solche mit Kindern des anderen Geschlechts. Sexuelle Neugier (kindlicher Forschungsdrang) gilt als wichtige Voraussetzung für die psychische Gesamtentwicklung, sexuelle Kontakte sind daher entwicklungspsychologisch sinnvolle Lernschritte, die bei der Mehrzahl der Kinder vorkommen; es erscheint gesichert, dass repressive Reaktionen des Umfelds eine negativ prägende Wirkung (Angst-, Schamgefühle) haben u. also unterbleiben sollen. **4. Sexuelles Interesse** äußert sich in konkreten Fragen, die Kinder in einer alterstypischen Abfolge zu stellen pflegen (s. Sexualwissen) u. die altersentsprechend beantwortet u. erklärt werden sollen (s. Sexualpädagogik). Insgesamt ist die Entwicklung der Sexualität bei Kindern in hohem Maß abhängig von äußeren Einflüssen (Reaktionen des Umfelds auf Fragen od. Handlungen des Kindes, Konfrontation mit sexuellen Handlungen anderer Kinder od. Erwachsener od. mit sexuellem Bildmaterial u. a.).
Die grundlegende Bedeutung von Körperkontakten zwischen Kindern u. ihnen nahe stehen-

K

den Erwachsenen für die psychosexuelle Entwicklung ist gesichert; zugleich besteht Einigkeit darüber, dass explizit sexuelle Kontakte zwischen Kindern u. Erwachsenen unter keinen Umständen günstige, sondern in einem Großteil der Fälle (u. a. alters- und frequenzabhängig) traumatisierende Wirkungen haben (s. Missbrauch, sexueller); von dieser Bewertung weichen heute nur noch einzelne Naturvölker ab, die Sexualkontakte zwischen Erwachsenen u. Kindern traditionell fördern.
Die kindliche Sexualität entzieht sich zugleich wie kein anderes Teilgebiet der Sexualwissenschaft der Untersuchung: Einerseits verbieten ethische u. methodische Überlegungen begleitende Beobachtungen sehr weitgehend; andererseits werden rückblickende Befragungen dadurch erschwert, dass kindliche sexuelle Erlebnisse sehr häufig verdrängt od. durch spätere Erfahrungen überdeckt werden (sog. infantile Amnesie für Erfahrungen der frühen Kindheit bzw. sog. puberale Amnesie für Erfahrungen der späteren Kindheit).
Ein umfassendes Konzept der psychosexuellen Veränderungen im Verlauf der frühen Kindheit bietet die Psychoanalyse (s. Entwicklung, psychosexuelle); zugleich erscheint eine sexuelle Latenzphase* ohne Interesse an sexuellen Reaktionen in der späten Kindheit nicht wahrscheinlich, sondern eher Ausdruck der Übernahme sexueller Tabus (Scham*, Intimsphäre*) ab dem 6. Lebensjahr zu sein.
Die Untersuchung kindlicher Kulturprodukte (Abzählreime, Kinderspiele) ergibt ebenfalls eindeutige Hinweise auf sexuelles Interesse u. Phantasien in allen Altersstufen; dabei kann das psychoanalytische Phasenkonzept bestätigt werden, hingegen lassen sich Konstrukte wie Penisneid* od. ein sog. Kastrationskomplex nicht belegen.

Kinder|wunsch: (psychol.) Bezeichnung für den individuellen Wunsch (bzw. den Wunsch eines Paares) nach einem od. mehreren Kindern; bleibt bei jedem fünften Paar trotz regelmäßigem ungeschütztem Koitus unerfüllt (s. Kinderlosigkeit); heute in zahlreichen Fällen dennoch erfüllbar: Beratung über fruchtbare Tage* im Verlauf des weiblichen Zyklus, Untersuchung der Zeugungsfähigkeit des Mannes, anschließend der Fruchtbarkeit der Frau. Bei Zeugungsunfähigkeit* od. Unfruchtbarkeit* Versuch einer Therapie, ggf. assistierte Reproduktion* mit verschiedenen Verfahren od. Beratung über die Möglichkeit einer Adoption*. Intensiver Kinderwunsch kann (bei beiden Geschlechtern) Ausdruck von Persönlichkeitsstörungen sein od. (wohl häufiger) einer instabilen od. rollenunsicheren Paarbeziehung, die das erwünschte Kind stabilisieren u. klären soll; bei Beratungen u. vor invasiver Therapie sind diese Aspekte mit beiden Partnern zu bedenken. Die Behandlung aktualisiert u. U. vorher bestehende psychische Probleme, so dass eine psychotherapeutische Begleitung erforderlich werden kann.

Kindes|aussetzung: (jurist.) Bezeichnung für das Versetzen eines eigenen Kindes od. eines zur Betreuung Anvertrauten in eine hilflose Lage bzw. das Im-Stich-Lassen in einer solchen Lage; strafbar als Aussetzung in einem besonders schweren Fall (§ 221 StGB). Der Aussetzung von Neugeborenen durch ihre Mütter soll durch die Einrichtung von sog. Babyklappen* sowie Möglichkeiten zur anonymen Geburt* vorgebeugt werden.

Kindes|missbrauch: (jurist.) Sammelbezeichnung für den sexuellen Missbrauch* von Kindern, d. h. für alle sexuellen Handlungen mit Kindern unter 14 Jahren, mit od. ohne Körperkontakt (§§ 176, 176a StGB); soweit dabei sexualisierte Gewalt ausgeübt wird, sind die Grenzen zur Kindesmisshandlung* fließend; vgl. Gewalt, häusliche.
(sexol.) wird die Bezeichnung weiter gefasst u. schließt auch gesetzlich nicht ausdrücklich verbotene Handlungen wie sexualisiertes Reden u. Verhalten od. nichtsexuelle Verhaltensweisen Erwachsener ein, bei denen ein sexueller Hintergrund vermutet werden kann; vgl. Inzest, latenter.
Die **Häufigkeit** des Kindesmissbrauchs spiegelt sich einerseits in der polizeilichen Kriminalstatistik* (sog. Hellfeld) u. liegt in Deutschland relativ konstant bei ca. 16 000 Fällen pro Jahr (s. Sexualstraftaten, Abb.), wobei unter 10 Fälle zum Tod des Kindes führen; andererseits kann die Häufigkeit durch rückblickende Befragungen Erwachsener annähernd eingeschätzt werden; aus diesen kann (mit Abweichungen, aber insgesamt ähnlich) eine ca. fünf- bis achtfach höhere Häufigkeit nicht angezeigter Delikte (sog. Dunkelfeld) vermutet werden (einzelne Schätzungen bis zwölffach; vgl. Dunkelziffer); Mädchen werden etwa viermal häufiger missbraucht als Jungen. Für Deutschland wird vermutet, dass bis zum 16. Lebensjahr etwa 9 % der Mädchen u. 3 % der Jungen sexuelle Handlungen mit Erwachsenen erleben, die direkten Körperkontakt einschließen, etwa 18 % der Mädchen u. über 7 % der Jungen sexuelle Handlungen mit Erwachsenen, sofern auch Handlungen ohne Körperkontakt berücksichtigt werden (einzelne Studien berichten höhere Raten). Es ergibt sich daraus eine geschätzte Häufigkeit von jährlich etwa 70 000 bis 100 000 Fällen. Rund ein Drittel aller Täter gehören zum familiären Umfeld der betroffenen Kinder (in diesen Fällen besonders lange Dauer u. besonders intensive Formen des Missbrauchs), 75-90 % der Täter sind dem Kind bekannt, nur ausnahmsweise sind die Täter Fremde; ein Drittel aller Opfer erleidet auch physische Misshandlungen seitens der Eltern, fast die Hälfte aller Opfer haben häusliche Gewalt zumindest miterlebt.
Die **Diagnose** sexuellen Missbrauchs bei Kindern bereitet oft erhebliche Schwierigkeiten: Mit Ausnahme typischer Genitalverletzungen, sexuell übertragbarer Infektionen u. dem Nachweis von Sperma sind spezifische Symptome nicht bekannt, als verdächtig gilt ein nicht altersentsprechendes sog. sexualisiertes Verhalten, für das es allerdings keine objektiven Kriterien gibt; hinweisend können eher unspezifische Symptome wie Bauchschmerzen ohne körperliche Befunde, Essstörungen, Schlafstörungen, Kontaktstörungen u. Verhaltensstörungen sein (Enurese, Enkoprese, Schulversagen, aggressives od. autoaggressives Verhalten u. depressive Stimmung od. Suizidversuche). Sie

alle sind nicht beweisend für sexuellen Missbrauch, müssen daher mit großer Vorsicht interpretiert u. soweit möglich durch geschulte Kinderärzte, Psychiater u. Psychologen interdisziplinär geklärt werden. Auch ein fälschlich erhobener Verdacht des sexuellen Missbrauchs in der Familie (z. B. im Rahmen von Partnerschaftskonflikten der Eltern) kann erhebliche traumatisierende Wirkungen haben (s. Falschbeschuldigung). Die Beweiskraft der direkten Befragung von Kindern u. der Interpretation von Kinderzeichnungen od. des Spiels mit anatomisch korrekten Puppen kann durch die Art der Befragung u. U. erheblich eingeschränkt sein (vgl. Glaubwürdigkeit). Ähnlich zurückhaltend werden Ergebnisse sog. erinnerungsstützender Therapieverfahren bei Erwachsenen bewertet, da die Möglichkeit suggestiver Produktion falscher Erinnerungen empirisch gesichert ist.

Die **Folgen** sind individuell sehr verschieden, ein typisches Störungsbild nach sexuellem Missbrauch gibt es nicht; bei sexuellem Missbrauch ohne Anwendung von Gewalt sind negative Folgen nicht unbedingt zu erwarten, schädigend wirkt v. a. das Erleben von Hilflosigkeit u. Zwang. Man unterscheidet die unmittelbaren Folgen für die Entwicklung im Kindesalter u. Spätfolgen, die oft erst im Erwachsenenalter erkennbar werden: **1. Frühfolgen** sind einerseits die Folgen des erlebten sexuellen Traumas*, andererseits die Folgen der Reaktionen des sozialen Umfelds, insbesondere der Eltern, die die psychische Schockwirkung u. U. noch erheblich verstärken können; in ähnlicher Weise wirken nicht selten die Belastungen durch die evtl. entstehende Notwendigkeit einer Mitwirkung am Strafverfahren gegen den Täter. Daher soll die Vernehmung von Opfern durch speziell geschulte Polizeibeamte erfolgen, Ausnahmebestimmungen in der Strafprozessordnung sollen den Schutz kindlicher Opfer vor erneuter Traumatisierung gewährleisten (s. Opferschutz). Insgesamt zeigt das Ausmaß der Folgen eine enge Beziehung zur Art des Missbrauchs: Es ist um so größer, je näher sich Täter u. Opfer stehen, je früher der Missbrauch beginnt u. je länger er anhält, je massiver die Übergriffe sind u. je weniger das Opfer sich ihnen entziehen kann. **2. Spätfolgen:** Während die einmalige Konfrontation mit einer exhibitionistischen Handlung gesichert keine negativen Folgen hat, führt schwerer sexueller Missbrauch fast regelhaft zu erheblichen Beeinträchtigungen von Körpererleben, Erlebnisfähigkeit u. Identität (in ausgeprägtester Form als multiple Persönlichkeitsstörung*); daneben können mit früheren Missbrauchserfahrungen in Verbindung gebracht werden: Depressionen, Autoaggression u. Suizidgefährdung, Angst- u. Panikstörungen, substanzbezogene Abhängigkeit, geringes Selbstwertgefühl u. a. als typische (aber keinesfalls beweisende) Spätfolgen von sexuellem Missbrauch (s. Belastungsstörung, posttraumatische); außerdem besteht statistisch ein erhöhtes Risiko, auch im Erwachsenenalter Opfer sexueller Gewalt zu werden. Auch sexuelle Funktions- u. Erlebnisstörungen werden nach Missbrauchserfahrungen in der Kindheit vermehrt beobachtet; daher ist in sexualmedizinischen Anamnesen das (geduldige, aber genaue) Erfragen entsprechender Informationen unerlässlich.

Die **Maßnahmen** bei Fällen von Kindesmissbrauch sollen sich in erster Linie am (vermuteten) Wohl des Kindes orientieren u. müssen berücksichtigen, dass eine strafrechtliche Verfolgung des Täters für kindliche Opfer fast regelmäßig eine erneute Belastung bei geringem unmittelbaren Nutzen bedeutet; die Strafanzeige kann daher nur eine unter mehreren Möglichkeiten sein, zumal eingeleitete Verfahren nur in einer Minderzahl der Fälle zur Verurteilung der Täter führen (Einstellungsrate ca. 75 %). Im Sinne des Kindeswohls wirksamer (u. zur Krisenabwehr ggf. sofort durchführbar) sind Maßnahmen, die vom Familiengericht angeordnet werden (Entzug des Sorgerechts, Herausnahme des Kindes aus der Familie, Umgangsbeschränkungen, Platzverweis für den Täter) u. Maßnahmen im Entscheidungsbereich der Jugendämter (Inobhutnahme, Beratungsangebote, spezielle Hilfsangebote wie sozialpädagogische Familienhilfe, Erziehung in Tagesgruppen, Vollzeitpflege od. Heimerziehung).

In Fällen eines konkreten Verdachts sollten Ärzte sich hinsichtlich des weiteren Vorgehens mit dem zuständigen Jugendamt beraten; die Berechtigung zur Offenbarung des Arztgeheimnisses ergibt sich unter Notstandsgesichtspunkten.

Eine **Beratung** betroffener Kinder durch Jugendämter ist auch ohne Information der Eltern ausdrücklich gestattet; bei drohenden psychischen Schäden haben Kinder Anspruch auf Eingliederungshilfe. Nach § 825 BGB in der Fassung des Entwurfs eines 2. Schadenersatzänderungsgesetzes (wirksam seit 1.8.2002) können Opfer von Kindesmissbrauch (wie alle Opfer von Straftaten gegen die sexuelle Selbstbestimmung) Schadenersatz (Schmerzensgeld) von Tätern (auch Gehilfen u. Anstiftern) fordern; für diese Ansprüche ist die (sonst dreijährige) Verjährungsfrist gehemmt bis zur Vollendung des 21. Lebensjahrs des Opfers, sie bleibt auch darüber hinaus gehemmt, solange Täter u. Opfer in häuslicher Gemeinschaft leben (§ 208 BGB).

Bei möglichen Fällen von Kindesmissbrauch sind daher körperliche Befunde und andere Beobachtungen auch bei Nichtanzeige sehr sorgfältig zu dokumentieren, um sie bei einer späteren Strafanzeige evtl. verfügbar zu haben.

Die **Therapie** der Folgen von Missbrauchserfahrungen besteht im akuten Fall darin, das Opfer weiteren Einwirkungen des Täters sofort zu entziehen, erneute Konfrontationen auf ein Minimum zu beschränken u. zu prüfen, welche Hilfen (neben Beziehungsangeboten im Rahmen der Jugendhilfe*) im Einzelfall erforderlich scheinen; angesichts der Verstrickung, in der sich Täter u. Opfer nicht selten befinden, er-

scheint neben Strafe die Therapie auch des Täters (ggf. der Familie) im Interesse des Kindeswohls sinnvoll. Sofern bei Erwachsenen der Verdacht auf eine Langzeitfolge sexuellen Missbrauchs besteht, ist die Vermittlung spezieller psychotherapeutischer Hilfen dringend zu empfehlen (s. Traumatherapie).
Die **Bewertungen** sind trotz der eindeutig negativen Bedeutung des Begriffs u. der Strafbarkeit der meisten Handlungen nicht einheitlich: Zwar gelten alle sexuellen Kontakte Erwachsener mit Kindern als sozial nicht akzeptabel, aber es wird auch darauf hingewiesen, dass diese Wertung sich überwiegend auf die heutigen soziokulturellen Umstände stützt u. negative Folgen nicht zwingend auftreten müssen; es wird daher eingeräumt, dass in Einzelfällen auch andere Bewertungen möglich sind; vgl. Pädophilie.
Die **Vorbeugung** beruht insbesondere auf der Information aller mit Kindesmissbrauch möglicherweise konfrontierten Erwachsenen (Erzieher, Lehrer, Ärzte, Polizisten u. a.), andererseits auf gezielten Erziehungsmaßnahmen für Kinder: Förderung von Selbstbewusstsein u. der Fähigkeit, ihre Intimsphäre zu verteidigen, sich zur Wehr zu setzen, Hilfe zu suchen, sich nicht zum Schweigen verpflichten zu lassen. Besondere Bedeutung hat auch die Information von Kindern über die Möglichkeit, spezielle Beratungsstellen anzusprechen. Auf Seiten der Täter werden zunehmend Therapieangebote befürwortet, um das Risiko von Rückfalltaten zu vermindern; vgl. Sexualstraftäter.

K

Kindes|misshandlung: (klin.) Sammelbezeichnung für die Anwendung körperlicher u. psychischer Gewalt gegenüber Kindern durch Erwachsene, insbesondere durch Eltern, Sorgeberechtigte u. Erzieher; demgegenüber wird sexuelle Gewaltanwendung (einschließlich gewaltfreier sexueller Handlungen) als Kindesmissbrauch* bezeichnet. Neben direkter Gewaltanwendung wird auch Vernachlässigung als Kindesmisshandlung betrachtet.
Die **Häufigkeit** von Kindesmisshandlungen kann nur geschätzt werden (hohe Dunkelziffer*); es wird angenommen, dass in Deutschland etwa 10 % aller Kinder erheblichen körperlichen Züchtigungen* ausgesetzt sind u. ein noch deutlich höherer Anteil (zumindest in einzelnen Lebensphasen) gravierender psychischer Gewalt ausgesetzt ist; Mädchen u. Jungen sind in gleicher Weise betroffen. Jährlich werden etwa 1500 Fälle polizeilich gemeldet u. etwa 1000 Fälle rechtsmedizinisch untersucht, Schätzungen der tatsächlichen Häufigkeit schwanken zwischen jährlich 20 000 u. 100 000 Fällen schwerer körperlicher Misshandlung; es wird vermutet, dass jährlich etwa 1000 Todesfälle bei Kindern auf (erkannte u. unerkannte) Folgen körperlicher Misshandlungen zurückgehen.
Die **Ursachen** von Kindesmisshandlung sind vielfältig; sie reichen von falschen Erziehungsvorstellungen, projektivem Ausagieren eigener Frustrationen u. innerer Ablehnung von Kindern über unkontrollierte Aggressionsbereitschaft (z. B. bei entsprechenden Persönlichkeitsmerkmalen od. infolge von Alkohol- od. Rauschmittelmissbrauch) bis zu sadistisch gefärbter Gewaltanwendung; häufig wurden misshandelnde Erwachsene ihrerseits als Kinder misshandelt.
Die **Folgen** sind einerseits körperliche Schäden, v. a. Blutergüsse in verschiedenen Stadien der Heilung, Knochenbrüche u. Schädelverletzungen (sog. battered child syndrome), aber auch Zeichen der Vernachlässigung, Unterernährung u. a.; andererseits kommt es zu typischen psychischen u. psychosomatischen Störungen wie Angst, Apathie, Schlaflosigkeit, Enkoprese, Enurese u. psychomotorischer Entwicklungsverzögerung, langfristig zu posttraumatischen Belastungsstörungen, die u. U. erst im späteren Leben zu deutlichen Symptomen führen; vgl. Trauma, psychisches.
Die **Diagnose** von Kindesmisshandlungen erfordert je nach Einzelfall Aufmerksamkeit für die Reaktionen der Kinder u. Misstrauen gegenüber den Erklärungen der Erwachsenen; jedem entsprechenden Verdacht ist im Interesse des Kindes nachzugehen (z. B. durch eine Mitteilung an das zuständige Jugendamt; die Berechtigung zur Offenbarung des Arztgeheimnisses ergibt sich unter Notstandsgesichtspunkten).
Die **Behandlung** von Kindesmisshandlungen muss auf mehreren Ebenen erfolgen: Körperliche Verletzungen sollten im Zweifelsfall stationär behandelt werden, um weitere Gefahren zu vermeiden: Je jünger das Kind ist, um so höher ist das Risiko weiterer Schädigung, u. um so rascher muss reagiert werden (Unterbringung außerhalb der Familie durch Inobhutnahme durch das Jugendamt od. auf einstweilige Anordnung des Familiengerichts), dann Aufklärung der Umstände u. Entscheidung über das weitere Vorgehen.
Die langfristige **Betreuung** misshandelter Kinder u. Jugendlicher ist Aufgabe der Jugendhilfe*: Nach einem interdisziplinären diagnostischen Prozess (medizinisch, psychologisch, sozialarbeiterisch) unter Einbeziehung des sozialen Umfelds (Schule, Nachbarn, ggf. Geschwister) erfolgt im Regelfall eine Unterbringung außerhalb der Familie, evtl. mit psychotherapeutischer Begleitung. Diesem sog. kindzentrierten Vorgehen, das der aktuellen Rechtslage am ehesten entspricht, stehen sog. familienzentrierte Konzepte gegenüber, die eine Familientherapie bevorzugen; sie haben den Nachteil, oft nicht rasch genug wirksam zu sein, um weitere Misshandlungen zu verhindern. Während einer Unterbringung in Pflegefamilien, Wohngruppen od. Heimen wirken Besuchskontakte zur Herkunftsfamilie nicht selten als erneute Traumen u. können daher vom Familiengericht untersagt od. eingeschränkt werden (sog. geschützter Umgang, z. B. nur in Anwesenheit eines Vertreters des Jugendamtes).
Die **juristische Bewertung** von Kindesmisshandlungen ist in erheblichem Maß von ihrer Häufigkeit u. Schwere abhängig; sie sind im Regelfall als Misshandlung von Schutzbefohlenen strafbar (§ 225 StGB), in anderen Fällen als Körperverletzung (§§ 223-227 StGB), bei Vernachlässigung als Aussetzung (§ 221 StGB), bei Todesfolge als Tötungsdelikt (§§ 211-213, 222 StGB). Die Strafbarkeit wird eingeschränkt durch das elterliche Züchtigungsrecht (§ 1631 BGB), das Ohrfeigen, hartes Anpacken u. Sto-

ßen, aber auch Schlagen od. Werfen mit Gegenständen prinzipiell gestattet; Umfragen zufolge vermindert sich in Deutschland die Anwendung einfacher körperlicher Gewalt durch Eltern, dennoch werden ca. 80 % aller Kinder gelegentlich körperlich bestraft; vgl. Züchtigung.
Eine **Vorbeugung** von Kindesmisshandlung erfordert einerseits die Aufklärung der Bevölkerung über die schädlichen Folgen u. die pädagogische Sinnlosigkeit körperlicher Strafen sowie die Vermittlung gewaltfreier Erziehungsmethoden, andererseits die Schulung von Erziehern, Sozialarbeitern u. Ärzten zur frühen u. wirksamen Erkennung im Einzelfall sowie Angebote für betroffene Kinder (sog. Kindernotrufe).

Kindes|unterschiebung: (jurist.) im Wortsinne die Herbeiführung eines Zustandes, der ein Kind als das leibliche Kind einer Frau erscheinen lässt, die es nicht geboren hat; allgemein auch Bezeichnung für falsche Angaben über die Elternschaft eines Neugeborenen gegenüber den für die Führung von Personenstandsregistern zuständigen Behörden; strafbar nach § 169 StGB (Personenstandsfälschung), Vorkommen am häufigsten als Falschangabe der Mutter über den Kindesvater (vgl. Vaterschaftsfeststellung). Bei nichtehelich Geborenen ist die Mutter zu Angaben über den Vater des Kindes nicht verpflichtet (vgl. Nichtehelichkeit); bei anonymen Geburten* wird auch auf Angaben über die Mutter verzichtet.

Kind|frau: (allg.) Bezeichnung für Frauen, die sehr kindlich wirken, ferner für Mädchen, die dem Alter nach Kinder sind u. bei denen bereits die Pubertät begonnen hat.

Kind, legitimiertes (lat. legitimare gesetzlich machen)**:** (jurist.) veraltete Fachbezeichnung für nichteheliches Kind, das vor der Kindschaftsrechtsreform (1998) durch Heirat seiner Eltern od. Ehelicherklärung die Rechtsstellung eines ehelichen Kindes erhalten konnte; s. Legitimation.

Kindlein: (allg.) historische Bezeichnung für das ungeborene Kind, die im 18. Jahrhundert durch die Bezeichnung Leibesfrucht* abgelöst wurde; in der medizinischen Fachsprache je nach Entwicklungsstadium als Embryo* od. Fetus* bezeichnet.

Kind, nicht|eheliches: (jurist.) veraltete Fachbezeichnung für ein Kind, das von einer unverheirateten Mutter geboren wurde, die zum Zeitpunkt od. seit der Empfängnis nicht mit dem leiblichen Vater verheiratet war. In Deutschland werden seit der Kindschaftsrechtsreform (1998) nichteheliche Kinder als Kinder nicht miteinander verheirateter Eltern bezeichnet u. sind Kindern verheirateter Eltern gleichgestellt; bei Kindern nicht miteinander verheirateter Eltern muss zunächst die Abstammung vom Mann durch Vaterschaftsanerkennung* od. Vaterschaftsfeststellung* geklärt werden.

Kinds|lagen: (gebh.) Bezeichnung für die Positionen des Kindes im Uterus, die unmittelbar vor u. während der Geburt von klinischer Bedeutung sind; die Kindslage stellt sich ca. bis zur 36. Schwangerschaftswoche ein. Die Beurteilung erfolgt anhand von: **1. Lage:** Verhältnis der Längsachse des Kindes zur Längsachse des Uterus; unterschieden werden: **a)** Längs- od. Geradlage: in 99 % zum Zeitpunkt der Geburt, meist als sog. Schädel- od. Kopflage (96 %), optimale Kindslage, bei der der kindliche Kopf nach unten u. der Rücken nach rechts od. links liegt, seltener als Beckenendlage od. Steißlage (3 %), bei der der kindliche Steiß zuerst in den Geburtskanal eintritt (vorangeht); **b) Quer- u. Schräglagen:** in etwa 1 % zum Zeitpunkt der Geburt, Einstellungsanomalie mit querer Lage des Kindes im Uterus, bei der eine natürliche Geburt nicht möglich ist; Gefahr des Nabelschnurvorfalls mit Sauerstoffmangelschäden des Kindes, Gefahr der Uterusruptur; terminnahe operative Entbindung*, bei Mehrlingsschwangerschaften evtl. zunächst manuelle Wendung (in Operationsbereitschaft). **2. Stellung:** Verhältnis des kindlichen Rückens zur Gebärmutterinnenwand; **3. Haltung:** räumliche Beziehung von Kopf u. Extremitäten zum Rumpf, z. B. Flexionslage (Kinn an die Brust gebeugt) od. Deflexionslage (Kinn von der Brust entfernt) od. indifferente Scheitellage (mit dem Scheitel als führendem Teil); **4. Einstellung:** Beziehung des zuerst in den Geburtskanal eintretenden (vorangehenden) Kindsteils zum Geburtskanal; unterschieden werden: **bei Schädellagen: a)** Vorderhauptlage (VHL), die durch Entfernung des kindlichen Kinns von der Brust entsteht u. bei der das Vorderhaupt zuerst in den Geburtskanal eintritt (vorangeht); meist verzögerter Geburtsverlauf, häufig ist eine Zangengeburt* od. Vakuumextraktion* erforderlich; **b)** Hinterhauptlage (HHL), bei der der kindliche Kopf so tief gebeugt ist, dass das Hinterhaupt die Führung übernimmt, meist als vordere HHL (Hinterhaupt nach vorn gerichtet), selten als hintere HHL (Hinterhaupt nach hinten gerichtet); **c)** Stirnlage, bei der die Stirn in Führung bleibt (vorangeht), bis der Kopf geboren ist; seltene, aber gefährlichste Form der Schädellage, da großer Umfang der Durchtrittsebene mit geringer Anpassungsmöglichkeit des Kopfabschnitts; **d)** Gesichtslage mit querer Lage des Kindes im Uterus, bei der eine natürliche Geburt nicht möglich ist; Gefahr des Nabelschnurvorfalls mit Sauerstoffmangelschäden des Kindes, Gefahr der Uterusruptur; terminnahe operative Entbindung*, bei Mehrlingsschwangerschaften evtl. zunächst manuelle Wendung (in Operationsbereitschaft); **bei Beckenendlagen:** Steiß-, Steißfuß-, Knie- u. Fußlagen. Die Bestimmung der Kindslage kann durch manuelle Untersuchung (sog. Leopold-Handgriffe) od. Ultraschalluntersuchung erfolgen.

Kinds|pech: (allg.) Bezeichnung für Mekonium*.

Kinds|tötung: (allg.) Bezeichnung für die Tötung von Kindern unter der Geburt od. unmittelbar danach, insbesondere durch die Mutter; in manchen Kulturen wurden Umstände anerkannt, unter denen die Tötung Neugeborener gerechtfertigt war, z. B. bei körperlichen Fehlbildungen, bei Zwillingsgeburten, in Zeiten des Nahrungsmangels, bei Nichtanerkennung des Kindes durch den Vater od. als Menschenopfer; auch die gezielte Tötung von Mädchen wird berichtet u. kommt in einigen patriarchal geprägten Ländern bis heute nicht selten vor. Im christlichen Kulturraum galt jede Kindstötung bis ins 19. Jahrhundert als Mord u. wurde ent-

K

sprechend bestraft; danach wurden Milderungen der Strafe insbesondere bei Tötung nicht- od. außerehelicher Kinder durch die Mutter eingeführt (§ 217 RStGB, später § 217 StGB, weggefallen 1998), weil eine besondere Notlage anerkannt bzw. eine eingeschränkte Urteilsfähigkeit nach Geburten angenommen wurde; heute wird Kindstötung als Totschlagsdelikt betrachtet u. entsprechend verfolgt (i. d. R. mit Strafmilderung nach § 213 StGB). Die Tötung fehlgebildeter Neugeborener durch Hebammen od. Ärzte war im Nationalsozialismus nicht selten; vgl. Euthanasie. Es wird angenommen, dass in Deutschland auch heute noch Kindstötungen im Rahmen ritueller Handlungen stattfinden (s. Satanismus).
(sexol.) ist die Frage der Motivation von Müttern zur Tötung Neugeborener von besonderem Interesse; während eine Bewusstseinstrübung durch den Geburtsvorgang selbst heute allgemein ausgeschlossen wird, erscheint es möglich, dass es in Fällen verdrängter bzw. verleugneter Schwangerschaft* zu Kurzschlussreaktionen kommen kann, die in Verbindung mit dem Wunsch nach weiterer Verheimlichung u. Angst vor sozialen Folgen zur Tötung od. Aussetzung des Neugeborenen führen; vgl. Geburtsverheimlichung. Als tiefenpsychologisches Erklärungsmodell wird z. T. das Konzept der Reproversion* herangezogen.

Kind, un|eheliches: (jurist.) veraltete Fachbezeichnung für nichteheliches Kind*.

Kinsey, Alfred Charles (1894-1956): Biologe u. Zoologe, Professor in Bloomington (Indiana, USA); 1947 Gründer des Institute for Sex Research (s. Kinsey-Institut); neben Forschungen zu Insekten bekannt geworden v. a. durch seine mit W. B. Pomeroy, P. H. Gebhard u. C. E. Martin ab 1941 durchgeführten Studien zum Sexualverhalten, die als sog. Kinsey*-Berichte veröffentlicht wurden; vgl. Sexualforschung, empirische.

Kinsey-Berichte: (sexol.) Kurzbezeichnung für zwei umfangreiche Studien zur Sexualität von Männern („Sexual Behavior in the Human Male", 1948) bzw. von Frauen („Sexual Behavior of the Human Female", 1953), in denen erstmalig empirische Daten über die Sexualität einer repräsentativen Stichprobe (weißer) Erwachsener in den USA erhoben wurden. Grundlage waren Befragungen von 5300 Männern bzw. 5490 Frauen unter streng standardisierten Bedingungen: gleiche Umgebung u. Technik der Erhebung, identische Fragen, Dokumentation der Antworten nach einem nur innerhalb der Arbeitsgruppe (mündlich) bekannten Code. Neben (streng anonymen) Grunddaten zur Person u. sozialen Situation wurde eine umfangreiche sexuelle Anamnese erhoben (Kindheit, Pubertät, Adoleszenz, Erwachsenenalter) u. dabei besonderer Wert auf die vollständige Erfassung der sexuellen Aktivität gelegt; es wurden sechs „Quellen" sexueller Erregung (sog. outlets) unterschieden (im Schlaf, autosexuell, heterosexuell mit u. ohne Koitus, homosexuell, mit Tieren), nach vorehelicher, ehelicher, außer- u. nachehelicher Aktivität differenziert u. als zentrale Messgröße die Anzahl jeweils erreichter Orgasmen erhoben (Gesamttriebbefriedigung*). Die Berichte erregten erhebliches Aufsehen, da sie zeigten, dass das tatsächliche sexuelle Verhalten der befragten Bevölkerung von den sozial geforderten Maßstäben erheblich abwich u. die Häufigkeit von Masturbation, vor- u. außerehelicher Aktivität sowie homosexuellen u. zoophilen Kontakten wesentlich höher war, als bis dahin angenommen wurde. Sie waren in der Folgezeit Gegenstand intensiver Interpretationen u. Kontroversen, erwiesen sich aber insgesamt einerseits als zutreffende Beschreibungen der untersuchten Fragen, andererseits als Ausgangspunkt für eine veränderte gesellschaftliche Auseinandersetzung mit Sexualität. Der Fragenkatalog der Studien wird (als sog. Kinsey*-Interview) z. T. bis heute als Leitfaden zur Erhebung der sexuellen Anamnese verwendet; vgl. Sexualforschung, empirische.

Kinsey-Institut n: Kurzbezeichnung für The Kinsey Institute for Research in Sex, Gender and Reproduction; 1947 gegründete wissenschaftliche Einrichtung mit Sitz in Bloomington (Indiana, USA); Arbeitsschwerpunkte sind u. a. die Förderung interdisziplinärer Forschung zu Sexualität, Genderfragen und Reproduktion (http://www.indiana.edu/~kinsey).

Kinsey-Interview n: (sexol.) Bezeichnung für einen Katalog aus ca. 350 Fragen, der zur Datengewinnung für die Kinsey*-Berichte verwendet wurde; er thematisiert in standardisierter Form die sexuelle Entwicklung u. das sexuelle Verhalten der Befragten und erlaubt die Erhebung einer ausführlichen Sexualanamnese* in

Kinsey-Skala
Sexuelle Partnerwahl in der Einteilung der Kinsey-Berichte und Verteilung nach den damaligen Ergebnissen, die vor allem eine erhebliche Streuung je nach betrachteter Teilgruppe (verheiratet, unverheiratet, Alter u. a.) zeigen

Stufe	Beschreibung	Kinsey-Berichte (USA) Männer (%)	Frauen (%)
0	ausschließlich heterosexuell	52–92	61–90
1	gelegentlich homosexuell	18–42	11–20
2	häufiger auch homosexuell	13–38	6–14
3	zu gleichen Teilen	9–32	4–11
4	häufiger auch heterosexuell	7–26	3– 8
5	gelegentlich heterosexuell	5–22	2– 6
6	ausschließlich homosexuell	3–16	1– 3

etwa 1-2 Stunden. Vorteilhaft ist die hohe Vollständigkeit der Erfassung des tatsächlichen Verhaltens; nachteilig für eine Anwendung als diagnostisches Hilfsmittel erweist sich allerdings die Beschränkung der Fragen auf die individuell gewählten Befriedigungsmöglichkeiten (kaum Informationen über unverwirklichte Wünsche) sowie eine geringe Wiedergabe des Befriedigungsgrades; kritisiert wird auch die geringe Abbildung individueller sexueller Beziehungsgeschichten, da diese nach heutigem Stand der empirischen Sexualforschung* besser erinnert werden als einzelne Verhaltensweisen.

Kinsey-Skala f: (sexol.) Bezeichnung für das in den Kinsey*-Berichten dargestellte Kontinuum der sexuellen Orientierung*, das neben ausschließlich hetero- bzw. homosexueller Aktivität fünf weitere Abstufungen vorsieht (s. Tab.); zum Zeitpunkt der ersten Studien wurde eine zweigipflige (bimodale) Verteilung angenommen (bisexuelle Aktivität seltener als homosexuelle), während heute (insbesondere für Frauen) eine eingipflige (unimodale) Verteilung als wahrscheinlicher gilt (höhere Anteile bisexueller als homosexueller Aktivität). In klassischer Anwendung wurde die Zuordnung anhand tatsächlich stattgefundener Aktivität getroffen; prinzipiell sind aber auch Zuordnungen anhand sexueller Phantasien, Körperreaktionen od. Selbstdefinition möglich, u. die Ergebnisse sind dabei nicht unbedingt identisch.

Kirchen|recht: (kult.) Sammelbezeichnung für Rechtssätze, die die Verfassung, Verwaltung u. Verhältnisse in den christlichen Kirchen betreffen; man unterscheidet **1.** inneres Kirchenrecht: in der katholischen Kirche im „Corpus iuris canonici“ für die Gesamtkirche geordnet (sog. kanonisches Recht), in den protestantischen Kirchen als Einzelkirchenrechte der Regionen u. Richtungen. Es enthält für verwaltungs-, zivil- u. strafrechtliche Fragen Regelungen im Sinn der religiösen Grundlagen (vgl. Naturrechtslehre) u. bildete in Europa bis zur Einführung umfassender staatlicher Gesetzgebungen (18. Jahrhundert) die maßgebliche Rechtsgrundlage; das deutsche Eherecht* enthielt noch bis Ende des 19. Jahrhunderts sowohl kirchen-, als auch zivilrechtliche Regelungen (vgl. Zivilehe). **2.** äußeres Kirchenrecht, das die Beziehungen zwischen Kirchen u. Staaten regelt.

Kirkendall, Lester Allen (1903-1991): Pädagoge, New York, ab 1960 Professor in Portland (Oregon, USA); 1964 u. a. mit M. S. Calderone Begründer des Sex* Information and Education Council of the United States (SIECUS); u. a. empirische Sexualforschung zu vorehelichen Sexualkontakten u. ihrer Bedeutung für Partnerschaften, zahlreiche Arbeiten zur sexuellen Aufklärung* u. Sexualberatung.

Kissen|bücher: (kult.) Sammelbezeichnung für illustrierte Bücher, die Frauen nach ostasiatischem Brauch (China, Japan) zur Hochzeit geschenkt wurden; die Illustrationen zeigten Koitusszenen u. Nacktdarstellungen, sie dienten z. T. der sexuellen Aufklärung*.

Kitzel: (klin.) Gargalästhesie, Gargaläsie; im Unterschied zu Jucken* als angenehm od. ambivalent empfundene Reizung von Nervenendigungen der Haut (vermutlich über Mechanorezeptoren, evtl. auch über Nozizeptoren u. Schmerzfasern; s. Sinnesorgane), die Lachen u. Muskelzucken, als Abwehrreaktion evtl. Wischbewegungen auslöst; für die Entwicklung der Sexualreaktion bedeutsamer Reiz, der bereits beim Säugling zu intensiver Lustempfindung führt; im späteren Leben individuell u. situativ verschieden stark ambivalent besetzt.

Kitzler: (allg.) bedeutungsgleich mit Klitoris*.

Kitzler|versteifung: (allg.) Bezeichnung für Erektion* der Klitoris*.

Klan (schottisch clan Stamm) m: eingedeutschte Schreibweise für Clan*.

Klappe: (allg.) ursprünglich aus der Subkultur der Schwulen stammende Jargonbezeichnung für Orte, die Treffpunkt für schnelle Sexualkontakte sind, insbesondere für öffentliche Toiletten (vgl. Toilettensex).

Klapper|storch: (allg.) auch (niederdeutsch) Adebar*; volkstümliche Bezeichnung für den Weißstorch (Ciconia alba); Störche gelten allgemein als Glücksbringer u. Frühlingsboten; ihr hoher Elternaufwand in Pflege u. Aufzucht von Jungtieren wurde schon früh beobachtet u. bildet den Hintergrund für zahlreiche volkstümliche Analogien zu menschlichem Verhalten u. Fruchtbarkeit; im sog. Märchen vom Klapperstorch wird Kindern erzählt, dass dieser kleine Kinder aus Brunnen od. nahegelegenen Teichen holt (s. Abb.), sie der Mutter bringt u. diese in das Bein beißt, so dass sie das Bett hüten muss.

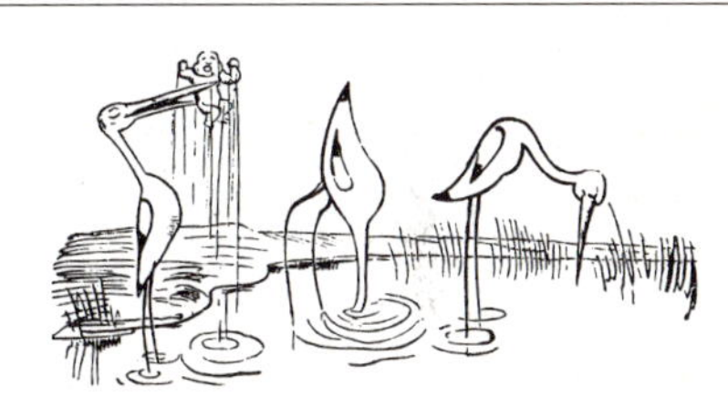

Wo kriegten wir die Kinder her,
Wenn Meister Klapperstorch nicht wär?

Klapperstorch:
In der Bildergeschichte „Die Fromme Helene“ (1872) bezieht sich Wilhelm Busch auf das Märchen, um anzudeuten, dass Helenes Ehemann nicht der Vater ihrer Kinder ist.

Klaustro|phobie (lat. claustrum Käfig) f: (psychiat.) Fachbezeichnung für eine Angststörung, die es unmöglich macht od. stark erschwert, sich angstfrei in geschlossenen Räumen (z. B. in Aufzügen) aufzuhalten (sog. Einschlussangst); vgl. Phobie.

Kleider|ordnung: (allg.) auch sog. dress code; Sammelbezeichnung für Regeln od. Vorschriften, die das Tragen bestimmter Kleidung vorschreiben, z. B. zur Kennzeichnung bestimmter Berufsgruppen (vgl. Uniform), eines sozialen od. ehelichen Status, auch der Zugehörigkeit zu Subkulturen. Kleiderordnungen können in festgeschriebenen od. informellen Regeln (sozialen Normen) festgehalten sein; historisch sind sie häufig auf religiöse Bräuche u. Rituale* zurückzuführen.

Kleidung: (allg.) Sammelbezeichnung für alle Stücke in unterschiedlicher Form u. aus verschiedenen Materialien, die am Körper getragen werden u. den Körper od. einzelne Körperteile bedecken. Kleidung kann verschiedene **Funktionen** haben: Sie bietet Schutz vor äußeren Einflüssen (Kälte, Hitze, Regen u. a.), dient als Schmuck, hat evtl. symbolische Funktionen (z. B. als Hoheits- u. Würdezeichen; vgl. Uniform) u. ist Bestandteil von kultischen Handlungen od. Zeremonien (vgl. Brautkleidung), sie kann körperliche Eigenschaften u. Reize unterstreichen u. zugleich das Schamgefühl schützen, indem sie Nacktheit* verhüllt. In psychoanalytischer Sicht ist das menschliche Verhältnis zu Kleidung durch die Ambivalenz von Schmuck u. Auszeichnung einerseits, Züchtigkeit u. Sittsamkeit andererseits gekennzeichnet; sexologisch ist zu bemerken, dass Kleidungsgegenstände u. Kleidungsaccessoires (z. B. Schuhe, Handschuhe) häufig zum Gegenstand von Fetischismus* werden. Historisch werden Körperbemalung* und Tattoos* als Vorformen von Kleidung interpretiert. Formen, Farben u. Materialien von Kleidung unterliegen zeitbedingten Wandlungen; während Männerbekleidung in westlichen Gesellschaften seit etwa 1800 relativ unverändert blieb, ist ein beschleunigter Wandel der Frauenbekleidung zu beobachten; seit Beginn des 20. Jahrhunderts findet eine Fokussierung der Kleidermode auf jugendliche Zielgruppen statt, zugleich hat mit der industriellen Massenfertigung modischer Kleidungsstücke ein immer rascherer Wandel in der Bekleidung mit Orientierung an den Jahreszeiten eingesetzt; vgl. Mode. Neben funktionellen Aspekten wird die individuelle Auswahl von Kleidungsstücken durch sozialen Status, den jeweiligen Geschmack, persönliche Schönheitsideale u. eventuell bestehende Kleiderordnungen* mitbestimmt.

Kleidungs|fetischismus m: (sexol.) Bezeichnung für Formen des Fetischismus*, bei denen bestimmte Kleidungsstücke als sexuell besonders erregend erlebt werden.

Klein|familie: (soziol.) auch Kernfamilie; Fachbezeichnung für Familie*, in der zwei Generationen (Eltern u. Kinder) zusammenleben.

Klepto|manie (gr. κλέπτω stehlen) f: (psychol.) sog. Stehlsucht; Fachbezeichnung für Impulskontrollstörung* mit wiederholtem Stehlen von (oft wertlosen) Gegenständen, das mit Lustgewinn verbunden sein kann. In psychoanalytischer Sicht werden den gestohlenen Objekten ein symbolischer Wert u. sexuell befriedigende Eigenschaften zugeschrieben, das Verhalten gilt als Ersatzhandlung*.

Klimakterium (gr. κλιμακτήρ breite oberste Stufe der Bockleiter) n: (physiol.) Bezeichnung für eine Entwicklungsperiode des Menschen im Verlauf des Erwachsenenalters, die durch den Rückgang der Hormonproduktion in den Gonaden gekennzeichnet ist u. zahlreiche Folgen für das hormonelle Gleichgewicht hat; i. e. S. Fachbezeichnung für die sog. Wechseljahre der Frau (beim Mann Klimakterium* virile). **1. Körperliche Veränderungen:** Zwischen dem 40. u. 50. Lebensjahr geht in den Eierstöcken der Vorrat an Eizellen zuende; immer seltener werden reife Follikel gebildet, immer weniger untergehende Primärfollikel werden zu Thekaorganen. Infolge der so verminderten Produktion von Progesteron u. Östrogenen erlischt allmählich der Ovarialzyklus*, Menstruationen* erfolgen zunächst unregelmäßig u. schwächer (sog. Prämenopause) u. bleiben dann aus (Menopause*); sichere Unfruchtbarkeit besteht ein Jahr später, es beginnt die sog. Postmenopause mit weiterem Rückgang der Östrogenproduktion (vgl. Lebensphasen, Abb.) auf ein sehr niedriges Niveau (sog. Gonadopause, 3-5 Jahre nach der Menopause). Infolge der verminderten Hormonproduktion schrumpft in den Folgejahren der Uterus, die Schleimhäute von Vagina u. kleinen Schamlippen werden dünner (evtl. Störungen der Lubrikation*), es kommt zu vermehrtem Auftreten von Osteoporose u. infolge des relativen Überwiegens von Androgenen zu Zeichen einer (geringen) Virilisierung mit Absinken der Sprechstimme u. vermehrter Behaarung. Außerdem fehlt nun eine (negative) Rückkopplung auf den Hypothalamus, die Produktion von Hypothalamushormonen* (sog. Gonadotropinen) steigt stark an u. bleibt fast lebenslang auf hohem Niveau. Dies führt, v. a. in der Phase des Übergangs, bei etwa der Hälfte der Frauen zu vegetativen Beschwerden (Müdigkeit, Hitzewallungen, Herzrasen), seltener zum behandlungsbedürftigen klimakterischen Syndrom*. Von verfrühtem Eintritt in das Klimakterium (Climacterium praecox) spricht man bei Beginn zwischen dem 25. u. 35. Lebensjahr, von verspätetem Klimakterium (Climax tarda) bei Beginn jenseits des 50. Lebensjahrs; es besteht vermutlich ein säkularer Trend zu späterem Klimakterium (um ca. 5 Jahre in 400 Jahren). **2. Psychische Veränderungen:** Die unter dem Einfluss von Hypothalamushormonen entstehende vegetative Labilität hat nicht selten psychische Folgen: Stimmungslabilität, Schlafstörungen, Depressionen u. Veränderungen der Libido sind häufige Begleiterscheinungen; zugleich hat die von manchen Frauen als befreiend erlebte Sterilität u. U. auch positive Wirkungen auf das sexuelle Erleben. Ein krisenhaft erlebtes Klimakterium kann allerdings auch sog. Klimakteriumspsychosen* od. Klimakteriumsdelikte* auslösen. **3. Soziale Veränderungen:** Abhängig von den gesellschaftlichen Zuschreibungen wird das Klimakterium mehr od. weniger einschneidend erlebt; früher (u. in manchen Gesellschaften noch heute) gravierend infolge des Verlusts der Fortpflanzungsfähigkeit; inzwischen angesichts veränderter Rollenvorstellungen u. Lebensperspektiven weniger krisenhaft. Das Klimakterium tritt oft zeitgleich mit dem Abschluss der Kinderphase ein, was den Anpassungsprozess u. U. erschwert.

Klimakteriums|delikte (lat. delictum Vergehen) n pl: (jurist.) veraltete Fachbezeichnung für psychisch bedingte Delikte von Frauen in der Postmenopause; historisch wurde angenommen, dass z. B. hormonelle Faktoren während des Klimakteriums eine psychische Instabilität u. damit eine besondere Neigung zu Straftaten (z. B. Diebstahl) begründen könnten.

Klimakteriums|psychose f: (psychiat.) wenig gebräuchliche Fachbezeichnung für Psychose*, die während des Klimakteriums* auftritt; als Ursachen werden u. a. hormonelle Umstellungen od. soziale Faktoren (Veränderung der Lebenswelt mit dem Alter) diskutiert.

Klimakterium virile n: (physiol.) in Anlehnung an den für Frauen verwendeten Begriff entstandene Bezeichnung für eine Entwicklungsperiode im Leben des Mannes, die gekennzeichnet ist durch mehr od. weniger ausgeprägte, vielgestaltige u. doch charakteristische Symptome des Älterwerdens. **1. Körperliche Veränderungen:** Im Gegensatz zum deutlichen Rückgang der Produktion von Ovarialhormonen im Klimakterium von Frauen erfolgt bei Männern keine vergleichbare Verminderung der Hormonproduktion in den Hoden (vgl. Lebensphasen, Abb.); diese (wie auch die Produktion von Samenzellen) nimmt vielmehr sehr langsam ab u. kommt erst jenseits des 70. Lebensjahres zum Erliegen (sog. Gonadopause, vgl. Androgendefizit des alternden Mannes). Dennoch berichten Männer zwischen 48 u. 52 Jahren nicht selten über eine deutliche Verminderung der Libido u. Störungen der Erektions-, Ejakulations- u. Orgasmusfähigkeit sowie über vegetative Beschwerden wie Müdigkeit, nachlassende Konzentrationsfähigkeit, starkes Schwitzen u. a.; objektiv lässt sich zugleich meist ein deutliches Nachlassen der körperlichen Leistungsfähigkeit nachweisen. **2. Psychische Veränderungen:** Fast regelmäßig bestehen psychische Symptome wie Depressionen, Schlafstörungen, Unruhe u. Reizbarkeit, die zwar der (hormonell beeinflussten) Symptomatik von Frauen ähneln, aber heute von den meisten Autoren eher als Ausdruck einer krisenhaft erlebten Lebensphase gewertet werden: „Midlife*-Crisis“ erscheint daher als der genauere Begriff für das klimakterische Syndrom von Männern. Die durch Gabe von Testosteron oft deutlich verbesserte (auch körperliche) Befindlichkeit wird v. a. auf die psychotrope Wirkung des Hormons zurückgeführt; sie hat neben psychologischer Beratung unterstützende Funktion. **3. Soziale Veränderungen:** Nachlassende körperliche Leistungsfähigkeit führt dazu, dass beruflicher Stress stärker wahrgenommen wird, in nicht wenigen Berufszweigen entsteht außerdem eine Konkurrenzsituation zu jüngeren Männern. Insgesamt widersprechen die in dieser Altergruppe physiologisch auftretenden Veränderungen den gängigen Vorstellungen über die berufliche u. soziale Rolle von Männern u. der v. a. unter Männern bestehenden Tabuisierung ihres Alterungsprozesses. Anders als bei Frauen liegt daher eine Lösung eher in der individuellen Bewältigung u. Anpassung an die neue Lebenssituation.

Klimax (gr. κλῖμαξ Treppe, Leiter) f: (sexol.) veraltete Fachbezeichnung für Orgasmus*.
(physiol.) Klimakterium*.
(klin.) Höhepunkt, Wendepunkt einer Krankheit.

Klinefelter-Syndrom (Harry Fitch K., Endokrinologe, Baltimore, geb. 1912) n: (genet.) auch Klinefelter-Reifenstein-Albright-Syndrom; Chromosomen*-Abweichung mit gonosomaler Aneuploidie, die auf einer Non*-Disjunction beruht. Die Betroffenen haben ein od. mehrere Chromosomen zuviel (meist 47,XXY-Trisomie, seltener auch 48,XXXY, 49,XXXXY od. XXXYY). **Häufigkeit:** ca. 1:600 lebendgeborene Knaben; die Inzidenz nimmt mit dem Alter der Mutter zu. **Symptome:** Menschen mit dem Syndrom sind phänotypisch männlich u. Geschlechtschromatin-positiv mit normal angelegten männlichen Sexualorganen bei Hodenhypoplasie (Tubulussklerose, mangelhafte od. fehlende Spermiogenese mit Azoo- u. Oligozoospermie u. Infertilität), Nebenhoden- u. Skrotumhypoplasie u. relativ häufig (nach der Pubertät) Gynäkomastie, Großwuchs mit langen Extremitäten infolge eines verspäteten Epiphysenschlusses; es kommt zu Verzögerungen bei der Pubertät (Pubertas tarda), oft wird ein weiblicher Behaarungstyp ausgebildet, evtl. ist eine leichte Intelligenzminderung zu beobachten. In zunehmendem Alter tritt evtl. Stammfettsucht u. infolge der verminderten Testosteronproduktion (hypergonadotroper Hypogonadismus*) eine frühe Abnahme der Libido mit Potenzstörungen sowie eine Osteoporose auf. **Diagnose:** Chromosomen-Analyse, erhöhte Gonadotropin- u. Östrogenausscheidung im Harn bei normaler od. leicht erniedrigter Ausscheidung von 17-Ketosteroiden u. verminderter Pregnandiol- (u. Pregnantriol-), Östron- u. Östradiolausscheidung. **Therapie:** evtl. im Erwachsenenalter Gabe von Testosteron.

Klingel|kugeln: (allg.) verschleiernde Bezeichnung für Vaginalkugeln*.

Klinik|sex: (allg.) Bezeichnung für sexuelle Handlungen, denen eine Inszenierung aus dem medizinischen Bereich zugrunde liegt; diese betrifft evtl. die Kleidung der Beteiligten, v. a. aber verwendete Geräte (Untersuchungsstuhl, Spekulum) u. vorgenommene Handlungen (Vaginoskopie, Anoskopie, Klistiere, Kathetersex u. a.);

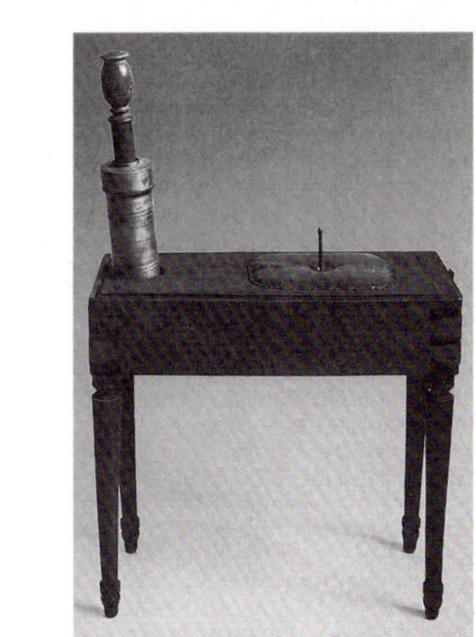

Klistier:
Klistiermöbel aus dem 18. Jahrhundert

K

es besteht nicht selten eine psychodynamische Nähe zu Sadomasochismus* od. Fetischismus*, u. U. auch zu Infantilismus*.

Klischee (frz. cliché Abklatsch) n: (allg.) Bezeichnung für einen Druckstock; im übertragenen Sinn für eine feststehende Vorstellung (Vorurteil*), z. B. in Bezug auf Persönlichkeit u. Verhalten von Menschen, die anhand eines Einzelmerkmals einer Gruppe zugeordnet werden.

Klistier (gr. κλύζω spülen) n: (klin.) Bezeichnung für eine Flüssigkeitsmenge (Wasser, Arzneistoffe, Kontrastmittel), die in den Enddarm des Patienten eingebracht wird. Anwendung bei Stuhlverstopfung, zur Darmreinigung vor diagnostischen Maßnahmen, bei Röntgenuntersuchungen, aber auch im Rahmen von Kliniksex*. Historisch sind ausgesprochene Klistiermoden beschrieben (sog. Klistieromanie im 18. Jahrhundert), in denen das Verabreichen von Klistieren sehr verbreitet war u. eine deutliche sexuelle Färbung hatte (künstlerisch wertvolle Instrumente, Klistiermöbel, s. Abb. vorige Seite), wobei neben Flüssigkeiten z. B. auch Tabakrauch in den Enddarm eingeblasen wurde (s. Tabak, Abb.).

Klitoral|orgasmus (lat. clitoralis die Klitoris betreffend) m: (pychoanalyt.) wenig gebräuchliche Bezeichnung für einen vorwiegend durch Reizung der Klitoris ausgelösten Orgasmus*.

Klitorid|ek|tomie f: (kult.) Bezeichnung für das in manchen Kulturen traditionell übliche Entfernen der Klitoris im Kindesalter; s. Verstümmelung, genitale.
(klin.) Bezeichnung für die operative Entfernung der Klitoris bei (seltenen) Tumoren. In Europa zeitweilig (ca. 1820-1870) in nicht wenigen Fällen durchgeführt zur Verhinderung von Masturbation* u. mit ihr (fälschlich) in Verbindung gebrachten psychischen u. körperlichen Störungen, allerdings rasch als unwirksam u. unethisch erkannt u. untersagt; demgegenüber wurde der Eingriff in den USA (1860-1910) bei einer Vielzahl von Frauen (insbesondere „prophylaktisch“ bei kleinen Mädchen) mit diesen Begründungen durchgeführt, z. T. mit dem Entfernen der Eierstöcke verbunden (Kastration*) u. später (1890-1940) ersetzt durch das (angeblich genau so wirksame) Entfernen der Vorhaut der Klitoris (Klitorisbeschneidung) als Routineeingriff. In der Medizin der USA bildete diese Entwicklung die Basis zur Einführung der systematischen Zirkumzision* bei Jungen; dabei wurden ab ca. 1920 die früheren wissenschaftlichen Begründungen ergänzt um die (äußerst fragwürdige) Behauptung, das Entfernen der Vorhaut der Klitoris steigere die sexuelle Erlebnisfähigkeit von Frauen u. beuge sexuellen Funktionsstörungen vor. Noch bis vor 30 Jahren wurden in den USA jährlich ca. 2000-3000 Frauen allein in Krankenhäusern in dieser Weise beschnitten (weit höhere Anzahl in freien Arztpraxen); vgl. Verstümmelung, genitale.

Klitoris (gr. κλειτορίς Kitzler) f: (anat.) Clitoris, Kitzler; weibliches Sexualorgan* am vorderen Vereinigungspunkt der kleinen Schamlippen (s. Vulva, Abb.), mit Klitorisschenkeln, Klitorisschaft, Eichel u. Vorhaut; besteht v. a. aus Schwellkörpern* u. deren Gefäßversorgung sowie besonders zahlreichen sensiblen Nervenendigungen im Bereich der Eichel (s. Abb.). Die an den Schambeinästen aufsitzenden Klitorisschenkel sind von Muskeln des Beckenbodens* umgeben (s. Abb. dort); sie vereinigen sich zu einem durch Bindegewebe an der Symphyse fixierten, weitgehend von einer Vorhaut* bedeckten, 3-4 cm langen Klitorisschaft, dem die durch Hautfalten (Klitorisbändchen) an den kleinen Schamlippen fixierte Eichel aufsitzt. Bei sexueller Erregung kommt es zur Erektion* mit Vergrößerung auf etwa doppelte Länge u. Verhärtung (entsprechend den männlichen Penisschwellkörpern); die Eichel tritt in erigiertem Zustand eher unter die Vorhaut zurück.

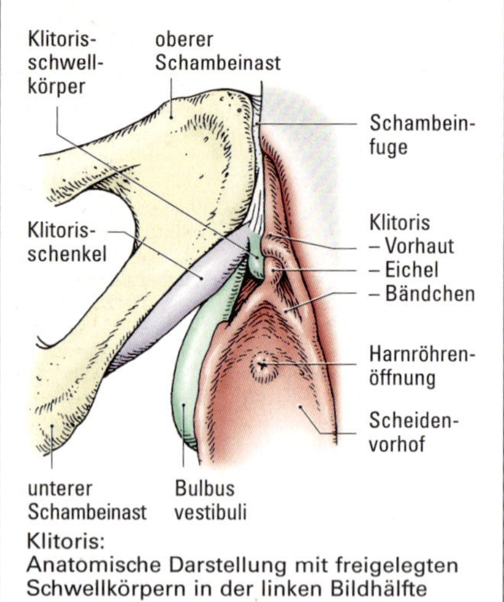

Klitoris:
Anatomische Darstellung mit freigelegten Schwellkörpern in der linken Bildhälfte

Klitoris|fehl|bildungen: (klin.) Sammelbezeichnung für angeborene Störungen der Entwicklung der Klitoris; das vollständige Fehlen einer Klitorisanlage bei weiblichem chromosomalen Geschlecht ist äußerst selten, Doppelbildungen werden sehr selten in Verbindung mit Epispadie* beobachtet. Häufigere Fehlbildung ist die Klitorishypertrophie* nach Exposition weiblicher Feten gegenüber Androgenen (z. B. bei adrenogenitalem Syndrom* od. diaplazentarer Androgenzufuhr).

Klitoris|hyper|trophie f: (klin.) Fachbezeichnung für die übermäßige Vergrößerung der Klitoris als Ausdruck einer Virilisierung durch Androgene; bei Neugeborenen entweder infolge während der Schwangerschaft zugeführter Androgene (heute selten) od. Störungen der Steroidsynthese (adrenogenitales Syndrom*); im späteren Lebensalter evtl. bei androgenproduzierenden Ovarialtumoren.

Klitorismus m: (klin.) Fachbezeichnung für lang dauernde, schmerzhafte Erektionen der Klitoris, ähnlich dem Priapismus*, die durch sexuelle Reize, aber z. B. auch bei Menstruation auftreten können.

Klöten: (allg.) derbe, regional gebräuchliche Bezeichnung für Hoden*.

Klon (gr. κλών Zweig, Schößling) m: (genet.) Fachbezeichnung für eine genetisch einheitliche Gruppe von Zellen, die sich von einer Ausgangszelle ableiten.

Klonen: (genet.) auch Klonierung; **1.** Fachbezeichnung für die Herstellung genetisch identischer Kopien einer Zelle auf künstliche Weise; ungeschlechtliche Vermehrung von Zellen, die sich von einer einzelnen, genotypisch definierten Zelle herleiten, z. B. durch Abtrennung von Tochterzellen in frühen Furchungsstadien der Blastozyste* (Vorkommen z. B. in der Entstehung von eineiigen Zwillingen) od. durch Injektion des diploiden Zellkerns einer Körperzelle in eine entkernte Eizelle. Es entstehen identische Zellen bzw. Organismen, z. B. ist das 1997 in Großbritannien geklonte Schaf Dolly genetisch identisch mit seiner Mutter. **Komplikationen:** Auch wenn das Klonen höherer Lebewesen (einschließlich Primaten) prinzipiell technisch möglich ist, so ist die Fehlerquote außerordentlich hoch (bei höheren Lebewesen gelingt das Klonen nur in ca. 1 von 1000 Fällen; die erzeugten Nachkommen weisen zahlreiche unvorhergesehene Veränderungen auf, z. B. ein verändertes Größenwachstum). **Wertungen:** Beurteilungen des Klonens als Fortschritt, der u. a. therapeutische Weiterentwicklungen bei zurzeit noch unheilbaren Krankheiten ermöglichen könnte (vgl. Klonen, therapeutisches), stehen ethische Bedenken an diesem Verfahren gegenüber, wobei insbesondere auf die heute nicht abschätzbaren Folgen des Klonens für nachfolgende Generationen u. die natürliche Umwelt hingewiesen wird. In zahlreichen Ländern ist das Klonen menschlicher Embryonen gesetzlich verboten (in Deutschland geregelt im Embryonenschutzgesetz*), dennoch ist nicht auszuschließen, dass in naher Zukunft einzelne Versuche unternommen werden. **2.** Vermehrung von DNA in einem Organismus (sog. Vektor) als sog. funktionsspezifisches Klonen (Identifikation über Funktionen od. Genprodukte eines Gens, dessen genaue Lokalisation auf dem Chromosomen nicht bekannt ist), od. sog. positionelles Klonen (bei bekannter Zuordnung des Gens zu einer Chromosomenregion). **3.** Isolierung einzelner Klone* von Körperzellen, z. B. von Plasmazellen zur Gewinnung von monoklonalen Antikörpern für diagnostische od. therapeutische Zwecke.

Klonen, therapeutisches n: (genet.) Fachbezeichnung für in der Entwicklung befindliches, höchst umstrittenes gentechnisches Verfahren, bei dem der Zellkern aus der Körperzelle eines erkrankten Menschen in eine entkernte Eizelle injiziert wird; aus der so entstandenen Zygote werden embryonale Stammzellen gewonnen u. zur Nachzüchtung von Zellen verwendet, die genetisch mit den Zellen der Patienten identisch sind. In zahlreichen Ländern ist das therapeutische Klonen gesetzlich verboten (in Deutschland geregelt im Embryonenschutzgesetz*).

Klonierung: s. Klonen.

Klo|sprüche (aus lat. cloaca Abwasserkanal): (allg.) Graffiti* in öffentlichen Toiletten.

Knaben|ehe: (kult.) Bezeichnung für Form der Kinderehe* zwischen einem 16- bis 20-jährigen Mädchen u. einem 4- bis 7-jährigen Jungen; eine Knabenehe wurde gewöhnlich vom Vater des Jungen geschlossen, der i. d. R. die ehelichen Rechte u. Pflichten ausübte (sog. Schwiegertochterehe); aus dieser Verbindung gezeugte Kinder galten als Nachkommen des Knaben. Knabenehen wurden in traditionellen Gesellschaften Asiens (z. B. Indien, Sibirien) als Form der Gerontokratie* beschrieben.

Knaben|liebe: (allg.) Bezeichnung für (homosexuelle) Pädophilie* von Männern.

Knaben|überschuss: (soziol.) Bezeichnung für das Überwiegen männlicher Kinder in einer Bevölkerung; zum Zeitpunkt der Geburt ist ein spontanes Verhältnis von etwa 105 Jungen auf 100 Mädchen die Regel, s. Geschlechterverhältnis; vgl. Bevölkerung (Abb.).

Knaben|weihe: (kult.) veraltete Bezeichnung der Initiationsriten* für Jungen.

Knaus-Ogino-Methode (Hermann K., Gynäkologe, Graz, Prag, 1892-1970; Kyusaku O., japanischer Gynäkologe, 1882-1975) f: (sexol.) Methode der natürlichen Kontrazeption* mit Berechnung der fruchtbaren Tage u. Vermeidung des Geschlechtsverkehrs im Zeitraum der höchsten Wahrscheinlichkeit einer Konzeption, s. Kalendermethode.

Knospung: (physiol.) Bezeichnung für den Beginn der (weiblichen) Brustentwicklung* (Thelarche); vgl. Pubertät (Tab.).

Knutsch|fleck: (allg.) Bezeichnung für Blutergüsse durch heftiges Saugen an empfindlichen Hautstellen (z. B. an Hals, Brust, Oberarmen) als Ausdruck sexueller Erregung u. Zuneigung; der Austritt insbesondere von roten Blutkörperchen in das Gewebe führt zu einer zunächst blauroten, in den folgenden Tagen durch Abbauvorgänge grünlichen u. später gelblichen Verfärbung; harmlos, von Jugendlichen als sichtbares Zeichen für sexuelle Kontakte u. U. gewünscht u. gezielt herbeigeführt.

Kodex (lat. codex Schreibtafel, Verzeichnis) m: (kult.) in der römischen Antike Bezeichnung für zusammengebundene Schreibtafeln bzw. mittelalterlich für Handschriftensammlungen. (jurist.) Bezeichnung für umfassende Gesetzesbücher, z. B. für die Sammlung römischer Kaiserkonstitutionen im sog. Codex Justinianus. (allg.) heute für Normen sowie (meist ungeschriebene) Verhaltens- und Handlungsregeln verwendet; vgl. Sittenkodex.

Ko|edukation (lat. co- mit-, educatio Erziehung) f: (pädagog.) Bezeichnung für die gemeinsame schulische Erziehung von Mädchen u. Jungen; als Gegenentwurf zur traditionellen Geschlechtertrennung* seit Ende des 19. Jahrhunderts gefordert, heute weitgehend verwirklicht mit dem Ziel, Chancengleichheit u. frühzeitige Gemeinsamkeit der Lebensgestaltung für Mädchen u. Jungen zu erreichen. Dennoch scheint Koedukation Mädchen nicht selten zu benachteiligen (Dominanz von Jungen, aber auch schlechtere Beurteilungen durch Lehrkräfte), während sie in Mädchenklassen u. U. breiter gefächerte Interessen entwickeln u. bessere Leistungen erreichen; neuere Studien zeigen ähnliche Vorteile auch für den getrennten Unterricht von Jungen.

Körper|bau|typen m pl: (kult.) Bezeichnung für aufgrund gemeinsamer äußerer Merkmale definierte Gruppen von Individuen, denen über diese Merkmale hinausgehende Gemeinsamkeiten zugeschrieben werden. Einfache Modelle sind körperliche Alterstypen (Kind, Heranwachsender, erwachsener u. alter Mensch) u. Geschlechtstypen, d. h. die dichotome Beschreibung eines Körpers als entweder männlich od. weiblich (Sexualdimorphismus*), wobei aus körperlichen Geschlechtsmerkmalen* mitunter auch auf psychosoziale Gemeinsamkeiten geschlossen wird. Die Wissenschaftstradition kennt verschiedene vom Geschlecht unabhängige Typenlehren, die körperliche Merkmale mit psychischen korrelieren, z. B. die Konstitutionstypen nach Kretschmer (pyknischer/leptosomer/athletischer Körperbau verbunden mit zyklothymem/schizothymem/baryokinetischem Temperament) od. die Körperwuchstypen nach Sheldon (endomorpher/ektomorpher/mesomorpher Körperwuchs verbunden mit viszerotonem/zerebrotonem/somatotonem Charakterbild). Diese Systeme sind wissenschaftlich umstritten u. von geringer Praxisrelevanz; vgl. Charakter.

Körper|behaarung: (allg.) Bezeichnung für die Behaarung mit Ausnahme des Kopfs; individuell, alters- u. geschlechtstypisch verschieden ausgeprägt, s. Behaarung.

Körper|bemalung: (kult.) Sammelbezeichnung für zeitweiligen Körperschmuck* durch Auftragen von Farbstoffen; in allen Kulturen traditionell üblich, um die eigene Attraktivität zu erhöhen, um eine besondere Funktion (Magier, Krieger) od. einen besonderen Anlass (Initiation, Feste u. a.) zu kennzeichnen. Einfache Pigmente sind Kreide, Ruß, Holzkohle, Ocker, Rötel u. Pflanzenfarbstoffe (z. B. Henna*), die mit Fett od. Eiweiß haftfähig gemacht werden (s. Körperschmuck, Abb.); heute steht zur Körperbemalung (Make*-up) ein breites Angebot an Schminken* zur Verfügung; vgl. Kosmetika. I. w. S. zählen auch bleibende Färbungen (Tattoos*) od. Entfärbungen der Haut (Hautbleichen*) zu den Körperbemalungen.

Körper|bild: (psychol.) Bezeichnung für das aus Wahrnehmungen des eigenen Körpers (Körpererleben*) u. dessen eigene u. fremde Bewertung entstehende, überwiegend unbewusste Bild vom eigenen Körper; Störungen des Körperbildes können mit unrealistischen Vorstellungen über Idealzustände verbunden sein u. z. B. im Rahmen von Essstörungen* od. Geschlechtsidentitätsstörungen* eine Rolle spielen; vgl. Selbstbild. Im Rahmen der Therapie sexueller Störungen dient die bewusste Betrachtung des eigenen Körpers (z. B. vor einem Spiegel), v. a. die genitale Selbstexploration, der besseren Wahrnehmung (Integration) abgespaltener Anteile des Körperbildes. Als **Körperschema** wird demgegenüber das im Gehirn vorliegende (durch Nervenreize vermittelte) Abbild des eigenen Körpers bezeichnet, das bei Störungen der Gehirnfunktion (Psychosen, organischen Hirnschädigungen u. a.) verändert sein kann (Nichterkennen von Körperpartien, Rechts-Links-Störungen u. a.). Eine ausgeprägte Form der Störung von Körperbild u. Körperschema bildet die sog. Apotemnophilie*.

Körper|erleben: (psychol.) **1.** Bezeichnung für die Art u. Weise, in der eine Person ihren Körper wahrnimmt u. empfindet; Körpererleben findet grundsätzlich ab der späten Fetalperiode statt, es wird durch frühkindliche Erfahrungen (Zärtlichkeit, häusliche Gewalt u. a.) erheblich beeinflusst u. führt zu einem individuellen Körperbild*; vgl. Selbstbild. Störungen von Körpererleben u. Körperbild werden als Begleitphänomen bei zahlreichen psychischen u. psychosomatischen Störungen beobachtet u. können z. B. nach psychischen Traumen als gestörte sog. Körpererinnerung Anlaß für therapeutische Maßnahmen sein. **2.** Sammelbezeichnung für körperbezogene Formen der Psychotherapie (z. B. Yoga, Bioenergetik, Tanztherapie u. a.; vgl. Körpertherapie) mit dem Ziel, Selbstaufmerksamkeit u. Körpergefühl zu verbessern.

Körper|geruch: (allg.) Eigengeruch des Körpers; s. Düfte, sexuelle.

Körper|pflege, gegen|seitige: (kult.) auch sog. Grooming; Bezeichnung für die gegenseitige Körperpflege zwischen erwachsenen Tieren, die derjenigen von Elterntieren bei ihren Nachkommen ähnelt u. eine soziale Funktion hat (Begrüßung, Befriedung, Einleitung des Paarungsverhaltens, s. Abb.); beim Menschen sind abgeleitete Verhaltensweisen (Zungenkuss, Bisskuss, gegenseitige Körperbemalung, Haarpflege u. a.) und kulturelle Überformungen (gegenseitige Fürsorge) zu beobachten.

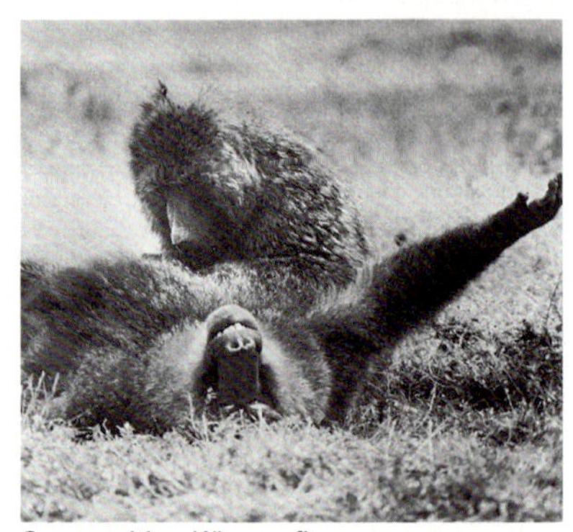

Gegenseitige Körperpflege: Paviane beim sog. Grooming

Körper|schmuck: (allg.) Sammelbezeichnung für mit dem Körper fest verbundenen Schmuck, z. B. Körperbemalung* (s. nebenstehende Abb.), Tattoos*, Piercings*, Branding*, Schmucknarben* od. Implants*.

Körper|sprache: (psychol.) Bezeichnung für Ausdruck u. (nonverbale) Kommunikation* durch Körperhaltung u. -bewegungen, i. w. S. auch durch Gestik* u. Mimik*, die die verbale Kommunikation stets begleiten; überwiegend unbewusst, gibt Körpersprache offener Auskunft über die Gefühlslage des Kommunizierenden, sie ist aber auch bewusst einsetzbar, um die verbale Kommunikation zu ergänzen. Phylogenetisch sind körpersprachliche Signale weit älter als die gesprochene Sprache, sie sind zwischen den Kulturen weniger verschieden; dennoch bestehen, insbesondere im Bereich von Gestik u. Mimik, u. U. erhebliche Bedeutungsunterschiede. Im Zusammenhang mit sexueller Annäherung hat Körpersprache eine zentrale Bedeutung; vgl. Flirt, Augensprache.

Körper|therapie f: (psychol.) Bezeichnung für Formen der Psychotherapie*, die in direktem Körperkontakt zwischen Therapeuten u. Klienten erfolgen; ausgehend von der Annahme, dass jede psychische Problematik (Traumen, Störungen) sich auch in körperlicher Form manifestiert, wird versucht, durch unterschiedliche Einwirkungen auf den Körper psychische Wirkungen zu erreichen. Man unterscheidet: **1.** Körpermassagen, z. B. als Bindegewebemassagen (sog. Rolfing u. a.) od. Muskelmassagen nach unterschiedlichen Systemen; **2.** Trainieren der Bewegungsaufmerksamkeit (sog. Movement-Awareness-Training), z. B. als Feldenkrais-System, Biofeedback; **3.** Ausgleichen von Energieflüssen (sog. Energy-Flow Balancing), z. B. durch Akupunktur, Shiatsu; **4.** Freisetzen von Emotionen (sog. Emotional-Release-Techniken), wie z. B. in Bioenergetik, Rebirthing, i. w. S. auch bei Orgontherapie*. Körpertherapien sind direkte Verfahren, die rasche Veränderungen bewirken u. Widerstände im Rahmen anderer Therapien überwinden; als ausschließliche Methode werden sie allerdings nur für eine Minderzahl der Fälle als geeignet betrachtet u. daher überwiegend durch Formen der Gesprächstherapie* ergänzt.
(sexol.) können i. w. S. die verschiedenen Techniken zur Verbesserung des Körperbildes*, Masturbationsübungen*, sog. Orgasmusschulen* u. andere Sexualübungen* (einschließlich des Einsatzes von sexuellen Surrogatpersonen*) als körpertherapeutische Verfahren betrachtet werden.

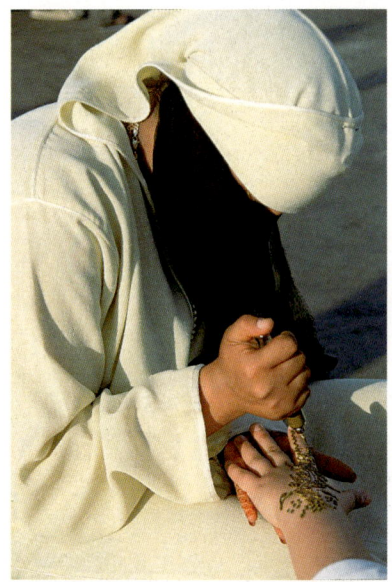

Körperschmuck:
Auf einem Markt in Marrakesch bemalt eine Frau aus dem marokkanischen Süden die Hände einer Kundin mit hennahaltiger Paste, die die Haut für einige Zeit wasserfest färbt.

Körper|verletzung: (jurist.) Bezeichnung für strafbare Eingriffe in die körperliche Unversehrtheit eines Menschen (Gesundheitsschädigung od. körperliche Misshandlung, §§ 223 bis 231 StGB); auch sadomasochistische Handlungen od. invasive medizinische Eingriffe werden in diesem Sinn als Körperverletzungen betrachtet, die nur straffrei bleiben, sofern Einvernehmlichkeit* vorliegt od. sie nach Einwilligung des Betroffenen erfolgen (§ 228 StGB), dem Stand des ärztlichen Wissens entsprechen u. nicht gegen die Guten* Sitten verstoßen. In medizinischen Notfällen bietet § 34 StGB eine Ausnahmeregelung für ärztliches Handeln (sog. rechtfertigender Notstand), die eine akute Behandlung u. U. auch ohne Einwilligung erlaubt.

kognat (lat. cognatus blutsverwandt)**:** (genet.) Fachbezeichnung für blutsverwandt, s. Blutsverwandtschaft.

Kognition (lat. cognitio Erkennen) f: (psychol.) **1.** Sammelbezeichnung für Vorgänge, die mit dem Erkennen zu tun haben (im Gegensatz zu Emotion*), wie Wahrnehmung, Erinnerung, Vorstellung, Denken, Entscheiden, Benennen, Vermuten, Erwarten u. a.; Störungen der Kognition finden sich (z. B. als Gedächtnisstörung od. Denkstörung) bei Demenz oder Psychosen. **2.** Sammelbezeichnung für das Ergebnis dieser Vorgänge.

Ko|habit|arche (lat. cohabitare zusammenwohnen) f: (sexol.) Fachbezeichnung für den Zeitpunkt des ersten vollzogenen Koitus* im Leben eines Menschen; biographisch bedeutsames, wenn auch gesellschaftlich eher überbewertetes Ereignis. Trotz erheblicher individueller Schwankungen des Alters bei Kohabitarche in allen Gesellschaften ist in Mitteleuropa ein deutliches Absinken zu beobachten (in Großbritannien 1957 nur 1 % der 16-Jährigen, 1997 dagegen 25 % der Jungen u. 20 % der Mädchen dieses Alters); 1970 hatten in Deutschland 50 % der 16-jährigen Jungen u. Mädchen die Kohabitarche erlebt, in der DDR 1984 beide Geschlechter durchschnittlich mit 16,9 Jahren, heute in allen Bundesländern Jungen durchschnittlich mit ca. 14,8 Jahren, Mädchen mit ca. 15,1 Jahren; vgl. Jugendsexualität, Abb. Zugleich ist neuerdings ein (meist religiös begründeter) umgekehrter Trend erkennbar, so dass bei einer wachsenden Gruppe von Jugendlichen nichtkoitale Sexualkontakte länger im Vordergrund stehen. Ein höheres Alter bei Kohabitarche ist statistisch mit einem höheren Bildungsniveau verbunden, mit besserem Verhütungsverhalten und größerer Freiwilligkeit des ersten Koitus (in den USA geben 40 % der Mädchen mit erstem Koitus unter 15 Jahren an, er sei unfreiwillig erfolgt). In Deutschland berichten fast ein Drittel der Jungen u. ein Viertel der Mädchen, der Koitus habe ungeplant stattgefunden (daher relativ häufig mangelhafte Kontrazeption, kein Safer Sex), 73 % der Jungen beschreiben ihn als angenehm, aber nur 36 % der Mädchen, bei denen unangenehme Gefühle überwiegen (Scham, schlechtes Gewissen, Angst vor Schwangerschaft); Ort des ersten Koitus ist heute in 70 % der Fälle das Elternhaus.

Ko|habitation f: (sexol.) auch Beiwohnung, Beischlaf; veraltete Bezeichnung für (vaginalen) Geschlechtsverkehr*.

Ko|habitations|schock, allergischer (gr. ἄλλος anders, ἔργον Tat): (immunol.) Auftreten eines allergischen Schocks durch vaginalen Kontakt mit Samenflüssigkeit; äußerst selten beobachtet bei Frauen mit ausgeprägter allergischer Reaktionsbereitschaft; vgl. Spermaimmunität.

Ko|habitations|verletzungen: (klin.) veraltete Sammelbezeichnung für Koitusverletzungen*.

Ko|härenz|fetischismus (lat. cohaerentia Zusammenhang) m: (sexol.) von M. Hirschfeld eingeführte Sammelbezeichnung für Formen des Fetischismus*, bei denen unmittelbar mit dem eigenen od. einem fremden Körper verbundene Objekte (Tätowierungen, künstliche Fingernägel, Schmuck u. a.) od. unmittelbar mit Körpervorgängen verbundene Gegenstände (Toilettenschüsseln u. a.) als sexuell besonders erregend erlebt werden; Gegensatz: Adhärenzfetischismus*.

K

koitieren (lat. coire sich vereinigen): (sexol.) wenig gebräuchliche Fachbezeichnung für Geschlechtsverkehr* praktizieren .

Koitus (lat. coitus Vereinigung) m: (sexol.) auch Coitus; i. e. S. Fachbezeichnung für Vaginalverkehr, s. Abb.; i. w. S. für alle Formen (penetrierenden) Geschlechtsverkehrs*.

Koitus, erster m: bedeutungsgleich mit Kohabitarche*.

Koitus|positionen f pl: (sexol.) Bezeichnung für verschiedene Lagen u. Stellungen der Partner während eines (penetrierenden) Geschlechtsverkehrs*; je nach individueller Vorliebe, Geschicklichkeit u. sexueller Phantasie* sind zahlreiche, z. T. äußerst kreative Varianten möglich, die liegend, sitzend, stehend, knieend, hockend u. a. ausgeführt werden können. Traditionell werden häufig folgende Formen unterschieden: **1.** sog. Missionarsstellung od. Ehestandsstellung, bei der Frau od. Mann auf dem Rücken u. der Partner oben zwischen den Beinen liegt; wird außer beim Menschen auch bei anderen Primaten (z. B. Bonobos, Schimpansen) beobachtet; **2.** Stellung, bei der der Mann auf dem Rücken liegt u. die Frau od. der Mann auf ihm; **3.** Coitus a tergo od. Löffelchenstellung, bei der Partnerin bzw. Partner dem anderen den Rücken zuwendet; häufige Koitusposition im Tierreich, vermutlich weil so dem Weibchen bei drohender Gefahr eine rasche Flucht möglich ist (s. Abb.); **4.** Reiterstellung, bei der der

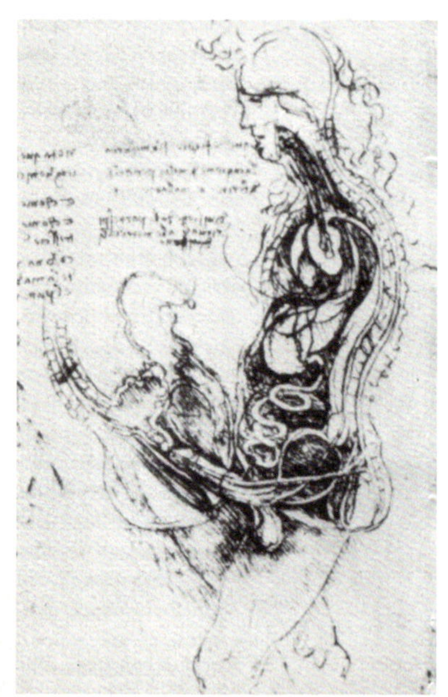

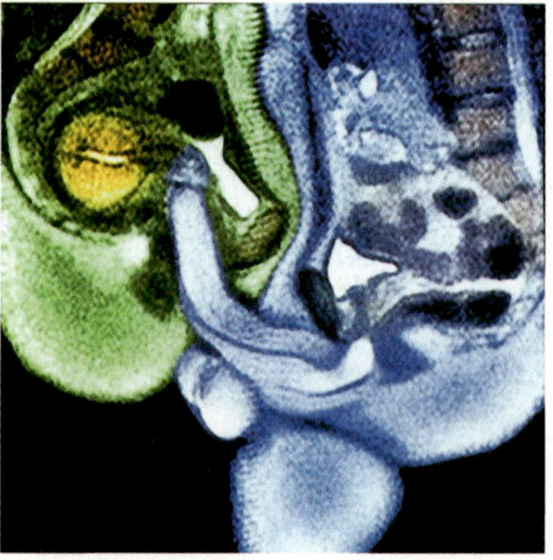

Koitus:
Die in einer Tuschezeichnung von Leonardo da Vinci Ende des 15. Jahrhunderts skizzierten Vorstellungen über die anatomische Lage der Sexualorgane beim Geschlechtsverkehr konnten Ende des 20. Jahrhunderts durch Kernspintomographie (NMR) weitgehend bestätigt werden.

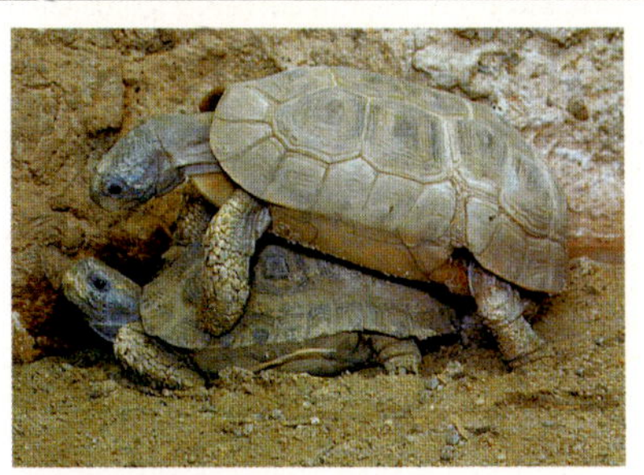

Koituspositionen:
Im Unterschied zu den meisten Tieren sind der menschlichen Phantasie sehr weite Grenzen gesetzt.

Mann auf dem Rücken liegt u. die Frau od. der Mann (abgewandt) auf ihm sitzt.
Wertungen: Jede von den Partnern einvernehmlich eingenommene Koitusposition kann Lust u. Befriedigung verschaffen; historische Festlegungen auf eine „normale" od. „natürliche" Position (z. B. sog. Missionarsstellung im westeuropäischen Kulturkreis) u. Abwertungen anderer Stellungen, die z. T. als Perversion galten, sind überholt; in anderen Kulturkreisen (z. B. Hinduismus) wurde von jeher eine breitere Vielfalt von Koituspositionen gepflegt.
Komplikationen: Abhängig von Position u. individueller Geschicklichkeit kann es zu Verrenkungen, Muskel- u. Gelenkschmerzen (bis hin zu Schädigungen) kommen; zur Vermeidung sind ein spielerisches Erlernen u. kontinuierlich aufbauendes, vorsichtiges Üben der angestrebten Positionen empfehlenswert.

Koitus|schmerzen: (sexol.) auch Dyspareunie, Algopareunie; Sammelbezeichnung für beeinträchtigende u. regelmäßige Schmerzzustände im Bereich von Sexualorganen u. kleinem Becken, die bei sexueller Aktivität zunehmen u. in jeder Phase der Sexualreaktion auftreten können; vgl. Pelvipathia vegetativa. Vorkommen v. a. bei Frauen, geschätzte Häufigkeit zwischen 8 % u. 23 %. Die Diagnose erfordert zunächst den Ausschluss körperlicher Ursachen (Entzündungen, Fehlbildungen, Tumoren, Narbenbildung, Verwachsungen), im Übrigen kommen ursächlich psychische Überlagerungen ausgeheilter körperlicher Störungen, Anspannungen, Partnerschaftskonflikte u. sexuelle Ängste in Frage; therapeutische Beeinflussung durch Beratung u. Sexualtherapie; vgl. Lubrikationsmangel, Vaginismus, Kopfschmerz, postorgastischer.

Koitus|übungen: (sexol.) Bezeichnung für spezielle Sexualübungen* im Rahmen der Paartherapie, die auf stimulierendem Streicheln* aufbauen u. in zwei Schritten erlernt werden: **1.** Einführen des Penis ohne Bewegen (sog. quiet vagina): Der Penis wird wie zum Koitus eingeführt, anschließend finden keine Koitusbewegungen statt, sondern die Partner kommunizieren über eigene Empfindungen; nach Rückgang der Erektion wird diese durch manuelle Stimulation wieder herbeigeführt u. die Übung wiederholt, ein Orgasmus wird nicht angestrebt, sondern (nicht obligatorisch) durch manuelle od. orale Stimulation erreicht. **2.** Erkundender Koitus: In späteren Begegnungen wird mit vorsichtigen Koitusbewegungen begonnen, die abwechselnd gesteuert u. in verschiedenen Stellungen probiert werden; wichtig bleiben weiterhin Kommunikation u. Rückmeldung eigener Empfindungen sowie die Beachtung der übrigen Grundregeln des Sensualitätstrainings*.

Koitus|verbot: (sexol.) Bezeichnung für ein Verfahren der Sexualtherapie* zur Verbesserung der sexuellen Kommunikation u. zur Minderung sexueller Leistungsangst, insbesondere am Beginn einer Therapie; statt genitaler Kontakte werden explorierende Körperkontakte (zum eigenen, nicht in erster Linie sexuellen Vergnügen, nicht zur Stimulation des Partners) od. spezielle Übungen empfohlen (s. Sensualitätstraining).
(kult.) Bezeichnung für die in zahlreichen Kulturen u. Religionen bestehenden Einschränkungen des Geschlechtsverkehrs unter Unverheirateten, aber auch zeitlich begrenzt unter Verheirateten, z. B. während der jährlichen Fastenzeiten im traditionellen Christentum* u. im Islam* (Ramadan), während der Menstruation der Frau in Judentum* u. Islam, während der Schwangerschaft u. an bestimmten Festtagen im Judentum; vgl. Tabu.

Koitus|verletzungen: (klin.) Sammelbezeichnung für Verletzungen der weiblichen Sexualorgane bei (einvernehmlichem od. erzwungenem) Koitus (bei Männern s. Penisverletzungen). Bei Defloration kann es zu erweiterten Hymenaleinrissen mit z. T. heftiger Blutung kommen; im Übrigen werden am ehesten Querrisse im hinteren Scheidengewölbe beobachtet, die entweder mechanische Gründe (erhebliche Größenunterschiede der Sexualorgane) od. hormonelle Ursachen haben können (geringere Festigkeit der Scheidenwand im Wochenbett od. in der Postmenopause). Von diesen Verletzungen der Scheidenwand abzugrenzen sind gering ausgeprägte sog. Kontaktblutungen nach dem Koitus (Reibungsblutungen); auch sie sollten abgeklärt werden, da sie Frühsymptom eines Zervixkarzinoms* sein können, s. Scheidenblutung. Vgl. Anorektalverletzungen.

Kokain n: (allg.) auch Cocain; Bezeichnung für das wirksame Alkaloid des südamerikanischen Kokastrauchs (Erythroxylon coca), das neben lokal betäubenden v. a. stimulierende u. euphorisierende Wirkungen hat u. daher traditionell (durch Kauen frischer Blätter) als Anregungsmittel* dient. Medizinisch wird Kokain nur noch in Ausnahmefällen verwendet (s. Betäubungsmittelgesetz), dagegen ist gereinigtes Kokain ein weltweit verbreitetes illegales Rauschmittel* mit sehr hohem Risiko der Entwicklung einer v. a. psychischen Abhängigkeit* u. gefährlichen körperlichen Wirkungen sowohl bei akuter Überdosierung (Erregung, Halluzinationen, Atemstillstand) als auch bei chronischem Gebrauch (Herzinfarkt, Hirninfarkt); bei lang dauerndem Gebrauch kommt es zu Veränderungen der Persönlichkeit (u. a. paranoide Symptome), bei Entzug treten v. a. psychische

K

Wirkungen auf (Müdigkeit, Depressionen). Wegen der zunächst sozial erwünschten psychischen Wirkungen (gesteigertes Selbstbewusstsein, Ideenreichtum, Redefluss) ist der Gebrauch von Kokain unter beruflich stark belasteten Personen (Führungskräften, Künstlern) relativ verbreitet. Als besonders gefährlich gilt das (zurzeit in Deutschland noch eher selten gebrauchte) Kokainprodukt Crack*. Aus der Wirkung von Kokain ergibt sich zunächst eine Steigerung der sexuellen Appetenz u. des sexuellen Erlebens; die bei chronischem Gebrauch häufigen Depressionen u. Persönlichkeitsveränderungen wirken dagegen eher sozial isolierend u. hemmend auf die sexuelle Appetenz; Kokain hat vermutlich keine schädigende Wirkung auf die Spermienbildung, aber erhöhte embryonale Fehlbildungsraten sind beobachtet; außerdem kann es bei Kindern von Müttern, die Kokain (insbesondere Crack) gebrauchen, durch Gefäßverschlüsse zu Störungen in der Fetalentwicklung (vorzeitige Plazentalösung) u. in der Neugeborenenperiode kommen (Hirninfarkt, Herzinfarkt).

Kokainismus: (klin.) Fachbezeichnung für die bei chronischer Zufuhr von Kokain* entstehende Abhängigkeit* mit körperlichen, psychischen u. sozialen Folgeschäden.

Koketterie (frz. coquetterie Gefallsucht, Ziererei) f: (allg.) ursprünglich Bezeichnung für die im 17. Jahrhundert aufgekommene bunte u. auffällige Männermode, heute für ein von der Tendenz, gefallen zu wollen, geprägtes Verhalten insbesondere von Frauen gegenüber Männern; vgl. Flirt.

Kokotte (frz. cocotte Hühnchen) f: (kult.) historische Bezeichnung (19. Jahrhundert) für eine Edelprostituierte*.

Kolle, Oswalt (geb. 1928): Wissenschaftspublizist, BRD, nach 1970 in Amsterdam (Niederlande); u. a. in den 60er Jahren des 20. Jahrhunderts Veröffentlichungen von Zeitschriften-Serien („Dein Kind, das unbekannte Wesen" u. a.), in denen Erkenntnisse der Sexualwissenschaft* allgemeinverständlich für ein breites Publikum erläutert werden; Filme zur sexuellen Aufklärung* („Das Wunder der Liebe", „Zum Beispiel Ehebruch" u. a.).

Kollusion (lat. collusio geheimes Einverständnis) f: (psychoanalyt.) von J. Willi 1975 eingeführte Fachbezeichnung für ein (uneingestandenes) Zusammenspiel von Partnern aufgrund eines gleichartigen, ungelösten Konflikts, der in polarisierten Rollen innerhalb einer Beziehung ausgetragen wird und z. B. eine Begünstigung überkompensierender bzw. regressiver Verhaltensweisen bei dem einen bzw. anderen Partner ermöglicht u. auf diese Weise die Beziehung (scheinbar) stabilisiert. Das kollusive Ineinandergreifen (sog. Reißverschlussmechanismus) erschwert sowohl die individuelle psychotherapeutische Beeinflussung von psychischen Störungen als auch (selbst bei ausgeprägten Partnerschaftskonflikten) eine Trennung.

Kolostrum (lat. colostrum Erstmilch nach dem Kalben) n: (anat.) Fachbezeichnung für die von den Brustdrüsen unmittelbar nach der Geburt abgegebene Vormilch mit hohem Gehalt an Immunglobulinen, s. Muttermilch.

Kolpitis (gr. κόλπος Scheide) f: (gynäkol.) Fachbezeichnung für Scheidenentzündung, s. Vaginitis.

Kolpo|hyster|ek|tomie f: (gynäkol.) Fachbezeichnung für die operative Entfernung von Uterus u. einem Großteil der Vagina bei ausgedehntem Uterus- bzw. Vaginakarzinom, evtl. auch bei vollständigem Uterus- u. Vaginavorfall; in der Folge Verlust der Kohabitationsfähigkeit, Durchführung daher nur, wenn kein Kohabitations- bzw. Kinderwunsch mehr besteht.

Kolpo|kleisis (gr. κλεῖσις Verschließen) f: (gynäkol.) Fachbezeichnung für Scheidenverschluss; teilweiser od. vollständiger operativer Verschluss der Vagina; selten durchgeführt, z. B. bei vollständigem Vaginavorfall* od. im Rahmen plastischer Korrekturen bei Vaginalfistel*.

Kolpo|plastik f: (gynäkol.) Fachbezeichnung für Scheidenplastik, s. Vaginaplastik.

Kolpo|poese (gr. ποίησις Bildung) f: (gynäkol.) Fachbezeichnung für das chirurgische Anlegen einer künstlichen Vagina, s. Neovagina.

Kolpor|rhaphie (gr. ῥαφή Naht) f: (gynäkol.) Fachbezeichnung für operativen Eingriff mit Inzision der vorderen bzw. hinteren Scheidenwand u. Rekonstruktion des Beckenbodens bei Vaginasenkung* od. Vaginavorfall*.

Kolpor|rhexis (gr. ῥῆξις Zerreißung) f: (klin.) Fachbezeichnung für vollständiges od. teilweises Abreißen der Vagina vom Uterus, z. B. bei der Geburt; Behandlung durch operative Rekonstruktion; vgl. Scheidenriss.

Kolpor|rhö f: (gynäkol.) Fachbezeichnung für Scheidenausfluss, s. Fluor vaginalis.

Kolpo|skopie f: (gynäkol.) Untersuchungsverfahren mit Lupenbetrachtung (10-30fache Vergrößerung) der Portiooberfläche mit einem sog. Kolposkop; Durchführung zur Beurteilung des Epithels (insbesondere an der Epithelgrenze der Portio vaginalis) bei vaginaler Untersuchung, z. B. im Rahmen der Krebsfrüherkennung.

Kolpo|zele (gr. κήλη Bruch) f: (klin.) Fachbezeichnung für **1.** Zyste in der Vagina, Rest des embryonalen Gartner*-Ganges; **2.** sog. Scheidenhernie (Hernia vaginalis) bei Vaginasenkung*.

Komedonen (lat. comedere verzehren) m pl: (dermatol.) Fachbezeichnung für sog. Mitesser; mit Talg u. Hornhautschuppen gefüllte Haarfollikel, zur Hautoberfläche hin geschlossen od. offen, gelblich od. schwarz verfärbt; Vorkommen z. B. bei Akne*.

Komitee, wissenschaftlich-humanitäres (engl. committee Ausschuss) n: s. Wissenschaftlich-humanitäres Komitee.

Kommen: (allg.) Kurzbezeichnung für das Erleben eines Orgasmus*.

Komment|kämpfe (lat. commentum Erdichtung): (ethol.) Bezeichnung für Kämpfe insbesondere männlicher Tiere einer Art untereinander um Rangordnung* u. paarungsbereite weibliche Tiere, meist in Form ritualisierter Auseinandersetzungen (Imponierverhalten* mit Droh- u. Besänftigungsgesten) und evtl. unterstützt durch Imponierorgane (Geweihe, Hörner).

Kommerzialisierung der Sexualität (lat. commercium Handel): (allg.) Bezeichnung für die seit Mitte des 20. Jahrhunderts (v. a. in den Industriestaaten) beobachtete zunehmende Einbindung der Sexualität in ökonomische Zusammenhänge; in erster Linie ist damit die wachsende volkswirtschaftliche Bedeutung der Sexindustrie* (v. a. Prostitution*, Pornographie* u. Menschenhandel*) u. die Verwendung sexueller Reize in der Produktwerbung* gemeint, daneben auch die Beobachtung, dass (jedenfalls in modernen Gesellschaften) das individuelle sexuelle Verhalten u. Erleben in beträchtlichem Umfang von ökonomischen Kriterien bestimmt zu sein scheint (Bewertung unter Aspekten von Leistung, Quantität, Verfügbarkeit u. a.).

Komm|nächte: (allg.) historische Bezeichnung für Probenächte*.

Kommune (lat. communis gemeinschaftlich) f: (soziol.) auch Commune, wörtlich Gemeinde; ursprünglich Bezeichnung für sozialistische Regierung, die sich 1871 in Paris etablierte (sog. Pariser Kommune). I. w. S. Bezeichnung für Lebens- bzw. Wohngemeinschaften* (s. Abb. dort), in denen kein Privateigentum existiert; bekannt wurde in Deutschland die von 1967-1969 in Berlin ansässige, von Mitgliedern der „Subversiven Aktion" gegründete Kommune I, die aus bis zu 16 Mitgliedern (sog. Kommunarden) bestand und deren männliche Mitglieder u. a. nach dem Motto „Wer zweimal mit derselben pennt, gehört schon zum Establishment" die Aufhebung von Privatsphäre u. Zweierbeziehungen propagierten; vgl. Gemeinschaftsehe.

Kommunikation (lat. communicare gemeinsam tun, besprechen) f: (soziol.) Bezeichnung für den Austausch von Informationen zwischen Individuen durch verbale (Sprache) od. nonverbale Signale (z. B. Körpersprache*); wichtigste Form der sozialen Interaktion, die auch die sexuelle Kommunikation (durch Sexualsignale*, Sexualkontakt* und sexuelle Sprache*) einschließt. Kommunikation begleitet jedes Zusammensein von mehreren Menschen, zugleich muss sie erlernt werden, denn die Bedeutung der Signale variiert z. B. je nach soziokulturellem Hintergrund des Kommunizierenden, u. es ist zur Vermeidung von Missverständnissen nötig, mehrdeutige Formen der Kommunikation zu vermeiden; im Rahmen von Paartherapien spielt das Einüben neuer Kommunikationsformen eine zentrale Rolle (z. B. durch sensorische Fokussierung*).
(physiol.) im übertragenen Sinn verwendet für die Übermittlung von Information innerhalb des Körpers durch Botenstoffe (Überträgermoleküle wie Neurotransmitter*, Zytokine u. Hormone*) u. die Interaktion von Zellen (z. B. innerhalb des Immunsystems).

Kommunikations|störung: (psychol.) Bezeichnung für eine verminderte Fähigkeit, verbale u. nonverbale Mitteilungen richtig aufzunehmen u. zu deuten bzw. auszuwählen u. abzugeben, mit der Folge von Missverständnissen, Konflikten od. Kontaktstörungen*; typisch ist z. B. eine eingeschränkte Fähigkeit, sachlichen Inhalt u. mögliche Beziehungsaspekte der Mitteilung auseinanderzuhalten.

Kommunikations|therapie f: (psychol.) Bezeichnung für Formen der Psychotherapie*, insbesondere zur Bearbeitung zwischenmenschlicher Probleme (z. B. Partnerschaftskonflikte*), durch direktive, gegenwarts- u. symptombezogene Betrachtung aktueller Kommunikations- u. Beziehungsregeln, Erarbeitung neuer Lösungen u. Veränderungen durch positive Neuerfahrungen. Als Paartherapie* sinnvolle Ergänzung der Therapie z. B. von sexuellen Funktionsstörungen.

Kompensation (lat. compensatio Ausgleich) f: (physiol.) Bezeichnung für einen Steuerungsvorgang zum Ausgleich einer verminderten Leistungsfähigkeit durch erhöhte Tätigkeit.
(psychol.) auch verwendet für Handlungen, die als Ersatz für eine fehlende Befriedigung od. einen subjektiv empfundenen Mangel interpretiert werden.

Kompensations|masochismus m: (sexol.) Sammelbezeichnung für Formen des Masochismus*, bei denen das masochistische Bedürfnis genitale Sexualität kaum od. gar nicht einschließt, sondern sich v. a. auf Submission*, das Erleiden von Schmerz u. Bedrohtheit od. das Überwinden von Ekelschranken bezieht; eine psychodynamische Nähe zu Formen des Fetischismus* ist möglich.

Kompensations|sadismus m: (sexol.) Sammelbezeichnung für Formen des Sadismus*, bei denen das sadistische Bedürfnis genitale Sexualität kaum od. gar nicht einschließt, sondern sich v. a. auf Dominanz*, das Zufügen von Schmerz u. Bedrohtheit od. Ekel bezieht; eine psychodynamische Nähe zu Formen des Fetischismus* ist möglich.

Komplex (lat. complexus Umfassen) m: (allg.) Bezeichnung für **1.** Hemmungen sowie für regelmäßig als problematisch empfundene Situationen od. Konstellationen, die z. B. Minderwertigkeitsgefühle* hervorrufen; **2.** Sachverhalte od. Ereignisse, an deren Entstehen zahlreiche Komponenten od. Faktoren mitwirken.
(psychol.) im Gedächtnis eng verbundene inhaltliche Strukturen, innerhalb derer gelernt u. erinnert wird.
(psychoanal.) Fachbezeichnung für gefühlsbetonte Vorstellungen, die aus einer Konfrontation von Ich u. Umwelt entstehen u. wegen ihrer negativen Gefühlsqualität aus dem Bewusstsein verdrängt sind; dabei haben die zugrundeliegenden Konflikte stets eine sexuelle Komponente. Komplexe können z. B. als Fehlleistung*, Neurose* od. Zwangsstörung* zum Ausdruck kommen. Als typische Konstellationen werden u. a. beschrieben: Häßlichkeitskomplex*, Kastrationskomplex*, Männlichkeitskomplex*, Minderwertigkeitskomplex*, Mutterkomplex*, Vaterkomplex*; als Elektra*-Komplex bzw. Ödipus*-Komplex werden typische Konflikte in der infantil-genitalen Phase der psychosexuellen Entwicklung* beschrieben.

Kompliment (frz. compliment Lob, Glückwunsch) n: (allg.) Bezeichnung für lobende, schmeichelhafte Äußerungen, z. B. um einer Person zu gefallen od. einen Gefallen zu erweisen. Vgl. Flirt.

Konditionierung (lat. condicio Bedingung) f: (psychol.) Bezeichnung für das Herbeiführen einer bedingten Reaktion als Ergebnis von Lernprozessen; man unterscheidet: **1. klassische Konditionierung** (sog. Signallernen), bei der ein

K

spezifischer Reiz (z. B. Nahrung) u. ein unspezifischer Reiz (z. B. Signalton) zeitlich gekoppelt werden, so dass nach einigen Wiederholungen auch der unspezifische Reiz allein körperliche Reaktionen (z. B. Speichelfluss) auslöst (Pawlow-Experimente am Hund); **2. operante Konditionierung**, bei der eine bestimmte Handlung an (positiv od. negativ) verstärkende Reize gekoppelt wird, so dass eine Änderung des Verhaltens durch Wiederholung od. Vermeidung erfolgt. Anwendung bei Verhaltenstherapie* (z. B. Aversionstherapie*) od. Biofeedback*.

Kondom n: (sexol.) auch Präservativ; seit dem 16. Jahrhundert als über den Penis zu ziehendes Leinensäckchen zum Schutz vor sexuell übertragbaren Infektionen* (insbesondere Syphilis) bekannt; im 19. u. 20. Jahrhundert Verwendung von Fischblasen u. Schafdarm, später von Kondomen aus Gummi (Kautschuk, Latex) od. Polyurethan als Barrierekontrazeptivum (s. Kontrazeptiva, mechanische) zur Empfängnisverhütung, seit Ende der 80er Jahre des 20. Jahrhunderts vermehrt im Rahmen von Safer* Sex. In Drogeriemärkten, Apotheken u. im einschlägigen Fachhandel ist ein breites Spektrum von Kondomen erhältlich.

Kondom 1:
Überziehen des Kondoms für Männer:
Das Reservoir an der Spitze soll keine Luft enthalten, die Vorhaut wird zurückgezogen, dann wird das Kondom über den ganzen Penisschaft abgerollt.

I. Kondome für Männer: anatomisch geformte Penisüberzüge aus unterschiedlichen Materialien; bei richtiger Anwendung (die mit zunehmender Erfahrung steigt, s. Abb.), bieten Kondome für Männer (mit Ausnahme von Schafdarmkondomen) einen guten Schutz vor zahlreichen sexuell übertragbaren Infektionen u. sind relativ zuverlässige Kontrazeptiva (Pearl*-Index 3-5); als nachteilig empfunden werden Störungen der intimen Kommunikation (Unterbrechung durch Suchen, Auspacken u. Überziehen des Kondoms, eingeschränktes Vereinigungsgefühl). **1.** Latexkondome: am häufigsten verwendet, evtl. mit Gleitmittel beschichtet u. auf der Innenseite mit einem Spermizid bepulvert; Vorteile: preiswert, leicht erhältlich. Nachteile: die gleichzeitige Anwendung von fett- od. ölhaltigen Substanzen (z. B. Gleitmitteln od. Vaginalschaum auf Fettbasis) führt innerhalb kürzester Zeit zu einem Zerfall der Latexstruktur mit Rissigkeit u. Porosität; allergische Reaktionen (Latexallergien) sind (selten) möglich. **2.** Polyurethankondome: anatomisch geformte Penisüberzüge aus Kunststoff. Vorteile: bei Latexallergie anwendbar, auch mit fett- u. ölhaltigen Substanzen anwendbar. Nachteil: relativ teuer. **3.** Schafdarmkondome: kaum mehr verwendet; Vorteile: auch bei Latexallergie anwendbar. Nachteile: sehr unzuverlässiger Schutz vor ungewollten Schwangerschaften u. sexuell übertragbaren Infektionen.

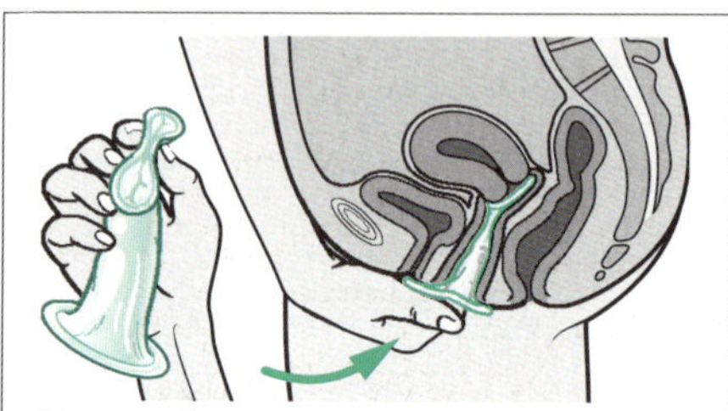

Kondom 2:
Einlegen des Kondoms für Frauen:
Zunächst wird der innere Ring zusammengedrückt und dann in die Scheide eingeführt; der äußere Ring verbleibt außerhalb.

II. Kondom für Frauen: seit Anfang der 90er Jahre des 20. Jahrhunderts erhältliches Frauenkondom zur Einlage in die Vagina; Kombination aus Kondom u. Pessar mit einem inneren Ring, der vor die Portio geschoben wird, einem tütenartigen Polyurethanschlauch u. einem äußeren Ring, der außerhalb der Vagina vor den großen Schamlippen liegt (s. Abb.); Anwendung mit einem Gleitmittel*. Vorteile: relativ zuverlässig (Pearl*-Index 1-5), ermöglicht Frauen einen

Schutz vor sexuell übertragbaren Infektionen*, ohne auf Kondomanwendung des Partners angewiesen zu sein; auch bei Latexallergie anwendbar; kein Eingriff in den Hormonstoffwechsel. Nachteile: Beeinträchtigung der intimen Kommunikation sowohl durch Einlegen, als auch durch die von Koitusbewegungen verursachten Geräusche; relativ teuer.
Die Qualitätskontrolle von Markenkondomen unterliegt Normen (z. B. nach DIN od. ISO); qualitätsgeprüfte Markenkondome sollten nur innerhalb der auf der Verpackung angegebenen Haltbarkeitsdauer verwendet werden.

Kondylome (gr. κονδύλωμα Warze) n pl: (infektiol.) auch Condyloma; Fachbezeichnung für Gewebewucherungen, v. a. im Anogenitalbereich; **Formen: 1.** spitze Kondylome bei Papillomavirus-Infektion, s. Condylomata acuminata (Abb.); **2.** flache Kondylome bei Papillomavirus-Infektion, s. Condylomata plana; **3.** breite Kondylome (Condylomata lata) bei Syphilis*.

Konflikt (lat. conflictus Zusammenstoß) m: (psychol.) uneinheitlich verwendete Fachbezeichnung für einen Zustand mit widerstreitenden Verhaltenstendenzen in einem Individuum od. zwischen mehreren Individuen; man unterscheidet:
1. innerer od. intrapsychischer Konflikt; gleichzeitiges Bestehen von zwei od. mehr miteinander nicht od. nur schlecht zu vereinbarenden Motiven, Interessen, Neigungen bzw. Verhaltensmöglichkeiten in einer Person, wobei ein Wunsch bzw. Druck (sog. Konfliktspannung) zu einer Lösung bzw. Entscheidung zwischen den verschiedenen Optionen aufkommt. Aus **psychoanalytischer Sicht** werden Ur- od. Grundkonflikte (z. B. zwischen Bindung u. Ablösung) od. Konflikte zwischen Triebansprüchen des Es u. sozialmoralischer Wertung durch das Über-Ich beschrieben. Weitgehend akzeptiert ist die von K. Lewin 1935 beschriebene **Einteilung** der Konflikte, die zur Beschreibung von menschlichem ebenso wie von tierischem Konfliktverhalten angewendet wird: **a)** Annäherungs-Annäherungs-(Appetenz-Appetenz-)Konflikt, bei dem zwischen zwei positiven Motiven bzw. Zielen entschieden werden muss, wobei sich mit der Entscheidung für ein Motiv die Entfernung zum anderen Motiv einem sog. zeitlich-räumlichen Gradienten zufolge vergrößert; **b)** Annäherungs-Vermeidungs-(Appetenz-Aversions-)Konflikt, bei dem die Verwirklichung eines positiven Motivs an ein negatives Ereignis gekoppelt ist; **c)** Vermeidungs-Vermeidungs-(Aversions-Aversions-)Konflikt, bei dem gleichzeitig zwei negative Motive wirksam sind. **Konfliktbewältigung** bzw. -lösung sind mit individuell u. situativ unterschiedlichen Strategien evtl. möglich (vgl. Coping); bei schwerwiegenden Konflikten werden häufiger Strategien u. Abwehrmechanismen* beobachtet, die keine Lösung od. Bewältigung ermöglichen (z. B. Flucht, aggressives Verhalten, Gewalt, Resignation); latente bzw. unbewusste u. damit unbewältigte Konflikte können zu Frustrationen führen od. Ursache für die Entwicklung einer Neurose*, Persönlichkeitsstörung* od. Verhaltensstörung* werden.
2. interpersonelle Konflikte; zwischenmenschliche Konflikte zwischen einzelnen Menschen (z. B. als Partnerschaftskonflikte*) bzw. Gruppen; sie sind einerseits nötig, um eine gemeinsame Willensbildung zu erreichen, können aber andererseits auch sozial destruktive Formen annehmen u. von subtilen Formen des chronischen Streits (z. B. Mobbing*) bis zu offener Aggression* reichen. Als eine der wichtigsten sozialen Kompetenzen der Menschen erscheint heute die Fähigkeit, Konflikte zu erkennen u. zu verstehen, um sie durch Kommunikation, evtl. unter Einbeziehung Außenstehender (Mediation*), Einsicht u. Kompromisse zu lösen; vgl. Liebe.

Konflikt, ödipaler m: (psychoanalyt.) neutralere Bezeichnung für das durch S. Freud als sog. Ödipus*-Komplex beschriebene Rivalitätsverhältnis zwischen kleinen Jungen u. ihrem Vater gegenüber der Mutter; i. w. S. auch für die umgekehrte Konstellation bei kleinen Mädchen verwendet (sog. Elektra*-Komplex).

Konformität, sexuelle (lat. conformare gestalten) f: (sexol.) Sammelbezeichnung für alle Formen sexueller Bedürfnisse u. des Sexualverhaltens, die sich an allgemein akzeptierten Normen u. Werten orientieren; vgl. Sexualverhalten, abweichendes.

Konfrontations|therapie (lat. confrontare gegenüberstellen) f: (psychol.) auch Expositionstherapie; Sammelbezeichnung für Formen der Verhaltenstherapie*, bei denen durch direkte Konfrontation des Klienten mit sonst vermiedenen Reizen eine Gewöhnung* herbeigeführt werden soll; verschiedene Formen, z. B. als massive Reizüberflutung* od. als systematische Desensibilisierung*. Anwendung bei Phobien* (z. B. Agoraphobie), überwiegend verbunden mit Verfahren der kognitiven Verhaltenstherapie.

kon|genital (lat. congenitus angeboren): (klin.) Fachbezeichnung für genetisch verursachte, angeborene u. meist bei der Geburt erkennbare Eigenschaften, z. B. kongenitale Fehlbildungen bei Chromosomen-Abweichungen; vgl. angeboren.

Konjugation (lat. coniugatio Verbindung) f: (embryol.) Fachbezeichnung für Verschmelzung der haploiden Vorkerne von Eizelle u. Samenzelle zu einem Kern bei der Befruchtung*.

Konjunktions|masochismus (lat. coniunctio Verbindung) m: (sexol.) Sammelbezeichnung für Formen des Masochismus*, bei denen das masochistische Bedürfnis nach Submission* u. Erleiden von Schmerzen auch genitale Sexualkontakte u. genitale Befriedigung einschließt; häufig als Sadomasochismus*.

Konjunktions|sadismus m: (sexol.) Sammelbezeichnung für Formen des Sadismus*, bei denen das sadistische Bedürfnis nach Dominanz* u. Zufügen von Schmerzen auch genitale Sexualkontakte u. genitale Befriedigung einschließt; häufig als Sadomasochismus*.

Konkubinat (lat. concubinatus wilde Ehe) n: ursprünglich Bezeichnung im römischen Recht für dauerhaftes Zusammenleben von Männern u. Frauen ohne rechtmäßige Eheschließung. In der Antike waren mit Frauen niederen Standes Konkubinate zulässig, Kinder aus Konkubinaten hatten Unterhaltsanspruch u. Erbrecht (falls keine ehelichen Kinder vorhanden waren, stand ihnen ein Pflichtteil zu), durch Eheschließung war eine Legitimation* möglich. Seit dem 9. Jahrhundert waren Konkubinate in Europa weitgehend verboten; sie wurden in Deutschland als öffentliches Ärgernis eingestuft u. standen in einigen Ländern des Deutschen Reichs unter Strafe. Vor Einführung der Zivilehe (1871) galten nach katholischem Recht alle Ehen, die vor einem protestantischen Pfarrer eingegangen wurden, als Konkubinat. Vgl. Lebensgemeinschaft, nichteheliche; Nebenehe.

Konkubine (lat. concubina Beischläferin) f: (allg.) ursprünglich Bezeichnung für im Konkubinat lebende Frau; i. w. S. für Geliebte, Mätresse*.

Kon|kupiszenz (lat. concupiscere begehren) f: (kult.) veraltete Bezeichnung für das (insbesondere sexuelle) Begehren des Menschen (sog. Wollust), das in fast allen christlichen Glaubenslehren als Zeichen menschlicher Schwäche (teilweise auch als Sünde) betrachtet wird.

Konkurrenz|verhalten (lat. concurrere aneinandergeraten): (psychol.) Bezeichnung für ein Verhalten, das darauf zielt, in der Rangordnung* einer Gruppe gegenüber anderen einen höheren Rang zu erreichen (Rivalisieren), z. B. als Imponierverhalten* od. in Form von Kommentkämpfen*.

kon|natal (lat. connatalis angeboren): (klin.) Fachbezeichnung für im Verlauf der intrauterinen Entwicklung od. unter der Geburt erworbene Eigenschaften, z. B. konnatale Syphilis; vgl. angeboren.

Kon|nubium (lat. conubium Ehe) n: (jurist.) historische Bezeichnung für rechtmäßige Ehe*, i. w. S. auch für Ehefähigkeit; im römischen Recht bezeichnete Konnubium die rechtmäßige Ehe zwischen freien Bürgerinnen u. Bürgern im Unterschied zu Sklavenehe od. Konkubinat.

Kon|sanguinität (lat. consanguineus blutsverwandt, geschwisterlich) f: (biol.) Fachbezeichnung für Blutsverwandtschaft*.

Konsens|ehe (lat. consensus Einwilligung) f: (jurist.) auch Einwilligungsehe; historische Fachbezeichnung für Eheschließung, die die Einwilligung der Ehepartner voraussetzt; Konsensehen haben sich in Westeuropa etwa im 12.-13. Jahrhundert durchgesetzt.

Kon|sensualität f: (sexol.) wenig gebräuchliche Fachbezeichnung für Einvernehmlichkeit*.

Konstitution (lat. constitutio Verfassung) f: (kult.) Sammelbezeichnung für die (überwiegend anlagebedingten u. dauerhaft vorhandenen) körperlich-seelischen Erscheinungs-, Funktions- u. Leistungsmerkmale eines Menschen; statistische Analysen erlauben die Beschreibung typischer Konstitutionen, die unterschiedlich benannt u. interpretiert werden (s. Körperbautypen). Korrelationen zwischen einer bestimmten Konstitution u. definierten Verhaltensweisen, Krankheitsneigungen od. psychischen Besonderheiten sind wissenschaftlich nicht belegbar; vgl. Charakter.

Konstruktivismus (lat. constructio Zusammenfügung) m: (kult.) Bezeichnung für eine moderne Denkrichtung, die im Gegensatz zum Essentialismus* davon ausgeht, dass der Mensch in seinem Denken die umgebende Wirklichkeit nicht nur spiegelt, sondern seine Wahrnehmungen durch soziale u. kulturelle Einflüsse zu bestimmten Vorstellungen konstruiert werden. (sexol.) gehen konstruktivistische Ansätze davon aus, dass z. B. Geschlechtsrolle*, sexuelle Identität* u. sexuelle Orientierung* keinen biologisch vorgegebenen Einteilungen folgen, sondern v. a. soziokulturelle Konstrukte darstellen, die sich im Verlauf der Geschichte verändern können bzw. durch rationale Auseinandersetzung (sog. Dekonstruktion) lösbar sind.

Kontakt (lat. contactus Berührung) m: (allg.) Sammelbezeichnung für unterschiedliche Formen zwischenmenschlicher Verbindungen od. Begegnungen; auch als Kurzbezeichnung für Sexualkontakt* verwendet.

Kontakt|anzeigen: (allg.) Sammelbezeichnung für private Kleinanzeigen in Zeitungen u. Zeitschriften, in denen Partner für gemeinsame Aktivitäten, insbesondere für Sexualkontakte u. Partnerschaften, gesucht werden od. in verdeckter Form Prostitution* angeboten wird. Sprache u. Inhalt von Kontaktanzeigen unterlagen früher einer strengen rechtlichen u. sozialen Kontrolle (z. B. 1872 Gründung in Berlin eines „Vereins gegen den Mißbrauch der Druckerschwärze zu Unzuchtsannoncen"; vgl. Inserate), sie werden auch heute durch die Redaktionen nach jeweils unterschiedlichen Kriterien geprüft und ggf. abgelehnt. In den Anzeigen wird daher nicht selten eine verschlüsselte Sprache verwendet, besondere Vorlieben u. Wünsche werden häufig in einer für Außenstehende unverständlichen Form abgekürzt; auch Kontaktanzeigen unterliegen den für Pornographie* gültigen Beschränkungen. Heute dient zunehmend das Internet* zur Mitteilung auch sehr spezieller Partnerwünsche u. zur Kontaktaufnahme.

Kontakte, oral-anale m pl: s. Oroanalkontakte.

Kontakte, oral-genitale m pl: s. Orogenitalkontakte.

Kontakte, sexuelle m pl: s. Sexualkontakte.

Kontakt|fähigkeit: (psychol.) Bezeichnung für die Möglichkeit u. Leichtigkeit, Beziehungen zu anderen Menschen aufzunehmen u. zu halten; Ausdruck des menschlichen Grundbedürfnisses nach sozialer Nähe (s. Wir-Bildung), zugleich erheblich beeinflusst durch Persönlichkeit, soziokulturelle Bedingungen, soziale Stellung, Bildung, Alter u. a.

Kontakt|hof: (allg.) Bezeichnung für einen Innenhof od. Gemeinschaftsraum in Bordellen* (insbesondere vom Typ des Eros*-Centers), in dem Prostituierte* auf Kunden warten, um mit ihnen ein im Haus befindliches Zimmer aufzusuchen.

Kontakt|personen|ermittlung: (klin.) auch (engl.) contact tracing; Fachbezeichnung für ein Verfahren, bei dem die Personen ermittelt werden, die mit einer an einer Infektionskrankheit erkrankten Person Kontakt hatten u. dabei evtl. selbst infiziert wurden. Anwendung zur Verhinderung einer weiteren Krankheitsausbreitung (v. a. bei Infektionskrankheiten mit hoher Infektiosität u. kurzer Inkubationszeit), zur Sekundärprävention bei behandelbaren Infektionskrankheiten; die Kontaktpersonenermittlung bei sexuell übertragbaren Infektionen* kann nur bei kurativ behandelbaren Erkrankungen sinnvoll sein (z. B. um eine Partnermitbehandlung* zu ermöglichen; vgl. Syphilis, Abb. 2); da sie einen erheblichen Eingriff in die Intimsphäre darstellt, wird sie bei nicht kurativ behandelbaren Erkrankungen allgemein abgelehnt. Als epidemiologisches Mess- bzw. Erfassungsinstrument für die Ausbreitung einer Infektionskrankheit in größeren Populationen ist die Kontaktpersonenermittlung nicht geeignet.

Kontakt|störung: (psychol.) Bezeichnung für eine verminderte Fähigkeit, Nähe u. Distanz zur Umwelt befriedigend u. sozial verträglich zu gestalten sowie Gefühle gegenüber anderen wahrzunehmen u. zu äußern; vielgestaltiges Merkmal (autistisch-misstrauisch bis manisch-distanzlos) unterschiedlicher psychischer Grunderkrankungen, im Rahmen von Neurosen nicht selten verbunden mit (substanzbezogener) Abhängigkeit*, eingeschränkter Leistungsfähigkeit od. abweichendem Sexualverhalten*.
(sexol.) wurden früher als sexuelle Kontaktstörungen alle Einschränkungen der sexuellen Aktivität bezeichnet, d. h. sexuelle Appetenzstörungen* u. sexuelle Funktionsstörungen*, Sterilität* u. Partnerschaftskonflikte*.

Konträr|sexualität (lat. contrarius entgegengesetzt) **f:** (sexol.) auch konträre Sexualempfindung; historische, von C. Westphal 1869 eingeführte, die Normabweichung betonende Bezeichnung für Homosexualität* bei Männern u. Frauen.

Kontra|zeption (lat. contra gegen, conceptio Empfängnis) **f:** (sexol.) Fachbezeichnung für Empfängnisverhütung (Antikonzeption), i. w. S. auch für Zeugungsverhütung u. alle Verfahren, die eine Schwangerschaft verhüten. Je nach sozialen, kulturellen u. anderen Gegebenheit werden verschiedene Methoden in weltweit sehr verschiedenem Umfang angewendet, s. Abb.; in Deutschland werden am häufigsten hormonelle Kontrazeptiva* (> 70 %) u. Kondome (> 30 %) verwendet, evtl. in Kombination mit anderen Verfahren. Die Zuverlässigkeit unterschiedlicher Methoden wird anhand des Pearl*-Index beurteilt.
Wertungen: Bereits im alten Ägypten u. Ostasien wurde Kontrazeption praktiziert, z. B. durch Verwendung von Krokodilmist, Akazienhonig od. Kräutern als Kontrazeptiva. Mechanische Kontrazeptiva für Männer (Kondome*) sind seit dem 16. Jahrhundert verbreitet, entsprechende Kontrazeptiva für Frauen (z. B. Mensinga*-Pessar) wurden seit Ende des 19. Jahrhunderts entwickelt; hormonelle Kontrazeptiva (sog. Antibabypillen) stehen seit 1960 zur Verfügung. Familienplanungsgesellschaften wie z. B. die International* Planned Parenthood Federation fordern ein Recht auf die freie Entscheidung darüber, ob u. wann die Geburt eigener Kinder erwünscht ist, was das Recht zur individuellen Kontrazeption beinhaltet (Reproduktionsfreiheit; vgl. Menschenrechte, sexuelle). Aus Sicht der katholischen sowie verschiedener orthodoxer Kirchen ergibt sich aus dem ehelichen Zeugungsgebot grundsätzlich eine Ablehnung der Kontrazeption; in der Enzyklika „Casti connubii" (1930, Pius XII.) wird allerdings neben völliger Enthaltsamkeit auch die Knaus*-Ogino-Methode mit periodischer Enthaltsamkeit bejaht; auch die Enzyklika „Humanae vitae" (1960, Paul VI.) lehnt alle Kontrazeptionsmethoden mit Ausnahme der natürlichen Kontrazeption* ab.

Kontra|zeption, computer|gestützte f: (sexol.) Sammelbezeichnung für Verfahren zur Empfängnisverhütung unter Verwendung sog. Verhütungs- od. Familienplanungscomputer; verwendet werden u. a. Temperaturcomputer zur Aufzeichnung der Basaltemperatur* (s.

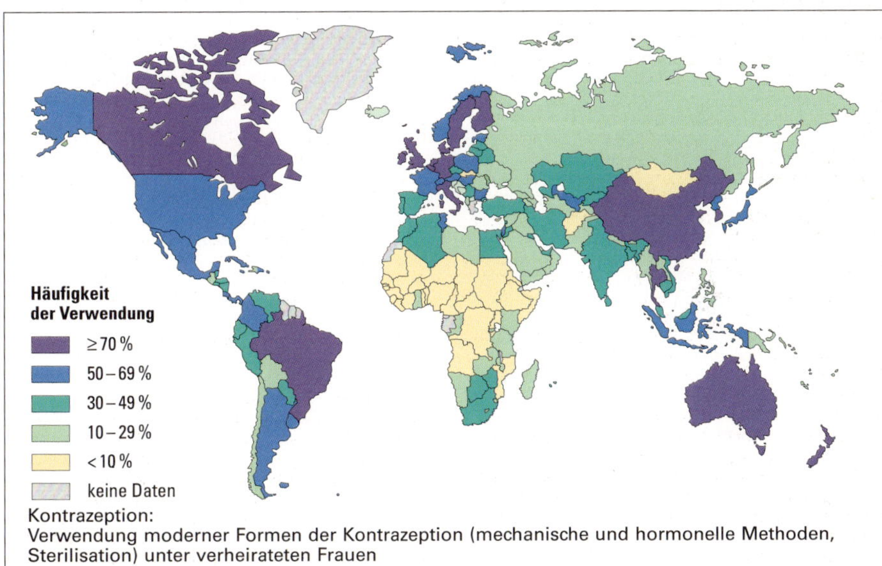

Kontrazeption:
Verwendung moderner Formen der Kontrazeption (mechanische und hormonelle Methoden, Sterilisation) unter verheirateten Frauen

Temperaturmethode), Geräte zur Analyse von Zervixschleim u. für Hormonbestimmungen (u. a. von LH*) im Urin.

Kontra|zeption, natürliche f: (sexol.) Sammelbezeichnung für alle zur Empfängnisverhütung angewendeten Methoden u. Verfahren, bei denen keine Medikamente od. Hilfsmittel eingesetzt werden. Anwendung finden (zur Erhöhung der Zuverlässigkeit am besten in Kombination mit hormonellen od. mechanischen Kontrazeptiva) z. B. Laktations*-Amenorrhö-Methode u. Verfahren zur Bestimmung der sog. unfruchtbaren Tage wie Symptothermalmethode*, Billings*-Ovulationsmethode, Kalendermethode*, Temperaturmethode* u. Testverfahren zur Erfassung der individuellen Hormonspiegel im Verlauf des Zyklus; i. w. S. können auch Coitus* interruptus u. periodische Enthaltsamkeit* zur natürlichen Kontrazeption gezählt werden. Die früher angewendete Vaginalspülung ist nicht zur Empfängnisverhütung geeignet, da postkoital nur ein geringer Teil der Samenzellen entfernt werden kann. **Wertungen:** Aus Sicht der katholischen Kirche ist natürliche Kontrazeption - innerhalb der Ehe - zulässig.

Kontra|zeption, post|koitale f: (sexol.) auch Interzeption; Maßnahmen zur Schwangerschaftsverhütung nach einem ungeschützten Koitus bzw. nach Versagen angewendeter Kontrazeptiva, i. d. R. durch medikamentöse (sog. Pille danach, s. Postkoitalpille) od. mechanische Maßnahmen (sog. Spirale danach, s. Intrauterinpessar).

Kontra|zeptiva n pl: (sexol.) Sammelbezeichnung für empfängnis- u. zeugungsverhütende Mittel; vgl. Kontrazeption.

Kontra|zeptiva, chemische n pl: (sexol.) Sammelbezeichnung für verschiedene chemische Substanzen, die zur Empfängnisverhütung verwendet werden. Anwendung finden Spermizide* in unterschiedlichen Zubereitungsformen (z. B. Sprays, Vaginalschaum, Cremes, Scheidenzäpfchen od. Schwämmchen), meist in Kombination mit mechanischen Kontrazeptiva (z. B. Kondom, Scheidendiaphragma). **Vorteile:** einfache Handhabung, nur geringfügige Unterbrechung der intimen Kommunikation, Wirkungseintritt nach ca. 10 Minuten. **Nachteile:** bei alleiniger Verwendung geringe Sicherheit u. kein Schutz vor sexuell übertragbaren Infektionen*; evtl. Schleimhautreizungen u. allergische Reaktionen.

Kontra|zeptiva, hormonelle n pl: (sexol.) Sammelbezeichnung für hormonhaltige Arzneimittel, die zur Empfängnisverhütung verwendet werden; gebräuchliche Kurzbezeichnungen Pille od. Antibabypille. Prinzipiell besteht die Möglichkeit der regelmäßigen oralen Einnahme von östrogen- u. gestagenhaltigen Zubereitungen bzw. reinen Gestagen-Präparaten, der Verabreichung durch transdermale therapeutische Systeme (Pflaster), durch parenterale Anwendung von Hormondepotpräparaten* u. Hormonimplantaten* od. durch hormonfreisetzende Intrauterinsysteme (s. Intrauterinpessar), bei Versagen anderer Kontrazeptionsmethoden auch die Anwendung einer postkoitalen hormonellen Kontrazeption (s. Postkoitalpille). **Wirkungsmechanismus: 1.** Verhinderung des Eisprungs durch Hemmung von LH; **2.** je nach Art u. Dosierung der verwendeten Hormone mehr od. weniger ausgeprägte Veränderungen des Zervixschleims, wodurch den Samenzellen die Durchwanderung erschwert od. unmöglich gemacht wird; **3.** Endometriumveränderungen, wodurch die Nidation* einer Blastozyste verhindert wird; **4.** Hemmung der Tubenmotilität. **Einteilung oraler hormoneller Kontrazeptiva: I.** hormonelle Kontrazeptiva **mit** Ovulationshemmung (Ovulationshemmer): **1.** Einphasenpräparate; **a)** Kombinationspräparat, Pincus-Pille: 20 od. 21 Tage lang die gleiche Kombination von Östrogen u. Gestagen; Östrogengehalt von 50 µg od. mehr; **b)** hormonarme Einphasenpille (Mikropille): Der Östrogengehalt pro Tag liegt unter 50 µg; der Gestagengehalt liegt entsprechend niedriger. **2.** Zweiphasenpräparat: während der ersten Einnahmephase östrogen-

Kontrazeptiva, hormonelle
Einschränkungen der Anwendbarkeit

absolute Kontraindikationen	relative Kontraindikationen
akute und progrediente Lebererkrankungen hormonabhängige Tumoren schwerer Schwangerschaftsikterus, Schwangerschaftspruritus oder Schwangerschaftsherpes in der Anamnese Otosklerose mit Verschlechterung in früheren Schwangerschaften Störungen der Gallensekretion Thrombosen oder Embolien und thromboembolische Erkrankungen schwer einstellbare Hypertriglyzeridämie Diabetes mellitus mit Gefäßschädigung Sichelzellenanämie ungeklärte uterine Blutungen schwer einstellbare Hypertonie Migraine accompagnée Schwangerschaft	Operationen mit erhöhtem Thromboembolierisiko vorausgegangene oder bestehende Thrombophlebitiden Nikotinkonsum (Frauen über 30 Jahre) Porphyrie Gallenblasenerkrankungen Niereninsuffizienz Herzinsuffizienz Fettstoffwechselstörungen Raynaud-Syndrom periphere Durchblutungsstörungen Ödeme

haltiges, während der zweiten östrogen- u. gestagenhaltiges Präparat; weniger Zyklusstörungen als bei Einphasenpräparaten. **3.** Zweistufenpille: im Unterschied zum Zweiphasenpräparat bereits während der ersten Einnahmephase gering gestagenhaltiges Präparat. **4.** Dreistufenpille: In drei Phasen werden unterschiedliche Dosen von Östrogenen u. Gestagenen genommen, die an die Hormonspiegel im Normalzyklus angepasst wurden; verbindet die Vorteile hormonarmer Einphasenpräparate mit den Vorteilen von Mehrstufenpräparaten.
II. hormonelle Kontrazeptiva **ohne** Ovulationshemmung (Minipille): täglich ohne Pause einzunehmendes Präparat mit kleiner Gestagendosis; die Hauptwirkung besteht in einer Verhinderung der Spermienwanderung. Vorteile: geringe Hormonbelastung. Nachteile: sehr regelmäßige Einnahme erforderlich, häufig Zyklusstörungen, geringere Zuverlässigkeit (Pearl-Index ca. 0,5-4,3). Kontraindikationen: s. Tab.
UAW: in unterschiedlicher Häufigkeit Gewichtszunahme, Wassereinlagerungen (Ödeme), Übelkeit, Erbrechen, Kopfschmerz, psychische Störungen, selten stärkerer Blutdruckanstieg; thromboembolische Erkrankungen werden nach derzeitigem Stand bei sog. Kontrazeptiva der 3. Generation (mit Desogestrel od. Gestoden) häufiger als bei Präparaten der 2. Generation (mit Levonorgestrel) beobachtet. Ob das Risiko für das Auftreten von Brustkrebserkrankungen nach Langzeitanwendung erhöht ist, wird kontrovers beurteilt; gesichert scheint hingegen, dass die Häufigkeit von Ovarialkarzinomen abnimmt.
Arzneimittelwechselwirkungen: Barbiturate, zahlreiche Antibiotika u. bestimmte Antiepileptika können die Wirkung von oralen Ovulationshemmern aufheben; bei zahlreichen hormonellen Kontrazeptiva kann es zu Interaktionen mit Medikamenten kommen, die ähnliche Stoffwechselwege (z. B. Abbau über die Leber) nutzen. Hormonelle Kontrazeptiva für Männer (Pille* für den Mann) gibt es zurzeit nicht.

> Andere Medikamente, Stoffwechselstörungen, Durchfall und Erbrechen können die Wirksamkeit oraler hormoneller Kontrazeptiva beeinträchtigen, so dass eine sichere Empfängnisverhütung nicht mehr gewährleistet ist.
> **Frauen, die die Pille einnehmen, sollten sich mindestens einmal jährlich gynäkologisch untersuchen lassen!**

Kontra|zeptiva, mechanische n pl: (sexol.) Sammelbezeichnung für empfängnis- bzw. zeugungsverhütende Mittel, die eine Barriere zwischen Samenzellen u. Eizelle darstellen (sog. Barrierekontrazeptiva), z. B. Kondome*, Scheidendiaphragma*, Portiokappe*.

Kontrektations|trieb (lat. contrectare betasten): (sexol.) historische Fachbezeichnung für den Drang des Menschen nach körperlichem u. seelischem Kontakt (vgl. Wir-Bildung); wie der Detumeszenztrieb* als abgrenzbarer Anteil des Sexualtriebs* interpretiert.

Kontrolle, soziale (frz. contre-rôle doppelt geführtes Register) f: (soziol.) 1895 von Ross eingeführte Sammelbezeichnung für Maßnahmen u. Mechanismen, mit denen Gesellschaften, Gruppen od. Institutionen ihre Herrschaft über Einzelpersonen mit dem Ziel ausüben, ein erwünschtes (konformes) Verhalten zu erzielen bzw. zu erhöhen od. unerwünschtes (abweichendes) Verhalten zu verhindern bzw. zu reduzieren. Es können zahlreiche Formen sozialer Kontrolle unterschieden werden; als bedeutsam erwiesen haben sich u. a. die Unterscheidung in positive u. negative soziale Kontrolle, informelle u. formelle, innere u. äußere Kontrolle sowie persönliche Kontrolle (wobei sich der einzelne aufgrund internalisierter sozialer Normen u. Wertvorstellungen selbst kontrolliert).

Konvention (lat. conventio Übereinkunft) f: (allg.) Sammelbezeichnung für Zielvorstellungen u. Werte, die allgemein anerkannt werden; Konventionen bestehen häufig aus informellen Regeln (sozialen Normen), deren Verletzung zwar missbilligt, aber meist nicht sanktioniert wird; sie sind u. a. für das individuelle u. kollektive Verhalten von Bedeutung u. weisen historisch sowie soziokulturell bedingt große Unterschiede in verschiedenen Gesellschaftsformen auf.

Kon|version (lat. conversio Wendung) f: (allg.) Umwandlung, Umkehrung; (psychol.) Fachbezeichnung für die Änderung einer Einstellung, Haltung od. Meinung.
(psychoanalyt.) Abwehrmechanismus*, bei dem verdrängte Triebe, Affekte od. psychische Konflikte als körperliches Symptom bzw. psychosomatische Störung zum Ausdruck kommen. Vgl. Konversionsneurose.

Kon|versions|neurose f: (psychoanalyt.) Fachbezeichnung für körperliche Störung, die durch eine Umwandlung bzw. Verschiebung (Konversion) psychischer Energie aus einem psychischen Konflikt entsteht u. in (oft symbolhaften) körperlichen Symptomen (z. B. psychogenen Krämpfen, Lähmungserscheinungen, Hyperventilation, hysterischer Blindheit) zum Ausdruck gebracht wird; die historischen Interpretationen der Konversionsneurose sind heute zum Teil durch das Konzept der dissoziative Identitätsstörungen* abgelöst worden. Vgl. Abwehrmechanismen, Organneurose.

Konzeption (lat. conceptio Empfängnis) f: (med.) Fachbezeichnung für Empfängnis*.

Konzeptions|optimum (lat. optimus Bester) n: (med.) Fachbezeichnung für den Zeitpunkt während des Ovarialzyklus, an dem eine Empfängnis* am besten möglich ist; er entspricht ungefähr dem Termin des Eisprungs (etwa 14. Zyklustag), da das Ei nur wenige Stunden befruchtbar ist u. in den weiblichen Genitaltrakt eingebrachte Samenzellen nur ca. 2-3 Tage befruchtungsfähig sind. Eine Bestimmung des Konzeptionsoptimums ist durch indirekten Nachweis der Progesteronwirkung möglich: **1.** Messung der Basaltemperatur (Temperaturmethode*); **2.** funktionelle Zervixdiagnostik (Spinnbarkeitstest*, Farntest*).

Kopf|schmerz, post|orgastischer: (sexol.) auch sog. koitaler Kopfschmerz; infolge vegetativer Nervenimpulse in der Plateau- u. Orgas-

K

musphase der Sexualreaktion entstehender starker Kopfschmerz, insbesondere bei Menschen mit Neigung zu Migräne od. latentem Bluthochdruck, nicht selten unerwünschte Wirkung von Sildenafil* od. flüchtigen Nitritverbindungen*, u. U. auch psychogen als Ausdruck einer inneren Abwehrhaltung. Bei häufigem Auftreten u. schwerer Symptomatik ist eine diagnostische Abklärung erforderlich.

Kopf|tuch: (allg.) Bezeichnung für Tücher, die zur Kopfbedeckung verwendet werden; zunächst von Männern u. Frauen getragen, bei Männern weitgehend durch Hüte* abgelöst; Kopftücher wurden in einigen Regionen anlässlich der Verlobung verschenkt u. kennzeichneten ledige Mädchen im Unterschied zu verheirateten Frauen, die traditionellerweise eine Haube* trugen. Während Kopftücher in modernen westlichen Gesellschaften heute nur noch selten (z. B. als Schutz vor Staub od. Sonne) getragen werden, sind sie in islamisch geprägten Ländern (z. B. in der Türkei) auch heute noch weit verbreitet. Vgl. Schleier.

Kopro|graphie (gr. κόπρος Mist) f: (sexol.) auch Koprographomanie; Bezeichnung für das als sexuell erregend und befriedigend erlebte schriftliche Darstellen von Wünschen u. Phantasien, die sich auf Kot u. Ausscheidungen beziehen (s. Koprophilie); die Texte werden entweder als sexuelle Tagebücher verwahrt, an öffentlichen Plätzen angebracht (Graffiti*) od. bestimmten Personen (oft anonym) zugesandt; wie bei obszönen Telefonanrufen* besteht dann der zentrale Reiz in der Anonymität der Beziehung, während eine körperliche Annäherung i. d. R. nicht beabsichtigt ist. Das Verhalten erfüllt u. U. den Tatbestand der sexuellen Belästigung* bzw. Beleidigung.

Kopro|lagnie f: (sexol.) veraltete Bezeichnung für Koprophilie*.

Kopro|lalie f: (psychiat.) auch Koprolalomanie, Koprophemie; Fachbezeichnung für das zwanghafte, kaum kontrollierbare Äußern „unanständiger" Wörter (insbesondere aus dem Fäkalbereich), z. B. bei Kleinkindern (Probierphase) od. Jugendlichen (Protestphase), selten bei Erwachsenen als Teil einer Zwangsstörung (Gilles-de-la-Tourette-Syndrom) od. im Rahmen von Demenzerkrankungen.
(sexol.) auch verwendet für den sexuell motivierten Gebrauch „schmutziger" Wörter, entweder als Mittel zur (eigenen od. fremden) Stimulation (dirty* talking, u. U. als Ausdruck von Wortmasochismus*) od. in anderen Zusammenhängen als Ausdruck (nicht selten unbewusster) spezifischer Wünsche bzw. Ängste (Analsprache*).

Kopro|phagie f: (psychiat.) auch Skatophagie; Fachbezeichnung für Essstörung*, bei der über mindestens einen Monat (eigener od. fremder) Kot verzehrt wird; Vorkommen z. B. bei psychiatrischen Erkrankungen bzw. (evtl. mit Lustgewinn verbunden) als Form eines Automasochismus (s. Masochismus) od. Pikazismus*. In der Volksmedizin wurde traditionell versucht, Krankheiten durch Erregung von Abscheu beizukommen; so wird in der sog. Dreckapotheke des ausgehenden 17. Jahrhunderts dem Kot von Menschen u. bestimmten Tieren in äußerlicher u. innerlicher Anwendung eine therapeutische Rolle zugeschrieben. Vgl. Koprophilie.

Kopro|philie f: (sexol.) Bezeichnung für ein als Paraphilie* eingeordnetes abweichendes Sexualverhalten*, bei dem sexuelle Erregung u. Befriedigung überwiegend od. ausschließlich durch Beschäftigung mit Stuhl od. Stuhlentleerungen erreicht wird (sog. dirty* sex) und u. U. den Verzehr einschließt (Koprophagie*). Da im Kindesalter (anale Phase*) der lustbetonte Umgang mit Exkrementen regelmäßig beobachtet wird, gilt Koprophilie aus psychoanalytischer Sicht als Regression*; psychodynamisch besteht je nach Ausprägung eine Nähe zu Voyeurismus* u. Fetischismus*, u. U. auch zu Sadomasochismus*. In verhüllter Form kann sich die Neigung rein verbal äußern (s. Koprolalie); koprophiles Verhalten wird auch im Rahmen von Psychosen beobachtet (s. Pikazismus).

Kopro|praxie (gr. πρᾶξις Handeln) f: (sexol.) veraltete Bezeichnung für das Entblößen des Gesäßes, u. U. nicht in sexueller (sondern z. B. in beleidigender) Absicht, in manchen Kulturen auch als Abwehrzauber*; vgl. Exhibitionismus.

Kopulation (lat. copulatio Verknüpfung, Verkettung) f: (biol.) Begattung; Fachbezeichnung für eine zur Befruchtung führende Paarung, sog. Verschmelzung; die Vereinigung zweier Gameten zu einer Zygote* bei der Befruchtung*.
(sexol.) wenig gebräuchliche Fachbezeichnung für (penetrierenden) Geschlechtsverkehr*, v. a. für Vaginalverkehr*.

Kopulations|organe n pl: (biol.) meist auf Tiere angewandte Bezeichnung für Sexualorgane*.

Koro: (psychiat.) Bezeichnung für die in Polynesien (u. bei polynesischen Migranten) nicht selten beobachtete Zwangsvorstellung, der Penis könne sich in den Körper zurückziehen u. sei dann verloren; Vorkommen insbesondere bei jüngeren Männern. Die Vorstellung kann als lokale psychische Epidemie* auftreten u. führt u. U. zu sexuellen Funktionsstörungen u. Gewebeschäden, indem („vorbeugend") schwere Gewichte an den Penis gehängt werden.

Korpus|karzinom (lat. corpus Körper) n: (klin.) auch Endometriumkarzinom, Gebärmutterkörperkrebs; Fachbezeichnung für Karzinom des Uteruskörpers (s. Uterus, Abb.); von der Schleimhaut ausgehende maligne Tumoren, deren Zellen in ihrem Wachstum teils hormonabhängig (Östrogen- od. Progesteronrezeptor-positiv), teils hormonunabhängig sind; etwa zwei Drittel treten in der Postmenopause auf; spezifische Ursachen sind nicht bekannt, als Risikofaktoren gelten frühe Menarche, späte Menopause, erhebliches Übergewicht (mit Begleiterkrankungen wie Diabetes mellitus, Bluthochdruck) sowie längerfristige Monotherapie mit Östrogenen in der Perimenopause. Erste Symptome sind meist unregelmäßige (insbesondere postklimaterische) Blutungen, die Diagnose wird durch Probeabrasio gesichert. Die Therapie erfolgt operativ (Hysterektomie mit Entfernen der Eierstöcke und ggf. von Scheidenmanschette u. Beckenlymphknoten), bei Kinderwunsch u. sehr frühen (präinvasiven) Stadien evtl. zunächst Hormonbehandlung u. häufige Ultraschallkontrollen; bei Hormonrezeptor-positiven Tumoren wird medikamentös weiterbehandelt, bei Beteiligung von Lymphknoten od. tiefen Schichten der Gebärmutterwand anschließend Strahlentherapie. Die Prognose ist abhängig von Ausbreitung u. Art des Tumors.

Korsett (frz. corset Mieder) n: (allg.) Bezeichnung für ein Kleidungsstück aus wenig elastischem Material, das dem Körper eng anliegt u. dessen Form mehr od. weniger stark korrigieren soll; seit der europäischen Antike für Frauen bekannt u. je nach Mode mit wechselnden Zielvorstellungen verwendet, z. B. zum Hervorheben od. Abflachen der Brüste, zum Betonen von Hüfte u. Gesäß (s. Abb.), zum Erzeugen einer Wespentaille*, seit dem 19. Jahrhundert auch für Männer (zum Abflachen des Bauchs). Das Tragen enger Korsetts führt zu Veränderungen des knöchernen Skeletts u. Behinderungen der Atmung; die im 19. Jahrhundert bei Frauen wohlhabender Schichten nicht seltene kurzzeitige Bewusstlosigkeit (sog. Ohnmachtsanfälle) werden u.a. auf die damalige Korsettmode zurückgeführt. Da Korsetts optische Sexualsignale verstärken, werden sie von manchen Menschen als sexuelle Fetische* empfunden. Medizinisch werden spezielle Korsetts zur Korrektur von Skelettanomalien u. zur Stabilisierung von Wirbelfrakturen verwendet.

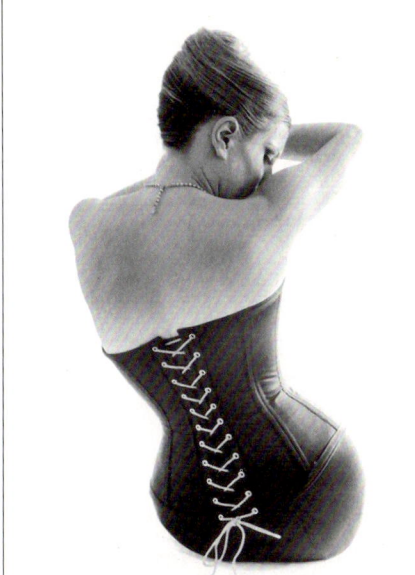

Korsett:
Ausdrucksvolle Betonung von Körperformen, hier durch ein aktuelles Modell aus Baumwolle

Korsett|fetischismus m: (sexol.) Bezeichnung für eine (heute eher seltene) Form des Fetischismus*, bei der Korsetts als sexuell besonders erregend erlebt werden.

Kose|name: (allg.) Bezeichnung für die Benennung einer nahestehenden Person, die Zuneigung u. Zärtlichkeit ausdrückt; Teil der Privatsprache von Partnern od. kleinen Gruppen, nicht selten derb od. obszön u. daher in Gegenwart von Außenstehenden zurückhaltend verwendet (Intimbereich*); vgl. Sprache, sexuelle.

Kosmetika (gr. κοσμητικός schmückend) f pl: (allg.) Sammelbezeichnung für Zubereitungen zur Verbesserung von Zustand u. Aussehen der Haut u. Hautanhangsgebilde (Haare, Hautdrüsen), die i. d. R. mit dem Ziel verwendet werden, jünger u. sexuell attraktiver zu erscheinen (s. Make-up) sowie Alterungsprozessen entgegenzuwirken. Hierzu zählen Mittel zur Körperreinigung u. Körperpflege, zur Körperbemalung* (Schminken, Haarfärbemittel u. a.), zur Haarpflege, zur Vorbeugung u. Behandlung des Haarausfalls* sowie zur Haarentfernung*; in Bevölkerungen mit heller Haut spielen daneben Mittel zum Hautbräunen* (bzw. zum Schutz vor Sonnenbrand) eine Rolle, in Bevölkerungen mit dunkler Haut Mittel zum Hautbleichen*. In Deutschland sind zulässige Inhaltsstoffe u. Hinweispflichten der Hersteller in der Kosmetik-Verordnung geregelt.

Kot: (allg.) Sammelbezeichnung für menschliche u. tierische Darmausscheidungen, s. Stuhl.

Kot|essen: (allg.) Bezeichnung für Koprophagie*.

Kot|schmieren: (allg.) Bezeichnung für Enkoprese*.

Kraepelin, Emil (1856-1926): Psychiater, Privatdozent in Leipzig, 1885 Professor in Dorpat u. Heidelberg, ab 1903 in München; Urheber einer Klassifikation psychiatrischer Erkrankungen sowie einer (in ihren Grundzügen noch heute angewendeten) Einteilung der Psychosen, die erstmals (somatische) Ursachen psychiatrischer Erkrankungen berücksichtigte; führte psychologische Untersuchungsverfahren in der Psychiatrie ein u. gilt mit seinen Untersuchungen zu den Wirkungen von Arzneimitteln, Alkohol u. Nikotin auf das Verhalten als Begründer der Psychopharmakologie.

Krätze: (infektiol.) auch Scabies, Skabies; durch Krätzmilben (Sarcoptes scabiei) verursachte Infektionskrankheit der Haut; **Übertragungswege:** Kontaktinfektion von Mensch zu Mensch, selten von Hund zu Mensch; **Symptome:** bis 1 cm lange Gänge in der Haut, bevorzugt an Fingern, Fingerzwischenräumen, Handgelenkbeugen, vorderer Achselfalte, Brustwarzenhof, Penis; starker Juckreiz, der bei Wärme zunimmt (z. B. nachts), oft ekzemartiger Hautausschlag mit Knötchen, Krusten, Kratzeffekten u. Pusteln, evtl. bakterielle Sekundärinfektion. **Sonderformen: 1.** Scabies discreta mit abgemilderten Symptomen bei Menschen, die sich häufig waschen; **2.** Scabies nodosa mit allergisch bedingten Knötchen, die trotz Therapie monatelang bestehen; **3.** Scabies norvegica (Boeck-Scabies) mit Hautrötung u. Borkenbildungen an Händen u. Füßen, die massenhaft Milben enthalten; Vorkommen v. a. bei ausgeprägtem Immundefekt. **Diagnose:** Entnahme eines gangtragenden Hautstückchens u. mikroskopische Untersuchung; **Therapie:** Einreiben des ganzen Körpers vom Hals abwärts mit Lindan-Benzyl-

K

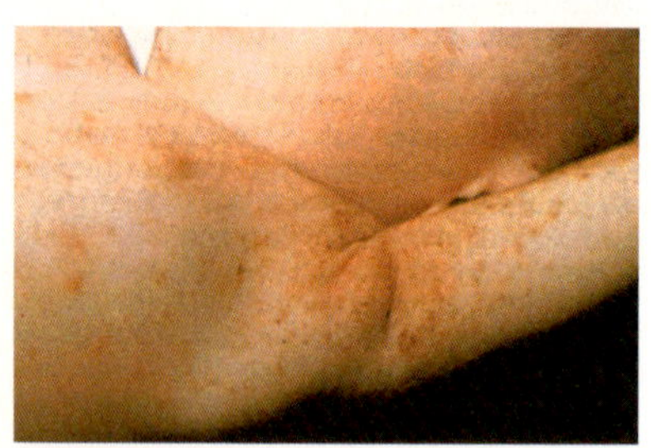

Krätze:
Ekzemähnliche Hautveränderungen bei einem Säugling: Knötchen und Krusten bei Milbenbefall mit bakterieller Sekundärinfektion

benzoat-Emulsion an drei aufeinanderfolgenden Tagen, evtl. Einmalbehandlung mit Ivermectin; Kleidungs- u. Bettwäschewechsel, Hitzedesinfektion z. B. im Wäschetrockner; Partnermitbehandlung unter Einschluss des Wohnumfelds. Die Infektion hinterlässt eine Überempfindlichkeit gegen Milbenexkremente, die etwa 10 Jahre anhält u. in dieser Zeit (wegen des sofort entstehenden Juckreizes) Neuansteckungen weniger wahrscheinlich macht. Vgl. Infektionen, sexuell übertragbare.

Krafft-Ebing, Richard Freiherr von (1840-1902): Psychiater, 1873 Professor in Graz, ab 1889 in Wien; u. a. Forschungen zur Neuropsychiatrie, Syphilis u. gerichtlichen Psychopathologie (vgl. Forensik); veröffentlichte mit dem Buch „Psychopathia sexualis" (1886) eine v. a. an medizinischen Kategorien orientierte Klassifikation verschiedener Formen von Sexualverhalten u. sexuellen Orientierungen, die u. a. erste wissenschaftliche Beschreibungen von Masochismus* u. Sadismus* enthielt.

Kraft|sport: (allg.) Sammelbezeichnung für Sportarten, bei denen es auf besondere Körperkraft ankommt (z. B. Gewichtheben) od. die auf starke Ausbildung u. ästhetische Präsentation der Muskulatur zielen (Bodybuilding*); vgl. Sport.

Kragen, spanischer: (klin.) früher übliche Bezeichnung für die Abschnürung der Eichel des erigierten Penis durch eine verengte, bis zur Kranzfurche zurückgestreifte Vorhaut, s. Paraphimose.

Kranio|pagus (gr. κρανίον Schädel, πήγνυμι zusammenfügen) m: (klin.) Fachbezeichnung für eine Doppelfehlbildung* mit im Kopfbereich zusammengewachsenen Kindern.

Krankheit: (allg.) Sammelbezeichnung für Störungen der Gesundheit*, die ein breites Spektrum (von geringgradigen Einschränkungen von Leistungsfähigkeit u. Befindlichkeit bis zu schwerwiegenden, u. U. lebensbedrohlichen Zuständen) mit jeweils sehr verschiedenen Folgen umfassen können. Je nach Verlauf unterscheidet man üblicherweise zwischen akuten (plötzlich einsetzenden u. zeitlich begrenzten) u. chronischen (langdauernden) Krankheiten.
(sexol.) gilt bei **akuten** Krankheiten eine erheblich verminderte sexuelle Motivation als physiologisch, ihr erneutes Auftreten als Zeichen der Gesundung; bei **chronischen** Krankheiten werden dagegen u. U. vielschichtige u. individuell sehr verschiedene **mögliche Folgen** beschrieben: **1.** wie bei Behinderung* ergeben sich aus chronischer Krankheit nicht selten Einschränkungen von Intimität u. Selbstbestimmung sowie Schwierigkeiten der positiven Identifikation mit dem eigenen Körper; **2.** chronische Schmerzzustände, Einschränkungen der Beweglichkeit u. Belastbarkeit sowie psychische Krankheitsfolgen (insbesondere depressive Verstimmungen) vermindern die sexuelle Motivation fast regelhaft; **3.** bei manchen chronischen Krankheiten entstehen typische sexuelle Funktionsstörungen (Empfindungs-, Lubrikations-, Erektionsstörungen u. a.); **4.** sexuelle Medikamentenwirkungen* können Erleben u. Funktion erheblich beeinträchtigen; **5.** manche chronische Krankheiten erfordern eine Veränderung des Sexualverhaltens (z. B. sexuell übertragbare chronische Infektionen, Zustände nach Operationen an den Sexualorganen); **6.** auch Paarbeziehungen werden durch chronische Krankheit eines Partners belastet, zudem werden Partner nicht selten sozial mit ausgegrenzt.
Zur **Erfüllung** sexueller Bedürfnisse chronisch kranker Menschen ist es daher erforderlich, im Rahmen der ärztlichen, psychologischen u. sozialen Betreuung sexuelle Fragen nicht auszuklammern, sondern eigene (u. U. neue u. zunächst ungewohnte) Erfahrungen der Kranken zu fördern (vgl. Rehabilitation, sexuelle), niederschwellige Angebote der Sexualberatung* (auch für Partner) zu vermitteln, ggf. Kontakte zu Selbsthilfegruppen* herzustellen od. Angebote der Sexualbegleitung* zugänglich zu machen.

Krankheiten, funktionelle: (allg.) wenig gebräuchliche Bezeichnung für vielfältige Beschwerdebilder, die heute meist unter der Bezeichnung psychovegetatives Syndrom* zusammengefasst werden.

Krankheiten, sexuell über|tragbare: (infektiol.) auch (engl.) sexually transmitted diseases, STD; Bezeichnung für Erkrankungen, die nach einer sexuell übertragenen Infektion auftreten. Die von der Weltgesundheitsorganisation vorgeschlagene Bezeichnung sexuell übertragbare Infektionen* ist zutreffender, da nicht alle sexuell übertragenen Infektionen zu einer manifesten Erkrankung führen.

Krankheiten, venerische: (infektiol.) veraltete Bezeichnung für sexuell übertragbare Infektionen*.

Kranz: (allg.) Bezeichnung für ein Gebinde aus Zweigen u. Blättern, das seit der Antike als Kopfschmuck mit wechselnden Bedeutungen dient; je nach Pflanzenart (Lorbeer, Myrte, Rosmarin, Rose u. a.) zeigt der Kranz eine besondere Würde an, aber auch Jungfräulichkeit od. Zuneigung; er gilt u. a. als Symbol des Hymens u. spielt daher in Hochzeitsbräuchen* als Brautkranz, in Wettspielen (beim sog. Kranzstechen) als mit Lanzen zu treffendes Ziel eine wichtige Rolle.

Kranz|geld: (jurist.) sog. Deflorationsanspruch; frühere Fachbezeichnung für finanzielle Entschädigung, die eine unbescholtene (jungfräuliche) Verlobte von ihrem ehemaligen Verlobten verlangen konnte, wenn sie ihm während der Verlobungszeit den Geschlechtsverkehr gestattet hatte, der Mann aber ohne wichtigen Grund die Verlobung gelöst hatte (vgl. Entlobung). Im deutschen Recht wurde der (bereits zuvor praktisch bedeutungslose) Kranzgeldanspruch 1998 abgeschafft.

Kraurose (gr. κραῦρος trocken) f: (klin.) chronische Erkrankung der Übergangsepithelien u. darunterliegenden Bindegewebe von Penis (Craurosis penis) u. Vulva (Craurosis vulvae), gekennzeichnet durch atrophisch-sklerosierende, weißliche Hautveränderungen (Schrumpfung, schmerzhafte Einrisse) sowie einen intensiven Juckreiz; tritt v.a. (aber nicht ausschließlich) im höheren Lebensalter auf, die Ursache ist unklar; es besteht ein hohes Risiko der malignen Entartung zum (hier früh metastasierenden) Plattenepithelkarzinom*. Therapie daher zunächst mit sexualhormon- od. kortikoidhaltigen Externa, ggf. systemisch mit Östrogenen; bei fortbestehendem Juckreiz und v.a. bei Verdacht auf maligne Entartung frühzeitige (ggf. laser- od. kryo-)chirurgische Entfernung der Herde. Die Kraurose der Vulva ist Teil des als Vulvadystrophie* bezeichneten Beschwerdebildes.

Krauss, Friedrich Salomon (1859-1938): Volkskundler, Wien; von 1904-1913 Herausgeber der Zeitschrift „Anthropophyteia"; u.a. zahlreiche Arbeiten zu ethnologischen Aspekten von Sexualität.

Krawatte f: (allg.) Bezeichnung für ein um den Hals gebundenes, streifen- od. schalförmiges Stoffstück, das seit dem 17. Jahrhundert in westeuropäischen Gesellschaften den männlichen Zierkragen ablöste; Krawatten wird häufig eine symbolische Bedeutung beigemessen (z.B. als männliches Statussymbol od. in psychoanalytischer Sicht als Phallussymbol); traditionell werden Männer beim Krawattenabschneiden an Weiberfastnacht (s. Karneval) od. zu Examensfeiern symbolisch entmachtet.

Krebs|vorsorge: (allg.) Bezeichnung für spezielle Vorsorgeuntersuchungen* (meist in jährlichen Abständen, bei besonderen Risiken auch häufiger) zur Früherkennung von Tumorerkrankungen.

kreißen (mhd. krißen stöhnend schreien): (allg.) seit dem 19. Jahrhundert kaum mehr gebräuchliche Bezeichnung für gebären bzw. für die in den Wehen* befindliche Frau (Kreißende); s. Geburt.

Kreiß|saal: (gebh.) mit geburtshilflichem Instrumentarium ausgestatteter Raum einer Klinik, in dem Entbindungen vorgenommen werden. Viele Kliniken bieten eine vorgeburtliche Kreißsaalbesichtigung an, um Schwangeren das Kennenlernen der Geburtsumgebung zu ermöglichen.

Kremaster|reflex (gr. κρεμαστός hängend) m: (klin.) physiologischer (männlicher) Fremdreflex, der nach Bestreichen der Oberschenkelinnenseite zu einer Kontraktion des gleichseitigen Musculus cremaster mit Hochziehen des Hodens führt; vgl. Reflexe.

Kreuz|bein: (anat.) Os sacrum; Teil des knöchernen Beckens*.

Kreuz-Vettern-Basen-Heirat: s. Tauschehe.

Kriegs|a|menor|rhö f: (klin.) historische Bezeichnung für hypothalamische Amenorrhö* infolge erheblich belastender Lebensumstände u. Mangelernährung.

Kriminalität (lat. crimen Verbrechen) f: (jurist.) Sammelbezeichnung für strafrechtlich missbilligte Handlungen; sie wird (soweit die Handlungen angezeigt od. ermittelt werden) beschrieben anhand der räumlichen u. zeitlichen Verteilung solcher Handlungen in Bevölkerungen od. bestimmten Gruppen (Kriminalstatistik; vgl. Dunkelziffer); Grundlage der Bekämpfung von Kriminalität ist das Strafrecht*.
(psychol.) wird Kriminalität als besondere Form des normabweichenden Verhaltens betrachtet u. unterschiedlich erklärt, z.B. mit besonderen körperlichen od. psychischen Voraussetzungen der Täter (kriminalbiologisch), mit Besonderheiten der kindlichen Entwicklung von Tätern (psychoanalytisch, lerntheoretisch) od. mit Besonderheiten ihrer Sozialisation (sozialpsychologisch); auch oft (bedeutungsgleich mit Rückfallkriminalität*) verwendet als Bezeichnung für das wiederholte Begehen von Straftaten als (vermutetes) Persönlichkeitsmerkmal (heute eher als Dissozialität* bezeichnet).

Kriminal|statistik (lat. statista Staatsmann) f: (allg.) Sammelbezeichnung für die sog. amtliche Rechtspflegestatistik, d.h. regelmäßig von staatlichen Stellen veröffentlichte Daten über angezeigte Straftaten (PKS, Polizeiliche Kriminalstatistik der Landeskriminalämter bzw. des Bundeskriminalamts) sowie über eröffnete Strafverfahren (SVS, Strafverfolgungsstatistik des Statistischen Bundesamtes), gegliedert nach Deliktgruppen sowie Merkmalen der Tatverdächtigen, Abgeurteilten bzw. Verurteilten; der in der Kriminalstatistik erscheinende Anteil der Kriminalität wird als sog. Hellfeld der Kriminalität bezeichnet (vgl. Dunkelziffer). Eine statistische Erfassung von Wiederholungstätern (sog. Rückfallstatistik) befindet sich zurzeit erst im Aufbau, s. Rückfallkriminalität. Trotz ihrer Beschränkung auf das Hellfeld gilt die Kriminalstatistik als tauglicher Indikator der Kriminalitätsentwicklung in der Gesellschaft bzw. innerhalb einzelner Bevölkerungsgruppen.

Kriminologie f: (soziol.) Bezeichnung für ein fächerübergreifendes Forschungsgebiet von Soziologie, Psychologie u. Rechtswissenschaft, das sich mit den Ursachen strafbaren Handelns, mit den Merkmalen von Straftätern u. der Aufklärung u. Verhinderung von Straftaten beschäftigt. Arbeitsschwerpunkte sind: **1.** die Beteiligung an der Aufklärung von Straftaten anhand von Erkenntnissen über Tatumstände u. Begehungsweise (Täterpsychologie); **2.** die Erforschung der Wirkung von Strafmaßnahmen im Hinblick auf die Vorbeugung von Wiederholungstaten u. die Verminderung von Kriminalität im Allgemeinen (Pönologie); **3.** die Erforschung der Persönlichkeitsmerkmale von Opfern sowie der Folgen von Straftaten (Viktimologie); es bestehen Überschneidungen zur Forensik*.

Krise (gr. κρίσις Entscheidung) f: (allg.) Bezeichnung für schwierige od. gefährliche Situation bzw. Entwicklung.
(psychol.) plötzliches Auftreten heftiger negati-

K

ver bzw. unlustbesetzter Gefühle u. Emotionen, Vorkommen z.B. bei Persönlichkeitskrisen, Konflikten, Traumen, Trennungen; auch Bezeichnung für eine schwierige Entwicklungsphase (s. Lebensereignisse, kritische).
(klin.) auch Krisis, plötzliche Störung od. akute Verschlechterung eines chronischen Leidens; historische Bezeichnung für die plötzliche u. entscheidende Wendung im Verlauf einer Krankheit.

Krisen|intervention (lat. intervenire eingreifen) f: (psychol.) Sammelbezeichnung für Sofortmaßnahmen zur psychischen Stabilisierung in akuten Krisenfällen (individuellen Lebenskrisen, Partnerschafts- u. Familienkrisen, Unfall-, Gewalt-, Kriegs- u. Katastrophenfolgen), um destruktive Folgen zu vermeiden (Suizid od. Aggression), psychische Folgen zu vermindern (posttraumatische Belastungsstörungen*) u. die Bewältigung zu erleichtern (Coping*). Sie wird geleistet durch zufällig Anwesende, beruflich Beteiligte (Rettungskräfte, Polizei, Ärzte u.a.) od. durch Therapeuten in spezialisierten Beratungseinrichtungen (insbesondere auch als Telefonberatung*). Die Intervention muss bei Konfrontation mit der Krise unverzüglich beginnen u. ist darauf gerichtet, weitere Verwirrung u. Desorganisation zu verhindern (Schaffen einer sicheren Umgebung), Angst abzubauen (beruhigender „Talk-down", Reden lassen u. selbst nur das Nötigste fragen), stellvertretend für die Klienten die Situation aktiv zu kontrollieren u. eine Hierarchie der zu klärenden Probleme festzulegen. Die Persönlichkeit des Intervenierenden ist hierbei u.U. die entscheidende Wirkvariable, um Ressourcen der Klienten zu mobilisieren, die Krise aus eigenen Kräften zu bewältigen u. nicht destruktiv zu reagieren; körperliche Zuwendung kann hilfreich sein, ist aber nur sehr kontrolliert einsetzbar (Vorsicht vor reaktivierender Wirkung bei Gewaltopfern!). Das weitere Krisenmanagement umfasst die Klärung der nächsten Schritte, Angebote zur weiteren psychosozialen Unterstützung (Kontakte zu Bezugspersonen, spezialisierten Einrichtungen od. bereits behandelnden Therapeuten), evtl. medikamentöse Stabilisierung u. die Vorbereitung längerfristiger Hilfen bzw. Therapien; dabei ist die Aufrechterhaltung der Motivation der Klienten nach Abklingen der akuten Krise von besonderer Bedeutung. Unter den psychotherapeutischen Tätigkeiten stellt Krisenintervention eine besonders belastende Aufgabe dar; auf Selbstschutz (z.B. durch Supervision*) ist daher sehr sorgfältig zu achten.

Kronfeld, Arthur (1886-1941): Psychiater u. Psychotherapeut, Berlin; 1930 Mitbegründer der „Allgemeinen Ärztlichen Gesellschaft für Psychotherapie"; neben ärztlicher Tätigkeit in psychiatrischen Kliniken als Leiter der „Abteilung für seelische Sexualleiden" am Institut* für Sexualwissenschaft Mitarbeiter von M. Hirschfeld, ab 1936 Professor am Gannuschkin-Institut für neuropsychiatrische Forschung in Moskau; u.a. Forschungen zu Psychopathologie u. Psychotherapie.

Kryo|sperma (gr. κρύος Frost) n: (gebh.) Kurzbezeichnung für Sperma, das in einer Samenbank* bei -196 °C konserviert wird.

Krypto|menor|rhö (gr. κρύπτω verbergen) f: (gynäkol.) Fachbezeichnung für **1.** Menstruation, die (primär) bei Gynatresie* od. (sekundär) bei erworbenem Verschluss des Uterushalses (nach Entzündungen od. Strahlentherapie) nicht nach außen abfließen kann (vgl. Hämatometra); **2.** Fehlen der menstruellen Abstoßung des Endometriums bei normalem Ovarialzyklus infolge weitgehender Regression der Uterusschleimhaut (sog. stummer Zyklus).

Krypt|orchismus m: (klin.) Sammelbezeichnung für Verbleiben eines od. beider Hoden im Bauchraum (Hodenretention), s. Hoden-Lageanomalien; i.e.S. Fachbezeichnung für (ein- od. beidseitig) fehlende od. intrauterin rückentwickelte Hodenanlage, s. Hodenfehlbildungen.

Krypto|zoo|spermie f: (androl.) Fachbezeichnung für sehr geringe Anzahl von Samenzellen im Ejakulat, s. Zeugungsfähigkeit (Tab.); Nachweis von Samenzellen meist erst nach Zentrifugation.

Kürettage (frz. curette Schaber) f: (gynäkol.) sog. Ausschabung; Fachbezeichnung für Verfahren zur Gewinnung bzw. Entfernung von Gewebe aus der Gebärmutter zu diagnostischen u. therapeutischen Zwecken, z.B. bei Blasenmole, zum Schwangerschaftsabbruch sowie nach einem Abort (sog. Nachkürettage zur Entfernung evtl. zurückgebliebener Schwangerschaftsprodukte od. Plazentareste). **Methoden:** **1.** Abrasio uteri; sog. Gebärmutterausschabung mit gefensterter scharfer od. stumpfer Kürette (Metall-Löffel); **2.** Vakuum- od. Saugkürettage; Gewebeabsaugung mit einer Unterdruckpumpe; schonenderes Verfahren. Beide Verfahren sind sehr schmerzhaft u. werden i.d.R. in kurzer Vollnarkose durchgeführt. **Indikation:** Schwangerschaftsabbruch* bis zur 12. Schwangerschaftswoche, Blasenmole, zweizeitiger Abort; als fraktionierte Kürettage (getrennt an Zervikalkanal u. Cavum uteri) in der Tumordiagnostik.

Kulmination (lat. culminare gipfeln) f: (sexol.) Erreichen des Höhepunkts; wenig gebräuchliche Fachbezeichnung für Orgasmus*.

Kult (lat. cultus Anbau, Lebensweise, Verehrung) m: (allg.) Sammelbezeichnung für Handlungen mit mythisch-religiöser Bedeutung, die in einer Gruppe od. von Individuen als heilig gepflegt werden (vgl. Ritual); Kulte sind überwiegend an bestimmte Gottheiten, Ereignisse (Jahreszeiten, Lebensereignisse), Örtlichkeiten (heilige Stätten), Teilnehmer (Priester) od. Gegenstände (Symbole) gebunden u. folgen einer vorgegebenen Inszenierung. Sie ähneln sich zwischen den Kulturen zwar hinsichtlich ihrer Themen (z.B. Fruchtbarkeitsriten* wie Phalluskult* od. Vulvakulte*), sind aber sehr vielfältig ausgeformt u. nicht selten erst bei Kenntnis der zugrunde liegenden Mythen* verständlich. I.w.S. können auch Moden* zu (zeitlich u. auf einzelne Gruppen begrenzten) Kulten, individuelle Vorlieben (z.B. Fetischismus*) zu ausgeformten Kulthandlungen führen.

Kult|prostitution f: (kult.) auch Tempelprostitution; Sammelbezeichnung für sexuelle Handlungen von Priesterinnen u. Priestern im Rahmen religiöser Rituale (Fruchtbarkeitsriten*); sie sind in zahlreichen Kulturen beschrie-

K

ben, stammen wohl überwiegend aus Kulten für eine Muttergottheit (Große* Mutter, z.B. Ishtar in Babylon), u. fanden zunächst nur zwischen Eingeweihten statt (vgl. Esoterik); später war die Beteiligung an den Handlungen (gegen Entgelt) auch für andere gläubige Pilger möglich. In der europäischen Antike fand Kultprostitution als Symbolhandlung für die Heirat unter Göttern (sog. heilige Hochzeit*) mit jährlichen sexuellen Handlungen insbesondere in Tempeln der Aphrodite statt; diese ekstatischen Kulte galten überwiegend als geheime heilige Handlungen (sog. Mysterien), sie sind zugleich ritualisierte Formen der auch in der übrigen europäischen Vergangenheit verbreiteten Festpromiskuität*. Ähnliche Riten sind auch aus frühen christlichen Gemeinden bekannt, s. Orgie (Abb.).

Kultur (lat. cultura Anbau, Ausbildung) f: (allg.) Bezeichnung für die (als typisch für den Menschen betrachteten) Lebensäußerungen von Gruppen; man unterscheidet: **1.** Regeln u. Formen der Gewährleistung von physischen, psychischen u. sozioökonomischen Grundbedürfnissen; **2.** Objekte zu deren Gestaltung, i.e.S. Werkzeuge od. Eingriffe in die natürliche Umgebung, i.w.S. ausgeformte Vorgänge wie Feste u. Rituale; **3.** kollektive Anstrengungen zur Überlieferung von kulturellen Errungenschaften u. Wertvorstellungen durch Erziehung, Sprache u. Schrift sowie deren Verbesserung u. Gestaltung durch Erfindung, Forschung u. gesellschaftliche Auseinandersetzung. Typisch für alle Kulturen ist die Stetigkeit ihrer Entwicklung u. ihr (z.T. auch abrupter) Wandel im Zeitverlauf; zwischen den bekannten Kulturen der Menschheit bestehen erhebliche Unterschiede in einzelnen Aspekten, aber zugleich starke Ähnlichkeiten der Abfolge von Entwicklungsstufen (z.B. Jäger-Sammler → Ackerbauern-Viehzüchter → Handwerker-Händler od. Nomaden → Dorfbewohner → Stadtbewohner).
In der **Sexualkultur** der menschlichen Gesellschaften sind bedeutende Unterschiede zu beobachten sowohl hinsichtlich des Stellenwerts von Sexualität im täglichen Leben, als auch hinsichtlich moralischer u. anderer Regeln für das Sexualverhalten (sexuelle Normen*, sexuelle Tabus*); z.T. gilt die in westlichen Kulturen übliche Unterdrückung sexueller Triebregungen als wichtige Triebfeder der kulturellen Entwicklung; vgl. Unterdrückung, sexuelle. Die modernen Kulturen sind geprägt durch die Entstehung einer vielfältigen (wenn auch überwiegend westlich geprägten) Weltkultur u. durch eine mehrheitliche soziale Toleranz gegenüber Subkulturen*.

Kunst, erotische: (kult.) Sammelbezeichnung für Werke der bildenden Kunst, in denen erotische Motive, Sexualität u. sinnlich-körperliche Darstellungen im Vordergrund stehen; häufige wiederkehrende Motive in Malerei, Graphik, Bildhauerei u.a. sind Aktdarstellungen, Liebespaar- u. Kussdarstellungen; im 19. und 20. Jahrhundert ist mit der Entwicklung neuer Techniken u. Stilmittel (Photographie, Karikatur, Comic, elektronische Kunst u.a.) auch eine Erschließung neuer Themenbereiche (z.B. sozialkritische Fragestellungen) zu beobachten.

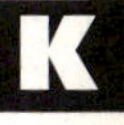

Historisch sind bereits in frühesten Gesellschaftsformen Statuetten nachweisbar, die eine Rolle für Fruchtbarkeitsriten od. -kulte gehabt haben dürften (vgl. Venusstatuetten); für das alte Ägypten wird das erstmalige Auftreten se-

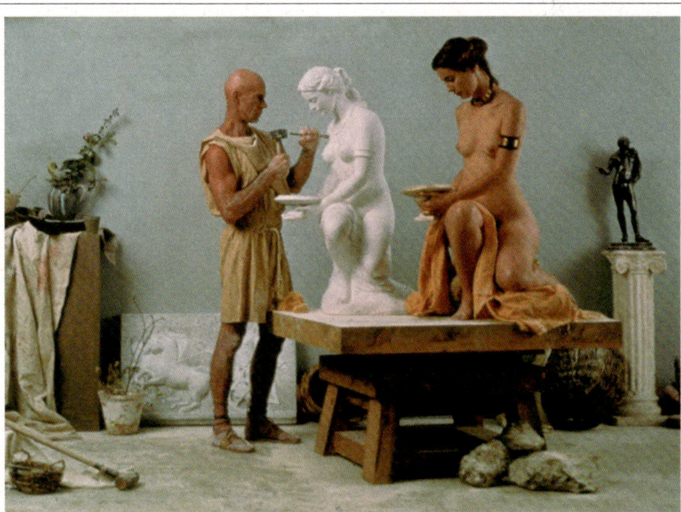

Erotische Kunst:
Ausschnitt aus „The Artist's Studio" von Eleanor Antin (Photographie, Chromogendruck, 2001); im Stil eines „Lebenden Bilds" (sog. Tableau vivant) wird die Werkstatt eines römischen Bildhauers nachgestellt (Teil der Serie „Die letzten Tage von Pompeji").

xueller Darstellungen angenommen, die überwiegend der Erbauung ihrer Betrachter (u. nicht mehr kultischen Zwecken) dienten. Aus der griechischen Antike sind ebenso wie aus der römischen Antike zahlreiche erotische Darstellungen überliefert (z. B. Vasenmalerei, Wandmalereien). Auch in der christlichen Kultur waren in römisch-antiker Tradition Darstellungen sexuellen Inhalts anfangs weit verbreitet; sie wurden später zunehmend durch allegorische bzw. symbolische Darstellungen verdrängt; dann wurden vielfach biblische Motive (Adam u. Eva, Susanna im Bade u. a.) zum Anlass für Nacktdarstellungen genutzt.
Die **Bewertung** erotischer Kunstwerke unterliegt zahlreichen gesellschaftlichen Normen, die meist zeitbedingt u. sehr variabel sind; erotische Kunst wurde häufig verboten, beschlagnahmt od. zerstört (vgl. Zensur); vielfach wurden (eher erfolglose) Versuche unternommen, sie gegenüber der Pornographie* abzugrenzen.

Kupfer-T: (allg.) Bezeichnung für ein Intrauterinpessar* (s. Abb. dort) mit Kupferanteil.

Kuppelei: (jurist.) Bezeichnung für die Förderung fremder (außerehelicher) Sexualkontakte durch Vermittlung od. Gewähren bzw. Verschaffen von Gelegenheit; früher in Deutschland sehr weit gefasster Straftatbestand, heute nach § 180 StGB nur strafbar, sofern an den Sexualkontakten Jugendliche unter 16 Jahren beteiligt sind od. Jugendliche unter 18 Jahren gegen Entgelt (Prostitution*) bzw. unter Ausnutzung eines Abhängigkeitsverhältnisses zu sexuellen Handlungen veranlasst werden; vgl. Zuhälterei. Eine Ausnahmeregelung gilt für das Gewähren u. Verschaffen von Gelegenheit zu Sexualkontakten Minderjähriger durch Sorgeberechtigte (sog. Erzieherprivileg*), sofern sie dabei ihre Erziehungspflicht nicht grob verletzen (wie z. B., wenn strafbare Handlungen od. Sexualkontakte mit häufig wechselnden Partnern geduldet werden bzw. die konkrete Gefahr von Prostitution besteht).

Kurtisane (span. cortesana Hofdame) **f:** (kult.) historische Bezeichnung (16.-18. Jahrhundert) für eine Edelprostituierte*.

Kurz|psycho|therapie f: (psychol.) Bezeichnung für Formen der Psychotherapie*, bei denen in wenigen Sitzungen eine Besserung der psychischen Problematik erzielt wird, z. B. durch Einsatz von Hypnose*. Als sog. **Kurzzeittherapie** wird eine lösungsorientierte Form der Psychotherapie mit sehr wenigen Sitzungen bezeichnet, die davon ausgeht, dass die Klienten u. U. bereits alle zur Lösung erforderlichen Ressourcen besitzen u. es diese zu aktivieren gilt.
(psychoanalyt.) Bezeichnung für Formen der Psychoanalyse*, bei denen statt einer ausführlichen Bearbeitung unbewusster Kindheitskonflikte eine Konzentration auf den gegenwärtigen Hauptkonflikt des Klienten erfolgt (sog. Fokaltherapie).

Kurzrok-Miller-Test (Raphael K., Gynäkologe, New York, 1895-1961) **m:** (gynäkol.) auch Sperma-Zervikalmukus-Kontakttest; Fachbezeichnung für einen In-vitro-Penetrationstest zum Nachweis einer Spermaimmunität* bei Sterilität von Paaren. Mehrere Varianten: **1. einfach:** Zervikalschleim u. Sperma (des Paares) werden auf einem Objektträger zusammengebracht, das Eindringen der Spermien wird bewertet; **2. gekreuzt:** der Zervikalschleim wird mit dem Sperma eines gesichert zeugungsfähigen Mannes, das Sperma mit dem Zervikalschleim einer gesichert fruchtbaren Frau zusammengebracht, das Eindringen der Spermien wird verglichen; **3. als Kapillar-Sperma-Penetrationstest:** statt Objektträgern werden Glaskapillaren verwendet, um den zeitlichen Verlauf der Penetration genauer zu beurteilen.

Kurz|schluss|handlung: (allg.) auch Kurzschlussreaktion; s. Affekthandlung.

Kuss (ahd. chus)**:** (allg.) auch zahlreiche regionale Bezeichnungen (Busserl u. a.); Sammelbezeichnung für Berührung eines Menschen od. Gegenstandes mit den Lippen als Zeichen von Freundschaft, Liebe od. Ehrfurcht, bei dem verschiedene Formen mit unterschiedlichen Funktionen unterschieden werden können: **1.** Begrüßungs- od. Abschiedskuss, z. B. als Mund-zu-Wange-Kuss. **2.** Bestandteil von intimer Kommunikation u. Sexualkontakten mit Küssen unterschiedlichster Dauer u. Intensität (ggf. bis zum sog. Knutschfleck*), z. B. als Mund-zu-Mund-Kuss, Zungenkuss (sog. tiefer Kuss, deep kiss) od. (seltener) Bisskuss sowie Küssen von erogenen Zonen* od. Geschlechtsorganen (Orogenitalkontakte*); diese Form ist nach psychoanalytischer Deutung Ausdruck einer Sehnsucht nach der Mutterbrust, in ethologischer Interpretation stellt sie eine Analogie zur Schnabel-Maul-Fütterung dar, wie sie bei einigen Tierarten (z. B. Vögeln) beobachtet wird, nach anderen Deutungen ein dem gegenseitigen Beschnüffeln bei Tieren entsprechendes Begrüßungsverhalten; sie ist vielfach zum Gegenstand von Märchen (z. B. Dornröschen), erotischer Kunst* u. Literatur* geworden. **3.** Symbolischer Kuss, z. B. Friedenskuss*, Fußkuss* od. kultisch-religiös motiviertes Küssen von Gegenständen (z. B. Kuscheltieren, Marienstatuen). Nicht in allen Kulturkreisen sind Küsse üblich; so ersetzt in einigen Regionen der Nasengruß* den Kuss, im antiken Japan u. China war der Mund-zu-Mund-Kuss unbekannt. Vgl. Schmusen, Zärtlichkeit.

Kuss|freiheit: (allg.) Bezeichnung für einen Brauch, demzufolge während Fassnacht bzw. Karneval od. im Rahmen von Spielen auch fremde Personen geküßt werden dürfen.

Kybele: (kult.) Name einer kleinasiatischen Muttergottheit (sog. Große* Mutter), die der babylonischen Ishtar* u. der semitischen Astarte* entspricht u. als Herrin der Tiere u. Beschützerin der Stadt verehrt wurde (vgl. Artemis, Abb.); Kulte insbesondere durch ekstatische Prozessionen; die Tempel der Kybele waren bis in die römische Antike Orte der (homosexuellen) Kultprostitution* durch Kastraten* (sog. Gallen), deren Sexualorgane konserviert u. als Kultobjekte verehrt wurden (Phalluskult*). In Griechenland Vermischung mit anderen ähnlichen Kulten (z. B. Demeter- u. Gaia-Kulten), seit dem 3. Jahrhundert v. Chr. auch im römischen Reich als sog. Magna Mater verehrt.

Kyemato|genese (gr. κύημα Embryo) **f:** (embryol.) ungebräuchlich für Embryonalentwicklung* u. Fetalentwicklung*.

L

Labia ostii uteri (lat. labium Lippe) n pl: (anat.) Fachbezeichnung für die nach der ersten Geburt am Muttermund entstehenden sog. Muttermundlippen; vgl. Uterus.

Labia pudendi n pl: (anat.) Fachbezeichnung für große (Labia pudendi majora) bzw. kleine Schamlippen* (Labia pudendi minora), s. Vulva, Abb.

Labien n pl: (klin.) Fachbezeichnung für Schamlippen*.

Lacan, Jacques (1901-1981): Psychiater u. Psychoanalytiker, Paris; Forschungen u. a. zu Psychosen im Kindesalter, die als Störung der Herausbildung der eigenen Identität aufgefasst werden; Weiterentwicklung der klassischen Psychoanalyse S. Freuds durch Berücksichtigung linguistischer Forschungsergebnisse u. Interpretation des Unbewussten in Analogie zur Sprache.

Lach|gas: (allg.) Bezeichnung für Distickstoffmonoxid (N_2O, sog. Stickoxydul), ein schmerzstillend u. schwach narkotisch wirksames Gas, das medizinisch v. a. in Zahnmedizin u. Geburtshilfe od. zur Kombinationsnarkose verwendet wird. Seit der Entdeckung (Ende des 18. Jahrhunderts) ist Lachgas auch eine beliebte Schnüffelsubstanz* (frühe Partydroge*), die wegen ihrer kurz dauernden (3-4 Minuten) berauschenden u. stimmungshebenden Wirkung im letzten Jahrzehnt wieder in Mode kam. Die Inhalation erfolgt aus gasgefüllten Ballons, in Deutschland bestehen zurzeit keine gesetzlichen Einschränkungen; unerwünschte Wirkungen sind v. a. Folgen einer Minderversorgung mit Sauerstoff (Bewusstlosigkeit, Krämpfe), bei chronischem Gebrauch auch Schäden an Nervenzellen (Empfindungsstörungen).

Läuse|befall: (infektiol.) auch Pedikulose; durch Läuse verursachte Infektionskrankheit der Haut; **Formen: 1.** Schamlausbefall durch die sog. Scham- od. Filzlaus (Phthirus pubis bzw. Phthirus inguinalis, s. Abb.) an Genital- u. Körperbehaarung, auch Augenbrauen u. Wimpern; **2.** Kopflausbefall, besonders am Hinterkopf u. hinter den Ohren; **3.** Kleiderlausbefall mit Aussparung der Kopf- u. Genitalregion. **Übertragungswege:** enger körperlicher Kontakt, Sexualkontakt, selten Kontakt mit kontaminierten Gegenständen (z. B. Toilettensitz, Bettwäsche, Handtücher). **Symptome:** bei Erstinfektion evtl. mäßiger Juckreiz, bei erneuten Infektionen infolge einer Allergisierung (gegen Speichel) sehr ausgeprägter Juckreiz; deutlich erkennbare Läuse u. Eier (Nissen), v. a. im wurzelnahen Bereich der Haare; bei Schamlausbefall gerötete bis tief blaue Einstichstellen (sog. Tâches bleues), v. a. im Bereich der Schambehaarung, manchmal auch der Achselhöhle u. am Oberschenkel; bei Kopflausbefall kommt es evtl. zu einem allergischen Begleitekzem an Schultern u. Rücken. **Therapie:** Entlausung durch Aufsprühen od. Auftragen von Lindan bzw. Malathion, Entfernen der Nissen mit einem feinen Kamm, evtl. Haarentfernung (Rasur); Desinfektion von Kleidungsstücken u. Wäsche (ggf. Hitzedesinfektion im Wäschetrockner); Partnermitbehandlung unter Einschluss anderer Kontaktpersonen. Vgl. Infektionen, sexuell übertragbare.

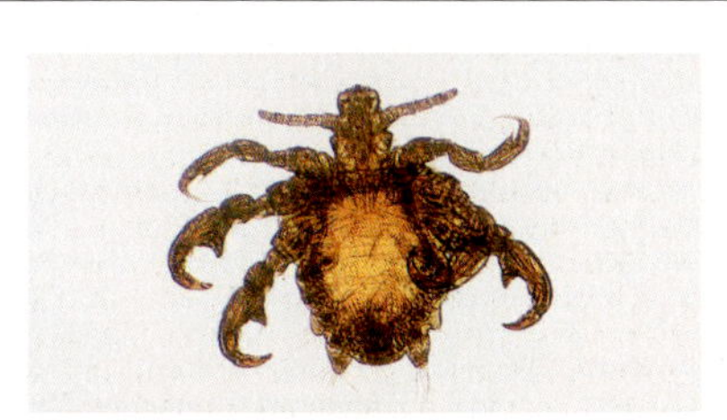

Läusebefall:
Filzlaus (Phthirus pubis) unter dem Lichtmikroskop

Lage|anomalien f pl: (gebh.) Sammelbezeichnung für jede Position des Fetus im Uterus, die von der sog. regelrechten Kindslage* (Längslage mit führendem Kopf) abweicht u. die Geburt erschweren kann, z. B. Querlage und Beckenendlage.
(klin.) s. Hoden-Lageanomalien, Uterus-Lageanomalien, Vagina-Lageanomalien.

Lager|sexualität f: (sexol.) Sammelbezeichnung für besondere Formen des Sexualverhaltens unter den Bedingungen des Zusammenlebens in Massenunterkünften; s. Sexualität in geschlossenen Einrichtungen.

-lagnie (gr. λαγνεία Ausschweifung) f: (sexol.) in eher veralteten Fügungen Wortteil mit der Bedeutung „Lust an etwas empfinden", z. B. in Algolagnie, Urolagnie.

Lagno|lalie f: (sexol.) auch Pornolalie; Sammelbezeichnung für die lustbetonte Verwendung „verbotener" Wörter, z. B. vulgärer, beleidigender od. sich auf Ausscheidungsfunktionen beziehender Begriffe, nicht selten auch in blasphemischen Wortverbindungen; vgl. Sprache, sexuelle.

Lakta|fuga (lat. lac, lactis Milch, fugare vertreiben) n pl: (gebh.) Laktationshemmer; Fachbezeichnung für Arzneimittel u. Substanzen, die die Bildung (u. Abgabe) von Muttermilch (Laktation) hemmen; Anwendung z. B. von Prolaktin-Antagonisten, sehr selten von Östrogenen.

Lakt|agoga (gr. ἀγωγός fördernd) n pl: (gebh.) auch Galaktagoga; Fachbezeichnung für Arzneimittel u. Substanzen, die die Bildung (u. Abgabe) von Muttermilch (Laktation) stimulieren, z. B. Oxytozin*, Prolaktin*.

Laktation (lat. lactatio Säugen) f: (gebh.) Fachbezeichnung für Bildung u. Abgabe von Muttermilch* aus der weiblichen Brustdrüse, die i. d. R. nach beendeter Geburt während des Wochenbetts einsetzt, evtl. aber auch schon ab der 28.-30. Schwangerschaftswoche. Unter dem Einfluss der Plazentahormone HPL (s. HCS) u. von Prolaktin* nimmt das Volumen der weiblichen Brustdrüse während der Schwangerschaft zu, durch den Wegfall der hemmenden Wirkung hoher LH- u. FSH-Spiegel nach der Geburt beginnt die Milchsekretion, die v. a. durch den kindlichen Saugreflex (u. die damit verbundene Ausschüttung von Oxytozin*) aufrechterhalten wird. Vermutlich durch die vermehrte Sekretion von Prolaktin kann es während der Laktation über einen Rückkopplungsmechanismus zur Hemmung der Freisetzung von LH-RH u. zu Amenorrhö u. Ausbleiben der Ovulation kommen, womit während der Stillperiode eine erneute Schwangerschaft unwahrscheinlich wird; für eine sichere Empfängnisverhütung ist jedoch in jedem Fall die Anwendung von Kontrazeptiva zu empfehlen. Vgl. Stillen.

Laktations-A|menor|rhö-Methode f: (sexol.) Fachbezeichnung für eine Methode der natürlichen Kontrazeption*, die darauf beruht, dass es bei Frauen während der Stillperiode zu einer Prolaktin-bedingten Amenorrhö u. Ausbleiben der Ovulation kommen kann; in zahlreichen Ländern (z. B. Indien) weit verbreitet genutzt. **Vorteile:** keine Beeinflussung des Hormonstoffwechsels, kein Übertritt von Hormonen in die Muttermilch. **Nachteile:** Sehr unzuverlässiges Verfahren, da es auch in der Stillperiode zu einem Eisprung kommen kann; keine verlässliche Anwendung im Rahmen der Familienplanung möglich.

Laktations|beraterin: (gebh.) auch Stillberaterin; examinierte Fachkraft mit umfassender Ausbildung auf dem Gebiet des Stillens* u. der Laktation*.

Laktations|hemmer: (gebh.) Laktafuga; Fachbezeichnung für Arzneimittel u. Substanzen, die die Bildung bzw. Abgabe von Muttermilch (Laktation) hemmen; Anwendung z. B. von Prolaktin-Antagonisten, sehr selten von Östrogenen.

Laktations|hormon n: (endokrin.) veraltete Fachbezeichnung für Prolaktin*; vgl. Hypophysenhormone.

Laktations|psychose f: (psychiat.) Fachbezeichnung für eine Psychose*, die während der Stillperiode auftritt; Beginn meist noch während des Wochenbetts; vgl. Wochenbettpsychose.

-lalie (gr. λαλιά Geschwätz) f: (psychiatr.) Wortteil mit der Bedeutung „dauernd von etwas reden", z. B. in Koprolalie, Pornolalie.

Lamarckismus (Jean B. A. P. M. Lamarck, französischer Naturforscher, 1744-1829) m: (biol.) Fachbezeichnung für eine frühe Entwicklungstheorie, die von einer aktiven Selbstanpassung der Organismen an die Umwelt aus eigenem Willen ausgeht und v. a. die aktive, auf Zweckmäßigkeit ausgerichtete Anpassung an die Umwelt u. die Weitergabe der individuell erworbenen Veränderungen auf Nachkommen annimmt (Vererbung erworbener Eigenschaften); vgl. Abstammungslehre.

Lamaze-Nikolaev-Methode (Fernand L., Gynäkologe, Paris, 1890-1957; Anatolii Petrovich N., Kiew, Leningrad) f: (gebh.) Fachbezeichnung für eine Methode der psychischen Geburtsvorbereitung u. Entbindungsverfahren mit dem Ziel, eine bewusste u. schmerzarme Geburt zu ermöglichen; beruht als Weiterentwicklung der Dick*-Read-Methode darauf, dass durch Information u. Aufklärung die Angst vor Wehen verringert, durch Fähigkeit zum Entspannen den Schmerzen besser begegnet u. durch rhythmisches Atmen während der Wehen sowie durch Fokussieren der Aufmerksamkeit außerhalb des Körpers (z. B. auf Photos) u. gezielte Unterstützung durch eine Vertrauensperson von Schmerzen abgelenkt werden kann.

Lambitus (lat. ~ Belecken) m: (sexol.) auch Lambitionsakt; veraltete Fachbezeichnung für Orogenitalkontakt*, als sog. Lambitus ani auch für Oroanalkontakt*.

Lambliasis f: (infektiol.) auch Giardiasis, Lambliose; Infektion mit beweglichen einzelligen Parasiten (Lamblia intestinalis), die zur Untergruppe der Flagellaten (Geißeltierchen) gehören; s. Protozoen-Infektionen.

La Mettrie, Julien Offray de (1709-1751): Arzt, Paris, ab 1748 in Berlin; Verfasser medizinischer u. philosophischer Schriften, in denen anatomische bzw. physiologische Korrelate psychischer Vorgänge postuliert werden; körperliches Wohlbefinden u. sexuelle Lust werden als Erfüllung von psychischen Bedürfnissen u. Leidenschaften auf der Grundlage körperlichen Erlebens verstanden; diese Auffassungen beeinflussten u. a. D.-A. de Sade, D. Diderot u. Sexualtheorien der Aufklärungszeit.

Laminaria-Stifte (lat. ~ Blatt-Tange): (gynäkol.) Fachbezeichnung für Quellstifte aus Braunalgen (Laminaria hyperborea), die (heute eher selten) zur Erweiterung des Zervikalkanals eingesetzt werden. Vgl. Hegar-Stifte.

Landsteiner, Karl (1868-1943): Pathologe u. Serologe, 1903 Habilitation in Wien, ab 1929 am Rockefeller-Institut in New York; beschrieb u. a. sog. Serumagglutinine, die zur Entdeckung der Blutgruppen führten; ferner Arbeiten zu Immunologie u. Genetik, entdeckte mit A. S. Wiener 1940 das Rhesus-Blutgruppensystem; 1930 Nobelpreis für Medizin.

Lange, Helene (1848-1930): Lehrerin u. Politikerin in Berlin u. Hamburg; Vertreterin der Frauenbewegung*, u. a. Eintreten für gleiche Bildungschancen für Frauen, ab 1893 Herausgeberin der Zeitschrift „Die Frau"; ab 1901 Zusammenarbeit mit G. Bäumer („Handbuch der Frauenbewegung"), u. a. gemeinsame Gründung der Sozialen Frauenschule in Hamburg (1917); 1919 Mitglied der Hamburger Bürgerschaft.

Lanugo (lat. ~ Flaumhaar) f: (anat.) Fachbezeichnung für das körperbedeckende pigmentarme, feine Flaumhaar des Fetus (Primärhaar); bleibt nur im Schulterbereich bis zum 6. Lebensmonat erhalten u. wird im Übrigen vor der Geburt durch das ebenfalls wenig gefärbte, feine Wollhaar (Sekundärhaar, Vellushaar) ersetzt; in der Pubertät ggf. Umwandlung in Terminalbehaarung*, s. Behaarung.

LASRS: Abkürzung für (engl.) **L**ong **A**cting, **S**ustained **R**elease of **S**permicide; in Erprobung befindliche Zubereitungsform von Spermiziden*, die eine längere Wirkungsdauer ermöglicht.

Laszivität (lat. lascivus ausgelassen, zügellos) f: (allg.) Bezeichnung für sinnlich-aufreizendes Wesen; auch Anstößigkeit, Schlüpfrigkeit.

Latenz|phase, sexuelle (lat. latens verborgen) f: (psychol.) auch als sexuelle Latenzzeit bezeichnete, von der Psychoanalyse angenommene Phase der psychosexuellen Entwicklung* bei Kindern im Alter zwischen 5-6 u. 11-12 Jahren mit scheinbarem Stillstand der zuvor rasch aufeinander folgenden Entwicklungsphasen, während es sich tatsächlich eher um eine Individualisierung der sexuellen Wahrnehmungen unter kulturellen Bedingungen handeln dürfte: Übernahme sexueller Tabus, Entsexualisierung der Beziehungen zu anderen Menschen u. der eigenen Empfindungen, Schamgefühle u. scheinbar geringes Interesse an sexuellen Reaktionen bei gleichzeitiger Verwirklichung sexueller Wünsche u. Interessen im außerfamiliären Bereich; sexuelle Erfahrungen aus dieser Phase werden im Verlauf der Pubertät* in hohem Maß vergessen (puberale Amnesie); vgl. Kindersexualität.

Latero|positio uteri (lat. lateralis seitlich, positio Lage) f: (gynäkol.) Fachbezeichnung für eine funktionell meist bedeutungslose Verlagerung des Uterus im kleinen Becken nach rechts (Dextropositio) od. links (Sinistropositio), s. Uterus-Lageanomalien.

Latero|versio uteri (lat. versio Wendung) f: (gynäkol.) Fachbezeichnung für eine unphysiologische, aber funktionell bedeutungslose Winkelung des Uterus nach rechts (Dextroversio) od. links (Sinistroversio) zwischen Vagina u. Uterushals, s. Uterus-Lageanomalien.

Latex|agglutinations-Hemm|test (lat. latex Flüssigkeit) m: Bezeichnung für ein labormedizinisches Verfahren zum Nachweis von Antikörpern od. Antigenen; Anwendung z. B. in der Diagnostik von Autoimmunerkrankungen od. als Schwangerschaftstest*.

Latex|folie (lat. folium Blatt) f: (sexol.) sog. dental dam; ursprünglich für zahnmedizinische Behandlungen verwendete Folie aus Latex (Kautschuk), die über die Vulva gelegt werden kann; Anwendung z. B. bei Cunnilingus zur Prävention sexuell übertragbarer Infektionen; anstelle der z.T. schwer erhältlichen Latexfolien kann auch ein längs aufgeschnittenes (unbeschichtetes) Kondom verwendet werden.

Latte: (allg.) v. a. in der Jugendsprache übliche Bezeichnung für erigierten Penis, s. Erektion.

Laune (aus lat. luna Mond): (allg.) Bezeichnung für einen Affekt*, der von einer Stimmung* getragen, sprunghaft u. vorübergehend ist u. sich meist auf andere Menschen richtet bzw. auf diese überträgt; früher v. a. negativ bewertend für Verstimmungen verwendet (launisch).

Lazerations|ektropium (lat. laceratio Einriss, gr. ἐκτρέπω umschlagen) n: (klin.) Fachbezeichnung für eine pathologische Vorwölbung der Muttermundlippen in die Vagina infolge narbiger Abheilung eines unter der Geburt entstandenen Zervixrisses (sog. Emmet-Riss).

LCR: Abkürzung für (engl.) **l**igase **c**hain **r**eaction, Ligasekettenreaktion*.

Lea contra|ceptivum (lat. contra gegen, conceptio Empfängnis) n: (sexol.) Handelsname für ein mechanisches Kontrazeptivum aus Silikon mit stabilem Rand, das ähnlich wie ein Scheidendiaphragma eingeführt u. vor der Zervix durch Unterdruck festgehalten wird (s. Abb.); Anwendung in Kombination mit Spermiziden*.

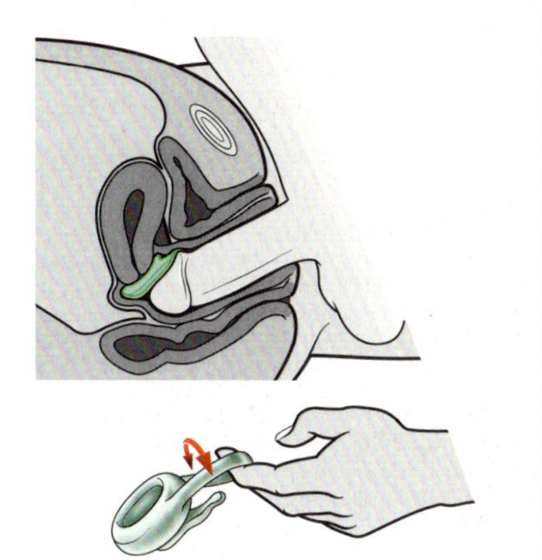

Lea contraceptivum:
Die Silikonkappe kann beim Koitus nicht verrutschen (oben); sie saugt sich am Muttermund fest und wird zum Herausnehmen durch Drehen an der Kontrollschlaufe gelockert (unten).

Vorteile: Zuverlässigkeit ähnlich wie Scheidendiaphragma* od. höher, kein Eingriff in den Hormonhaushalt, geringe Störung der intimen Kommunikation, Anwendung auch bei Latexallergie möglich. **Nachteile:** bietet nur bedingt Schutz vor sexuell übertragbaren Infektionen*; muss nach dem Koitus mindestens 8 Stunden intravaginal verbleiben; die Größe wird evtl. als störend empfunden.

Lebend|geborenen|ziffern: (soziol.) Fachbezeichnung für die Anzahl in einem bestimmten Zeitraum in einer Bevölkerung geborener lebender Kinder, meist bezogen auf 1000 Personen (Geburtlichkeit*) od. auf 1000 Frauen im gebärfähigen Alter (Fruchtbarkeitsziffern*); vgl. Nettoreproduktionsrate.

Lebend|geburt: (jurist) in Deutschland Bezeichnung für ein Neugeborenes, das nach der Trennung vom Mutterleib mindestens eines der sog. **Lebenszeichen** (Herzschlag, natürliche Lungenatmung, Nabelschnurpuls) zeigt od. bei dem eine andere sichere Lebensfunktion (z. B. Hirnströme) nachgewiesen war; dies gilt unabhängig von Größe od. Gewicht des Kindes u. Schwangerschaftsdauer; die Weltgesundheitsorganisation empfiehlt, auch willkürliche Muskelkontraktionen als Lebenszeichen zu werten. Vgl. Fehlgeburt, Totgeburt.

Lebens|abschnitte: (soziol.) Phasen der nachgeburtlichen Entwicklung, die unter Berücksichtigung körperlicher, sexueller u. psychosozialer Unterschiede in Altersstufen des Lebenslaufs eingeteilt werden (Altersangaben für die mitteleuropäische Bevölkerung s. Tab.); unter veränderten ethnischen, klimatischen u. sozioökonomischen Bedingungen sind z. T. erhebliche zeitliche Abweichungen möglich.

Lebensabschnitte

Alter	Bezeichnung
Geburt – 28. Tag	Neugeborenes
29. Tag – 12. Monat	Säugling
1.– 3. Lebensjahr	Kleinkind
3.– 6. Lebensjahr	Vorschulkind
6.–16. Lebensjahr	Schulkind
16.–18. Lebensjahr	Jugendlicher
18.–25. Lebensjahr	junger Erwachsener
ab 25. Lebensjahr	Erwachsener
25.–50. Lebensjahr	Leistungsphase
50.–65. Lebensjahr	Rückbildungsphase
ab 65. Lebensjahr	Alter (Senium)

Lebens|abschnitts|partner: (soziol.) Bezeichnung für Partner, zwischen denen für die Dauer einer bestimmten Lebensphase eine Paarbeziehung* besteht; der Begriff bringt zum Ausdruck, dass Partnerschaften nicht ausschließlich als Dauerbeziehung* für die gesamte Lebensdauer eingegangen werden.

Lebens|born: (kult.) Name eines 1936 in Deutschland gegründeten Vereins, der die Bevölkerungspolitik des Nationalsozialismus* durch Unterstützung sog. rassisch u. erbbiologisch wertvoller Familien fördern sollte. Schwangere wurden in Vereinsheime aufgenommen u. versorgt; ab dem Zweiten Weltkrieg wurden auch Schwangerschaften unverheirateter Frauen durch SS-Männer gezielt gefördert; in besetzten Gebieten wurden nichteheliche Kinder deutscher Soldaten betreut (z. B. in Norwegen ca. 9000). Heutige Schätzungen gehen davon aus, dass in Heimen des Lebensborn weniger als (die ursprünglich vermuteten) 18 000 Kinder geboren wurden; die bevölkerungspolitische Bedeutung des Vereins ist insgesamt als gering einzuschätzen; vgl. Eugenik.

Lebens|ereignisse, kritische: (psychol.) Fachbezeichnung für wichtige biographische Ereignisse (sog. stressful life-events) wie z. B. Ablösung Jugendlicher vom Elternhaus, Partnerwahl, Trennung, Verlust des Lebenspartners, berufliche od. soziale Veränderungen, Krankheiten od. Behinderungen, die eine erhebliche Anpassungsleistung des Individuums erfordern u. daher zu einer Gefährdung der psychischen Stabilität u. psychischen Krisen* führen können. Vgl. Coping, Persönlichkeitskrise, Trauer.

Lebens|erwartung: (soziol.) Fachbezeichnung für die zu einem bestimmten Zeitpunkt durchschnittlich erwartbar verbleibende Lebenszeit von Individuen; wird errechnet entweder für ganze Bevölkerungen (s. Abb.) od. Teilgruppen, z. B. für Menschen mit bestimmten Erkrankungen od. Gesundheitsrisiken. Der Vergleich zwischen Frauen u. Männern ergibt eine deutlich höhere Lebenserwartung für Frauen, die sowohl mit protektiven Faktoren erklärt wird (Östrogene scheinen das Risiko für Herz-Kreislauf-Erkrankungen zu mindern), als auch mit risikoerhöhenden Faktoren bei Männern (Testosteron u. typisch männliche Verhaltensweisen scheinen Unfallrisiko u. Neigung zu ungesunden Lebensweisen zu erhöhen). Einschränkend ist zu beachten, dass die Lebenserwartung sich immer aus Beobachtungen von Sterbestatistiken vergangener Zeiträume errechnet u. daher für die Zukunft nur unter gleichbleibenden Bedingungen gilt; außerdem handelt es sich um durchschnittliche Angaben, die sich für individuelle Prognosen nicht eignen.

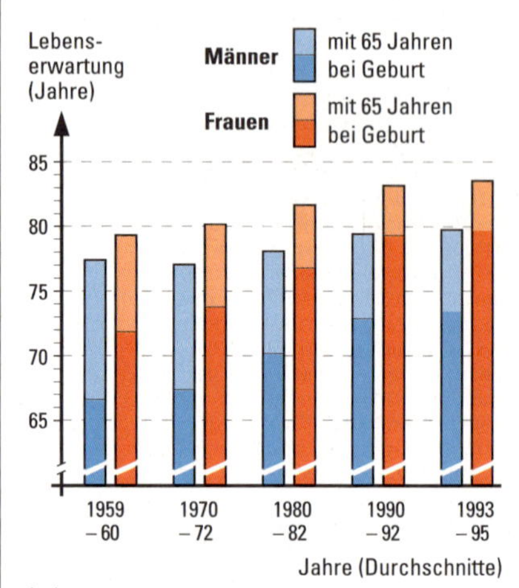

Lebenserwartung:
Lebenserwartung bei Geburt und im Alter von 65 Jahren, alte Bundesländer, 1960-1995

Lebens|gemeinschaft, eheliche: (jurist.) Bezeichnung für das Zusammenleben nach einer Eheschließung; im juristischen Sinn umfasst die eheliche Lebensgemeinschaft häusliches Zusammenleben, gegenseitige Treue u. Achtung der Ehepartner, persönliche Sorge, Unterhalt für den Ehegatten bzw. gemeinsame Kinder sowie sexuelles Zusammenleben. Hinsichtlich der Ausgestaltung der ehelichen Lebensgemeinschaft gilt der Grundsatz der Gleichberechtigung*; eine vorgegebene Rollenverteilung (wie sie in Deutschland bis 1977 mit der primären Pflicht der Frau zur Haushaltsführung bestand) od. ein alleiniges Entscheidungsrecht des Mannes gibt es nicht mehr, sondern Entscheidungen im Zusammenhang mit der ehelichen Lebensgemeinschaft müssen gemeinsam getroffen werden. Vgl. Pflichten, eheliche.

Lebens|gemeinschaft, gleich|geschlechtliche: (soziol.) Sammelbezeichnung für unterschiedliche Formen des dauerhaften Zusammenlebens zwischen zwei Menschen gleichen Geschlechts. In zahlreichen Aspekten (z. B. gemeinsame Haushaltsführung, Mietrecht) werden gleichgeschlechtliche Lebensgemeinschaften rechtlich wie nichteheliche Lebensgemeinschaften betrachtet; zurzeit bestehende juristische Unterschiede betreffen u. a. das Unterhalts- od. Sorgerecht; vermögensrechtliche Fragen (z. B. Gütertrennung, Verfügungsrechte) sind in einem Lebenspartnerschaftsvertrag regelbar. Vgl. Lebenspartnerschaft, eingetragene.

Lebens|gemeinschaft, nicht|eheliche: (soziol.) auch eheähnliche Lebensgemeinschaft; Sammelbezeichnung für die unterschiedlichsten Formen des Zusammenlebens zweier Menschen, die nicht miteinander verheiratet sind. Als nichteheliche Lebensgemeinschaften i. e. S. werden Paarbeziehungen außerhalb einer Ehe* bzw. eingetragenen Lebenspartnerschaft* bezeichnet; häufige Anlässe für das Eingehen nichtehelicher Lebensgemeinschaften sind der Wunsch nach einem Zusammenleben ohne juristische Zwänge (z. B. jederzeitige Möglichkeit der Trennung), Unsicherheiten bezüglich einer dauerhaften Bindung (vgl. Probeehe), Getrenntlebensfristen bei einer Ehescheidung* sowie materielle Aspekte (z. B. nachehelicher Unterhaltsanspruch eines Partners, der durch erneute Eheschließung erlöschen würde). Juristisch ist die Tendenz erkennbar, nichteheliche Lebensgemeinschaften zwischen Mann u. Frau in vielen Hinsichten einer Ehe weitgehend gleichzustellen (zurzeit bestehende Unterschiede betreffen u. a. Steuer-, Miet-, Sozial- od. Sorgerecht); zahlreiche Fragen (wie z. B. Gütertrennung, Verfügungsrechte) können in einem Partnerschaftsvertrag* geregelt werden. **Wertungen:** Nichteheliche Lebensgemeinschaften wurden immer schon praktiziert; bereits Anfang des 20. Jahrhunderts wurde ihre Legalisierung vorgeschlagen (Kameradschaftsehe*), dennoch galten sie bis in die 70er Jahre mitunter als Ausdruck von Bindungslosigkeit, wurden moralisch missbilligt u. konnten unter Rückgriff auf die damaligen Vorschriften gegen Kuppelei* sogar strafrechtliche Konsequenzen haben; mit zunehmender Häufigkeit heute weithin akzeptiert.

Lebens|krisen f pl: (allg.) Bezeichnung für kritische Lebensereignisse*.

Lebens|partnerschaft, eingetragene: (jurist.) sog. gleichgeschlechtliche Ehe; Fachbezeichnung für standesamtlich registrierte, dauerhafte Lebensgemeinschaft gleichgeschlechtlicher Partner. In Deutschland sind eingetragene Lebenspartnerschaften nach dem Gesetz* über die Eingetragene Lebenspartnerschaft (Lebenspartnerschaftsgesetz) seit 2001 möglich; im Unterschied zur gleichgeschlechtlichen Lebensgemeinschaft* ist bei der eingetragenen Lebenspartnerschaft die Führung eines gemeinsamen Namens möglich; weiter geregelt sind u. a. Fragen von Versorgung u. Unterhalt sowie Sorgerecht im Krankheitsfall od. Verfügungsrecht im Todesfall. Eingetragene Lebenspartnerschaften sind der Ehe* rechtlich nicht gleichgestellt; Unterschiede bestehen u. a. hinsichtlich der besonderen Schutzwürdigkeit der Ehe; auch ist die Frage einer kirchlichen Segnung umstritten. **Historisch** gibt es im Rahmen von Lesbenbewegung* u. Schwulenbewegung* weltweit Bestrebungen, gleichgeschlechtliche Lebensgemeinschaften einer ehelichen Lebensgemeinschaft gleichzustellen: Seit 1989 ist in Dänemark (mit Ausnahme der halbautonomen Faröer Inseln) als erstem Land eine sog. registrierte Partnerschaft möglich, durch die gleichgeschlechtliche Paare die gleichen Rechte u. Pflichten genießen wie Ehepaare; in Norwegen (1993), Schweden (1995) u. Island (1996) bestehen vergleichbare Regelungen. In Frankreich können gleich- u. verschiedengeschlechtliche Paare, die nicht heiraten können od. wollen, seit 1999 einen sog. zivilen Solidaritätspakt eingehen; in den Niederlanden sind gleichgeschlechtliche Lebensgemeinschaften mit herkömmlichen Ehen rechtlich gleichgestellt.

Lebens|partnerschafts|gesetz: (jurist.) Abkürzung LPartG; Kurzbezeichnung für Gesetz* über die Eingetragene Lebenspartnerschaft.

Lebens|phasen f pl: (allg.) Bezeichnung für individuell unterscheidbare Zeiträume von Wachstum u. Veränderung im Verlauf des Lebens; während einzelne Lebensabschnitte* v. a. durch das Alter definiert werden (s. Tab. dort), bestimmen sich Lebensphasen v. a. aus körperlichen, psychischen u. sozialen Merkmalen, die nur mit breiter Streuung an das Lebensalter gebunden sind u. ihren Ausdruck insbesondere in Veränderungen der hormonellen Steuerung finden (s. ums. Abb.); vgl. Pubertät, Klimakterium. Von Frauen wird infolge der Menopause* u. ihrer Folgen die Teilung des Erwachsenenlebens in eine fortpflanzungsfähige u. eine nicht fortpflanzungsfähige Phase wesentlich deutlicher wahrgenommen u. meist einschneidender erlebt als von Männern; vgl. Kindersexualität, Jugendsexualität, Erwachsenensexualität, Alterssexualität.

Lebens|triebe: (psychoanalyt.) klassische Sammelbezeichnung für alle auf das individuelle u. kollektive Überleben gerichteten Triebregungen, d. h. Sexualtrieb u. Selbsterhaltungstriebe, die später teilweise durch den Begriff Libido* (auch Eros*) ersetzt wurde; in diesem Sinn wird das Streben nach Lust u. Befriedigung als konstruktive Energie hinter allem Verhalten verstanden (Antrieb*, Motiv*), dem ein (destruktiver) sog. Todestrieb* entgegengesetzt sei.
(psychol.) redundanter Begriff, weil Triebe* immer als dem Leben förderliche Regungen gesehen werden u. ein Todestrieb nicht beweisbar erscheint.

Leber|entzündung: (allg.) Bezeichnung für Hepatitis*.

Leboyer-Methode (Frédérick L., Gynäkologe, Paris, geb. 1920) f: (gebh.) Fachbezeichnung für eine Methode der psychischen Geburtsvorbereitung u. Entbindungsverfahren mit dem Ziel, eine sanfte bzw. gewaltfreie Geburt zu ermöglichen; der Übergang in die Welt u. die Anpassung an ein Leben außerhalb des Uterus sollen so angenehm wie möglich gestaltet werden: Im Kreißsaal herrscht eine ruhige Atmosphäre, die Abnabelung erfolgt spät, das Neugeborene bleibt nach der Geburt in Körperkontakt mit der Mutter, die Vernix caseosa wird zunächst belassen.

Hormonproduktion (relativ)
Testosteron
FSH
LH
1. 2. 3. Schwangerschaftsdrittel
1. Lebensjahr
Kindheit
Pubertät
fortpflanzungsfähige Jahre
50 Jahre
80 Jahre
Lebensphasen

Lebensphasen:
Sekretionsmuster von LH und FSH bei Frauen bzw. von Testosteron bei Männern in verschiedenen Lebensphasen

Lecken: (allg.) Bezeichnung für Orogenitalkontakt mit Cunnilingus*.

Leder|fetische m pl: (allg.) Sammelbezeichnung für Gegenstände u. Kleidung aus Leder, die als sexuell erregend erlebt und evtl. im Rahmen sexueller Handlungen verwendet werden; in modernen Industriegesellschaften sind Lederfetische unter Menschen mit sadomasochistischen Neigungen u. unter homosexuellen Männern außerordentlich verbreitet (sog. Lederszenen mit spezieller Subkultur).

Leder|fetischismus m: (sexol.) Sammelbezeichnung für Formen des Fetischismus*, bei denen Gegenstände u. Kleidung aus Leder als sexuell besonders erregend erlebt werden; relativ häufig verbunden mit Sadomasochismus*.

Ledige: (jurist.) Bezeichnung für Personen im heiratsfähigen Alter, die unverheiratet sind; Altersaufbau in Deutschland s. Abb.; vgl. Personenstand.

Leeuwenhoek, Antoni van (1632-1723): Tuchhändler, Delft (Niederlande); widmete sich in seiner Freizeit dem Schleifen optischer Linsen u. dem Bau von Mikroskopen; beschrieb als erster u. a. Bakterien, quergestreifte Muskulatur, Blutzellen sowie die ungeschlechtliche Fortpflanzung; mit seinen Mikroskopen entdeckte der Medizinstudent J. Ham (1677) die Samenzellen (Spermien).

Legitimation (lat. legitimare gesetzlich machen) f: (jurist.) Bezeichnung für das Verfahren, mit dem ein nichteheliches Kind (s. Nichtehelichkeit) durch Heirat seiner Eltern od. Ehelicherklärung die Rechtsstellung eines ehelichen Kindes erhalten konnte. In Deutschland seit der Kindschaftsrechtsreform (1998) mit weitgehender Gleichstellung von Kindern nicht miteinander verheirateter Eltern u. von Kindern verheirateter Eltern überflüssig.

Lehfeldt, Hans (1899-1993): Gynäkologe, Berlin u. Dresden, ab 1935 Professor in New York (USA); nach 1928 Mitglied in der Gesellschaft für Sexualreform, Zusammenarbeit u. a. mit F. A. Theilhaber, 1957 Mitbegründer der Society* for the Scientific Study of Sex; ärztliche u. gesundheitspolitische Aktivitäten (u. a. mit E. Gräfenberg u. M. Sanger) zu Familienplanung u. Kontrazeption (insbesondere zur Anwendung

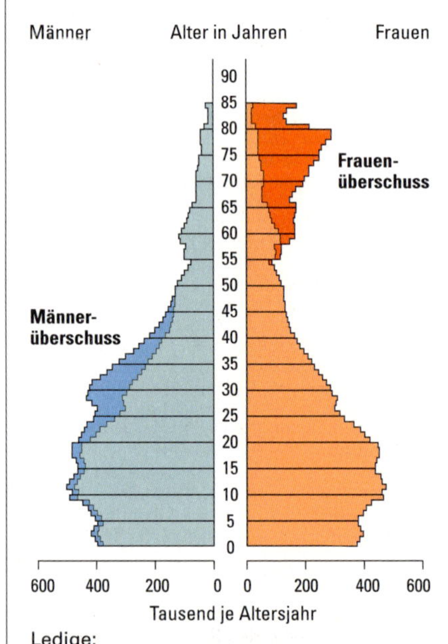

Ledige:
Altersaufbau der nichtverheirateten Bevölkerung, Deutschland, 31.12.1999

von Intrauterinpessar* u. Scheidendiaphragma*) sowie zahlreiche Veröffentlichungen, u. a. zur Geschichte der Sexualwissenschaft.

Leibchen: (allg.) Bezeichnung für ein als Oberbekleidung anliegendes Oberteil des Kleides; als Unterbekleidung ein ärmelloses Oberteil.

Leibes|frucht: (allg.) dem Pflanzenreich entlehnte, im 18. Jahrhundert aufgekommene Bezeichnung für das ungeborene Kind, das in der medizinischen Fachsprache je nach Entwicklungsstadium als Embryo* od. Fetus* bezeichnet wird.
(jurist.) Fachbezeichnung für das ungeborene Schwangerschaftsprodukt, dem eine andere rechtliche Stellung zuerkannt wird als einem Menschen nach der Geburt. Vgl. Nasciturus.

Leibes|höhle: (embryol.) Bezeichnung für den Hohlraum, der etwa am 21. Tag der Embryonalentwicklung im Mesoderm des Embryos entsteht (primäre Leibeshöhle, sog. intraembryonales Zölom*) u. aus dem sich später Brusthöhle, Herzbeutel u. Bauchhöhle entwickeln.

Leib|rock: (allg.) historische Bezeichnung für einen (längeren) Rock*.

Leichen|schändung: (jurist.) Bezeichnung i. w. S. für alle Handlungen mit dem Körper von Verstorbenen, die diesen grundlos beschädigen od. seine Würde herabzusetzen geeignet sind; i. e. S. für sexuelle Handlungen mit dem Körper Verstorbener (Nekrophilie*); beides sind Straftatbestände (Störung der Totenruhe, § 168 StGB).

Leid: (allg.) Bezeichnung für betrübliche, schmerzliche Erfahrungen im Leben, nicht selten auch in Zusammenhang mit Liebe u. Leidenschaft; die psychische Verarbeitung von Leid hat u. U. körperliche Folgen (s. Depression), sie erfordert Zeit (s. Coping), u. sie gelingt häufig besser bei gezielter Unterstützung (s. Krisenintervention).

Leidenschaft: (allg.) Kunstwort (17. Jahrhundert) als Eindeutschung von (frz.) Passion; Bezeichnung für starke, nichtrationale Gefühlsregung, die das Empfinden, Wollen u. Handeln im Hinblick auf eine Person, einen Gegenstand od. eine Aktivität bestimmt. Sexuelle Leidenschaft, mit intensiver Zuneigung u. starkem Begehren, trägt nicht selten Züge von Abhängigkeit*.

Leidens|druck: (psychol.) Bezeichnung für die subjektive Beeinträchtigung durch eine Krankheit od. Störung, die von deren objektivem Ausmaß abweichen kann; i. d. R. stellt Leidensdruck ein wirksames Motiv dar, um Hilfe zu suchen u. an Diagnostik u. Therapie mitzuwirken. Bei zahlreichen Formen von abweichendem Sexualverhalten* gilt er als wichtiges Kriterium zur Abgrenzung zwischen (behandlungsbedürftigen) Störungen u. (harmlosen) Normvarianten.

Leih|mutter: (allg.) auch Surrogat- bzw. Ersatzmutter; Bezeichnung für eine Frau, die eine fremde (mit ihr genetisch nicht verwandte) Zygote* austrägt (vgl. Embryotransfer); nach der Entbindung wird das Kind von der Leihmutter getrennt u. von den leiblichen Eltern adoptiert. I. d. R. werden Leihmütter für ihre Funktion bezahlt, die Übergabe des Kindes wird vertraglich geregelt. In Deutschland wäre die Leihmutter rechtliche Mutter des Kindes, aber wegen der in zahlreichen Fällen entstehenden Konflikte u. rechtlichen Probleme ist Leihmutterschaft (wie die Eispende*) nach dem Embryonenschutzgesetz* sowie berufsrechtlichen Regelungen der Bundesärztekammer verboten; bestraft wird, wer sich an der Einleitung einer Leihmutterschaft beteiligt, nach Adoptionsvermittlungsgesetz auch, wer Leihmütter vermittelt, sucht od. anbietet. In einigen Staaten der USA ist das Verfahren dagegen inzwischen relativ verbreitet. Eine rechtlich verschiedene (in Deutschland prinzipiell nicht verbotene) Situation entsteht nur, falls eine Eizelle der „Leihmutter" mit der Samenzelle eines Mannes durch Geschlechtsverkehr befruchtet wird od. bei der Mutter die Bereitschaft zur Weggabe des Kindes erst nach der künstlichen Befruchtung od. dem Embryotransfer entsteht. Die leibliche Mutter ist nicht zur Freigabe des Kindes zur Adoption verpflichtet, der leibliche Vater des Kindes ist in jedem Fall unterhaltspflichtig.

Leisten|hoden: (klin.) Bezeichnung für Hoden, der infolge einer Störung des Hodendeszensus* in der Bauchhöhle verblieben ist, s. Hoden-Lageanomalien.

Leistungs|angst, sexuelle: (sexol.) auch (zutreffender) sexuelle Versagensangst*; Bezeichnung für eine Form der Sexualangst*, die durch die Befürchtung geprägt ist, bestimmten sexuellen Anforderungen nicht zu genügen. Beruht entweder auf (nicht selten unrealistischen) Vorstellungen über zu erfüllende „Leistungsnormen" od. entsteht aus der Beobachtung (u. evtl. Überbewertung) sexueller Funktionsstörungen*, die sie wiederum meist verschlimmert. Als sich selbst verstärkender Mechanismus ist Leistungsangst ein wichtiges Thema in der Sexualtherapie.

Leistungs|druck: (psychol.) Bezeichnung für inneren Druck, den Menschen einander od. sich selbst machen, um bestimmte Leistungen zu erreichen; in sexueller Hinsicht entsteht Leistungsdruck durch Orientierung an (meist unrealistischen od. fälschlich für maßgeblich gehaltenen) Leistungsvorstellungen, häufige Folge ist sexuelle Versagensangst*; vgl. Sexualangst.

Leistungs|störung, sexuelle: (klin.) veraltete, meist auf Erektionsstörungen*, Vaginismus* u. Lubrikationsmangel* eingeschränkte Bezeichnung für sexuelle Funktionsstörungen*.

Lenden: (anat.) Regio lumbalis; Bezeichnung für den Abschnitt der seitlichen Bauchwand unterhalb der Rippen bis zum Beckenkamm u. zur Grenze der Lendenwirbelsäule.

Lenden|grübchen: (anat.) auch Kreuzgrübchen; Bezeichnung für seitlich der Wirbelsäule oberhalb des Gesäßes gelegene weiche Vertiefungen, bei Frauen häufiger als bei Männern; sie haben evtl. eine sexuelle Signalwirkung.

Lenden|schurz: (allg.) Bezeichnung für einen die Hüften umgebenden Schurz*.

Lepidium meyenii n: (botan.) auch Lepidium peruvianum, peruanischer Ginseng; Bezeichnung für eine in den Anden heimische Pflanze (Brassicaceae), deren Wurzeln als Maca* in der Volksmedizin verwendet werden.

Leriche-Syndrom (René L., frz. Chirurg, 1879-1955) **n:** (klin.) auch Aortenbifurkationssyndrom; Fachbezeichnung für eine arterielle Verschlusskrankheit mit Einengung der Ver-

L

zweigung der Bauchaorta od. der von ihr ausgehenden Arteriae iliacae communes; führt zu Durchblutungsstörungen der Beine u. bei Männern frühzeitig zu Erektionsstörungen. Die Therapie erfolgt je nach Ausprägung konservativ od. operativ.

Lernen: (allg.) Bezeichnung für Erwerb u. Veränderung kognitiver Strukturen (Wissenserwerb, z. B. schulisches Lernen).
(psychol.) Bezeichnung für alle relativ überdauernden Änderungen von Verhaltensmöglichkeiten, die auf Erfahrungen (Wiederholung, Übung u. a.) zurückgehen.
Einfache Formen des Lernens (Gewöhnung* u. Konditionierung*) sind schon bei niederen Tierarten nachweisbar; z. B. sind bei der Meerschnecke Aplysia Lernvorgänge als Veränderungen von Zellverbindungen im Nervensystem zu erkennen, wie sie auch beim Menschen stattzufinden scheinen (vgl. Gehirn).
Beim Menschen ist die Steuerung des Verhaltens durch Instinkte, wie sie bei Tieren besteht, überwiegend durch hohe Lernfähigkeit ersetzt; menschliches Verhalten wird daher heute v. a. als Ergebnis von Lernprozessen betrachtet, die prinzipiell lebenslang anhalten u. eng an die Funktion des Gedächtnisses* geknüpft sind. Dabei unterscheidet man prinzipiell zwischen Lernvorgängen, die überwiegend das Verhaltensgedächtnis nutzen (sog. habituelles Lernen) u. solchen, die überwiegend das Wissensgedächtnis nutzen (sog. kognitives Lernen); während habituelles Lernen bereits während der Fetalentwicklung* beginnt, weithin unbewusst stattfindet u. im Wesentlichen auf dem Prinzip von Versuch u. Irrtum beruht, entwickelt sich die Fähigkeit zum Lernen durch Einsicht erst im Kleinkindalter: In einer ersten, wenige Jahre dauernden Phase entstehen (z.T. genetisch bedingt, aber wohl überwiegend in Reaktion auf Umweltreize) die grundlegenden Verbindungen zwischen den beteiligten Nervenzellen, es wächst die Fähigkeit des Gehirns zur Auswahl zwischen Informationen u. zu ihrer Einordnung in Kategorien; in der dann anschließenden Phase des aktiven Wissenserwerbs werden die vorhandenen Verbindungen verstärkt u. ergänzt, od. sie verkümmern.
Lernprozesse können prinzipiell über zwei Mechanismen ausgelöst werden: Einerseits durch ständige Wiederholungen od. das Erzeugen einer Notwendigkeit (Bestrafung, Angst); andererseits durch Neugier, die bei Lernerfolgen über das Belohnungssystem* (v. a. Ausschüttung von Dopamin*) zu lustvollen Erfahrungen führt. Dieser zweite Mechanismus gilt allgemein als der wirksamere, denn er verstärkt sich sehr sensibel selbst: Inhalte werden um so rascher erlernt, je besser sie zum schon Gelernten passen u. je positiver sie emotional besetzt sind (vgl. Objektbesetzung). Zugleich haben emotional negativ besetzte Lerninhalte od. Erfahrungen, die das zuvor Gelernte in Frage stellen (Traumatisierungen*) für das psychische Gleichgewicht u. U. schwerwiegende Folgen.
Obwohl eine einheitliche **Theorie des Lernens** sich bisher nicht abzeichnet, besteht Einigkeit hinsichtlich weiterer Merkmale: Was ein Individuum lernt, wird in erheblichem Umfang gesellschaftlich vorgegeben (Sozialisation) u. durch biographische Faktoren beeinflusst (Erziehung, individuelle Entwicklung); wie leicht ein Individuum lernt, ist zwar z. T. genetisch beeinflusst, ist aber v. a. abhängig vom Befriedigungswert des gelernten Inhalts; was einmal gelernt ist, kann oft kaum noch verändert werden (Prägung).
In der **Psychotherapie** werden Lernprozesse durch unterschiedliche Verfahren (Belohnung, Bestrafung, Einsicht, Befriedigung u. a.) gezielt ausgelöst u. verstärkt.

Lern|theorien f pl: (psychol.) Sammelbezeichnung für v. a. im 19. u. frühen 20. Jahrhundert enstandene Vorstellungen über die Entstehung u. Veränderung des Verhaltens durch Lernprozesse; im Einzelnen werden je nach Theorie unterschiedliche Mechanismen angenommen, z. B. Verknüpfung von Reizen u. Reaktionen durch Versuch u. Irrtum, die Ausbildung bedingter Reflexe (klassische Konditionierung*), das Lernen durch Verstärker (operante Konditionierung), die prägende Wirkung individueller Erfahrungen (z. B. in der psychoanalytischen Theorie), die Wirkung früher erlebter Situationen (kognitive Lerntheorien) od. die Wirkung soziale Prozesse (sog. Theorie des sozialen Lernens). Ihnen ist gemeinsam, dass sie jeweils nur einen Teil des menschlichen Verhaltens erklären u. daher therapeutisch (z. B. in der Sexualtherapie) nur eingeschränkt anwendbar sind.

Lesben: (allg.) heute übliche Bezeichnung für homosexuelle Frauen (s. Homosexualität); Wortbildung nach der griechischen Insel Lesbos, der Heimat von Sappho*, daher früher auch Lesbierinnen; im Rahmen der Lesbenbewegung* als Selbstbezeichnung übernommen.

Lesben|beauftragte: (allg.) Bezeichnung für Gleichstellungsbeauftragte* für homosexuelle Frauen; die Aufgabe wird meist entweder durch kommunale bzw. universitäre Referate für gleichgeschlechtliche Lebensweisen od. durch Frauenbeauftragte* wahrgenommen; vgl. Schwulenbeauftragter.

Lesben|bewegung: (soziol.) Bezeichnung für die soziale Bewegung* gegen die Diskriminierung* u. für Emanzipation* von homosexuellen Frauen. Im westlichen Kulturraum war Homosexualität bei Frauen nicht durchgängig mit Verboten belegt (v. a. weil Sexualität von Frauen insgesamt als wenig bedeutsam od. inexistent betrachtet wurde). Dennoch waren z. B. in Preußen homosexuelle Handlungen unter Frauen bis 1747 mit Todesstrafe bedroht, nach dem Allgemeinen Preußischen Landrecht von 1794 mit Freiheitsstrafe. Ab 1851 bezogen sich die entsprechenden Verbote nur noch auf homosexuelle Handlungen unter Männern; 1909 scheiterte ein Versuch, den § 175 RStGB im Rahmen einer Reform auf Frauen auszuweiten.
Ab 1919 entstand in deutschen Großstädten (v. a. in Berlin) eine erste Subkultur lesbischer Frauen mit Klubs u. Zeitschriften, ohne dass sich hieraus eine soziale Bewegung entwickelte. Während des Nationalsozialismus kam es zwar nicht zu systematischen Verfolgungen, aber die Subkultur wurde zerschlagen, u. es wurde ein erheblicher Druck auf Lesben ausgeübt, Ehen zu schließen u. Kinder zu bekommen.

L

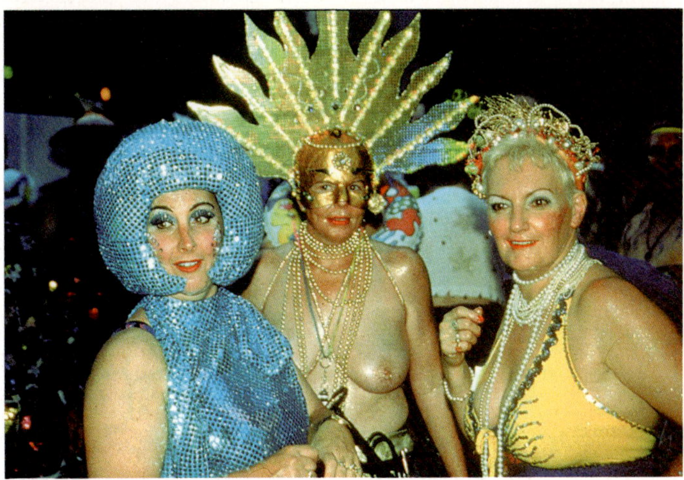

Lesbenbewegung:
Frauen auf der Gay-Pride-Parade in Sydney, Australien

In der Bundesrepublik blieb die lesbische Subkultur zunächst im Verborgenen, denn die gesellschaftliche Akzeptanz war sehr gering. Erst in den späten 60er Jahren entstand die eigentliche Lesbenbewegung, d. h. die Emanzipation homosexueller Frauen als Gruppe, zunächst im Rahmen der Frauenbewegung* u. der Schwulenbewegung*, dann auch in eigenen Strukturen: 1974 in Berlin Gründung der Gruppe L74, 1975 Gründung der Zeitschrift „Unsere kleine Zeitung" (UKZ), 1980 der Zeitschrift „Lesbenstich". In den 80er Jahren Gründung von Coming-out-Gruppen, Beratungsstellen für Lesben, gemeinsame Veranstaltungen mit Schwulen (z. B. Christopher*-Street-Day, s. Abb.), Informationskampagnen zu Themen wie Gewalt gegen Lesben, Aktivitäten für die Anerkennung als Asylgrund der Verfolgung aufgrund des Geschlechts od. der sexuellen Orientierung, für Forschungsschwerpunkte an Universitäten (gender* studies), für die Sichtbarkeit lesbischer Lebensweisen in der Gesellschaft. Seit Ende der 80er Jahre zunehmende gesellschaftliche Akzeptanz u. Entdeckung von Lesben als (relativ konsumfreudige) Verbraucherinnen u. engere Verbindungen zur Schwulenbewegung*.
Auch **in der DDR** wurden lesbische Frauen zunächst weitgehend ignoriert, erst 1973 kam es zum Versuch einer Gründung erster Selbsthilfegruppen in Berlin, seit 1984 bestand eine Lesbengruppe, 1987 Gründung des sog. Sonntags-Clubs durch Schwule u. Lesben. Gruppen u. Arbeitskreise organisierten sich meist unter dem Dach der evangelischen Kirche u. wurden seitens des staatlichen Apparats als Sicherheitsrisiken betrachtet, ihre Arbeit behindert. Dennoch begann in den letzten Jahren der DDR eine öffentliche Debatte über Lebensstrategien lesbischer Frauen gegenüber der ablehnenden Haltung der gesellschaftlichen Mehrheit.
Im vereinten Deutschland Gründung des Lesben-* und Schwulenverbandes Deutschlands (LSVD) als Interessenvertretung, im Verlauf der 90er Jahre zunehmende soziale Integration u. Gleichberechtigung von Lesben: Seit 1991 dürfen Anträge im Deutschen Bundestag die Begriffe „Lesbe/lesbisch" u. „Schwuler/schwul" enthalten; seit 2001 besteht die Möglichkeit zur Begründung eingetragener Lebenspartnerschaften*. Der weiterhin möglichen Diskriminierung von lesbischen Frauen sollen Frauenbeauftragte* od. Referate für gleichgeschlechtliche Lebensweisen in der öffentlichen Verwaltung u. in größeren Betrieben entgegenwirken (s. Mobbing).

Lesben- und Schwulen|verband Deutschland: (allg.) Abkürzung LSVD; Name eines 1990 als „Schwulenverband in der DDR" (SVD) gegründeten, noch im gleichen Jahr in „Schwulenverband in Deutschland" umbenannten Vereins, der seit 1999 den jetzigen Namen trägt. Interessenvertretung von Schwulen u. Lesben, Einsatz für die Verabschiedung von Antidiskriminierungsgesetzen* u. eingetragene Lebenspartnerschaften*, für Selbstorganisation, Emanzipation u. Gleichberechtigung von Lesben, Schwulen u. Transgender-Personen (http://www.lsvd.de).

Leuko|plakie (gr. λευκός weiß, πλάξ, πλακός Platte) f: (klin.) auch Weißschwielenkrankheit; Fachbezeichnung für eine chronische Verhornungsstörung der Übergangsepithelien, v. a. von Penis (Leukoplakia penis), Vulva (Leukoplakia vulvae), Uterushals (Leukoplakia portionis) u. Mundhöhle (Leukoplakia buccalis); gekennzeichnet durch weißliche Herde mit schleierförmigen Trübungen, evtl. mit Verdickung der Haut u. in späteren Entwicklungsstadien kompakten, rissigen Hornauflagerungen. Im Gegensatz zu den weißlichen Auflagerungen bei Candida-Mykose können die Herde bei Leukoplakie nicht abgewischt werden. Als Ursache gelten chronische Reizzustände, v.a. durch Entzündungen u. chemische Substanzen. Es besteht ein hohes Risiko der malignen Entartung zum Plattenepithelkarzinom, daher werden eine frühe chirurgische Exzision, Laser- od. Kryochirurgie u. regelmäßige Kontrollen empfohlen. Die Leukoplakie der Vulva ist Teil des als Vulvadystrophie* bezeichneten Beschwerdebildes.

Leukor|rhö f: (gynäkol.) wenig gebräuchliche Bezeichnung für Fluor* albus.

Leunbach, Jonathan Høegh von (1884-1955): Arzt, Kopenhagen; u.a. medizinische u. gesundheitspolitische Aktivitäten auf dem Gebiet der Geburtenkontrolle, Kontrazeption u. Sexualaufklärung; Vertreter der Sexualreformbewegung, ab 1930 Mitglied des Präsidiums in der Weltliga* für Sexualreform.

Leuprorelin n: (pharmak.) synthetischer LH-RH-Agonist; **Verwendung:** z.B. bei hormonsensiblem Prostatakarzinom, Mammakarzinom, Endometriose, Uterusmyom; **UAW:** z.B. Libidoverlust, Impotenz, Hodenverkleinerung, Gewichtszunahme.

Levana: (kult.) Name einer römischen Geburtsgöttin*.

Levirats|ehe (lat. levir Bruder des Gatten): (kult.) auch Schwagerehe; Bezeichnung für eine Form der Verwandtenehe*, bei der eine kinderlos verwitwete Frau den Bruder ihres verstorbenen Mannes heiratet; die Sitte wird in der Bibel beschrieben (5. Mos. 25,5), war im alten Israel Brauch u. wird auch aus traditionellen Gesellschaften Australiens u. Asiens berichtet.

Levonor|gestrel n: (pharmak.) auch D-Norgestrel; stark wirksames synthetisches Gestagen; **Verwendung:** postkoitale Kontrazeption*; auch in Intrauterinpessaren als lokal wirksames Kontrazeptivum enthalten.

Levy-Lenz, Ludwig (1889-1966): Gynäkologe, Berlin, ab 1933 in Paris, nach 1936 in Kairo; zunächst Mitarbeiter von M. Hirschfeld am Institut* für Sexualwissenschaft; als Chirurg Durchführung von operativen Eingriffen zur Geschlechtsangleichung*, später Tätigkeit als plastischer Chirurg.

Lex Heinze (lat. ~ Gesetz): (kult.) Kurzbezeichnung für die im Jahr 1900 für das Deutsche Reich erstmals eingeführte Strafbarkeit von Zuhälterei* (§ 181a RStGB) u. eine zugleich verabschiedete Ausweitung der Pressezensur im Hinblick auf Pornographie*; die Bezeichnung bezieht sich auf einen Mordprozess (1890) gegen das Berliner Ehepaar Heinze, der großes Aufsehen erregte u. Anlass für verschärfte Strafbestimmungen gegen das damalige kriminelle Milieu war.

Lex Julia: (kult.) Kurzbezeichnung für die sog. Lex Julia de Maritandis Ordinibus, eine durch den römischen Kaiser Augustus ca. 18 v. Chr. erlassene gesetzliche Regelung gegen die zunehmend lockere Moral der römischen Bürger (Verbot des Ehebruchs, Nachteile bei Kinderlosigkeit, für Senatoren Heiratspflicht u. Verbot der Ehe mit Prostituierten u.a.); im Jahr 9 n. Chr. durch die Konsuln Papius u. Poppaeus ergänzt zur sog. **Lex Julia et Papia Poppaea**. Die ursprünglichen Texte sind nicht erhalten, aber aus zahlreichen überlieferten Kommentaren weitgehend rekonstruierbar; sie gelten als frühes Beispiel für eine bevölkerungspolitisch motivierte Sexualgesetzgebung*.

Lex Papia Poppaea: (kult.) häufig verwendete Kurzbezeichnung für die sog. Lex* Julia (et Papia Poppaea).

Lex Zwickau n: (jurist.) Jargonbezeichnung für den 1925 vom Zwickauer Medizinalrat Boeters eingebrachten Entwurf eines Sterilisationsgesetzes*.

Leydig|zell-Insuffizienz (Franz v. Leydig, deutscher Anatom, 1821-1908) f: (klin.) Fachbezeichnung für eine Störung der Testosteronproduktion in den Hoden (Hypogonadismus*) aus verschiedenen Ursachen, z.B. bei fertilem Eunuchoidismus* od. adrenogenitalem Syndrom*; i.w.S. auch die verminderte Syntheseleistung der Leydig-Zwischenzellen im Klimakterium* virile. Diagnose durch Beobachtung der Testosteronproduktion während 48 Stunden nach Injektion von HCG (Leydigzell-Funktionstest, s. HCG-Test).

Leydig-Zwischen|zellen: (anat.) auch als Interstitialzellen od. interstitielle Drüsen bezeichnete Zellen im Bindegewebe des Hodens* (s. Abb.); unter dem Einfluss von LH* Bildungsort von Androgenen, v.a. von Testosteron* (bei erwachsenen Männern 6-8 mg/d).

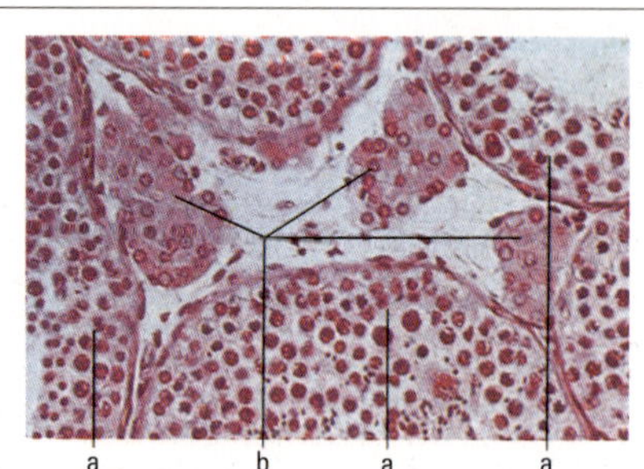

Leydig-Zwischenzellen:
Gefärbtes Schnittpräparat von Hodengewebe (Lichtmikroskopie); a: Samenkanälchen (Tubuli seminiferi), b: Gruppen von Leydig-Zwischenzellen im lockeren Bindegewebe zwischen den Kanälchen

LH: (endokrin.) Abkürzung für **L**uteinisierungs**h**ormon; Peptidhormon aus der Gruppe der Hypophysenhormone*, dessen Synthese u. Freisetzung durch das Hypothalamushormon LH*-RH (Luteinisierungshormon-Releasing-Hormon, Gonadotropin-Releasing-Hormon, GnRH) reguliert wird; es besteht aus einer Alpha- u. einer Beta-Untereinheit u. wirkt über Hormonrezeptoren an den Zwischenzellen der Keimdrüsen (historische Fachbezeichnung Interstitialzellen-stimulierendes Hormon, ICSH). Bei Frauen löst LH die Follikelreifung u. Ovulation aus u. bewirkt die Entwicklung des Gelbkörpers (Corpus luteum) im Ovar mit Bildung von Östrogenen u. Progesteron. Bei Männern stimuliert LH die Leydig-Zwischenzellen des Hodens u. deren Testosteronbildung, eine Wir-

LH	
	Referenzbereiche
Frauen	
prämenopausal	2–49 IU/l
postmenopausal	30–72 IU/l
Männer	1–18 IU/l

kung, die durch Prolaktin verstärkt wird. Die Bindungsfähigkeit von LH an Rezeptoren fehlt bei einer Keimbahnmutation in der Beta-Untereinheit. Bei homozygoter Ausprägung führt dies zu Ausbleiben der Pubertät mit Zeugungsunfähigkeit. Bei heterozygoten Männern treten Störungen der Testosteronsynthese u. häufig eine Zeugungsunfähigkeit auf (bei normal ausgeprägten sekundären Geschlechtsmerkmalen), heterozygote Frauen haben keine Entwicklungsstörung der Sexualorgane u. sind fruchtbar. Referenzbereiche: s. Tab.; erhöhte Werte z. B. bei Niereninsuffizienz, erniedrigte Werte z. B. bei primärer Gonadeninsuffizienz, starkem Übergewicht, Hunger, Höhenaufenthalten, Sport, Krankheit, Einnahme von hormonalen Kontrazeptiva u. (bei Frauen) THC; vgl. Hypophysenhormone.

LH-RH: (endokrin.) Abkürzung für (engl.) **l**uteinizing **h**ormone **r**eleasing **h**ormone, Luteinisierungshormon-Releasing-Hormon; auch Gonadotropin-Releasing-Hormon, GnRH; ein im Hypothalamus gebildetes Releasing-Hormon, über das die Freisetzung von FSH u. LH in der Hypophyse u. in der Folge die Bildung von Hormonen in den Keimdrüsen gesteuert werden. **Anwendung:** LH-RH u. Analoga bei zyklischer Gabe zur Stimulation der Sekretion von LH u. FSH; bei kontinuierlicher Gabe zur Hemmung der Sekretion von LH u. FSH (z. B. bei Pubertas praecox). Vgl. Hypothalamushormone.

LH-RH-Agonisten m pl: (endokrin.) auch GnRH-Agonisten; Substanzen (LH*-RH-Analoga), die durch höhere Affinität zu den hypophysären LH-RH-Rezeptoren die Ausschüttung von LH u. FSH u. damit indirekt die Hormonproduktion in den Gonaden hemmen, z. B. Buserelin, Goserelin, Leuprorelin, Triptorelin; **Verwendung:** z. B. bei Mammakarzinom vor der Menopause, Endometriose, hormonsensiblem Prostatakarzinom.

LH-RH-Analoga n pl: (endokrin.) auch GnRH-Analoga; Sammelbezeichnung für Substanzen, die gleichgerichtete (agonistische) od. gegensätzliche (antagonistische) Wirkungen wie das Luteinisierungshormon-Releasing-Hormon (GnRH, s. LH-RH) haben; durch eine verzögerte Metabolisierung haben sie eine längere biologische Wirkung. Anwendung z. B. von LH*-RH-Agonisten, LH*-RH-Antagonisten.

LH-RH-Ant|agonisten m pl: (endokrin.) Substanzen (LH*-RH-Analoga), die an LH-RH-Rezeptoren binden u. zu einer sofortigen Hemmung der Sekretion von Luteinisierungshormon-Releasing-Hormon (GnRH, siehe LH-RH) führen. Anwendung z. B. zur Stimulation des Ovarialzyklus.

LH-RH-Funktions|test m: (endokrin.) auch GnRH-Test (Gonadotropin-Releasing-Hormon-Test); Test zur Beurteilung der sekretorischen Funktion des Hypophysenvorderlappens. **Prinzip:** nach intravenöser Injektion von Luteinisierungshormon-Releasing-Hormon (LH-RH, GnRH) werden vermehrt Luteinisierungshormon (LH) und follikelstimulierendes Hormon (FSH) freigesetzt. Bestimmt werden die Serumspiegel von LH u. FSH vor u. nach LH-RH-Stimulation. **Beurteilung:** Eine übermäßige Stimulation (v. a. der FSH-Sekretion) kann bei beginnender Gonadeninsuffizienz auftreten. Vgl. Clomiphentest, Gestagentest, Gonadotropintest.

Liaison (frz. ~ Verbindung) f: (allg.) veraltete, kaschierende Bezeichnung für zweckbetonte (außereheliche) Beziehung auch sexueller Natur.

Liberalisierung, sexuelle (lat. liberalis anständig) f: (sexol.) Bezeichnung für den seit den 60er Jahren des 20. Jahrhunderts in westlichen Industriegesellschaften zu beobachtenden Ablösungsprozess von als überholt empfundenen sexuellen Normen*, Werten u. Regeln; vgl. Revolution, sexuelle; Sexualmoral.

-liberin (lat. liberare befreien) f: (endokrinol.) Wortteil mit der Bedeutung „freisetzend", z. B. in Somatoliberin.

Libertin (frz. ~ Freidenker, auch Wüstling) m: (allg.) Lebemann, Lüstling; Bezeichnung für einen Mann mit freizügigen sexuellen Normen*.

Libertinage (frz. ~ Ausschweifung) f: (allg.) veraltete, meist abwertend gemeinte Bezeichnung für sittlich-moralische Ungebundenheit; vgl. Hedonismus.

Libido (lat. ~ Begierde) f: (psychoanalyt.) Bezeichnung für die Energie des Sexualtriebs, die den Menschen veranlasst, aus den erogenen Zonen* des Körpers Lust* zu gewinnen; i. w. S. die allen psychischen Strebungen zugrunde liegende konstruktive Energie (vgl. Triebe). Libido kann auf die eigene Person bezogen sein (sog. Ich-Libido) od. auf äußere Objekte (Objekt-Libido), sie unterliegt bis zur Pubertät einer stufenweisen Entwicklung (vgl. Entwicklung, psychosexuelle), in deren Verlauf sie sich auf wechselnde Körperzonen u. Objekte bezieht u. in Interaktion mit der Außenwelt ihre Richtung erhält, um schließlich Impuls allen zielgerichteten Handelns zu sein. Beim Erwachsenen kann Libido auch („neutralisiert") einen Lustgewinn durch Befriedigung nichtsexueller Motive veranlassen, z. B. Befriedigung durch Erreichen besonderer sozialer od. kultureller Leistungen (Sublimierung).
(klin.) übliche Bezeichnung für das subjektiv wahrgenommene Bedürfnis* nach sexueller Aktivität (sexuelle Appetenz* bzw. Motivation*).

Libido|fixierung f: (psychoanalyt.) Fachbezeichnung für eine Festlegung der Libido auf vorläufige Sexualziele, infantile Triebobjekte od. Befriedigungsformen früherer Entwicklungsphasen; Vorkommen z. B. bei Regression*. Vgl. Fixierung.

Libido|störung: (klin.) Fachbezeichnung für fehlende od. gering ausgeprägte sexuelle Motivation; s. Appetenzstörungen, sexuelle.

Lichen sclerosus et a|trophicus (gr. λειχήν Flechte) m: (dermatol.) Fachbezeichnung für die Hautveränderungen bei Kraurose*.

L

Liebe (von ahd. liubî): (allg.) Bezeichnung für intensive, meist stark emotional geprägte Zuneigung zu einer Person, Sache od. einem Ideal; je nach individuellen Erfahrungen u. Erwartungen sind sehr unterschiedliche Beschreibungen möglich. Liebe wird häufig in Verbindung gebracht mit Wonne u. Freude, Leidenschaft, sexueller Anziehung, Lust u. Erotik*, Glück, Einfühlung, Vertrauen, u. (etwa im Unterschied zur Verliebtheit*) Stetigkeit; traditionellerweise werden auch Paarbindung u. Partnerliebe, Treue*, Verlangen nach Vereinigung u. Gemeinsamkeit mit Liebe assoziiert; zugleich wird Liebe oft in Gegensatz gebracht zu Hass u. Zorn, Egoismus, Kälte u. Abneigung, Leid, Schmerz u. Tod*. Der Zusammenhang von Liebe, Sexualität u. Erotik wird unterschiedlich eingeschätzt: Während manche betonen, dass ein angemessenes Erleben von Sexualität nur möglich sei, wenn Liebe, Sexualität u. Erotik eine Einheit bilden (die die menschliche Sexualität vom bloßen Sexualtrieb u. tierischem Sexualverhalten unterscheiden soll), ist es zugleich empirisch erwiesen, dass ein befriedigendes Erleben von Sexualität auch zwischen Partnern möglich ist, die keine Liebesbeziehung verbindet.
Es gibt zahlreiche Bestrebungen, unterschiedliche **Formen der Liebe** voneinander abzugrenzen od. typologisch zu erfassen: So werden anhand von Liebesäußerungen u. Liebesdauer z. B. sexuelle od. geschlechtliche, asketische, spielerische, kommunikative, geistige od. freundschaftliche Liebe, Verliebtheit* od. (mittelalterlich) andauernde Liebesgefühle als Minne* u. a. beschrieben; in Bezug auf die Erwiderung einer Liebe wird z. B. von erfüllter Liebe od. Gegenliebe, verhinderter Liebe od. unerfüllter Liebe gesprochen; hinsichtlich der Liebesobjekte kann es sich um die Hingabe an Ideale als kulturelle Liebe (z. B. Friedensliebe, Vaterlandsliebe) handeln, um familiäre Liebe (z. B. Elternliebe, Geschwisterliebe), um religiöse Liebe (z. B. Gottesliebe), Menschenliebe (z. B. Nächstenliebe*), personale Liebe (Partnerliebe, Liebesbeziehung) u. a.; aus psychologisch-analytischer Sicht werden Ich-verhaftete Liebe, Eigenliebe, Fremdliebe, trieborientierte Liebe, opferbereite, blinde od. leidenschaftliche Liebe u. a. unterschieden; soziologisch werden z. B. freie Liebe (im Gegensatz zur Ehe*) od. heimliche Liebe (vgl. Verhältnis) beschrieben; individuell werden häufig biographisch besonders wichtige Liebeserlebnisse bzw. Liebesbeziehungen z. B. als erste Liebe, große Liebe, leidenschaftliche od. wahre Liebe hervorgehoben. Allen Unterscheidungen od. Einteilungen ist gemeinsam, dass sie keine Allgemeinverbindlichkeit beanspruchen können u. durch starke zeitbedingte u. kulturelle Einflüsse sowie individuelle Annahmen u. Wertvorstellungen vorgeprägt sind; vgl. Sexualmoral.
Kulturhistorisch überwiegt in der abendländischen europäischen Tradition eine **dualistische Auffassung der Liebe** als einerseits geistiger u. andererseits körperlicher Liebe; diese Auffassung hat ihren Ursprung wahrscheinlich im persischen Zoroastrismus* (6. Jahrhundert v. Chr.) u. wurde im Manichäismus* (ca. 2.-5. Jahrhundert n. Chr.) tradiert; bereits in der platonischen Eroslehre bezeichnet Liebe die Wiedervereinigung des Getrennten auf der Suche nach der verlorenen Ganzheit. Bestand in der jüdisch-christlichen Tradition zunächst keine Entgegensetzung von geistiger u. körperlicher Liebe, zeichnet sich eine Trennung von „Geist" u. „Fleisch" jedoch schon bei Paulus, Hieronymus u. Augustin ab u. wird insbesondere in der katholischen Tradition als Dualismus bis in die Gegenwart fortgesetzt, ist aber auch z. B. bei Immanuel Kant („Liebe als freie Aufnahme des Willens eines anderen unter seine Maximen") in der Entgegensetzung von Pflicht bzw. Vernunft u. Neigung nachweisbar; sie wird bei J. W. von Goethe als „das edelste Bedürfnis geistiger, vielleicht auch körperlicher Vereinigung" gedacht. Als „geistige Schönheit, romantisches Ideal" (G. W. F. Hegel) prägt Ende des 18., Anfang des 19. Jahrhunderts die Vorstellung einer Vereinigung von Leib u. Seele den Begriff der romantischen Liebe. Aus der Perspektive S. Freuds stellen alle Liebesarten Abwandlungen des Sexualtriebs dar u. sind Ausdruck der menschlichen Sexualität; die unterschiedlichen Phasen der psychosexuellen Entwicklung* (oral, anal, ödipal, genital) dienen der Ausbildung der Liebesfähigkeit; die kulturell u. gesellschaftlich jeweils akzeptierten Formen von Liebesäußerungen werden von Freud als Sublimierung der Sexualität verstanden. Im Unterschied zu Freud betont E. Fromm (1956) die personale Qualität der Liebesbeziehung, während C. G. Jung u. die humanistische Psychologie das Vorhandensein einer allgemeinen Liebesenergie postulieren, von der Sexualität ein Teil ist; dieses Konzept nimmt teilweise Ansätze einer **holistischen Auffassung der Liebe** aus anderen Kulturkreisen auf: Liebe gilt z. B. im Taoismus* od. Tantrismus* als Ausdruck göttlicher Energie; sie ist ein Weg, um die Harmonie von Yin u. Yang zu erreichen. Die enge Verknüpfung von geistiger u. körperlicher Liebe kommt auch im Hinduismus* in dem religiösen Gebot zu körperlicher Liebe bei spiritueller Liebe zum Ausdruck u. spielt eine bedeutsame Rolle in mystischen Strömungen anderer Religionen; vgl. Mystik.
Liebe, auch unerfüllte Liebe (vgl. Liebeskummer), ist als elementare menschliche Erfahrung häufiger Gegenstand literarischer, dramatischer, musikalischer u. anderer künstlerischer Darstellungen.

Liebe auf den ersten Blick: (allg.) Bezeichnung für eine Zuneigung, die beim ersten Zusammentreffen zu gegenseitiger Verliebtheit führt u. aus der später eine Liebesbeziehung erwächst.

Liebe, freie: (allg.) Sammelbezeichnung für alle Formen von Sexualkontakten zwischen nicht miteinander verheirateten Personen; eheähnliche Lebensgemeinschaften haben (z. B. als Konkubinat* im römischen Kaiserreich) eine lange Tradition, waren jedoch in einigen Gesellschaften (z. B. Preußen) strafbewehrt; die Forderung nach freier Liebe wurde v. a. zu Beginn des 20. Jahrhunderts von anarchistischen Gruppen u. einigen Sozialisten als antibourgeoise politische Forderung u. Protest gegen bürgerliche Lebensformen vorgetragen; heute werden nichteheliche Sexualkontakte in den meisten

Gesellschaften toleriert. Vgl. Lebensgemeinschaft, nichteheliche.

Liebe für eine Nacht: (allg.) wenig gebräuchliche Bezeichnung für One*-Night-Stand.

Liebe, genitale: (psychoanalyt.) Bezeichnung für Formen der Sexualität, in denen mit Erreichen der genitalen Phase (s. Entwicklung, psychosexuelle) der hauptsächliche Lustgewinn aus genitalen Sexualkontakten gezogen wird (sog. reife Sexualität).

Liebe, gleich|geschlechtliche: (allg.) eher veraltete Bezeichnung für Homosexualität* bei Männern u. Frauen; s. Schwule, Lesben.

Liebe, große: (allg.) Bezeichnung für eine biographisch herausragende Liebesbeziehung; nicht selten auch ironisch für Zustände der Verliebtheit verwendet.

Liebe, lesbische: (allg.) eher veraltete Bezeichnung für Homosexualität* bei Frauen, s. Lesben.

Liebe, mann|männliche: (allg.) eher veraltete Bezeichnung für Homosexualität* bei Männern, s. Schwule.

Liebe, platonische: (allg.) auch keusche od. reine Liebe; Bezeichnung für eine Form rein geistiger Zuneigung ohne Sexualkontakte. Ursprünglich unterschied der griechische Philosoph Platon einen sog. niedrigen Eros, d. h. eine v. a. auf körperliche Aspekte bezogene Liebe (nach antiker Auffassung die Liebesbeziehung zu Frauen) u. einen sog. reinen, himmlischen Eros, d. h. eine sich v. a. auf geistige Aspekte beziehende Liebe, die körperliche Kontakte allerdings nicht ausschloss (nach antiker Auffassung die Liebesbeziehung zwischen Männern bzw. Jungen).

Liebe, romantische: (allg.) Bezeichnung für gefühlsbetonte Liebe, bei der Zuneigung, Emotionen u. Zärtlichkeit die Beziehung prägen. Vgl. Schwärmerei.

Liebes|abenteuer: (allg.) veraltete Bezeichnung für kurze sexuelle Beziehung; vgl. One-Night-Stand, Seitensprung.

Liebes|akt: (allg.) verhüllende Bezeichnung für (penetrierenden) Geschlechtsverkehr*.

Liebes|bedingungen: (sexol.) von W. Stekel eingeführte Bezeichnung für die individuell oft nicht bewussten (z. B. durch Kindheitserfahrungen geprägten) Voraussetzungen, die für das Eingehen einer Liebesbeziehung gegeben sein müssen, z. B. bestimmte körperliche Merkmale. Vgl. Traumpartner.

Liebes|biss: (allg.) Bezeichnung für Beißen als Ausdruck sexueller Begierde, Erregung od. Zuneigung; nicht selten beobachtet, die Grenzen zu sadomasochistischer Aktivität sind fließend. Bei offenen Bisswunden besteht erhöhte Infektionsgefahr, sie sollten (v. a. an Sexualorganen) ärztlich versorgt werden. In altindischer sexueller Tradition werden die Spuren von Bissen positiv bewertet u. gezielt herbeigeführt; vgl. Knutschfleck.

Liebes|briefe: (allg.) Sammelbezeichnung für Briefe, die eine Liebeserklärung enthalten; i. w. S. auch Briefe, die zwischen Verliebten gewechselt werden.

Liebes|defizit (lat. deficere fehlen) n: (psychol.) Bezeichnung für einen Mangel an Liebe, Zuwendung u. Geborgenheit in der Kindheit mit der Folge von Störungen der Entwicklung des Urvertrauens u. der Persönlichkeit insgesamt (vgl. Hospitalismus, psychischer); führt im späteren Leben zu einem besonders ausgeprägten Bedürfnis nach Zärtlichkeit u. Nähe od. zu einer distanzierten, misstrauischen Grundeinstellung u. kann Ursache für Bindungsunfähigkeit, sexuelle Funktionsstörungen od. auch Dissozialität sein.

Liebes|ehe: (allg.) Bezeichnung für Ehe, die aus (anfänglicher) Liebe u. Zuneigung geschlossen wird; im Unterschied zu Vernunftehen* od. Zweckehen* haben sich Liebesehen in Europa erst im 19. Jahrhundert als häufigstes Motiv für Eheschließungen durchgesetzt. Vgl. Partnerwahl.

Liebes|elegie f: s. Elegie.

Liebes|entzug: (sexol.) Bezeichnung für die Verweigerung von Zuwendung (evtl. auch als sexuelle Verweigerung) gegenüber einem Partner od. Kindern, meist mit der (bewussten od. unbewussten) Absicht einer Bestrafung; häufig irrationaler Mechanismus, der das gewünschte Ziel überwiegend verfehlt; vgl. Partnerschaftskonflikte.

Liebes|erklärung: (allg.) Bezeichnung für das ausdrückliche Erklären der gegenüber einem anderen Menschen empfundenen Liebesgefühle; im Allgemeinen von hoher subjektiver Verbindlichkeit; vgl. Liebesbriefe.

Liebes|fähigkeit: (allg.) Bezeichnung für die Möglichkeit u. Leichtigkeit, gegenseitige Liebesbeziehungen einzugehen u. zu halten, i. w. S. auch Zuwendung u. Mitgefühl zu zeigen; es wird angenommen, dass die Liebesfähigkeit erheblich durch Erfahrungen im frühen Kindesalter geprägt wird; vgl. Entwicklung, psychosexuelle.

Liebes|filme: (kult.) Sammelbezeichnung für Filme, in denen die Darstellung emotionaler Aspekte von Liebe u. Partnerschaft im Vordergrund steht; als Kunstform werden sie (unscharf) von Erotikfilmen* u. Pornofilmen* abgegrenzt.

Liebes|gedichte: (kult.) Sammelbezeichnung für Werke der poetischen Dichtung, bei denen Liebe*, emotionale Beziehungen zwischen Liebenden u. erotisch-sinnliche Motive im Vordergrund stehen; vgl. Literatur, erotische.

Liebes|gott|heiten: (kult.) Sammelbezeichnungen für Gottheiten, die die Liebe fördern u. schützen sollten; in den meisten Mythologien u. Religionen sind Liebesgottheiten überwiegend weiblichen Geschlechts (z. B. Aphrodite*, Venus*, Ausnahmen Eros*, Amor*), sie symbolisieren nicht selten auch Anmut u. Schönheit u. sind von den (ebenfalls in den meisten Mythologien u. Religionen bekannten) Fruchtbarkeitsgottheiten* zu unterscheiden.

Liebes|hilfen: (allg.) verschleiernde Bezeichnung für sexuelle Hilfsmittel*, die bei Erektionsstörungen den Penis stützen (z. B. Vakuumerektionshilfen*, Stützkondome*) od. ersetzen (z. B. Dildos*, insbesondere am Körper zu befestigende Modelle).

Liebes|kugeln: (allg.) verschleiernde Bezeichnung für Vaginalkugeln*.

Liebes|kummer: (allg.) Sammelbezeichnung für Gefühle, die bei einseitiger Verliebtheit* od. (auch zeitweiliger) Trennung von Partnern ent-

L

stehen bzw. aus entsprechenden Befürchtungen erwachsen; v. a. im Zustand der Verliebtheit ergibt Liebeskummer einen psychischen Ausnahmezustand mit u. U. weit reichenden Folgen, der ernstzunehmen ist u. Anlass für psychotherapeutische Beratung sein kann, s. Krisenintervention; vgl. Trauer.

Liebes|kunst: (allg.) auch Ars amandi, Liebestechniken; praktische u. emotionale Aspekte umfassende Bezeichnung für Sexualpraktiken*; zahlreiche Werke der erotischen Literatur* (z. B. „Der duftende Garten" von Scheik Nefzavi od. das Kamasutra*) enthalten ausführliche Darstellungen verschiedener Liebestechniken. (kult.) Titel eines Lehrgedichts von Ovid, s. Ars amatoria.

Liebes|kuss: s. Friedenskuss.

Liebes|laube: (allg.) heute ungebräuchliche Bezeichnung für einen angenehm eingerichteten Ort (auch im Freien), der Liebespaaren eine ungestörte Möglichkeit zu Sexualkontakten bietet.

Liebes|leben: (allg.) Sammelbezeichnung für das sexuelle Empfinden u. Verhalten des Menschen (Sexualität*), in gleichsetzender Absicht auch verwendet für das Werbungs-, Partnerwahl- u. Paarungsverhalten von Tieren.

Liebes|lieder: (allg.) Sammelbezeichnung für Lieder*, deren Thema die Liebe* ist od. die an eine geliebte Person gerichtet sind, z. B. zur Werbung (sog. Buhllieder). Vgl. Minnesang.

Liebes|mal: (allg.) Bezeichnung für Knutschfleck*.

Liebes|moral, romantische: (sexol.) wenig gebräuchliche Bezeichnung für eine Form der Sexualmoral*, bei der Liebe* als eine unverzichtbare Voraussetzung zur Aufnahme von Sexualkontakten gilt.

Liebes|muskeln: (allg.) Sammelbezeichnung für die Muskeln des weiblichen Beckenbodens* (s. Abb. dort), deren Kontraktion Scheideneingang u. unteres Scheidendrittel verengt; vgl. Beckenbodenübungen.

Liebes|nest: (allg.) Bezeichnung für eine diskret gelegene Wohnung od. ein Hotelzimmer, das für (v. a. außereheliche) Sexualkontakte genutzt wird.

Liebes|orakel (lat. oraculum Weissagung) n: (kult.) Bezeichnung für die seit der europäischen Antike nachweisbare volkstümliche Vorstellung, aus bestimmten Anzeichen (Blumen, Vogelflug u. a.) auf das Erscheinen eines geeigneten Partners schließen zu können; vgl. Volksglaube, Sexualmagie.

Liebes|spiele: (allg.) auch Reizspiele; Sammelbezeichnung für alle Sexualkontakte mit dem Zweck der sexuellen Stimulation u. Befriedigung, z. B. Flirt*, Kuss*, Necking*, Petting*, Geschlechtsverkehr*; vgl. Erregung, Vorspiel.

Liebes|sucht: (allg.) Bezeichnung für sexuelle Sucht*.

Liebes|techniken (gr. τέχνη Kunst) f pl: (sexol.) auch Liebeskunst; praktische u. emotionale Aspekte umfassende Bezeichnung für Sexualpraktiken*.

Liebes|tod: (sexol.) Bezeichnung für eine Selbsttötung* aufgrund einer nicht erwiderten („unglücklichen") Liebe od. Doppelselbsttötung mit dem Motiv, sich einer der Liebe feindlichen Umwelt zu entziehen; der Liebestod ist im westlichen Kulturraum nicht selten Gegenstand literarischer (z. B. Romeo und Julia von W. Shakespeare, Werthers Leiden von J. W. von Goethe) u. musikalischer Darstellungen (z. B. Tristan und Isolde von R. Wagner). Vgl. Tod, süßer.

Liebes|töter: (allg.) ironische Bezeichnung für (lange) Damen- od. Herrenunterhose, deren Schnitt u. Material als unerotisch empfunden werden.

Liebes|tränke: (allg.) historische, kaum noch verwendete Sammelbezeichnung für Aphrodisiaka* od. für Getränke, die als Liebeszauber* verwendet werden.

Liebes|unfähigkeit: (allg.) Bezeichnung für mehr od. weniger ausgeprägte Schwierigkeiten, gegenüber einem anderen Menschen Liebe zu empfinden od. eine Liebesbeziehung aufrecht zu erhalten; in psychoanalytischer Deutung häufige Folge geringer Zuwendung im frühen Kindesalter (fehlende Bildung von Urvertrauen, narzisstische Fixierung u. a.), aber auch Ergebnis psychischer Traumen od. lang dauernder Frustrationen.

Liebes|wahn: (sexol.) auch Erotomanie; Bezeichnung für die wahnhafte (objektiv unzutreffende, aber unkorrigierbare) Vorstellung (Wahn*), von einer anderen (häufig unerreichbaren) Person geliebt zu werden; Auftreten z. B. im Rahmen von Psychosen*; vgl. Clérambault-Syndrom.

Liebes|zauber: (kult.) Sammelbezeichnung für magische Handlungen mit dem Ziel, die Liebe eines bestimmten Partners zu gewinnen; sie sind aus wohl allen Kulturen (wenn auch in unterschiedlichen Formen) berichtet. Man unterscheidet: **1.** sog. Liebestränke in unterschiedlicher Zusammensetzung, nicht selten mit symbolischen Bestandteilen (Schweiß, Menstruationsblut, Sperma u. a.), aber überwiegend aus Tieren od. Pflanzen; vgl. Aphrodisiaka; **2.** Liebesamulette, evtl. auch für beide Partner (z. B. Ringe); **3.** Liebesrituale, z. B. Zaubersprüche u. symbolische Handlungen mit als magisch wirksam betrachteten Gegenständen; vgl. Volksglaube, Sexualmagie.

Liebes|zwang: (allg.) Bezeichnung für Erotomanie*.

Liebhaber: (allg.) auch Liebhaberin, Geliebter od. Geliebte; Bezeichnung für eine geliebte bzw. liebende Person; i. e. S. für eine Person, zu der ein Verhältnis* besteht.

Liebschaft: (allg.) umschreibende Bezeichnung für Verhältnis*.

Lieder: (kult.) Bezeichnung für eine musikalische Gattung, in der Sprache u. Musik durch Gesang verbunden sind; früheste musikalische Ausdrucksformen aller Völker; i. e. S. das Strophenlied, zunächst nur einstimmig mit Instrumentalbegleitung wie z. B. in Minnesang* u. Meistersang, Liedern der Troubadours* u. Trouvères*. Es werden u. a. unterschieden: **Volkslieder**, die als Bestandteil der Volksmusik v. a. in einfachen sozialen Schichten verbreitet sind u. sich durch nationalsprachliche Texte sowie besondere, z. T. rituelle Verwendungsformen auszeichnen; **Gesellschaftslieder**, die bei bestimmten Anlässen u. Festen gesungen werden; **Kunstlieder**, bei denen die ästhetisch-sti-

listische Gestaltung (Komposition) im Vordergrund steht; als (engl.) **Songs** werden Lieder der Popmusik bezeichnet; im Französischen bezeichnet **Chanson** die bis auf mittelalterliche Traditionen zurückgehenden Lieder häufig politisch-sentimentalen Inhalts.
In allen Gattungen sind Lieder erotischen bzw. sexuellen Inhalts bekannt (z. B. Liebeslieder*, Chansons d'amour); als sog. liederliche Lieder werden mitunter Lieder mit zotig-derben Texten bezeichnet. Vgl. Literatur, erotische.

Ligamentum latum uteri (lat. ~ Band; ~ breit) n: (anat.) Fachbezeichnung für das sog. breite Mutterband; aus Peritoneum u. dichtem Bindegewebe bestehende seitliche Verbindung zwischen Uterus* u. Beckenwand, s. Eierstock (Abb.).

Ligamentum ovarii proprium (lat. ~; ~; ~ eigentümlich) n: (anat.) auch Chorda tuberoovarica; Fachbezeichnung für das Eierstockband zwischen Tubenwinkel des Uterus* u. Eierstock* in der Hinterwand des Ligamentum latum uteri, s. Eierstock (Abb.).

Ligamentum teres uteri (lat. ~; ~ rund) n: (anat.) auch Ligamentum rotundum; Fachbezeichnung für das sog. runde Mutterband; seitliche Bindegewebezüge zwischen Uterus u. Leistengrube (Uteruszügel), s. Sexualorgane (Abb.).

Ligase|ketten|reaktion (lat. ligare binden) f: (klin.) Abkürzung LCR; Fachbezeichnung für ein diagnostisches Verfahren, mit dem geringe Mengen DNA od. RNA bestimmt werden können. Anwendung zur Diagnostik von Infektionskrankheiten, z. B. Chlamydien*-Infektionen.

Ligatura prae|putii (lat. ligatura Binden) f pl: (kult.) Bezeichnung für die in manchen amerikanischen Kulturen u. der europäischen Antike traditionell übliche Sitte, die Vorhaut des Penis mit einem Band od. einer Sehne zuzubinden, um ein Sichtbarwerden der Eichel zu verhindern; vgl. Infibulation.

Lilith-Mythos m: (kult.) Bezeichnung für Überlieferungen um eine weibliche Sagengestalt in Vorderasien, die als Große* Mutter einer früheren Mutterreligion* gedeutet werden kann; erste Erwähnung im sog. Gilgamesh-Epos als mächtige Dämonin, die von Schlangen umgeben einen Baum (des Lebens) bewohnt (s. Abb.), ähnlich einem weiblichen Dämon „Lilitu" in der assyrischen Tradition; in dieser Bedeutung findet der Name auch im Alten Testament Erwähnung (Jes. 34:14 f., dort mögliche zweite Bedeutung des Namens: „Nachtgestalten"); erste erhaltene Niederschrift des Mythos als rabbinische Legende des Judentums* im sog. Alphabeth des Ben Sirah aus dem 8.-10. Jahrhundert n. Chr.
Der Mythos erklärt, der Schöpfergott schuf aus Erde einen Mann u. eine Frau, Adam u. Lilith, die bald in Streit gerieten: Die Frau forderte gleiche Rechte für beide, weil sie aus derselben Erde gemacht seien, während Adam auf einem Vorrecht bestand („Ich werde nicht unter Dir liegen, nur auf Dir, denn Du bist nur fähig, unten zu liegen, während ich der oben Liegende bin"). Lilith erweist sich als überlegen, indem sie Gottes (verbotenen) Namen ruft, den Mann verlässt u. über das Meer entflieht. Gott schickt auf Bitten des Mannes drei weibliche Engel zu ihr:

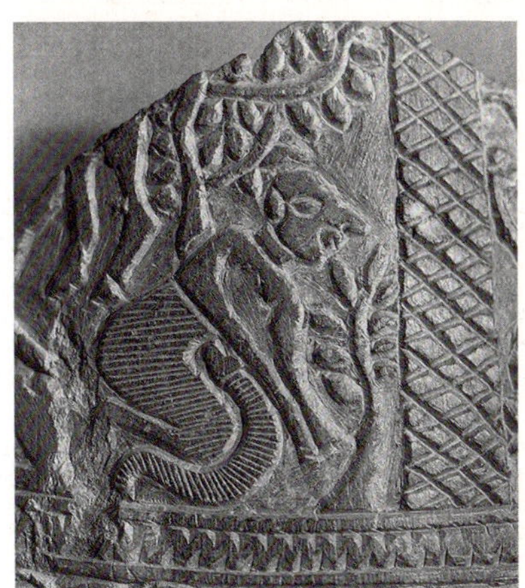

Lilith-Mythos:
Darstellung eines ähnlichen Motivs auf einer sumerischen Terrakotta (3. Jahrtausend v. Chr.) mit einer weiblichen Gestalt, die am Fuß einer Palme einen Baum pflanzt oder ein Feld bestellt; die eng mit ihr verbundene Schlange symbolisiert Macht, Weisheit, Fruchtbarkeit und Erdverbundenheit.

Lilith möge zurückkehren, sollte sie sich aber weigern, würden täglich einhundert ihrer Kinder auf Erden sterben. Lilith kehrt nicht zum Mann zurück, sondern besteht auf ihrem Recht (und, wie sie sagt, ihrer Bestimmung), täglich Kinder zu sich zu holen; erst bedrängt von den Engeln sagt sie zu, diejenigen Kinder zu verschonen, die ein Amulett mit deren drei Namen trügen. – Unter den Juden der Zeit des Exils in Babylon (6. Jahrhundert v. Chr.) hätten daher kranke Kinder solche Amulette erhalten: Lilith erinnere sich dann ihres Versprechens, und das Kind werde wieder gesund.
Unabhängig von seinem nicht sicher belegbaren Alter, weist auch dieser fast vergessene Mythos (wie der Adam*-und-Eva-Mythos) darauf hin, dass im Übergang von matriarchalen zu patriarchalen Ordnungen unter den sozial schon bestimmenden Männern ein erheblicher Erklärungsbedarf für ihre männlichen Hauptgottheiten bestand u. sie ein höchst ambivalentes Verhältnis zu den früher religiös bestimmenden Großen Müttern hatten (Urmutter u. Dämon zugleich; vgl. Menschenopfer).

Lingam (sanskrit ~ Zeichen) n: (kult.) im Hinduismus* Bezeichnung für das männliche Prinzip, das in Stein- od. Metallskulpturen dargestellt wird u. den Penis des Gottes Shiva symbolisiert (Phalluskult*); häufig verbunden mit dem weiblichen Prinzip (sog. Yoni*), entweder als Symbol der Doppeltgeschlechtlichkeit Shivas od. seiner Vereinigung mit der Göttin Parvati, s. ums. Abb.; vgl. Vulvakulte (Abb.).

Lippen: (anat.) Labia; durch den ringförmigen Mundschließmuskel gebildete bewegliche

Haut-Schleimhautfalten mit spezieller Struktur der Übergangszone (Lippenrot); beim Fetus u. Neugeborenen unterscheidet man im Lippenrot einen inneren (für den Saugakt bedeutsamen) mit Zotten versehenen u. einen äußeren glatten Anteil, evtl. getrennt durch eine (selten später weiter bestehende) Furche u. (bei der Hälfte der Menschen weiter bestehende) Talgdrüsen. Die Lippen sind dicht sensibel innerviert u. spielen als erogene Zone* lebenslang eine zentrale Rolle; für die meisten Menschen haben sie darüber hinaus eine starke sexuelle Signalwirkung.

Lippen|stift: (allg.) Bezeichnung für einen Salbenstift, meist auf fetthaltiger Grundlage, zur Veränderung von Farbe u. Form der Lippen; bei Verwendung in der Kosmetik (s. Kosmetika) wird besonderer Wert auf gute Hafteigenschaften gelegt (sog. Kussfestigkeit). Das Schminken der Lippen ist in zahlreichen Kulturen traditionell üblich, es gilt als besonders starkes (v. a. weibliches) Sexualsignal (s. Körperbemalung); historisch u. aktuell werden insgesamt Rottöne bevorzugt, allerdings waren seit der Antike in einzelnen Epochen bzw. Subkulturen auch andere Farben vorübergehend bedeutsam.

Lippes-Loop (engl. loop Schleife): Lippes-Schleife, s. Intrauterinpessar (Abb.).

Lisurid n: (pharmak.) synthetischer Prolaktin-Antagonist; **Verwendung:** z. B. bei Migräne, Parkinson-Syndrom, primärem od. sekundärem Abstillen, Galaktorrhö, prolaktinbedingter Amenorrhö od. Infertilität; **UAW:** u. a. Bluthochdruck, anfangs Übelkeit, Müdigkeit, Mundtrockenheit.

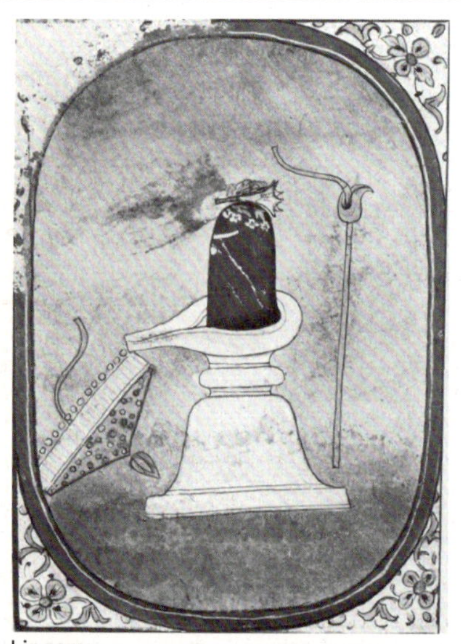

Lingam:
Indische Gouache-Malerei mit Lingam und Yoni, Opfergaben und einem zerbrochenen Ehrenschirm (Himachal Pradesh, 18. Jahrhundert)

Literatur, erotische (lat. litteratura Geschriebenes) f: (kult.) Sammelbezeichnung für literarische Werke, bei denen sinnlich-erotische Aspekte von Liebe* u. Sexualität* im Vordergrund stehen; Definition u. Begriffsbestimmung unterliegen neben (entscheidenden) zeitbedingten u. gesellschaftlich-kulturellen Faktoren sehr stark auch individuellen Erfahrungen, Vorlieben u. Einschätzungen; eine allgemein akzeptierte wissenschaftliche Definition gibt es nicht. Die Abgrenzung gegenüber obszönen od. pornographischen Schriften oder sog. pikanten, galanten od. frivolen literarische Darstellungen ist (auch juristisch) Gegenstand häufiger Kontroversen. Unter erotischer Literatur können alle zur literarischen Darstellung sinnlich-körperlicher Freuden, sexueller Erfahrungen, erotischer Spannungen u. Erregungen verwendeten Kunstformen verstanden werden (Liebesgedichte, Poesie, Romane, Erzählungen, Tagebücher, Dramen, Komödien, Märchen u. a.), i. w. S. auch Werke mit erklärend-didaktischem Charakter (z. B. Ars* amatoria, Kamasutra*). Literarische Werke erotischen Inhalts sind seit der Frühzeit schriftlicher Überlieferung bekannt; sie unterliegen bis heute vielfach Verboten u. Zensur*, der sie sich historisch durch Verschleierung des Druckorts (z. B. falsche Angaben wie Paphia*), Pseudonym des Autors od. anonyme Veröffentlichung zu entziehen suchten; vgl. Pornographie.

Littré-Drüsen (Alexis L., frz. Anatom, 1658-1726): (anat.) klinisch übliche Fachbezeichnung für die (männliche) Bulbourethraldrüse*.

Live-Show (engl. ~ ~ Bühnendarstellung): (allg.) Bezeichnung für eine Form der Adspektprostitution*, bei der auf einer Bühne vor Publikum sexuelle Handlungen dargestellt werden; angeboten in Nachtklubs* od. (nicht in Deutschland) als Peep*-Shows, häufig verbunden mit (vorausgehendem) Striptease*, evtl. auch mit (nachfolgender) Prostitution*.

Lochien (gr. λοχεία Wöchnerin) f pl: (gebh.) Fachbezeichnung für sog. Wochenfluss; Bezeichnung für vaginalen Ausfluss im Rahmen der Heilung der Uteruswunde, der während des Wochenbetts* bis etwa 6 Wochen nach der Entbindung andauern kann u. aus Wundsekret (Einrisse von Zervix u. Scheide) sowie aus abgestoßener Schleimhaut der Gebärmutterhöhle besteht; in den ersten Tagen blutig, dann für ca. 2-4 Wochen bräunlich bis gelb, schließlich grauweiß bis klar.

Lock|stoffe, sexuelle: s. Pheromone.

Löffelchen|stellung: (allg.) Bezeichnung für Coitus* a tergo in Seitenlage.

Lösungs|phase f: (sexol.) veraltete Bezeichnung für die Rückbildungsphase im sexuellen Reaktionszyklus*.

-logie (gr. λόγος Lehrsatz) f: (allg.) Wortteil zur Bezeichnung eines Wissensgebietes, z. B. in Biologie, Theologie, od. einer Art zu reden, z. B. in Teleologie.

Lolita (span. Verkleinerungsform von Lola): (kult.) ursprünglich Titel eines Romans von Vladimir Nabokov (1955), in dem die Liebe eines Mannes zu „dämonischen" Mädchen im Alter von 9-14 Jahren (sog. Nymphchen) beschrieben wird, deren Verkörperung die 12-jährige Dolores Haze (Lolita) darstellt.

(allg.) werden seitdem als Lolitas Mädchen unterhalb der Schutzaltersgrenze* bezeichnet, zu denen (ganz überwiegend vom Kind nicht gewollte) Sexualkontakte (z. B. im Rahmen von Kinderprostitution*, Menschenhandel*, pädophilen Handlungen) möglich sind.

Lombroso, Cesare (1835-1909): Psychiater, 1862 Professor in Pavia u. Turin; u. a. Arbeiten zur Intelligenz (sog. Genie-Problem), Kriminalanthropologie u. Sexualverhalten, die auf der Annahme beruhen, menschliche Eigenschaften bzw. Verhaltensweisen (z. B. eine „Neigung" zum Verbrechen) seien anhand äußerer Merkmale diagnostizierbar; vgl. Physiognomie.

Lophophora williamsii: (biol.) früher auch Anhalonium williamsii; botanische Bezeichnung für eine formvariable Kakteenart (sog. Peyote*); wegen ihres Gehalts an Mescalin* traditionelles Rauschmittel; vgl. Halluzinogene.

Lorenz, Konrad (1903-1989): Arzt u. Zoologe; Studium in Wien u. New York, 1940 Professor in Königsberg, ab 1951 am Max-Planck-Institut für Verhaltensphysiologie; v. a. Arbeiten zur vergleichenden Verhaltensforschung (Ethologie*), beschrieb u. a. 1937 anhand von Beobachtungen bei Fischen u. Vögeln (Graugänsen) den Ablauf von Instinkthandlungen, später die Instinktreduktion bei Haustieren (vgl. Domestikation); trat für nationalsozialistische Rassehygiene ein; später Engagement in der Umweltbewegung, 1973 Nobelpreis für Medizin.

Lover (engl. ~ Liebhaber): (allg.) aus dem Englischen übernommene Bezeichnung für Liebhaber*.

Love|toys (engl. ~ Liebesspielzeug): (allg.) auch kurz Toys; eher ungebräuchliche Sammelbezeichnung für sexuelle Hilfsmittel*, insbesondere für Dildos*.

LPartG: (jurist.) Abkürzung für **L**ebens**part**nerschafts**g**esetz, s. Gesetz über die Eingetragene Lebenspartnerschaft.

LSD: (chem.) Abkürzung für **L**yserg**s**äure**d**iäthylamid; Bezeichnung für eine aus einem Alkaloid des Mutterkornpilzes (Secale cornutum) chemisch abgeleitete, 1943 entdeckte Substanz mit sehr ausgeprägt halluzinogener Wirkung (wirksame Dosis 20-100 µg). Trotz der individuell u. situativ sehr verschiedenen u. von der Erfahrung der Konsumenten abhängigen Wirkung (u. U. erhebliche Angstzustände, psychotische Komplikationen und Langzeitwirkungen) zunächst versuchsweiser Einsatz in der Psychotherapie, seit 1967 nicht mehr als Arzneimittel erhältlich, in Deutschland u. den meisten anderen Industriestaaten verboten (s. Betäubungsmittelgesetz); dennoch werden (wenn auch eher selten) illegal hergestellte Präparate (sog. Trips) als Partydrogen* verwendet, die u. a. auch die sexuelle Erlebnisfähigkeit steigern sollen.

LSVD: (allg.) Abkürzung für **L**esben*- und **S**chwulen**v**erband **D**eutschland.

LTH: (endokrin.) Abkürzung für **l**uteo**t**ropes **H**ormon; veraltete Bezeichnung für Prolaktin*; vgl. Hypophysenhormone.

Lubrikanzien (lat. lubricare schlüpfrig machen) n pl: (pharmak.) Fachbezeichnung für Gleitmittel*.

Lubrikation f: (sexol.) Fachbezeichnung für das Feuchtwerden der Vagina* in der sexuellen Erregungsphase*; wichtige Voraussetzung für schmerzfreien vaginalen Geschlechtsverkehr*. Es kommt dabei infolge vermehrter Füllung der Venengeflechte des kleinen Beckens u. der Vagina zum Durchtritt (Transsudation) einer schleimigen Gleitsubstanz durch das Scheidenepithel; i. w. S. wird der Begriff auch für die Schleimsekretion der Vestibulardrüsen* verwendet. Bei unzureichender Lubrikation ist die Verwendung von Gleitmitteln* sinnvoll.

Lubrikations|mangel: (sexol.) Fachbezeichnung für eine häufige sexuelle Funktionsstörung bei Frauen (Schätzungen in der Allgemeinbevölkerung bis zu 20 %), die gekennzeichnet ist durch eine geringe od. fehlende Sekretion von vaginaler Flüssigkeit (Transsudat) in der Erregungsphase des sexuellen Reaktionszyklus mit der Folge von Koitusschmerzen*; entweder Ausdruck einer sexuellen Erregungsstörung*, u. U. bei prinzipiell ungestörter Appetenz, od. hormoneller Störungen (Östrogenmangel). Als einfache Methode der Kompensation wird die Verwendung von Gleitmitteln* empfohlen.

Lues (lat. ~ Seuche, Pest) f: (infektiol.) Kurzbezeichnung für **Lues venerea** (sog. Lustseuche, Syphilis*) bzw. in Zusammensetzungen für bestimmte Formen, z. B. **Lues cerebrospinalis** als Sonderform der Neurosyphilis (Stadium IV) mit Beteiligung von Gehirn u. Rückenmark od. **Lues connata** als angeborene Syphilis, die während der Schwangerschaft od. Geburt von der Mutter auf das Kind übertragen wird.

Lüsternheit: (allg.) veraltete Bezeichnung für das Verlangen nach Genuss; heute abwertend für sexuelle Begierde*, die mehr od. weniger deutlich gezeigt wird u. die auf unmittelbare Befriedigung gerichtet erscheint.

Lumbal|punktion (lat. lumbalis die Lende betreffend, pungere stechen) f: (klin.) auch Spinalpunktion; Punktion des Rückenmarkraums mit einer langen Hohlnadel; **Durchführung: 1.** diagnostisch zur Gewinnung von Liquor cerebrospinalis, z. B. bei Verdacht auf entzündliche Erkrankungen des Zentralnervensystems (u. a. Borreliose, Neurosyphilis); **2.** therapeutisch zur Gabe von Medikamenten, z. B. zur Spinalanästhesie.

Lust: (allg.) Bezeichnung für das (mehr od. weniger bewusste) Erleben eines sinnlichen Hochgefühls; sowohl als positiv erregendes Begehren, sinnliche Begierde u. sexuelles Verlangen, als auch als zeitlich begrenztes Glücksgefühl bei Erfüllung des Begehrens, i. e. S. bei sexueller Aktivität u. Befriedigung, i. w. S. bei jeder Befriedigung* von Bedürfnissen. Früher in zahlreichen Zusammensetzungen verwendet (Lustgarten, Lustspiel, Augenlust, Farbenlust); im heutigen Sprachgebrauch überwiegen insgesamt eher negative Besetzungen (Lustseuche, Lustknabe, Lustgreis, Lustmörder u. a.). (psychol.) bezeichnen Lust u. Unlust die zwei grundsätzlich möglichen Arten von Gefühlen; Lust kann auf verschiedenen Wegen erreicht werden, die durch Erfahrung gelernt u. verstärkt werden, wobei die individuelle Bereitschaft zur Lustempfindung u. die Verfügbarkeit von Lustobjekten ihre Entstehung beeinflussen; hemmend wirken u. a. Angst, Leistungsdruck u. psychische Sättigung*.

L

(psychoanalyt.) Bezeichnung für die zentrale Energie des Unbewussten (Libido*), die nach Entladung durch Lustgewinn verlangt u. Unlust zu vermeiden sucht; i. e. S. die sexuelle Gefühlsreaktion, klassisch unterschieden in sog. Vorlust (sexuelle Aktivität vor dem Orgasmus), Endlust (Orgasmus) u. Nachlust (Befriedigung).
(ethol.) wird Lust als Anreiz u. Belohnung für Fortpflanzungsverhalten betrachtet; diese Sichtweise wird beim Menschen dadurch erheblich eingeschränkt, dass die Bereitschaft zu Lustempfindungen keinen Zusammenhang mit der Fortpflanzungsfähigkeit zeigt.
(sexol.) gilt Lust als zentrale Methode u. Inhalt, als subjektiver Zweck u. Ziel von Sexualität* (Lustfunktion), die sowohl von deren Fortpflanzungsfunktion als weitgehend unabhängig zu betrachten ist (Sexualreaktionen können ohne Lustgefühle stattfinden), als auch von deren sozialer Funktion losgelöst sein kann (Lustgewinn kann ohne Liebesgefühle erfolgen).
(kult.) stehen Auffassungen, nach denen die Lust als höchstes Ziel betrachtet wird (Hedonismus*) solchen gegenüber, die „höhere" Lüste (Erkenntnis, Tugend) u. „niedere" (körperliche) unterscheiden u. ihnen die Pflicht als kontrollierendes Motiv für sittliches Handeln entgegenstellen; in christlichem Gebrauch überwiegen negative Färbungen (Wollust*, Fleischeslust).

Lust|knabe: (allg.) veraltete Bezeichnung für Jungen, die sexuelle Beziehungen zu älteren Männern unterhalten; in der griechischen Antike sehr verbreitet u. sozial geachtet, in der römischen Antike überwiegend Sklaven; heute gelegentlich in diskriminierender Absicht für minderjährige Partner pädophiler Männer od. männliche Prostituierte* verwendet.

Lustlosigkeit, sexuelle: (allg.) auch sexuelle Lusthemmung, Bezeichnung für fehlende od. gering ausgeprägte sexuelle Motivation; s. Appetenzstörungen, sexuelle.

Lust|mord: (allg.) Bezeichnung für sexuell motivierte Tötungsdelikte*.

Lust|objekt n: (allg.) oft als diskriminierend empfundene od. gemeinte Bezeichnung für Menschen od. Gegenstände, die ausschließlich unter dem Aspekt von Lustgewinn u. Lustbefriedigung betrachtet werden; vgl. Sexualobjekt.

Lust|prinzip (lat. principium Grundlage) n: (psychoanalyt.) von S. Freud eingeführte Bezeichnung für die (im Bereich des Es* wirksame) Regel, nach der Triebe u. Bedürfnisse (sog. Primärvorgänge) darauf zielen, rasch u. mit möglichst großem Lustgewinn befriedigt zu werden; nur in sehr frühen Lebensabschnitten ist das Handeln uneingeschränkt durch das Lustprinzip bestimmt, im späteren Leben gilt dies nur noch für Unbewusstes, Träume u. Phantasieleistungen, während es im übrigen durch Realitätsprinzip* u. Moralitätsprinzip* eingeschränkt wird.

Lust|seuche: (allg.) historische Bezeichnung für Lues venerea, s. Syphilis.

Lust|tropfen: (allg.) auch Wollusttropfen; s. Sekretion, präejakulatorische.

Lust|zentren n pl: (physiol.) Sammelbezeichnung für die an der Entstehung sexueller Erregung beteiligten Strukturen im Gehirn*, v. a. in Hypothalamus* u. limbischem System*.

Luteal|phase (lat. luteus gelb, gr. φάσις Abschnitt) f: (physiol.) Fachbezeichnung für die durch Produktion von Progesteron im Gelbkörper gekennzeichnete zweite Phase des Ovarialzyklus*; i. w. S. auch für die davon abhängigen (zweiten) Phasen des Endometrialzyklus* u. Vaginalzyklus*; s. Zyklen, weibliche (Abb.).

Luteinisierungs|hormon-Releasing-Hormon n: (endokrin.) Abkürzung LH-RH; auch Gonadotropin-Releasing-Hormon, GnRH; ein im Hypothalamus gebildetes Releasing-Hormon, über das die Freisetzung von FSH u. LH in der Hypophyse u. in der Folge die Bildung von Hormonen in den Geschlechtsdrüsen gesteuert werden; **Anwendung** von LH-RH u. seinen Analoga: bei zyklischer Gabe zur Stimulation der Sekretion von LH u. FSH; bei kontinuierlicher Gabe zur Hemmung der Sekretion von LH u. FSH (z. B. bei Pubertas praecox). Vgl. Hypothalamushormone.

Lutsch|fleck: (allg.) regional übliche Bezeichnung für Knutschfleck*.

Lympho|granuloma in|guinale (lat. lympha klares Wasser, granula Körnchen) n: (infektiol.) auch Lymphogranuloma venereum, Lymphopathia venerea, sog. vierte Geschlechtskrankheit; sexuell übertragbare Infektion* durch Chlamydia trachomatis (s. Chlamydien-Infektionen); **Vorkommen:** v. a. in den Tropen; **Übertragungsweg:** Geschlechtsverkehr; **Symptome:** nach Inkubationszeit von 1-3 Wochen Lokalsymptome mit Primärläsion an der Eintrittsstelle (genital, rektal, oral), Ausbildung kleiner, meist unbemerkt bleibender Bläschen od. Ulzerationen, die nach 10–14 Tagen abheilen; nach 1-4 Wochen schmerzhafte Vergrößerung zunächst der regionalen, später weiterer Lymphknoten (sog. Bubonen), Einschmelzen u. Verbacken der Lymphknoten, Fistelbildung u. Eiterabsonderung; bei chronischem Verlauf Strikturen im Bereich von Kehlkopf, Luftröhre sowie Rektum; als Allgemeinsymptome treten Fieber, Gelenk-, Muskel- u. Kopfschmerzen, Leberentzündung (Hepatitis), Augenbindehautentzündung u. Hautrötungen (Erythem) auf. Bleibt die Infektion unbehandelt, kann es nach Monaten bis Jahren zu einem Übergreifen auf Lymphknoten der Beckenregion kommen, dann Ödembildung im Anogenitalbereich (sog. Elephantiasis genitoanorectalis) durch Behinderung des Lymphabflusses. **Diagnose:** Nachweis von Chlamydia trachomatis in Abstrichen, PCR od. LCR, evtl. Titerbestimmung in der Komplementbindungsreaktion. **Therapie:** Antibiotika (z. B. Tetracyclin, Doxycyclin, Erythromycin, Cotrimoxazol).

Lympho|granuloma venereum n: (infektiol.) veraltete Fachbezeichnung für Lymphogranuloma* inguinale.

Lympho|pathia venerea f: (infektiol.) veraltete Fachbezeichnung für Lymphogranuloma* inguinale.

Lyn|estrenol n: (pharmak.) synthetisches Gestagen*; **Verwendung:** z. B. bei funktionellen Menstruationsstörungen, Endometriose, zum Unterdrücken von Menstruation u. Ovulation od. bei zystischer Mastopathie.

Lys|erg|säure|di|äthyl|amid n: (chem.) Fachbezeichnung für LSD*.

M

Maca: (allg.) auch Maca-Maca, sog. peruanischer Ginseng; volkstümliche Bezeichnung für Lepidium meyenii, eine Pflanze, deren Wurzeln im Gebiet der Anden traditionell als Stärkungsmittel gegessen werden; enthält neben einem hohen Anteil an Fruktose, Proteinen u. Vitaminen die sog. Macaine u. Phytoöstrogene. Verwendung in verschiedenen Zubereitungen (Säfte, Sirup, Pulver) insbesondere zur Verbesserung von Fruchtbarkeit u. Zeugungsfähigkeit (traditionell auch bei Haustieren), zur Steigerung der sexuellen Appetenz (vgl. Aphrodisiaka), zur Behandlung von Rachitis u. Anämie, zur Verminderung von Beschwerden im Verlauf des Klimakteriums sowie zum Muskelaufbau bei Bodybuilding.

Machismus (span. macho männliches Lebewesen) m**:** (allg.) im spanischen u. hispanoamerikanischen Sprachgebrauch übliche Bezeichnung für ein übertriebenes, von scheinbarer Überlegenheit geprägtes männliches Rollenverhalten, das Gleichberechtigung von Frauen aus Überzeugung ablehnt; vgl. Sexismus.

Macho m**:** (allg.) heute allgemein übliche Bezeichnung für Männer mit einem durch Imponiergehabe, Aggressivität u. fehlende Sensibilität gekennzeichneten Rollenverhalten, das sich insbesondere gegenüber Frauen äußert u. deren Selbstbestimmung einzuschränken versucht; vgl. Patriarchat, Sexismus.

Macker: (allg.) Bezeichnung für einen Mann; jugendsprachlich oft wertneutral für männliche Partner, im Allgemeinen aber eher abwertend im Sinn von Macho* od. Chauvi*.

Macro|genito|somia prae|cox (gr. μακρός lang, groß) f**:** (klin.) veraltete Fachbezeichnung für verfrühtes Einsetzen der Pubertät (Pubertas praecox) infolge hypothalamischer Störungen; s. Pubertätsstörungen.

Madonna-Hure-Komplex m**:** (sexol.) Fachbezeichnung zur Beschreibung eines Konflikts, bei dem einerseits der Wunsch besteht, eine Person liebend zu verehren („Madonna"), andererseits der Wunsch nach Befriedigung u. Ausleben sexueller Phantasien* („Hure") u. individuell beide Wünsche als unvereinbar mit ein u. derselben Person erlebt werden; sexualwissenschaftlich wird diese Konstellation auf entsprechende moralische Einstellungen (vgl. Sexualmoral) zurückgeführt u. teilweise als auslösend für nachlassende od. fehlende sexuelle Aktivitäten im Rahmen von Liebesbeziehungen, auch ursächlich für bestimmte Formen sexueller Funktionsstörungen* angesehen; vgl. Neurose.

Mädchen: (allg.) Kind* od. Jugendliche* weiblichen Geschlechts, auch junge Frau.

Mädchen|handel: (allg.) heute ungebräuchliche Bezeichnung für Kinderhandel* bzw. Menschenhandel* mit Mädchen, i. w. S. auch (ungenau) für Formen des Heiratshandels*.

Mädchen|verteilen: (kult.) Bezeichnung für die in Europa u. anderen Kontinenten nicht seltene Sitte, zu bestimmten Festen, v. a. im Februar (am Valentinstag*) od. im Sommer, die unverheirateten Mädchen eines Dorfs symbolisch an die unverheirateten Jungen zu verteilen (z. B. durch Versteigerung od. im Rahmen von Tanzspielen); stark überformt in ländlichen Gegenden Deutschlands z. T. noch erhalten.

Mädchen|weihe: (kult.) veraltete Bezeichnung der Initiationsriten* für Mädchen.

Mänaden (gr. μαινάς verzückt) f pl**:** (kult.) in der griechischen Mythologie* Bezeichnung für Anhängerinnen des Dionysos*, u. a. Nymphen* u. Tänzerinnen; vgl. Bacchus.

Männer|beauftragter: (allg.) Bezeichnung für Gleichstellungsbeauftragten* für Männer; in Deutschland bisher nur in Mecklenburg-Vorpommern gesetzlich geregelt.

Männer|bewegung: (soziol.) Bezeichnung für Gruppierungen von (v. a. heterosexuellen) Männern, die in Reaktion auf die Frauenbewegung* Geschlechterfragen aufgreifen und z. T. offensiv diskutieren, indem sie z. B. für fraglich halten, ob die von Frauen behaupteten Nachteile (s. Feminismus) tatsächlich gegeben sind, auf zahlreiche v. a. von Männern übernommene gesellschaftliche Funktionen verweisen u. daher fordern, die Gleichberechtigung auch an die Übernahme gleichartiger Verpflichtungen durch Frauen zu knüpfen.

Männer|bünde: (kult.) Bezeichnung für Zusammenschlüsse von Männern mit dem Ziel der Ausübung sozialer Kontrolle od. der Wahrnehmung von Privilegien; Vorkommen in allen Gesellschaften, teils rein kultische Funktion (z. B. als sog. Initiationsbünde in stammesreligiösen Kulturen), teils Geheimbünde mit wechselnden Funktionen (z. B. Freimaurer, Mafia, religiöspolitische Fundamentalisten), teils Zentren gesellschaftlicher Macht (Studentenverbindungen, Militär, katholischer u. islamischer Klerus). In Männerbünden spielen häufig (unbewusste od. verborgene) homosexuelle Motive eine Rolle.

Männer|feindlichkeit: (allg.) Bezeichnung für Misandrie*.

Männer|gruppen: (allg.) Bezeichnung für Zusammenschlüsse von Männern, entstanden im Gefolge der Frauenbewegung* (s. Männerbewegung); überwiegend Selbsterfahrungsgruppen*, aber auch Interessenvertretungen zur Durchsetzung einzelner Forderungen, z. B. nach Gleichbehandlung von Vätern u. Müttern in Fragen des Sorgerechts od. nach Bestellung auch männlicher Gleichstellungsbeauftragter* (z. B. http://www.maennerpolitik.de). Im Gegensatz zu Männerbünden* besteht das Ziel von Männergruppen in einem neuen männlichen Rollenverständnis u. einem veränderten, gleichberechtigten Verhältnis der Geschlechter; vgl. Emanzipation.

Männer|hass: (allg.) veraltete Bezeichnung für Misandrie*.

Männer|haus: (allg.) Bezeichnung für Wohnheim für männliche Obdachlose.
(kult.) auch Ritualhaus; Gemeinschaftshaus für Jungen u. Männer, das Frauen nicht betreten dürfen; in zahlreichen traditionellen Gesellschaften existierende Einrichtung, die z. B. in Ozeanien als kulturelle, politische u. soziale Zentren od. als Aufenthaltsraum für männliche Stammesmitglieder meist bis zur Eheschließung (sog. Junggesellenhaus) dienten.
(soziol.) Einrichtung, die Männern (u. ihren Kindern) bei Partnerschaftskonflikten vorübergehend Aufnahme u. Schutz vor häuslicher u. sexueller Gewalt*, Beratung in familien-, sozial- u. versorgungsrechtlichen Fragen sowie psychologische Unterstützung bietet. Das erste türkische Männerhaus wurde 2001 in Antalya eröffnet. Vgl. Frauenhaus.

Männer|heil|kunde: (allg.) Bezeichnung für Andrologie*.

Männer|herrschaft: (allg.) Bezeichnung für Patriarchat*.

Männer|kind|bett: (kult.) Bezeichnung für eine Sitte aus Gesellschaften, die sich im Übergang zwischen mutterrechtlicher u. vaterrechtlicher Organisation befinden; dabei beteiligt sich der Vater eines Kindes an Geburtsvorgang u. Wochenbett insoweit, als er sich verhält u. behandelt wird, als habe er selbst entbunden (Bettruhe, bessere Nahrung, Aufmerksamkeit). Der Brauch wird v. a. aus Südamerika u. Südostasien, aber auch aus dem Baskenland, den balearischen u. kanarischen Inseln berichtet; man erklärt ihn als symbolische Aneignung des Kindes durch den Vater od. als Versuch, böse Geister (aus der Familie der Mutter) vom Kind abzulenken; vgl. Gebärneid.

Männer|magazine n pl: (allg.) Sammelbezeichnung für Zeitschriften, in denen (überwiegend heterosexuelle) erotische Inhalte für Männer thematisiert u. Nacktdarstellungen (überwiegend von Frauen) präsentiert werden; das Spektrum reicht von künstlerisch-erotischen Darstellungen bis zu Formen der Pornographie*; heute übernehmen vielfach Fernsehen u. moderne Medien (z. B. Internet*) ihre Funktionen.

Männer|scheu: (allg.) Bezeichnung für ängstliche Zurückhaltung von Frauen gegenüber Männern; eine stark ausgeprägte Furcht vor Männern wird als Androphobie* bezeichnet. Vgl. Weiberscheu.

Männer|seite: (kult.) auch Epistelseite; Bezeichnung für die rechte Seite des Kirchenschiffs, auf der traditionell die Männer saßen; vgl. Geschlechtertrennung.

Männer|tausch: (allg.) Bezeichnung für eine Form des Partnertauschs*, bei dem auf Initiative der Frauen die Sexualpartner getauscht werden.
(kult.) Bezeichnung für einmaligen od. vorübergehenden Austausch des Ehemanns zu sexuellen u. ökonomischen Zwecken, evtl. in Kombination mit einem Frauentausch*. Vgl. Ehehelfer.

Männlichkeit: (allg.) Sammelbezeichnung für die bei Männern als typisch angenommenen Eigenschaften, die je nach soziokulturellem Hintergrund u. im Zeitverlauf erheblich variieren können; auch bedeutungsgleich mit Maskulinität*, s. Geschlechtsrolle.

Männlichkeits|komplex m: (psychoanalyt.) Bezeichnung für Komplex*, bei dem die männliche Geschlechterrolle mit einer negativen Gefühlsqualität bzw. Vorstellungen belegt wird.

Männlichkeits|wahn: (allg.) im Feminismus* geprägte Bezeichnung für das nicht selten irrationale Beharren von Männern auf traditionell angenommenen Vorzügen u. patriarchalen Vorrechten gegenüber Frauen; vgl. Gleichberechtigung.

Märchen: (kult.) Sammelbezeichnung für die in zahlreichen Kulturen bekannten Volkserzählungen, Schwänke u. Legenden, in denen fiktive Begebenheiten mit erfundenen Personen, Tieren od. Zauberwesen geschildert werden; zahlreiche Erzählstoffe sind zuerst in Indien nachweisbar; sie wurden zunächst mündlich überliefert u. seit dem 19. Jahrhundert systematisch gesammelt. Märchen haben häufig einen moralisch-belehrenden Charakter; Liebe, Brautwerbung, Ehe u. (meist nur andeutungsweise) Sexualität sind häufiges Thema; durch Bearbeitung u. Einführung einer explizit sexuellen Begrifflichkeit entstanden v. a. Anfang des 20. Jahrhunderts sog. erotische Märchen. In psychologischer Auffassung stellen Märchen die Projektion von Wünschen dar, die in Erfüllung gehen, u. von Ängsten, die überwunden wer-

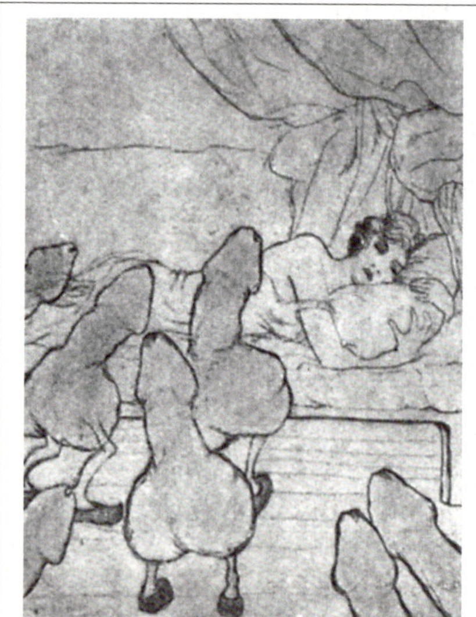

Märchen:
„Schneewittchen und die sieben Zwerge" in einer Radierung von Rudolf Keller (um 1920)

den; in psychoanalytischer Deutung C. G. Jungs sind sie das Produkt eines kollektiven Unbewussten u. repräsentieren Archetypen*; vgl. Mythen.

Mästung, rituelle: (kult.) Bezeichnung für eine Sitte aus nord- u. westafrikanischen Kulturen, Mädchen im Kindesalter od. zu Beginn der Pubertät in besondere Räume einzuschließen, um sie durch reichliche Ernährung u. wenig Bewegung einem übergewichtigen Schönheitsideal anzunähern, ggf. auch einen höheren Brautpreis* zu erzielen; vgl. Initiationsriten.

Mätresse (frz. maîtresse Herrin, Geliebte) f: (allg.) veraltete Bezeichnung für Geliebte, die vom Mann finanziell unterstützt („ausgehalten") wird; i. e. S. Bezeichnung für Geliebte eines Herrschers insbesondere im Frankreich des 17. u. 18. Jahrhunderts, der in einer macht- u. wirtschaftspolitischen Vernunftehe* verheiratet war; Mätressen wie z. B. die Marquise de Pompadour genossen oft auch offizielle Anerkennung; vgl. Nebenehe.

Magersucht: (allg.) Bezeichnung für Anorexie*.

Magna mater (lat. ~ ~ große Mutter) f: (kult.) i. e. S. die im antiken Rom übliche Bezeichnung für eine weibliche Muttergottheit, die der im Mittelmeerraum u. in Vorderasien verehrten Kybele* entsprach; i. w. S. auch (als sog. Große* Mutter) allgemeine Bezeichnung für Muttergottheiten in (überwiegend prähistorischen) Mutterreligionen*.

Magnus-Hirschfeld-Gesellschaft: 1983 gegründeter Verein mit Sitz in Berlin; Ziele sind u. a. die Erforschung der Geschichte von Sexualwissenschaft u. Sexualreformbewegung, insbesondere der Geschichte des Instituts* für Sexualwissenschaft u. die Gründung eines Lehrstuhls für Sexualwissenschaft an den Berliner Universitäten (http://magnus-hirschfeld.de).

Magnus-Hirschfeld-Stiftung: Name einer 2002 errichteten, von der Bundesrepublik Deutschland getragenen Einrichtung öffentlichen Rechts; Zweck ist u. a., die Verfolgung homosexueller Menschen im Nationalsozialismus* in Erinnerung zu halten, einer gesellschaftlichen Diskriminierung homosexueller Männer u. Frauen in Deutschland entgegenzuwirken, ihre Lebensformen wissenschaftlich zu erforschen u. darzustellen sowie das Gedenken an Leben u. Werk Magnus Hirschfelds zu pflegen.

Ma Huang: (kult.) traditionelle Bezeichnung der asiatischen Pflanze Ephedra sinica, die wegen ihres Gehalts an Ephedrin* volksmedizinisch u. als Rauschmittel* bzw. in Aphrodisiaka* verwendet wird (Ephedra-Tee).

Make-up (engl. ~ Aufmachung, Kostümierung): (allg.) Bezeichnung für die Gestaltung des Gesichts u. der Frisur (i. w. S. auch von Haut u. Haaren anderer Körperregionen) mit dem Ziel, einen veränderten Eindruck zu geben. Dabei werden i. d. R. Färbung u. Kontraste verändert, Einzelheiten hervorgehoben (Augen, Lippen) od. verdeckt (Falten, Flecken), evtl. auffällige Elemente hinzugefügt (früher z. B. Schönheitspflästerchen); medizinisch bedeutsam sind Techniken des Make-up v. a. beim Verdecken von Hautschäden od. Hautkrankheiten (sog. Camouflage). Für Make-up sollen nur Zubereitungen eingesetzt werden, die die Haut nicht schädigen (Kosmetika*); im Übrigen unterliegen die durch Make-up angestrebten Wirkungen in erheblichem Umfang der Mode.

Mal|descensus testiculorum (lat. malus mangelhaft) m: (klin.) Fachbezeichnung für Störungen des Hodendeszensus* mit der Folge einer Hoden*-Lageanomalie.

Malinowski, Bronislaw (1884-1942): Anthropologe u. Kulturwissenschaftler, nach dem Studium in Krakau ab 1924 Professor in London, ab 1939 in Yale (Connecticut, USA); u. a. ethnologische Studien zu Sexualität u. Kultur traditioneller Gesellschaften der Pazifikregion.

Malthus, Robert Thomas (1766-1834): Pfarrer, Nationalökonom, London; mit seinen theoretischen Arbeiten zum Bevölkerungswachstum* (1789) Begründer einer volkswirtschaftlichen Denkrichtung (Malthusianismus*); vgl. Bevölkerungspolitik, .

Malthusianismus m: (soziol.) Fachbezeichnung für eine volkswirtschaftliche Denkrichtung, die aufgrund von (unzutreffenden) Berechnungen davon ausging, dass sich das Wachstum von Bevölkerungen geometrisch vollziehe (Verdoppelung alle 25 Jahre), während das Wachstum von Nahrungsmittel arithmetisch (linear) stattfinden sollte; sie gewann im 19. Jahrhundert erheblichen Einfluss auf die Bevölkerungspolitik*, weil sie nahelegte, die Bevölkerungszahl aktiv zu begrenzen (z. B. durch Erhöhung des Heiratsalters od. sexuelle Enthaltsamkeit). Trotz unrichtiger Grundannahmen (s. Bevölkerungswachstum) blieb sie auch im 20. Jahrhundert (als sog. **Neomalthusianismus**) bedeutsam zur Begründung der Notwendigkeit, die Geburtenzahlen durch soziale Reformen, sexuelle Aufklärung u. freie Verfügbarkeit von Kontrazeptiva zu beschränken; vgl. Familienplanung.

Mamilla (lat. ~ Brustwarze) f: (anat.) Fachbezeichnung für Brustwarze*.

Mamillar|reflex m: (klin.) Bezeichnung für einen physiologischen Eigenreflex, der nach Berührung des Warzenhofs zu einer Erektion der Brustwarze führt; vgl. Sexualreflexe.

Mamma (lat. ~ Brust) f: (anat.) Fachbezeichnung für Brust*.

Mamma|a|plasie f: (klin.) Fachbezeichnung für das (evtl. einseitige) Fehlen der Anlage der Brustdrüse bei vorhandener Brustwarze mit Warzenhof, s. Brustfehlbildungen.

Mamma|karzinom n: (klin.) Fachbezeichnung für Brustkrebs; häufigster maligner Tumor bei Frauen, v. a. im 5. u. 6. Lebensjahrzehnt, aber auch früher; bei Männern ist das Mammakarzinom sehr selten, tritt am ehesten im fortgeschrittenen Alter auf u. liegt unter der Brustwarze. Die Entstehung ist nicht geklärt, zahlreiche Faktoren werden diskutiert, in einem kleinen Anteil der Fälle besteht eine erbliche Prädisposition. Frühsymptom sind v. a. tastbare Knoten (75 %) im oberen äußeren Quadranten der Brust (50 %), Einziehungen u. Unverschieblichkeit der Haut mit groben Poren (sog. Orangenschalenhaut). Die Abklärung des Verdachts erfolgt durch Röntgenaufnahme (Mammographie), Ultraschalluntersuchung und ggf. Entnahme einer Gewebeprobe. Die Therapie soll mög-

M

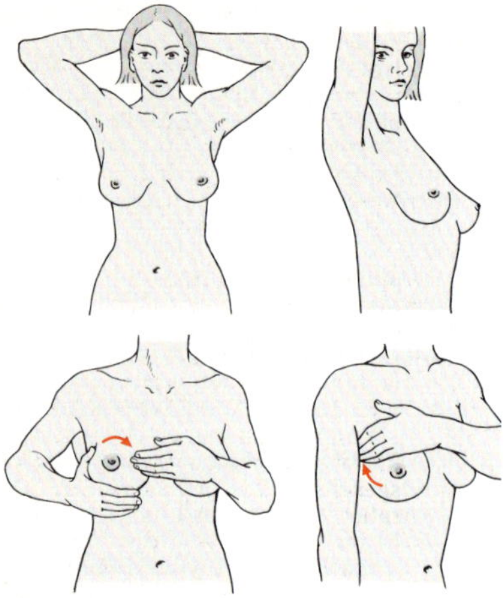

Mammakarzinom:
Selbstuntersuchung der Brust durch vergleichendes Betrachten von vorn und von der Seite sowie Abtasten von Brust und Achselhöhle

lichst früh beginnen, sie erfolgt operativ (brusterhaltend od. durch Mastektomie, dann meist mit anschließender Rekonstruktionsplastik), evtl. gefolgt von einer medikamentösen Zytostatikatherapie; bei östrogenabhängigem („rezeptorpositivem") Tumorgewebe kann das Wachstum durch Antiöstrogene gehemmt werden, bei brusterhaltender Operation ergänzt durch Strahlentherapie. Eine frühe Diagnosestellung bedeutet heute gute Aussichten auf Heilung, daher sind regelmäßige (jeweils postmenstruelle) Selbstuntersuchungen (s. Abb.) u. jährliche Vorsorgeuntersuchungen von großer Bedeutung; der Nutzen routinemäßiger Mammographien zur Früherkennung ist umstritten.

Mammal|koitus m: (sexol.) Fachbezeichnung für Sexualkontakt, bei dem der Penis zwischen den (zusammengedrückten) Brüsten bewegt wird.

Mamma|plastik f: (klin.) Bezeichnung für eine plastische Operation zur Herstellung einer veränderten Brustform; **Durchführung: 1.** Korrektur der Brustform bei Frauen, die unter der Form ihrer Brust leiden, z. B. Bruststraffung, Brustverkleinerung od. Vergrößerung mit Implantaten; **2.** als wiederherstellende Operation nach Brustentfernung (z. B. bei Mammakarzinom) mit Einlage von Mammaprothesen (z. B. Silikonprothesen) od. Verlagerung von Körpergewebe (z. B. Schwenklappenplastik); **3.** bei Geschlechtsangleichung* zur Vermehrung oder Verminderung von Brustgewebe.

Mammo|graphie f: (gynäkol.) Bezeichnung für die Röntgendarstellung der weiblichen Brust mit einer besonderen Technik; Durchführung zur Diagnose von Tumorvorstadien (Präkanzerosen), zur Überprüfung eines unklaren od. pathologischen Tastbefundes, bei sezernierender Mamille od. blutender Mamma, zur Überwachung von Risikopatientinnen sowie im Rahmen der Nachsorge bei Patientinnen mit Mammakarzinom* bzw. als Screening-Untersuchung im Rahmen der Krebsfrüherkennung.

Mandragora officinarum: (biol.) botanische Bezeichnung für Alraune*.

Manichäismus m: (kult.) Bezeichnung für eine Religion, die auf Lehren des persischen Religionsphilosophen Mani (auch Manes, ca. 215-277) zurückgeht; der Glaube besteht in einer bewussten Verbindung von Christentum*, Zoroastrismus*, babylonischer Urreligion u. Buddhismus* u. gilt als typisches Beispiel für eine durch Betonung des Wissens geprägte philosophische Tradition (sog. Gnosis). Die Lehren Manis zeichnen sich aus durch eine besonderen Betonung des Dualismus* von Licht u. Finsternis (ähnlich dem Zoroastrismus) mit einer insgesamt ablehnenden Haltung gegenüber dem Leben, das als Ausdruck der Macht der Finsternis verstanden wird; ihm gilt es sich durch asketische Lebensführung zu entziehen (Wiedergeburtslehre* ähnlich dem Buddhismus mit dem Ziel, nicht mehr wiedergeboren zu werden), von den Gläubigen wird daher gefordert, das „Licht" zu suchen u. „Finsternis" (d. h. auch Leben) nicht zu vermehren. **Riten** umfassten geheime Formeln u. Rituale (vgl. Esoterik), die nur Eingeweihten (sog. Vollkommenen) bekannt waren, ausschließlich Männern, die nicht mehr wiedergeboren würden, u. andere Rituale für die übrigen Gläubigen (sog. Hörende), Frauen u. Männer, die bei entsprechendem Leben als Vollkommene wiedergeboren würden. Von letzteren Ritualen wird angenommen, dass sie auch sexuelle Handlungen umfassten: Sexualität galt zwar für Eingeweihte als verboten (strenge Askese mit vegetarischem Leben ohne festen Wohnsitz u. Besitz), für die übrigen Gläubigen dagegen nur als negativ, sofern sie zur Zeugung führte (Askese durch Verzicht auf Ausbreitung des „Bösen"); von ihnen wurde daher lediglich Kinderlosigkeit od. eine starke Beschränkung der Kinderzahl gefordert.
Der Manichäismus verbreitete sich durch missionarische Tätigkeit der Eingeweihten u. Ausbreitung der (heute überwiegend verlorenen) Schriften des Gründers sehr rasch aus Vorderasien bis nach China (Staatsreligion in Uigurien im 3./4. Jahrhundert), in den Nordkaukasus, nach Nordafrika u. Südeuropa, wurde aber im östlichen Christentum bis zum 14. Jahrhundert, im westlichen Christentum bis zum 5. Jahrhundert intensiv verfolgt u. hat heute nur noch wenige Anhänger im südlichen Irak. Zugleich hatte er starken Einfluss auf christliche Sekten des Mittelalters (Katharer, Albigenser, Bogumilen u. a.) und auf die Entwicklung der christlichen Theologie, die den Begriff i. w. S. auch allgemein für streng dualistisch geprägte Auffassungen verwendet.

Manie (gr. μανία Wahnsinn) f: (psychiat.) Fachbezeichnung für affektive Psychose, die u. U. als Phase einer manisch-depressiven Erkrankung* auftritt u. gekennzeichnet ist durch inadäquat gehobene (heitere od. gereizte) Grundstimmung, gesteigerten Antrieb, Denkstörungen (Ideenflucht, Logorrhö), materielles

Verschwendungsverhalten u. oft erhebliche Einschränkungen der sozialen u. beruflichen Leistungsfähigkeit; ähnliche Symptome können auch durch antriebsteigernde Drogen hervorgerufen werden (Kokain, Amphetamine, Halluzinogene). Die Therapie umfasst Schutz vor selbstgefährdendem Handeln, Psychotherapie u. (überwiegend) medikamentöse Behandlung (Neuroleptika). Die früher z. T. als sog. Monomanien zusammengefassten Impulskontrollstörungen (Kleptomanie* u. a.) und Zwangsstörungen (Pyromanie* u. a.) werden nicht mehr als zum Krankheitsbild der Manie gehörig betrachtet.

Manie, marito|gene (lat. maritus ehelich) f: (psychiat.) auch nuptiale Manie; historische Fachbezeichnung für Nuptialpsychose*.

Mann: (allg.) erwachsener Mensch männlichen Geschlechts; einschließlich männlicher Heranwachsender u. Kinder bilden Männer weltweit 50,2 %, in Deutschland 48,8 % der Bevölkerung (s. Geschlechterverhältnis); die Lebenserwartung liegt bei Geburt weltweit mit 62 Jahren (in Deutschland mit 73,6 Jahren) deutlich unter der von Frauen. Unterschiede zu Frauen bestehen in körperlich-seelischen Voraussetzungen (s. Geschlechtsmerkmale; Identität, sexuelle) u. in soziokulturellen Merkmalen der Lebensumstände (s. Geschlechtsrolle).

Mannbarkeits|riten m pl: (kult.) veraltete Bezeichnung der Initiationsriten* für Jungen.

Mannes|kraft: (allg.) Bezeichnung für männliche Potenz*, insbesondere für die Fähigkeit zur Erektion* (Facultas erigiendi).

Mannes|schwäche: (allg.) veraltete Bezeichnung für männliche Erektionsstörungen* u. Zeugungsunfähigkeit*.

Manns|bild: (allg.) eher veraltete Bezeichnung für einen Mann, der dem typischen Erscheinungsbild u. Rollenverhalten von Männern entspricht; vgl. Weib.

Manns|tollheit: (allg.) veraltete, wertende Bezeichnung für vermehrte (als normabweichend betrachtete) sexuelle Motivation u. Aktivität bei (heterosexuellen) Frauen; vgl. Nymphomanie.

Mann|weib: (allg.) häufig abwertend gemeinte Bezeichnung für Frauen mit als männlich beurteiltem Körperbau, Verhalten u. Interesse; vgl. Virilisierung, Gynandrie.

Manschette, orgastische (frz. manchette Stulpe) f: (sexol.) von W. Masters u. V. Johnson eingeführte Fachbezeichnung für Veränderungen des äußeren Scheidendrittels während des sexuellen Reaktionszyklus*; Verringerung des Durchmessers der äußeren Scheide um bis zu 50 %, während des Orgasmus* in Abständen von 0,8 Sekunden zu 3-15 (als Pulsationen wahrnehmbaren) Kontraktionen mit abnehmender Intensität.

Mantegazza, Paolo (1831-1910): Physiologe u. Anthropologe, nach Reisen in Europa u. Südamerika 1858 Chirurg in Mailand, 1870 Professor für Anthropologie in Florenz, von 1865-1876 Abgeordneter, ab 1876 Senator in Rom; Gründer der italienischen Gesellschaft für Anthropologie; Arbeiten u. a. zur Physiologie (dabei Vertreter der Vivisektion), Verfasser zahlreicher populärwissenschaftlicher Bücher zu Sexualität u. Ehe.

Manual|hilfe (lat. manus Hand): (gebh.) Fachbezeichnung für halbe Extraktion* bei Entbindung aus Beckenendlage.

Manus|ehe: (jurist.) historische Bezeichnung für eine im römischen Reich verbreitete Form der Ehe, bei der der Vater eine Tochter in die Hand des Ehemanns übergab u. damit das Verfügungsrecht abtrat; i. w. S. auch Bezeichnung für Eheform, bei der die Ehefrau Vermögen ausschließlich für den Ehemann erwarb. Vgl. Ususehe.

Manu|stupration (lat. stuprare schänden) f: (sexol.) veraltete Fachbezeichnung für manuelle Selbstbefriedigung, s. Masturbation.

Marcuse, Herbert (1898-1979): Philosoph, 1933 am Institut für Sozialforschung in Frankfurt a. M., nach 1934 in New York u. San Diego (USA); Forschungen u. a. zu sowjetischem Marxismus, Politikwissenschaft sowie zur Kritik der Wohlstandsgesellschaft; formulierte in „Eros and Civilization“ (Triebstruktur und Gesellschaft, 1955) im Rückgriff auf die Triebtheorie S. Freuds kulturtheoretische Überlegungen zum Verhältnis von individueller Selbstverwirklichung, Autonomie u. Freiheit einerseits und repressiven Tendenzen (Verboten, Triebunterdrückung u. a.) andererseits, die für die sexuelle Liberalisierung* u. Revolution* im Rahmen der Studentenbewegung bedeutsam wurden. Vgl. Sexualtheorien.

Marcuse, Max (1877-1963): Dermatologe, Berlin, ab 1933 in Tel Aviv; gründete 1905 mit I. Bloch, H. Stöcker, W. Sombart, M. Weber u. a. den Bund für Mutterschutz, war von 1922-1932 Redakteur der „Zeitschrift für Sexualwissenschaft“ u. gab 1923 das „Handwörterbuch der Sexualwissenschaft“ heraus.

Margulies-Spirale f: (sexol.) historische, heute nicht mehr verwendete Form des Intrauterinpessars*.

Marihuana (span. ~ Maria-Johanna): (kult.) auch Marijuana, Ganja; Bezeichnung für Zubereitungen der getrockneten Triebspitzen weiblicher Hanfpflanzen, evtl. auch der übrigen Pflanzenteile, die wegen ihres Gehalts an Cannabinoiden (insbesondere THC*) traditionell als Rauschmittel* geraucht, gegessen od. (als Aufguss) getrunken werden; nicht bestäubte Blütenstände (sog. Sinsemilla) haben einen besonders hohen Wirkstoffgehalt; vgl. Hanf.

Mars: (kult.) in der römischen Mythologie* Name des Kriegsgottes, der durch eine Liebschaft mit Venus* besänftigt wurde; in der griechischen Mythologie entspricht ihm Ares*.

Martin, Clyde E. (geb. 1918): Soziologe, bis 1960 am Kinsey*-Institut, Bloomington (Indiana, USA), ab 1966 in Baltimore (Maryland, USA); Mitherausgeber der Kinsey*-Berichte; Forschungen zu Gerontologie u. Soziologie, u. a. zur Sexualfunktion im höheren Lebensalter; vgl. Alterssexualität.

Maske (ital. aus arab. maskharah Lächerlichkeit): (allg.) Bezeichnung für Gegenstände zur (gänzlichen od. teilweisen) Verhüllung des Gesichts (auch für flächige Bemalungen), die darauf zielen, auf die Umwelt einen veränderten Eindruck zu machen; dabei wird einerseits die eigene Identität vor den anderen verborgen, andererseits eine neue, der Maske zugeschriebene

M

Identität angenommen (Rollenwechsel). Masken (insbesondere von Tieren od. Geistern) spielen in religiösen u. sexuellen Ritualen aller Kulturen eine wichtige Rolle; im Rahmen sexueller Handlungen verstärken Masken (heute meist aus Latex od. Leder) die Distanz der Partner (scheinbare Anonymität) u. werden z. T. auch wegen körperlicher Wirkungen (Behinderung von Atmung u. Sprache, Stauung von Wärme u. Feuchtigkeit) als sexuell stimulierend erlebt; vgl. Hypoxyphilie, Sadomasochismus.

Maskulinisierung (lat. masculinus männlich) f: (klin.) bedeutungsgleich mit Virilisierung*.

Maskulinismus m: (klin.) ungebräuchliche Bezeichnung für das Vorkommen männlicher körperlicher od. psychischer Merkmale bei Frauen (Virilisierung*).
(soziol.) sprachlich richtiger Maskulismus, auch Virismus; wenig gebräuchliche, in Analogie zu Feminismus* gebildete Bezeichnung für ein männliches Selbstverständnis, das die spezifischen Eigenschaften von Männern wertschätzt, ohne daraus gegenüber Frauen Vorrechte herzuleiten, das aber zugleich Bevorzugungen von Frauen u. Benachteiligungen von Männern entschieden zurückweist; vgl. Männerbewegung.

Maskulinität f: (sexol.) auch Männlichkeit; Bezeichnung für die der männlichen Geschlechtsrolle* entsprechenden psychischen Merkmale bei Individuen beider Geschlechter; zur Messung dient z. B. das Bem* Sex Role Inventory.

Masochismus (nach Leopold v. Sacher-Masoch, österreichischer Schriftsteller, 1836-1895) m: (psychiat.) von R. v. Krafft-Ebing eingeführte Bezeichnung für die Neigung von Menschen, sich Schmerzen u. Erniedrigung zufügen zu lassen u. dabei Lust zu empfinden; **i. w. S.** muss diese Lust nicht unbedingt sexuell erlebt werden, sondern kann sich aus anderen Lebenssituationen herleiten, indem besonders belastende Tätigkeiten u. Lebensumstände bewusst gesucht od. klaglos hingenommen werden (sog. **Alltagsmasochismus**). Nach psychoanalytischer Deutung wird der masochistische Impuls u. a. als Ausdruck der nach innen gerichteten Energie des Todestriebs*, als unbewusster (eigentlich sadistischer) Bestrafungswunsch des Über-Ich gegenüber dem (als unzulänglich empfundenen) Ich od. als Reinszenierungen früher erlebter körperlicher Bestrafungen erklärt.
(sexol.) **i. e. S.** bezeichnet Masochismus eine als Paraphilie* eingeordnete Form des abweichenden Sexualverhaltens*, bei der sexuelle Erregung u. Befriedigung überwiegend od. ausschließlich durch Submission* u. Erleiden von Schmerzen od. Erniedrigung erreicht wird; meist finden die Handlungen mit Partnern statt, die die dominante Rolle übernehmen, sie können aber auch eine Form der Autoerotik* darstellen (Automasochismus*). Über die **Häufigkeit** masochistischer Bedürfnisse kann (insbesondere wegen des breiten Spektrums der Ausprägungen) nur spekuliert werden; es gilt als gesichert, dass sie insgesamt häufiger sind als sadistische Bedürfnisse (s. Sadismus), bei Männern häufiger bestehen als bei Frauen u. vermutlich gehäuft bei homosexuellen Männern (evtl. auch Frauen) vorkommen. Als Bedingungen für die Entstehung werden sowohl unbewältigte kindliche Ängste (Abwehrmechanismus), als auch Prägungen, z. B. durch (als lustvoll umgedeutete) körperliche Züchtigungen im Kindesalter diskutiert, ohne dass eine einheitliche Vorstellung erkennbar würde; entsprechende Phantasien treten nicht selten bereits vor der Pubertät auf; vgl. Orientierung, sexuelle.
Die **Formen** masochistischer Bedürfnisse u. Handlungen sind außerordentlich vielfältig; man unterscheidet grundsätzlich: **1. sog. Konjunktionsmasochismus:** masochistische Phantasien u. Handlungen erscheinen in sexuelle Aktivität eingebettet; besonders häufig werden Formen der Zufügung von Schmerz gewünscht, insbesondere durch Auspeitschen (Flagellation*), Schläge (Spanking*) u. a., daneben erniedrigende Behandlungen (Pornolalie*) od. Beschränkungen der Bewegungsfreiheit (Bondage*), um im weiteren Verlauf einen Orgasmus zu erreichen; die Wahl u. der Stellenwert der verwendeten Gegenstände zeigt u. U. eine psychodynamische Nähe zu Fetischismus*. Bei dieser (häufigeren) Form bestehen nicht selten zugleich (komplementäre) sadistische Bedürfnisse, die sich u. U. erst im Lebensverlauf entwickeln, so dass abwechselnd beide Rollen eingenommen werden können. **2. sog. Kompensationsmasochismus:** masochistische Phantasien u. Handlungen ersetzen die sexuelle Aktivität weitgehend; der zentrale Reiz liegt hier in der Einnahme einer submissiven Rolle (Sklave, Tier, Gegenstand), der Überwindung von Ekelschranken (Exkrementophilie*) od. der Inszenierung scheinbar bedrohlicher Situationen; sofern ein Orgasmus angestrebt od. erreicht wird, erfolgt dieser ohne od. mit nur minimaler genitaler Reizung. – Bei beiden Formen übernehmen im Fall von einvernehmlichen Handlungen trotz eindeutiger Submission die masochistisch Empfindenden meist die eigentlich „aktive" Rolle insofern, als sie mit ihren Partnern die Art der Handlungen zuvor abstimmen (u. U. in schriftlichen Sklavenbriefen*) u. deren Verlauf steuern (Stopp*-Code); vgl. Sadomasochismus.
Die **Bewertung** masochistischen Verhaltens unterlag im Verlauf der Geschichte einem geringeren Wandel als diejenige sadistischen Verhaltens; allenfalls bei Männern galt submissives Verhalten als nicht maskulin, war aber (heterosexuell) niemals verboten; bei Frauen entsprach Submission überwiegend dem ohnehin gesellschaftlich erwarteten Rollenverhalten. In nicht wenigen Epochen u. Kulturen konnten masochistische Neigungen in geachteter Form gelebt werden (z. B. als religiös motivierte Flagellation*). Heute besteht bei Einvernehmlichkeit* der Handlungen zwar u. U. gesellschaftliches Unverständnis, aber keine ausgesprochene Diskriminierung; zur aktuellen Lage: s. Sadomasochismus.
Die **Folgen** masochistischer Neigungen betreffen überwiegend das Individuum selbst; dissexuelle Verhaltensweisen (s. Dissexualität) sind selten u. nur insofern möglich, als Unbeteiligte u. U. gezielt zu aggressivem Handeln provoziert werden. Im Übrigen besteht immer ein Risiko körperlicher Schäden, die aber in der überwiegenden Mehrzahl der Fälle durch sorgfältige Inszenierungen u. Vorsichtsmaßnahmen vermie-

den werden; anonyme Kontakte sind mit einem hohen Risiko verbunden, Opfer sexueller Gewalt* zu werden.
Eine **Therapie** der Neigung selbst erscheint nicht möglich u. wird kaum gewünscht; bei erheblichem Leidensdruck od. Selbstgefährdung kann versucht werden, die zugrunde liegende Psychodynamik aufzuklären u. psychotherapeutisch zu beeinflussen. Eine Veränderung des sexuellen Skripts* hin zu weniger gefährlichen od. belastenden Inszenierungen erscheint dagegen (mit Einschränkungen) möglich.

Massage (gr. μάσσω kneten, von hebr. mashash betasten) f: (allg.) Bezeichnung für die mechanische Beeinflussung von Haut u. darunter liegenden Geweben u. Muskeln durch (manuelle od. instrumentelle) Druck-, Zug- u. Dehnreize; Anwendung in medizinischen Zusammenhängen nach sehr verschiedenen (auch speziellen traditionellen) Verfahren, als (gegenseitige) Partnermassage auch Teil sexueller Handlungen (vgl. Kamasutra); im Bereich der Prostitution als (verschleiernde) Bezeichnung für solche sexuellen Handlungen von Prostituierten an Kunden verwendet, bei denen diese sich überwiegend „passiv" verhalten, s. Massagesalon.

Massage|gerät: (allg.) verschleiernde Bezeichnung für (elektrisch betriebene) Geräte zur sexuellen (insbesondere genitalen) Stimulation (Masturbationsinstrumente*), meist mit auswechselbaren Massageköpfen aus Gummi od. Plastik u. steuerbarer Mechanik.

Massage|salon m: (allg.) eher verschleiernde Bezeichnung für ein Bordell*, in dem entweder v.a. sog. Intimmassagen angeboten werden (Handarbeit*, russische Ölmassage* u.a.) od. speziellen (insbesondere masochistischen) Wünschen der Kunden entsprochen wird.

Maß|regeln der Besserung und Sicherung: (jurist.) Sammelbezeichnung für Sanktionen, die gegen Straftäter durch ein Gericht zusätzlich zu od. anstelle einer Strafe angeordnet werden können (§§ 61 bis 72 StGB); man unterscheidet freiheitsentziehende Maßregeln (Unterbringung in psychiatrischen od. suchttherapeutischen Einrichtungen zum Maßregelvollzug* bzw. in Haftanstalten zur Sicherungsverwahrung*) u. andere Maßregeln (Führungsaufsicht, Entziehung der Fahrerlaubnis, Berufsverbot). Freiheitsentziehende Maßregeln werden grundsätzlich vor einer Freiheitsstrafe vollzogen u. auf die Strafe angerechnet, bis zwei Drittel erreicht sind; sie müssen vor Ablauf bestimmter Fristen durch das Gericht geprüft werden, können jederzeit zur Bewährung ausgesetzt werden u. dürfen bei Unterbringung in suchttherapeutischen Einrichtungen zwei Jahre nicht überschreiten, bei Unterbringung in Sicherungsverwahrung zehn Jahre nur dann, wenn der Untergebrachte ein erhebliches Risiko für die Allgemeinheit darstellt, während Unterbringungen in psychiatrischen Krankenhäusern zeitlich unbegrenzt möglich sind. Mit dem „Gesetz zur Bekämpfung von Sexualdelikten und anderen gefährlichen Straftaten" (1998) wurden diese Regelungen verschärft (v.a. erweiterte Möglichkeiten der Anordnung von Sicherungsverwahrung u. Führungsaufsicht, restriktivere Bewährungs- u. Entlassungsbedingungen).

Maß|regel|vollzug: (jurist.) Bezeichnung für die Durchführung freiheitsentziehender Maßregeln (s. Maßregeln der Besserung und Sicherung) der Unterbringung in Behandlungseinrichtungen (psychiatrischen Krankenhäusern od. suchttherapeutischen Einrichtungen nach §§ 63 u. 64 StGB) von Straftätern, bei denen Schuldunfähigkeit* od. verminderte Schuldfähigkeit* festgestellt wurde od. bei denen eine Substanzabhängigkeit in enger Beziehung zum Tatgeschehen stand. Aufgaben des Maßregelvollzugs sind Therapie u. (passive) Sicherung durch untrennbar verbundene Maßnahmen, d.h. Einzel- u. Gruppentherapie der Untergebrachten bei höchstmöglicher baulicher Sicherheit u. einem festen System von Lockerungsstufen der allmählichen Erprobung (vgl. Sexualstraftäter); eine enge Vernetzung aller im Maßregelvollzug Beschäftigten (häufige Behandlungsplan-Konferenzen von Aufsichtspersonal, Betreuern u. Therapeuten) soll gewährleisten, durch intensive Beziehung zu den Untergebrachten einerseits die Sicherung selbst, andererseits die Beurteilungssicherheit zu erhöhen, um im Einzelfall den Zeitpunkt zu erkennen, zu dem die Untergebrachten zu sozial adäquatem Verhalten befähigt sind u. die Maßregel beendet werden kann (aktive Eigensicherung als Endziel). In Deutschland sind in den alten Bundesländern u. Berlin aktuell ca. 6000 Personen (weit überwiegend Männer) im Maßregelvollzug untergebracht, in den neuen Bundesländern befinden sich entsprechende Einrichtungen noch im Aufbau. Im letzten Jahrzehnt nahm die Einweisungshäufigkeit (insbesondere von Sexualstraftätern) zu, während die Verweildauer sich differenzierte u. nun je nach Diagnose zwischen ca. 3 Jahren (Patienten mit Schizophrenie) u. über 6 Jahren (Patienten mit Persönlichkeitsstörungen) beträgt; da auch die durchschnittliche Verweildauer insgesamt zunimmt, sind sämtliche Einrichtungen zurzeit überbelegt. Ein zentrales Problem bildet die Forderung des Gesetzgebers nach einer prognostischen Beurteilung der Rückfallwahrscheinlichkeit vor Entlassung, die auch bei sorgfältiger Beobachtung u. Begutachtung immer nur eingeschränkt zuverlässig abgegeben werden kann.

Masters, William Howell (1915-2001): Gynäkologe, St. Louis (Missouri, USA); zunächst Forschungen zur Endokrinologie, ab 1954 (u. seit 1957 mit V. E. Johnson) Forschungsarbeiten zur Physiologie der Sexualreaktion (vgl. Reaktionszyklus, sexueller) u. Sexualtherapie (insbesondere zur Paartherapie*; vgl. Masters-Johnson-Therapie), ferner Ausbildungsprogramme für Sexualtherapeuten; 1964 Gründung einer „Reproductive Biology Research Foundation" (heute The Masters and Johnson Institute); zahlreiche Veröffentlichungen u.a. zu Gynäkologie u. Geburtshilfe, Sexualphysiologie, Sexualtherapie, Homosexualität u. AIDS.

Masters-Johnson-Therapie f: (sexol.) Bezeichnung für eine klassische Form der Sexualtherapie* zur (verhaltenstherapeutischen) Behandlung von Erektions- u. Ejakulationsstörungen, Anorgasmie, Vaginismus u. genitalen Schmerzen; ursprünglich intensive (stationäre) Durchführung (Dauer ca. zwei Wochen), über-

M

wiegend als Paartherapie* durch ein männlich/weibliches Therapeutenteam*, (frühere Versuche mit sexuellen Surrogatpersonen* haben sich nicht bewährt). Verbindung von psychologischer Gesprächstherapie* u. gezielten Übungen zum Erlernen veränderter sexueller Reaktionsformen u. Verhaltensweisen (Sensualitätstraining*, Stopp*-und-Start-Technik u. a.). Als Intensivtherapie heute nur noch selten angewendet, aber als Verfahren Grundlage der meisten heutigen Formen der Sexualtherapie.

Mastitis (gr. μαστός Brust) f: (infektiol.) ein- od. beidseitige Entzündung der Brustdrüsen, fast immer (98 %) in der Stillperiode (sog. Mastitis puerperalis, Wochenbettmastitis), sehr selten als Mastitis nonpuerperalis (außerhalb der Stillzeit), Mastitis neonatorum (Neugeborenenmastitis) od. (auch bei Männern) traumatisch bedingte Entzündung. **Ursachen:** durch Brustwarzeneinrisse eindringende Bakterien (v. a. Staphylokokken), außerhalb der Stillzeit evtl. Tumorerkrankung (sog. inflammatorisches Mammakarzinom), Hormonumstellung bei Neugeborenen, mangelnde Hygiene bei invasiven Manipulationen (z. B. Piercings*); **Symptome:** Rötung, starke Schmerzen, Brustverhärtung, (hohes) Fieber; **Komplikation:** Abszessbildung, in der Stillperiode Milchstau; **Therapie:** bei geringen Beschwerden zunächst Beseitigung des Milchstaus durch Anlegen des Kindes od. Abpumpen der Milch, dann Quarkwickel; falls keine Besserung eintritt, Abstillen od. Senken der Milchproduktion mit Prolaktin-Antagonisten, evtl. Antibiotika. Bei Abszessbildung od. Milchgangfisteln chirurgische Therapie mit Inzision u. Drainage.

M

Mast|odynie (gr. ὀδύνη Schmerz) f: (klin.) Fachbezeichnung für diffuse od. umschriebene Schmerzen in der (weiblichen) Brust, evtl. verbunden mit Anschwellungen u. Spannungsgefühl, die v. a. prämenstruell auftreten (s. Syndrom, prämenstruelles), aber auch dauernd bestehen können. **Ursachen:** Gestagen-Mangel u. hormonell ausgelöstes Ödem (v. a. bei zyklusabhängigem Auftreten), Mastopathie*, u. U. auch Mammakarzinom*. Die **Therapie** richtet sich nach Ursache u. Schweregrad der Beschwerden: zyklische Gestagen-Gabe od. lokale Anwendung (Gestagen-Salbe), Vitex* agnus-castus (gestagene Wirkung), bei Versagen Prolaktin-Antagonisten, selten Danazol; begleitende Schmerztherapie, lokale Anästhetikagabe; da die Therapie nur symptomatisch wirkt, ist eine kontinuierliche Behandlung erforderlich.

Masto|pathie (gr. πάθος Schmerz) f: (klin.) Fachbezeichnung für hormonabhängige, degenerative u. proliferative Umbauprozesse der Brustdrüse bei Frauen, die bei 30-50 % aller Frauen v. a. zwischen dem 35. u. 50. Lebensjahr auftreten, mit jeweils prämenstruell sich verstärkenden knotigen Verhärtungen, Schmerzen (Mastodynie*) u. Zystenbildungen, selten auch pathologischen Sekretionen aus der Brustwarze. Die differentialdiagnostische Unterscheidung von einem Mammakarzinom ist u. U. nur durch Probeexzision möglich. Die Behandlung erfolgt bei einfacher Mastodynie überwiegend medikamentös, bei ausgeprägter Mastopathie mit Zellatypien evtl. operativ, da ein erhöhtes Entartungsrisiko besteht (mindestens sorgfältige Kontrollen erforderlich).

Masturbation (lat. masturbari sich selbst befriedigen) f: (sexol.) auch Selbstbefriedigung, sog. Onanie, historische Bezeichnungen auch Manustupration, Ipsation u. a.; sehr verbreitete Form der Autoerotik* mit sexueller Stimulation von erogenen Zonen des eigenen Körpers, v. a. der Sexualorgane, durch manuelle Reizung od. mit Masturbationsinstrumenten*, selten auch oral als Autofellatio* od. Autocunnilingus*. Masturbation ist i. d. R. von sexuellen Phantasien* begleitet, zur Verstärkung der Erregung werden nicht selten zusätzliche (v. a. visuelle) Reize gewählt (Pornographie*). **Vorkommen:** Masturbation wird in allen Phasen der psychosexuellen Entwicklung* beobachtet; schon bei Kleinkindern als sog. Funktionslust (s. Kindersexualität), mit Einsetzen der Pubertät* bei über 90 % der Jungen (oft gemeinschaftlich) u. bei über 70 % der Mädchen (s. Jugendsexualität, Abb.); im Erwachsenenalter nicht selten (neben Sexualkontakten) beibehalten (s. Abb.), präventiv auch als

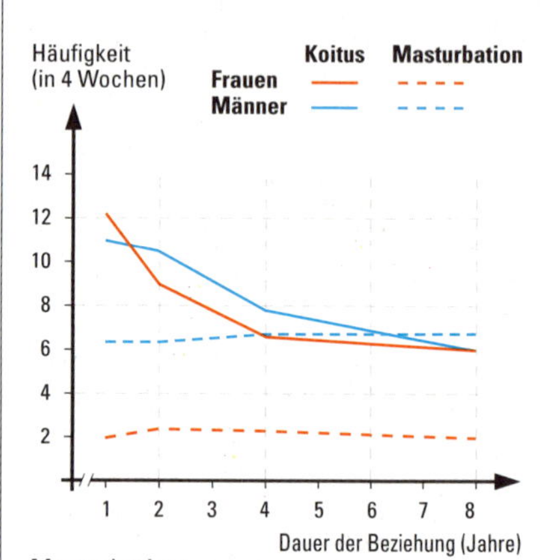

Masturbation:
Befragungen ergeben gleichbleibende Häufigkeiten für Frauen und Männer, während die Häufigkeit des Geschlechtsverkehrs mit der Dauer fester Beziehungen abnimmt (Deutschland, 1996).

Praxis des Safer* Sex (z. B. bei Jack*-off-Parties od. Cybersex*). Wechselseitige (mutuelle) Masturbation ist v. a. unter Jugendlichen verbreitet (Petting*), die Masturbation durch einen Sexualpartner häufig im Rahmen der Prostitution (Handarbeit*). Diagnostisch dient Masturbation zur Gewinnung von Sperma (s. Spermauntersuchung), therapeutisch wird sie eingesetzt im Rahmen des Sensualitätstrainings*, z. B. bei Erektionsstörungen* (erektile Dysfunktion) od. Orgasmusstörungen* (Orgasmus praecox, primäre Anorgasmie). **Wertungen:** Masturbation hat gesichert keine schädlichen körperlichen od. psychischen Folgen, sondern wird heute als Ausdruck sexueller Gesundheit* betrachtet.

Historisch unterlag sie zahlreichen soziokulturellen Einschränkungen u. Tabus, die teilweise bis heute wirksam sind: Im traditionellen Christentum wird sie als Selbstbefleckung* verurteilt, im Islam als Verunreinigung angesehen. Die Medizin erklärte sie über lange Zeit zur Krankheitsgefahr u. versuchte ihr vorzubeugen, z.B. durch die in der 2. Hälfte des 19. Jahrhunderts in Großbritannien u. USA aufgekommene regelmäßige Zirkumzision neugeborener Jungen (auch Klitoridektomie neugeborener Mädchen) zur vermeintlichen Vorbeugung von Masturbationsreizen, aber auch durch pädagogische Maßnahmen (Turnen, Schwimmen, Schlafen in kalten Räumen, reizlose Speisen als sog. Ableitungsmittel). **Störungen:** mit Masturbation verbundene Schuld- u. Schamgefühle, als belastend empfundener Drang zu häufiger Masturbation (s. Sucht, sexuelle) od. Schwierigkeiten bei der Aufnahme soziosexueller Kontakte sind Problemsituationen, in denen eine Psychotherapie erwogen werden kann.

Masturbationsǀinstrumente n pl: (sexol.) Sammelbezeichnung für sexuelle Hilfsmittel*, die unterstützend zur Masturbation verwendet werden (z.B. Dildo*, Vibrator*, künstliche Vagina*, Puppe*); i.w.S. zählen hierzu auch zweckentfremdete Haushaltswaren (Bürsten, Kerzen) u. Lebensmittel (Gurken, Bananen), wobei die Verwendung solcher Gegenstände riskant sein kann; s. Unfälle, autoerotische; vgl. Fremdkörper, intrarektale, intravaginale, intravesikale.

Masturbationsǀübungen: (sexol.) Sammelbezeichnung für verschiedene Methoden der Sexualtherapie*, um durch kontrollierte Masturbation die Wahrnehmung des Verlaufs der eigenen Sexualreaktion zu fördern u. die Steuerung (v.a. der Orgasmusphase) zu verbessern. Anwendung in der Therapie von Orgasmusstörungen*, bei Männern insbesondere bei mangelnder Kontrolle über den Zeitpunkt des Orgasmus (Ejaculatio praecox), bei Frauen insbesondere bei Ausbleiben des Orgasmus (Anorgasmie; vgl. Orgasmusschulen); als gegenseitige Masturbation auch Teil des Sensualitätstrainings*; vgl. Stopp*-und-Start-Technik.

Masturbation, zwanghafte f: (psychol.) Bezeichnung für eine Zwangshandlung mit unüberwindlicher Tendenz zur Masturbation, s. Zwangsstörungen.

Matriǀarchat (lat. mater Mutter, gr. ἀρχή Herrschaft) n: (kult.) auch Mutterherrschaft; Fachbezeichnung für eine Familienorganisation, an deren Spitze die Mutter steht; matriarchalische Familienstrukturen zeichneten sich u.a. dadurch aus, dass Verwandtschaftsgrade in Bezug auf die Mütter bestimmt wurden (Matrilateralität), Abstammungsverhältnisse über die Mütter definiert waren (Matrilinearität), Ehemänner nach der Heirat im Haushalt der Ehefrauen wohnten (Matrilokalität), sie selbst sowie eheliche Kinder den Nachnamen der Frauen annahmen (Metronymie*) u. Entscheidungen über berufliche u. soziale Aktivitäten der Männer, Besitz, Erziehung u. Verheiratungen durch die Frauen getroffen wurden; im Übergang zum Patriarchat* entstanden Organisationsformen, in denen Schutz- u. Fürsorgepflicht sowie Strafgewalt gegenüber Familienmitgliedern vom (ältesten) Bruder der Mutter wahrgenommen wurden (sog. Avunkulat von lat. avunculus, Onkel). Typisch für matriarchal geprägte Kulturen sind die sog. Mutterreligionen*, die im Übergang zum Patriarchat durch Phalluskulte* ergänzt wurden (s Abb.). Aus der Übertragung des matriarchalischen Familienprinzips auf Staats- u. Gemeinwesen entstanden bei wenigen traditionellen Gesellschaften Westafrikas u. Asiens auch größere matriarchal geprägte soziale Organisationsformen. Sowohl die von J. J. Bachofen (1861) aufgestellte Hypothese, wonach das Matriarchat eine dem Patriarchat vorausgehende gesellschaftliche Entwicklungsstufe sei, die auf ein ungeregeltes Zusammenleben mit Promiskuität*, Gruppenehe* mit Polygamie* u. Mutterfamilie mit Mutterrecht* folge, als auch die Annahme von Friedrich Engels (1884), dass das Matriarchat einen Übergang vom Urkommunismus zum vorgeschichtlichen Sozialismus darstelle, werden heute nicht mehr als allgemein gültig angesehen.

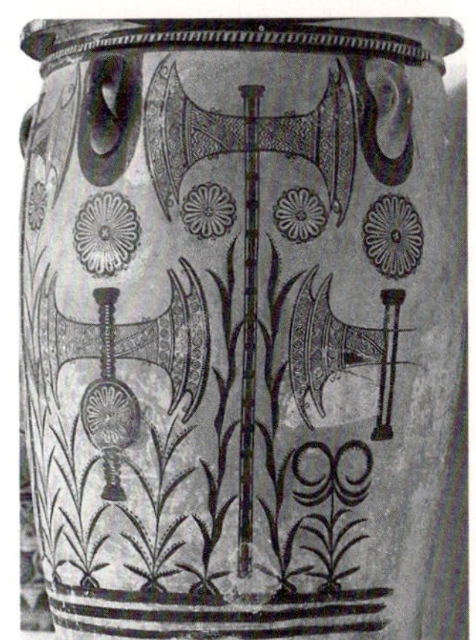

Matriarchat:
Vasenmalerei aus Kreta (vor 1400 v. Chr.) mit dem für matriarchale Kulturen typischen Symbol der Doppelaxt (einem Phallussymbol) und Mohnpflanzen, die in kretischen Ritualen als Rauschmittel bedeutsam waren.

Matriǀlinearität (lat. linea Linie) f: (soziol.) auch Mutterfolge; Fachbezeichnung für Verwandtschaftssysteme, bei denen Abstammung, Erbfolge* u. Namensgebung der mütterlichen Linie folgen, z.B. bei schottischen Clans*. Vgl. Mutterrecht.

Maturitas praeǀcox (lat. ~ Reife; ~ vorzeitig) f: (klin.) Fachbezeichnung für Frühreife bei Kindern u. Jugendlichen; i.e.S. verfrühte körperliche Entwicklung (Pubertas praecox), s. Pubertätsstörungen; i.w.S. auch verfrühte psychische Entwicklung, z.B. adaptiv infolge besonderer Lebensumstände.

Mauerǀblümchen: (allg.) Bezeichnung für Erysimum cheiri (gemeine gelbe Mauerblume, gelbe Levkoje od. Goldlack); im übertragenen Sinn Bezeichnung für ein nicht zum Tanz aufgefordertes Mädchen, das unbeachtet an der Wand im Tanzsaal sitzen bleibt; vgl. Singles.

Maulbeer|keim: (allg.) Bezeichnung für Morula*.

Maxi: (allg.) Bezeichnung für eine Moderichtung mit knöchellangen Kleidern, Röcken u. Mänteln, die in den 70er Jahren des 20. Jahrhunderts als Reaktion auf die Mini-Mode (s. Mini) aufkam.

Maya: (kult.) Bezeichnung einer im westlichen Mittelamerika zwischen 1. Jahrhundert v. Chr. (sog. Olmeken) u. 3.-9. Jahrhundert n. Chr heimischen Kultur (sog. Altes Reich); danach Rückzug auf die Halbinsel Yucatán (sog. Neues Reich), kurz vor der Eroberung durch Europäer infolge innerer Krisen Untergang der staatlichen Struktur mit Verlust der hoch entwickelten Kulturtechniken (insbesondere Architektur, Mathematik, Kalender mit ritueller Bedeutung u. a.). Religion ähnlich derjenigen der Azteken* mit Fruchtbarkeitsriten* u. Menschenopfern* vor dem Hintergrund einer vermutlich mutterrechtlichen Ordnung (vgl. Mutterreligionen). Heute verstehen sich einige Millionen Menschen als Nachfahren der Maya (mehrere Dialekte v. a. in Yucatán u. dem Hochland von Guatemala), sie praktizieren eine Religion, die Symbole des Christentums* (Kirchen, Heilige) im traditionellen Sinn deutet u. verwendet.

Mayer-Rokitanski-Küster-Hauser-Syndrom (Karl M., Anatom, Bonn, 1787-1865) n: s. Rokitanski-Küster-Hauser-Syndrom.

McCune-Albright-Syndrom (Donovan J. McC., Pädiater, New York, 1902-1976; Fuller A., Arzt, Boston, 1900-1966) n: (klin.) Bezeichnung für eine seltene Entwicklungsstörung infolge einer Mutation im Verlauf der Embryonalentwicklung mit Störungen des Knochenwachstums (polyostotische fibröse Dysplasie), der Hautpigmentierung (Pigmentflecke) u. der Östrogenwirkung; bei Mädchen (häufiger betroffen) kommt es zu einer Pseudopubertas praecox, während die Sexualentwicklung bei Jungen normal verläuft; vgl. Pubertätsstörungen.

McDougall, William (1871-1938): Arzt, London, Großbritannien, nach 1920 in Harvard (Massachusetts) u. Durham (North Carolina, USA); zahlreiche Forschungen u. a. zu Physiologie u. Sozialpsychologie, Parapsychologie, Psychologie sog. abnormer Persönlichkeiten sowie zum Leib-Seele-Problem; ferner Formulierung einer Theorie, nach der Instinkte* als emotional beeinflusster Ausdruck von Trieben* aufgefasst werden; vgl. Motivation, sexuelle.

MDA: (pharmak.) Abkürzung für **M**ethylen**d**ioxyamphetamin, s. Ecstasy; vgl. Amphetamine.

MDMA: (pharmak.) Abkürzung für **M**ethylen**d**ioxy**m**et**a**mphetamin, s. Ecstasy; vgl. Amphetamine.

Mead, Margaret (1901-1978): Soziologin u. Anthropologin, New York (USA); Studien u. a. zu Persönlichkeitsentwicklung in Kindheit u. Adoleszenz, ethnologische Forschungen zum Sexualverhalten (insbesondere zur Frage erworbener bzw. angeborener Verhaltenskomponenten, sog. Natur-Anlage-Problem) in traditionellen Gesellschaften der Süd-Pazifikregion u. Ozeaniens; vgl. Ethnologie.

Mediastinum testis (lat. quod per medium stat was in der Mitte steht) n: (anat.) Bezeichnung für einen von der Hodenkapsel (Tunica albuginea) ausgehenden, dorsal in das Hodeninnere reichenden Bindegewebewulst, der in die Scheidewände des Hodenmarks übergeht; enthält das Hodennetz (Rete testis) u. bildet mit diesem das Corpus Highmori (s. Hoden, Abb. 3).

Mediation (lat. mediator Mittler) f: (psychol.) Bezeichnung für Verfahren der Konfliktlösung, bei dem Dritte hinzugezogen werden, um die Ursachen des Konflikts zu ergründen, Gefühle beider Parteien ausdrückbar zu machen, die jeweiligen Interessen zu erörtern, Lösungen vorzuschlagen u. konkrete Schritte zur Beilegung des Konflikts einzuleiten. Ergebnis der Mediation soll immer eine ausgeglichene Vereinbarung zwischen den Parteien sein, die das Verhalten beider im Hinblick auf zukünftige Konfliktvermeidung festlegt. Dabei hört der Vermittler zu u. fördert Informationsaustausch, nimmt keine Partei, macht keine Vorwürfe u. versucht, die gegenseitige Achtung wiederherzustellen. Anwendung sowohl bei Partnerschaftskonflikten* als auch bei Konflikten am Arbeitsplatz od. in Ausbildungsstätten (Mobbing*) u. (alternativ zur gerichtlichen Klärung) als Schiedsverfahren in zivilrechtlichen Streitfällen.

Medica Mondiale: Name einer internationalen Organisation zur interdisziplinären Unterstützung sexuell traumatisierter Frauen in Kriegs- u. Krisengebieten; im Vordergrund stehen neben politischer Arbeit u. Dokumentation von Kriegsverbrechen an Frauen die Unterstützung in Frauentherapiezentren, in denen gynäkologische, psychosoziale u. psychotherapeutische Hilfen angeboten werden. Sitz der deutschen Sektion von Medica Mondiale ist Köln (http://www.medicamondiale.org).

Medien (lat. medium Öffentlichkeit) f pl: (allg.) Sammelbezeichnung für die Formen u. technischen Mittel zur Weitergabe von Informationen als Ton-, Schrift- od. Bilddokumente; der Begriff ersetzt im juristischen Sprachgebrauch allmählich die (ähnlich umfassend gemeinte) Bezeichnung „Schriften"; vgl. Schriften, pornographische.

Medikamente, erektions|fördernde (lat. medicamentum Heilmittel) n pl: (pharmak.) Sammelbezeichnung für Arzneimittel, die über unterschiedliche Wirkungsmechanismen das Zustandekommen, die Dauer bzw. die Qualität einer Erektion positiv beeinflussen. Nach Wirkungsort bzw. Wirkungsmechanismus können unterschieden werden: **1.** Phosphodiesterasehemmer (PDE-5-Hemmer), z. B. Sildenafil* (Viagra), Tadalafil* (Cialis), Vardenafil* (s. Erektion, Abb.); **2.** zentral wirksame Substanzen, z. B. Apomorphin*, Naltrexon*, Yohimbin*; **3.** in die Penisschwellkörper zu injizierende Substanzen, z. B. Alprostadil* (Prostaglandin E_1), Phentolamin*, Papaverin*, VIP*; **4.** Substanzen mit unterschiedlichen Angriffspunkten, z. B. Bamethan*, Trazodon*. Auch bestimmte Aphrodisiaka* wirken erektionsfördernd.

Medikamenten|wirkungen, sexuelle: (pharmak.) Sammelbezeichnung i. e. S. für teils er-

wünschte, teils unerwünschte Wirkungen der (medizinisch begründeten) Einnahme von Arzneimitteln auf die sexuelle Funktion u. das sexuelle Erleben, i. w. S. auch für Wirkungen auf Spermienbildung, Eizellreifung u. die Entwicklung von Embryo u. Fetus.
Sexuelle Medikamentenwirkungen i. e. S. sind fast immer dosisabhängig, sie können in Stimulation od. Hemmung bestehen u. die sexuelle Motivation (Appetenzstörungen*) od. die Sexualreaktion selbst betreffen (sexuelle Erregungsstörungen*, Orgasmusstörungen*, sexuelle Erlebnisstörungen*); vgl. Sexualstörungen, substanzbedingte.
Stimulationen sind u. U. die erwünschte Wirkung einer Hormon*-Ersatztherapie, einer Behandlung mit erektionsfördernden Medikamenten*, seltener auch mit Psychostimulanzien* od. Aphrodisiaka*; als unerwünschte Wirkungen können sie z. B. bei Behandlung mit Schilddrüsenhormonen auftreten.
Hemmungen sind überwiegend unerwünschte Wirkungen; sie werden von einer Vielzahl von Einzelstoffen ausgelöst, die über eine Beeinflussung der verschiedenen an der Sexualreaktion beteiligten Systeme (Neurotransmitter, Hypothalamus-Hypophysensystem, Synthese von Sexualhormonen u. a.) od. über andere Mechanismen (Gefäßwirkungen, Sedierung) die Sexualreaktion verändern; sie werden gehäuft beobachtet bei Einnahme von: **1.** kardiovaskulär wirksamen Medikamenten, z. B. Diuretika, Alpha- u. Betarezeptorenblocker (Antihypertensiva); **2.** Psychopharmaka, z. B. Neuroleptika, Antidepressiva u. Tranquilizer, Schlafmittel u. stark wirksame Schmerzmittel (v. a. Opiate); **3.** Hormone u. hormonähnlich wirksame Medikamente, z. B. Antiandrogene (zur Behandlung von Akne, Glatzenbildung, in hormonellen Kontrazeptiva), LH-RH-Analoga, Östrogene, Gestagene u. Hormone der Nebennierenrinde, od. Medikamente mit hormoneller Begleitwirkung, z. B. Metoclopramid, Cimetidin, Ranitidin; **4.** andere Stoffklassen, z. B. antivirale Medikamente (Proteasehemmer zur Behandlung von HIV-Infektionen), einige Antimykotika bzw. antiparasitäre Mittel, Zytostatika.
In eher seltenen Fällen sind hemmende Wirkungen erwünscht, z. B. im Rahmen der kontrahormonalen Therapie abweichenden Sexualempfindens (sog. chemische Kastration, s. Cyproteronacetat), od. im Rahmen der Behandlung von psychischen Störungen mit erheblich gesteigerter sexueller Appetenz od. Aktivität.
Neben pharmakologischen Faktoren sind Ausmaß u. subjektive Bedeutsamkeit sexueller Medikamentenwirkungen in erheblichem Maß abhängig von der Art der Grunderkrankung (vgl. Krankheit) u. der psychischen Verarbeitung der Krankheitsfolgen (vgl. Coping). Die Unterscheidung zwischen reaktiven u. medikamentenbedingten Störungen kann u. U. schwierig sein. Zu denken ist an eine unerwünschte Medikamentenwirkung, sofern von Patienten ein zeitlicher Zusammenhang zwischen Einnahme u. Auftreten der Störungen berichtet wird, sofern von den fraglichen Substanzen bekannt ist, dass sie sexuelle Wirkungen haben können, u. sofern die berichtete Störung nicht durch andere Ursachen erklärt werden kann (Sexualanamnese, Gebrauch von Rauschmitteln erfragen).
Folgen für die Therapie können sich auf mehreren Ebenen ergeben: Soweit möglich u. gewünscht, sollte das Medikament od. seine Dosierung verändert werden; soweit dies nicht möglich ist, sollten einerseits kompensierende Verordnungen erwogen werden (z. B. erektionsfördernde Medikamente*), andererseits Beratungen über alternative Formen sexueller Begegnungen od. Bewältigungsstrategien angeboten werden.

Meditation (lat. meditatio Nachdenken) f: (psychol.) Sammelbezeichnung für Übungen zur Bewusstseinserweiterung u. willentlichen Steuerung psychischer Prozesse, die ihren Ursprung überwiegend in den Traditionen östlicher Kulturen haben (insbesondere Buddhismus* u. dessen tibetische u. japanische Abwandlungen); heute verbreitete Anwendung im Rahmen sog. innovativer Psychotherapien*, begleitend zu Körpertherapien* od. als individuelle Methode zur Entspannung, Stressbewältigung, Stärkung von Selbstvertrauen u. psychischem Wohlbefinden. Aus der Sicht des Meditationsmodells bildet das gewöhnliche Wachbewusstsein infolge zahlreicher zugleich stattfindender unterschwelliger Gedanken u. Vorstellungen eine Art Trancezustand, der durch meditative Konzentration auf bestimmte Körperfunktionen (v. a. Atmung) od. bildliche Vorstellungen überwunden werden kann; deutliche körperliche u. psychische Wirkungen von Meditation sind gesichert. Meditation ist ein langsamer kumulativer Prozess, der unter Anleitung leichter erlernt wird u. allmählich persönlichkeitsverändernde Wirkungen hat, wie sie auch im Rahmen von Psychotherapie angestrebt werden; daher dienen meditative Techniken in zahlreichen Therapieverfahren der Beeinflussung der Wahrnehmung, z. B. durch bewusste Fokussierung auf bestimmte Vorstellungen od. (als sog. Diffusion) durch Erlernen ganzheitlicher Empfindungen.

„Willst Du wissen, ob dies wahr ist, schau in Deine eigene Seele hinein."
Tibetisch

Medizin|ethik (lat. ars medicina ärztliche Kunst) f: (kult.) Teilgebiet der Ethik*, das sich mit ethischen Fragen im medizinischen Bereich befasst; entstanden in der zweiten Hälfte des 20. Jahrhunderts, widmete sich Medizinethik zunächst Fragen ärztlichen Handelns (z. B. Feststellung des Todeszeitpunkts, Beendigung einer ärztlichen Behandlung), zunehmend wurden weitere medizinische Berufsgruppen (Pflege u. a.) sowie Interessen von Patienten thematisiert. Wichtige Grundlagen bilden der „Eid des Hippokrates" (4. Jahrhundert v. Chr.), das „Genfer Ärztegelöbnis" (1948) sowie die „Deklaration von Helsinki" des Weltärztebundes in der jeweils aktualisierten Fassung. Wichtige Themen der Medizinethik sind zurzeit Fragen nach Beginn u. Ende menschlichen Lebens (vgl. Zeugung, Euthanasie), Gentechnik (z. B. Forschung an embryonalen Stammzellen*, Präimplantationsdiagnostik*), die Erforschung neuer Behandlungsmethoden (z. B. ethische Beurteilung von Therapiestudien durch sog. Ethik-Kommissionen) sowie Besonderheiten des Arzt-Patient-Verhältnisses (z. B. Schweigepflicht*).

Medizin, forensische f: (klin.) auch gerichtliche Medizin, s. Rechtsmedizin.

Meeres|früchte: (allg.) Sammelbezeichnung für Meeresfische u. Meerestiere (Austern, Muscheln u. a.); im Volksglauben wird ihnen seit der griechischen Antike eine sexuell stimulierende Wirkung zugeschrieben, die darauf beruhen soll, dass ihnen Kräfte der aus dem Meer hervorgegangenen Liebesgöttin Aphrodite* innewohnen; vgl. Aphrodisiaka.

Megalo|manie (gr. μεγαλ- groß-) f: (psychiat.) wenig gebräuchliche Fachbezeichnung für Größenwahn*.

Mehrfach|befruchtung: s. Polysemie.

Mehrlinge: (gebh.) Bezeichnung für zwei od. mehr Kinder, die gleichzeitig während einer Schwangerschaft heranwachsen u. nacheinander geboren werden; bei Primaten insgesamt selten, beim Menschen bei genetischer Veranlagung sowie nach Hormonbehandlung der Mutter häufiger, z. B. bei Fertilitätsbehandlung u. künstlicher Befruchtung (hier etwa jede 4. Schwangerschaft). **1. Zwillinge*:** 1:80-90 Geburten, meist als eineiige, seltener als zweieiige Zwillinge (s. Abb. dort); **2. Drillinge:** 1:15-20 000 Geburten; **3. Vierlinge:** natürlicherweise bei ca. 1:510 000 Geburten; **4. Fünflinge:** natürlicherweise bei ca. 1:41 Millionen Geburten. Darüber hinaus ist es beim Menschen bis zur Geburt von Achtlingen gekommen. Mit der Zahl der Mehrlinge steigt für die Kinder sowohl das Risiko intrauteriner Komplikationen, als auch das Geburtsrisiko (Frühgeburt, Lageanomalien, Wehenschwäche, Plazentainsuffizienz mit Mangelversorgung, Blutungen), die Sterblichkeit ist im Vergleich zur Einlingsschwangerschaft erhöht.

Mehrlings|schwangerschaft: (gebh.) Bezeichnung für Schwangerschaft mit zwei od. mehr Kindern; Hinweise auf eine Mehrlingsschwangerschaft geben: **1. sichere Zeichen:** Nachweis von zwei od. mehr Feten in der Ultraschalldiagnostik (Sonographie), Nachweis fetaler Herztöne von ungleicher Frequenz in der fetalen Elektrokardiographie; **2. unsichere Zeichen:** großer Leibesumfang, übernormaler Fundushochstand, Tastbefund vieler kleiner u. mindestens drei großer Teile (z. B. zwei Köpfe, ein Steiß). Mehrlingsschwangerschaften sind mit einem erhöhten Risiko für die Kinder (vgl. Risikoschwangerschaft), vermehrten Geburtskomplikationen* und meist einem niedrigeren Geburtsgewicht verbunden.

Mehr|verkehrs|einrede: (jurist.) auch Exceptio plurium; Behauptung eines Mannes, der als Vater eines Kindes in Frage kommt (Vaterschaftsvermutung*), die Mutter habe während der gesetzlichen Empfängniszeit* noch mit mindestens einem anderen Mann Geschlechtsverkehr gehabt; der Beweis des Mehrverkehrs begründet die Möglichkeit, dass die Vaterschaftsvermutung unzutreffend sein könnte; die weitere Klärung kann mit Abstammungsgutachten* erfolgen.

Meiose (gr. μείωσις Verkleinerung) f: (biol.) auch Reifungsteilung, Reduktionsteilung; s. Zellteilung.

Mekonium (gr. μήκων Mohn) n: (gebh.) Fachbezeichnung für Kindspech; der während der intrauterinen Entwicklung gebildete, schwärzlich-grünliche Stuhl des Kindes, der ab der ca. 12.-14. Stunde bis zum 4. Tag entleert wird; besteht u. a. aus abgeschilferten Darmzellen, Gallefarbstoffen, Lanugohaaren.

Melano|tropin (gr. μελαν- schwarz-, τροπή Wende) n: (endokrin.) bedeutungsgleich mit Melanozyten-stimulierendes Hormon (MSH); s. Hypophysenhormone.

Melano|zyten-stimulierendes Hormon n: (endokrin.) Abkürzung MSH, auch Melanotropin; s. Hypophysenhormone.

Melano|zyten-stimulierendes-Hormon-Inhibiting-Hormon n: (endokrin.) Abkürzung MSH-IH; s. Hypothalamushormone.

Melano|zyten-stimulierendes-Hormon-Releasing-Hormon n: (endokrin.) Abkürzung MSH-RH; s. Hypothalamushormone.

Melasma uterinum (gr. μέλασμα Hautverfärbung) f: (dermatol.) historische Fachbezeichnung für Chloasma* uterinum.

Melde|pflicht: (jurist.) **1.** Bezeichnung für die in Deutschland in verschiedenen Gesetzen od. sonstigen Bestimmungen geregelte Pflicht zur Meldung bestimmter Krankheiten u. Unfälle an staatliche Stellen, z. B. von Verdachts-, Erkrankungs- od. Todesfällen an bestimmten Infektionskrankheiten nach dem Infektionsschutzgesetz*, von In*-vitro-Fertilisationen in sog. IVF-Registern, von Berufskrankheiten nach der Berufskrankheitenverordnung, von Vergiftungen nach dem Chemikaliengesetz, von radioaktiven Zwischenfällen nach der Strahlenschutzverordnung, von Arzneimittelzwischenfällen u. Qualitätsmängeln nach dem Arzneimittelgesetz bzw. der Apothekenbetriebsordnung u. a. Zur Meldung von Infektionskrankheiten verpflichtet sind in erster Linie die diagnostizierenden bzw. behandelnden Ärzte bzw. Tierärzte, aber auch andere mit der Behandlung beruflich befasste Personen, Hebammen, Kapitäne von Seeschiffen sowie Leiter von Pflege- od. Vollzugseinrichtungen, Lagern, Sammelunterkünften u. a.; vgl. Infektionsschutzgesetz, Infektionen, sexuell übertragbare.
2. i. w. S. auch für andere Zusammenhänge verwendet, z. B. für die in den Meldegesetzen der Bundesländer vorgeschriebene Pflicht aller Einwohner, sich innerhalb bestimmter Fristen beim zuständigen Einwohnermeldeamt anzumelden.

Membrum virile (lat. ~ Glied) n: (anat.) Fachbezeichnung für Penis*.

Ménage à trois (frz. ~ ~ Ehe zu dritt) f: veraltete Bezeichnung für ein Dreiecksverhältnis*; vgl. Triolismus.

Men|arche (gr. μήν Monat) f: (physiol.) Fachbezeichnung für das erste Auftreten einer Menstruation* als Hinweis auf die beginnende Produktion von Ovarialhormonen (nicht unbedingt auch Hinweis auf eine vorausgegangene Ovulation einer reifen Eizelle); der Zeitpunkt der Menarche variiert erheblich in Abhängigkeit von genetischer Disposition, ethnischer Zugehörigkeit, Klima u. Ernährung, er liegt in Mittel-

M

europa bei 11-13 Jahren. Deutlich abweichende Zeitpunkte werden bei einzelnen Naturvölkern beobachtet (¡Kung 16 Jahre, Inuit 20 Jahre); man vermutet einen Zusammenhang zwischen später Menarche u. zuckerarmer Ernährung. Insgesamt ist in allen Industriestaaten ein säkularer Trend zu früherer Menarche zu beobachten (Akzeleration*): In den USA fand sie im Jahr 1900 mit etwa 14 Jahren statt, sie tritt heute bei afroamerikanischen Mädchen durchschnittlich mit 12,1 Jahren, bei weißen Mädchen mit 12,9 Jahren ein, s. Pubertät (Tab. 1).

Men|arche, prä|mature f: (klin.) auch Menstruatio praecox; Fachbezeichnung für das deutlich verfrühte Eintreten der Menarche* (Pubertas praecox); Normvariante od. Folge organischer Krankheiten, z. B. hormonproduzierender Tumoren, s. Pubertätsstörungen.

Mendel, Johann Gregor (1822-1884): Lehrer, dann Augustinerpater in Brünn; ermittelte 1865 die Regeln der Vererbung* autosomaler, nicht gekoppelter Gene (sog. Mendel-Gesetze).

Mendel-Gesetze: (biol.) Bezeichnung für empirisch von G. Mendel (1865) ermittelte Regeln der Vererbung* autosomaler, nicht gekoppelter Gene; **1. Uniformitätsregel:** Individuen der ersten Filialgeneration (F_1) aus der Kreuzung reinerbiger Eltern sind untereinander phänotypisch u. genotypisch gleich. **2. Spaltungsregel:** Individuen der zweiten Filialgeneration (F_2), die aus Selbst- od. Geschwisterbefruchtung der F_1-Generation entstehen, spalten sich phänotypisch immer im Verhältnis 1 : 2 : 1 auf; aus heterozygoten Elternpaaren entstehen 50 % homozygote u. 50 % heterozygote Individuen. **3. Unabhängigkeitsregel:** Wenn sich die zur Kreuzung kommenden Individuen in mehr als einem Merkmalspaar unterscheiden, so verhalten sich die einzelnen Merkmalspaare in Bezug auf die Spaltung unabhängig voneinander u. jedes Merkmals- bzw. Faktorenpaar wird entsprechend der Spaltungsregel so verteilt, dass (zumindest statistisch) alle theoretisch möglichen Kombinationen auftreten (sog. Rekombinationsgesetz).

Meno|pause (gr. μήν Monat, παύω aufhören) f: (klin.) Fachbezeichnung für das endgültige Ausbleiben der Menstruation* im Rahmen der Wechseljahre der Frau; heute meist zwischen 45. u. 50. Lebensjahr bei säkularem Trend zu späterer Menopause; vgl. Klimakterium.

Meno|pausen|gonado|tropin, humanes n: (endokrin.) auch Urogonadotrophin; s. HMG.

Menor|rhagie (gr. ῥήγνυμι durchbrechen) f: (gynäkol.) Fachbezeichnung für verlängerte (mehr als sieben Tage dauernde) u. evtl. verstärkte Menstruationen, die in normalem zeitlichen Abstand auftreten; vielfältige Ursachen, z. B. Infektionen od. Tumoren von Uterus od. Eierstöcken, hormonelle Störungen, Gerinnungsstörungen, Stoffwechselkrankheiten; vgl. Menstruationsstörungen (Abb.).

Menor|rhö f: Fachbezeichnung für Menstruation*; in Zusammensetzungen gebräuchlich (z. B. Amenorrhö, Dysmenorrhö).

Meno|stase (gr. στάσις Stillstand) f: (gynäkol.) ungebräuchliche Fachbezeichnung für Amenorrhö*.

Mensch: (biol.) Homo sapiens; zu den Menschenaffen gehörige Art (s. Primaten), deren eigenständige Evolution (s. Abstammungslehre) sich inzwischen bis ca. 7 Mio. Jahre zurückverfolgen lässt (2002 Entdeckung des **Sahelanthropus tchadensis**, der sich bereits deutlich von den heutigen nichtmenschlichen Primaten unterscheidet). Zusammen mit zahlreichen weiteren Funden (z. B. **Australopithecus-Arten** seit ca. 4 Mio. Jahren) ergibt sich inzwischen der Eindruck, dass die Entwicklung des Menschen über verschiedene ausgestorbene, voneinander unabhängige Linien afrikanischer Hominiden-Arten erfolgte, die sich wohl zudem (infolge sehr geringer genetischer Verschiedenheit) untereinander paaren konnten u. vor ca. 3-2,5 Mio. Jahren zur Gattung **Homo** führten (Homo habilis, Homo erectus, archaischer Homo sapiens). Kennzeichnend für diese frühe Phase sind die Entwicklung des aufrechten Gangs u. eine deutliche Vergrößerung des Gehirns (mit entsprechenden Veränderungen v. a. des Becken- u. Schädelskeletts, s. Geburtskomplikationen) sowie die mit einer langen frühkindlichen Entwicklung verbundene Differenzierung von verbaler Kommunikation u. sozialer Organisation. Seit etwa 2 Mio. Jahren sind Wanderungsbewegungen afrikanischer Hominidenarten in andere Kontinente nachweisbar. Vor ca. 200 000 Jahren Entstehung des heutigen **Homo sapiens**, der auf seinen Wanderungen (aus Afrika bis Westasien vor 100 000 Jahren, bis Mittelasien u. Australien vor 60-40 000 Jahren, bis Europa u. Ostasien vor 35-15 000 Jahren, bis Nord- u. Südamerika vor 12 000 Jahren) die übrigen Hominidenarten (Homo neanderthalensis u. a.) verdrängte (Phylogenese*). Die heute feststellbare genetische Varianz der Bevölkerungen der verschiedenen Kontinente ist minimal.

Die **kulturelle Entwicklung** aller Hominiden ist gekennzeichnet durch Erlernen des Umgangs mit Feuer u. zunehmenden Werkzeuggebrauch, der beim Menschen in der Jungsteinzeit (vor 40-12 000 Jahren) eine deutliche Differenzierung erfährt (vielfältige Werkzeuge, neue Werkstoffe mit deutlicher regionaler Differenzierung).

Die **psychische Entwicklung** des Menschen spiegelt sich (seit ca. 30 000 Jahren) in Höhlenmalereien, die überwiegend als Ausdruck mythologischen Denkens (Mythologie*) u. eines Bewusstseins für Transzendenz (Religionen*) interpretiert werden, sowie in frühen Bestattungsritualen u. Grabbeigaben (Kunst).

In allen Kulturen spiegelt sich eine Bewusstheit über Fortpflanzung u. Sexualität früh in Schöpfungsmythen* u. Fruchtbarkeitsriten*, die in ihrer konkreten Ausformung der Entwicklung der sozialen Organisation (vom Matriarchat* in den meisten Kulturen zum Patriarchat*) entsprechen; vgl. Mutterreligionen.

Die von Judentum*, Christentum* u. Islam* geprägte südwestasiatisch-europäische Kultur erlangte im Verlauf der letzten 2000 Jahre gegenüber allen anderen Kulturen entscheidendes Übergewicht durch intensive Entwicklung von Wissenschaft u. Technik, verbunden mit aggressiven Eroberungszügen, so dass auch deren soziale Organisation (Familie*) u. Bewertungssysteme (Moral*, Ethik*) zu weltweit gültigen Normvorstellungen wurden; vgl. Menschenrechte, sexuelle.

Bevölkerungswachstum* u. fortschreitende technisch-ökonomische Entwicklung führen heute zu erheblicher Instabilität des Lebensraums u. zu Nachteilen für weite Kreise der menschlichen Bevölkerung. Die Vorstellung greift Platz, dass eine weitere Evolution des menschlichen Bewusstseins (z. B. auch als sexuelle Revolution*) für sein Überleben als Art unabdingbar (aber auch wahrscheinlich) sein könnte.

Menschen|fresserei: (allg.) Bezeichnung für Kannibalismus*.

Menschen|handel: (allg.) Sammelbezeichnung für jede Art der Überlassung der Verfügungsgewalt über einen Menschen an Dritte gegen Entgelt; s. Kinderhandel, Adoptionshandel, Heiratshandel, Sklaverei.
(jurist.) wesentlich enger gefasste Bezeichnung für die Veranlassung von Menschen zur Prostitution* unter Ausnutzung einer Zwangslage od. zu sexuellen Handlungen* mit Dritten unter Ausnutzung einer durch Aufenthalt im Ausland entstandenen Hilflosigkeit (§ 180b StGB, frühere Bezeichnung Frauen- u. Mädchenhandel), um einen Vermögensvorteil zu erlangen; für heranwachsende Opfer unterhalb einer Schutzaltersgrenze* von 21 Jahren gilt der Tatbestand auch ohne Ausnutzen einer Hilflosigkeit als erfüllt (internationales Recht). Als schwerer Menschenhandel (§ 181 StGB) wird bestraft, wenn der Täter die Aufnahme od. Fortsetzung der Prostitution durch Gewalt, Drohung od. List erzwingt, wenn er das Opfer entführt u. die hierdurch entstehende Hilflosigkeit ausnützt od. wenn er gewerbsmäßig Prostituierte im Ausland anwirbt. Die Beschränkung des Tatbestands auf die Veranlassung zu sexuellen Handlungen ist international umstritten, ein Protokoll der UNO (2000) legt daher fest, auch andere Formen der Sklaverei* u. Leibeigenschaft sowie die Entnahme von Körperorganen (auch bei Vorliegen einer Einwilligung, sofern eine Zwangslage ausgenutzt wurde, bei Kindern in jedem Fall) als Menschenhandel zu betrachten; eine entsprechende Erweiterung der gesetzlichen Definition in Deutschland ist in Vorbereitung.
(sexol.) liegen nur sehr grobe Schätzungen über das Ausmaß des Problems vor; dies gilt insbesondere für die Sexindustrie* in Ferienzielen (s. Sextourismus). Für Europa wird angenommen, dass jährlich etwa 120 000 Frauen (in über 99 % der Fälle betroffen) u. Kinder Opfer von Menschenhandel werden u. dabei ein Jahresumsatz von 8-15 Milliarden Euro erzielt wird; häufig finden Vermischungen mit Heiratshandel* statt, indem zunächst Ehen geschlossen werden, dann Prostitution erzwungen wird, auch verdeckte Formen des Kinderhandels*, indem zunächst eine Ehe geschlossen u. dann in die Ehe mitgebrachte Kinder sexuell missbraucht werden. Die rechtliche Lage der Opfer von Menschenhandel wird in Deutschland dadurch kompliziert, dass sie nach deutschem Recht häufig gegen das Ausländerrecht verstoßen u. daher von Abschiebung bedroht sind; dies genügt in vielen Fällen, um sie zur Ausübung od. Fortsetzung der Prostitution zu zwingen. Anzeigenden Opfern steht heute eine Bedenkfrist von vier Wochen, bei Aussagebereitschaft eine Duldung bis zum Abschluss des Prozesses zu, es wird eine Zufluchtswohung gestellt, eingeschränkt Sozialhilfe gewährt u. Rechtsbeistand gegeben; nicht gestattet werden in diesem (evtl. mehrjährigen) Zeitraum die Aufnahme einer Berufsausbildung od. der Nachzug von Familienangehörigen, auf psychologische Betreuung besteht kein Anspruch; nach Abschluss des Verfahrens erfolgt meist eine Abschiebung in die Herkunftsländer. In den meisten Großstädten gibt es inzwischen Beratungsstellen für Opfer von Menschenhandel u. Heiratshandel; Kontakte über den bundesweiten Koordinierungskreis gegen Frauenhandel u. Gewalt (KOK, http://www.kok-potsdam.de).

Menschen|opfer: (kult.) Bezeichnung für die rituelle Tötung von Menschen im Rahmen der Verehrung von Gottheiten; belegbar seit prähistorischen Gesellschaften, erst später Ablösung durch Opferungen von Tieren od. Pflanzen erkennbar: Die Menschen gaben den Gottheiten (z. B. weiblichen Muttergottheiten) zurück, was diese wachsen ließen, damit sie erneute Fruchtbarkeit gewährten (vgl. Mutterreligionen); das geopferte Leben erfüllte seinen Sinn auch ohne Wachstum u. Fortpflanzung (vgl. Stammesreligionen); geopfert zu werden war u. U. ein Privileg mit langer Vorbereitung, od. auch Strafe, die Gefangenen zuteil wurde. In den drei mittel- u. südamerikanischen Hochkulturen der Maya*, Azteken* u. Inka*, im Vorderen Orient, in Indien, bei den frühgeschichtlichen Bewohnern der britischen Inseln (Stonehenge), bei den Kelten u. bei Römern u. Germanen waren Menschenopfer üblich. Ritualmorde in Formen des heutigen Satanismus* können in dieser Tradition gedeutet werden.

Menschen|rechte, sexuelle: (allg.) Bezeichnung für sexuelle Grundrechte, die allen Menschen garantiert werden sollten; in der UN-Menschenrechtskonvention (1948) u. der Europäischen Menschenrechtskonvention (1950) nur in Ansätzen formuliert, durch nachfolgende Vereinbarungen zwar zum Teil inzwischen internationales Recht, aber weiterhin nicht zusammenfassend erklärt. Die World* Association for Sexology verabschiedete auf ihrem 14. Weltkongress (Hong Kong 1999) einen Vorschlag, der u. a. folgende Rechte definiert: **1.** sexuelle Freiheit; **2.** sexuelle Autonomie, Integrität u. Sicherheit; **3.** Schutz der sexuelle Privatsphäre; **4.** sexuelle Gleichheit; **5.** sexuelle Lust; **6.** Ausdruck sexueller Emotionen; **7.** Freiheit der sexuellen Partnerwahl; **8.** freie u. verantwortliche Entscheidung über Elternschaft; **9.** sexuelle Information nach wissenschaftlichem Kenntnisstand; **10.** umfassende sexuelle Aufklärung u. Erziehung; **11.** sexuelle Gesundheitsfürsorge. Darüber hinaus wird angesichts der Entwicklungen von Genetik und Gentechnologie auch **12.** ein Recht auf natürliches Erbgut u. Schutz vor Diskriminierung aufgrund von Erbanlagen gefordert.

Menschen|scheu: (allg.) Bezeichnung für ängstliche Zurückhaltung gegenüber Menschen; eine stark ausgeprägte Furcht gegenüber anderen Menschen wird als Anthropophobie* bezeichnet; vgl. Sozialangst.

Menses (lat. mensis Monat) m pl: (klin.) Fachbezeichnung für das Menstruationsblut; i. w. S. veraltete Bezeichnung für Menstruation*.

Mensinga-Pessar (Wilhelm Peter Johann M., Gynäkologe, Flensburg, 1836-1910) n: (sexol.) Bezeichnung für ein 1878 entwickeltes u. ab 1882 allgemein angebotenes, heute nicht mehr verwendetes Okklusivpessar*.

Menstruation (lat. menstreus allmonatlich) f: (physiol.) Fachbezeichnung für die mit Blutungen einhergehende regelmäßige Abstoßung der Schleimhaut des Uterus im Rahmen des Endometrialzyklus* zwischen Pubertät (Menarche) u. Klimakterium (Menopause) außer bei Schwangerschaft; Ausfließen von 50-100 ml Sekret aus (wenig gerinnbarem) Blut, Zellresten u. Schleim während 3-5 Tagen; evtl. treten sog. Komplementärblutungen anderer Schleimhäute auf (vikariierende Menstruation, z. B. der Nase). Abweichungen in Dauer, Rhythmus u. Menge, extragenital u. nach der Menopause auftretende Blutungen gelten als pathologisch u. sind diagnostisch zu klären; s. Zyklusstörungen, Postmenopause. Ratsam sind persönliche Aufzeichnungen über Daten u. Stärke der Menstruation sowie eventuelle Beschwerden (Menstruationskalender*). Die sexuelle Erregbarkeit ist während der Menstruation oft eher verstärkt u. allenfalls in Abhängigkeit von soziokulturellen Einflüssen u. körperlicher Befindlichkeit (Dysmenorrhö*) u. U. vermindert.
In wohl allen Kulturen hat der Menstruationszyklus eine überragende Bedeutung als körperliches Zeichen der Fruchtbarkeit (Äquivalent der Samenflüssigkeit, s. Fruchtbarkeitsriten) u. als eine in verschiedener Weise tabuisierte typisch weibliche Sexualfunktion (s. Menstruationstabus); dabei wird sehr verbreitet angenommen, die Menstruation reinige den Körper u. scheide giftige Stoffe aus, die sowohl für die Frauen selbst als auch für ihre Umgebung ein Gesundheitsrisiko darstellten (s. Hexen); noch zu Beginn des 20. Jahrhunderts wurde in der klinischen Medizin ein sog. Menotoxin diskutiert u. als Begründung für eingeschränkte Schuldfähigkeit bei Straftaten während der Menstruation diskutiert (s. Menstruationsdelikte).

Menstruations|beschwerden: (klin.) Sammelbezeichnung für die auch als Dysmenorrhö* bezeichneten Beschwerden im Zeitraum der Menstruation; vgl. Zyklusbeschwerden.

Menstruations|binde: (allg.) Bezeichnung für Mull-Zellstoff-Vorlage (heute z. T. mit synthetischen Saugstoffen) zur Aufnahme weiblicher Genitalsekrete, insbesondere von Menstruationsblut, die vor den Scheideneingang gelegt u. mit einem speziellen Gürtel od. in der Unterwäsche getragen wird (sog. Slipeinlage). Zur Vermeidung von Geruchsentwicklungen wird ein Wechsel alle 2-4 Stunden empfohlen; vgl. Menstruationshygiene.

Menstruations|delikte (lat. delictum Vergehen) n pl: (jurist.) veraltete Fachbezeichnung für psychisch bedingte Delikte von Frauen während der Menstruation; historisch wurde angenommen, dass z. B. hormonelle Faktoren während der Menstruation eine psychische Instabilität u. damit eine besondere Neigung zu Straftaten (z. B. Diebstahl) begründen könnten.

Menstruations|fetischismus m: (sexol.) Bezeichnung für eine Form des Fetischismus*, bei der Sexualkontakte während der Menstruation u. die Beschäftigung mit Menstruationsblut als sexuell besonders erregend erlebt werden.

Menstruations|hygiene f: (sexol.) Sammelbezeichnung für Maßnahmen zur Körperpflege im Zeitraum der Menstruation, insbesondere das Aufnehmen von Menstruationsblut mit Menstruationsbinden*, Scheidentampons* od. Menstruationsschwämmchen*; unter medizinischen Gesichtspunkten sind Menstruationsbinden vorzuziehen (keine Störung der Scheidensekretion, keine Behinderung der Blutung). Auch bei Menstruation genügt zur Intimhygiene* das Waschen od. Duschen von äußeren Sexualorganen u. Scheideneingang, nicht empfohlen werden Vaginalspülungen* u. Vollbäder.

Menstruations|kalender: (allg.) Bezeichnung für persönliche Aufzeichnungen (Tagebuch) über Menstruationen; es werden Daten, Stärke der Blutung an den einzelnen Tagen sowie eventuelle Menstruationsbeschwerden* notiert. Anwendung zur Bestimmung der voraussichtlichen fruchtbaren Tage, z. B. im Rahmen der sog. Kalendermethode* zur Kontrazeption, od. zur Bestimmung des Konzeptionsoptimums* bei Kinderwunsch; daneben allgemein empfohlen, um bei Bedarf die klinische Beurteilung von Zyklusstörungen* zu vereinfachen.

Menstruations|neurose f: (psychiat.) Fachbezeichnung für eine Neurose*, deren Auftreten in ursächlichen Zusammenhang mit der Menstruation gebracht wird (z. B. aufgrund einer fehlenden Akzeptanz der eigenen Geschlechtsrolle); wissenschaftlich stets kontrovers beurteilt, wird das eigenständige Auftreten von Menstruationsneurosen heute mehrheitlich bezweifelt.

Menstruations|psychose f: (psychiat.) Fachbezeichnung für eine Psychose*, deren Auftreten in ursächlichen od. zeitlichen Zusammenhang mit der Menstruation gebracht wird; wissenschaftlich stets kontrovers beurteilt, wird das eigenständige Auftreten von Menstruationspsychosen heute mehrheitlich bezweifelt.

Menstruations|regulierung: (sexol.) wenig gebräuchliche, verschleiernde Fachbezeichnung für Karman*-Methode.

Menstruations|schwämmchen: (allg.) Bezeichnung für eigroße Naturschwämme mit Rückholband zur Aufnahme von Menstruationsblut; heute ungebräuchlich, da sie in kurzen Abständen gründlich gereinigt werden müssen u. Artenschutzgesichtspunkte gegen ihre Verwendung sprechen.

Menstruations|störungen: (klin.) Sammelbezeichnung für Störungen des Endometrialzyklus*; **1.** Fehlen von Menstruationen (Amenorrhö*, Kryptomenorrhö*); **2.** Anomalien der Blutungen (s. ums. Abb.): **a)** der Häufigkeit (Oligomenorrhö*, Polymenorrhö*); **b)** der Stärke (Hypomenorrhö*, Hypermenorrhö*); **c)** der Dauer (Brachymenorrhö*, Menorrhagie*) od. des Zeitpunkts (prämenstruelle od. postmenstruelle Blutungen); **d)** des Rhythmus (Zusatzblutungen*, Zwischenblutungen*, Ovulationsblutungen*, Metrorrhagie*); **e)** der Richtung der Blutung (Aberratio* menstruorum); **f)** einmalige hormonbedingte Störungen (Abbruchblutung*,

M

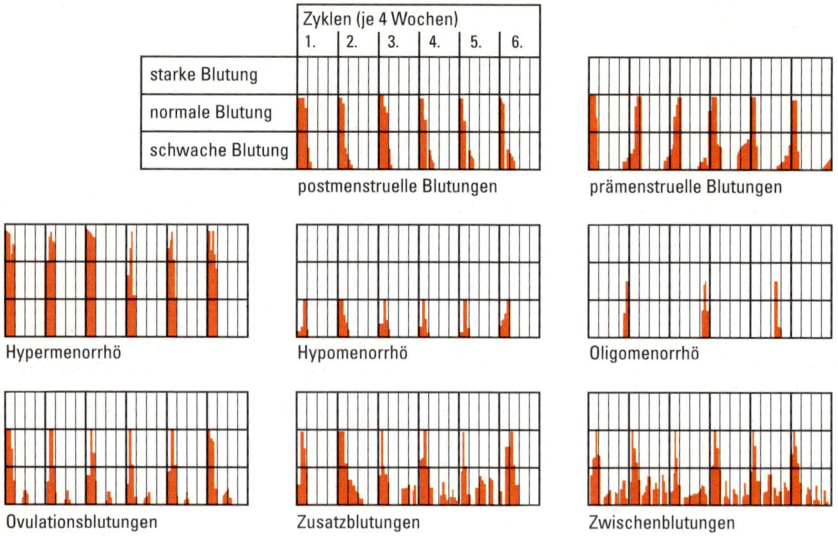

Zyklen (je 4 Wochen)
1. 2. 3. 4. 5. 6.
starke Blutung
normale Blutung
schwache Blutung

postmenstruelle Blutungen

prämenstruelle Blutungen

Hypermenorrhö

Hypomenorrhö

Oligomenorrhö

Ovulationsblutungen

Zusatzblutungen

Zwischenblutungen

Menstruationsstörungen:
Typische Muster der Stärke und zeitlichen Verteilung bei ausgewählten Formen (Darstellung als sog. Kaltenbach-Schemata)

Durchbruchblutung*); **3.** Begleitsymptome der Blutungen (Dysmenorrhö*). Die **Diagnose** erfolgt auf Grundlage der Beobachtung u. Aufzeichnung mehrerer Zyklen, mit körperlichen Untersuchungen zum Ausschluss von Entzündungen u. Tumorerkrankungen sowie evtl. durch Hormonbestimmungen zur Beurteilung der hormonellen Aktivität.

Menstruations|tabu n: (kult.) Bezeichnung für Verhaltensvorschriften während der Menstruation*, die beide Partner betreffen können (Koitusverbot*), aber überwiegend von Frauen zu beachten sind; sie werden damit begründet, dass Menstruation eine Verunreinigung darstelle, die entweder besondere Reinigungsriten erfordere (wie z. B. im Islam) od. das Ausführen bestimmter Tätigkeiten verbiete (z. B. Weinkeller zu betreten od. bestimmte Küchenarbeiten zu verrichten, wie in Teilen Europas bis heute durchgesetzt), od. die es verlange, dass Frauen die Nächte getrennt vom Haushalt in sog. Menstruationshütten verbringen (s. Tabu, Abb.). Anthropologische Studien legen nahe, in ihnen ein Mittel zu sehen, das Männern erlaubt, Sexualität u. Fruchtbarkeit von Frauen zu kontrollieren, indem die Menstruation zur allgemein bedeutsamen Frage erklärt wird (Drohung bei Bruch des Tabus mit göttlichen Strafen, mit Schäden für den Wein u. a.); damit werden für Männer die fruchtbaren Zeiten im Leben der Frauen besser erkennbar, Zweifel an Vaterschaften sind besser auszuschließen; vgl. Stammesreligionen.

Menstruations|zyklus m: (physiol.) verkürzende Bezeichnung für die zwischen Pubertät u. Klimakterium (mit Ausnahme von Schwangerschaften) regelmäßig sich wiederholenden Veränderungen der Schleimhaut des Uterus (Endometrialzyklus*; vgl. Abb. dort), die bei Ausbleiben der Einnistung einer Blastozyste* in eine Blutung (Menstruation*) münden; die durchschnittliche Zyklusdauer liegt bei 28 Tagen, wobei eine große intraindividuelle Schwankungsbreite bei meist individueller Konstanz besteht. **Einteilung:** Menstruation (1.-4. Tag), Postmenstruum (5.-12. Tag), Intermenstruum (12.-17. Tag), Prämenstruum (17.-28. Tag); hormonelle Steuerung: s. Zyklen, weibliche (Abb.).

Menstruation, vikariierende (lat. vicarius stellvertretend) f: (klin.) Fachbezeichnung für Blutungen extragenitaler Schleimhäute (z. B. Nasen-, Darmschleimhaut) zum Zeitpunkt der Menstruation (sog. Komplementärblutungen), vermutlich infolge einer (z. B. durch Prostaglandine*) erhöhten Gefäßdurchlässigkeit; diagnostisch ist eine Endometriose auszuschließen.

Menstruatio prae|cox (lat. ~; ~ vorzeitig) f: (klin.) auch prämature Menarche; Fachbezeichnung für eine deutlich verfrühte Menarche* (Pubertas praecox); Normvariante od. Folge organischer Krankheiten, z. B. hormonproduzierender Tumoren, s. Pubertätsstörungen.

Menstruatio tardiva (lat. ~; ~ verspätet) f: (klin.) auch Menstruatio tarda; Fachbezeichnung für eine gegenüber dem Bevölkerungsdurchschnitt deutlich verspätete Menarche* (Pubertas tarda), s. Pubertätsstörungen.

Mescalin (span. mezcal von nahua-sprachl. mexcalli berauschendes Getränk) n: (pharmak.) Bezeichnung für den Wirkstoff bestimmter Kakteen (z. B. der sog. Peyote*) mit stark halluzinogener Wirkung; heute auch synthetisch hergestelltes (in Deutschland nach Betäubungsmittelgesetz* verbotenes) Rauschmittel; vgl. Halluzinogene.

Meso|derm (gr. τὸ μέσον Mitte) n: (embryol.) Fachbezeichnung für das mittlere der drei embryonalen Keimblätter*, das in der 3. Entwicklungswoche durch Einstülpung von Ektodermzellen entsteht u. aus dem sich v.a. Skelett, Muskulatur u. Bindegewebe entwickeln.

Meso|nephros (gr. νεφρός Niere) m: (embryol.) Fachbezeichnung für Urniere*.

Mess|instrumente, sexual|wissenschaftliche n pl: (sexol.) Sammelbezeichnung für Fragebögen u. Interview-Leitfäden zur Erhebung von Informationen über die Sexualität von Individuen od. Paaren; sie dienen entweder der Gewinnung sexualwissenschaftlicher Information unter standardisierten Bedingungen od. zur standardisierten Diagnostik von sexuellen Funktions- u. Erlebnisstörungen, Identitätsstörungen u.a.; sie werden meist auf einen bestimmten Verwendungszusammenhang hin entwickelt u. sind daher außerordentlich zahlreich. Man kann Messinstrumente unterscheiden mit Fragen: **1.** zu Sexualwissen u. sexuellen Einstellungen; **2.** zu sexuellem Verhalten, persönlichen Erfahrungen u. individueller Entwicklung; **3.** zu sexueller Identität, sexuellen Funktionen u. Problemen; **4.** zu sexuellen Traumatisierungen. Sie dienen einerseits der Objektivierung von Einzelbefunden (z.B. im Rahmen von Gutachten), andererseits zur Diagnosestellung (ergänzend zur Sexualanamnese*).
Vorteil von schriftlichen Messinstrumenten gegenüber persönlichen Gesprächen ist, dass Sachverhalte u.U. genauer berichtet werden, weil die Probanden ihre Angaben nicht aussprechen müssen u. kein Befragender steuernd eingreifen kann. Im Vergleich zu mündlich erhobenen Sexualanamnesen kann sich dies allerdings (wegen der fehlenden persönlichen Beziehung zwischen Proband u. Befrager) auch nachteilig auswirken (vgl. Kinsey-Interview). Weitere Einschränkungen der Richtigkeit der erhobenen Befunde ergeben sich aus möglichen Missverständnissen, aus der Subjektivität des Themas sowie aus Schamgrenzen der Probanden; Einschränkungen der Zuverlässigkeit ergeben sich v.a. durch Vergessen od. ungenaues Erinnern erfragter Sachverhalte.

Meta|genese (gr. μετά dazwischen) f: (biol.) Fortpflanzung über geschlechtliche (befruchtungsbedürftige) u. ungeschlechtliche (sog. polyzytogene) Generationen; Vorkommen z.B. bei Manteltierchen (Tunicaten) u. Ohrenquallen (Aurelia aurita); vgl. Heterogonie.

Meta|phase f: (biol.) Bezeichnung für eine Phase während der Zellteilung*.

Meta|plasie (gr. μεταπλάσσω umbilden) f: (klin.) Fachbezeichnung für die reversible Umwandlung eines differenzierten Gewebes in ein anderes, ebenfalls differenziertes Gewebe, z.B. an der Epithelgrenze des Uterushalses od. im Bronchialepithel; entsteht meist infolge chronischer Reizzustände (Entzündungen, chemische Schadstoffe, ionisierende Strahlen) u. hat ein höheres Risiko der malignen Entartung.

Meta|tropismus (gr. μετά dazwischen, τροπή Wende) m: (sexol.) historische Fachbezeichnung für (vermeintliche) Widersprüche zwischen dem somatischen Geschlecht u. der bei sexuellen Kontakten übernommenen Rolle, z.B. „passive“ od. „submissive“ Verhaltensweisen von Männern, „aktive“ od. „dominante“ Verhaltensweisen bei Frauen; bei beiden Geschlechtern auch Übernahme der Rolle von Kindern, Tieren od. Gegenständen.

Met|ergolin n: (pharm.) synthetischer Prolaktin-Antagonist; **Anwendung:** z.B. primäres od. sekundäres Abstillen, Galaktorrhö, prolaktinbedingte Amenorrhö, Infertilität, Libido- u. Potenzstörungen des Mannes (z.B. bei Hypophysentumoren); **UAW:** z.B. Übelkeit, Blutdruckabfall.

Methode, sympto|thermale f: s. Symptothermalmethode.

Metro|manie (gr. μήτηρ Mutter bzw. μέτρον Maß) f: (sexol.) veraltete Bezeichnung für eine gesteigerte sexuelle Motivation von Frauen nach Entbindungen; in ihrer Existenz fragliche Form der Hypersexualität*.
(psychol.) Fachbezeichnung für das zwanghafte Sprechen in Rhythmen u. Reimen (sog. Reimsucht), s. Zwangsstörungen.

Metr|onymie (gr. ὄνομα Name) f: (jurist.) Bezeichnung für das im Mutterrecht* übliche Verfahren, Familien- u. Nachnamen von der Mutter abzuleiten; Ehemann u. eheliche Kinder erhielten den Nachnamen der Ehefrau. Durch die Novellierung des Familiennamenrechts ist es in Deutschland seit 1994 möglich, den Geburtsnamen des Mannes od. der Frau als Ehenamen anzunehmen (ggf. mit Bestimmung des nicht zum Ehenamen werdenden Geburtsnamens zum Begleitnamen) od. den jeweils eigenen Namen zu behalten. Vgl. Patronymie.

Metro|pathie f: (klin.) Sammelbezeichnung für Erkrankungen des Uterus, i.e.S. hämorrhagische Metropathie mit Dauerblutungen bei Follikelpersistenz*.

Metror|rhagie (gr. ῥήγνυμι durchbrechen) f: (gynäkol.) Fachbezeichnung für Uterusblutungen außerhalb der Menstruation (Zwischenblutungen), die länger als 7 Tage andauern (s. Menstruationsstörungen, Abb.); Ursachen sind Störungen der Hormonfreisetzung in Ovarien, Hypophyse od. Hypothalamus bzw. (entzündliche, tumoröse u.a.) Störungen des Uterus.

Metror|rhexis gr. ῥῆξις Zerreißung) f: (gebh.) wenig gebräuchliche Fachbezeichnung für Uterusruptur infolge vermehrter Wehentätigkeit, s. Geburtskomplikationen.

Metro|skopie f: (gynäkol.) Bezeichnung für die Inspektion der Gebärmutterhöhle mit Hilfe optischer Instrumente, s. Hysteroskopie.

Meyer, Adolf-Ernst (1925-1995): Psychiater u. Psychoanalytiker, 1966 Professor in Hamburg; von 1962-1966 im Beirat der Deutschen* Gesellschaft für Sexualforschung; veranlasste nach dem Tod von H. Giese die Umwandlung von dessen Institut für Sexualforschung in eine Abteilung für Sexualforschung der Psychiatrischen u. Nervenklinik der Universität Hamburg; Forschungen u.a. zu Psychosomatik* u. Psychotherapie*, zu endokrinologischen u. psychoanalytischen Aspekten von Sexualität.

MFTS: (sexol.) Abkürzung für **M**ann-zu-**F**rau-**T**ranssexualität* (bei somatisch männlichen Personen mit weiblichem Identitätsgeschlecht).

Midi: (allg.) Bezeichnung für eine Moderichtung mit wadenlangen Kleidern, Röcken u. Mänteln, die in den 60er Jahren des 20. Jahrhunderts aufkam. Vgl. Maxi, Mini.

Midlife-Crisis (engl. ~ Lebensmitte, ~ Krise): (psychol.) in den 70er Jahren des 20. Jahrhunderts aufgekommene Bezeichnung für eine fast regelmäßig im 4.–5. Lebensjahrzehnt eintretende sog. Bilanzkrise als Ausdruck der Feststellung, dass Lebensziele nur begrenzt verwirklicht werden können; überwiegend depressive Symptomatik, nicht selten begleitet von körperlichen Beschwerden (z. B. als Klimakterium* virile); bei produktiver Lösung wird eine Neuorientierung auf realistische Ziele möglich.

Mife|priston n: (pharmak.) auch RU 486; Antigestagen* (Nortestosteronderivat), das durch Blockierung der Progesteronrezeptoren die Wirkung von Progesteron aufhebt. Anwendung zum Schwangerschaftsabbruch in der Frühschwangerschaft (bis ca. 9. Woche), meist in Kombination mit Misoprostol*; der medikamentöse Schwangerschaftsabbruch darf nur in der Klinik erfolgen. **Nebenwirkungen:** Nachblutungen, Schmerzen; bei ca. 10–15 % der Frauen ist zusätzlich eine Kürettage* erforderlich. **Kontraindikationen:** u. a. ektopische Schwangerschaft, liegendes Intrauterinpessar, chronische Nebennierenrindeninsuffizienz, gleichzeitige Dauertherapie mit Kortikosteroiden.

MIH: (endokrin.) **M**elanozyten-stimulierendes-Hormon-**I**nhibiting-**H**ormon, s. Hypothalamushormone.

Mika-Operation f: (kult.) auch Ariltha-Operation; Bezeichnung für eine in Zentralaustralien traditionell übliche Form der genitalen Verstümmelung* von Männern, bei der nach Zirkumzision* als Initiationsritus* (ggf. auch in weiteren Sitzungen) die Unterseite des Penis (evtl. bis zum Ansatz des Skrotum) aufgeschlitzt wird, um eine Verbreiterung bei Erektion u. ein Offenliegen der Harnröhrenschleimhaut zu erreichen; nach dem Stamm, auf den sich die Erstbeschreibung bezog, benannte, auch als Subincisio penis, Koolpie od. Urethrotomie bezeichnete Sitte mit umstrittener Bedeutung (evtl. Nachahmung einer Hypospadie od. Schaffung eines intersexuellen Aussehens), die von Bedeutung sein soll im Rahmen gegenseitiger Masturbation zwischen erwachsenen Männern u. Jungen, wobei der gespaltene Penis den unbeschnittenen Penis umfasst. Bei manchen Stämmen wird der breiteren Form des Penis durch eine entsprechende Dehnung der Scheide von Mädchen (Introzision*) Rechnung getragen.

Mikrobi|zide (gr. μικρός klein) n pl: (pharmak.) Fachbezeichnung für Substanzen, die Krankheitserreger abtöten; sog. topische Mikrobizide zur lokalen (vaginalen) Anwendung zum Schutz vor sexuell übertragbaren Infektionen* werden in klinischen Studien erprobt; vgl. Spermizide.

Mikro|mastie f: (klin.) auch Hypomastie; Fachbezeichnung für ein ungewöhnlich kleines Volumen der Brust, s. Brustfehlbildungen.

Mikro|penis m: (klin.) Bezeichnung für Penishypoplasie mit deutlich unterhalb des Altersdurchschnitts liegender Penisgröße, entweder ohne erkennbare Ursache od. bei Hypogonadismus*. Die (systemische od. lokale) Behandlung mit Androgenen in der frühen Kindheit (ggf. auch erst zum Zeitpunkt der Pubertät) führt in der Mehrzahl der Fälle zu Peniswachstum, das Erziehungsgeschlecht sollte daher männlich sein. Die früher unterhalb einer (willkürlichen) Minimalgrenze vorgenommene frühzeitige Penisamputation u. Kastration gelten heute als Behandlungsfehler. In seltenen Fällen, z. B. bei partieller Androgenresistenz od. fälschlich vorgenommener Zuweisung zum weiblichen Geschlecht, kann eine operative Anpassung u. Substitutionsbehandlung (wie bei testikulärer Feminisierung*) erwogen werden; vgl. Geschlechtsbestimmung.

Mikro|pille: (sexol.) übliche Bezeichnung für ein hormonelles Kombinationspräparat, das einen niedrigeren Hormongehalt hat als die sog. Pincus-Pille u. über die gesamte Dauer des Menstruationszyklus eine konstante Menge von Gestagenen* u. Östrogenen* (meist Äthinylöstradiol) enthält (sog. Einphasenpräparat); Anwendung zur hormonellen Kontrazeption (Pearl-Index: 0,2–0,5) u. zur Ovulationshemmung; s. Kontrazeptiva, hormonelle.

Miktion (lat. mictio Wasserlassen) f: (physiol.) Bezeichnung für die Entleerung von Urin*; reflektorisch über Dehnungsrezeptoren in der Blasenwand, deren Impulse durch die spinalen Miktionszentren (sog. Blasenzentren) reflektorisch zu einer Erschlaffung des Blasenschließmuskels bei gleichzeitiger Kontraktion des Blasenmuskels führen; erlernte kortikale Impulse (Reinlichkeitserziehung*) kontrollieren diesen Reflex; vgl. Enurese.

Miktions|spermator|rhö f: (klin.) Fachbezeichnung für die Beimischung von Sperma (v. a. von Samenzellen) zum Urin, s. Spermaturie.

Milch: (biol.) Sammelbezeichnung für das gelblich-weiße, undurchsichtige Produkt der Milchdrüsen weiblicher Säugetiere, das (mit artspezifisch unterschiedlichen Anteilen von Fetten, Eiweißen u. Milchzucker) während der Stillperiode gebildet wird; die Zusammensetzung variiert außerdem bei allen Arten im zeitlichen Verlauf, um eine dem Entwicklungsstand des Säuglings angepasste Ernährung zu gewährleisten, s. Muttermilch.

Milch|drüse: (anat.) Glandula mammaria; die aus 15–20 Drüsenläppchen mit in die Brustwarze mündenden Ausführungsgängen bestehende Brustdrüse, s. Brust.

Milch|fieber: volkstümliche Bezeichnung für eine physiologische (vorübergehende) Temperaturerhöhung beim Einschießen der Milch nach anfänglichem Milchstau; auch für eine während der Stillperiode auftretende (fieberhafte) Entzündung der Brustdrüse, s. Mastitis.

Milch|fluss: s. Galaktorrhö.

Milch|pumpe: (gebh.) mechanische od. elektrische Pumpe zum Absaugen der Muttermilch; Verwendung z. B. wenn eine räumliche Trennung von Mutter u. Kind (Krankenhausaufenthalt) das Stillen verhindert, bei Stillhindernissen, Mastitis.

Milch|säure: (chem.) Alphahydroxypropionsäure; Anwendung u. a. als Spermizid*, das eine zusätzliche Ansäuerung des Vaginalmilieus bewirkt, durch die die Beweglichkeit der Samenzellen aufgehoben bzw. stark eingeschränkt ist.

M

Vorteile: einfache Handhabung, nur geringfügige Unterbrechung der intimen Kommunikation, im Unterschied zu anderen Spermiziden keine allergischen Reaktionen od. Schleimhautreizungen. Nachteile: bei alleiniger Verwendung von Milchsäure geringe Zuverlässigkeit, kurze Wirkungsdauer, kein Schutz vor sexuell übertragbaren Infektionen*.

Milch|stau: s. Galaktostase.

Milch|verwandtschaft: (kult.) Bezeichnung für eine Verwandtschaftsform, die zwischen zwei (leiblich nicht verwandten) Menschen entsteht, die von derselben Frau gesäugt wurden. Die Annahme einer Milchverwandtschaft war historisch insbesondere in islamischen Ländern verbreitet; nach altägyptischer Überlieferung trinkt Ramses II. die Milch einer Göttin u. wird damit als ihr Sohn unsterblich. Eine Milchbruder- od. Milchschwesternschaft begründete z. B. im alten Ägypten ein Ehehindernis. Vgl. Blutsverwandtschaft.

Milieu (frz. ~ Umgebung, Umwelt) n: (allg.) Bezeichnung für die Gesamtheit der Lebensumstände von Individuen od. Gruppen; abwertend auch als Bezeichnung für eine Subkultur* von Zuhältern u. Prostituierten verwendet.

Milieu|schäden: (psychol.) veraltete Fachbezeichnung für psychische Störungen, die auf vermutete (früh-)kindliche soziale Einflüsse zurückgeführt werden; vgl. Deprivation.

Milieu|therapie f: (psychol.) Bezeichnung für unterstützende Maßnahmen in der Psychotherapie*, bei denen durch Gestaltung der Lebensumgebung der Klienten, z. B. betreutes Wohnen, die Entstehung von psychischem Hospitalismus* vermieden u. günstige Einflüsse auf den Heilungsprozess erwartet werden. Anwendung insbesondere in der Therapie von Psychosen.

Military-Look (engl. ~ militärisch, ~ Aussehen): (allg.) Bezeichnung für eine an militärische Uniformen* angelehnte Bekleidung mit betonten Schultern, Ärmelspangen, Metallknöpfen od. aus Stoffen mit Tarnmustern (Camouflage). Vgl. Uniformfetischismus.

Miller, Neal Elgar (1909-2002): Psychologe u. Psychoanalytiker, 1936 Professor in Yale (Connecticut), ab 1966 in New York (USA); Arbeiten u. a. zu Verhaltens- u. Lerntheorie (Publikationen mit J. Dollard zu sozialem Lernen u. Psychotherapie), Motivations- u. Triebforschung sowie zur Neurophysiologie von Lernen u. Verhalten; Begründer einer behavioristischen Neurowissenschaft.

Mimik (gr. μίμησις Nachahmung) f: (psychol.) Bezeichnung für die Ausdrucksformen des Gesichts, die als Teil der Körpersprache* nonverbal jede sprachliche Kommunikation* begleiten u. überwiegend unbewusst die Gefühlslage ausdrücken, aber auch bewusst eingesetzt werden können u. vom Gegenüber meist sensibel (wenn auch nicht immer bewusst) wahrgenommen werden. Die psychologische Forschung beschreibt etwa 40 grundsätzlich unterscheidbare mimische Signale, die einzeln od. kombiniert auftreten können; vgl. Augensprache (Abb.).

Minderheiten, sexuelle: (sexol.) Bezeichnung für Gruppen mit statistisch seltenen sexuellen Eigenschaften, Orientierungen u. Vorlieben; i. e. S. für Gruppen, die von der übrigen Gesellschaft deswegen als außenstehend (normverletzend, abweichend) erlebt od. auch behandelt werden (Diskriminierung, Bestrafung) u. deren Selbstbild von dieser Tatsache geprägt ist. Bürgerrechte u. sexuelle Menschenrechte* garantieren heute prinzipiell allen sexuellen Minderheiten einen Schutz vor Benachteiligung, der allerdings durch gesetzliche Bestimmungen u. U. erheblich eingeschränkt wird.

Minderjährigkeit: (jurist.) Bezeichnung für das Alter bis zur Erreichung der Volljährigkeit*, in Deutschland bis zum vollendeten 18. Lebensjahr; von besonderer Bedeutung im Hinblick auf eingeschränkte Selbstbestimmungsrechte (Religionsmündigkeit ab dem 12. Lebensjahr, Heiratserlaubnis ab dem 16. Lebensjahr, beschränkte Geschäftsfähigkeit bis zum 18. Lebensjahr), einen besonderen Schutz vor Fremdbestimmung (insbesondere vor sexuellem Missbrauch*) u. eine eingeschränkte strafrechtliche Verantwortlichkeit (bedingte Deliktfähigkeit ab dem 7. Lebensjahr, grundsätzliche Strafmündigkeit* ab dem 14. Lebensjahr).

Minderwertigkeits|gefühle: (psychol.) Bezeichnung für Unterlegenheitsgefühle u. Unsicherheiten, die z. B. in kritischen Entwicklungsphasen od. nach (auch sexuellen) Frustrationen u. Enttäuschungen auftreten; Minderwertigkeitsgefühle begründen nicht notwendigerweise einen Minderwertigkeitskomplex*.

Minderwertigkeits|komplex m: (psychoanalyt.) Fachbezeichnung für ein ausgeprägt negatives Selbstwertgefühl, bei dem das eigene Selbst als mangelhaft u. unzureichend empfunden wird; nach A. Adler Folge des kindlichen Erlebens von Unbeholfenheit, Kleinheit u. Unterlegenheit. Vgl. Organminderwertigkeit.

Mineralien (von mitlat. minera Erzgrube) n pl: (allg.) Sammelbezeichnung für als Bestandteil der Erdrinde vorkommende, homogene anorganische Substanzen; die Mehrzahl der ca. 1200 bekannten Mineralien weist in ihrer festen Phase eine Kristallstruktur auf; sie unterscheiden sich hinsichtlich ihrer chemischen Grundstoffe, Zusammensetzung u. Eigenschaften; im Volksglauben wird ihnen mitunter die Fähigkeit zugeschrieben, Lust u. Fortpflanzungsvermögen zu erhöhen (z. B. Granat zur Steigerung der Libido, Szepterquarz gegen Erektionsschwäche), vgl. Aphrodisiaka; in traditionellen Gesellschaften finden sie u. U. Verwendung als Sexualsymbole sowie als Abwehrzauber*.

Mini: (allg.) Bezeichnung für eine Moderichtung mit kurzen, die Oberschenkel weitgehend frei lassenden Kleidern u. Röcken, die in den 60er Jahren des 20. Jahrhunderts aufkam. Vgl. Hot pants, Maxi, Midi.

Mini|pille: (sexol.) übliche Bezeichnung für ein Hormonpräparat, das ausschließlich Gestagene* enthält u. zur hormonellen Kontrazeption ohne Ovulationshemmung verwendet wird; wegen geringerer Zuverlässigkeit (Pearl-Index 0,5-4,3) als hormonelle Kombinationspräparate kaum mehr angewendet; während der Stillperiode od. bei vorhandenen Kontraindikationen für eine Östrogen-Gabe kann eine Indikation gegeben sein; s. Kontrazeptiva, hormonelle.

Minne (ahd. minna liebendes Gedenken) f: (kult.) historische Bezeichnung für eine im Europa des 12. u. 13. Jahrhunderts entstandene Form liebender Verehrung von Frauen durch Männer (überwiegend Ritter), die ihren Ursprung in der Begegnung zwischen europäischer u. arabischer Tradition hatte (südliche iberische Halbinsel, Kreuzzüge). Die Minne unterschied sich von den bis dahin üblichen Formen des Geschlechterverhältnisses durch eine kulthafte Verehrung von Frauen, die vielfach unerreichbar blieben; es stand der Gedanke im Vordergrund, durch Liebe zu Frauen gehe von diesen eine magische Macht auf die liebenden Männer über. Dokumente dieser geistigen Strömung bilden v. a. Lieder (Minnesang*) u. bildliche Darstellungen von Minnesängern, z. B. den sog. Troubadours*. Da die Minne in verschiedener Hinsicht dem christlichen Frauen- u. Liebesbild der Zeit widersprach, verfiel die Tradition zusammen mit dem Rittertum; ab dem 16. Jahrhundert galt das Wort als unanständige Bezeichnung für bloßen sinnlichen Genuss.

Minne|sang: (kult.) Bezeichnung für eine mittelalterliche Form der Liebeslieder*, die v. a. zwischen der zweiten Hälfte des 12. Jahrhunderts u. dem 14. Jahrhundert verbreitet war; die Entstehung des deutschen Minnesangs wird auf Einflüsse der Dichtung von Troubadours* u. Trouvères* zurückgeführt; höfische Dichtungen, die von den Minnesängern vor Fürsten u. Herrschern vorgetragen wurden u. als typische Themen zunächst vielfach eine Stilisierung der Frau als unerreichbarem Ideal hatten, dem der Ritter diente; in der weiteren Entwicklung sind auch Lobpreisungen der ehelichen Liebe (z. B. Wolfram von Eschenbach) od. der Frau als Partnerin (Walther von der Vogelweide) beschrieben. Treue*, maßvolle Bescheidenheit u. die Auffassung der Minne* als Dienst sind in den Liedern vieler Minnesänger zentrale Begriffe; während sich zahlreiche Texte erhalten haben, gelten die Melodien des Minnesangs überwiegend als verloren. Vgl. Literatur, erotische.

Minotaurus (gr. ταῦρος Stier) m: (kult.) Name einer in der griechischen Mythologie* überlieferten Sagengestalt des antiken Kreta; in der bekannten Form überliefert als Menschenopfer verlangendes Mischwesen aus Stier u. Mensch, entstanden aus einer Verbindung eines Stiers mit der Frau des kretischen Königs Minos als Strafe für dessen Weigerung, dem Meeresgott einen weißen Stier zu opfern. Der Mythos kann interpretiert werden als Auseinandersetzung mit den wohl noch bis in historische Zeit in der (mutterrechtlichen) Gesellschaft Kretas üblichen Fruchtbarkeitsriten* u. Menschenopfern*; vgl. Mutterreligionen.

Mis|andrie (gr. μῖσος Abscheu) f: (psychol.) sog. Männerfeindlichkeit, Männerhass; Bezeichnung für ausgeprägte Geringschätzung u. starke Abneigung von Frauen gegenüber Männern; vgl. Misogynie.

Misch|ehe: s. Ehe, gemischte.

Miso|gamie (gr. μῖσος Abscheu) f: (psychol.) Fachbezeichnung für eine negative Einstellung zur Ehe mit ausgeprägter Geringschätzung bzw. starker Abneigung gegen eine Eheschließung. Vgl. Heiratsunlust.

Miso|gynie f: (psychol.) sog. Frauenfeindlichkeit, auch Frauenhass; Bezeichnung für ausgeprägte Geringschätzung u. starke Abneigung von Männern gegenüber Frauen; vgl. Misandrie. I. w. S. Bezeichnung für die soziale Benachteiligung u. Bevormundung von Frauen in patriarchalischen Gesellschaften (s. Patriarchat), die sich insbesondere als (oft religiös bzw. mythologisch begründete) Tabuisierung weiblicher Sexualfunktionen äußert, z. B. als besondere (separierende) Verhaltensvorschriften für Zeiten von Menstruation, Schwangerschaft u. Laktation, od. als vielfältiger Volksglauben hinsichtlich einer besonderen Gefährlichkeit von Frauen (böser Blick, Hexen, Verführerinnen u. a.; vgl. Inquisition). Aus ethnopsychoanalytischer Sicht werden solche Normen als Ausdruck unbewusster Ängste sozial dominierender Männer vor einer möglichen Rache weiblicher Gottheiten (od. einer Rückkehr ins Matriarchat) gedeutet. Ausgesprochene Misogynie herrscht bis heute in einigen islamischen Gesellschaften; vgl. Pardeh.

Miso|pädie f: (psychiat.) kaum noch gebräuchliche Fachbezeichnung für krankhafte Abneigung gegen Kinder, besonders gegen die eigenen; Vorkommen z. B. bei Wochenbettpsychose*.

Miso|prostol n: (pharmak.) Abkömmling von Prostaglandin E_1 (PGE_1); Anwendung v. a. in der Therapie von Magen- u. Zwölffingerdarmgeschwüren; in Kombination mit Mifepriston* zum Schwangerschaftsabbruch.

Missbrauch, sexueller: (jurist.) Sammelbezeichnung für sexuelle Handlungen mit nicht od. nur eingeschränkt einwilligungsfähigen Personen, wobei für den Täter zum Nachteil des Opfers ein Vorteil entsteht (sog. Übergriffigkeit). Die gesetzlichen Regelungen schützen das Recht auf Freiheit vor sexueller Fremdbestimmung besonderer Personenkreise, die wegen ihres Alters (s. Schutzaltersgrenzen) od. anderer Umstände gefährdet erscheinen:

1. Kinder (§§ 176, 176a, 176b StGB), d. h. Personen unter 14 Jahren, wobei hier auch Handlungen ohne direkten Körperkontakt (durch Täter od. Opfer an sich selbst, zwischen dem Opfer u. einem Dritten) sowie ein Einwirken auf das Opfer durch Anbieten pornographischer Schriften (od. auch durch entsprechendes Reden) verboten sind; vgl. Kindesmissbrauch.

2. Jugendliche (§ 182 StGB), d. h. Personen unter 16 Jahren, wobei sexuelle Handlungen nur dann als missbräuchlich betrachtet werden, wenn sie unter Ausnutzung einer Zwangslage od. gegen Entgelt erreicht werden od. dadurch, dass eine Person über 21 Jahren eine fehlende Fähigkeit des Jugendlichen zur sexuellen Selbstbestimmung ausnutzt.

3. Schutzbefohlene (§ 174 StGB), d. h. Kinder od. Adoptivkinder unter 18 Jahren (vgl. Inzest) od. Personen, die dem Täter zur Erziehung, Ausbildung od. Betreuung anvertraut sind; im letzteren Fall sind bei Personen unter 16 Jahren sexuelle Handlungen immer verboten, bei Personen unter 18 Jahren, sofern sie unter Missbrauch der gegebenen Abhängigkeit zustandekommen.

4. Gefangene, Verwahrte, Kranke od. Hilfsbedürftige in Einrichtungen (§ 174a StGB), d. h. Personen jeden Alters, die sich in Vollzugs- od.

Behandlungseinrichtungen (auch Tageskliniken, Behindertenwerkstätten) befinden u. sich infolge eines Obhutsverhältnisses gegenüber dem Täter möglichweise nicht ausreichend zur Wehr setzen können; dabei beabsichtigt das Verbot im Fall von Gefangenen u. Verwahrten auch, eine störungsfreie Funktion der Einrichtungen u. ein neutrales Verhältnis zwischen Insassen u. Personal zu gewährleisten. Ausnahmen bilden u. U. Liebesbeziehungen, die bereits vor Beginn der sexuellen Handlungen entstanden sind.
5. Widerstandsunfähige Personen (§ 179 StGB), d. h. Personen jeden Alters, die wegen Krankheit, Behinderung od. vorübergehender Beeinträchtigung des Bewusstseins nicht in der Lage sind, sich sexuellen Handlungen zu widersetzen; dabei wird eingeräumt, dass nicht jede derartige Beeinträchtigung zugleich eine Widerstandsunfähigkeit bedeuten muss, sondern im Einzelfall abzuwägen ist, wie das Opfer sich vermutlich verhalten hätte, bestünde seine Beeinträchtigung nicht, u. unter welcher Absicht der Täter gehandelt hat. Leistet das Opfer Widerstand, ist in jedem Fall der Tatbestand der sexuellen Nötigung* (§ 177 StGB) erfüllt.
6. Als Missbrauch strafbar können sexuelle Handlungen sein, sofern sie unter **Ausnutzung einer Amtsstellung** (§ 174b StGB) gegenüber Personen stattfinden, gegen die ein Verfahren eröffnet wurde, in dem der Täter eine Entscheidungsfunktion hat (Richter, Polizeibeamte, beteiligte Ärzte u. a.); in diesem Fall bleibt auch ein ausdrückliches Einverständnis des Opfers unbeachtlich, Ausnahmen bilden u. U. Liebesbeziehungen u. gegenseitige sexuelle Zuneigung.
7. Als Missbrauch strafbar sind sexuelle Handlungen immer, sofern sie unter **Ausnutzung eines Beratungs-, Behandlungs- od. Betreuungsverhältnisses** (§ 174c StGB) stattfinden; dabei bleibt unerheblich, ob das Opfer einwilligt od. selbst die Initiative ergreift. In das Verbot ausdrücklich einbezogen sind auch alle sexuellen Handlungen zwischen Psychotherapeuten u. deren Klienten; dies schränkt die Methodenwahl im Rahmen der Sexualtherapie* deutlich ein; vgl. Surrogatperson, sexuelle.
Die **Folgen** sexuellen Missbrauchs können einerseits in körperlichen Verletzungen bestehen (vgl. Koitusverletzungen), andererseits betreffen sie v. a. die kurz- u. langfristige psychische Befindlichkeit der Opfer. Dabei werden Folgen, die sich in den ersten zwei Jahren nach dem Missbrauch zeigen, als unmittelbare Folgen bezeichnet (v. a. Scham- u. Schuldgefühle, Ängste u. Phobien, Depressionen, Schlaf-, Ess- u. Befindlichkeitsstörungen, Wut, aggressives od. regressives Verhalten); als Langzeitfolgen gelten alle Reaktionen, die später (u. U. mit mehrjähriger Verzögerung) auftreten u. auf das Missbrauchserlebnis zurückgeführt werden können (mangelnde Erinnerung od. plötzliche Rückerinnerungen, negatives Selbstbild, Depressionen, Suizidversuche, eine Vielzahl von Symptomen, die für posttraumatische Belastungsstörungen* als typisch gelten, sowie sexuelle Erlebnis- u. Funktionsstörungen); vgl. Trauma, sexuelles. Nach § 825 BGB in der Fassung des Entwurfs eines 2. Schadenersatzänderungsgesetzes (wirksam seit 1.8.2002) können Opfer von sexuellem Missbrauch (wie alle Opfer von Straftaten gegen die sexuelle Selbstbestimmung) Schadenersatz (Schmerzensgeld) von Tätern (auch Gehilfen u. Anstiftern) fordern; für diese Ansprüche ist die (sonst dreijährige) Verjährungsfrist gehemmt bis zur Vollendung des 21. Lebensjahrs des Opfers, sie bleibt auch darüber hinaus gehemmt, solange Täter u. Opfer in häuslicher Gemeinschaft leben (§ 208 BGB).
Die **Therapie** nach sexuellem Missbrauch besteht einerseits in möglichst rascher Krisenintervention*, andererseits in sozialer Unterstützung u. ggf. psychotherapeutischer Behandlung (z. B. Traumatherapie*); Einzelheiten s. Nötigung, sexuelle.

Missbrauchs|trauma, professionelles n: (psychol.) Bezeichnung für psychische Folgen sexuellen Missbrauchs* im Rahmen von Beratungs-, Behandlungs- u. Betreuungsverhältnissen, insbesondere im Rahmen von Psychotherapie (sog. Übergriffigkeit); typisch ist eine Verschlimmerung der zuvor bestehenden psychischen (ggf. auch körperlichen) Symptomatik u. (nach Wechsel des Therapeuten) eine verlängerte Therapiedauer. Besonders gefährdet sind Frauen, die wegen sexuellen Missbrauchs od. Borderline-Störungen therapiert werden u. sich im Rahmen der Übertragung* ihren (fast immer männlichen) Therapeuten unbewusst in missverständlicher Weise sexuell nähern.

missed labour (engl. to miss verfehlen, ~ Wehen)**:** (gebh.) Fachbezeichnung für fehlende Wehen bei intrauterinem Fruchttod* in den letzten Schwangerschaftsmonaten u. Verbleiben des toten Fetus im Uterus; führt innerhalb weniger Wochen zu schweren Störungen, insbesondere der Blutgerinnung.

Missgeburt: (allg.) veraltete, heute als erheblich diskriminierend empfundene u. zu vermeidende Bezeichnung für ein fehlgebildetes Neugeborenes; s. Fehlbildungen, Chromosomen-Abweichungen.

Misshandlung: (allg.) Sammelbezeichnung für jede Form der Behandlung eines Lebewesens, die dessen körperliche Unversehrtheit beeinträchtigt od. zu Gesundheitsschäden führt; Vorkommen als Aggressionsdelikt (Körperverletzung, § 223 StGB; vgl. Kindesmisshandlung) od. als Terrormaßnahme (Folter) mit erheblichen, auch psychischen Folgen für die Opfer (vgl. Trauma, psychisches), aber auch einvernehmlich im Rahmen sexueller Handlungen (s. Sadomasochismus). Mehrere Bestimmungen des Sexualstrafrechts (§§ 176a, 177, 179) sehen für sexuelle Handlungen mit schweren körperlichen Misshandlungen ein erhöhtes Strafmaß vor; die Schwelle liegt dabei niedriger als bei schwerer Körperverletzung (§ 226 StGB); vgl. Gewalt, häusliche, sexuelle.

Missionars|stellung: (sexol.) auch Ehestandsstellung; von A. Kinsey geprägte Bezeichnung für eine Koitusposition*, bei der die Frau auf dem Rücken u. der Mann oben zwischen den Beinen liegt; mit angehobenen Beinen auch zwischen Männern möglich.

Mistel: (pharmak.) auch Viscum album; auf ca. 200 Laub- u. Nadelbäumen wachsender immergrüner Halbparasit; im verwendeten Mistel-

M

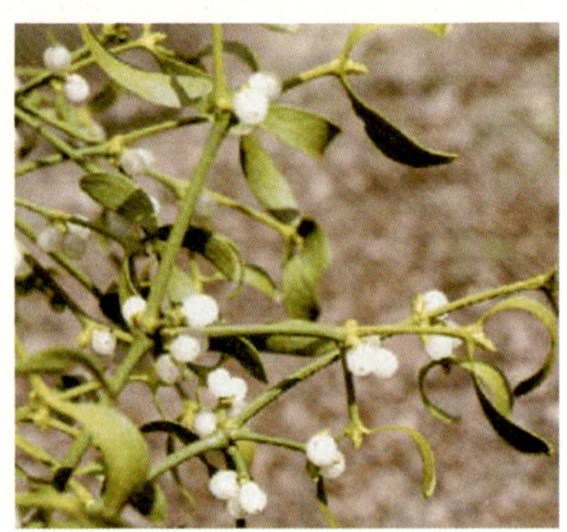

Mistel:
Zweig mit Früchten und unscheinbaren weiblichen Blüten

kraut (Herba Visci albi) sind u. a. Viscotoxin, Lektine, Acetylcholin, Kohlenhydrate u. Amine enthalten, die z. B. blutdrucksenkend u. unspezifisch anregend wirken. **Wertungen:** Die genauen pharmakologischen Wirkungsmechanismen der Mistel sind nicht bekannt, obwohl die Mistel schon seit dem Altertum verwendet wird; die Druiden Galliens verehrten sie als Himmelsgabe u. schrieben ihr Heilkräfte zu. In der volkstümlichen Medizin wurde Mistel gegen Epilepsie eingesetzt (wie die auf dem Baum wachsende Mistel nicht auf die Erde fallen kann, so soll auch der Fallsüchtige nicht stürzen, wenn er einen Mistelzweig mit sich trägt); sie galt als wirksam gegen Kinderkrankheiten, Brustschmerzen, Krämpfe u. Blutungen; vgl. Volksglaube. Als Glücksbringer gehörte die Mistel z. B. in Siebenbürgen u. der Schweiz zum Brautschmuck. Mistelsalbe wurde gegen angezauberte Impotenz angewendet (vgl. Aphrodisiaka), ein Misteltrunk (von Mann u. Frau acht Tage vor Einsetzen der Menstruation getrunken) sollte eine Schwangerschaft herbeiführen (vgl. Fruchtbarkeitsriten). Mistelextrakte werden aufgrund ihrer möglicherweise immunstimulierenden Wirkung als adjuvante Therapie (z. B. in der Tumorbehandlung) eingesetzt.

Mit|esser m pl: (allg.) Bezeichnung für Komedonen; mit Talg u. Hornhautschuppen gefüllte Haarfollikel, die zur Hautoberfläche hin geschlossen od. offen, gelblich od. schwarz verfärbt sind; Vorkommen z. B. bei Akne*.

Mitgift: (kult.) auch Mitgabe; Bezeichnung für materielle od. finanzielle Zuwendungen, die eine Frau anlässlich ihrer Eheschließung von ihren Eltern als Ausstattung* bzw. von Dritten als Schenkung erhält; einen rechtlichen Anspruch auf Mitgift gibt es in Deutschland u. zahlreichen anderen Ländern nicht mehr, dennoch werden in einigen Ländern (z. B. Indien) von der Familie des Bräutigams nicht selten hohe Mitgiftforderungen gestellt; daher u. U. Tötung von Töchtern, bzw. bei Nichterfüllung körperliche Misshandlung von Schwiegertöchtern. Vgl. Brautpreis.

Mitose (gr. μίτος Faden) f: (biol.) auch Karyokinese, Fachbezeichnung für die indirekte Zellteilung*.

Mittel|schmerz: (gynäkol.) auch als Intermenstrualschmerz bezeichneter, kurz dauernder, fast immer einseitiger Schmerzreiz im Unterbauch als Ausdruck einer Bauchfellreizung durch den stattfindenden Eisprung; Mittelschmerz wird etwa in der Mitte zwischen zwei Menstruationen (nicht von allen Frauen u. nicht regelmäßig) wahrgenommen, ist evtl. gefolgt von einer geringen Ovulationsblutung* u. signalisiert den für eine Befruchtung optimalen Zeitpunkt; vgl. Zyklusbeschwerden.

Mixo|skopie (gr. μῖξις Vermischung) f: (sexol.) historische Bezeichnung für eine Form des Voyeurismus*, die sich speziell auf die (oft heimliche) Beobachtung sexueller Handlungen anderer (u. U. des eigenen Partners mit einer dritten Person) bezieht; als sog. Mixoscopia bestialis wurde die sexuell als erregend erlebte Beobachtung der Paarung von Tieren bezeichnet; vgl. Zoophilie.

Mobbing (engl. to mob bedrängen): (allg.) Bezeichnung für die systematische Belästigung, herabsetzende Kritik u. soziale Isolierung einzelner Menschen durch Vorgesetzte od. Arbeitskollegen (häufig von Gruppen), nicht selten auch verbunden mit sexueller Belästigung* bzw. motiviert durch vorangegangene sexuelle Zurückweisung durch die Opfer. Mobbing kann für die Opfer erhebliche psychische u. körperliche Folgen haben, die u. U. einen Wechsel des Arbeitsplatzes erzwingen; im letzten Jahrzehnt ist das Bewusstsein für die Gefährlichkeit u. Irrationalität derartiger Gruppenprozesse gewachsen, es gibt zunehmend Fortbildungsangebote für Betriebsräte u. betriebliche Gleichstellungsbeauftragte, um in Fällen von Mobbing frühzeitig vermittelnd eingreifen zu können (Mediation*) od. arbeitsrechtliche Maßnahmen gegen die Täter zu veranlassen. Das Beschäftigungsschutzgesetz sieht den arbeitsrechtlichen Schutz vor sexueller Belästigung als besonderer Form des Mobbings vor.

Mochica-Keramik f: (kult.) Sammelbezeichnung für Tonfiguren der hoch entwickelten nordperuanischen Mochica-Kultur (ca. 100-900 n. Chr.), deren bedeutsamste Zeugnisse neben Pyramidenbauten u. Bewässerungssystemen v. a. Keramiken in großer Formenfülle bilden. Typisch sind Kugelflaschen mit Henkeln in Form von Steigbügeln, die mit Darstellungen des täglichen Lebens bemalt od. als Figuren gestaltet (Tiere, Porträts, Szenen), unter Verwendung von Modeln in großer Zahl hergestellt u. als Grabbeigaben verwendet wurden. Wohl in kultischer Absicht wurden dabei sexuelle Handlungen (auch zwischen Tieren) detailreich u. unbefangen wiedergegeben (s. nebenstehende Abb.).

Mode (lat. modus Maß, Art, Weise): (allg.) Sammelbezeichnung für den Wandel von Bräuchen, Sitten u. Gewohnheiten, i. e. S. für Veränderungen der Kleidung*; Mode kann als Bereitschaft interpretiert werden, Neuerungen zu übernehmen u. bisher bevorzugte Stile u. Sitten kurz- od. langfristig zu verändern; als soziales Regelungssystem erfüllt Mode ähnliche Funktionen wie Normen u. Konventionen.

Modell, psycho|hydraulisches (gr. ὕδραυλος Wasserorgel) n: (ethol.) auch Dampfkesseltheorie; an mechanisch-hydraulischen Vorstellungen orientiertes Konzept des Verhaltens, das von spezifischen Energien für instinktive Reaktionen ausgeht, die sich im Organismus ansammeln u. in entsprechenden Verhaltensreaktionen entladen werden („Dampf ablassen"); diese Entladungen treten in Gegenwart adäquater Auslöserreize ein, bei deren längerem Fehlen können sie (z. B. in Form von Leerlaufhandlungen) auch als Reaktion auf inadäquate Reize eintreten. Das Modell wird von verschiedenen Sexualtheorien herangezogen, aber zur Erklärung des (menschlichen) Sexualverhaltens heute überwiegend abgelehnt.

Mönchs|pfeffer: (allg.) Bezeichnung für die in Europa heimische Pflanze Vitex* agnus-castus (auch sog. Keuschlamm), der sehr verschiedene (sexuell stimulierende od. auch hemmende) Wirkungen zugeschrieben werden.

Möpse: (allg.) unmanierliche Bezeichnung für weibliche Brüste*.

Möse: (allg.) legere, nicht unbedingt abwertende Bezeichnung für Vulva* bzw. Vagina*.

Mohn: (allg.) Bezeichnung für Papaver-Arten, insbesondere für Papaver* somniferum; vgl. Opium.

Molen|schwangerschaft (lat. mola verunstalteter Embryo): (gebh.) Sammelbezeichnung für Schwangerschaft, bei der nach Absterben des Embryos Reste von Eihüllen u. der Plazenta erhalten bleiben, zu Beschwerden führen u. evtl. entarten können. Man unterscheidet **1. Blasenmole:** Degeneration der Chorionzotten der Plazenta, die evtl. invasiv wachsen (destruierendes Chorionadenom); **2. Blutmole:** Blutung um den abgestorbenen Embryo, der nicht ausgestoßen u. allmählich organisiert wird, sich hell verfärbt (sog. Fleischmole), selten auch Kalk einlagert (sog. Steinmole); **3. Abortivei:** auch als Windei bezeichnetes Abbauprodukt ohne nachweisbaren Embryo (Trophoblastmole). Die Therapie besteht in operativer Entfernung der Mole (Kürettage*), ggf. nach Vorbehandlung mit Prostaglandinen; bei Blasenmole sind wegen möglicher maligner Entartung Nachkontrollen über einen längeren Zeitraum erforderlich.

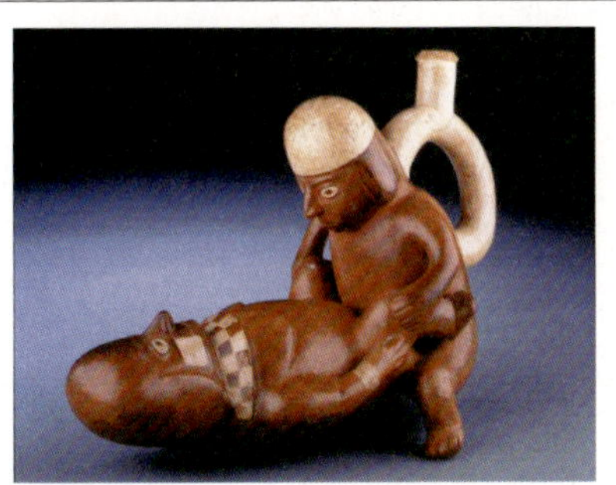

Mochica-Keramik:
Zahlreiche Funde von Keramiken mit sexuellen Motiven lassen vermuten, dass in der Religion der Mochica Sexualität, Fruchtbarkeit und der Glaube an ein Weiterleben nach dem Tod eine zentrale Rolle spielten; hier ein typisches zweifarbig bemaltes Objekt (5. Jahrhundert n. Chr.).

Molimina menstrualia (lat. molimen Anstrengung) n pl: (gynäkol.) veraltete Fachbezeichnung für Menstruationsbeschwerden, s. Dysmenorrhö.

Moll, Albert (1862-1939): Nervenarzt, Berlin; 1913 Mitbegründer der Internationalen* Gesellschaft für Sexualforschung; Herausgeber des „Handbuch der Sexualwissenschaft" (1911), ferner Veröffentlichungen u. a. über Homosexualität, kindliche Sexualität u. Libido* (die spätere Auffassungen S. Freuds maßgeblich beeinflussten) sowie zur medizinischen Ethik; gilt neben I. Bloch u. M. Hirschfeld als wichtigster Vertreter der frühen Sexualwissenschaft*.

Monats|binde: (allg.) Bezeichnung für Mull-Zellstoff-Vorlagen zur Aufnahme weiblicher Genitalsekrete, insbesondere von Menstruationsblut, s. Menstruationshygiene.

Monats|blutung: (allg.) auch Monatsfluss, bedeutungsgleich mit Menstruation*.

Monats|blutung, schmerzhafte: (allg.) Bezeichnung für Dysmenorrhö*.

Monats|hygiene f: (allg.) Bezeichnung für Menstruationshygiene*.

Monats|zyklus m: (allg.) i. e. S. Bezeichnung für die regelmäßigen Veränderungen der Schleimhaut des Uterus, s. Endometrialzyklus (Abb.); i. w. S. auch übliche Sammelbezeichnung für die durchschnittlich 28 Tage dauernden weiblichen Genitalzyklen*; vgl. Zyklen, weibliche (Abb.).

Mond|kalb: (allg.) Bezeichnung für Blutmole (s. Molenschwangerschaft), von der im traditionellen Volksglauben angenommen wurde, sie entstehe nicht durch Koitus, sondern sei auf sexuelle Phantasien zurückzuführen.

Mond|kulte m pl: (kult.) Sammelbezeichnung für Rituale u. Vorstellungen, die den Mond betreffen; sie sind in allen Kulturen schon aus frühen Phasen der Entwicklung bekannt (s. ums. Abb.) u. gleichen sich darin, dass aus dem wechselnden Aspekt des Mondes u. der ähnlichen Periodizität von Mondumlauf u. Menstruationszyklus im Mond ein Gegenüber der Frauen, ein Symbol für Fruchtbarkeit, Wandel, Tod u. Wiedergeburt gesehen wird; frühe Rituale betrafen v. a. den Neumond (ursprünglich sog. Schwarzmond) u. den Vollmond. Außerdem werden ihm (bzw. bestimmten Mondphasen) bis heute im Volksglauben u. in esoterischen Glaubenssystemen magische Wirkungen zugeschrieben, die im täglichen Leben zu beachten sind. In vielen Kulturen werden Mond u. Sonne als Paar betrachtet, s. Sonnenkulte; vgl. Rhythmen, biologische.

Money, John William (geb. 1921): Psychologe, Studium in Neuseeland, ab 1951 Professor in Boston (Massachusetts, USA); u. a. Forschungen zu Psychoneuroendokrinologie*, Hermaphroditismus* (s. gender) und zur Klassifikation u. Beschreibung von abweichendem Sexualverhalten*; vgl. Paraphilie.

Monismus (gr. μόνος einzig) m: (kult.) Bezeichnung für philosophische Lehre, die alle Erscheinungen auf ein einziges (geistiges od. ma-

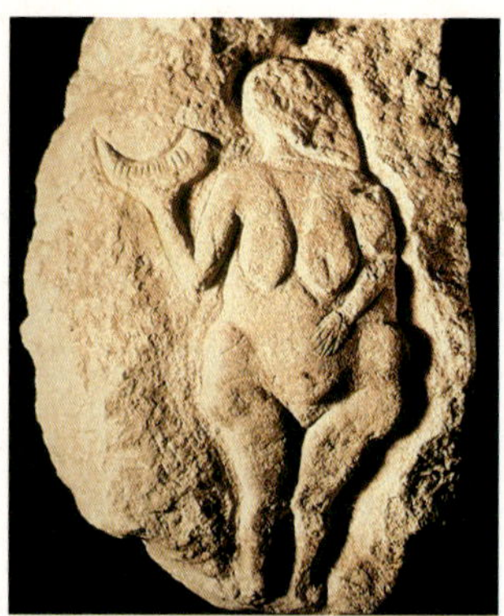

Mondkult:
Bildnis einer großen Mutter aus der sog. Aurignac-Periode (50 000 bis 30 000 v. Chr.), in der Hand eine Mondsichel (oder ein Horn als Symbol des Mondes); es zeigt die enge Verbindung zwischen Mutterreligionen und der kultischen Verehrung des Mondes.

terielles) Prinzip zurückzuführen versucht; zahlreiche religiöse Auffassungen sind in diesem Sinn als monistisch zu betrachten, z. B. im Hinduismus* die Vorstellung, am Anfang allen Seins habe eine geheimnisvolle Macht (sog. Brahman) bzw. ein Urkeim (sog. Goldembryo) gestanden. Im späten 19. Jahrhundert entstand aus der Evolutionslehre Ch. Darwins eine ausschließlich auf dem Entwicklungsgedanken beruhende, Erklärbarkeit aller Phänomene behauptende u. jede Religion ablehnende philosophische Strömung (E. Haeckel, sog. Freidenker des Deutschen Monistenbundes).

mon|özisch (gr. οἶκος Haus)**:** (biol.) Fachbezeichnung für das Vorliegen von Einhäusigkeit* bei Pflanzenarten.

mono|gametisch: veraltete Bezeichnung für homogametisch*.

Mono|gamie f: (sexol.) sog. Einehe; Fachbezeichnung für Dauerbeziehung zweier Menschen, die Sexualkontakte mit Dritten i. d. R. ausschließt; unterschieden werden: **1.** gemäßigte Monogamie, bei der Ehen u. Partnerschaften auch wieder gelöst werden können (z. B. durch Scheidung, Trennung); werden anschließend erneut monogame Beziehungen eingegangen, spricht man von Treue auf Zeit od. serieller Monogamie; **2.** absolute od. strenge Monogamie, bei der eine Auflösung der Ehe bzw. Partnerschaft rechtlich nicht od. nur in Ausnahmefällen möglich ist (z. B. nach kirchlichem Recht geschlossene Ehe). **Wertungen:** Monogamie gilt in zahlreichen Kulturen als sittliches Gut (obwohl der Mensch nach allgemeiner Einschätzung natürlicherweise eher nicht monogam lebt) u. wird auch im Tierreich (z. B. bei Gänsen) beschrieben (wahrscheinlich Ergebnis einer Prägung* durch die erste Partnerschaft); die traditionelle Gleichsetzung von Monogamie mit „natürlichem" Partnerschaftsverhalten hat eine moralische Abwertung zahlreicher anderer Partnerschaftsformen mit sich gebracht.
(jurist.) Bezeichnung für Ehe mit einem Partner; in den meisten Staaten sind heute Eheschließungen mit mehreren Partnern (vgl. Polygamie) rechtlich nicht zulässig.

Mono|krypt|orchismus m: (klin.) Sammelbezeichnung für einseitiges Verbleiben eines Hodens im Bauchraum (Hodenretention), s. Hoden-Lageanomalien; auch für einseitig fehlende od. rückentwickelte Hodenanlage, s. Hodenfehlbildungen.

Mono|phobie f: (psychiat.) Fachbezeichnung für eine Angststörung, die sich in der Unfähigkeit äußert, allein zu sein; vgl. Phobie.

mono|ploid (gr. -πλόος -fach)**:** (genet.) auch haploid, mit einfachem Chromosomensatz; vgl. Zellteilung.

Mon|orchidie f: (klin.) auch Monorchie; Fachbezeichnung für **1.** einseitiges Fehlen eines entwickelten Hodens, entweder infolge fehlender Anlage (Gonadenagenesie*) od. durch Untergang im Verlauf der Embryonalentwicklung (sog. Vanishing-testis-Syndrom, z. B. infolge intrauteriner Hodentorsion); vgl. Hodenfehlbildungen. **2.** I. w. S. für den Zustand nach operativer Entfernung eines Hodens (Semikastration*); gelegentlich auch für den Befund bei einseitigem Kryptorchismus*.

Mono|sexualität f: (physiol.) Bezeichnung für die eindeutige anatomische Geschlechtszugehörigkeit, die sich aus einer ursprünglich indifferenten („bisexuellen") Embryonalanlage entwickelt; vgl. Differenzierung, genitale.
(psychoanalyt.) Bezeichnung für die Einschränkung der ursprünglich auf beide Geschlechter gerichteten (bisexuellen) Objektwahl von Kindern auf Sexualobjekte eines bestimmten Geschlechts im Rahmen ihrer psychosexuellen Entwicklung; vgl. Bisexualität.

Mono|somie f: (genet.) Bezeichnung für eine Genommutation, bei der ein Chromosom im diploiden Chromosomensatz fehlt; Vorkommen z. B. als Ullrich*-Turner-Syndrom (45,X0 statt 46,XX); vgl. Chromosomen-Abweichungen.

Mono|spermie f: (biol.) Bezeichnung für das regelrechte Eindringen von nur einer Samenzelle in eine Eizelle bei der Befruchtung*.

Mons pubis (lat. ~ ~ Schamberg) m**:** (anat.) auch Mons veneris; Fachbezeichnung für Schamberg*.

Montgomery-Drüsen (William F. M., irischer Gynäkologe, 1797-1859)**:** (anat.) veraltete Fachbezeichnung für 10-15 rudimentäre Milchdrüsen (Glandulae areolares) in der Peripherie des Warzenhofs*; vgl. Brust.

Monumento|philie (lat. monumentum Denkmal) f: (sexol.) Bezeichnung für eine Form des Fetischismus*, bei der öffentliche Standbilder als sexuell besonders erregend erlebt werden. Psychodynamisch wird eine Neigung zu Symbolen väterlicher Macht angenommen, es bestehen zugleich Verbindungen zum Exhibitionismus*.

Moral (von frz. morale, aus lat. mos Sitte, Brauch) f: (kult.) Sammelbezeichnung für individuelle sittliche Normen u. Wertvorstellungen, die allgemeinsprachlich auch als „gut" u. „böse" bezeichnet werden. Im Unterschied zur Ethik* als der Lehre vom „richtigen" sittlichen Verhalten stehen bei der Moral oft subjektive Annahmen, Gewissensurteile od. individuell als wertvoll erachtete Tugenden*, evtl. aber auch subjektive Schamgefühle im Vordergrund; als herrschende Moral werden Annahmen bezeichnet, die in Bezug auf bestimmte Fragen (mutmaßlich) von einer Mehrheit geteilt werden. Moralisch-ethische Annahmen mit Bezug auf Sexualität u. Sexualverhalten werden als Sexualmoral* zusammengefasst.

Moralitäts|prinzip n: (psychoanalyt.) von S. Freud (1911) eingeführte Fachbezeichnung für die (im Bereich des Über*-Ich wirksame) Regel, nach der Triebe u. Bedürfnisse (sog. Primärvorgänge) durch Ge- u. Verbote, Ideale u. Normen modifiziert u. durch Bewertungen zu sog. Sekundärvorgängen werden, die den moralischen Anforderungen angepasst sind; mit Ausnahme sehr früher Lebensabschnitte, in denen das Handeln durch das Lustprinzip* geprägt ist, wird das Handeln im weiteren Leben überwiegend von Moralitätsprinzip u. Realitätsprinzip* bestimmt; vgl. Psychodynamik.

Mord: (jurist.) Bezeichnung für besonders verwerfliche Formen der Tötung eines Menschen; nach § 211 StGB gilt als Mörder, wer einen Menschen aus Mordlust tötet, aus sexuellen Motiven (Sexualmord* i. e. S.), aus Habgier od. aus anderen niedrigen Beweggründen, auf heimtückische (unter Ausnutzung der Arg- u. Wehrlosigkeit des Opfers) od. grausame Weise (mit besonderem Quälen des Opfers) od. mit gemeingefährlichen Mitteln (z. B. durch Brandstiftung) bzw. um eine andere Straftat zu ermöglichen od. zu verdecken (z. B. beim Sexualmord* i. w. S., um den Widerstand des Opfers zu brechen); selten, aber u. U. hintergründig ebenfalls sexuell motiviert, können Morde aus religiösen Gründen stattfinden (Ritualmord, insbesondere als Kindstötung*); vgl. Satanismus.

Morgagni-Hydatide (Giovanni Battista M., ital. Anatom, 1682-1771; gr. ὑδατίς Wasserblase) f: (anat.) Fachbezeichnung für die mit Flüssigkeit gefüllte ungestielte Appendix* testis; Rest des Müller*-Gangs ohne Funktion.

Morgagni-Lakunen (lat. lacuna Vertiefung) fpl: (anat.) eher klinisch übliche Fachbezeichnung für die Lacunae urethrales in der Harnröhre; s. Penis (Abb.).

Morgan, Lewis Henry (1818-1881): Jurist u. Anthropologe, Aurora, New York (USA); Formulierung einer Kulturtheorie, die von drei Entwicklungsstufen menschlicher Gesellschaften ausgeht (Wildheit mit Ernährung von Pflanzen, kein Ackerbau; Barbarentum mit Aufnahme landwirtschaftlicher Tätigkeit; Zivilisation mit Fähigkeit zu schreiben); Studien zu Ehe- u. Familienformen sowie Forschungen zu Verwandtschaftsverhältnissen in traditionellen Gesellschaften u. griechisch-römischer Antike; vgl. Verwandtschaft.

Morgen|erektion f: (physiol.) Bezeichnung für die letzte nächtliche Spontanerektion* des Penis, die sich häufig erst nach dem Erwachen zurückbildet; früher fälschlich als Folge der Reizwirkung einer gefüllten Harnblase interpretiert.

Morgen|gabe: (kult.) historische Bezeichnung für Geschenk des Ehemanns an die Ehefrau, das am Morgen nach der Hochzeitsnacht als Entgelt für die Jungfernschaft (sog. praemium virginitatis) überreicht wurde; im ostfriesischen Landrecht auch als Geschenk der Ehefrau an den Ehemann bekannt. In einigen Ländern des arabisch-islamischen Kulturkreises sind auch heute noch Morgengaben an die Ehefrau üblich; sie dienen teilweise als Vorsorge für eine eventuelle Witwenschaft. Vgl. Ausstattung.

Morgen|gabs|kinder: (allg.) historische Bezeichnung für nichteheliche Kinder; vgl. Nichtehelichkeit, Ehe morganatische.

Mormonen: (kult.) Kurzbezeichnung für eine Religionsgemeinschaft mit ca. 11 Mio. Gläubigen (sog. Kirche Jesu Christi der Heiligen der letzten Tage); gegründet 1830 durch J. Smith (1805-1844) im US-Bundesstaat New York, nach Wanderungen seit 1848 religiöses Zentrum in Salt Lake City (US-Bundesstaat Utah). **Glaube** an ein die Bibel ergänzendes Buch (sog. Buch Mormon), das dem Begründer von einem Engel zur Abschrift überlassen wurde u. nicht im Original verfügbar ist; sehr spezielle Aussagen, z. B. über eine Verwandtschaft der amerikanischen Ureinwohner mit dem Volk Israel u. a. Der christliche **Glaube** an eine Erbsünde* wird abgelehnt (Leben nach göttlichen Geboten aus eigener Kraft möglich), für ungetauft Verstorbene wird eine stellvertretende Taufe durchgeführt, weltweit sind ständig ca. 50 000 jungen Erwachsenen (jeweils für 1-2 Jahre) in missionarischem Einsatz. Das **Geschlechterverhältnis** entspricht prinzipiell den Auffassungen des konservativen Christentums*, so ist z. B. das Priesteramt ausschließlich Männern vorbehalten; wichtigster Unterschied ist die Einstellung zur Polygynie (im Alten Testament gestattet, im Neuen Testament nicht ausdrücklich verboten): Nach einem spirituellen Schlüsselerlebnis heiratete J. Smith 1936 mit Einverständnis seiner Ehefrau eine weitere Frau u. empfahl ab 1843 die Polygynie auch öffentlich mit der Begründung, die Frauen leitender Priester erhielten nach ihrem Tod einen besonderen Status im Jenseits; infolge dieser Erklärung fiel er 1844 einem Lynchmord zum Opfer, die Gemeinschaft zog sich nach Utah zurück. 1862 wurde Polygamie in den USA durch Bundesgesetz verboten, daher untersagte die Religionsgemeinschaft 1890 ihren Mitgliedern offiziell die Polygynie (unter Androhung des Ausschlusses aus der Gemeinschaft), um Aufnahme in den Staatenbund zu finden. Dennoch leben bis heute vermutlich ca. 30 000 Mitglieder in heimlichen polygynen Verhältnissen mit der Begründung, das Verbot sei politisch, nicht religiös motiviert gewesen.
Die **Sexualität** wird in der Religionsgemeinschaft ähnlich wie im konservativen Christentum ausschließlich für Zwecke der Fortpflanzung akzeptiert, alle nichtreproduktiven Formen der Sexualität sind verboten u. gesellschaftlich geächtet. Diese Einstellung hat Auswirkungen auf die staatliche Gesetzgebung in Utah: Oral- u. Analverkehr sind (wie in 11 weiteren US-Bundesstaaten) strafbar, homosexuelle Handlungen u. die Befürwortung von Kontrazeption sind verboten.

M

Die **aktuelle Lage** ist eher durch eine stärkere Restriktion gekennzeichnet, z. B. seit 2001 durch ein Verbot für Lehrer, Fragen von Schülern zu außerehelichen Sexualkontakten, Safer Sex, Kontrazeption od. Homosexualität im offenen Gespräch vor der Klasse zu beantworten.

morning-after pill (engl. ~ ~ Morgen-danach-Pille): (allg.) Pille danach; übliche Bezeichnung für Postkoitalpille*.

Morphin (bei Ovid Morpheus, Μορφεύς, Gott der Träume) n: (pharmak.) auch Morphium; Bezeichnung für das wichtigste Alkaloid des Opiums* mit stark schmerzhemmender u. sedierender Wirkung u. (bei missbräuchlicher Anwendung) hohem Risiko unerwünschter Nebenwirkungen u. (körperlicher) Abhängigkeit*. Nach Betäubungsmittelgesetz* unterliegen Anwendung u. Handel erheblichen Einschränkungen; vgl. Opiate.

Morphinismus: (klin.) wenig gebräuchliche Fachbezeichnung für die bei chronischer Zufuhr von Morphin (s. Opiate) entstehende Abhängigkeit* mit körperlichen, psychischen u. sozialen Folgeschäden.

Morula (lat. ~ kleine Maulbeere) f: (embryol.) Fachbezeichnung für sog. Maulbeerkeim; durch Furchung* aus der Zygote* am 3.–4. Tag nach der Befruchtung entstehendes Stadium der Embryonalentwicklung*, in dem der Keim aus 16 od. mehr Zellen besteht u. aus dem sich die Blastozyste* entwickelt; vgl. Endometrialzyklus, Abb.

Moschus (sanskrit mushkáh Hodensack) m: (pharmak.) Bezeichnung für den Geruchsstoff aus den Bauchdrüsen männlicher Moschustiere, rehartiger Säugetiere mit mehreren Arten (Moschus moschiferus, Moschus chrysogaster u. a.), die in weiten Regionen Asiens heimisch sind (China, Russland, Mongolei, Korea, Himalaya-Staaten, Myanmar, Vietnam u. a.); Moschus findet in der traditionellen ostasiatischen Medizin in zahlreichen Zubereitungen u. zu unterschiedlichen Zwecken Verwendung (vgl. Aphrodisiaka), wegen einer angeblich sexuell stimulierenden Wirkung (der Geruch soll von Frauen deutlicher wahrgenommen werden als von Männern) wurde er früher auch in Parfüms häufig verwendet (vgl. Düfte, sexuelle). Heute stehen Moschustiere als bedrohte Tierarten unter Schutz, dennoch werden sie in erheblichem Umfang illegal gejagt (s. Abb.); für Zwecke der Parfümherstellung werden entsprechende Aromen überwiegend aus Samen von Abelmoschus* moschatus gewonnen (sog. Moschusöl) od. synthetisch hergestellt (Moschus artificialis; Nitrobenzolverbindungen, sog. Exaltolide); letztere werden als Duftstoffe z. B. Waschmitteln zugesetzt, sie können in Blut, Fettgewebe u. Muttermilch angereichert werden u. gelten als gesundheitlich bedenklich.

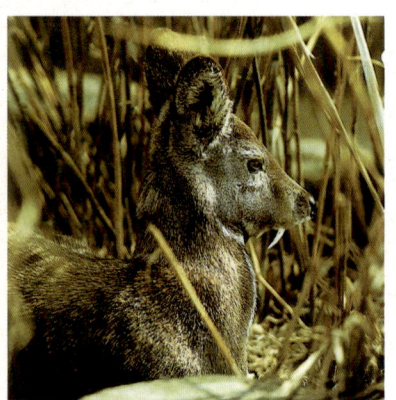

Moschus:
Männliche Tiere tragen statt eines Geweihs bis 10 cm lange Hauer; hier ein sibirisches Moschustier (Moschus moschifera) aus dem Leipziger Zoo. Die Anzahl wildlebender Moschustiere der verschiedenen Arten wird auf 400 000 bis 800 000 geschätzt, die Anzahl illegal gejagter Tiere auf jährlich ca. 70 000.

Motiv (lat. motus Bewegung) n: (psychol.) Sammelbezeichnung für Faktoren, die das Verhalten eines Individuums aktivieren u. steuern, d. h. sowohl die in ihm liegenden od. auf es wirkenden Ursachen einer Handlung (kausales Motiv), als auch die durch eine Handlung angestrebten Ziele (finales Motiv). Motive können bewusst sein (sog. Phänomotive) od. unbewusst (sog. Genomotive), sie können positiv besetzt sein (kausal: Appetenz*; final: Streben, Hoffnung auf Erfolg) od. negativ besetzt sein (kausal: Aversion*; final: Hemmung, Furcht vor Misserfolg). Mehrere Motive können gleichzeitig bestehen u. einander widersprechen; so entstehende Motivkonflikte vermindern die Reaktionsfähigkeit des Individuums.

Motivation, sexuelle f: (sexol.) Sammelbezeichnung für die (überwiegend erlernten) Auslöser u. Zielvorstellungen, die (auf Grundlage einer Appetenz*) zu sexueller Erregung u. Handlungsbereitschaft führen; heute bevorzugt anstelle des Begriffs Sexualtrieb* verwendet. Sexuelle Motivation wird nicht immer bewusst u. führt nicht unbedingt zu sexuellen Handlungen, sondern kann sich auch nichtsexuell äußern, z. B. als Aggression* gegen Personen od. Sachen (Brandstiftung*); umgekehrt können sexuelle Handlungen nichtsexuell motiviert sein, z. B. bei Prostitution*.

MRH: (endokrin.) Abkürzung für **M**elanozyten-stimulierendes-Hormon-**R**eleasing-**H**ormon; s. Hypothalamushormone.

MSH: (endokrin.) Abkürzung für **M**elanozyten-stimulierendes **H**ormon, auch Melanotropin; s. Hypophysenhormone.

MSH-IH: (endokrin.) Abkürzung für **M**elanozyten-stimulierendes-**H**ormon-**I**nhibiting-**H**ormon; s. Hypothalamushormone.

MSH-Inhibiting-Hormon n: (endokrin.) Abkürzung für **M**elanozyten-stimulierendes-**H**ormon-Inhibiting-Hormon; s. Hypothalamushormone.

MSH-Releasing-Hormon n: (endokrin.) Abkürzung für **M**elanozyten-stimulierendes-**H**ormon-Releasing-Hormon; s. Hypothalamushormone.

M

MSH-RH: (endokrin.) Abkürzung für **M**elanozyten-**s**timulierendes-**H**ormon-**R**eleasing-**H**ormon; s. Hypothalamushormone.

Müller-Gang (Johannes Peter M., Anatom, Berlin, 1801-1858)**:** (embryol.) auch Ductus paramesonephricus; Geschlechtsgang, der zu Beginn des 2. Embryonalmonats seitlich vom Wolff*-Gang entsteht; beim weiblichen Geschlecht entwickeln sich die oberen Abschnitte zu Fimbrien u. Tuben, die unteren verschmelzen mit dem gegenüber liegenden Müller-Gang zu Uterus u. oberer Vagina; beim männlichen Geschlecht degeneriert der Müller-Gang unter dem Einfluss von Anti-Müller-Hormon (AMH), das in den Sertoli-Stützzellen der Hoden gebildet wird, evtl. bleiben Reste als Appendix* testis bzw. Morgagni*-Hydatide od. als Utriculus* prostaticus bestehen. Vgl. Gonadenentwicklung (Abb.).

Münchhausen-Syndrom (Karl Friedrich Hieronymus Freiherr von M., Kavallerieoffizier, Gut Bodenwerder, 1720-1797) **n:** (psychiat.) Fachbezeichnung für eine neurotische Fehlhaltung, bei der durch falsche Angaben („Lügengeschichten") u. dringliche Schilderung nicht real vorhandener Symptome (insbesondere Bauchbeschwerden) versucht wird, eine stationäre Behandlung, u. U. auch eine Operation zu erreichen; behandlungsbedürftig ist die neurotische Grundhaltung. Vgl. Neurose.

Mündigkeit: (allg.) i. e. S. Bezeichnung für die Volljährigkeit* eines Menschen, i. w. S. für Selbstbestimmungsfähigkeit und Selbstbestimmungsrecht in Teilbereichen, z. B. als Ehemündigkeit mit Erreichen des 18. Lebensjahrs, als Religionsmündigkeit ab dem 12. Lebensjahr (bezüglich Änderung des Bekenntnisses) bzw. 14. Lebensjahr (allgemein), als sexuelle Mündigkeit mit Erreichen der Schutzaltersgrenzen*, als Strafmündigkeit* ab dem 14. Lebensjahr u. a.

Mütter|beratung: (allg.) in der DDR Bezeichnung für spezifisch an Mütter gerichtete Beratungsangebote, v. a. zur Gewährleistung der medizinischen Betreuung von Kindern, Reihenuntersuchungen, Schutzimpfungen sowie zur Beratung in medizinischen, hygienischen u. sozialen Fragen. Als **Mutterschaftsberatung** wurde früher die Schwangerenberatung* bezeichnet.

Mütter|sterblichkeit: (gebh.) Bezeichnung für mütterliche Todesfälle während Schwangerschaft, Geburt u. Wochenbett, in Statistiken meist bezogen auf Lebendgeburten; u. a. abhängig vom Alter der Mutter (erhöhte Häufigkeit bei über 34-Jährigen), eventuellen Vorerkrankungen, Zugang zu medizinischer Versorgung, sozialer Sicherheit. Die Müttersterblichkeit lag in Deutschland 1995 (mit 41 Fällen) bei 5,4 auf 100 000 Lebendgeburten (1990: 9,1; 1993: 5,2).

Muirapuama: (pharmak.) Bezeichnung für getrocknete u. geraspelte Rinde von Ptychopetalum-Arten (Muirapuama-Holz, sog. Potenzholz), die im Gebiet von Amazonas u. Orinoko traditionell als Anregungsmittel* verwendet wird; der Wirkungsmechanismus ist nicht geklärt, als Bestandteil von Aphrodisiaka* ist eine Wirkung allerdings sehr fraglich.

Muliebriores (lat. ~ Weiblichere) **m pl:** (sexol.) historische, auf C.-H. Ulrichs zurückgehende Bezeichnung für eher feminin wirkende (u. sich eher „passiv" verhaltende) homosexuelle Männer; Gegensatz: Viriliores*.

Multi|para (lat. multi- viel-, parere gebären) **f:** (gebh.) auch Pluripara, Mehrfachgebärende; Fachbezeichnung für eine Frau, die mehrfach geboren hat.

Multi|semie f: (androl.) auch Polysemie; Fachbezeichnung für Ejakulatvolumen oberhalb des Normbereichs (> 6 ml); vgl. Sperma (Tab.).

Mumps|orchitis f: (androl.) begleitende Entzündung der Hoden (Orchitis*), evtl. auch von Nebenhoden (Epididymitis), Samensträngen (Funiculitis) u. Prostata (Prostatitis) bei einer meist nach der Pubertät auftretenden Mumpserkrankung (Ziegenpeter, Parotitis epidemica); Gefahr der Hodenatrophie u. Azoospermie, bei Einbeziehung beider Hoden evtl. Zeugungsunfähigkeit. **Prophylaxe:** Schutzimpfung.

Mund: (anat.) Os; durch komplexe Muskeln verschließbarer Eingang des Magen-Darm-Trakts, zusätzlicher Atemweg u. veränderliches Resonanzorgan; man unterscheidet: Mundvorhof mit Mundspalte u. Lippen u., durch die Zahnreihen von ihm getrennt, Mundhöhle mit Zunge. Mundschleimhaut, Zunge u. Lippen* enthalten zahlreiche sensible Nervenendigungen, Thermo- und Chemorezeptoren (Geschmackssinn*), für die meisten Menschen sind sie eine wichtige erogene Zone*; in Verbindung mit der übrigen mimischen Muskulatur des Gesichts hat der Mund außerdem eine zentrale (auch sexuelle) Signalwirkung.

Mund|erotik f: (sexol.) Oralerotik*; veraltete Bezeichnung für Oralverkehr*.

Mund|koitus m: (sexol.) veraltete Bezeichnung für Fellatio*.

Mund|verkehr: (allg.) wenig gebräuchliche Bezeichnung für Oralverkehr*.

Musaph, Herman (1915-1992)**:** Psychiater, Amsterdam; u. a. mit J. Money Herausgeber eines Handbuchs der Sexualwissenschaft.

Muscheln: s. Meeresfrüchte.

Musculus bulbo|spongiosus (lat. ~ kleine Maus) **m:** (anat.) auch Musculus bulbocavernosus, bei Frauen auch Musculus constrictor cunni; Fachbezeichnung für Muskelfasern, die bei Frauen den Scheideneingang umgeben u. sich beim Orgasmus kontrahieren, bei Männern den Bulbus des Penis umschließen u. bei Ejakulation die Harnröhre verkürzen u. entleeren (s. Beckenboden, Abb.).

Musculus cremaster m: (anat.) Fachbezeichnung für den Hodenheber-Muskel; vom queren u. inneren schrägen Bauchmuskel abzweigende Muskelfasern, die an Samenstrang u. Hoden fixiert sind (s. Hoden, Abb. 1); verantwortlich für die (im Allgemeinen unwillkürliche) Hebung bzw. Senkung des Hodens im Hodensack in Abhängigkeit von Temperatur u. sexueller Erregung; vgl. Kremasterreflex.

Musculus ischio|cavernosus m: (anat.) Fachbezeichnung für Muskelfasern, die die Schwellkörper von Penis bzw. Klitoris umgeben; unterstützen Erektion u. Ejakulation (s. Beckenboden, Abb.).

Musculus levator ani (lat. levare anheben) **m:** (anat.) Fachbezeichnung für den sog. Anusheber-Muskel, der sich ausgehend von der In-

M

nenseite den beiden Schambeinäste (s. Becken, Abb.) nach hinten erstreckt u. einen wesentlichen Teil des Beckenbodens* bildet (s. Abb. dort); einzelne Fasern überqueren vor dem Rektum die Mittellinie, weiter außen gelegene Fasern bilden hinter dem Rektum eine kräftige Schlinge u. verbinden sich mit dem äußeren Schließmuskel des Anus (Musculus sphincter ani externus), die äußeren Fasern verlaufen nach hinten u. enden auf dem Steißbeinfortsatz; zusammen mit den Schließmuskeln des Anus ist der Anusheber-Muskel von großer Bedeutung für den Verschluss des Darmausgangs (vgl. Inkontinenz). Die nahe der Mittellinie verlaufenden Fasern werden auch als Musculus* pubococcygeus bezeichnet u. sind bei Frauen bedeutsam für die Verengung des Scheideneingangs; die weiter außen verlaufenden Fasern werden auch als Musculus iliococcygeus bezeichnet.

Musculus pubo|coccygeus m: (anat.) Fachbezeichnung für einen vom Schambein zum Steißbein reichenden Muskel im Beckenboden* (s. Abb. dort); Teil des Musculus* levator ani, funktionell als Träger des Beckenbodens u. für die Verengung der Vagina* sowie Unterstützung des Musculus sphincter ani externus bedeutsam; vgl. Beckenbodenübungen.

MUSE: (pharmak.) Abkürzung für (Handelsname) **M**edicated **U**rethral **S**ystem for **E**rection, medikamentöse urethrale Stimulation der Erektion; Behandlungsverfahren bei Erektionsstörungen, bei dem über einen speziellen Applikator Prostaglandin E_1 (PGE_1, Alprostadil) in die Harnröhre (Urethra) eingeführt wird u. nach ca. 10-20 Minuten eine Erektion hervorruft. **Nebenwirkungen:** am häufigsten treten (bei bis zu einem Drittel der Fälle) Schmerzen im Penis auf, bei ca. 10 % in der Harnröhre; seltener kommt es zu Hodenschmerzen, Harnröhrenblutungen od. systemischen Nebenwirkungen wie Blutdruckabfall, Schwindel od. kurzzeitiger Bewusstlosigkeit. Der Verlust von Spontaneität kann als nachteilig empfunden werden. Vgl. Schwellkörper-Autoinjektionstherapie.

Musical (von engl. ~ comedy musikalische Komödie) n: (kult.) Form des Musiktheaters, das Elemente von Operette*, Sprechstück, Revue* u. Varieté vereint; Darstellungsmittel sind Gesang, Lieder*, Tanz* u. a.; Gegenstand von Musicals sind häufig klassische Themen, die gegenwartsnah aufbereitet werden, z. B. „West Side Story" von L. Bernstein (1957) auf der Grundlage von W. Shakespeare, „Romeo und Julia" (1594).

Musik (lat. musica Tonkunst) f: (kult.) Sammelbezeichnung für alle Formen von absichtsvoller Organisation hörbarer Schallereignisse, Töne u. Geräusche, die in verschiedener Weise miteinander in Beziehung stehen, z. B. durch ihre Reihenfolge (Melodie), Tonhöhe (Intervall) od. zeitlichen Abstand (Rhythmus). Ursprünglich in Arbeitshandlungen, magische Riten u. Kulte eingebettet, entwickelte sich die Musik erst spät zu einer eigenständigen Kunstform; bis heute hat sich die bereits in der griechischen Antike bekannte Einheit mit Sprechdarstellung, Poesie u. Tanz* od. anderen künstlerischen Darbietungsformen bewahrt, z. B. in verschiedenen Formen des Musiktheaters (Musical*, Oper*, Operette*, Revue* u. a.); mit der Entwicklung zur Kunstform trat die ästhetisch-emotionale Bedeutung von Musik in den Vordergrund, die in allen Musikgattungen zum Ausdruck von Gefühlen u. Stimmungen (auch zur Darstellung von Liebe, Erotik u. a.) genutzt wird.

Muskat|nuss (mhd. muscat, aus mlat. muscatus nach Moschus duftend): (allg.) Bezeichnung für Samen des Muskatbaums (Myristica fragrans), der wegen seines Gehalts an Myristicin in niedriger Dosis als Gewürz mit sexuell stimulierender Wirkung (traditioneller Bestandteil asiatischer Aphrodisiaka*), in höherer Dosis als halluzinogenes Rauschmittel u. wegen seiner stark kontrahierenden Wirkung auf den Uterus auch als traditionelles Abortivum gebraucht wird; starke unerwünschte körperliche Wirkungen, schon wenige Nüsse können zum Tod führen. Myristicin bildete die Ausgangssubstanz zur Synthese von MDA, s. Ecstasy.

Muskel|erotik f: (psychoanalyt.) Fachbezeichnung für sinnliche Freude an der eigenen Körperbewegung im Kleinkindalter; vgl. Körpererleben.

Muss|ehe: (allg.) Bezeichnung für Ehe, die aufgrund von Ehegeboten geschlossen wurde, s. Zwangsheirat; i. w. S. auch Bezeichnung für Ehe, die aufgrund sozialer Erwartungen od. Drucks geschlossen wurde (z. B. bei Schwangerschaft einer unverheirateten Frau); Mussehen sind infolge größerer gesellschaftlicher Toleranz zurückgegangen; vgl. Liebesehe, Vernunftehe, Zweckehe.

Muta|gene (lat. mutare verändern) n pl: (genet.) Sammelbezeichnung für Faktoren, die Mutationen* des genetischen Materials von Zellen (insbesondere auch von Keimzellen) auslösen können; z. B. zahlreiche Chemikalien, bestimmte Viren u. die verschiedenen Formen der Radioaktivität.

Mutation (lat. mutatio Veränderung) f: (genet.) Fachbezeichnung für die Veränderung des genetischen Materials einer Zelle ohne erkennbare äußere Ursache (Spontanmutation, häufigste Form) od. infolge äußerer Einflüsse (Mutagene*), entweder als Veränderung einzelner Gene (Genmutation), einzelner Chromosomen (Chromosomenmutation) oder des gesamten Chromsomensatzes (Genommutation). Veränderungen des genetischen Materials von Keimzellen können klinisch unbemerkt bleiben (stille Mutation), zu Fehlbildungen* führen od. nicht lebensfähige Organismen ergeben (letale Mutation).
(physiol.) Fachbezeichnung für den Stimmbruch* in der Pubertät.

Mutilation, genitale (lat. mutilare verstümmeln) f: (klin.) Fachbezeichnung für gewaltsame Eingriffe an den Sexualorganen, die zu einer genitalen Verstümmelung* führen.

Mutter (von ahd. muoter): (allg.) Bezeichnung für Frau, die ein od. mehrere Kinder geboren hat. Mit der Mutterrolle waren in europäischen Kulturen traditionell die Sorge für körperliche (z. B. Ernährung, Wärme) u. emotionale Bedürfnisse (z. B. Liebe, Zuwendung, Trost, Vertrauen) verbunden; nur in wenigen Gesellschaften ist die Mutter das Oberhaupt der Familie*, dem

Autorität u. Entscheidungsrechte insbesondere über die Kinder zukommen (vgl. Mutterrecht). In Deutschland wie in zahlreichen anderen Ländern wurde im 20. Jahrhundert mit Familienrechtsreformen der Tatsache Rechnung getragen, dass sich die Mutterrolle in gleichberechtigten Mutter-Vater-Partnerschaften (vgl. Eltern) gewandelt hat. In entwicklungspsychologischer Sicht sind Mütter als erste u. wichtigste Bezugspersonen* für Kinder von besonderer Bedeutung (vgl. Mutterbindung); hinsichtlich sozialer Rollen u. der Geschlechtsrolle kommt ihnen insbesondere für Töchter eine Vorbildfunktion zu. I. w. S. bezeichnet Mutter tugendhafte Frauen, Vorsteherinnen geistlicher Einrichtungen (z. B. Mutter Theresa) od. besonders fürsorgliche Frauen; im übertragenen bzw. mythologischen Sinn werden die Erde bzw. einzelne Länder als Mutter bezeichnet; s. Große Mutter. Als Kurzbezeichnung für Gebärmutter (s. Uterus) heute praktisch nicht mehr verwendet.
(jurist.) wird als Mutter allein die Frau bezeichnet, die das Kind geboren hat, also z. B. auch eine Frau, die die befruchtete Eizelle einer anderen Frau ausgetragen hat (s. Leihmutter).
(psychol.) wird u. U. differenziert nach Mutterschaft im sozialen Sinn (sog. soziale Mutter), z. B. bei Adoptionen, u. Mutterschaft im biologischen Sinn (sog. biologische Mutter) bei genetischer od. durch Schwangerschaft begründeter Verwandtschaft mit dem Kind.

Mutter|band: (klin.) Bezeichnung für Ligamentum latum uteri (breites Mutterband, s. Eierstock, Abb.) u. Ligamentum teres uteri (rundes Mutterband, s. Sexualorgane, Abb.).

Mutter|bindung: (psychol.) Bezeichnung für die zwischen Kindern u. Müttern entstehende, durch besondere Abhängigkeit im Hinblick auf Motivbefriedigungen im Verlauf der psychosexuellen Entwicklung gekennzeichnete Beziehung (besonders gefördert durch Stillen*), die bedeutsam ist insbesondere für die Entwicklung des Urvertrauens u. als Rollenvorbild bzw. frühes Objekt sexuellen Interesses u. sich im Verlauf der Pubertät (nicht selten konflikthaft) in ein unabhängigeres Verhältnis wandelt; vgl. Eltern-Kind-Beziehung.
(psychoanalyt.) Bezeichnung für eine über die Pubertät hinaus bestehende enge Verbindung als Folge kindlicher Fixierungen (s. Ödipus-Komplex, Elektra-Komplex), die die Aufnahme von Beziehungen zu anderen Personen erschwert.

Mutter|familie: (soziol.) auch Mutter-Kind-Familie; Bezeichnung für eine Kleinfamilie, die aus Mutter u. Kind bzw. Kindern besteht.

Mutter|fixierung f: (psychol.) Fachbezeichnung für eine Fixierung* auf die eigene Mutter; Vorkommen bei Frauen u. Männern, evtl. mit teilweise schwerwiegenden Auswirkungen hinsichtlich des eigenen Sexualverhaltens u. partnerschaftlicher Bindungen, die im Einzelfall unmöglich sein können. Vgl. Familiendynamik.

Mutter|folge: (allg.) Bezeichnung für Matrilinearität*.

Mutter|herrschaft: (allg.) Bezeichnung für Matriarchat*.

Mutter|komplex m: (psychoanalyt.) Bezeichnung für alle (sowohl erlaubte u. also befriedigbare, als auch verbotene u. daher gehemmte bzw. verdrängte) Interessen an der eigenen Mutter; vgl. Familiendynamik, Komplex.

Mutter|kuchen: (allg.) Bezeichnung für Plazenta*.

Mutter|kuchen|hormone n pl: (allg.) Bezeichnung für Plazentahormone*.

Mutter|milch: (anat.) Lac; gelblich-weißes, undurchsichtiges Sekret der weiblichen Brustdrüsen zur Ernährung des Säuglings während der Stillperiode*; Transformation der Drüsen u. Beginn der Muttermilchproduktion in der Schwangerschaft unter dem Einfluss von Plazentahormonen* u. Prolaktin*, Sekretion erst nach der Geburt (nach Wegfall hemmender Einflüsse der Plazenta). Zunächst Sekretion von Kolostrum (eiweißreich, v. a. durch Immunglobuline), bis etwa zum 15. Tag Sekretion von Übergangsmilch, dann von reifer Muttermilch, die gegenüber Kuhmilch mehr Kohlenhydrate u. weniger Eiweiß u. Fett enthält. Die Produktion wird durch Oxytozin u. Prolaktin gesteuert, für die Aufrechterhaltung der Sekretion sind Saugreize u. eine möglichst vollständige Entleerung der Drüsen erforderlich.

Mutter|mund: (klin.) Bezeichnung für die Mündungen des Zervikalkanals: innerer Muttermund (Canalis isthmi) u. äußerer Muttermund (Ostium uteri); vgl. Uterus (Abb.).

Mutter|mund|kappe: (sexol.) Bezeichnung für eine feste Kunststoffkappe, die auf den Muttermund aufgesetzt wird, s. Portiokappe.

Mutter|pass: (allg.) Bezeichnung für ein einheitliches Dokument für Schwangere, in dem anamnestische u. aktuelle Gesundheitsrisiken (z. B. Blutgruppenunverträglichkeit), die Untersuchungsergebnisse der Schwangerenvorsorge* sowie zuletzt Angaben zu Geburtsverlauf u. Neugeborenen eingetragen werden.

Mutter|recht: (jurist.) von J. J. Bachofen (1861) eingeführte Bezeichnung für Rechtsform, bei der die Erbfolge* der mütterlichen Linie folgt (sog. Matrilinearität od. Mutterfolge mit Vererbung von der Mutter auf die Töchter); die These Bachofens, dass Mutterrecht u. Matriarchat* in allen Gesellschaften dem Vaterrecht* u. Patriarchat* vorausgegangen sind, wird heute nicht allgemein akzeptiert; in einigen traditionellen Gesellschaften Afrikas u. Asiens hat bis heute das Mutterrecht Gültigkeit bewahrt.

Mutter|religionen f pl: (kult.) Sammelbezeichnung für Religionen*, in denen eine weibliche Gottheit (Große* Mutter) eine zentrale Position einnimmt; ursprünglich Ausdruck u. Grundlage matriarchalen Denkens, daher in den meisten Kulturen nur prähistorisch von Bedeutung, nur aus wenigen Zeugnissen bekannt u. eher aus patriarchal überformten Resten in historisch belegbaren Religionen zu erschließen. Die **Glaubensinhalte** von Mutterreligionen entstanden im Verlauf der Bewusstwerdung von Naturprozessen u. elementaren Erfahrungen: Geburt, Wachstum, Alterung u. Tod, die sie zu erklären, in einen sinnvollen Zusammenhang zu bringen u. durch Rituale zu beeinflussen versuchten. Grundsätzliche **Gemeinsamkeit** der Mutterreligionen ist daher eine positive Wertung von Sexualität u. Fortpflanzung (s. ums. Abb.), aber auch des Kreislaufs von Geburt u.

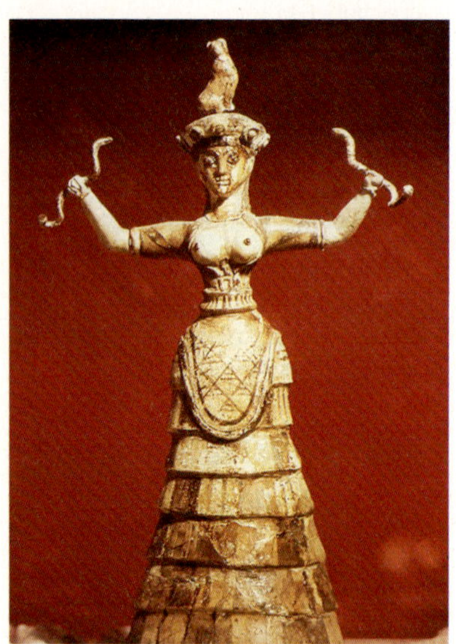

Mutterreligionen:
Bildnis einer Muttergottheit aus Kreta (vor 1400 v. Chr.) mit den Symbolen von Krone und Schlangen als Zeichen von Weisheit, Macht und Fruchtbarkeit; das im Rahmen der Rekonstruktion der Statue auf ihrem Kopf zugeordnete Tier (wohl eine Katze) gilt inzwischen als nicht zu ihr gehörig und wurde wieder entfernt.

Tod, zu deren Verstärkung daher sowohl Fruchtbarkeitsriten* dienten (gemeinschaftliche Rituale, ggf. mit Aufhebung von Inzesttabus*, od. stellvertretend durch Kulthandelnde vorgenommene Kultprostitution*), als auch Menschenopfer*, die erst später durch Opferungen von Tieren od. Pflanzen ersetzt wurden.
Zeugnisse der Mutterreligionen sind v. a. die in allen Kulturen sehr früh vorhandenen Darstellungen weiblicher Körper (vgl. Venusstatuetten). Typisches mythologisches **Motiv** von Mutterreligionen ist die Verbindung von Muttergottheit u. eigenem Sohn als Ausdruck einer Art Selbstbefruchtung od. von Muttergottheit u. sterbendem Sohn als Symbol des jährlichen Schwindens der Fruchtbarkeit u. ihrer Wiederkehr durch Wirkung der Mutter; der Zusammenhang von Tod u. Wiedergeburt ist im Hinduismus* bis heute in Gestalt der Göttin Kali (einer Ausprägung der Göttin Parvati) zu finden.
Im **Übergang** zu patriarchalen Ordnungen wurden die alten Göttinnen u. U. mit männlichen Gottheiten verschmolzen (vgl. Ishtar) u. so mit männlichen Zuschreibungen versehen (Kriegs- od. Kampfgöttinnen); Anteile der Riten wurden z. T. über sehr lange Zeiträume beibehalten u. durch Phalluskulte* ergänzt (vgl. Kybele). Die Verehrung der Maria im Christentum* u. der Fatima im Islam* trägt bis heute Spuren der alten Vorstellungen (z. B. Aufsuchen von Bäumen, Quellen od. Höhlen bei Unfruchtbarkeit).

Mutterschaft: (allg.) Bezeichnung für biologische, psychische, soziale u. rechtliche Aspekte der (erfolgreichen) Fortpflanzung bei Frauen; in den Begriff sind Schwangerschaft, Geburt, Erziehung u. Aufzucht des Kindes einbezogen, er umfasst i. w. S. auch die Aufzucht u. Erziehung angenommener Kinder (Adoption) u. Leihmutterschaft. Vgl. Eltern, Feminität, Mutterschutz.

Mutterschafts|geld: (jurist.) Bezeichnung für eine Lohnersatzleistung, die in der gesetzlichen Krankenversicherung versicherte erwerbstätige Frauen für die Zeit der im Mutterschutzgesetz geregelten Schutzfrist (s. Mutterschutz) von ihrer Krankenkasse erhalten. Den Unterschiedsbetrag zwischen dem Mutterschaftsgeld u. dem um die gesetzlichen Abzüge verminderten durchschnittlichen kalendertäglichen Arbeitsentgelt trägt für den Zeitraum der gesetzlichen Schutzfrist der Arbeitgeber; bei Frauen, deren Arbeitsverhältnis während der Mutterschutzfristen endet od. zulässig aufgelöst wird, wird dieser Zuschuss aus Bundesmitteln getragen. Gesetzliche Krankenversicherte, die keinen Anspruch auf Mutterschaftsgeld haben (insbesondere Familienversicherte), erhalten nach der Entbindung einmalig ein sog. Entbindungsgeld. Bei nicht in der gesetzlichen Krankenversicherung versicherten erwerbstätigen Frauen wird das Mutterschaftsgeld aus Bundesmitteln gezahlt. Wer keine od. keine volle Erwerbstätigkeit ausübt, hat ferner Anspruch auf Erziehungsgeld*. Vgl. Familienhilfe.

Mutterschafts|hilfe: (jurist.) Sammelbezeichnung für Leistungen der gesetzlichen Krankenversicherung bei Schwangerschaft u. Mutterschaft; sie umfassen u. a. die ärztliche Betreuung entsprechend den Mutterschaftsrichtlinien*, Hebammenhilfe, Versorgung mit Arznei-, Verband- u. Heilmitteln, Pflege in einer Kranken- od. Entbindungsanstalt (für bis zu 6 Tage nach der Entbindung), Kosten für Hauspflege sowie ein während der Schutzfrist (s. Mutterschutz) gezahltes Mutterschaftsgeld* bzw. Entbindungsgeld. Vgl. Familienhilfe.

Mutterschafts|richtlinien: (med.) Bezeichnung für Richtlinien des Bundesausschusses der Ärzte u. Krankenkassen über die ärztliche Betreuung während der Schwangerschaft u. nach der Entbindung; die ärztliche Betreuung in der Schwangerschaft umfasst als Regelleistung der gesetzlichen Krankenversicherung: **1.** Feststellung der Schwangerschaft, Untersuchungen (u. a. gynäkologische Untersuchung, Feststellung von Fundusstand* u. Kindslage*, Messung von Blutdruck u. Körpergewicht, Urinuntersuchung, Hämoglobinbestimmung, Ultraschalluntersuchung*) u. Beratungen (Ernährungshinweise einschließlich Hinweis auf mögliche Gefährdungen des Feten durch Alkohol, Nikotin sowie bestimmte Medikamente, Beratung über die Risiken einer HIV-Infektion, ggf. humangenetische Beratung, psychoprophylaktische Geburtsvorbereitung u. a.) überwiegend im Abstand von vier, in den letzten beiden Schwangerschaftsmonaten von zwei Wochen; **2.** Erkennung u. Überwachung von Risikoschwangerschaften bzw. Risikogeburten; **3.** serologische

Untersuchungen (Syphilis, Röteln, bei entsprechenden Anhaltspunkten auch weitere Infektionen), Bestimmung von Rhesusfaktor u. Blutgruppe, HIV-Antikörpersuchtest; **4.** blutgruppenserologische Untersuchungen nach Geburt oder Fehlgeburt und ggf. Anti*-D-Prophylaxe; **5.** Untersuchungen u. Beratungen der Wöchnerin (bis acht Wochen nach der Entbindung); **6.** Verordnung von Medikamenten, Verband- u. Heilmitteln; **7.** Ausstellen eines Mutterpasses. Vgl. Mutterschutz.

Mutterschafts|urlaub: (jurist.) veraltete Bezeichnung für Elternzeit*.

Mutter|schutz: (jurist.) Sammelbezeichnung für gesetzliche Regelungen zum Schutz berufstätiger Frauen in der Schwangerschaft u. nach der Entbindung; für Arbeiterinnen, Angestellte, Heimarbeiterinnen u. Auszubildende im „Gesetz zum Schutze der erwerbstätigen Mutter" (Mutterschutzgesetz), für Beamtinnen, Soldatinnen u. weibliche Sanitätsoffiziere durch analoge Bundes- u. Ländergesetze geregelt. Arbeitgeber sind grundsätzlich verpflichtet, Arbeitsplätze u. Arbeitszeiten so einzurichten, dass die Gesundheit von Mutter u. Kind keinen Schaden erleidet. Innerhalb von Schutzfristen (6 Wochen vor u. 8 Wochen nach der Entbindung, bei Früh- u. Mehrlingsgeburten 12 Wochen) besteht ein Beschäftigungsverbot; Schwangere können in den letzten 6 Wochen vor der Entbindung beschäftigt werden, wenn sie sich ausdrücklich zur Arbeit bereit erklärt haben; diese Erklärung kann jederzeit widerrufen werden. Das Beschäftigungsverbot nach der Entbindung gilt ohne Ausnahmen. Weitere Beschäftigungsverbote bei Schwangeren od. Stillenden betreffen Arbeiten, die mit besonderen körperlichen Belastungen (schwer heben od. tragen, ständig stehen, ungünstige Körperhaltung, Akkordarbeit usw.) od. mit schädlichen Einwirkungen (gesundheitsgefährdende Stoffe, radioaktive Strahlung, Staub, Hitze, Kälte, Erschütterungen usw.) verbunden sind. Geregelt werden ferner Fragen von Arbeitsplatzgestaltung, Arbeitszeiten u. ein Kündigungsverbot während der Schwangerschaft u. bis zum Ablauf von vier Monaten nach der Entbindung sowie die Verpflichtung zur frühzeitigen Mitteilung der Schwangerschaft an den Arbeitgeber. Im Anschluss an das Beschäftigungsverbot nach Entbindung besteht ein Anspruch auf Elternzeit*. Gesetzlich krankenversicherte Frauen erhalten Leistungen der Mutterschaftshilfe*; während der Schutzfrist wird ein Mutterschaftsgeld gezahlt. Frauen sind zur Durchführung notwendiger Untersuchungen (Schwangerenvorsorge) sowie zum Stillen von der Arbeit freizustellen.

Mutter|trompete f: (allg.) Bezeichnung für Eileiter*.

mutuell (frz. mutuel, aus lat. mutuus gegenseitig): (kult.) wechselseitig, z. B. Sexualkontakte wie gegenseitige Masturbation*, Petting*.

Mutunus Tutunus: (kult.) Name eines römischen Hochzeitsgottes, der als Gott der Begattung u. der ehelichen Fruchtbarkeit verehrt wurde; vor dem ersten ehelichen Geschlechtsverkehr setzte sich die Braut in einem Ritual auf eine Statue, die den Gott mit erigiertem Phallus (Ithyphallus*) zeigte; vgl. Phalluskulte.

Myko|plasmen-Infektionen (gr. μύκης Pilz) f pl: (infektiol.) Sammelbezeichnung für sexuell übertragbare Infektionen* durch Bakterien der Gattung Mycoplasma, z. B. Mycoplasma hominis als Erreger von Infektionen des kleinen Beckens (PID*).

Mykosen f pl: (infektiol.) Sammelbezeichnung für durch Pilze hervorgerufene Erkrankungen, s. Pilzinfektionen.

Myoma uteri (gr. μῦς, μυός Muskel, Maus, -ωμα Geschwulst) n: (klin.) Fachbezeichnung für Uterusmyom*.

Myo|metritis f: (gynäkol.) Fachbezeichnung für Entzündung der Uterusmuskulatur; Vorkommen meist in Verbindung mit Entzündung der Uterusschleimhaut (Endomyometritis), s. Endometritis.

Myo|metrium n: (anat.) Fachbezeichnung für die mehrschichtige Muskelwand des Uterus*.

Myrte (gr. μύρτος Myrtenbaum, aus arab. murr bitter): (allg.) Bezeichnung für die immergrüne mediterrane Pflanze Myrtus communis, die seit der Antike wegen ihres Gehalts an ätherischen Ölen u. Gerbstoffen medizinisch genutzt wird; sie war im frühen Judentum bei Fruchtbarkeitsfesten bedeutsam, galt bei den Griechen als Pflanze der Aphrodite u. spielte seitdem in europäischen Hochzeitsbräuchen* eine Rolle als Symbol für Jungfräulichkeit u. eheliche Fruchtbarkeit (in Deutschland seit dem 16. Jahrhundert); vgl. Jungfernkranz.

Myso|philie (gr. μῦσος Abscheu) f: (sexol.) historische Sammelbezeichnung für Koprophilie*, Koprophagie*, Urophilie* u. Uropotie*.

Myso|phobie f: (psychiat.) Fachbezeichnung für stark ausgeprägte Furcht (Phobie*) vor Beschmutzung u. Verunreinigung, evtl. mit spezieller Bakteriophobie u. Symptomen des Waschzwangs*; psychoanalytisch als Ausdruck von (z. B. sexuellen) Schuldgefühlen gedeutet.

Mystik (gr. μυστικός Geheimlehren betreffend, von μύω Augen u. Mund schließen) f: (kult.) Bezeichnung für eine Grundform religiöser Praxis, in der das unmittelbare individuelle Erleben einer Gottheit u. eine spirituelle Vereinigung mit ihr bzw. ein Einswerden von Individuum u. umgebender Wirklichkeit im Zentrum stehen; vgl. Religionen. Das mystische Erleben ist (je nach religiösem Hintergrund) gefühlsbetont, ekstatisch od. kontemplativ, hat aber überwiegend eine asketische Grundhaltung; zugleich sind Analogien zu sexuellem Erleben nicht selten, wie auch umgekehrt sexuelles Erleben mystisch gedeutet werden kann. Ausgeprägt mystische Strömungen sind der Taoismus*, die Erlösungslehre des Hinduismus* od. im antiken Griechenland die geheimen, nur Eingeweihten (sog. Mysten) vorbehaltenen Mysterienkulte (vgl. Dionysos, Kybele); innerhalb anderer Religionen sind mystische Strömungen nur eine von mehreren Richtungen, z. B. der Sufismus im Islam*, Kabbala u. Teile des Chassidismus im Judentum* sowie verschiedene Strömungen im Christentum* (mittelalterliche u. neuzeitliche Mystik v. a. in der katholischen Kirche, aber z. B. als sog. Pietismus auch in protestantischen Gruppen); vgl. Esoterik.

Mythen (gr. μῦθος Erzählung) m pl: (kult.) Sammelbezeichnung für Überlieferungen i. d. R.

M

zunächst schriftloser Kulturen, in denen Vorstellungen berichtet werden über die Ursprünge der Welt (Schöpfungsmythen*) u. ihre Gesetzmäßigkeiten (Zeugungsmythen*), z.T. auch über ihren voraussichtlichen Untergang. Mythen wurden (im Gegensatz zu Märchen) in den entsprechenden Kulturen als Schilderungen geschichtlicher Ereignisse verstanden u. bildeten daher häufig (z.B. als Götter- od. Heldensagen) die Grundlage von Religionen*, in oft unbewusster Form auch von anderen Bewertungssystemen einer Gesellschaft od. Kultur (Geschlechterverhältnis, Sexualität, soziale Normen, Tabus); daher unterlagen auch Mythen im Verlauf der Entwicklung von mutterrechtlichen zu vaterrechtlichen sozialen Organisationen stets Neudeutungen u. Veränderungen; vgl. Adam-und-Eva-Mythos, Lilith-Mythos.
(sexol.) i. w. S. werden als sog. **sexuelle Mythen** die zahlreichen Vorstellungen über Sexualität bezeichnet, die zwar sehr verbreitet geglaubt werden, aber in ihrer Richtigkeit fragwürdig sind („Männer wollen nur das Eine" u. viele mehr); ihnen entspricht innerhalb der Sexualwissenschaft* die sog. Sexosophie*.

Mythologie (gr. μυθολογία Sagengeschichte) f: (kult.) Sammelbezeichnung für die überlieferten Mythen, Sagen, Märchen u. Legenden einer bestimmten Kultur od. Gruppe, die allen Mitgliedern im Rahmen ihrer Sozialisation* (oft in vereinfachter Form) übermittelt werden; ihre Motive haben die Funktion von allgemeingültigen Vorbildern mit hohem Erklärungswert („selbstverständlich") im Hinblick auf bestehende religiöse Vorstellungen u. soziale Normen, kollektive Bewertungen u. Tabus, sie haben daher eine unbewusst prägende Wirkung auf das individuelle Denken u. Verhalten. Die Betrachtung der Mythologie von Kulturen u. Gruppen erlaubt u.U. Rückschlüsse auf kollektive u. individuelle psychische Prozesse bei deren Mitgliedern; vgl. Archetypen.

Mythologie, ägyptische f: (kult.) Sammelbezeichnung für die von ca. 3000 v. Chr. bis zur Ablösung durch das Christentum in Ägypten herrschenden Vorstellungen (bis zum 1. Jahrhundert v. Chr. als sog. pharaonische Reichsreligion); ursprünglich ortsgebundene Verehrung von Tieren u. Bäumen u. einer Großen* Mutter (Hator), erst unter vaterrechtlichen Vorstellungen Glaube an eine Zeugung der Welt durch eine androgyne Urgottheit (Atum), aus der auch eine Götterdynastie mit Paaren (Schu u. Sefnut, Geb u. Nuit) entsteht; sie entwickelt sich schließlich zur Dreiheit von Isis* (Muttergöttin), Osiris* (Tod, Auferstehung, Fruchtbarkeit) u. deren Sohn Horus, als dessen Verkörperung der jeweils regierende Pharao galt. Infolge der Vorstellung einer Auferstehung durch erneute Zeugung bestand ein ausgeprägter Totenkult (Mumifizierung, Grabmale), im übrigen ab ca. 2470 v. Chr. Sonnenkult* als Staatsreligion, außerdem Fruchtbarkeitsriten, die sich u.a. in der Darstellung von Göttern (z.B. Min) mit erigiertem Penis (Ithyphallus*) u. schwangerer Göttinnen (z.B. die Nilpferdgöttin Thoëris) ausdrückten. Elemente der ägyptischen Reichsreligion (insbesondere die Isis-Kulte) wurden von benachbarten Kulturen übernommen u. mit eigenen Ritualen verschmolzen (vgl. Mythologie, griechische, römische).
Hinsichtlich der **Sexualität** bestanden zahlreiche Vorschriften: Reinigungsgebote nach Geschlechtsverkehr, Traumpollutionen u. Wochenbett; Menstruationstabus*, für Kulthandelnde Keuschheitsfristen; monogame Ehen (Ausnahme Pharaonen mit häufigen Geschwisterehen u. Polygynie), Strafbarkeit von Ehebruch u. nichtreproduktivem Sexualverhalten.

Mythologie, germanische f: (kult.) Sammelbezeichnung für Überlieferungen der germanischen Stämme (Südskandinavien, nördlicher europäischer Kontinent, britische Inseln u. Island, durch Wanderungen auch zeitweise in Südeuropa), die v.a. durch Schilderungen römischer Schriftsteller u. spätere Aufzeichnungen überliefert sind; sie weisen einerseits Züge einer alten Mutterreligion* auf mit überwiegend weiblichen Gottheiten (sog. Vanenkult, Kult der „Gewohnten") und ortsgebundenen Ritualen, die verbunden wurde mit patriarchalen Vorstellungen (sog. Asenkult, Kult der „Götter") mit überwiegend männlichen Gottheiten u. der Verehrung hölzerner Symbolfiguren (Phalluskulte*). Es bestand die gemeinsame Grundannahme eines Weiterlebens der Seele nach dem Tod in der Natur sowie einer Trennung der (verwandlungsfähigen) Seele vom Körper im Schlaf; diese Annahmen spiegeln sich in zahlreichen Aspekten des germanischen Volksglaubens*, der in verwandelter Gestalt z.T. bis heute erhalten ist, aber auch (insbesondere in der Romantik u. im Nationalsozialismus) neu entworfen wurde. In Anlehnung an die römische Mythologie setzten die (außenstehenden) Römer den Hauptgott Tyr (Ziu) mit Mars gleich, den (Menschenopfer* verlangenden) Totengott Odin (Wodan) mit Merkur, dessen Frau Frigg (Frija) mit Venus u. deren gemeinsamen Sohn Thor (Donar) mit Jupiter; während in den Vanenmythen noch (matriarchale) Inzestverhältnisse beschrieben werden, bestehen in den Asenmythen bereits strenge (patriarchale) Inzesttabus. Die Verehrung der Gottheiten war einerseits an jahreszeitliche Feste gebunden (Erntefeste, Fruchtbarkeitsriten*, Geistervertreibungen), andererseits durch Symbole u. Symbolhandlungen im täglichen Leben (Abwehrzauber*); sie blieben z.T. bis ins Mittelalter unverfälscht erhalten (z.B. sog. Verenenkulte am Oberrhein zu Ehren der Göttin Frija mit Wahl einer sog. Huoren-Königin u. Baden im sog. Verenenloch), bis heute sind Überreste (meist christlich umgedeutet) in europäischen Sitten (z.B. in zahlreichen regionalen Gebäcken, die Nachbildungen von Sexualorganen entsprechen) u. im europäischen Volksglauben* zu finden.

Mythologie, griechische f: (kult.) Sammelbezeichnung für Überlieferungen der Bewohner von Griechenland u. westlichem Kleinasien, die seit dem 8. Jahrhundert v. Chr. schriftlich überliefert wurden; entstanden aus der Vermischung religiöser Vorstellungen der (aus dem Schwarzmeergebiet einwandernden) Griechen u. der vorher ortsansässigen Bevölkerung. Aus der Verehrung von Naturkräften allmähliche Entwicklung einer Götterwelt mit den (aus dem Chaos entstandenen) Hauptgottheiten des Himmels (Uranos) u. der Erde (Gaia), deren Nachkommen (Titanen) sowie den später bestimmenden sog. olympischen Götterpaaren Zeus (Himmel) u. Hera (Erde), Poseidon (Meer) u. Demeter (Fruchtbarkeit), Apollon (Licht, Tod) u. Artemis (Jagd, Fruchtbarkeit), Ares (Krieg) u. Aphrodite (Liebe), Hermes (Bote) u. Athene (Frieden), Hephaistos (vulkanisches Feuer) u. Hestia (Staat, Herdfeuer), dazu zahlreichen weiteren Göttern, Halbgöttern u. Geistern. Die ausführlichen Beschreibungen inzestuöser u. anderer sexueller Beziehungen könnten auf einen mutterrechtlichen Ursprung der Mythen weisen (vgl. Mutterreligionen), sie spiegeln zugleich die im antiken Griechenland besonders ausgeprägte Trennung der Fortpflanzungs- u. Lustfunktion von Sexualität. Für die religiöse Praxis bedeutsam waren die mit Elementen kleinasiatischer (Kybele*) u. ägyptischer Vorstellungen (Isis*) verbundenen Mysterienkulte (z. B. des Apollon od. Dionysos), in denen die Söhne der Muttergottheiten (getrennt von ihren Müttern) als männliche Fruchtbarkeitsgottheiten verehrt wurden.

Mythologie, römische f: (kult.) Sammelbezeichnung für die aus altitalienisch-etruskischen u. griechischen Vorstellungen seit dem 6. Jahrhundert v. Chr. entstandenen Überlieferungen im römischen Kulturraum; die ursprünglich bestehende Dreiheit männlicher Götter (Jupiter, Mars, Quirinius) wurde durch eine Dreiheit aus Jupiter, Juno u. Minerva ersetzt, daneben wurden zahlreiche Götter u. Göttinnen verehrt, z. B. Tellus u. Ceres (Erde, Saat), Neptun (Wasser), Vulcanus (Feuer), Vesta (Herdfeuer), Janus (Eingang) sowie (im Unterschied zu griechischen Vorstellungen) abstrakte Begriffe (Liebe, Treue, Eintracht u. a.). Seit dem 3. Jahrhundert v. Chr. kam es zu einer zunehmenden Gleichsetzung römischer u. griechischer Gottheiten (erst dann Darstellung der Götter als Gestalten) u. zur Übernahme von Elementen kleinasiatischer (Kybele*) u. ägyptischer Vorstellungen (Isis*), die erst in christlicher Zeit allmählich an Bedeutung verloren. Im Unterschied zu anderen Kulturen waren Sexualität, Ehe u. Familie weniger durch religiöse Vorstellungen, als vielmehr durch zivilrechtliche Vorschriften geregelt.

N

Nabel: (anat.) Umbilicus, auch Umbo, Bauchnabel; physiologische Narbe am Ort des Nabelschnuransatzes; je nach Dicke des umgebenden Fettgewebes mehr od. weniger tief eingezogene Nabelgrube, an deren Grund sich die mit einer subkutan gelegenen Narbenplatte fest verwachsene Nabelpapille befindet. Für viele Menschen ist der Nabel eine erogene Zone* u. hat sexuelle Signalwirkung.

Nabel|bruch: (klin.) auch Omphalozele; Bezeichnung für einen durch den Nabelring als Bruchpforte hindurchtretenden Eingeweidevorfall mit evtl. beträchtlicher Größe; **1.** bei Neugeborenen ist ein kleiner Nabelbruch physiologisch, er kann sich durch Heftpflasterverband mit Druckpolster im ersten Lebensjahr spontan zurückbilden; **2.** bei Erwachsenen, vorwiegend bei Frauen zwischen dem 40. u. 50. Lebensjahr, kann eine Ermüdung des Nabelrings auftreten (infolge Übergewicht, Schwangerschaften, körperlicher Belastung), die meist operativ verschlossen wird. Die konservative Behandlung mit Bruchbändern ist wegen des Risikos von Einklemmungen des Bruchinhalts nicht zu empfehlen.

Nabel|schnur: (gebh.) auch Funiculus umbilicalis; sog. Nabelstrang, der aus dem Haftstrang (mit Allantois* u. Nabelschnurgefäßen) u. Dottersackstiel hervorgeht u. vom Nabel des Kindes zur fetalen Seite der Plazenta (Chorion) führt. Die Nabelschnur ist ca. 50-60 cm lang u. meist spiralig gewunden, sie hat einen Durchmesser von 1,5-2 cm u. ist von Amnion umschlossen. Sie enthält drei in gallertartiges Gewebe (die sog. Wharton-Sulze) eingebettete Gefäße (s. Abb.): Zwei Arteriae umbilicales führen sauerstoffarmes kindliches Blut durch die Nabelschnur zur Plazenta, eine Vena umbilicalis führt sauerstoffreiches Blut u. Nährstoffe von der Plazenta zum Kind. Nach der Geburt wird die Nabelschnur abgebunden u. durchtrennt (Abnabelung*). Während der Fetalzeit od. der Geburt kann es zu sog. **Nabelschnurkomplikationen** kommen: Anomalien des Nabelschnuransatzes an der Plazenta od. Nabelschnurumschlingungen um den kindlichen Körper können eine Abklemmung mit Minderversorgung u. (evtl. lebensgefährlichem) Sauerstoffmangel beim Fetus zur Folge haben; ein Nabelschnurvorfall bei der Geburt mit Vorfallen einer od. mehrerer Nabelschnurschlingen vor den im Geburtskanal vorangehenden Kindsteil kann zu einer Abklemmung od. Nabelschnurzerreißung führen; vgl. Geburtskomplikationen.

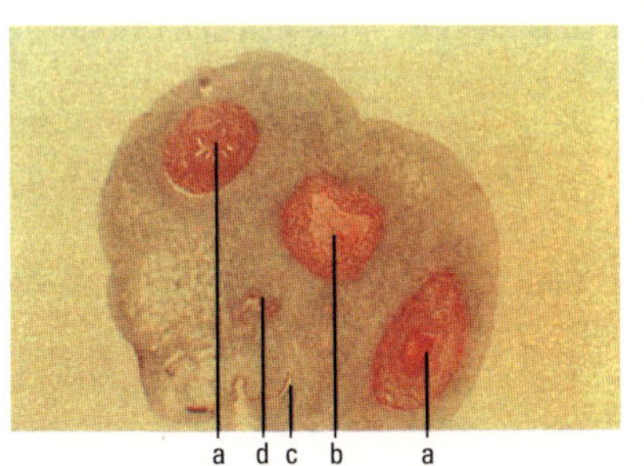

Nabelschnur:
Gefärbtes Schnittpräparat (Lichtmikroskopie); a: Nabelarterien (Arteriae umbilicales), b: Nabelvenen (Venae umbilicales), c: Allantois-Gang (Ductus allantoicus), d: Rest des Dottergangs (Ductus omphaloentericus); die beiden Gänge sind wohl nur in sehr frühen Stadien der Entwicklung des menschlichen Embryos bedeutsam.

Nabel|schnur|punktion (lat. punctio Stich) f: (gebh.) auch Chordozentese; Bezeichnung für die Punktion der Nabelschnur mit einer feinen Kanüle unter Ultraschallkontrolle; Durchführung ab der 17. Schwangerschaftswoche zur Entnahme von Blut u. Zellen im Rahmen der pränatalen Diagnostik* (s. Abb. dort).

Nach|ahmung: (psychol.) auch Imitation; Bezeichnung für Verhaltensänderungen, die durch Beobachten u. Übernehmen des Verhaltens anderer Menschen entstehen. Der Vorgang kann unbewusst u. bewusst stattfinden, das Verhalten wird dem Vorbild um so ähnlicher, je höher die Identifikation* mit ihm ist; z. B. ist die Übernahme einer Geschlechtsrolle* od. von gesellschaftlichen Normen durch Kinder überwiegend durch Nachahmung des Verhaltens Erwachsener erklärbar.

Nach|empfängnis: (biol.) auch Überschwängerung, s. Superfecundatio.

Nach|geburt: (gebh.) Sammelbezeichnung für Plazenta*, Eihäute u. Reste der Nabelschnur.

Nach|geburts|periode f: (gebh.) Bezeichnung für die Phase der Geburt* mit Ausstoßung der Nachgeburt*, während der auch die Abnabelung* des Kindes erfolgt.

Nach|geburts|wehen: (gebh.) Bezeichnung für Wehen* zur Austreibung der Nachgeburt.

Nach|lust: (psychoanalyt.) Sammelbezeichnung für Lustempfindungen nach der Befriedigung, s. Sexualerregung.

Nach|pubertät f: s. Adoleszenz.

Nach|spiel: (allg.) Sammelbezeichnung für alle Formen von Zärtlichkeit, die nach dem Orgasmus* erfolgen, z. B. Streicheln, Küsse; ermöglicht Zuwendung u. Dankbarkeit, wird aber (z. B. in der Refraktärphase der Sexualreaktion*) von manchen Menschen auch als unangenehm empfunden.

Nacht|klub m: (allg.) Bezeichnung für Lokale mit intimer Atmosphäre, in denen neben Getränken u. Musik v. a. künstlerische, insbesondere erotische, Darbietungen (Pornofilme*, Striptease*, Live*-Shows) sowie Möglichkeiten zur (auch sexuellen) Kontaktaufnahme angeboten werden (Séparée*, Darkroom*; vgl. Animieren); Zutritt meist nur für ausgewählte Gäste.

Nacht|topf|sklaven: (allg.) historische Bezeichnung für Menschen mit masochistischen Neigungen, für die Handlungen mit Ausscheidungen von Partnern einen zentralen sexuellen Reiz darstellen; vgl. Koprophilie, Urophilie, Masochismus.

Nacht|wäsche: (allg.) Sammelbezeichnung für nachts getragene Kleidungsstücke. Während in der breiten Bevölkerung Europas bis zum 19. Jahrhundert überwiegend nackt geschlafen wurde, sind seit dem 19. Jahrhundert Nachthemden allgemein üblich; in Länge, Form u. Farben entspricht Nachtwäsche i. d. R. der allgemeinen Mode, Ende des 19. Jahrhunderts wurden sie z. T. aufwändig ausgestattet (z. B. Rüschen), der Pyjama für Männer kam auf, u. es gab besondere Nachtwäsche, die durch entsprechende Öffnungen den Geschlechtsverkehr ohne Entkleiden gestattete. Vgl. Baby-Doll.

Nach|verhütung: (allg.) auch sog. Notfallverhütung; Bezeichnung für nachträgliche (postkoitale) Kontrazeption*, s. Postkoitalpille.

Nach|wehen: (gebh.) im Anschluss an eine Geburt* während der ersten zwei bis drei Tage des Wochenbetts (Rückbildung des Uterus) auftretende Wehen*.

Nach|wuchs: (allg.) auch Nachkommen; Bezeichnung für die direkten Abkömmlinge eines Elternpaars bei Tieren u. Menschen.

Nackt|baden: (kult.) Baden ohne Körperbekleidung od. ohne spezielle (im 19. Jahrhundert entwickelte) Badeanzüge; kulturhistorisch als gemeinsame Praxis von Männern u. Frauen in mittelalterlichen Badehäusern beschrieben, heute (u. a. als Bestandteil der Freikörperkultur*) weit verbreitet praktiziert. I. d. R. ist der Tatbestand der Erregung* öffentlichen Ärgernisses nicht erfüllt.

Nackte Mode: (allg.) historische Bezeichnung für durchsichtige Kleider, die über fleischfarbigen Trikots getragen wurden; als Mode zwischen 1790 u. 1810 sowie in den 20er Jahren des 20. Jahrhunderts verbreitet.

Nacktheit: (kult.) Bezeichnung für den Zustand völligen Unbekleidetseins; in prähistorischer Zeit natürlicher Zustand des Menschen, der erst im Gefolge von Wanderungsbewegungen in kältere Klimazonen u. mit der Entstehung von Schamgefühl u. Schamregeln durch das Tragen von Kleidung allmählich endete; dabei besteht kein konstanter Zusammenhang zwischen klimatischen Bedingungen u. soziokulturellen Bewertungen (bei Inuit bis heute innerhalb von Iglus überwiegend Nacktheit); in zahlreichen, geographisch überwiegend isolierten Gesellschaften der Tropen wird bis heute Nacktheit (zumindest bei Männern) nicht als anstößig betrachtet (s. Abb.), wobei dann u. U. anders definierte Schamregeln das Verhalten bestimmen (vgl. Penisfutteral, Abb.).
Mit Entstehung differenzierter Kleidungsregeln wurde Nacktheit einerseits zum Ausdruck eines niedrigen sozialen Status (Kinder, Unfreie), andererseits galt sie nicht selten als Ausdruck einer privilegierten Stellung: So wurden Götter nicht selten nackt dargestellt, in manchen Religionen (z. B. im mesopotamischen Raum; s. Orgie, Abb.) war rituelle Nacktheit von Kulthandelnden üblich, sie wird z. T. bis heute als äußeres Zeichen einer spirituellen Besonderheit geachtet (z. B. bei den sog. Sadhus in Indien) bzw. in magischer Absicht gezielt eingesetzt (z. B. als Abwehrzauber durch Entblößen von Sexualorganen od. Gesäß, s. Kopropraxie).
Zugleich verfügen die meisten Gesellschaften über Regeln od. soziale Kontrollmechanismen (z. T. auch Gesetze), die Nacktheit in der Öffentlichkeit verbieten od. auf bestimmte Zusammenhänge beschränken (z. B. auf nach Geschlechtern getrennte Badehäuser, besonders ausgewiesene Badestellen od. Freizeitgebiete, s. Freikörperkultur).
(sexol.) werden verschiedene Motive für Nacktheit beschrieben, z. B. der Wunsch nach Unmittelbarkeit des Körpererlebens sowohl bei Sexualkontakten als auch in nichtsexuellen Zusammenhängen (z. B. beim Sport, wie in der griechischen Antike), aber auch der Wunsch nach sexueller Erregung durch gezielte Provokation

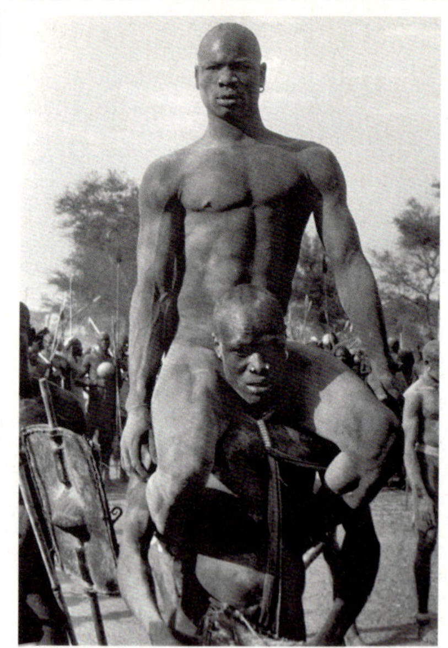

Nacktheit:
Bei den Nuba im südlichen Sudan war bei Männern noch vor wenigen Jahrzehnten Nacktheit üblich; hier Ringkämpfer des Korongo-Stamms aus dem Jahr 1949.

(Exhibitionismus*, Flitzer*) od. durch den Anblick der Nacktheit anderer (Adspektprostitution*, Pornographie*) bzw. die Absicht, sich od. andere zu erniedrigen (Nacktheit als Strafe, Demütigung, Bußritual u. a.).
Bis zum Mittelalter war in Europa die gemeinsame Nacktheit von Männern u. Frauen sozial nicht beschränkt (s. Badehaus, Abb.), während sie seit dem Beginn der Renaissance als unerwünscht galt u. weitgehend verboten wurde. Bis heute gilt sie in zahlreichen Gesellschaften (insbesondere für Frauen) als völlig ausgeschlossen (vgl. Pardeh); dies hat nicht selten gravierende Folgen z. B. für die Nutzung medizinischer Angebote durch Frauen.
Seit Beginn des 20. Jahrhunderts wird in den meisten modernen Gesellschaften Nackheit im privaten Bereich immer liberaler gehandhabt (in Deutschland gilt einfache Nacktheit heute auch in der Öffentlichkeit in den meisten Fällen nicht mehr als Erregung* öffentlichen Ärgernisses); es erscheint gesichert, dass dies für die psychosexuelle Entwicklung von Kindern günstig ist, indem es erleichtert, ein unbefangenes Verhältnis zum eigenen Körper über die sog. sexuelle Latenzphase* (mit Aufbau einer individuellen Intimsphäre*) hinaus zu bewahren.

Nackt|kultur f: (allg.) veraltete Bezeichnung für Freikörperkultur*.

Nadel|schlucken: (psychiat.) Bezeichnung für eine Form von Essstörung*, bei der über mindestens einen Monat Haarnadeln, Stecknadeln od. andere metallene Gegenstände geschluckt werden; Vorkommen z. B. bei psychiatrischen Erkrankungen od. (evtl. mit Lustgewinn verbunden) als Form des Automasochismus (s. Masochismus) od. bei Pikazismus*.

Nadel|spiele: (allg.) Bezeichnung für sexuelle Handlungen, bei denen Nadeln (z. B. Injektionskanülen) durch die Haut eines od. beider Partner gestochen, evtl. auch Piercings* angefertigt werden. Bei entsprechend sterilem Vorgehen u. Beschränkung auf die Haut ist das Risiko ernster Komplikationen gering, dennoch handelt es sich um eine beschädigende Praxis; vgl. Sadomasochismus. Eine Parallele stellt die v. a. in Indien u. Südostasien verbreitete Sitte dar, sich im Zustand religiöser Ekstase z. T. sehr lange Metallstifte durch Zunge, Wangen od. Haut zu stechen od. sich an mehreren in die Haut eindringenden Haken aufzuhängen.

Nächsten|liebe: (allg.) auch Agape, Caritas; Bezeichnung für die am Wohlergehen der Mitmenschen orientierte (nicht sexuell geprägte) Liebe*; vgl. Altruismus.

Naegele-Regel (Franz K. N., Gynäkologe, Geburtshelfer, Heidelberg, 1778-1851): (gebh.) Verfahren zur näherungsweisen Bestimmung des voraussichtlichen Geburtstermins: Ausgehend vom ersten Tag der letzten Regelblutung werden 7 Tage u. 9 Monate zugerechnet. Bei Abweichungen von einem 28-tägigen Zyklus sind entsprechende Korrekturen erforderlich.

Nägel|kauen: (allg.) Bezeichnung für die v. a. im Kindesalter, in Stress-, Konflikt- od. Angstsituationen vorkommende Gewohnheit, an Finger- od. Zehennägeln zu kauen. Vgl. Onychophagie.

Nähr|blatt: s. Trophoblast.

Nahrungs|verweigerung: (allg.) Bezeichnung für Verweigerung der Nahrungsaufnahme aus freier Entscheidung als Form des sozialen Protests (Hungerstreik) od. religiöser Askese (Fasten) od. bei verschiedenen Erkrankungen, z. B. Anorexie*, Essstörungen*, paranoiden Psychosen* (Vergiftungswahn).

Naltrexon n: (pharmak.) Arzneimittel, das Opiatwirkungen unterdrückt (sog. Opiatantagonist), durch Stimulation von Endorphinen evtl. immunmodulierende Wirkungen hat u. in geringer Dosierung zu einer Zunahme morgendlicher Erektionen führt. Ein therapeutischer Nutzen in der Behandlung von Erektionsstörungen ist nicht gesichert; vgl. Medikamente, erektionsfördernde.

Namens|ehe: (jurist.) Bezeichnung für Eheschließung zur Erlangung eines bestimmten Namens; vgl. Scheinehe.

Namens|recht: (jurist.) i. e. S. Sammelbezeichnung für gesetzliche Regelungen, die die Bezeichnung von Personen durch Vornamen u. Nachnamen betreffen; führen die Eltern einen gemeinsamen Familien- od. Ehenamen, erhalten die Kinder diesen Namen, andernfalls wird aus einem der elterlichen Namen (nicht jedoch als Doppelname) der Geburtsname des Kindes (u. aller folgenden Kinder) bestimmt; spätere Namensänderungen sind bei Adoption, Eheschließungen od. aus wichtigem Grund (z. B. anstößiger od. lächerlicher Name) möglich. Das Namensrecht zahlreicher Länder ist traditionell durch Vaterrecht* geprägt (väterlicher Name als Familienname; vgl. Patriarchat); erst seit zwei Novellierungen des Familiennamensrechts ist in Deutschland die Annahme des Nachnamens der Frau als Familienname (1976) bzw. die Beibehaltung des jeweiligen Geburtsnamens bei Ehepartnern möglich (1994, ggf. mit Bestimmung des nicht zum Ehenamen werdenden Geburtsnamens zum Begleitnamen) .

Narkissos: (kult.) auch (lat.) Narcissus; in der griechischen Mythologie* Name eines schönen Jünglings, der die Liebe der Nymphe Echo verschmähte u. deshalb von Aphrodite mit Eigenliebe bestraft wurde, vgl. Narzissmus; er verliebte sich beim Trinken aus einer Quelle in sein Spiegelbild u. wurde nach Darstellung Ovids („Metamorphosen“) in eine Blume (Narzisse) verwandelt; vgl. Literatur, erotische.

Narkoto|manie (gr. νάρκη Betäubung) f: (klin.) veraltete Fachbezeichnung für die bei chronischer Zufuhr von Opiaten* (i. w. S. auch von anderen Betäubungsmitteln) entstehende Abhängigkeit* mit körperlichen, psychischen u. sozialen Folgeschäden.

Narziss m: (kult.) eindeutschende Schreibweise für Narkissos*.
(allg.) Bezeichnung für Menschen, die sich selbst bewundern; vgl. Narzissmus.

Narzissmus m: (psychoanalyt.) von S. Freud eingeführte Bezeichnung für die beim Kind in den prägenitalen Phasen der psychosexuellen Entwicklung* ausschließlich auf das eigene Ich gerichtete Libido* (primärer Narzissmus), die zunächst auf Bestätigung von außen angewiesen ist (Eltern*-Kind-Beziehung), sich später überwiegend äußeren Objekten zuwendet, aber als Ich-Liebe lebenslang eine stabilisierende Rolle

spielt. Im weiteren Leben kann es (z. B. infolge von Verlust wichtiger äußerer Objekte, Kränkungen) zu einer Regression* mit libidinöser Wiederbesetzung des eigenen Ich kommen, die sich z. B. als unreflektierter Egoismus äußert (sekundärer Narzissmus, u. a. bei Neurosen od. Psychosen; vgl. Persönlichkeitsstörungen).
(sexol.) werden ausgeprägte Formen des (sekundären) Narzissmus beschrieben, die durch übertriebenen Aufwand in der Gestaltung des eigenen Äußeren, häufige od. ausschließliche Masturbation vor Spiegeln, Unsicherheit gegenüber anderen u. Unfähigkeit zur Aufnahme stabiler Kontakte gekennzeichnet sind. Auch im Rahmen von Paraphilien* können narzisstische Komponenten eine Rolle spielen.

Nasciturus (lat. nasci geboren werden) m: (jurist.) Fachbezeichnung für das gezeugte, ungeborene Kind als Rechtsperson mit eingeschränkter Rechtsfähigkeit.

Nase: (anat.) Nasus; aus äußerer (Nasus externus) u. innerer Nase (Cavitas nasi) bestehender Beginn der Atemwege, zugleich dem Geruchssinn* dienendes Sinnesorgan*; überwiegend von respiratorischer Schleimhaut ausgekleidet, während Riechschleimhaut sich nur auf kleinen Flächen im oberen Bereich der Nasenhöhle findet, die in enger räumlicher Vebindung zum Gehirn stehen. Venenplexus in der Nasenschleimhaut gleichen morphologisch Schwellkörpern* u. zeigen vergleichbare Veränderungen im Rahmen der sexuellen Reaktion (Tumeszenz der sog. Fließschen Genitalstellen). Mit dem Geruchssinn verbunden, aber vermutlich funktionell abzugrenzen ist die Wahrnehmung von Pheromonen* im vomeronasalen Organ*.

Nasen|gruß: (kult.) Bezeichnung für das Aneinanderreiben der Nasen, das in manchen Kulturen (z. B. bei Inuit, im Orient, Polynesien u. Hinterindien) anstelle des Kusses* praktiziert wird; vgl. Begrüßungskuss.

Nasen|kuss: (kult.) Bezeichnung für Mund-zu-Nase-Kuss; vgl. Kuss.

Natalität (lat. natalis die Geburt betreffend) f: (soziol.) bedeutungsgleich mit Geburtlichkeit*.

Nates (lat. ~ Gesäß) f pl: (anat.) Fachbezeichnung für Gesäß*.

Nates|fetischismus m: (sexol.) auch Gesäßfetischismus; Bezeichnung für eine Form des Fetischismus*, bei der die eigene Gesäßregion od. die anderer Menschen als sexuell besonders erregend erlebt wird.

National|sozialismus m: (kult.) Bezeichnung für eine zu Beginn des 20. Jahrhunderts in Deutschland entstandene völkisch-nationalrevolutionäre Bewegung als spezielle Ausprägung des in verschiedenen (v. a. westeuropäischen) Ländern etwa zeitgleich entstehenden Faschismus, ab 1920 als Partei organisiert (NSDAP). Merkmale sind u. a. rassistische (insbesondere antisemitische), elitäre (sog. Herrenvölker) u. expansionistische Ansichten (sog. Volk ohne Raum), deren Durchsetzung mit Gewalt als gerechtfertigt galt. In Deutschland politisch u. sozial bestimmendes totalitäres System ab der sog. Machtübernahme (1933) bis zum Ende des Zweiten Weltkrieges (1945).
In dieser Phase streng dirigistische Ausrichtung auf ideologische Normen in fast allen Lebensbereichen, um eine uniforme sog. Volksgemeinschaft zu erzielen; in Bezug auf Sexualität u. a. durch Zerschlagung bestehender Organisationen für Sexualreform (s. Sexualreformbewegung) bzw. deren Übernahme in nationalsozialistische Massenorganisationen, Vertreibung fast aller Vertreter der Sexualwissenschaft*, diktatorische Durchsetzung einer Bevölkerungspolitik* mit der Absicht einer Vermehrung u. „Verbesserung" der deutschen Bevölkerung (Eugenik* mit Tötung „lebensunwerten" Lebens), Ehegesetze mit Verbot sog. gemischtrassiger Ehen, Verbot sexueller Kontakte insbesondere zwischen sog. Ariern u. Juden (sog. Rassenschande), Verbot von Schwangerschaftsabbrüchen. In Zusammenhang mit öffentlich bekannten homosexuellen Mitgliedern der NS-Hierarchie Durchsetzung eines strengen Verbots aller homosexuellen Handlungen unter Männern, Einrichtung eines geheimen Zentralregisters polizeibekannter homosexueller Männer, zahlreiche Inhaftierungen, insbesondere in Konzentrationslagern (Vernichtungshaft); vgl. Schwulenbewegung.
Zugleich gezielte staatliche Förderung kinderreicher Familien, vereinzelt auch Versuche gezielter Zeugung (Lebensborn*); offiziell ablehnende Haltung gegenüber vorehelichen Sexualkontakten, aber stark sexuell geprägter Körperkult in bildender Kunst u. Sport, zudem Betrieb von Bordellen (Zwangsprostitution) für Soldaten u. Mitglieder paramilitärischer Organisationen, v. a. in Verbindung mit Konzentrationslagern; dort Menschenversuche, z. B. intensive embryologische Forschung durch gezielte Befruchtung u. Tötung weiblicher Häftlinge, endokrinologische u. psychologische Forschung durch Zwangssterilisation* mit unterschiedlichen Verfahren u. a.
Auswirkungen bis weit über die Nachkriegszeit hinaus in beiden Teilen Deutschlands, wenn auch mit unterschiedlichen Konsequenzen (vgl. Sozialismus); Elemente der nationalsozialistischen Sexualgesetzgebung blieben in der BRD bis Ende der 60er Jahre (v. a. Paragraphen* 175, 218 StGB u. Ehegesetzgebung) erhalten.
Entschädigungen u. **Wiedergutmachungen** für Opfer des Nationalsozialismus bzw. für Hinterbliebene u. Angehörige erfolgten zunächst für Personen, die aus politischen, rassischen, religiösen od. weltanschaulichen Gründen verfolgt wurden (Regelungen im Bundesentschädigungsgesetz); bis 1965 wurden Wiedergutmachungszahlungen an die Jewish Claims Conference geleistet. Entschädigungen an weitere Personenkreise regelt das Allgemeine Kriegsfolgengesetz; Regelungen für Zwangsarbeiter (insbesondere nicht deutscher Staatsangehörigkeit), Opfer von Zwangssterilisationen od. medizinischen Versuchen u. a. Personen wurden (z. T. erst nach erheblichem internationalem Druck) mit großer zeitlicher Verzögerung vereinbart. In einer Erklärung vom Dezember 2000 beschloss der Deutsche Bundestag die Rehabilitierung u. Entschädigung von Opfern der Homosexuellenverfolgung, die auch eine Aufhebung aller zwischen 1935 u. 1945 erfolgten Verurteilungen nach § 175 StGB umfassen soll. Vgl. Magnus-Hirschfeld-Stiftung.

Natur (lat. natura Natur, natürliche Beschaffenheit): (allg.) i. w. S. Bezeichnung für alle spontan u. ohne Einwirkungen von außen (insbesondere des Menschen) vorhandenen u. sich nach eigenen inneren Regeln entwickelnden Elemente der Wirklichkeit (im Gegensatz zu dem durch Kultur u. Technik Gestalteten od. Beeinflussten); i. e. S. die mit naturwissenschaftlichen Methoden erforschbaren Anteile der Wirklichkeit, die sich nach beschriebenen, aber auch unbekannten Prinzipien (sog. Naturgesetzen) verhalten u. entwickeln.
(kult.) zeigt die Begriffsgeschichte von „Natur" (v. a. von „Natur des Menschen") als Forschungsthema zunächst von Philosophie u. Theologie, später von Naturwissenschaften u. Medizin, dass die Auffassungen darüber, welche Merkmale als „natürlich" zu betrachten seien, starken historischen Veränderungen unterlagen: Gemeinsam ist ihnen, dass sie als „natürlich" betrachten **1.** was sich häufig beobachten lässt (statistischer Aspekt); **2.** was sich durch jeweils gültiges Wissen naturgesetzlich begründen lässt (kausaler Aspekt); **3.** was als nützlich gelten kann (finaler Aspekt); **4.** was das System der übrigen Bewertungen bestärkt u. nicht in Frage stellt (normativer Aspekt); **5.** was individuell als „normal" empfunden wird (subjektiver Aspekt). Der erhebliche Anteil gesellschaftlich od. individuell bestimmter (historisch sich verändernder) Kriterien bedeutet, dass jedes Bild von der Natur des Menschen abhängig ist von historischen u. soziokulturellen Bedingungen, so dass in zahlreichen Fragen keine allgemein gültigen Aussagen getroffen werden können.
(sexol.) ließen die frühen Ergebnisse der empirischen Sexualforschung* zunächst den Eindruck entstehen, es seien „natürliche" Anteile des Sexualverhaltens (z. B. statistisch als natürliche sexuelle Orientierung, physiologisch als natürlicher sexueller Reaktionszyklus) beschreibbar (vgl. Sexualphysiologie). Demgegenüber ergab die spätere, insbesondere sexualsoziologische Forschung einerseits, dass das Spektrum der als „natürlich" beschriebenen (u. von Wissenschaftlern als „normal" empfundenen) Merkmale sich weiterhin verbreitert (vgl. Queer-Theorie); andererseits wird heute angenommen, dass (insbesondere in Bezug auf Sexualität*) zahlreiche (als „natürlich" empfundene) Vorstellungen viel eher durch soziokulturelle Konstruktion entstehen (d. h. als Ergebnis einer bestimmten Sozialisation*), dass sie nicht unbedingt durch Naturgesetze erklärbar sind u. sie sich daher als Grundlage von Normen od. allgemeinen Zielvorstellungen oftmals nicht eignen; vgl. gender studies, Konstruktivismus.

Naturismus m: (allg.) wenig gebräuchliche Bezeichnung für Freikörperkultur*.

Natur|rechts|lehre: (kult.) Bezeichnung für Denkrichtung in der Philosophie, die ein unveränderliches, im Menschen begründetes u. von sich wandelnden Vorstellungen unabhängiges Recht annimmt; dabei war bereits in der griechischen Antike strittig, welche Eigenschaften als „natürlich" gelten sollten (vgl. Natur) bzw. wodurch sich ein angenommenes „Weltgesetz" auszeichnen sollte. Bei den christlichen Kirchenvätern (insbesondere Augustinus, 4./5. Jahrhundert) wird der Begriff als das allen Menschen (unabhängig von Glaubensvorstellungen) durch ihre Vernunft einsichtige „natürliche Sittengesetz" erklärt u. bildet als solcher die Grundlage zahlreicher moralischer Schlussfolgerungen u. Regelungen des Kirchenrechts*, im Hinblick auf sexuelles Verhalten z. B. die Unterscheidung von „Sünden innerhalb der Natur" (voreheliche Sexualkontakte, Ehebruch, Vergewaltigung, Inzest) u. „Sünden außerhalb der Natur" (Traumpollutionen, Homosexualität, Zoophilie; vgl. widernatürlich). Auch außerhalb der Kirchen haben sich z. T. bis heute Vorstellungen von einer durch erkennbare Zwecke bestimmten Ordnung der Natur erhalten, aus der Normen für menschliches Verhalten ableitbar seien; sie alle scheitern an der Komplexität der Lebensprozesse u. der Begrenztheit menschlicher Erkenntnisfähigkeit; vgl. Teleologie.

Natur|sekt: (allg.) unter Menschen mit urophilen Neigungen übliche Bezeichnung für Urin; vgl. Urophilie.

Neben|buhler: (allg.) Bezeichnung für Personen, die um denselben Partner werben u. um ihn konkurrieren; vgl. Rivalisieren.

Neben|ehe: (allg.) veraltete Sammelbezeichnung für Formen außerehelicher Beziehungen, die z. B. als Kebsehe*, Konkubinat* od. Gastehe* historisch weitverbreitet üblich waren; auch die Beziehung zu Nebenfrauen im Rahmen einer Polygamie*, gelegentlich auch die Tätigkeit von Ehehelfern*, werden als Nebenehe bezeichnet.

neben|ehelich: (allg.) veraltete Bezeichnung für außerehelich*.

Neben|eier|stock: (anat.) Parovarium; Bezeichnung für funktionslose (z. T. zystisch erhaltene) Reste des embryonalen Wolff*-Gangs in der Peritonealfalte des Eileiters; man unterscheidet einen oberen Anteil (das auch als Rosenmüller-Organ bezeichnete Epoophoron, eine dem Nebenhoden entsprechende Struktur) u. einen unteren Anteil (Paroophoron, dem Beihoden entsprechende Struktur). Es besteht das Risiko der Entstehung von Retentionszysten (Parovarialzysten).

Neben|hoden: (anat.) Epididymis; Bezeichnung für ein dem Hoden dorsal aufliegendes, 5-10 mm dickes Organ, das aus dem von einer bindegewebigen Hülle umgebenen, stark gefalteten Nebenhodengang (Ductus epididymidis, Länge ca. 6 m) besteht (s. Hoden, Abb. 3). Er nimmt im Nebenhodenkopf die Ausführungsgänge des Hodens (Ductuli efferentes) auf u. setzt sich im Nebenhodenschwanz in den Samenleiter* (Ductus deferens) fort. Während der Passage durch den Nebenhoden (mehrere Wochen) reifen die zunächst unbeweglichen u. infertilen Samenzellen unter dem Einfluss verschiedener dort freigesetzter Substanzen weiter. Im Bereich des Nebenhodenkopfs erfolgt der Transport der Samenzellen in einem Flüssigkeitsstrom durch Flimmerhärchen, alle Abschnitte des Kanalsystems haben zudem einen Muskelmantel, der zum Samenleiter hin erheblich an Dicke zunimmt (Transport durch spontane Kontraktionen unter dem Einfluss von Oxytozin*, im Bereich des Nebenhodenschwanzes auch durch peristaltische Bewegungen u. rhythmische Kontraktionen bei Ejakulation*); nicht ejakulierte Samenzellen werden phagozytiert od. zerfallen autolytisch u. werden von den Zellen des Nebenhodengangs resorbiert. Wichtige Erkrankung ist die Entzündung (Epididymitis*).

Neben|hoden|entzündung: (allg.) Bezeichnung für Epididymitis*.

Neben|niere: (anat.) Glandula suprarenalis; Bezeichnung für eine der Niere aufliegende, hormonproduzierende Drüse; in der Nebennie-

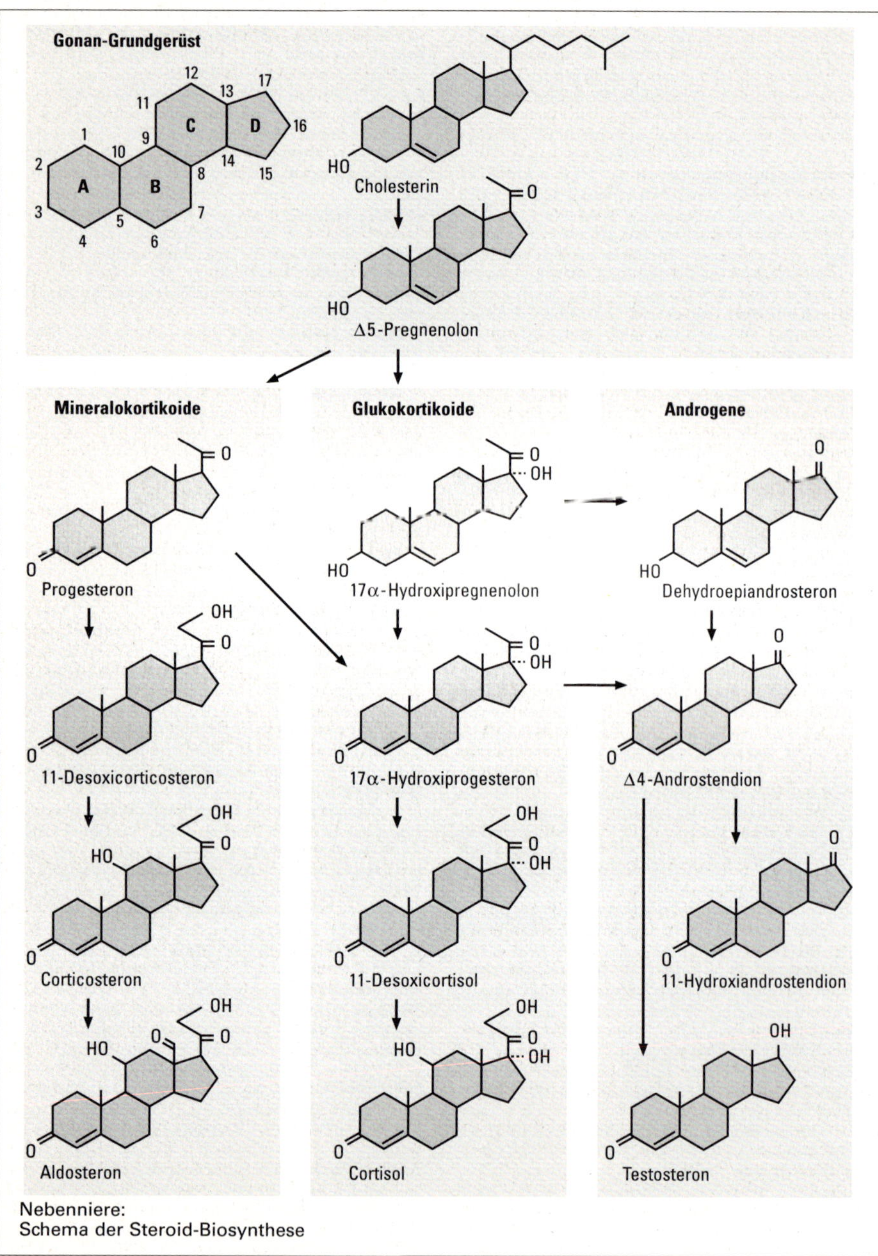

Nebenniere:
Schema der Steroid-Biosynthese

renrinde (Cortex) werden unter dem Einfluss von ACTH* (v. a. ausgehend von Cholesterin) zahlreiche Steroidhormone (die sog. Kortikosteroide, kurz Kortikoide) gebildet (s. Abb.), die nach ihren Hauptwirkungen in drei Gruppen unterteilt werden: **1.** Mineralokortikoide (z. B. Aldosteron u. Desoxicorticosteron), die den Mineralstoffwechsel regulieren; **2.** Glukokortikoide (z. B. Cortisol, Cortison od. Corticosteron), die zahlreiche Stoffwechselvorgänge beeinflussen, antientzündlich wirken u. die zellvermittelte Immunität hemmen sowie während der Fetalperiode zur Organreifung beitragen; **3.** Sexualhormone (z. B. Androgene, Östrogene), die der Geschlechtsfunktion dienen u. die Ausprägung männlicher bzw. weiblicher Geschlechtsmerkmale bewirken. Wichtige Erkrankungen der Nebenniere sind Unterfunktion (Nebenniereninsuffizienz) bzw. Überfunktion (z. B. mit vermehrter Produktion von Androgenen bei adrenogenitalem Syndrom*).

Neben|zimmer|sexualität f: (sexol.) veraltete Bezeichnung für Mixoskopie*, vgl. Voyeurismus; gelegentlich auch verwendet für ein im Rahmen von (paranoiden) Psychosen* mögliches Symptom, bei dem aus Nebenräumen vermeintlich Geräusche gehört u. mit sexuellen Handlungen assoziiert werden.

Necking (engl. to neck schmusen, flirten): (sexol.) Fachbezeichnung für Sexualkontakt mit gegenseitigem Streicheln u. Küssen unter Vermeidung der Sexualorgane; vgl. Petting.

Négligé (frz. ~ nachlässige Kleidung) n: (allg.) Bezeichnung für ein dünnes, u. U. fast durchsichtiges Kleidungsstück für Frauen, das nach dem Aufstehen übergeworfen wird (Morgenmantel); vgl. Reizwäsche.

Neid (ahd. nîd): (allg.) ursprünglich Bezeichnung für Anstrengung, Eifer, auch feindselige Gesinnung; heute zur Beschreibung eines Gefühls verwendet, dem der (unbefriedigte) Wunsch nach im Besitz anderer befindlichen Gütern, Eigenschaften od. Fähigkeiten, auch Ärger über die Freude anderer, zugrunde liegt; oft von Missvergnügen u. Unlust, Frustration u. Minderwertigkeitsgefühlen begleitet.
(psychoanalyt.) wurde der Penisneid* von S. Freud als weiblicher Neid auf männliche Eigenschaften beschrieben; als männlicher Neid auf weibliche Fähigkeiten können (selten) z. B. Brust- od. Gebärneid beobachtet werden; gelegentlich wird der Transvestismus* als produktive Umsetzung eines derartigen sog. Sexualneids interpretiert. Von Neid mitunter nicht scharf abzugrenzen ist die Eifersucht*, bei der zumeist ein Gefühl des Liebesverlusts im Vordergrund steht.

Neigung: (allg.) Bezeichnung für positive emotionale Zuwendung zu einem Objekt od. einer Tätigkeit; individuelle Neigungen stehen mit entsprechenden Fähigkeiten (Eignungen) meist in enger Wechselbeziehung.
(kult.) verwendet als Gegenbegriff zu Pflicht: ein aus Sinnlichkeit (nicht aber aus Vernunft) entspringendes Begehren.

Neisser, Albert (1855-1916): Dermatologe, 1882 außerordentlicher, ab 1907 in Breslau erster ordentlicher Professor Deutschlands für Haut- u. Geschlechtskrankheiten; 1902 Mitbegründer der Deutschen Gesellschaft zur Bekämpfung der Geschlechtskrankheiten; beschrieb 1879 den Erreger der Gonorrhö* (sog. Gonokokken, heutige Bezeichnung Neisseria gonorrhoeae); entwickelte 1906 mit A. Wassermann u. C. Bruck ein diagnostisches Verfahren zum Nachweis der Syphilis* durch Komplementbindungsreaktion mit Treponema pallidum (sog. Wassermann-Reaktion).

Neisseria f: (infektiol.) Name einer Bakteriengattung der Familie Neisseriaceae; Neisseria gonorrhoeae (sog. Gonokokken) sind die Erreger der Gonorrhö*.

Nekro|manie (gr. νεκρός tot, abgestorben) f: (psychiat.) veraltete Bezeichnung für Nekrophilie*.

Nekro|philie f: (sexol.) Bezeichnung für ein als Paraphilie* eingeordnetes abweichendes Sexualverhalten*, bei dem sexuelle Erregung u. Befriedigung überwiegend od. ausschließlich durch sexuelle Handlungen mit Toten erreicht wird. In dieser Form sehr seltenes Vorkommen bei Männern u. Frauen, psychodynamische Nähe zu Fetischismus*, evtl. auch zu Sadismus (Nekrosadismus*); wesentlich häufigeres Vorkommen in verschleierter Form, indem sexuelle Handlungen mit Personen bevorzugt werden, die sich bewegungs- u. reaktionslos verhalten (ähnlich der Somnophilie*); vgl. Leichenschändung.

Nekro|sadismus m: (sexol.) Bezeichnung für ein als Paraphilie* eingeordnetes abweichendes Sexualverhalten*, bei dem sexuelle Erregung u. Befriedigung durch die Beschädigung von Leichen (Zerstückelung) erreicht wird; vgl. Nekrophilie.

Nekro|zoo|spermie f: (androl.) auch Nekrospermie; Fachbezeichnung für das Vorkommen ausschließlich unbeweglicher u. mit Eosin anfärbbarer (toter) Samenzellen im Ejakulat, s. Zeugungsfähigkeit (Tab.); Vorkommen z. B. bei entzündlichen Erkrankungen der Samenwege.

Neo|darwinismus (gr. νέος neu) m: (biol.) Sammelbezeichnung für Theorien, die die von Ch. Darwin formulierte Abstammungslehre* aufnehmen u. den Mechanismus der natürlichen Auslese (Selektion) auf soziale, wirtschaftliche u. a. Bereiche übertragen; vgl. Darwinismus.

Neo|feminismus m: (kult.) Bezeichnung für moderne Strömungen des Feminismus* seit Ende des Zweiten Weltkriegs; bei großen Unterschieden der Argumentation im Einzelnen, stehen v. a. folgende Themen im Vordergrund: **1.** Verwirklichung der gesetzlich garantierten Gleichberechtigung* durch bessere Ausbildung, freie Berufswahl, gleiche Berufschancen u. Entlohnung sowie Anerkennung der Hausarbeit als Beruf; **2.** Kampf für das Recht auf Schwangerschaftsabbruch* u. die Anerkennung der Prostitution* als Beruf, gegen häusliche u. sexuelle Gewalt*, Pornographie* (als Form inszenierter Gewalt) u. genitale Verstümmelung*; **3.** Initiativen in Medizin (Gründung von Frauengesundheitszentren) u. Wissenschaft (sog. Frauenforschung, z. B. als feministische Linguistik, gender* studies); **4.** Auseinandersetzung mit gesellschaftlichen Rollenvorgaben (z. B. mit Schönheitsidealen, die Essstörungen fördern), mit Rollenerwartungen (z. B. in Partnerschaften;

N

vgl. Männerbewegung) u. mit aktuellen politischen Fragen (z. B. Gentechnologie u. Reproduktionsmedizin, aber auch internationale Sozial- u. Friedenspolitik). Historische Entwicklung in der BRD u. der DDR: s. Frauenbewegung; es bestehen z. T. enge Beziehungen zur Lesbenbewegung*.

Neo|malthusianismus m: (soziol.) Sammelbezeichnung für Theorien des 20. Jahrhunderts, die die (unzutreffenden) Annahmen des Malthusianismus* erneut aufgreifen.

Neo|natal|periode (lat. neonatus Neugeborenes) f: (gebh.) Fachbezeichnung für Neugeborenenperiode, d. h. die Zeit vom ersten Atemzug bis zum 28. Lebenstag.

Neo|penis (gr. νέος neu) m: (klin.) künstlicher Penis, sog. Penoid; Fachbezeichnung für operativ angelegten Penis (Penisplastik); chirurgische Anlage z. B. bei angeborenen Fehlbildungen od. (aus Klitoris u. Rollhautlappenplastik) im Rahmen einer Geschlechtsangleichung*, evtl. mit eingesetzter Penisprothese*.

Neo|philie f: (sexol.) ungebräuchliche Fachbezeichnung für ein (als naturgegeben betrachtetes) sexuelles Abwechslungsbedürfnis* des Menschen.

Neo|salvarsan n: (pharmak.) wörtlich neues Salvarsan; m-Diamino-p-dioxyarsenobenzolmethylensulfoxylsaures Natrium; von Paul Ehrlich hergestellte Nachfolgesubstanz von Salvarsan*, die vor der Entdeckung von Antibiotika u. a. zur Behandlung von Syphilis* in allen Stadien eingesetzt wurde.

Neotero|philie (gr. νεωτερικός Jüngerer) f: (sexol.) Bezeichnung für ein überwiegendes od. ausschließliches sexuelles Interesse an wesentlich jüngeren Personen; die Einordnung kann nur gelten, wenn der zentrale Reiz in den typischen äußeren Zeichen der Jugend liegt (s. Fetischismus), während insgesamt Bevorzugungen jüngerer Partner so unterschiedlich motiviert sein können, dass eine einheitliche Einordnung nicht möglich (u. kaum je erforderlich) ist; nicht zu verwechseln mit Pädophilie.

N

Neo|vagina (gr. νέος neu) f: (klin.) künstliche Scheide; Fachbezeichnung für operative Anlage einer Vagina (sog. Kolpopoese) aus Dickdarmabschnitten, die mit Spalthaut od. Peritoneum (bei Geschlechtsangleichung meist durch Penishaut) ausgekleidet werden; Durchführung z. B. bei angeborenen Fehlbildungen (z. B. Scheidenaplasie) od. im Rahmen einer Geschlechtsangleichung*. Die Neovagina eignet sich zum Koitus; um den Operationserfolg zu erhalten u. Schrumpfungen zu vermeiden, sollte sie regelmäßig (z. B. durch Dildos) gedehnt werden.

Nerven|krankheiten: (allg.) Sammelbezeichnung für alle psychischen od. neurologischen Störungen u. Erkrankungen; es können folgende **Formen** unterschieden werden: **1.** psychische Störungen bzw. Erkrankungen, z. B. Neurose*, Psychose*; **2.** Schädigungen peripherer Nerven, s. Neuropathie; **3.** Erkrankungen des Zentralnervensystems, z. B. Entzündungen (Enzephalitis), Schädel-Hirn-Trauma. Historisch wurden auch funktionelle bzw. psychosomatische Störungen ohne zugrunde liegende organische Erkrankung als Nervenkrankheiten bezeichnet; vgl. Syndrom, psychovegetatives.

Nerven|system, vegetatives (lat. vegetare beleben, anreizen) n: (anat.) sog. autonomes od. unwillkürliches Nervensystem; Gesamtheit der dem Einfluss von Willen u. Bewusstsein primär nicht untergeordneten Nerven- u. Ganglienzellen; das vegetative Nervensystem dient der Steuerung von Vitalfunktionen (Atmung, Stoffwechsel, Verdauung, Wasserhaushalt, Sekretion u. a.), ist an Entstehung u. Ablauf zahlreicher körperlicher Vorgänge od. Reaktionen beteiligt wie z. B. Erröten, Schwitzen, Herzfrequenz, sexuelle Erregung, Orgasmus (vgl. Sexualreaktion), Geburt, Stillen, u. gewährleistet das Zusammenwirken der einzelnen Organsysteme des Körpers; es bildet mit dem System der endokrinen Drüsen (vgl. Hormone, Sekretion) u. den Körperflüssigkeiten eine funktionelle Einheit, die durch Funktionen des Immunsystems* unterstützt wird. Man unterscheidet drei Systeme: **1. Sympathikus:** besteht aus dem sog. Grenzstrang (Truncus sympathicus) mit zugehörigen Nerven, Geflechten u. peripheren Nervenzellen; Erregung führt u. a. zu Blutdruckanstieg, erhöhter Herzfrequenz, beschleunigter Atmung, Pupillenweitstellung u. Aufrichtung von Haaren, Steigerung der Schweißsekretion, Herabsetzung der Magen-Darm-Motilität u. der Sekretion innerer Drüsen, Beteiligung an der Steuerung der Ejakulation; **2. Parasympathikus:** vom Sympathikus abgrenzbarer Teil mit kranialem Teil u. sakralem Teil (unteres Rückenmark); Erregung führt u. a. zu Blutdruckabfall, erniedrigter Herzfrequenz, Bronchial- u. Muskelspasmen, Steigerung der Magen-Darm-Motilität, Erektion, vermehrtem Speichelfluss, erniedrigter Schweißsekretion; **3. intramurales System:** vegetative Nervenfasern u. Ganglien in der Wand von Hohlorganen (Blutgefäße, Herz, Blase, Uterus u. a.), die in ihrer Funktion eine gewisse Selbständigkeit aufweisen. Sympathikus u. Parasympathikus wirken wechselweise gegensinnig (antagonistisch) od. zusammen (agonistisch); sie unterliegen einer teilweisen Steuerung durch das Zentralnervensystem (Hypothalamus).

Nervi pelvici splanchnici (lat. ~ Sehne, Nerven; gr. σπλάγχνον Eingeweide) m pl: (anat.) auch Nervi erigentes, Nervi pelvici; vegetative (parasympathische u. sympathische) Nervenfasern zwischen den Plexus des unteren Rückenmarks u. den Sexualorganen*, s. Geschlechtsnerven.

Nervosität (frz. nervosité Erregbarkeit) f: (allg.) Sammelbezeichnung für Zustände gesteigerter Erregbarkeit des Nervensystems, die sich in erhöhter Reizbarkeit, vegetativer Instabilität u. Unruhe äußern, meist mit Schlafstörungen, Konzentrationsmangel, Vergesslichkeit u. Appetitlosigkeit verbunden sind u. auf die sexuelle Appetenz hemmend wirken. Historisch als psychiatrische Krankheitseinheit (sog. Neurasthenie) betrachtete Störung, für die unterschiedlichste individuelle u. situative Ursachen als auslösend betrachtet wurden.

Nervus pudendus (lat. ~ Sehne, Nerv) m: (anat.) aus dem Plexus pudendus entspringende sensible u. motorische Nervenfasern mit vegetativen Anteilen, die motorisch Beckenboden- u. Analmuskulatur u. sensorisch sowie vegetativ die Haut im Gesäß-, Anal- u. Genitalbereich sowie Schwellkörper versorgen, s. Geschlechtsnerven.

Nest|flüchter: (biol.) Sammelbezeichnung für Tierarten, deren Nachkommen weitgehend reif geboren werden u. eine relativ geringe Brutpflege durch die Eltern brauchen (s. Elternaufwand); man unterscheidet: **1.** primäre Nestflüchter (Hühnervögel u. a.) mit langer Brutzeit u. sehr weitgehender Entwicklung beim Schlüpfen; **2.** sekundäre Nestflüchter mit sehr weitgehender körperlicher Entwicklung bei der Geburt, aber enger Mutter-Kind-Bindung (Huftiere, Wale, Primaten außer Menschenaffen); vgl. Nesthocker.

Nest|hocker: (biol.) Sammelbezeichnung für Tierarten, deren Nachkommen unreif geboren werden u. während einer längeren Periode der nachgeburtlichen Entwicklung auf elterliche Pflege angewiesen sind (s. Elternaufwand); man unterscheidet: **1.** primäre Nesthocker mit kurzer Trächtigkeit u. rascher Nachreifung (Nagetiere, Raubtiere, einige Vogelarten); **2.** sekundäre Nesthocker mit langer Trächtigkeit, relativ ausgereifter körperlicher Entwicklung u. langer nachgeburtlicher Gehirnentwicklung (Menschenaffen u. Menschen); vgl. Nestflüchter. Im übertragenen Sinn wird die Bezeichnung auch für Jugendliche mit lang dauernder Abhängigkeit vom Elternhaus verwendet.

Netto|reproduktions|rate (ital. netto rein, klar)**:** (soziol.) Fachbezeichnung für eine demographische Maßzahl der Fortpflanzung einer Bevölkerung (s. Fruchtbarkeitsziffern); sie drückt aus, wieviele lebendgeborene Mädchen pro Frau im gebärfähigen Alter eine Bevölkerung zählt, u. errechnet sich aus dem Verhältnis der Anzahl von Mädchen unter 15 Jahren zur Anzahl von Frauen im gebärfähigen Alter (15 bis unter 45 bzw. 49 Jahre), wobei die Sterblichkeit von Frauen dieser Altersgruppe korrigierend berücksichtigt wird (Unterschied zur sog. Bruttoreproduktionsrate). Bei einer (längerfristigen) Nettoreproduktionsrate von 1,0 bleibt die Größe von Bevölkerungen konstant, oberhalb wachsen sie, unterhalb nehmen sie ab (Auswirkungen mit zeitlicher Verzögerung); vgl. Bevölkerungswachstum.

Netz|werke, soziale: (soziol.) Sammelbezeichnung für unterschiedliche Formen von Gemeinschaften, in denen soziale Kontakte gepflegt werden, z. B. Familie*, Verwandtschaft*, Freundschaften*, Nachbarschaft, Kollegenkreis. Hinsichtlich der Ausgestaltung sozialer Netzwerke bestehen in Deutschland starke regionale bzw. geographische Unterschiede, z. B. zwischen Stadt u. Land od. Nord- u. Süddeutschland. Soziale Netzwerke haben einen prägenden Einfluss auf die Ausgestaltung von Lebensformen; sie können traditionelle Lebensgemeinschaften (wie z. B. Ehe*) ergänzen od. ersetzen u. erfüllen heute vielfach Funktionen, die traditionell der Familie zugeschrieben wurden. Vgl. Bezugsgruppe, peer group.

Neu|geborenen|milch: (allg.) sog. Hexenmilch; milchähnliche Flüssigkeit, die sich aus Brustdrüsen* (weiblicher u. männlicher) Neugeborener auf Druck entleeren lässt; Nachwirkung mütterlicher Hormone.

Neu|geborenen|periode f: (gebh.) Neonatalperiode; Fachbezeichnung für die Zeit vom ersten Atemzug bis zum 28. Lebenstag.

Neu|geborenes: (gebh.) Bezeichnung für ein lebend geborenes Kind in der Zeit vom ersten Atemzug bis zum 28. Lebenstag; **Einteilung: 1.** unter Berücksichtigung der Schwangerschaftsdauer (nach der letzten Menstruation): **a)** vor dem Termin geboren (präterm, prämatur, frühgeboren), Schwangerschaftsdauer weniger als 259 Tage; **b)** am Termin geboren (term, mature, reifgeboren), Schwangerschaftsdauer 259-293 Tage; **c)** nach dem Termin geboren (postterm, postmature, übertragen), Schwangerschaftsdauer 294 Tage u. länger; **2.** unter Berücksichtigung des Geburtsgewichts: **a)** untergewichtiges Neugeborenes, Geburtsgewicht < 2500 g; **b)** normalgewichtiges Neugeborenes, Geburtsgewicht 2500-4500 g; **c)** übergewichtiges Neugeborenes, Geburtsgewicht > 4500 g. Nach Schwangerschaftsdauer u. Geburtsgewicht wird der Entwicklungsstand des Neugeborenen anhand von Standardgewichtskurven beurteilt. Liegt das Gewicht für eine bestimmte Schwangerschaftsdauer innerhalb der 10.-90. Perzentile, so handelt es sich um ein sog. eutrophes Neugeborenes; liegt es unterhalb der 10. Perzentile, spricht man von einem sog. Mangelgeborenen (Small-for-date-Baby, hypotrophes Neugeborenes), liegt es oberhalb der 90. Perzentile, von einem sog. Riesenkind (Large-for-date-Baby, hypertrophes Neugeborenes); vgl. Wachstum (Abb. 2).

Neugier: (allg.) auch Neugierde; Bezeichnung für das Bedürfnis, immer wieder Neues zu erkennen u. auszuprobieren, verhaltenspsychologisch als Teil des Orientierungsverhaltens betrachtet. Neugier ist eine wichtige Grundlage des Lernverhaltens bei zahlreichen höheren Tierarten, die aber beim Menschen lebenslang erhalten bleibt u. deren Befriedigung als wesentliche Voraussetzung für die Entwicklung von Intelligenz erscheint. Sexuelle Neugier ist zunächst auf den eigenen Körper gerichtet, sie wird im Säuglingsalter befriedigt durch Lutschen an Gegenständen, später durch Betasten, erst ab dem 3. Lebensjahr durch Anschauen u. 1-2 Jahre später durch gezieltes Nachfragen. Im weiteren Leben bildet Neugier einen wichtigen Antrieb, sich in sexuellen Aktivitäten auf die Bedürfnisse von Partnern einzulassen.

Neunundsechzig: (allg.) auch (frz.) Soixante-neuf; Form des Orogenitalkontakts* mit gleichzeitigem gegenseitigem Cunnilingus* bzw. Fellatio*), wobei die 69 nur eine von mehreren möglichen Stellungen symbolisiert.

Neur|algia spermatica (gr. νεῦρον Sehne) f: (klin.) Fachbezeichnung für anfallartige heftige Schmerzen in Leiste, Hodensack bzw. großen Schamlippen sowie im Dammbereich infolge einer Druckschädigung des durch den Leistenkanal verlaufenden Nervus genitofemoralis; Vorkommen z. B. bei Leistenbruch, Varikozele, Leistenhoden od. nach operativen Eingriffen im Leistenbereich; bei erheblichen Beschwerden evtl. operative Druckentlastung.

Neur|algia testis f: (klin.) veraltete Fachbezeichnung für chronische fokale Schmerzzustände eines Hodens, s. Orchialgie.

Neur|algia uterina f: (klin.) veraltete Fachbezeichnung für chronische Schmerzzustände im Bereich des Uterus ohne fassbare Ursache (fokales Schmerzsyndrom), s. Pelvipathia vegetativa.

Neur|asthenie f: (psychiat.) Fachbezeichnung für psychovegetatives Syndrom*.
(psychoanalyt.) nach S. Freud eine Form der Aktualneurose* auf der Grundlage mangelnder Triebabfuhr, bei der als Symptome sexuelle Funktionsstörungen (z. B. Ejaculatio praecox) im Vordergrund stehen können.

Neuro|hormone n pl: (endokrin.) **1.** Bezeichnung für im Hypothalamus gebildete Releasing- u. Inhibiting-Hormone (Hypothalamushormone*) u. Hypophysenhormone* (ACTH, FSH, LH, TSH, STH, Prolaktin); **2.** die vom Nervensystem gebildeten Gewebehormone, Neurotransmitter* u. Neuropeptide.

Neuro|hypo|physe f: (anat.) Fachbezeichnung für den Hinterlappen der Hypophyse*.

Neuro|leptika (gr. λῆψις Ergreifen) n pl: (pharmak.) auch Antipsychotika; Sammelbezeichnung für Arzneimittel, die eine antipsychotische, sedierende u. psychomotorisch dämpfende Wirkung haben. Man unterscheidet trizyklische Neuroleptika (z. B. Phenothiazinderivate), Butyrophenone, Diphenylbutylpiperidine od. atypische Neuroleptika (z. B. Clozapin, Olanzapin, Zotepin, Risperidon, Sertindol). **Verwendung:** in der Behandlung von akuten Psychosen, Schizophrenie; zur Neuroleptanalgesie. **UAW:** je nach Substanz unterschiedlich; im Vordergrund stehen sog. extrapyramidalmotorische Symptome wie Bewegungsstörungen (Frühdyskinesien), Parkinson-Syndrom u. a.; auch vegetative Symptome (z. B. Mundtrockenheit, Pupillenerweiterung, Blutdruckregulationsstörungen); zahlreiche Neuroleptika (z. B. Phenothiazinderivate, Butyrophenone) können zu Libidostörungen u. sexuellen Funktionsstörungen führen. Vgl. Psychopharmaka, Medikamentenwirkungen, sexuelle.

Neuro|pathie f: (neurol.) Fachbezeichnung für Schädigung peripherer Nerven; **Symptome:** meist Empfindungsstörungen u. Sensibilitätsminderung im Bereich der Füsse u. Unterschenkel, z. B. als strumpfförmige Hypästhesie (Herabsetzung der Empfindlichkeit); evtl. Abschwächung von Muskeleigenreflexen u. im weiteren Verlauf schlaffe Lähmung, Muskelmassenverringerung u. trophische Störungen der Haut; bei Beteiligung vegetativer Nerven Erektionsstörungen, Blasen- u. Mastdarmstörungen. Nach unterschiedlichen Ursachen können folgende **Formen** der Neuropathie unterschieden werden: **1.** genetisch; **2.** bei Stoffwechselstörungen, z. B. Diabetes mellitus; **3.** bei Störungen der Nahrungsaufnahme bzw. Verdauung mit Vitamin-B-Mangel; **4.** bei Infektionskrankheiten als sog. Neuritis, z. B. bei HIV-Infektion; **5.** bei endokrinen Erkrankungen, z. B. Schilddrüsenunterfunktion (Hypothyreose); **6.** durch chemische Substanzen od. Gifte, z. B. Alkohol, Arzneimittel, Blei; **7.** bei immunologischen Erkrankungen; **8.** bei Tumorerkrankungen; **9.** bei Durchblutungsstörungen u. a.
Die Diagnose erfolgt durch körperliche Untersuchung, ggf. mit Messung der Nervenleitgeschwindigkeit (Elektroneurographie, ENG) u. Messung der Muskelaktivität (Elektromyographie, EMG); in der Therapie stehen die Behandlung der Grundkrankheit bzw. die Ausschaltung von schädigenden Faktoren im Vordergrund, ergänzt durch Krankengymnastik u. Physiotherapie.

Neuro|physiologie f: (med.) Bezeichnung für ein Teilgebiet der Physiologie*, das sich mit den nicht krankhaft veränderten Vorgängen im (menschlichen) Nervensystem befasst; Übergänge zur Neuropsychologie*.

Neuro|psychologie f: (psychol.) Bezeichnung für ein Teilgebiet der Psychologie, das sich mit den Zusammenhängen zwischen Hirnfunktion u. Verhalten bzw. geistiger Leistungsfähigkeit beschäftigt; Erkenntnisse v. a. aus der Untersuchung von Auffälligkeiten des Verhaltens bzw. der geistigen Leistungsfähigkeit bei Patienten mit bekannten Schädigungen des Gehirns; Übergänge zur Neurophysiologie*.

Neurose f: (psychiat.) von W. Cullen (1776) eingeführte, uneinheitlich verwendete Sammelbezeichnung für psychische Störungen mit (im Gegensatz zum strukturellen Wandel bei Psychose*) überwiegend od. ausschließlich funktionellen Störungen, denen keine Erkrankung des Nervensystems zugrunde liegt (Übergangsformen zur Psychose sind möglich; vgl. Borderline-Syndrom). Es können zahlreiche Formen unterschieden werden, z. B. Herzneurose, Hysterie, Hypochondrie; häufig liegen sexuellen Funktionsstörungen* neurotische Störungen zugrunde.
In psychoanalytischer Sicht sind Neurosen psychische Störungen, die infolge verdrängter frühkindlicher (Psychoneurose*) od. aktueller (Aktualneurose*) Konflikte entstehen u. mit psychischer bzw. körperlicher Symptomatik einhergehen; dabei sind die Übergänge von neurotischen Merkmalen zu neurotischen Störungen mit Krankheitswert u. Behandlungsbedarf fließend. Im Allgemeinen bleibt bei Neurosen im Unterschied zu Psychosen der Realitätsbezug erhalten, die neurotischen Störungen beziehen sich auf umschriebene Situationen. Es werden zahlreiche Formen unterschieden, z. B. Angstneurose, Charakterneurose, Hysterie*, Konversionsneurose*, Organneurose*, Zwangsneurose*, neurotische Depression.
In der Lerntheorie werden Neurosen bzw. neurotische Symptome als erlernte Verhaltensweisen aufgefasst, die grundsätzlich in jeder Lebensphase erworben werden können u. nur dadurch neurotischen Charakter erlangen, dass sie für die Betroffenen bzw. deren soziales Umfeld störend wirken. In der Therapie steht neben Psychotherapie (evtl. Psychoanalyse) heute die Verhaltenstherapie im Vordergrund.

Neurose, anankastische f: (psychiat.) veraltete Fachbezeichnung für Zwangsneurose*.

Neurose, ekklesio|gene (gr. ἐκκλησία Gemeinde) f: (psychoanalyt.) von E. Schätzing (1955) eingeführte Fachbezeichnung für Störungen der Erlebnisverarbeitung, die durch eine restriktive religiöse bzw. kirchliche Erziehung entstehen, bei der Verschweigen, Verbote u. Strafandrohungen (vgl. Tabu) zu einer körper- u. sexualfeindlichen Einstellung führen. Angaben zur Häufigkeit sind kaum möglich; es wurde vermutet, dass ekklesiogene Neurosen im kirchlichen Umfeld (z. B. als Folge des Zölibats*) besonders häufig vorkommen. Eine psycho- bzw. soziotherapeutische Behandlung ist möglich, jedoch nicht immer erfolgreich (hohes Suizidrisiko).

Neuro|sekretion f: (physiol.) Freisetzung von Neurohormonen (Neurotransmittern*, Releasing*- u. Inhibiting*-Hormonen, Oxytozin* u. a.) durch Nervenzellen od. spezialisierte, mit dem Nervensystem in enger Verbindung stehende Zellen; erfolgt als endokrine od. parakrine Sekretion*; vgl. Hypothalamushormone, Hypophysenhormone.

Neurose, narzisstische f: (psychoanalyt.) veraltete Fachbezeichnung für Psychoneurose*.

Neurose, sexuelle f: (psychoanalyt.) wenig gebräuchliche Fachbezeichnung für Sexualneurose*.

Neurose, vegetative (lat. vegetare beleben, anreizen) f: (psychoanalyt.) wenig gebräuchliche Fachbezeichnung für Organneurose*.

Neuro|syphilis f: (infektiol.) auch Neurolues; Bezeichnung für das Stadium IV einer nicht (oder nicht ausreichend) behandelten Syphilis* mit Beteiligung von Gehirn u. Nervensystem.

Neurotizismus m: (psychol.) Fachbezeichnung für einen Faktor in statistischen Persönlichkeitsmodellen (s. Persönlichkeit), der sich durch eine (als angeboren betrachtete) Bereitschaft zu psychovegetativer Labilität auszeichnet (starke sympathikotone Erregbarkeit); es wird angenommen, dass hoher Neurotizismus mit einem höheren Risiko für Neurosen* einhergeht (sog. genotypische Neurosebereitschaft, v. a. für Angst- u. Zwangsneurosen).

Neuro|trans|mitter (lat. transmittere übertragen) m pl: (physiol.) Sammelbezeichnung für Moleküle im Körper, die in Nervenzellen produziert u. gespeichert werden, an Verbindungsstellen der Nervenzellen (Synapsen) freigesetzt werden, um Impulse (je nach Substanz erregende od. hemmende Wirkungen) weiterzuleiten, u. anschließend durch spezielle Enzymsysteme abgebaut od. von der freisetzenden Nervenzelle wieder aufgenommen werden; man unterscheidet nach chemischer Struktur: **1.** Amine, d. h. Adrenalin, Noradrenalin, Dopamin* (sog. Katecholamine), Acetylcholin, Serotonin, evtl. Histamin; **2.** Aminosäuren (Aspartat, Glutamat, Glycin, GABA); **3.** Peptide (z. B. Opioidpeptide* u. die sog. Substanz P). Störungen der Synthese bzw. des Abbaus von Neurotransmittern werden mit bestimmten psychischen Störungen in Verbindung gebracht (z. B. Depressionen; vgl. Belohnungssystem), auch Psychopharmaka (u. einige Rauschmittel) entfalten ihre Wirkung überwiegend durch Beeinflussung der Aktivität von Neurotransmittern.
Neben diesen Neurotransmittern i. e. S. werden immer zahlreichere sog. **Neurohormone** identifiziert, d. h. Moleküle, die in Nervenzellen synthetisiert werden u. über die Blutbahn ihre Zielstrukturen erreichen (Releasing*- bzw. Inhibiting*-Hormone, Oxytozin* u. a.); auch Prostaglandine* u. Stickstoffmonoxid haben vermutlich die Funktion von Überträgern im neuroendokrinen System*.

NFP: Abkürzung für **n**atürliche **F**amilien**p**lanung*.

NGU: (infektiol.) Abkürzung für **n**icht-**go**norrhoische **U**rethritis*.

Nicht|ehe: (jurist.) Fachbezeichnung für Ehe ohne Rechtswirkung, z. B. bei Eheschließungen, die nicht in der gesetzlich vorgeschriebenen Form vollzogen od. bei denen von den Partnern keine übereinstimmenden Willenserklärungen zur Eheschließung abgegeben wurden.

nicht|ehelich: (allg.) Bezeichnung für Ereignisse od. Vorgänge zwischen unverheirateten Personen, z. B. Schwangerschaft bei nicht verheirateten Eltern. Vgl. außerehelich.

Nicht|ehelichkeit: (jurist.) Fachbezeichnung für den Status von Kindern unverheirateter Frauen bzw. nicht miteinander verheirateter Eltern. In Deutschland waren sog. nichteheliche Kinder bis zur Kindschaftsrechtsreform (1998) nach dem Nichtehelichkeitsgesetz (1970) vielfach anders gestellt als sog. eheliche Kinder; so stand die elterliche Sorge* allein der Mutter zu, wenn sich die Eltern nicht auf ein gemeinsames Sorgerecht einigen konnten. Vgl. Ehelichkeit.

Nichtig|erklärung einer Ehe: (jurist.) Fachbezeichnung für Ehenichtigkeit*.

Nicht|vollzug der Ehe: (jurist.) veraltete Fachbezeichnung für eine rechtmäßig geschlossene Ehe, bei der die ehelichen Pflichten* nicht erfüllt werden bzw. keine eheliche Lebensgemeinschaft* besteht; i. e. S. Bezeichnung für Nichtausübung des Geschlechtsverkehrs im Rahmen einer Ehe.

Nicotiana tabacum: (biol.) botanische Bezeichnung für die in Nordamerika heimische Tabakpflanze, die heute weltweit angebaut u. wegen ihres Gehalts an Nikotin* geraucht, geschnupft od. gekaut wird; vgl. Tabak.

Nidation (lat. nidus Nest) f: (gebh.) auch Implantation, Einnistung; Fachbezeichnung für Einwachsen der Blastozyste* in das Endometrium des Uterus, meist in der Hinter-, seltener in der Vorderwand der Uteruskuppel. Unter dem Einfluss von Progesteron* ist die Gebärmutterschleimhaut auf die Aufnahme der Blastozyste vorbereitet (Schwellung, Bindegewebelockerung, Energiespeicherung durch Glykogeneinlagerung). Die Nidation beginnt etwa am 6. Tag der Schwangerschaft* u. ist etwa am 12. Tag abgeschlossen (s. Endometrialzyklus, Abb.); die Schleimhaut wandelt sich anschließend in die Decidua* um, ein Teil bildet die mütterlichen Anteile der Plazenta*.
Nidationsstörungen können betreffen: **1.** den Ort, z. B. zu tiefe Nidation im Uterus mit Ausbildung einer Placenta praevia od. außerhalb der Gebärmutter als sog. extrauterine Nidation (s. Schwangerschaft, ektopische); **2.** die Nidationstiefe, z. B. mit Einwachsen in die Uterusmuskulatur (Placenta accreta, Placenta increta) od. Serosa (Placenta percreta), häufig bedingt durch Schädigung der Uterusschleimhaut (u. a. frühere Kürettage, Schwangerschaftsabbruch, Schnittentbindung, Entzündungen); **3.** die Trophoblastausbreitung, z. B. als Asymmetrie mit pathologischem Nabelschnuransatz; **4.** die Bildung der Eihäute, z. B. Entstehung extrachorialer Zonen (Placenta circumvallata, Placenta marginata). Je nach Ausmaß u. Lokalisation ha-

ben Nidationsstörungen unterschiedliche Folgen (z. B. Mangelversorgung des Fetus, Blutungsgefahr während der Geburt, Fehlgeburt); vgl. Schwangerschaftskomplikationen.

Nidations|hemmer: (sexol.) Sammelbezeichnung für Methoden u. Substanzen, die nicht die Befruchtung (Konzeption), sondern die Einnistung der Blastozyste in die Uterusschleimhaut (Nidation*) verhindern. **Anwendung: 1.** Verwendung eines Intrauterinpessars* als prophylaktische Maßnahme zur Empfängnisverhütung im Sinne einer Kontrazeption*; **2.** Verwendung einer Postkoitalpille* nach vermuteter Konzeption (sog. Interzeption*); **3.** Einlage eines Intrauterinpessars innerhalb von 5 Tagen nach Koitus mit möglicher Konzeption (sog. Spirale danach). Die Anwendung von Nidationshemmern ist straffrei, weil Handlungen, deren Wirkung vor Abschluss der Einnistung des befruchteten Eis in der Gebärmutter eintritt, nicht als Schwangerschaftsabbruch nach § 218 StGB gelten; in katholischer Wertung werden Nidationshemmer abgelehnt, weil schon die entstandene Zygote als schützenswertes menschliches Leben betrachtet wird.

Niederkunft: (allg.) Bezeichnung für Entbindung u. Geburt*.

Nikotin n: (pharmak.) Bezeichnung für das Alkaloid der Tabakpflanze (Nicotiana tabacum), den bei oraler Aufnahme außerordentlich giftigen Wirkstoff von Tabak* (3-5 Zigaretten enthalten eine für Erwachsene bei oraler Aufnahme tödliche Dosis), der auf vegetative Nervenzellen zunächst kurzzeitig erregend, dann lähmend wirkt; Halbwertzeit im Körper nur 0,7-1,8 Stunden). Nikotin führt zu einer starken psychischen u. körperlichen Abhängigkeit* u. verursacht einen Teil der schädlichen körperlichen Wirkungen des Tabakrauchens (insbesondere Gefäßkrankheiten, die z. B. auch zu Erektionsstörungen führen können).

Nisus sexualis (lat. ~ Anstrengung) m: (sexol.) veraltete Fachbezeichnung für Sexualtrieb*.

Nitrit|verbindungen, flüchtige: (chem.) auch sog. volatile Nitrite; Sammelbezeichnung für Nitritverbindungen, die als Schnüffelsubstanzen* verwendet werden (sog. Poppers*); Grundsubstanz ist Amylnitrit*, ein seit Mitte des 19. Jahrhunderts verfügbares Medikament gegen Angina pectoris, seit einigen Jahrzehnten sind auch Zubereitungen von Butylnitrit* u. a. Alkylnitriten verfügbar. Sie sind bei Raumtemperatur flüchtig, leicht entflammbar u. chemisch instabil, sollen daher kühl, dunkel u. gut verschlossen gelagert werden.
Die hauptsächliche **Wirkung** besteht in einer kurzfristigen Schmerzhemmung (wenige Sekunden) u. einem (durch Erweiterung von Venen verursachten) Blutdruckabfall, der als sexuell stimulierend u. muskelentspannend erlebt wird (ca. 1 Minute); überwiegende Verwendung im Rahmen von Sexualkontakten, insbesondere bei Analverkehr, aber auch als Partydroge in Diskotheken. Hauptsächliche unerwünschte Wirkungen sind Folgen der Gefäßerweiterung (Rötung der Haut, Kopfschmerzen, Erektionsverlust) u. des Blutdruckabfalls (Kreislaufschwäche, Herzinfarkt-Risiko), insbesondere in Verbindung mit anderen Rauschmitteln*, sowie die Möglichkeit der Entstehung (bei sehr hoher Dosierung, aber individuell verschieden leicht) einer Methämoglobinämie mit andauernder Zyanose u. erheblicher Atemnot (klinischer Notfall, Methylenblau als intravenöses Antidot).
Rechtliche Bewertung: Während Amylnitrit (als Grundsubstanz eines zugelassenen Medikaments) in Deutschland in Apotheken verkäuflich ist, gelten andere Alkylnitrite prinzipiell als nicht verkehrsfähige Lebensmittel (Vertrieb daher mit anderen Zweckbestimmungen). Die Rechtslage wird uneinheitlich beurteilt, es besteht ein relativ breiter Ermessensspielraum der Behörden.

Sehr gefährlich ist die Kombination flüchtiger Nitrite mit Sildenafil* (Todesfälle möglich)!

NNR: (anat.) Abkürzung für **N**eben**n**ieren**r**inde, s. Nebenniere.

nocturnal penile tumescence: (engl.) nächtliche Tumeszenz des Penis, Abkürzung NPT; (sexol.) Fachbezeichnung für nächtliche Spontanerektion*.

Nötigung: (jurist.) Bezeichnung für das Bestimmen eines anderen zu ungewollten Handlungen, Duldungen od. Unterlassungen durch Gewalt od. Drohung mit schweren Nachteilen (sog. empfindlichen Übeln, § 240 StGB), sofern der angestrebte Zweck als verwerflich anzusehen ist; die strafrechtliche Bestimmung nennt als i. d. R. schwere Formen der Nötigung ausdrücklich auch die Nötigung von Schwangeren zum Schwangerschaftsabbruch sowie die Nötigung zu sexuellen Handlungen (sog. Auffangnorm zur Erfassung auch von Formen der sexuellen Nötigung, die § 177 StGB nicht erfasst, z. B. bei Drohung mit sozialen Nachteilen; vgl. Nötigung, sexuelle).

Nötigung, sexuelle: (jurist.) Bezeichnung für das Bestimmen eines anderen zur Vornahme od. Duldung sexueller Handlungen durch Gewalt, Drohung mit körperlichen Folgen (sog. gegenwärtiger Gefahr für Leib u. Leben) od. unter Ausnutzung einer schutzlosen Lage des Opfers (§ 177 StGB); die strafrechtliche Bestimmung nennt als i. d. R. besonders schwere Formen der sexuellen Nötigung u. a. alle Handlungen, die das Opfer in besonderer Weise erniedrigen od. bei denen der Täter in den Körper des Opfers eindringt (Vergewaltigung*), u. gemeinschaftlich begangene Taten. Das Erzwingen sexueller Handlungen durch andere Drohungen als körperliche Gewalt ist i. d. R. als besonders schwere Nötigung strafbar (§ 240 StGB, s. Nötigung). Das Gesetz sieht je nach Art der Tathandlung u. der Folgen für das Opfer unterschiedliche Mindeststrafen zwischen 6 Monaten (minder schwerer Fall) u. zehn Jahren vor (Todesfolge, § 178 StGB; vgl. Tötungsdelikte); es ist im Gegensatz zu früheren Fassungen geschlechtsneutral, d. h. Täter u. Opfer können Frauen od. Männer sein, u. es verbietet das Erzwingen sexueller Handlungen auch zwischen Ehepartnern (Abschaffung des früheren sog. Ehegattenprivilegs). Der

Tatbestand der sexuellen Nötigung ist nur erfüllt, sofern es zu einem körperlichen Kontakt kommt; als schutzlose Lage gilt nicht nur die Situation körperlich od. geistig behinderter Menschen (vgl. Missbrauch, sexueller), sondern auch die Lage von gesunden Menschen, die sich aus Furcht nicht zur Wehr setzen od. gegebene Schutzmöglichkeiten nicht erkennen (Auffangtatbestand für Fälle sexueller Nötigung ohne Anwendung körperlicher Gewalt od. Androhung körperlicher Folgen).
Über die **Häufigkeit** sexueller Übergriffe im Erwachsenenalter ist wenig bekannt, es wird eine erhebliche Dunkelziffer* angenommen, die zwischen 5- u. 10fach höher geschätzt wird als die Anzahl angezeigter Delikte; diese hat sich in den letzten Jahrzehnten deutlich erhöht, sie liegt heute bei etwa einem Drittel aller Sexualstraftaten*. Aus der Kriminalstatistik sind altersspezifische (jährliche) Gefährdungszahlen errechenbar, die 1998 je 100 000 Frauen im Alter von 14-18 Jahren bei ca. 72 schweren Übergriffen lagen, im Alter von 18-21 Jahren bei ca. 60, im Alter von 21-60 Jahren bei ca. 15 (deutlich höhere Werte in Großstädten). Rückblickende Befragungen aus verschiedenen Ländern ergeben, dass 10-35 % aller Frauen im Lauf ihres Lebens Opfer eines sexuellen Übergriffs werden, für Deutschland wird eine Zahl von etwa 17 % angenommen, nach anderen Befragungen kommt es in jeder fünften Ehe zu Vergewaltigungen; Männer sind demgegenüber sehr selten Opfer (Ausnahme: s. Sexualität in geschlossenen Einrichtungen). Die häufige Nichtanzeige wird u. a. damit erklärt, dass in vermutlich bis zu 90 % der Fälle die Täter aus dem sozialen Umfeld der Opfer stammen (sog. Beziehungsdelikte, s. Täter-Opfer-Beziehung, Abb.; vgl. Date rape); selbst unter den angezeigten Delikten gehören die Täter in 30-50 % der Fälle zum Bekanntenkreis der Opfer. Nach § 825 BGB in der Fassung des Entwurfs eines 2. Schadenersatzänderungsgesetzes (wirksam seit 1.8.2002) können Opfer von sexueller Nötigung (wie alle Opfer von Straftaten gegen die sexuelle Selbstbestimmung) Schadenersatz (Schmerzensgeld) von Tätern (auch Gehilfen u. Anstiftern) fordern; für diese Ansprüche ist die (sonst dreijährige) Verjährungsfrist gehemmt bis zur Vollendung des 21. Lebensjahrs des Opfers, sie bleibt auch darüber hinaus gehemmt, solange Täter u. Opfer in häuslicher Gemeinschaft leben (§ 208 BGB).
(sexol.) wird das Problem v. a. unter zwei Aspekten betrachtet: **1. Motive u. Eigenschaften der Täter:** Sexuelle Aggressionstäter sind eine in jeder Hinsicht heterogene Gruppe von Männern (sehr selten Frauen), die sich weder hinsichtlich ihrer körperlichen u. psychischen Voraussetzungen, noch hinsichtlich ihrer psychosozialen od. psychosexuellen Entwicklung von nichtaggressiven Menschen eindeutig unterscheiden; vgl. Dissexualität. Es lassen sich allerdings verschiedene Tathintergründe zusammenfassen: **a)** Täter mit psychotischen od. neurotischen Störungen, wobei die psychische Störung im Vordergrund steht und u. a. dazu führt, dass ihre prinzipiell unauffällige Sexualität sich dissexuell äußert; **b)** Täter, die eine Unzulänglichkeit kompensieren, wobei die erzwungene Handlung v. a. als Mittel der Selbstbestätigung interpretiert wird; **c)** Täter, die mit illegalen Mitteln ein prinzipiell nachvollziehbares Bedürfnis erfüllen, wobei diese Gruppe v. a. sexuell unerfahrene Jugendliche umfasst, die die sexuelle Bereitschaft des Opfers falsch einschätzen; **d)** Täter mit Dissozialität*, bei denen allgemein Rücksichtslosigkeit u. Unkontrolliertheit feststellbar ist; **e)** Täter, die eine erworbene Feindseligkeit sexuell ausdrücken, wobei im sexuellen Handeln Aggression gegen das Geschlecht des Opfers im Allgemeinen ausgedrückt wird (sog. symbolisch agierende Täter); **f)** Täter, die ein abweichendes Sexualempfinden aggressiv ausdrücken, d. h. Täter mit (zunächst teilweise kontrollierten) sadistischen Neigungen, die einerseits wegen der Häufigkeit von Tatwiederholungen u. ihrer besonderen Gefährlichkeit von besonderer Bedeutung sind (Triebverbrecher i. e. S.), die aber andererseits unter allen begutachteten Sexualstraftätern nur eine kleine Minderheit bilden (unter 5 %).
Je nach Motivation der Tat u. Persönlichkeit des Täters ist in zahlreichen Fällen neben strafrechtlicher Verfolgung des Delikts eine (v. a. psychosoziale) Therapie der Täter sinnvoll, s. Sexualstraftäter; darüber hinaus wird eine Therapie (insbesondere bei Wiederholungstätern) häufig auch durch Gerichte angeordnet, s. Maßregelvollzug.
2. Folgen für Opfer sexueller Nötigung: Neben körperlichen Verletzungen, sexuell übertragbaren Infektionen u. Schwangerschaften sind die Folgen für Opfer überwiegend psychischer Art. Jede sexuelle Nötigung od. Vergewaltigung wirkt als schweres sexuelles Trauma*, dessen psychische Wirkungen je nach Persönlichkeitsmerkmalen des Opfers u. Art des Übergriffs verschieden ausgeprägt sind; gemeinsam ist allen Reaktionen ein Verlauf in mehreren Phasen: **a)** Phase des Schocks mit erheblich eingeschränkter Steuerungsfähigkeit; **b)** Phase der Verleugnung: scheinrationale Angstreaktionen mit Schlafstörungen u. sozialem Rückzug; in dieser kritischen Phase sollten Beratung u. Psychotherapie wenigstens angeboten werden; **c)** Phase der Bearbeitung: entweder Entschluss zu Beratung od. Therapie, sonst nicht selten Beginn chronischer Reaktionen; **d)** Phase der chronischen Reaktionen: posttraumatische Belastungsstörung*, die bei 30-50 % der Opfer nach einem Jahr noch besteht u. psychotherapeutisch behandelt werden sollte; eine Sexualabwehr besteht nach einzelnen Studien bei 85 % der Opfer unmittelbar nach der Tat, bei 40 % noch länger als 6 Monate danach.
Spezielle Hilfsangebote umfassen u. a. Notruftelefone zur akuten Beratung u. Betreuung, Frauenhäuser, Mädchenhäuser od. Krisenwohnungen zur Gewährleistung einer schützenden Umgebung, spezialisierte Staatsanwaltschaften u. Frauenbeauftragte bei der Polizei. Die Verarbeitung wird erschwert durch vorangegangene Missbrauchserfahrungen, insbesondere im Kindesalter (vgl. Kindesmissbrauch) u. große soziale Nähe zum Täter; sie wird nicht erleichtert durch höheres Lebensalter od. sexuelle Vorerfahrungen; sie kann erleichtert werden durch sensibles Vorgehen der Ermittlungsbehörden u.

soziale Unterstützung, insbesondere seitens der Partner (Einbeziehung in die Behandlung). **Vorbeugende Empfehlungen** umfassen u. a. die Fortbildung von Personal- u. Betriebsräten zur Verbesserung des Schutzes am Arbeitsplatz (vgl. Belästigung, sexuelle), Selbstverteidigungs- u. Selbstbehauptungskurse für Frauen, Ermutigung zu lautem Schreien im Fall einer Gefahr, Schaffung gesicherter Umgebungen, z. B. durch Frauentaxis u. besonders überwachte Parkplätze für Frauen.

Non-Dis|junction (engl. ~ Nichttrennung): (genet.) Fachbezeichnung für **1.** Ausbleiben der Trennung eines Chromosomenpaares während der Meiose im Rahmen von Spermienbildung* u. Eireifung*; es entstehen Samen- bzw. Eizellen mit einem überzähligen u. einem fehlenden Chromosom; häufigste Ursache einer Trisomie*; **2.** Ausbleiben des Auseinanderziehens der Chromatiden während der Mitose im Rahmen einer Zellteilung; es entstehen Körperzellen mit unterschiedlichen Chromosomensätzen (sog. Mosaik). Vgl. Zellteilung, Abb.

Non|oxinol 9 n: (pharmak.) lokal anwendbares Spermizid*, das z. B. als Scheidenzäpfchen od. Filmtabletten erhältlich ist; Verwendung in chemischen Kontrazeptiva*, Gleitmitteln u. als Beschichtung von Kondomen (u. a. wegen des teilweise mikrobiziden Effekts). **Vorteile:** einfache Handhabung, nur geringfügige Unterbrechung der intimen Kommunikation, Wirkungseintritt nach ca. 10 Minuten. **Nachteile:** bei alleiniger Verwendung von Nonoxinol 9 geringe Sicherheit, kurze Wirkungsdauer, kein Schutz vor sexuell übertragbaren Infektionen*, evtl. Schleimhautreizungen, allergische Reaktionen u. dadurch erhöhtes Infektionsrisiko.

Noonan-Syndrom (Jacqueline N., Kardiologin, USA, geb. 1921) n: (klin.) auch als XX-Turner- bzw. XY-Turner-Phänotypus bezeichnetes, relativ häufiges Fehlbildungssyndrom (1 : 1000) mit prinzipiell dem Ullrich*-Turner-Syndrom gleichender Symptomatik, das bei normalem Karyotyp (46,XX od. 46,XY) u. entsprechendem Phänotyp infolge der Mutation autosomal-dominanter Gene entsteht u. zu Gonadendysgenesie* mit variabler Fertilität führt. Auftreten bei beiden Geschlechtern gleich häufig; bei männlichen Individuen abzugrenzen gegenüber dem sog. männlichen Ullrich-Turner-Syndrom mit Mosaik-Karyotyp; s. Chromosomen-Abweichungen.

Nor|ethisteron n: (pharmak.) auch Äthinyl-19-nortestosteron, Äthinylnortestosteron; oral wirksames synthetisches Gestagen*, das sich von Äthinyltestosteron durch Fehlen der Methylgruppe am C-19 unterscheidet; **Verwendung:** therapeutisch z. B. bei dysfunktionalen Blutungen, Endometriose, zystischer Mastopathie; diagnostisch im Rahmen des Gestagentests*.

Nor|ethynodrel n: (chem.) 17-Hydroxy-19-nor-17α-pregn-5(10)-en-20-in-3-on; Progestagen, das sich von 19-Nortestosteron ableitet u. schnell zu Norethisteron* umgewandelt wird.

Nor|gestimat n: (pharmak.) Progestagen mit schwacher antiöstrogener Wirkung, das in Levonorgestrel-Abkömmlinge umgewandelt wird, Anwendung in hormonellen Kontrazeptiva*.

Normen, sexuelle (lat. norma Winkelmaß, Regel) f pl: (sexol.) auch Sexualnormen; **1.** soziologisch Bezeichnung für Regelmäßigkeit bzw. Gleichförmigkeit im Sexualverhalten; da hinsichtlich des Sexualverhaltens große Unterschiede zwischen verschiedenen Personen bestehen, können sich sexuelle Normen sinnvollerweise nur auf Individuen beziehen, z. B. als im Rahmen einer Sexualanamnese* erhobene individuelle Gewohnheiten und Vorstellungen; **2.** sozialpsychologisch Sammelbezeichnung für Zielvorstellungen u. Werte, die in Form von Muss-, Soll- od. Kann-Vorschriften den kollektiven Umgang mit Sexualität regeln sollen; es können unterschieden werden: **a)** festgeschriebene, formelle Regeln (z. B. Gesetze); **b)** teilweise festgeschriebene Regeln (z. B. traditionelle Heiratsregeln); **c)** unausgesprochene, informelle Regeln. Ferner können innere (z. B. Gewissen*) u. äußere Normen unterschieden werden. **Wertungen:** Normen wird einerseits eine entlastende Funktion zugeschrieben (A. Gehlen), andererseits wurde die Herausbildung sexueller Normen als entwicklungsgeschichtliche Chance für den Menschen interpretiert, durch Kontrolle von Trieben bzw. Instinkten zu einem Kulturwesen zu werden (H. Schelsky). Versuche, sexuelle Normen als „natürlich" zu rechtfertigen, lassen sich kaum begründen; sie unterliegen vielmehr im Verlauf der Geschichte erheblichen Wandlungen u. weisen zwischen den Kulturen deutliche Unterschiede auf; sie haben u. a. die Funktion, innerhalb von Gesellschaften od. Gruppierungen das im kollektiven Empfinden erforderliche Maß an Konformität herzustellen (vgl. Kontrolle, soziale); ihre Aneignung erfolgt auf allen Ebenen der Sozialisation*, d. h. in Familie, Schule, peer* group u. a. (vgl. Erziehung); ihrer Durchsetzung dienen u. a. Bestrafungen* od. Belohnungen. Vgl. Sexualverhalten, abweichendes.

Normo|kino|spermie (gr. κίνω bewegen) f: (androl.) Fachbezeichnung für normale Beweglichkeit der Samenzellen im Ejakulat, s. Zeugungsfähigkeit (Tab.).

Normo|morpho|spermie (gr. μορφή Gestalt) f: (androl.) Fachbezeichnung für eine hinreichende Anzahl normal geformter Samenzellen im Ejakulat, s. Zeugungsfähigkeit (Tab.).

Normo|semie f: (androl.) Fachbezeichnung für Ejakulatvolumen im Normbereich (2-6 ml), s. Sperma (Tab.).

Normo|spermie f: (androl.) Fachbezeichnung für den Nachweis von Samenzellen im Ejakulat, die sich hinsichtlich Anzahl, Form u. Beweglichkeit im Normbereich befinden, s. Zeugungsfähigkeit (Tab.).

Normo|zoo|spermie f: (androl.) Fachbezeichnung für normale Anzahl von Samenzellen im Ejakulat, s. Zeugungsfähigkeit (Tab.).

Not|fälle, sexual|medizinische: (klin.) Sammelbezeichnung für verschiedene akute Verletzungen, die im Rahmen sexueller Aktivität entstehen können u. sofortige ärztliche Untersuchung und ggf. Therapie erfordern; i. e. S. gilt dies für Koitusverletzungen*, Penisverletzungen*, Pfählungsverletzungen* u. intrarektale Fremdkörper*; i. w. S. können Notfallsituationen bei autoerotischen Unfällen* entstehen, bei

N

Verletzungen durch sadomasochistische Handlungen, infolge von Bissverletzungen*, intravesikalen od. intravaginalen Fremdkörpern*, sehr selten auch von genitalen Verstümmelungen* u. Selbstverstümmelungen*.

Not|fall|kontrazeption f: (sexol.) Bezeichnung für Maßnahmen zur Schwangerschaftsverhütung nach einem ungeschützten Koitus bzw. nach Versagen angewendeter Kontrazeptiva; s. Kontrazeption, postkoitale.

Not|stands|amenor|rhö f: (klin.) veraltete Bezeichnung für hypothalamische Amenorrhö* infolge erheblich belastender Lebensumstände u. Mangelernährung.

Not|stands|homo|sexualität f: (sexol.) wenig gebräuchlich für Gelegenheitshomosexualität*.

Not|zucht: (jurist.) veraltete Bezeichnung für (außerehelichen) Geschlechtsverkehr, der durch Gewalt, Drohung od. Herbeiführen von Willenlosigkeit erzwungen wird; seit der Strafrechtsreform (1974) ersetzt durch die Begriffe sexuelle Nötigung* u. Vergewaltigung* (§§ 177, 178 StGB). In der Schweiz noch übliche Bezeichnung für Vergewaltigung (Art. 187 StGB).

NPT: Abkürzung für (engl.) **n**octurnal **p**enile **t**umescence; (sexol.) Fachbezeichnung für nächtliche Spontanerektion*.

Nudismus (lat. nudus nackt) m: (sexol.) veraltete Fachbezeichnung für Freikörperkultur*.

Nudist m: (sexol.) Bezeichnung für Anhänger der Freikörperkultur*.

Nudität (frz. nudité Nacktheit) f: (sexol.) wenig gebräuchliche Bezeichnung für Nacktheit*. (allg.) eher abwertende Bezeichnung für die bildliche Darstellung nackter Körper, s. Akt.

Nulli|para (lat. nullus kein, parere gebären) f: (gebh.) Fachbezeichnung für eine Frau, die (noch) nicht geboren hat.

Numa Numantius: Pseudonym von Karl Heinrich Ulrichs*.

Numeria: (kult.) Name einer römischen Geburtsgöttin*.

Nuptial|psychose (lat. nuptialis hochzeitlich) f: (psychiat.) Fachbezeichnung für Psychose*, die im Anschluss an die Hochzeit auftritt; überwiegend gekennzeichnet durch schizophrene Symptomatik.

Nymphen (gr. νύμφη Braut, weibliches göttliches Wesen) f pl: (anat.) ungebräuchliche Bezeichnung für kleine Schamlippen*.
(kult.) in der griechischen Mythologie* Sammelbezeichnung für niedere weibliche Gottheiten, die in der Natur beheimatet sind, fruchtbare Feuchtigkeit symbolisieren u. als Ernährerinnen göttlicher Säuglinge beschrieben werden; Nymphen sollten nie altern, sehr lange leben, aber nicht unsterblich sein; vielfältige Sexualkontakte zu höheren Gottheiten (Zeus, Hermes, Appollon u. a.) werden beschrieben.
(allg.) Bezeichnung für kindlich wirkende Frauen u. junge Mädchen; vgl. Lolita.

Nympho|manie f: (sexol.) veraltete Bezeichnung für eine vermehrte (als normabweichend bewertete) sexuelle Motivation u. Aktivität bei Frauen (sog. Mannstollheit); heute allgemein abgelehnter Begriff für ein Sexualverhalten, das evtl. (bei zugleich fehlender Befriedigung) einer sexuellen Sucht* od. Anorgasmie* entsprechen kann, meist aber vermutlich eher ein Abweichen von der früher herrschenden (für Frauen besonders restriktiven) Sexualmoral darstellt u. daher keinen Krankheitswert besitzt.

Nympho|tomie (gr. τομή Schnitt) f: (kult.) Bezeichnung für die in manchen Kulturen traditionell übliche genitale Verstümmelung* von Frauen durch mehrere Einschnitte in die kleinen Schamlippen mit entsprechenden Narbenbildungen, evtl. einer Verengung des Scheideneingangs u. einer Verminderung der Sensibilität im Bereich der Sexualorgane.

O

OAT-Syndrom n: (klin.) Kurzbezeichnung für eine durch **O**ligozoospermie*, **A**sthenozoospermie* u. **T**eratozoospermie* gekennzeichnete, schwere Störung der Spermiogenese mit stark eingeschränkter Zeugungsfähigkeit*; vgl. Spermiogramm.

Oben-ohne-Mode: (allg.) Bezeichnung für Damenbekleidung (insbesondere Badeanzüge, Sommerkleider) ohne Oberteile.

Objekt (lat. obiectus Entgegenstellen, Davorliegen) n: (psychol.) Sammelbezeichnung für Elemente der umgebenden Welt, die erkannt u. benannt werden können; Störungen des Erkennens werden als Objektagnosie bezeichnet, Störungen der Verwendung als Objektapraxie. (psychoanalyt.) i. e. S. Fachbezeichnung für Personen od. Gegenstände, mit denen Befriedigung erreicht werden kann; Objekte können phantasiert od. real sein, sie sind Mittel zur Erreichung des Ziels u. daher relativ frei wähl- u. wechselbar (s. Surrogat). Im Verlauf der psychosexuellen Entwicklung* kommt es zur allmählichen Entdeckung einer Vielzahl von Objekten, aus denen dann (durch Lernprozesse) die zur Befriedigung geeignetsten ausgewählt werden (s. Objektbesetzung).

Objekt|besetzung: (psychoanalyt.) auch Objektlibido; Bezeichnung für die Ausrichtung psychischer Energie (Libido*) auf Objekte (Gegenstände od. Personen), im Gegensatz zur libidinösen Besetzung* des eigenen Körpers bzw. des Ich (Ich-Libido, s. Narzissmus); frühe Objektbesetzung ist z.B. die Bindung des Kindes an die Mutter, später an ein Übergangsobjekt*. Kumulativer Lernvorgang anhand des Befriedigungswerts von Objekten, der bewirkt, dass weitere Befriedigung bei ihnen gesucht wird. Die Gesamtheit der Objektbesetzungen ergibt die individuelle Vorstellung von der Wirklichkeit (das Realitätskonzept).

Objekt|beziehung: (psychoanalyt.) Sammelbezeichnung für die Beziehungen zwischen dem Individuum u. solchen Personen u. Gegenständen, aus denen Lust u. Befriedigung hergeleitet werden können (s. Objekt); man unterscheidet entsprechend den Phasen der psychosexuellen Entwicklung* zunächst oral, dann anal u. später genital geprägte Objektbeziehungen, deren individuelle Ausgestaltung sozial (v. a. familiär) beeinflusst wird u. das weitere (z.B. von Vertrauen od. Misstrauen, Erwartung von Erfolg od. Misserfolg geprägte) Verhältnis zur Umwelt bestimmt.

Objekt|libido f: (psychoanalyt.) bedeutungsgleich mit Objektbesetzung*.

Objekt|wahl: (psychoanalyt.) auch Orientierung; i. w. S. Bezeichnung für den unbewussten Vorgang der Auswahl von Objekten*, aus denen Lust u. Befriedigung bevorzugt hergeleitet werden (s. Objektbesetzung); i. e. S. Bezeichnung für die Auswahl von Freundschafts- u. Liebespartnern. Im Verlauf der psychosexuellen Entwicklung* kommt es typischerweise zunächst zur Wahl von Personen (Objekten) aus dem familiären Umfeld, die (als positive od. negative Beispiele) für das spätere Wahlverhalten (insbesondere für die sexuelle Partnerwahl*) eine wichtige Funktion haben; man unterscheidet einen sog. Anlehnungstyp der Objektwahl mit Auswahl anhand früherer Erlebnisse u. eine narzisstische Objektwahl mit Auswahl anhand der Ähnlichkeit zur eigenen Person. Als **Objektfindung** wird die Phase im Verlauf der Pubertät bezeichnet, in der Jugendliche (in den Bahnen innerfamiliärer Erfahrungen) eigene Personenbeziehungen zu wünschen u. zu erproben beginnen (s. Partnerbild).

Obliterations|azoo|spermie (lat. oblitterare auslöschen) f: (androl.) bedeutungsgleich mit Verschlussazoospermie*.

Obszönität (lat. obscenus schmutzig, unanständig) f: (allg.) Bezeichnung für Darstellungen od. Sachverhalte, die Empörung auslösen, weil sie das Schamgefühl u. das moralische Empfinden verletzen; der Begriff wird sehr verschieden verwendet, z. T. bedeutungsgleich mit Pornographie*, aber z. T. auch für nichtsexuelle Sachverhalte, die als anstößig empfunden werden (z.B. Grausamkeit*, Armut od. Ungerechtigkeit); vgl. Moral. In Kunst u. Literatur sind Obszönitäten u. U. ein Stilmittel der gewollten Provokation u. des bewussten Bruchs sexueller Tabus*.

Occlusio vulvae inter|labialis (lat. occludere, occlusus verschließen) f: (gynäkol.) Fachbezeichnung für die angeborene Fusion der großen Schamlippen, vermutlich Ausdruck einer Virilisierung infolge erhöhter Androgenspiegel in der Embryonalentwicklung; i. w. S. auch für entzündliche Adhäsion der kleinen Schamlippen, die zu einem Verschluss des Scheidenvorhofs führen.

OCT: (sexol.) Abkürzung für **O**rgasm* **C**onsistency **T**raining.

Ocytocin n: (endokrin.) ungebräuchliche Schreibweise für Oxytozin*; vgl. Hypothalamushormone.

Odalisken (türk. odalık zu Zimmern gehörig) f pl: (kult.) im osmanischen Reich (bis 1908) ursprünglich Bezeichnung für weiße Sklavinnen, die als Dienerinnen der Ehefrau des Herrschers in den Frauengemächern des Harems* arbeiteten; später Bezeichnung für Mätressen* bzw. Konkubinen*, die häufig aus der Balkanregion od. Westeuropa stammten u. auf dem Sklavenmarkt gehandelt wurden (vgl. Frauenhandel);

insbesondere der Besitz weißhäutiger Frauen galt als Statussymbol. Im Harem stand ihnen ein eigenes Zimmer zur Verfügung, sie waren z. T. besser gekleidet u. nahmen einen höheren Rang ein als andere Frauen des Harems; häufiges Motiv der bildenden Kunst, u. a. bei Henri Matisse.

Ödipus-Komplex m: (psychoanalyt.) Bezeichnung für eine in Anlehnung an die griechische Sage von Ödipus (der unwissentlich seinen Vater tötete u. seine Mutter heiratete) benannte, durch S. Freud erstmals beschriebene Konfliktsituation, die für Kinder in der infantil-genitalen Phase der psychosexuellen Entwicklung* typisch sein sollte: bei Jungen als Inzestwünsche gegenüber der Mutter u. Rivalitätsgefühle gegenüber dem Vater, die zugleich Angst vor Bestrafung (Kastrationsangst) auslösen, bei Mädchen zunächst ebenfalls auf die Mutter gerichtet, aber später (nach einer Phase des Penisneides gegenüber Jungen) durch vergleichbare Gefühle in umgekehrter Konstellation geprägt (sog. Elektra*-Komplex). Der Ödipus-Komplex löst sich im Verlauf der weiteren Entwicklung durch Verdrängung* u. Identifikation* mit dem Elternteil gleichen Geschlechts. Spätere psychische Störungen (v. a. eine weiter bestehende enge Mutterbindung von Männern) werden durch eine Fixierung des Ödipus-Komplexes erklärt. Ursprünglich für ein in allen Kulturen vorhandenes Phänomen gehalten, scheint diese Beziehungskonstellation in der beschriebenen Schärfe v. a. Ausdruck der gesellschaftlichen Verhältnisse zur Zeit der Erstbeschreibung zu sein. Ihre Bedeutung für die Entstehung späterer Störungen wird heute zurückhaltend bewertet.

OEG: (jurist.) Abkürzung für **O**pfer**e**ntschädi**g**ungsgesetz*.

ÖGF: Abkürzung für **Ö**sterreichische* **G**esellschaft für **F**amilienplanung.

ÖGS: Abkürzung für **Ö**sterreichische* **G**esellschaft für **S**exualforschung.

Öl|massage, russische f: (allg.) verschleiernde, v. a. im Bereich der Prostitution* übliche Bezeichnung für anale Stimulation mit (durch Öl od. andere Mittel gleitfähigen) Fingern.

Österreichische Gesellschaft für Familienplanung: Abkürzung ÖGF; 1966 gegründet, mit Sitz in Wien. Verein von Personen aus den Bereichen Medizin, Psychologie, Soziologie, Sozialarbeit u. Pädagogik mit dem Ziel der Förderung sexueller u. reproduktiver Gesundheit in Österreich; die ÖGF ist Mitglied der International* Planned Parenthood Federation (http://www.oegf.at).

Österreichische Gesellschaft für Sexualforschung: Abkürzung ÖGS; Fachgesellschaft mit Sitz in Wien; Ziele sind u. a. die Vertiefung u. Verbreitung der Erkenntnisse der Sexualforschung (http://www.oegs.net).

Östradiol (gr. οἶστρος Stachel, Leidenschaft) n: (endokrin.) Steroidhormon aus der Gruppe der Östrogene*; wird in Granulosa- u. Thekazellen der Eierstöcke gebildet u. entsteht (auch bei Männern) durch Umwandlung aus Testosteron u. Östron; starke östrogene Wirksamkeit, im Zusammenwirken mit Progesteron zentrale Bedeutung für den Menstruationszyklus u. die Vorbereitung der Uterusschleimhaut auf eine mögliche Implantation. Referenzbereiche: s. Tab.; erhöhte Werte z. B. bei Schwangerschaft, Nikotinkonsum, erniedrigte Werte bei Mangelernährung, Leistungssport, bei Frauen ab 35. Lebensjahr, bei Männern ab 55. Lebensjahr. **Anwendung:** z. B. Substitutionsbehandlung bei primärer Amenorrhö, Pubertas tarda u. klimakterischen Beschwerden od. lokale 5α-Reduktasehemmung bei hormonell bedingtem Haarausfall (Alopecia androgenetica).

Östradiol	
	Referenzbereiche
Frauen	
prämenopausal	23–443 ng/l
Follikelphase	23–145 ng/l
Zyklusmitte	112–443 ng/l
Lutealphase	48–241 ng/l
postmenopausal	0– 59 ng/l
Männer	2– 50 ng/l

Östriol n: (endokrin.) Steroidhormon aus der Gruppe der Östrogene*; entsteht als Stoffwechsel- bzw. Abbauprodukt von Östron u. Östradiol, wird auch in der Plazenta gebildet u. hat eine sehr schwache östrogene Wirksamkeit. Referenzbereiche: siehe Tab.; erhöhte Werte bei Schwangerschaft (langsamer Anstieg in den ersten zwei Dritteln, rascher Anstieg im 3. Drittel) od. übermäßiger ACTH-Produktion, erniedrigte Werte als Folge von Wechselwirkungen mit bestimmten Arzneimitteln (z. B. Antibiotika). Diagnostisch erfolgt eine Östriolbestimmung während der Schwangerschaft zur Funktionsdiagnostik der fetoplazentaren Einheit. **Anwendung:** lokale Behandlung atrophischer Veränderungen an den Sexualorganen bei Östrogenmangel; systemische Behandlung mit oraler Gabe bei (schwach ausgeprägten) klimakterischen Beschwerden.

Östriol	
	Referenzbereich
Frauen ohne Schwangerschaft	< 2 ng/ml (< 7 nmol/l)

Östro|gene n pl: (endokrin.) sog. weibliche Sexualhormone; Sammelbezeichnung für Steroidhormone mit verweiblichender (feminisierender) Wirkung u. der chemischen Grundstruktur von 18 Kohlenstoffatomen u. einem aromatischen A-Ring (Gonan-Ring, s. Steroidhormone, Abb.). Die wichtigsten natürlichen Östrogene sind das (am stärksten wirksame) Östradiol, das Östron u. das Östriol (mit der geringsten östrogenen Wirksamkeit). Bildung der Östrogene bei Frauen v. a. in den Eierstöcken (Follikelzellen) u. während der Schwangerschaft in der Plazenta, in geringer Menge (auch bei Männern) in der Nebennierenrinde. In peripheren Geweben (v. a. Fettgewebe, Leber, Haarfollikel, Gehirn) werden Östrogene bei Männern u.

Östrogene
Übersicht über physiologische Wirkungen

Funktion, Organ	Wirkung
Stoffwechsel	allgemeine Durchblutungssteigerung, verringerte Natrium- und Wasserausscheidung, gesteigerte Proteinsynthese, Senkung der Körpertemperatur
Vagina	Vermehrung der Oberflächenzellen, Glykogeneinlagerung, Zunahme des Karyopyknoseindex
Zervix	Weitstellung von Muttermund und Zervikalkanal; Zervixschleim klar, spinnbar (Farnkrautphänomen)
Endometrium	Proliferation
Myometrium	Erhöhung von Kontraktilität und Ansprechen auf Oxytozin
Eileiter	Erhöhung von Motilität und Sekretion
Eierstöcke	vermehrte Ansprechbarkeit auf FSH und LH
Brustdrüsen	Wachstumsförderung
Blutgerinnung	vermehrte Bildung der Faktoren I und VIII
Knochen	Förderung des Epiphysenverschlusses
Zentralnervensystem, neuroendokrines System	Steigerung der LH- und FSH-Sekretion Hemmung der LH-RH-Sekretion
Prostata	Wachstumsförderung
Samenleiter	Wachstumsförderung

Frauen nach enzymatischer Umwandlung von Androstendion durch das Enzym Aromatase gebildet; bei Ovarialinsuffizienz od. in der Postmenopause spielt dieser Syntheseweg die bedeutendste Rolle; bei Männern werden Östrogene auch im Hoden gebildet. Im Blut sind Östrogene an das Sexualhormon-bindende Globulin (SHBG*) gebunden; sie wirken an ihren Zielorganen nach Bindung über Östrogenrezeptoren, z. B. an der Gebärmutter (Uterus) od. an der Prostata u. werden über die Leber abgebaut (Glukuronidierung) sowie überwiegend im Urin ausgeschieden. Physiologische Wirkungen: s. Tab. Östrogene sind an allen Vorgängen der weiblichen Reproduktion – in Zusammenwirken mit Progesteron* – entscheidend beteiligt, wobei meist die Östrogene zuerst wirksam werden (sog. Östrogen-Priming), z. B. bei Follikelreifung, Auslösung der ovulatorischen Ausschüttung von LH* (positive Rückkopplung), Eitransport, Proliferation der Gebärmutterschleimhaut (Endometrium) in der präovulatorischen (ersten) Zyklushälfte, Zusammensetzung der Sekrete von Uterus u. Zervix, Beschaffenheit des Vaginalepithels (vgl. Zyklen, weiblichen, Abb.). Bei Männern fördern Östrogene das Wachstum von Prostata u. Samenleitern. Referenzbereich für Gesamt-Östrogene bei Frauen im Urin 4–25 µg/d (15–92 nmol/d) mit den niedrigsten Werten zum Zeitpunkt der Menstruation u. hohen Werten in der Follikel- bzw. Lutealphase, höchste Werte bei Schwangerschaft; erniedrigte Werte bei Mangelernährung, Leistungssport, bei Frauen ab 35. Lebensjahr, bei Männern ab 55. Lebensjahr. **Anwendung** niedrige Dosierungen von Östrogenen fördern, hohe Konzentrationen hemmen die Ovulation bei Zyklusstörungen; weitere Anwendung zur Substitutionstherapie bei Östrogenmangel, in Kombination mit Gestagenen postmenopausal (z. B. zur Hormon-Ersatztherapie bei klimakterischen Beschwerden), auch zur Behandlung von hormonsensitivem Prostata- od. Mammakarzinom. **Östrogen-Antagonisten** (Antiöstrogene wie z. B. Tamoxifen) werden in der Behandlung von bestimmten Mammakarzinomen eingesetzt, bei denen das Tumorwachstum durch Östrogene gefördert wird. Vgl. Androgene, Gestagene.

Östro|gen-Gestagen-Test m: (endokrin.) diagnostisches Verfahren zur Differenzierung bei ausbleibender Menstruation (Amenorrhö); wird nach einem negativen Gestagentest* durchgeführt. **Prinzip:** dem Menstruationszyklus entsprechend werden Östrogene u. Gestagene (z. B. als sog. Zweiphasenpräparat) verabreicht. **Beurteilung:** Kommt es zu einer Blutung (Abbruchblutung), ist reaktionsfähige Gebärmutterschleimhaut (Endometrium) vorhanden (positiver Östrogen-Gestagen-Test), jedoch die körpereigene Östrogenproduktion unzureichend (zentral bedingte od. ovarielle Amenorrhö). Bei negativem Ergebnis liegt wahrscheinlich eine uterine Amenorrhö (Fehlen reaktionsbereiter Gebärmutterschleimhaut) od. eine distale Gynatresie* vor; vgl. Zyklusstörungen.

Östro|manie f: (psychiat.) historische Bezeichnung für vermehrte (als normabweichend bewertete) sexuelle Motivation u. Aktivität bei (heterosexuellen) Frauen; vgl. Hypersexualität.

Östron n: (endokrin.) Steroidhormon aus der Gruppe der Östrogene*; entsteht im Organismus aus Androstendion nach Umwandlung durch das Enzym Aromatase; wird v. a. in den Eierstöcken (Granulosazellen) gebildet, in der Postmenopause od. bei Erlöschen der Ovarialfunktion entsteht Östron aus in der Nebennierenrinde gebildetem Androstendion*. Die Umwandlung aus Androstendion erfolgt (auch bei Männern) im Fettgewebe, aber auch in Muskulatur, Leber, Haarfollikeln u. Gehirn. Speicherform von Östron ist Östronsulfat, das wieder in Östron überführt werden kann. Referenzbereiche: s. ums. Tab.; die niedrigsten Werte finden sich zum Zeitpunkt der Menstruation, die höchsten Werte zum Zeitpunkt der Ovulation.

Östron	
Referenzbereiche	
Männer bzw. Frauen ohne Schwangerschaft	
Serum	15–65 pg/ml (55–240 fmol/l)
Urin	4– 7 µg/d (15–26 nmol/d)

Erhöhte Werte bei Schwangerschaft, starkem Übergewicht, erniedrigte Werte bei Nikotinkonsum. **Anwendung:** z. B. Substitutionsbehandlung bei primärer Amenorrhö, Pubertas tarda, bei hormonempfindlichem Mamma- od. Prostatakarzinom, klimakterischen Beschwerden.

Oestrus (lat. ~ wie gr. οἶστρος auch Leidenschaft) m: (biol.) Fachbezeichnung für Brunst*.

Offenbarungs|befugnis: (jurist.) Bezeichnung für die (schriftliche) Einwilligung von Klienten, dass ihr Therapeut bestimmten Dritten (z. B. in der Therapie von Straftätern den zuständigen Vollzugsbehörden) Informationen mitteilt, die prinzipiell der beruflichen Schweigepflicht* unterliegen u. für die keine gesetzliche Offenbarungspflicht* besteht. Ferner Bezeichnung für die Berechtigung zur Mitteilung von der beruflichen Schweigepflicht unterliegenden Informationen aufgrund des Vorliegens eines Rechtfertigungsgrundes (z. B. mutmaßliche Einwilligung, Notstand gemäß § 34 StGB). Vgl. Berichtspflicht.

Offenbarungs|pflicht: (jurist.) Bezeichnung für die in bestimmten Fällen gesetzlich vorgeschriebene Verpflichtung von Personen, die der beruflichen Schweigepflicht* unterliegen, geheimnisgeschützte Informationen u. Daten (in den Grenzen des jeweils unbedingt Erforderlichen) gegenüber Dritten zu offenbaren. Sie besteht z. B. im Rahmen der Überprüfung von Leistungen der Sozialversicherung, als Meldepflicht* bei bestimmten Krankheiten u. Unfällen sowie als sog. Anzeigepflicht zur Verhinderung von Verbrechen (§§ 138, 139 StGB). Im Fall von Gefangenen gilt seit 1998 die Regelung, dass behandelnde Ärzte u. Psychologen (trotz prinzipiell auch gegenüber Vollzugsbehörden bestehender Schweigepflicht) zur Offenbarung gegenüber den Anstaltsleitern verpflichtet sind, sofern dies für die Erfüllung der Aufgaben der Vollzugsbehörde od. zur Abwehr erheblicher Gefahr für den Gefangenen od. Dritte erforderlich ist (§ 182 Strafvollzugsgesetz); unter forensisch-psychiatrisch tätigen Therapeuten u. Verfassungsjuristen ist diese Neuregelung äußerst umstritten. In ähnlicher Weise wird im Maßregelvollzug* die Schweigepflicht von Therapeuten durch eine Berichtspflicht* gegenüber den Strafvollstreckungskammern eingeschränkt.

Ogino-Methode (Kyusaku O., japanischer Gynäkologe, 1882–1975) f: (sexol.) Methode der natürlichen Kontrazeption* mit Berechnung der fruchtbaren Tage u. Vermeiden des Koitus in der Zeit, in der die Möglichkeit einer Empfängnis am größten ist, s. Kalendermethode.

Ohr: (anat.) Auris; aus Ohrmuschel u. Gehörgang, Mittel- u. Innenohr gebildetes Sinnesorgan* mit zentraler Bedeutung für Orientierung u. Kommunikation; die Ohrmuschel bildet für die meisten Menschen eine erogene Zone*, akustische Reize können für die Entstehung u. Verstärkung sexueller Erregung bedeutsam sein; vgl. Sprache, sexuelle.

OHSS: (gebh.) Abkürzung für **o**varielles **H**yper**s**timulations**s**yndrom*.

OI: (infektiol.) Abkürzung für **o**pportunistische **I**nfektionen*.

Okklusiv|pessar (lat. occludere, occlusus verschließen) n: (sexol.) auch Mensinga-Pessar; Fachbezeichnung für feste Kunststoffkappe, die auf den Muttermund aufgesetzt wird, s. Portiokappe.

olfaktorisch (lat. olfacere Geruch wahrnehmen): (physiol.) die Wahrnehmung von Gerüchen betreffend, s. Geruchssinn.

Oligo|menor|rhö (gr. ὀλίγος wenig, klein) f: (gynäkol.) Fachbezeichnung für Menstruationen normaler Stärke u. Dauer, die in verlängertem zeitlichen Abstand auftreten (über 35 Tage); Ursache ist eine Ovarialinsuffizienz mit verlängerter Follikelreifungsphase u. normaler Lutealphase oder ein verlängerter anovulatorischer Zyklus*. Vorkommen in Zusammenhang mit anderen Erkrankungen (Schilddrüsenfunktionsstörungen, Hyperprolaktinämie u. a.) od. Untergewicht; vgl. Menstruationsstörungen (Abb.).

Oligo|phrenie (gr. φρήν Verstand) f: (psychiat.) veraltete Fachbezeichnung für geistige Behinderung*.

Oligo|zoo|spermie f: (androl.) auch Oligospermie; uneinheitlich verwendete Fachbezeichnung für geringe Anzahl von Samenzellen im Ejakulat, s. Zeugungsfähigkeit (Tab.); bei manchen Autoren Einteilung in mehrere Grade der Ausprägung: 20–40 Mio./ml (1. Grades), 10–20 Mio./ml (2. Grades, Hypozoospermie), unter 10 Mio./ml (3. Grades).

Olisbos (gr. ὄλισβος): (kult.) antike Bezeichnung (klassisches Griechenland) für künstlichen Penis aus Leder (Dildo*); v. a. im kleinasiatischen Milet hergestellt.

Ololiuqui: (kult.) aztekische Bezeichnung für die Saat von Trichterwinden-Arten (Rivea corymbosa u. Ipomoea violacea), die wegen ihres Gehalts an LSD*-ähnlichen Substanzen traditionell als Halluzinogene* genutzt werden; neben starken psychischen Wirkungen werden erhebliche körperliche Nebenwirkungen beschrieben, daher kaum Gebrauch als Rauschmittel*.

Omphalo|pagus (gr. ὀμφαλός Nabel, πήγνυμι zusammenfügen) m: (klin.) Fachbezeichnung für eine Doppelfehlbildung* mit im Nabelbereich zusammengewachsenen Kindern.

Omphalos m: (anat.) Fachbezeichnung für Nabel, Bauchnabel.
(kult.) bei James Joyce (Ulysses, 1922) Name des von Mr. Malachi Mulligan geplanten nationalen Zentrums für Reproduktionsmedizin*; vgl. Literatur, erotische; ferner Bezeichnung für einen heiligen Stein zu Delphi, der als Mittelpunkt der (als Scheibe gedachten) Welt galt, sowie für Krönungssteine bei Megalithgräbern der Jungsteinzeit; vgl. Symbol (Abb.).

Onanie f: (sexol.) von S.-A. Tissot (1760) eingeführte Fachbezeichnung für Masturbation*; fälschlich benannt nach der biblischen Gestalt

O

Onan, der im Rahmen einer Leviratsehe* mit seiner Schwägerin Coitus* interruptus praktizierte u. dafür von Gott mit dem Tod bestraft wurde („Aber da Onan wußte, daß die Kinder nicht sein eigen sein sollten, ließ er's auf die Erde fallen und verderben, wenn er einging zu seines Bruders Frau, auf daß er seinem Bruder nicht Nachkommen schaffe." 1. Mose 38,9).

Onanie, geistige f: (allg.) abfällige Bezeichnung für den (nicht seltenen) Ersatz körperlicher Sexualität durch intellektuelle, akademische od. sonstige geistige Betätigung; vgl. Ersatzbefriedigung, Masturbation.

Onanie, zwanghafte f: (psychol.) Bezeichnung für Zwangshandlung mit unüberwindlichem Drang zur Masturbation, s. Zwangsstörungen.

Onanismus m: (sexol.) veraltete Fachbezeichnung für regelmäßige Masturbation*; Onanismus conjugalis bezeichnete den Coitus* interruptus.

Oneida-Kommune f: (kult.) Name einer 1831 von John H. Noyes gegründete Gemeinde mit Sitz am Oneida-Fluss im Bundesstaat New York (USA); Vorbild waren Gemeinschaften des Urchristentums, Privateigentum u. Individualehe wurden abgeschafft; es wurde eine Gemeinschaftsehe* praktiziert, die Zeugung von Kindern unterlag strengen (eugenischen) Planungen in der Gemeinschaft; vgl. Stirpikultur.

One-Night-Stand (engl. ~ eine; ~ Nacht; ~ Aufenthalt) m: (allg.) sog. Liebe für eine Nacht; Bezeichnung für einmaligen Sexualkontakt, bei dem i. d. R. keine längere Beziehung od. Partnerschaft beabsichtigt ist; vgl. Abenteuer, Seitensprung.

Onkel|ehe: (allg.) Bezeichnung für Partnerschaft, in der Kinder aus früheren Partnerschaften der Mutter vorhanden sind, die zu dem Mann ein onkelähnliches Verhältnis haben; i. w. S. auch nach 1945 aufgekommene Bezeichnung für eheähnliche Lebensgemeinschaften von Kriegerwitwen, die auf eine Eheschließung verzichteten, um Renten- od. Versorgungsansprüche nicht zu verlieren.

Onto|genese (gr. ὄν, ὄντος Seiendes) f: (embryol.) auch Ontogenie, Individualentwicklung; Fachbezeichnung für Entwicklung des Einzelwesens von der Zygote* zu einem differenzierten Organismus, i. w. S. bis zum Tod. Die Ontogenese umfasst zahlreiche Entwicklungsstufen u. ist mit zahlreichen Formwechseln verbunden, wobei vorgeburtliche Entwicklung (sog. Keimentwicklung od. Kyematogenese mit Embryonalentwicklung* u. Fetalentwicklung*), Kindheit u. Jugend, Erwachsenenalter u. Alterung unterschieden werden können (vgl. Lebensabschnitte, Tab.).

Onycho|phagie (gr. ὄνυξ, ὄνυχος Nagel) f: (psychiat.) Fachbezeichnung für eine Form von Essstörung*, bei der über mindestens einen Monat Finger- od. Zehennägel verzehrt werden; Vorkommen z. B. bei psychiatrischen Erkrankungen od. (evtl. mit Lustgewinn verbunden) bei Pikazismus*; i. w. S. auch Bezeichnung für das v. a. im Kindesalter, in Stress-, Konflikt- od. Angstsituationen vorkommende Nägelkauen.

Oo|gamie (gr. ᾠόν Ei) f: (biol.) Fortpflanzung, bei der die weiblichen, relativ größeren u. unbeweglichen Eizellen durch kleinere u. bewegliche männliche Samenzellen befruchtet werden. Vgl. Anisogamie.

Oo|genese f: (anat.) auch Ovogenese; Fachbezeichnung für Eireifung*.

Oo|gonien (gr. γονή Abstammung) f pl: (biol.) auch Ovogonien, sog. Ureier; entwicklungsgeschichtliche (ontogenetische) Vorläufer der Eizellen bei der Eireifung* (s. Abb. dort).

Oo|lemma (gr. λέμμα Schale, Rinde) n: (anat.) Fachbezeichnung für Membran der Eizelle*.

Oo|phoritis (gr. ᾠοφόρος Eier tragend) f: (gynäkol.) Eierstockentzündung; **Formen: 1.** primäre Oophoritis: seltene, isolierte Entzündung des Ovars; **2.** sekundäre Oophoritis: Entzündung in der Folge einer Eileiterentzündung (Salpingitis*), meist parenchymatöse Form, seltener exsudativ-interstitielle Form (serös, eitrig, hämorrhagisch).

Oophoron n: (anat.) historische, nur noch in Zusammensetzungen gebräuchliche Fachbezeichnung für Eierstock*.

Oo|zyten f pl: (biol.) auch Ovozyten; entwicklungsgeschichtliche (ontogenetische) Vorläufer der Eizellen bei der Eireifung* (s. Abb. dort).

Oo|zyten|spende: s. Eispende.

Oper (lat. opera Werke) f: (kult.) in Europa seit der italienischen Renaissance entstandene Form des Musiktheaters, die musikalische (Gesang, Instrumentalbegleitung), sprachliche u. theatralische Ausdrucksmöglichkeiten verbindet; Liebe, Liebestod, Ehe u. außereheliche Verbindungen sind häufiger Gegenstand; als moderne Weiterentwicklungen können u. a. Operetten* u. Musicals* aufgefasst werden. Ähnliche Kunstformen entstanden in Ostasien (China, Japan u. a.).

Operation, plastische (lat. operatio Durchführung) f: (klin.) Bezeichnung für Eingriffe im Rahmen der plastischen Chirurgie*.

Operette (ital. operetta Werkchen) f: (kult.) ursprünglich Bezeichnung für eine kleine Oper*, seit dem 18. Jahrhundert für deutsche Bearbeitungen italienischer u. französischer Opern, heute für heitere Bühnenstücke mit einer Mischung von Gesang, gesprochenen Dialogen u. Tanz; in spielerisch-verkleideter Form sind Liebe, Ehe u. Seitensprünge häufiger Gegenstand von Operetten, z. B. F. Léhar, „Die lustige Witwe" (1905), H. Berté, „Das Dreimäderlhaus" (1916). Vgl. Musical, Revue.

Opfer|entschädigungs|gesetz: (jurist.) Abkürzung OEG; Kurzbezeichnung des „Gesetzes über die Entschädigung für Opfer von Gewalttaten" (1976), das Personen eine Entschädigung garantiert, die durch Gewalttaten (unmittelbar od. bei Hilfeleistung für andere) körperlich od. psychisch geschädigt wurden; es werden z. B. Kosten für Heilbehandlung u. Rehabilitation sowie ggf. Rentenzahlungen (auch an Hinterbliebene) durch Länder u. Bund übernommen, sofern die Geschädigten am Geschehen schuldlos sind u. das ihnen Mögliche zur Aufklärung des Sachverhalts beigetragen haben. Der Anspruch besteht unabhängig von einer Verurteilung des Täters.

Opfer|psychologie f: (psychol.) Bezeichnung für ein Teilgebiet der Psychologie, das sich mit dem Verhältnis von Täter u. Opfer (s. Täter-Opfer-Beziehung) sowie insbesondere den Folgen von Straftaten auf die Opfer befasst; es bestehen enge Beziehungen zur (kriminologischen) Viktimologie*. Die Folgen z.B. bei Sexualdelikten sind zwar im Einzelfall sehr verschieden, aber es gilt prinzipiell, dass sie für die weitere Entwicklung um so gravierender sind, je jünger die Opfer sind, je näher die Täter ihnen stehen, je häufiger u. intensiver die Handlungen erfolgen u. je mehr die Täter Gewalt anwenden. Vgl. Trauma, psychisches; Kindesmissbrauch; Nötigung, sexuelle.

Opfer|schutz: (jurist.) Sammelbezeichnung für Maßnahmen, die darauf zielen, die Opfer von Straftaten in der Wahrung ihrer Rechte (insbesondere bei Inanspruchnahme von Hilfen u. Entschädigungen) zu unterstützen u. sie vor weiteren Belastungen im Rahmen der polizeilichen Ermittlung u. des Strafverfahrens zu schützen. Es besteht u.a. die Möglichkeit, Opferberatungen u. Zeugenbetreuungsstellen in Anspruch zu nehmen, die ggf. auch Krisenintervention od. psychotherapeutische Angebote vermitteln; bei konkreter Bedrohung kann die Adresse geheim gehalten werden. In besonderen Fällen (z.B. regelmäßig bei Zeugen unter 16 Jahren) kann entsprechend den Regelungen der Strafprozessordnung (§ 255a StPO) u. Regelungen des Gerichtsverfassungsgesetzes (§§ 171b, 172 GVG) im Verfahren die Öffentlichkeit ausgeschlossen werden, die Vernehmung kann in Abwesenheit des Angeklagten stattfinden od. als Videokonferenz von einem anderen Ort in den Gerichtssaal übertragen werden; das Zeugenschutzgesetz (1998) erlaubt durch entsprechende Änderungen der StPO in bestimmten Fällen auch die Verwendung von Videoaufzeichnungen früherer richterlicher Vernehmungen. Opfer von Straftaten haben ein **Nebenklagerecht**, sie haben Anspruch auf Prozesskostenbeihilfe u. auf kostenlose Beiordnung eines Opferanwalts (ggf. auch im Eilverfahren). Nach dem Opferentschädigungsgesetz* besteht ein Anspruch der Opfer auf Heilbehandlungs-, Renten- u. Fürsorgeleistungen unabhängig von einer Verurteilung des Täters.

Opiate (gr. ὄπιον Mohnsaft) n pl: (pharmak.) Sammelbezeichnung für Morphin* u. andere, ähnlich wirkende Alkaloide des Opiums*, insbesondere Codein u. Thebain, i.w.S. auch für Heroin*, die (synthetisch hergestellten) sog. Opioide u. die (körpereigenen) Endorphine*. Sie werden medizinisch wegen ihrer starken schmerzhemmenden u. hustenstillenden Wirkungen eingesetzt u. wirken zugleich euphorisierend u. sedierend. Im Gegensatz zum klinischen Einsatz in der Schmerztherapie besteht bei Gebrauch von Opiaten durch schmerzfreie Personen ein sehr hohes Risiko der raschen Entstehung einer (insbesondere körperlichen) Abhängigkeit* u. gefährlicher körperlicher Wirkungen (bei höherer Dosis v.a. Atemlähmung, bei chronischem Gebrauch neben anderen Wirkungen auch verminderte Produktion von LH u. Testosteron); das Betäubungsmittelgesetz* schränkt die Anwendung u. den Handel mit Opiaten erheblich ein. In der Therapie der Abhängigkeit spielt inzwischen die kontrollierte Abgabe von Opioiden (L-Polamidon, sog. Methadon) od. Opiaten (Dihydrocodein, z.T. auch Heroin) eine zunehmende Rolle (Substitutionsbehandlung), um soziale Zwangslagen zu erleichtern (z.B. Beschaffungsprostitution* zu vermeiden), auf zukünftige Abstinenz vorzubereiten u. die Prognose häufig zugleich bestehender chronischer Infektionen (v.a. HIV*-Infektion, Hepatitis* B und C) zu verbessern (höheres Gesundheitsbewusstsein, bessere Inanspruchnahme von Versorgungsangeboten).

Opioid|peptide n pl: (physiol.) Sammelbezeichnung für Endorphine* u. andere an Opioidrezeptoren des Körpers ansetzende körpereigene Peptide; vgl. Opiate.

Opio|phagie f: (klin.) veraltete Fachbezeichnung für die Gewohnheit, Opium* zu essen, u. die daraus entstehende Abhängigkeit* mit körperlichen, psychischen u. sozialen Folgeschäden; vgl. Opiate.

Opium n: (pharmak.) Bezeichnung für den eingetrockneten Milchsaft angeschnittener unreifer Fruchtkapseln von Papaver* somniferum (sog. Schlafmohn), der zahlreiche Alkaloide enthält (Opiate*, insbesondere Morphin*) u. den Ausgangsstoff für Heroin* u. synthetische Opioide bildet. Opium wurde in Europa u. Asien traditionell als (gerauchtes od. gegessenes) Rauschmittel* mit euphorisierender Wirkung verwendet, es war gemischt mit anderen Pflanzen in Aphrodisiaka* (z.B. in sog. Fröhlichkeitspillen*) weit verbreitet u. fester Bestandteil sexueller Rituale (z.B. im Tantrismus*) u. religiöser Orgien*, s. Abb; vgl. Matriarchat, Abb. Regelmäßiger Gebrauch von Opium führt zu körperlicher Abhängigkeit mit Stimmungsschwankungen,

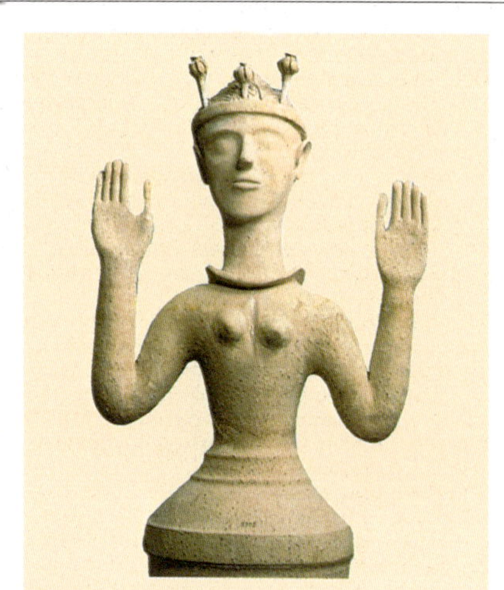

Opium:
In zahlreichen Kulturen spielten Opiate in rituellen Zusammenhängen eine Rolle; hier eine Frauengestalt in ekstatischer Verzückung mit Mohnkapseln als Kopfschmuck (spätminoische Terrakotta, Kreta, 2. Jahrtausend v. Chr.).

Verstopfung u. erheblich verminderter sexueller Appetenz. Nach Betäubungsmittelgesetz* ist der Handel mit Opium stark eingeschränkt, klinisch wird es kaum noch verwendet.

optisch (gr. ὀπτικός das Sehen betreffend): (physik.) das sichtbare Licht (u. ähnliche elektromagnetische Wellen) betreffend; s. Gesichtssinn.

Oral|erotik (lat. os, oris Mund, Gesicht) f: (sexol.) auch Munderotik; Sammelbezeichnung für alle mit Mund u. Mundregion verbundenen sexuellen Erlebnisse, z. B. Liebkosungen, Küssen, Beißen, Fellatio*, Cunnilingus*; vgl. Orogenitalkontakte.
(psychoanalyt.) in der oralen Phase der psychosexuellen Entwicklung* entstehende Ausprägung von Sexualität, bei der die sexuellen Triebregungen auf die Mundzone bezogen sind (Oraltrieb) u. sich zunächst im Wunsch nach Saugen an der Mutterbrust (auch am Daumen od. anderen Gegenständen) ausdrücken; vgl. Analerotik.

Oralismus m: (sexol.) veraltete Bezeichnung für Oralverkehr*.

Oral|koitus m: (sexol.) veraltete Bezeichnung für Fellatio*.

Oral|verkehr: (sexol.) Bezeichnung für orogenitalen Geschlechtsverkehr; Orogenitalkontakte* mit Stimulation von Vulva (Cunnilingus*) bzw. Penis (Fellatio*) durch Zunge u. Lippen.

Orchi|algie (gr. ὄρχις Hoden) f: (klin.) Sammelbezeichnung für Schmerzzustände eines Hodens, entweder infolge lokaler Prozesse (Orchitis*, intratestikuläre Varikozele*), als fortgeleitete Schmerzen bei Harnsteinkolik bzw. retroperitonealen Krankheitsprozessen od. (nicht selten) ohne ersichtliche Ursache (chronisches fokales Schmerzsyndrom des Hodens, Neuralgia testis), evtl. auch Folge operativer Eingriffe (Vasektomie, Hydrozelektomie).

Orchid|ek|tomie f: (klin.) auch Orchiektomie, Ablatio testis, Hodenexstirpation; Fachbezeichnung für operatives Entfernen eines od. beider Hoden; Durchführung z. B. bei Hodentumor od. Nekrose des Hodens nach Hodentorsion; Entfernen beider Hoden evtl. bei hormonabhängigem Prostatakarzinom, als sog. operative Kastration* (nur noch selten) zur Behandlung von Sexualstraftätern, rechtlich im Kastrationsgesetz* geregelt.
(kult.) werden aus verschiedenen Kulturen rituell begründete Orchidektomien beschrieben (z. B. einseitig im Rahmen von Initiationsriten*; vgl. Verstümmelung, genitale); sie wurden in manchen Gesellschaften auch zur Bestrafung für außereheliche od. homosexuelle Beziehungen durchgeführt.

Orchido|meter n: (androl.) Bezeichnung für ein urologisches Untersuchungsinstrument, bestehend aus an einer Schnur aufgereihten Hodenmodellen mit verschiedenen bekannten Volumina (sog. Rosenkranz, s. Abb.) zur Bestimmung der Hodengröße durch vergleichendes Abtasten (Palpation).

Orchido|pexie (gr. πῆξις Befestigen) f: (androl.) Fachbezeichnung für operative Fixierung eines od. beider Hoden mit Samenstrang am tiefsten Punkt des Skrotums; Durchführung z. B. bei Maldescensus testis od. nach Hodentorsion.

Orchis f: (klin.) nur noch in Zusammensetzungen (z. B. Orchialgie) gebräuchliche Fachbezeichnung für Hoden* (Testis).

Orchitis f: (androl.) auch Didymitis, Testitis; Bezeichnung für die Entzündung eines od. beider Hoden; **Ursachen:** Streuung bakterieller Infektionen (z. B. Escherichia coli, Pseudomonas), Allgemeininfektionen (z. B. Typhus abdominalis, Scharlach, Brucellose, Syphilis, Mumps), Verletzungen, fortgeleitete Nebenhodenentzündung (Epididymitis*); **Symptome:** plötzlich einsetzende Schmerzen mit Ausstrahlung in Leistengegend u. Rücken, hohes Fieber, Rötung der Skrotalhaut, Schwellung; **Komplikation:** Hodenatrophie mit Azoospermie u. nachfolgender Zeugungsunfähigkeit; **Therapie:** bei bakterieller Entzündung Antibiotika, Schmerztherapie u. entzündungshemmende Medikamente (Antiphlogistika); bei unklarer Diagnose operative Hodenfreilegung (Ausschluss von Hodentorsion od. Hodentumoren), bei Abszessbildung evtl. operative Hodenentfernung.

Organe, endo|krine (gr. ὄργανον Werkzeug) n pl: (anat.) Sammelbezeichnung für Drüsen*, die ihre spezifischen Wirkstoffe (Hormone) unmittelbar in die Blutbahn abgeben, z. B. Nebennieren, Schilddrüse, hormonproduzierende Anteile der Gonaden*.

Organ|lust: (psychoanalyt.) Sammelbezeichnung für Lusterlebnisse, bei denen die Reizung einer erogenen Zone am Ort der Entstehung ihre Befriedigung findet, z. B. im Rahmen von Autoerotik* od. infantiler Sexualität.

Organ|minderwertigkeit: (psychoanalyt.) von A. Adler (ca. 1908) geprägte Fachbezeichnung für eine angeborene od. erworbene erhöhte Störanfälligkeit einzelner Organe eines Menschen; nach Auffassung der Individualpsychologie* werden solche Mängel unter Umständen durch besondere psychische Leistungen kompensiert, können aber auch Ausgangspunkt von psychosomatischen Störungen od. von Neurosen* sein.

Organ|neurose f: (psychoanalyt.) sog. vegetative Neurose, psychogene funktionelle Störung; Fachbezeichnung für körperliche Störung, die infolge eines unbewältigten psychischen Konflikts entsteht u. sich im Gegensatz zur Psycho-

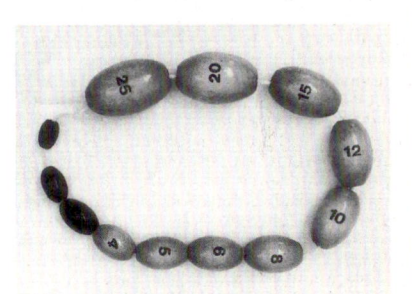

Orchidometer:
Sog. Rosenkranz mit verschieden großen Modellen und Angabe des Volumens in ml

O

neurose* v. a. an Organen manifestiert, die überwiegend vom vegetativen Nervensystem reguliert werden; **Vorkommen:** z. B. als sexuelle Funktionsstörungen, Durchfall, Erbrechen, Herzklopfen u. a. Vgl. Konversionsneurose, Psychosomatik.

Organo|genese f: (embryol.) Organentwicklung; Bezeichnung für die Phase von Wachstum u. Differenzierung der Zellen der dreiblättrigen Keimscheibe*, aus denen die embryonalen Organanlagen gebildet werden (vorwiegend in den ersten 12 Schwangerschaftswochen). Nach etwa 3 Wochen ist der Kopf erkennbar, das Urherz nimmt seine Tätigkeit auf; in der 4.-8. Woche werden Anlagen von Sinnesorganen (Auge, Innenohr), Mund, inneren Organen u. Extremitäten gebildet; vgl. Embryonalentwicklung, Tab.

Organ, vomero|nasales (lat. vomer Pflugschar, nasus Nase) n: (anat.) Organum vomeronasale, sog. Jakobson-Organ; Bezeichnung für ein „zweites Riechorgan", das bei vielen Wirbeltierarten beschrieben ist (besonders ausgeprägt z. B. bei Schlangen), das sich aber auch bei Säugetieren findet. Beim Menschen in der Embryonalzeit deutlich entwickelt, besteht es später nur aus einem rudimentär ausgebildeten, kurzen u. blind endenden Kanal beiderseits der Scheidewand der Nase* (s. Abb.); in seiner Schleimhaut befinden sich spezielle (von Riechzellen verschiedene) Chemorezeptoren, die möglicherweise auch beim Menschen für die (unbewusste) Wahrnehmung von Pheromonen* bedeutsam sind; Weiterleitung der Reize über Ganglienzellen, die vermutlich mit den Sexualzentren* des Gehirns in Verbindung stehen.

Orgasm|arche (gr. ὀργασμός Strotzen) f: (sexol.) historische Fachbezeichnung für das erste Auftreten eines bewusst wahrgenommenen Orgasmus*.

Orgasm Consistency Training (engl. consistency Übereinstimmung): (sexol.) Abkürzung OCT; Bezeichnung für ein Übungsprogramm in drei Stufen bei Orgasmusstörungen* von Frauen: **1.** Masturbationsübungen* unter therapeutischer Anleitung, die zu einem Orgasmus in weniger als 20 Minuten führen sollen; **2.** Masturbationen unter Einbeziehung von Partnern; **3.** Informationen über besonders geeignete Koituspositionen, um auch beim Koitus Orgasmen zu erreichen; in der Sexualtherapie zurzeit noch wenig gebräuchliches Verfahren; vgl. Orgasmusschulen.

Orgasmen, multiple m pl: (sexol.) Fachbezeichnung für das Erleben mehrerer (2 bis 30 u. mehr) Orgasmen innerhalb einer einzelnen Sexualreaktion*; Vorkommen nach A. Kinsey v. a. bei Jungen vor der Pubertät; nach W. Masters u. V. Johnson v. a. bei Frauen (altersunabhängig).

Orgasmus m: (sexol.) auch Höhepunkt, Klimax; im 20. Jahrhundert geprägte Sammelbezeichnung für intensives Lusterleben u. physiologische Vorgänge, die als Abschluss der Sexualreaktion* auftreten können. Orgasmen sind Ausdruck sexueller Gesundheit, aber für eine Befriedigung nicht unbedingt erforderlich u. nicht hinreichend; der Orgasmus unterliegt (erheblich variierenden) individuellen Empfindungen (Vereinigung, Lösung, Höhepunkt u. a.). **Physiologie:** die körperlichen Reaktionen beim

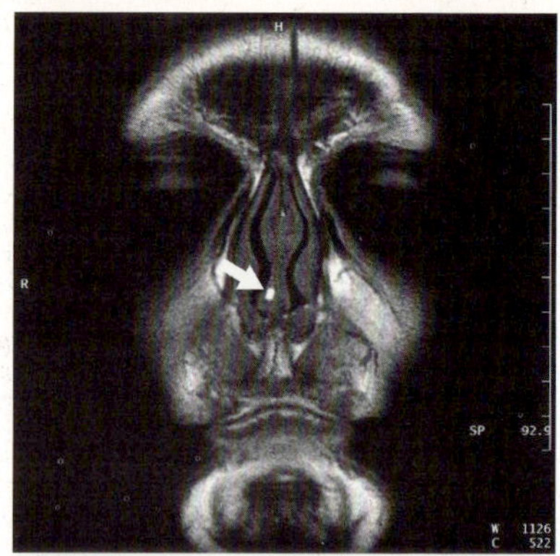

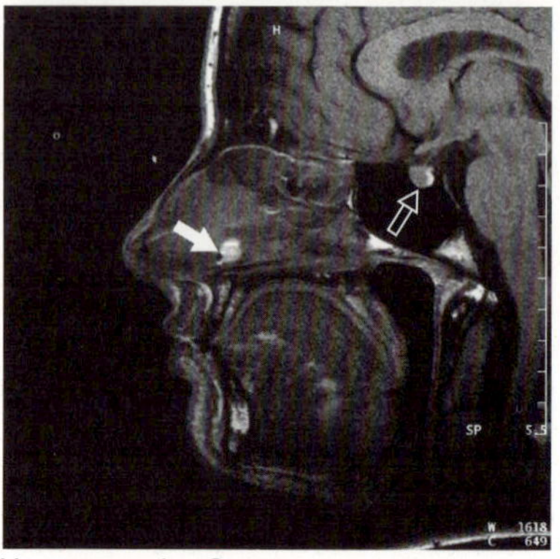

Vomeronasales Organ:
Nach Einbringen von Kontrastmittel in den vomeronasalen Gang zeigt die Magnetresonanztomographie die Lokalisation des Organs in der Nasenscheidewand (volle Pfeile) und erlaubt die Berechnung des Volumens (bei 15 Probanden betrug das Volumen 5-126 mm^3, im Mittel 39 mm^3); in der seitlichen Ansicht (unten) sehr deutlich zu erkennen ist auch die Hirnanhangdrüse (Hypophyse, offener Pfeil: Vorderlappen dunkel, Hinterlappen hell).

Orgasmus werden vom Sympathikus (L_1-L_3) gesteuert; bei **Frauen** kommt es zu rhythmischen Kontraktionen von Vaginalwandmuskulatur, Musculi bulbospongiosi u. Beckenbodenmuskulatur; mehrfache (multiple) Orgasmen im Rahmen einer Sexualreaktion sind möglich. Bei **Männern** kommt es zu Kontraktionen von Ductus epidydimis u. Ductus deferens u. gleichzeitigem Verschluss des Ostium urethrae internum, rhythmischen Kontraktionen von Musculi bulbospongiosi u. Beckenbodenmuskulatur, die ggf. eine Ejakulation bewirken. Nicht immer gehen Orgasmen bei Männern mit einer Ejakulation einher (sog. trockener Orgasmus, z. B. nach vorangegangener Ejakulation od. bei retrogra-

der Ejakulation); bei Frauen kann es zur sog. weiblichen Ejakulation* aus den kleinen Vestibulardrüsen kommen. Mehrfache (multiple) Orgasmen im Rahmen einer Sexualreaktion sind möglich, aber bei Männern seltener als bei Frauen.
Bei Männern u. Frauen kann es während des Orgasmus zu spontanen Äußerungen (Stöhnen, Schreien, Lachen, Beißen, Weinen u. a.) u. unmittelbar nach einem Orgasmus zu vorübergehenden Störungen kognitiver Funktionen u. leichten Bewusstseinsstörungen kommen (z. B. als sog. Dämmerzustand). **Erlebnis:** individuell stark unterschiedliche Wahrnehmung, die bei Frauen einer größeren Variabilität zu unterliegen scheint als bei Männern; die Lustempfindung wird von zahlreichen individuellen u. situativen Faktoren (Intimität, Geborgenheit u. a.) beeinflusst. **Störungen:** Der multifaktoriell beeinflusste Orgasmus kann durch vielfältige Störungen in Ablauf u. Erlebnis beeinträchtigt od. gänzlich unmöglich gemacht werden (vgl. Anorgasmie, Orgasmusstörungen). Aufgrund der individuell unterschiedlich verlaufenden Sexualreaktion ist ein gleichzeitiger Orgasmus beider Partner eher selten; eine unterschiedliche Orgasmushäufigkeit bzw. das Ausbleiben des Orgasmus bei einem Partner ist häufig; dies kann als Störung der intimen Kommunikation empfunden werden, u. daher wird nicht selten versucht, dem Partner ein Orgasmuserleben vorzutäuschen (sog. simulierter Orgasmus). Für viele Frauen scheint die Stimulation der Gräfenberg-Zone eine bedeutsame Rolle zur Auslösung des Orgasmus zu spielen; auch können Lernerfahrungen (z. B. im Rahmen von Masturbation) hilfreich sein. **Wertungen:** Verhaltensbiologisch kann der Orgasmus u. das mit ihm verbundene Lustempfinden als Paarungsanreiz (Arterhaltung) interpretiert werden. Da biologisch ein Orgasmus der Frau nicht erforderlich ist, um eine Befruchtung u. Schwangerschaft zu ermöglichen, wurde Frauen bis ins 20. Jahrhundert die Fähigkeit abgesprochen, überhaupt Orgasmen zu erleben; im Gegenteil galten Frauen, bei denen orgastische Zuckungen beobachtet wurden, u. U. als verhext od. vom Teufel besessen (vgl. Exorzisation).
Über optimale Möglichkeiten zum Erreichen eines Orgasmus wurde u. wird viel spekuliert; psychoanalytisch wird traditionell zwischen (leichter erreichbarem) klitoralem u. (eher schwer zu erzielendem) vaginalem Orgasmus unterschieden; diese Unterscheidung ist nicht aufrechtzuerhalten, da es bei vaginaler Stimulation auch zu einer Einbeziehung der Klitoris kommt; der vaginale Orgasmus kann daher nicht als eine „reifere" Form weiblicher Sexualität gelten. Auch die von W. Masters u. V. Johnson behauptete Überlegenheit eines durch Masturbation* herbeigeführten Orgasmus hinsichtlich Intensität u. Lust gegenüber einem partnerschaftlich erlebten Orgasmus ist fraglich.

Orgasmus|phase f: (sexol.) von W. Masters u. V. Johnson eingeführte Fachbezeichnung für den 3. Abschnitt des sexuellen Reaktionszyklus* mit Orgasmus*.

Orgasmus|schulen: (allg.) Bezeichnung für Trainingsprogramme u. Veranstaltungen verschiedensten Hintergrunds, die das Ziel haben, das sexuelle Erleben (insbesondere des Orgasmus) zu intensivieren. I. d. R. bestehen die Angebote aus Übungen zur Verbesserung der Wahrnehmung der eigenen Sexualreaktion, des allmählichen u. bewussten Aufbaus von Erregung (u. U. verbunden mit meditativen Übungen) u. der leichteren Kontrolle über den Zeitpunkt des Orgasmus; vgl. Tantrismus. Der Begriff wird auch verwendet für speziell an Frauen gerichtete Angebote von Masturbationsübungen* in Gruppen od. das sog. Orgasm* Consistency Training, z. B. nach einem Stufenschema mit Betrachten der eigenen Sexualorgane mit dem Spiegel, Berühren u. Untersuchen mit der Hand, Herausfinden besonders erogener Zonen, Masturbation bis zum Orgasmus, ggf. mit Hilfe von Vibratoren, Anregung der erotischen Phantasie durch Pornographie, Masturbation in Anwesenheit des Partners, durch den Partner, während des Koitus; vgl. Brücken-Manöver.

Orgasmus|störungen: (sexol.) Bezeichnung für sexuelle Funktionsstörungen*, die die Orgasmusphase der Sexualreaktion* betreffen; man unterscheidet einerseits das häufige od. völlige Ausbleiben eines Orgasmusgefühls (Anorgasmie), bei Männern evtl. trotz stattfindender Ejakulation, andererseits eine unzureichende Kontrolle über den Zeitpunkt des Orgasmus, bei Männern als „verfrühte" od. „verspätete" Ejakulation; weiter werden primäre (immer bestehende) u. sekundäre (später entstandene) Störungen unterschieden, außerdem situative Störungen (mit bestimmten Partnern od. bei bestimmten Formen der sexuellen Aktivität auftretend) und sog. unsystematische Störungen (wechselhaft auftetend).
Bei **Frauen** ist das Ausbleiben des Orgasmus die häufigere Form: Als Grund wird eine individuell sehr verschieden ausgeprägte Orgasmusschwelle angenommen, so dass u. U. die mechanische Reizung durch Vaginalverkehr allein nicht ausreicht u. Orgasmen (z. B. durch zusätzliche Stimulation der Klitoris) gelernt werden müssen. Nur etwa ein Drittel aller sexuell aktiven Frauen berichten von regelmäßigen Orgasmen, ein Viertel erlebt sie nur manchmal od. selten, ca. 5-10 % niemals (heute vermutlich mit rückläufiger Tendenz); zugleich ist die Spannbreite orgastischen Erlebens bei Frauen breiter als bei Männern, in dieser Frage sind daher Störungen von Varianten des Normalen besonders schwierig abzugrenzen.
Bei **Männern** steht demgegenüber die fehlende Kontrolle über den Zeitpunkt des Orgasmus im Vordergrund: Sie ist als vorzeitige Ejakulation die wohl häufigste sexuelle Funktionsstörung von Männern, als verzögerte od. ausbleibende Ejakulation dagegen selten, s. Ejakulationsstörungen.
Die **Ursachen** der Orgasmusstörungen bei beiden Geschlechtern sind außerordentlich vielfältig, sie reichen von körperlichen Krankheiten u. Medikamentenwirkungen (vgl. Medikamentenwirkungen, sexuelle) über psychische Hemmungen u. besondere sexuelle Bedürfnisse bis zu Störungen der Partnerbeziehung u. erfordern daher eine sorgfältige diagnostische Abklärung.

O

Die **Therapie** von Orgasmusstörungen erfolgt je nach vermuteter Ursache (meist unter Beteiligung von Partnern) durch Sexualtherapie, u. U. mit entsprechenden Übungen (Masturbationsübungen*, Brücken*-Manöver, Quetsch*-Technik u. a.), in seltenen Fällen auch gestützt durch Psychopharmaka.

Orgie (gr. ὄργια geheime heilige Handlung) f: (kult.) in der europäischen Antike Bezeichnung für ekstatische Feste zu Ehren bestimmter Götter (Bacchus, Dionysos u. a.), bei denen meist Rauschmittel gebraucht wurden u. es zwischen den (eingeweihten) Beteiligten zu sexuellen Handlungen kam (sog. Mysterien, aus mutterrechtlicher Zeit stammende Fruchtbarkeitsriten*; vgl. Kultprostitution). Die Veranstaltung von Orgien wird auch für das gnostische Christentum beschrieben (s. Abb.), sie ist in ähnlicher

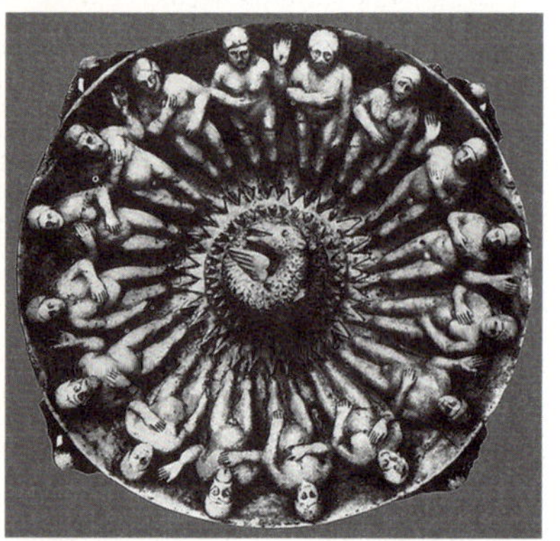

Orgie:
Darstellung eines gnostischen Rituals auf einer syrischen Alabasterschale (1. Jahrhundert n. Chr.); die Teilnehmer sind in ritueller Nacktheit um ein schlangenähnliches Wesen versammelt, von dem man annimmt, dass es zugleich göttliche Offenbarung und irdische Fruchtbarkeit symbolisiert.

Weise aus zahlreichen Kulturen anderer Kontinente überliefert u. wird z. T. bis heute praktiziert; der Begriff bezeichnet seit der römischen Zeit auch allgemeine Festpromiskuität u. heute (eher veraltet) jedes Zusammensein mehrerer Personen, das neben gemeinsamem Feiern auch Sexualkontakte einschließt; vgl. Sexparty.

Orgon|therapie f: (psychoanalyt.) Bezeichnung für eine auf W. Reich zurückgehende Form der psychoanalytisch orientierten Körpertherapie*, deren Ausgangspunkt die Beobachtung bildete, dass sich psychisch gestörte Menschen von gesunden durch die Art zu unterscheiden schienen, in der ihr Orgasmus stattfand; dies wurde auf die Wirkung einer (für physikalisch gehaltenen) Energie zurückgeführt (des sog. Orgon), die bei neurotischen Menschen blockiert sei u. die es dem Klienten wieder verfügbar zu machen gelte (Wiederherstellung der sog. orgastischen Potenz). Zur Erreichung der im Übrigen psychoanalytisch begründeten Zielsetzungen (insbesondere Auflösung unbewusster, biographisch u. individuell entstandener „Panzerungen" des Klienten) werden praktisch neben verbalen Methoden körpertherapeutische Zugänge genutzt (Atmungskontrolle, Grimassenschneiden, Muskelentspannung u. a.), um Emotionen freizusetzen u. Widerstände des Klienten auszulösen, die als bedeutsam für das Erkennen u. Lösen innerer Konflikte betrachtet werden. Das Verfahren ist bei manchen Klienten offenbar erfolgreich; wegen seiner mit wissenschaftlichen Konzepten kaum zu vereinbarenden Grundannahmen ist es allerdings umstritten u. wenig gebräuchlich, wenn auch Teile des Verfahrens in andere Formen der Körpertherapie (z. B. Bioenergetik) eingebracht wurden. Die Weiterbildung von Ärzten zu Orgontherapeuten wird koordiniert durch das American College of Orgonomy mit Sitz in New York.

Orientierung, sexuelle (frz. s'orienter sich ausrichten): (sexol.) auch sexuelle Präferenz, Geschlechtsorientierung; Bezeichnung für die (mehr od. weniger eindeutige) Ausrichtung des sexuellen Interesses (Phantasien, Wünsche) auf bestimmte Sexualobjekte* u. deren Bevorzugung bei sexuellen Aktivitäten.
Zwei unterschiedliche Begriffsverwendungen: **1.** i. e. S. eingeschränkt auf das Partnerwahlverhalten, entweder nach dem Geschlecht beider Partner als Heterosexualität*, Bisexualität* od. Homosexualität* als typische Ausprägungen eines Kontinuums (s. Kinsey-Skala, Tab.), od. nach dem Geschlecht der bevorzugten Parner als Androphilie* od. Gynäkophilie*. **2.** i. w. S. auch (ergänzend zu 1.) verwendet für besondere sexuelle Interessen, z. B. für die Bevorzugung von sexuellen Handlungen mit Kindern (Pädophilie*), mit Tieren (Zoophilie*) od. bestimmten Gegenständen od. Materialien (Fetischismus*), für Transvestismus*, Sadomasochismus* od. andere Formen des abweichenden Sexualverhaltens*.
Zur sexuellen Orientierung i. e. S.: Die **Bestimmung** erfolgt i. d. R. subjektiv, z. B. durch Sexualanamnese* über Phantasien, Wünsche u. tatsächliche Aktivität, in manchen Forschungsansätzen auch versuchsweise objektiv durch Konfrontation mit visuellen Reizen u. Messung körperlicher Reaktionen (Messung der Erektionsreaktion mit Penis-Plethysmographie bzw. der Lubrikationsreaktion mit Vagina-Photoplethysmographie); die alleinige Betrachtung praktizierter Sexualkontakte gibt nicht unbedingt Aufschluss über die sexuelle Orientierung.
Die **Häufigkeiten** sexueller Orientierungen sind schwierig zu bestimmen, denn sie unterliegen z. T. der gesellschaftlichen Tabuisierung u. werden dann nur unvollständig erkennbar; dennoch ist davon auszugehen, dass zu allen Zeiten der Menschheitsgeschichte u. in allen Kulturen das gesamte Spektrum zumindest der sexuellen Orientierungen i. e. S. (wenn auch in wechselnder Häufigkeit, unter wechselnden Benennungen u. wechselnden Bewertungen) vorgekommen sein muss. Diese Annahme wird gestützt durch die Beobachtung gleichgeschlechtlicher

Sexualität (unabhängig von der Verfügbarkeit gegengeschlechtlicher Partner) bei über 400 Tierarten (männliche Delphine, Störche, Eidechsen, weibliche Warzenschweine, Elephanten u. a.).
Über die **Entstehung** der individuellen sexuellen Orientierung bestehen weitgehende Unklarheiten. Intensive Bemühungen in der Erforschung der Entstehung von (insbesondere männlicher) Homosexualität ergaben bis heute kein schlüssiges Konzept; es lässt sich zwar eine familiäre Häufung beobachten, die eine genetische Bedingtheit nahelegen könnte, aber der Nachweis spezifischer Gene steht weiterhin aus (s. Homosexualität). Zugleich herrschen kaum Zweifel an der Richtigkeit der (zuerst von der Psychoanalyse vertretenen) Annahme einer grundsätzlichen Bisexualität des Kindes, die sich erst im Verlauf der psychosexuellen Entwicklung in eine individuelle Orientierung wandelt.
Im Bewusstsein der wissenschaftlichen Unkenntnis wird daher heute formuliert, dass (weithin unbekannte) genetische u. hormonelle Grundvoraussetzungen unter (gänzlich unbekannten) prägenden Einflüssen u. (nicht näher definierten) nachfolgenden Lernerfahrungen die sexuelle Orientierung schon im frühen Kindesalter festlegen u. dabei überwiegend eine heterosexuelle Orientierung entsteht. Weiter kann als gesichert gelten: **1.** Es besteht kein direkter Zusammenhang mit bestimmten familiären Konstellationen od. mit sexueller Verführung; **2.** die zukünftige Orientierung drückt sich nicht selten schon im Rollenverhalten des Kindes aus; **3.** die endgültige Orientierung wird im Verlauf der Pubertät festgelegt; **4.** sie ist dann subjektiv überzeugend u. kaum veränderlich. Zugleich ergeben neuere Forschungen einerseits (insbesondere bei Frauen) die Möglichkeit von (auch mehrfachen) Wechseln der Orientierung im Verlauf der Biographie, andererseits werden wechselseitige Abhängigkeiten zwischen Geschlechtsrolle*, Geschlechtsidentität* u. sexueller Orientierung beobachtet, die eine gewisse Wandelbarkeit des Merkmals (nicht aber eine willentliche Beeinflussbarkeit) nahelegen. Es besteht Einigkeit darüber, dass individuelle od. gesellschaftliche Nichtakzeptanz der sexuellen Orientierung zu schweren (u. U. therapiebedürftigen) psychischen Störungen führen kann (s. Coming-out, Diskriminierung), während eine therapeutische Beeinflussung der Orientierung selbst als unnötig u. unmöglich betrachtet wird.
Früher bezogen sich **Bewertungen** des Sexualverhaltens überwiegend auf die sexuelle Orientierung; diese Bedeutung hat das Merkmal heute weitgehend verloren. Sie gilt wissenschaftlich (u. zunehmend auch gesellschaftlich) als gegebenes Persönlichkeitsmerkmal jedes Menschen, das allenfalls hinsichtlich seiner sozialen Folgen u. seines Befriedigungswerts für den einzelnen bewertbar ist.

Oro|anal|kontakte (lat. os, oris Mund) m pl: (sexol.) auch Afterlecken, (engl.) Rimming; Fachbezeichnung für oral-anale Kontakte; Sexualkontakte mit Stimulation von Anus u. Analregion durch Lippen u. Zunge.

Oro|genital|kontakte m pl: (sexol.) auch Oralverkehr; Bezeichnung für sehr verbreitete Formen des Sexualkontakts von Zunge u. Lippen mit Vulva (Cunnilingus*) bzw. Zunge, Lippen u. Rachen mit Penis (Fellatio*) od. für gleichzeitige gegenseitige Stimulation u. Befriedigung (Neunundsechzig*). **Wertungen:** Orogenitalkontakte werden je nach individueller Präferenz praktiziert; sie haben gesichert keine schädlichen körperlichen od. psychischen Folgen. Historisch unterlagen sie (insbesondere zwischen Männern) in der christlichen Kultur zahlreichen Tabus u. Verboten, wurden z. T. als Perversion betrachtet, während sie in anderen Kulturen (z. B. Hinduismus) hochgeschätzt sind (was u. a. durch bildliche Darstellung in Reliefs südindischer Tempel zum Ausdruck kommt, vgl. Pornographie, Abb.). Juristisch gelten erzwungene Orogenitalkontakte (z. B. im Rahmen einer Vergewaltigung) als für das Opfer besonders erniedrigend. In zahlreichen Bundesstaaten der USA (u. a. Massachusetts, Arizona, Florida) bestehen gesetzliche Verbote, die allerdings praktisch meist nicht angewendet werden; in anderen Ländern gelten besondere Schutzaltersgrenzen (z. B. England, Wales). Nach preußischem Recht standen auch Orogenitalkontakte zwischen Frauen unter Strafe. **Komplikationen:** bei entsprechend behutsamem Umgang sind Bissverletzungen, Schleimhauteinrisse od. Mikrotraumen selten; nach Einblasen von Luft in die Vagina wurden (sehr selten) einzelne Fälle von Pneumoperitoneum sowie Todesfälle durch Luftembolie beschrieben.

ortho|top (gr. ὀρθός richtig, τόπος Ort): (klin.) an physiologischer Stelle gelegen, z. B. orthotope Hoden bei regelrechtem Hodendeszensus; Gegensatz: ektop.

Os coccygis (lat. ~ Knochen; gr. κόκκυξ Kuckucksbein) n: (anat.) Fachbezeichnung für das Steißbein, s. Becken.

Os coxae (lat. ~; coxa Hüfte) n: (anat.) Fachbezeichnung für das Hüftbein, s. Becken.

Os ilium (lat. ~; ~ Unterleib) n: (anat.) Fachbezeichnung für das Darmbein, s. Becken.

Osiris: (kult.) Name eines ägyptischen Gottes des Todes, der Wiedergeburt u. Fruchtbarkeit; in der ägyptischen Mythologie* Bruder u. Ehemann der Isis* sowie Vater des Horus; als sterbender Gott Herrscher über das Totenreich u. zentrale Gestalt der ägyptischen Totenkulte.

Os ischii (lat. ~ Knochen; gr. ἰσχίον Hüfte) n: (anat.) Fachbezeichnung für das Sitzbein, s. Becken.

Osphresio|logie (gr. ὄσφρησις Geruchssinn) f: (biol.) Fachbezeichnung für Lehre vom Geruchssinn* u. von den Gerüchen, s. Düfte, sexuelle.

Os pubis (lat. ~ Knochen) n: (anat.) Fachbezeichnung für das Schambein, s. Becken.

Os sacrum (lat. ~; ~ heilig) n: (anat.) Fachbezeichnung für das Kreuzbein, s. Becken.

Ossa pelvis (lat. ~ die Knochen; ~ Becken) n pl: (anat.) Sammelbezeichnung für die Knochen des Beckens*.

Ostium urethrae (lat. ~ Eingang) n: (anat.) Fachbezeichnung für die innere (Ostium urethrae internum) bzw. äußere Öffnung der Harnröhre* (Ostium urethrae externum).

Ostium vaginae n: (anat.) Fachbezeichnung für den Scheideneingang, s. Vagina.

O

Otto-Peters, Luise (1819-1895): Schriftstellerin, Leipzig; Mitbegründerin der frühen Frauenbewegung; veröffentlichte u. a. Schriften über soziale Missstände der damaligen Gesellschaft (unter dem Pseudonym Otto Stern) u. trat für ein Mitgestaltungsrecht von Frauen in politischen Fragen ein; ab 1849 Herausgeberin der „Frauen-Zeitung"; 1865 u. a. mit A. Schmidt Gründerin des Allgemeinen* deutschen Frauenvereins (ADFV).

Outing (engl. to out herausbringen) n: (sexol.) ursprünglich Bezeichnung für die gezielte Aufdeckung einer homosexuellen Orientierung durch Dritte; seit Ende der 80er Jahre des 20. Jahrhunderts wurden (v. a. in den USA, vereinzelt auch in anderen Ländern) u. a. prominente Politiker, Fernsehstars od. Sportler in der Absicht geoutet, damit deutlich zu machen, dass homosexuelle Frauen u. Männer keine gesellschaftliche Randgruppe darstellen; i. w. S. wird Outing heute als Bezeichnung für Veröffentlichung od. Selbstpreisgabe von Informationen über das Sexualleben einer Person bezeichnet. Die politisch-gesellschaftliche Wirkung von Outing ist umstritten; juristisch stellt es einen erheblichen (u. ggf. strafbaren) Eingriff in die Persönlichkeitsrechte dar. Vgl. Indiskretion.

Ovar|ek|tomie (lat. ovarium Eierstock) f: (gynäkol.) Fachbezeichnung für die operative Entfernung eines od. beider Eierstöcke, evtl. mit Entfernung der Eileiter (Adnexektomie); Durchführung z. B. bei Ovarialtumoren, Zysten od. (früher) bei hormonabhängigem Mammakarzinom. Vgl. Kastration.

Ovarial|gravidität f: (gebh.) Bezeichnung für eine Schwangerschaft mit Einnistung der befruchteten Eizelle im Eierstock; führt meist zum Absterben des Embryos in der 6.-7. Schwangerschaftswoche, Ausreifungen sind extrem selten; s. Schwangerschaft, ektopische.

Ovarial|hormone n pl: (endokrin.) Sammelbezeichnung für Hormone, die im Eierstock unter dem Einfluss von Hypophysenhormonen* gebildet werden; in der Follikelphase v. a. Östrogene, in der Gelbkörperphase v. a. Progesteron u. geringe Mengen Androgene (Testosteron, Androstendion); vgl. Zyklen, weibliche (Abb.).

Ovarial|hypo|plasie f: (klin.) Fachbezeichnung für eine seltene Form der primären Ovarialinsuffizienz (Gonadendysgenesie*) mit kleinen Eierstöcken u. Verminderung od. völligem Fehlen des Keimepithels. Vorhandene Primärfollikel sind entweder funktionell unauffällig, es kommt zunächst zu normalen Zyklen, aber schon früh zu Oligo- u. Amenorrhö, od. sie sind resistent gegenüber Hypothalamushormonen (hypergonadotroper Hypogonadismus), es werden keine od. nur geringe Mengen Östrogene gebildet mit der Folge einer Unterentwicklung der Sexualorgane u. sekundären Geschlechtsmerkmale sowie Amenorrhö u. Sterilität.

Ovarial|insuffizienz f: (klin.) Fachbezeichnung für eine Funktionseinschränkung der Eierstöcke; entweder primär, z. B. infolge einer Ovarialhypoplasie, od. sekundär, z. B. bei hypothalamisch-hypophysären Störungen, od. (nicht selten) psychogen; man unterscheidet: **1.** generative Ovarialinsuffizienz mit Amenorrhö u. Infertilität infolge ausbleibender Follikelreifung, Eisprung u. Bildung von Gelbkörpern; **2.** vegetative Ovarialinsuffizienz mit Störung auch der Östrogenproduktion u. Rückentwicklung von Sexualorganen u. Brust (Defemination); s. Hypogonadismus.

Ovarial|tumoren m pl: (klin.) Sammelbezeichnung für histologisch u. prognostisch sehr verschiedene Tumorerkrankungen des Eierstocks mit teils solidem, teils zystischem Wachstum (vgl. Ovarialzysten, funktionelle), teilweise mit Produktion von Sexualhormonen. Vorkommen solider Tumoren bei ca. 1-2 % aller Frauen mit einem Häufigkeitsgipfel für benigne Tumoren zwischen dem 20. u. 50. Lebensjahr u. für maligne Tumoren zwischen dem 40. u. 70. Lebensjahr; als Risikofaktoren gelten ein höheres Lebensalter sowie Ovulationsstörungen. Symptome entstehen erst spät (Zyklusstörungen, Dysmenorrhö, postklimakterische Blutungen), androgenaktive Tumoren (selten) führen zu einer auffälligen Virilisierung*. Die Therapie erfolgt immer operativ, das Ausmaß des Eingriffs u. die Art der Nachbehandlung (Zytostatika) entscheiden sich anhand des histologischen Typs u. der Ausbreitung des Tumors; 30 % der Ovarialtumoren sind od. werden Ovarialkarzinome mit ungünstiger Prognose.

Ovarial|zyklus m: (physiol.) Bezeichnung für die zwischen Pubertät u. Klimakterium (außer bei Schwangerschaften) regelmäßig sich wiederholenden Veränderungen im Eierstock*; von Hypophysenhormonen* direkt abhängiger, übergeordneter Genitalzyklus, s. Zyklen, weibliche (Abb.). Man unterscheidet: **1. Follikelphase:** in Thekazellen des Eierstocks u. in Follikelepithelzellen überwiegende Produktion von Östrogenen; Dauer variabel: 14 (7-18) Tage; **2. Eisprung:** Freisetzung einer Eizelle (Ovulation) aus einem reifen Graaf-Follikel etwa in der Zyklusmitte, s. Follikelreifung (Abb.); **3. Lutealphase:** im Gelbkörper* (Corpus luteum) u. in Follikelepithelzellen überwiegende Produktion von Progesteron; starker Rückgang der Östrogenproduktion bis zum 22. Zyklustag, im Fall von Nidation u. Schwangerschaft fortdauernde, anderenfalls abnehmende Progesteronproduktion u. Auslösen der Menstruation; relativ konstante Dauer von 14 (± 2) Tagen.
Die Regulation des Ovarialzyklus erfolgt durch Hypothalamushormone* unter dem Einfluss u. a. der Sexualzentren* u. der mit ihnen verbundenen Hirnregionen (z. B. limbisches System*); dies erklärt die Abhängigkeit des Ovarialzyklus nicht nur von körperlichen Faktoren (Rückkopplungseffekten) u. Umwelteinflüssen (s. Rhythmen, biologische), sondern auch von seelischen Voraussetzungen; vgl. Zyklusstörungen.

Ovarial|zysten, funktionelle f pl: (klin.) Fachbezeichnung für Zysten im Gewebe des Eierstocks, die Hormone produzieren od. aufgrund hormoneller Störungen entstehen; je nach Ursprung unterscheidet man Follikelzysten, Corpus-luteum-Zysten u. Thekaluteinzysten. Bei gesicherter Diagnose (Ausschluss maligner Ovarialtumoren*) u. fehlenden Beschwerden zunächst medikamentöse Therapie u. Beobachtung, in der Postmenopause u. bei fraglicher Diagnose sowie bei Beschwerden u. einer

Zystengröße von mehr als 7 cm (Gefahr der Stieldrehung) operative Entfernung der Zysten.

Ovarien|implantation f: s. Keimdrüsentransplantation.

Ovario|testis n: (klin.) auch Ovotestis, Testovar; Fachbezeichnung für die Gonade bei Hermaphroditismus*, die sowohl Eierstock- als auch Hodengewebe (mit unreifen männlichen u. weiblichen Keimzellen) enthält; evtl. nur einseitig, Lokalisation im kleinen Becken zwischen der physiologischen Höhe der Eierstöcke u. dem Hodensack (nur teilweise abgeschlossener Hodendeszensus*).

Ovarium n: (anat.) Fachbezeichnung für Eierstock*.

Ovi|duct (lat. ovum Ei) m: (anat.) ungebräuchliche Fachbezeichnung für Eileiter*. (embryol.) Sammelbezeichnung für Eileiter u. Uterus als gemeinsame Abkömmlinge des Müller*-Gangs.

Ovi|parie (lat. parere gebären) f: (biol.) Fachbezeichnung für Fortpflanzung durch Eierlegen; vgl. Viviparie.

Ovo|genese f: (anat.) s. Oogenese.

Ovo|gonien f pl: (biol.) s. Oogonien.

Ovo|zyten f pl: (biol.) s. Oozyten.

Ovulation (lat. ovulum kleines Ei) f: (physiol.) Fachbezeichnung für Eisprung*.

Ovulations|auslösung, hormonelle: (gebh.) Fachbezeichnung für das Auslösen eines Eisprungs durch Gabe von Medikamenten bzw. Hormonen (z. B. HCG*, HMG*) nach vorheriger Stimulation der Follikelreifung z. B. mit Clomiphen, Cyclofenil od. Epimestrol; **Anwendung:** v. a. bei Sterilität* infolge Anovulation, zur Vorbereitung einer In*-vitro-Fertilisation. Als Komplikation kann u. a. ein ovarielles Hyperstimulationssyndrom* auftreten.

Ovulations|blutungen: (gynäkol.) Fachbezeichnung für regelmäßige Zusatzblutungen* zum Zeitpunkt der Ovulation (Mittelblutungen); geringe Blutung aus dem Endometrium infolge eines starken Abfalls der Östrogenproduktion, evtl. verbunden mit einem kurzen Mittelschmerz*; vgl. Menstruationsstörungen (Abb.).

Ovulations|hemmer: (sexol.) Sammelbezeichnung für Arzneimittel, die durch Imitation der hormonellen Situation wie bei einer Schwangerschaft eine Hemmung des Eisprungs* bewirken; Anwendung finden z. B. Kombinationspräparate, die Gestagene* u. Östrogene* (meist Äthinylöstradiol) enthalten; s. Kontrazeptiva, hormonelle.

Ovulations|methode f: (sexol.) Kurzbezeichnung für Billings*-Ovulationsmethode.

Ovulations|tests m pl: (gynäkol.) Sammelbezeichnung für verschiedene indirekte Verfahren zur Bestimmung des Zeitpunkts des Eisprungs* (Ovulation) für die gezielte Einleitung einer Schwangerschaft auf natürlichem Weg, für die Gewinnung von Eizellen zur In-vitro-Fertilisation od. für die Abklärung von Zyklusstörungen. Einige Ovulationstests sind außerdem geeignet zur Bestimmung empfängnisfreier (unfruchtbarer) Tage im Verlauf des Ovarialzyklus; s. Empfängnisverhütung, natürliche.
Einfachstes **Verfahren** ist die Bestimmung der morgendlichen Basaltemperatur*, die unter Einfluss von Progesteron ansteigt u. daher die stattgefundene Ovulation nachträglich anzeigt. Früher beurteilbar sind typische, durch den präovulatorischen Östrogengipfel ausgelöste Veränderungen am Gebärmutterhals: Zervikalschleim* (Menge, Spinnbarkeit, Farnkrautphänomen) u. Weite des Muttermundes (sog. Cervix-Score). Weitere Verfahren sind die Bestimmung von Hormonen in Blut (LH, Progesteron) u. Urin (LH), sofern individuelle Vergleichswerte aus früheren Zyklen vorliegen; im Rahmen eines sog. Zyklusmonitoring (z. B. bei Sterilitätstherapie) erfolgt entweder die Bestimmung der LH/FSH-Ratio im Serum während der Follikelphase, von Progesteron in der Lutealphase, von Östrogen vor der Ovulation, oder der direkte Nachweis einer Ovulation mit Ultraschalluntersuchung od. Bauchspiegelung; vgl. Eisprung (Abb.).

Ovulations|zentrum n: (physiol.) Fachbezeichnung für ein im vorderen Hypothalamus* gelegenes Gebiet des Gehirns, das zyklisch LH*-RH freisetzt u. bei Frauen an der Steuerung des Ovarialzyklus* beteiligt ist.

Ovum (lat. ~ Ei) n: (biol.) Fachbezeichnung für Eizelle*.

Oxytozin n: (endokrin.) auch Ocytocin; Peptidhormon, das im Nucleus supraopticus u. Nucleus paraventricularis des Hypothalamus gebildet, mit Hilfe spezifischer Trägerproteine (Neurophysine) in den Hypophysenhinterlappen transportiert u. erst von dort zyklisch bzw. bei Bedarf freigesetzt wird; die Ausschüttung wird durch eine (mechanische) Reizung der Geschlechtsorgane bzw. deren Dehnung bei einer Geburt, durch Stimulation der Brustwarzen (u. a. beim Saugakt während des Stillens) sowie durch optische Reize u. Geruchsreize, aber auch durch Stress stimuliert. Oxytozin bewirkt Kontraktionen der glatten Muskulatur des Uterus (wodurch postkoital die Spermienwanderung bzw. während der Geburt die Fruchtaustreibung gefördert wird) u. begünstigt die Entleerung des Gangsystems der weiblichen Brust. Über die Wirkung bei Männern ist wenig bekannt, Oxytozin bewirkt eine Kontraktion der glatten Muskulatur der Nebenhodenkanälchen. In Tierversuchen lässt sich bei beiden Geschlechtern ein positiver Einfluss auf Partnerbindung u. Sozialverhalten darstellen. Östrogene erhöhen die Empfindlichkeit der Uterusmuskulatur gegenüber Oxytozin, Gestagene senken sie. Referenzbereiche: s. Tab.; erhöhte Werte bei Schwangerschaft u. Einnahme hormoneller Kontrazeptiva, erniedrigte Werte z. B. bei Stress (Antagonismus zu Adrenalin u. Cortisol). In der Geburtshilfe wird synthetisches Oxytozin u. a. zur Geburtseinleitung, Wehenverstärkung u. Behandlung von Laktationsschwierigkeiten eingesetzt. Der Abbau von Oxytozin erfolgt durch das Enzym Oxytocinase, die Ausscheidung über Niere u. Leber, aber auch über Uterus u. Brustdrüse. Vgl. Hypothalamushormone.

Oxytozin
Referenzbereiche (Männer und Frauen)
1–4 pmol/l (1,25–5 ng/l)

O

P

P: (kult.) Abkürzung für (span.) pimpollo, wörtlich hübscher Knabe, in übertragenem Sinn als Bezeichnung für männliche u. weibliche Prostituierte verwendet; in kubanischen Straflagern der 60er Jahre des 20. Jahrhunderts übliche Kennzeichnung von Prostituierten u. Homosexuellen durch einen auf die Gefangenenkleidung aufgenähten Buchstaben; vgl. Rosa Winkel.

Paar|beratung: (psychol.) Bezeichnung für Beratungsangebote, die sich an Menschen in festen Partnerschaften richten; früher v. a. als sog. Eheberatung*, heute in zahlreichen Zusammenhängen Angebote der Partnerschafts- u. Sexualberatung* auch bei Kinderlosigkeit* od. Partnerschaftskonflikten* mit medizinischen, psychologischen u. juristischen Schwerpunkten.

Paar|beziehung: (soziol.) Sammelbezeichnung für alle Formen von Zweierbeziehungen mit vielfältigen Erscheinungsweisen, etwa als Freundschaft, Partnerschaft od. Ehe; i. e. S. Bezeichnung für dauerhafte Beziehung zwischen zwei Menschen, die emotionale, sexuelle u. soziale Bindungen einschließt, wobei sehr verschiedene Ausgestaltungsformen (z. B. als Ehe od. nichteheliche Lebensgemeinschaft, gleichberechtigte Partnerschaft od. matriarchale Struktur, monogame od. offene Beziehung u. a.) möglich sind. Vgl. Singles.

Paar|psychologie f: (psychol.) Bezeichnung für ein Teilgebiet der Psychologie, das sich mit den psychischen Vorgängen zwischen Partnern befasst (Sonderfall der Gruppenpsychologie).

Paar|therapie f: (psychol.) i. w. S. Sammelbezeichnung für Psychotherapie*, an der zwei in einer längeren Beziehung stehende Partner teilnehmen, um einen Partnerschaftskonflikt* od. eine andere psychische Problemlage gemeinsam zu lösen. Angewendet werden unterschiedliche (verhaltenstherapeutische, psychodynamische, systemische u. a.) Ansätze, erörtert werden v. a. unrealistische Erwartungen, divergente Entwicklungen u. Kommunikationsstörungen des Paares, um die Ressourcen des einzelnen u. der Beziehung erkennbar zu machen u. Problemlösungsstrategien zu finden. Seitens der Therapeuten ist die kontrollierte Gestaltung der Beziehung zu den Klienten von besonderer Bedeutung: Bildung von Koalitionen vermeiden, keine Konkurrenz zur Partnerbeziehung, direkte Kommunikation zwischen den Partnern fördern, Ergebnisoffenheit hinsichtlich des Ziels der Therapie (Stabilisierung der Partnerschaft od. Trennung).
(sexol.) i. e. S. Bezeichnung für eine von W. Masters u. V. Johnson eingeführte Form der Sexualtherapie* von Paaren, die eine sexuelle Erlebnis- u. Funktionsstörung eines Partners als zentrales Problem erleben u. gemeinsam bessern wollen. In ihrer klassischen Form ist die Paartherapie eine streng strukturierte, edukativ u. verhaltenstherapeutisch orientierte Psychotherapie mit Sexualanamnese* zunächst jedes einzelnen Partners, evtl. durch ein (geschlechtlich dem Klientenpaar entsprechendes) Therapeutenteam*, um in den anschließenden Sitzungen die Problematik zu dritt od. viert zu bearbeiten u. durch entsprechende Sexualübungen* neue Erfahrungen zu vermitteln; in moderneren Formen der Paartherapie stehen zusätzlich partner- u. geschlechterdynamische Aspekte der Beziehung im Vordergrund der Betrachtungen. Die von W. Masters u. V. Johnson zunächst berichteten sehr hohen Erfolgsquoten (ca. 80 % in wenigen Sitzungen) konnten zwar von anderen Arbeitsgruppen nicht bestätigt werden, dennoch erweist sich die Paartherapie in 65-75 % der Fälle als erfolgreich im Sinn einer Besserung der ursprünglichen Symptomatik; nicht geeignet ist Paartherapie bei Alkohol- od. Rauschmittelabhängigkeit u. akuten Psychosen eines Partners; weitere Einschränkungen ergeben sich aus Gewalterfahrungen eines Partners.

Paarung: (allg.) Bezeichnung für den zur Befruchtung führenden Sexualkontakt von Tieren (Begattung); in Bezug auf Menschen nur in übertragener, nichtsexueller Bedeutung verwendet (Paarbildung, z. B. bei Wettbewerben).

Paarungs|verhalten: (ethol.) Bezeichnung für das Sexualverhalten* von Tieren, insbesondere für die instinktiven, zur Befruchtung führenden Verhaltensabläufe; bei Tieren ist das Paarungsverhalten insgesamt konstanter als die entsprechenden Verhaltensweisen des Menschen; vgl. Intromissions-Kopulations-Ejakulations-Mechanismus.

Paarungs|zeit: (biol.) Bezeichnung für einen (artspezifischen) Zeitraum im Jahresverlauf, zu dem bei Tieren regelmäßig Paarungsbereitschaft besteht, s. Brunst.

Pad (engl. ~ Polster): (allg.) Bezeichnung für ein kleines Polster, das auf Hüften u. Gesäß getragen wird, um die Taillenlinie nach oben zu verschieben u. Hüften u. Becken hervorzuheben; Pads lösten in England Ende des 18. Jahrhunderts die Reifröcke* ab.

PADAM: Abkürzung für **p**artielles **A**ndrogen**d**efizit* des **a**lternden **M**annes.

Pädagogik (gr. παιδαγωγία Erziehung) f: (pädagog.) Bezeichnung für die Lehre von Erziehung* u. Bildung* von Kindern, i. w. S. auch von Erwachsenen (sog. Erwachsenenpädagogik), bedeutungsgleich mit Erziehungswissenschaften; ursprünglich Teil der Philosophie, seit Ende des 17. Jahrhunderts Spezialisierung als Methodenlehre (Didaktik), heute differenziert in zahlreiche Teilgebiete (z. B. Sozialpädagogik, Sexualpädagogik*, Sonderpädagogik).

Päd|erastie (gr. παῖς Kind, ἐραστής Liebhaber) f: (sexol.) historische Bezeichnung für (homosexuelle) Pädophilie* bei Männern, insbesondere für die im klassischen Griechenland übliche sexuelle Beziehung zwischen (pubertierenden) Jungen u. erwachsenen Männern.

Päd|erosis f: (sexol.) historische Bezeichnung für Pädophilie*.

Pädo|philie f: (sexol.) Bezeichnung für ein als Paraphilie* eingeordnetes abweichendes Sexualverhalten*, bei dem sexuelle Erregung u. Befriedigung überwiegend od. ausschließlich durch sexuelle Handlungen mit Kindern unter 14 Jahren erreicht werden; wissenschaftlich ist der Begriff nur anwendbar auf mindestens 16-Jährige, die Kontakt mit mindestens 5 Jahre jüngeren Personen suchen; i. e. S. richtet sich Pädophilie (anders als Neoterophilie* u. Ephebophilie*) ausdrücklich auf vorpubertäre Kinder.
Vorkommen überwiegend bei Männern, minderheitlich auch bei Frauen; als sog. Hauptströmung (s. u.) häufiger mit homosexueller, sonst meist mit heterosexueller Orientierung verbunden; zur Entstehung gibt es keine einheitlichen Vorstellungen.
Die **Häufigkeit** pädophiler Phantasien u. Wünsche bei Erwachsenen ist kaum bestimmbar, allerdings vermutlich weit höher als diejenige pädophiler Handlungen, deren Häufigkeit ebenfalls kaum abgeschätzt werden kann, weil die Kriminalstatistik nach übereinstimmender Auffassung nur einen geringen (u. nicht unbedingt typischen) Anteil pädophiler Kontakte abbildet (hohe Dunkelziffer*). Retrospektive Befragungen Erwachsener ergeben für deren Kindheit z. T. hohe Raten sexueller Kontakte mit Erwachsenen (große Schwankungsbreite: nach der Kriminalstatistik einschließlich exhibitionistischer Handlungen vermutlich bei 20 % der Mädchen u. 5 % der Jungen mindestens einmalig; Ergebnisse aus den USA variieren bei Mädchen zwischen 6 % u. 62 %, bei Jungen zwischen 3 % u. 31 %); insgesamt werden Kontakte von Jungen zu erwachsenen Frauen deutlich häufiger berichtet (z. B. von 15 % der Jungen vor dem 16. Lebensjahr), als die Kriminalstatistik Täterinnen verzeichnet.
Die **Formen** der Pädophilie sind (wie diejenigen der Hetero- u. Homosexualität insgesamt) äußerst vielgestaltig: Häufig besteht ein Interesse nur an bestimmten Altersgruppen (Nähe zu Fetischismus*); es werden entweder flüchtige Kontakte (z. B. auch als Exhibitionismus* od. Voyeurismus*) angestrebt od. länger dauernde Bindungen gewünscht; eine Vielzahl pädophiler Menschen (evtl. die Mehrheit) sind in Bezug auf ihre Neigung lebenslang abstinent bzw. wählen nichtsexuelle Formen des Kontakts mit Kindern (z. B. in Betreuungs- u. Erziehungsberufen); nur eine (wohl kleine) Minderheit übt Zwang od. sexuelle Gewalt* aus, während die Mehrheit eine Einwilligung der Kinder anstrebt u. Freiwilligkeit des Kontakts subjektiv für möglich hält. Neben diesen Formen mit sog. pädophiler Hauptströmung (unter pädophilen Straftätern ca. 50 %) werden Formen beschrieben, in denen sexuelle Handlungen mit Kindern eine Ersatzhandlung* darstellen (ca. 35 %, z. B. bei Adoleszenten als Probierverhalten; auch bei Intelligenzminderung od. Dissozialität*) od. nur in bestimmten Situationen stattfinden (sog. pädophile Nebenströmung, ca. 15 %, z. B. als Inzest od. Alterspädophilie).
Die **Bewertung** von Sexualkontakten zwischen Erwachsenen u. Kindern weist erhebliche Unterschiede zwischen den Kulturen u. historischen Epochen auf: In zahlreichen Kulturen wurden sie (insbesondere zwischen Männern u. Jungen, aber auch in anderer Konstellation) als der kindlichen Entwicklung förderlich betrachtet u. daher zwar z. T. ritualisiert (Beschränkung auf Pubertierende, auf einzelne Rituale, auf ausgewählte Erwachsene od. auf bestimmte Praktiken), aber insgesamt nicht diskriminiert. Demgegenüber ist ihre aktuelle Bewertung in fast allen modernen Gesellschaften geprägt durch die prinzipielle Strafbarkeit (s. Schutzaltersgrenzen). Zwei grundsätzlich verschiedene Argumentationen sind zu unterscheiden: Entweder wird Pädophilie in jedem Fall (unter Verweis auf die angenommenen Folgen für die Kinder, s. u.) als moralisch verwerflich u. sozial inakzeptabel betrachtet („Kinderschänder"), wie es der Rechtspraxis entspricht; od. es werden pädophile Kontakte unter Hinweis auf das eingeschränkte Urteilsvermögen von Kindern als Verstoß gegen die sexuelle Selbstbestimmung* betrachtet („Machtmissbrauch"). Letztere Argumentation ist insofern strittig, als es Kontakte im gegenseitigen Einvernehmen durchaus zu geben scheint (s. u.), dem aber entgegensteht, dass sich Kinder- u. Erwachsenensexualität zumindest hinsichtlich der sexuellen Skripte* grundsätzlich unterscheiden u. daher einvernehmliches Handeln kaum herstellbar erscheint.
Die **Folgen für die beteiligten Kinder** sind je nach Umständen sehr verschieden: Übergreifende Analysen retrospektiver Befragungen ergeben bei der Hälfte der Männer u. einem Viertel der Frauen neutrale bis positive Bewertungen der früheren Kontakte; in zahlreichen Fällen scheinen daher (auch unfreiwillige) Sexualkontakte keine nachteiligen Folgen zu haben. Dagegen erscheint in jedem Fall (auch ohne sexuelle Gewalt*) das prinzipielle Risiko psychischer Folgen (z. B. von Angststörungen) hoch: umso höher, je jünger das Kind ist, je häufiger u. länger die Kontakte andauern, je unmittelbarer im familiären Umfeld der Erwachsene lebt u. a. (s. Missbrauch, sexueller). Eine spezifische Beziehung zwischen pädophilen Kontakten u. speziellen psychischen Störungen ist demgegenüber nur für Fälle mit deutlichem Zwang gesichert (höheres Risiko für Dissexualität* im Adoleszenten- u. Erwachsenenalter).
Die **Folgen für pädophil empfindende Menschen** sind schwerwiegend: einerseits wegen der Möglichkeit strafrechtlicher Verfolgung schon beim Versuch einer sexuellen Handlung mit Kindern, die sich auch auf im Ausland stattfindende Kontakte erstreckt (Weltrechtsprinzip, s. Sextourismus), u. des Verbots jeder Form von Abbildungen pädophilen Inhalts (s. Pornographie); andererseits v. a. deshalb, weil ihre Nei-

P

gung zurzeit im breiten gesellschaftlichen Konsens als nicht lebbare Form der Sexualität betrachtet wird, indem sie der Forderung nach Einvernehmlichkeit* nicht gerecht werden kann. Auch innerhalb der Sexualwissenschaft besteht hierüber weitgehende Einigkeit, wobei grundsätzlich ein breiterer Spielraum der juristischen Bewertung im Einzelfall für wünschenswert gehalten wird. Beratung u. Unterstützung bieten eine Reihe von Selbsthilfegruppen*.
Eine **Therapie** pädophiler Neigungen im Sinn einer Veränderung der Orientierung ist aus heutiger Sicht nicht möglich; dagegen kann mittels Psychotherapie* u. U. die Selbstkontrolle verbessert, die Konfliktverarbeitung erleichtert u. der Befriedigungswert sexueller Kontakte mit Erwachsenen erhöht werden. Bei schwerer persönlicher Belastung od. in Fällen von Dissexualität kann eine Minderung der sexuellen Motivation durch Antiandrogene (s. Therapie, kontrahormonale) od. durch Serotonin-Wiederaufnahmehemmer (s. Antidepressiva) erwogen werden.

Pärchen: (allg.) Diminutivform zu Paar; insbesondere als Bezeichnung für (junges) Liebes- od. Ehepaar verwendet; vgl. Paarbeziehung.

Pätau-Syndrom (Klaus P., zeitgen. Pädiater, Madison, USA) n: (genet.) auch Trisomie 13; Chromosomen*-Abweichung mit dreifach vorhandenem Chromosom 13 (Trisomiesyndrom). Ursache ist eine ungleiche Aufteilung von Chromosomen (sog. Non*-Disjunction) während der Meiose. **Häufigkeit:** ca. 1:10 000 Lebendgeborene; **Symptome:** multiple Hirnfehlbildungen, Fehlbildungen des Gesichts, Lippen-Kiefer-Gaumen-Spalte, Ohrmuscheldeformität u. a.

Palin|genesie (gr. παλιγγενεσία Wiedergeburt) f: (kult.) Fachbezeichnung für die Wiedererstehung aus Altem od. Vergangenem; i. e. S. christlich-theologische Bezeichnung für spirituelle Wiedergeburt, i. w. S. für Wiedergeburtslehren* anderer Religionen.
(biol.) veraltete Fachbezeichnung für das erneute Auftreten phänotypischer Eigenschaften von Vorfahren nach deren Nichtauftreten über mehrere Generationen.

Pan: (kult.) in der griechischen Mythologie* Name des Sohns des Hermes u. der Nymphe Dryops; vorgestellt als Mensch mit dem Unterkörper eines Ziegenbocks, der im Gefolge des Dionysos* als Anführer der Satyrn* auftrat u. Lüsternheit u. sexuelle Appetenz symbolisierte; als die Nymphe Syrinx vor ihm floh u. sich in Schilfrohr verwandelte, schnitzte sich Pan aus dem Rohr eine Flöte, auf der er seine Liebesklagen intonierte; vgl. Musik. In der römischen Mythologie entspricht ihm Faunus*.

Panax ginseng (lat. panacea Allheilmittel): (biol.) botanische Bezeichnung einer in Ostasien heimischen, in Japan u. Nordamerika (als Panax pseudoginseng od. Panax quinquefolius) kultivierten Pflanze (Araliengewächs), deren Wurzel volksmedizinisch große Bedeutung in Anregungsmitteln* u. Aphrodisiaka* hat, s. Ginseng.

Pandora: (kult.) in der griechischen Mythologie* Name der ersten Frau auf Erden, die von Hephaistos im Auftrag von Zeus zur Bestrafung der Menschen gesandt wurde, nachdem Prometheus ihnen das Feuer gebracht hatte; in einer Büchse soll Pandora Übel, Krankheit, Leid u. Tod auf die Erde gebracht haben.

Panik|störung (gr. πανικός vom Schreckensdämon Pan beeinflusst): (psychiat.) Bezeichnung für wiederholt auftretende schwere (Todes)Angstattacken, die ohne vorhersehbare Anlässe auftreten, meist durch Belastungssituationen od. bestimmte Reize ausgelöst werden u. zu erheblicher Erwartungsangst (Phobophobie*) führen, s. Phobie.

Panizza, Oskar (1853-1921): Psychiater u. Schriftsteller, München; in mehreren literarischen Werken (u. a. dem Theaterstück „Das Liebeskonzil", 1894) Thematisierung des Zusammenhangs von religiösem Zwang u. sexueller Verdrängung; sexualwissenschaftliche Arbeiten u. a. zu Mode, Prostitution u. Homosexualität, in denen die damals herrschende Sexualmoral u. sittlichen Normen kritisch analysiert werden.

Pan|sexualismus (gr. παν- alles-) m: (soziol.) auch Pansexualität; kritisch gemeinte Bezeichnung für einen psychischen Zustand (u. entsprechende soziale Verhältnisse), in denen sämtliches Verhalten u. Empfinden durch Sexualität bestimmt wird. Von manchen Anthropologen vermutete (aber nicht nachweisbare) sehr frühe Stufe in der Phylogenese des Menschen mit ungehemmter Triebhaftigkeit u. Promiskuität, die sich erst durch Instinktreduktion u. die Entstehung anderer Antriebe zu sozial verträglichen u. kulturell produktiven Formen des Zusammenlebens entwickelt haben soll; im Umkehrschluss wird dann kulturkritisch die heute zunehmende Entschränkung von Sexualität als Rückentwicklung u. gesellschaftliche Gefahr gebrandmarkt; vgl. Revolution, sexuelle.
(psychol.) historisch (ebenfalls in polemischer Absicht) verwendet, um die aus psychoanalytischer Sicht zentrale Rolle von Sexualität zu diffamieren (wobei die einschränkenden psychoanalytischen Konstrukte, insbesondere des Realitätsprinzips u. des Todestriebs, unbeachtet blieben).

Pantoffel (frz. pantoufle Schuhwerk): (allg.) Bezeichnung für Schuh, der aus Sohle u. vorderer Kappe besteht; seit dem 15. Jahrhundert in Europa verbreitet, galten Pantoffeln Anfang des 18. Jahrhunderts als luxuriöse Fußbekleidung, die auch außerhalb des Hauses getragen wurde; erst Anfang des 19. Jahrhunderts setzte sich ihre Verwendung als Hausschuh durch. In einigen Gesellschaften haben Pantoffeln eine symbolische und rechtliche Bedeutung als Herrschaftszeichen.

Pantoffel|held: (allg.) ironische Bezeichnung für Männer, die unter dem Regiment ihrer Frau stehen; in mittelalterlichen Heiratsbräuchen stand der Pantoffel für Macht u. Herrschaft; nach einer scherzhaften Auffassung ist in Oberösterreich der Simonstag (28. Oktober) Festtag der Pantoffelhelden. Vgl. Männerhaus.

Pantoffel|kuss: (kult.) Bezeichnung für den Kuss des päpstlichen Pantoffels, s. Fußkuss.

Pantoffel|werfen: (kult.) Bezeichnung für eine historische Form des Einspruchs der Frau gegen die Ehe durch Werfen eines Pantoffels.

Panto|mime (gr. τὰ πάντα alles, μίμησις Nachahmung) f: (kult.) Bezeichnung für eine seit der griechischen Antike bekannte Form der darstel-

P

lenden Kunst, bei der Charaktere u. Handlungen durch Mimik*, Gestik u. tänzerische Bewegungen (Körpersprache*) sowie evtl. mit Musikbegleitung, aber ohne Worte ausgedrückt werden; die Pantomime des 19. u. 20. Jahrhunderts bestimmten sozialkritische und psychologische Themen.

Panto|mimik f: (allg.) bedeutungsgleich mit Körpersprache*; auch Bezeichnung für die Kunst der Pantomime*.

Papagallo (ital. pappagallo Papagei) m: (allg.) eher veraltete Bezeichnung (60er Jahre des 20. Jahrhunderts) für einen südeuropäischen Mann, der insbesondere mit Touristinnen sexuellen Kontakt sucht u. sich ggf. von ihnen aushalten lässt; vgl. Sextourismus.

Papanicolaou-Ab|strich (George P., Anatom, Athen, New York, 1883-1962): (gynäkol.) übliche Bezeichnung für zytologischen Abstrich von Portiooberfläche u. Zervikalkanal mit einem Watteträger, Spatel od. spezieller Bürste u. anschließende Spezialfärbung (Papanicolaou-Färbung) zur mikroskopischen Beurteilung eventueller Gewebeveränderungen (Einteilung: s. Tab.). Vgl. Zytodiagnostik.

Papaverin (lat. papaver Mohn) n: (pharmak.) natürlicherweise im Opium vorkommendes, auch synthetisch herstellbares Alkaloid, das eine krampflösende (spasmolytische) Wirkung hat u. das Enzym Phosphodiesterase hemmt; Anwendung z. B. bei Erektionsstörungen in Kombination mit Phentolamin* im Rahmen der Schwellkörper*-Autoinjektionstherapie, bei Uterusspasmen, Herzrhythmusstörungen u. a.

Papaver somni|ferum (lat. somnifer schlafbringend) n: (biol.) botanische Bezeichnung für Schlafmohn, eine im Mittelmeergebiet u. Asien weit verbreitete, wegen ihrer essbaren Samen u. dem aus unreifen Samenkapseln gewonnenen Opium* sehr alte Kulturpflanze; traditionell als Rauschmittel* u. in Aphrodisiaka* verwendet, in manchen Kulturen als Fruchtbarkeitssymbol betrachtet (vgl. Matriarchat, Abb.). (pharmak.) Stammpflanze zur Gewinnung von Opium u. dessen Derivaten (Opiate, auch Papaverin*); Anbau u. Handel unterliegen internationalen Beschränkungen (vgl. Betäubungsmittelgesetz), Mohnsamen enthalten keine Opiate.

Paphia: (kult.) Name eines in Werken der erotischen Literatur* des 18. Jahrhunderts gelegentlich angegebenen (fiktiven) Druckorts; die Bezeichnung geht zurück auf den Ort Paphos auf Zypern, an dem der Sage nach Aphrodite* dem Meer entstiegen sein soll; die Angabe hatte neben ihrer Wirkung als Hinweis darauf, dass es sich um ein erotisches Werk handelte, v. a. den Zweck, Maßnahmen der Zensur* zu erschweren bzw. zu verhindern.

Papillae genitales (lat. papilla Warze) f pl: (embryol.) Bezeichnung für Geschlechtspapillen*.

Papillomavirus-Infektionen

Erkrankung	häufig nachgewiesene HPV-Typen					
	6	11	16	18	31	45
Condylomata acuminata	•	•				
Condylomata plana			•	•		
CIN, VAIN, VIN, PAIN, PIN	•	•	•	•	•	
Zervixkarzinom			•	•	•	•
Peniskarzinom	•		•	•		
Vulvakarzinom	•		•	•		

Papilloma|virus-Infektionen f pl: (infektiol.) Sammelbezeichnung für sexuell übertragbare Infektionen* mit humanen Papillomaviren (HPV; DNA-Viren aus der Familie der Papovaviren mit mehr als 70 Typen); HPV-Infektionen können über Mikroläsionen von Haut u. Schleimhaut (od. während der Geburt von der Mutter auf das Kind) übertragen werden u. verursachen nach einer Inkubationszeit von Wochen bis mehreren Monaten meist gutartige Gewebewucherungen (Warzen) an Häuten u. Schleimhäuten, z. B. Condylomata* acuminata (Feigwarzen) od. Condylomata* plana; sie sind möglicherweise als Kofaktoren an der Entstehung von anogenitalen Tumoren beteiligt (s. Tab.).

Pappenheim, Bertha (1859-1936): Krankenschwester, Wien, ab 1888 in Frankfurt a. M.; Vertreterin der jüdischen Frauenbewegung,

Papanicolaou-Abstrich
Einteilung zytologischer Befunde nach Papanicolaou und Korrelation mit CIN-Stadien

Gruppe	CIN-Stadium	Zellbild
Pap I		regelrechtes Zellbild
Pap II		mehr oder minder ausgeprägte entzündliche (Beimengungen von Leukozyten und Mikroorganismen) sowie metaplastische, degenerative bzw. regenerative Veränderungen
Pap III		unklares, zweifelhaftes Zellbild, bedingt durch schwere entzündliche, atrophische oder degenerative Veränderungen bzw. schwer regressiv veränderte Zellen
Pap III D	CIN I, II	leichte bis mittelgradige Dysplasie
Pap IVa	CIN III	pathologische Zellen (schwere Dysplasie, zelluläre Atypie); Verdacht auf Karzinom (Carcinoma in situ)
Pap IVb		Verdacht auf Mikrokarzinom; fraglich beginnende Invasion
Pap V		massenhaft eindeutig maligne Tumorzellen; hochgradig verdächtig auf invasives Karzinom

1904 Mitbegründerin des Jüdischen Frauenbundes (JVB), dessen Ziele u. a. soziale Unterstützung jüdischer Frauen, Zugang zu Bildungseinrichtungen u. Abschaffung des Mädchenhandels waren; 1907 Gründung eines Heims für alleinerziehende Mütter in Neu-Isenburg. Als junge Frau hatte sie während der Pflege ihres kranken Vaters Halluzinationen, Lähmungserscheinungen sowie Sprechstörungen entwickelt u. wurde von J. Breuer behandelt, der über sie als „Patientin Anna O." in den „Studien über Hysterie" (1895 mit S. Freud) berichtete.

Para|didymis (gr. παρά neben) f: (anat.) Fachbezeichnung für Beihoden*.

Para|didymitis erotica f: (klin.) Fachbezeichnung für akute Schmerzzustände im Bereich des Beihodens infolge rückwärtsgerichteter Peristaltik der Samenwege u. Füllung der Nebenhodenkanälchen bei anhaltender sexueller Erregung ohne Ejakulation; vgl. Epididymitis erotica.

Para|doxia sexualis (gr. παράδοξος unerwartet) f: (sexol.) **1.** veraltete Bezeichnung für das (insbesondere unter Bedingungen einer repressiven Sexualmoral) nicht seltene Verleugnen sexueller Wünsche durch entsprechend geäußerte Wertungen (z. B. Antihomosexualität* bei nicht akzeptierter homosexueller Orientierung). **2.** auch Parerosie; veraltete Bezeichnung für physiologische, aber früher als abnorm betrachtete sexuelle Reaktionen bei Kindern u. alten Menschen.

Par|ästhesie (gr. παρά neben) f: (klin.) Fachbezeichnung für eine Sensibilitätsstörung* der Haut mit Missempfindungen wie Kribbeln, Ameisenlaufen, evtl. auch Schmerzen (Dysästhesie*).

Para|graph 175: (jurist.) historische Bezeichnung für die strafrechtliche Bestimmung gegen homosexuelle Handlungen unter Männern in Deutschland (§ 175). Ursprünglich Teil des Reichsstrafgesetzbuchs u. in der Zeit des Nationalsozialismus* verschärft, blieb er im Strafgesetzbuch der Bundesrepublik Deutschland bis zum Jahr 1969 in seiner alten Form, danach ab 1974 in einer deutlich entschärften Form erhalten u. wurde im vereinten Deutschland 1994 abgeschafft. In Österreich gelten für homosexuelle Männer nach wie vor besondere Einschränkungen nach Paragraph* 209; vgl. Schwulenbewegung, Abb. 1.

Para|graph 209: (jurist.) Bezeichnung für die strafrechtliche Bestimmung gegen homosexuelle Handlungen unter Männern in Österreich (§ 209 StGB), die eine generelle Strafbarkeit für Kontakte zwischen volljährigen Männern u. Männern unter 18 Jahren vorsieht, während für heterosexuelle Kontakte u. homosexuelle Kontakte zwischen Frauen seit der Strafrechtsreform von 1970 eine Schutzaltersgrenze* von 14 Jahren gilt.

Para|graph 218: (jurist.) Bezeichnung für die zentrale strafrechtliche Bestimmung gegen Schwangerschaftsabbruch* in Deutschland (§ 218 StGB), die v. a. in sozialpolitischen Debatten über die allmähliche Legalisierung stellvertretend für die §§ 218, 218a–c, 219, 219a u. 219b StGB genannt wird; s. Abtreibungsverbote, Frauenbewegung.

Par|algesie f: (physiol.) Bezeichnung für die Wahrnehmung von Schmerzreizen als angenehm und evtl. sexuell erregend; vgl. Sadomasochismus.

Para|lyse (gr. παραλύω auf einer Seite lähmen) f: (klin.) Fachbezeichnung für Lähmung; Verlust od. schwere Einschränkung der physiologischen Beweglichkeit von Muskeln od. Körperabschnitten; vgl. Querschnittlähmung, Behinderung.

Para|lyse, progressive f: (infektiol.) Bezeichnung für eine früher häufige, heute äußerst seltene Form der Neurosyphilis im Stadium IV der Syphilis*, die nach ca. 10 Jahren auftritt u. durch entzündliche Veränderungen des Großhirns, uncharakteristische Beschwerden (Kopfschmerzen, Schlafstörungen, Schwindel u. a.), z. T. epileptische Anfälle, Pupillenstörungen, Geh- u. Gleichgewichtsstörungen (Tabes dorsalis) sowie psychopathologische Symptome wie zunehmende Demenz, Sprechstörungen, evtl. Manie u. Größenwahn geprägt ist. Eine sehr seltene Form ist die sog. Lissauer-Paralyse, bei der neuropsychologische Herdsymptome wie Sprechstörungen (Aphasie), Störungen von Handlungen u. Bewegungsabläufen (Apraxie), evtl. Schreibstörungen (Agraphie) od. Erinnerungsverlust (Amnesie) im Vordergrund stehen.

Para|lytiker m: (allg.) historische Bezeichnung für Menschen, die infolge einer Syphilis* an progressiver Paralyse* erkrankt sind.

Para|metritis (gr. παρά neben) f: (gynäkol.) Bezeichnung für eine Entzündung des Bindegeweberaums, der den Uterushals beiderseits umgibt; Vorkommen bei Endometritis*.

Para|metrium n: (anat.) Fachbezeichnung für den unter dem Peritoneum gelegenen Bindegeweberaum, der den Hals des Uterus* beiderseits umgibt; u. a. mit Harnleitern, Blutgefäßen (zahlreiche Venengeflechte) u. glatter Muskulatur, die stellenweise straffere Bindegewebezüge bilden (sog. Retinacula uteri).

Para|metro|pathia spastica (gr. σπασμός Krampf) f: (klin.) Fachbezeichnung für chronische spastische Schmerzzustände im Bereich des Parametriums*; vermutlich überwiegend psychovegetative Entstehung, s. Pelvipathia vegetativa.

Para|philie f: (sexol.) historische Sammelbezeichnung für abweichendes Sexualverhalten*, die im amerikanischen Sprachraum weiterverwendet wurde u. heute (beschränkt auf bestimmte Formen) als Fachbezeichnung erneut gebraucht wird; nach DSM-IV werden hierzu gerechnet: **1.** sexuelle Phantasien, dranghafte Bedürfnisse od. Verhaltensweisen, die mindestens sechs Monate bestehen u. sich beziehen **a)** auf nichtmenschliche Objekte, **b)** auf Leiden od. Demütigung der eigenen Person od. anderer, **c)** auf Kinder u. andere nicht einwilligende od. einwilligungsunfähige Personen. Dieses sog. Kriterium A, das grundsätzlich Voyeurismus*, Exhibitionismus* u. Frotteurismus*, Sadomasochismus*, Pädophilie*, Zoophilie* u. Formen des Fetischismus* erfasst, wird bei Fehlen von Merkmalen dissexuellen Verhaltens (z. B. bei einvernehmlichen Handlungen od. Autoerotik, s. Dissexualität) durch ein sog. Kriterium B weiter eingeschränkt: **2.** Das Verhalten muss zu kli-

P

nisch bedeutsamem Leiden od. zu sozialen od. beruflichen Beschränkungen führen. Der Begriff kennzeichnet daher weniger bestimmte Neigungen od. Handlungen an sich als „paraphil", sondern berücksichtigt in der Einordnung die individuellen u. sozialen Folgen des Verhaltens.

Para|phimose f: (klin.) Fachbezeichnung für die akute Einklemmung der erigierten Eichel des Penis in eine verengte, bis zur Kranzfurche zurückgestreifte Vorhaut; führt zu schmerzhafter Schwellung u. Durchblutungsstörungen der Eichel mit der Gefahr einer Gewebeschädigung (sog. spanischer Kragen). Erstbehandlung: Auspressen der Eichel u. manuelle Reposition der Vorhaut, ggf. operativ durch dorsale Inzision u. spätere Zirkumzision.

Para|spadie (gr. σπαδών Spalte) f: (klin.) Fachbezeichnung für eine (seltene) Fehlbildung von Penis u. Harnröhre, bei der beim Neugeborenen die Harnröhre auf der Seite des Penis mündet. Entstehung wie Hypospadie* infolge einer unvollständigen Verschmelzung der Urethralfalten.

Para|urethral|drüsen: (klin.) auch Skene-Drüsen, Bezeichnung für die (weiblichen) kleinen Vestibulardrüsen* (Glandulae paraurethrales).

Para|urethral|gänge: (anat.) Ductus paraurethrales; Bezeichnung für die (auch als Skene-Gänge bezeichneten) Ausführungsgänge der (weiblichen) kleinen Vestibulardrüsen* (Paraurethraldrüsen, Skene-Drüsen).

Para|urethritis f: (infektiol.) auch Periurethritis; Bezeichnung für die Entzündung des die Harnröhre (Urethra) umgebenden Bindegewebes, s. Urethritis.

Pardeh (von pers. parde Vorhang, Schleier) f: (kult.) im arabisch geprägten Kulturraum übliche Sammelbezeichnung für die Absonderung u. Verhüllung von Frauen in islamischen u. (v. a. früher) hinduistischen Gesellschaften, z. B. durch räumliche Trennung der Wohnräume in Häusern (Harem*), durch besondere Kleidungsstücke in der Öffentlichkeit (z. B. Tschador, Burkha; vgl. Schleier). Bereits als byzantinische Hofsitte beschrieben, hat sich die Pardeh bis heute v. a. im Islam* in regional u. kulturell sehr verschiedener Ausprägung erhalten. Sie wird damit begründet, dass Anblick u. Stimme von Frauen eine Verführungskraft haben, der Männer wehrlos ausgeliefert sind, wenn sie nicht durch die kulturelle Ordnung geschützt werden.

Parfüm (frz. parfum Wohlgeruch) n: (allg.) Bezeichnung für Duftstoffe; unterschieden werden: **1. Körperparfüm** zum Auftragen auf die Haut, z. B. alkoholische Lösungen (Parfüm i. e. S.), ätherische Öle od. an Trägersubstanzen gebundene Duftstoffe wie Desodoranzien* u. Intimsprays*; **2. Raumparfüm** zur Anreicherung der Raumluft mit Duftstoffen, z. B. Weihrauch, Myrrhe. Parfüms sind seit dem Altertum bekannt, z. B. wurden Raumparfüms im Rahmen von Kulthandlungen schon in Sumer u. Ägypten verwendet; die Verwendung von Körperparfüms wurde für die griechische u. römische Antike beschrieben. Körperparfüms hatten in Zeiten ungenügender Waschgelegenheiten zunächst v. a. die Bedeutung, den eigenen Körpergeruch zu überdecken; seit dem 17. Jahrhundert werden sie auch in Europa zunehmend zur Steigerung der eigenen Attraktivität u. zur sexuellen Stimulation verwendet (vgl. Düfte, sexuelle). Die aus natürlichen Stoffen gewonnenen u. daher teuren Parfüms waren zunächst wohlhabenden Leuten vorbehalten, sie galten als Ausdruck eines hohen sozialen Status; mit der Möglichkeit der synthetischen Herstellung von Duftstoffen im 20. Jahrhundert haben Parfüms allgemeine Verbreitung gefunden; vgl. Kosmetika.

Parfüm|fetischismus m: (sexol.) Bezeichnung für eine Form des Geruchsfetischismus*, bei der bestimmte kommerzielle Düfte als sexuell besonders erregend erlebt werden, s. Fetischismus; vgl. Düfte, sexuelle.

Pariser: (allg.) von der Sammelbezeichnung „Pariser Artikel" (für die im 19. Jahrhundert meist aus Frankreich importierten Galanteriewaren) hergeleitete Bezeichnung für Kondome*.

Par|oo|phoron (gr. παρά neben) n: (anat.) Fachbezeichnung für den unteren Anteil des Nebeneierstocks* (sog. Beieierstock).

Par|orchidie f: (klin.) veraltete Sammelbezeichnung für die verschiedenen Formen der Hoden*-Lageanomalien.

Par|ovarium n: (anat.) Fachbezeichnung für Nebeneierstock*.

Par|orexie (gr. ὄρεξις Verlangen) f: (psychiat.) historische Fachbezeichnung für Pikazismus*.

Parsismus (sanskrit parsi Perser) m: (kult.) indische Bezeichnung für die Religion der im 7./ 8. Jahrhundert n. Chr. nach Indien ausgewanderten Anhänger des Zoroastrismus*.

Partheno|genese (gr. παρθένος jungfräulich) f: (biol.) Fachbezeichnung für sog. Jungfernzeugung; eingeschlechtliche Fortpflanzung* mit Entwicklung aus unbefruchteten Eizellen, z. B. bei Insekten (Asseln u. a.), od. durch Abschnürung vom Muttertier (z. B. bei Quallen); bei den meisten dieser Tierarten sind zusätzlich sexuelle Fortpflanzungen möglich, s. Heterogonie.

Partheno|philie f: (sexol.) von M. Hirschfeld geprägte Bezeichnung für eine Form des Fetischismus*, bei der Sexualkontakte mit sexuell Unerfahrenen als besonders erregend erlebt werden (sog. Virginitätsfetischismus).

Partial|fetischismus (lat. pars Teil) m: (sexol.) Sammelbezeichnung für Formen des Fetischismus*, bei denen bestimmte Eigenschaften od. Einzelmerkmale der Partner als sexuell besonders erregend erlebt werden.

Partialismus m: (sexol.) historische, von W. Stekel Anfang des 20. Jahrhunderts eingeführte Bezeichnung für Formen des abweichenden Sexualverhaltens*, die als Wirkung einzelner kindlicher Partialtriebe* im Erwachsenenalter gedeutet werden, z. B. fast alle Formen des Fetischismus*.

Partial|triebe: (psychoanalyt.) Fachbezeichnung für die beim Kind zunächst unabhängig voneinander bestehenden Triebe* (z. B. oraler, analer u. genitaler Partialtrieb, exhibitionistische, voyeuristische u. sadomasochistische Regungen mit jeweils eigener Quelle u. eigenem Ziel). Sie treten nacheinander in Erscheinung, sind an bestimmte erogene Zonen (Quellen) gebunden u. suchen zunächst einzeln Befriedigung (sog. polymorph-perverse Stufe der Entwick-

P

lung); erst im Verlauf der psychosexuellen Entwicklung werden die Partialtriebe zum Sexualtrieb* organisiert u. dem genitalen Trieb untergeordnet. Beim Erwachsenen sollen bestimmte nichtsexuelle Formen des Verhaltens (z. B. bei Zwangsstörungen) od. abweichendes Sexualverhalten auf eine Fixierung* einzelner Partialtriebe im Kindesalter od. eine spätere Entmischung u. Isolation eines einzelnen Partialtriebs zurückzuführen sein.

Partner|bewachung: (ethol.) in der Verhaltensbiologie verwendete Bezeichnung zur Charakterisierung eines Verhaltens männlicher Tiere, die ihre Partnerin bewachen, um Sexualkontakte des Weibchens zu anderen Partnern zu verhindern; mit der Partnerbewachung vermeidet das Männchen, dass es einen Elternaufwand* für Nachkommen erbringt, die nicht von ihm stammen.

Partner|bild: (psychol.) Bezeichnung für die relativ stabile Vorstellung, die im Rahmen einer Partnerschaft vom Partner entsteht; enthält rationale u. emotionale Elemente, wird sowohl vom Partner, als auch von eigenen Wünschen u. Urteilen Dritter beeinflusst. I. w. S. auch Bezeichnung für das allgemeine Wunschbild vom Partner, das sich im Verlauf der psychosexuellen Entwicklung herausbildet u. die sexuelle Partnerwahl* beeinflusst; vgl. Selbstbild.

Partner|mitbehandlung: (klin.) Untersuchung u. Therapie von Sexualpartnern von Patienten mit sexuell übertragbaren Infektionen*, um eine zwischen den Partnern hin- u. herwechselnde Reinfektion (sog. Pingpong-Infektion) zu verhindern. Empfohlen bei kurativ behandelbaren Erkrankungen (z. B. bakteriellen Infektionen wie Gonorrhö); in einigen Ländern bei bestimmten Erkrankungen gesetzlich vorgeschrieben. Vgl. Kontaktpersonenermittlung.

Partner|mobilität f: (sexol.) Sammelbezeichnung für alle Formen des Wechsels von Sexualpartnern; Partnermobilität wird als ein mit dem Rückgang von Dauerbeziehungen häufiger werdendes Phänomen beschrieben, bei dem gelegentlich verschiedene Formen wie einmaliger Partnerwechsel (z. B. beim Seitensprung*), aufeinanderfolgende treue Partnerschaften (z. B. als serielle Monogamie*) od. häufig wechselnde, kurze Sexualbeziehungen (vgl. Promiskuität) unterschieden werden. Über Ausmaß der Partnermobilität u. Häufigkeit von Partnerwechseln liegen nur (teilweise stark voneinander abweichende, s. Abb.) Schätzungen od. sehr begrenzt aussagekräftige Untersuchungen vor (vgl. Geschlechtsverkehr, Abb.); in unterschiedlichen Kulturen u. gesellschaftlichen Schichten divergiert die Partnermobilität z. T. stark. **Wertungen:** In monogamen Kulturen werden Partnerwechsel meist moralisch negativ gewertet u. sind evtl. gesellschaftlich (u. U. auch juristisch) sanktioniert; Forderungen nach Einschränkungen der Partnermobilität zur Verhütung von sexuell übertragbaren Infektionen oder unerwünschten Schwangerschaften haben sich angesichts der Möglichkeit von Safer* Sex bzw. zuverlässiger Kontrazeption* als häufig überzogen erwiesen. Aus der Perspektive der Sexualberatung zeigt sich, dass durch Partnermobilität gewonnene sexuelle u. partnerschaftliche Erfahrungen eher günstige Auswirkungen auf den Aufbau stabiler Beziehungen haben.

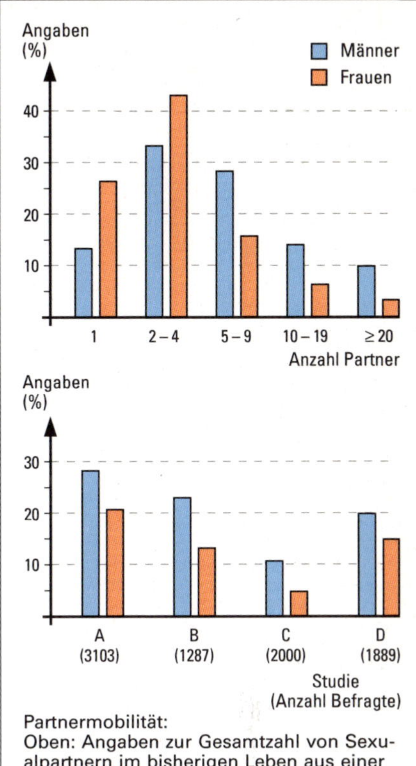

Partnermobilität:
Oben: Angaben zur Gesamtzahl von Sexualpartnern im bisherigen Leben aus einer Befragung von 1889 Personen; unten: Vergleich von vier Befragungen: Anteil der Befragten, die im vorangehenden Jahr mehr als einen Sexualpartner hatten

Partnerschaft: (allg.) moderne Bezeichnung für Beziehung zwischen gleichberechtigten Partnern, die eine Ablehnung hierarchisch-autoritärer Strukturen zum Ausdruck bringt. Vgl. Bindung, Lebensabschnittspartner.

Partnerschaft, eingetragene: (allg.) Kurzbezeichnung für eingetragene Lebenspartnerschaft*.

Partnerschafts|konflikte m pl: (allg.) Sammelbezeichnung für die vielfältigen, im Rahmen von langfristig angelegten Partnerschaften auftretenden zwischenmenschlichen Krisen u. Konflikte. Sie unterscheiden sich prinzipiell kaum danach, welche Motive ursprünglich zur Partnerschaft führten (Liebesbeziehung, Partnerschaft aus nichtsexuellen Motiven od. ohne freie Entscheidung der Partner), haben sehr verschiedene (den Beteiligten oft nur z. T. bewusste) Ursachen u. erfordern von beiden Partnern (prinzipiell erlernbare) Strategien zur Konfliktlösung: entweder durch Verständnis, Kompromisse u. Versöhnung od. durch Trennung unter bestmöglicher Vermeidung weiterer psychischer u. körperlicher Traumatisierung. Konflikte sind fast unvermeidlich und u. U. nötig, um Gemeinsamkeit der Absichten u. Lebensführung zu erreichen (Anpassung*); dagegen ist die Fähigkeit, Konflikte zu ertragen u. zu lösen, individuell sehr unterschiedlich ausgeprägt.

Zur Unterscheidung verschiedener Formen können Partnerschaftskonflikte als **Beziehungsstörungen** mit zwei grundsätzlichen Ausprägungen betrachtet werden: **1.** unklare od. fehlende Beziehung (sog. Parataxie) mit geringer Kommunikation; **2.** Beziehungsstreit, der entweder gelöst werden kann od. zu chronischer Belastung und evtl. zur Trennung führt; hier entsteht ein mögliches Streitpotential aus: **a)** Rangstörungen (Dominanz/Submission, Leistung/Versagen); **b)** Rollenstörungen (Ablehnung von Rollenzuweisungen durch einen Partner); **c)** Kontaktstörungen (Gereiztheit, Aversion); **d)** Normenstörungen (unterschiedliche Ansichten, Wert- od. Zielvorstellungen).

Unter den **Auslösern für Konflikte** sind häufig: **1.** innerpsychische Konflikte eines Partners (psychische Störungen u. Krisen, Reaktionen auf körperliche Krankheiten, Coming-out u. a.); **2.** Widersprüche zwischen den Partnern, die sowohl das tägliche Zusammenleben betreffen können (Gewohnheiten, Organisation des Alltags, Krankheit od. Behinderung, Alkohol- od. Rauschmittelgebrauch) als auch im besonderen das Sexualleben (Bedürfnisdiskordanz, sexuelle Funktions- od. Erlebnisstörungen eines Partners); **3.** Widersprüche hinsichtlich Außenbeziehungen eines Partners, z. B. in Berufstätigkeit, Freizeitgestaltung (einschließlich anderer Sexualpartner) od. Beziehungen zu seiner Herkunftsfamilie; **4.** Widersprüche in der Lebensplanung, v. a. hinsichtlich Kinderwunsch, Erziehung von Kindern, ökonomischer Lage u. gemeinsamer Zukunftsentscheidungen.

Die **Ausformung** der Konflikte hängt sowohl von der Art des zugrunde liegenden Widerspruchs u. dessen subjektiver Bedeutung ab (daher auch von Persönlichkeitsmerkmalen der Beteiligten), als auch von der Fähigkeit mindestens eines Partners, Eskalationen zu vermeiden u. Klärungen zu suchen. Sie können sehr unterschiedliche Gestalt annehmen: von kurzem verbalem Streit bis zu lang dauerndem Zerwürfnis, von subtiler Demütigung bis zu physischer Gewaltanwendung; Alkohol u. andere Rauschmittel setzen hier die Hemmschwelle erheblich herab; vgl. Gewalt, häusliche.

Das **Lösen** von Partnerschaftskonflikten erfordert von beiden Beteiligten Lernschritte, die u. U. nicht alleine erkannt u. geleistet werden können; die Beteiligung Außenstehender ist daher manchmal hilfreich (Mediation*, im Notfall Krisenintervention*; vgl. Eheberatung, Paartherapie). Besondere Aufmerksamkeit erfordern neben den Partnern selbst auch mitbetroffene Dritte, insbesondere Kinder, die Partnerschaftskonflikte von Eltern sensibel registrieren u. (insbesondere in Fällen häuslicher Gewalt) schlecht tolerieren; eine frühe Intervention kann psychische Spätfolgen vermindern; vgl. Belastungsstörung, posttraumatische.

P

Partnerschafts|vertrag: (jurist.) Fachbezeichnung für einen Vertrag zwischen Partnern einer nichtehelichen Lebensgemeinschaft*, der meist finanzielle Fragen (z. B. Unterhalt), Sorge- u. Betreuungsrecht (z. B. im Krankheitsfall) sowie die Folgen einer eventuellen Trennung regelt; auch zwischen gleichgeschlechtlichen Partnern können Partnerschaftsverträge geschlossen werden. Vgl. Ehevertrag.

Partner|tausch: (sexol.) Bezeichnung für den i. d. R. einvernehmlichen Austausch von Sexualpartnern zwischen zwei od. mehr Paaren, der je nach Perspektive auch als Frauen- bzw. Männertausch bezeichnet wird; neben dem Wunsch nach sexueller Abwechslung können (seltener) auch ideologische Motive (offene Zweierbeziehung, Verzicht auf Privateigentum, Rituale) Anlass für einen Partnertausch sein; im ausgehenden 20. Jahrhundert hat sich zunehmend eine Subkultur entwickelt, deren definierendes Merkmal Partnertausch ist (Swinger*). Auswirkungen u. Konsequenzen werden unterschiedlich bewertet; einerseits wird einem Partnertausch eine stabilisierende Funktion für Zweierbeziehungen zugeschrieben (Prophylaxe unkontrollierter Seitensprünge*), andererseits eine Gefährdung der intimen Paarbeziehung nicht ausgeschlossen; vgl. Eifersucht.

(kult.) sind vielfältige Formen des Partnertauschs beschrieben, insbesondere in traditionellen Gesellschaften, wobei hier oft weniger sexuelle, als ökonomische, religiöse od. andere Motive im Vordergrund stehen.

Partner|vermittlung: (allg.) Bezeichnung für die gewerbliche Vermittlung von Partnerschaften; die entsprechenden Agenturen fertigen (meist anhand von Fragebögen) Profile der Bewerber u. der gewünschten Partner an (evtl. einschließlich Videosequenzen), treffen unter ihren Klienten eine passende Vorauswahl (od. schalten entsprechend formulierte Kontaktanzeigen*) u. vermitteln persönliche Kontakte. Grundlage der Tätigkeit des Vermittlers ist ein Vertrag, der die (meist im voraus) zu entrichtenden Gebühren festlegt; Vereinbarungen über Erfolgshonorare sind nicht rechtsverbindlich, geleistete Vorauszahlungen können nur in Ausnahmefällen zurückgefordert werden. Die Vermittler sind nicht selten spezialisiert auf bestimmte Zielgruppen (z. B. Besserverdienende, ältere, behinderte od. chronisch kranke Bewerber), auf bestimmte Angebote (z. B. von Frauen aus dem Ausland; vgl. Heiratstourismus) od. bestimmte Methoden der Auswahl (z. B. astrologische Übereinstimmung der Partner). Ihre Tätigkeit wird heute zunehmend durch die zahlreichen kostenlosen Möglichkeiten der Kontaktaufnahme (z. B. über das Internet*) ersetzt; ein Vorteil bleibt ihre Beratungsleistung, die den Bewerbern hilft, persönliche Eigenschaften u. Partnerwünsche besser zu erkennen.

Partner|wahl: (ethol.) Bezeichnung für die Wahl des Paarungspartners bei Tieren; erforscht werden sowohl Kriterien für die Auswahl des einzelnen Kopulationspartners als auch die Dauer der entstehenden Bindungen zwischen einzelnen Tieren. Hohen Erklärungswert hat in vielen Fällen die Annahme, das Individuum verhalte sich so, dass die Fortpflanzung

der eigenen Gene möglichst optimal gesichert ist (sog. „selfish gene"-Hypothese); dieses Ziel wird durch sehr verschiedene Formen des Partnerwahlverhaltens erreicht, z. B. Auswahl des Männchens durch das Weibchen aufgrund dessen Überlegenheit gegenüber Konkurrenten (Territorium, Ernährungsfunktion, Nestbau, aber auch scheinbar nutzlose Prachtmerkmale u. Imponierorgane). Demgegenüber folgt die Auswahl des Weibchens durch das Männchen weniger klar erkennbaren Kriterien; man nimmt an, dass dies auf den meist geringeren Elternaufwand* von Männchen zurückzuführen ist.
(psychoanalyt.) wird die sexuelle Partnerwahl als ein Ergebnis der Objektwahl* im Verlauf der psychosexuellen Entwicklung betrachtet; dabei wird den frühen Objektbeziehungen* zu Personen im familiären Umfeld des Kindes (v. a. Eltern) eine hohe Vorbildfunktion zugemessen, die die spätere Partnerwahl mitbestimmt; vgl. Familiendynamik.
(sexol.) ist der Erklärungswert biologischer u. psychologischer Modelle durch zahlreiche zusätzlich intervenierende Kriterien erheblich eingeschränkt: Zum einen gehen ca. 60 % der Paarbindungen weltweit nicht auf freie Entscheidungen der Beteiligten, sondern auf Absprachen der Familien zurück; zum anderen variieren die individuellen Auswahlkriterien erheblich (s. Partnerbild), sie unterscheiden sich nach soziokulturellem Umfeld, sozialer Schichtzugehörigkeit, Alter u. Geschlecht der Beteiligten u. (sehr deutlich) nach Art der gewünschten Partnerschaft (von einmaliger Begegnung bis zu lebenslanger Bindung*); für letztere ergeben sich übereinstimmend bei Frauen u. Männern als wichtigste Kriterien ein attraktives Äußeres, Verlässlichkeit, emotionale Stabilität u. Zärtlichkeit. Zugleich legen einzelne empirische Befunde auch beim Menschen die bei Tieren beobachtete Orientierung auf optimale Vererbung eigener Gene (u. damit gewisse Unterschiede zwischen dem Wahlverhalten von Frauen u. Männern) nahe: Für Männer haben bei Frauen jugendliches Alter, sexuelle Attraktivität u. Gesundheit einen höheren Stellenwert („bessere Chancen auf Reproduktionserfolg"), während für Frauen bei Männern Ausbildung, Intelligenz u. günstige sozioökonomische Situation einen relativ höheren Stellenwert haben sollen („gesicherte Aufzucht von Nachkommen"); insgesamt scheinen für Männer kurzfristige Perspektiven häufiger im Vordergrund zu stehen als für Frauen; vgl. One-Night-Stand.

Partus (lat. ~ Geburt) m: (gebh.) Fachbezeichnung für Geburt*.

Partus prae|cipitatus (lat. ~; ~ überstürzt) m: (gebh.) Fachbezeichnung für ungewöhnlich rasch verlaufenden Geburtsvorgang (sog. überstürzte Geburt), s. Geburtskomplikationen; vgl. Sturzgeburt.

Partus prae|maturus m: (gebh.) Fachbezeichnung für Frühgeburt*.

Party|drogen: (allg.) Sammelbezeichnung für überwiegend synthetisch hergestellte Rauschmittel*, die im Rahmen moderner Feste* in allen Industriestaaten (v. a. durch Jugendliche u. junge Erwachsene) gebraucht werden; i. e. S. sind dies heute v. a. Amphetamine* und sog. Designerdrogen wie Ecstasy*, seltener auch Schnüffelsubstanzen*. I. w. S. werden andere verbreitete Rauschmittel (v. a. Alkoholika* u. Hanf*) in den Begriff einbezogen, soweit es um einen Gebrauch geht, der sich auf Wochenenden beschränkt u. sozial durch Bezugsgruppen kontrolliert wird.

Parvi|semie (lat. parvus klein) f: (androl.) auch Hyposemie; Fachbezeichnung für Ejakulatvolumen unterhalb des Normbereichs (< 2 ml); vgl. Sperma (Tab.).

PAS: (gynäkol.) Abkürzung für **P**ost*-**a**bortion-**S**yndrom.

Pasqualini-Syndrom (Rodolfo Q. P., zeitgen. Endokrinologe, Buenos Aires) n: (klin.) übliche Bezeichnung für fertilen Eunuchoidismus*.

Passion (frz., von lat. patiori erleiden) f: (allg.) bedeutungsgleich mit Leidenschaft*, in christlichen Zusammenhängen auch Bezeichnung für die Leidensgeschichte des Jesus von Nazareth.

Passio|philie f: (sexol.) historische Bezeichnung für Sadomasochismus*.

passiv (lat. passivus duldend): (allg.) in Bezug auf sexuelle Handlungen vereinfachende Bezeichnung für einen Partner, der Penis, Finger, Zunge od. sexuelle Hilfsmittel in eigene Körperöffnungen aufnimmt (zutreffendere Bezeichnung rezeptiv) bzw. sich (bei sadomasochistischen Kontakten) submissiv verhält; Gegensatz: aktiv*.

Passivismus m: (sexol.) veraltete Bezeichnung für den Verzicht auf Initiative u. Aktivität bei Sexualkontakten bzw. für die passive* Rolle bei Oral- u. Analverkehr; als passive Resistenz wird ein Widerstand durch Untätigkeit bei Sexualkontakten bezeichnet, der Ausdruck sexueller Appetenzstörungen* od. von Partnerschaftskonflikten* sein kann.

Pastorale (lat. pastor Hirte) f: (kult.) in der bildenden Kunst Bezeichnung für bildliche Darstellungen von Schäferszenen; vgl. Schäferstündchen; in der Musik zunächst Form der Oper, die an Schäferspiele des Sprechtheaters anknüpft; später auch Darstellung ländlicher Idyllen in der Instrumentalmusik.

Pastourelle (frz. ~ Hirtenmädchen) f: (kult.) Bezeichnung für eine im französischen Spätmittelalter weit verbreitete Form der Trouvère-Lyrik, deren Gegenstand Verführungsversuche von Rittern gegenüber bäuerlichen Frauen waren; vgl. Literatur, erotische.

-pathie (gr. πάθη Gefühl, Leiden) f: (allg.) Wortteil mit der Bedeutung „Empfindung", z. B. in Sympathie, Empathie, od. „Erkrankung", z. B. in Embryopathie, Enzephalopathie.

Patho|genese (gr. πάθος Schmerz) f: (klin.) Fachbezeichnung für die Entstehung von Krankheiten od. Störungen des körperlichen od. seelischen Wohlbefindens; neben der jeweiligen Ursache (Ätiologie*) u. körperlichen Faktoren spielen hierbei häufig auch psychische u. soziale Faktoren eine Rolle; die differenzierte Berücksichtigung aller beteiligten Faktoren (ausführliche Anamnese, ggf. unter Einbeziehung von Partner u. sozialem Umfeld, medizinische Diagnostik und ggf. psychologische Exploration) verbessert die Wirksamkeit therapeutischer Interventionen.

Patho|logie f: (klin.) Bezeichnung für die Wissenschaft von den krankhaft veränderten („pathologischen") Lebensvorgängen im (menschlichen) Körper, insbesondere von deren Ursachen (Ätiologie), Entstehung u. Entwicklung (Pathogenese), systematischen Einordnung (Nosologie) sowie den entstehenden körperlichen Anzeichen (Symptomatologie), organischen Veränderungen (pathologische Anatomie, Histopathologie u. a.) u. funktionellen Auswirkungen (Pathophysiologie).

Patho|morpho|spermie (gr. μορφή Gestalt) f: (androl.) Fachbezeichnung für das vermehrte Vorkommen fehlgebildeter Samenzellen im Ejakulat (erhöhte Fehlformenrate*), s. Zeugungsfähigkeit (Tab).

Patho|sexuologie f: (sexol.) ungebräuchliche Sammelbezeichnung für Sexualpathologie* u. sexuelle Psychopathologie*; vgl. Sexualmedizin.

Patriarchat (gr. πατριάρχης Stammvater) n: (kult.) auch Männerherrschaft, Vaterherrschaft; Fachbezeichnung für autoritäre Familienorganisation, an deren Spitze das älteste männliche Mitglied steht; patriarchalische Familienstrukturen zeichnen sich u. a. dadurch aus, dass die Ehefrau nach der Heirat zur männlichen Familie zog (Patrilokalität) u. sie sowie eheliche Kinder den Nachnamen des Ehemannes (Patronymie*) annehmen mussten, bei dem die Entscheidungsgewalt über berufliche u. soziale Aktivitäten der Frau, Besitz- Erziehungs- u. Verheiratungsrecht hinsichtlich der Kinder lagen; der Vater hatte Schutz- u. Fürsorgepflicht sowie Strafgewalt gegenüber allen Familienmitgliedern. Meist galt das Vaterrecht* mit Patrilinearität, es wurden jedoch auch patriarchalische Familienorganisationen beschrieben, in denen das Mutterrecht* galt. Aus der Übertragung des patriarchalisch-hierarchischen Familienprinzips auf Staats- u. Gemeinwesen entstand in zahlreichen indogermanischen u. ostasiatischen Hochkulturen eine verbreitete gesellschaftliche Organisationsform; die historische Hypothese, wonach das Patriarchat eine auf das Matriarchat folgende Entwicklungsstufe der Gesellschaft ist, wird heute nicht mehr als allgemein gültig akzeptiert. (allg.) Sammelbezeichnung für Gesellschaftformen, in denen Männer dominieren u. in gesellschaftlich-sozialer, juristischer u. sexueller Hinsicht keine Gleichberechtigung von Frauen u. Männern besteht.

Patri|linearität (lat. pater Vater, linea Linie) f: (soziol.) auch Vaterfolge; Fachbezeichnung für Verwandtschaftssysteme, bei denen Abstammung, Erbfolge* u. Namensgebung der väterlichen Linie folgen. Vgl. Vaterrecht.

Patr|onymie (gr. πατήρ, πατρός Vater, ὄνομα Name) f: (jurist.) Bezeichnung für das im Vaterrecht* übliche Verfahren, Familien- u. Nachnamen vom Vater abzuleiten; Ehefrau u. eheliche Kinder mussten den Nachnamen des Ehemannes annehmen. Durch die Novellierung des Familiennamenrechts ist es in Deutschland seit 1994 möglich, den Geburtsnamen der Frau od. des Mannes als Ehenamen anzunehmen (ggf. mit Bestimmung des nicht zum Ehenamen werdenden Geburtsnamens zum Begleitnamen) od. den jeweils eigenen Namen zu behalten. Vgl. Metronymie.

PBPI: (sexol.) Abkürzung für (engl.) **P**enile **B**rachial **P**ressure **I**ndex, sog. Penis*-Arm-Blutdruck-Index.

p. c.: (gebh.) Abkürzung für **p**ost **c**onceptionem, nach der Konzeption; Fachbezeichnung für die Dauer einer Schwangerschaft* seit der Empfängnis.

PCP: (pharmak.) Abkürzung für **P**henyl**c**yclohexyl**p**iperidin (Phencyclidin), ein nur tiermedizinisch verwendetes Beruhigungsmittel, das wegen seiner euphorisierenden u. halluzinogenen Wirkungen (als sog. Angel's dust) in kleinen Subkulturen als (illegales) Rauschmittel* benutzt wird.

PCR: Abkürzung für (engl.) **p**olymerase **c**hain **r**eaction, Polymerasekettenreaktion*.

PD: (gebh.) Abkürzung für **P**ränatal**d**iagnostik; s. Diagnostik, pränatale.

PDE: (physiol.) Abkürzung für **P**hospho**d**iesterase*.

Pearl-Index (Raymond P., Biologe, Genetiker, Baltimore, 1879-1940) m: (sexol.) Abkürzung PI; 1932 entwickeltes Berechnungsverfahren zur Ermittlung der Zuverlässigkeit von Methoden der Empfängnisverhütung; der Pearl-Index gibt die Zahl der ungewollten Schwangerschaften auf 1200 Anwendungsmonate an: 100 sog. Frauenjahre entsprechen der Anwendung einer bestimmten Methode durch 100 sexuell aktive Frauen im gebärfähigen Alter über ein Jahr. Je niedriger der Pearl-Index ist, desto zuverlässiger ist eine Verhütungsmethode. Den oft unterschiedlichen Angaben verschiedener Werte im PI für dieselben Verfahren liegen meist

Pearl-Index
Zuverlässigkeit unterschiedlicher Kontrazeptionsverfahren

Sterilisation	0,004–0,06
hormonelle Kontrazeptiva	
Ein-Phasen-Pille	0,2 –0,5
Sequenzpräparat	0,2 –0,7
Dreistufenpräparat	0,2 –0,5
Mikropille	0,2 –0,5
Minipille	0,5 –4,3
Depotinjektion	0,03–2
Hormonimplantat	0
chemische Kontrazeptiva	
Spermizide	5–9 (–39)
mechanische Kontrazeptiva	
Kondome für Männer	3 – 5 (–20)
Kondome für Frauen	1 – 5
Scheidendiaphragma (mit Spermizid)	1,3– 4
Portiokappe	7 –11
Intrauterinpessar	1,5– 3
natürliche Kontrazeptionsmethoden	
Coitus interruptus	10 –38
Kalendermethode	14 –40
Temperaturmethode	0,5– 3
Symptothermalmethode	0,7– 2
Billings-Ovulationsmethode	15,5–32

methodische Unterschiede der wissenschaftlichen Untersuchungen zugrunde; nicht berücksichtigt wird bei der Berechnung die Koitusfrequenz im beobachteten Zeitraum. **Sichere Methoden** der Kontrazeption haben einen Pearl-Index < 1, als relativ sicher gelten Methoden mit einem Pearl-Index von 1-5, Methoden mit mittlerer Zuverlässigkeit haben einen Pearl-Index von 5-10, als unzuverlässige Methoden gelten Methoden mit einem Pearl-Index > 10 (s. Tab.). Bei den sog. Versagern (Eintreten einer ungewollten Schwangerschaft) ist zwischen Anwendungsfehlern u. Methodenfehlern zu unterscheiden. Der Pearl-Index bei ungeschützem Koitus liegt bei 60-80.

Pedicatio (evtl. lat. pedex/podex Hintern, eher von gr. παιδικός Knaben betreffend) **f:** (sexol.) auch Paedicatio; historische Fachbezeichnung für Analverkehr*.

Pediculosis pubis (lat. pediculus kleine Laus) **f:** (infektiol.) Fachbezeichnung für Filzlausbefall v. a. im Genitoanalbereich, s. Läusebefall.

Pedikulose f: (infektiol.) Fachbezeichnung für Läusebefall*.

Peep-Show (engl. to peep spähen)**:** (allg.) Bezeichnung für eine Form der (v. a. weiblichen) Adspektprostitution*, bei der eine Frau in der Mitte eines Raums eine Live*-Show gibt, während die Zuschauer hinter Wänden mit Sehschlitzen verborgen sind, die sich gegen Entgelt für eine gewisse Zeit öffnen; für die Besucher sind Einzelkabinen üblich, die ungestörte sexuelle Handlungen erlauben. In Deutschland wurden die seit Mitte der 70er Jahre des 20. Jahrhunderts in allen Großstädten vorhandenen Einrichtungen etwa ein Jahrzehnt später wieder geschlossen, da v. a. seitens der Frauenbewegung* eine Entwürdigung der dort Berufstätigen behauptet wurde (Einseitigkeit des Sichtkontakts); es blieb unberücksichtigt, dass diese Auffassung von den Darstellerinnen überwiegend nicht geteilt wurde. Auch sexualwissenschaftlich wird darauf hingewiesen, dass Peep-Shows innerhalb der Sexindustrie* eine sozial unschädliche u. gesundheitlich risikolose Erscheinung bilden.

peer group (engl. ~ Gleichrangiger; ~ Gruppe)**:** (soziol.) Fachbezeichnung für Gruppe Gleichaltriger (Bezugsgruppe*) meist beschränkt auf Angehörige eines Geschlechts (s. Altersgruppe); auch verwendet für Gruppen von Angehörigen des gleichen Berufs.

pelvic inflammatory disease (engl.)**:** pelvine inflammatorische Erkrankung; Sammelbezeichnung für entzündliche Erkrankungen im Bereich des kleinen Beckens, s. PID.

Pelvi|pathia vegetativa (lat. pelvis Becken; vegetare beleben, anreizen) **f:** (klin.) auch Pelipathia vegetativa, Parametropathia spastica, Plexalgia hypogastrica, Beckenneuralgie u. a.; Sammelbezeichnung für ein- od. beidseitige Schmerzzustände im kleinen Becken von Frauen (chronisches fokales Schmerzsyndrom), die unabhängig von Ruhe od. Bewegung auftreten u. nicht selten verbunden sind mit Rückenschmerzen, spastischer Obstipation, Blasenentleerungsstörungen, evtl. auch Vulvodynie*; in der Ultraschalluntersuchung sind häufig Gefäßerweiterungen nachweisbar (sog. pelvic congestion, Stauung im Beckenbereich). Sehr häufiges Beschwerdebild, das vermutlich überwiegend Folge psychovegetativer, evtl. auch entzündlicher Prozesse ist; differentialdiagnostisch auszuschließen sind Verwachsungen (Adhäsionen), chronische Adnexitis, Endometriose, Tumoren od. chronisch-entzündliche Darmerkrankungen.

Pelvis f: (anat.) Fachbezeichnung für das Becken*.

Pendel|hoden: (klin.) auch Wanderhoden; Bezeichnung für einen physiologisch im Hodensack gelagerten Hoden, der sich infolge einer unvollständigen Schließung des Leistenkanals bei starker Kontraktion des Musculus cremaster bis vor den äußeren Leistenring verlagern kann u. dann nur noch teilweise tastbar ist, aber bei Nachlassen der Kontraktion in den Hodensack zurückgleitet; nicht behandlungsbedürftige Normvariante; vgl. Hoden-Lageanomalien.

Penetration (lat. penetrare durchdringen) **f:** (sexol.) auch Immissio penis, Intromissio; veraltete Fachbezeichnung für das Einführen des Penis in den Körper eines anderen.
(jurist.) Fachbezeichnung für Vollzug eines (penetrierenden) Geschlechtsverkehrs*.
(biol.) Eindringen der Samenzelle in die Eizelle bei der Befruchtung*.

Penetrations|tests m pl: (klin.) auch Spermieninvasionstests; Sammelbezeichnung für mehrere immunologische Tests zur Abklärung einer durch Spermaimmunität* verursachten zervikalen Sterilität* eines Paares; **1.** In-vivo-Verfahren: Postkoitaltest* (Sims-Huhner-Test); **2.** In-vitro-Verfahren: Kurzrok*-Miller-Test (Sperma-Zervikalmukus-Kontakttest).

Peni|lingus (lat. penis Glied, lingere lecken) **m:** (sexol.) auch Penilinctio; veraltete Bezeichnung für Fellatio*.

Penis m: (anat.) auch Glied; äußeres männliches Sexualorgan* mit Peniswurzel, Penisschaft, Eichel u. Vorhaut; besteht v. a. aus Schwellkörpern* u. deren Gefäßversorgung, Harnröhre* u. zahlreichen Nervenendigungen (s. ums. Abb.); der Schaft ist in seinem körpernahen Anteil durch Bänder an Symphyse u. Muskelhaut der Bauchdecke fixiert, die Wurzel ist von Muskeln des Beckenbodens* umgeben. Entwicklung im Verlauf der genitalen Differenzierung* aus dem indifferenten Geschlechtshöcker*; vgl. Penisfehlbildungen. Größe sehr variabel: in erigiertem Zustand dorsale Länge meist 13-18 cm (selten 9-22 cm), Schaftdurchmesser 3-4 cm, Umfang in der Schaftmitte 12-13 cm; zugleich sehr verschieden ausgeprägte relative Größenzunahme bei Erektion*. Als spezifisches männliches Geschlechtsmerkmal in zahlreichen Zusammenhängen Symbol für Maskulinität* u. Potenz* (s. Phalluskulte).

Penis|amputation f: (klin.) Bezeichnung für die chirurgische Entfernung des Penis, z. B. bei Peniskarzinom*; auch als rituelle genitale Verstümmelung*.

Penis-Arm-Blut|druck-Index m: (sexol.) Bezeichnung für das Verhältnis zwischen systolischem Blutdruck in der Arteria radialis u. den Penisarterien; Messgröße in der Diagnostik von Erektionsstörungen*.

P

Penis bifidus (lat. ~; ~ in zwei Teile gespalten) m: (klin.) Fachbezeichnung für die angeborene Spaltung des Penis, s. Penischisis.

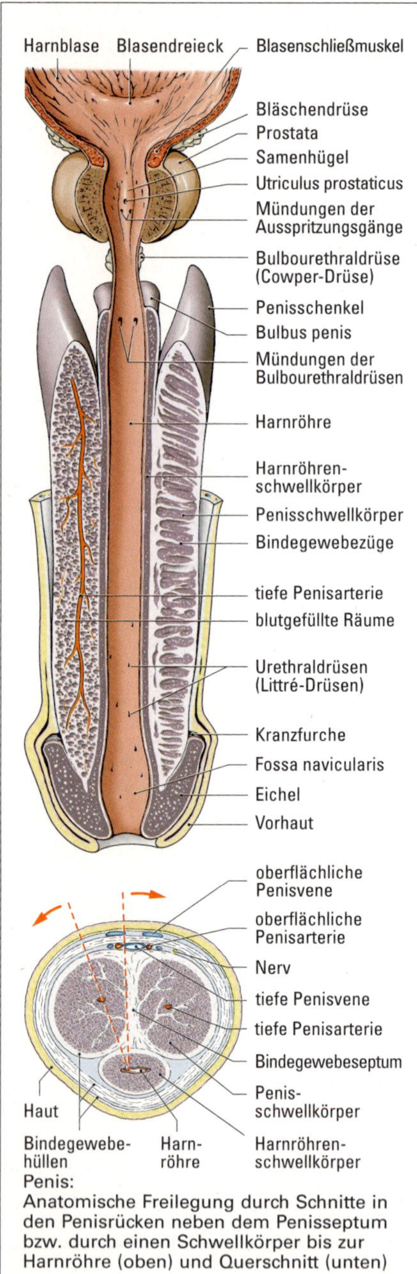

Penis:
Anatomische Freilegung durch Schnitte in den Penisrücken neben dem Penisseptum bzw. durch einen Schwellkörper bis zur Harnröhre (oben) und Querschnitt (unten)

Penis|block: (klin.) Bezeichnung für die örtliche Betäubung des Penis durch Injektion eines Lokalanästhetikums im Bereich der Peniswurzel; Anwendung z. B. vor operativen Eingriffen an Eichel od. Vorhaut.

Penis|bruch: (allg.) irreführende Bezeichnung für die akute Zerreißung eines erigierten Penisschwellkörpers, s. Penisruptur.

Penis|bürstchen: (kult.) Bezeichnung für ringförmige Bürsten aus verschiedenen Materialien (Borstenhaare, Federn), die in zahlreichen Kulturen traditionell um die Kranzfurche der Eichel gelegt wurden, um beim Vaginal- u. Analverkehr eine höhere Reizwirkung zu erzielen. Eine ähnliche Funktion erfüllen heute Reizkondome* od. Eichelringe aus Noppengummi.

Penis captivus (lat. ~; ~ gefangen) m: (klin.) Fachbezeichnung für die Einklemmung des Penis in der Vagina beim Koitus, die sich erst nach einiger Zeit wieder löst; bei manchen Tierarten (z. B. Hunden) nicht selten. Beim Menschen ist dies aus anatomischen Gründen auch bei sehr ausgeprägtem Vaginismus* kaum möglich; Berichte über derartige Vorfälle spiegeln wohl eher sexuelle (Angst)Phantasien von Männern als tatsächliche Ereignisse; vgl. Vagina dentata.

Peni|schisis (gr. σχίσις Spaltung) f: (klin.) Fachbezeichnung für die Bildung eines gespaltenen Penis (Penis bifidus) mit zwei getrennten Penisschwellkörpern u. je einer halben Eichel; vermutlich Folge einer Verlagerung des Genitalhöckers nach hinten (s. Epispadie); meist zugleich Blasenfehlbildungen (Blasenekstrophie*).

Penis curvatus (lat. ~; ~ gebogen) m: (klin.) auch Penis arcuatus; Fachbezeichnung für eine angeborene Penisdeviation* infolge ungleichmäßigen Wachstums der Penisschwellkörper; seltene Fehlbildung, die operativ korrigiert werden kann.

Penis|deviation f: (klin.) Fachbezeichnung für eine Abknickung des Penis bei Erektion; entweder angeboren (Penis curvatus) u. evtl. kombiniert mit Hypospadie* od. Epispadie*, od. erworben, z. B. bei Induratio* penis plastica, nach Penisruptur* od. infolge missglücktem plastisch-chirurgischen Eingriff. Je nach Ausmaß, Form u. Richtung der Penisdeviation ist insertiver Sexualkontakt u. U. erschwert od. unmöglich; vgl. Penisfehlbildungen.

Penis-Doppler-Sono|graphie (lat. sonus Schall) f: (sexol.) Bezeichnung für die Messung der Fließgeschwindigkeit in den Penis-Arterien (im Rahmen einer SKAT*-Testung) zur Diagnostik von Erektionsstörungen*, heute überwiegend mit gleichzeitiger Bilddarstellung (sog. Duplex-Sonographie).

Penis|erythro|plasie f: (klin.) auch Erythroplasie Queyrat; Fachbezeichnung für eine Umwandlung der Haut von Eichel od. Vorhaut; rundliche od. ovale, scharf begrenzte dunkelrote Herde, die histologisch einem Carcinoma* in situ entsprechen; sie können in ein Plattenepithelkarzinom* übergehen u. früh metastasieren, sollen daher chirurgisch entfernt u. sorgfältig nachbeobachtet, ggf. nachbestrahlt werden.

Penis|fehl|bildungen: (klin.) Sammelbezeichnung für angeborene Störungen der Entwicklung des Penis; das vollständige Fehlen einer Penisanlage (Penisagenesie) bei männli-

P

chem chromosomalen Geschlecht ist äußerst selten (1:30 Mio.), auch echte Doppelbildungen (Diphallus) u. akzessorische rudimentäre Bildungen (Paraphallus) werden sehr selten beobachtet. Häufigste Fehlbildung ist die fortdauernde Verengung der Vorhaut (Phimose*, Häufigkeit ca. 1:300 männliche Neugeborene); seltener treten Formabweichungen auf (Penisdeviation*, Penistorsion*, Penis* curvatus), Größenabweichungen (Mikropenis*), unvollständige Ausbildung der Urethra (Hypospadie*, Penis* palmatus) sowie Folgen einer defekten Fusion des Geschlechtshöckers (Penischisis*) od. einer Verlagerung des Geschlechtshöckers nach hinten (Epispadie*, penoskrotale Transposition*). Die Harnkontinenz ist meist ungestört, aber es kommt nicht selten zu erheblichen psychischen Belastungen und evtl. zur Unmöglichkeit der intravaginalen Ejakulation; daher wird eine frühzeitige operative Rekonstruktion und ggf. eine Hormonsubstitution empfohlen; vgl. Penisplastik.

Penis|fraktur (lat. fractura Zerbrechen) f: (klin.) irreführende Bezeichnung für die akute Zerreißung eines erigierten Penisschwellkörpers, s. Penisruptur.

Penis|futteral (mlat. fotrale Überzug) n: (kult.) Bezeichnung für Umhüllungen des Penis, die von Jungen u. Männern einiger Völker Südamerikas, Afrikas u. Melanesiens als einzige Kleidung getragen werden; sie bedecken z. T. nur die Eichel, z. T. sind sie erheblich länger als der Penis u. halten ihn in erigierter Stellung (sog. Penisköcher, s. Abb.). Die Sitte wird sehr verschieden erklärt: als Ersatz für die Vorhaut nach Beschneidung, als Schutz gegen Verletzungen u. Insekten, als Ausdruck eines auf Eichel u. Penis beschränkten Schamgefühls, als imponierendes Sexualsignal, als Schutz vor dem Eindringen böser Geister in die Harnröhre (Abwehrzauber*) u. a.; vgl. Schamkapsel.

Penis|gangrän (gr. γάγγραινα Geschwürbrand) f: (klin.) Fachbezeichnung für eine schwere Gewebeschädigung mit Selbstauflösung, meist infolge einer Unterbrechung der Sauerstoffversorgung (z. B. nach Strangulation, bei Paraphimose* od. verschließenden Gefäßerkrankungen), aber auch infolge von Entzündungen von Harnröhre u. Eichel (Wundinfektion, Balanoposthitis).

Penis|hoden: (klin.) Bezeichnung für Hoden, der infolge einer Störung der Richtung des Hodendeszensus* in die Peniswurzel verlagert ist, s. Hoden-Lageanomalien (Abb.).

Penis|hörner: (klin.) Bezeichnung für (z. T. sehr ausgeprägte) Hornhautgebilde (Cornua cutanea), v. a. in der Kranzfurche der Eichel; Penishörner entstehen am ehesten im höheren Lebensalter (evtl. bei Infektion mit Condylomata* acuminata) u. werden operativ entfernt.

Penis|hypo|plasie f: (klin.) Fachbezeichnung für die Unterentwicklung des Penis (Mikropenis), s. Penisfehlbildungen.

Penis|implantate n pl: s. Penisprothesen.

Penis|induration f: Induratio* penis plastica.

Penis|karzinom: (klin.) Fachbezeichnung für einen von der Haut der Eichel, der Vorhaut od. (selten) des Penisschafts ausgehenden malignen Tumor; Häufigkeitsgipfel zwischen 50. u. 60. Lebensjahr, insgesamt selten (ca. 1% aller Karzinome bei Männern), Vorkommen jährlich ca. 1-2:100 000 Männer; chronische Entzündungen sollen das Risiko erhöhen, nicht selten bestand zuvor eine Erythroplasie* Queyrat od. eine Kraurose* des Penis. Typisch sind chronische, schmerzlose Verhärtungen u. Schwellungen, später auch offene Geschwüre; die Diagnose muss Infektionskrankheiten (Syphilis, Condylomata acuminata, Herpes simplex u. a.) ausschließen u. wird durch Gewebeentnahme gesichert; die Therapie erfolgt zunächst chirurgisch durch organerhaltende Entfernung od. (evtl. partielle) Penisamputation, anschließend folgen je nach Stadium Zytostatika- od. Strahlentherapie, u. U. auch die operative Entfernung regionaler Lymphknoten.

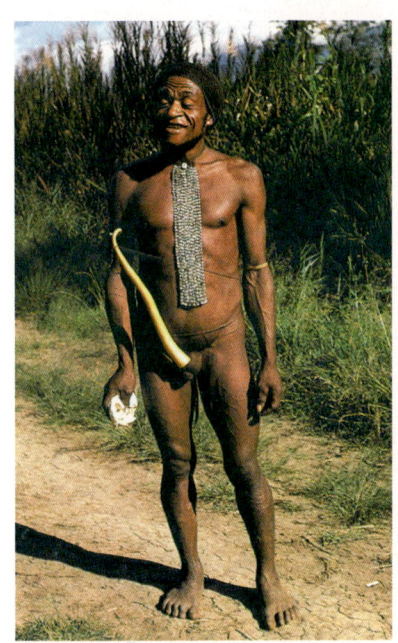

Penisfutteral:
Penisköcher als traditionelles Kleidungsstück der Männer des Dani-Stammes in West-Irian, Neuguinea (Aufnahme aus dem Jahr 1973)

Penis|knochen: (biol.) Bezeichnung für eine bei vielen Säugetierarten (u. a. Hund, Affe; beim Menschen nur als sehr seltene Fehlbildung) vorkommende knöcherne Struktur im Penis*; auch (fälschliche) Bezeichnung für die Verhärtung des Bindegewebes bei Induratio* penis plastica.

Penis|köcher: (kult.) Bezeichnung für eine Form von Penisfutteral*.

Penis, künstlicher: (allg.) penisförmiges sexuelles Hilfsmittel* (Dildo).
(klin.) **1.** Penisplastik*; **2.** Neopenis*.

Penis|luxation (lat. luxare verrenken) f: (klin.) Fachbezeichnung für die (sehr seltene) Verlagerung der Penisschwellkörper unter die Haut von Hodensack, Leistenbeuge od. Schamgegend; entsteht nach heftigem Zug durch Abriss der Penisschwellkörper von der Eichel auf Höhe der Kranzfurche u. wird operativ behandelt, s. Penisverletzungen.

Penis|neid: (psychoanalyt.) von S. Freud eingeführte Bezeichnung für einen bei Mädchen in der frühen genitalen Phase vermuteten Neid* auf den Penis, dessen Fehlen angeblich als Benachteiligung erlebt wird u. der dem weiblichen Kastrationskomplex* zugrunde liegen soll. Die generelle Annahme eines auf Penisneid basierenden, die gesamte psychosexuelle Entwicklung prägenden Konflikterlebnisses ist aus heutiger Sicht nicht haltbar; der Begriff des Penisneids wird daher überwiegend als Konzept interpretiert, das historisch bedingte Bewertungen des somatischen Geschlechts (männliche „Überlegenheit", weibliche „Minderwertigkeit") widerspiegelt; vgl. Geschlechtsrolle.

Penis palmatus (lat. ~; ~ mit eingestickten Palmblattmustern verziert) m: (klin.) Fachbezeichnung für eine Fehlbildung mit mehr od. weniger ausgeprägten Verwachsungen zwischen der Unterseite des Penis u. der Vorderseite des Hodensacks, so dass der Penis flach u. eingewachsen wirkt; nicht selten verbunden mit Hypospadie, s. Penisfehlbildungen.

Penis|plastik f: (klin.) auch Phalloplastik; Bezeichnung für **1.** plastische Operation mit Wiederherstellen des Penis, z. B. nach Penisverletzungen od. zur operativen Korrektur von Penisfehlbildungen; **2.** Neubildung eines Penis z. B. bei Geschlechtsangleichung, s. Neopenis.

Penis|plethysmo|graphie (gr. πληθύς Fülle) f: (sexol.) Bezeichnung für die Aufzeichnung von Volumenänderungen der Schwellkörper des Penis mit Manschetten, die Wurzel u. Spitze des Penis umschließen u. deren Dehnung aufgezeichnet wird; Verwendung in der Diagnostik von Erektionsstörungen zum Nachweis nächtlicher Spontanerektionen (dann meist in Verbindung mit einer Vorrichtung zur Messung der Rigidität des Penis u. einer Aufzeichnung der Schlafphasen), aber auch zur Objektivierung sexueller Erregung (meist beim Betrachten bestimmter Bilder) im Rahmen der Diagnostik von abweichendem Sexualempfinden od. zur Therapiekontrolle bei Verhaltenstherapie (insbesondere Aversionstherapie*) von abweichendem Sexualverhalten.

Penis|prothesen f pl: (klin.) auch Penisimplantate; Sammelbezeichnung für Implantate, die in die Penisschwellkörper eingepflanzt werden; Anwendung in der Behandlung von somatisch bedingten Erektionsstörungen* od. zur funktionellen Unterstützung eines künstlichen Penis (Neopenis*). **Modelle: 1.** halbstarre od. biegsame Kunststoffstäbe, die manuell aufgestellt werden können; vorteilhaft sind der unkomplizierte Einbau, nachteilig die wenig feste Erektion, fehlende Umfangszunahme des Penis u. eventuelle Ermüdungsbrüche; **2.** hydraulische Implantate wie z. B. Silikonzylinder, die über ein Pumpsystem aus einem Flüssigkeitsreservoir im kleinen Becken mit Pumpbällchen im Hodensack aufgefüllt werden (s. Abb.); vorteilhaft sind Penisvergrößerung u. Penisversteifung, nachteilig der technische Umgang mit der Pumpe, eventuelle mechanische Defekte, Entzündungen, Schmerzen. Vgl. Erektionshilfen.

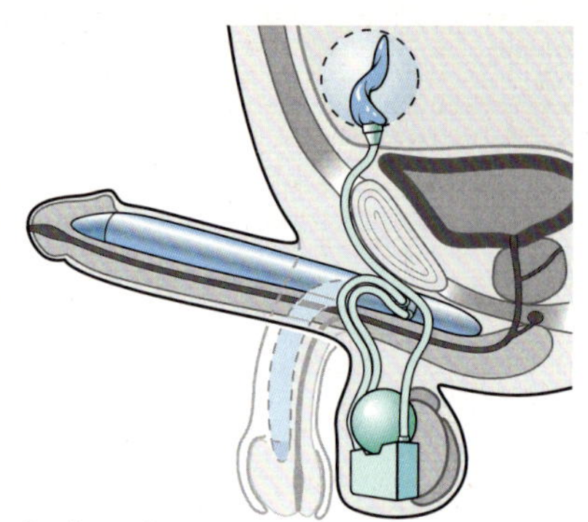

Penisprothesen:
Hydraulisches Implantatmodell mit drei Kammern; um eine Erektion zu erreichen, wird über ein Schlauchsystem aus einem Reservoir im Bauchraum mit einer Pumpe im Hodensack Flüssigkeit in zwei implantierte Silikonzylinder im Penis gepumpt; nach dem Geschlechtsverkehr wird die Flüssigkeit auf dem gleichen Weg wieder zurückgeleitet.

Penis|ring: (allg.) auch verschleiernd Pubisring; Bezeichnung für Ringe aus Metall (bzw. Bänder aus Gummi od. Leder), die Peniswurzel u. Ansatz des Hodensacks umschließen u. auf diese Weise die Erektion unterstützen; bei Verwendung von Vakuumerektionshilfen* dienen sie zur Aufrechterhaltung der Stauung. Sind Penisringe zu eng od. werden sie zu lang getragen, sind Durchblutungsstörungen und Schäden von Penis u. Hoden möglich; zum Entfernen enger Ringe trotz bestehender Erektion wird zunächst die Eichel durch gleichmäßigen Druck entleert (Quetsch*-Technik), dann der Ring nach vorn geschoben u. der Penis nach hinten durch den Ring gedrückt.

Penis|ruptur (lat. ruptura Riss, Bruch) f: (klin.) Fachbezeichnung für die akute (evtl. hörbare) Zerreißung eines erigierten Penisschwellkörpers (Corpus cavernosum) durch Quetschen od. Abknicken; charakteristische Symptome sind der unmittelbare Verlust der Erektion bei gleichzeitiger schmerzhafter Schwellung u. Verfärbung des Penis, mögliche Komplikation ist eine Verletzung der Harnröhre mit blutig verfärbtem Urin, evtl. mit Harnverhaltung. Eine sofortige Abklärung u. Behandlung sind erforderlich; die Diagnose wird mit Ultraschalluntersuchung od. Röntgendarstellung der Schwellkörper gesichert; Therapie meist operativ (Ausräumen des Hämatoms, Naht der Tunica albuginea), bei geringer Ausprägung auch konservativ.

Penis|thrombose (gr. θρόμβος Klumpen) f: (klin.) Fachbezeichnung für den Verschluss der oberflächlichen Penisvenen, v. a. im Bereich der Eichel od. auf dem Penisrücken; seltene Komplikation bei langdauernder Abflussbehinderung (z. B. durch Penisring) im Zustand der Erektion (s. Priapismus), auch nach Schwellkörper-Autoinjektionstherapie od. Strahlentherapie.

Penis|torsion (lat. torsum gewunden) f: (klin.) Fachbezeichnung für die (seltene) angeborene Verdrehung des Penis um seine Längsachse, so dass das Frenulum seitlich od. oben liegt; meist keine Störung von Miktion u. Erektion, allerdings u. U. kombiniert mit leichter Hypospadie* od. Epispadie*. Operativ gut korrigierbar; vgl. Penisfehlbildungen.

Penis|verhärtung: (allg.) Bezeichnung für Induratio* penis plastica.

Penis|verlängerung: (allg.) Sammelbezeichnung für verschiedene Verfahren, mit denen eine Verlängerung des Penis angestrebt wird; sowohl mechanische Verfahren (z. B. durch Zug od. Gewichte) od. regelmäßige Anwendung von Saugpumpen, als auch operative Verfahren (z. B. Durchtrennen des Ligamentum suspensorium penis) haben sich nicht nur als wirkungslos, sondern oft als schädlich erwiesen (u. a. Nekrosenbildung, Quetschungen od. Erektionsstörungen).

Penis|verletzungen: (klin.) Sammelbezeichnung für Ablederungen der Penishaut u. Zerreißungen von Schwellkörpern; sie entstehen am häufigsten durch stumpfe Gewalt od. Sturz mit gespreizten Beinen, aber auch bei sexueller Aktivität sind Verletzungen möglich: **1.** Vorhautverletzungen*, z .B. bei Phimose, Einriss des Frenulums od. Abriss der Penisschwellkörper auf Höhe der Kranzfurche, u. U. mit Penisluxation*; **2.** Penisruptur*, die oft fälschlich als Penisfraktur od. Penisbruch bezeichnete Zerreißung eines erigierten Schwellkörpers; **3.** Verletzungen durch instrumentelle Manipulationen, z. B. bei Piercings*, bei Kathetersex* od. als sog. Staubsaugerverletzungen*, die u. U. zu dauerhaften Folgeschäden führen können.

Penitis f: (androl.) Entzündung des Penis, z. B. von Eichel (Balanitis*), Vorhaut (Posthitis*) od. Schwellkörpern (Cavernitis*).

Penoid n: s. Neopenis.

Penta|somie (gr. πέντε fünf) f: (genet.) Bezeichnung für eine Genommutation, bei der im diploiden Chromosomensatz ein Chromosom fünffach vorhanden ist; Vorkommen z. B. als XXXXX*-Syndrom od. bei YY-Syndrom; vgl. Chromosomen-Abweichungen.

Pentyl|nitrit n: (chem.) Fachbezeichnung für den Hauptbestandteil von Amylnitrit*; s. Nitritverbindungen, flüchtige.

Peptid|hormone n pl: (chem.) Fachbezeichnung für Hormone, die aus Aminosäureketten mit einer bestimmten chemischen Bindung (Peptidbindung) bestehen, z. B. Hypothalamushormone*, Hypophysenhormone*.

Peptid, vaso|aktives intestinales n: s. VIP.

Perfica: (kult.) Name einer römischen Beischlafgöttin*.

Per|foratio penis (lat. perforare durchbohren) f: (kult.) Bezeichnung für eine in verschiedenen Kontinenten traditionell übliche genitale Verstümmelung* von Männern, bei der die Eichel quer od. von oben nach unten durchbohrt wird; vgl. Ampallang, Apadraya. I. w. S. auch verwendet zur Bezeichnung der Infibulation* des Penis.

Peri|metrium (gr. περί ringsum) n: (anat.) Fachbezeichnung für die aus Peritoneum bestehende Umhüllung des Uterus*.

Perineum (gr. περίνεον Dammregion) n: (anat.) Fachbezeichnung für Damm*.

Periode (gr. περίοδος Rundreise) f: (klin.) Kurzbezeichnung für Menstruation*.

Periodizität f: (allg.) Bezeichnung für regelmäßige Wiederkehr von Ereignissen od. Verhaltensweisen; eine **sexuelle Periodizität** zeigt sich z. B. in der hormonell gesteuerten, zyklisch sich wiederholenden Paarungsbereitschaft von Tieren (Brunst*); vgl. Zyklen, weibliche.

Peri|oo|phoritis (gr. περί ringsum) f: (gynäkol.) Entzündung des um den Eierstock liegenden Bauchfells (Peritoneum), kann zu Verwachsungen in der Bauchhöhle führen; vgl. Oophoritis.

Peri|orchitis f: (androl.) Entzündung der Hodenhülle (Tunica vaginalis) bei Orchitis* od. Epididymitis*.

Peri|orchium n: (anat.) veraltete Fachbezeichnung für das äußere Blatt (Lamina parietalis) der serösen Hodenhülle (Tunica vaginalis testis), s. Hoden (Abb. 1).

Peri|spermato|zystitis f: (androl.) Entzündung des die Bläschendrüsen umgebenden Gewebes, z. B. bei Spermatozystitis*.

Peritoneum (gr. περιτόναιον Bauchfell) n: (anat.) Bauchfell; Fachbezeichnung für die seröse Haut, die Bauch- u. Beckenhöhle vollständig auskleidet, indem sie als Peritoneum parietale Bauch- u. Beckenwand, als Peritoneum viszerale Bauch- u. Beckenorgane bedeckt; einzige physiologische Öffnungen sind bei Frauen die freien Enden der Eileiter* (Risiko aufsteigender Infektionen).

Peri|urethral|drüsen: (anat.) Bezeichnung für die Drüsen der sog. inneren Schicht der Prostata*; z. T. als (ungebräuchliche) Bezeichnung für die weiblichen Paraurethraldrüsen* verwendet.

Peri|urethritis f: (infektiol.) auch Paraurethritis; Entzündung des die Harnröhre (Urethra) umgebenden Bindegewebes, s. Urethritis.

Per|missivität (lat. permittere gewähren, erlauben) f: (psychol.) Fachbezeichnung für eine von Offenheit u. Verständnis gegenüber anderen geprägte Haltung, bei der eigene Werturteile bewusst in den Hintergrund treten.
(sexol.) Bezeichnung für die Toleranz gegenüber verschiedenen Formen von Sexualverhalten; in der Sexualpädagogik* bedeutet sie eine altersgemäße sexuelle Aufklärung, um das Entstehen von Verunsicherungen, Angst od. Schuldgefühlen zu vermeiden; gelegentlich wird auch Promiskuität* als permissives Sexualverhalten bezeichnet. Vgl. Standards, sexuelle.

Persönlichkeit (lat. persona Maske, Charakter, Person): (allg.) Bezeichnung für einen Menschen, der im Rahmen seiner individuellen psychischen Entwicklung ein hohes Maß an Eigenart, Originalität u. Vorbildlichkeit erreicht hat; v. a. im Bürgertum des 19. Jahrhunderts als hohes Ziel menschlicher Selbstverwirklichung angestrebt.

P

(psychol.) uneinheitlich definierte, allgemeine Bezeichnung für die einzigartigen psychischen Eigenschaften eines Menschen, die sein Erleben u. Verhalten wenig veränderlich bestimmen; insbesondere besteht keine Einigkeit darüber, in welchem Umfang die Persönlichkeit durch angeborene bzw. erlernte Eigenschaften geprägt wird. Zahlreiche Modelle zur Typisierung von Persönlichkeit wurden entwickelt, z. B. durch Identifikation einzelner Dimensionen mittels Testverfahren (Extraversion*, Introversion*, Neurotizismus* u. a.); sie erweisen sich allerdings nur für spezielle (z. B. klinische) Fragestellungen als nützlich, während allgemeine Beziehungen zwischen bestimmten Persönlichkeitsmerkmalen und z. B. spezifischen Abweichungen des sexuellen Erlebens u. Verhaltens nicht hergestellt werden können.
Als **multiple Persönlichkeit** wird die v. a. nach schwerer psychischer Traumatisierung im frühen Kindesalter beobachtete sog. dissoziative Identitätsstörung* bezeichnet.

Persönlichkeit, dis|soziale: (psychol.) Bezeichnung für typische Persönlichkeitsmerkmale bei Dissozialität*.

Persönlichkeits|krise: (psychol.) Sammelbezeichnung für in kritischen Lebensphasen (Trotzalter, Pubertät, Lebensmitte, Klimakterium) von den meisten Individuen ähnlich erlebte Bewältigungskonflikte od. Störungen der psychosozialen Identität (Identitätskrise, z. B. bei Erlöschen der Reproduktionsfähigkeit); Persönlichkeitskrisen gehen (im Unterschied zur neurotischen Persönlichkeit u. abweichendem Verhalten) mit charakteristischen Reaktionen u. typischem Verhalten einher.

Persönlichkeits|psycho|logie f: (psychol.) Sammelbezeichnung für psychologische Ansätze, die sich mit den Bedingungen beschäftigen, die zur Entstehung individueller psychischer Besonderheiten führen; ursprünglich Teil der sog. Charakterologie mit wenigen definierten Persönlichkeitstypen (s. Konstitution), wird die Persönlichkeit eines Menschen heute in zahlreichen Persönlichkeitstheorien u. entsprechenden psychologischen Modellen beschrieben (häufig als Summe von Eigenschaften, Eigenschaftsbündeln u. Einzelfaktoren); Anwendung insbesondere in der Psychodiagnostik u. in Beratungen zur Berufwahl, bei Partnerschaftskonflikten u. a.

Persönlichkeits|spaltung: (allg.) Bezeichnung für dissoziative Identitätsstörungen* bzw. schizophrene Psychose*.

Persönlichkeits|störungen: (psychiat.) Sammelbezeichnung für überdauernde Muster von innerem Erleben u. Verhalten, die merklich von den soziokulturellen Erwartungen abweichen, tiefgreifend u. unflexibel sind sowie in der Jugend od. im frühen Erwachsenenalter auftreten; früher auch als Psychopathie* bzw. Soziopathie bezeichnet. **Verlauf** u. **Symptomatik:** im Zeitverlauf stabil, führen Persönlichkeitsstörungen zu individuellem Leidensdruck u. sozialen Beeinträchtigungen. Mindestens zwei der Bereiche Kognition, Affektivität, Gestaltung zwischenmenschlicher Beziehungen u. Impulskontrolle sind betroffen. **Ursache:** weitgehend unklar; weder Manifestation od. Folge anderer psychischer Störungen, noch Folge von Substanzeinwirkungen (z. B. Rauschmittel, Medikamente). Der Verlust wichtiger Bezugspersonen (z. B. Lebenspartner) od. bis dahin stabilisierender sozialer Situationen (z. B. Beruf, Ehe) kann zu einer Verschlimmerung führen. **Formen: 1.** Cluster A: sonderbar-exzentrisches Verhalten (paranoid, schizotypisch); **2.** Cluster B: dramatisch-emotionales Verhalten (antisozial, Borderline-Syndrom, histrionisch, narzisstisch); **3.** Cluster C: ängstlich-furchtsames Verhalten (vermeidend-selbstunsicher od. ängstlich-vermeidend, abhängig, zwanghaft). Psychopathische Persönlichkeitszüge können dauerhaft mit konfliktträchtigen sozialen Verhaltensweisen (z. B. wiederholter Straffälligkeit) kombiniert sein.
Therapie: Eine Behandlung ist bei entsprechendem Leidensdruck bzw. Beeinträchtigungen in sozialen, beruflichen od. anderen wichtigen Bereichen angezeigt. Da Persönlichkeitsstörungen langdauernd u. (relativ) stabil gegenüber äußeren Einwirkungen sind, haben sich therapeutische Ansätze oft als unbefriedigend erwiesen, insbesondere bei soziopathischen Formen (oft ohne anhaltende Änderungsbereitschaft). Verfahren der Wahl ist eine tiefenpsychologische od. psychoanalytische Therapie, die auf eine Veränderung der tiefgreifenden (Ich-)strukturellen Störungen zielt. Oft gelingt der Aufbau einer tragfähigen therapeutischen Beziehung jedoch nicht, u. es kommt zum Therapieabbruch durch die Patienten. Als Verhaltenstherapie können die kognitive Therapie nach Beck sowie Selbstsicherheits- od. Angsttrainingsprogramme erwogen werden. Vgl. Devianz, Identitätsstörungen, dissoziative.

Persönlichkeits|störungen, multiple (lat. multiplex vielfältig): (psychiat.) veraltete Fachbezeichnung für eine Form der dissoziativen Identitätsstörung*.

Persönlichkeits|struktur, ab|norme f: (forens.) auch sexuell-deviante Persönlichkeitsstruktur; historische, v. a. in der DDR übliche Sammelbezeichnung für Persönlichkeitsmerkmale u. biographische Entwicklungen, wie sie der Begriff der Perversion* (im Sinn von H. Giese) ausdrückt; vgl. Dissexualität.

Persönlichkeit, trans|identische: (sexol.) Sammelbezeichnung für alle Formen des Abweichens von der somatisch u. soziokulturell vorgegebenen Zweiteilung von sexueller Identität u. Geschlechtsrolle in männlich od. weiblich, maskulin od. feminin, d. h. sowohl für Intersexualität* u. Transsexualität*, als auch für Androgynität* u. Transvestismus*; vgl. Geschlechtsidentitätsstörungen.

Personen|sorge: (jurist.) Sammelbezeichnung für Rechte u. Pflichten von Eltern od. anderen Personen, für minderjährige Kinder zu sorgen (Teil der elterlichen Sorge*); umfasst v. a. persönliche Fürsorge, Pflege, Erziehung u. das Recht, den Aufenthaltsort der Kinder zu bestimmen od. sie zu vertreten; vgl. Sorgerecht.

Personen|stand: (jurist.) Fachbezeichnung für das rechtliche Verhältnis des Menschen als Person in Bezug auf Geburt, Eheschließung, Familie u. Tod, juristisch geregelt im Personenstandsgesetz; Veränderungen des Personenstands werden beim Standesamt* in Personen-

P

standsbücher (Geburtenbuch, Heiratsbuch, Familienbuch u. Sterbebuch) eingetragen.

PersStdG: (jurist.) Abkürzung für **Per**sonen**st**an**d**s**g**esetz, s. Personenstand.

Per|tubation (lat. per durch, tuba Trompete) f: (gynäkol.) Fachbezeichung für das Durchblasen der Eileiter mit Kohlendioxid, Flüssigkeit (Hydropertubation) od. Farbstoff (Chromopertubation) zur Feststellung der Tubendurchgängigkeit; Durchführung z. B. nach operativen Eingriffen zur Wiederherstellung der Tubendurchgängigkeit, diagnostisch bei Unfruchtbarkeit. Vgl. Hysterosalpingographie.

Pertunda: (kult.) Name einer römischen Beischlafgöttin*.

Perversion (lat. perversus verdreht, verkehrt, falsch) f: (kult.) bis zum 19. Jahrhundert wertende Sammelbezeichnung für Auffassungen u. Handlungen, die nicht den herrschenden Dogmen der (katholischen) Kirche entsprachen (Ketzerei).
(psychiat.) Ende des 19. Jahrhunderts entstandene Sammelbezeichnung für den „verkehrten" Gebrauch der Sexualität (d. h. für jede sexuelle Handlung außer Vaginalverkehr*), der zunächst als Folge einer (unbekannten) körperlichen Erkrankung des Gehirns gedeutet wurde u. bei dem daher Behandlungsbedarf angenommen wurde.
(psychoanalyt.) zu Beginn des 20. Jahrhunderts übernommene Bezeichnung für Verhaltensweisen u. Neigungen, bei denen (infolge von Störungen der psychosexuellen Entwicklung) das Primat der Genitalität nicht erreicht wird (s. Genitalorganisation), womit ebenfalls fast alle Formen des nichtkoitalen Sexualverhaltens gemeint waren; auch hier wurde prinzipielle Behandlungsbedürftigkeit angenommen, allerdings wurde z. B. Homosexualität bereits früh nicht mehr zu den Perversionen gerechnet (sondern stattdessen als sog. Inversion* des Sexualtriebs bezeichnet).
(sexol.) Mitte des 20. Jahrhunderts durch H. Giese weiter eingeschränkte Sammelbezeichnung für Formen des abweichenden Sexualverhaltens, die besondere Merkmale aufweisen: einen ungewöhnlich hohen subjektiven Stellenwert des Verhaltens, zunehmende Häufigkeit der sexuellen Handlung bei abnehmendem Befriedigungswert, Promiskuität u. Anonymität, ausufernde Phantasien, süchtiges Erleben u. periodisch wiederkehrende, ausgeprägte Dranghaftigkeit des sexuellen Bedürfnisses. Diese Definition (die z. B. auch ungewöhnlich dranghaftes heterosexuelles Verhalten einbezog) ist heute noch eingeschränkter gebräuchlich, bezeichnet aber weiterhin nicht bestimmte Handlungen, sondern deren Funktion für das Individuum (einerseits abgewehrte, andererseits gelebte Sexualität), ihre Durchführung (Ritualisierung, Verbindung zu bewussten Phantasien) u. ihren Befriedigungswert (zwanghafte bis süchtige Wiederholungen); zugleich wird betont, dass „pervers" erscheinendes Verhalten zwar v. a. kennzeichnet, gesellschaftlich als unnachvollziehbar zu gelten u. in der Tat nicht selten mit typischen psychischen Störungen verbunden zu sein, dass es aber oft richtiger als Leistung des Ich verstanden wird, die eine Lösung psychischer Grundkonflikte ermöglicht (stabilisierender Selbstheilungsversuch; eher unglückliche Fachbezeichnung: perverse Plombe*).
In den Diagnosenverzeichnissen DSM-IV u. ICD-10 (u. weitgehend in der neueren sexualwissenschaftlichen Terminologie) wird auf den (wertend verwendeten u. so empfundenen) Begriff verzichtet u. stattdessen entweder allgemein von abweichendem Sexualverhalten* od. (bezüglich der gewählten Handlung) von Paraphilie*, (bezüglich der Durchführung) von Devianz* od. Dissexualität* od. (bezüglich des Befriedigungswerts) von sexueller Sucht* gesprochen.

Perversität f: (sexol.) historische Bezeichnung für nichtkoitale Formen sexueller Handlungen, die sich (wie Perversionen*) hinsichtlich des Ziels od. des Objekts vom heterosexuellen „Ideal" unterscheiden, die aber bewusst u. gewollt gewählt werden u. sich hierin von Perversionen unterscheiden; heute nicht mehr gebräuchlicher Begriff.

Pessar (gr. πεσσός Spielstein) n: (sexol.) Fachbezeichnung für Ring od. Schale aus Hartgummi, Kautschuk od. Kunststoff; **Anwendung: 1.** zur Kontrazeption, meist als Intrauterinpessar*, heute nur noch selten als Okklusivpessar (s. Portiokappe); **2.** zur Therapie der Zervixinsuffizienz od. zur symptomatischen Behandlung von Lageanomalien der Sexualorgane, z. B. Vagina- od. Uterusvorfall (s. Abb. dort).

Petting (engl. to pet streicheln): (sexol.) Fachbezeichnung für Sexualkontakte mit gegenseitiger Stimulation von erogenen Zonen u. Sexualorganen bis zum Orgasmus, jedoch ohne penetrierenden Geschlechtsverkehr; v. a. bei Jugendlichen sehr verbreitet. **Wertungen:** In den 50er u. 60er Jahren des 20. Jahrhunderts ermöglichte Petting als Form vorehelicher Sexualpraktik sexuelle Erlebnisse u. zugleich einen Kompromiss mit Normen, die vorehelichen Geschlechtsverkehr untersagten u. insbesondere von Frauen Jungfräulichkeit bis zur Eheschließung einforderten; heute kommt Petting v. a. als Form des Safer* Sex Bedeutung zu. Vgl. Necking.

Peyote: (kult.) auch Peyotl; aztekische Bezeichnung für die Kakteenart Lophophora* williamsii, die in Mittelamerika u. im südlichen Nordamerika wegen ihres Gehalts an Mescalin* als traditionelles Rauschmittel im Rahmen religiöser Rituale gebraucht wird; in Deutschland ist der Besitz getrockneter Pflanzenteile nach Betäubungsmittelgesetz verboten; vgl. Halluzinogene.

Peyronie-Krankheit (François de la P., frz. Arzt, 1678-1747): vorwiegend im englischen Sprachraum verwendete Bezeichnung für Induratio* penis plastica.

Pfählungs|verletzungen: (klin.) Sammelbezeichnung für tief penetrierende Weichteilverletzungen im Bereich von Sexualorganen, Dammregion u. Anus durch Aufspießen auf spitze Gegenstände (z. B. Zaun, Deichsel, Rinderhorn), i. w. S. auch als (v. a. gewaltsame) Koitusverletzungen*; Notfälle, die operativ versorgt werden müssen und evtl. durch begleitende Organverletzungen (Harntrakt, Dickdarm) u. ausgedehnte Infektionen kompliziert sind. Vgl. Fremdkörper, intrarektale, intravaginale.

P

Pflege|eltern: (allg.) Bezeichnung für Eltern, die ein vom Jugendamt vermitteltes Kind für einen bestimmten Zeitraum (Monate bis Jahre) aufnehmen, versorgen u. erziehen; sie stehen dabei unter behördlicher Aufsicht, Zuständigkeiten u. Berechtigungen des Jugendamts (bei dem die Vormundschaft verbleibt) sind im Jugendwohlfahrtsgesetz geregelt. Moderne Konzepte der Pflegefamilie beruhen auf dem Ansatz, dass es ihre Aufgabe ist, Pflegekinder nicht nur vor ihren Eltern zu schützen, sondern ihnen Beziehungsangebote u. Raum zur Entwicklung neuer sozialer u. emotionaler Bindungen zu geben; hat die Pflegefamilie nicht nur eine ergänzende Funktion, sondern stellt sie eine Ersatzfamilie dar, kann es zu Konflikten zwischen sozialer u. rechtlicher Elternschaft bzw. zwischen Pflegefamilie u. Herkunftsfamilie kommen.

Pflegschaft: (jurist.) Bezeichnung für eine Form der staatlichen Fürsorge im Rahmen von Familienrecht, Erbrecht, Zwangsvollstreckungs- u. Zivilprozessrecht, die im Gegensatz zur Vormundschaft* auf bestimmte Angelegenheiten der fürsorgebedürftigen Person beschränkt ist; auch für Vermögenswerte u. Sachen können Pfleger bestellt werden, s. Beistandschaft; vgl. Amtspflegschaft.

Pflegschaft für eine Leibes|frucht: (jurist.) Bestellung eines Pflegers für ein bereits gezeugtes, aber noch nicht geborenes Kind (sog. Nasciturus*) zur Wahrnehmung der ihm mit der Geburt zufallenden Rechte, wenn die elterliche Vertretungsmacht, falls das Kind bereits geboren wäre, von vornherein fehlte od. nicht ausübbar wäre. Vgl. Vormundschaft.

Pflichten, eheliche: (jurist.) ursprünglich dem Kirchenrecht entstammende Sammelbezeichnung für die (nur teilweise einklagbaren) Pflichten, die sich für beide Partner aus der Eheschließung ergeben, u. a. sexuelles Zusammenleben, persönliche Sorge, Unterhalt für den Ehegatten. Nach deutschem Recht besteht für die Ehepartner eine Pflicht zur ehelichen Lebensgemeinschaft*.

PGD: (gebh.) Abkürzung für **p**ränatale **g**enetische **D**iagnostik; s. Diagnostik, pränatale.

Phäno|motiv (gr. φαίνομαι sich zeigen, erscheinen) n: (psychol.) Fachbezeichnung für ein Motiv*, das dem Individuum bewusst ist u. als Begründung für sein Verhalten von ihm benannt werden kann; Gegensatz: Genomotiv*.

Phäno|typ (gr. τύπος Gepräge, Bild) m: (genet.) sog. Erscheinungsbild; Bezeichnung für die Summe aller bei einem Individuum vorhandenen Merkmale (Phäne), seine Erscheinungsform, Eigenschaften u. sichtbaren Merkmale, die im Zusammenwirken von Genotyp* u. Umweltfaktoren geprägt werden.

-phagie (gr. φαγεῖν verschlingen) f: (psychiatr.) Wortteil mit der Bedeutung „etwas regelmäßig essen", z. B. in Onychophagie, Koprophagie.

Phall|odynie (gr. φαλλός Pfahl, ὀδύνη Schmerz) f: (klin.) Fachbezeichnung für chronische Schmerzzustände im Penis ohne fassbare Ursache (chronisches fokales Schmerzsyndrom); abzugrenzen v. a. gegenüber Entzündungen (Balanitis*, Penitis*) u. Bindegewebeerkrankungen (Induratio* penis plastica).

Phallo|graphie f: (androl.) Bezeichnung für die Aufzeichnung von Volumenänderungen der Schwellkörper des Penis über einen längeren Zeitraum, z. B. zum Nachweis von nächtlichen Erektionen, meist mittels Penisplethysmographie*.

Phallo|kratie (gr. -κρατία -herrschaft) f: (kult.) Bezeichnung für männlich dominierte Gesellschaften, die von einer Überlegenheit des männlichen Geschlechts ausgehen; vgl. Patriarchat; i. w. S. auch von Vertreterinnen der Frauenbewegung (s. Feminismus) verwendete Bezeichnung für peniszentrierten Sexismus*; vgl. Phalluskulte.

Phallo|krypsis (gr. κρύψις Verbergen) f: (klin.) veraltete Bezeichnung für Penisluxation*.

Phallo|metrie f: (androl.) Bezeichnung für die Messung von Volumenänderungen der Schwellkörper des Penis mit unterschiedlichen Verfahren; früher insbesondere anhand von Verdrängungseffekten im Wasserbad, heute überwiegend durch Penisplethysmographie*.

Phallo|plastik f: (klin.) wenig gebräuchliche Fachbezeichnung für Penisplastik*.

Phallo|tomie (gr. τομή Schnitt) f: (kult.) Bezeichnung für das rituelle Entfernen des Penis aus religiösen Gründen, evtl. als Selbstverstümmelung*; vgl. Skopzen.
(klin.) ungebräuchliche Bezeichnung für Penisamputation*.

Phallus m: (kult.) seit der griechischen Antike Bezeichnung für Nachbildungen des erigierten Penis, insbesondere aus Holz, die bei religiösen Ritualen (Osiris-, Priapos-, Bacchusfesten u. a.) als Symbol der Zeugungskraft eine Rolle spielten (s. Fruchtbarkeitsriten, Abb.); in ähnlicher Weise in asiatischen Kulturen zu finden, z. B. im Hinduismus als Lingam*, in Kulturen Europas, Afrikas u. Polynesiens als sehr verbreiteter Abwehrzauber* (s. Abb. dort). Es bestehen gewisse

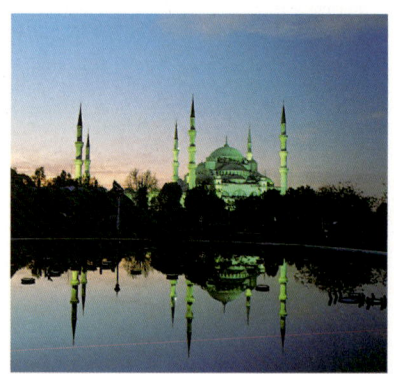

Phallus:
Kirchtürme und Minarette (hier die sechs Minarette der berühmten „Blauen" Ahmed-Moschee in Istanbul, Türkei) stehen in unmittelbarer Nachfolge früherer Phallusstandbilder der europäischen und vorderasiatischen Antike.

Parallelen zum sexuellen Präsentieren* bei nichtmenschlichen Primaten (z. B. bei Meerkatzen); vgl. Phalluskulte.

Phallus|kulte m pl: (kult.) Sammelbezeichnung für die Verehrung der männlichen äußeren Sexualorgane als Symbol für Fruchtbarkeit und magische Macht. Aus den Kulturen aller Kontinente werden Bräuche beschrieben, in denen Nachbildungen des erigierten Penis aus Holz, Wachs od. Stein (auch Penisse von Pferden u. a.) dazu dienen, Feldern, Ställen u. Häusern Fruchtbarkeit zu sichern (Fruchtbarkeitsriten*) od. böse Geister von ihnen fernzuhalten (Abwehrzauber*); Standbilder mit erigiertem Penis (Ithyphallus*, Diphallus*) finden sich in vielen Traditionen (auch als Heiligtümer im frühchristlichen Europa), die v. a. bei weiblicher Unfruchtbarkeit angerufen wurden (s. Abb.); im Hinduismus entsprechen die sehr verbreiteten Abbilder des Phallus als Lingam* (zusammen mit einer Yoni*) einem Symbol des Götterpaares Shiva u. Parvati bzw. der Zweigeschlechtlichkeit des Gottes Shiva; vgl. Vulvakulte (Abb.).

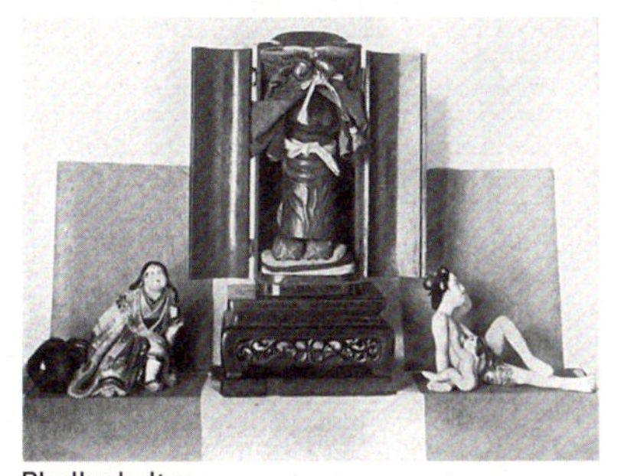

Phalluskulte:
Japanischer Schrein für Rituale gegen die Unfruchtbarkeit von Frauen; aus der Sammlung des Bamberger Apothekers J. Schedel (1856-1943, Yokohama, Beijing)

Phantasie (gr. φαντασία Erscheinung) f: (psychol.) Bezeichnung für die Fähigkeit des Menschen zu spielerischen Gedankenverbindungen, die als neue Vorstellungen (Imaginationen) bewusst werden; früher auch als sog. autistisches Denken bezeichnet (im Gegensatz zu sog. realistischen Denken). Phantasie kann absichtslos schweifen od. gezielt eingesetzt werden, um Lust zu erzeugen (z. B. als sexuelle Phantasie*) od. um kreativ zu sein (z. B. bei künstlerischem Gestalten od. als Teil der emotionalen Intelligenz*). Sie ist nur eingeschränkt steuerbar, zugleich individuell entwicklungsfähig u. unterliegt deutlichen soziokulturellen Einflüssen; unter der Wirkung von Rauschmitteln*, bei Psychosen*, Einbildung*, Vorstellungen des Volksglaubens* od. bei körperlichen Erkrankungen (Fieber, Stoffwechselstörungen) können Phantasieleistungen verstärkt u. verändert auftreten (Halluzinationen) u. sind dann u. U. belastend.
(psychoanalyt.) wird Phantasie als sog. Primärvorgang betrachtet, der (unbewusst u. ausschließlich der Lust* folgend) einen psychischen Bereich außerhalb der Kontrolle durch die Realität bildet; vgl. Traum.

Phantasien, sexuelle f pl: (sexol.) Bezeichnung für Vorstellungen erotischen od. sexuellen Inhalts, die sich auf frühere Erlebnisse od. (wohl häufiger) sexuelle Wunschvorstellungen beziehen u. zu sexueller Erregung führen. Vorkommen entweder ohne direkte Verbindung mit sexueller Aktivität (sexuelle Tagträume) od. begleitend, insbesondere bei Masturbation, aber auch bei soziosexuellen Handlungen. Die Inhalte sexueller Phantasien sind äußerst variabel u. gehen fast regelhaft über den Rahmen der tatsächlich ausgeübten sexuellen Aktivität hinaus: Im Verlauf der Pubertät als imaginative Einübung in zukünftiges Verhalten, im weiteren Leben als Hinweise auf prinzipiell erfüllbare sexuelle Wünsche, aber auch als nicht realisierte Ergänzung sexueller Aktivität u. Quelle sexueller Motivation*. Es besteht eine Wechselbeziehung zwischen den in einer Bevölkerung häufigen sexuellen Phantasien u. dem Angebot an Darstellungen sexuellen Inhalts in erotischer Kunst* u. Pornographie*. Zugleich kann aus solchen Inhalten nur sehr eingeschränkt auf tatsächliches od. tatsächlich gewünschtes Verhalten geschlossen werden; z. B. sind homosexuelle u. sadomasochistische Phantasien ungleich häufiger als die entsprechenden Praktiken (s. Abb.). In der Sexualtherapie ergibt das Aussprechen u. Bearbeiten sexueller Phantasien u. U. wichtige Hinweise; vgl. Traum.
I. w. S. wird der Begriff sexuelle Phantasie auch bedeutungsgleich mit individueller Kreativität in der Ausgestaltung sexueller Handlungen verwendet.

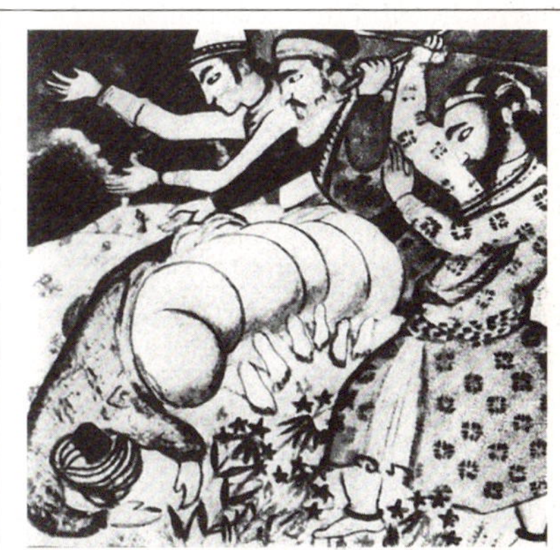

Sexuelle Phantasien:
Darstellung einer phantasierten Massenflagellation aus Persien (17. Jahrhundert)

Phantom (frz. aus gr. φάντασμα Trugbild) n: (allg.) Bezeichnung für eine auf Sinnestäuschung beruhende Wahrnehmung.
(klin.) Bezeichnung für eine Nachbildung von Körperteilen zu Lehrzwecken, z. B. des Penis zum Üben des Anlegens von Kondomen im

P

Schulunterricht od. des weiblichen Beckens zur Ausbildung in Geburtshilfe.

Pharmako|kavernoso|metrie (gr. φάρμακον Heilmittel) f: (androl.) Bezeichnung für Kavernosometrie* unter der Wirkung von vasoaktiven Substanzen, wie sie für SKAT*-Testung verwendet werden.

Phase, anale (gr. φάσις eindeutige Aussage) f: (psychoanalyt.) Bezeichnung für eine Phase der psychosexuellen Entwicklung* von Kindern im 2. u. 3. Lebensjahr, die durch Entdeckung u. zunehmende Kontrolle der Ausscheidungsfunktionen gekennzeichnet ist.

Phase, genitale f: (psychoanalyt.) Bezeichnung für die in der Pubertät erreichte späte Phase der psychosexuellen Entwicklung* von Kindern, die durch ein allmähliches Überwiegen genitaler Sexualität gegenüber anderen Formen des Lustgewinns gekennzeichnet ist (sog. Genitalorganisation*).

Phase, infantil-genitale f: (psychoanalyt.) Bezeichnung für die dritte Phase der psychosexuellen Entwicklung* von Kindern (4.-6. Lebensjahr), die durch die Entdeckung der Sexualorgane als Lustquelle gekennzeichnet ist; bei beiden Geschlechtern auch als sog. phallische Phase bezeichnet.

Phase, nasale f: (psychoanalyt.) Bezeichnung für die in der sog. Latenzphase der psychosexuellen Entwicklung* nicht selten beobachtete Entdeckung der Nasenschleimhaut als erogene Zone, die mit dem Finger gereizt wird (sog. Nasenbohren).

Phase, ödipale f: (psychoanalyt.) Bezeichnung für die durch den sog. Ödipus*-Komplex geprägte späte Phase (im 3.-5. Lebensjahr) der psychosexuellen Entwicklung* von Kindern; weitgehend identisch mit der sog. phallischen Phase.

Phase, orale f: (psychoanalyt.) Bezeichnung für die frühe Phase der psychosexuellen Entwicklung* von Kindern (1. Lebensjahr), die v. a. durch die Entdeckung des Mundes als Lustquelle gekennzeichnet ist; auch als oralsadistische Phase bezeichnet, weil zugleich die Möglichkeit der Zerstörung durch Einverleiben entdeckt wird.

Phase, phallische f: (psychoanalyt.) Bezeichnung für die dritte Phase der psychosexuellen Entwicklung* von Kindern (4.-6. Lebensjahr), die bei beiden Geschlechtern v. a. durch die Entdeckung der Sexualorgane als Lustquelle gekennzeichnet ist; neutral auch als infantil-genitale Phase bezeichnet.

Phase, prä|genitale f: (psychoanalyt.) auch prägenitale Periode; Sammelbezeichnung für den frühen Abschnitt der psychosexuellen Entwicklung* von Kindern bis zum Abschluss der ödipalen Phase (1.-6. Lebensjahr), dem später (in der Pubertät) ein eher durch genitales Interesse geprägter Entwicklungsabschnitt folgt.

Phase, prä|ödipale f: (psychoanalyt.) Bezeichnung für den frühen Abschnitt der psychosexuellen Entwicklung* von Kindern, vor Auftreten des sog. Ödipus*-Komplexes; bei beiden Geschlechtern gekennzeichnet durch eine überwiegende Bindung an die Mutter.

Phase, prä|ovulatorische f: (klin.) Fachbezeichnung für die 3-4 Tage dauernde Phase des Ovarialzyklus* vor dem Eisprung; gekennzeichnet durch charakteristische Veränderungen des Zervixschleims des Uterus, die das Eindringen von Samenzellen ermöglichen; s. Zyklen, weibliche (Abb.). Der günstigste Zeitpunkt für eine Befruchtung (sog. Konzeptionsoptimum) liegt am Ende dieses Zeitraums.

Phase, sensible f: (physiol.) Bezeichnung für einen Entwicklungsabschnitt, in dem bestimmte Hormone od. Schadstoffe (auch Radioaktivität) eine besondere Wirksamkeit auf die weitere Entwicklung haben können, z. B. die sog. teratogene Risikoperiode im Verlauf der Embryonalentwicklung od. die durch besondere Androgenempfindlichkeit bestimmter Gewebe gekennzeichneten Phasen der Fetalentwicklung u. Vorpubertät.
(ethol.) Bezeichnung für einen Lebensabschnitt, in dem eine Prägung* möglich ist; beim Menschen z. B. in Bezug auf den Spracherwerb vermutet, aber nicht sicher nachgewiesen.

Phentol|amin n: (pharmak.) nichtselektives Sympatholytikum (Alphablocker), das z. B. zur Behandlung von Erektionsstörungen (in Kombination mit Papavarin im Rahmen einer Schwellkörper*-Autoinjektionstherapie) angewendet wird. **UAW:** u. a. Rhinitis, Schwindel, Kopfschmerz. Vgl. Medikamente, erektionsfördernde.

Phenyl|keton|urie f: (klin.) Abkürzung PKU; Fachbezeichnung für eine autosomal-rezessiv vererbte Stoffwechselkrankheit (Häufigkeit 1:10 000), bei der es infolge eines Enzymmangels zu Verschiebungen des Abbaus der Aminosäure Phenylalanin kommt. Heute wird in Europa bei den meisten Neugeborenen in der ersten Lebenswoche ein Urintest durchgeführt (Guthrie-Test), da die Erkrankung bei lebenslanger, streng phenylalaninarmer Diät u. ergänzender Einnahme bestimmter Aminosäuren symptomlos bleibt. Ohne Behandlung kommt es zu psychomotorischer Retardierung* mit Krampfneigung u. Mikrozephalie sowie Pigmentstörungen.

Phero|mone (gr. Kunstwort aus φέρω bringen u. Hormon) n pl: (biol.) auch Soziohormone; Fachbezeichnung für von Drüsen abgesonderte artspezifische Signalstoffe, die zur Erkennung, Informations- u. Signalübermittlung zwischen Individuen derselben Spezies dienen (z. B. sog. Alarmpheromone zur Übermittlung einer Warnung). Die auch als Sexuallockstoffe od. Sexualduftstoffe bezeichneten **Sexpheromone** werden von männlichen u. weiblichen Tieren (besonders stark von Insekten) in Abhängigkeit von ihrem Sexualstatus ausgeschieden u. dienen z. B. der Partnerwahl, indem sie eine Paarungsbereitschaft signalisieren. Pheromone sind chemisch sehr verschieden zusammengesetzt (niedere Terpene, Gemische höherer Fettsäuren wie z. B. Copulin*, heterozyklische chemische Verbindungen u. a.), beim Menschen gelten z. B. die aus den apokrinen Schweißdrüsen abgegebenen Duftstoffe u. Abbauprodukte des Testosterons (Androstendion, Androsteron) als mögliche Pheromone. Pheromone werden von Tieren über den Geruchs- u. Geschmackssinn bzw. (bei zahlreichen Wirbeltieren) über das vomeronasale Organ* außerordentlich empfindlich wahrgenommen (z. B. kann die männliche Motte ein einziges Pheromonmolekül eines mehr als einen Kilometer entfernten Mottenweibchens erkennen). Bei Affen gilt als gesichert, dass bestimmte Verhaltensweisen u. physiologische Prozesse durch Zerstörung des vomeronasalen Organs erheblich verändert werden; es kommt dann z. B. nicht zur Verhinderung von Ovulationen bei rangniedrigen Weibchen durch ranghöhere weibliche Tiere, u. das Aggressionsverhalten männlicher Tiere wird stark vermindert. Ob Pheromone beim Menschen geschlechtsspezifische Reaktionen auslösen od. das Sexualverhalten - z. B. im Sinn einer gerichteten Paarung - beeinflussen, wird kontrovers diskutiert; eine „intersexuelle Adaptationsfunktion" erscheint möglich, da z. B. männlicher Achselgeruch den Zyklus von Frauen zu beeinflussen scheint. Vgl. Düfte, sexuelle.

-philie (gr. φιλία Zuneigung) f: (allg.) Wortteil mit der Bedeutung „etwas bevorzugen", z. B. in Hypoxyphilie, Pädophilie.
(biochem.) Wortteil mit der Bedeutung „mit etwas bevorzugt reagieren", z. B. in Hydrophilie, Lipophilie.

Philtron (gr. φίλτρον Grübchen in der Oberlippe, Liebreiz): (kult.) historische Bezeichnung für Liebestränke in der europäischen Antike; sie enthielten neben Aphrodisiaka* zahlreiche mineralische, pflanzliche u. tierische Bestandteile, denen eine sexuell stimulierende Wirkung zugeschrieben wurde. Eine besondere Bedeutung hatte z. B. das sog. Hippomanes*.

Phimose (gr. φίμωσις Knebelung) f: (klin.) Fachbezeichnung für eine Verengung der Vorhaut* des Penis, die nach dem 3. Lebensjahr weiter besteht oder infolge von narbiger Schrumpfung (bei chronischer Entzündung od. nach Traumen) später entsteht; Häufigkeit 1:300 männliche Neugeborene. Man unterscheidet: **1.** vollständige Phimose, bei der auch bei schlaffem Penis die Vorhaut nicht über die Eichel zurückgeschoben werden kann (Gefahr chronischer Entzündungen mit erhöhtem Entartungsrisiko, s. Peniskarzinom); **2.** relative Phimose, bei der dies nur bei Erektion unmöglich ist (Gefahr der Einklemmung der Eichel, s. Paraphimose). Die Therapie erfolgt durch operative Zirkumzision*; Versuche einer Dehnung der Vorhaut u. Manipulationen bei Säuglingen u. Kleinkindern (mit physiologischer Verklebung von Eichel u. Vorhaut) sind gefährlich.

Phobie (gr. φόβος Furcht) f: (psychiat.) Fachbezeichnung für eine psychische Störung, die durch intensive, für Außenstehende kaum nachvollziehbare Furcht* vor bestimmten (sehr variablen, im Einzelfall spezifischen) Umständen gekennzeichnet ist. Typischerweise ist das subjektiv empfundene Gefühl von entsprechenden körperlichen Reaktionen begleitet u. unterscheidet sich physiologisch nicht von begründeter Furcht vor Bedrohung (s. Angst); die Furcht auslösende Umstände werden daher (soweit möglich) gemieden. Unterschieden werden: **1.** isolierte Phobien, z. B. vor bestimmten Objekten (insbesondere Tieren), bestimmten Situationen (Agoraphobie*, Klaustrophobie*, Monophobie*, Sozialangst*, Sexualangst* u. a.) od. vor bestimmten Körperzuständen (Erythrophobie*, Venerophobie*, AIDS*-Phobiesyndrom u. a.); sie werden psychoanalytisch überwiegend als (erlernte) Verschiebung von Angst vor „innerer Triebgefahr" gedeutet, können aber auch im Rahmen von posttraumatischen Belastungsstörungen* entstehen; **2.** generalisierte Angststörung (sog. frei flottierende Angst), bei der während mindestens 6 Monaten die meisten Tage durch Sorgen, Befürchtungen u. Ängste geprägt sind u. die meist chronisch verläuft.
Vor der **Diagnose** einer Phobie sind körperliche Ursachen auszuschließen (z. B. Asthma, paroxysmale Tachykardie, zerebrale Störungen, Gebrauch psychotroper Substanzen).
Eine **Therapie** von Phobien (u. anderer Angststörungen) erfolgt durch Psychotherapie (verschiedene Verfahren; die systematische Desensibilisierung ist nur in ausgewählten Fällen wirksam), evtl. unterstützt durch Antidepressiva, wobei besonderes Augenmerk auf den sich selbst verstärkenden Mechanismus von Angsterwartung, Angsterleben u. Situationsvermeidung gerichtet wird; Mutproben sind keine geeignete Therapie, Tranquilizer sind ungeeignet, weil sie eine Form von medikamentösem Vermeidungsverhalten darstellen.

Phobo|phobie f: (psychol.) auch Erwartungsangst; Bezeichnung für intensive Furcht vor den Angstzuständen bei bestehender Phobie* od. vor anderen Angststörungen*; wichtiger Selbstverstärkungsmechanismus der Symptomatik.

Phospho|di|esterase f: (physiol.) Abkürzung PDE; in zahlreichen Organen in mehreren Unterformen vorkommendes Enzym, das u. a. am Abbau von bestimmten Botenstoffen (sog. second messengers) mitwirkt. Die Phosphodiesterase 5 (PDE-5) baut zyklisches Guanosinmonophosphat (cGMP) ab, das am Zustandekommen einer Erektion beteiligt ist (vgl. Erektion, Abb.); eine Hemmung der PDE-5 durch sog. Phosphodiesterasehemmer wie z. B. Sildenafil*, Vardenafil* od. Tadalafil* wirkt daher erektionsfördernd. Vgl. Medikamente, erektionsfördernde.

Photo|graphie (gr. φῶς, φωτός Licht) f: (kult.) Bezeichnung für ein seit Mitte des 19. Jahrhunderts verbreitetes Verfahren der Bildgebung, das im Anschluss an die Daguerrotypie* entstand u. bei dem zur Bildgewinnung Filmmaterial u. Kamera verwendet werden; bereits aus den Anfangsjahren der Photographie sind erotische Aufnahmen (z. B. gestellte Harems- od. Boudoirszenen) überliefert; um 1890 wurden Bildserien mit Nacktdarstellungen veröffentlicht. Die photographische Darstellung sexueller Handlungen ist seit Anfang des 20. Jahrhunderts beschrieben; bis heute wird sie vielfach genutzt für erotische Motive u. sexuelle Phantasien. Werke der erotischen Photographie wurden häufig verboten, beschlagnahmt od. zerstört (vgl. Zensur); Versuche, sie gegenüber der Pornographie* abzugrenzen, sind stets umstritten.

Phthiriasis (gr. φθείρ Laus;) f: (infektiol.) Bezeichnung für Läusebefall* mit Filz- od. Schamläusen (Phthirus pubis, Phthirus inguinalis).

Phylo|genese (gr. φῦλον Stamm) f: (biol.) Bezeichnung für die Entwicklung (Veränderung u. Differenzierung) von einzelnen Arten im Verlauf der Stammesgeschichte (s. Evolutionslehre*) im Gegensatz zur individuellen Entwicklung (Ontogenese*).

P

Physio|gnomie (gr. φύσις natürliche Beschaffenheit, Gestalt, γνῶμα Kenntnis) f: (klin.) Bezeichnung für die Gesichtszüge eines Menschen unabhängig von einer aktuellen Mimik*, als äußeres Persönlichkeitsmerkmal u. U. bedeutsam für die Wirkung auf andere Menschen, zugleich (verglichen mit der Mimik) wenig aussagekräftig; Versuche einer Systematisierung u. Nutzung zur Psychodiagnostik (sog. Physiognomik) od. zur Typisierung von Straftätern u. Personen mit abweichendem Sexualverhalten (C. Lombroso) erbrachten keine haltbaren Ergebnisse; vgl. Konstitution.

Physio|logie f: (med.) Bezeichnung für die Wissenschaft von der belebten Natur, i. e. S. von den nicht krankhaft veränderten („physiologischen") Lebensvorgängen im (menschlichen) Körper, insbesondere von solchen, denen physikalische Gesetzmäßigkeiten zugrunde liegen.

Phyto|hormone (gr. φυτόν Gewächs, Pflanze) n pl: (biol.) auch pflanzliche Hormone; Fachbezeichnung für die in Pflanzen enthaltenen Substanzen, die menschlichen Hormonen* ähnlich sind; Anwendung finden z. B. Phytoöstrogene* zur Behandlung von Beschwerden im Klimakterium.

Phyto|östrogene n pl: (chem.) Bezeichnung für in Pflanzen enthaltene Substanzen (Isoflavonoide), die dem menschlichen Östrogen* ähnlich sind u. östrogenartige Wirkungen haben; Phytoöstrogene sind z. B. in Hopfen, Salbei, Soja od. Leinsamen enthalten, sie senken möglicherweise das Brustkrebsrisiko und werden zur Behandlung von Klimakteriumsbeschwerden eingesetzt.

PI: Abkürzung für **P**earl*-**I**ndex.

PID: (gynäkol.) Abkürzung für (engl.) **p**elvic **i**nflammatory **d**isease, pelvine inflammatorische Erkrankung; Sammelbezeichnung für entzündliche Erkrankungen des oberen Genitaltrakts bei Frauen, mit Endometritis, Salpingitis, Abszessbildung, Bauchfellentzündung (Peritonitis) des Beckenraums; Ursachen: u. a. Gonorrhö, Chlamydien-Infektionen, Mykoplasmen, seltener Pilzinfektionen (Candida-Mykose); gehäuftes Vorkommen bei Frauen mit ausgeprägter Immunschwäche (z. B. bei AIDS, Zytostatikatherapie).
(gebh.) Abkürzung für **P**rä**i**mplantations**d**iagnostik; Fachbezeichnung für die genetische Untersuchung von in vitro befruchteten Eizellen vor Rückübertragung der Blastozyste in den Uterus zur Nidation*, s. Diagnostik, pränatale.

Piercings (engl. to pierce durchstechen): (allg.) Sammelbezeichnung für Körperschmuck*, der nach Durchstechen der Haut dauernd getragen wird; traditionell üblich sind in Europa Ohrringe (in einzelnen Epochen auch Brustwarzenringe bei Frauen), in anderen Kulturen bilden außerdem Nasenseptum, Lippen, Bauchnabel u. (insbesondere männliche) Sexualorgane traditionelle Lokalisationen (Ampallang*, Apadraya*, Hafada* u. a.). In allen modernen Industriegesellschaften sind Piercings eine aktuelle Mode, die als Ausdruck wachsenden Körperbewusstseins u. des Wunschs nach Individualität bzw. nach Zugehörigkeit zu einer Subkultur interpretiert wird; z. T. ist das Stechen von Piercings auch Teil sadomasochistischer Handlungen (s. Nadelspiele). Zugleich stellt das Stechen von Piercings einen körperlichen Eingriff dar, der nur unter optimalen hygienischen Bedingungen durchgeführt werden soll u. einer konsequenten Nachbehandlung bedarf; je nach Lokalisation u. Länge des Stichkanals dauert die Bildung von Epithel 1 bis 6 Monate, bis zur mechanischen Belastbarkeit u. U. bis zu zwei Jahre. Ungeeignete Schmuckstücke können Allergien verursachen; häufige Formen u. Verschlüsse: s. Abb.

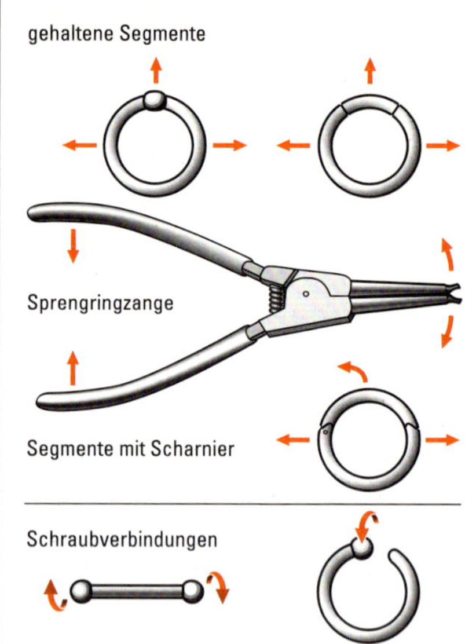

Piercing:
Die Schmuckstücke werden entweder mit Schraubverbindungen verschlossen (unten) oder mit Segmenten, die durch Materialspannung gehalten und am besten mit einer Sprengringzange geöffnet werden (oben); ist keine Zange verfügbar, können auch geschlossene Verbandscheren oder andere konische Instrumente in passender Größe zur Dehnung der Ringe verwendet werden.

PIH: (endokrin.) Abkürzung für (engl.) **p**rolactin **i**nhibiting **h**ormone, Prolaktin-Inhibiting-Hormon; s. Hypothalamushormone.

Pikazismus (lat. pica Elster) m: (psychiat.) Sammelbezeichnung für den Verzehr von allgemein für ungenießbar gehaltenen Dingen (ohne Nährwert) wie z. B. Haaren, Kot, Urin, Menstruationsblut, Nadeln, Erde. Ursprünglich bei Schwangeren als sog. Heißhunger od. Gelüste auf ungewöhnliche Nahrungsmittel beschrieben, wird Pikazismus heute im DSM-IV als sog. pervertierter Appetit aufgeführt u. auf Zuordnungen zu umschriebenen Störungen bzw. zu eindeutigen Krankheitsursachen verzichtet u. einschränkend definiert, dass der Verzehr ungenießbarer Gegenstände über mehr als einen

Monat andauert. Psychoanalytisch kann Pikazismus als eine Störung der Objektwahl* im Rahmen der Nahrungsaufnahme interpretiert werden, wobei ursächliche Zusammenhänge ebenfalls weitgehend offenbleiben; der Vorgang der Einverleibung kann als sexuelle Surrogathandlung gedeutet werden. Beschrieben wurde das Vorkommen des Pikazismus u. a. bei psychiatrischen Erkrankungen (z. B. Schizophrenie), geistiger Behinderung, als Entwicklungsstörung bei Kleinkindern mit deutlicher Überschreitung des altersüblichen Probierens im Rahmen der oralen Exploration der Umwelt, als Folge mangelnder Zuwendung bzw. Vernachlässigung im Kleinkindalter (s. Hospitalismus, psychischer) sowie als (evtl. mit Lustgewinn verbundene) Form der Essstörungen*; Einzelfälle, in denen Pikazismus die einzige Quelle von sexuellem Lustgewinn u. Befriedigung darstellt (sog. fetischistische Variante), sind beschrieben (z. B. Kannibalismus*), jedoch sehr selten. **Komplikationen:** Infektionen, Vergiftungen, Darmverschluss, Magen-Darm-Durchbruch (Perforation, z. B. beim Nadelschlucken*). **Therapie:** je nach Ursache; bei Pikazismus ohne erkennbare zugrunde liegende Störung evtl. Verhaltenstherapie mit Einbeziehung des sozialen Umfelds; bei depressiven Anteilen evtl. unterstützende medikamentöse Behandlung mit Antidepressiva.

Pille: (allg.) Bezeichnung für Medikamente, i. e. S. für die sog. Antibabypille; s. Kontrazeptiva, hormonelle.

Pille danach: (allg.) auch (engl.) morning-after pill; Bezeichnung für Postkoitalpille*.

Pille für den Mann: (sexol.) Sammelbezeichnung für experimentelle Verfahren zur medikamentösen bzw. hormonellen Kontrazeption* bei Männern, die auf Hemmung der Spermiogenese, Suppression der Spermienreifung od. funktionelle Lähmung reifer Spermien abzielen. Bislang erprobte Substanzen (Testosteron-Depotinjektion + Desogestrel, Antiandrogene, LHRH-Analoga bzw. LHRH-Vakzine, Nifedipin) waren entweder nicht in ausreichendem Maß wirksam od. wiesen zu starke Nebenwirkungen auf; das aus Baumwollöl gewonnene Gossypol führte bei ca. 30 % der Versuchspersonen zu irreversibler Hemmung der Spermiogenese durch Zerstörung der Samenkanälchen (Tubuli seminiferi). Vgl. Kontrazeptiva, hormonelle.

Pilz|infektionen f pl: (infektiol.) durch Pilze (Fungi) verursachte Infektionen; bleiben häufig ohne Beschwerden, können aber auch zu Erkrankungen (sog. Mykosen) führen; ihr Auftreten wird begünstigt durch lokale Faktoren der Haut u. Schleimhäute (Störungen des Säure-Fett-Mantels, Feuchtigkeit u. a.) od. durch Störungen der körpereigenen Abwehr (z. B. infolge von Medikamenten, Tumorerkrankungen, Immunschwäche); im letzteren Fall können Pilzerkrankungen neben Haut u. Schleimhäuten auch innere Organe betreffen. Man unterscheidet nach Art der Erreger: **1.** Erkrankungen durch Hefepilze, insbesondere durch Candida* albicans; häufig in Körperzonen, die feucht bleiben u. schlecht belüftet werden (s. Abb.) sowie im Genitoanalbereich, bei Frauen insbesondere bei Schäden der Vaginalflora*, s. Candida-Mykose. **2.** Pilzinfektionen der Haut (Dermatomykosen, s. Abb.); sie werden durch zahlreiche Fadenpilzarten ausgelöst u. entstehen v. a. auf vorgeschädigter Haut, in feuchtem Milieu (Füße, Leistenbeugen) od. bei chronischen Krankheiten; sie sind i. d. R. durch externe Antimykotika (Salben) behandelbar. **3.** Pilzinfektionen mit anderen Pilzen (z. B. als Aspergillose, Histoplasmose) können als opportunistische Infektionen* bei ausgeprägter Immunschwäche (z. B. bei AIDS, Zytostatikatherapie) auftreten, Erkrankungen innerer Organe verursachen u. werden intern mit Antimykotika behandelt. Vgl. Infektionen, sexuell übertragbare.

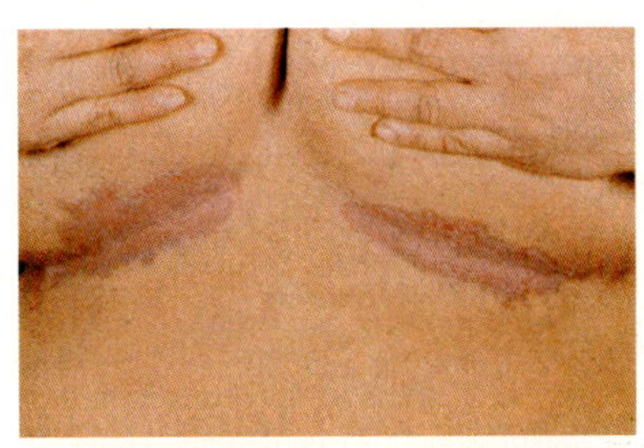

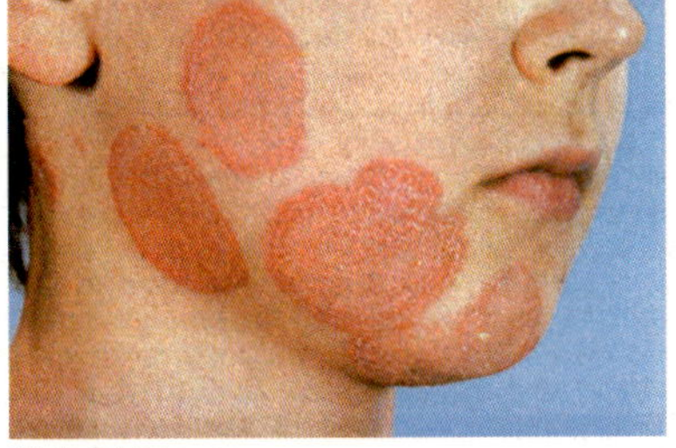

Pilzinfektionen:
Infektion mit Hefepilzen an typischer Stelle (Candida-Intertrigo, oben) und ungewöhnlich ausgeprägter Befall mit Dermatophyten (Tinea corporis, unten)

PIN: (androl.) Abkürzung für **p**enile **i**ntraepitheliale **N**eoplasie; Fachbezeichnung für Gewebeveränderungen (Neoplasie) im Penisepithel, bei ausgeprägten Veränderungen evtl. Vorstadium (Präkanzerose) eines Peniskarzinoms*. **Ursache:** humane Papillomaviren (s. Papillomavirus-Infektionen). Vgl. CIN, VIN.

Pincus-Pille (Gregory P., USA, 1903-1967): (sexol.) übliche Bezeichnung für ein 1960 entwickeltes, als erstes weit verbreitetes empfängnisverhütendes östrogen-gestagenhaltiges Medikament (sog. Einphasenpräparat), das den Eisprung bzw. die Nidation der Blastozyste verhindert; s. Kontrazeptiva, hormonelle.

Ping|pong-Infektion (engl. ~ Tischtennis) f: (infektiol.) Bezeichnung für eine zwischen Sexualpartnern hin- u. herwechselnde Infektion (Reinfektion); bei sexuell übertragbaren Infektionen* erneute Ansteckung mit demselben

P

Krankheitserreger nach bereits erfolger Ausheilung. Zu ihrer Verhinderung ist bei kurativ behandelbaren Erkrankungen (z. B. bakteriellen Infektionen wie Gonorrhö) eine Partnermitbehandlung* empfehlenswert.

Pinta (span. ~ Fleck) f: (infektiol.) Bezeichnung für die Infektion durch Treponema carateum, s. Treponematosen.

Pin-up-Photo (engl. to pin up anheften) n: (allg.) Bezeichnung für meist großformatige Photos leicht- od. unbekleideter Modelle (Photographie*) mit sexuell erregender Pose u. Mimik, die als Ersatzreize v. a. von Männern verwendet werden (sog. Spindbilder); das Aufhängen von Pin-up-Photos am Arbeitsplatz kann als sexuelle Belästigung* bewertet u. verboten werden.

Piper methysticum n: (biol.) botanische Bezeichnung für den sog. Rauschpfeffer, dessen Wurzeln euphorisierende u. sedierende Kavalactone enthalten u. der daher traditionell in Getränken verwendet wird (sog. Kava*-Kava).

PKU: Abkürzung für **P**henyl**k**eton**u**rie*.

Placenta (lat. ~ Kuchen) f: s. Plazenta.

Placenta praevia (lat. praevius vorangehend) f: (gebh.) Fachbezeichnung für die atypische Lokalisation der Plazenta im unteren Segment des Uterus; typischer Hinweis sind Blutungen ab dem 7. Schwangerschaftsmonat. Unter der Geburt besteht für die Mutter v. a. das Risiko schwerer Blutungen, für das Kind v. a. das Risiko eines Sauerstoffmangels. Wichtig sind frühzeitige Erkennung u. Beobachtung (Ultraschalluntersuchung), ggf. eine rasche operative Entbindung.

Plastik (gr. πλαστικὴ τέχνη bildende Kunst) f: (klin.) Bezeichnung für die operative Wiederherstellung od. Anpassung einer Körperstruktur, z. B. Vaginaplastik*, Penisplastik* od. Mammaplastik*; vgl. Chirurgie, plastische.

Plateau|phase (frz. plateau Ebene, Fläche) f: (sexol.) von W. Masters u. V. Johnson eingeführte Fachbezeichnung für den zweiten Abschnitt des sexuellen Reaktionszyklus*.

Platten|epithel|karzinom n: (klin.) auch Epithelioma spinocellulare; Fachbezeichnung für malignen Tumor von Haut u. Schleimhäuten, der sich meist aus Vorstufen (Erythroplasie* Queyrat, Bowen*-Krankheit) entwickelt u. langsam wächst, aber u. U. früh metastasiert; vgl. Kraurose, Leukoplakie.

Platz|angst: (allg.) s. Agoraphobie*.

Platz|verweis: (jurist.) Bezeichnung für das im Gewaltschutzgesetz* vorgesehene gerichtliche Verbot des Aufenthalts in der gemeinsamen Wohnung für Täter in Fällen häuslicher Gewalt*; vgl. Schutzanordnungen.

Play|boy: (allg.) Bezeichnung für einen ledigen, finanziell unabhängigen Mann mit hedonistischem, teurem Lebensstil; auch Titel eines (1953 gegründeten) Männermagazins*.

Play|girl: (allg.) in Analogie zu Playboy* entstandene Bezeichnung für eine Edelprostituierte*; auch Titel eines (ca. 1970 gegründeten) Photomagazins für Frauen.

Plazenta (lat. placenta Kuchen) f: (embryol.) auch Placenta, Mutterkuchen; flaches, rundes Organ mit (in der späten Schwangerschaft) einem Durchmesser von ca. 15-20 cm, einer Dicke von 1,5-2,5 cm u. einem Gewicht von 500-600 g, meist in der Hinter-, seltener in der Vorderwand der Uteruskuppel lokalisiert. Die Plazenta besteht aus kindlichem u. mütterlichem Gewebe u. bildet sich nach der Nidation* aus, wenn die Morula sich in embryonale Zellen u. Trophoblastzellen teilt, die sich zu Chorionzotten entwickeln (s. Endometrialzyklus, Abb.).
Aufbau: Der kindliche Teil (Pars fetalis) geht aus dem Chorion frondosum hervor (s. Decidua, Abb.) u. bildet die Ansatzstelle der Nabelschnur. Die von der der Gebärmutter anliegenden Seite des Chorions abgehenden, in zahlreiche sog. Chorionzotten verästelten Zottenstämme verbinden sich mit dem mütterlichen Teil (Pars materna od. Pars uterina), der sog. Basalplatte (Abkömmling der Decidua basalis); hiervon gehen die Plazentarsepten aus, die das Organ in 15-20 höckerige Felder (sog. Kotyledonen) unterteilen. Der Raum zwischen den Zotten (intervillöser Raum) wird von mütterlichem Blut durchströmt (Placenta haemochorialis); die fetalen Chorionzotten mit den kindlichen Blutgefäßen ragen in den blutgefüllten (mütterlichen) intervillösen Raum hinein (die Zottenoberfläche beträgt gegen Ende der Schwangerschaft 12-15 m^2, das Kapillarnetz hat eine Länge von ca. 50 km). Mütterlicher u. kindlicher Kreislauf sind getrennt (Plazentaschranke), aber ein Sauerstoff- u. Substanzaustausch ist möglich; auch Medikamente, Alkohol, Kohlenmonoxid, Nikotin, bestimmte Chemikalien, Bakterien od. Viren können die Plazentaschranke überwinden und evtl. zu einer Schädigung des Fetus führen.
Funktion: Ernährung des Fetus, Austausch von Stoffwechselprodukten, Versorgung mit Sauerstoff, Entsorgung von Kohlendioxid, endokrine Funktion mit Produktion von Plazentahormonen*. Nach der Geburt löst sich die Plazenta durch Kontraktion u. Retraktion des Uterus (sog. Nachgeburtswehen) u. wird mit Nabelschnurresten ausgestoßen (sog. Nachgeburt).
Akute od. chronische **Störungen der Plazentafunktion** können verursacht werden durch ungünstige Lokalisation bei der Nidation* (Placenta accreta, Placenta circumvallata, Placenta marginata), Fehlbildungen od. Reifungsstörungen (z. B. verzögerte Zottenreifung), durch äußere Faktoren (z. B. Plazentainsuffizienz infolge Mangelernährung, Nikotinkonsum, Blutarmut, Zuckerkrankheit od. Bluthochdruck) sowie im Rahmen anderer Erkrankungen (z. B. vorzeitige Plazentalösung bei Gestose); sie können je nach Ausprägungsgrad zu Mangelentwicklung, erhöhtem Geburtsrisiko od. intrauterinem Tod des Fetus führen; vgl. Schwangerschaftskomplikationen.
Der Plazenta bzw. aus ihr gewonnenen Extrakten wurde traditionell eine heilende Wirkung gegen Muttermale, Hautkrankheiten, Kropfbildung u. Epilepsie zugeschrieben, die wissenschaftlich nicht bestätigt werden kann; sie werden dennoch bis heute in bestimmten kosmetischen Produkten verarbeitet.

Plazenta|hormone n pl: (endokrin.) Sammelbezeichnung für Hormone, die während der Schwangerschaft zu unterschiedlichen Zeitpunkten u. in unterschiedlichem Ausmaß von der Plazenta gebildet werden u. in Urin od. Serum nachweisbar sind (s. Tab.). Plazentahormo-

P

Plazentahormone

Bezeichnung	Maximum	Plasmakonzentration	Konzentration im Urin
HCG	2.–3. Schwangerschaftsmonat	10 000 µg/l	100 000 IU/l
HCS	Geburtstermin	6 000 µg/l	Spuren
Östriol	Geburtstermin	10 µg/l	50 000 µg/d
Östron	Geburtstermin	10 µg/l	2 000 µg/d
Östradiol	Geburtstermin	25 µg/l	1 000 µg/d
Progesteron	Geburtstermin	100 µg/l	60 mg/d (als Pregnandiol)

ne sind weitgehende Analoga zu Hypothalamushormonen*, Hypophysenhormonen* bzw. Ovarialhormonen*. In der Plazenta gebildet werden: **1.** die Peptidhormone humanes Choriongonadotropin (HCG*) u. humanes Chorionsomatomammotropin (humanes Plazentalaktogen, HCS*), die weitgehend ähnliche Funktionen haben wie die Hypophysenhormone LH u. FSH, sowie Relaxin*; **2.** die Steroidhormone Östriol*, Östron*, Östradiol* u. Progesteron*.

Plazenta|laktogen, humanes n: (endokrin.) Abkürzung HPL; veraltete Fachbezeichnung für humanes Chorionsomatomammotropin (HCS*).

Plazentar|kreis|lauf: (embryol.) Bezeichnung für die Versorgung des Fetus durch Blutzirkulation über die Arterien (Arteriae umbilicales) bzw. Vene (Vena umbilicalis) der Nabelschnur* als Verbindung zwischen Plazenta* u. fetalem Kreislauf.

PLISSIT-Stufen|modell n: (sexol.) Bezeichnung für ein von J. Annon u. R. Pion (1975) eingeführtes Schema zur Kennzeichnung verschieden intensiver Formen von Sexualberatung* u. Sexualtherapie*: **1. P**ermission (Erlaubnis): In manchen Fällen genügt die kompetente Beruhigung der Klienten hinsichtlich des geschilderten Problems. **2. L**imited **I**nformation (begrenzte Information): Oft genügt die begründete Korrektur irriger Annahmen u. Erwartungen. **3. S**pecific **S**uggestions (spezifische Vorschläge): Weitere Probleme können anhand von praktischen Hinweisen, Literaturvorschlägen od. Sexualübungen* durch Klienten u. ihre Partner selbst gelöst werden. **4. I**ntensive **T**herapy (intensive Behandlung): Nur wenige sexuelle Störungen bedürfen der ausführlichen Bearbeitung in längerfristig angelegten Formen der Therapie.
Während die ersten drei Vorgehensweisen von qualifizierten Beratern, Psychologen u. Ärzten geleistet werden können, sollte die vierte Behandlungsform ausgebildeten Sexualtherapeuten vorbehalten bleiben; die hierfür in Frage kommende Gruppe von Klienten ist allerdings im Vergleich zur Gesamtzahl der Menschen mit sexuellen Problemen eher klein.
Das Modell eignet sich nicht nur zur Entscheidung über die Vorgehensweisen bei sexuellen Störungen, sondern gilt in ähnlicher Weise auch für andere psychische Problemlagen; vgl. Psychotherapie.

Plombe, perverse: (sexol.) von F. Morgenthaler (1987) eingeführte Bezeichnung für die vermutete innerpsychische Funktion von sog. perversen Neigungen u. Handlungen (s. Perversion), wobei angenommen wird, dass sie für das Individuum eine stabilisierende psychische Funktion haben können (erfolgreiche Angstabwehr durch Sexualisierung als psychischer „Reparaturmechanismus“); für diese Interpretation spricht z. B. die relative Unveränderlichkeit der meisten sexuellen Skripte* bei „perversem“ Verhalten u. die Tatsache, dass das Verhalten nicht selten bei psychisch u. sozial sonst unauffälligen Menschen beobachtet wird.

Pluralismus (lat. numerus pluralis Mehrzahl) m: (kult.) Sammelbezeichnung für philosophische Lehren, die (im Gegensatz zu Monismus* od. Dualismus*) davon ausgehen, dass die Wirklichkeit durch eine Vielzahl von Prinzipien bestimmt wird bzw. ein alles bestimmendes Prinzip nicht eindeutig erkannt werden kann; leitender Gedanke in modernen Staatstheorien u. Moralvorstellungen; vgl. Sexualmoral.
Als religiöse Auffassung findet sich der Pluralismus u. a. im Jainismus, einer von Mahavira (einem Zeitgenossen von Siddharta Gautama) gegründeten asketischen Bewegung in Indien; vgl. Buddhismus.

Pluri|gravida (lat. pluri- mehr-, viel-) f: (gebh.) Fachbezeichnung für eine Frau, die wiederholt (zum 2.-5. Mal) schwanger ist; vgl. Mehrlingsschwangerschaft.

Pluri|para (lat. parere gebären) f: (gebh.) auch Multipara, Mehrfachgebärende; Fachbezeichnung für eine Frau, die mehrfach geboren hat. Im Unterschied zu einer Frau, die zum ersten Mal gebiert (Primipara*), ist die Geburtsdauer mit durchschnittlich 9 Stunden kürzer.

p. m.: (gebh.) Abkürzung für **p**ost **m**enstruationem, nach der Menstruation; Fachbezeichnung für die Dauer einer Schwangerschaft* seit dem 1. Tag der letzten Monatsblutung.

PMS: Abkürzung für **prämenstruelles S**yndrom*.

Po (aus spätlat. podex Hintern): (allg.) Bezeichnung für Gesäß*.

Po|liebe: (allg.) Bezeichnung für sexuelles Interesse am Gesäß, i. e. S. für Analverkehr*.

Pollu|arche (lat. polluere beschmutzen) f: (sexol.) Fachbezeichnung für das erstmalige Auftreten einer (unwillkürlichen) Traumpollution* im Rahmen der Pubertät*; vgl. Ejakularche.

Pollution n: (klin.) Bezeichnung für eine unwillkürliche, meist im Schlaf (Traumpollution), aber auch am Tage (Tagespollution) auftretende Ejakulation* von Sperma; i. w. S. auch unwillkürliche Lubrikation* der Vagina od. weibliche Ejakulation* (Traumlubrikation).

P

Pollutiones feminae f pl: (klin.) veraltete Fachbezeichnung für Sekretion der weiblichen Vestibulardrüsen* (insbesondere der Bartholin-Drüsen) im Rahmen der sexuellen Erregungsphase, s. Lubrikation; nicht identisch mit der sog. weiblichen Ejakulation*.

Pollutionismus m: (psychiat.) veraltete Bezeichnung für (als zu häufig bewertete) Ejakulationen (v. a. am Tag); vgl. Masturbation, zwanghafte.
(sexol.) Bezeichnung für eine Form des abweichenden Sexualverhaltens, bei der sexuelle Erregung u. Befriedigung erlebt wird, indem (bevorzugt in Menschenansammlungen) Samenflüssigkeit auf die Kleidung Unbekannter ejakuliert wird; psychodynamisch als Form des objektbezogenen Sadismus* einzuordnen; vgl. Saliromanie.

Polter|abend: (allg.) Bezeichnung für den Vorabend der Hochzeit, der von den Brautleuten mit einem Fest gefeiert wird; dabei werden traditionell vor dem Haus der Braut laute Geräusche gemacht (insbesondere durch Zerschlagen von Geschirr), die der Abwehr feindlicher Geister dienen sollen (vgl. Abwehrzauber), z.T. auch als Vorwegnahme der Defloration* gedeutet werden. Heute werden Polterabende (als Abschied vom sexuell ungebundenen Lebensabschnitt) von den Brautleuten nicht selten getrennt u. mit sexuellen Darbietungen (z. B. Striptease) gefeiert; vgl. Hochzeitsbräuche.

Poly|andrie (gr. πολύς viel) f: (sexol.) sog. Vielmännerei; Fachbezeichnung für gleichzeitige Ehe od. eheähnliche Verbindung einer Frau mit mehreren Männern; früher in Nordamerika, Ceylon od. Indien verbreitet, meist in Gesellschaften, in denen traditionell ein Männerüberschuss (z. B. infolge von Mädchentötungen) bestand od. der Brautpreis sehr hoch war, aber auch mit dem Ziel, eine Teilung von Besitz u. Herrschaft zu vermeiden. Polyandrie u. andere Formen der Polygamie* wurden in den meisten Ländern im 20. Jahrhundert abgeschafft.

Poly|galaktie f: (klin.) auch Hypergalaktie; Fachbezeichnung für ungewöhnlich starke Produktion von Muttermilch.

Poly|gamie f: (sexol.) sog. Vielehe; Fachbezeichnung für gleichzeitige Ehe od. eheähnliche Verbindung eines Mannes mit mehreren Frauen (Polygynie) bzw. einer Frau mit mehreren Männern (Polyandrie) od. mehrerer Männer mit mehreren Frauen (Gruppenehe). Polygame Lebensformen wurden in zahlreichen traditionellen Gesellschaften z. B. Nordamerikas, Indiens, Südostasiens, Südafrikas, Australiens od. islamischer Länder beschrieben; im Lauf des 20. Jahrhunderts wurden sie zivilrechtlich in der Mehrzahl der Länder verboten, dennoch bestehen in zahlreichen Ländern weiterhin polygame Lebensgemeinschaften (deren Zahl z. B. im Westen der USA auf 100 000 geschätzt wird, davon ca. 30 % in dem überwiegend von Mormonen* bewohnten Bundesstaat Utah). Motive für Polygamie können wirtschaftlich-sozialer Art sein (viele Nachkommen, Stärkung der Wirtschaftskraft, Besitzerhaltung), biologisch-sexueller Art (z. B. Koitusverbot in Schwangerschaft u. Stillzeit) sowie kulturell-historischer Art (z. B. religiöse Gründe). Vgl. Monogamie.

Poly|gyn|andrie f: (sexol.) Fachbezeichnung für gleichzeitige Ehen od. eheähnliche Verbindungen zwischen verschiedenen Frauen mit mehreren Männern; Vorkommen z. B. bei Gruppenehen*.

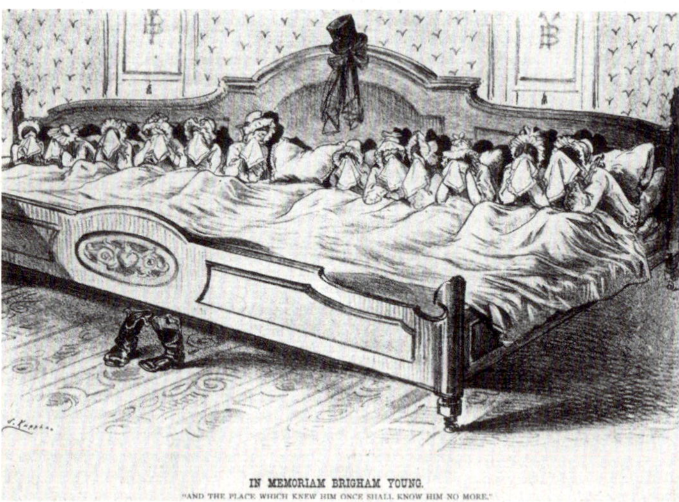

Polygamie:
Zwölf Witwen betrauern den Tod ihres Ehemannes; die Karikatur in einer amerikanischen Zeitung anlässlich des Todes eines Mormonen (1877) gibt sich wenig Mühe, Spott und Neid des Zeichners zu verbergen.

Poly|gynie f: (sexol.) sog. Vielweiberei; Fachbezeichnung für gleichzeitige Ehe od. eheähnliche Verbindung eines Mannes mit mehreren Frauen, unter Bedingungen des Patriarchats die wohl üblichste Form der Partnerschaft, daher früher in zahlreichen Gesellschaften z. B. des Vorderen Orients (vgl. Harem), Australiens, Nordamerikas od. Südafrikas verbreitet, insbesondere unter sozialen Normen, die langfristige Koitusverbote während Schwangerschaft u. Stillzeit vorsahen, aber auch als Zeichen des wirtschaftlichen u. sozialen Rangs. Polygynie u. andere Formen der Polygamie* wurden in den meisten Ländern (mit Ausnahme einiger islamisch geprägter Staaten) im 20. Jahrhundert abgeschafft.

Poly|mastie f: (klin.) Fachbezeichnung für das Vorliegen überzähliger (akzessorischer) Brustdrüsenanlagen, oft ohne Brustwarze u. Warzenhof; Häufigkeit 1-2 % der Bevölkerung, überwiegend bei Frauen; Lokalisation meist in der Achselhöhle. Diagnose evtl. infolge zyklusabhängiger Beschwerden; wegen erhöhten Entartungsrisikos wird eine chirurgische Entfernung empfohlen; vgl. Brustfehlbildungen.

Poly|menor|rhö f: (gynäkol.) Fachbezeichnung für Menstruationen normaler Stärke u. Dauer, die in verkürztem zeitlichen Abstand auftreten (unter 25 Tage); Ursachen sind entweder verkürzte Follikelreifungsphasen (selten) bzw. verkürzte Lutealphasen bei normalen (biphasischen) Ovarialzyklen, od. (monophasische) Ovarialzyklen ohne Ovulation (s. Zyklus, anovulatorischer); vgl. Menstruationsstörungen.

Poly|merase|ketten|reaktion (gr. μέρος Teil) f: (klin.) Abkürzung PCR; Fachbezeichnung für ein diagnostisches Verfahren, mit dem geringe Mengen DNA od. RNA bestimmt werden können. Anwendung in der Diagnostik von Infektionskrankheiten (z. B. Hepatitis C, HIV-Infektion), forensisch zur Ermittlung von Straftätern u. zum Vaterschaftsnachweis; vgl. DNA-Fingerprint-Methode.

poly|morph-pervers (gr. μορφή Gestalt): (psychoanalyt.) von S. Freud geprägte Bezeichnung zur Beschreibung der vielgestaltigen Sexualität von Neugeborenen u. Kleinkindern, gekennzeichnet durch das noch ungeordnete Nebeneinander u. abwechselnde Überwiegen der verschiedenen Partialtriebe*.

Poly|orchidie f: (klin.) auch Polyorchie; Fachbezeichnung für das angeborene Vorhandensein überzähliger, meist nicht deszendierter Hoden; vgl. Hodenfehlbildungen.

Poly|ovulation f: (biol.) Fachbezeichnung für das bei vielen Tierarten regelmäßige Reifen mehrerer Tertiärfollikel im Rahmen eines Ovarialzyklus*; beim Menschen wird dieser (physiologisch nur selten vorkommende) Vorgang als Superovulation* bezeichnet, während mit Polyovulation das (äußerst seltene) Vorkommen mehrerer reifer Eizellen in einem einzelnen Tertiärfollikel bezeichnet wird.

poly|ploid (gr. -πλόος -fach): (genet.) Bezeichnung für Zellen mit mehr als zwei einfachen (haploiden) Chromosomensätzen im Zellkern.

Poly|ploidie f: (genet.) Bezeichnung für das Vorkommen eines Genoms mit mehr als zwei einfachen (haploiden) Chromosomensätzen, z. B. Triploidie od. Tetraploidie mit drei bzw. vier Chromosomensätzen im Kern jeder Zelle. Vgl. Chromosomen-Abweichungen.

Poly|semie f: (androl.) auch Polyspermie, Multisemie; Fachbezeichnung für Ejakulatvolumen oberhalb des Normbereichs (> 6 ml); vgl. Sperma (Tab.).

Poly|somie f: (genet.) Bezeichnung für eine Genommutation, bei der neben dem normalen diploiden Chromosomensatz ein od. mehrere Chromosomen zusätzlich vorhanden sind, z. B. dreifach bei einer Trisomie. Vgl. Chromosomen-Abweichungen.

Poly|spermie f: (biol.) Bezeichnung für das regelwidrige Eindringen von mehr als einer Samenzelle in eine Eizelle bei der Befruchtung; beim Menschen u. anderen Säugetieren wird der Vorgang durch die Ausbildung einer Befruchtungsmembran* nach Eindringen einer einzigen Samenzelle verhindert; bei Störungen dieser Reaktion der Eizelle (od. bei subzonaler Insemination, s. In-vitro-Fertilisation) kommt es u. U. zur Ausbildung einer (nicht lebensfähigen) triploiden Zygote.
(androl.) bedeutungsgleich mit Polysemie* od. Polyzoospermie*.
(klin.) bedeutungsgleich mit Spermatorrhö*.

Poly|thelie f: (klin.) Fachbezeichnung für das Vorliegen überzähliger Brustwarzen (mit od. ohne zugehörigen Warzenhof, s. Abb.); Häufigkeit in Deutschland ca. 1 % der Bevölkerung, bei Frauen u. Männern ungefähr gleich häufig, aber mit erheblichen ethnischen Unterschieden (in den USA bei Schwarzen sechsmal häufiger als bei Weißen). Die überzähligen Brustwarzen sind zu 90 % unterhalb der physiologischen Brüste gelegen u. bleiben in vielen Fällen unbemerkt. Zugleich ist Polythelie nicht selten mit anderen Fehlbildungen (insbesondere der Nieren als sog. mammorenale Syndrome) verbunden; vgl. Brustfehlbildungen.

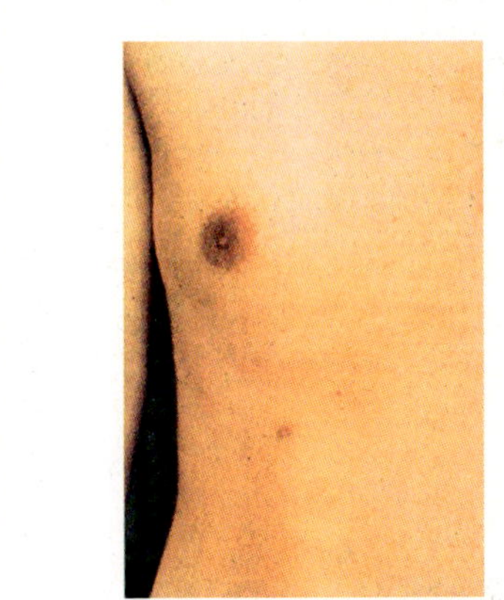

Polythelie:
Überzählige Brustwarze bei einem jungen Mädchen

Poly|zoo|spermie f: (androl.) Fachbezeichnung für deutlich erhöhte Anzahl von Samenzellen im Ejakulat, s. Zeugungsfähigkeit (Tab.); bei Parvisemie* häufig als relative Polyzoospermie.

Pomeroy, Wardell Baxter (1913-2001): Psychologe; von 1943-1963 am Kinsey*-Institut, Bloomington (Indiana, USA), zuletzt als Leiter der Abteilung für Feldforschung; Beteiligung an der Durchführung der Interviews für die Kinsey*-Berichte u. Mitherausgeber der Berichte, 1957 Mitbegründer der Society* for the Scientific Study of Sex, ab 1963 Psychotherapeut in New York (USA); 1976 Mitbegründer des Institute* for Advanced Studies of Human Sexuality in San Francisco (USA).

Poppers (engl. to pop knallen): (allg.) Sammelbezeichnung für Schnüffelsubstanzen* wie Amylnitrit, Butylnitrit u. a. flüchtige Nitritverbindungen*; der Begriff geht auf das Geräusch zurück, das beim Öffnen von Brechampullen mit Amylnitrit (zur Inhalation bei Angina pectoris) entsteht u. bezeichnet heute verschiedene Gemische mit ähnlichen Wirkungen.

Porio|manie (gr. πορεία Reise) f: (psychol.) sog. Wanderdrang, auch Dromomanie; Fachbezeichnung für eine Impulskontrollstörung* mit unvermittelt auftretendem Weglaufen od. Umherirren; Vorkommen z. B. bei Depression od. als Zwangsstörung*.

Porno (gr. πορνεύομαι sich prostituieren): (allg.) Kurzbezeichnung für Pornographie*, insbesondere für Pornofilme*.

Porno|film: (allg.) Bezeichnung für (altersbeschränkte u. in ihrer Verbreitung eingeschränkte) Filme, in denen sexuelle Handlungen u. Abbildungen der Sexualorgane der Darsteller die zentralen Inhalte bilden (s. Pornographie). Sie werden überwiegend für männliche Zuschauer produziert (nur 1 % für Frauen) u. bilden innerhalb der Sexindustrie* einen bedeutsamen Anteil am Gesamtumsatz. Allein in Deutschland werden angeblich fast 500 Filme pro Monat produziert u. überwiegend als Videos vertrieben.

Porno|graphie f: (allg.) Darstellung von Sachverhalten mit sexuellem Inhalt, die nach den jeweils (individuell od. sozial) zugrunde gelegten Normen als Obszönität* gelten, indem sie Tabus brechen od. aus anderen Gründen als sozial nicht akzeptabel erscheinen. Dabei variiert die Definition des jeweils Obszönen individuell, historisch u. zwischen den Kulturen erheblich; in nicht wenigen Kulturen erforderten zunehmend restriktive Normen die Veränderung von Kulturgütern (z. B. die Übermalung von Wandbildern in Europa u. islamischen Gesellschaften) od. Sondergesetze (z.B. Ausnahmeregelungen für religiöse Darstellungen in Indien, s. Abb.). Als mögliche allgemeine Gefahr für die Moral einer Gesellschaft bildete das Phänomen ein Thema intensiver gesellschaftlicher Debatten erst seit der Verfügbarkeit moderner Technologien zur Herstellung (Photographie, Film-, Tonaufzeichnung), Vervielfältigung u. Verbreitung. Erste internationale Abkommen zu Beginn des 20. Jahrhunderts (etwa zeitgleich mit internationalen Vereinbarungen über Rauschmittel u. Frauenhandel) mit dem Ziel eines allgemeinen Verbots obszönen Materials; parallel zur (je nach Land verschieden weitgehenden) rechtlichen Liberalisierung ab Mitte des 20. Jahrhunderts intensive Debatten um ihre Zulässigkeit

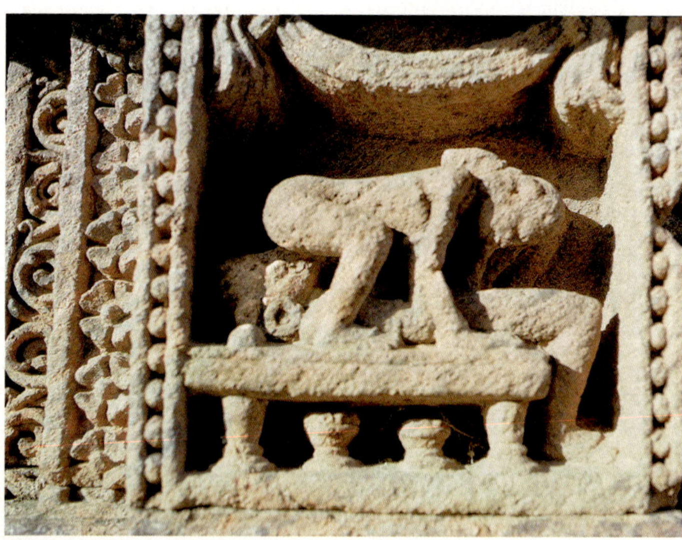

Pornographie:
Relief mit eindeutigen sexuellen Handlungen an der hinduistischen Tempelanlage in Konarak, Indien (13. Jahrhundert)

unter Aspekten der Menschenwürde u. der Folgen für das individuelle Verhalten (z. B. die „PorNo"-Kampagne der deutschen Frauenbewegung* u. ähnliche Initiativen in anderen Ländern). Davon weitgehend unabhängig entwickelte sich die Pornographie seitdem zu einem sehr bedeutsamen Bereich der Sexindustrie*; er bedient bis heute überwiegend Männer, während Angebote für Frauen erst in Ansätzen entwickelt (u. wenig nachgefragt) werden.
(jurist.) ist in Deutschland der Begriff nicht legal definiert, sondern wird durch die Rechtsprechung jeweils aktuell ausgelegt: **1. zur Abgrenzung gegenüber Nicht-Pornographie** werden außer einem Sexualbezug der Darstellung stets weitere Kriterien hinzugezogen, insbesondere **a)** eine Verletzung des Sittlichkeitsgefühls durch aufdringliche, isolierte od. unrealistische Darstellung; **b)** eine Anstandsverletzung durch ausschließliches Zielen auf eine sexuelle Erregung; **c)** eine Verletzung der Menschenwürde durch degradierende Darstellung von Menschen als bloße Sexualobjekte; **d)** eine Gefährdung des sozialen Friedens durch die Darstellung von Straftaten* gegen die sexuelle Selbstbestimmung od. von anderen Handlungen, die sozial unerträgliche Verhaltensweisen fördern könnten. Schwierigkeiten der Abgrenzung bestehen insbesondere gegenüber erotischer Kunst*, wobei die heutige Rechtsprechung davon ausgeht, dass einzelne Werke beiden Kategorien zugleich angehören können u. daher im Einzelfall (nach außerordentlich unscharfen Kriterien) abgewogen werden muss, ob die Freiheit der Kunst od. die Kontrolle der Pornographie vorrangig sind (dabei wird eingeräumt, dass dies für Künstler ein hohes Risiko des Verbotsirrtums bedeuten kann). **2. zur Abgrenzung innerhalb** der als Pornographie betrachteten Werke wird unterschieden: **a) sog. einfache Pornographie**, deren Verbreitung teilweise legalisiert, aber weiterhin eingeschränkt ist, indem sie Kindern u. Jugendlichen nicht angeboten, überlassen od. zugänglich gemacht werden darf (Ausnahme Erzieherprivileg*) u. ungewollte Konfrontation mit pornographischem Material vermieden werden muss (§ 184 StGB); hieraus folgt eine Einschränkung der Orte, an denen pornographisches Material vertrieben werden darf (nicht in offenen Verkaufsstellen, nicht im Versandhandel) sowie eine Beschränkung der Werbung; in ähnlicher Absicht ist die öffentliche Vorführung pornographischer Filme gegen Entgelt stark eingeschränkt (z. B. nur in entsprechenden Nachtklubs, in sog. Verzehrkinos od. vor kleinen Gruppen), ähnliche Regelungen gelten für die Verbreitung pornographischer Schriften* i. w. S. über Rundfunk, Fernsehen u. Internet (vgl. Freiwillige Selbstkontrolle). **b) sog. harte Pornographie**, die weiterhin einem absoluten Verbreitungverbot auch unter Erwachsenen unterliegt (§ 184 StGB); hierzu zählen alle Materialien, die Gewalttätigkeiten, sexuelle Handlungen mit Kindern (entsprechend § 176 StGB) sowie von Menschen mit Tieren darstellen; der vorrangige Schutzzweck ist dabei in allen drei Fällen die Verhinderung von Nachahmungstaten (daher bleibt weitgehend unerheblich, ob die Darstellung realistisch wirkt od. einvernehmlich erfolgt), im Fall von Kinderpornographie* gilt das Verbot darüber hinaus dem Schutz von Kindern vor sexuellem Missbrauch* im Rahmen der Herstellung; hier ist daher neben Herstellung u. Verbreitung auch der Versuch der Beschaffung sowie der Besitz strafbar (Ausnahmen nur für staatliche Behörden, Sachverständige, Rechtsanwälte, behandelnde Ärzte, nicht aber z. B. für Journalisten), u. das Verbot umfasst neben realen auch realitätsnahe od. fiktive Darstellungen (z. B. mit erwachsenen Darstellern in der Rolle von Kindern).
(psychol.) wird im Rahmen der Debatten über die Frage der Schädlichkeit pornographischen Materials seit etwa drei Jahrzehnten eher ergebnislos versucht, die Wirkung betrachteter Szenen auf das individuelle Verhalten allgemeingültig zu beschreiben; dabei gilt die Aufmerksamkeit (analog der Erforschung der Aggression*) v. a. der Frage, ob die Konfrontation mit Pornographie eher eine spannungsentlastende Wirkung hat (s. Katharsis), u. wie nachhaltig der Konsum von Pornographie die sexuellen Skripte* beeinflusst. Anders als im Fall des Betrachtens von Grausamkeit u. Gewalt ist eine eindeutige (insbesondere eine negative) Wirkung des Betrachtens einfacher Pornographie nicht nachweisbar; dies scheint auch für Kinder u. Jugendliche zu gelten.
(sexol.) wird der Konsum einfacher Pornographie überwiegend als unproblematische Form sexueller Bedürfnisbefriedigung betrachtet, die zudem als Form des Safer* Sex zu gelten hat; neben einer unbestrittenen Aufklärungswirkung wird allerdings auch festgestellt, dass sie beim Betrachter unrealistische Vorstellungen fördern könnte, der Umgang mit Pornographie daher Teil der Sexualerziehung* sein muss. In einigen europäischen Ländern werden pornographische Materialien in Einrichtungen für behinderte od. ältere Menschen mit guten Ergebnissen angeboten (höhere Zufriedenheit, besserer Nachtschlaf, geringerer Gebrauch von psychoaktiven Medikamenten).

Porno|grapho|manie f: (sexol.) Bezeichnung für das als sexuell erregend u. befriedigend erlebte schriftliche Darstellen sexueller Phantasien u. Wünsche (sog. literarischer Exhibitionismus); die Texte werden entweder als sexuelle Tagebücher verwahrt, an öffentlichen Plätzen angebracht (Graffiti*) od. bestimmten Personen (oft anonym) zugesandt; wie bei obszönen Telefonanrufen* besteht der zentrale Reiz in der Anonymität der Beziehung, während eine körperliche Annäherung nicht beabsichtigt ist. Das Verhalten erfüllt u. U. den Tatbestand der sexuellen Belästigung* bzw. Beleidigung.

Porno|kino: (allg.) Bezeichnung für Filmtheater, in denen Pornofilme* gezeigt werden; in Deutschland seit den 70er Jahren legal für Besucher ab 18 Jahren, heute weitgehend durch Sexshops* mit Videokabinen* ersetzt.

Porno|lalie f: (sexol.) auch Pornolalomanie; von E. Borneman eingeführte Bezeichnung für die lustbetonte Verwendung „verbotener" Wörter (Lagnolalie*) als Mittel zur (eigenen od. fremden) Stimulation, aber auch gegen den Willen der Zuhörer, z.B. in obszönen Telefonanrufen*; vgl. Sprache, sexuelle.

P

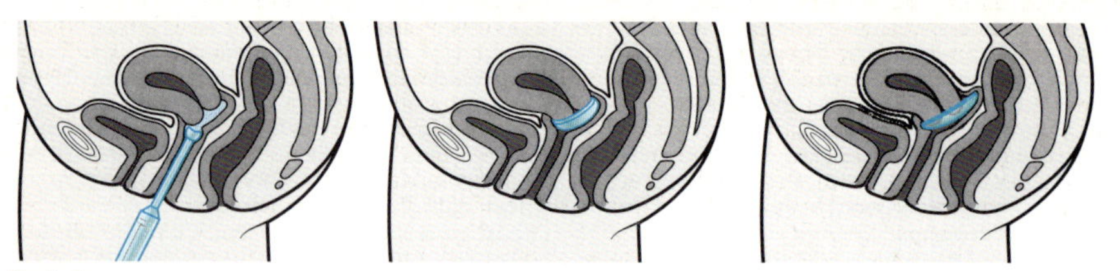

Portiokappe:
Verschiedene Barrieremethoden der Kontrazeption: Einbringen von Spermiziden in die Scheide (links), Portiokappe (Mitte) und Diaphragma (rechts)

Portio|kappe (lat. portio Teil, Anteil): (sexol.) auch Zervixkappe, Muttermundkappe, Okklusivpessar; Fachbezeichnung für ein heute nur noch selten angewendetes mechanisches Mittel zur Kontrazeption*, bei dem eine feste Zelluloid- od. Kunststoffkappe postmenstruell für den Zeitraum bis zur nächsten Menstruation auf den Muttermund aufgesetzt wird; Anwendung i. d. R. mit Spermiziden* (s. Abb.). Vorteile: kein Eingriff in den Hormonstoffwechsel, bei richtiger Größe u. Kombination mit anderen Verfahren relativ sicher. Nachteile: als alleiniges Verfahren der Kontrazeption relativ unsicher (Pearl*-Index 7-11), nur bedingt Schutz vor sexuell übertragbaren Infektionen*. Um einen richtigen Sitz sicherzustellen, sollte die Kappe (zumindest bei der ersten Anwendung) von Gynäkologen eingesetzt (bzw. entfernt) werden, was evtl. monatliche Arztbesuche erforderlich macht. Eine Alternative stellt das Scheidendiaphragma* dar.

Portio vaginalis uteri f: (anat.) kurz Portio; der in die Vagina* hineinragende Teil des Gebärmutterhalses, s. Uterus (Abb.).

Poseidon: (kult.) in der griechischen Mythologie* Name des Meeresgottes u. Bruders des Zeus*; neben kriegerischen Aktivitäten (u. a. Trojanischer Krieg) werden zahlreiche außereheliche Sexualkontakte, v. a. mit Nymphen beschrieben; in der römischen Mythologie wurde der altitalienische Gott Neptun mit Poseidon identifiziert.

Positionen (lat. positio Stellung, Lage) f pl: (allg.) Kurzbezeichnung für Koituspositionen*.

Post-abortion-Syndrom (lat. ~ nach; engl. ~ Fehlgeburt) n: (gynäkol.) Abkürzung PAS; Sammelbezeichnung für unterschiedlich stark ausgeprägte psychische Phänomene, die nach einem Schwangerschaftsabbruch* auftreten können, z. B. Übererregbarkeit, Ängstlichkeit, Stimmungsschwankungen, psychosomatische Störungen; die Symptomatik kann Ähnlichkeiten zu einer posttraumatischen Belastungsstörung* aufweisen (unmittelbare körperliche Folgen nach einem Schwangerschaftsabbruch werden nicht zum PAS gerechnet). **Wertungen:** Existenz u. Häufigkeit des PAS sind Gegenstand intensiver Kontroversen: Während einerseits eine Häufigkeit von über 60 % bei betroffenen Frauen behauptet wird, wird andererseits die Existenz eines eigenständigen PAS bezweifelt u. das Syndrom als eine Erfindung von Abtreibungsgegnern bezeichnet.

post conceptionem (lat. ~ ~ nach Empfängnis): (gebh.) Abkürzung p. c.; Fachbezeichnung für die Dauer einer Schwangerschaft* seit der Empfängnis.

post-connubial insanity (lat. ~; conubium Ehe): (engl.) Fachbezeichnung für Hochzeitsnachtpsychose, s. Nuptialpsychose.

Posthitis (gr. πόσθιον Vorhaut) f: (androl.) Fachbezeichnung für Entzündung des inneren Vorhautblatts des Penis, meist gleichzeitig mit Balanitis*; typisch sind schmerzhafte Rötung u. Schwellung, evtl. eitrige Sekretion.

Postho|lith (gr. λίθος Stein) m: (klin.) veraltete Fachbezeichnung für Präputialstein*.

Post|karten, erotische: (kult.) seit der zweiten Hälfte des 19. Jahrhunderts (überwiegend heimlich) verbreitete Postkarten mit erotischen (sog. pikanten) Motiven; zunächst in Sachsen u. Bayern, später v. a. in Frankreich hergestellt; vgl. Erotika.

Post|koital|pille (lat. post nach): (sexol.) sog. Pille danach, (engl.) morning-after pill; Bezeichnung für Verfahren zur postkoitalen Kontrazeption* mit Arzneimitteln, die nach einem ungeschützten Koitus bzw. nach Versagen angewendeter Kontrazeptiva zur Schwangerschaftsverhütung eingesetzt werden: **1.** Hormonkombinationspräparate mit Östrogenen u. Gestagenen (z. B. Äthinylöstradiol* u. Levonorgestrel*, sog. Yuzpe-Methode), Anwendung innerhalb von 48 Stunden nach Koitus mit einer eventuellen Konzeption; sollte wegen der relativ hohen Hormondosierung auf keinen Fall öfter als ein Mal pro Zyklus eingenommen werden; Nebenwirkungen sind u. a. Übelkeit (bei Erbrechen muss die Einnahme wiederholt werden), Kopfschmerzen, Zyklusstörungen über 2-3 Monate; **2.** Gestagenmonopräparat mit Levonorgestrel, Anwendung innerhalb von 72 Stunden nach Geschlechtsverkehr mit einer eventuellen Konzeption; Nebenwirkungen sind u. a. Übelkeit, Kopfschmerzen. Vorteile: Eine wirksame Kontrazeption ist in ca. 85 % der zu erwartenden Schwangerschaften möglich. Nachteile: Anwendung einer unphysiologisch hohen Hormondosis mit häufigen Nebenwirkungen.

Post|koital|test m: (gynäkol.) auch als Sims-Huhner-Test bezeichneter In-vivo-Penetrationstest zum orientierenden Nachweis einer Spermaimmunität bei Sterilität* eines Paares. Bei (durch Spermauntersuchung) prinzipiell gesicherter Zeugungsfähigkeit* des Mannes wird bei der Frau (frühestens 6 Stunden) nach einem

Koitus in der präovulatorischen Phase Zervikalschleim entnommen u. mikroskopisch untersucht; fehlen bewegliche Spermien in größerer Anzahl, besteht der Verdacht auf immunologische Unverträglichkeit; weitere Abklärung mittels In-vitro-Verfahren, s. Kurzrok-Miller-Test.

Post|meno|pause: (klin.) Fachbezeichnung für den (ein bis zwei Jahrzehnte umfassenden) Zeitraum im Leben von Frauen, der ein Jahr nach der Menopause beginnt u. mit dem Eintritt in das Senium* endet; gekennzeichnet durch sehr niedrige Östrogenspiegel und evtl. auftretende vegetative Störungen (z. B. Hitzewallungen) u. psychische Labilität (ggf. Behandlung durch Hormonsubstitution); Blutungen in der Postmenopause bedürfen immer der gynäkologischen Klärung und evtl. einer (operativen od. medikamentösen) Therapie.

post menstruationem: (gebh.) Abkürzung p. m.; Fachbezeichnung für Zeitangaben zur Dauer einer Schwangerschaft* seit dem ersten Tag der letzten Monatsblutung.

Post|menstruum n: (klin.) Fachbezeichnung für die (3-4) Tage nach der Menstruation*, evtl. mit Auftreten regelwidriger Spätblutungen, s. Zyklusstörungen.

post partum: (gebh.) Abkürzung p. p.; Fachbezeichnung für Zeitangaben nach der Geburt*.

Post-pill-Amenor|rhö f: (gynäkol.) Jargonbezeichnung für sekundäre Amenorrhö* nach Absetzen oraler Kontrazeptiva, s. Supersuppressionssyndrom.

Potentia co|eundi (lat. ~ Fähigkeit; ~ zu koitieren) f: (klin.) Fachbezeichnung für die Fähigkeit beider Geschlechter zur Ausübung des Koitus*, i. e. S. für diejenige von Männern; vgl. Potenz.

Potentia con|cipiendi (lat. ~; ~ zu empfangen) f: (gynäkol.) Fachbezeichnung für die weibliche Empfängnisfähigkeit (s. Fruchtbarkeit); vgl. Potenz.

Potentia generandi (lat. ~; ~ zu zeugen) f: (klin.) Fachbezeichnung für die Fähigkeit zur Fortpflanzung (Fertilität), i. e. S. zur Produktion von reifen Samenzellen* (männliche Potentia generandi, s. Zeugungsfähigkeit) od. Eizellen* (weibliche Potentia generandi, s. Fruchtbarkeit); vgl. Potenz.

Potentia satisfactionis (lat. ~; ~ zur Befriedigung) f: (sexol.) auch orgastische Potenz; veraltete Fachbezeichnung für die Fähigkeit, sexuelle Bedürfnisse zu erkennen u. zur eigenen Befriedigung* zu verwirklichen; vgl. Potenz.

Potenz f: (allg.) Bezeichnung für die Erektionsfähigkeit bei Männern.
(sexol.) Sammelbezeichnung für die intakte Sexualfunktion* bei beiden Geschlechtern; man unterscheidet mehrere, voneinander unabhängige Aspekte: **a)** Potentia generandi: Fähigkeit zur Fortpflanzung; setzt bei Männern die Produktion reifer Samenzellen u. die Fähigkeit zu intravaginaler Ejakulation voraus (Zeugungsfähigkeit*), bei Frauen die Produktion reifer Eizellen u. die Fähigkeit zu Empfängnis, Schwangerschaft u. Geburt (Fruchtbarkeit*); **b)** Potentia coeundi: Fähigkeit zur Ausübung des Koitus; setzt bei Männern die Fähigkeit zu Erektion (Facultas erigiendi) u. Einführen des Penis, bei Frauen die Fähigkeit zur Lubrikation* u. zur vaginalen Aufnahme des Penis voraus; **c)** Potentia concipiendi: bei Frauen die Fähigkeit zur Empfängnis*; **d)** Potentia gestandi: die Fähigkeit, eine Schwangerschaft* auszutragen; **e)** Potentia concupiscentiae: Fähigkeit zu sexueller Erregung, Libido*; **f)** Potentia satisfactionis: auch als orgastische Potenz bezeichnete Fähigkeit, sexuelle Bedürfnisse zu erkennen u. zur eigenen Befriedigung* zu verwirklichen. Störungen der Potenz können vielfältige Ursachen haben u. werden entsprechend verschieden behandelt, s. Impotenz; vgl. Zeugungsunfähigkeit, Unfruchtbarkeit, Orgasmusstörungen, Erregungsstörungen, sexuelle.

Potenz|mittel: (allg.) Sammelbezeichnung für Aphrodisiaka* und erektionsfördernde Medikamente*.

Potenz|störung: (klin.) ungenaue Sammelbezeichnung für sexuelle Funktionsstörungen*, insbesondere für männliche Erektionsstörungen*.

Potenz|störung, dis|soziierte: (klin.) Fachbezeichnung für das Auftreten von Ejakulationsstörungen* bei erhaltener Erektionsfähigkeit, z. B. bei Querschnittlähmung* od. Orgasmusstörungen*.

-potie (lat. potare trinken) f: (sexol.) Wortteil mit der Bedeutung „etwas regelmäßig trinken", z. B. in Uropotie.

p. p.: (gebh.) Abkürzung für **p**ost **p**artum; Fachbezeichnung für Zeitangaben nach der Geburt*.

PPSH: (endokrin.) Abkürzung für **p**seudovaginale **p**erineoskrotale **H**ypospadie*.

Prä|ferenz, sexuelle (frz. préférer den Vorrang geben) f: s. Orientierung, sexuelle.

Prä|formations|theorie (lat. prae davor liegend, formatio Gestaltung) f: (kult.) sog. Vorbildungslehre; Fachbezeichnung für eine historische Annahme zur Embryogenese, wonach der vorgeformte Fetus im Ei bereits vollständig angelegt sei u. es nach der Befruchtung durch männlichen Samen (der das Leben spendet) lediglich zu einem Größenwachstum kommt. Sie entstand im Anschluss an die Entdeckung der Follikel im weiblichen Eierstock durch R. de Graaf (1672) u. blieb bis Mitte des 18. Jahrhunderts das vorherrschende Konzept embryonaler Entwicklung, bis sie von der sog. Epigenesetheorie* abgelöst wurde; vgl. Zeugungsmythen.

Prä|genitalität f: (psychoanalyt.) Sammelbezeichnung für das durch Partialtriebe* geprägte Erleben von Kindern im Rahmen der psychosexuellen Entwicklung* vor Beginn der sog. Genitalorganisation*.

Prägung: (ethol.) Bezeichnung für Lernvorgänge bei Tieren, die an bestimmte Lebensabschnitte (sog. sensible od. kritische Phasen) gebunden sind, z. B. die Prägung von Jungvögeln auf ein artspezifisches Merkmal der Altvögel, die unmittelbar nach dem Schlüpfen stattfindet. Bei Prägung wird nur der Auslöser einer bestimmten Reaktion irreversibel gelernt, während die Reaktion selbst sich u. U. erst später entwickelt; die Lernbereitschaft erlischt nach erfolgter Prägung od. mit dem Ende der kritischen Phase.
(psychol.) wird i. w. S. auch bei Menschen eine Prägbarkeit des Verhaltens insbesondere in der

frühen Kindheit (z. B. beim Spracherwerb), evtl. auch während der Pubertät angenommen; es wird z. T. bezweifelt, ob auch Fixierungen im Verlauf der psychosexuellen Entwicklung* od. individuelle sexuelle Neigungen auf frühere Prägungen (z. B. durch einzelne Erlebnisse) zurückgeführt werden können.

Prä|implantations|diagnostik (lat. prae davor liegend) f: (gebh.) Abkürzung PID; Fachbezeichnung für die genetische Untersuchung von in vitro befruchteten Eizellen (vgl. In-vitro-Fertilisation) vor Rückübertragung der Blastozyste zur Nidation*; dabei wird der Blastozyste eine Zelle für Untersuchungen auf genetische Erkrankungen u. Chromosomen*-Abweichungen entnommen. Als Verfahren der pränatalen Diagnostik* in Deutschland nicht zulässig, da das Embryonenschutzgesetz* die Entnahme von u. Diagnostik an totipotenten embryonalen Zellen verbietet; in anderen Ländern z. T. Durchführung bei hohem Risiko genetisch bedingter Erkrankungen der Eltern od. (insbesondere bei fortgeschrittenem Lebensalter) zur Optimierung des Erfolgs der In-vitro-Fertilisation.
Wertungen: Die PID ist Gegenstand kontroverser Diskussionen, in denen Gegner des Verfahrens u.a. davor warnen, dass mit einer Zulassung eine Selektion (z. B. hinsichtlich des Geschlechts od. anderer genetischer Kriterien) ermöglicht wird, da es z. B. für diagnostizierte genetische Erkrankungen od. Chromosomen-Abweichungen keine Therapie gibt u. nur die Entscheidung für od. gegen einen Schwangerschaftsabbruch möglich ist; Befürworter wenden ein, dass mit der Präimplantationsdiagnostik eine spätere pränatale Diagnostik u. ein Schwangerschaftsabbruch in fortgeschrittenem Stadium ggf. vermieden werden können.

Prä|liminarien (lat. limen Schwelle) n pl: (sexol.) wörtlich vorbereitende Handlungen; veraltete Fachbezeichnung für Vorspiel*.

Prä|maturität f: (klin.) auch Frühreife; Bezeichnung für gegenüber dem Durchschnitt Gleichaltriger zu früh einsetzende Entwicklungen im Lebensverlauf: **1.** verfrühter Geburtstermin (s. Frühgeburt); **2.** verfrühte Pubertät (s. Pubertätsstörungen) bzw. konstitutioneller od. durch Lebensumstände bedingter Altersvorsprung in der psychischen (auch psychosexuellen) Entwicklung.

Prä|men|arche f: (physiol.) Fachbezeichnung für den ersten Abschnitt der Pubertät von Mädchen, vor Auftreten der ersten Menstruation (Menarche*); gekennzeichnet durch die Produktion ovarieller Östrogene und die folgende Entwicklung sekundärer Geschlechtsmerkmale; s. Pubertät (Tab.).

Prä|meno|pause: (klin.) Bezeichnung für den (mehrere Jahre umfassenden) Abschnitt des Klimakteriums* bei Frauen vor der Menopause*; physiologisch gekennzeichnet durch Zyklusstörungen* u. ein Absinken von Östrogen- u. Progesteronspiegeln bei vermehrter Produktion von Hypophysenhormonen; hormonelle Schwankungen führen nicht selten zu vegetativen Beschwerden u. psychischer Instabilität (Behandlung ggf. durch Hormonsubstitution).

Prä|menstruum n: (klin.) Fachbezeichnung für die (3-4) Tage vor der Menstruation*; nicht selten verbunden mit körperlichem u. psychischem Unwohlsein (prämenstruelles Syndrom*), evtl. Auftreten regelwidriger Frühblutungen, s. Zyklusstörungen.

prä|natal: (gebh.) vorgeburtlich.

Prä|natal|diagnostik f: (gebh.) Abkürzung PD; vorgeburtliche Diagnostik; s. Diagnostik, pränatale.

Prä|natal|periode f: (klin.) Sammelbezeichnung für die der Geburt vorausgehenden intrauterinen Entwicklungsphasen; vgl. Fetalperiode, Embryonalperiode.

Prä|putial|stein (lat. praeputium Vorhaut): (klin.) auch Postholith, Balanolith; Fachbezeichnung für verhärtete Ansammlungen von Smegma* u. Harnsalzen unter der Vorhaut, z. B. bei Phimose od. fehlender Hygiene; heute selten.

Prae|putio|tomie (gr. τομή Schnitt) f: (klin.) Bezeichnung für die Spaltung der Vorhaut des Penis über der Oberseite der Eichel, z. B. (medizinisch begründet) bei Phimose* statt einer Zirkumzision*, häufiger als Form der rituellen genitalen Verstümmelung* von Männern.

Prä|putium n: (anat.) Fachbezeichnung für die Vorhaut des Penis* (Praeputium penis) bzw. der Klitoris* (Praeputium clitoridis).

Präsentieren, sexuelles (lat. praesentare vorführen, vorzeigen): (ethol.) Bezeichnung für typische Verhaltensweisen mit sexueller Bedeutung, bei denen Körperteile deutlich herausgestellt werden, z. B. als Genitalpräsentation, Gesäßpräsentation od. Axillapräsentation (mit Händen hinter dem Kopf). Das Verhalten wird bei männlichen u. weiblichen Tieren als Aufforderung zur Paarung gedeutet (Balzen* als arttypische Formen des sexuellen Präsentierens), außerdem als Zeichen der Anerkenntnis von Rangordnungen* u. als Beschwichtigungsgeste zur Aggressionshemmung. Bei männlichen Tieren wird insbesondere das Präsentieren des erigierten Penis als Drohgebärde betrachtet (Teil des Imponierverhaltens*, z. B. bei wachesitzenden Primaten), beim Menschen kann auch die Verwendung von Götterstatuen mit erigiertem Penis od. von ähnlichen Darstellungen (Phalluskulte*) als sexuelles Präsentieren mit Abwehrfunktion (Abwehrzauber*, s. Abb. dort) betrachtet werden.

Prä|servativ (lat. praeservare wohl behüten) n: (sexol.) sog. Vorbeugemittel; Fachbezeichnung für Kondom*.

Prä|spermatide f: (androl.) Fachbezeichnung für eine Vorläuferzelle der Samenzellen (sog. sekundäre Spermatozyte); s. Spermienbildung (Abb.).

Prä|sumtiv|vater (lat. praesumptio Vermutung): (jurist.) veraltete Fachbezeichnung für vermuteten Vater, s. Vaterschaftsvermutung.

Prä|ventiv|mittel (lat. praevenire zuvorkommen): (sexol.) auch Schutzmittel; Sammelbezeichnung für Mittel, die vor Schwangerschaft od. sexuell übertragbaren Infektionen schützen; vgl. Kontrazeptiva, Safer Sex.

Prä|ventiv|verkehr: (sexol.) veraltete Fachbezeichnung für Koitus mit Benutzung eines Kondoms bzw. Coitus interruptus zur Vermeidung einer Schwangerschaft.

Prahlen: (allg.) Bezeichnung für ein verbales Imponierverhalten*, bei dem eigene positive Ei-

P

genschaften u. Leistungen überzeichnet herausgestellt werden, um andere Menschen (insbesondere umworbene Sexualpartner) zu beeindrucken.

Praktiken, sexuelle: s. Sexualpraktiken.

Pregnandiol n: (endokrin.) biologisch weitgehend unwirksames Abbauprodukt von Progesteron*, das mit dem Urin ausgeschieden wird u. früher zur Bestimmung der Progesteronproduktion gemessen wurde.

Prema: (kult.) Name einer römischen Beischlafgöttin*.

Presbytero|philie (gr. πρεσβύτερος Ältester) f: (sexol.) wenig gebräuchliche Bezeichnung für Gerontophilie*.

Press|wehen: (gebh.) auch Austreibungswehen; Bezeichnung für die von der Bauchmuskulatur unterstützten Wehen* in der Austreibungsperiode einer Geburt*.

Priapeia (gr. πριάπειος den Gott Priapos betreffend): (kult.) in Anlehnung an den Zeugungsgott Priapos* gebildete Bezeichnung für eine (etwa 80 Texte umfassende) Sammlung ironischer erotischer Epigramme aus der römischen Antike (1. Jahrhundert v. Chr.), deren Urheberschaft ungeklärt ist; nach neuerer Auffassung handelt es sich möglicherweise um das Werk eines einzelnen Autors. Vgl. Literatur, erotische.

Priapismus m: (klin.) Fachbezeichnung für eine lang dauernde (> 2 Stunden), schmerzhafte u. nicht von sexueller Erregung begleitete Erektion des Penis; vielfältige Auslöser: lokale Reizzustände (z. B. bei Gonorrhö), Gerinnungsstörung (z. B. bei Leukämie), Durchblutungsstörung (z. B. bei Diabetes mellitus od. nach lang dauernder Abschnürung des Penis bei sexuellen Aktivitäten), Rückenmarkschädigung (z. B. bei Querschnittlähmung) od. Medikamentenwirkungen (z. B. bei Schwellkörper-Autoinjektionstherapie, sehr selten nach Einnahme von Sildenafil), selten auch primär psychogen. Die Therapie erfolgt medikamentös durch Injektion von Alphasympathomimetika in die Schwellkörper u. lokale Gerinnungshemmung, ggf. auch operativ durch Schaffung eines zeitweiligen venösen Abflusses in die Beinvene; die Behandlung sollte möglichst rasch einsetzen (< 6 Stunden), um ausgedehnte Schwellkörperthrombosen mit Narbenbildung u. nachfolgenden Erektionsstörungen zu vermeiden.

Priapos: (kult.) auch Priapus; in der griechischen u. römischen Mythologie* Name eines Zeugungs- u. Fruchtbarkeitsgottes, der später auch als Gott der Wollust verehrt wurde; vgl. Phalluskulte; seine Mutter Aphrodite soll während ihrer Schwangerschaft von der Zauberhand der zürnenden Hera berührt worden sein u. deshalb ein fehlgebildetes Kind mit einem „dreifachen" Penis (sog. Triphallus) geboren haben. Priapos wird daher mit einem „dreifach" vergrößerten erigierten Penis dargestellt od. mit drei erigierten Penissen; vgl. Diphallus.

Primär|affekt (lat. primarius erster) m: (infektiol.) auch Primärläsion; i. w. S. erste Manifestation einer Krankheit bzw. einer Infektion an der Eintrittsstelle der Erreger; i. e. S. ein kleiner, rundlich-ovaler, rötlicher Fleck als Primäraffekt bei Syphilis*.

Primär|follikel m: (klin.) Bezeichnung für die schon zum Zeitpunkt der Geburt im Eierstock vorhandenen, unreifen Eifollikel, s. Eireifung; vgl. Endometrialzyklus (Abb.).

Primär|szene: (psychoanalyt.) wenig gebräuchliche Bezeichnung für Urszene*.

Primaten (spätlat. primates Herrentiere) m pl: (biol.) Fachbezeichnung für die Säugetierordnung der Affen (Halbaffen, Affen, Menschenaffen), die auch den Menschen* umfasst; enge genetische Verwandtschaft (Mensch u. Bonobo sind genetisch zu 99 % identisch u. stehen sich näher als Bonobo u. Gorilla) u. ähnliches Sozialverhalten insbesondere innerhalb der von Gorilla, Schimpanse, Bonobo u. Mensch gebildeten taxonomischen Familie der Hominidae. Die Beobachtung nichtmenschlicher Primaten ergibt erstaunliche Analogien auch hinsichtlich sexueller Verhaltensweisen: differenzierte emotionale Anteile (z. B. Liebe, Lust, Eifersucht), eine ausgeprägt soziale Funktion von Sexualität (z. B. Befriedung der Gruppe, Erlangen von Vorteilen) sowie eine intensive Mutter-Kind-Beziehung. Bei allen Primaten werden promiske, homosexuelle u. inzestuöse Sexualkontakte beobachtet, bei Orang-Utans auch sexuelle Gewalt, dagegen nur beim Menschen penetrierende Sexualkontakte mit sexuell Unreifen; auch Vorstellungen wie Scham* u. Intimsphäre* scheinen typisch menschlich zu sein.

Primi|gravida (lat. primi- erst-) f: (gebh.) Fachbezeichnung für eine Frau, die zum ersten Mal schwanger ist.

Primi|para (lat. parere gebären) f: (gebh.) Erstgebärende; Fachbezeichnung für eine Frau, die zum ersten Mal gebärt. Im Unterschied zu einer Frau, die mehrfach geboren hat (Pluripara*), befindet sich der vorangehende Kindsteil bereits mit Beginn des letzten Monats im Beckeneingang, die mittlere Geburtsdauer ist länger u. beträgt 12-16 Stunden.

primitiv (lat. primitivus der erste in seiner Art): (allg.) urzuständlich, wenig entwickelt; auch abwertend verwendet.
(kult.) früher auf isolierte Kulturen mit frühem Entwicklungsstand, einfachen Formen der Kunst u. oraler Tradition angewandt; heute überwiegend ersetzt durch differenziertere Bezeichnungen (indigen, urtümlich).
(psychoanalyt.) verwendet für frühe Stadien der individuellen Ontogenese*, aber auch der menschlichen Phylogenese*, u. deren (unbewusste, triebhafte) Nachwirkungen im späteren Leben.
(psychol.) eher wertende Bezeichnung für einfache, undifferenzierte Persönlichkeit.

Primitiv|reaktionen f pl: (psychol.) heute ungebräuchliche Fachbezeichnung für Reaktionen, die unmittelbar durch Instinkte* od. Triebe* gesteuert werden u. daher subjektiv unbeeinflussbar stattfinden, z. B. Panik- od. Wutreaktionen; vgl. Affekt.

Prince Albert (Albert von Sachsen-Coburg-Gotha, 1819-1861): (kult.) nach dem Ehemann der englischen Königin Victoria benanntes Piercing* (meist ein Ring) zwischen Harnröhre u. Ansatz des Vorhautbändchens.

Probe|ehe: (allg.) auch Ehe auf Probe; Bezeichnung für eheähnliche Lebensgemeinschaft

P

mit dem Ziel, festzustellen, ob ein Zusammenleben u. eine Ehe möglich sind; historisch wurde in Europa die Zeit der Verlobung* teilweise als Probeehe aufgefasst; in zahlreichen Gesellschaften Afrikas, Amerikas u. in Japan waren Probeehen verbreitet; in Europa wurden sie zur Vermeidung späterer ehelicher Konflikte bereits zu Beginn des 20. Jahrhunderts empfohlen; vgl. Kameradschaftsehe.

Probe|nächte: (allg.) Bezeichnung für den Brauch, den potentiellen Ehepartner vor einer Eheschließung auszuprobieren; Probenächte wurden einerseits zu vorehelichen Sexualkontakten u. Geschlechtsverkehr genutzt, andererseits dienten sie auch dazu, die Sittlichkeit des Ehepartners auf die Probe zu stellen, indem vorab vereinbart wurde, lediglich Küsse u. Umarmungen auszutauschen, u. so überprüft werden konnte, ob der Mann sich an diese Abmachung hält. Probenächte sind seit der Antike in zahlreichen Kulturen (in denen vorehelicher Geschlechtsverkehr* z. T. verboten war) beschrieben; unzutreffenderweise wird gelegentlich das Ius* primae noctis als Probenacht bezeichnet. Vgl. Fensterln.

Produkt|werbung: (allg.) auch kurz Werbung; Bezeichnung für das Fördern des Absatzes von Produkten u. Dienstleistungen durch Anpreisen besonderer Vorzüge, Erhöhen des Bekanntheitsgrades u. Schaffen spezifischer Bedürfnisse bei potentiellen Kunden. Seit Beginn des 20. Jahrhunderts werden zunehmend sexuelle Signale eingesetzt, um die Attraktivität auch von Produkten u. Informationen ohne direkten Sexualbezug zu erhöhen (s. Abb.); relativ klare Beschränkungen ergeben sich aus den gesetzlichen Regelungen zu Pornographie*, weitere Einschränkungen der verwendeten Motive u. geweckten Assoziationen ergeben sich heute (insbesondere nach z. T. massiven Protesten der Frauenbewegung*) aus (freiwilligen) Regeln der Werbeindustrie, die z. B. diskriminierende u. herabwürdigende Darstellungen von Frauen, Gewaltdarstellungen u. die Verletzung religiöser Gefühle in der Werbung untersagen; Prüfungen durch den sog. Deutschen Werberat (http://www.interverband.com).

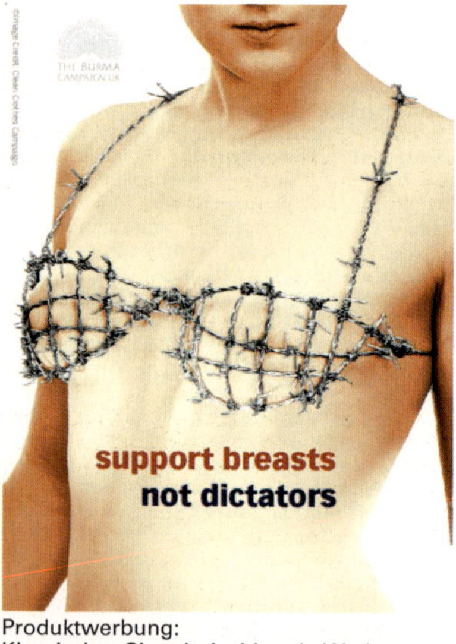

Produktwerbung:
Klassischer Signalreiz, hier als Werbung für eine (in diesem Fall erfolgreiche) Kampagne gegen ausbeuterische Arbeitsbedingungen in der Miederwarenproduktion

Pro Familia: (allg.) Kurzbezeichnung für die Deutsche Gesellschaft für Familienplanung, Sexualpädagogik u. Sexualberatung e.V.; 1952 gegründeter Verein mit Sitz in Frankfurt a. M., der in Deutschland ca. 150 auf sexuelle Fragen spezialisierte Beratungsstellen unterhält u. Informationsschriften zu sexuellen Fragen veröffentlicht; Mitglied der International* Planned Parenthood Federation. Die Tätigkeit der Beratungsteams aus Psychologen, Pädagogen, Ärzten u. a. umfasst neben Schwangerschaftskonfliktberatung* (in einigen Beratungsstellen auch ambulanten Schwangerschaftsabbrüchen) v. a. Informationen zu Sexualhygiene*, Kontrazeption* u. Kinderwunsch*, Ehe- u. Paarberatung, Sexualberatung* u. Sexualpädagogik*. Die Beratungen erfolgen kostenlos, z. T. auch telefonisch u. im Internet (Bundesverband: http://www.profamilia-online.de; Landesverbände: http://www.profa.de; E-mail-Beratung: http://www.sextra.de); die Berater unterliegen der Schweigepflicht*.

Pro|gesteron n: (endokrin.) chemisch Pregn-4-en-3,20-dion, auch Corpus-luteum-Hormon, Gelbkörperhormon; Steroidhormon, das im Gelbkörper (Corpus luteum), in der Plazenta u. (auch bei Männern) in der Nebennierenrinde gebildet wird. Progesteron entsteht als Zwischenprodukt des Cortisolstoffwechsel, kann aus Pregnenolon sowie Androgenen gebildet werden u. ist biochemisch ein wichtiges Prohormon für zahlreiche Steroidhormone; vgl. Nebenniere, Abb. Im Blut wird Progesteron gebunden an Transcortin (Cortisol bindendes α-Globulin) transportiert; der Abbau erfolgt durch Glukuronidierung u. Ausscheidung mit dem Urin. Wichtigstes Abbauprodukt ist Pregnandiol (dessen im Urin ausgeschiedene Menge früher zur Feststellung einer Schwangerschaft bzw. zur Diagnose eines anovulatorischen Zyklus gemessen wurde).
Progesteron bestimmt die Lutealphase des Ovarialzyklus, vgl. Zyklen, weibliche (Abb.); im Zusammenwirken mit Östrogenen steuert es die Umwandlung des Endometriums vom Proliferations- zum Sekretionsstadium u. schafft so die Voraussetzungen für die Nidation (sog. gestagene Wirkung). Progesteron hat eine schwangerschaftserhaltende Wirkung und induziert u. a. Veränderungen der Zusammensetzung u. Beschaffenheit des Zervixschleims u. des Vaginalepithels. Es erhöht die Körpertemperatur um 0,6–1,0 °C, was bei der Messung der Basaltemperatur* zur Bestimmung des Eisprungs u. der fruchtbaren Tage genutzt wird. Referenzbereiche: s. Tab.; erhöhte Werte bei Schwangerschaft (Zunahme bis zum Geburtstermin), er-

Progesteron	
	Referenzbereiche
Männer	0,04 µg/l (0–1,2 nmol/l)
Frauen	
prämenopausal	
Follikelphase	< 1,5 µg/l (< 4,8 nmol/l)
Lutealphase	5,7–28,1 µg/l (18,1–89,4 nmol/l)
postmenopausal	< 0,2 µg/l (< 0,6 nmol/l)

niedrigte Werte z. B. bei Einnahme hormonaler Kontrazeptiva. Therapeutische Anwendung: z. B. bei Zyklusstörungen, drohendem Abort, Endometriose od. Uteruskarzinom. Vgl. Gestagene.

Pro|gesteron|test m: s. Gestagentest.

Pro|jektion (lat. proiectio Ausstrecken) f: (physiol.) Bezeichnung für die Fortleitung, z. B. eines Nervenimpulses od. einer Wahrnehmung; vgl. Sensibilität.
(psychoanalyt.) Bezeichnung für einen Abwehrmechanismus* mit Verlagerung eigener Impulse, Wünsche u. Gefühle auf andere Personen in die Außenwelt.

Proktitis (gr. πρωκτός After) f: (infektiol.) Bezeichnung für die Entzündung des Enddarms; Vorkommen u. a. bei sexuell übertragbaren Infektionen* (z. B. Gonorrhö), aber auch (begleitend) bei Hämorrhoiden*.

Pro|laktin (lat. pro vor, für) n: (endokrin.) Peptidhormon aus der Gruppe der Hypophysenhormone*, dessen Synthese u. Freisetzung durch Endorphine* u. durch zum Teil noch unbekannte Releasing-Faktoren (evtl. vasoaktives intestinales Peptid, VIP) angeregt u. durch das Hypothalamushormon Prolactin-Inhibiting-Hormon (PIH, evtl. identisch mit Dopamin*) u. bei Stress freigesetzte Faktoren gehemmt wird. Prolaktin stimuliert bei Frauen das Brustdrüsenwachstum und setzt die Milchproduktion (Laktation) in Gang; Prolaktinmangel führt zu Laktationsstörungen. Einen adäquaten Reiz für die Sekretion von Prolaktin stellt das Saugen während des Stillens dar. Da Prolaktin über einen Rückkopplungsmechanismus die Sekretion von LH-RH (GnRH) hemmen kann, kann es in der Stillperiode (nicht regelmäßig) zu Amenorrhö u. Ausbleiben der Ovulation kommen. Bei Männern verstärkt Prolaktin die Wirkung von Luteinisierungshormon (LH) an den Leydig-Zwischenzellen der Hoden u. wirkt an androgenempfindlichen Geweben synergistisch mit Testosteron. Referenzbereiche: s. Tab.; zu einer Erhöhung der Prolaktinkonzentration im Blut

Prolaktin	
	Referenzbereiche
Frauen	2,2–19,2 µg/l (90–850 pmol/l)
Männer	1,9–11,7 µg/l (84–520 pmol/l)

(Hyperprolaktinämie*) kommt es u. a. infolge Dopamin-Hemmung (z. B. bei Kokainkonsum) od. prolaktinproduzierenden Tumoren (Prolaktinom), bei Schwangerschaft, Stress, Nierenversagen, Östrogentherapie und evtl. postkoital.

Pro|laktin|hemm|faktor m: (endokrin.) Bezeichnung für das **P**rolaktin-**I**nhibiting-**H**ormon (PIH), s. Hypothalamushormone.

Pro|laps (lat. lapsus Gleiten) m: (klin.) Fachbezeichnung für den Vorfall einer im Körper gelegenen Struktur außerhalb ihrer physiologischen Position, z. B. einer Bandscheibe od. des Anus.
(gynäkol.) v. a. für Uterusvorfall* (Prolapsus uteri) od. Vaginavorfall* (Prolapsus vaginae).

Proli|ferations|phase (aus lat. proles Nachkomme, ferre bringen) f: (physiol.) Bezeichnung für die erste Phase des Endometrialzyklus* (s. Abb. dort) mit Aufbau der Uterusschleimhaut.

Pro|miskuität (lat. promiscuus gemischt, ohne Unterschied) f: (allg.) Bezeichnung für ein durch häufige Partnerwechsel gekennzeichnetes Sexualverhalten; im traditionellen Sprachgebrauch insbesondere auf Prostituierte angewendet (sog. HWG*-Personen). Im Übrigen wird, abhängig von soziokulturellen Vorgaben u. individueller Moralvorstellung, sehr unterschiedlich definiert, welche Anzahl von Partnern in welchem Zeitraum die Grenze promisken Verhaltens bilden sollte.
(sexol.) wird diese Schwäche der Begriffsbestimmung betont u. darauf hingewiesen, dass in den meisten Gesellschaften die Grenzen für Männer weiter gefasst sind als für Frauen u. für Jugendliche weiter als für ältere Menschen. Wegen des eindeutig wertenden Gebrauchs des Begriffs wird z. T. vorgeschlagen, stattdessen von „Abenteuersexualität“ zu sprechen, ihr (v. a. bei Jugendlichen) eine Funktion für das Erlernen sexueller Verhaltensweisen zuzubilligen u. den Wunsch nach wechselnden sexuellen Erlebnissen als mögliche Alternative zu Monogamie anzuerkennen; dies um so mehr, als sich bei genauer Betrachtung von Biographien ein scheinbar promiskes Verhalten nicht selten eher als serielle Monogamie* darstellt; vgl. Partnermobilität.

„Promisk ist eine Person, die mehr Sexpartner hat, als Sie es für richtig halten.“
Alfred Kinsey

(psychiat.) wird unter dem Aspekt der Flüchtigkeit der Beziehungen promiskes Verhalten z. T. als Ausdruck psychischer Störungen (z. B. Bindungsunfähigkeit, Hypersexualität) betrachtet.
(kult.) ergibt sich aus der Beobachtung promisker Elemente einzelner Kulturen (insbesondere als Festpromiskuität, deren heutige Reste in manchen Karnevalsgebräuchen gesehen werden; vgl. Kultprostitution) sowie dem Vergleich mit dem Sexualverhalten von Primaten* u. fast allen anderen Tierarten die Vermutung, dass Sexualverhalten ohne feste Bindungsformen dem menschlichen Spontanverhalten eher entsprechen könnte als die sozial überwiegend angestrebte lebenslange Monogamie.

Prompting (engl. to prompt anspornen): (psychol.) Bezeichnung für Verfahren der Verhaltenstherapie*, bei denen durch gezielte Hilfestellungen ein Erfolg induziert wird, um so das Lernen zu erleichtern.

Pro|nukleus|stadium (lat. pro vor, für) n: (embryol.) auch Vorkernstadium; Fachbezeichnung für eine Eizelle nach der Befruchtung* (s. Abb. dort) u. vor Verschmelzung der Zellkerne von Samenzelle u. Eizelle; vgl. Zygote.

Pro|phase f: (biol.) Bezeichnung für die erste Phase während der Zellteilung* (s. Abb. dort).

Pro|spermie f: (klin.) veraltete Fachbezeichnung für den subjektiv als zu früh empfundenen Eintritt der Ejakulation im Verlauf der Sexualreaktion, s. Ejakulationsstörungen.

Prosta|glandine (gr. προστάτης Vorsteher, lat. glandula Drüse) n pl: (endokrin.) Sammelbezeichnung für chemische Substanzen, die aus mehrfach ungesättigten Fettsäuren gebildet werden u. wegen ihrer endokrinologischen Wirkungen i. w. S. zu den Hormonen* gerechnet werden können. Sie wurden zunächst in der Samenflüssigkeit nachgewiesen, u. die irrtümliche Annahme, dass sie in der Prostata gebildet würden, hat zu ihrer Bezeichnung geführt. Prostaglandine werden in fast allen Organen gebildet, sie modulieren als sog. Mediatoren hormonelle Einflüsse u. sind an Überempfindlichkeits- u. Entzündungsreaktionen beteiligt. Die zahlreichen unterschiedlichen Prostaglandine (PGD_2, PGE_2, $PG_{2\alpha}$, PGI_2) haben vielfältige, zum Teil antagonistische Wirkungen u. regulieren u. a. den Tonus der glatten Muskulatur in Gebärmutter u. Blutgefäßen, hemmen die Thrombozytenaggregation u. steigern Synthese u. Sekretion bestimmter Gewebehormone. Auch an der Abstoßung der Gebärmutterschleimhaut zu Beginn eines neuen Menstruationszyklus sind Prostaglandine wahrscheinlich beteiligt. Therapeutische Anwendung: (synthetische) Prostaglandine u. a. zur Geburtseinleitung, zur Abortinduktion u. bei atonischer Nachblutung; die Injektion in die Schwellkörper des Penis führt zu einer Erektion; vgl. Schwellkörper-Autoinjektionstherapie.

Prosta|glandin|instillation, trans|urethrale (lat. instillare einträufeln) f: (pharmak.) Fachbezeichung für das Einbringen von Prostaglandin E_1 direkt in die Harnröhre, s. MUSE.

Pro|stata f: (anat.) Vorsteherdrüse; kastaniengroßes Organ, das den Anfangsteil der männlichen Harnröhre unterhalb des Blasenhalses umgibt (s. Sexualorgane, Abb.); besteht aus 30-50 Einzeldrüsen, die durch Muskelfasern u. elastisches Bindegewebe verbunden u. von einer derben Kapsel umgeben sind. Die Produktion der peripher gelegenen Drüsen wird durch Testosteron, diejenige der zentralen Zone (sowie das Größenwachstum des Organs insgesamt) z. T. auch durch Östrogene stimuliert. Das dünnflüssige, leicht saure Sekret enthält u. a. Phosphatasen u. Spermin*, es wird bei der Ejakulation über 15-30 Ausführungsgänge im Bereich des Samenhügels* mit den Sekreten des Ausspritzungsgangs* gemischt u. bildet 60-70 % des Ejakulatvolumens (s. Sperma). Im Bereich der Prostata befinden sich Nervenendigungen, die vermutlich der weiblichen Gräfenberg*-Zone entsprechen u. bei (z. B. anorektaler) Stimulation sexuell erregend wirken. Wichtige Erkrankungen sind Entzündungen (Prostatitis*), die sehr häufige benigne Prostatahyperplasie* sowie Prostatatumoren*. Entsprechende weibliche Strukturen: Paraurethraldrüsen*.

Pro|stata|adenom n: (klin.) veraltete Fachbezeichnung für benigne Prostatahyperplasie*.

Pro|stata|hyper|plasie, benigne f: Abkürzung BPH; (klin.) früher auch als Prostatahypertrophie od. Prostataadenom bezeichnete gutartige Vermehrung der Zellen der Prostatadrüsen mit entsprechender Vergrößerung des Organs; häufigste Ursache von Blasenentleerungsstörungen bei Männern, Beginn zwischen dem 40. u. 50. Lebensjahr (dann bei ca. 50 % aller Männer) mit allmählicher Abschwächung des Harnstrahls u. verzögertem Miktionsbeginn, häufigem Wasserlassen u. später evtl. unvollständiger Entleerung (Restharnbildung) u. Harnverhaltung (Überlaufblase) mit Stauungssymptomen bis zur Niere. Die Ursachen sind unklar, diskutiert werden u. a. eine Ansammlung von 5α-Dihydrotestosteron in der Prostata od. eine Verschiebung des Androgen/Östrogen-Quotienten zugunsten von Östrogenen. Die Diagnose erfolgt durch transrektale Ultraschalluntersuchung u. Miktionsprüfung. Vor Beginn einer Therapie sind immer entzündliche od. bösartige Veränderungen der Prostata auszuschließen (s. Prostatitis, Prostatakarzinom). Die Therapie erfolgt zunächst medikamentös mit pflanzlichen Wirkstoffen (z. B. Sägepalmensaat- od. Kürbiskernextrakt mit fraglicher, zumindest individuell verschieden ausgeprägter Wirksamkeit), Alpha-1-Rezeptorenblockern (z. B. Alfuzosin) od. (selten) mit 5α-Reduktasehemmern (z. B. Finasterid); bei zunehmender Symptomatik operative Therapie (meist transurethrale Resektion), die in 80 % der Fälle die Symptomatik behebt; regelmäßige unerwünschte Folge ist eine retrograde Ejakulation, seltener entstehen Inkontinenz u. Erektionsstörungen.

Pro|stata|karzinom n: (klin.) Fachbezeichnung für malignen Tumor (95 % Adenokarzinom) der (meist dorsalen) Drüsen der Prostata; häufigstes Karzinom bei Männern, in Deutschland jährlich ca. 18 000 Neuerkrankungen; früh über die Lymphbahnen streuender Tumor, der schon in frühen Stadien zum Auftreten eines spezifischen Tumormarkers im Serum führt (sog. Prostata-spezifisches Antigen, PSA). Die Verdachtsdiagnose ergibt sich aus Blutbeimengungen zu Urin od. Samenflüssigkeit, Verhärtungen od. höckerigen Erhebungen auf der sonst glatten Oberfläche der Prostata, Rückenschmerzen; sie wird gesichert durch Ultraschalluntersuchung u. kontrollierte Feinnadel-Biopsie (mit dem Risiko einer hämatogenen Streuung). Die Therapie erfolgt fast immer zunächst operativ mit anschließender Zytostatika- od. Strahlentherapie. 80 % der Gewebe zeigen ein androgenabhängiges Wachstum, so dass durch Androgenentzug (intermittierende LH-RH- od. Antiandrogengabe, evtl. auch Kastration), das Wachstum eingeschränkt wird. Die Prognose früher Stadien ist günstig (Remission in 90 % der Fälle), während fortgeschrittene Stadien schwer beeinflussbar sind.

Zugleich zeigt das Prostatakarzinom im höheren Alter z. T. ein eher langsames Wachstum: Aus Autopsien ergibt sich, dass bei 30% der Männer über 50 Jahren Karzinomzellen nachweisbar sind, die voraussichtlich überwiegend ohne klinische Symptome geblieben wären.

Durch Früherkennung im Rahmen regelmäßiger Vorsorgeuntersuchungen kann der Therapieerfolg erheblich verbessert werden.

Prostata|massage f: (sexol.) Fachbezeichnung für Massage der Prostata* durch einen in das Rektum eingeführten Finger, z. B. zur sexuellen Stimulation od. als diagnostisches Verfahren zur Gewinnung von Prostatasekret.

Bei akuter Entzündung (Prostatitis) sind Prostatamassagen kontraindiziert.

Prostata|sekret n: (physiol.) Bezeichnung für das dünnflüssige farblose Sekret der Prostata*; bildet 15-30% des Gesamtvolumens des Spermas, enthält u. a. Spermin, saure Phosphatase, Zitronensäure, Cholesterin, Phospholipide, Fibrinolysin, Glutaminsäure, Zink; einzelne Bestandteile des Prostatasekrets können innerhalb der Drüse ausfällen u. zusammen mit abgeschilferten Epithelzellen Konkremente (sog. Prostatasteine) bilden.

Prostata|tumoren m pl: (klin.) Sammelbezeichnung für verschiedene maligne Tumoren der Prostata, überwiegend (95%) Prostatakarzinom*, selten auch Urothelkarzinom, Prostatasarkom, Lymphom u. a. Die benigne Prostatahyperplasie* gilt nicht als Tumor.

Prostata, weibliche f: (sexol.) unglücklich gewählte Bezeichnung für die kleinen Vestibulardrüsen* (Paraurethraldrüsen, Skene-Drüsen); entsprechende männliche Struktur: Urethraldrüsen* (Littré-Drüsen).

Pro|statitis f: (androl.) Entzündung der Prostata, evtl. mit Beteiligung von Harnröhre, Samenblase, Nebenhoden; **Vorkommen:** v. a. bei bakteriellen Infektionen (z. B. infolge von Harnweginfektionen), Genitaltuberkulose, selten Pilzinfektionen od. Protozoen-Infektionen; **Symptome:** bei akuter Entzündung Schmerzen beim Wasserlassen (Dysurie), häufiger Harndrang (Pollakisurie), Harnverhaltung, Schmerzen, Fieber, Schüttelfrost; bei chronischer Prostatitis diffuse Symptome im Anogenitalbereich. **Diagnose:** rektale Untersuchung, mikrobiologische Untersuchung von Prostataexprimat bzw. Ejakulat u. Harnsediment. **Therapie:** ggf. Antibiotika (z. B. Cotrimoxazol, Chinolone, Cephalosporine od. Aminoglykosid-Antibiotika; bei Abszessbildung Punktion unter Ultraschallkontrolle od. operative Eröffnung.

Pro|stat|odynie (gr. ὀδύνη Schmerz) f: (androl.) Bezeichnung für chronische Schmerzzustände im Bereich der Prostata u. des Beckenbodens, die nicht auf eine Infektion zurückzuführen sind (sog. abakterielle chronische Prostatitis*); als Ursache werden psychosomatische Reaktionen bzw. Verspannungszustände im Beckenboden diskutiert; vgl. Schmerzsyndrome, genitale.

Pro|stator|rhö f: (androl.) Bezeichnung für eine Entleerung trüben Prostatasekrets bei Stuhlgang od. Wasserlassen; **Vorkommen:** physiologisch bei langer sexueller Karenz; als Symptom bei Prostataentzündung (s. Prostatitis). Vgl. Spermatorrhö.

ProstG: (jurist.) Abkürzung für das seit 2002 in Deutschland gültige „Gesetz zur Regelung der Rechtsverhältnisse der Prostituierten“, s. Prostitutionsgesetz.

Pro|stituierte (lat. prostituere öffentlich hinstellen, preisgeben) f: (allg.) Bezeichnung für Personen, die sexuelle Dienstleistungen* gegen Entgelt anbieten, um davon ihren Lebensunterhalt zu bestreiten (Prostitution*); geschätzte Anzahl in Deutschland etwa 200 000-400 000, die Mehrzahl sind Frauen. Die Tätigkeit wird unter höchst verschiedenen Umständen aufgenommen (freier Entschluss, wirtschaftliche Notlage, Substanzabhängigkeit, Opfer von Menschenhandel*) u. unter entsprechend verschiedenen Bedingungen ausgeübt, z. B. als Straßenstrich* (ca. 20%), in Bordellen* (ca. 65%), Escort*-Service u. a.; sie findet entweder selbstbestimmt statt (selten), in Abhängigkeit von Zuhältern* (wohl mehrheitlich) od. in völliger Unfreiheit (Sklaverei*, insbesondere im Bereich der Kinderprostitution*). Zwar fordert die UNO seit 1949 eine Legalisierung des Status von Prostituierten, aber bis zur Verabschiedung des Prostitutionsgesetzes* (2002) war ihre Tätigkeit auch in Deutschland rechtlich kaum geschützt; sie unterliegt weiterhin Beschränkungen hinsichtlich der Art der Ausübung (Verbot jugendgefährdenden Verhaltens) u. in den meisten deutschen Großstädten hinsichtlich des Orts (s. Sperrgebietsverordnung). Seit ca. 1980 bestehen mehrere örtliche u. überregionale Selbstorganisationen weiblicher Prostituierter (z. B. HWG*, Hydra*), seit einigen Jahren vereinzelt ähnliche Angebote für männliche Prostituierte (z. B. http://www.subway-berlin.de).

Pro|stitution f: (allg.) Bezeichnung für das Anbieten u. Erbringen sexueller Dienstleistungen* gegen Entgelt od. geldwerte Vorteile; i. e. S. bedeutet dies, dass es zu einem direkten körperlichen Kontakt mit den Kunden kommt, i. w. S. umfasst der Begriff auch Tätigkeiten ohne Körperkontakt (als Adspektprostitution*, Telefonsex*, Cybersex* u. a.).
Vorkommen: Historisch werden in allen Kulturen Formen der Prostitution durch Frauen u. (minderheitlich) Männer beschrieben, wobei sehr häufig Kultprostitution* (in Tempeln) u. andere sozial geordnete Formen (in Schänken, Bordellen, an Höfen u. a.) zugleich existierten u. häufig sehr verschieden bewertet wurden (s. u.); auch die Grenzen zu vorwiegend künstlerischen Tätigkeiten (z. B. Schauspiel, Tanz, Bewirtung) u. zu vorwiegend nichtprostitutiven (z. B. eheähnlichen) Kundenbeziehungen sind traditionell fließend. In modernen Gesellschaften (s. ums. Abb.) ist Prostitution ein verbreitetes Phänomen: In Deutschland arbeiten ca. 200 000-400 000 Prostituierte* (überwiegend Frauen),

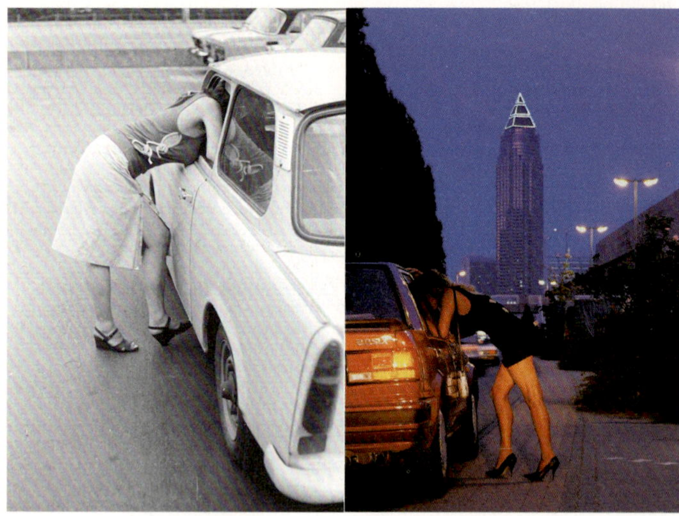

Prostitution:
Sexuelle Dienstleistungen werden auch bei wechselnden gesellschaftlichen Bedingungen stets in ähnlicher Weise angeboten (DDR und BRD, ca. 1985 bzw. 1995)

die täglich 250 000 bis 1 Million Kunden bedienen u. jährliche Umsätze in zweistelliger Milliardenhöhe erwirtschaften (infolge eines hohen Anteils heimlicher Prostitution allerdings keine verlässlichen Informationen).

Die **Entstehung** von Prostitution wird unterschiedlich erklärt: Seitens der Prostituierten stehen wirtschaftliche Notlagen, das Fehlen beruflicher Alternativen (z. B. für transvestitische Männer) u. ein erhoffter hoher Verdienst im Vordergrund, z. T. werden ungünstige familiäre Verhältnisse u. frühe sexuelle Aktivität als häufige Vorbedingungen beobachtet; seitens der Kunden gelten fehlende Gelegenheiten zu sexuellen Begegnungen anderer Art (Verbot vorehelicher Sexualkontakte, berufsbedingte Isolation z. B. in Seefahrt, Armeen u. Wanderarbeit, geringes Interesse an festen Beziehungen), ein Bedürfnis nach sexueller Abwechslung (vgl. Promiskuität), das mit der Zahlung eines Preises verbundene Machtgefühl u. die daraus entstehende Freiheit von moralischer Verantwortung als entscheidende Motive (vgl. Geld).

Die **Bewertungen** der Prostitution unterliegen im Verlauf der Geschichte einem zyklischen Wandel: Phasen der Akzeptanz folgen (meist wegen entstehender sozialer Konflikte od. Epidemien von Infektionskrankheiten) Phasen der Repression; der daraus folgenden Verschiebung des Geschehens in die Illegalität folgen Phasen der gesellschaftlichen Regulation (u. a. zur Erhebung von Steuern) u. erneuter Akzeptanz, ohne dass dieser Wandel einen wesentlichen Einfluss auf das Vorkommen insgesamt hätte. Bis heute bestehen in zahlreichen Ländern gravierende Widersprüche zwischen der rechtlichen Lage u. der täglichen Praxis, die Prostituierte u. Bordellbetreiber der Willkür staatlicher Organe preisgeben u. der organisierten Kriminalität Vorschub leisten.

Die **soziale Bewertung** der Tätigkeit von Prostituierten ist traditionell uneinheitlich, häufig finden sich zugleich akzeptierte Angebote für vermögende Minderheiten (Edelprostituierte*) u. diskriminierte Formen für die übrige Bevölkerung. Eine soziale Diskriminierung betrifft traditionell fast ausschließlich die Prostituierten (soziale Ächtung, spezielle Kleidungsvorschriften, Beschränkung der Teilnahme am sozialen Leben), fast niemals deren Kunden; erst im Rahmen der Frauenbewegung* kam es zunehmend auch zur moralischen Verurteilung von Kunden. In den meisten modernen Gesellschaften gilt Prostitution zwar als sozial potentiell gefährlich (Bedrohung der Monogamie, Gefährdung der Entwicklung von Kindern u. Jugendlichen), aber zugleich (jedenfalls für Männer) als sozial erforderlich zur Aufrechterhaltung sexuell repressiver sozialer Normen, insbesondere zur Vermeidung von vorehelichen u. außerehelichen Sexualbeziehungen (sog. Ventilsitte); der Besuch von Prostituierten gilt als mindere Form des Seitensprungs, z. T. als Zeichen der Männlichkeit, z. T. als biologische od. soziale Notwendigkeit (Vermeidung von Abstinenz, sexuelle Aufklärung); der Besuch von Bordellen dient bis heute nicht selten auch der Bewirtung von Geschäftspartnern (steuerbegünstigte Werbungskosten). Die Inanspruchnahme von Prostituierten durch Frauen ist deutlich seltener u. stärker tabuisiert, die Diskriminierung der beteiligten Prostituierten dagegen eher geringer.

Die **rechtliche Bewertung** unterliegt historisch ebenfalls wechselnden Kriterien, wobei in

Deutschland traditionell die Bestimmung zur Prostitution (Menschenhandel*) u. die Begünstigung von Prostitution durch Betreiben von Bordellen od. Vermittlung von Prostituierten stärker verfolgt wird als die Ausübung von Prostitution selbst (vgl. Lex Heinze); die frühe Frauenbewegung betrachtete die Abschaffung der Verbote von Prostitution als wichtigen Schritt zu deren Beseitigung (s. Abolitionismus). Bis zur Verabschiedung des Prostitutionsgesetzes* (2002) galt die Tätigkeit von Prostituierten dennoch als sittenwidrig, sie wurde durch polizeiliche u. insbesondere gesundheitliche Kontrollen reglementiert u. war rechtlich kaum geschützt. Strafbar bleiben weiterhin die Ausübung von Prostitution in Sperrgebieten (§ 184a StGB; vgl. Sperrgebietsverordnung) u. die Ausübung jugendgefährdender Prostitution, z. B. in der Nähe von Schulen od. in Häusern, die von Minderjährigen bewohnt werden (§ 184b StGB). Für Kunden sind in jedem Fall Kontakte mit minderjährigen Prostituierten strafbar (§ 182 StGB, Weltrechtsprinzip*); im Übrigen werden nur in wenigen Ländern (z. B. in Schweden) Kunden von Prostituierten strafrechtlich belangt.

Die **Folgen** von Prostitution betreffen seitens der Prostituierten einerseits körperliche Risiken (insbesondere von sexuell übertragbaren Infektionen* u. körperlicher Gewalt), andererseits psychosexuelle Risiken (Substanzabhängigkeit, sexuelle Funktionsstörungen, psychische Konflikte, Beziehungsstörungen u. a.); seitens der Kunden stehen vergleichbare körperliche Risiken u. ein Risiko der Gewohnheitsbildung (u. U. mit schwerwiegenden ökonomischen Folgen) im Vordergrund.

Die **Prävention** der mit Prostitution verbundenen Risiken wird heute (insbesondere infolge der HIV-Epidemie u. der Notwendigkeit von Safer* Sex im gemeinsamen Interesse von Prostituierten u. Kunden) als gesamtgesellschaftliche Aufgabe begriffen (aufsuchende Sozialarbeit, Gesundheits-, Sozial- u. Ausstiegsberatung). Zugleich wird versucht, die verbreitete Verleugnungshaltung von Kunden zu durchbrechen, sie über die mit Sextourismus* u. Kinderprostitution* verbundenen Probleme zu informieren u. insgesamt ein verändertes Kundenverhalten zu fördern.

Pro|stitution, heilige f: (kult.) auch sakrale Prostitution; Bezeichnung für Kultprostitution*.

Pro|stitutions|gesetz: (jurist.) Abkürzung ProstG; Kurzbezeichnung des seit 2002 in Deutschland gültigen „Gesetzes zur Regelung der Rechtsverhältnisse der Prostituierten"; es schafft einerseits die Möglichkeit, vorher vereinbarte Entgelte rechtswirksam einzutreiben (zuvor wegen angenommener Sittenwidrigkeit der Vereinbarungen zwischen Prostituierten u. Kunden unmöglich), andererseits werden die Bestimmungen über Förderung der Prostitution (§ 180a StGB) dahingehend geändert, dass nur noch die „Ausbeutung von Prostituierten" bestraft wird (nicht aber wie bisher die Bereitstellung z. B. einer angenehmen Arbeitsatmosphäre), u. die Bestimmungen über Zuhälterei* (§ 181a StGB) dahingehend, dass z. B. die Betreiber von Bordellen mit Prostituierten Arbeitsverträge abschließen dürfen (wobei die Einschränkung der wirtschaftlichen od. persönlichen Bewegungsfreiheit von Prostituierten strafbar bleibt, vgl. Ausbeutung von Prostituierten). Das Gesetz eröffnet für Prostituierte prinzipiell die Möglichkeit, entweder als Selbständige zu arbeiten, sich entsprechend zu versichern u. Steuern zu bezahlen, od. als Angestellte Mitglieder der gesetzlichen Kranken-, Renten- u. Arbeitslosenversicherung zu sein; im letzteren Fall kann der Arbeitgeber lediglich die Arbeitszeit vereinbaren, nicht aber bestimmte Praktiken od. das Bedienen bestimmter Kunden verlangen. Die praktische Umsetzung des Gesetzes ist in vielen Aspekten noch ungeklärt (z. B. die Frage der Vermittlung durch Arbeitsämter od. die Gründung eines Versorgungswerks für Prostituierte); außerdem löst es einige Probleme weiterhin nicht: u .a. das Werbeverbot für Prostitution (das z. B. das Anbieten von Safer Sex nicht gestattet), die Ungleichbehandlung von Migranten (für die Prostitution weiterhin einen Ausweisungsgrund darstellen kann) u. das Problem der Sperrgebietsverordnungen*, die in fast allen Städten die Ausübung der Prostitution auf sog. Toleranzzonen beschränken.

prot|andrisch (gr. πρῶτος erster): (biol.) Fachbezeichnung für doppelgeschlechtliche Tierarten (Sukzessivzwitter*) mit zunächst männlichen Gonaden, die sich im Verlauf des Lebenszyklus zu weiblichen Gonaden umwandeln können; i. w. S. auch Fachbezeichnung für einhäusige Pflanzenarten, bei denen auf derselben Pflanze zunächst männliche, später weibliche Blüten erscheinen; Gegensatz: protogyn*.

Pro|test, männlicher (ital. protesta Einspruch, Beteuerung) m: (psychoanalyt.) Bezeichnung für ein überdeutlich an der männlichen Geschlechtsrolle* orientiertes Auftreten mit Herrschsucht, Ehrgeiz, Überempfindlichkeit u. Trotz; Vorkommen sowohl bei Männern als auch bei Frauen z. B. zur Kompensation von Unsicherheiten u. Minderwertigkeitsgefühlen.

Pro|test, weiblicher m: (psychoanalyt.) Bezeichnung für ein überdeutlich an der weiblichen Geschlechtsrolle* orientiertes Auftreten mit Verständnisbereitschaft, Gefühlsbetontheit, Einfühlungsvermögen u. Einlenken, aber auch Hinterlist, Verschlagenheit od. Berechnung; Vorkommen sowohl bei Männern, als auch bei Frauen z. B. zur Abwehr od. Bewältigung von Rollenkonflikten.

proto|gyn (gr. πρῶτος erster): (biol.) Fachbezeichnung für doppelgeschlechtliche Tierarten (Sukzessivzwitter*) mit zunächst weiblichen Gonaden, die sich im Verlauf des Lebenszyklus zu männlichen Gonaden umwandeln können; i. w. S. auch Fachbezeichnung für einhäusige Pflanzenarten, bei denen auf derselben Pflanze zunächst weibliche, später männliche Blüten erscheinen; Gegensatz: protandrisch*.

Proto|plasma (gr. πλάσμα Gebilde) n: (biol.) Fachbezeichnung für die gesamte von der Zellmembran umgebene Substanz der lebenden Zelle*.

Proto|zoen-Infektionen f pl: (infektiol.) Infektionen mit einzelligen Parasiten (Protozoen), zu denen u. a. die Erreger von Malaria od. Trypanosomiasis u. sehr zahlreiche, v. a. in tropi-

P

schen Regionen verbreitete andere Krankheiten zählen. In Mitteleuropa häufige, teilweise sexuell übertragene Formen sind:
1. Amöbiasis: Infektion mit Entamoeba histolytica; Übertragungswege: indirekt durch Wasser u. Nahrungsmittel, seltener von Mensch zu Mensch (Darmausscheidungen, Analverkehr); Symptome: bei sog. Darmlumeninfektion ohne Eindringen in das Gewebe symptomlos; bei der invasiven intestinalen Form Beginn meist langsam u. ohne Fieber, Wechsel von Verstopfung u. Durchfall, später evtl. mit Blut- u. Schleimbeimengungen, krampfartige Bauchschmerzen (sog. Amöbenruhr); bei extraintestinaler Form Beteiligung der Leber (Abszess, Zystenbildung) od. (selten) anderer Organe (z. B. Harnröhre als Amöbenurethritis mit Schmerzen u. Juckreiz). Diagnose: Nachweis von Entamoeba histolytica in frischem Stuhl, evtl. serologisch, bei Leberbeteiligung Ultraschalldiagnostik. Therapie: bei Amöbenruhr mit Metronidazol, Tinidazol, Paromomycin, bei Leberabszess Metronidazol u. ultraschallgesteuerte Punktion, bei drohender Perforation od. großem Leberabszess ggf. chirurgische Entfernung.
2. Lambliasis: auch Giardiasis; Infektion mit Lamblia intestinalis (zur Untergruppe der Flagellaten gehörende bewegliche Protozoen); Übertragungswege: oral-fäkal (z. B. durch verschmutztes Wasser, Analverkehr); Symptome: häufig beschwerdefrei, evtl. Durchfälle; Diagnose: Nachweis von Lamblia intestinalis (od. deren Zysten) in Stuhl od. Zwölffingerdarmsekret; Therapie: z. B. mit Hydroxychloroquin, Metronidazol, Nitroimidazol; Partnermitbehandlung empfohlen.
3. Toxoplasmose: Infektion mit Toxoplasma gondii; Übertragungswege: Aufnahme von Zysten mit Nahrungsmitteln (rohes od. ungenügend gekochtes Fleisch), Oozysteninfektion mit Katzenkot od. pränatal durch diaplazentare Infektion von der Mutter auf das Kind (meldepflichtige Form), postnatal mit der Muttermilch. Symptome: bei angeborener Toxoplasmose infolge diaplazentarer Infektion schwere Störungen der Organentwicklung, entzündliche Veränderungen u. Verkalkungen im Gehirn, Leber- u. Milzvergrößerung, häufig Fehl-, Früh- od. Totgeburten; postnatal können neurologische Störungen (u. a. Krampfanfälle, Lähmungen, Hydrozephalus*), Augenerkrankungen (u. a. Chorioretinitis, Augenmuskellähmungen, Iritis), seltener Blutarmut (Anämie), Blutungen, Hautausschläge, Lungen- od. Herzmuskelentzündungen auftreten. Die postnatal erworbene Toxoplasmose verläuft bei Kindern u. Erwachsenen mit gesundem Immunsystem oft symptomfrei; es kann auch zu uncharakteristischem Fieber, grippeähnlichen Symptomen, Lymphknotenschwellungen u. in schweren Fällen (selten) zu Kopfschmerz u. klinischen Zeichen einer Hirnhautentzündung mit Gehirnbeteiligung (Meningoenzephalitis) kommen. Bei Immunschwäche (z. B. bei AIDS, Zytostatikabehandlung) kann es zu einer Reaktivierung einer latenten Toxoplasmainfektion kommen, meist als Toxoplasmaenzephalitis (Hirnentzündung) od. seltener als Chorioretinitis (Entzündung von Ader- u. Netzhaut des Auges). Diagnose: Nachweis steigender Antikörpertiter, bei Verdacht auf intrazerebrale Toxoplasmose bildgebende Verfahren (Computertomographie, Kernspintomographie). Therapie: z. B. Pyrimethamin plus Sulfadiazin, Sulfalen od. Clindamycin u. Trimethoprim-Sulfamethoxazol. Zur Vermeidung von Rezidiven ist bei stark immungeschwächten Patienten i. d. R. eine dauernde medikamentöse Prophylaxe erforderlich.
4. Trichomoniasis: Infektion mit Trichomonas vaginalis (auch Trichomonas urogenitalis, zur Untergruppe der Flagellaten gehörend); Übertragungswege: ungeschützter Geschlechtsverkehr, Schmierinfektionen über feuchte Gegenstände (z. B. Handtücher; nicht selten bei Kindern) u. in Feuchträumen (z. B. Sauna). Symptome: bei Männern evtl. symptomfrei od. Blasenentzündung (s. Zystitis), Harnröhrenentzündung, Prostatitis, bei Frauen v. a. Scheidenentzündung (s. Vaginitis) mit eitrigem, schaumigem, übelriechendem Fluor* vaginalis u. quälendem Juckreiz. Diagnose: mikroskopische Untersuchung von Scheiden- u. Harnröhrenabstrich, serologisch. Therapie: v. a. Metronidazol; Partnermitbehandlung empfohlen. Vgl. Infektionen, sexuell übertragbare.

Prüderie (frz. prude spröde, zimperlich) f: (allg.) Bezeichnung für eine Lebenshaltung, die von strengen moralischen Werten sowie damit einhergehend einer deutlichen Ablehnung von Sexualität* u. Erotik* geprägt ist; in psychoanalytischer Sicht wird Prüderie gelegentlich als Ressentiment nach einer persönlichen Enttäuschung, aber auch als Sublimierung interpretiert.
(kult.) werden bestimmte Epochen als prüde charakterisiert, z. B. die zweite Hälfte des 19. Jahrhunderts in England (sog. Viktorianische Ära) mit ihren restriktiven Bekleidungsvorschriften, sexuellen Tabus (Sexualität galt u. a. als „das Unaussprechliche") sowie zahlreichen Verboten (u. a. von Homosexualität); vgl. Sexualfeindschaft.

Pruritus vulvae (lat. prurire jucken) m: (klin.) Fachbezeichnung für einen (meist intensiven) Juckreiz der Vulva aus sehr verschiedenen Ursachen: bei Östrogenmangel, v. a. in Klimakterium u. Postmenopause, bei Diabetes mellitus, Fluor vaginalis, Parasitenbefall od. im Rahmen einer Kraurose* od. Vulvadystrophie*; neben diesen sekundären Formen sind auch primäre (idiopathische, essentielle) Formen des Pruritus vulvae beschrieben, bei denen eine psychogene Verursachung vermutet wird. Therapie mit östrogenhaltigen Externa bzw. durch Behandlung der Grunderkrankung.

Pseudo|gravidität (gr. ψεῦδος Täuschung) f: (klin.) auch Pseudokyesis; Fachbezeichnung für Scheinschwangerschaft*.

Pseudo|gynäko|mastie f: (klin.) Fachbezeichnung für eine gutartige Vergrößerung der männlichen Brustdrüse ohne Beteiligung des Drüsengewebes, überwiegend infolge von Fetteinlagerungen (meist beiderseitig) od. Tumorwachstum (Lipom, Fibrom, meist einseitig); vgl. Gynäkomastie.

Pseudo|hermaphroditismus m: (klin.) Fachbezeichnung für das Auftreten von Anomalien des genitalen Geschlechts (Intersexualität*) bei

P

eindeutig männlichem od. weiblichem chromosomalen Geschlecht (46,XY od. 46,XX) u. Vorliegen entsprechender Gonaden (Hoden od. Eierstöcke); vgl. Hermaphroditismus. Man unterscheidet: **1. Pseudohermaphroditismus masculinus** mit männlichem chromosomalen u. gonadalen Geschlecht (Karyotyp 46,XY; Hoden) bei vorwiegend weiblichen äußeren Sexualorganen u. sekundären Geschlechtsmerkmalen, z. B. bei testikulärer Feminisierung*, Swyer*-Syndrom, Reifenstein*-Syndrom u. einigen Formen des adrenogenitalen Syndroms*. **2. Pseudohermaphroditismus femininus** mit weiblichem chromosomalen u. gonadalen Geschlecht (Karyotyp 46,XX; Eierstöcke) bei vorwiegend männlichem äußeren Erscheinungsbild, z. B. bei einigen Formen des adrenogenitalen Syndroms* (vgl. Intersexualität, Abb.), bei Androgeneinfluss während der kritischen Phase der Embryonalentwicklung od. der sog. idiopathischen Klitorishypertrophie.

Pseudo|homo|sexualität f: (sexol.) Fachbezeichnung für Gelegenheitshomosexualität*.

Pseudolismus (lat. pseudolus Lügenmaul) m: (sexol.) Bezeichnung für ein abweichendes Sexualverhalten*, bei dem sexuelle Handlungen v. a. phantasiert u. in einer Art sexueller Tagträume Szenen u. Rollen durchlebt werden; dabei wird starke sexuelle Erregung und evtl. ein Orgasmus erreicht; Auftreten am häufigsten als Pornolalie* (z. B. in obszönen Telefonanrufen*) od. als Pornographomanie*.

Pseudo|menstruation (gr. ψεῦδος Täuschung) f: (gynäkol.) Fachbezeichnung für eine menstruationsähnliche Blutung nach Absetzen östrogenhaltiger Hormonpräparate od. am Ende eines anovulatorischen Zyklus* (sog. Abbruchblutung*).

Pseudo|pubertas prae|cox f: (klin.) Fachbezeichnung für ein gegenüber dem Bevölkerungsdurchschnitt verfrühtes Eintreten der körperlichen Veränderungen der Pubertät infolge peripherer Störungen, s. Pubertätsstörungen.

Pseudo|sexualität f: (sexol.) vereinzelt verwendete Bezeichnung für ein Sexualverhalten, das nicht durch ein entsprechendes sexuelles Empfinden motiviert ist, sondern z. B. aus ökonomischen Gründen stattfindet (Prostitution*) od. unter Zwang erfolgt (sexueller Missbrauch*, sexuelle Nötigung*); Nutzen u. Berechtigung der begrifflichen Abgrenzung werden überwiegend bezweifelt.

Psilocybin (gr. ψιλός kahl, κυβεία Trugspiel) n: (pharmak.) Bezeichnung für den Wirkstoff der sog. Zauberpilze* (z. B. Psilocybe, Conocybe, Panaeolus, Gymnopilus), der (wie auch das chemisch verwandte Psilocin) eine stark halluzinogene Wirkung (u. unerwünschte körperliche Wirkungen) hat; vgl. Halluzinogene.

Psych|asthenie (gr. ψυχή Seele) f: (psychiat.) veraltete Fachbezeichnung für psychovegetatives Syndrom*.

Psyche f: (psychol.) auch Seele; umfassende Bezeichnung für die Subjektivität u. alle (bewussten u. unbewussten) seelischen Vorgänge in einem Individuum, im Gegensatz zu seinem Körper u. allen organisch-körperlichen Vorgängen (Soma). Ursprünglich als dualistische Zweiteilung des Menschen gemeint, erweist sich mit wachsendem Verständnis für molekularbiologische Zusammenhänge eine Trennung zwischen psychischen u. somatischen Anteilen den Menschen als immer schwieriger; die Vorstellung einer untrennbaren Wechselwirkung zwischen beiden Anteilen scheint den Gegebenheiten besser zu entsprechen; vgl. Psychosomatik.

Psych|iatrie (gr. ἰατρεία Heilung): (psychiat.) Bezeichnung für ein Fachgebiet der Medizin, das sich mit der Erkennung, Behandlung u. Vorbeugung psychischer Störungen befasst; erste Ansätze Ende des 18. Jahrhunderts im Rahmen der Betreuung psychisch Kranker in geschlossenen Anstalten, deren Störungen überwiegend als körperlich bedingt betrachtet wurden, im weiteren Verlauf des 19. Jahrhunderts zunehmend auch Erforschung vermuteter sexueller Ursachen für psychische Störungen (z. B. Masturbation*) mit z. T. schwerwiegenden „therapeutischen" u. „prophylaktischen" Verfahren (z. B. genitaler Verstümmelung*); erste Beschreibungen u. Klassifikationen abweichenden Sexualverhaltens* (z. B. R. v. Krafft-Ebing) mit erheblicher Tendenz zu (moralischen, sozialen u. a.) Wertungen. In der ersten Hälfte des 20. Jahrhunderts einerseits belastende körperliche Therapieverfahren (Elektrokrampftherapie od. Psychochirurgie, Verwahrung der Kranken), andererseits (insbesondere unter dem Einfluss der Psychoanalyse) zunehmend auch Anerkennung psychischer Ursachen für psychische Störungen u. Behandlung mit psychotherapeutischen Verfahren; seit Mitte des 20. Jahrhunderts (u. a. infolge der Entwicklung wirksamer Psychopharmaka) meist kombinierte Psycho- u. Pharmakotherapie. Heute bestehen weitreichende Überschneidungen mit der klinischen Psychologie*.

Psych|iatrie, forensische f: (psychiat.) Bezeichnung für ein Teilgebiet der Psychiatrie, das die Aufgabe hat, psychiatrische Erkenntnisse u. Methoden zur Klärung rechtsrelevanter Tatbestände zu erschließen bzw. in der Therapie von Straftätern anzuwenden (vgl. Forensik). Hauptsächliche Arbeitsbereiche sind die Begutachtung* von Straftätern, z. B. zur Aufklärung von Tathintergründen und zur Beurteilung der Schuldfähigkeit* von Angeklagten, sowie Stellungnahmen zu Fragen der Unterbringung, der Geschäftsfähigkeit od. der Anordnung von Betreuung; im Rahmen des Maßregelvollzugs* u. der Unterbringung* von Straftätern in psychiatrischen Einrichtungen wird die Therapie von Fachärzten für forensische Psychiatrie koordiniert u. Gutachten über Lockerungsstufen u. Prognose erstattet. Als Sachverständige* vor Gericht u. Therapeuten im Maßregelvollzug unterliegen forensische Psychiater einer eingeschränkten Schweigepflicht (Auskunftspflicht*, Berichtspflicht*, Offenbarungspflicht*); ihre Tätigkeit muss eine Mittlerstellung einnehmen zwischen dem gesellschaftlichen Anspruch auf Sicherheit vor gefährlichen Straftätern u. dem individuellen Anspruch von Straftätern auf Therapie u. Resozialisierung.

psychisch: Fachbezeichnung für seelisch; vgl. psychogen.

Psycho|analyse f: (psychoanalyt.) Bezeichnung für ein v. a. durch S. Freud begründetes medizinisch-psychologisches Fachgebiet; der Begriff bezeichnet einerseits eine Untersuchungsmethode zur Erschließung unbewusster seelischer Vorgänge, andererseits eine Form der Psychotherapie*, die sich auf solche unbewussten Vorgänge bezieht, u. schließlich ein Modell für die menschliche Psyche, ihre Entwicklung, Dynamik u. Veränderbarkeit durch bewusste Einflussnahme. Als **Untersuchungsmethode** betrachtet Psychoanalyse insbesondere spontane, unreflektierte, symbolische od. versehentliche psychische Leistungen des Individuums, um durch deren Deutung einen Zugang zum unbewussten psychischen Hintergrund bewusster psychischer Leistungen (insbesondere funktioneller Störungen; vgl. Neurose) zu erschließen. Als **Therapiemethode** werden Träume der Klienten analysiert (Traumdeutung*), Assoziationen* zu Begriffen od. Bildern gesammelt und gedeutet sowie die zwischen Therapeut und Klient stattfindenden Interaktionen (Übertragung*, Gegenübertragung*) sorgfältig beobachtet, um dem Klienten ein Verständnis der Gründe seiner psychischen Problematik zu vermitteln u. hierdurch Veränderungen von Wahrnehmung u. Verhalten auszulösen; dabei werden die regelhaft auftretenden Widerstände seitens des Klienten u. deren Auflösung im therapeutischen Bündnis als wichtiges Element der Therapie betrachtet. Im psychoanalytischen **Denkmodell** wird die menschliche Psyche als System mehrerer psychischer Instanzen (insbesondere Es*, Ich* u. Über*-Ich) betrachtet, die gemeinsam zu Inhalten beitragen, die dem Bewusstsein in unterschiedlichem Umfang zugänglich sind (bewusst, vorbewusst, unbewusst); dabei wird davon ausgegangen, dass Inhalte die Bewusstseinsschicht wechseln können, d. h. prinzipiell bewusst wahrgenommene Ereignisse können unbewusst werden (insbesondere durch sog. Abwehrmechanismen*), um dann eine individuell nicht bewusste Wirkung zu entfalten (z. B. als Krankheitssymptome), u. zugleich können dem Bewusstsein primär nicht zugängliche (insbesondere vorbewusste) Inhalte durch Reflexion bewusst gemacht werden, wodurch sich deren psychische Wirksamkeit verändert (Aufhebung der inneren Notwendigkeit zur Symptombildung). Als zentrale psychische Energie wird das Streben nach Lust betrachtet (Libido*, Lustprinzip*), das im Verlauf der psychosexuellen Entwicklung* durch die Lebenswirklichkeit beschränkt u. geformt wird (Realitätsprinzip*); daher haben die hierbei möglichen Störungen (Fixierungen*) und Krisen (Komplexe*) in psychoanalytischen Modellen einen hohen Erklärungswert.

Neben der klassischen Psychoanalyse entstanden in der ersten Hälfte des 20. Jahrhunderts weitere psychoanalytische Schulen (analytische Psychologie*, Individualpsychologie* u. a.), die sich hinsichtlich der angenommenen psychischen Mechanismen u. insbesondere einer unterschiedlichen Bewertung soziokultureller Einflüsse auf psychische Prozesse unterscheiden (sog. Neofreudismus). Neben der klassischen psychoanalytischen Therapie mit langdauernden Behandlungen wurden (insbesondere in der zweiten Hälfte des 20. Jahrhunderts) zahlreiche Formen der Psychotherapie entwickelt, die psychoanalytische Modelle u. Methoden verwenden, sich aber stärker an den jeweils vorliegenden Symptomen der Klienten orientieren (psychoanalytische Psychotherapie*, Formen der Kurzpsychotherapie*, der Gruppentherapie* u. a.).

Psycho|chirurgie f: (allg.) Bezeichnung für chirurgische (zerstörende) Eingriffe am Gehirn mit dem Ziel, psychische Erkrankungen od. sexuell abweichendes Verhalten zu behandeln; kaum je erfolgreiches, sehr umstrittenes Behandlungsverfahren, das auch in Deutschland noch bis vor ca. drei Jahrzehnten mit sehr breit gestreuten Indikationen durchgeführt wurde; s. Hirnoperation, stereotaktische.

Psycho|drama (gr. δρᾶμα Schauspiel) n: (psychol.) Bezeichnung für eine Form der Gruppentherapie*, in der die Teilnehmer durch Rollenspiele* u. andere Spielformen Vorstellungen, Situationen od. Konflikte darstellen; wirksames Prinzip ist u. a. (gegenüber rein verbalen Therapieverfahren) eine erhöhte affektive Beteiligung der Klienten.

Psycho|dynamik (gr. δύναμις Kraft) f: (psychoanalyt.) Fachbezeichnung für das innerpsychische Zusammenwirken verschiedener Anteile der Persönlichkeit* (z. B. von Bewusst u. Unbewusst, von Es, Ich u. Über-Ich) beim Zustandekommen einer psychischen Reaktion; verwendet z. B. in der Erklärung von individuellen Reaktionsformen wie Verdrängung, Fehlleistung, Abwehrmechanismen od. von interpersonalen Prozessen (sog. Paardynamik).

psycho|gen: (allg.) seelisch bedingt; i. e. S. Bezeichnung für einen Zustand od. eine Störung, die v. a. auf psychische Bedingungen (z. B. Erlebnisverarbeitung) zurückzuführen sind; ein Krankheitswert im Sinne einer psychogenen Störung besteht erst bei ausgeprägter bzw. dauerhafter Beeinträchtigung psychischer od. organischer Funktionen; vgl. Syndrom, psychovegetatives.
(psychoanalyt.) Fachbezeichnung für Reaktionen, die durch zurückliegende od. aktuelle Konflikte ausgelöst sind u. mit charakteristischen Ausfällen od. neurotischem Fehlverhalten einhergehen; vgl. Neurose.

Psycho|hygiene f: (psychol.) aus dem Ende des 19. Jahrhunderts stammende Bezeichnung für die wissenschaftliche Lehre von der Erhaltung u. Förderung der psychischen Gesundheit sowie der Vorbeugung psychischer Krankheit (Psychoprophylaxe), z. B. durch Erziehungsratschläge (v. a. in Fragen der Sexualerziehung), durch Vorschläge für das Umgehen mit Konflikten, Stress u. belastenden Lebensereignissen sowie durch Methoden zur Rehabilitation psychisch Kranker u. Eingliederung von Behinderten, Straftätern u. a.; psychohygienische Gesichtspunkte werden heute in allen klinischen u. psychologischen Arbeitsbereichen (wenn auch in unterschiedlichem Umfang) berücksichtigt; vgl. Psychosomatik, Hygiene.

Psycho|lagnie f: (sexol.) veraltete Fachbezeichnung für die Entstehung sexueller Erregung durch sexuelle Phantasie*.

Psycho|logie f: (psychol.) Bezeichnung für die Wissenschaft vom Erleben u. Verhalten des

Psychologie
Drei grundsätzliche Denkrichtungen der Psychologie

	Tiefenpsychologie	Behaviorismus	Kognitivismus
zentraler Untersuchungsgegenstand	unbewusste Motive und Denkinhalte: Symbole, Träume, Assoziationen	beobachtbares Verhalten: Reaktionen, Reflexe	bewusste Motive und Denkinhalte: Erleben, Gefühle, Verhalten
maßgebliche Ursachen von Störungen	Fixierungen der psychosexuellen Entwicklung, Traumen	Anlagen, Umgebungsreize, Lernprozesse	individuelle Strukturen von Denken und Interaktion
angenommenes Wesen der Persönlichkeit	formt sich v.a. in der Kindheit im Widerspruch von Trieben und Wirklichkeit	Anlagen werden durch Umwelt in typischer Weise geprägt, Bewährtes wird beibehalten	kann unabhängig von Entstehung lebenslang durch Einsicht verändert werden
zentrales Untersuchungsziel, Methode	Erkennen des Problems durch Analyse von Produkten des Klienten in Interaktion mit dem Therapeuten	Einordnen des Problems durch Messen von Eigenschaften und Bewerten von Reaktionen	Verstehen des Problems durch Befragen, Zuhören, Beobachten
bevorzugte Behandlungsmethode	Deutung des Problems: Auflösen ursächlicher Mechanismen	Steuerung des Verhaltens: Reizkontrolle, Verstärkung, Planung	Beratung des Klienten: Selbstreflexion, Selbstkritik, Ermutigung

Menschen in Bezug auf sich selbst u. Personen, Ereignisse od. Objekte seiner Umwelt; erste Theorien (im Rahmen der Philosophie) bereits in der griechischen Antike, als Begriff verwendet seit dem 16. Jahrhundert, im Verlauf des 19. Jahrhunderts Begründung eines zunächst v. a. von Physiologie u. Statistik, Philosophie u. Medizin betriebenen empirischen u. experimentellen Fachgebiets mit rascher Differenzierung in unterschiedliche Denkrichtungen (s. Tab.), die allerdings in zahlreichen Anwendungen miteinander verbunden werden; ein zentrales Problem aller psychologischen Fragestellungen bildet das nach wie vor kaum geklärte Verhältnis zwischen genetischen u. umweltbedingten Einflüssen (sog. Anlage-Umwelt-Problem, vgl. Natur).
Man unterscheidet: **1. Grundlagenpsychologie**, die sich der Erforschung gesetzmäßiger Gegebenheiten widmet (z. B. allgemeine Psychologie, Entwicklungspsychologie, Persönlichkeitspsychologie, Sozialpsychologie); **2. angewandte Psychologie**, die sich mit der Umsetzung der gewonnenen Erkenntnisse in konkreten Zusammenhängen widmet, z. B. als klinische, medizinische od. forensische Psychologie* (vgl. Psychopathologie, Psychotherapie), als Beratungs-, Arbeits-, Wirtschafts-, Werbepsychologie u. a.

Psycho|logie, analytische f: (psychoanalyt.) auch komplexe Psychologie; Bezeichnung für eine v. a. durch C. G. Jung begründete Richtung der Psychoanalyse*, die sich von der klassischen Psychoanalyse insbesondere hinsichtlich des zugrunde liegenden Persönlichkeitsmodells sowie der Annahme eines kollektiven Unbewussten als (erblicher) Verhaltensdeterminante unterscheidet; vgl. Archetypen.

Psycho|logie, forensische f: (psychol.) Bezeichnung für ein Teilgebiet der angewandten Psychologie, das die Aufgabe hat, psychologische Erkenntnisse u. Methoden zur Klärung rechtsrevelanter Tatbestände zu erschließen bzw. in der Therapie von Straftätern anzuwenden (vgl. Forensik). Hauptsächliche Arbeitsbereiche sind die Begutachtung* von Straftätern, insbesondere im Hinblick auf ihre Schuldfähigkeit* bzw. (bei Jugendlichen) ihre strafrechtliche Verantwortlichkeit* u. ihre Prognose, von Zeugen im Hinblick auf ihre Glaubwürdigkeit*, sowie die Psychotherapie u. Sozialtherapie* von Straftätern im Strafvollzug u. Maßregelvollzug*. Daneben widmet sich die forensische Psychologie auch der Begutachtung familienrechtlicher Fragen (Sorgerecht, Besuchsregelungen), der Beurteilung der Eignung zur Führung von Kraftfahrzeugen u. a.

Psycho|logie, humanistische f: (psychol.) Bezeichnung für eine Mitte des 20. Jahrhunderts entstandene Richtung der Psychologie, die die bis dahin vorherrschenden Richtungen der Psychotherapie (Behaviorismus* u. Psychoanalyse*) als in vielen Fällen zu stark einschränkend betrachtet; sie orientiert daher darauf, im therapeutischen Prozess Unabhängigkeit vom Therapeuten, Selbstverwirklichung u. Kreativität der Klienten zu fördern; typische Methoden

P

der humanistischen Psychologie sind Formen der nichtdirektiven Gesprächstherapie* u. Gruppentherapie*, z. B. Psychodrama*, Sensitivitätstraining*.

Psycho|logie, medizinische f: (psychol.) Bezeichnung für ein Teilgebiet der Psychologie, das sich (als Grundlagenfach der Medizin) v. a. mit der Anwendung psychologischer Erkenntnisse u. Methoden auf die medizinische Behandlung von Krankheiten (Psychosomatik*), die besondere Situation von Kranken (z. B. Coping*), die Arzt*-Patient-Beziehung u. die Lage einzelner Patientengruppen (z. B. auf Intensivstationen, in geschlossenen Einrichtungen) befasst.

Psycho|logie, prä|natale f: (psychol.) Bezeichnung für ein Forschungsgebiet der Psychologie, das sich mit der psychischen Entwicklung von Feten (insbesondere im dritten Schwangerschaftsdrittel) u. der psychischen Wirkung des Geburtsvorgangs auf Neugeborene befasst; dabei gilt inzwischen als gesichert, dass Feten unter der Wirkung von Neurotransmittern* mit der Befindlichkeit der Mütter eng verbunden sind, sie über vielfältige (insbesondere akustische u. mechanische) Reize mit ihrer Umwelt in Verbindung stehen, Sprachmelodie u. -rhythmus der Mütter übernehmen, ihr Geschmackssinn bereits vorgeprägt wird, u. sie daher einer Einflussnahme seitens der Schwangeren zugänglich sind; Anwendung der Ergebnisse v. a. in Schwangerenberatung u. Geburtshilfe (z. B. sog. sanfte Geburt*).

Psycho|neuro|endo|krino|logie f: (klin.) auch Psychoendokrinologie; Bezeichnung für ein fächerübergreifendes Spezialgebiet von Medizin u. Psychologie, das sich mit den Zusammenhängen zwischen Empfinden u. Verhalten einerseits u. hormonell gesteuerten Körpervorgängen andererseits befasst; vgl. Endokrinologie.

Psycho|neuro|immunologie f: (klin.) Bezeichnung für ein fächerübergreifendes Spezialgebiet der Medizin, das sich mit den Zusammenhängen zwischen dem Nervensystem (insbesondere psychischen Vorgängen) u. dem Immunsystem befasst; vgl. Psychosomatik.

Psycho|neurose f: (psychiat.) Fachbezeichnung für Neurose*, die v. a. mit psychischen Symptomen einhergeht.
(psychoanalyt.) narzisstische Neurose od. Übergangsneurose, die im Gegensatz zur Aktualneurose als Ausdruck eines frühkindlichen Konflikts entsteht, z. B. Hysterie, Phobie, Zwangsneurose.

Psycho|pathia sexualis f: (sexol.) historische, von R. v. Krafft-Ebing (1877) eingeführte Sammelbezeichnung für alle „Geschlechtsverirrungen"; Titel eines Lehrbuchs, das den Beginn der Sexualwissenschaft innerhalb der Psychiatrie kennzeichnet.

Psycho|pathie f: (psychiat.) veraltete Fachbezeichnung für eine Störung, bei der Anpassungsschwierigkeiten an die Umwelt im Vordergrund stehen; heute ersetzt durch die Bezeichnung Persönlichkeitsstörung*.

Psycho|pathologie f: (psychiat.) Bezeichnung für ein Teilgebiet der Psychiatrie, das sich mit der Beschreibung u. Klassifikation von psychischen Störungen des Menschen befasst; dabei werden je nach theoretischem Hintergrund unterschiedliche Kriterien u. Systeme verwendet; international am gebräuchlichsten ist das „Diagnostic and Statistical Manual of Mental Disorders" (DSM-IV) der American Psychiatric Association (APA) bzw. die entsprechenden Positionen der „Internationalen Klassifikation der Krankheiten" (ICD-10).

Psycho|pharmaka n pl: (pharmak.) Sammelbezeichnung für Arzneimittel, die v. a. die Aktivität des Zentralnervensystems beeinflussen u. eine Wirkung auf psychische Funktionen haben, indem sie Stimmung, Affektivität, Emotionalität u. integrative Funktionen verändern. Zu ihnen werden i. e. S. Tranquilizer, Neuroleptika*, Antidepressiva* u. Psychostimulanzien*, i. w. S. auch Sedativa, Hypnotika u. Antiepileptika gezählt. **UAW:** je nach Substanzklasse unterschiedlich; häufig hemmen Psychopharmaka Libido u. Sexualreaktion; vgl. Medikamentenwirkungen, sexuelle.

Psychose f: (psychiat.) auch psychotische Störung, sog. Geisteskrankheit; von E. von Feuchtersleben 1845 eingeführte Sammelbezeichnung für psychische Störung mit (im Gegensatz zum funktionellen Wandel bei Neurose*) strukturellem Wandel des Erlebens (z. B. Stimmenhören, Halluzinationen, Wahnvorstellungen als sog. Plussymptomatik od. Rückzug, Denkverlangsamung, Sprachzerfall als sog. Minussymptomatik) u. damit einhergehenden Persönlichkeits- u. Verhaltensänderungen (Übergangsformen zur Neurose sind möglich, s. Borderline-Syndrom). Sinnestäuschungen u. Wahnideen können von sexuellen Inhalten beeinflusst sein; verschiedene Autoren haben das Vorkommen von Liebeswahn*, ausgeprägten sexuellen Phantasien* u. eine sog. Hypererotisierung in Zusammenhang mit Psychosen gebracht; Selbstverletzungen im Genitalbereich (vgl. Selbstverstümmelung) werden z. B. bei Schizophrenie beschrieben. Anhand der **Ursachen** können folgende Formen von Psychosen unterschieden werden: **1.** organische Psychosen (auch symptomatische, exogene, körperlich begründbare Psychosen, exogener Reaktionstyp) mit akuten od. chronischen psychischen Störungen, die auf organische Veränderungen (z. B. infolge von Vergiftungen, Gefäßerkrankungen, altersbedingten Abbauerscheinungen) zurückzuführen sind; **2.** nicht-organische Psychosen (auch körperlich nicht begründbare Psychosen, endogene Psychosen) mit akuten od. chronischen psychischen Störungen, die keiner körperlichen Ursache zugeordnet werden können; hierzu zählen u. a. schizophrene Psychosen (Schizophrenie*), affektive Psychosen (psychotische Depression*, Manie*, manisch-depressive Erkrankung*) u. (als Mischform) die sog. schizoaffektive Psychose. Die auslösenden Faktoren sind weitgehend unklar; diskutiert wird ein komplexes somatopsychosoziales Bedingungsgefüge. **Therapie:** ggf. Behandlung einer zugrunde liegenden Erkrankung, Reduzierung eventuell nachteiliger Einflüsse, Psychotherapie, Soziotherapie, Psychopharmaka (z. B. Neuroleptika, Lithium, Antidepressiva).

Psycho|sexualität f: (sexol.) gelegentlich verwendete Bezeichnung, die die psychischen Dimensionen der Sexualität in Ergänzung körper-

P

licher Aspekte betont, um die engen Verbindungen zwischen allgemein-psychischen u. sexuellen Motiven u. Prozessen zu verdeutlichen, u. hierin ein besonderes Merkmal der menschlichen Sexualität sieht.

Psychosis menstrualis f: (psychiat.) historische Fachbezeichnung für Menstruationspsychose*.

Psycho|somatik (gr. σῶμα Körper) f: (klin.) Bezeichnung für eine Betrachtungsweise von Krankheiten, die eine enge Beziehung zwischen psychischen Vorgängen u. körperlichen Störungen (u. deren Heilung) annimmt; erste systematische Überlegungen (als sog. psychosomatische Medizin) durch J. C. A. Heinroth (1818), klinische Anwendungen erst in der ersten Hälfte des 20. Jahrhunderts am Beispiel ausgewählter (sog. psychosomatischer) Krankheiten wie Zwölffingerdarmgeschwür (Ulcus duodeni), Bluthochdruck (Hypertonie), Bronchialasthma u. entzündlichen Darmerkrankungen (Colitis ulcerosa, Ileitis terminalis), bei denen durch Psychotherapie (zunächst insbesondere Psychoanalyse) deutliche Besserungen erzielt werden konnten. Inzwischen werden psychosomatische Zusammenhänge (je nach individuellen Persönlichkeitsmerkmalen der Patienten mehr od. weniger ausgeprägt) bei zahlreichen Krankheiten als möglicherweise ursächlich, bei fast allen Krankheiten als u. U. verlaufsbestimmend erkannt; im Rahmen der Behandlung spielen daher zunehmend die Beeinflussung der Befindlichkeit der Patienten, die Bearbeitung von Konflikten u. das Bewältigen von Trauer- u. Stressreaktionen eine Rolle; vgl. Selbsthilfegruppe. Im Bereich der Sexualmedizin* werden psychosomatische Zusammenhänge insbesondere bei sexuellen Funktionsstörungen, genitalen Schmerzsyndromen u. Zyklusstörungen beschrieben.

Psycho|stimulanzien n pl: (pharmak.) Sammelbezeichnung für Wirkstoffe, die subjektiv zu einer gesteigerten Aufmerksamkeit u. verbesserten geistigen Leistungsfähigkeit führen; hierzu zählen insbesondere Ephedrin*, Kokain* u. Koffein sowie die synthetischen Amphetamine* u. deren Abkömmlinge (z. B. Ecstasy*) od. verwandte pflanzliche Wirkstoffe (Qat). Sie sind teils frei verkäuflich, teils als Medikamente erhältlich, teils illegale Rauschmittel*. Bei allen besteht das (allerdings sehr verschieden ausgeprägte) Risiko körperlicher Schäden u. der Entwicklung einer (v. a. psychischen) Abhängigkeit*.

Psycho|syndrom n: (klin.) veraltete Sammelbezeichnung für psychische Störungen nicht näher bestimmter Art.

Psycho|therapie f: (psychol.) Sammelbezeichnung für Heilverfahren, bei denen psychische Störungen (u. ggf. mit ihnen verbundene körperliche Beschwerden) durch gezielte Veränderung von Wahrnehmungs-, Denk- u. Verhaltensprozessen gebessert werden; sie werden angewandt durch speziell weitergebildete Psychologen u. Ärzte, in Einzelfällen auch Pädagogen u. a. Therapeuten. Schon frühe Formen der Heilkunde enthalten Elemente der Psychotherapie (vgl. Schamanismus), ihr systematischer Einsatz im Rahmen der Medizin (19. Jahrhundert) setzte allerdings voraus, dass psychische Ursachen für psychische Störungen erkannt u. als beeinflussbar anerkannt wurden. **Ziele** von Psychotherapie sind im Allgemeinen: **1.** Neuorientierung von Erlebnis- u. Auffassungsweisen, Veränderung von Einstellungen durch Einsicht; **2.** Veränderung von Emotionen, Reaktionen u. Empfindungen; **3.** Veränderungen des Verhaltens. Dabei wird entweder angestrebt, unbewusste zugrunde liegende Vorgänge bewusst zu machen u. auf diese Weise die Symptomatik zu verändern, od. die Therapie beschränkt sich auf die Veränderung der Symptomatik selbst.
Die eingesetzten **Mittel** sind überwiegend psychischer Art (Gespräche, Spiele, kreative Tätigkeiten, kontrollierte Umgebungsbedingungen) u. zielen auf eine Aktivierung der persönlichen Ressourcen der Klienten; nur ausnahmsweise werden psychoaktive Medikamente od. (konditionierende) Reize eingesetzt, früher wurden auch die (heute nicht mehr als psychotherapeutisch betrachteten) Methoden der Psychochirurgie* u. Elektrokrampftherapie angewandt (letztere noch heute in Einzelfällen).
Praktisch bewährt sich eine Anwendung des sog. PLISSIT*-Stufenmodells auch für nichtsexuelle Störungen, indem geringgradige Störungen durch Ermutigung, Information u. spezifische Vorschläge behandelt (Beratung*, Kurzpsychotherapie*) u. nur schwere Störungen intensiv therapiert werden.
Die hierzu verwendeten **Methoden** weisen eine große Vielfalt auf, in denen sich unterschiedliche Konzepte sowohl hinsichtlich der Krankheitsentstehung als auch der Behandlungsziele spiegeln, z. B. verschiedene Formen von Psychoanalyse*, Gesprächstherapie*, Gestalttherapie*, Verhaltenstherapie* od. Suggestionstherapie*, aber auch eher körperbezogene Methoden wie Körpertherapien*, Körpererleben*, autogenes Training*, Biofeedback* u. a. sowie erlebnisorientierte Verfahren wie Psychodrama*, Rollenspiel*, Milieutherapie*, Arbeitstherapie u. a.; heute kommen zunehmend Kombinationen aus verschiedenen Verfahren zum Einsatz, die zu störungsspezifischen Therapieprogrammen verbunden werden (z. B. als Traumatherapie* od. Sexualtherapie*). Je nach Einzelfall u. angewandter Methode findet Psychotherapie als Individualtherapie* od. als Gruppentherapie* statt, in einzelnen Fällen auch als Paartherapie* od. Familientherapie*; sie erfolgt überwiegend durch einzelne Therapeuten, in manchen Zusammenhängen auch durch ein (unterschiedlich zusammengesetztes) Therapeutenteam*.
Der **Erfolg** psychotherapeutischer Behandlungen ist u. a. abhängig von der Art der zugrunde liegenden Störung, der verwendeten Methode u. persönlichen Merkmalen von Klienten u. Therapeuten. Gegenüber pauschalen Anwendungen bestimmter Verfahren unabhängig vom Störungsbild wird heute überwiegend angenommen, dass je nach Einzelfall bestimmte Methoden (od. Kombinationen) erfolgversprechender sind als andere; dennoch bestehen im Bereich der Wirksamkeitsforschung von Psychotherapie weiterhin nur geringe Erkenntnisse.
Als **Vorteile** der Psychotherapie gegenüber körperlichen Behandlungsverfahren werden v. a.

P

das Fehlen unerwünschter Medikamentenwirkungen u. eine höhere Rückfallstabilität genannt; dennoch ist zu beachten, dass auch im Rahmen von Psychotherapien unerwünschte Entwicklungen auftreten u. den Erfolg gefährden können. Voraussetzungen einer erfolgreichen Psychotherapie sind das Vorliegen einer entsprechenden Diagnose, die Auswahl eines geeigneten Verfahrens u. die Kontrolle der Arbeit der Therapeuten durch Supervision*.

Psycho|therapie, feministische f: (psychol.) Bezeichnung für im Rahmen der Frauenbewegung* entstandene Ansätze der Psychotherapie, die den besonderen Bedürfnissen von Frauen besser Rechnung tragen sollen, indem z. B. mit der Geschlechtsrolle* zusammenhängende Faktoren als wichtige Ursachen psychischer Störungen anerkannt werden u. die mit ihr verbundenen Probleme deutlich von innerpsychischen Problemen abgetrennt werden; Anwendung in prinzipiell allen Methoden der Psychotherapie (mit Ausnahme der klassischen Psychoanalyse); heute werden die am Beispiel der weiblichen Geschlechtsrolle gewonnenen Erkenntnisse auch in der Therapie von Männern als sog. Geschlechtsrollen-sensible Therapie (gender sensitive therapy) angewandt.

PTBS: (psychol.) Abkürzung für **p**ost**t**raumatische **B**elastungs**s**törung*; auch PTSD (engl. posttraumatic stress disorder).

Pterygium colli (gr. πτέρυξ Flügel, Feder) n: (klin.) Fachbezeichnung für Flügelfell; breite Hautfalte im Halsbereich; Vorkommen z. B. bei Ullrich*-Turner-Syndrom.

Pub|arche (lat. pubes erwachsen) f: (physiol.) Fachbezeichnung für das erste Wachsen von Schamhaaren unter dem Einfluss von Androgenen, s. Pubertät (Tab.).

Pubertät (lat. pubertas Geschlechtsreife) f: (physiol.) Fachbezeichnung für die Entwicklungsperiode des Menschen im Übergang zwischen Kindheit u. Erwachsenenalter, vom Beginn der Ausbildung sekundärer Geschlechtsmerkmale* bis zum Erreichen der Geschlechtsreife*, die mit tiefgreifenden körperlichen, seelischen u. sozialen Veränderungen einhergeht u. sich mit typischen psychischen Reifungsvorgängen der Adoleszenz* fortsetzt.

1. Körperliche Veränderungen beginnen bei Jungen u. Mädchen zu verschiedenen Zeitpunkten, die außerdem nach ethnischer Zugehörigkeit u. Umweltfaktoren (Ernährung, Klima u. a.) variieren u. erheblichen (individuellen u. familiären) Schwankungen unterliegen: in Mitteleuropa relativ später Beginn, für Mädchen im 9.-10. Lebensjahr, für Jungen im 11.-12. Lebensjahr; in der jüngeren Vergangenheit zeigt sich eine Tendenz zu früherem Einsetzen der Pubertät (Akzeleration*). Die Abfolge der Veränderungen ist demgegenüber eher konstant: Sie beginnt bei beiden Geschlechtern mit verstärktem Längenwachstum (zweite Streckung, Vorpubertät*) u. einer vermehrten Androgenproduktion der Nebennierenrinde (Adrenarche); diese führt u. a. zur Reifung der Sexualzentren im Hypothalamus* u. zur Sekretion von Hormonen u. Gewebefaktoren, die alle weiteren Schritte der körperlichen Pubertät steuern (s. Tabellen).
Infolge ungleichzeitiger Entwicklungen kommt es im Verlauf der Pubertät evtl. zu Störungen der Skelettmotilität (linkische Bewegungen, Wachstumsschmerzen), der Funktion innerer Organe (relative Kreislaufschwäche) u. der Körperproportionen (Pubertätsfettsucht). Die relativ späte Entwicklung reifer Keimzellen bedingt nach Ejakularche bzw. Menarche einen variablen Zeitraum physiologischer (Pubertäts-)Sterilität. Grobe Abweichungen vom durchschnittlichen zeitlichen Verlauf in der jeweiligen Bevölkerung werden als Pubertas praecox bzw. Pubertas tarda bezeichnet (s. Pubertätsstörungen).

2. Psychische Veränderungen verlaufen nicht unbedingt parallel zu den körperlichen, sie sind in keinem anderen Lebensabschnitt so grundlegend u. (individuell, aber auch sozial) belastend; sie betreffen zunächst ein verstärktes Ichbewusstsein (Flegeljahre, Stimmungslabilität) mit Abwehr gegen Einflüsse von außen (zweites Trotzalter, Sinnieren, Autoritätskonflikte) u. mit zunehmender Unabhängigkeit von der Familie

P

Pubertät Tab. 1
Körperliche Veränderungen bei Mädchen (Mitteleuropa)

Alter (Jahre)	Entwicklungsschritt	Fachbezeichnung
8–10	vermehrte Androgenproduktion in Nebennierenrinde	Adrenarche
8–10	Verbreiterung des Beckens, Hüftrundung	
9–12	Beginn der Brustentwicklung	Thelarche
9–12	Produktion von Gonadenhormonen	Gonadarche
9–12	Wachstum des Uterus	
10–12	erste Schambehaarung	Pubarche
10–16	erste Menstruation	Menarche
11–14	Wachstum von Schamlippen und Klitoris	
11–14	regelmäßige Menstruation und Ovulation	
11–14	Veränderung der Vaginalflora	
12–14	erste Achselbehaarung	
12	Höhepunkt des Wachstumsschubes	
13–15	vermehrte Aktivität der Talgdrüsen (50%)	Pubertätsakne
16–18	Abschluss der Brustentwicklung	
16–18	Abschluss des Skelettwachstums	

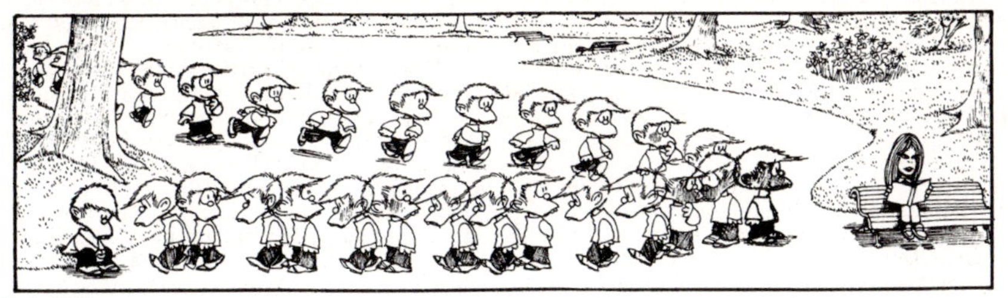

Pubertät:
Das Verwirklichen erotischer Wünsche muss gelernt werden und erfordert Mut; hier Felipe, der kluge, stets von Selbstzweifeln geplagte Junge aus den „Mafalda"-Comics, mit dem fernen Objekt seiner Verehrung.

bei wachsender Integration in Gruppen Gleichaltriger, Auseinandersetzung mit gesellschaftlichen Normen u. Eingehen selbstbestimmter persönlicher Bindungen. Zugleich ein (zunächst unbewusstes, erst später bewusstes) Erwachen der Libido (s. Jugendsexualität), Übernahme einer Geschlechtsrolle, häufige Masturbationen, erste (nicht selten homosexuelle) Sexualkontakte* u. erster (dann überwiegend heterosexueller) Genitalverkehr (Kohabitarche*, Defloration*). Die psychischen Veränderungen dauern insgesamt meist länger als die körperlichen (Adoleszenz, Nachpubertät).
Im Rahmen der Rollenübernahme kommt es zu u. U. verstärktem Aggressions- u. Autoaggressionsverhalten, z. T. mit schweren körperlichen Störungen, z. B. Pubertätsmagersucht, Anorexia* nervosa od. Folgen selbstverletzenden Verhaltens (Selbstbeschädigung*); typische Pubertätskrisen sind meist vorübergehend, können aber auch krankheitswertige Formen annehmen (Pubertätspsychosen).
Kulturvergleiche ergeben, dass die in westlichen Gesellschaften übliche, lange Zeit des Übergangs zwischen Kindheit u. Erwachsensein ein besonderes Konfliktpotential entfaltet, während bei rascher Zuweisung u. Übernahme erwachsener Rollenmuster die Pubertät prinzipiell konfliktärmer zu verlaufen scheint.
3. Soziale Veränderungen sind je nach Gesellschaft sehr unterschiedlich ausgeprägt; immer bedeutet die Pubertät einen Rollenwechsel, der in den meisten Gesellschaften durch Rituale als erlaubt u. erwünscht gekennzeichnet wird (s. Initiationsriten); i. w. S. können auch erste erlaubte Erfahrungen mit Rauschmittelgebrauch (Alkohol, Nikotin, allerdings zunehmend auch mit illegalen Drogen) zu diesen Verstärkern gerechnet werden. Zugleich werden in Gruppen Gleichaltriger zukünftige soziale Rollen eingeübt – auffällig in Form von Rangkämpfen, z. B. unter männlichen Jugendlichen als Mutproben, unter weiblichen Jugendlichen als Experimente mit Kosmetik u. Mode – deren Übertreibung die gesellschaftliche Wirklichkeit spiegelt.

Pubertäts|krise: (psychol.) Fachbezeichnung für während der Pubertät auftretende Persönlichkeitskrise* bzw. unbewältigte Konfliktsituationen.
(psychiat.) auch als juvenile Krise bezeichnet; während der Pubertät meist als vorübergehende Störung auftretende, psychoseähnliche Symptomatik.

P

Pubertät Tab. 2
Körperliche Veränderungen bei Jungen (Mitteleuropa)

Alter (Jahre)	Entwicklungsschritt	Fachbezeichnung
9–12	vermehrte Androgenproduktion in Nebennierenrinde	Adrenarche
11–14	erste Schambehaarung	Pubarche
11–15	Produktion von Gonadenhormonen und Samenzellen	Gonadarche
11–14	Produktion von Prostatasekret	Ejakularche, Polluarche
12–15	Wachstum von Penis und Hoden	
12–14	vorübergehende Brustvergrößerung (50%)	Pubertätsgynäkomastie
13–15	erste Achselbehaarung	
13–15	Kehlkopfwachstum, Stimmbruch	
13–15	Bartwuchs	
14	Höhepunkt des Wachstumsschubes	
16–17	vermehrte Aktivität der Talgdrüsen	Pubertätsakne
16–17	männliche Scham- und Körperbehaarung	
17–21	Abschluss des Skelettwachstums	

Pubertäts|magersucht: (allg.) Bezeichnung für Anorexia* nervosa.

Pubertäts|neurose f: (psychoanalyt.) Sammelbezeichnung für alle Formen von Neurose*, die während der Pubertät auftreten u. denen sog. Pubertätskrisen* zugrunde liegen.

Pubertäts|störungen: (klin.) Sammelbezeichnung für ein breites Spektrum von Störungen der körperlichen Veränderungen in der Pubertät, die sowohl Zeitpunkt als auch Art der Veränderungen betreffen können. Die hauptsächliche diagnostische Schwierigkeit besteht in der Abgrenzung zwischen Normvarianten u. krankheitswertigen Störungen u. in der genauen Abklärung des endokrinen od. extern ausgelösten Entstehungsmechanismus.
Diagnostisch werden Merkmale der körperlichen Entwicklung (Körpergröße, Knochenalter, sekundäre Geschlechtsmerkmale) sowie endokrine Parameter (Hypophysen- u. Hypothalamushormone, peripher gebildete Hormone, insbesondere Sexualhormone u. deren Abbauprodukte) beurteilt u. nach Chromosomen*-Abweichungen gesucht. Therapeutisch sind heute bei früher Diagnosestellung u. hormoneller Substitution od. Synthesehemmung zahlreiche Störungen beeinflussbar.
Man unterscheidet nach der Grundsymptomatik: **1. verfrühtes Eintreten der Pubertät** (Pubertas praecox, P. p.) mit Ausprägung körperlicher Merkmale, die dem gonadalen u. chromosomalen Geschlecht entsprechen (isosexuelle P. p.), d. h. in Mitteleuropa bei Mädchen Pubarche, Thelarche u. Menarche vor dem 8. Lebensjahr, bei Jungen Pubarche u. Peniswachstum vor dem 10. Lebensjahr; die Entwicklung ist fast immer verbunden mit körperlichem Minderwuchs. In der Entstehung werden unterschieden: **a)** zentrale Ursachen (hypothalamische P. p., echte P. p.) mit vorzeitiger Aktivität des Hypothalamus-Hypophysensystems, entweder ohne bekannte Ursache (idiopathisch) od. infolge von Tumoren, Infektionen od. Traumen des Zentralnervensystems; bei Mädchen finden sich Zeichen der Feminisierung* mit Menarche u. Ovulationen, bei Jungen der Virilisierung* mit Einsetzen der Spermiogenese; **b)** periphere Ursachen (Pseudopubertas praecox) mit vermehr-

Pubertät Tab. 3
Entwicklung der Schambehaarung (PH) bei Mädchen und Jungen

Stadium	Ausprägung
PH 1	präpuberal: Genitalregion nicht stärker behaart als Abdomen
PH 2	spärliche, leicht pigmentierte, lange Haare an Peniswurzel und großen Schamlippen
PH 3	deutlich sichtbare, dunklere, kräftige und gekräuselte Haare über die Symphyse hinaus
PH 4	wie bei Erwachsenen, aber Ausdehnung der Behaarung geringer und keine Behaarung von Oberschenkeln
PH 5	Dichte und Ausdehnung wie bei Erwachsenen, aber horizontale Begrenzung nach oben
PH 6	weitere Ausbreitung der Behaarung nach oben bei 80% der Männer und 10% der Frauen

P

ter peripherer Hormonproduktion, z. B. infolge hormonproduzierender Tumoren in Nebenniere, Hoden (Sertolizell-Tumor) od. Eierstock (Granulosa- od. Thekazell-Tumoren), bei Jungen auch infolge bestimmter Formen des adrenogenitalen Syndroms*, bei Mädchen auch im Rahmen des McCune*-Albright-Syndroms; bei Jungen finden sich Zeichen der Virilisierung meist ohne Spermiogenese, bei Mädchen der Feminisierung ohne Ovulationen u. mit unregelmäßigem Endometrialzyklus; bei Mädchen evtl. nur partielle Ausbildung (inkomplette P. p.), z. B. mit isolierter Thelarche* od. Pubarche* infolge schwankender Hormonsensibilität peripherer Gewebe, die später in eine altersentsprechende Entwicklung übergeht. **c)** exogene Ursachen z. B. durch Aufnahme von Sexualhormonen mit der Nahrung (besonders hohe Sensibilität bei Kindern!) od. medikamentös induziert, z. B. als Begleitwirkung der Behandlung bestimmter Formen des adrenogenitalen Syndroms. Die körperliche Behandlung entscheidet sich an Ursache u. Auswirkungen der Störung, z. B. auf das Längenwachstum; bei idiopathischer P. p. Therapie mit LH-RH-Analoga, die (bei gleichmäßiger Verabreichung) die periphere Synthese von Sexualhormonen hemmen.
2. verspätetes Eintreten der Pubertät (Pubertas tarda), d. h. in Mitteleuropa im 16. Lebensjahr noch fehlende Virilisierung bei Jungen bzw. fehlende Menarche bei Mädchen, nicht selten bei

Pubertät Tab. 4
Entwicklung der Brust (B) bei Mädchen

Stadium	Ausprägung
B 1	präpuberal: kein tastbarer Drüsenkörper
B 2	Brustknospe: leichte Vorwölbung der Drüse im Bereich des Warzenhofs
B 3	Drüse größer als Warzenhof, dieser noch ohne Kontur
B 4	Knospenbrust: Warze und Warzenhof deutlich von übriger Drüse abgesetzt
B 5	entwickelte Brust, Kontur des Warzenhofs nichtmehr getrennt von der übrigen Brust

chronischen Krankheiten od. Mangelernährung; die Abgrenzung zwischen (familiär gehäuft zu beobachtenden) Normvarianten u. einer voraussichtlich ausbleibenden Pubertät (s. **3.**) ist besonders schwierig; bei unauffälligem körperlichen Befund ist ggf. die Auslösung der Produktion von Hypophysenhormonen durch pulsatile Gabe von LH-RH zu erwägen.
3. Ausbleiben der Pubertät od. nur geringe Ausprägung der geschlechtstypischen Veränderungen wird entweder infolge hormoneller od. chromosomaler Störungen beobachtet od. als Folge genitaler Fehlbildungen* (insbesondere bei Mädchen, s. Vaginafehlbildungen, Uterusfehlbildungen); typische endokrine Ursache ist der hypogonadotrope Hypogonadismus*, bei Jungen mit eunuchoidem Habitus, bei Mädchen mit primärer Amenorrhö, z. B. im Rahmen des olfaktogenitalen Syndroms* (Kallmann-Syndrom); typische chromosomale Ursachen sind das Klinefelter*-Syndrom bei Jungen u. das Ullrich*-Turner-Syndrom bei Mädchen.
4. intersexuelle Entwicklungen (anisosexuelle Pubertas praecox), gekennzeichnet bei Mädchen durch Symptome der Virilisierung (Sekundärbehaarung, Klitorishypertrophie), z. B. bei bestimmten Formen des adrenogenitalen Syndroms od. hormonproduzierenden Tumoren; bei Jungen durch Symptome der Feminisierung (v. a. Gynäkomastie), z. B. bei Klinefelter*-Syndrom, Formen des adrenogenitalen Syndroms*, hormonproduzierenden Tumoren, exogener Östrogenzufuhr.
5. I. w. S. bezeichnet der Begriff auch vorübergehende körperliche u. psychische Störungen, die in der Pubertät auftreten können, z. B. Essstörungen, Gynäkomastie, Akne; s. Pubertät.
Neben der körperlichen Behandlung von Pubertätsstörungen sind auch ihre psychischen Folgen ernstzunehmen u. in Behandlungsüberlegungen einzubeziehen: eine verfrühte Pubertät wird von Mädchen, eine verspätete Pubertät von Jungen als besonders belastend erlebt; sie erschwert u. U. ihre Persönlichkeitsentwicklung u. Integration in Gruppen Gleichaltriger.

P

Pubertas praecox (lat. ~; ~ vorzeitig) f: (klin.) Fachbezeichnung für ein gegenüber dem Bevölkerungsdurchschnitt verfrühtes Eintreten der körperlichen Veränderungen der Pubertät (in Mitteleuropa bei Mädchen vor dem 8. Lebensjahr, bei Jungen vor dem 10.), entweder infolge hypothalamischer Ursachen (echte Pubertas praecox) od. peripherer Störungen (Pseudopubertas praecox), s. Pubertätsstörungen.

Pubertas tarda (lat. ~; ~ spät) f: (klin.) Fachbezeichnung für ein gegenüber dem Bevölkerungsdurchschnitt verspätetes Eintreten der Pubertät (in Mitteleuropa bei Jungen u. Mädchen nach dem 16. Lebensjahr), s. Pubertätsstörungen.

Pubes (lat. ~ Schamgegend) f: (anat.) Fachbezeichnung für die Schambehaarung; i. w. S. für die weibliche sog. Schamgegend (Vulva*).

Pubeszenz (lat. pubescere sich behaaren) f: (klin.) Fachbezeichnung für den Beginn der Pubertät*, sichtbar als Wachsen der ersten Schamhaare; i. w. S sprachlich die zutreffendere (allerdings ungebräuchliche) Bezeichnung für die Pubertät insgesamt.

Public Health: (allg.) Bezeichnung für Gesundheitswissenschaften; nach einer Definition der WHO (1975) die Wissenschaft u. Praxis der Krankheitsverhütung, Lebensverlängerung u. Förderung physischen u. psychischen Wohlbefindens (Gesundheit*) durch bevölkerungsbezogene Maßnahmen, d. h. durch Identifikation u. Verminderung von Risiken für die Gesundheit (z. B. Meldepflicht* für bestimmte Krankheiten, Empfehlungen für Safer* Sex), Vorbeugung (z. B. Vorsorgeuntersuchungen*) und Gesundheitsförderung (z. B. Sexualerziehung*) sowie Verbesserung der gesundheitlichen Versorgung (z. B. Beratungsstellen*).

Pubo|coccygeus-Muskel (gr. κόκκυξ Steißbein): (klin.) Bezeichnung für den Musculus* pubococcygeus, den inneren Anteil des Musculus* levator ani, s. Beckenboden (Abb.).

Pudendus|neur|algie (lat. pudendus zum Schämen) f: (klin.) Fachbezeichnung für chronische Schmerzzustände im Bereich des Nervus* pudendus (äußere Sexualorgane, Damm- u. Analregion); die Ursachen sind nicht geklärt, ein multifaktorielles Geschehen u. psychische Entstehungsmechanismen werden diskutiert; vgl. Koitusschmerzen.

Pudendus-SSEP: (sexol.) Bezeichnung für die Darstellung von **s**omato**s**ensibel **e**vozierten **P**otentialen in Hirnstromkurven (Elektroenzephalographie) nach peripherer Stimulation des Nervus* pudendus; Verfahren zur neurologischen Diagnostik von Erektionsstörungen*.

Pudendum femininum n: (anat.) auch Pudendum muliebre; veraltete Fachbezeichnung für die weiblichen äußeren Sexualorgane (Vulva*).

Puerilismus (lat. puerilis jugendlich, kindlich) m: (psychiat.) Fachbezeichnung für das Wiederauftreten kindlicher Verhaltensweisen im Erwachsenenalter, z. B. infolge einer Hirnschädigung (Demenz) od. psychischen Rückentwicklung (Regression).
(sexol.) wenig gebräuchliche Fachbezeichnung für abweichendes Sexualverhalten mit bewusstem Einnehmen einer kindlichen Rolle.

Puerpera (lat. ~ Wöchnerin) f: (gebh.) Fachbezeichnung für Wöchnerin, s. Wochenbett.

Puerperal|fieber f: (klin.) Fachbezeichnung für fieberhafte Infektion der Geburtswege nach Entbindung (sog. Wochenbettfieber) od. nach Schwangerschaftsabbruch; unter hygienischen Bedingungen heute seltene Komplikation. Die Infektion bleibt entweder lokal begrenzt (Endometritis*) od. wird über die Blutbahn gestreut (lebensgefährliche Puerperalsepsis).

Puerperal|psychose f: (psychiat.) Fachbezeichnung für Wochenbettpsychose*.

Puerperium (lat. ~ Niederkunft) n: (gebh.) Fachbezeichnung für Wochenbett*.

Puff m: (allg.) von buffen (stoßen, derb für koitieren) abgeleitete saloppe Bezeichnung für Bordell*.

Pulpa testis (lat. ~ Fleisch) f: (anat.) eher klinisch gebräuchliche Fachbezeichnung für das aus Hodenläppchen (Lobuli testis) u. Scheidewänden (Septula testis) gebildete Hodenmark, s. Hoden (Abb. 2).

Pump|hose: (allg.) auch Puffhose; Bezeichnung für eine oben weite, am Knöchel eng zusammengefasste Hose; zunächst als bürgerliches Kleidungsstück im 16. u. 17. Jahrhundert beschrieben, fanden Pumphosen im 19. Jahrhundert als Bade- u. Radfahrerhosen Verwendung u. wurden (als sog. Haremshosen*) Bestandteil der Mode des 20. Jahrhunderts.

Punalua-Ehe: (kult.) Bezeichnung (u. a. auf Hawaii) für das Zulassen eines Ehehelfers*.

Puppen (lat. pupa Mädchen, Puppe): (allg.) Bezeichnung für Nachbildungen eines menschlichen Körpers, v. a. als Spielzeuge für Kinder, aber auch für Erwachsene; sie haben dann eine mehr od. weniger bewusste Funktion als Partnerersatz, z. B. werden lebensgroße Puppen aus Plastik als Masturbationsinstrumente* angeboten; vgl. Statuophilie.

Puritanismus (lat. puritas Reinheit) m: (kult.) ursprünglich Bezeichnung für eine protestantische Bewegung in England (16./17. Jahrhundert), deren Mitglieder für eine „Reinigung“ der anglikanischen Staatskirche eintraten u. wegen ihrer Unterdrückung überwiegend nach Nordamerika auswanderten; sie folgten strengen moralischen Prinzipien (Selbstbeherrschung, Fleiß, Sparsamkeit, Unabhängigkeit), die eine negative Bewertung der Sexualität einschlossen. I. w. S. wird der Begriff daher auch allgemein für besonders sexualfeindliche Einstellungen verwendet.

Putativ|ehe (lat. putare glauben): (jurist.) auch Glaubensehe; Fachbezeichnung für Ehe, die ungültig ist, bei deren Eingehung sich aber einer od. beide Ehegatten im guten Glauben befanden, dass die Eheschließung wirksam sei.

Putten (ital. putti Kinder, Knaben): (kult.) Bezeichnung für künstlerische Darstellung von (nackten) Kindergestalten in Malerei u. Skulptur, die häufig sexuelle Anspielungen enthalten (sog. Amoretten).

Pygmalionismus m: (sexol.) historische Bezeichnung für Statuophilie*, die sich auf Pygmalion, einen mythologischen zyprischen König bezieht, der sich in eine von ihm geschnitzte Elfenbeinstatue verliebte u. sie (nachdem die Göttin Aphrodite sie belebt hatte) heiratete. Als sog. **Pygmalionkomplex** wird eine Partnerbeziehung bezeichnet, in der ein dominanter Partner den anderen als sein „Produkt“ betrachtet u. wegen dessen Beeinflussbarkeit begehrt.

Pygo|pagus (gr. πυγή Steiß, πήγνυμι zusammenfügen) m: (klin.) Fachbezeichnung für eine Doppelfehlbildung* mit im Steiß-Kreuzbeinbereich zusammengewachsenen Kindern.

Pyo|ovar (gr. πύον Eiter) n: (gynäkol.) auch Pyovar; Fachbezeichnung für Eiteransammlung im Eierstock, z. B. bei Ovarialabszess od. Oophoritis, oft in Kombination mit Pyosalpinx.

Pyo|salpinx f: (gynäkol.) Bezeichnung für eine Eiteransammlung im Eileiter infolge einer Eileiterentzündung (Salpingitis*) mit Verklebung der Eileitermündung.

Pyo|spermie f: (androl.) Bezeichnung für eine Eiterbeimengung zum Sperma, z. B. bei Tuberkulose der Genitalorgane, Tumorerkrankungen, Prostatakonkrementen, Zystitis.

Pyro|manie (gr. πῦρ Feuer, Fieber) f: (psychiat.) auch Pyropathie; Fachbezeichnung für psychisch motivierte Brandstiftung, die als Impulskontrollstörung* eingeordnet wird.

(sexol.) findet sich Pyromanie als abweichendes Sexualverhalten, bei dem das Entzünden u. Anschauen von Feuern (Brandstiftung*) als sexuell besonders erregend u. befriedigend erlebt wird (nicht selten mit einem Orgasmus verbunden); Täter sind überwiegend Jugendliche (typisches Pubertätsdelikt), im späteren Alter v. a. Männer. (soziol.) wird serielle Brandstiftung auch als Form des (ohnmächtigen) sozialen Protests beschrieben.

Pyro|pathie f: (psychiat.) bedeutungsgleich mit Pyromanie*.

Pyro|phobie f: (psychiat.) Fachbezeichnung für intensive Furcht vor offenem Feuer; vgl. Phobie.

PZD: (gebh.) Abkürzung für **p**artielle **Z**ona-**D**issektion; Bezeichnung für eine Form der In*-vitro-Fertilisation, bei der die Zona* pellucida der Eizelle mikrochirurgisch durchtrennt wird, um das Eindringen von Samenzellen zu erleichtern. Da es dabei häufig zum Eindringen mehrerer Samenzellen kommt (Polyspermie*), ist das Verfahren heute unüblich u. durch intrazytoplasmatische Spermieninjektion* ersetzt.

P

Q

Quäl|sucht: (allg.) veraltete Bezeichnung für Sadismus*.

Quartett (lat. quartus Vierter) n: (allg.) Bezeichnung für gleichzeitige Sexualkontakte von vier Personen; vgl. Dreiecksverhältnis, Gruppensex.

Queck|silber (ahd. quecsilbar): chemisches Element mit der Ordnungszahl 80, Symbol Hg (Hydrargyrum); zur Zink-Gruppe gehörendes, 1- u. 2-wertiges, bei Raumtemperatur flüssiges u. leicht flüchtiges, silberglänzendes Metall. Die früher nicht seltenen Anwendungen z. B. in der Therapie u. Prophylaxe von Infektionen od. zur Desinfektion sowie in der Zahnheilkunde (Amalgam) wurden aufgrund der Giftigkeit von Quecksilber weitgehend verlassen. Historisch wurde Quecksilber seit dem 16. Jahrhundert bis zur Entdeckung von Salvarsan* im 20. Jahrhundert zur Behandlung der Syphilis* verwendet. Dabei wurden v. a. die sog. Graue Salbe (30% Quecksilberanteil) od. Quecksilberpflaster (20-30% Quecksilbergehalt) angewendet (sehr erhebliche toxische Wirkungen). In der volkstümlichen Medizin war Quecksilber seit dem Mittelalter ein vielgerühmtes Heilmittel; es wurde z. B. als Amulett zur Pestabwehr getragen, sollte (auf der Brust getragen) Wöchnerinnen die Milch erhalten u. Impotenz beheben. Schon frühzeitig kam der Gebrauch von quecksilberhaltigen Ringen u. Gürteln als Mittel gegen Syphilis, Herzschmerzen, Krämpfe u. Verhexungen auf (böser Blick, vgl. Volksglaube); auch die (hochgiftigen) Quecksilberdämpfe wurden gelegentlich zur Syphilisbehandlung empfohlen.

Queer-Theorie (engl. queer eigenartig) f: (sexol.) Bezeichnung für eine innerhalb von Sexualwissenschaft u. mit ihr verbundenen sozialen Bewegungen entstandene Auffassung (vgl. Frauenbewegung, Lesbenbewegung, Schwulenbewegung), nach der es im Gefolge der Emanzipation u. Identitätsbildung zuvor diskriminierter großer Gruppen (die zunächst im Gegenentwurf gegen vorhandene Rollenmodelle erfolgte) auch zur Entstehung von Sub-Identitäten kam, die sämtliche gesellschaftlichen Rollenvorstellungen in vielfältiger Weise überschreiten (z. B. Transgender*, aber auch andere Teilgruppen in den großen sozialen Bewegungen u. außerhalb). Es wird gefolgert, soziale Rollen- u. Normvorstellungen seien insgesamt neu zu bestimmen, klassische Einteilungen seien zugunsten des Anerkennens vielfältiger „Formen der Überschreitung" in Frage zu stellen; vgl. gender mainstreaming.

Quelle: (psychoanalyt.) Bezeichnung für den körperlichen Ursprung eines Triebes*, dessen Reiz als Drang wahrgenommen wird; für den Sexualtrieb wird keine einzelne, einheitliche Quelle angenommen, sondern er wird als Ergebnis der Wirkung mehrerer Quellen betrachtet: Als direkte Quellen gelten z. B. die erogenen Zonen*, deren Reizung die Partialtriebe* aktiviert, als indirekte Quellen gelten weitere (auch psychische) Faktoren, die die Erregung erhöhen.

Querl|age: (gebh.) Bezeichnung für die quere Lage des Kindes im Uterus, bei der eine natürliche Geburt nicht möglich u. daher eine operative Entbindung* angezeigt ist; vgl. Kindslagen.

Quer|schnitt|lähmung: (klin.) auch Querschnittläsion; Bezeichnung für die vollständige od. teilweise Schädigung eines Abschnitts des Rückenmarks mit entsprechenden Folgen für Motorik u. Sensibilität unterhalb der Schädigung; Querschnittläsionen oberhalb des 1. Brustwirbels (Th_1) führen zu Symptomen in Armen, Rumpf u. Beinen (Tetraparese, bei vollständiger Ausprägung Tetraplegie), unterhalb von Th_1 zu Symptomen in Rumpf u. Beinen (Paraparese, bei vollständiger Ausprägung Paraplegie). Bei vollständiger Querschnittläsion oberhalb von Th_{10} werden Impulse des Gehirns nicht mehr auf Sexualorgane weitergeleitet, während die (reflektorische) Aktivität von Erektionszentrum* u. Ejakulationszentrum* u. U. erhalten bleibt; bei Läsionen zwischen L_2 u. S_2 bleiben zentrale Einflüsse (wenn auch oft unkoordiniert) erhalten; bei vollständiger Läsion im Steißbeinbereich (sog. Konussyndrom) sind die Reflexe des Erektionszentrums meist erheblich gestört.
Ursachen sind **1.** akut: v. a. Traumen u. Bandscheibenvorfälle; **2.** chronisch-progredient: Tumoren der Wirbelsäule, Metastasen, entzündliche Erkrankungen (z. B. Multiple Sklerose) u. Durchblutungsstörungen (z. B. Anomalien der Gefäßversorgung); **3.** angeboren: Fehlbildungen der Wirbelsäule (Spina bifida).
Folgen sind neben Einschränkungen der Hautsensibilität u. Temperaturregelung v. a. Störungen der Beweglichkeit, die fast immer (verschieden ausgeprägt) auch die Blasen- u. Darmfunktion sowie die Sexualfunktionen betreffen.
Die **Therapie** besteht je nach Ursache in der (ggf. operativen) Behandlung der Grundkrankheit, der bestmöglichen Erhaltung der Funktionsfähigkeit u. der Kompensation fehlender Funktionen; vgl. Rehabilitation, sexuelle.
Die **Zeugungsfähigkeit** von Männern nimmt nach Querschnittlähmung sowohl infolge von Störungen der Spermiogenese als auch von sexuellen Funktionsstörungen erheblich ab; nach akuter Querschnittlähmung kann daher evtl. Sperma durch mechanische Reizung od. Elektrostimulation gewonnen u. konserviert werden. Die Fruchtbarkeit von Frauen ist demgegenüber

meist unbeeinträchtigt; unmittelbar nach Querschnittlähmung kommt es evtl. zu einer (bis 3 Monate andauernden) wohl v. a. psychisch bedingten Amenorrhö; die Entbindung erfolgt bei Wehenschwäche operativ.
Sexuelle Funktionsstörungen erfordern fast immer eine erhebliche Umstellung der sexuellen Aktivität; durch Verlagerung erogener Zonen auf nichtgelähmte Körperabschnitte ist dennoch in nicht wenigen Fällen ein befriedigendes Sexualleben möglich. Voraussetzung ist die Überwindung von Selbstablehnung u. Versagensangst, s. Behinderung.

Quetsch-Technik f: (sexol.) urspünglich sog. squeeze technique; Bezeichnung für ein durch W. Masters u. V. Johnson eingeführtes Verfahren in der Sexualtherapie*, das bei Orgasmusstörungen* von Männern (Ejaculatio praecox) eingesetzt wird. Es beruht auf der Tatsache, dass der Ejakulationsreflex* durch Kompression der Eichel des Penis wirksam unterbrochen werden kann: Bei Eintreten des Gefühls einer unmittelbar bevorstehenden Ejakulation wird die sexuelle Aktivität unterbrochen u. mit drei Fingern mäßiger Druck auf die Eichel ausgeübt (s. Abb., oben), ohne dass die Erektion sich stark vermindert, um die Aktivität nach ca. 15 Sekunden wieder fortzusetzen; nach einer modifizierten Methode Druck auf den Penisschaft (s. Abb., unten). Anwendung v. a. in der Paartherapie, z. B. als Ergänzung der Stopp*-und-Start-Technik, aber auch einsetzbar im Rahmen von individuellen Masturbationsübungen*.

Quickie (engl. quick schnell): (allg.) Bezeichnung für (spontanen) Geschlechtsverkehr von kurzer Dauer ohne zeitraubendes Vor- od. Nachspiel; die einvernehmlich kurze Dauer des Sexualkontakts unterscheidet Quickies von einer Ejaculatio* praecox.

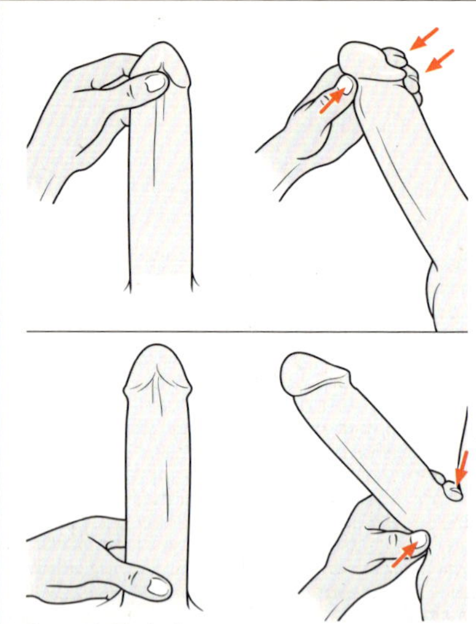

Quetsch-Technik:
Prinzip der Methode mit mäßigem Druck auf Eichel, Kranzfurche und Frenulum des Penis (oben) bzw. mit Druck auf den Penisschaft (unten)

Quinagolid n: (pharmak.) synthetischer Prolaktin-Antagonist; **Verwendung:** bei Hyperprolaktinämie unbekannter Ursache od. infolge eines Hypophysentumors; **UAW:** Übelkeit, Erbrechen, Blutdruckabfall.

Q

R

Rabenalt, Arthur Maria (1905-1993): Filmproduzent, Regisseur, Wien, München; u. a. Publikationen zur Geschichte des erotischen Theaters* u. der Pornographie*.

Rang|ordnung: (soziol.) Bezeichnung für eine Gliederung nach hierarchischen Gesichtspunkten, z. B. von Gruppen nach sozialem Status ihrer Mitglieder od. von Kindern einer Familie nach Stellung in der Geschwisterreihe; die Rangordnung kann durch ein einzelnes Merkmal bestimmt sein (z. B. militärische Ränge) od. durch mehrere Merkmale gemeinsam (z. B. soziale Ränge als Funktion aus Bildung, Einkommen, Macht u. a.), auch kann ein Individuum hinsichtlich einzelner Merkmale einen hohen, hinsichtlich anderer einen niedrigen Rang einnehmen. Ein hoher sozialer Rang ist i. d. R. mit höherer Attraktivität, aber auch einer höheren Toleranz gegenüber Normabweichungen verbunden; über die Rangordnung wird innerhalb von Gruppen meist durch (oft ritualisierte) Kommentkämpfe* entschieden; vgl. Rivalisieren.

Raphe (gr. ῥαφή Naht) f: (anat.) Fachbezeichnung für die als pigmentierter Hautwulst erkennbaren Orte des Zusammenwachsens der fetalen Geschlechtswülste (s. Differenzierung, genitale); männlich: auf der Unterseite des Penis* (Raphe penis) u. auf dem Hodensack (Raphe scroti); männlich u. weiblich: auf dem Damm (Raphe perinei).

Rasch, Wilfried (1925-2000): Arzt, 1969 Professor in Köln, ab 1971 in Berlin; Forschungen u. a. zu psychiatrischen Aspekten von Sexualität, Tätigkeit als Gerichtsgutachter, Veröffentlichungen zu Kriminologie u. Sexualstraftaten* (insbesondere zu sexuell motivierten Tötungsdelikten*), Forschungen u. a. zum Zusammenhang von biographischen u. situativen Faktoren zum Zeitpunkt einer Straftat.

Rasse|hygiene f: (allg.) veraltete, v. a. Anfang des 20. Jahrhunderts u. in der Zeit des Nationalsozialismus* übliche Bezeichnung für Eugenik*.

Rasur: (allg.) Bezeichnung für das Entfernen von Kopf- u. Körperhaaren durch Abschneiden auf Höhe der Hautoberfläche, entweder mit einer Klinge (sog. Nassrasur) od. mit mechanischen Scherköpfen (sog. Trockenrasur), traditionell auch mit scharfkantigen Steinen, Muscheln od. Bimsstein u. a. Nach der Rasur wird eine Hautdesinfektion (z. B. mit alkoholischen Lösungen) empfohlen. Vgl. Haarentfernung.

Raub|ehe: (kult.) Bezeichnung für eine in manchen Gesellschaften traditionell übliche Form der Eheschließung, bei der die Frau durch den Mann geraubt wird; historisch wohl nur in seltenen Fällen (z. B. nach Kriegen) tatsächliche Entführung* u. zwangsweise Verheiratung der Frauen, sondern meist einvernehmliches Ritual, das die Zahlung eines Brautpreises ersetzt (s. Kaufehe) u. die endgültige Herauslösung der Frau aus ihrer Herkunftsfamilie bekräftigt.

Rausch|mittel: (allg.) auch sog. Rauschgifte; i. e. S. Sammelbezeichnung für die im Betäubungsmittelgesetz* aufgeführten (in Deutschland nur eingeschränkt erhältlichen od. verbotenen) Medikamente u. Drogen*, i. w. S. auch legal erhältliche Zubereitungen mit berauschender Wirkung, z. B. Alkoholika*, Schnüffelsubstanzen*, pflanzliche u. tierische Halluzinogene*, Psychostimulanzien* u. a. Psychopharmaka*.
Rauschmittel sind in allen Kulturen traditionell üblich, ihre Wirkung wird als angenehmer Gegensatz zum nüchternen täglichen Leben empfunden: veränderte Stimmungslage (Euphorie, Entspanntheit), veränderte Wahrnehmungen (erhöhte od. verminderte Sensibilität, Halluzinationen) sowie Erleichterung spiritueller Erfahrungen; sie werden daher sowohl bei Festen* (typischerweise von allen Beteiligten) eingenommen, als auch im Rahmen religiöser (auch sexueller) Rituale* (häufig, stellvertretend, nur von den unmittelbar Beteiligten); vgl. Aphrodisiaka, Sexualmagie.
Im westlichen Kulturraum werden seit Jahrtausenden v. a. Alkohol und Pflanzen wie Hanf*, Stechapfel*, Bilsenkraut* u. Mohn (s. Papaver somniferum) als Rauschmittel verwendet, im 17.-20. Jahrhundert kamen neu entdeckte (Tabak*, Kokain*, Fröhlichkeitspillen*) u. neu erfundene Rauschmittel hinzu (Lachgas*, Amphetamine*, LSD*, Ecstasy* u. a.). Die kulturelle Entwicklung des 20. Jahrhunderts wurde durch Rauschmittel in erheblichem Umfang mitgeprägt: im ersten Drittel v. a. durch Kokain u. Opiate*, im zweiten Drittel durch Hanf u. psychedelische Substanzen wie LSD, im dritten Drittel v. a. durch Psychostimulanzien. Heute ist der Gebrauch auch illegaler Rauschmittel in allen Industriegesellschaften ein Massenphänomen, das zugleich eher individuell od. in Subkulturen stattfindet u. sich daher einer gesamtgesellschaftlichen Kontrolle entzieht (s. Partydrogen).
Bei allen Rauschmitteln besteht das Risiko der Entwicklung von Abhängigkeit* u. körperlichen Folgeschäden; sexuelle Wirkungen sind je nach Art des Rauschmittels, Dosis u. Häufigkeit des Gebrauchs verschieden: Während die meisten Rauschmittel zunächst u. a. eingenommen werden, um die sexuelle Funktion u. das sexuelle Erleben zu steigern, ist nach längerem Gebrauch u. bei höheren Dosierungen fast immer mit Störungen der Appetenz u. der sexuellen Funktion (insbesondere Erektions- u. Lubrikationsstörungen, auch Ejakulations- und Orgas-

musstörungen) zu rechnen; vgl. Medikamentenwirkungen, sexuelle.
In Deutschland ist nach einer Entscheidung des Bundesverfassungsgerichts (1994, sog. Cannabis-Urteil) ein allgemeines „Recht auf Rausch" nicht gegeben, sondern Besitz u. Handel können durch Gesetze eingeschränkt werden; zugleich können Staatsanwaltschaften u. Gerichte beim Besitz geringer Mengen sog. weicher Drogen (insbesondere Hanf) von einer Strafverfolgung absehen.

Rausch, pathologischer: (klin.) Bezeichnung für einen (seltenen) Rauschzustand, der (als organische Psychose*) bereits nach geringer Zufuhr von Alkohol auftritt; er ist u. U. mit persönlichkeitsfremden Affekten verbunden (insbesondere mit aggressiven Handlungen) u. von schwerer Erschöpfung u. Tiefschlaf, meist auch Amnesie gefolgt. Vorkommen z. B. bei Alkoholkrankheit* od. nach Schädel-Hirn-Traumen; kann eine verminderte Zurechnungsfähigkeit (verminderte Schuldfähigkeit*) od. auch Schuldunfähigkeit* begründen.

Re|agenz|glas|zeugung (lat. re- wieder-, agere tun, vollbringen)**:** (allg.) Bezeichnung für In*-vitro-Fertilisation.

Re|aktions|muster, sexuelle (mlat. reactio Rückwirkung)**:** (sexol.) Sammelbezeichnung für modellhafte Beschreibungen sexueller Reaktionen, z. B. als Sexualreaktion*, Sexualerregung*, sexueller Reaktionszyklus* beim Menschen od. als Intromissions*-Kopulations-Ejakulations-Mechanismus bei anderen Säugetieren.

Re|aktions|zyklus, sexueller m**:** (sexol.) von W. H. Masters u. V. E. Johnson (1966) eingeführte Sammelbezeichnung für die körperlichen Vorgänge, die im Rahmen einer Sexualreaktion* auftreten; Grundlage der Beschreibung sind (mit der Absicht einer Verbesserung der Sexualtherapie* durchgeführte) Beobachtungen von ca. 7500 weiblichen u. 2500 männlichen Sexualreaktionen an 619 Frauen u. 654 Männern. Es werden **vier Phasen** unterschieden, in denen bei Frauen u. Männern analoge, teilweise auch identische od. ergänzende (komplementäre) Reaktionen auftreten (s. Tab.).
Von diesem sexuellen Reaktionszyklus unterscheiden Masters u. Johnson einen sog. **geriatrischen sexuellen Reaktionszyklus** bei über 50-Jährigen mit ausbleibendem Sex flush, geringer Brustwarzenerektion u. schwächeren Rektumkontraktionen; bei Männern langsamere Erektion, geringere Hodenhebung, verlängerte Refraktärperiode u. nach Ejakulation raschere Erschlaffung des Penis; bei Frauen keine Brustvergrößerung, geringere Anschwellung der Schamlippen, weniger Kontraktionen der orgastischen Manschette.
Die Untersuchungen von Masters u. Johnson konnten verschiedene physiologische Phänomene empirisch nachweisen, deren Vorhandensein bis dahin nicht gesichert war (z. B. das bereits in den Kinsey*-Berichten beschriebene Vorkommen multipler Orgasmen bei Frauen); sie konnten ferner zeigen, dass keine grundlegenden Unterschiede in den Sexualreaktionen homo- od. heterosexuell orientierter Versuchspersonen bestehen, sowie zahlreiche Hypothesen u. Annahmen bezüglich der körperlichen Sexualreaktion widerlegen (z. B. kein Nachweis einer vorher vermuteten Saugwirkung des Uterushalses). Insbesondere im Rahmen der Sexualtherapie* hat sich die Einteilung der Sexualreaktion in unterschiedliche Phasen zur Entwicklung neuer therapeutischer Konzepte als brauchbar erwiesen, indem eine grundlegende Einteilung von sexuellen Funktionsstörungen* in sexuelle Appetenzstörungen*, Erregungsstörungen* u. Orgasmusstörungen* u. damit eine symptomorientierte Behandlung (z. B. durch gezielte Sexualübungen*) möglich wurde; vgl. Paartherapie.
Kritisch wurde schon frühzeitig angemerkt, dass die Übertragbarkeit von Ergebnissen der unter Laborbedingungen u. an einer ausgewählten (nicht repräsentativen) Teilnehmergruppe durchgeführten Studien auf Alltagssituationen nur eingeschränkt möglich ist; neuere Untersuchungen zur Physiologie der Sexualreaktion zeigen zudem, dass das Auftreten einiger Phänomene (z. B. vaginale Lubrikation, Sex flush) nicht einzelnen Phasen zuzuordnen ist, sondern (mit zunehmender Intensität) in verschiedenen Phasen nachweisbar ist, was (im Unterschied zu dem von Masters u. Johnson formulierten 2- bzw. 3-stufigen Prozess) eher auf eine kontinuierliche Progression der sexuellen Erregung hinweist; fraglich erscheint auch, ob es einen Zusammenhang zwischen bestimmten Reaktionen bei Männern u. bei Frauen gibt (z. B. Vergrößerung des Penis durch Erektion in Zusammenhang mit einer Erweiterung der Vagina); einige der von Masters u. Johnson beschriebenen Reaktionen (z. B. Vergrößerung u. Aufstellung des Uterus, Verschiebung des Uterus durch Einführen des Penis in die Vagina) konnten in späteren Studien (die z. T. unter Einsatz moderner Diagnose- u. Bildgebungsverfahren durchgeführt wurden) nicht nachvollzogen werden; heute wird – auch dies im Unterschied zu Masters u. Johnson – verstärkt darauf hingewiesen, dass psychische Aspekte (intime Kommunikation, Geborgenheit, Lust u. a.) die Sexualreaktion entscheidend mitprägen u. es daher kaum möglich ist, aus (auch zahlreichen) Beobachtungen eine physiologische Norm herzuleiten.

Realitäts|prinzip (lat. realitas Wirklichkeit) n**:** (psychoanalyt.) von S. Freud (1911) eingeführte Fachbezeichnung für die (im Bereich des Ich* wirksame) Regel, nach der Triebe u. Bedürfnisse (sog. Primärvorgänge) durch Erfahrung u. Lernen modifiziert u. durch Überprüfung zu sog. Sekundärvorgängen werden, die den Bedingungen der Außenwelt angepasst sind; mit Ausnahme sehr früher Lebensabschnitte, in denen das Handeln durch das Lustprinzip* geprägt ist, wird das Handeln im weiteren Leben überwiegend von Realitätsprinzip u. Moralitätsprinzip* bestimmt; vgl. Psychodynamik.

Real|porno|graphie f**:** (jurist.) Fachbezeichnung für pornographisches Material, das ein tatsächliches Geschehen (bzw. als sog. realitätsnahe Pornographie ein möglicherweise reales Geschehen) wiedergibt; Gegensatz: Fiktivpornographie*, die rechtlich u. U. nicht verschieden bewertet wird, s. Pornographie.

Receptaculum seminis (lat. ~ Behälter) n**:** (biol.) auch Spermatophore; Fachbezeichnung

R

Sexueller Reaktionszyklus
Phasen des sexuellen Reaktionszyklus (nach W. Masters und V. Johnson) mit charakteristischen Körperreaktionen

Phase	Reaktionen bei Frauen und Männern	Reaktionen bei Frauen	Reaktionen bei Männern
Erregungsphase	Anstieg von Blutdruck, Herzfrequenz und Muskelspannung, Auftreten einer Hautrötung (Sex flush)	vaginale Lubrikation, Öffnung des Scheideneingangs, Anschwellen von Schamlippen, Klitoris, Brustwarzen, Zeltphänomen der Vagina, Aufrichtung des Uterus	Erektion des Penis, Hodenhebung, evtl. Erektion der Brustwarzen, Sekretion aus Bulbourethraldrüsen
Plateauphase	weitere Zunahme von Muskelspannung, Herzfrequenz und Blutdruck	u. a. Brustvergrößerung, Sex flush, Anschwellen von kleinen Schamlippen und äußerem Drittel der Vagina, Ausbildung der sog. orgastischen Manschette; die Klitoris wird an den vorderen Rand der Symphyse gezogen; Verstärkung der vaginalen Lubrikation, stärkere Aufrichtung und Vergrößerung des Uterus um 50–100%	u. a. Kontraktion der Rektum- und Analmuskulatur, Hodenhebung und -vergrößerung, weitere Sekretion aus Bulbourethraldrüsen
Orgasmusphase	intensive Hautrötung, hohe Herz- und Atemfrequenz, gesteigerte Muskelspannung, Orgasmus	rhythmische Kontraktionen der sog. orgastischen Manschette, Uteruskontraktionen, Schwellung und Rötung großer und kleiner Schamlippen; evtl. multiple Orgasmen (2–30 oder mehr)	Kontraktionen von Prostata, Bläschendrüsen und Samenleitern, Kontraktionen und Austreibungsstöße im Penis, Ejakulation
Rückbildungsphase (Entspannungsphase)	Rückgang des Sex flush, (langsame) Rückbildung der Muskelspannung, Normalisierung von Blutdruck, Atem- und Herzfrequenz	Abschwellen von Brustwarzenhof und kleinen Schamlippen, Rückkehr von großen Schamlippen, Klitoris und Uterus in die Ausgangslage, rasches Abschwellen der orgastischen Manschette, Volumenabnahme des Uterus	Abschwellen des Penis, individuell unterschiedlich lange Refraktärperiode mit geringer sexueller Erregbarkeit

für spezielle Organe von weiblichen wirbellosen Tieren zur Aufnahme und (u. U. jahrelangen) Speicherung männlicher Samenzellen.
(klin.) im übertragenen Sinn Bezeichnung für das hintere Scheidengewölbe als Aufnahmeort für beim Koitus ejakuliertes Sperma, s. Sexualorgane (Abb.).

Rechts|medizin f: (allg.) Bezeichnung für ein Fachgebiet der Medizin, das bis 1970 als „gerichtliche Medizin" bezeichnet wurde; es hat die Aufgabe, in Praxis, Lehre u. Forschung medizinische u. naturwissenschaftliche Erkenntnisse zur Klärung rechtsrelevanter Tatbestände zu erschließen u. die im Arztberuf erforderliche Rechts- u. Standeskunde zu lehren. Hauptsächliche Arbeitsbereiche sind u. a. die Thanatologie (Lehre vom Tod u. der Untersuchung seiner Ursachen), naturwissenschaftlich-biologische Spurenkunde, Vaterschaftsbegutachtung, Untersuchung u. Begutachtung von Lebenden, Blutalkoholbestimmungen (sog. Alkohologie), Arztrecht, forensische Psychopathologie u. Toxikologie, postmortale Biochemie, Grundlagen der Versicherungsmedizin; vgl. Forensik.

5α-Reduktase f: (endokrin.) Enzym, das Testosteron* durch Reduktion in die biologisch wirksamere Form 5α-Dihydrotestosteron umwandelt.

5α-Reduktase|hemmer: (endokrin.) Sammelbezeichnung für Substanzen, die die Umwandlung von Testosteron* in die biologisch wirksamere Form 5α-Dihydrotestosteron durch Hemmung des Enzyms 5α-Reduktase verhindern; **Anwendung:** z. B. von lokal angewendetem Östradiol u. Finasterid bei hormonell bedingtem Haarausfall (Alopecia androgenetica), von Finasterid bei benigner Prostatahyperplasie*.

5α-Reduktase-Mangel|syndrom n: s. Hypospadie, pseudovaginale perineoskrotale.

Re|duktions|teilung (lat. reductio Zurückführung): (biol.) auch Meiose, Reifungsteilung; s. Zellteilung.

Re|duplikation (lat. re- wieder-, duplicare verdoppeln) f: (genet.) Bezeichnung für die identische Verdoppelung von DNA (auch RNA) durch spezifische Enzymsysteme im Rahmen der Zellteilung*, der Vermehrung von Bakterien, Viren und Mitochondrien; vgl. Zellzyklus (Abb.).

Re|fertilisierung f: (klin.) Bezeichnung für die chirurgische Wiederherstellung der Fruchtbarkeit nach vorangegangener operativer Sterilisation*, die in ca. 1 % der Fälle gewünscht wird. Häufigste Motivation bei unter 30-jährigen Frauen sind Kinderwunsch od. eine neue Partnerschaftssituation (Scheidung, Wiederverheiratung); bei über 30-jährigen Frauen stehen gynäkologische Beschwerden im Vordergrund, bei Männern Kinderwunsch. **Methoden: 1. Refertilisierung bei Männern** durch Wiederherstellen von durchgängigen u. funktionstüchtigen Samenleitern (sog. Vasostomie), z. B. als Vasovasostomie, Epididymovasostomie od. Anlage eines Kunststoffreservoirs am Nebenhoden (sog. alloplastische Spermatozele*). Die Chancen einer Rekanalisation sind relativ gut, wenn die Samenleiter zur Sterilisation an der dünnsten Stelle durchtrennt wurden bzw. nur ein kurzes Stück reseziert wurde; u. U. kommt es nach Wiederherstellung der Samenleiterdurchgängigkeit zu einer Einschränkung der Zeugungsfähigkeit durch entstandene Spermienantikörper*. **2. Refertilisierung bei Frauen** durch mikrochirurgische Rekonstruktion der Eileiterdurchgängigkeit, z. B. als Ovariolyse, Fimbriolyse od. Salpingolyse, Salpingostomatoplastik, End-zu-End-Verbindung der Tubenenden, Tubenimplantat. Entscheidend für den Erfolg ist die sog. Resttubenlänge; beträgt sie < 4 cm, sind die Chancen einer Refertilisierung erheblich niedriger. Je nach Operationsverfahren beträgt die postoperative Tubendurchgängigkeit bis zu ca. 80 %, allerdings besteht ein erhöhtes Risiko für ektopische Schwangerschaften*.

Re|flexe (lat. reflectere, reflexus zurückbiegen) m pl: (physiol.) Bezeichnung für unmittelbare u. unwillkürliche Reaktionen von Organen (Muskeln, Drüsen) auf geeignete Reize, die nach Aufnahme (meist durch einen Rezeptor) über das Nervensystem (als Reflexbogen) zur Auslösung von Reflexen am Erfolgsorgan führen. Reflexe erlauben die rasche u. optimale Einstellung des Körpers auf wechselnde Umweltbedingungen u. gewährleisten das Zusammenspiel der Körperteile. Man unterscheidet: **Eigenreflexe**, bei denen Rezeptor u. Erfolgsorgan identisch sind (z. B. Patellarsehnenreflex); **Fremdreflexe**, bei denen Reizentstehung u. Erfolgsorgan verschieden sind (z. B. Kremasterreflex, Erektionsreflex). Weiter werden unterschieden: **unbedingte** (angeborene) **Reflexe**, die vom Zentralnervensystem unabhängig u. willentlich nicht beeinflussbar sind (z. B. Muskelreflexe), und **bedingte** (z. T. erlernte) **Reflexe**, die durch höhere Zentren mitbeeinflusst u. in ihrem Ablauf bis zu einem gewissen Grad veränderbar sind (z. B. Sexualreflexe*).

Reform|kleid (lat. reformare neu gestalten): (allg.) historische Bezeichnung für locker geschnittene Kleider, die im 19. Jahrhundert aufkamen u. als neue Mode die Taille nicht betonten u. ohne Korsett getragen wurden; Reformkleider entsprachen in der Damenoberkleidung den damals allgemein erhobenen Forderungen nach Gesundheit u. Natürlichkeit.

Refraktär|periode (lat. refractarius widerstrebend) f: (sexol.) auch sexuelle Refraktärzeit; von W. Masters u. V. Johnson eingeführte Fachbezeichnung für den bei Männern beobachteten Abschnitt der Rückbildungsphase im sexuellen Reaktionszyklus* mit stark verminderter sexueller Erregbarkeit.

Regel|blutung: (allg.) auch kurz Regel; bedeutungsgleich mit Menstruation*.

Regel, erste: (allg.) Bezeichnung für Menarche*.

Regel|kalender: (allg.) bedeutungsgleich mit Menstruationskalender*.

Re|gression (lat. regressio Rückkehr) f: (psychol.) Fachbezeichnung für die Rückentwicklung psychischer Fähigkeiten od. Verhaltensweisen auf frühere (kindliche) Formen, z. B. bei altersbedingten hirnorganischen Prozessen (Demenz), aber auch reaktiv nach belastenden Lebensereignissen.
(psychoanalyt.) als Abwehrvorgang interpretiertes Zurückfallen auf ontogenetisch frühere Phasen der psychosexuellen Entwicklung*, z. B. bei Frustration* od. Deprivation*, das als wichtiger Mechanismus in der Entstehung psychischer Störungen gilt. Auch als vorübergehendes, mehr od. weniger bewusstes Phänomen in kreativen Prozessen od. bei sexueller Aktivität.

Re|habilitation, sexuelle (lat. re- wieder, habilis passend, tauglich) f: (sexol.) Bezeichnung für Beratungsinhalte u. Maßnahmen zur Wiederherstellung od. Besserung der sexuellen Erlebnis- u. Funktionsfähigkeit im Rahmen der Rehabilitation bei (insbesondere erworbener, aber auch angeborener) körperlicher od. geistiger Behinderung*; gegenüber anderen Aspekten der Rehabilitation ein häufig noch unzureichend thematisierter Bereich, der zugleich für den Gesamterfolg eine bedeutsame Rolle spielen kann. Als sinnvoll im Einzelfall gelten die Vermittlung einer kompetenten Sexualberatung* für Patienten u. ihre Partner, um das Umgehen mit veränderten sexuellen Reaktionen u. körperlichen od. psychischen Einschränkungen leichter zu erlernen, kompensierende Aktivitäten zu erproben, Freiheitsgrade zu erweitern u. ggf. Zugang zu nützlichen sexuellen Hilfsmitteln* zu bekommen (u. U. Sexualtherapie*), sowie das Herstellen von Kontakten zu Selbsthilfegruppen*, die sich auch sexuellen Fragen widmen. Eine entsprechende Weiterbildung der an Rehabilitationsmaßnahmen beteiligten Therapeuten gilt als bisher kaum erfüllte Zukunftsaufgabe.

Reich, Wilhelm (1897-1957): Arzt u. Psychoanalytiker, Wien, Berlin, nach 1933 in Dänemark u. Schweden, 1934-1939 in Norwegen, ab 1939 in New York (USA); Vertreter der Sexualreformbewegung*, Forschungen u. a. zu neurotischen Störungen (die in seiner Auffassung immer von sexuellen Funktionsstörungen* begleitet sind) sowie Arbeiten zu gesellschaftlichen u. ökonomischen Rahmenbedingungen von Sexualität; 1931 Gründung des Deutschen* Reichsverbands für Proletarische Sexualpolitik u. Verbindung von psychoanalytischen mit marxistischen Ansätzen (vgl. Sexpol) sowie Arbeiten zur Massenpsychologie des Faschismus; 1934 Aufnahme experimenteller Forschungen zur sog. „Orgasmusformel" mit dem Versuch, physiologische Äquivalente der Sexualerregung nachzuweisen; 1936 Beschreibung sog. Bione als elementare Funktionseinheit aller Lebewesen, daraus abgeleitet Formulierung einer Theorie des sog. Orgon als biologisch wirksame Energie u. Entwicklung der Orgontherapie*; 1954 Verbot der sog. Orgon-Akkumulatoren durch amerikanische Behörden, 1956 Gerichtsverfahren u. Inhaftierung wegen Missachtung des Gerichts.

Reichs|religion, ägyptische: (kult.) Bezeichnung für die von ca. 2955 v. Chr. bis zum 1. Jahrhundert v. Chr. im pharaonischen bzw. antiken Ägypten in wechselnden Ausprägungen verbreitete Religion; s. Mythologie, ägyptische.

Reifenstein-Syndrom (Edward C. R., Endokrinologe, USA, 1908-1973) n: (klin.) Fachbezeichnung für partielle testikuläre Feminisierung* infolge inkompletter Resistenz der Androgenrezeptoren; typisch sind Penishypoplasie mit Hypospadie u. kleine Hoden, in der Pubertät Ausbildung einer Gynäkomastie u. spärliche Sekundärbehaarung.

Reife, sexuelle: (physiol.) Bezeichnung für den nach der Pubertät* erreichten Zustand der Fortpflanzungsfähigkeit (Geschlechtsreife) einschließlich der meist erst später erworbenen Fähigkeiten zur Übernahme einer individuellen Geschlechtsrolle, zu Partnerbindung, Elternschaft u. a.

Reife|teilung: (biol.) auch Meiose, Reduktionsteilung; s. Zellteilung.

Reife|weihen: (kult.) veraltete Bezeichnung für Initiationsriten*.

Reife|zeichen: (gebh.) Sammelbezeichnung für Merkmale des Neugeborenen*, die Auskunft über seinen Entwicklungsstand geben. Als reif geboren gelten Neugeborene mit: Körperlänge ≥ 48 cm, Gewicht ≥ 2500 g, Schulterumfang größer als Kopfumfang, gut entwickelten Unterhautfettpolstern, rosiger Hautfarbe, Nägeln, die die Fingerkuppen bedecken od. überragen, Hoden im Hodensack bzw. kleinen Schamlippen, die durch die großen bedeckt sind, Kopfhaaren länger als 2 cm, Lanugobehaarung nur auf Schultern, Rücken u. Oberarmen; weiter können herangezogen werden: das Vorliegen typischer Neugeborenenreflexe, die auf eine regelrechte Entwicklung des Gehirns schließen lassen, sowie das Stadium der Skelettentwicklung (Knorpel von Nase u. Ohr fest, ggf. sonographischer Nachweis von Knochenkernen der Epiphysen langer Röhrenknochen).

Reif|geborenes: (gebh.) Bezeichnung für ein Neugeborenes mit einem Geburtsgewicht von mindestens 2500 g u. weiteren Reifezeichen*. Vgl. Frühgeburt.

Reif|rock: (allg.) Bezeichnung für unter dem Kleid getragene, durch ein Gestell (z. B. aus sog. Fischbeinruten) versteifte, abstehende Röcke; durch das Gestell werden Hüften u. Becken hervorgehoben. Zunächst im 15. Jahrhundert in Spanien aufgekommen, prägten Reifröcke u. a. die französische Mode des 18. Jahrhunderts, bis sie von Röcken mit Cul* de Paris od. Pads* abgelöst wurden.

Reifung: (physiol.) Bezeichnung für die Entwicklung (durch Wachstum u. Differenzierung) von höheren Lebewesen in körperlicher u. psychischer Hinsicht bis zur erwachsenen Form; beim Menschen werden intrauterine u. extrauterine **Reifungsstufen** unterschieden (s. Entwicklung, körperliche). Der Mensch wird unreifer geboren als die übrigen Primaten u. erreicht erst nach Ende der Säuglingsperiode (mit dem 1. Lebensjahr) deren Reifegrad bei der Geburt. Die körperliche Reife als Abschluss der körperlichen Entwicklung wird in Mitteleuropa (mit breiter Streuung) von Frauen im Durchschnitt mit dem 17., von Männern mit dem 21. Lebensjahr erreicht; das Erreichen der psychischen u. sozialen Reife ist demgegenüber ein zeitlich kaum eingrenzbarer, meist länger andauernder individueller Prozess (s. Entwicklung, psychosexuelle; vgl. Lebensabschnitte, Tab.). In fast allen Kulturen wird das Erreichen bestimmter Reifungsstufen durch entsprechende Riten begleitet (s. Initiationsriten).

Reifungs|teilung: (biol.) auch Meiose, Reduktionsteilung; s. Zellteilung.

Re|infektion (lat. re- wieder-) f: (infektiol.) erneute Ansteckung (Wiederinfektion) mit demselben Krankheitserreger nach bereits erfolgter Ausheilung; nicht selten bei sexuell übertragbaren Infektionen*, bei denen keine Partnermitbehandlung durchgeführt wird (s. Pingpong-Infektion); vgl. Superinfektion.

Re|inkarnations|lehre (lat. incarnatio Fleischwerdung): (kult.) bedeutungsgleich mit Wiedergeburtslehre*.

Reinlichkeits|erziehung: (allg.) auch Reinlichkeitsgewöhnung, Sauberkeitserziehung; Bezeichnung für die Anleitung von Kindern zur allmählichen Kontrolle der Ausscheidungsfunktionen. Dabei wird von ihnen erstmalig ein längerer Aufschub der Befriedigung körperlicher Bedürfnisse verlangt; daher gilt der Verlauf dieses Lernschritts als bedeutsam für die weitere psychische Entwicklung (bei zu früher od. zu strenger Reinlichkeitserziehung vermehrte Entstehung von Ängsten, Zwängen u. a. gestörten Verhaltensweisen). Nach heutiger Auffassung ist ein Beginn vor dem 2. Lebensjahr nicht zu empfehlen; bei deutlich verzögertem Erlernen (Enurese*, Enkoprese*) ist psychotherapeutische Beratung zu empfehlen.

Reise|trieb: (psychol.) Bezeichnung für eine Impulskontrollstörung* mit unvermittelt auftretenden Reisen; Vorkommen z. B. bei psychiatrischen Erkrankungen (Depression*) od. als Zwangsstörung*.

Reiter|stellung: s. Koituspositionen.

Reit|hosen|an|ästhesie f: (klin.) Fachbezeichnung für Sensibilitätsstörungen* der Haut im Versorgungsgebiet der untersten Rückenmarksegmente (S_1-S_5) mit Unempfindlichkeit (bei sog. Reithosenhypästhesie evtl. nur verminderter Empfindlichkeit) von Damm-, Gesäß- u. Analregion, äußeren Sexualorganen u. Innenseiten der Oberschenkel, u. U. verbunden mit Störungen der Blasen- u. Darmentleerung sowie sexuellen Funktionsstörungen (sog. Kauda- od. Konussyndrom); entsteht infolge von Traumen des unteren Rückenmarks (s. Querschnittlähmung), Bandscheibenvorfall, tiefen Rückenmarktumoren od. Wirbelmetastasen.

Reitzenstein, Ferdinand Emil Freiherr von (1876-1929): Ethnologe, 1908-1910 am Museum für Völkerkunde Berlin, 1910-1914 Leiter der ethnologischen Abteilung des Hygiene-Museums Dresden; 1918-1923 Leiter der Anthropologischen Abteilung des Instituts für Sexualwissenschaft Berlin, 1923-1929 Leiter des Instituts; Herausgeber der Zeitschrift „Geschlecht und Gesellschaft" (mit Beiblatt „Sexualreform"); zahlreiche Publikationen über völkerkundlich-ethnologische Aspekte der Sexualität; trat u. a. für allgemeine sexuelle Aufklärung ein.

Reiz: (physiol.) auch Stimulus; Bezeichnung für eine außerhalb des Körpers (Außenreiz) od. im Körperinneren (Innenreiz) entstehende physikalische od. chemische Zustandsänderung, die (überwiegend vermittelt durch Rezeptoren u. Nervenzellen) eine Erregung* u. entsprechende Empfindungen*, meist auch eine Reaktion (z. B. einen Reflex*) zur Folge hat. Je nach beteiligten Rezeptorstrukturen muss der Reiz eine minimale Intensität haben, um wahrgenommen werden zu können (Reizschwelle), er sollte dem Rezeptor angemessen sein (adäquater Reiz), und er darf zugleich eine maximale Intensität nicht übersteigen, um nicht als Schmerz wahrgenommen zu werden.
(psychol.) wird betont, dass die Empfindlichkeit von Sinnesorganen für Reize in vielen Fällen nicht konstant ist, sondern innerhalb gewisser Grenzen von deren jeweiligem Zustand abhängt (Adaptation, Habituation) sowie durch psychische Faktoren (Konzentration, Aktivation u. a.) beeinflusst wird.
(sexol.) Sammelbezeichnung für körperliche od. psychische Auslöser einer sexuellen Erregung, z. B. Sexualsignale* od. die Stimulation erogener Zonen*. Sie erhalten ihre individuelle Bedeutung nicht selten durch Prägung* od. Lernen*, bedürfen zu ihrer Wirksamkeit i. d. R. der inneren Bereitschaft des Individuums, wirken individuell sehr verschieden stark (s. Attraktion, sexuelle) u. können bei häufiger Wiederholung (Reizüberflutung) ihre Wirksamkeit verlieren; vgl. Sättigung, psychische.

Reiz|instrumente n pl: (allg.) Bezeichnung für sexuelle Hilfsmittel* zur Steigerung der sexuellen Erregbarkeit, z. B. Reizkondome*, Penisbürstchen*, Vaginalkugeln*, Elektrostimulatoren*, aber auch Piercings* od. Implants* der Sexualorgane; i. w. S. auch allgemein für Masturbationsinstrumente* verwendet.

Reiz|kondom n: (allg.) Bezeichnung für Kondom*, das durch Verdickungen, Noppen u. a. eine Verstärkung der stimulierenden Wirkung des Penis bei Vaginal- od. Analverkehr erzielen soll; vgl. Penisbürstchen.

Reiz|mittel: (allg.) Sammelbezeichnung für Aphrodisiaka* u. lokal angewendete (durchblutungsfördernde u. sensibilisierende) Salben u. Cremes zur Erhöhung der Empfindlichkeit der Sexualorgane u. Verbesserung der Erektion.

Reiz|organe, sexuelle n pl: (sexol.) Sammelbezeichnung für körperliche Strukturen, deren adäquate Reizung zu sexueller Erregung führt; i. e. S. die Sexualorgane* u. erogenen Zonen*, i. w. S. auch andere Sinnesorgane* u. die Sinneszentren* des Gehirns; ihre Ansprechbarkeit im Einzelnen ist individuell variabel u. unterliegt situativen u. soziokulturellen Einflüssen. Die Existenz spezifischer sensibler Endorgane zur Vermittlung sexueller Erregung wurde zwar vermutet (Dogiel*-Körperchen, v. a. in Sexualorganen, Brustwarzen, Lippen), ist aber morphologisch nicht zu sichern; vielmehr werden taktile Reize auch in diesen Bereichen durch (allerdings besonders dicht vorhandene) Mechanorezeptoren (Meissner-Körperchen, Vater-Pacini-Körperchen, Ruffini-Körperchen) u. freie Nervenendigungen vermittelt.

Reiz|punkte: (physiol.) Bezeichnung für Körperstellen mit höherer Empfindlichkeit gegenüber (sexuell erregenden) Tastreizen; neben relativ konstanten Reizpunkten (an Sexualorganen* u. in erogenen Zonen*) sind zahllose individuelle Prägungen möglich; vgl. Massage.

Reiz|spiele: (allg.) auch Liebesspiele; Sammelbezeichnung für Interaktionen zur sexuellen Stimulation, z. B. Flirt*, Kuss*, Necking*, Petting*; vgl. Erregung, Vorspiel.

Reiz|überflutung: (psychol.) auch Flooding; Bezeichnung für ein Verfahren der Konfrontationstherapie*, wobei Situationen, die Angst od. Zwangsverhalten auslösen, von Klient u. Therapeut bewusst aufgesucht (od. in übersteigerter Form phantasiert) u. ausgehalten werden; vgl. Verhaltenstherapie.

Reiz|wäsche: (allg.) Sammelbezeichnung für modische Unterwäsche (Dessous*) u. Nachtwäsche (Négligé*), die v. a. mit dem Ziel einer Steigerung der sexuellen Reizwirkung getragen wird; als Materialien werden höherwertige Textilien, aber auch Lack, Leder u. a. synthetische Stoffe verwendet; Reizwäsche ist z. T. so geschnitten, dass sie Sexualkontakte nicht behindert; vgl. Fetische, sexuelle.

Reklame (lat. reclamare laut zurufen) f: (allg.) Bezeichnung für Produktwerbung*.

Rektal|koitus (lat. rectus gerade) m: (sexol.) veraltete Fachbezeichnung für Analverkehr*.

Rektum (lat. intestinum rectum Mastdarm) n: (anat.) Fachbezeichnung für Mastdarm; 15-20 cm langer, aus dem Sigmoid hervorgehender Abschnitt des Enddarms mit zwei konstanten Krümmungen in der Sagittalebene; man unterscheidet zwei durch eine Querfalte (Plica transversalis, sog. Kohlrausch-Falte) getrennte Abschnitte (s. Anus, Abb.): **1.** oben die als Kotbehälter dienende Ampulle (Ampulla recti); **2.** darunter der physiologisch leere Analkanal (Canalis analis). Wichtige Erkrankungen sind

Tumorbildungen verschiedener Dignität (Rektumpolypen, Rektumkarzinom) sowie Entzündungen (Proktitis*).

Relaxin (lat. relaxare lockern) n: (endokrin.) Peptidhormon, das während der Schwangerschaft im Schwangerschaftsgelbkörper gebildet wird u. Homologien zu insulinähnlichen Wachstumsfaktoren (Somatomedinen) aufweist. Relaxin trägt zur Erweiterung des Gebärmutterhalses in der Eröffnungsphase der Geburt bei u. bewirkt vorgeburtlich eine Lockerung der bindegewebigen Verbindung von Symphyse u. Iliosakralgelenken mit Quellung u. Auflösung kollagener Fasern. Vgl. Plazentahormone.

Releasing-Faktoren (engl. to release freilassen) m pl: (endokrin.) Abkürzung RF; auch Releasing*-Hormone.

Releasing-Hormone n pl: (endokrin.) Abkürzung RH; auch Releasing-Faktoren, sog. Freisetzungshormone; Hypothalamushormone*, die in der Hypophyse die Freisetzung von Hormonen anregen, s. Hypothalamus (Abb.).

Religionen (lat. religio sorgfältige Beachtung) f pl: (kult.) Sammelbezeichnung für komplexe Systeme aus Überzeugungen u. Verhaltensweisen, die in Gruppen (meist mit einem Bezug auf Gegenstände, Gebäude od. gestaltete Landschaft) überliefert u. praktiziert werden. Sie haben die **Funktion**, den Sinn des menschlichen Lebens in der empirisch wahrnehmbaren Welt auf unbedingte Weise (d. h. nicht in noch Grundsätzlicherem begründet) zu erklären; diese Erklärungen liegen typischerweise außerhalb der materiellen Welt (Transzendenz), während Erklärungen unter Bezug auf materielle Elemente eher als Weltanschauungen bezeichnet werden. Sinngebungen, wie sie durch Religionen u. Weltanschauungen vermittelt werden, sind für physische u. psychische Gesundheit unerlässlich, können allerdings (bei entsprechender Ausprägung) auch zu Störungen führen.
Sexualität ist ein wesentlicher Gegenstand in allen Religionen u. Weltanschauungen; regelmäßig sind auch Elemente der Definition von Geschlechtsrollen enthalten (vgl. Schöpfungsmythen, Zeugungsmythen), werden (ab der patriarchalen Zeit) Regeln für sexuelles Verhalten u. soziales Leben aufgestellt sowie Sanktionen für regelwidriges Verhalten begründet, wirken sie sich daher auf das individuelle sexuelle Erleben aus; zugleich bleiben meist Widersprüche zwischen religiösem Ideal u. individuell gelebter Praxis erhalten.
Unterscheidung innerhalb des Phänomens Religion von zwei Schichten: **1.** primäre Schicht, die für Stammesreligionen* typisch ist (sich aber in allen Religionen findet) u. aus bestimmten Verhaltensweisen besteht (d. h. nur nachrangig aus den sie begründenden Vorstellungen); sie werden in Abstammungsgemeinschaften (insbesondere Familien) überwiegend in nicht-schriftlicher Form weitergegeben u. enthalten magische (auf Beeinflussbarkeit zielende) Elemente, in späteren Stadien auch mythische (göttlichen Vorbildern folgende) Elemente. Sexualität wird hier (infolge ihres unmittelbaren Zusammenhangs mit Elternschaft u. Entwicklung) positiv bewertet als grundlegender Bestandteil des Menschseins, sie wird auch in rituellen Zusammenhängen erlaubt u. verwendet, um dem Wohl der Gemeinschaft zu dienen (Fruchtbarkeitsriten*; vgl. Mutterreligionen); zugleich wird der übrige Umgang mit Sexualität meist erheblich eingeschränkt, der Erhalt der Familie gilt als ihr zentraler Sinn, u. feststehende Gebräuche regeln die Aufnahme von Kindern in die Gemeinschaft der Erwachsenen (Initiationsriten*), die Begründung von Partnerschaften (z. B. Ehe*) u. die sozialen Rollen für Frauen u. Männer (Geschlechterverhältnis*); daher sind regelmäßig auch (z. T. sehr strenge) Sanktionen bei Gefährdung der Eindeutigkeit von Abstammung u. Gruppenzugehörigkeit vorgesehen.
2. sekundäre Schicht, die (aufbauend auf der primären) eine überwiegend schriftlich tradierte Lehre ins Zentrum stellt, daher bestimmten Überzeugungen gegenüber Verhaltensweisen den Vorrang gibt, sich gegen andere Überzeugungen (sog. Aberglauben*) abgrenzt u. sich hierfür zunächst einer Lehre in mythischer Sprache bedient (Dogmatik), in späteren Stadien eher intellektuell-reflexive Haltungen einnimmt; diese Schicht ist typisch für Religionen, die die individuelle Entscheidung der Gläubigen betonen (v. a. Buddhismus*, Taoismus*, Christentum*, Islam*, Teile des Hinduismus* u. des Judentums*) u. daher den Sinn des Menschseins auch unabhängig von Abstammung u. Sexualität definieren können. Unter diesen Voraussetzungen sind grundsätzlich zwei veränderte Auffassungen von Sexualität möglich: **a)** Sie wird als Ablenkung verstanden u. kritisch bewertet (z. B. in Teilen des Buddhismus u. im Christentum); **b)** sexuelle Erfahrung wird als Sinnbild u. Mittel religiöser Erfahrung betrachtet, ihre Bindung an Fortpflanzung tritt in den Hintergrund (z. B. im Tantrismus*).
Der **Stellenwert** von Religionen für die Definition von Geschlechtsrollen sowie für sexuelles Erleben u. Verhalten hängt in komplexer Weise davon ab, wie sich die primäre u. die sekundäre Schicht von Religion verbinden (Möglichkeit erheblicher Spannungen u. innerer Widersprüche); vgl. Mystik, Esoterik, Volksglaube.

Religionen, amerikanische f pl: s. Stammesreligionen, Azteken, Maya, Inka.

Remedia amoris (lat. ~ Heilmittel): (kult.) Titel eines im Jahre 2 n. Chr. entstandenen Lehrgedichts des römischen Dichters Ovid, das unter Verwendung von stilistischen Mitteln des Epigramms, der Komödie u. der Elegie* Hinweise zum Umgang mit bzw. zur Befreiung von Leidenschaften gibt; vgl. Amores, Ars amatoria.

Rendezvous (frz. rendez-vous Verabredung) n: (allg.) sog. Stelldichein; verabredetes Treffen zweier Verliebter; vgl. Dating.

Rensch, Bernhard (1900-1990): Biologe, 1937-1944 Direktor des Landesmuseums für Naturkunde in Münster, dort ab 1947 Professor für Zoologie; neben Forschungen zu Ethologie, Neurophysiologie u. Evolution Arbeiten zu Anthropologie, Leib-Seele-Problematik u. Wahrnehmungsphilosophie; vertrat u. a. die Auffassung, dass die geschlechtliche Differenzierung* zu einer Beschleunigung der Evolution geführt habe.

Re|plikation (lat. replicare entfalten) f: (genet.) bedeutungsgleich mit Reduplikation*.

R

Re|pression (lat. repressio Zurückdrängen) f: (allg.) Bezeichnung für die gezielte Unterdrückung unerwünschter Verhaltensweisen od. Wünsche, v. a. im Rahmen der Erziehung* (Sozialisation*, s. Abb.), aber auch staatlicher od. anderer Machtausübung; seit Mitte des 20. Jahrhunderts wird der Begriff insbesondere für die sexuelle Unterdrückung* durch restriktive sexuelle Normen verwendet (s. Sexualerziehung); vgl. Entsublimierung.
(psychol.) Bezeichnung für das bewusste Zurückdrängen von Trieben* od. Motiven*.
(psychoanalyt.) bedeutungsgleich mit Verdrängung*.

Re|produktion (lat. producere, productus hervorbringen) f: Vervielfältigung, Wiedergabe; (biol.) Fachbezeichnung für Fortpflanzung*.
(psychol.) Erinnerung an frühere Bewusstseinsinhalte, die evtl. therapeutisch genutzt werden kann.

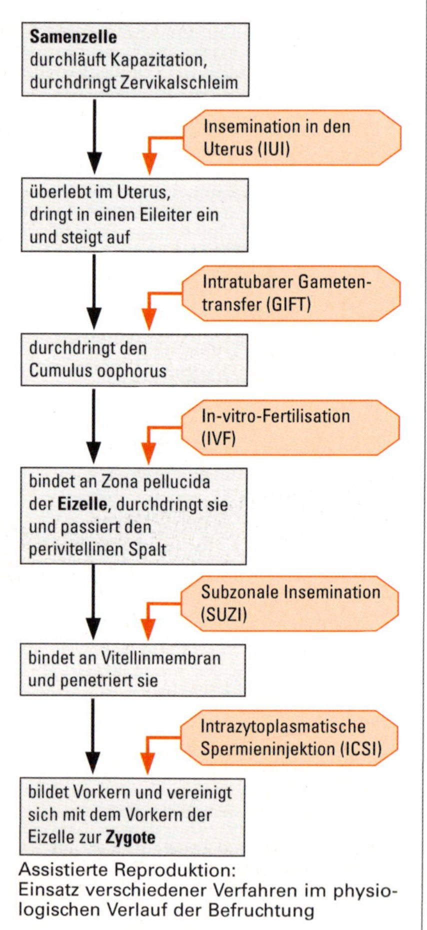
Samenzelle
durchläuft Kapazitation, durchdringt Zervikalschleim
Insemination in den Uterus (IUI)
überlebt im Uterus, dringt in einen Eileiter ein und steigt auf
Intratubarer Gametentransfer (GIFT)
durchdringt den Cumulus oophorus
In-vitro-Fertilisation (IVF)
bindet an Zona pellucida der Eizelle, durchdringt sie und passiert den perivitellinen Spalt
Subzonale Insemination (SUZI)
bindet an Vitellinmembran und penetriert sie
Intrazytoplasmatische Spermieninjektion (ICSI)
bildet Vorkern und vereinigt sich mit dem Vorkern der Eizelle zur Zygote
Assistierte Reproduktion:
Einsatz verschiedener Verfahren im physiologischen Verlauf der Befruchtung

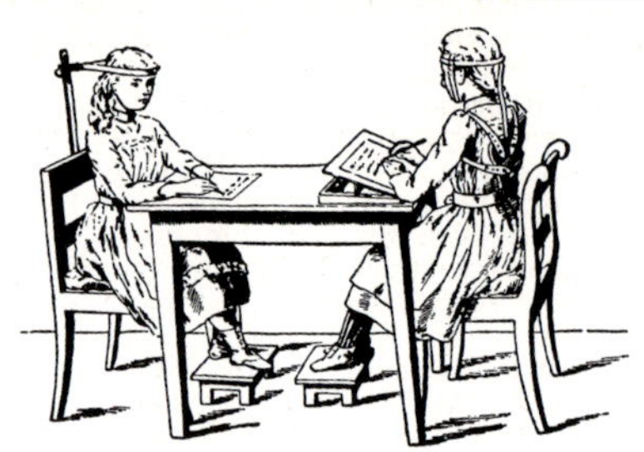
Repression:
Im 19. Jahrhundert herrschte verbreitet die Ansicht, Gesundheitsgefahren sei nur durch massiven Zwang vorzubeugen; hier Geradehalte-Apparate für Kinder, erfunden und angewandt durch den Orthopäden Daniel Gottlieb Moritz Schreber, einen Befürworter von gymnastischen Übungen und Arbeit in Kleingärten.

Re|produktion, assistierte (lat. assistere beistehen) f: Sammelbezeichnung für alle Verfahren u. Methoden zur Unterstützung der Fortpflanzung durch Eingriffe in den physiologischen Verlauf der Befruchtung* einer Eizelle* durch eine Samenzelle*, s. Abb.

Re|produktions|medizin f: sog. Fortpflanzungsmedizin; medizinisches Fachgebiet, das sich mit der menschlichen Fortpflanzung befasst u. diagnostische u. therapeutische Verfahren (z. B. künstliche Insemination*, In*-vitro-Fertilisation, GIFT) anbietet.

Repro|version f: (sexol.) von K. M. Beier (1994) eingeführte Bezeichnung für Formen der Lösung innerer Konflikte bei Frauen (analog der psychoanalytischen Deutung von Perversion*); statt auf die sexuelle Aktivität i. e. S. würde sich hier die Verarbeitung („Plombierung") des Konflikts ausdrücken als Verstärkung reproduktiver Impulse: in einem starken (aber u. U. widersprüchlichen) Kinderwunsch, in überwertiger Besetzung der Beziehung zu eigenen Kindern (einschließlich destruktiver Impulse, s. Kindstötung), in „eingebildeten" (Scheinschwangerschaft*) od. „verdrängten" Schwangerschaften*; umstrittener Begriff, insbesondere wegen schwieriger Abgrenzung von einer betont narzisstischen Ausgestaltung der Fortpflanzungsfunktion, wie sie auch bei Männern beschrieben wird.

Ressentiment (frz. ~ heimlicher Groll) n: (allg.) Bezeichnung für ein aus früheren Erfahrungen erwachsenes Gefühl der Unterlegenheit u. Ablehnung, das dann (pauschal u. irrational) auf eine Gruppe von Menschen, bestimmte Anschauungen od. Lebensweisen übertragen wird; oft gleichbedeutend mit Vorurteil* verwendet.

Re|striktion (lat. restringere zurückbinden) f: (soziol.) Bezeichnung für Einengung, Einschränkung; unter sexueller Restriktion werden Einschränkungen der Sexualität bzw. des Sexualverhaltens verstanden, z. B. durch sexuelle Normen*, Gebote od. Verbote; nach I. L. Reiss sind Restriktionen im Zusammenwirken mit

Permissivität* bestimmend für das Sexualverhalten u. sexuelle Standards*. Vgl. Unterdrückung, sexuelle.

Re|tardierung (lat. retardare verzögern) f: (klin.) auch Spätentwicklung; Bezeichnung für gegenüber dem Durchschnitt Gleichaltriger verspätet einsetzende Entwicklungen im Lebensverlauf: **1.** Verzögerungen der psychomotorischen Entwicklung (s. Behinderung); **2.** verspätet einsetzende Pubertät (s. Pubertätsstörungen).

Re|tentio testis (lat. ~ Zurückhalten) f: (klin.) veraltete Fachbezeichnung für das Verbleiben eines Hodens im Bauchraum (Retentio testis abdominalis) od. im Leistenkanal (Retentio testis inguinalis) infolge eines unvollständigen Hodendeszensus*, s. Hoden-Lageanomalien.

Rete ovarii (lat. ~ Netz) n: (anat.) Eierstocknetz; Geflecht hohler od. solider Epithelstränge am Hilum des Eierstocks*, Reste der embryonalen Urnierengänge; funktionslose, dem Nebenhoden entsprechende Struktur.

Rete testis n: (anat.) Fachbezeichnung für das Hodennetz; netzartig verbundenes, spaltenförmiges Hohlsystem zwischen den Samenkanälchen u. den Ausführungsgängen des Hodens zum Nebenhoden, s. Hoden (Abb. 3).

Retorten|baby (lat. retortus zurückgedreht): (allg.) übliche Bezeichnung für ein Kind, das durch In*-vitro-Fertilisation gezeugt wurde; als weltweit erstes Retortenbaby wurde 1978 Louise Brown geboren.

Retro|flexio uteri (lat. retro zurück, flexio Beugung) f: (gynäkol.) Fachbezeichnung für eine Knickung zwischen Uterushals u. -körper nach hinten; funktionell meist folgenlose Normvariante, evtl. verbunden mit Retroversio uteri als Retroversioflexio uteri, s. Uterus-Lageanomalien.

Retro|positio uteri f: (gynäkol.) Fachbezeichnung für eine funktionell meist bedeutungslose Verlagerung des Uterus im kleinen Becken nach hinten, s. Uterus-Lageanomalien.

Retro|versio uteri (lat. versio Wendung) f: (gynäkol.) Fachbezeichnung für eine unphysiologische Winkelung nach hinten zwischen Vagina u. Uterushals; funktionell meist folgenlose Normvariante, evtl. verbunden mit Retroflexio uteri als Retroversioflexio uteri, s. Uterus-Lageanomalien.

Re|virginisation (lat. re- wieder-) f: (klin.) wörtlich Wiederherstellung der Jungfräulichkeit, bezeichnet der Begriff eine operative Rekonstruktion des Hymens durch Hymenoplastik*.

Revolution, sexuelle (frz. révolution Umwälzung) f: (sexol.) ursprünglich von W. Reich (1945) geprägte Bezeichnung für seine Bestrebungen zur Abschaffung gesellschaftlicher sexueller Unterdrückung; in den 60er Jahren wiederaufgenommen, um die fast gleichzeitig in zahlreichen Industriestaaten stattfindende Auflösung restriktiver sexueller Normen u. zunehmende Liberalisierung des sexuellen Verhaltens und sexueller Einstellungen zu kennzeichnen.

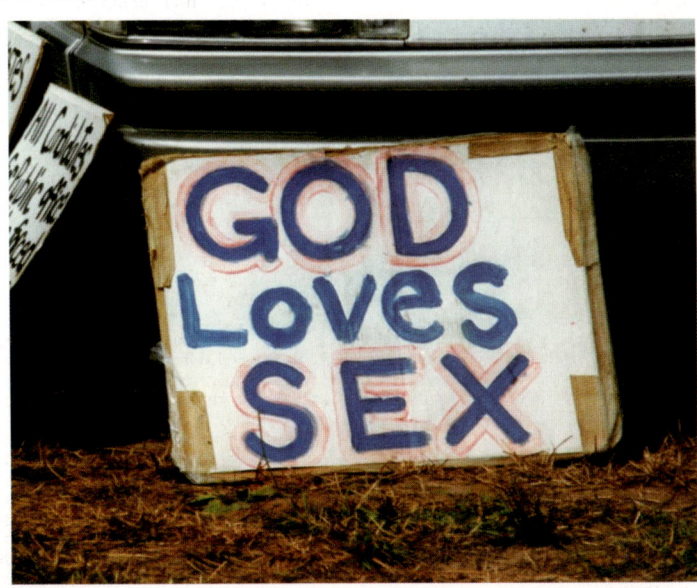

Sexuelle Revolution:
Gemeinsames Merkmal der sexuellen Befreiung in den Industriestaaten Ende der 60er Jahre war der Abschied von negativen Bewertungen menschlicher Sexualität; hier ein Schild bei einem Musikfestival auf der legendären Wiese von Woodstock bei New York, wo 1969 die ersten „3 Days of Peace and Music“ stattfanden.

Ausgangspunkte der Veränderung waren einerseits die immer offensichtlicheren Widersprüche zwischen öffentlicher Sexualmoral u. tatsächlichem Empfinden u. Verhalten immer weiterer Bevölkerungsteile, die sich z. B. in praktischer Illegalität nichtehelicher Lebensgemeinschaften äußerte (vgl. Kuppelei) u. zu häufigen Teenage*-Schwangerschaften führte (vgl. Schwangerschaftsabbruch, Abb.); andererseits ergaben sich aus den neuen Möglichkeiten der hormonellen Kontrazeption* sowohl veränderte Voraussetzungen für individuelle Entscheidungen, als auch die Notwendigkeit, sexuelle Themen auf gesellschaftlicher Ebene offener zu diskutieren. Die dabei offensichtlich gewordenen erheblichen Mängel des Sexualwissens* auch unter Erwachsenen führten zu ersten (z. T. öffentlich geförderten) Maßnahmen der sexuellen Information (z. B. 1967 der Film „Helga" u. die nachfolgenden Produktionen von O. Kolle), die zunächst v. a. darauf gerichtet waren, durch Vermittlung von Sachwissen die bestehenden sexuellen Normen* (z. B. partnerschaftliche Treue, Orientierung auf Ehe u. Familie) zu stabilisieren.

Zeitgleich kam es im Rahmen von Studentenbewegung, Frauenbewegung*, Lesbenbewegung* u. Schwulenbewegung* zu ersten Versuchen, neue sexuelle Normen und Geschlechtsrollen* zu erproben (Wohngemeinschaften*, offene Beziehungen*, Selbsthilfegruppen* u. a.). Dabei wurden sexuelle Fragen überwiegend mit politischen Fragen verknüpft („Keine soziale Revolution ohne sexuelle Revolution", „Bettarbeit steigern, Kriegsdienst verweigern" u. a.).

Hieraus ergaben sich **im letzten Drittel des 20. Jahrhunderts** Veränderungen auf sämtlichen Ebenen des sozialen Zusammenlebens: **1.** bewusstere Gestaltung des Geschlechterverhältnisses* nicht nur im individuellen Verhalten, sondern auch seitens der Gesellschaft insgesamt, z. B. durch Reformen von Eherecht* u. Familienrecht*, sowie verbesserten Schutz vor Diskriminierung* (Frauenquoten*, Gleichstellungsbeauftragte*, vgl. gender mainstreaming), aber auch vor sexueller Belästigung*, sexueller Nötigung* und Vergewaltigung*; **2.** gezielter Schutz sexueller Minderheiten* u. stärkere Beachtung der sexuellen Bedürfnisse von Menschen mit Behinderungen* oder chronischen Krankheiten*; **3.** fast flächendeckender Sexualkundeunterricht* in den Schulen, Angebote der Sexualberatung* durch zahlreiche öffentliche u. freie Träger; **4.** Reformen des Sexualstrafrechts* u. veränderte Maßstäbe im Umgang mit Sexualstraftätern*; **5.** Liberalisierung des Umgangs mit Pornographie* u. allmähliche Legalisierung der Prostitution*; **6.** veränderte Konzepte in Sexualwissenschaft* u. Sexualmedizin*, Einführung neuer Forschungsgebiete (Sexualpädagogik*, gender* studies) u. erweiterte therapeutische Angebote (Sexualtherapie*, Geschlechtsangleichung* u. a.).

In den 80er Jahren einerseits sog. **zweite sexuelle Revolution** durch neue Möglichkeiten der assistierten Reproduktion* (s. Abb. dort), die erstmals eine Fortpflanzung ohne Geschlechtsverkehr erlaubten; andererseits im Zusammenhang mit der HIV-Epidemie erneute öffentliche Diskussion sexueller Fragen mit dem Ziel, sexuelle Skripte* kritisch zu prüfen u. neue Normen für die Gestaltung sexueller Begegnungen zu finden (v. a. Safer* Sex).

Seitdem ist in Gesellschaft, Politik, Rechtsprechung u. Medien eine zunehmende Toleranz für individuell gelebte Sexualität u. sexuelle Identität zu beobachten (s. Sexualethik), im letzten Jahrzehnt des 20. Jahrhunderts auch eine zunehmende Betrachtung sexueller Fragen im Weltmaßstab (s. Weltrechtsprinzip); vgl. Menschenrechte, sexuelle.

Revue (frz. ~ Rückschau) f: (kult.) Bezeichnung für eine Unterhaltungsdarbietung, in der lose zusammenhängende Stücke, Bilder od. Nummern sprachlich, gesanglich, tänzerisch u. artistisch dargeboten werden; die aus Operetten* hervorgegangenen Revuen des ausgehenden 19. Jahrhunderts (z. B. Folies-Bergère, Moulin Rouge) betonten durch entsprechende Ausstattung, Kostüme und Tanzdarbietungen erotische Komponenten.

re|zeptiv (lat. recipere, receptus aufnehmen): (sexol.) Fachbezeichnung für aufnehmend, z. B. den Penis bei Sexualkontakten.

re|zessiv (lat. recedere, recessus weichen): (biol.) Bezeichnung für zurücktretend, nicht in Erscheinung tretend, z. B. ein rezessives Gen, das von einem dominanten Gen überdeckt wird; vgl. Erbgang, rezessiver.

RF: (endokrin.) Abkürzung für **R**eleasing-**F**aktoren; auch Releasing*-Hormone, sog. Freisetzungshormone; vgl. Hypothalamus (Abb.).

RH: (endokrin.) Abkürzung für **R**eleasing*-**H**ormone; auch Releasing-Faktoren, sog. Freisetzungshormone; vgl. Hypothalamus (Abb.).

Rhesus-Unverträglichkeit: (gebh.) auch Rhesus-Inkompatibilität; Bezeichnung für eine Unverträglichkeit der sog. Rhesus-Faktoren des Blutgruppensystems zwischen zwei Individuen (Abkürzung Rh, in anderer Systematik C, D, E mit D als am stärksten wirksamem Merkmal); etwa 85 % der europäischen Bevölkerung weisen an der Membran der roten Blutkörperchen (Erythrozyten) den Rhesus-Faktor auf, sind also rhesuspositiv (Rh+), 15 % sind rhesusnegativ (Rh-). Rhesus-Unverträglichkeiten spielen in der Transfusionsmedizin eine Rolle, sind aber auch für die Geburtshilfe von Bedeutung, wenn die Mutter Rh-, der Vater Rh+ und der Fetus ebenfalls Rh+ ist. Bei vorangegangener Sensibilisierung, z. B. durch eine frühere Schwangerschaft mit einem Rh+-Fetus, bildet die Mutter Antikörper gegen den Rhesusfaktor (insbesondere Anti-D); diese Antikörper können die Plazentaschranke überwinden und in späteren Schwangerschaften bei Rh+-Feten schwere Schäden (Morbus haemolyticus fetalis) bis zum Tod verursachen.

Bei Rhesus-inkompatibler Schwangerschaft kann der Mutter innerhalb von 72 Stunden nach der Geburt Anti-D-Immunglobulin verabreicht werden, das die in den mütterlichen Kreislauf gelangten kindlichen D-Antigene abfängt u. so eine Antikörperbildung verhindert; eine Anti*-D-Prophylaxe wird bei allen rhesusnegativen Schwangeren etwa in der 30. Schwangerschaftswoche durchgeführt. Vgl. Gravidität, heterospezifische.

R

-rhö (gr. ῥόος, ῥοή Fließen) f: (med.) auch -rhoe; Wortteil mit der Bedeutung „dauernder Ausfluss", in fachsprachlichen Fügungen meist als „-rrhö", z. B. in Menorrhö, Gonorrhö.

Rhythmen, biologische (gr. ῥυθμός Takt) m pl: (biol.) i. w. S. Sammelbezeichnung für periodisch wiederkehrende Lebensvorgänge, i. e. S. die regelmäßig zwischen vermehrter u. verminderter Aktivität schwankenden Vorgänge im Körper (z. B. Pulsschlag, Atmung, Aktivität endokriner Drüsen, Aktivität von Stoffwechsel u. Zentralnervensystem); man unterscheidet:
1. Rhythmus in Tageslänge (sog. zirkadianer Rhythmus), der infolge regelmäßiger Wechsel von Licht u. Dunkelheit (Erdumdrehung) sehr konstant bei 24 Stunden liegt (ca. 11,57 μHz); er wird nach der Geburt bis zur 15. Woche erworben u. ist danach auch durch längere Dunkelheit kaum veränderlich. Steuerung durch eine sog. biologische Uhr im Hypothalamus* (Nucleus suprachiasmaticus), die einer genetisch festgelegten Eigenrhythmik unterliegt (bei Mutation sog. Clockwork-Gene im Tierversuch angeborene Veränderungen der Länge des zirkadianen Rhythmus), die aber auch durch Rückkopplung endogener Oszillatoren gesteuert wird (Koordination; bei völliger Isolation allmähliche Desynchronisation der einzelnen Rhythmen) sowie von der Zirbeldrüse (Epiphyse) beeinflusst wird (höhere Produktion von Melatonin bei Dunkelheit, niedrigere bei Lichteinfluss; dennoch keine Beeinträchtigung des Rhythmus bei zerstörter Epiphyse). **Wirkungen** über Neurotransmitter aus den Nervenkernen des Hypothalamus auf fast alle vegetativen Körperfunktionen (insbesondere die Aktivität endokriner Drüsen) u. die psychische Leistungsfähigkeit (vgl. Hypothalamus, Abb.). **Störungen** der Länge werden (außer beim sog. Jet lag nach Langstreckenflügen) kaum beobachtet, dagegen variiert die individuelle Rhythmik u. U. erheblich (z. B. Zeitpunkt des Leistungsgipfels im Tagesverlauf); Störungen des Schlaf-Wachrhythmus sind insbesondere unter modernen Lebensbedingungen verbreitet (Schlafstörungen).
2. Rhythmen oberhalb der Tageslänge (sog. ultradiane Rhythmen) sind je nach betrachtetem Organ (Herz, Atmungsorgane) sehr verschieden frequent, sie unterliegen individuell erheblichen Schwankungen, verändern sich situationsabhängig u. zeigen relativ häufig krankheitswertige Störungen (v. a. Herzrhythmusstörungen).
3. Rhythmen unterhalb der Tageslänge (sog. infradiane Rhythmen) sind beim Menschen nur als weibliche Zyklen* regelmäßig zu beobachten; sie umfassen bei Tieren außerdem (überwiegend saisonale) Rhythmen von Brunst, Wanderungen od. Ruhephasen (Verpuppung, Winterschlaf). Die natürlichen Rhythmen der Mondphasen u. Jahreszeiten scheinen sich bei Menschen nicht regelmäßig auf infradiane Rhythmen auszuwirken: Die weiblichen Zyklen zeigen bei Abweichung von der Mondperiode (27,3 Tage) eine hohe individuelle Konstanz des Abweichens (27-32 Tage); in Einzelfällen wird aber auch eine Synchronisation beobachtet. Saisonale Zyklen sind beim Menschen am ehesten aus der wechselnden Produktion von Melatonin erklärlich: Bei Dunkelheit ist eine stärkere Hemmung der Freisetzung von LH*-RH (Rückgang der Produktion von LH u. FSH) u. geringere Produktion antidepressiv wirksamer Neurotransmitter zu beobachten (saisonal abhängige Depressionen); dennoch zeigen sich bei Sexualhormonen keine eindeutigen Beziehungen zwischen Konzentration u. Jahreszeit (evtl. Herbstgipfel bei Testosteron), daher wird die verbreitet beobachtete höhere sexuelle Appetenz im Frühjahr u. Frühsommer eher als Folge einer verbesserten Stimmung interpretiert. Eine Abhängigkeit individueller vegetativer Aktivität von äußeren Rhythmen (z. B. Gezeiten, Mondphasen) wird beobachtet, besteht aber nicht konstant, ist individuell verschieden ausgeprägt u. kann zurzeit wissenschaftlich nicht erklärt werden.
4. soziokulturelle Zeiteinteilungen haben als externe Taktgeber beim Menschen eine u. U. erhebliche Bedeutung; vegetative Funktionen werden beeinflusst durch Wochenrhythmen, Schlaf-Wach-Rhythmen (auch des sozialen Umfelds, mit breiterer Streuung am Abend als am Morgen), Mahlzeiten u. andere regelmäßige Gewohnheiten, wie auch das bloße Wissen um Gezeiten od. Mondphasen (Mondkult*) einen Einfluss haben kann. Zugleich erscheint gesichert, dass sich vegetative Rhythmen durch veränderte Lebensabläufe beeinflussen lassen (z. B. veränderte Zeitprofile der Mahlzeiten bei Diabetes od. der Aktivitätsphasen bei Schlafstörungen). Bei den weiblichen Zyklen besteht außerdem wohl eine Abhängigkeit von Lebensumständen, z. B. wird in Wohngemeinschaften (vermutlich vermittelt durch Pheromone*) nicht selten eine Synchronisierung der Zyklen beobachtet.
Die **Erforschung** biologischer Rhythmen ist Gegenstand der Chronobiologie; ausgehend von der Beobachtung der Wirkungen von Nacht- u. Schichtarbeit erweist sich inzwischen in zahlreichen praktischen Zusammenhängen als wichtig, Schwankungen von Körperprozessen im Tagesverlauf zu beachten (z. B. unterschiedlich starke Wirksamkeit von Medikamenten im Tagesverlauf).

Rhythmus|methode f: (sexol.) auch Zeitwahlmethode; Bezeichnung für eine Methode der natürlichen Kontrazeption* mit Vermeiden des Koitus an Zyklustagen, an denen die Möglichkeit einer Konzeption besonders groß ist (periodische Enthaltsamkeit*); die fruchtbaren Tage können z. B. nach der Kalendermethode* errechnet werden; Nachteil ist eine geringe Sicherheit.

Ribo|nuklein|säure f: (biol.) Nukleinsäure, die die Proteinbiosynthese reguliert, s. RNA.

Riechen: (physiol.) Olfaktion, s. Geruchssinn.

Riech|kuss: Bezeichnung für einen Kuss*, der mit intensivem Beriechen („Beschnüffeln") des anderen verbunden ist.

Rima ani (lat. ~ Spalte) f: (anat.) veraltete Fachbezeichnung für Analfurche (Crena ani), s. Gesäß.

Rima pudendi f: (anat.) Fachbezeichnung für die Schamspalte zwischen den großen Schamlippen*.

Rimming (engl. rim Rand): (engl.) Bezeichnung für Afterlecken, s. Oroanalkontakte.

Ring: (allg.) Bezeichnung für Reif von runder od. gewendelter Form; in allen Kulturen verbreitet als Schmuck*, der v. a. an Fingern, Zehen, Armen u. Hals (auch Penisring*) od. als Piercing* in Ohren, Nase u. a. Körperstellen getragen wird. Fingerringe gelten seit der Antike auch als Symbol einer Würde (Bischofsring), einer Verpflichtung u. Bindung (Ehering) od. einer Macht (Königsring, magischer Ring), wegen ihres meist hohen Werts waren sie auch als Zahlungsmittel sehr verbreitet (z. B. Verlobungsring zum Brautkauf).

Rin-no-tama: (kult.) japanische Bezeichnung für Vaginalkugeln*; traditionell handelt es sich um zwei durch eine Schnur verbundene, hohle Kugeln, von denen eine leer ist, die andere eine kleinere, schwere Kugel od. Quecksilber enthält. Sie werden in der Vagina getragen (u. durch einen Scheidentampon* gehalten) od. beim Vaginalverkehr zur Verstärkung der Reizwirkung verwendet.

Risiko|schwangerschaft: (gebh.) Sammelbezeichnung für Schwangerschaften, bei denen aufgrund bestimmter Merkmale der Mutter od. des Schwangerschaftsverlaufs statistisch eine höhere Wahrscheinlichkeit von Frühgeburt* od. Totgeburt* sowie von Geburtskomplikationen* besteht. In Deutschland betrifft dies etwa 30 % aller Schwangerschaften; sie bedürfen besonders sorgfältiger Vorsorgeuntersuchungen*. Wichtigste definierende Merkmale sind: **1. seitens der Schwangeren:** Alter bei Erstgebärenden unter 18 u. über 35 Jahre, bei Mehrfachgebärenden über 40 Jahre; organische Erkrankungen; starkes Übergewicht; Beckenanomalien; vorangegangene Frühgeburten, Totgeburten od. operative Entbindungen. **2. seitens der Schwangerschaft:** schwere Schwangerschaftsanämie, Infektionskrankheiten, Diabetes mellitus, Gestose*; Blutgruppen-Unverträglichkeit; verlangsamte Größenzunahme des Uterus; Blutungen in der zweiten Schwangerschaftshälfte, drohende Frühgeburt, Spätgeburt; Mehrlingsschwangerschaft, Anomalien der Kindslage.

Risiko|verhalten: (psychol.) Bezeichnung für (nicht unbedingt riskantes) Entscheidungsverhalten in Ungewissheitssituationen, d. h. in Situationen, in denen fraglich ist, ob das angestrebte Ziel erreicht wird oder evtl. eine gegenüber der Ausgangslage ungünstigere Situation entsteht. Während früher insbesondere das Verhalten im Spiel (Wetten), in ökonomischen Zusammenhängen (Spekulation) od. im täglichen Leben (Unfallentstehung) untersucht wurde, gilt heute ein besonderes Interesse dem Verhalten im Zusammenhang mit Sexualität (sexuell übertragbare Infektionen, unerwünschte Schwangerschaften, anonyme Sexualkontakte). Die Erforschung des Risikoverhaltens ergibt z. T. widersprüchliche Ergebnisse hinsichtlich der Bedeutung persönlicher, gruppenbezogener u. situativer Einflüsse: Während typische „Risikopersönlichkeiten" nicht erkennbar sind, haben situative Gegebenheiten häufig einen starken Einfluss; zugleich wird risikobereites Verhalten in zahlreichen Zusammenhängen sozial positiv bewertet, so dass auch gruppenbezogene Einflüsse risikoerhöhend wirken können. Insgesamt zeigt sich eine höhere Bereitschaft zu riskantem Verhalten bei Adoleszenten aus sozial benachteiligten Bevölkerungsgruppen, eine Beziehung zwischen depressiver Stimmung u. riskantem Verhalten scheint vorzuliegen. In Bezug auf sexuelles Risikoverhalten erweisen sich Interventionen (Information, Einüben risikomindernden Verhaltens, Beratungsangebote) prinzipiell als wirksam, sofern altersentsprechende Angebote gewählt werden, die das tatsächliche Verhalten der Zielgruppen berücksichtigen und risikominderndes Verhalten ausdrücklich verstärken; vgl. Sexualerziehung, Safer Sex.

Ritterlichkeit: (allg.) Bezeichnung für vornehme u. zugleich mutige Verhaltensweise eines Mannes; vgl. Kavalier.

Ritual (lat. ritualis heilig-gebräuchlich) n: (allg.) Bezeichnung für eine festgelegte Abfolge von Handlungen mit für Außenstehende nicht unbedingt nachvollziehbarer Bedeutung. Der Begriff wird insbesondere für religiöse Handlungen verwendet (auch Ritus*, Kult*), s. Abb.; i. w. S. gelten als Rituale auch magische Handlungen (z. B. Initiationsriten*) u. individuelle stereotype Verhaltensweisen, deren Einhaltung Sicherheit vermittelt u. bei deren Nichteinhaltung Angst entstehen kann. Als sexuelle Rituale gelten Handlungen, die einem festliegenden sexuellen Skript* folgen; sie werden sowohl allgemein beobachtet (z. B. bei der Kontaktaufnahme), als auch hochindividuell (z. B. bei Formen des Fetischismus, Sadomasochismus).

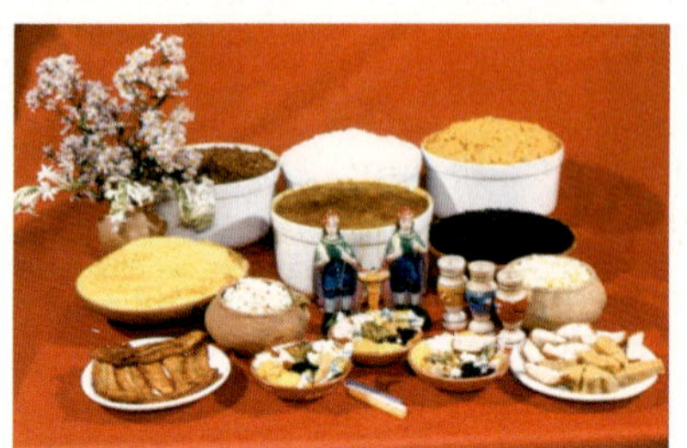

Ritual:
Alle Bereiche des Lebens können auch dazu dienen, in Ritualen mit Gottheiten in Verbindung zu treten; hier eine Mahlzeit aus Salvador da Bahia, Brasilien, deren einzelne Bestandteile jeweils einer bestimmten Gottheit afrikanischen Ursprungs geweiht sind. Die Mahlzeit verbindet die Teilnehmer mit diesen Gottheiten und versichert sie deren Hilfe.

Ritus (lat. ~ heiliger Brauch, aus ind. rta Wahrheit) m: (allg.) Bezeichnung für ausgeformte, in einer kulturellen Tradition typische u. allgemein anerkannte, meist religiöse Rituale* (z. B. Fruchtbarkeitsriten*; vgl. Kult), aber auch für andere Gebräuche zu bestimmten Gelegenheiten (z. B. Hochzeitsbräuche*, Geburtsbräuche* u. Witwenbräuche*).

Rivalisieren (lat. rivalis Nebenbuhler): (ethol.) Bezeichnung für ein Verhalten männli-

R

cher Tiere, das darauf zielt, in der Rangordnung* einer Gruppe gegenüber anderen einen höheren Rang zu erreichen (Konkurrenzverhalten), z. B. als Imponierverhalten* od. in Form von Kommentkämpfen*.

RNA: (biol.) Abkürzung für (engl.) **r**ibo**n**ucleic **a**cid, Ribonukleinsäure; Nukleinsäure, die in Zellen die genetische Information der Desoxyribonukleinsäure (DNA*) übersetzt. Die RNA enthält die Basen Adenin u. Guanin (Purinbasen) sowie Cytosin u. Uracil (Pyrimidinbasen), sie reguliert die Biosynthese von Eiweißen; dazu wird ein DNA-Abschnitt (genetischer Code) in einzelsträngige Messenger- od. Boten-RNA (mRNA) umgeschrieben (Transkription), die die Informationsvorlage für die Biosynthese von Eiweißen enthält. Die Transfer-RNA (tRNA) fügt nach dieser Vorlage Aminosäuren zu einem Protein zusammen, das entweder das endgültige Genprodukt darstellt od. z. B. als Enzym zu einer genspezifischen Erbeigenschaft beiträgt.

Rock: (allg.) Bezeichnung für eine von der Taille hinabreichende, Unterkörper u. Beine mehr od. weniger verhüllende Oberbekleidung für Frauen; ihre Form unterliegt stark der aktuellen Mode*, z. B. als Reifrock*, Mini* od. Maxi*. Historisch bezeichnete Rock ein bis ins 14. Jahrhundert von Männern u. Frauen getragenes Oberkleid mit Ärmeln u. wurde bis ins 19. Jahrhundert als Kurzbezeichnung für den sog. Geh- u. Uniformrock von Männern verwendet.

Rock|hose: (allg.) Bezeichnung für Hosen mit weiten Beinen, die wie ein Rock wirken; vgl. Hosenrock.

Röntgen|kastration f: s. Strahlenkastration.

Röntgen|sterilisation f: Bezeichnung für ein (nicht mehr vertretbares) Verfahren zur Sterilisation* durch Röntgenbestrahlung der Keimdrüsen, das 1903 entdeckt u. ab 1942 mit dem Ziel der massenhaften Zwangssterilisation* in nationalsozialistischen Konzentrationslagern entwickelt u. erprobt wurde.

Rössle-Syndrom (Robert R., Pathologe, Berlin, 1876-1956) n: (klin.) Bezeichnung für ein seltenes Fehlbildungssyndrom infolge einer Chromosomen-Abweichung ähnlich dem Ullrich*-Turner-Syndrom (Karyotyp 46,X0, evtl. auch Mosaik 46,XX/X0) mit Gonadendysgenesie*, Kleinwuchs u. überlangen Gliedmaßen.

Röteln: (infektiol.) Rubella, Rubeola; Bezeichnung für die Infektion durch das Röteln-Virus (RNA-Virus); **Vorkommen:** meist zwischen 3. u. 10. Lebensjahr; **Verlauf:** Nach einer Inkubationszeit von 12-21 Tagen kommt es zu Fieber u. schmerzlosen Lymphknotenvergrößerungen, kurz darauf entwickelt sich ein Hautausschlag (Exanthem) mit linsengroßen, rosaroten Flecken zuerst im Gesicht, dann auch am Rumpf. Nach Erkrankung besteht i. d. R. lebenslange Immunität. **Komplikationen:** In sehr seltenen Fällen Blutgerinnungsstörungen, Beteiligung von Gelenken u. Gehirn; dagegen kann eine Röteln-Erkrankung von Schwangeren (insbesondere in den ersten 12 Wochen) zu schweren Fehlbildungen beim ungeborenen Kind führen (sog. Rötelnembryopathie, v. a. mit Herzfehlern, Hirnfehlbildungen, angeborener Katarakt des Auges). **Prophylaxe:** Schutzimpfung mit Röteln-Impfstoff, in Deutschland für alle Kinder zusammen mit Mumps-Masern-Schutzimpfungen; für Mädchen erneute Röteln-Schutzimpfung im 11.-15. Lebensjahr. Vor einer geplanten Schwangerschaft sollte der Röteln-Antikörpertiter bestimmt werden; bei Fehlen von Röteln-Antikörpern (Titer im Hämagglutinationstest unter 1:32) ist eine passive Immunisierung mit Röteln-Hyperimmunglobulin möglich. Keine Röteln-Schutzimpfung während der Schwangerschaft u. bei HIV-Infektion (Lebendimpfstoff).

Rokitanski-Küster-Hauser-Syndrom (Karl v. R., Pathologe, Wien, 1804-1878; Hermann K., deutscher Gynäkologe, geb. 1897) n: (klin.) übliche Bezeichnung für eine Hemmungsfehlbildung der inneren weiblichen Sexualorgane infolge fehlender Anlage von Vaginalknospen im Sinus urogenitalis u. Störungen der Fusion der embryonalen Müller-Gänge bei normalem weiblichem Kerngeschlecht (vgl. Gonadenentwicklung, Abb.); die genauen Ursachen sind unbekannt, Häufigkeit 1:4000-5000. Es kommt zu einem Uterus bicornis, meist ohne Hohlraum (s. Uterusfehlbildungen), u. Vaginalaplasie* bei funktionsfähigen Eierstöcken, es besteht Amenorrhö u. Sterilität bei regelrechtem Ovarialzyklus; evtl. finden sich zusätzlich Fehlbildungen der Niere u. Leistenbruch. Therapeutisch ist eine operative Vaginaplastik* zu erwägen.

Rolle: (soziol.) auch genauer als **soziale Rolle** bezeichnete Verhaltensnormen u. Vorgaben des sozialen Umfelds (Familie, Gleichaltrige, Gesellschaft, Kultur), die das Selbstbild u. Verhalten des Individuums prägen, indem nach Übernahme einer Rolle Verhaltenserwartungen der Gruppe erfüllt werden müssen. Einzelne Rollen bestimmen sich aus biologischen Merkmalen, andere aus der sozialen Position des Individuums, seinem Beruf od. seiner Funktion in einer Gruppe, weitere Rollen werden vom Individuum selbst gewählt u. gestaltet; vgl. Geschlechtsrolle. Typischerweise wird rollenentsprechendes Verhalten (Konformität) positiv sanktioniert, die Nichterfüllung von Rollenerwartungen negativ; Rollenkonflikte können entweder Widersprüche zwischen den Anforderungen verschiedener Rollen eines Individuums betreffen (sog. Interrollenkonflikt) od. widersprüchliche Anforderungen innerhalb einer Rolle (sog. Intrarollenkonflikt). In bestimmten Formen der Gruppentherapie* (Rollenspiel, Psychodrama) werden vorgegebene Rollen zeitweilig übernommen u. reflektiert.

Rollen|erwartung, sexuelle: (sexol.) Sammelbezeichnung für die als typisch „männliche" bzw. „weibliche" (d. h. maskuline bzw. feminine) Eigenschaften u. Verhaltensweisen gesellschaftlich u. individuell als selbstverständlich vorausgesetzten Merkmale eines Individuums. Sie ergeben sich i. d. R. aus dem somatischen Geschlecht, sind aber im Einzelnen abhängig von soziokulturellen Vorgaben (Konventionen, Normen) u. in modernen Gesellschaften deutlichen historischen Veränderungen unterworfen. Die gesellschaftliche sexuelle Rollenerwartung gilt als entscheidender Faktor für die Entwicklung u. Übernahme einer individuellen Geschlechtsrolle*.

R

Rollen|klischee n: (soziol.) auch Rollenstereotyp; Bezeichnung für eine feststehende Vorstellung od. Erwartung hinsichtlich des Rollenverhaltens von Menschen, die anhand eines Einzelmerkmals einer Gruppe zugeordnet werden, z. B. für typisch gehaltene männliche od. weibliche Geschlechtsrollen*.

Rollen|konflikt m: (soziol.) Fachbezeichnung für vorübergehenden od. dauerhaften intraindividuellen Konflikt*, dem widersprüchliche od. konkurrierende Rollenerwartungen zugrunde liegen; vgl. Rolle.

Rollen|spiel: (psychol.) Bezeichnung für eine Form der Gruppentherapie*, bei der die Teilnehmer soziale Rollen u. Konflikte szenisch darstellen, um (z. B. durch Rollentausch) das eigene Verhalten besser verstehen u. steuern zu lernen; eine spezielle Form ist das Psychodrama*.

Rollen|wechsel: (soziol.) Bezeichnung für das bewusste Wechseln einer sozialen Rolle*; im sexuellen Bereich einerseits der zeitweilige u. lustbetonte Wechsel bei Transvestismus* od. zwischen Partnern bei Sadomasochismus*, andererseits der eher endgültige und u. U. konflikthafte Rollenwechsel im Rahmen eines Coming*-out bei Transsexualität* od. Homosexualität*; vgl. Geschlechtswechsel.

Romanze (frz. romance Lied) f: (allg.) Bezeichnung für kürzere sexuelle Beziehung (Liebesabenteuer*); vgl. One-Night-Stand, Seitensprung.

Rosa Listen: (allg.) im Verlauf der Schwulenbewegung* des späten 20. Jahrhunderts geprägte (in Anlehnung an die Rosa* Winkel homosexueller Häftlinge in Konzentrationslagern entstandene) Bezeichnung für geheime amtliche Verzeichnisse polizeibekannter homosexueller Männer. Solche Verzeichnisse existierten in deutschen Großstädten ab Ende des 19. Jahrhunderts; sie wurden im Nationalsozialismus* erheblich erweitert durch die koordinierende Tätigkeit einer 1936 geschaffenen geheimen „Reichszentrale zur Bekämpfung der Homosexualität und der Abtreibung“ u. in der BRD in eher dezentraler Form bis in die 80er Jahre (d. h. länger als das Verbot homosexueller Handlungen) fortgeführt (vgl. Paragraph 175); über ähnliche Datensammlungen verfügte auch das Ministerium für Staatssicherheit der DDR. Solche Datensammlungen sind in Deutschland nach den gesetzlichen Regelungen zum Datenschutz* heute grundsätzlich verboten.

Rosa Winkel: (kult.) Bezeichnung für ein rosafarbenes Stoffdreieck, das auf die Kleidung aufgenäht in nationalsozialistischen Konzentrationslagern zur Kennzeichnung von homosexuellen Männern diente. In der Hierarchie der Lager gehörten diese Männer zur untersten Schicht, sie hatten kaum Möglichkeiten der Beteiligung an der Lagerselbstverwaltung u. hatten Schikanierung und sexuelle Misshandlung durch Mithäftlinge oder Lagerpersonal, erschwerte Arbeitsbedingungen, schlechtere Versorgung mit Nahrungsmitteln u. a. zu erleiden, ihre Todesrate lag daher besonders hoch. Zur Erinnerung wird der Rosa Winkel heute in der Schwulenbewegung* als Symbol gegen Diskriminierung u. Ausgrenzung verwendet. Vgl. P, Rosa Listen.

Rot|klee: (biol.) auch Wiesenklee; Bezeichnung für eine in Europa u. gemäßigten Klimazonen weitverbreiteten Pflanze (Trifolium pratense), die u. a. Flavone, Salizylsäure, Kaffeesäure, Phytoöstrogene* u. (in der Blüte) Cyanidin enthält; Anwendung zur Erleichterung des Abhustens (sog. Expectorans), Blütenextrakt auch zur Therapie von Beschwerden im Klimakterium.

Rot|licht|viertel: (allg.) von den traditionell im Fenster von Prostituierten angebrachten roten Laternen hergeleitete Bezeichnung für Straßen u. Bezirke, in denen in größerer Anzahl Bordelle* u. Nachtklubs* zu finden sind; vgl. Sperrgebietsverordnung.

Rousseau, Jean-Jacques (1712-1778): Philosoph u. Schriftsteller, Genf, Paris; mit seiner Auffassung von einer moralisch prinzipiell guten Natur des Menschen (die durch gesellschaftliche bzw. zivilisatorische Einflüsse korrumpiert wird) von großem Einfluss für Philosophie u. Pädagogik der Aufklärungszeit; idealisierende Beschreibungen von Liebe gehen mit der Auffassung einher, dass Frauen für Lust u. Wohlergehen der Männer zu sorgen haben.

RPR-Test m: Abkürzung für **R**apid-**P**lasma-**R**eagin-Test; Bezeichnung für ein labormedizinisches Untersuchungsverfahren zum Nachweis einer Syphilis*.

-rrhö (gr. ῥόος, ῥοή Fließen) f: (med.) auch -rrhoe; in fachsprachlichen Fügungen übliche Schreibweise des Wortteils „-rhö“ mit der Bedeutung „dauernder Ausfluss“, z. B. in Menorrhö, Gonorrhö.

RStGB: (jurist.) Abkürzung für **R**eichs**st**raf**g**esetz**b**uch; seit 1871 im Deutschen Reich gültig, in der BRD u. der DDR durch Strafgesetzbücher* ersetzt.

RU 486: (pharmak.) Kurzbezeichnung für Mifepriston*.

rubber sex (engl. ~ Gummi): (allg.) im Deutschen nicht selten verwendete Bezeichnung für Gummifetischismus* (sog. Gummisex); vgl. Fetischismus.

Rück|bildungs|alter: (allg.) Bezeichnung für Senium*.

Rück|bildungs|gymnastik f: (gebh.) auch Wochenbettgymnastik; Bezeichnung für körperliche Übungen, die in den Wochen u. Monaten nach einer Geburt* die Rückbildung u. Straffung von Beckenboden, Bauchdecke u. Uterus fördern u. (ggf. unter kranken- bzw. heilgymnastischer Anleitung) in gezielten Übungen zur Stärkung der Bauchdecken- u. Beckenbodenmuskeln bestehen.

Rück|bildungs|phase f: (sexol.) auch Entspannungsphase; von W. Masters u. V. Johnson eingeführte Fachbezeichnung für den 4. (und letzten) Abschnitt im sexuellen Reaktionszyklus*.
(gebh.) Zeitraum, in dem sich die während Schwangerschaft u. Geburt erfolgten körperlichen Veränderungen zurückbilden (z. B. Verkleinerung des Uterus); vgl. Wochenbett.
(physiol.) Involutionsperiode, s. Senium.

Rücken|mark|schwindsucht: (infektiol.) historische Bezeichnung für Tabes* dorsalis, die im Stadium IV der Syphilis* auftretende Neurosyphilis mit Beteiligung von Rückenmark u. Rückenmarknerven.

(allg.) von A.-S. Tissot postulierte Degeneration von Rückenmark u. zentralem Nervensystem v. a. infolge von Masturbation*, aber auch übermäßiger geschlechtlicher Betätigung von Männern (eine vergleichbare Diagnose bei Frauen gab es nicht); erwiesenermaßen falsche Hypothese, die bis in die zweite Hälfte des 20. Jahrhunderts als Begründung für Antimasturbationskampagnen u. moralische Urteile herangezogen wurde.

Rück|fall|kriminalität f: (soziol.) Bezeichnung für die Wiederholung gleichartiger (sog. einschlägiger) od. anderer Straftaten durch bereits verurteilte Straftäter; über die Häufigkeit von Rückfalltätern im Bereich der Sexualstraftaten sind bisher nur Schätzungen verfügbar, eine entsprechende Statistik (sog. Rückfallstatistik) ist in Deutschland zurzeit erst im Aufbau. Für die zentralen Delikte des Sexualstrafrechts (sexueller Missbrauch u. sexuelle Nötigung) wird die Rückfallquote auf ca. 12-20 % geschätzt (höher bei homosexuellen pädophilen Tätern), für andere Sexualstraftaten (z. B. Exhibitionismus) liegt sie z. T. deutlich höher (bis 50 %). (sexol.) ist das Problem der einschlägigen Rückfallkriminalität deshalb bedeutsam, weil vor Entlassungen von Tätern aus Haft od. Maßregelvollzug* i. d. R. durch ein Gutachten zur Wahrscheinlichkeit von Rückfalltaten Stellung genommen werden muss (vgl. Sexualstraftäter); als ungünstige Voraussetzungen gelten dabei u. a. einschlägige Vorstrafen, frühere psychiatrische Auffälligkeit des Täters, Störungen in der Herkunftsfamilie, jüngeres Lebensalter; außerdem erscheint das Risiko erhöht bei Tätern, die bei der Begehung der Tat keinen Körperkontakt mit dem Opfer hatten (insbesondere bei Exhibitionismus), bei Tätern, die fremde Kinder missbraucht haben, u. solchen, die Jungen missbraucht haben. Geringeren Einfluss auf die Rückfallwahrscheinlichkeit scheinen dagegen berufliche Stabilität, soziale Schicht u. Bildungsgrad, Substanzabhängigkeit od. eigene Missbraucherfahrungen in der Kindheit zu haben. (jurist.) werden Rückfalltaten insbesondere bei sexuellem Missbrauch auch ohne andere Qualifikation u. U. härter (d. h. als Verbrechen) verurteilt; außerdem sieht das Strafgesetzbuch unter bestimmten Voraussetzungen für Rückfalltäter u. solche, bei denen ein hohes Risiko zukünftiger Rückfalltaten angenommen wird, insbesondere im Bereich der Sexualstraftaten die Möglichkeit der Anordnung von Sicherungsverwahrung* vor (§ 66 StGB).

Rück|zieher: (allg.) Bezeichnung für Coitus* interruptus.

Ruminati̲on (lat. rumina̲tio Wiederkäuen) f: (psychiat.) Fachbezeichnung für eine Form von Essstörung*, bei der bereits geschluckte Nahrung willkürlich hochgewürgt u. erneut gekaut wird; Vorkommen z. B. im Kleinkindalter als Folge mangelnder Zuwendung bzw. Vernachlässigung (psychischer Hospitalismus*), im späteren Leben bei psychiatrischen Erkrankungen sowie als (evtl. mit Lustgewinn verbundene) Verhaltensstörung.

Runzel|säulen: (klin.) Fachbezeichnung für die aus sog. Scheidenrunzeln gebildeten Hautwülste (Columnae rugarum); s. Vulva (Abb.).

Rupt̲ura vulvo|perine̲alis (lat. ~ Brechen) f: (klin.) Fachbezeichnung für Dammriss* verschiedenen Ausmaßes, evtl. verbunden mit Scheidenriss*; meist Geburtsverletzung, evtl. Pfählungsverletzung*, die operativ versorgt werden muss.

Russell, Earl Bertrand (1872-1970): Mathematiker u. Philosoph, London, ab 1940 Professor in New York; zahlreiche philosophische Arbeiten u. a. zur Erkenntnistheorie; trat für eine sexuelle Aufklärung* von Kindern u. Jugendlichen ein, die auch Informationen zum Geschlechtsverkehr vor der Ehe, außerehelichen Beziehungen u. Ehescheidungen beinhaltet; erhielt deshalb mit der Begründung, „unmoralische Lehren“ zu vertreten, von einem Gericht in den USA Vorlesungsverbot.

S

Sacher-Masoch, Leopold von (1836-1895): Jurist u. Schriftsteller, Graz (Österreich); beschrieb in mehreren Romanen u. a. ein höriges u. unterwürfiges Verhalten von Männern gegenüber Frauen; daraus leitete R. von Krafft-Ebing (1886) die Bezeichnung Masochismus* für die Neigung von Menschen ab, sich Schmerzen u. Erniedrigung zufügen zu lassen u. dabei Lust zu empfinden.

Sach|verständiger: (jurist.) Bezeichnung für eine Person, die als Gehilfe des Gerichts ein spezielles Sachwissen für die Prozessbeteiligten darlegt, um die Entscheidungsfindung zu erleichtern; ihre Stellung entspricht nach deutschem Recht derjenigen eines Zeugen, die rechtlichen Rahmenbedingungen sind in den §§ 72 bis 93 der Strafprozessordnung geregelt (für Zivilverfahren vgl. §§ 402-414 der Zivilprozessordnung). Sachverständige werden durch das Gericht ausgewählt u. beauftragt (dem Auftrag ist Folge zu leisten) sowie in ihrer Tätigkeit angeleitet (bestellte Sachverständige); durch die Verteidigung können weitere Sachverständige dem Gericht vorgeschlagen werden, die allerdings anwesend sein müssen (präsente Sachverständige), nicht gehört werden müssen, kein Fragerecht u. kein unbegrenztes Anwesenheitsrecht im Prozessverlauf haben, sofern sie nicht nachträglich vom Gericht als Sachverständige bestellt werden. Sachverständige sind keine Prozessbeteiligten, sondern gelten als Beweismittel wie Augenschein, Dokumente od. Zeugen. In Strafverfahren, bei denen Zweifel an der Schuldfähigkeit* der Angeklagten besteht od. eine Unterbringung* erwogen wird, ist die Beteiligung mindestens eines forensisch-psychiatrischen od. forensisch-psychologischen Sachverständigen erforderlich; ihnen ist schon im Vorverfahren Gelegenheit zu geben, ihr Gutachten vorzubereiten, sie können Akten einsehen u. Zeugen sowie die Beschuldigten befragen und ggf. (körperlich) untersuchen. Weitere häufige Aufgabenstellungen sind die Beurteilung der Glaubwürdigkeit* von Zeugen, Stellungnahmen in Fragen des elterlichen Sorgerechts, der Tauglichkeit zur Führung von Kraftfahrzeugen u. a.; vgl. Psychiatrie, forensische; Psychologie, forensische. Für die im Rahmen ihrer Tätigkeit bekannt gewordenen Tatsachen können sich Sachverständige nicht auf ihre berufliche Schweigepflicht* berufen, sondern sie haben das Gericht unparteiisch u. nach bestem Wissen u. Gewissen zu informieren; vgl. Gutachten, Auskunftspflicht.

Sade, Marquis Donatien Alphonse François de (1740-1814): Schriftsteller, Paris; Verfasser von Romanen, die u. a. ausführliche Darstellungen der unterschiedlichsten Formen von Sexualkontakten und -praktiken enthalten und auch als Kritik von damals herrschenden sittlichen Normen u. Sexualmoral zu verstehen sind; die ebenfalls in den Werken de Sades zu findende Beschreibung eines Verhaltens, bei dem anderen Menschen zur Steigerung der eigenen Lust Schmerzen zugefügt werden, führte im 19. Jahrhundert zum Begriff Sadismus*.

Sadịsmus m: (psychiat.) von R. v. Krafft-Ebing eingeführte Bezeichnung für die Neigung, anderen Menschen Schmerzen u. Erniedrigung zuzufügen u. dabei Lust zu empfinden; i. w. S. muss diese Lust nicht unbedingt sexuell erlebt werden, sondern kann sich aus anderen Lebenssituationen herleiten, indem Berufe od. Partner gewählt werden, die das Ausleben nichtsexueller Dominanz erlauben (sog. **Alltagssadismus**). Nach psychoanalytischer Deutung wird der sadistische Impuls u. a. als Ausdruck der nach außen gerichteten Energie des Todestriebs* od. als unbewusster (z. B. aus Frustrationen der Kindheit erwachsender) libidinös besetzter Bestrafungswunsch erklärt.
(sexol.) i. e. S. bezeichnet Sadismus eine als Paraphilie* eingeordnete Form des abweichenden Sexualverhaltens*, bei der sexuelle Erregung u. Befriedigung überwiegend od. ausschließlich durch Dominanz* u. Zufügen von Schmerzen od. Erniedrigung erreicht wird; meist finden die Handlungen mit Partnern statt, die die submissive Rolle übernehmen; sie können aber auch eine Form der Autoerotik* darstellen u. werden dann als Automasochismus* bezeichnet, od. sich gegen Objekte richten, deren Beschädigung als lustvoll erlebt wird (sog. Objektsadismus; vgl. Saliromanie).
Über die **Häufigkeit** sexuell gefärbter sadistischer Bedürfnisse kann (insbesondere wegen des breiten Spektrums der Ausprägungen) nur spekuliert werden; es gilt als gesichert, dass sie insgesamt seltener sind als masochistische Bedürfnisse (s. Masochismus), bei Männern häufiger bestehen als bei Frauen u. vermutlich gehäuft bei homosexuellen Männern (evtl. auch Frauen) vorkommen.
Als Bedingungen für die **Entstehung** werden z. B. durch Frustrationen im Kindesalter entstandene, später lustvoll besetzte Bestrafungswünsche diskutiert, ohne dass eine einheitliche Vorstellung erkennbar würde; entsprechende Phantasien treten nicht selten bereits vor der Pubertät auf; vgl. Orientierung, sexuelle.
Die **Formen** sadistischer Bedürfnisse u. Handlungen sind außerordentlich vielfältig; man unterscheidet grundsätzlich: **1. sog. Konjunktionssadismus:** Sadistische Phantasien u. Handlungen erscheinen in sexuelle Aktivitäten eingebettet; besonders häufig werden Formen der

Zufügung von Schmerz, insbesondere durch Auspeitschen (Flagellation*), Schläge (Spanking*) u. a., daneben erniedrigende Behandlung (Pornolalie*) od. Beschränkungen der Bewegungsfreiheit (Bondage*) gewählt, um im weiteren Verlauf einen Orgasmus zu erreichen; Wahl u. Stellenwert der verwendeten Gegenstände zeigen u. U. eine psychodynamische Nähe zu Fetischismus*. Bei dieser (häufigeren) Form bestehen nicht selten zugleich (komplementäre) masochistische Bedürfnisse, die sich u. U. erst im Lebensverlauf entwickeln, so dass abwechselnd beide Rollen eingenommen werden können.

2. sog. **Kompensationssadismus:** Hierbei ersetzen sadistische Phantasien u. Handlungen weitgehend die sexuelle Aktivität, der zentrale Reiz liegt in der Einnahme einer dominanten Rolle (Meister, Herrin), der Zumutung von Ekel (Exkrementophilie*) od. der Inszenierung scheinbar bedrohlicher Situationen; sofern ein Orgasmus angestrebt od. erreicht wird, erfolgt dieser ohne od. mit nur minimaler genitaler Reizung.

Bei beiden **Formen** übernehmen im Fall einvernehmlicher Handlungen trotz eindeutiger Dominanz die sadistisch Empfindenden meist die eigentlich „passive" Rolle insofern, als sie mit ihren Partnern die Art der Handlungen zuvor abstimmen (u. U. durch schriftliche Sklavenbriefe*) u. deren Verlauf im Regelfall hochkontrolliert durch sie steuern lassen (Stopp*-Code); vgl. Sadomasochismus.

Die **Bewertung** sadistischen Verhaltens unterlag im Verlauf der Geschichte insofern einem erheblichen Wandel, als die gesellschaftliche Auffassung über Grenzen u. erlaubte Motive körperlicher Misshandlungen sich stark verändert haben u. zwischen den Kulturen bis heute unterscheiden. Während von der römischen Antike bis zur Neuzeit sadistische Handlungen in zahlreichen Fällen nicht als sexuell erlebt, sondern (z. B. als Bestrafungen) sozial gerechtfertigt wurden, unterliegen sie heute in den meisten modernen Gesellschaften strenger Reglementierung; dennoch sind zahlreiche Ausnahmen üblich (z. B. Züchtigung von Kindern), u. die Grenzen werden in Ausnahmesituationen (z. B. in Kriegen) vom üblichen Werturteil abweichend gezogen; vgl. Grausamkeit. Heute besteht bei Einvernehmlichkeit* der Handlungen zwar u. U. gesellschaftliches Unverständnis, aber keine ausgesprochene Diskriminierung; zur aktuellen Lage s. Sadomasochismus.

Die **Folgen** sadistischer Neigungen sind davon abhängig, inwieweit es gelingt, sie in einvernehmlichem Handeln auszuleben; das Risiko dissexueller Verhaltensweisen ist vergleichsweise hoch (s. Gewalt, sexuelle), während im Übrigen das Risiko körperlicher Schäden für die Partner durch sorgfältige Inszenierungen u. Vorsichtsmaßnahmen sehr weitgehend vermieden wird; vgl. Sadomasochismus.

Eine **Therapie** der Neigung ist bei einvernehmlichem Verhalten nicht erforderlich u. wird kaum gewünscht; sie wird dagegen bei Dissexualität* gesellschaftlich gefordert u. ist meist auch individuell erwünscht. In Frage kommen psychotherapeutische Verfahren (Verhaltenstherapie, Psychodrama u. a.), Erfolge sind insbesondere bei zusätzlich bestehenden psychischen Störungen nur eingeschränkt zu erwarten; Ziel ist eine bessere Identifikation mit den Sexualpartnern u. eine Veränderung des sexuellen Skripts* hin zu weniger schädigendem Verhalten. In schwerwiegenden Fällen kann eine Minderung der sexuellen Motivation durch Antiandrogene (s. Therapie, kontrahormonale) od. durch Serotonin-Wiederaufnahmehemmer (s. Antidepressiva) erwogen werden.

Sado|masochismus m: (sexol.) übliche Abkürzung SM; Bezeichnung für ein als Paraphilie* eingeordnetes abweichendes Sexualverhalten*, bei dem sexuelle Erregung u. Befriedigung überwiegend od. ausschließlich durch Dominanz* u. „aktives" Zufügen (Sadismus*) od. durch Submission* u. „passives" Erleiden (Masochismus*) von Schmerzen od. Erniedrigung erreicht wird. Der Doppelbegriff drückt aus, dass beide Verhaltensweisen sich gegenseitig nicht immer ausschließen, sondern oft durchgängig (od. in verschiedenen Lebensabschnitten) abwechselnd gewählt werden.

Über die **Häufigkeit** sadomasochistischen Verhaltens ist wenig bekannt; masochistische Bedürfnisse scheinen insgesamt (ca. viermal) häufiger zu sein als sadistische, zwischen Männern u. Frauen sind sie nicht deutlich verschieden verteilt, ein gehäuftes Vorkommen unter homosexuellen Männern (evtl. auch Frauen) erscheint möglich.

Zur **Entstehung** sadomasochistischer Bedürfnisse gibt es (wie auch zur Entstehung jeder einzelnen der beiden Neigungen, s. Sadismus, Masochismus) keine einheitlichen Konzepte. Es wird gelegentlich versucht, eine Verbindung zur Entwicklung der Geschlechtsrolle („maskulin"-dominantes od. „feminin"-submissives Verhalten) herzustellen, allerdings sind so die beobachteten Verhaltensweisen nur z. T. zu erklären; auch ist nicht selten eine Ausgleichsfunktion des sexuellen Rollenverhaltens gegenüber dem Alltagsverhalten zu vermuten (z. B. Dominanz im Beruf u. Submission im Sexualkontakt), aber auch dies entspricht nur einem Teil der Fälle insgesamt; vgl. die nichtsexuellen Formen von Sadismus und Masochismus. Die Neigung tritt meist früh in sexuellen Phantasien auf, wird aber u. U. auch erst in späteren Lebensphasen bewusst; vgl. Orientierung, sexuelle.

Die **Formen** sadomasochistischen Verhaltens sind vielfältig; sie können sich auf nichtsexuelle Lebensbereiche erstrecken (sog. Alltagssadomasochismus) u. finden sich dann u. U. gehäuft in bestimmten Berufsgruppen; innerhalb der sexuellen Formen können solche unterschieden werden, bei denen das sadomasochistische Handeln Teil des sexuellen ist, u. solche, bei denen es das sexuelle Handeln ersetzt, s. Masochismus, Sadismus; in zahlreichen Fällen besteht eine psychodynamische Nähe zu (unterschiedlichen) Formen des Fetischismus*. Einvernehmliche sadomasochistische Handlungen folgen überwiegend einer vorher abgesprochenen Inszenierung u. können sehr unterschiedliche Ausformungen haben (z. B. Bondage*, Flagellation*, Piercings*, Branding*) od. mit fetischistischen Handlungen verbunden sein (z. B. sog. dirty* sex); dabei steuern die submissiven

Partner das Geschehen maßgeblich durch vorher vereinbarte Signale (z. B. durch einen Stopp*-Code), denen die dominanten Partner im Regelfall hochkontrolliert folgen.
Die **Bewertung** sadomasochistischen Verhaltens (einschließlich der Frage der Abgrenzung gegenüber normentsprechendem Verhalten) weist historisch u. zwischen den Kulturen erhebliche Schwankungen auf; ähnlich wie beim Fetischismus scheinen auch hier Moden, Vorbilder, kollektive Phantasien u. religiöse Vorstellungen (z. B. hinsichtlich der Bedeutung von Strafe u. Buße) bedeutsam zu sein; im Einzelnen s. Masochismus, Sadismus.
Aktuelle Lage: sadomasochistische Handlungen sind bei Einvernehmlichkeit* nicht verboten, werden zwar z. T. durch die Öffentlichkeit mit Unverständnis wahrgenommen, aber im Allgemeinen toleriert. Eine Ausnahme bilden Darstellungen sadomasochistischer Handlungen: Sie unterliegen nach dem heutigen Strafrecht in weiten Teilen („Gewalttätigkeiten", auch bei Einvernehmen u. ohne reale Gewaltanwendung) einem absoluten Verbreitungsverbot, s. Pornographie. Die individuelle Akzeptanz sadomasochistischer Neigungen (Coming*-out) wird in den meisten modernen Gesellschaften durch Selbsthilfegruppen* u. Angebote spezifischer Subkulturen* erleichtert.
Die möglichen **Folgen** sind je nach gewählter Rolle u. Schwerpunkt der Neigung verschieden, s. Masochismus, Sadismus. Ein im Lebensverlauf nicht selten entstehendes Bedürfnis nach Steigerung der Reize kann Züge einer sexuellen Sucht* annehmen u. einen Leidensdruck erzeugen (dann evtl. Psychotherapie).

säkular (lat. saeculum Jahrhundert): (soziol.) Bezeichnung für Vorgänge, die sich auf lange Zeiträume beziehen, z. B. säkulare Trends in Bevölkerungs- oder Gesundheitsstatistiken.

Sättigung, psychische: (psychol.) Bezeichnung für die durch lang dauernde gleichförmige Tätigkeit entstehende Unlust (Überdruss); nicht gleichbedeutend mit Ermüdung, da bei veränderter Aufgabenstellung die Unlust schwindet u. die Tätigkeit wieder aufgenommen werden kann. Der Vorgang gilt als Erklärung für das Schwinden sexueller Motivation bei Überflutung mit sexuellen Außenreizen od. bei nötigen Begleithandlungen, die zur eigenen Befriedigung nicht unmittelbar geeignet sind (z. B. Kondomgebrauch od. spezielle Wünsche von Sexualpartnern); vgl. Appetenzstörungen, sexuelle.

Säugling: (allg.) Bezeichnung für ein Kind im ersten Lebensjahr; das Säuglingsalter ist gekennzeichnet durch die rasche u. (innerhalb gewisser Schwankungsbreiten) zeitlich konstante Abfolge körperlicher u. psychischer Entwicklungen; rasches körperliches Wachstum (Verdreifachung des Geburtsgewichts), Reifung des Zentralnerven- u. Immunsystems, Bindung an Bezugspersonen u. a. psychische Reaktionen. Zur Bestimmung der regelrechten Säuglingsentwicklung werden außerdem neurologische Kriterien herangezogen (Verschwinden od. Auftreten typischer Reflexe) sowie Merkmale der statomotorischen Entwicklung (Erwerb typischer motorischer Fähigkeiten) u. der Verhaltensentwicklung (Spielverhalten, Beginn des Nachsprechens einfacher Wörter). Erste sexuelle Reaktionen werden beobachtet, s. Kindersexualität.

Säuglings|sterblichkeit: (soziol.) Fachbezeichnung für die Anzahl im ersten Lebensjahr gestorbener Kinder je 1000 Lebendgeborene des Sterbejahrs. Man unterscheidet zu statistischen Vergleichszwecken mehrere Teilgrößen: Perinatalsterblichkeit (bis 7. Tag), Neugeborenensterblichkeit (bis 28. Tag) mit Früh- bzw. Spätsterblichkeit (vor bzw. nach 7. Tag), Nachsterblichkeit (nach 28. Tag).
Die Säuglingssterblichkeit gilt als sensibler Indikator für die gesundheitliche u. soziale Lage einer Bevölkerung sowie die Wirksamkeit des medizinischen Vorsorge- und Versorgungssystems; sie lag weltweit 1975 bei 90 u. 1995 bei 59 u. ist je nach betrachteter Bevölkerung sehr verschieden hoch: Angola 198, Ost-Timor 135, Griechenland 5,9, Andorra 1,0, Deutschland 4,6 (1999). In ähnlicher Weise variieren die Ursachen: In Deutschland stehen heute in der Frühsterblichkeit Komplikationen von Schwangerschaft u. Geburt (Frühgeburten) sowie Fehlbildungen im Vordergrund, in der Spätsterblichkeit plötzlicher Kindstod u. Unfälle; weltweit bilden Unterernährung u. Infektionskrankheiten die häufigsten Ursachen.

Säure|spritzer: (sexol.) übliche Bezeichnung für eine Form des abweichenden Sexualverhaltens*, bei der sexuelle Erregung u. Befriedigung erlebt wird, indem ätzende Flüssigkeiten in Menschenansammlungen auf die Kleidung Unbekannter od. in Museen u. Kirchen auf Kunstwerke gespritzt werden; psychodynamisch je nach Einzelfall einzuordnen als Antifetischismus* od. als objektbezogener Sadismus*; vgl. Saliromanie, Tintenspritzer.

Safer Sex: (allg.) in der frühen Phase der HIV-Epidemie entstandene Sammelbezeichnung für sexuelle Praktiken, bei denen eine Übertragung von HIV (z. T. auch anderer sexuell übertragbarer Infektionen*) sehr unwahrscheinlich ist; die Bezeichnung („sichererer Sex") trägt der Tatsache Rechnung, dass vollständig „sichere" sexuelle Kontakte („Safe Sex") nur in Ausnahmefällen möglich sind (z. B. in einer für beide Partner ersten monogamen Beziehung od. bei ausschließlicher Masturbation) u. es daher darauf ankommt, Risiken weitmöglichst zu vermindern. Neben partnerschaftlicher Treue werden im Einzelnen empfohlen: **1.** Vermeiden des Kontakts mit fremden Körperflüssigkeiten, insbesondere mit Sperma, Vaginalsekret u. Blut; **2.** bei penetrierenden Sexualkontakten Verwendung von Kondomen* (evtl. Handschuhen) und geeigneten Gleitmitteln*; **3.** Verwendung von Sexspielzeug nur für eine Person, danach Desinfektion. Küssen wird als risikolos betrachtet, Fellatio (ohne Verschlucken von Sperma) u. Cunnilingus als sehr risikoarm in Bezug auf die Übertragung von HIV, aber nicht von anderen sexuell übertragbaren Erregern; bei Cunnilingus u. Anilingus bietet die Verwendung von Latexfolien* Schutz.
Die systematische Aufklärung über Safer Sex u. die Verbesserung der Verfügbarkeit von Kondomen gelten als wichtigste Maßnahmen zur Vermeidung der Ausbreitung von HIV. Die Er-

folge dieser Maßnahmen sind je nach Art u. Intensität verschieden groß, sie sind aber v. a. abhängig von Bildungsgrad u. sozialer Schichtzugehörigkeit der angesprochenen Bevölkerungsgruppen, sie steigen mit der sexuellen Erfahrung u. der Anzahl der Sexualpartner. Die Einhaltung der Regeln für Safer Sex wird beeinträchtigt durch psychische Krisen (z. B. Depression) u. situative Faktoren (z. B. Alkohol- u. anderer Rauschmitteleinfluss, anonyme Sexualkontakte). In den letzten Jahren ist v. a. unter homosexuellen Männern eine minderheitliche (wohl auf kleine Gruppen innerhalb der Subkulturen beschränkte) Verhaltenstendenz zu erkennen, die Safer Sex grundsätzlich ablehnt (sog. barebacking*) u. daher mit einem hohen Risiko sexuell übertragbarer Infektionen verbunden ist.

Safer Use: (allg.) aus dem Begriff Safer Sex hergeleitete Bezeichnung für den Gebrauch injizierbarer Drogen nach bestimmten hygienischen Regeln (insbesondere ohne gemeinsame Verwendung von Injektionsbestecken).

Salacitas (lat. ~ Geilheit) f: (sexol.) veraltete, stets abwertend gemeinte Bezeichnung für starke sexuelle Erregung (Geilheit); vgl. Laszivität.

Saliro|manie (frz. salir beschmutzen) f: (sexol.) sog. Besudelungstrieb; Sammelbezeichnung für eine Zwangsstörung*, bei der Kleidung anderer Menschen (s. Tintenspritzer) od. Gegenstände (Denkmäler, Häuserwände, Gemälde, s. Säurespritzer) in beschädigender Weise beschmutzt werden (Kot, Urin, Farben, Säure u. a.); der Vorgang wird meist als sexuell erregend erlebt, u. U. wird ein Orgasmus erreicht; psychodynamisch besteht eine Nähe zu Sadismus* (sog. Objektsadismus), in manchen Fällen zu Koprophilie*.

Salon (frz. ~ Gesellschaftszimmer) m: (kult.) Bezeichnung für gesellschaftliche Treffpunkte in privatem Rahmen, die in vielen Ländern Europas vom 16.-19. Jahrhundert bestanden u. vielfältigen (u. a. literarischen, musikalischen, politischen) Aspekten u. der Pflege von Sozialkontakten gewidmet waren.
(sexol.) umschreibend für Bordell*.

Salpingitis (gr. σάλπιγξ Trompete) f: (gynäkol.) Eileiterentzündung; Bezeichnung für eine meist beidseitige, aus dem Uterus (z. B. bei Endometritis) aufsteigende Infektion; Vorkommen fast ausschließlich zwischen Pubertät u. Menopause, insbesondere während der Menstruation (infolge geöffneten Zervikalkanals u. Veränderung der Vaginalflora), nach einer Geburt (Infektion der Lochien*, Endometritis puerperalis) od. nach intrauterinen Eingriffen. **Ursache:** Infektionen mit aeroben u. aneroben Bakterien (Mischinfektionen), Neisseria gonorrhoeae, Mykoplasmen, selten hämatogene Ausbreitung von Mycobacterium tuberculosis. **Symptome:** zunächst kommt es zu einer Infektion der Tubenschleimhaut (Endosalpingitis), die häufig unbemerkt bleibt u. folgenlos ausheilen kann; bei fibrinösen Verklebungen des Eileiterinneren kann es zu Eitransportstörungen mit erhöhtem Risiko einer Tubargravidität* kommen. Bei Übergreifen der Entzündung auf die Eileitermuskulatur entwickeln sich Fieber, leichte bis starke Unterbauchschmerzen, peritoneale Reizerscheinungen, Ausfluss (s. Fluor vaginalis) u. ein ausgeprägtes Krankheitsgefühl. Bei chronischer Salpingitis kommt es zum bindegewebigen Umbau der Fibrinablagerungen, Verklebungen des Eileiterinneren, Verwachsungen mit Fixierung des Eileiters u. Einschränkung der Uterusbeweglichkeit; typische Symptome sind Dysmenorrhö, Algopareunie, Schmerzen bei körperlicher Tätigkeit u. Defäkation. **Diagnose:** bei der körperlichen Untersuchung umschriebene Abwehrspannung der Bauchdecke, palpatorisch Portioschiebeschmerz, evtl. Druckschmerz im Adnexbereich; labordiagnostische Entzündungszeichen. **Therapie:** Antibiotika (bei Gonorrhö Partnermitbehandlung), evtl. entzündungshemmende Arzneimittel (Antiphlogistika); ggf. laparoskopische Eiterabsaugung, bei anhaltenden Beschwerden trotz Antibiotika-Therapie sowie bei ausgedehnter Mitbeteiligung anderer Organe (Oophoritis, Adnexitis), Abszessbildungen u. Gefahr von Eileiterruptur evtl. chirurgische Entfernung der Eileiter (Salpingektomie); bei chronischer Adnexitis ambulante Bädertherapie. **Prognose:** durch Salpingitis entsteht in ca. 20-30 % eine Unfruchtbarkeit* infolge von Eitransportstörungen, Eileiterverschlüssen oder Verwachsungen.

Salpingo|graphie f: (gynäkol.) Bezeichnung für die Röntgendarstellung der Eileiter, s. Hysterosalpingographie.

Salpingo-Oophoritis f: (gynäkol.) auch Adnexitis; gleichzeitige Entzündung von Eileitern (Salpingitis*) u. Eierstock (Oophoritis*).

Salpinx f: (anat.) Fachbezeichnung für Eileiter*; gebräuchlich v. a. in Zusammensetzungen.

Salvarsan n: (pharmak.) m-Diamino-p-dioxyarsenobenzoldichlorhydrat; Handelsbezeichnung für eine zuerst 1910 von P. Ehrlich unter Mitarbeit von S. Hata hergestellte Substanz, die vor der Entdeckung von Antibiotika u. a. zur Therapie von Syphilis* in allen Stadien, Lungengangrän, Frambösie u. Rückfallfieber eingesetzt wurde u. die Behandlung mit Quecksilber* ablöste. Da es die 606. erforschte Substanz war, erhielt Salvarsan zunächst die Bezeichnung „606"; das besser verträgliche Neosalvarsan* war die 914. erforschte Substanz.

SAM: (ethol.) Abkürzung für **s**exual* **a**rousal **m**echanism.

Samen: (allg.) Kurzbezeichnung für Samenflüssigkeit, s. Sperma.

Samen|bank: (allg.) Bezeichnung für eine Einrichtung zur Konservierung u. Lagerung von Sperma (sog. Spermakonserven). Die Samenkonservierung erfolgt in Einzelportionen als sog. Kryokonservierung (Tiefgefrierverfahren) in flüssigem Stickstoff bei -196 °C unter Zusatz spezieller Schutzmittel zur späteren Durchführung einer heterologen Insemination*, bei der evtl. Samenzellen verschiedener Spender gemischt werden (sog. Samencocktail). Die Höchstdauer der Konservierung ist in zahlreichen Ländern gesetzlich geregelt u. beträgt dann z. B. 1 Jahr (Österreich), 5 Jahre (Deutschland, Schweiz, Spanien) od. bis zu 10 Jahre (Großbritannien); sie endet in Ländern, in denen eine postmortale Verwendung gespendeten Samens verboten ist, in jedem Fall mit dem Tod des Spenders.

S

Samen|bildung: Bezeichnung für die Entwicklung der Spermien im Hoden, s. Spermienbildung.

Samen|bläschen: (anat.) Vesicula seminalis; fachsprachlich übliche, wenn auch irreführende Bezeichnung für Bläschendrüse*.

Samen|erguss: (allg.) bedeutungsgleich mit Ejakulation*.

Samen|erguss, erster: (physiol.) auch als Ejakularche* bzw. Polluarche* bezeichnete beginnende Produktion von Prostatasekret (meist, aber nicht immer mit reifen Samenzellen), die bei Masturbation od. als Traumpollution bemerkt wird, s. Pubertät (Tab.).

Samen|erguss, nächtlicher: (allg.) Bezeichnung für sog. Traumpollution*.

Samen|erguss, verzögerter: (allg.) Bezeichnung für den subjektiv als zu spät empfundenen Eintritt der Ejakulation im Verlauf einer Sexualreaktion, s. Ejakulationsstörungen.

Samen|erguss, vorzeitiger: (allg.) Bezeichnung für den subjektiv als zu früh empfundenen Eintritt der Ejakulation im Verlauf einer Sexualreaktion, s. Ejakulationsstörungen.

Samen|fäden: (biol.) veraltete Bezeichnung für Spermien, die männlichen Keimzellen, s. Samenzellen.

Samen|flüssigkeit: (allg.) auch (ungenau) als Samen bezeichnetes Gemisch aus Samenzellen u. Sekreten von Prostata, Bläschendrüsen u. Bulbourethraldrüsen, s. Sperma.

Samen|fluss: (klin.) auch Samenausfluss, veraltete Bezeichnung für Spermatorrhö*.

Samen|hügel: (anat.) Colliculus seminalis; Bezeichnung für eine Schleimhautfalte in der Hinterwand der männlichen Harnröhre im Bereich der Prostata, Mündungsstelle der Samenleiter u. der Mehrzahl der Ausführungsgänge der Prostata, s. Penis (Abb.).

Samen|kanälchen: (anat.) Tubuli seminiferi; Bezeichnung für den ersten (innerhalb der Hoden liegenden) Abschnitt der Samenwege*, Ort der Spermienbildung*, s. Hoden (Abb. 3).

Samen|leiter: (anat.) Ductus deferens, auch Vas deferens; Bezeichnung für einen etwa 50 cm langen Gang mit muskulöser Wandung, der aus dem Nebenhodengang entsteht, im Samenstrang* durch den Leistenkanal bis zur Unterseite der Harnblase zieht u. sich als erweiterte Ampulla ductus deferentis mit dem Ausführungsgang der Bläschendrüsen* zum Ausspritzungsgang vereinigt (s. Penis, Abb.). Speichert Samenzellen (v. a. in der Ampulla) u. presst sie bei Ejakulation* durch peristaltische Kontraktionen in den Ausspritzungsgang. Die operative Durchtrennung des Samenleiters (Vasoresektion*) führt zu Sterilität*; auch Verklebungen des Lumens nach Infektion (Deferentitis*) können die Zeugungsfähigkeit beeinträchtigen.

Samen|leiter|entzündung: (allg.) Bezeichnung für Deferentitis*.

Samen|qualität f: (androl.) Bezeichnung für die Befruchtungsfähigkeit eines Ejakulats; wird beeinflusst durch Anzahl u. Form reifer, beweglicher Samenzellen* sowie die chemische Zusammensetzung des Spermas*; vgl. Zeugungsfähigkeit, Spermiogramm.

Samen|raub: (allg.) übertreibende Bezeichnung für die Verwendung von Sperma eines Mannes durch eine Frau, um ohne dessen Einverständnis eine Befruchtung herbeizuführen; mit außerhalb von Kondomen ejakuliertem Sperma unter Alltagsbedingungen eher schwierig, aber von Bedeutung in Fällen von In*-vitro-Fertilisation mit Kryosperma* eines früheren Partners. Der Partner bleibt unterhaltspflichtig, sofern er gegenüber der Samenbank der weiteren Verwendung seines Spermas nicht ausdrücklich widersprochen hat.
(kult.) wird im Rahmen des Glaubens an Hexen* die Vorstellung berichtet, dass diese Männern im Schlaf Sperma rauben u. Frauen damit schwängern könnten (vgl. Incubus, Succubus).

Samen|spende: (gebh.) auch Spermaspende; Bezeichnung für ein Verfahren, mit dem Samenzellen z. B. einer Samenbank* für künstliche Inseminationen zur Verfügung gestellt werden; im Unterschied zur Eispende* sind in Deutschland Samenspenden zur homologen (mit Sperma des Ehemanns) bzw. quasi-homologen Insemination* (mit Sperma des Lebenspartners) zulässig; die Verwendung sog. Samencocktails (von mehreren Spendern) ist berufsrechtlich nicht zulässig.

Samen|stau: (allg.) Bezeichnung für Schmerzen in Nebenhoden u. Samenleiter bei anhaltender sexueller Erregung ohne Ejakulation, s. Epididymitis erotica.

Samen|steine: (klin.) Sammelbezeichnung für solide Sekretansammlungen in Samenwegen, Bläschendrüsen od. Prostata, die aus Cholesterin, Lezithin, Phosphaten, Spermin u. a. bestehen u. als Komplikation chronischer Entzündungen entstehen (Prostatitis*, Deferentitis*, Vesiculitis*, insbesondere durch Tuberkulose-Bakterien); Nachweis durch Ultraschalluntersuchung.

Samen|strang: (anat.) Funiculus spermaticus; bis 20 cm langer Bindegewebestrang, der vom oberen Hodenpol zum inneren Leistenring zieht; seine Hüllen entsprechen der Fascia spermatica des Hodens* u. dem Hodenheber-Muskel (Musculus* cremaster), im Inneren verlaufen Samenleiter* sowie Gefäße u. Nerven für Hoden u. Nebenhoden (s. Hoden, Abb. 1).

Samen|strang|entzündung: (allg.) Bezeichnung für Funiculitis*.

Samen|strang|torsion (lat. torquere verdrehen) f: (klin.) Bezeichnung für die akute Verdrehung des Samenstrangs infolge einer Drehung des Hodens um seine Längsachse, s. Hodentorsion.

Samen|strang|tumoren m pl: (klin.) Sammelbezeichnung für seltene, benigne (Lipom, Fibrom, Neurom u. a.) od. maligne Tumoren (Sarkom, Metastase eines Hodentumors*) im Bereich des Samenstrangs.

Samen|untersuchung: (allg.) auch Spermauntersuchung, s. Spermiogramm.

Samen|wege: (anat.) Sammelbezeichnung für die Hohlorgane zum Transport der Samenzellen* von der Bildung bis zur Ejakulation: Samenkanälchen* (Tubuli seminiferi), Ausführungsgänge des Hodens (Ductuli* efferentes testis), Nebenhodengang (Ductus* epididymidis), Samenleiter* (Ductus deferens), Ausspritzungsgang* (Ductus ejaculatorius) u. Harnröhre* (Urethra).

Samen|zellen: (biol.) auch Spermien; die reifen männlichen Keimzellen, die sich aus Urkeimzellen mit doppeltem (diploidem) Chromosomensatz im keimbildenden Epithel des Hodens während der Spermienbildung zu befruchtungsfähigen Keimzellen mit einfachem (haploidem) Chromosomensatz entwickeln (s. Spermienbildung, Abb.). Samenzellen enthalten neben den 22 geschlechtsunabhängigen Chromosomen (Autosomen) entweder das Geschlechtschromosom X (sog. Gynäkospermien) od. Y (sog. Androspermien) u. bestimmen so bei einer Befruchtung, ob die Nachkommen männlich (XY) od. weiblich (XX) sind.

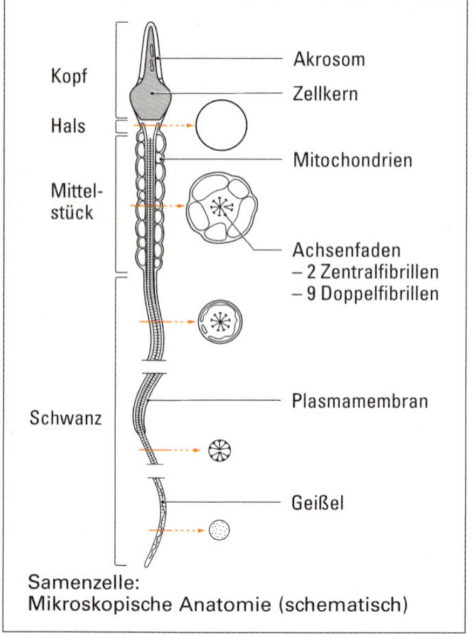

Samenzelle:
Mikroskopische Anatomie (schematisch)

Spermien haben eine Länge von ca. 60 µm u. bestehen aus einem Kopf (mit Kern, Akrosom u. Zytoplasma), einem Mittelstück (mit Hals, Verbindungsstück u. Schlussring) u. einer Geißel od. sog. Schwanz (mit Achsenfaden u. Zentralfibrillen), s. Abb. Im Hals liegen zwei Zentriole, aus denen nach der Vereinigung mit einer Eizelle (s. Befruchtung, Abb.) der Spindelapparat für die Konjugation der Chromosomen der beiden Vorkerne u. die erste mitotische Zellteilung der Zygote* hervorgeht. Der in der Geißel gelegene Achsenfaden dient der Fortbewegung durch schlängelnde Bewegungen. Samenzellen können bei Körpertemperatur etwa $\geq 25\,\mu m/s$ (1,5 mm/min bzw. 9 cm/h) zurücklegen, reife u. bewegliche Spermien können mit Hilfe des Enzyms Hyaluronidase u. von Akrosin die Hülle u. den umgebenden Kranz (Corona radiata) von Eizellen durchdringen u. sich mit einer Eizelle vereinigen. Im männlichen Genitaltrakt sind sie mehrere Wochen, im weiblichen Genitaltrakt wenige Tage u. außerhalb des Körpers höchstens einige Stunden lebensfähig.

Sammel|neigung: (psychol.) Bezeichnung für die Tendenz, irgendwelche Dinge zusammenzutragen u. aufzuheben; Vorkommen z. B. als mehr od. weniger systematische Freizeitbeschäftigung, psychische Störung (Vermüllungssyndrom), sexuelle Ersatzhandlung (vgl. Kompensation) od. Bestandteil abweichenden Sexualverhaltens (z. B. Sammeln von sexuellen Fetischen, vgl. Fetischismus); Sammelneigungen können zwanghafte Züge annehmen, vgl. Zwangsstörungen.

Sammlungen, erotische: (sexol.) Bezeichnung für private od. (seltener) öffentliche Sammlungen von Werken der erotischen Kunst, Literatur od. anderen Erotika, seit dem 17. Jahrhundert v. a. an Fürstenhäusern angelegt. Bedeutende Sammlungen des 19. u. 20. Jahrhunderts wurden von bürgerlichen Sammlern zusammengetragen (z. B. H. S. Ashbee, London); das jeweilige Sammelgebiet kann sich auf sehr unterschiedliche Themen konzentrieren; im Unterschied zu Erotikmuseen* verbinden Privatsammlungen persönliches Sammlerinteresse nur ausnahmsweise mit pädagogischen Zielen u. sind nur in wenigen Fällen öffentlich zugänglich.

Sanger, Margaret (1883-1966): Krankenschwester, New York (USA); zunächst Tätigkeit an geburtshilflichen Abteilungen in sozial benachteiligten Stadtgebieten; trat u. a. für einen ungehinderten Zugang zu Kontrazeptiva u. eine selbstbestimmte Geburtenkontrolle ein (insbesondere mit dem Ziel, unerwünschte Schwangerschaften zu verhüten); 1921 Gründung der American Birth Control League, 1929 des National Committee on Federal Legislation for Birth Control, von 1952-1958 erste Präsidentin der International* Planned Parenthood Federation.

Sankt-Pauli-Presse: (allg.) veraltete Sammelbezeichnung für Zeitschriften, die überwiegend od. ausschließlich sexuelle Inhalte u. Nacktdarstellungen (fast ausschließlich von Frauen od. heterosexuellen Paaren) präsentieren; benannt nach dem für sein vielfältiges Angebot bekannten Hamburger Stadtteil Sankt Pauli; vgl. Sexindustrie. Historisch boten Kontaktanzeigen* in diesen Zeitschriften z. T. die einzige Möglichkeit, Partner für gesellschaftlich nicht tolerierte Formen der Sexualität zu finden; heute abnehmende Bedeutung, da vielfach Fernsehen u. moderne Medien (z. B. Internet*) ihre Funktionen übernehmen.

Sapphismus m: (allg.) aus dem Namen der griechischen Schriftstellerin Sappho* abgeleitete historische Bezeichnung für Homosexualität* bei Frauen.

Sappho (ca. 600 v. Chr.): Schriftstellerin, Mytilene, Lesbos, Griechenland; unterrichtete junge Mädchen u. Frauen in Tanz u. Gesang, Verfasserin zahlreicher Hochzeitslieder (s. Hymenaios) u. Gedichte.

Satanismus (hebr. satan Widersacher) m: (kult.) Bezeichnung für eine Religion, in der der Teufel* das zentrale Objekt der Verehrung bildet; bis auf wenige Gruppen im 20. Jahrhundert stets strenge Geheimhaltung von Mitgliedschaft u. Organisationsformen, daher Verbreitungsgrad unbekannt, aber wohl ununterbrochene alte Tradition. **Entstehung** auf Grundlage des

S

Christentums* durch Verkehrung der dort gültigen Wertordnung, z. T. auch unter Rückgriff auf vorchristliche Mythologie. Typisches Merkmal ist eine Vergöttlichung des Bösen als kreativer u. destruktiver Kraft (sog. klassischer Satanismus) mit Orientierung auf individuelle Freiheit, Aggressivität, Magie u. Sexualmagie; in dieser Form ist er in den USA in Form von Kirchen anerkannt, in Europa in Form von Vereinen, die die jeweils gültigen staatlichen Gesetze respektieren. Ihm steht der sog. **Neosatanismus** gegenüber, der eine Vergöttlichung des Menschen als alleinigem Bezugspunkt in den Mittelpunkt stellt u. das Ausüben von Macht über Menschen betont: strikte Zweiteilung der inneren Hierarchie in sog. Führer u. sog. Rotte (daher Nähe zu totalitären Ideologien), Durchführung magischer Rituale unter strenger Geheimhaltung u. ohne Rücksicht auf bestehende Gesetze (Tieropfer, z. T. auch Ritualmorde). Im Umfeld neosatanistischer Zirkel haben sich in den letzten Jahrzehnten in den Industrienationen Subkulturen gebildet, die sich mit sog. okkulten Phänomenen befassen und v. a. unter Jugendlichen auf zunehmendes Interesse stoßen (Mädchen haben etwa zur Hälfte, Jungen etwa zu einem Viertel wenigstens einmalig Kontakt zu okkulten Ritualen). Eine starke Faszination durch satanistische Auffassungen kann Ausdruck einer Persönlichkeitsstörung sein, sie kann psychische Krisensituationen verstärken; dann sind u. U. soziale u. psychische Interventionen (Beratungsangebote, Sozialarbeit, ggf. Psychotherapie) sinnvoll; vgl. Esoterik.

Satisfaktion (lat. satisfactio Genugtuung) f: (allg.) historische Bezeichnung für die Beilegung eines Konflikts durch Duell od. eine andere Kompensation.
(sexol.) veraltete Bezeichnung für Befriedigung*, z. B. Potentia satisfactionis; vgl. Potenz.

Satyriasis (gr. Σάτυρος Satyr) f: (sexol.) veraltete Bezeichnung für vermehrte (als normabweichend betrachtete) sexuelle Motivation u. Aktivität bei Männern, die u. U. einer sexuellen Sucht* entspricht; vgl. Hypersexualität.

Satyrn: (kult.) in der griechischen Mythologie* Name dämonischer Wesen, die als Begleiter des Dionysos* erscheinen, sich durch Lüsternheit u. sexuelle Appetenz auszeichnen u. beständig irgendwelchen Nymphen* nachstellen; sie werden häufig als Tiermenschen dargestellt (z. B. Pan*, griechischer Sphinx), die ein Bocksfell tragen (daher auch Bezeichnung Böcke); sie gelten als Freunde der Musik* u. des erotischen Tanzes*.

Sauberkeits|erziehung: (allg.) bedeutungsgleich mit Reinlichkeitserziehung*.

Sauber|mann: (allg.) aus der Waschmittelwerbung übernommene Bezeichnung für eine Person mit der Tendenz, vermeintliche Unanständigkeiten od. Unsittlichkeiten, u. a. auf dem Gebiet der Sexualität, zu bekämpfen; i. e. S. verwendet für Politiker, die Sittlichkeit z. B. durch Verbote u. Restriktionen erzwingen wollen. Vgl. Doppelmoral.

Saug|glocken|entbindung: (allg.) Bezeichnung für Vakuumextraktion*.

Saug|kürettage f: (gynäkol.) auch Vakuumkürettage; Fachbezeichnung für Kürettage* der Gebärmutter durch Absaugen von Gewebe mit einer Unterdruckpumpe; Anwendung meist im Rahmen eines Schwangerschaftsabbruchs.

Sauna (finn. ~ Schwitzstube) f: (allg.) Bezeichnung für einen stark beheizbaren Raum für trockene Heißluftbäder (als sog. Dampfsauna auch für Dampfbäder); i. w. S. für Badeeinrichtungen, in denen zusätzlich Schwimm- u. Tauchbecken, Ruheräume, Massagen u. Erfrischungen angeboten werden. Sie dienen (wie die historischen Badehäuser*) der Entspannung u. Körperpflege, z. T. auch der Aufnahme von Sexualkontakten (daher insbesondere in den USA im Zusammenhang mit der HIV-Epidemie z. T. verboten); vgl. Sexklub.

Scabies (lat. ~ Krätze) f: (infektiol.) auch Skabies; medizinische Fachbezeichnung für Krätze*.

Schädel|lage: (gebh.) auch Kopflage; Bezeichnung der für die Geburt optimalen Lage des Fetus im Uterus, bei der der kindliche Kopf nach unten liegt; vgl. Kindslagen.

Schäfer|stündchen: (allg.) aus der Romantik (18. Jahrhundert) stammende Bezeichnung für ein (meist heimliches) intimes Beisammensein; sie leitet sich aus der Tatsache her, dass Schäfer (traditionell soziale Außenseiter) über ein großes volksmedizinisches Wissen verfügten u. daher auch zum Schwangerschaftsabbruch aufgesucht werden konnten. Schäfer galten darüber hinaus als besonders naturverbunden, daher bildeten in der höheren Gesellschaft des Rokoko sog. Schäferszenen ein beliebtes Motiv der Malerei, sog. Schäferspiele beliebte Themen für Gesellschaftsspiele* u. Dichtung; vgl. Literatur, erotische.

Schändung: (jurist.) veraltete Bezeichnung für (außerehelichen) sexuellen Missbrauch von Frauen, die sich in einem willen- od. bewusstlosen Zustand befinden od. psychisch behindert sind; seit der Strafrechtsreform (1974) ersetzt durch die Begriffe des sexuellen Missbrauchs* bzw. der sexuellen Nötigung*.
(allg.) insbesondere verwendet für die erzwungene (od. sozial missbilligte) Defloration* einer Frau od. sexuellen Missbrauch von Kindern.

Schaf|haut: (allg.) traditionelle (auf eine unzutreffende Übersetzung zurückgehende) Bezeichnung für Amnion*.

Scham (von ahd. scama): (allg.) Kurzbezeichnung für Schamgegend*.
(psychol.) Bezeichnung für ein subjektives Gefühl der Zerstörung od. Bedrohung des positiven Selbstbilds (Peinlichkeit, Demütigung), z. B. infolge einer Bloßstellung (Preisgabe von Informationen aus der Intimsphäre u. a.), eines Gefühls des Versagens (z. B. im Bereich der Sexualität) od. bei Verletzung moralischer Grenzen; **Schamgefühle** können mit einer Herabsetzung des Selbstwertgefühls, Verunsicherung u. Verletzung einhergehen, können aber auch die Funktion des Persönlichkeitsschutzes haben, eigene Grenzen bewahren u. sozial verträgliches Verhalten fördern. Empfindung u. Entstehung von Schamgefühlen unterliegen soziokulturell u. historisch starken Wandlungen u. sind u. a. von Normen, Werten (z. B. Sexualmoral) u. gesellschaftlichen Konventionen abhängig: Auf dem Gebiet der Sexualität werden Schamgefüh-

S

le nur beim Menschen, nicht aber bei anderen Primaten beobachtet, was auf die Tatsache hinweist, dass Scham u. Schamgefühle weitgehend kulturell erworben (erlernt bzw. anerzogen) sind.

Schamanismus (tungusisch sam-an von zwei Welten wissend) m: (kult.) Sammelbezeichnung für Kulte, in denen sog. Schamanen eine zentrale Rolle spielen, d. h. Frauen od. Männer, die aufgrund besonderer Eigenschaften (Krankheiten, Krisen, auch nach Abstammung) ausgewählt u. durch ältere Schamanen darin ausgebildet werden, mit Geistern in Kontakt zu treten (Meditation, Tanz, bewusstseinsverändernde Rauschmittel) u. auf diese Weise Krankheiten zu heilen, verborgenes Wissen offenzulegen od. Tote zu geleiten; ursprünglich v. a. in sibirischen Kulturen beschrieben, in ähnlicher Weise aber auch in anderen ost- u. zentralasiatischen sowie amerikanischen Kulturen zu finden; daher wird der Begriff heute für viele Rollen von Heilern in Stammesreligionen* verwendet. Die Geschlechtsrolle von Schamanen liegt häufig außerhalb der üblichen Norm: Bei weiblichen Schamanen entfällt dann eine sonst geforderte Unterordnung unter Männer, bei Schamanen beider Geschlechter finden rituelle od. dauernde Wechsel der Geschlechtsrollen statt; vgl. Two-spirit people.

Scham|behaarung: (anat.) Pubes; Bezeichnung für die in der Pubertät entstehende Terminalbehaarung auf Schamberg u. äußeren Sexualorganen mit geschlechtstypischer Verteilung; sekundäres Geschlechtsmerkmal*, s. Behaarung.

Scham|bein: (anat.) Os pubis; Bezeichnung für einen Teil des Hüftbeins, s. Becken (Abb.).

Scham|berg: (anat.) Mons pubis; Bezeichnung für ein dreieckiges, gewölbtes Haut-Fettpolster über der Schambeinfuge; bei beiden Geschlechtern, aber ausgeprägter als Teil der weiblichen äußeren Sexualorgane (Vulva*); nach der Pubertät typisch behaart (s. Geschlechtsmerkmale, Abb.).

Scham|bogen: (anat.) Arcus pubis; der im knöchernen Becken von den beiden absteigenden Ästen des Schambeins gebildete Bogen; vgl. Becken (Abb.); der entstehende Winkel (Schamwinkel) ist im männlichen Becken spitzer als im weiblichen (ca. 90°; geburtshilflich bedeutsames Beckenmaß).

S

Scham|fuge: (anat.) **1.** Schambeinfuge, Symphysis pubica, s. Symphyse; **2.** seltener auch bedeutungsgleich mit Schamspalte* verwendet.

Scham|gegend: (allg.) veraltete Bezeichnung für männliche u. (kurz auch als Scham bezeichnete) weibliche äußere Sexualorgane*.

Scham|haare: s. Schambehaarung.

Scham|kapsel: (allg.) Bezeichnung für Auspolsterung des Hosenlatzes, teilweise als Ausbuchtung in Form der männlichen Geschlechtsorgane (sog. Gemächt); Schamkapseln wurden ursprünglich von Landsknechten zum Schutz der Hoden getragen (sog. Hodenkapseln, vgl. Suspensorium), im 15. Jahrhundert in Frankreich u. am spanischen Hof (bis ca. 1700) als Ausdruck männlichen Imponierbedürfnisses.

Scham|laus: (biol.) auch Phthirus pubis, Phthirus inguinalis, Filzlaus; s. Läusebefall.

Scham|lippen: (anat.) Labia pudendi; auch als Scheidenlippen bezeichnete, paarige Hautfalten, die den Scheidenvorhof umgeben u. teilweise verdecken (s. Vulva, Abb.); Entwicklung aus der fetalen Geschlechtsspalte (s. Differenzierung, genitale, Abb.). Man unterscheidet: **1. große Schamlippen:** fettreiche Hautfalten, die sich vom Schamberg* bis zum Damm erstrecken u. die Schamspalte umgeben (Labia majora); in der meist stärker pigmentierten, außen deutlich behaarten Haut finden sich zahlreiche Schweiß- u. Talgdrüsen sowie Nervenendigungen. **2. kleine Schamlippen:** schmale, stark durchblutete Hautfalten, die sich vor der Klitoris* zur Vorhaut vereinigen, bis zum hinteren Drittel der großen Schamlippen reichen u. den Scheidenvorhof umgeben; zahlreiche sensible Nervenendigungen, bei sexueller Erregung Rötung und deutliches Anschwellen (dem im Schwellkörper gelegenen Anteil der männlichen Harnröhre entsprechende Struktur).

Scham|röte: (allg.) Bezeichnung für ein Erröten*, das bei Scham auftritt.

Scham|spalte: (anat.) Rima pudendi, auch Schamritze; Bezeichnung für die Spalte zwischen den großen Schamlippen (s. Vulva); geschlossen bei reifen Neugeborenen (Reifezeichen), bei Mädchen u. meist bei Frauen, die nicht geboren haben; bei Mehrgebärenden u. bei sexueller Erregung eher geöffnet.

Scham|verletzer: (allg.) verschleiernde Bezeichnung für Exhibitionisten, s. Exhibitionismus.

Schanker, harter: (allg.) Bezeichnung für das bei Syphilis* als Primäraffekt auftretende Ulcus durum.

Schanker, weicher: (allg.) auch Schankroid; Bezeichnung für Ulcus* molle.

Schapiro, Bernhard (1885-1966): Dermatologe, Berlin, ab 1933 Zürich u. New York (USA), ab 1952 Professor für Sexualmedizin in Jerusalem (Israel); seit 1922 Mitarbeiter von M. Hirschfeld am Institut* für Sexualwissenschaft, Arbeiten zu Erektions- u. Ejakulationsstörungen sowie zur Hormonbehandlung von Hoden-Lageanomalien.

Scharia (arab. shari'ah Gesetzlichkeit) f: (kult.) Bezeichnung für die Lebens- u. Rechtsordnung im Islam*. Alle in Koran u. Sunna geregelten rechtlichen Anweisungen sind unabänderlicher Bestandteil der Scharia; hinsichtlich dort nicht geregelter Sachverhalte unterscheiden sich (im 8./9. Jahrhundert entstandene) Rechtsschulen (arab. madhhab), eine schiitische (sog. Dschafariten) u. vier sunnitische: **1.** sog. Hanafiten, die anpassungsfähig nach Billigkeit u. Vernunft entscheiden (Türkei, Vorderer Orient, Süd- u. Südostasien); **2.** Schafiiten, die u. a. nach dem Prinzip der Übereinstimmung der Rechtsgelehrten eines Gebiets entscheiden (Vorderer Orient, Ostafrika und Südostasien); **3.** Malikiten, die sich nach dem (konservativen, aus ihrer Sicht von Muhammad geprägten) Gewohnheitsrecht von Medina richten (Nordafrika); **4.** Hanbaliten, die sich ebenfalls konservativ an sunnitischen Traditionen orientieren (Saudi-Arabien u. von dort beeinflusste Gebiete).
Für religiöse Fragen gilt die Scharia in allen islamisch geprägten Ländern, meist auch als Zivil-

recht (zumindest für Muslime); im öffentlichen Recht (v. a. im Strafrecht) finden sich überwiegend Mischungen aus Scharia u. westlichem Recht, wobei ein Zurückdrängen westlicher Einflüsse erklärtes Ziel fundamentalistischer Bewegungen u. Regierungen ist.
Das in manchen Gesellschaften als Scharia praktizierte Recht entspricht nur z. T. im Islam begründeten Rechtsvorschriften, sondern bezieht sich in zahlreichen Fällen (v. a. bezüglich sexueller Vergehen) auf vorislamische Traditionen (z. B. im Fall der Steinigung von Frauen bei Ehebruch od. bei Schwangerschaft von Witwen); vgl. Islam.

Schau|darbietung: (allg.) veraltete Bezeichnung (19. Jahrhundert) für das Zurschaustellen von sog. Raritäten gegen Entgelt; dies betraf einerseits exotische Tiere (sog. Tierschauen), aber auch Menschen aus anderen Kontinenten (sog. Völkerschauen) od. Menschen mit körperlichen Normabweichungen u. Fehlbildungen. Schaudarbietungen mit Menschen hatten nicht selten eine offensichtliche sexuelle Komponente, die vom Publikum nur wegen der Fremdartigkeit der Darbieter nicht als anstößig empfunden wurde. Großes Aufsehen erregte z. B. die südafrikanische Sklavin Sarah Baartman, die von ihrem Besitzer ab 1810 in London fast unbekleidet als sog. Hottentotten-Venus ausgestellt wurde u. die 1815 in Paris mit 25 Jahren an Entkräftung starb; dort wurde ihr Körper konserviert u. die Sexualorgane bis 1974 in einem Museum ausgestellt; erst im Jahr 2002 wurden ihre sterblichen Überreste an die Regierung Südafrikas übergeben u. beigesetzt.

Schaudinn, Fritz-Richard (1871-1906)**:** Zoologe u. Bakteriologe, 1904 am Kaiserlichen Gesundheitsamt in Berlin, 1906 am Institut für Schiffs- u. Tropenkrankheiten, Hamburg; identifizierte 1905 mit E. Hoffmann das Bakterium Treponema pallidum als Erreger der Syphilis*.

Schau|lust, sexuelle: (sexol.) auch Schautrieb; veraltete Bezeichnung für Voyeurismus*.

Schaum|ovulum (lat. ovulum kleines Ei) **n:** (sexol.) schaumbildende Arzneiform zum Einführen in die Vagina; als Wirkstoffe werden u. a. kontrazeptive (z. B. Spermizide*) u. antimikrobielle Substanzen verwendet.

Scheide: (allg.) Bezeichnung für Vagina*.

Scheide, doppelte: (klin.) Bezeichnung für Vaginafehlbildung infolge von Störungen der Fusion der embryonalen Vorläufer, s. Vagina septa.

Scheide, künstliche: (gynäkol.) **1.** Scheidenplastik, s. Vaginaplastik; **2.** Neovagina*; **3.** vaginaförmiges sexuelles Hilfsmittel*.

Scheide mit Zähnen: (allg.) Bezeichnung für sog. Vagina* dentata.

Scheiden|abstrich: s. Vaginalabstrich.

Scheiden|ausfluss: (allg.) Bezeichnung für Fluor* vaginalis.

Scheiden|blutung: (klin.) Bezeichnung für Blutungen der Scheidenschleimhaut durch Störungen der Schleimhaut selbst (z. B. bei Infektionen, Östrogenmangel), durch starke mechanische Belastung beim Koitus od. als Kontaktblutung infolge leicht blutender Geschwüre auf dem Uterushals; i. w. S. auch für Blutungen aus dem Uterus. Eine genaue diagnostische Abklärung ist in jedem Fall erforderlich; vgl. Fremdkörper, intravaginale.

Scheiden|diaphragma n: (sexol.) auch Scheidenpessar; mechanisches Mittel zur Kontrazeption*, bei dem ein Gummidiaphragma mit federndem Außenring bis zu 2 Stunden vor dem Koitus in die Vagina eingeführt wird (s. Portiokappe, Abb.); die Größe muss individuell angepasst werden, bei stärkeren Gewichtsschwankungen (± > 5 kg) sowie nach Geburten sind Kontrollen erforderlich; Anwendung i. d. R. mit einem spermiziden Gel (s. Spermizide); nach dem Koitus sollte das Scheidendiaphragma noch 8 Stunden intravaginal belassen werden.
Vorteile: geringe Beeinträchtigung der intimen Kommunikation, kein Eingriff in den Hormonstoffwechsel, bei richtiger Größe u. Kombination mit anderen Verfahren relativ gute Zuverlässigkeit (Pearl*-Index bei gleichzeitiger Verwendung von Spermiziden 1,3-4), keine Nebenwirkungen. **Nachteile:** nur bedingt Schutz vor sexuell übertragbaren Infektionen*, bei Anwendungsfehlern erheblich herabgesetzte Zuverlässigkeit.

Scheiden|eingang: (anat.) Ostium vaginae; Bezeichnung für die Öffnung im Scheidenvorhof; sie ist vor Defloration* durch das Hymen* unvollständig verschlossen, s. Vulva (Abb.).

Scheiden|entzündung: (gynäkol.) auch Kolpitis, s. Vaginitis.

Scheiden|flora f: (allg.) Bezeichnung für Vaginalflora*.

Scheiden|furz: (allg.) Bezeichnung für die (physiologischen) Flatus* vaginae.

Scheiden|gewölbe: (anat.) Fornix vaginae; Bezeichnung für den oberen Bereich der Vagina, in den der Hals des Uterus hineinragt, s. Vagina (Abb.).

Scheiden|krampf: (allg.) Bezeichnung für Vaginismus*.

Scheiden|lippen: (allg.) bedeutungsgleich mit Schamlippen*.

Scheiden|pessar n: (sexol.) auch Vaginalpessar, s. Scheidendiaphragma.

Scheiden|pilz: (infektiol.) auch Vaginalmykose; Infektion der Vagina durch Pilze, meist Hefepilze wie Candida albicans, s. Pilzinfektionen.

Scheiden|plastik f: (allg.) Bezeichnung für Vaginaplastik*.

Scheiden|riss: (klin.) Bezeichnung für Riss der Vaginalwand, z. B. als Folge eingeführter Fremdkörper (s. Pfählungsverletzungen), bei heftigem Koitus (s. Koitusverletzungen) od. unter der Geburt (s. Geburtskomplikationen); vollständiger od. teilweiser Abriss der Vagina vom Uterus wird klinisch als Kolporrhexis bezeichnet. Kleinere Einrisse bluten wenig u. heilen spontan, bei starken Blutungen sind ärztliche Untersuchung und ggf. operative Versorgung dringlich.

Scheiden|runzeln: (klin.) Bezeichnung für Querfalten in der Scheidenschleimhaut, die eine durch Venengeflechte unterpolsterte vordere bzw. hintere Runzelsäule bilden (Columnae rugarum; vgl. Vulva, Abb.) u. beim Koitus die sexuelle Reizwirkung verstärken; zugleich Dehnungsreserve, die nach Geburten verstreicht.

Scheiden|schleim: (allg.) unpräzise Bezeichnung für das (physiologische) Vaginalsekret* od.

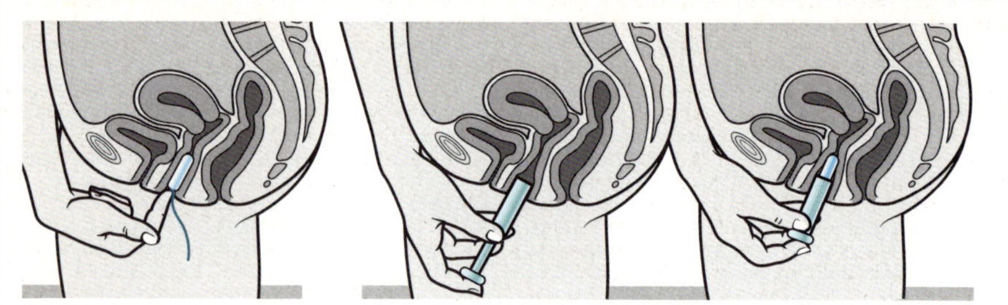

Scheidentampon:
Einführen ohne Applikator (links) bzw. mit Applikator (Mitte und rechts). Der Tampon sitzt richtig, wenn er nicht mehr spürbar ist; der Rückholfaden muss nach außen reichen.

das zur Lubrikation* gebildete Transsudat; i. w. S. auch für (pathologischen) Fluor* vaginalis.

Scheiden|spekulum (lat. spe̜culum Spiegel) n: (gynäkol.) sog. Mutterspiegel; Bezeichnung für ein Instrument, das bei medizinischen Untersuchungen von Vagina u. Muttermund in die Vagina eingeführt wird; Verwendung auch im Rahmen der Selbstuntersuchung*.

Scheiden|spülung: (allg.) Bezeichnung für Vaginalspülung*.

Scheiden|tampon n: (allg.) auch kurz Tampon; Bezeichnung für fingerdicke, ca. 3-4 cm lange Stäbchen aus Baumwolle (Wattepresslinge mit Rückholfaden), die in die Vagina eingeführt werden u. Menstruationsblut aufnehmen (s. Abb.), evtl. auch imprägniert mit Wirkstoffen zur Behandlung von Vaginitis; mehrere Größen, z. B. dicker für Frauen, die geboren haben. Scheidentampons müssen regelmäßig (wenige Stunden) gewechselt werden, um die Entwicklung z. T. schwerer bakterieller Infektionen zu verhindern (s. Schocksyndrom, toxisches). Außerhalb der Menstruation sollen sie nicht angewendet werden, um ein Austrocknen der Scheidenschleimhaut zu vermeiden; vgl. Menstruationshygiene.

Scheiden|verschluss: (allg.) Bezeichnung für Kolpokleisis*.

Scheiden|vorhof: (anat.) Vestibulum vaginae; Bezeichnung für den seitlich von den kleinen Schamlippen, in der Tiefe von den Vorhofschwellkörpern (Bulbi vestibuli) umschlossenen Raum zwischen Klitoris u. Damm (s. Vulva, Abb.) mit äußerer Harnröhrenöffnung, Scheideneingang u. Mündungen verschiedener Vorhofdrüsen (Vestibulardrüsen*: Bartholin-Drüsen, Paraurethraldrüsen, Periurethraldrüsen).

S

Scheiden|zäpfchen: (allg.) Bezeichnung für Vaginalsuppositorien*.

Scheidung: (allg.) Kurzbezeichnung für Ehescheidung*.

Schein|ehe: (jurist.) Bezeichnung für Ehe, bei der zwischen den Ehegatten zum Zeitpunkt der Eheschließung* Einigkeit darüber besteht, keine eheliche Lebensgemeinschaft* aufnehmen zu wollen; mit Scheinehen wird meist ein bestimmter Zweck verfolgt (z. B. Namensehe*, Staatsangehörigkeitsehe*). Wenn offenkundig eine Scheinehe beabsichtigt ist, darf keine Eheschließung vorgenommen werden; bereits geschlossene Ehen können aufgehoben werden, s. Eheaufhebung.

Schein|schwangerschaft: (klin.) auch Pseudogravidität, eingebildete Schwangerschaft, Scheinträchtigkeit; Bezeichnung für schwangerschaftsähnliche Beschwerden u. körperliche Veränderungen (Amenorrhö, Gewichtszunahme) ohne Vorliegen einer Schwangerschaft; wird überwiegend als Wunschneurose betrachtet u. bei längerem Bestehen psychotherapeutisch behandelt. Eine vergleichbare Symptomatik kann auch durch hormonproduzierende Tumoren (Chorionepitheliom) entstehen, gering ausgeprägt auch bei Einnahme von Kontrazeptiva*.

Schelsky, Helmut (1912-1984): Soziologe, ab 1943 Professor in Straßburg, Münster u. Bielefeld; u. a. Arbeiten zur Kritik der marxistischen Klassentheorie; auf Grundlage der Annahme einer Instinktreduktion* beim Menschen (vgl. Anthropologie) Arbeiten zu Familie u. Sexualität, deren soziale u. individuelle Kontrolle als grundlegend für kulturelle Leistungen betrachtet wird; vgl. Sexualtheorien.

Schenkel|verkehr: (sexol.) Bezeichnung für einen Sexualkontakt, bei dem der Penis zwischen den geschlossenen Oberschenkeln der Partner (evtl. unter Zuhilfenahme der Hand) hin- u. hergerieben wird; seit der griechischen Antike bekannte Praktik zur Vermeidung eines penetrierenden Geschlechtsverkehrs, z. B. als Methode der Empfängnisverhütung* od. im Rahmen der Prostitution* (sog. Falle schieben).

Schild|drüse: (anat.) Bezeichnung für eine vor der Luftröhre gelegene Hormondrüse*, die unter dem Einfluss von Hypothalamus u. Hypophyse spezifische Hormone (Thyroxin, Triiodthyronin u. a.) produziert; grundlegendes Steuerorgan für Sauerstoffverbrauch u. Wärmeproduktion, zahlreiche Stoffwechselvorgänge sowie körperliche Wachstums- u. Entwicklungsprozesse.

Schirm: (allg.) Bezeichnung für ein Accessoire zum Schutz gegen Regen bzw. Sonne, früher auch als Hoheits- od. Würdezeichen verwendet. In psychoanalytischer Sicht kommt Schirmen eine Bedeutung als Phallussymbol zu, wobei das Aufspannen von Schirmen als symbolische Erektion interpretiert wird.

Schizo|phrenie (gr. σχίζω spalten, φρήν Verstand) f: (psychiat.) sog. Spaltungsirresein, auch schizophrene Psychose; von E. Bleuler (1911) eingeführte Fachbezeichnung für eine nicht durch organische Störungen begründbare Psychose*, die durch ein Nebeneinander von gesunden u. veränderten Erlebens- u. Verhaltensweisen gekennzeichnet ist. Als Ursachen werden ungünstige Kombinationen von biographisch-psychischen, hirnorganischen, sozialen, genetischen u. anderen Bedingungen diskutiert, von denen jedoch nach heutigem Wissensstand keine die entscheidende Einzelbedingung darstellt. Bei den **Symptomen** werden Grundsymptome (Ich-Störungen, Beeinflussungswahn, kommentierende od. dialogische Stimmen, anhaltender unrealistischer Wahn) u. akzessorische Symptome (anhaltende Halluzinationen, Denkstörungen, Erregung od. Stupor als sog. katatone Symptome, negative Symptome wie z. B. Verflachung von Affekten) unterschieden. Selbstverletzungen im Genitalbereich (vgl. Selbstverstümmelung) wurden ebenso beschrieben wie das Auftreten von Beziehungswahn* bzw. schizophrener Symptomatik bei Hochzeitsnachtpsychose*. Eine allgemein akzeptierte Einteilung gibt es nicht; nach ICD-10 der WHO werden u. a. folgende **Formen** unterschieden: **1.** paranoid-halluzinatorische Schizophrenie mit Vorherrschen von Verfolgungs- od. Größenwahn u. Halluzinationen; **2.** hebephrene Schizophrenie, Vorkommen v. a. zwischen 15. u. 25. Lebensjahr, charakterisiert durch affektive Veränderungen, Denkstörungen, Antriebsarmut, seltener Wahnvorstellungen od. Wahrnehmungsstörungen; **3.** katatone Schizophrenie, charakterisiert durch akute Sperrungs- bzw. Erregungszustände mit schubweisem Verlauf; **4.** Schizophrenia simplex, bei der lediglich Grundsymptome (Denkstörungen, Affektverarmung) auftreten; **5.** andere Formen, z. B. undifferenzierte Schizophrenie, schizophrenes Residuum. Die **Diagnose** wird gestellt, wenn mindestens ein Grundsymptom u. zwei akzessorische Symptome feststellbar sind. In der **Therapie** gelten Psychopharmaka als am wirksamsten; psychotherapeutische Verfahren sind meist wenig erfolgreich, wichtig ist jedoch die Schaffung eines geeigneten therapeutischen Milieus (Eindeutigkeit im Arzt-Patient-Verhältnis, Strukturierung des Tagesablaufs usw.); evtl. begleitend Konzentrations- od. Verhaltenstherapie.

SchKG: (jurist.) Abkürzung für **Sch**wangerschafts**k**onflikt**g**esetz*.

Schlangen|wurzel, amerikanische: (pharmak.) übliche Bezeichnung für Cimifuga* racemosa.

Schleier: (allg.) Bezeichnung für ein Kleidungsstück, das die Nacktheit* von Gesicht, Kopf u. anderen Körperteilen (z. B. Hals, Schultern) verhüllt; ursprünglich wohl zum Schutz vor Umwelteinflüssen (insbesondere Sand u. Staub) getragen, haben Schleier zu unterschiedlichen Zeiten u. je nach Kulturkreis verschiedene, z. T. gegensätzliche **Bedeutungen**: In christlicher Auffassung sollten sie Sittlichkeit u. Schamgefühl der Frau wahren, aufreizenden Schmuck verbergen u. eine sexuelle Erregung von Männern verhindern; im Mittelalter symbolisierten sie dagegen die verlorene Jungfräulichkeit u. galten als Symbol der Prostitution; bis heute werden von (katholischen) Nonnen Schleier als Zeichen von Unantastbarkeit u. Keuschheit getragen. Der Volksglaube schrieb Schleiern eine magische Schutzwirkung zu (Bann böser Blicke u. a.; s. Abwehrzauber); der sog. Brautschleier, den die Braut als Bestandteil der Brautkleidung* trug, durfte nur vom Ehemann gelüftet werden (Unterstellung der Frau unter die häusliche Gewalt des Mannes; vgl. Haube); der von Witwen getragene Trauerschleier symbolisiert eine Kontaktmeidung gegenüber der Umwelt. In arabischen Ländern (nicht in südostasiatischen islamischen Gesellschaften) werden Schleier als Ausdruck der gesellschaftlichen Absonderung von Frauen getragen (Form der Pardeh*, die sowohl Frauen vor den Blicken fremder Männer, als auch Männer vor sexueller Erregung durch fremde Frauen schützen soll); dabei gilt das Haar als sexuell besonders erregend u. muss daher besonders sorgfältig verborgen werden. Unverhüllte Frauen gelten z. T. noch heute als unmoralisch od. Prostituierte; in anderen Gesellschaften (z. B. Türkei) sind Schleier weitgehend vom Kopftuch* abgelöst worden. **Formen:** Brautschleier bedecken klassischerweise Kopf u. Gesicht, Trauerschleier verhüllen meist nur das Gesicht; in der arabisch-islamischen Welt umfasst das Spektrum den Kopfumhang der Beduinen, der das Gesicht teilweise freilässt (Quina), u. unter dem Gebot des sog. Hidschab (der Bedeckung, v. a. für Frauen) Schleier, die Kopf u. Gesicht bedecken, sowie Tücher, die Kopf u. Körper umhüllen, aber das Gesicht freilassen (persischer Tschador), Überwürfe für den ganzen Körper (Dschilbab) u. Schleier, die den ganzen Körper ohne Öffnung od. Spalt umhüllen u. vor den Augen ein gitterförmiges Sehfeld lassen (afghanische Burkha); auch für Männer gibt es spezielle Schleier (z. B. die Kaffiyyeh). Besondere Aufmerksamkeit erfuhren Schleier, als ägyptische Frauen Anfang der 70er Jahre des 20. Jahrhunderts erstmals forderten, sich in der Öffentlichkeit unverschleiert bewegen zu dürfen; auch wenn eine Interpretation des Schleiers als Symbol der Unterdrückung einseitig erscheint, ist die Diskussion um eine Abschaffung der verpflichtend vorgeschriebenen Verschleierung seither ein Thema der Frauenbewegung.

Schleim|struktur|methode (lat. structura Bauart) f: (sexol.) wenig gebräuchliche Bezeichnung für Billings*-Ovulationsmethode.

Schlüpfer: (allg.) Bezeichnung für Unterhose für Frauen als Teil der Unterkleidung*.

Schlüssel|reiz: (ethol.) auch Signalreiz; Bezeichnung für einen Reiz, der bei Tieren ein genetisch festgelegtes (instinktives) Verhalten auslöst, indem ein angeborener Auslösemechanismus* aktiviert wird.
(sexol.) im übertragenen Sinn bedeutungsgleich mit Signalreiz* verwendet zur Bezeichnung von Sexualsignalen*, die beim Menschen (überwiegend unbewusst) als Auslöser sexueller Erregung wirken.

Schmatzer: (allg.) Bezeichnung für kurzen, geräuschvollen Kuss*.

Schmecken: (physiol.) auch Gustation, s. Geschmackssinn.

S

Schmerz: (physiol.) Bezeichnung für eine komplexe Sinnesempfindung, die überwiegend durch Erregung von Schmerzrezeptoren ausgelöst wird u. über Leitungsbahnen u. entsprechenden Sinneszentren* akut zur Wahrnehmung von Gefahren für die körperliche Integrität dient (Signalfunktion), in chronischer Form aber eigenständigen Krankheitswert bekommt (Verselbständigung; vgl. Schmerzsyndrome, genitale). Die Wahrnehmung von Schmerzen ist begleitet von affektiven, vegetativen u. motorischen Reaktionen, die gemeinsam die individuelle Bewertung von Schmerzen bestimmen; dabei werden aktuelle Schmerzen mit früheren Erfahrungen verglichen (Schmerzgedächtnis) u. hinsichtlich ihrer voraussichtlichen (körperlichen, aber auch sozialen) Folgen sowie der Umstände der Schmerzentstehung eingeschätzt, so dass prinzipiell vergleichbare Schmerzereignisse sehr verschieden, teilweise auch lustvoll, erlebt werden können (Algolagnie*). Schmerz aktiviert zentralnervöse (absteigende) Hemmsysteme u. die Freisetzung körpereigener Opiate (Endorphine*, Enkephaline, Dynorphine), die über spezifische Opiatrezeptoren an schmerzleitenden Nervenbahnen die Leitung blockieren und u. U. (z. B. bei schweren Verletzungen) die Schmerzwahrnehmung deutlich vermindern (sog. Stress-Analgesie).
(psychol.) wird v. a. der chronische Schmerz als eine vielschichtig verursachte, in erheblichem Umfang gelernte Störung verstanden, die nicht nur durch ihre eigentliche Ursache, sondern auch durch Begleitreaktionen wie Muskelanspannung, Erwartungsangst, psychischen Stress u. a., aber auch durch soziale Folgen (z. B. vermehrte Zuwendung), verstärkt wird u. je nach soziokulturellem Hintergrund des Induviduums sehr verschieden bewertet werden kann; spezifische, mit mehr od. weniger ausgeprägter Schmerzempfindlichkeit verbundene Persönlichkeitsfaktoren sind dagegen nicht nachweisbar. Neben der kausalen Behandlung (z. B. durch Analgetika od. Opiate) sind chronische Schmerzzustände in vielen Fällen auch durch Psychopharmaka u. Psychotherapie beeinflussbar.

> „Schmerz" ist jede Wahrnehmung, die Betroffene kennzeichnen, indem sie sagen: „Es tut mir weh".

S

Schmerz|lust: (allg.) Bezeichnung für Sadomasochismus*.

Schmerz|syndrome, genitale n pl: (klin.) Sammelbezeichnung für verschiedene fokale Schmerzsyndrome des kleinen Beckens u. der Sexualorgane, bei denen typischerweise keine körperliche Ursache gefunden u. daher eine psychische Verursachung angenommen wird, z. B. Phallodynie*, Pelvipathia* vegetativa, Vaginodynie*; vgl. Koitusschmerzen.

Schmidt, Auguste (1833-1902): Lehrerin; 1865 mit L. Otto-Peters u. a. Gründerin des Allgemeinen* deutschen Frauenvereins, dessen Vorsitzende sie von 1894-1899 war; 1869 Gründerin des Vereins Deutscher Lehrerinnen u. Erzieherinnen u. 1890 des Allgemeinen Deutschen Lehrerinnen-Vereins.

Schminke: (allg.) Sammelbezeichnung für Kosmetika* zur (zeitweiligen) Körperbemalung*, d. h. wässrige od. fette Zubereitungen von Pigmenten zur Färbung von Haut, Augenbrauen, Wimpern, Lippen usw. Die durch Schminken angestrebten Wirkungen unterliegen der Mode* u. haben sich im Verlauf der Geschichte erheblich verändert (z. B. ideale Hautfärbung im 18. Jahrhundert blass, im 20. Jahrhundert eher rötlich od. gebräunt); vgl. Make-up.

Schmuck: (allg.) Sammelbezeichnung i. e. S. für Gegenstände, die aus ästhetischen Gründen am Körper getragen werden u. nur lose mit ihm verbunden sind; i. w. S. auch für fest mit ihm verbundene Schmuckstücke (Körperschmuck*) od. aufgemalte Ornamente (Körperbemalung*). Das eigene u. gegenseitige Schmücken gilt als ein grundlegendes gemeinsames Merkmal aller Kulturen, für das es im Tierreich kaum Entsprechungen gibt; unter zahlreichen Materialien (Federn, Steinen, Blüten) werden heute insbesondere Edelmetalle u. bearbeitete Edelsteine verwendet. Schmuck hat stets eine sexuelle Bedeutung, indem er Aufmerksamkeit auf einzelne Körperstellen lenkt u. deren Attraktivität erhöht, außerdem häufig eine soziale Bedeutung, indem er die gesellschaftliche Stellung signalisiert (z. B. durch seinen Wert od. als Zeichen einer besonderen Funktion); vgl. Ring, Kette.

Schmuck|narben: (allg.) Bezeichnung für absichtlich erzeugte, oft als Ornamente gestaltete Hautnarben; durch oberflächliche Schnitte od. Verbrennungen (sog. Branding*) verursachten Verletzungen werden durch Einbringen von Fremdkörpern (Asche, Erde u. a.) zu verzögertem Abheilen gebracht, um die Narbenbildung zu verstärken. In zahlreichen Kulturen (insbesondere in Afrika) traditionell übliche Form des Körperschmucks*, die z. B. im Rahmen von Initiationsriten* hergestellt wird u. als Zeichen der Gruppenzugehörigkeit gilt; i. w. S. sind auch die in sog. schlagenden Studentenverbindungen üblichen Gesichtsnarben (sog. Schmisse) als Schmucknarben zu betrachten. Sie beeinträchtigen die Elastizität der betroffenen Hautregion, bis zum Abheilen besteht das Risiko von Infektionen, u. U. von Wucherungen des Narbengewebes (Keloidbildung, v. a. in dunkler Haut).

Schmusen: (allg.) Sammelbezeichnung für vertrauliche Körperkontakte, Küsse, Liebkosungen u. Zärtlichkeiten zwischen Menschen od. mit Tieren u. Gegenständen (z. B. Puppen, Kuscheltiere); im Rahmen von Sexualkontakten z. B. beim Necking*, Petting*, Vorspiel* od. Nachspiel*.

Schnabl, Siegfried (geb. 1927): Psychotherapeut, Chemnitz; Leiter einer Ehe- u. Sexualberatungsstelle im damaligen Karl-Marx-Stadt, empirische Sexualforschung, Autor sehr verbreiteter Werke („Mann und Frau intim – Fragen des gesunden und gestörten Geschlechtslebens", 1970 u. a.).

Schnecke: (allg.) abwertende bis zärtliche Bezeichnung für Frauen im Allgemeinen; regional auch Bezeichnung für Prostituierte bzw. für Vagina.

Schnepfe: (allg.) veraltete, regional noch verwendete Bezeichnung für Prostituierte*, die ihre Dienste auf der Straße (dem sog. Schnepfenstrich, s. Strich) anbietet; i. w. S. abwertend gemeinte Bezeichnung für Frauen.

Schnitt|entbindung: operative Entbindung*.

Schnüffel|substanzen f pl: (allg.) Sammelbezeichnung für sehr zahlreiche flüchtige chemische Verbindungen, die nach Inhalation eine Rauschwirkung haben (in europäischen Baumärkten bis zu 1500 verschiedene Produkte). In Industriestaaten werden (missbräuchlich) v. a. flüchtige Nitritverbindungen* (sog. Poppers) verwendet, vereinzelt auch Chloräthyl* od. Lachgas*, meist auch zur sexuellen Stimulation. In armen Ländern u. von randständigen Bevölkerungsgruppen werden (zur Euphorisierung u. Berauschung) v. a. Lösemittel, Klebstoffe od. Benzin geschnüffelt (z. B. von 90 % der Kinder Südafrikas), die zu erheblichen körperlichen Schäden (insbesondere des Nervensystems) führen können.

Schock|syndrom, toxisches n: (infektiol.) Abkürzung TSS; Bezeichnung für ein seltenes Krankheitsbild, das nach operativen Eingriffen u. in zeitlichem Zusammenhang mit der Menstruation auftreten kann (ein Zusammenhang mit dem Gebrauch von Vaginaltampons wird vermutet). Auslöser sind Giftstoffe (Toxine), die von bestimmten Bakterien (z. B. Staphylococcus aureus) gebildet werden, nicht jedoch Bestandteile von Tampons. **Symptome:** innerhalb weniger Stunden auftretendes hohes Fieber, Hautausschlag, Erbrechen, Durchfall, Bewusstlosigkeit und Schock, Blutgerinnungsstörungen, Kreislauf-, Leber- u. Nierenversagen; **Therapie:** intensivmedizinische Schockbehandlung, Antibiotika; **Prophylaxe:** Verzicht auf Tampons, Verwendung von Menstruationsbinden.

Schönheit: (allg.) Bezeichnung für eine Eigenschaft insbesondere von Personen od. Dingen, die beim Betrachten subjektiv gefällt (vgl. Attraktivität, Abb.); die zahlreichen, mitunter widersprüchlichen Ansätze, Schönheit allgemeinverbindlich zu definieren (vgl. Ästhetik), weisen darauf hin, dass Schönheit ein subjektives Empfinden bezeichnet, das stark von individuellen sowie soziokulturellen u. zeitgebundenen Einflüssen abhängig ist. Sie ist zugleich u. a. als Entscheidungskriterium z. B. im Rahmen der Partnerwahl bedeutsam u. im Rahmen der Selbstwahrnehmung mitbestimmend für das Selbstwertgefühl; vgl. Chirurgie, plastische.

Schönheits|chirurgie f: (allg.) Bezeichnung für plastische Chirurgie*.

Schönheits|ideal n: (allg.) Bezeichnung für Vorstellungen von perfekter, wünschenswerter Schönheit; Schönheitsideale weisen i. d. R. geschlechterspezifische Unterschiede auf u. können je nach sexueller Orientierung differieren, sie unterliegen starken soziokulturellen u. historischen Wandlungen. Schönheitsideale werden in modernen Gesellschaften wesentlich von Massenmedien geprägt; vgl. Sex-Appeal.

Schönheits|pflästerchen: (kult.) Bezeichnung für meist schwarze Pflaster, die als Teil des Make*-up in das Gesicht od. an andere Körperstellen geklebt werden, um Aufmerksamkeit zu erwecken od. Makel zu verdecken; im antiken Europa u. im 17. u. 18. Jahrhundert sehr verbreitet, heute viele moderne Formen.

Schönheits|pflege: (allg.) Bezeichnung für Kosmetik; vgl. Make-up, Kosmetika.

Schöpfungs|mythen m pl: (kult.) Sammelbezeichnung für in allen Kulturen vorhandene mythische Vorstellungen von der Entstehung der Welt u. des Lebens, im westlichen Kulturraum insbesondere für die beiden Schöpfungsgeschichten der Bibel (1. Mose 1-2,4 als jüngerer Mythos, 1. Mose 2,4-25 als älterer Mythos). In zahlreichen Kulturen werden Mythen überliefert, die von Schöpfungen durch Vereinigung von Gottheiten (häufiges Bild: weibliche Erd- u. männliche Himmelsgottheit, aber z. B. in der ägyptischen Mythologie* auch umgekehrt) od. durch Teilung einer zweigeschlechtlichen Gottheit erzählen (z. B. im Hinduismus); sie spiegeln nicht selten auch traditionelle Auffassungen über Zeugung u. Fortpflanzung und haben dann Bedeutung für volkstümliche Annahmen über Schwangerschaft u. Geburt; vgl. Zeugungsmythen.

Schorsch, Eberhard (1935-1991): Psychiater, ab 1974 Professor für Sexualwissenschaft, Hamburg; als Nachfolger von H. Giese Leiter des Instituts für Sexualforschung an der Universität Hamburg; Forschungen u. a. zu psychiatrischen Aspekten von Sexualität u. zu ambulanter Psychotherapie, Tätigkeit als Gerichtsgutachter; gilt mit seinen Arbeiten zu Kriminologie u. Sexualstraftätern* als Begründer einer „verstehenden" Forensik*.

Schoß|hund: (allg.) historisch auch Punzenlecker; Sammelbezeichnung für seit dem 18. Jahrhundert insbesondere von Frauen der wohlhabenden Schichten gehaltene kleine Hunde verschiedener Rassen, die einerseits Spielgefährten waren (s. Abb.), andererseits auch zu sexuellen Zwecken abgerichtet werden konnten (Cunnilingus*); vgl. Zoophilie.

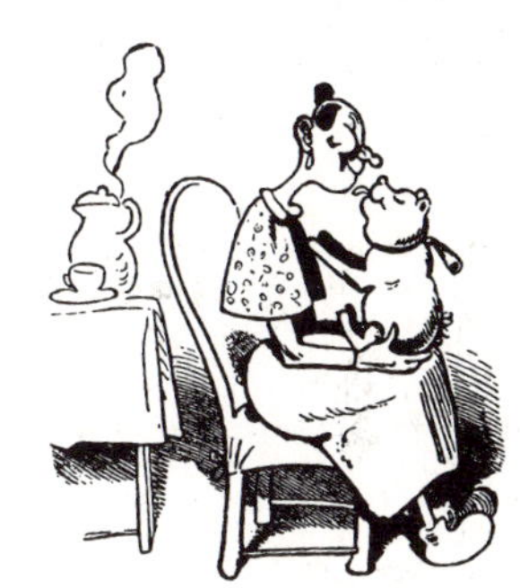

Das Fräulein Ammer kost allhier
Mit Schnick, dem allerliebsten Tier.

Schoßhund:
Als Vorläufer heutiger Comics erlaubten Bildergeschichten wie „Die Strafe der Faulheit" (1866) von Wilhelm Busch die Darstellung auch tabuisierter sexueller Realitäten und Phantasien.

S

Schreck|blutung: (klin.) Bezeichnung für eine durch psychischen Schock ausgelöste, einer Menstruation ähnliche Blutung der Uterusschleimhaut, vermutlich infolge eines plötzlichen Östrogenabfalls bei massiver Freisetzung von Stresshormonen.

Schrenck-Notzing, Albert Freiherr von (1862-1929): praktischer Arzt, Gerichtspsychiater u. Parapsychologe, München; vertrat u. a. die Auffassung, dass sog. Perversionen (zu denen damals z. T. auch Homosexualität gerechnet wurde) nicht erblich bedingt, sondern durch Suggestion erworben u. durch Hypnose od. gezielte Lernprozesse heilbar seien; 1902 führte er die Bezeichnung Algolagnie* für Sadomasochismus ein.

Schriften, porno|graphische: (jurist.) Sammelbezeichnung für Darstellungen sexuellen Inhalts, die die Kriterien der Pornographie* erfüllen; umfasst nicht nur fertige Druckwerke, sondern auch alle zu ihrer Herstellung erforderlichen Vorstufen (Negative, Druckstöcke u. a.) sowie alle anderen Endprodukte der Darstellung (Ton-, Bildträger, Datenspeicher), sofern sie wenigstens für kurze Zeit verfügbar bleiben; nicht unter diese Sammelbezeichnung fallen daher Live-Darstellungen u. Live-Übertragungen. Herstellung, Besitz u. Verbreitung pornographischer Schriften sind in Deutschland in Bezug auf Kinder u. Jugendliche unter 18 Jahren sowie in Bezug auf bestimmte Inhalte verboten nach § 184 StGB u. entsprechenden Regelungen im Gesetz über die Verbreitung jugendgefährdender Schriften und Medieninhalte (GjSM); vgl. Bundesprüfstelle für jugendgefährdende Schriften, Freiwillige Selbstkontrolle.

Schüchternheit: (allg.) Bezeichnung für eine Hemmung*, mit anderen Menschen Kontakt aufzunehmen, Forderungen zu stellen od. durchzusetzen; meist auf bestimmte Lebensabschnitte (Vorschulalter, Pubertät) beschränkte Eigenschaft, die geringes Selbstwertgefühl u. Angst vor Demütigung ausdrückt u. nicht selten mit körperlichen Reaktionen verbunden ist (Erröten, Erregung).

Schürze: (allg.) auf Schurz* zurückgehende Bezeichnung für ein die Vorderseite des Körpers schützendes u. schmückendes Kleidungsstück. Schürzen wurden seit dem Spätmittelalter von Frauen als Arbeitskleidung getragen; ihnen wird häufig eine symbolische Bedeutung (z. B. Ausdruck von Häuslichkeit u. typischer Frauenrolle, Symbol für große u. kleine Schamlippen, Vulva) beigemessen.

Schürzen|jäger: (allg.) auch Schürzenfreund; Bezeichnung für einen Mann, dem hohe sexuelle Motivation sowie häufige u. eher wahllose sexuelle Beziehungen zu Frauen zugeschrieben werden; meist abwertend gemeint, unter Männern aber auch anerkennend.

Schuhe: (allg.) Bezeichnung für Fußbekleidung; Schuhe können nur die Fußsohle (z. B. Sandalen), Füsse u. Knöchel (z. B. Halbschuhe) od. Teile des Beins (z. B. Stiefel) bedecken, Form u. Farbe richten sich nach der allgemeinen Mode. Schuhe wurden frühzeitig in Beziehung zu Sexualität u. Erotik gebracht (z. B. als Symbol weiblicher Fruchtbarkeit, Liebespfand, Zeichen von Dominanz u. Unterwerfung).

Schuh|fetischismus m: (sexol.) Bezeichnung für eine Form des Fetischismus*, bei der Schuhe als sexuell besonders erregend erlebt werden; relativ verbreitet, erkennbar z. B. auch in der Verwendung von schuhförmigen Trinkgefäßen.

Schuld|fähigkeit: (jurist.) Bezeichnung für die Fähigkeit eines Menschen, das Unrecht seines Handelns einzusehen od. nach dieser Einsicht zu handeln, im deutschen Strafgesetzbuch bis 1975 als Zurechnungsfähigkeit bezeichnet (damals geregelt in § 51 StGB). Schuldfähigkeit besteht nicht bei (zur Tatzeit) unter 14-Jährigen (§ 19 StGB) sowie bei Jugendlichen mit entsprechend unvollkommener Entwicklung ihrer geistigen u. seelischen Fähigkeiten (§ 3 JGG); sie kann fehlen bei Menschen, die wegen krankhafter seelischer Störungen (Psychosen, Substanzabhängigkeit, Rauschzustände), tiefgreifender Bewusstseinsstörung (Übermüdung, Schlaftrunkenheit, hochgradigem Affektzustand), erheblicher geistiger Behinderung od. einer sog. schweren anderen seelischen Abartigkeit (Psychopathie, Neurose, Triebstörung u. a.) nicht in der Lage sind, das Unrecht einer Tat einzusehen od. nach dieser Einsicht zu handeln (§ 20 StGB); sie kann aus den gleichen Gründen u. U. auch nur erheblich vermindert sein (§ 21 StGB). Schuldunfähigkeit schließt eine Bestrafung aus, bei verminderter Schuldfähigkeit kann die Strafe gemildert werden, in beiden Fällen können aber zugleich Maßregeln* der Besserung und Sicherung angeordnet werden. Entscheidungen von Gerichten über die Schuldfähigkeit von Angeklagten nach §§ 20 oder 21 StGB erfolgen grundsätzlich nach Begutachtung* durch einen Sachverständigen*. Dabei muss nicht nur geklärt werden, ob eine der Voraussetzungen für Schuldunfähigkeit gegeben ist, sondern auch, ob diese die Steuerungsfähigkeit des Täters zum Zeitpunkt der Tat wirksam beeinträchtigt hat.

Schuld|gefühl: (psychol.) Bezeichnung für das Gefühl, etwas Verwerfliches, Schlechtes (Böses) getan, eine (gesellschaftlich od. juristisch) sanktionierte Handlung begangen zu haben u. damit gegen prinzipiell selbst anerkannte Normen verstoßen zu haben. Vorkommen in Zusammenhang mit Sexualität infolge von Wertungen u. Einstellungen, denen zahlreiche Formen des Sexualverhaltens historisch unterlagen bzw. noch immer unterliegen, z. B. als Schuldgefühle bei Masturbation* od. abweichendem Sexualverhalten*; als Folgen können, individuell verschieden ausgeprägt, (vorübergehende) Ängste, depressive Verstimmungen, Selbstbestrafungstendenzen (bis hin zu Selbsttötungsabsichten) od. ein Vermeidungsverhalten auftreten, das auch andere Formen von Sexualkontakten einschließt. Therapeutisch kann eine unterstützende Psychotherapie erwogen werden. Vgl. Scham.

Schuld|unfähigkeit: (jurist.) Bezeichnung für das Fehlen einer Schuldfähigkeit*, z. B. im Fall von Kindern (§ 19 StGB) od. wegen schwerer seelischer Störungen (§ 20 StGB).

Schurz: (allg.) Bezeichnung für kurzes Kleidungsstück als Bedeckung od. Schmuck des Unterleibs; unterschieden werden das an einem Gürtel befestigte Schamtuch, der zwischen den Beinen hindurchgezogene Durchziehschurz, der gewickelte Schurz u. a. Der Schurz gilt kulturhistorisch als ältestes Kleidungsstück u. ist bereits auf Abbildungen aus der Mittleren Steinzeit (ca. 10 000-4000 v. Chr.) nachweisbar; dem jüdisch-christlichen Schöpfungsmythos zufolge erhielten Adam u. Eva, bevor sie aus dem Paradies vertrieben wurden, von Gott Schurze aus Fellen.

Schutz|alters|grenzen: (jurist.) Bezeichnung für das Mindestalter von Kindern u. Jugendlichen (sog. sexuelle Mündigkeit*), unterhalb dessen Erwachsenen sexuelle Handlungen mit ihnen gesetzlich nicht od. nur unter bestimmten Voraussetzungen gestattet sind; in allen europäischen Ländern finden sich derartige Bestimmungen, die sich aber hinsichtlich des Alters unterscheiden, für hetero- und homosexuelle Kontakte u. U. verschieden sind und evtl. verschärfende (z. B. bei Abhängigkeitsverhältnissen), mildernde (z. B. bei geringer Schuld) od. aufhebende Bestimmungen umfassen (z. B. bei Eheschließung); sie sind überwiegend abstrakte Altergrenzen, die den Entwicklungsstand der Kinder u. Jugendlichen nicht berücksichtigen, variieren aber in einigen Ländern abhängig von der individuell vorliegenden od. fehlenden sexuellen Reife. In Deutschland sind sexuelle Handlungen Erwachsener mit Kindern **unter 14 Jahren** generell verboten (§§ 176 bis 176b StGB). Mit Jugendlichen **unter 16 Jahren** sind sie dann verboten, wenn ein Abhängigkeitsverhältnis besteht (§ 174 StGB; vgl. Missbrauch, sexueller) od. ein Täter über 18 Jahren eine Zwangslage ausnutzt od. sie gegen Entgelt vornimmt od. vornehmen lässt bzw. ein Täter über 21 Jahren eine fehlende Fähigkeit zur sexuellen Selbstbestimmung ausnutzt (§ 182 StGB; vgl. Missbrauch, sexueller, Verführung, sexuelle); auch darf ihnen keine Gelegenheit zu sexuellen Handlungen mit Dritten geboten werden (s. Kuppelei; vgl. Erzieherprivileg). Mit Jugendlichen **unter 18 Jahren** sind sexuelle Handlungen u. deren Vermittlung unter Ausnutzung eines Abhängigkeitsverhältnisses od. gegen Entgelt verboten (§§ 174, 180 StGB); ihnen darf keine Pornographie* zugänglich gemacht werden (§ 184 StGB). Eine erweiterte Jugendschutzzone auf Personen **unter 21 Jahren** ergibt sich aus dem Verbot der Bestimmung zur Prostitution (s. Menschenhandel). Seit 1994 gelten in Deutschland für hetero- u. homosexuelle Handlungen die gleichen Altersgrenzen; daher sind seitdem grundsätzlich auch Handlungen zwischen erwachsenen Frauen u. Mädchen unter 16 Jahren verboten. Diese Bestimmungen gelten für deutsche Staatsbürger auch in anderen Ländern mit evtl. abweichenden Bestimmungen; im Ausland begangene Verstöße können daher durch deutsche Gerichte bestraft werden (Weltrechtsprinzip*). Vgl. Selbstbestimmung, sexuelle.

Schutz|anordnungen: (jurist.) Bezeichnung für nach Gewaltschutzgesetz* gerichtlich angeordnete Maßnahmen gegen Gewalttäter im häuslichen Bereich od. Täter in Fällen fortgesetzter Belästigung (z. B. Stalking*, obszöne Telefonanrufe*); es kann u. a. angeordnet werden, dass Täter Wohnungen nicht mehr betreten od. sich ihnen nicht mehr nähern dürfen (Platzverweis*), dass sie Orte meiden müssen, die das Opfer regelmäßig aufsucht, dass sie Kontakt mit dem Opfer meiden müssen u. sich bei Zusammentreffen umgehend entfernen müssen. Vorläufige Anordnungen (für maximal wenige Tage) können durch die Polizei getroffen werden, dann sind in jedem Fall gerichtliche Entscheidungen erforderlich: zunächst i. d. R. Eilschutzanordnungen (Glaubhaftmachung durch das Opfer genügt), im Hauptverfahren endgültige (meist befristete) Schutzanordnungen (mit voller Beweisbedürftigkeit); Schutzanordnungen werden durch Gerichtsvollzieher (ggf. mit Hilfe der Polizei) durchgesetzt, Verstöße werden mit Ordnungsgeld od. Ordnungshaft bestraft; vgl. Gewalt, häusliche.

Schutz|frist: (jurist.) Bezeichnung für den Zeitraum im Verlauf einer Schwangerschaft bzw. nach der Entbindung, in dem für Frauen ein Beschäftigungsverbot besteht; s. Mutterschutz.

Schutz|mittel: (allg.) auch Präventivmittel; Sammelbezeichnung für mechanische od. chemische Mittel, die vor Schwangerschaft od. sexuell übertragbaren Infektionen schützen; vgl. Kontrazeptiva, Safer Sex.

Schwach|sinn: (allg.) veraltete Bezeichnung für angeborene od. erworbene geistige Behinderung*; im übertragenen Sinn auch für Unsinn od. sinnlose Handlung.

Schwägerschaft: (allg.) Bezeichnung für Form der Heiratsverwandtschaft* zwischen den Verwandten eines Ehepartners mit den Verwandten des anderen Ehepartners als Schwager bzw. Schwägerin.

Schwängerung: (biol.) Eindringen einer Samenzelle in die Eizelle (sog. Imprägnation, s. Befruchtung).
(allg.) eher abwertend gebrauchte Bezeichnung für Koitus, der zu einer Schwangerschaft führt.

Schwärmerei: (kult.) ursprünglich Bezeichnung für das Anhängen an abweichende Glaubenslehren (Häresie).
(allg.) Bezeichnung zunächst für fanatische Begeisterung, Fanatismus, seit dem 18. Jahrhundert auch für gefühlsbetonte, von Begeisterung geprägte Liebe* od. Zuneigung; vgl. Idol.

Schwager|ehe: (allg.) Bezeichnung für Leviratsehe*.

Schwangeren|beratung: (gebh.) auch Mutterschaftsberatung, Schwangerschaftsberatung; Bezeichnung für die allen Schwangeren (u. deren Partnern) zustehende Beratung (insbesondere in frühen Stadien der Schwangerschaft) zur Bewältigung der entstandenen Lebenssituation, zur Vermittlung materieller, psychologischer u. sozialer Hilfen sowie ggf. zur Schwangerschaftskonfliktberatung*.
Schwangerenberatungen werden von entsprechend weitergebildeten Ärzten, staatlichen u. gemeinnützigen Beratungsstellen* sowie speziellen Einrichtungen zur humangenetischen Beratung* angeboten; sie sind nicht zu verwechseln mit der begleitenden medizinischen Betreuung im Rahmen der Schwangerenvorsorge*.

Schwangeren|gelüste: (allg.) Bezeichnung für Heißhunger auf ungewöhnliche Nahrungsmittel während der Schwangerschaft, s. Pikazismus.

Schwangeren|vorsorge: (gebh.) Sammelbezeichnung für regelmäßige Untersuchungen von Schwangeren u. Feten während Schwangerschaften, um Besonderheiten u. Abweichungen vom normalen Verlauf frühzeitig zu erkennen u. Schäden für Mütter od. Kinder vorzubeugen. Nach den in Deutschland gültigen Mutterschaftsrichtlinien werden von den gesetzlichen Krankenkassen (neben der Feststellung der Schwangerschaft) mindestens 10 Untersuchungen (Blut- u. Urinanalysen, Kontrollen von Blutdruck u. Gewicht, körperliche Untersuchungen von Mutter u. Kind) sowie Vorbereitungen auf die Geburt übernommen; die Ergebnisse werden in einem standardisierten Mutterpass* dokumentiert. Diese Vorsorgeuntersuchungen sind nicht zu verwechseln mit den v. a. in der Frühschwangerschaft möglichen Schwangerenberatungen*.

Schwangerschaft: (gebh.) auch Gestation, Graviditas, Gravidität; Bezeichnung für den Zustand der Frau im Zeitraum von der Empfängnis* (bzw. Befruchtung) bis zur Geburt*. In Deutschland liegt das durchschnittliche Alter bei der ersten Lebendgeburt verheirateter Frauen bei 30,1, nicht verheirateter Frauen bei 27,5 Jahren; im Alter von 16-19 Jahren kommt es bei ca. 20 von 1000 Frauen zu einer Schwangerschaft (vgl. Teenage-Schwangerschaft). Weltweit sind nur etwa 50 % der Schwangerschaften geplant, ungefähr 25 % sind ungewollt; in etwa 25 % kommt es zu einem Schwangerschaftsabbruch*.

Verlauf: Nach einer Befruchtung am 14. Zyklustag trifft die aus der Zygote* entstandene Blastozyste* (vgl. Embryonalentwicklung) am 18. Zyklustag (d. h. am 4.-5. Tag nach Konzeption) im Uterus ein (s. Endometrialzyklus, Abb.). Zwischen dem 20. und 22. Zyklustag beginnt die Einnistung (Nidation), meist in der Hinter-, seltener in der Vorderwand des oberen Uterusanteils, die am 27. Tag beendet ist (eine Einnistung außerhalb des Uterus wird als ektopische Schwangerschaft* bezeichnet). Mit dem 31. Tag wird die Verbindung des Embryos mit den mütterlichen Blutgefäßen hergestellt, u. die Plazentabildung beginnt. Die normalerweise am 28. Zyklustag erfolgende Regelblutung bleibt i. d. R. aus, kann aber auch – meist stark abgeschwächt – noch einmal eintreten. Die Persistenz des Gelbkörpers*, seine Entwicklung zum Schwangerschaftsgelbkörper im Eierstock u. die Bildung von Progesteron dienen zur Erhaltung der Schwangerschaft, bis Plazenta* u. Plazentahormone* diese Funktion übernehmen.

Während einer Schwangerschaft kommt es zu zahlreichen Veränderungen im Körper der Schwangeren (s. Tab.): Vergrößerung des Uterus u. Zunahme des Uterusgewichts von 50 g auf 1000 g (vgl. Fundusstand), Herzvergrößerung, Zunahme von Herzzeitvolumen u. Pulsfrequenz, Zunahme der Atemtätigkeit um 20 %, hormonelle Umstellungen (Schwangerschaftszeichen), Temperaturanstieg infolge anhaltender Progesteronwirkung. In den ersten drei Monaten besteht ein erhöhter Folsäurebedarf, etwa ab dem 4. Monat besteht ein Mehrbedarf an Proteinen u. insbesondere im letzten Schwangerschaftsdrittel ein vermehrter Kalzium- u. Eisenbedarf, da der Fetus dann diese Substanzen einlagert. Einseitige Ernährung (z. B. vegetarische Kost, Trennkost) kann zu einem Mangel an Vitaminen (v. a. B_{12}, A, D, E u. K), Iod u. Eisen mit entsprechenden gesundheitlichen Risiken für das Kind führen.

Die tatsächliche (echte) **Schwangerschaftsdauer**, gerechnet ab dem Zeitpunkt der Empfängnis (post conceptionem), beträgt 263-270 (durchschnittlich 266) Tage od. 38 Wochen bzw. 9 ½ Lunarmonate; die Berechnung ab dem ersten Tag der letzten Regelblutung (post menstruationem) ergibt davon abweichend eine durchschnittliche Dauer von 281 Tagen od. 40 Wochen bzw. 10 Lunarmonaten. Zu einer verkürz-

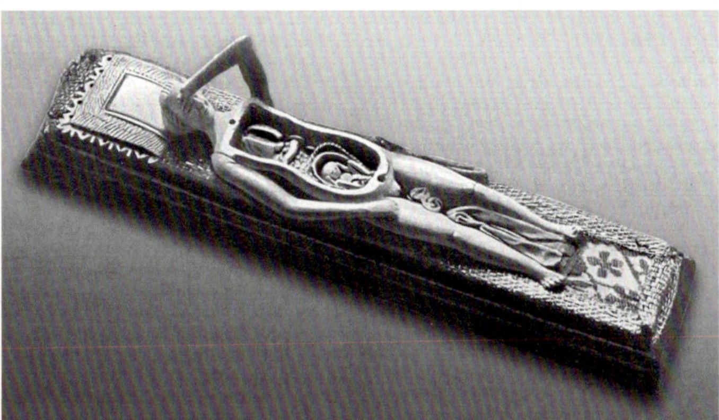

Schwangerschaft:
Nürnberger Modell einer schwangeren Frau aus dem 19. Jahrhundert; damals lag das Wissen über das Innere des Körpers fast ausschließlich bei Hebammen und Ärzten, und auch sie waren sich nicht immer einig.

Schwangerschaft Physiologische Gewichtszunahme (kg)	
allgemeine Veränderungen	
Fettgewebe	3,5– 6,0
Blutvolumen	1,5– 2,0
extrazelluläre Flüssigkeit	1,5– 3,0
Brustgewebe	0,5– 1,0
	7,0–12,0
spezifische Veränderungen	
Fetus vor Geburt	< 4,0
Fruchtwasser	1,0– 1,5
Uterusmuskel	1,0– 1,5
Fruchtwasser	1,0– 1,5
	6,0– 8,5

ten Schwangerschaftsdauer kommt es bei Fehlgeburt (Abort) od. Frühgeburt, zu einer verlängerten Dauer bei Übertragung. Schwangerschaften können zu einem frühen Zeitpunkt durch Schwangerschaftstests* bzw. (ab ca. 8 Wochen nach der Empfängnis bzw. 6-7 Wochen nach der letzten Menstruation) durch Nachweis sicherer Schwangerschaftszeichen* (kindliche Herztöne, Darstellung von Kindsteilen in der Ultraschalldiagnostik) festgestellt werden. Schwangere Frauen stehen unter besonderem Schutz (vgl. Schwangerschaftsurlaub, Mutterschutz); durch ärztliche Betreuung während der Schwangerschaft u. nach der Entbindung (s. Wochenbett) sollen gesundheitliche Gefahren von Müttern u. Kindern abgewendet sowie Gesundheitsstörungen frühzeitig erkannt u. behandelt werden (vgl. Schwangerenvorsorge). **Wertungen:** Es existieren zahlreiche sittlich-moralische, religiöse u. volkstümlich-abergläubische Annahmen in Bezug auf Schwangerschaft, die traditionell in Verbindung mit fruchtbarer Erde u. wachsender Natur (z. B. blühenden Obstbäumen) gebracht u. symbolisch (z. B. in der bildenden Kunst) auch so dargestellt werden. Besondere Achtung bzw. Schutz Schwangerer sind bereits im germanischen Volksglauben bezeugt u. haben sich bis heute juristisch u. in Alltagssituationen („Kinder u. Schwangere zuerst") erhalten. In zahlreichen Kulturen galt Schwangerschaft als Unreinheit u. schloss daher Schwangere von der Teilnahme an kultischen Handlungen od. Tempelbesuchen aus; in manchen Gesellschaften galten Schwangere zudem als Angriffen böser Geister ausgesetzt, wovor sie z. B. spezielle Gürtel schützen sollten. Für die Dauer einer Schwangerschaft bestanden zahlreiche (z. T. regionale) Regelungen u. Verhaltensvorschriften, die u.a. Schädigungen u. Fehlbildungen des ungeborenen Kindes vorbeugen sollten: So war Schwangeren untersagt, unter Wäscheleinen durchzugehen, um Nabelschnurumschlingungen zu vermeiden; sie durften kein Hahnen-, Ziegen- od. Stierfleisch essen, damit das Kind nicht geil, wollüstig od. unzüchtig würde, sie sollten sich nicht aufregen, da sonst das Kind ein Schreihals würde od. Krämpfe bekommen könnte; heute haben medizinische Diagnose- u. Vorsorgeangebote teilweise diese rituelle Bedeutung übernommen. Aus biologischer Sicht wird die Schwangerschaft als Ergebnis von Sexualität verstanden, deren Funktion Fortpflanzung* u. Arterhaltung sind; andererseits wird sie in modernen Gesellschaften als Ausdruck bewusst gewollter Mutter- bzw. Elternschaft aufgefasst.

Schwangerschaft, eingebildete: (allg.) Bezeichnung für Scheinschwangerschaft*.

Schwangerschaft, ektopische: (gebh.) auch Extrauterinschwangerschaft; Sammelbezeichnung für Schwangerschaften mit Einnistung der befruchteten Eizelle (Zygote) außerhalb des Uterus; Vorkommen bei ca. 1-2 % aller diagnostizierten Schwangerschaften; unterschieden werden: **1. Tubargravidität** (Eileiterschwangerschaft): häufigste Form (98 %) infolge von Verzögerungen der Wanderung der Zygote in den Uterus, z. B. bei Verengung des Eileiters nach Infektionen; es kommt nach wenigen Wochen zum Absterben des Embryos (Tubarabort), evtl. mit Zerreißung des Eileiters (Tubarruptur), starken Bauchschmerzen und (u. U. lebensgefährlichen) Blutungen in die Bauchhöhle. **2. Abdominalgravidität** (Bauchhöhlenschwangerschaft): Bei Befruchtung vor Aufnahme in den Fransentrichter des Eileiters od. Wanderung der befruchteten Eizelle im Eileiter in entgegengesetzte Richtung kann die Einnistung in der freien Bauchhöhle (auf dem Peritoneum) erfolgen; auch dann ist das Absterben der Zygote mit entsprechenden Symptomen wahrscheinlich, Ausreifungen sind sehr selten u. für die Mutter äußerst gefährlich. **3. Ovarialgravidität** (Eierstockschwangerschaft): sehr seltene Einnistung im Eierstock mit nur extrem seltenem Ausreifen der Schwangerschaft.
Die **Diagnose** ist in den ersten Wochen schwierig (Schwangerschaftstests können negativ sein), hinweisend sind Ausbleiben der Menstruation, einseitige Schmerzen, evtl. unregelmäßige Blutungen des Uterus; Sicherung der Diagnose durch Ultraschalluntersuchung u. Bauchspiegelung. Die **Therapie** erfolgt bei allen Formen meist operativ durch Entfernen der Zygote u. evtl. Rekonstruktion der geschädigten Strukturen.

Schwangerschafts|abbruch: (gynäkol.) sog. Abtreibung; im Gegensatz zur Fehlgeburt* absichtlich herbeigeführte Beendigung einer Schwangerschaft (artifizieller Abort) vor Erreichen der extrauterinen Lebensfähigkeit des Fetus. **Häufigkeit:** Weltweit wird etwa jede vierte Schwangerschaft abgebrochen, die Zahl der Abbrüche wird auf ca. 46 Mio. jährlich geschätzt, davon erfolgen ca. 20 Mio. illegal. Weltweit kommen auf 1000 Frauen zwischen dem 15. u. 44. Lebensjahr 35 Abtreibungen (in Westeuropa 11/1000, in Osteuropa 90/1000). Die Häufigkeit liegt in Deutschland seit mehreren Jahren relativ konstant bei ca. 135 000-140 000 Eingriffen pro Jahr; sie lag zu Beginn des 20. Jahrhunderts bei ca. 500 000 (ganz überwiegend illegalen) Eingriffen pro Jahr.
1. medizinische Aspekte: Ein Schwangerschaftsabbruch ist mit unterschiedlichen Methoden möglich: **a) instrumentell:** Dilatation des Gebärmutterhalskanals, anschließend Vakuumkürettage od. Abrasio uteri (Gebärmutterausschabung) od. Kombination beider Verfahren, s. Kürettage. Risiken: evtl. Entzündungen (u. U.

S

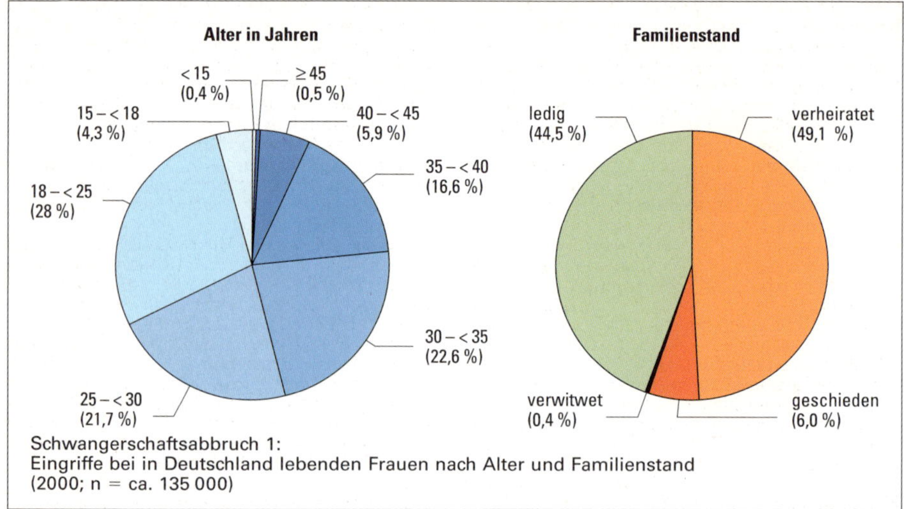

Schwangerschaftsabbruch 1:
Eingriffe bei in Deutschland lebenden Frauen nach Alter und Familienstand (2000; n = ca. 135 000)

Ursache für spätere Unfruchtbarkeit), ca. 1-2 Todesfälle auf 100 000 Anwendungen; **b) pharmakologisch:** Unterdrückung der Progesteronwirkung durch Mifepriston* (i. d. R. in Kombination mit Misoprostol), v. a. in der Frühschwangerschaft (bis ca. 9. Woche); nach der 15. Woche Wehenerzeugung mit Spontanausstoßung der Frucht durch Anwendung v. a. von Prostaglandinen* (i. d. R. wird anschließend eine Kürettage vorgenommen). Risiken: evtl. Blutungen, unvollständige Fruchtausstoßung; mit zunehmender Schwangerschaftsdauer steigen die Risiken.
2. psychologische Aspekte: Die Entscheidung für einen Schwangerschaftsabbruch bedeutet fast immer einen psychischen Konflikt, der auch nach durchgeführtem Abbruch fortdauern kann; unmittelbar nach dem Abbruch auftretende depressive Verstimmungen sind auf hormonelle Umstellung (fehlende Progesteronwirkung wie beim Heultag*) zurückzuführen und i. d. R. nicht als Beginn einer langen Trauer zu interpretieren. Gesellschaftliche Diskriminierungen u. Verbote können Scham- u. Schuldgefühle evtl. verstärken; als nicht gesichert gelten kann die Behauptung, es käme z. T. auch noch nach mehreren (10-20) Jahren zu Neurosen, die auf den Schwangerschaftsabbruch zurückgeführt werden können.
3. juristische Aspekte: Das in der Bundesrepublik Deutschland seit dem 1.10.1995 geltende neue Abtreibungsstrafrecht u. die Neuregelung durch das „Schwangeren- und Familienhilfeänderungsgesetz“ vom 21.8.1995 folgen grundsätzlich den Vorgaben des Bundesverfassungsgerichtsurteils vom 28.6.1993 u. stellen eine Kombination aus Indikationslösung u. Fristenlösung mit Beratungspflicht dar. Der Schwangerschaftsabbruch ist danach (mit Ausnahme der Anwendung von Nidationshemmern*) grundsätzlich gemäß § 218 StGB strafbar; er kann jedoch nach § 218a StGB durch einen Arzt rechtmäßig bzw. straffrei vorgenommen werden, wenn die Schwangere den Schwangerschaftsabbruch verlangt u. durch eine Bescheinigung nachgewiesen hat, dass sie sich mindestens drei Tage vor dem Eingriff beraten ließ (Beratungspflicht); ferner, wenn bestimmte Indikationen vorliegen: **a) medizinische Indikation:** Nach § 218a Abs. 2 StGB ist der mit (bei Minderjährigen u. U. problematischen) Einwilligung der Schwangeren von einem Arzt vorgenommene Schwangerschaftsabbruch nicht rechtswidrig, wenn der Abbruch der Schwangerschaft unter Berücksichtigung der gegenwärtigen u. zukünftigen Lebensverhältnisse der Schwangeren nach ärztlicher Erkenntnis angezeigt ist, um eine Gefahr für das Leben od. die Gefahr einer schwerwiegenden Beeinträchtigung des körperlichen od. seelischen Gesundheitszustandes der Schwangeren abzuwenden, u. die Gefahr nicht auf eine andere, für sie zumutbare Weise abgewendet werden kann. Die Indikation kann durch eine direkte mütterliche Gefährdung gegeben sein, aber auch durch eine zu erwartende schwerwiegende Beeinträchtigung des (körperlichen od. seelischen) Gesundheitszustandes der Mutter nach Geburt eines Kindes mit pränatal nachgewiesener schwerer Erkrankung bzw. Behinderung (früher als sog. embryopathische bzw. eugenische Indikation eigens gefasst); es gibt dann keine zeitliche Begrenzung hinsichtlich des Schwangerschaftsalters. **b) kriminologische Indikation:** straffreier Abbruch einer Schwangerschaft, die infolge einer kriminellen Handlung nach §§ 176-179 StGB entstanden ist (sexueller Missbrauch von Kindern, Vergewaltigung, Nötigung, sexueller Missbrauch widerstandsunfähiger Personen); die Indikation wird nach einem ärztlichen Gespräch durch den Arzt gestellt, eine Beratungspflicht nach § 219 StGB besteht hier nicht. Das Schwangerschaftsalter darf maximal 12 Wochen nach Konzeption betragen. Für Schwangerschaftsabbrüche im Sinne dieser Indikation be-

steht eine Leistungspflicht der gesetzlichen Krankenkassen; die Stellung der Indikation und der Schwangerschaftsabbruch selbst dürfen nicht vom selben Arzt durch geführt werden.

Wertungen: In vielen traditionellen Kulturen war der Schwangerschaftsabbruch unbekannt, an seine Stelle trat mitunter die Kindstötung* nach der Geburt. In Europa werden Schwangerschaftsabbrüche seit der Antike praktiziert, aber wie kaum ein anderer Eingriff waren u. sind sie Gegenstand intensiver und z. T. sehr kontrovers geführter Diskussionen, in denen die Standpunkte ein breites Spektrum umfassen von der Forderung nach absolutem (strafbewehrtem) Verbot (vgl. Abtreibungsverbote) bis zum Plädoyer für die freie, von Gesetzen nicht zu regelnde Entscheidung der Frauen. Dabei stehen oft weniger die unterschiedlichen Verfahren od. verschiedene juristische Regelungen im Vordergrund der Auseinandersetzung, als vielmehr grundsätzliche Fragen: Fortpflanzungsfreiheit, Beginn der personalen Existenz Ungeborener, ihre Menschenwürde u. eine daraus ableitbare besondere Schutzwürdigkeit (ähnliche Diskussion in Zusammenhang mit Keimbahneingriffen* u. Präimplantationsdiagnostik*). Es besteht weitgehend Einigkeit darüber, dass einer Verbesserung von Beratungs- u. Hilfeangeboten für Schwangere eine besondere Bedeutung zukommt, da sie zu einer erheblichen Verringerung von Schwangerschaftskonflikten beitragen.

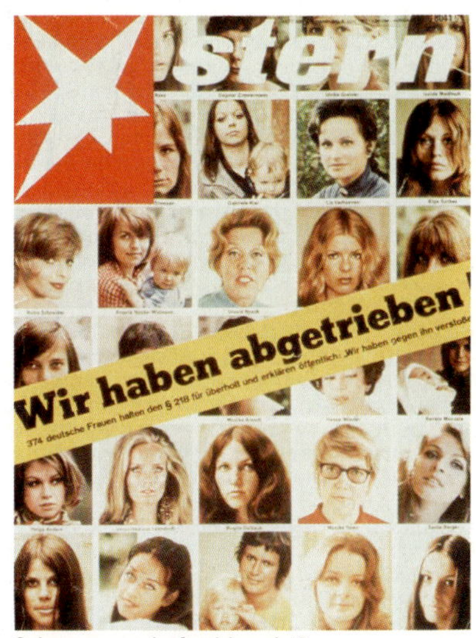
stern
Wir haben abgetrieben!
374 deutsche Frauen halten den § 218 für überholt und erklären öffentlich: Wir haben gegen ihn verstoß

Schwangerschaftsabbruch 2:
Titel der Zeitschrift „Stern“ vom 6. Juni 1971: Über 300 Frauen erklärten öffentlich, mit einem Schwangerschaftsabbruch gegen das damals geltende Recht verstoßen zu haben, und forderten die selbstbestimmte Entscheidung für oder gegen Schwangerschaften.

In Deutschland haben Massenproteste in den 20er u. Ende der 60er Jahre des 20. Jahrhunderts (vgl. Frauenbewegung) gegen ein generelles Verbot des Schwangerschaftsabbruchs entscheidend zu einer Reform der aus dem 19. Jahrhundert stammenden gesetzlichen Regelung beigetragen, indem sie sich gegen die (pauschale) Zuweisung der Mutterrolle als typischer Bestimmung der Frauen zur Wehr setzten u. auf die Bedeutung selbstbestimmter Entscheidungen hinwiesen („Mein Bauch gehört mir“; s. Abb.).

Schwangerschafts|beschwerden: (gebh.) Sammelbezeichnung für schwangerschaftsbedingte Beeinträchtigungen der Befindlichkeit, die v. a. im ersten od. letzten Schwangerschaftsdrittel auftreten können; in der Frühschwangerschaft v. a. Übelkeit u. Erbrechen, vermehrter Speichelfluss, Kreislauflabilität als Ausdruck der hormonellen Umstellung; in der Spätschwangerschaft v. a. Beinödeme und Krampfadern, Anämie sowie Folgen des zunehmenden Uterusvolumens (Blasendruck, Magendruck); vgl. Schwangerschaftskomplikationen, Risikoschwangerschaft.

Schwangerschafts|dauer: (gebh.) die Dauer einer Schwangerschaft* beträgt 263-270 (durchschnittlich 266) Tage od. 38 Wochen (9 ½ Lunarmonate zu 28 Tagen), gerechnet vom Zeitpunkt der Empfängnis (post conceptionem), bzw. durchschnittlich 280 Tage (10 Lunarmonate), gerechnet vom Zeitpunkt des ersten Tages der letzten Regel (post menstruationem).

Schwangerschafts|erbrechen: (gebh.) auch als Emesis gravidarum bezeichnetes Erbrechen in der Frühschwangerschaft; mäßige Übelkeit u. bis dreimalig tägliches Erbrechen gelten als physiologische Folge der hormonellen Umstellung und evtl. psychischer Reaktionen. Häufigeres Erbrechen (Hyperemesis* gravidarum) sollte demgegenüber sorgfältig beobachtet u. behandelt werden.

Schwangerschafts|gelb|körper: s. Gelbkörper.

Schwangerschafts|gürtel: (allg.) Bezeichnung für (heute unüblichen) Stützgürtel für den Bauch von Schwangeren in der Spätschwangerschaft; er darf keinen Druck auf das ungeborene Kind ausüben.

Schwangerschafts|gymnastik f: (allg.) Bezeichnung für spezielle gymnastische Übungen für Schwangere ab dem 6. Schwangerschaftsmonat, die unter fachlicher Anleitung durchgeführt werden sollten; durch schonendes Kreislauftraining, Beckenbodengymnastik u. Haltungsübungen sollen sie die zweite Hälfte der Schwangerschaft erleichtern u. in Verbindung mit Atem-, Press- u. Entspannungsübungen auf die Geburt vorbereiten (vgl. Dick-Read-Methode). Als günstig gilt insbesondere das Schwimmen in warmem Wasser, während Laufen u. Stoßbelastungen eher vermieden werden sollten. Nach der Geburt kann sich gezielte Rückbildungsgymnastik* anschließen.

Schwangerschafts|komplikationen: (gebh.) Sammelbezeichnung für Anomalien im Verlauf der Schwangerschaft, die über Schwangerschaftsbeschwerden* hinausgehen u. eine Gefährdung für Mutter od. Kind bedeuten; sie füh-

ren bei ca. 1 % aller festgestellten Schwangerschaften zum intrauterinen Fruchttod. Vielfältige Ursachen: **1. seitens der Schwangeren:** Anämie, übermäßiges Schwangerschaftserbrechen (s. Hyperemesis gravidarum) u. Elektrolytverluste, Infektionskrankheiten, immunologisch bedingte Hauterkrankungen (Schwangerschaftsdermatosen, häufig in Verbindung mit Gallestauung, der sog. Schwangerschaftscholestase), Gestose*, Diabetes mellitus, Nierenerkrankungen, Appendizitis (mit atypischer Lage des Blinddarms), daneben Schwangerschaftsdepressionen und Schwangerschaftspsychosen; **2. seitens des Fetus:** Fehlbildungen, Blutgruppen-Unverträglichkeit, Plazentainsuffizienz, Nabelschnurkomplikationen, Anomalien der Kindslage; bei Mehrlingsschwangerschaften* v. a. fetofetales Transfusionssyndrom.
Schwangerschaftskomplikationen erhöhen regelmäßig das Risiko für Frühgeburt*, Fehlgeburt* od. Totgeburt*, s. Risikoschwangerschaft. Durch regelmäßige Schwangerenvorsorge* können Komplikationen früh erkannt und ggf. behandelt werden.

Schwangerschafts|konflikt|beratung: (allg.) Bezeichnung für Schwangerenberatung* im Rahmen der Entscheidung über einen Schwangerschaftsabbruch*; nach den in Deutschland gültigen gesetzlichen Regelungen in jedem Fall vorgeschrieben, bevor eine Schwangerschaft ohne Vorliegen einer rechtfertigenden Indikation* straflos abgebrochen werden kann. Sie werden angeboten von den Kirchen u. Kommunen sowie von gemeinnützigen Einrichtungen (Pro Familia, Arbeiterwohlfahrt, Deutsches Rotes Kreuz, Deutscher Paritätischer Wohlfahrtsverband u. a.).

Schwangerschafts|konflikt|gesetz: (jurist.) Abkürzung SchKG; Kurzbezeichnung für das in Deutschland seit 1992 gültige (zum 1.10.1995 wesentlich geänderte) Gesetz zur Vermeidung und Bewältigung von Schwangerschaftskonflikten, das u. a. Regelungen zu Beratungsangeboten mit dem Ziel der Vermeidung u. Lösung von Schwangerschaftskonflikten, zur sexuellen Aufklärung, Verhütung u. Familienplanung sowie zur Schwangerschaftskonfliktberatung* enthält; vgl. Beratungspflicht.

Schwangerschafts|mode: (allg.) Sammelbezeichnung für Kleidungsstücke, die durch unter der Taille getragene Polster (z. B. Pad*) eine Schwangerschaft vortäuschen; als Mode im ausgehenden 18. Jahrhundert v. a. in England u. später in Frankreich verbreitet. Vgl. Umstandsmode.

Schwangerschafts|psychose f: (psychiat.) auch Gestationspsychose; Bezeichnung für eine Psychose*, die während einer Schwangerschaft auftritt. Insgesamt sind Gestationspsychosen selten, da Schwangerschaften im Allgemeinen eine psychisch eher stabilisierende Wirkung haben; Erstgebärende sind relativ häufiger betroffen. Als mögliche Ursachen werden hormonelle Umstellungen od. psychische Konfliktsituationen diskutiert, auch wird die Schwangerschaft als Auslöser bei einer grundsätzlich vorhandenen Prädisposition interpretiert; prinzipiell können alle psychotischen Symptome auftreten, es scheinen depressive Veränderungen mit Angstgefühlen im Vordergrund zu stehen. Die Therapie richtet sich nach dem Krankheitsbild; bei medikamentöser Behandlung (z. B. mit Neuroleptika, Antidepressiva) muss eine Schädigung des Kindes durch die Arzneimittel vermieden werden (nur Substanzen, die die Plazentaschranke nicht passieren können).

Schwangerschafts|sexualität: Sammelbezeichnung für alle Formen von Sexualität, die während der Schwangerschaft erlebt u. ausgelebt werden; traditionell bestehen in dieser Hinsicht zahlreiche Unsicherheiten, Ambivalenzen und (z. T. historische) Tabus, in bestimmten Kulturen (Meder, Perser) war Schwangeren Sexualität verboten, auch heute liegen insgesamt nur wenige, oft widersprüchliche wissenschaftliche Erkenntnisse vor. Als gesichert kann gelten, dass es große kulturelle u. individuelle Unterschiede gibt, die u. a. abhängig von bestehenden Normen od. Lebenssituationen sind (z. B. Partnerschaft od. Alleinlebend u. a.). Wiederholt wurde postuliert, dass während der Schwangerschaft bei Schwangeren das Bedürfnis nach Zärtlichkeit u. Geborgenheit bis zur Geburt zunehme, um dann nach der Geburt unter den Belastungen der neuen Mutterrolle (vgl. Mutterschaft) und evtl. Geburtsfolgen (Kaiserschnitt, Dammschnitt) abzunehmen, während das Bedürfnis nach Lust u. Befriedigung in den Hintergrund trete. Aus Befragungen wurde abgeleitet, dass Koitus- u. Orgasmusfrequenz sowie Intensität des Orgasmuserlebens bei Schwangeren abnähmen. Dem könnten bei Männern psychische Konflikte (Einmischung in das Mutter-Kind-Verhältnis, Irritation - od. Attraktion - durch das veränderte weibliche Körperbild) entgegenstehen. Größere Studien konnten zeigen, dass Geschlechtsverkehr jeder Art während der Schwangerschaft i. d. R. keine negativen Auswirkungen auf den Fetus od. den Geburtsverlauf hat und Ängste vor Verletzungen des Kindes, Fehl- u. Frühgeburten unbegründet sind. Bei zunehmendem Bauchumfang werden bequeme Koituspositionen* empfohlen; nach vorzeitigem Blasensprung* u. bei Wehentätigkeit des Uterus wird von Vaginalverkehr u. von (auch durch Petting herbeigeführten) Orgasmen abgeraten (vermehrte Gebärmutterkontraktionen durch weitere Oxytozinausschüttung); im Anschluss an Schwangerschaften gelten vaginale Sexualkontakte nach Verheilen evtl. postpartaler Wunden und nach Rückbildung von Schwangerschaftsveränderungen als unbedenklich u. für die Stabilität von Partnerbeziehungen günstig.

Schwangerschafts|streifen: (allg.) Bezeichnung für Hautdehnungstreifen infolge einer Schädigung elastischer Bindegewebefasern, s. Striae gravidarum.

Schwangerschafts|tests m pl: (gebh.) Bezeichnung für Untersuchungsverfahren zur Feststellung von Schwangerschaften; **Prinzip:** immunologischer Nachweis von HCG*, das bei einer Schwangerschaft zunächst von der Blastozyste u. später vom Synzytiotrophoblasten der Plazenta gebildet wird und in Blutserum od. Urin bestimmt werden kann. **Verfahren:** **1.** Nachweis im Serum mit Antigen-Antikörper-Reaktion (Bestimmung durch Enzymimmunoassay od. Radioimmunoassay) ab etwa 9-12 Tagen nach Empfängnis; **2.** Nachweis im Urin: **a)** Hämagglutinations-Hemmtest, bei dem HCG im Urin von schwangeren Frauen durch Antikörper gebunden wird; werden dann HCG-beladene Hammelerythrozyten hinzugefügt, erfolgt bei Schwangerschaft keine Reaktion, diese sinken im Röhrchen zu Boden u. bilden einen scharf begrenzten, dunklen Ring (positiver Test), Dauer ca. 2-3 Stunden; **b)** Latexagglutinations-Hemmtest, bei dem HCG-beladene Latexpartikel anstelle von Erythrozyten verwendet werden. Erfolgt keine Reaktion, bleibt der Reaktionsansatz trübe (positiver Test), Dauer ca. 3 Minuten.

Beurteilung: Hämagglutinations-Hemmtest u. Latexagglutinations-Hemmtest liefern etwa 14 Tage nach Empfängnis mit einer Zuverlässigkeit von > 95 % ein aussagekräftiges Ergebnis. Positiv bei Schwangerschaft (aber auch bei ektopischer Schwangerschaft, z. B. Bauchhöhlenschwangerschaft), bis 8 Tage nach Abort, bei Blasenmole, Chorionepitheliom od. HCG-produzierenden Tumoren; falsch-positiv (Test zeigt positives Ergebnis, obwohl keine Schwangerschaft vorliegt) bei Vermischung des Urins mit Blut aus dem Urogenitaltrakt, bei längerfristiger Behandlung mit bestimmten Arzneimitteln (z. B. Phenothiazin, Reserpin); falsch-negativ (Test zeigt negatives Ergebnis, obwohl eine Schwangerschaft vorliegt) bei zu früher Durchführung, bei gestörter Schwangerschaft, in den letzten Schwangerschaftsmonaten (ungleichmäßige HCG-Sekretion), bei methodischen Durchführungsfehlern. Die Diagnose einer Schwangerschaft kann durch den Nachweis sicherer Schwangerschaftszeichen* bestätigt werden.

Schwangerschafts|toxikose (lat. toxicum Gift) f: (gebh.) veraltete Fachbezeichnung für Gestose*.

Schwangerschafts|unterbrechung: (allg.) s. Schwangerschaftsabbruch.

Schwangerschafts|urlaub: (allg.) Bezeichnung für die in Deutschland gesetzlich vorgeschriebenen Schutzfristen für berufstätige Schwangere vor u. nach der Entbindung, während denen Einschränkungen od. Verbote der Beschäftigung bestehen; vgl. Mutterschutz.

Schwangerschafts|verhütung: (sexol.) Sammelbezeichnung für alle empfängnis- bzw. zeugungsverhütenden Methoden u. Nidationshemmer, die die Entstehung einer Schwangerschaft verhindern; vgl. Kontrazeption.

Schwangerschafts|wehen: (gebh.) Bezeichnung für i. d. R. schmerzlose Gebärmutterkontraktionen (Wehen*), die als sog. Alvarez-Wellen od. sog. Braxton-Hicks-Kontraktionen ab der 20. Schwangerschaftswoche auftreten können. Vgl. Senkungswehen.

Schwangerschafts|zeichen: (gebh.) Sammelbezeichnung für Hinweise auf eine bestehende Schwangerschaft*; **1. sichere Schwangerschaftszeichen:** kindliche Herztöne bzw. Nachweis der Herztätigkeit mit Ultraschalluntersuchung, sicher wahrnehmbare Kindsbewegungen, sicher tast- bzw. fühlbare Kindsteile; außerdem Nachweis von HCG* in Serum od. Urin (vgl. Schwangerschaftstests), Nachweis des Embryos mit Ultraschalldiagnostik in der 6.-8. Woche nach der letzten Menstruation; **2. unsichere Schwangerschaftszeichen:** Ausbleiben der Menstruation, Anstieg der Basaltemperatur, Zunahme des Körperumfangs, Schwangerschaftsstreifen (Striae gravidarum), Pigmentierung der Haut, Erbrechen, Kollapsneigung, Auflockerung u. leichte Vergrößerung der Gebärmutter, bläuliche Färbung von Scheideneingang u. Scheide (Labhardt-Zeichen), häufiges Wasserlassen, Schwellung u. Spannungsgefühl der Brüste u. Bildung von Vormilch.

Schwangerschaft, verdrängte: (psychol.) auch als negierte (ignorierte) Schwangerschaft bezeichnetes Nichtbemerken einer eingetretenen Schwangerschaft durch die Schwangere selbst, nicht selten auch durch das soziale Umfeld (einschließlich Sexual- od. Lebenspartnern u. Ärzten). Die Häufigkeit unbemerkter Schwangerschaft bis zum 5. Monat wird auf 1 : 1000 geschätzt; in einigen Fällen werden Schwangerschaften allerdings erst nahe dem Geburtstermin od. bei Einsetzen der Wehen als solche erkannt (auch ärztliche Fehldiagnosen u. untaugliche Behandlungsversuche sind beschrieben). Die Schwangeren berichten in einem hohen Anteil der Fälle über „fortdauernde Menstruationen" (die evtl. Schwangerschaftsblutungen entsprechen könnten) u. interpretieren körperliche Veränderungen entsprechend falsch, obwohl sie nicht selten schon frühere Schwangerschaften erlebt haben. Die Ursachen werden uneinheitlich beschrieben (z. B. als Störungen des Körpererlebens), die Abgrenzung zwischen Verdrängung, Verleugnung od. Verheimlichung kann im Einzelfall sehr schwierig sein (vgl. Geburtsverheimlichung). Negierte Schwangerschaft ist mit einem erhöhten Risiko von Kindstötung* od. Kindesaussetzung* durch die Mutter verbunden.

Schwanz: (allg.) salopp für Penis*.

Schwanz|ring: (allg.) s. Penisring.

Schweige|pflicht: (jurist.) Bezeichnung für die Verpflichtung bestimmter Berufsgruppen od. Amtsträger, Privatgeheimnisse, die ihnen in ihrer Funktion bekannt werden, Dritten nicht unbefugt zu offenbaren; sie besteht v. a. für Ärzte u. Angehörige anderer Heilberufe, Berufspsychologen u. Anwälte, alle Berater in Beratungsstellen, die von einer Behörde od. Körperschaft, Anstalt od. Stiftung des öffentlichen Rechts anerkannt sind (auch Schwangerenberatungsstellen), staatlich anerkannte Sozialarbeiter u. Sozialpädagogen sowie für alle Personen, die als Sachverständige* od. in anderer Weise zur Geheimhaltung Verpflichtete im öffentlichen Dienst tätig sind; ihr unterliegen auch alle Gehilfen u. Auszubildenden der genannten Personengruppen.

Die Schweigepflicht gilt auch gegenüber selbst Schweigepflichtigen. Sie besteht über den Tod der Person hinaus, die das Geheimnis betrifft!

Ausnahmen von der Schweigepflicht sind möglich bei bestehender Offenbarungspflicht* (bzw. Anzeigepflicht), Meldepflicht* od. Auskunftspflicht*, bei zu rechtfertigendem Notstand (§ 34 StGB) sowie bei ausdrücklicher od. aus dem Handeln schlüssig hervorgehender (konkludenter) Entbindung durch den Betroffenen. Verstöße gegen die Schweigepflicht werden nach § 203 StGB (die unbefugte Verwertung von Geheimnissen nach § 204 StGB) mit Freiheitsstrafe bis zu zwei Jahren od. mit Geldstrafe bestraft; zugleich haben schweigepflichtige Personen in Gerichtsverhandlungen das Recht, eine Zeugenaussage aus beruflichen Gründen zu verweigern (§§ 53 u. 53a Strafprozessordnung). Vgl. Arzt-Patient-Beziehung.

Schweiß: (anat.) Sudor; Bezeichnung für das farblose Sekret der Schweißdrüsen der Haut, das durch Verdunstung der Wärmeregulierung dient, als Spreitfaktor für Fette auf der Hautoberfläche wirkt u. teilweise sexuelle Signalwirkung besitzt. Menge u. Zusammensetzung variieren mit der Umgebungstemperatur, körperlicher Anstrengung u. Flüssigkeitsaufnahme (thermisches Schwitzen) sowie in Abhängigkeit von psychischen Faktoren (emotionales Schwitzen). Schweiß enthält Wasser (99 %), Kochsalz u. a. Elektrolyte, Harnstoff u. Harnsäure, Immunglobuline, flüchtige Fettsäuren, Cholesterin, bei schwerer Arbeit auch Milchsäure.
Die Sekrete der apokrinen Schweißdrüsen (sog. Duftdrüsen) in den Achselhöhlen, an Brustwarzen sowie in der Umgebung von äußeren Sexualorganen u. Anus enthalten außerdem Duftstoffe, die vermutlich Pheromonen* entsprechen, sexuelle Signalwirkungen haben u. bei bakterieller Zersetzung einen intensiven Geruch ergeben; vgl. Düfte, sexuelle.

Schwell|körper: (anat.) Sammelbezeichnung für schwammartige Gewebe in den Sexualorganen, die sich bei sexueller Erregung mit Blut füllen, sich vergrößern u. versteifen und so eine Erektion* von Penis bzw. Klitoris u. eine Erweiterung des Scheidenvorhofs bewirken.
1. männliche Schwellkörper: a) Penisschwellkörper (Corpora cavernosa penis): paarige Struktur mit zwei Hälften, die unterhalb der Symphyse mit den Schambeinästen fest verbunden (als Penisschenkel) zunächst voneinander entfernt verlaufen, dann im Penisschaft von einer gemeinsamen bindegewebigen Kapsel (Tunica albuginea) umgeben u. nur durch eine sagittale Bindegewebeschicht (Septum pectiniforme penis) zweigeteilt sind. **b)** Harnröhrenschwellkörper (Corpus spongiosum): unterhalb der Penisschwellkörper gelegene Struktur, die zwischen den Penisschenkeln mit einer Verdickung (Bulbus penis) beginnt, im weiteren Verlauf die Harnröhre aufnimmt u. an der Spitze des Penis mit der konisch geformten Eichel endet (s. Abb.; vgl. Penis, Abb.); im Vergleich zu den Penisschwellkörpern bleibt der Harnröhrenschwellkörper auch in erigiertem Zustand weicher.
2. weibliche Schwellkörper: a) Klitorisschwellkörper (Corpora cavernosa clitoridis): paarige Struktur mit zwei Hälften, die zunächst voneinander entfernt unterhalb der Symphyse fest verbunden mit den Schambeinästen verlaufen (Klitorisschenkel) u. sich dann, überzogen von einer gemeinsamen bindegewebigen Kapsel (Tunica albuginea) u. durch ein unvollständiges Septum geteilt zum Klitorisschaft vereinigen, an

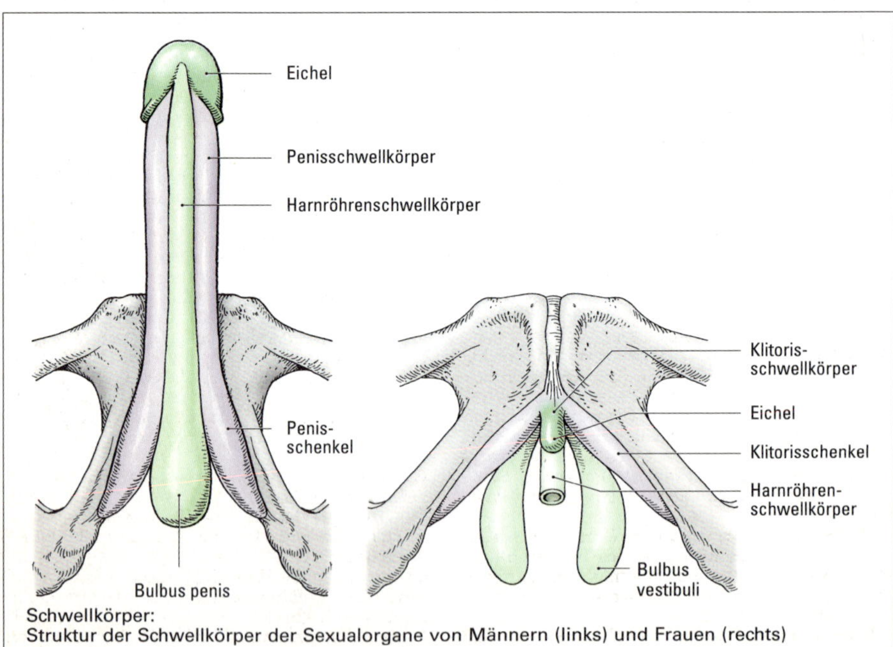

Schwellkörper:
Struktur der Schwellkörper der Sexualorgane von Männern (links) und Frauen (rechts)

S

dessen Ende sich die Eichel (Glans clitoridis) befindet (s. Abb.; vgl. Klitoris, Abb.); **b)** Vorhofschwellkörper (Bulbi vestibuli): paarige, an der Basis der kleinen Schamlippen gelegene u. nach hinten verdickte Struktur, deren vordere Anteile durch Venengeflechte miteinander u. mit Geflechten in der Harnröhrenschleimhaut verbunden sind (Corpus spongiosum urethrae).

Schwell|körper-Auto|injektions|therapie f: (sexol.) Abkürzung SKAT; Bezeichnung für die Einspritzung gefäßwirksamer Medikamente, z. B. von Papaverin/Phentolamin, Prostaglandin E_1 (PGE_1, Alprostadil) od. Kombinationen dieser Substanzen, in einen Penisschwellkörper zur Auslösung einer Erektion. Durch die Medikamente kommt es (in ca. 70 %) zu einer Erschlaffung der glatten Muskulatur u. zum Bluteinstrom in die Schwellkörper mit nachfolgender Erektion. **Durchführung:** Reinigung der Injektionsstelle mit Alkoholtupfer, Einstich der Nadel in den Schwellkörper (Injektion in Blutgefäße vermeiden!), Wirkungseintritt nach ca. 5-10 Minuten. Fehlerhafte Injektionen (z. B. in Unterhautgewebe) zeigen sich durch Ausbleiben der Erektion, Blutergüsse od. Schwellungen. **UAW:** am häufigsten (in bis zu einem Drittel der Fälle) Schmerzen, selten kommt es zu Bindegewebeverhärtungen (Fibrosen) od. Blutergüssen (Hämatomen); bleibt die Erektion sehr lange bestehen (4-6 Stunden), ist eine Dosisreduktion erforderlich. Der Verlust von Spontaneität u. das technische Vorgehen können als Nachteil empfunden werden. Vgl. MUSE.

Schwell|körper|entzündung: (allg.) Bezeichnung für Cavernitis*.

Schwell|körper|fibrose (lat. fibra Faser) f: (klin.) Fachbezeichnung für narbig-bindegewebige Umwandlung von Schwellkörpergewebe infolge von Gewebeschäden, z. B. nach langdauerndem Priapismus* od. als unerwünschte Wirkung einer Schwellkörper*-Autoinjektionstherapie; kann zu Erektionsstörungen* führen.

Schwell|körper|schwielen: (allg.) Bezeichnung für tastbare Verhärtungen der Penisschwellkörper bei Induratio* penis plastica.

Schwestern|ehe: (allg.) Bezeichnung für Sororat*.

Schwieger|eltern: Bezeichnung für Form der Heiratsverwandtschaft* zwischen den Eltern eines Ehepartners u. dem anderen Ehepartner als Schwiegervater bzw. Schwiegermutter.

Schwieger|mutter|meidung: (kult.) auch Schwiegermuttertabu; Bezeichnung für das im Übergang von matriarchalen zu patriarchalen Gesellschaften nicht selten bestehende Verbot des direkten Kontakts zwischen Männern u. den Müttern ihrer Ehefrauen; wird als Reaktion auf das in matriarchalen Gesellschaften nicht selten bestehende Recht der Mütter auf sexuellen Kontakt mit den Männern ihrer Töchter interpretiert.

Schwieger|mutter|tabu n: (sexol.) Bezeichnung für das in zahlreichen Gesellschaften bestehende Verbot von Sexualkontakten zwischen einem Ehemann u. der Mutter seiner Ehefrau, s. Schwiegermuttermeidung.

Schwieger|tochter|ehe: (kult.) Bezeichnung für die Ausübung der ehelichen Rechte u. Pflichten durch den Schwiegervater im Rahmen einer Knabenehe*.

Schwule: (allg.) heute übliche Bezeichnung für homosexuelle Männer (s. Homosexualität); ursprünglich diskriminierend gemeint (sprachliche Herkunft vermutlich von „schwül“), im Rahmen der Schwulenbewegung* umgewertet u. als Selbstbezeichnung übernommen; vgl. gay.

Schwulen|beauftragter: (allg.) Bezeichnung für Gleichstellungsbeauftragten* für homosexuelle Männer; entweder im Rahmen kommunaler Zuständigkeit für gleichgeschlechtliche Lebensweisen od. als Ansprechpartner in Polizei, Bundeswehr, Universitäten u. größeren Betrieben.

Schwulen|bewegung: (soziol.) Sammelbezeichnung für soziale Bewegungen* gegen die Diskriminierung* u. für die Emanzipation* von homosexuellen Männern, s. Homosexualität.

Erste Ansätze offener Diskussionen über die Erlaubtheit homosexueller Handlungen bildeten in Deutschland in einer relativ kurzen Phase der Liberalität Mitte des 19. Jahrhunderts die Beiträge von K. H. Ulrichs; Diskussionen über ihre medizinische Bewertung wurden innerhalb von Psychiatrie u. früher Sexualwissenschaft* z. T. höchst kontrovers geführt u. insbesondere durch M. Hirschfeld u. das Wissenschaftlich*-humanitäre Komittee befördert, die medizinische u. juristische Aspekte verknüpften mit dem Ziel einer wissenschaftlich begründeten Liberalisierung (z. B. in einer 1898 durch A. Bebel im Reichstag vorgetragenen, von einer großen Zahl Intellektueller u. Künstler unterzeichneten Petition zur Abschaffung des § 175 RStGB, vgl. Paragraph 175). Trotz aufsehenerregender Prozesse gegen Prominente blieb die Strafbewehrung erhalten, sie führte allerdings insgesamt relativ selten zu Verurteilungen (s. ums. Abb. 1), so dass sich trotz Illegalität in den Großstädten eine breit gefächerte Subkultur entwickelte u. internationale Kontakte entstanden.

Die **ab 1919** erreichten demokratischen Freiheiten boten die Möglichkeit für Publikationen, Treffpunkte u. Organisationen, das Verbot wurde beibehalten, Handlungen aber vergleichsweise selten bestraft. Der intensiven Diskussion um eine endgültige Liberalisierung (bzw. von konservativer Seite um eine Verschärfung) kam die Machtübernahme durch den Nationalsozialismus* zuvor, der ab 1935 die Strafbarkeit auf jede Form homosexueller Handlungen erweiterte u. sie (v. a. innerhalb des Militärs) strikt durchsetzte. Eine geheime „Reichszentrale zur Bekämpfung der Homosexualität und der Abtreibung“ registrierte ab 1936 zentral die erfassten homosexuellen Männer (s. Rosa Listen) u. koordinierte das (v. a. bevölkerungspolitisch begründete) Vorgehen gegen schwule Männer („Staatsfeinde“).

Bis 1945 kaum Hinweise auf organisierten Widerstand, sondern erhebliche u. systematische Verfolgung, Zunahme der Verurteilungen, Verbringung in Arbeits- und Konzentrationslager (vermutlich 10 000 bis 15 000 Häftlinge, die überwiegend die Haft nicht überlebten) bzw. zu besonders gefährlichen Fronteinsätzen (keine Zahlen verfügbar).

In der Bundesrepublik blieb für homosexuelle Männer die Rechtslage des Nationalsozialismus

S

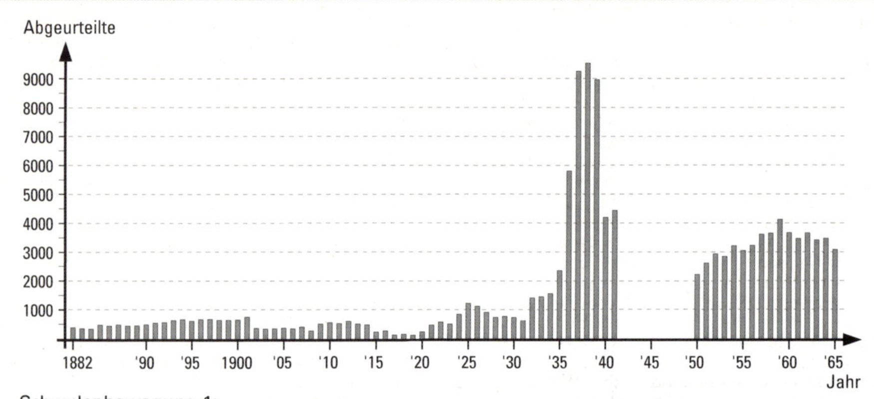

Schwulenbewegung 1:
Jährlich nach § 175 RStGB bzw. StGB im Deutschen Reich bzw. der Bundesrepublik Deutschland verurteilte Männer, 1882-1965; für die Jahre 1942-1950 sind keine Zahlen verfügbar.

noch 24 Jahre länger erhalten, die Anzahl der Verurteilten erreichte in den 60er Jahren einen Höhepunkt: daher bis zur Reform des Sexualstrafrechts 1969 (endgültige Fassung 1974) nur sehr begrenzte Organisation u. Akzeptanz, erheblicher Widerstand der Justiz auch gegen die Gründung wissenschaftlicher Fachgesellschaften wie z. B. der Deutschen* Gesellschaft für Sexualforschung (1950); zugleich erfolgte bis in die 80er Jahre keine Entschädigung ehemaliger KZ-Häftlinge, es kam oft zu erneuten Verurteilungen, örtliche Polizeien führten weiterhin Rosa Listen, es fanden Razzien u. Bespitzelungen an Treffpunkten statt.

In den späten 60er Jahren daher, parallel zu Entwicklungen in den USA (z. B. Christopher*-Street-Day) u. anderen europäischen Ländern, Beginn der eigentlichen Schwulenbewegung, d. h. der Emanzipation homosexueller Männer als Gruppe: ab 1969 erste frei verkäufliche Zeitschrift („Du und Ich"), 1971 der Film „Nicht der Homosexuelle ist pervers, sondern die Situation, in der er lebt" (Rosa v. Praunheim). In den 70er Jahren (v. a. im Rahmen der sog. Studentenbewegung) Gründung der ersten (meist auch politisch definierten) Schwulengruppen, Beginn politischer Debatten u. Beteiligung an der sexuellen Revolution*; Entstehung eines breiten subkulturellen Angebots.

In den 80er Jahren, teilweise in Reaktion auf die HIV-Epidemie, Schaffung spezialisierter Strukturen u. Solidarisierung, Coming-out zahlreicher Prominenter, gesellschaftliche Debatte u. Angebote seitens der übrigen Gesellschaft. Seit Ende der 80er Jahre zunehmende Akzeptanz schwuler Lebensweisen u. Entdeckung

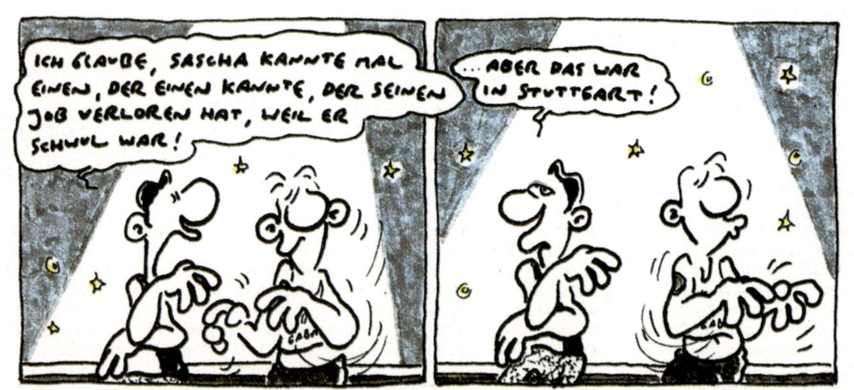
ICH GLAUBE, SASCHA KANNTE MAL EINEN, DER EINEN KANNTE, DER SEINEN JOB VERLOREN HAT, WEIL ER SCHWUL WAR!
...ABER DAS WAR IN STUTTGART!

Schwulenbewegung 2:
Heute ist die frühere Diskriminierung für jüngere schwule Männer vielfach nicht mehr mit persönlichen Erfahrungen verbunden.

Schwuler als (relativ konsumfreudige) Verbraucher u. engere Verbindungen zur Lesbenbewegung*.

In der DDR 1950 Rückkehr zur rechtlichen Situation der Weimarer Republik, aber kaum Verurteilungen; das schwule Leben spielte sich im Privaten ab, man ignorierte Schwule gesellschaftlich, sie wurden für Unrecht im Nationalsozialismus ebenfalls nicht entschädigt; in den Städten gab es kleine tolerierte (aber staatlich kontrollierte) Subkulturen. Ebenfalls erst unter dem Eindruck der HIV-Epidemie weitere gesellschaftliche Diskussion u. Akzeptanz, Gründung erster Schwulengruppen unter dem Dach der evangelischen Kirche, die allerdings seitens des staatlichen Apparats als Sicherheitsrisiken betrachtet u. in ihrer Arbeit behindert wurden; erste Veröffentlichungen in den 80er Jahren, 1987 Gründung des sog. Sonntags-Clubs durch Schwule und Lesben, nach der Wende (1989) Gründung eines Schwulenverbands der DDR.

Im vereinten Deutschland Gründung des Lesben-* und Schwulenverbandes Deutschlands (LSVD) als Interessenvertretung, in den 90er Jahren zunehmende soziale Integration u. nur noch vereinzelte Outing-Kampagnen; seit 1991 dürfen Anträge im Deutschen Bundestag die Begriffe „Schwuler/schwul" u. „Lesbe/lesbisch" enthalten. Eine Befragung aus dem Jahr 2000 ergibt eine Akzeptanz homosexueller Lebensweisen bei ca. zwei Dritteln der Bevölkerung, in Großstädten bei einem noch höheren Anteil (s. Abb. 2); besondere Schwierigkeiten bestehen noch für Jugendliche aus Migrantenfamilien u. in ländlichen Regionen. Der Tendenz zur Gleichberechtigung Schwuler trägt die Möglichkeit zur Begründung eingetragener Lebenspartnerschaften* Rechnung (2001). Zugleich bildet die individuelle Gewalt Einzelner od. rechtsradikaler Gruppen gegen Schwule ein wachsendes Problem; u. a. deswegen seit Mitte der 90er Jahre Bestellung von Schwulenbeauftragten in der öffentlichen Verwaltung u. in größeren Betrieben (s. Mobbing).

Schwul|sein: (allg.) heute übliche Bezeichnung für Homosexualität* bei Männern.

Scrotum (lat. ~ Hodensack) n: (anat.) Fachbezeichnung für Hodensack*.

SDN-POA: (anat.) Abkürzung für den sog. **s**exuell **d**imorphen **N**ukleus (Kern) der **prä**o**p**tischen **A**rea (Region) des Gehirns; einer von mehreren Nervenkernen im Hypothalamus (s. Gehirn, Abb.), die morphologisch deutliche geschlechtsspezifische Unterschiede aufweisen. Sie werden im Rahmen der zerebralen sexuellen Differenzierung* beim Fetus angelegt, entwickeln sich aber mindestens bis zum vierten Lebensjahr weiter u. unterliegen sowohl in der Pubertät als auch im höheren Lebensalter weiteren Veränderungen der Form. Die frühere Annahme spezifischer Auffälligkeiten dieser Strukturen bei Individuen mit abweichendem Sexualverhalten kann nach heutigem Wissensstand nicht aufrecht erhalten werden; vgl. Orientierung, sexuelle.

Sectio (lat. ~ Zertrennung) f: (klin.) allgemeine Fachbezeichnung für operative Eröffnung des Körpers; heute überwiegend in der Geburtshilfe als Kurzbezeichnung verwendet für den sog. Kaiserschnitt als Methode der operativen Entbindung*, **Sectio caesarea:** Begriff ungeklärter Etymologie (lat. caesareus kaiserlich), vermutlich eine beschönigende Verfälschung von Sectio caesa (lat. caedere hauen, opfern); die Erklärung durch eine operative Geburt von Julius Caesar entbehrt der historischen Grundlage.

Secundi|gravida (lat. secundus Zweiter) f: (gebh.) Fachbezeichnung für eine Frau, die zum zweiten Mal schwanger ist.

Secundi|para (lat. parere gebären) f: (gebh.) Zweitgebärende; Fachbezeichnung für eine Frau, die zum zweiten Mal gebärt. Im Unterschied zu Erstgebärenden (Primipara*) ist die Geburtsdauer i. d. R. kürzer.

Seelen|zwitter: (sexol.) historische Sammelbezeichnung für die früher vermutete psychische Konstellation bei Homosexualität*, Bisexualität* u. Transvestismus*.

Segmentation (lat. segmentum Abschnitt) f: (embryol.) Fachbezeichnung für die ersten Zellteilungen der Zygote*, s. Furchung.

Sehen: (physiol.) Vision, s. Gesichtssinn.

Sehnsucht (mhd. sensuht Liebeskrankheit): (allg.) Bezeichnung für das schmerzliche Verlangen nach (existierenden od. gewünschten) Personen od. Umständen, die man vermisst; vgl. Liebeskummer.

Seiten|sprung: (allg.) Bezeichnung für kurze sexuelle Beziehung außerhalb einer Ehe od. festen Partnerschaft; vgl. Ehebruch.

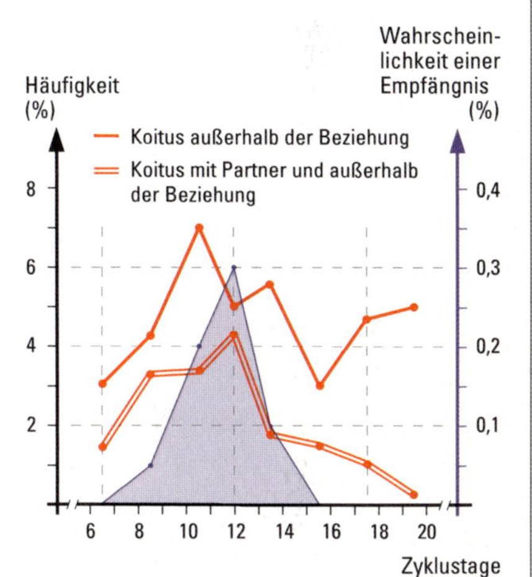

Seitensprung:
Verhaltensbeobachtungen bei Frauen ergeben im Zeitraum höherer Empfängnisbereitschaft (blaue Fläche, rechte Ordinate) eine erhöhte sexuelle Aktivität sowohl innerhalb als auch außerhalb fester Beziehungen (linke Ordinate).

Sekretion (lat. secretio Absonderung) f: (physiol.) Bezeichnung für die Freisetzung von bestimmten Stoffen od. komplexen flüssigen

S

Gemischen aus Zellen; nach Art der Freisetzung u. Wirkung der sezernierten Produkte werden unterschieden: **1. äußere (exokrine) Sekretion:** Abgabe durch einen Ausführungsgang nach außen od. in ein Hohlorgan, z. B. bei Speicheldrüsen, Schweißdrüsen; **2. innere (endokrine) Sekretion:** Abgabe an Blut- od. Lymphgefäße, die der Zelle anliegen, od. in den Liquorraum, z. B. bei Hormondrüsen u. neurosekretorischen Zellen (wobei der Bildungsort nicht mit dem Ort der Abgabe identisch sein muss, s. Hypophyse); **3. parakrine Sekretion:** Abgabe an benachbarte Zellen, z. B. bei APUD-Zellen des oberen Darmtrakts; **4. autokrine Sekretion:** Abgabe in die Umgebung der Zelle u. Wirkung auf diese selbst, z. B. Produktion wuchsfördernder Moleküle (Prostaglandine, Wachstumsfaktoren u. a.) durch Tumorzellen; **5. intrakrine Sekretion:** Bezeichnung für die Produktion von Molekülen mit intrazellulärer Wirksamkeit (Steuerung der zellulären Syntheseleistung durch Bindung des Produkts an hemmende Rezeptoren innerhalb der produzierenden Zelle selbst).

Sekretion, prä|ejakulatorische f: (physiol.) Bezeichnung für die Entleerung von präejakulatorischem Reizsekret (sog. Lusttropfen, auch Urethrorrhoea libidinosa); in der (männlichen) sexuellen Erregungs- u. Plateauphase wird von Bulbourethraldrüsen* u. Urethraldrüsen* ein schleimiges farbloses Sekret abgesondert, das in der Harnröhre vorhandene Urinreste neutralisiert u. die Gleitfähigkeit der Eichel verbessert (Lubrikation* bei Männern); kann vereinzelte Samenzellen enthalten.

Sekretions|phase f: (physiol.) Bezeichnung für die zweite Phase des Endometrialzyklus* (s. Abb. dort) mit Vorbereitung der Schleimhaut des Uterus auf die Einnistung evtl. befruchteter Eizellen (Zygoten).

Sekundär|follikel (lat. secundarius Zweiter) m: (klin.) Bezeichnung für das im Rahmen des Ovarialzyklus* entstehende mittlere Entwicklungsstadium des Eifollikels, s. Endometrialzyklus (Abb.).

Sekundär|infektion f: (infektiol.) Auftreten einer Infektion mit einem Krankheitserreger bei bereits bestehender Infektion durch einen anderen Krankheitserreger, z. B. bakterielle Sekundärinfektion bei Viruskrankheiten.

Selbst|befleckung: (kult.) veraltete u. wertende Bezeichnung für Masturbation*, die aus christlicher Sicht z. T. noch als Unzucht u. Sünde gegen die Keuschheit gilt.

S

Selbst|befriedigung: (allg.) i. w. S. Bezeichnung für alle Formen von Autoerotik*, bei denen eine Befriedigung ohne Partner erreicht wird; i. e. S. die Masturbation*. Vgl. Ersatzbefriedigung.

Selbst|befruchtung: (biol.) Bezeichnung für die Befruchtung bei Zwittern, d. h. bei zahlreichen Pflanzen u. einigen Tierarten (z. B. Bandwürmern, Schnecken), die männliche u. weibliche Geschlechtsorgane besitzen.

Selbst|beherrschung: (allg.) Bezeichnung für die Selbstkontrolle von Gefühlen, Affekten od. Handlungsimpulsen.
(sexol.) ist das Erlernen von Selbstbeherrschung Teil der Sexualpädagogik*, aber auch von Bedeutung zur Beeinflussung bestimmter sexueller Störungen (z. B. als Stopp*-und-Start-Technik); in der Verhaltenstherapie* werden Selbstbeherrschungstechniken u. a. dazu verwendet, bestimmte Verhaltensformen zu vermeiden; vgl. Gedankenstopp.

Selbst|beschädigung: (allg.) Bezeichnung für ein selbstverletzendes Verhalten, das zu körperlichen Schäden führt, aber nicht den Tod beabsichtigt; entstehen dauerhafte Schäden od. Defekte, wird das Verhalten als Selbstverstümmelung* bezeichnet. Man unterscheidet: **1.** offene Selbstbeschädigungen durch Bisse, Schnitte, Stiche, Verbrennungen u. a., die zwar häufig vor anderen verborgen werden, aber als solche erkennbar sind; **2.** heimliche Selbstbeschädigungen (z. B. durch Vergiftungen, Fehlernährung od. Verschlucken harter Gegenstände), die medizinisch oft als unklare Krankheitsbilder erscheinen; **3.** rituelle Selbstbeschädigungen, die als Zeichen der Zugehörigkeit zu einer (religiösen) Gruppe od. in der Öffentlichkeit als Beweis des Glaubens vorgenommen werden (Bußrituale; vgl. Flagellantismus); **4.** sexuell motivierte Selbstbeschädigungen (z. B. durch Einführen von Fremdkörpern in Körperöffnungen), die im Rahmen von Masturbation od. anderen Formen der Autoerotik* vorgenommen werden u. als sexuell erregend erlebt werden (s. Automasochismus); **5.** beschädigende Formen des Körperschmucks (z. B. Piercings*), des Sports (z. B. Bodybuilding* u. Extremsportarten) od. des Strebens nach Attraktivität (z. B. beschädigendes Hautbleichen*, Hautbräunen*); **6.** beschädigende Formen des Lebensstils (z. B. Substanzabhängigkeit od. andere Formen des Suchtverhaltens); **7.** i. w. S. können auch Beschädigungen, die durch einen Partner einvernehmlich zugefügt werden, als Selbstbeschädigungen betrachtet werden (z. B. Nadelspiele*).
Vorkommen als Ausdruck von Krisen im Verlauf von Pubertät u. Adoleszenz, besonders häufig bei Frauen zwischen 20 u. 30 Jahren, selten bei Personen über 40 Jahren; in vielen Fällen werden die Beschädigungen geplant u. im Rahmen von persönlichen Ritualen herbeigeführt. Sie werden als spannungslösend empfunden (anxiolytisch, antipsychotisch), vermitteln ein Gefühl der Kompetenz über den eigenen Körper (antidissoziativ) u. verlangen trotz oft gravierender Verletzungen nach Wiederholung.
Ursachen: Insbesondere offene u. heimliche Selbstbeschädigungen sind überwiegend Ausdruck eines gestörten Verhältnisses zum eigenen Körper (Autoaggression*), z. B. infolge schwerer psychischer Traumen (Kindesmissbrauch, Kindesmisshandlung u. a.), infolge sozialer Isolation (Anstaltsbedingungen, Hospitalismus) od. schwerer psychischer Störungen (Depression, Psychose, Borderline-Persönlichkeitsstörung).
Therapie: Je nach Ursache u. Leidensdruck (oft fehlend) ist Psychotherapie zur Verbesserung der Affektsteuerung (analytische Psychotherapie, Verhaltenstherapie) u. des Körpergefühls (Körpertherapien) erfolgversprechend, bei früherer Traumatisierung auch spezielle Traumatherapie. Zu Beginn der Therapie können Neuroleptika sinnvoll sein (Benzodiazepine wirken oft eher verstärkend), evtl. auch (freiwillige!) Fi-

xierungen der Patienten; ergänzend sind psychosoziale Hilfen (Aufbau stabiler Beziehungen, Selbsthilfegruppen) von großer Bedeutung.
Bewertung: Manche Formen der Selbstbeschädigung sind sozial gebilligt, andere werden zumindest toleriert; gegenseitige Beschädigungen können auch bei Einvernehmlichkeit als Körperverletzung strafbar sein, sofern sie gegen die Guten* Sitten verstoßen (§ 224 StGB).

Selbst|beschuldigung: (psychol.) Fachbezeichnung für Zuschreibung einer Schuld auf die eigene Person, z. B. als Schuld am Tod von Angehörigen im Rahmen einer pathologischen Trauerreaktion*.
(forens.) Selbstbezichtigung u. Zuschreibung einer Schuld für Taten, die evtl. gar nicht selbst begangen wurden; Vorkommen u. a. im Rahmen psychischer Störungen, evtl. mit psychodynamischer Nähe zu Masochismus*.

Selbst|bestimmung, sexuelle: (sexol.) Bezeichnung für die Fähigkeit u. Möglichkeit eines Menschen, über seine sexuellen Bedürfnisse u. deren Befriedigung, aber auch über Maßnahmen der Kontrazeption, des Schwangerschaftsabbruchs u. der Form partnerschaftlicher Beziehungen selbst zu entscheiden. Die Fähigkeit zur sexuellen Selbstbestimmung wird erst im Verlauf der psychosexuellen Entwicklung erworben, Kinder werden daher durch Schutzaltersgrenzen* vor sexueller Fremdbestimmung geschützt, ihre Bestimmungsfähigkeit durch altersentsprechende Sexualerziehung* gefördert, um sexuellem Missbrauch wirksam vorzubeugen. Zugleich wird zunehmend anerkannt, dass die Möglichkeit zu sexueller Selbstbestimmung auch für Menschen gewährleistet sein sollte, die wegen geistiger od. körperlicher Behinderung* diese nicht od. nur eingeschränkt wahrnehmen können.
(jurist.) Bezeichnung für die individuelle Freiheit vor Fremdbestimmung auf sexuellem Gebiet, die durch den 13. Abschnitt des Strafgesetzbuchs (§§ 174 bis 184c StGB) geschützt ist; vgl. Sexualstrafrecht.

Selbst|bewusstsein: (psychol.) Bezeichnung für das im Alter von 2 bis 4 Jahren entstehende Bewusstsein für die eigene Person; überwiegend im Sinn von Selbstbild* (Selbstkonzept) verwendet, nicht unbedingt identisch mit dem Ausmaß der Selbsterkenntnis. Ein stabiles Selbstbewusstsein ist eine wichtige Voraussetzung für jedes soziale Handeln; für die Aufnahme sexueller Beziehungen sind das Bewusstsein für die eigene sexuelle Identität* u. die Bewertung der eigenen sexuellen Attraktivität* von besonderer Bedeutung. Die Merkmale, die im Einzelnen das Selbstbewusstsein prägen, weisen geschlechtstypische Unterschiede auf, unterliegen aber v. a. erheblichen gesellschaftlichen Einflüssen u. einem deutlichen historischen Wandel.

Selbst|bild: (psychol.) auch Selbstkonzept; Sammelbezeichnung für die Wahrnehmung u. Bewertung eigener Eigenschaften u. Fähigkeiten; entsteht im Verlauf der Persönlichkeitsentwicklung, spiegelt familiäre u. soziale Vorgaben u. bildet die Grundlage für Selbstbewusstsein u. Identität. Diskrepanzen zwischen dem aktuellen Selbstbild u. einem (z. B. durch gesellschaftliche Idealvorstellungen geprägten) Wunschbild führen u. U. zu Störungen des Selbstwertgefühls; eine durch Krisensituationen (z. B. belastende Lebensumstände, Krankheit) erforderliche Anpassung des Selbstbildes kann zu psychischen Konflikten führen; vgl. Körperbild.

Selbst|entmannung: (allg.) Bezeichnung für die Entfernung von Penis (evtl. auch Hoden) als sexuelle Selbstverstümmelung*.

Selbst|entspannung: (allg.) umschreibende Bezeichnung für Masturbation*.
(psychol.) Bezeichnung für verschiedene Verfahren zur Einleitung von körperlichen Entspannungszuständen durch den Klienten selbst, z. B. als sog. progressive Muskelrelaxation od. als sog. konzentrative Selbstentspannung (im Rahmen des autogenen Trainings*).

Selbst|erfahrungs|gruppe: (psychol.) Bezeichnung für eine Form der Gruppentherapie* i. w. S. für Klienten ohne konkrete psychische Problemlage, bei der durch Interaktion u. Kommunikation mit einer (konstanten, z. B. 7-15 Personen umfassenden) Gruppe das Verständnis innerpsychischer Vorgänge verbessert werden soll (Orientierung auf psychisches Wachstum). Einsatz überwiegend zur Verbesserung von Selbsterkenntnis, Selbstentfaltung und Selbstkontrolle durch Erleben eigener Fähigkeiten, Grenzen, Widersprüche u. a.; für Angehörige therapeutischer Berufsgruppen u. U. im Rahmen der Ausbildung vorgeschrieben od. berufsbegleitend empfohlen (z. B. als Balint*-Gruppe).

Selbst|erhängung: (sexol.) Form der Autoerotik mit partieller Strangulation durch Aufhängen am Hals (Erhängung), um durch relativen Sauerstoffmangel des Gehirns die sexuelle Erregung zu steigern (vgl. Hypoxyphilie). Immer wieder kommt es durch Fehleinschätzungen u. technisches Versagen zu ungeplanten Selbsttötungen; vgl. Unfälle, autoerotische.

Selbst|erstickung: (sexol.) Form der Autoerotik, bei der (z. B. durch Masken, über den Kopf gezogene Plastiktüten) die sexuelle Erregung durch relativen Sauerstoffmangel des Gehirns gesteigert wird (vgl. Hypoxyphilie). Bei Komplikationen (mangelnde Sauerstoffzufuhr) kann es zu ungeplanten Selbsttötungen kommen; vgl. Unfälle, autoerotische.

Selbst|fesselung: (sexol.) Form der Autoerotik mit Umschnürungen des Körpers durch Riemen, Stricke, Ketten (Automasochismus*); bei technischen Komplikationen besteht ein Risiko autoerotischer Unfälle*.

Selbst|hilfe|gruppe: (psychol.) Bezeichnung für den Zusammenschluss von Menschen mit einem ähnlichen Problem (bzw. von deren Angehörigen), um es gemeinsam zu lösen, d. h. zur besseren Bewältigung von besonderen Lebensphasen (Coming-out, Schwangerschaft, Elternschaft u. a.), Lebenskrisen (Partnerschaftskonflikte, Krankheit, Abhängigkeit, psychische Traumen u. a.) od. Lebensformen (Behinderung, chronische Krankheit, problematisches Sexualempfinden u. a.). Sie haben einerseits die Form von (meist ungeleiteten) Selbsterfahrungsgruppen* zur Bewältigung psychischer Aspekte des Problems (mit der gegenseitigen Verpflichtung zu Offenheit nach innen u. Verschwiegenheit nach außen), andererseits die Form von vernetzten Initiativen u. Austauschbörsen zur Bewältigung praktischer, sozialer u. politischer Aspekte (mit bestmöglicher Nutzung eigener Ressourcen u. Kompetenzen). In den Industriestaaten hat sich in den letzten Jahrzehnten ein breites Netz der unterschiedlichsten Selbsthilfegruppen entwickelt, die (insbesondere durch die Möglichkeiten des Internet) fast überall einfach zugänglich sind (Patienten-Selbsthilfegruppen z. B. in Deutschland über die Nationale Kontaktstelle unter http://www.nakos.de). Die positive Wirkung einer (zumindest zeitweiligen) Beteiligung in solchen Gruppen gilt als gesichert (geringere soziale Isolation, verbesserte Information, Lernen am fremden Beispiel, psychosoziale Unterstützung); vgl. Beratungsstellen.

Selbst|identifikation f: (psychol.) Bezeichnung für das bewusste Erkennen u. Annehmen individueller Eigenschaften, Motive u. Ziele im Verlauf der Persönlichkeitsentwicklung u. Lebensgestaltung; eine sexuelle Selbstidentifikation ist u. U. erst im Verlauf eines längeren Anpassungsprozesses möglich, s. Coming-out; vgl. Identität, sexuelle.

Selbst|kontroll|verfahren: (sexol.) Sammelbezeichnung für v. a. in der Verhaltenstherapie* von Sexualstraftätern eingesetzte Verfahren zur Verbesserung des Erkennens von möglicherweise tatauslösenden Situationen u. den begleitenden Gefühlen sowie deren Kontrolle durch Üben von Handlungsalternativen u. verstärkte Verknüpfung von Tat u. negativer Konsequenz. Eingesetzt werden (in Verbindung mit körperlichen Entspannungstechniken) verschiedene imaginative u. suggestive Verfahren, insbesondere mentales Training* (Anleitung zu positivem Verhalten) sowie verdeckte Sensibilisierung* od. imaginative Desensibilisierung* (Anleitungen zum Vermeiden).

Selbst|konzept (lat. conceptio Schriftsatz) n: (psychol.) bedeutungsgleich mit Selbstbild*.

Selbst|liebe: (allg.) Bezeichnung für Narzissmus*.

Selbst|tötung: (psychiat.) sog. Suizid, (allg.) auch Hand an sich legen; beabsichtigte Tötung als Reaktion auf eine psychosoziale Krise, Lebenskrise (sog. Bilanzsuizid) od. im Rahmen psychischer Erkrankungen; **Selbsttötungen aus sexuellen Motiven** sind vielfach beschrieben, z. B. infolge von Pubertätskrisen, Partnerschaftsproblemen, Liebeskummer (vgl. Liebestod), Trennungen, bei ungewollter Schwangerschaft, Störungen der sexuellen Identität u. des sexuellen Erlebens od. Leidensdruck aufgrund abweichender sexueller Neigungen; davon abzugrenzen sind versehentliche Todesfälle z. B. infolge autoerotischer Unfälle*. Hinsichtlich der **Häufigkeit** von Selbsttötungen bestehen starke regionale u. interkulturelle Unterschiede; in Deutschland werden insgesamt jährlich etwa 14 000 Fälle registriert. Das **Suizidrisiko** ist für Männer höher als für Frauen, es ist erhöht bei bestimmten psychiatrischen Erkrankungen (z. B. Depression*, Schizophrenie*), bei unter Verfolgung od. Unterdrückung leidenden Menschen, suchtmittelabhängigen, unheilbar kranken und sozial isolierten Menschen. **Therapeutisch** hat sich eine (stufenweise) Kombination von Krisenintervention*, Psychotherapie* u. medikamentöser Therapie als sinnvoll erwiesen; zur **Suizidprophylaxe** können neben ärztlich-psychotherapeutischen Maßnahmen soziale Hilfen im familiären, partnerschaftlichen od. beruflichen Bereich sinnvoll sein.

Selbst|unsicherheit: (allg.) Bezeichnung für Unterlegenheitsgefühle u. Unsicherheiten, vgl. Minderwertigkeitsgefühle.

Selbst|untersuchungen: Bezeichnung für Untersuchungen des eigenen Körpers in der Absicht, ihn besser kennenzulernen od. krankhafte Veränderungen frühzeitig zu bemerken. **1. bei Frauen** ermöglicht ein Scheidenspekulum in Verbindung mit einem Spiegel, die Vagina bis zum Muttermund einzusehen; dies erleichtert z. B. das Einsetzen eines Diaphragmas od. die Anwendung der Billings*-Ovulationsmethode, durch einen Spinnbarkeitstest* (s. Abb. dort) kann am Zervikalschleim der Ovulationstermin näherungsweise bestimmt werden; das Abtasten (Palpation) der Brust (s. Mammakarzinom, Abb.) sollte im Rahmen der Krebsvorsorge regelmäßig erfolgen; **2. bei Männern** Abtasten der Hoden, regelmäßiges Zurückstreifen der Vorhaut im Rahmen der Krebsvorsorge (s. Hodentumoren, Abb.).

Selbst|verstärkungs|mechanismen m pl: (psychol.) Sammelbezeichnung für Ereignisse od. Bedingungen, die durch bereits bestehende Reaktions- od. Verhaltensmuster hervorgerufen od. provoziert werden u. diese verstärken können (sog. Teufelskreis, Circulus vitiosus). (sexol.) sind Selbstverstärkungsmechanismen v. a. im Rahmen sexueller Funktionsstörungen* von Bedeutung; insbesondere Ängste (Sexualangst*, Versagensangst*) können zu ihrer Aufrechterhaltung beitragen.

Selbst|verstümmelung: (allg.) Bezeichnung für selbstverletzendes Verhalten, das (im Unterschied zur Selbstbeschädigung*) zu dauernden Störungen od. Defekten führt (Automutilation); man unterscheidet: **1.** rituelle nichtgenitale Selbstverstümmelungen, z. B. Abschneiden eines Fingerglieds od. von Teilen des Ohrs als Zeichen der Loyalität zu einer Gruppe; **2.** rituelle genitale Selbstverstümmelungen als Ausdruck der Unterwerfung unter eine Muttergottheit (Priester der Ishtar, Kybele u. a., s. Eunuchen) od. der Beachtung eines (vermeintlichen) christlichen Gebots (s. Skopzen); **3.** genitale Selbstverstümmelungen als Ausdruck einer schwer gestörten sexuellen Identität (z. B. bei Transsexualität*) od. als (neurotische od. psychotische) Selbsthilfe gegen belastend od. gefährlich erlebte sexuelle Phantasien od. Impulshandlungen; **4.** i. w. S. können auch Verstümmelungen, die durch einen Partner einvernehmlich zugefügt werden, als Selbstverstümmelungen betrachtet werden; sie sind als Körperverletzungen strafbar, sofern sie trotz Einwilligung gegen die Guten* Sitten verstoßen (§ 224 StGB).

Selbst|wahrnehmung: (psychol.) Bezeichnung für die Wahrnehmung des eigenen Körpers, der eigenen Befindlichkeit (Introspektion) u. der eigenen Reaktionen (Selbstbeobachtung); sie entwickelt sich im Verlauf der Kindheit zunächst als Körper-Ich, aus dem Körperbild* u. Selbstbewusstsein*, in sozialer Interaktion schließlich das Selbstbild* insgesamt entstehen. Die Selbstwahrnehmung unterliegt nicht selten Verzerrungen oder Verdrängungen, die zu Selbsttäuschung u. sozialen Konflikten führen können.

Selbst|wert|gefühl: (psychol.) Bezeichnung für die gefühlsmäßige Bewertung der eigenen Person, z. B. als Minder- od. Überwertigkeitsgefühle; vgl. Selbstbild.

Selektions|theorie (lat. selectio Auslese) f: (biol.) Bezeichnung für eine Theorie, die in der natürlichen Auslese (Selektion) den wesentlichen Faktor für die Entwicklung der Arten u. die Entstehung bestimmter Eigenschaften sieht, s. Abstammungslehre.

Sellerie: (allg.) auch sog. Geilwurz; Bezeichnung für eine weltweit verbreitete Gemüsepflanze (Apium graveolens), die wegen ihres Gehalts an Apiin u. anderen Flavonglykosiden, ätherischen Ölen, Furanocumarinen u. a. Inhaltsstoffen traditionell als volkstümliches Heilmittel gilt u. (insbesondere roh gegessen) zur Steigerung von sexueller Appetenz u. Erektionsfähigkeit verwendet wird; vgl. Aphrodisiaka.

Semen (lat. ~ Samen) m: (anat.) Fachbezeichnung für Sperma*.

Semi|kastration (lat. semi- halb-) f: (klin.) Fachbezeichnung **1.** bei Männern für das operative Entfernen eines Hodens (einseitige Orchidektomie*), z. B. bei Hodentumoren* od. nach unbehandelter Hodentorsion* (dann evtl. mit Einsetzen einer Hodenprothese*), auch für einseitigen Hodenverlust als Unfallfolge od. für das Entfernen eines Hodens (meist des linken) aus rituellen Gründen (z. B. in einzelnen australischen, polynesischen u. afrikanischen Kulturen); **2.** bei Frauen für das operative Entfernen eines Eierstocks (einseitige Ovarektomie*), z. B. bei Ovarialtumoren*. Bei beiden Geschlechtern hat eine Semikastration keinen Einfluss auf die Hormonkonzentrationen im Körper u. beeinträchtigt die Zeugungsfähigkeit bzw. Fruchtbarkeit nur geringfügig.

Seminal|plasmin (lat. semen Samen) n: (androl.) Fachbezeichnung für einen in der Prostata produzierten Bestandteil des Spermas* (Neuropeptid) mit antimikrobieller Aktivität.

Semin|urie f: (klin.) veraltete Fachbezeichnung für Spermaturie*.

Senium (lat. ~ Altersschwäche) n: (physiol.) Fachbezeichnung für das Greisenalter, auch Involutionsperiode, Rückbildungsalter; individuell zu einem verschiedenen Zeitpunkt eintretende späte Lebensphase (meist jenseits des 70.–80. Lebensjahrs) mit erheblichem körperlichen u. geistigen Abbau sowie Einschränkungen in den Aktivitäten des täglichen Lebens, meist auch mit deutlicher Verminderung u. allmählichem Verschwinden von Libido u. sexueller Aktivität; s. Alterssexualität.

Senkung: s. Uterussenkung, Vaginasenkung.

Senkungs|wehen: (gebh.) Bezeichnung für Wehen*, die etwa 3 bis 4 Wochen vor der Geburt auftreten u. das Kind in den Beckeneingang verlagern, s. Fundusstand (Abb.). Vgl. Schwangerschaftswehen.

Sensate-focus-Übungen: (sexol.) auch sog. sensorische Fokussierung; klassische Bezeichnung für das von W. Masters u. V. Johnson entwickelte Sensualitätstraining* im Rahmen von Sexualtherapien*.

Sensibilisierung, verdeckte (lat. sensibilis empfindsam) f: (psychol.) Fachbezeichnung für eine Form der Verhaltenstherapie* (imaginatives Trainingsverfahren) zur Verbesserung der Selbstkontrolle unerwünschten Verhaltens; dabei wird die Vorstellung unerwünschter Reize (z. B. Alkohol, Drogen od. bestimmte sexuelle Reize) vom Klienten gedanklich mit aversiven Phantasien verbunden (sog. symbolische aversive Konditionierung*), um auf diese Weise das Erlernen von Vermeidungs- od. Fluchtverhalten zu erleichtern. Anwendung am ehesten in Ergänzung anderer Therapieverfahren.

Sensibilität (lat. sensibilitas Empfindlichkeit) f: (physiol.) Sammelbezeichnung für die Fähigkeit des Nervensystems, Reize durch Rezeptoren aufzunehmen, in sensiblen Sinneszentren* wahrzunehmen u. in Reaktionen umzusetzen; im Einzelnen werden unterschieden: epikritische (auch gnostische) Sensibilität für feine Berührungsreize, protopathische Sensibilität für Schmerz- u. Temperaturreize, propriozeptive Sensibilität (auch Tiefensensibilität) für passive Bewegungen u. Lage des Körpers.
(psychol.) Bezeichnung für die Ansprechbarkeit durch Umweltreize, v. a. durch Reizunterschiede (relative Empfindlichkeit*), i. e. S. für die Fähigkeit, auf äußere Reize mit Gefühlen* zu reagieren; einerseits eher konstantes Merkmal der Persönlichkeit*, andererseits erhöht od. vermindert bei Belastungen u. Konflikten.

Sensibilitäts|störungen: (klin.) Sammelbezeichnung für Störungen der Aufnahme, Leitung u. Wahrnehmung von Berührungs-, Temperatur u. Schmerzreizen; im Einzelnen völliges Fehlen (Anästhesie), verminderte (Hypästhesie) od. vermehrte Empfindlichkeit (Hyperästhesie), veränderte (Parästhesie) oder schmerzhafte Wahrnehmung (Dysästhesie), die das Sexualleben erheblich beeinträchtigen können; vgl. Behinderung.

Sensitivität (lat. sentire empfinden) f: (psychol.) Bezeichnung für die Ansprechbarkeit einer Person durch Umweltreize (absolute Empfindlichkeit*).
(statist.) Bezeichnung für die Fähigkeit eines Testverfahrens, ein Merkmal zutreffend festzustellen (im Gegensatz zur Spezifität*, d. h. seiner Fähigkeit, das zu prüfende Merkmal sicher festzustellen od. auszuschließen).

Sensitivitäts|training n: (psychol.) häufig als „sensitivity training" od. „human relations training" bezeichnetes Verfahren der Gruppentherapie*, das in der Betriebspsychologie entwickelt wurde. Es besteht aus themenbezogenen Sitzungen mit Ermutigung zu freier Aussprache über eigene Emotionen u. Reaktionen auf alle übrigen Teilnehmer; es soll erkennbar machen, wie der einzelne sich gibt u. wie andere auf ihn reagieren. Anwendung meist in vorbestehenden Gruppen (Angehörige von Betrieben, Arbeitsgruppen u. a.) mit dem Ziel einer Verbesserung der gemeinsamen Arbeitsergebnisse; nicht zu verwechseln mit Sensualitätstraining*.

Sensorium (lat. ~ Sitz der Empfindung im Körper) n: (psychol.) Fachbezeichnung für das Bewusstsein.

(physiol.) i. w. S. auch Fachbezeichnung für die Gesamtheit der Sinnesorgane* (sensorisches System).

Sensualität (lat. sensualitas Wahrnehmungsfähigkeit) f: (sexol.) veraltete Bezeichnung für die sog. Sinnlichkeit eines Menschen, d. h. seine Bereitschaft, auf sexuelle Reize mit Erregung zu reagieren.

Sensualitäts|training n: (sexol.) ursprünglich als „sensate focus" bezeichnete, von W. Masters u. V. Johnson eingeführte Sexualübungen* zur praktischen Ergänzung einer Paartherapie*. Sie haben das Ziel, bisherige (mit sexuellen Erlebnisstörungen* od. sexuellen Funktionsstörungen* verbundene) Interaktionsmuster von Paaren zu unterbrechen u. unter Anleitung neu zu strukturieren. Man unterscheidet zwei Phasen: **1. sog. sensate focus I:** Nach Vorgesprächen wird ein Koitusverbot* vereinbart, um nichtgenitale Aspekte der sexuellen Kommunikation zu fördern; zugleich finden unter geplanten Bedingungen (z. B. zweimal wöchentlich, jeweils ca. eine halbe bis eine Stunde) sexuelle Begegnungen statt, in denen die Partner sich abwechselnd „aktiv" und „passiv" verhalten („Rollentausch") u. sich (unter Aussparung der Genitalregionen) gegenseitig am ganzen Körper streicheln („Entdeckungsreise"); die Aufmerksamkeit soll dabei in erster Linie auf die eigenen Empfindungen gerichtet sein („Egoismus-Regel"), dem Partner sollen angenehme, aber v. a. auch unangenehme Empfindungen (verbal u. nonverbal) mitgeteilt werden („Vetorecht-Regel"); nach jeder Begegnung sollen die gemachten Erfahrungen zusammengefasst u. später den Therapeuten berichtet werden. **2. sog. sensate focus II:** In einer zweiten Phase werden auch Genitalregion u. Brust in die Berührungen (beiläufig) einbezogen, die übrigen Regeln der ersten Phase (nicht-fordernde u. nicht auf sexuelle Erregung angelegte Berührungen, Koitusverbot) werden beibehalten; hier liegt das Ziel im besseren Kennenlernen genitaler Reaktionen u. der begleitenden Empfindungen. Erst in einer nächsten Stufe finden sog. erkundende genitale Berührungen statt, die auch auf Erregung zielen; s. Streicheln, stimulierendes. Sensualitätstraining ist nicht zu verwechseln mit Sensitivitätstraining*.

Sentimentalität (lat. sentimentum Gefühl) f: (allg.) Bezeichnung für unverhältnismäßig erscheinende Gefühlsäußerungen u. Gefühlsbestimmtheit der Reaktionen einer Person.
(psychol.) Bezeichnung für unecht wirkende affektive Erregbarkeit od. Empfindsamkeit, z. B. im Rahmen der Pubertät od. anderer Lebenskrisen, u. U. auch als (eher unbewusste) Maskierung von Gefühlskälte.

Séparée (frz. ~ abgetrennt) n: (allg.) eigentlich Chambre séparée; Bezeichnung für einen zumindest teilweise abgetrennten Raum in einem Nachtklub*, der (schwach beleuchtet u. mit Sitzmöbeln ausgestattet) einerseits (in begrenztem Umfang) sexuelle Handlungen ermöglicht, andererseits das Animieren* der Gäste durch Angestellte des Lokals erleichtert.

Septula testis (lat. ~ kleine Zäune) n pl: (anat.) Fachbezeichnung für die von der Kapsel des Hodens in das Innere reichenden bindegewebigen Scheidewände zwischen den Hodenläppchen; vgl. Hoden (Abb.).

Serail (pers. serâil großes Haus, Palast) n: (kult.) türkische Bezeichnung für Herrschaftsresidenz; auch Bezeichnung für den Ort des Palastes, an dem sich die Frauen des Hauses aufhielten; vgl. Harem, Pardeh.

Sertoli-Stütz|zellen (Enrico S., ital. Physiologe, 1842-1910): (anat.) sog. Ammenzellen; Bezeichnung für Zellen, die der Wandung der Samenkanälchen im Hoden* aufsitzen u. die Spermienbildung* steuern: Kontrolle des Stofftransports, hormonelle Rückkopplung (Produktion von Inhibinen*), Abschirmung gegenüber dem Immunsystem (Blut*-Hoden-Schranke).

Sertoli|zell-Syndrom n: (klin.) auch als Sertoli-cell-only-Syndrom bezeichnete männliche Germinalzellaplasie mit fehlender Produktion von Samenzellen u. Sterilität bei ungestörter Hormonproduktion (Castillo*-Syndrom).

Sex (lat. sexus Geschlecht) m: (allg.) Kurzbezeichnung für Sexualität*, gelegentlich auch für Sexualkontakte.
(biol.) englische Kurzbezeichnung für Geschlecht; vgl. Sexus.
(sexol.) zur Kennzeichnung der somatischen Aspekte von Sexualität verwendete Bezeichnung (im Unterschied zu gender* bzw. Geschlechtsrolle*).

Sex|aholics: (allg.) aus dem amerikanischen Sprachgebrauch übernommene Bezeichnung für Menschen mit (subjektiv so empfundener) sexueller Sucht*; auch Bezeichnung einer Selbsthilfegruppe (Sexaholics Anonymous, sog. anonyme Sexaholiker, Gruppen auch in Deutschland, http://www.sa.org), deren Selbstverständnis u. Arbeitsweise weitgehend denjenigen der Anonymen Alkoholiker entspricht.

Sex and crime: (allg.) ursprünglich Titel einer Zeitschrift in den USA, heute eher selten verwendeter Ausdruck zur Beschreibung der mitunter engen Verbindung zwischen Sexualität u. Kriminalität, insbesondere im Bereich der Sexindustrie*, deren heimliche Attraktivität auf Außenstehende z. B. in der Sensationsberichterstattung, aber auch in Literatur u. Filmkunst ausgenutzt wird.

Sex|anzeigen: (allg.) Bezeichnung für Kontaktanzeigen* mit ausdrücklich sexuellem Inhalt.

Sex-Appeal (engl. to appeal anziehend wirken): (allg.) im deutschen Sprachraum zurzeit eher ungebräuchliche Bezeichnung für die sexuelle Attraktivität* von Frauen u. Männern.

Sex|arbeiter: (allg.) nicht wertende Bezeichnung für Prostituierte*, insbesondere als Selbstbezeichnung gebräuchlich.

Sex|chromatin n: s. Geschlechtschromatin.

Sex|film: (allg.) Bezeichnung für (altersbeschränkten) Film, der v. a. sexuelle Begegnungen zum Thema hat, aber keine ausgesprochen pornographischen Szenen wiedergibt; vgl. Pornographie, Filmkunst.

Sex flush (engl. flush Erröten): (sexol.) von W. Masters u. V. Johnson eingeführte Fachbezeichnung für die Rötung bestimmter Hautbezirke (z. B. Gesicht, Brust, Rücken) während des sexuellen Reaktionszyklus*.

Sex|industrie f: (sexol.) Sammelbezeichnung für den Wirtschaftszweig, der aus der Befriedi-

gung sexueller Bedürfnisse Gewinne erzielt; hierzu zählen i. e. S. insbesondere Prostitution*, Handel mit Pornographie* u. sexuellen Hilfsmitteln* sowie Sextourismus*; i. w. S. können auch Heiratshandel* u. Adoptionshandel* sowie Schwangerschaftshandel (s. Leihmutter) u. Handel mit Eizellen (s. Eispende) od. Sperma (s. Samenspende) einbezogen werden. Die Sexindustrie i. e. S. ist in Deutschland u. der Mehrzahl der Industriestaaten zumindest teilweise legalisiert; dennoch sind wegen hoher Dunkelziffern die erzielten (sehr erheblichen) Umsätze nicht genau bekannt. Heute spielt neben der direkten Vermarktung der Vertrieb über den Versandhandel (auch im allgemeinen Katalogversand) eine erhebliche Rolle (z. B. in der Pornoindustrie der USA 1998 ca. 20 % der Gewinne durch Versandhandel); auch im Online-Handel über das Internet werden mit Sexartikeln u. der Vermittlung sexueller Dienstleistungen hohe Umsätze erzielt (z. B. hatten 1998 in Deutschland 65 % der im Internet bestellten CDs sexuelle Inhalte).
Neben legalen Bereichen umfasst die Sexindustrie weite illegale Bereiche (insbesondere Menschenhandel*, Kinderhandel*, Kinderpornographie* u. Kinderprostitution*, Übergänge zur Sklaverei*), in denen besonders hohe Gewinne erwirtschaftet werden u. die nicht selten in enger Verbindungen zu anderen Formen der organisierten Kriminalität (insbesondere Drogen- u. Waffenhandel) stehen.
Die soziale Bewertung der Sexindustrie ist zwiespältig: Der breiten Akzeptanz, wie sie sich in den erzielten Umsätzen ausdrückt, steht eine weitgehende soziale Diskriminierung der Beschäftigten u. anderweitig Beteiligten gegenüber; zugleich sind Reglementierungen nur eingeschränkt wirksam u. führen allenfalls zu verstärkter Heimlichkeit; in illegalen Bereichen kommt es bis heute nur selten zur Bestrafung von Kunden.

Sex Information and Education Council of Canada: Abkürzung SIECCAN; 1964 gegründete Fachgesellschaft mit Sitz in Toronto (Canada); Ziele sind u. a. die Erstellung u. Verbreitung von Informations- und Lehrmaterialien zur menschlichen Sexualität (http://www.sieccan.org).

Sex Information and Education Council of the United States: Abkürzung SIECUS; 1964 von M. Calderone gegründete Fachgesellschaft mit Sitz in New York (USA); Ziele sind u. a. die Erstellung u. Verbreitung von Informations- u. Lehrmaterialien zur menschlichen Sexualität (http://www.siecus.org).

Sexismus m: (allg.) auch sog. männlicher Chauvinismus; in der Frauenbewegung* der USA geprägte, in Analogie zum Begriff Rassismus gebildete, polemische Bezeichnung für männlichen Antifeminismus*, der sich in sexuell belästigender Weise gegen Frauen richtet od. sie (auch durch die verwendete Sprache) ausgrenzt; als Sammelbezeichnung allgemein für die Diskriminierung* von Frauen u. sexuellen Minderheiten verwendet, i. w. S. für jede Art zwangsweiser Durchsetzung traditioneller Rollenerwartungen an Frauen u. Männer. Einzelne Formen des Feminismus* sind infolge ihrer gegen jede Gemeinsamkeit mit Männern gerichteten Zielsetzungen ebenfalls als Formen des Sexismus zu betrachten.

Sex|klub: (allg.) Bezeichnung für Lokale, in denen sexuelle Kontakte zwischen den Gästen (sog. Swinger-Klubs, s. Swinger), evtl. auch mit Prostituierten (Bordelle*) stattfinden; sie verfügen nicht selten über Saunen* u. Bademöglichkeiten (modernen Form des Badehauses*) sowie über Räumlichkeiten für ungestörte sexuelle Aktivität, sind aber meist auf bestimmte Zielgruppen ausgerichtet u. gestatten daher Zutritt nur nach individueller Entscheidung.

Sex|muffel m: (allg.) ironisierende Bezeichnung für Personen (v. a. Männer), denen Sexualität gleichgültig od. nebensächlich zu sein scheint od. die innerhalb einer Partnerschaft nicht od. nur wenig sexuell aktiv sind.

sexo|gen: (psychol.) eher ungebräuchliche Bezeichnung für Sachverhalte, die durch Sexualität (bzw. aus ihr entstehende Konflikte) bedingt sind.

Sexo|logie f: (sexol.) von M. Hirschfeld geprägte Bezeichnung für Sexualwissenschaft*; international üblich, allerdings etymologisch ungenau; vgl. Sexuologie.

Sex, oraler: (allg.) Bezeichnung für alle Formen von Mund-Genital-Kontakt, s. Orogenitalkontakte.

Sexo|sophie (gr. σωφία Weisheit) f: (sexol.) von J. Money geprägte, polemisch gemeinte Bezeichnung für eine Sexualwissenschaft*, die mit wissenschaftlicher Argumentation ideologisch motivierte Ziele verfolgt; im 19. Jahrhundert z. B. Forschungen zum Beweis der Schädlichkeit von Masturbation, im späten 20. Jahrhundert z. B. Forschungen zur Prävention von Homosexualität durch Hormongaben in der Schwangerschaft; vgl. Mythen (sexuelle).

Sex|party: (allg.) Bezeichnung für ein Beisammensein einer geschlossenen Gesellschaft, evtl. mit Gebrauch von Rauschmitteln, das sexuelle Kontakte der Teilnehmer einschließt (moderne Form der Orgie*). Sexparties werden z. T. kommerziell (z. B. als Single*-Party) veranstaltet, z. T. im privaten Umfeld durchgeführt; sie folgen meist vorher festgelegten Ritualen u. Spielregeln.

Sex|pheromone n pl: auch Sexuallockstoffe, s. Pheromone.

Sexpol: (sexol.) Abkürzung für **Sex**ual**pol**itik; Kurzbezeichnung für den von W. Reich (1931) gegründeten Deutschen* Reichsverband für Proletarische Sexualpolitik; Ziele waren u. a. eine Reform des Sexualstrafrechts u. des Eherechts, die Liberalisierung des Schwangerschaftsabbruchs, die Beseitigung der Prostitution u. die Genehmigung von Heimaturlaub für Strafgefangene; die Mitarbeiter von Sexpol versuchten in persönlichen Gesprächen mit Arbeitern, den gesellschaftlichen u. sozialen Kontext individueller sexueller Probleme aufzuzeigen; bereits 1932 wurde die Organisation aufgelöst, aber noch von 1934 bis 1938 von W. Reich die „Zeitschrift für Politische Psychologie und Sexualökonomie" (ZPPS) veröffentlicht. In den 60er Jahren des 20. Jahrhunderts wurde der Begriff im Rahmen der sexuellen Revolution* teilweise wieder aufgenommen.

Sex|postillen f pl: (allg.) Sammelbezeichnung für Zeitschriften u. Periodika, in denen überwiegend Nacktfotos gezeigt werden; vgl. Sankt-Pauli-Presse.

sex ratio (engl. ~; ~ Verhältnis): Geschlechterverhältnis*.

sex reports (engl. ~; ~ Berichte): (allg.) im angloamerikanische Sprachraum übliche Kurzbezeichnung für die Kinsey*-Berichte, i. w. S. auch für den Hite*-Report u. andere empirische Studien zu Sexualität; vgl. Sexualforschung, empirische.

sex role (engl. ~; ~ Rolle): (sexol.) Fachbezeichnung für die anhand des somatischen Geschlechts* vollzogene Zuschreibung einer sog. Geschlechtsklasse, die i. d. R. lebenslang gültig bleibt; sie ist eine Statuskategorie, die sich im Verlauf der psychosexuellen Entwicklung vor dem jeweiligen soziokulturellen Hintergrund, meist zusammen mit der übernommenen gender* role, differenziert u. ein wichtiges Element der sozialen Integration (Ansehen u. Rechte) des Individuums darstellt; vgl. Geschlechtsrolle.

Sex|shop: (allg.) Bezeichnung für ein Ladengeschäft, in dem Artikel mit Bezug zur Sexualität verkauft werden, z. B. Formen der Pornographie*, sexuelle Hilfsmittel*, Aphrodisiaka*, flüchtige Nitritverbindungen*, sog. Hygieneartikel (Kondome*, Gleitmittel* u. a.), spezielle Kleidung (Fetischkleidung, Reizwäsche), Instrumente u. Möbelstücke für besondere Zwecke (z. B. für sadomasochistische Praktiken od. Kliniksex*). Bis Ende der 60er Jahre unterlagen Sexshops in Deutschland stark behindernden gesetzlichen Regelungen (Verbot des Vertriebs von Gegenständen zu „unzüchtigem Gebrauch"; vgl. Pornographie); die Versorgung der Bevölkerung erfolgte daher v. a. durch den Versandhandel, der erste Sexshop (B. Uhse, Flensburg 1962) firmierte unter der Schutzbezeichnung „Institut für Ehehygiene". Im letzten Drittel des 20. Jahrhunderts ist eine erhebliche Verbreiterung u. Spezialisierung sowohl des Angebots (z. B. nicht selten Videokabinen*), als auch des Profils der einzelnen Geschäfte zu verzeichnen (seit einigen Jahren auch als sog. virtuelle Sexshops im Internet).

Sex skin (engl. ~; ~ Haut): (sexol.) von W. Masters u. V. Johnson eingeführte Bezeichnung für hell- bis dunkelrote Verfärbung der kleinen Schamlippen im sexuellen Reaktionszyklus*.

Sex|spiel|zeug: (allg.) auch Toys; Sammelbezeichnung für sexuelle Hilfsmittel*, insbesondere für Masturbationsinstrumente* (z. B. Dildos* u. Vibratoren*); i. w. S. auch für die bei gemeinschaftlichen sadomasochistischen od. fetischistischen Handlungen verwendeten speziellen Gegenstände (Peitschen, Fesseln, Knebel u. a.).

Sex|sucht: (allg.) s. Sucht, sexuelle.

Sex|tourismus m: (sexol.) Bezeichnung für Formen des Tourismus, bei denen die Aufnahme sexueller Beziehungen gegen Entgelt im Vordergrund der Reisemotivation steht; die Definition ist ungenau, da Urlaubsreisen ohnehin häufig Gelegenheit zu sexuellen Kontakten bieten u. zwischen der bewussten Inanspruchnahme von Prostituierten am Urlaubsort u. romantischen Urlaubsbekanntschaften ein breites Spektrum der Entlohnung durch Geschenke u. a. Gefälligkeiten liegen kann. Basis des Sextourismus ist einerseits ein erhebliches ökonomisches Gefälle zwischen Herkunftsland u. Zielgebiet, andererseits die Verschiedenheit sexueller Normen u. die fehlende soziale Kontrolle durch das gewohnte Umfeld, die es Kunden (weit überwiegend, aber nicht ausschließlich Männern) erleichtern, Dienste von Prostituierten in Anspruch zu nehmen. Nach Schätzung der World Tourism Association ist etwa jede sechste Urlaubsreise überwiegend sexuell motiviert, in bestimmten Zielgebieten (Karibik, Südostasien, Zentralafrika, neuerdings auch Osteuropa) liegt der Anteil deutlich höher; in Thailand nehmen z. B. mindestens die Hälfte der urlaubenden Männer auch sexuelle Dienstleistungen in Anspruch, der Umsatz der dortigen Sexindustrie* entspricht 10-14 % des Bruttoinlandsprodukts (jährlich ca. 22,5-27 Mrd. US-Dollar), von den ca. 2 Mio. Prostituierten des Landes sind nach Schätzungen von UNICEF 800 000 jünger als 16 Jahre; bestehende Verbote der Kinderprostitution* sind (wie auch in zahlreichen anderen Ländern) fast unwirksam, das prinzipiell für den sexuellen Missbrauch von Kindern u. Jugendlichen gültige Weltrechtsprinzip* führt bisher nur sehr selten zu entsprechenden Anklagen vor deutschen Gerichten (u. noch seltener zu Verurteilungen). Neben dem hohen Anteil minderjähriger Prostituierter bildet die geringe Bereitschaft von Sextouristen zum Kondomgebrauch ein besonderes Problem; die Häufigkeit von HIV-Infektionen u. anderen sexuell übertragbaren Infektionen ist daher in den Zentren des Sextourismus außerordentlich hoch. Internationale Bemühungen konzentrieren sich (mit bisher sehr geringen Erfolgen) auf die Einschränkung des Missbrauchs von Kindern u. Jugendlichen (ECPAT*); als wesentliche ergänzende Maßnahmen werden die Verbesserung der ökonomischen Lage der Bevölkerung in den Zielgebieten u. eine kritischere Einstellung der Herkunftsfamilien gegenüber Einkünften aus Kinderprostitution betrachtet. Durch Informationskampagnen unter Prostituierten in touristischen Zielgebieten sollen darüber hinaus der Heiratshandel* (nicht selten eine verdeckte Form des Menschenhandels*) u. Kinderhandel* eingeschränkt werden. Reiseveranstalter beginnen, Touristen auf dem Flug in Zielgebiete über das Problem zu informieren u. ihre Vertragspartner in den Zielgebieten durch entsprechende Klauseln zur Verhinderung von Kinderprostitution in Hotels zu verpflichten.

Sexual|äqui|valente (lat. sexualis das Geschlecht betreffend) n pl: (psychoanalyt.) Bezeichnung für sog. sexuelle Äquivalente*.

Sexual|akt: (allg.) i. e. S. veraltete Bezeichnung für Geschlechtsverkehr*, i. w. S. für alle Sexualkontakte*.

Sexual|anamnese f: (sexol.) Fachbezeichnung für die Erhebung von Informationen zur diagnostischen Einschätzung (Anamnese*) bei sexuellen Problemlagen; dabei finden neben dem aktuellen Anlass des Therapeutenkontakts v. a. auch die körperliche u. psychosexuelle Entwicklung, bisheriges Sexualleben u. Partnerschaften (Orientierung, Aktivität, Bedürfnisse, Phantasien), sexuelle Grundannahmen der Patienten (ihre „sexuelle Weltanschauung") u. ihre Erwartungen hinsichtlich Lust-, Beziehungs- u. Reproduktionsfunktion von Sexualität eine Rolle. In zahlreichen Fällen ist es sinnvoll, auch von Partnern (in gemeinsamen, nur ausnahmsweise in individuellen Gesprächen) die entsprechenden Angaben zu erheben; für spezielle Fragestellungen sind Interviewleitfäden od. Fragebögen verfügbar (s. Messinstrumente, sexualwissenschaftliche). Am Ende der Sexualanamnese steht i. d. R. eine Arbeitsdiagnose, aus der sich entweder weitere diagnostische Erfordernisse (z. B. durch Gynäkologie, Andrologie, Endokrinologie, Psychiatrie) od. ein erster Behandlungsplan ergeben; vgl. Sexualtherapie.

Sexual|angst: (sexol.) Sammelbezeichnung für mehrere Formen intensiver, für Außenstehende kaum nachvollziehbarer Furcht* in Zusammenhang mit Sexualität; unterschieden werden: **1.** sexuelle Versagensangst mit Bezug auf bestimmte Einzelfunktionen (Appetenz, Erektion, Lubrikation, Orgasmus u. a.), meist mit der Folge einer erheblichen Minderung der Appetenz, einer Verstärkung der furchtauslösenden Symptomatik u. depressiv-resignativer Stimmung; sexuelle Versagensangst ist ein häufiges Thema der Sexualtherapie*.
2. sexualbezogenes Angstsyndrom, gekennzeichnet durch sexuelle Aversion*, sexuell geprägte Phobie* od. Panikstörungen*, die in Zusammenhang mit Sexualkontakten auftreten; Ekel od. Furcht richten sich hier meist auf bestimmte Einzelaspekte der sexuellen Handlungen, die Appetenz ist wenig beeinträchtigt, es entsteht erheblicher Leidensdruck.

Sexual|anthropo|logie f: (sexol.) Bezeichnung für eine Forschungsrichtung der Anthropologie*, die sich mit Sexualität u. Sexualverhalten durch vergleichende Beobachtung kulturell verschiedener Gruppen befasst, um konstante u. variable Merkmale zu differenzieren (M. Mead, B. Malinowski); i. w. S. auch eine Richtung der Soziologie (Mitte des 20. Jahrhunderts), die Sexualtheorien* aus anthropologischen Konzepten herleitete.

sexual arousal mechanism (engl. ~; ~ Erregung): (ethol.) Abkürzung SAM; in Zusammenhang mit Tierversuchen verwendete Bezeichnung für die (hypothetischen) Mechanismen, die bei männlichen Tieren zur Auslösung des Paarungsverhaltens führen; als Maß dient die Zeitdauer zwischen Kontakt mit einem brünstigen weiblichen Tier u. Beginn der Kopulation; vgl. Coolidge-Effekt.

Sexual|assistenz (lat. assistentia Beistand) f: s. Sexualbegleitung.

sexual attitude restructuring: (sexol.) Abkürzung SAR; Bezeichnung für Ausbildungsprogramme, bei denen (insbesondere durch Vorträge, dokumentarische Videos u. Formen der Gruppentherapie*) das breite Spektrum des menschlichen Sexualverhaltens verdeutlicht u. diskutiert wird, um persönliche vorgefasste Ansichten u. Einstellungen erkennbar u. veränderbar zu machen. Anwendung v. a. in der Weiterbildung von Therapeuten u. Beratern.

Sexual|aufklärung: s. Aufklärung, sexuelle.

Sexual|begleitung: (allg.) auch Sexualassistenz; Bezeichnung für Angebote der Prostitution*, die sich speziell an Menschen mit Behinderungen* u. chronischen Krankheiten* wenden; sie haben zwar primär den Charakter einer sexuellen Dienstleistung* u. zielen auf die bestmögliche Verwirklichung sexueller Wünsche, können aber auch sexualpädagogische Ziele verfolgen u. sind damit den Angeboten sexueller Surrogatpersonen* ähnlich.

Sexual|beratung: (sexol.) Bezeichnung für Beratungsangebote zu sexuellen Problemen; sie erfolgt durch speziell ausgebildete Ärzte u. Psychologen od. Pädagogen, Sozialarbeiter u. a. in zahlreichen Beratungsstellen unterschiedlicher Träger (auch als Telefonberatung* od. im Internet) u. ist z. T. auf bestimmte Zielgruppen ausgerichtet. Ziele sind Informationsvermittlung, Abbau von sprachlichen Hemmungen, Korrektur irriger Vorstellungen u. Anregungen zu Einstellungs- u. Verhaltensänderungen. Die angewandten Methoden unterscheiden sich je nach Angebot, erfolgen aber i. d. R. als Einzel- od. Paargespräche, bieten konkrete Ratschläge u. Empfehlungen an u. vermitteln ggf. weiterführende Literatur zur sexuellen Aufklärung* od. eine geeignete Form der Psychotherapie* od. Sexualtherapie*; vereinzelt werden Gruppenberatungen zu sexuellen Themen in mehreren Sitzungen angeboten (in Deutschland z. B. das „Programm zur Förderung der sexuellen Zufriedenheit" im Rahmen der Erwachsenenbildung).

Sexual|bewusstsein: (psychol.) eher ungebräuchliche Sammelbezeichnung für sexuelle Identität*, sexuelle Orientierung* u. sexuelle Präferenz, die sich im Verlauf der psychosexuellen Entwicklung* zwischen Kleinkindalter u. Abschluss der Pubertät ausprägen; i. w. S. auch für das sich im Lebensverlauf wandelnde Bewusstsein für eigene sexuelle Bedürfnisse*.

Sexual|delinquenz (lat. delinquere sich vergehen) f: (allg.) auch Sexualkriminalität; Sammelbezeichnung für Sexualstraftaten* (sog. Sexualdelikte), insbesondere unter dem Aspekt ihrer Häufigkeit u. Verteilung in Bevölkerungen.

Sexual|deviation f: (psychol.) auch sexuelle Deviation; Fachbezeichnung für abweichendes Sexualverhalten*, um den als wertend empfundenen Begriff der Perversion* zu ersetzen.

Sexual|di|morphismus m: (biol.) auch Geschlechtsdimorphismus; Bezeichnung für das Auftreten zweier durch das Geschlecht* unterscheidbarer Formen derselben Art.
(sexol.) Bezeichnung für das aufgrund der sekundären Geschlechtsmerkmale* (s. Abb. dort) entstehende unterschiedliche Erscheinungsbild des männlichen u. weiblichen Körpers.

Sexual|drüsen: (klin.) veraltete Bezeichnung für Gonaden*.

Sexual|duft|stoffe: auch Sexuallockstoffe, Sexpheromone, s. Pheromone.

Sexual|empfinden, abweichendes: (sexol.) Sammelbezeichnung für sexuelle Erregbarkeit (od. Nichterregbarkeit) durch Reize, die abweichen von den in einer Gesellschaft (mehr od. weniger klar) definierten, sehr verschiedenen u. stetem Wandel unterliegenden Normen hinsichtlich sexueller Wunschvorstellungen u. Art der als erregend empfundenen körperlichen u. psychischen Reize.

I. e. S. kann die „Abweichung" daher alle am Zustandekommen sexueller Erregung beteiligten Sinneswahrnehmungen betreffen u. grundsätzlich zwei Ausprägungen haben, indem entweder bestimmte Reize eine Erregung in besonderer Weise fördern od. bestimmte Reize sie verhindern (z. B. infolge von Ambivalenz, Aversion, Sexualangst). Unter den Erregung fördernden Reizen können unterschieden werden: **1.** partnerbezogene Reize: besondere Körpermerkmale od. Persönlichkeitseigenschaften, die eine gesteigerte Attraktivität bestimmter Partner bedingen (z. B. bei Homosexualität*, Pädophilie*, Formen des Fetischismus*), aber auch Merkmale der Partnerbeziehung (z. B. bei Sadomasochismus*, sexuellen Rollenspielen wie Kliniksex*). **2.** körperbezogene Reize: besondere optische Reize (z. B. bei Voyeurismus*), akustische Reize (z. B. bei Pornolalie*), taktile Reize (z. B. spezielle erogene Zonen* des Körpers), Geschmacks- od. Geruchsreize (z. B. bei sexuellem Pikazismus*), Kälte, Hitze- od. Schmerzreize (z. B. bei Masochismus* od. Formen des Fetischismus*). **3.** situative Reize: besondere Umstände der Begegnung (z. B. Prostitution*) od. der Umgebungen (z. B. Toilettensex*).
I. w. S. kann die „Abweichung" auch die Empfindungen im Verlauf sexueller Handlungen u. die Form der erreichten Befriedigung betreffen (z. B. bei sexuellen Erlebnisstörungen*).
Die **Folgen** abweichenden Sexualempfindens sind entweder ein (befriedigendes, wenn auch nicht immer unproblematisches) abweichendes Sexualverhalten*, sexuelle Ersatzeinstellungen* mit geringem Befriedigungswert, (freiwillige od. unfreiwillige) Abstinenz* od. sexuelle Inappetenz*. Abweichendes Sexualempfinden, das nicht praktisch umgesetzt werden kann, ist nicht selten Ausgangspunkt von sexuellen Funktionsstörungen* (sexuellen Erregungsstörungen*, Orgasmusstörungen*), Partnerschaftskonflikten* u. erheblichem Leidensdruck*.
Durch Sexualtherapie* ist es u. U. möglich, die Akzeptanz abweichender Empfindungen zu fördern (z. B. Hilfen beim Coming*-out) u. sie in einvernehmliche Handlungen zu integrieren (evtl. Paartherapie*).

Sexual|empfindungen: (sexol.) historische Sammelbezeichnung für subjektiv wahrgenommene sexuelle Bedürfnisse* unabhängig von ihrer Realisierung, i. e. S. für die sexuelle Orientierung* des Individuums.

Sexual|empfindung, konträre (lat. contrarius entgegengesetzt): (sexol.) auch Konträrsexualität; historische, von C. Westphal (1869) eingeführte, die Normabweichung betonende Bezeichnung für Homosexualität* bei Frauen u. Männern.

Sexual|entwicklung: (sexol.) Sammelbezeichnung für die sexuelle körperliche Entwicklung* (Gonadenentwicklung, Entwicklung der Sexualorgane, Pubertät) sowie die psychosexuelle Entwicklung*.

Sexual|erregung: (psychoanalyt.) Fachbezeichnung für sexuelle Erregtheit, die von S. Freud auf ein Zusammenwirken von psychischer Energie (Libido*), chemischen Sexualstoffen (Hormonen*) u. Steuerung durch das Zentralnervensystem zurückgeführt wurde. Bei erwachsenen Männern u. Frauen werden unterschieden: **1.** Vorlust mit Erregung durch Reizung von erogenen Zonen (mit Primat der Genitalzone), organischem Inneren u. Seelenleben. Seelische Zeichen sind Erregtheit mit Sexualspannung, körperliche Anzeichen sind Erektion bzw. vaginale Lubrikation; die Lustempfindung durch Erregung führt zu einer Spannungssteigerung. **2.** Endlust od. Befriedigungslust mit Lustempfindung im Orgasmus, die der Sexualerregung „ein Ende macht" (S. Freud). **3.** Nachlust, die auf die Befriedigung folgt.

Sexual|erziehung: (allg.) Bezeichnung für diejenigen Anteile der Erziehung von Kindern u. Jugendlichen, die sich auf sexuelle Fragen beziehen, Geschlechtsidentität u. Geschlechtsrolle prägen u. daher teils absichtlich u. bewusst vermittelt, teils unbewusst durch Vorbild u. Nachahmung erworben werden (s. Sozialisation). Sexualerziehung war als eigener Bereich bis Ende des 18. Jahrhunderts unbekannt, da Kinder durch Teilnahme am Leben der Erwachsenen die entsprechenden Kenntnisse beiläufig erwarben; erst im Gefolge der Ideen der Aufklärung (z. B. Betrachtung von Kindern als „unschuldigen" Wesen u. von Sexualität als potentiell gefährlich für ihre Entwicklung) wurden konkrete Ziele der Sexualerziehung benannt, die v. a. auf Unterdrückung sexueller Aktivität gerichtet waren (sog. repressive Sexualerziehung, vgl. Repression) u. sich insbesondere durch Verschleierungen („Blumen u. Bienen"), Unwahrheiten („Klapperstorch"), Drohungen („Rückenmarkschwindsucht") u. Verschweigen wichtiger Fakten auszeichneten.
Erst mit der Wiederentdeckung der kindlichen Sexualität durch die Psychoanalyse wurde deutlich, dass eine offene u. sachlich zutreffende Sexualerziehung für die psychosexuelle Entwicklung von Kindern große Bedeutung hat, diese Aufgabe aber zugleich Eltern u. Erzieher oft überfordert. Im Rahmen der sog. Reformpädagogik des frühen 20. Jahrhunderts fanden daher auch erste Überlegungen zu kindgerechten (u. zugleich gesellschaftlich akzeptablen) Formen der Vermittlung von Wissen u. Kompetenz statt, aus denen sich im Weiteren ein eigenständiger Bereich der Erziehungswissenschaften entwickelte, s. Sexualpädagogik.
Heute bildet Sexualerziehung zwar in erster Linie einen Teil der häuslichen Erziehung, sie findet aber ergänzend (u. nicht selten korrigierend) auch im Rahmen des schulischen Sexualkundeunterrichts* statt (vgl. Aufklärung, sexuelle). Es wird allgemein anerkannt, dass Sexualerziehung neben altersentsprechender Information über sexuelle Fragen darauf gerichtet sein sollte, ein positives Verhältnis zum eigenen Körper u. ein positives Verständnis der Geschlechtsunterschiede zu fördern sowie im Rahmen des Spracherwerbs sexuelle Sachverhalte nicht auszuklammern (sog. liberale Sexualerziehung); darüber hinaus gelten im familiären Rahmen (eingeschränkt auch im Rahmen von Institutionen wie Kindergarten, Schule u. a.) die Vermittlung körperlicher Nähe u. Zärtlichkeit, ein natürlicher Umgang mit Nacktheit sowie Toleranz u. Respekt gegenüber sexuell gefärbten Spielen (sog. Doktorspielen), Masturbation u. Verliebt-

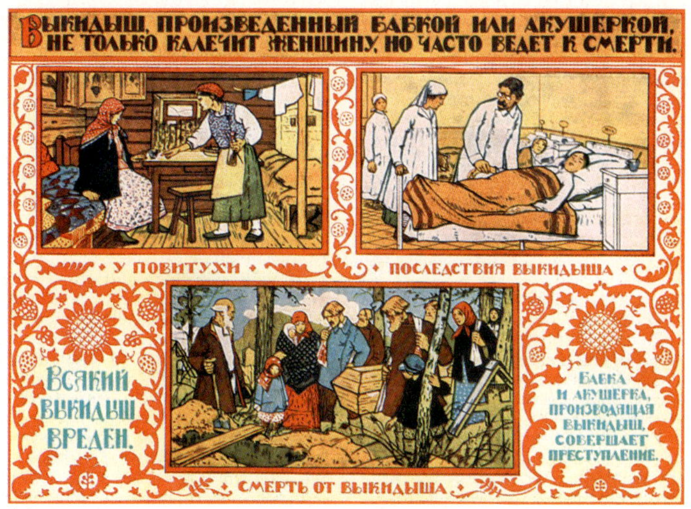

Sexualerziehung:
Die ersten Kampagnen richteten sich ausschließlich an Erwachsene; hier ein russisches Plakat aus dem frühen 20. Jahrhundert, das in drastischen Bildern vor den Gefahren illegaler Schwangerschaftsabbrüche warnt („Bei der weisen Frau", „Die Folgen der Abtreibung" und „Tod durch Abtreibung") und erklärt: „Jede Abtreibung ist schädlich" und „Die weise Frau und die Hebamme, die eine Abtreibung vornehmen, begehen ein Verbrechen".

heit als unabdingbare Bestandteile der Sexualerziehung kleiner Kinder (sog. emanzipatorische Sexualerziehung). Im Pubertätsalter stehen demgegenüber die Vermittlung von Faktenwissen (z. B. zu Fragen der Kontrazeption u. der Vermeidung sexuell übertragbarer Infektionen), Entscheidungskompetenz (z. B. zu Fragen der sexuellen Selbstbestimmung, Coming-out u. Partnerschaft) u. Problembewusstsein (z. B. zu Fragen der sexuellen Gewalt u. des sexuellen Missbrauchs) thematisch im Vordergrund. Als Teil der lebenslangen Gesundheitsinformation wendet sich Sexualerziehung traditionell auch an Erwachsene (s. Abb.), um Wissen zu vermitteln, Tabus zu entkräften u. eigene Urteile u. Entscheidungen zu erleichtern; diese Aufgabe wird in Deutschland v. a. von spezialisierten Beratungsstellen* und staatlichen Institutionen wahrgenommen (z. B. durch die Bundeszentrale* für gesundheitliche Aufklärung sowie kommunale Gesundheitsverwaltungen).

Sexual|ethik f: (sexol.) Sammelbezeichnung für ein Teilgebiet der Ethik*, das sich mit Sexualität u. Sexualverhalten befasst; im Unterschied zur Sexualmoral* erörtert sie argumentativ u. wissenschaftlich nachvollziehbar Begründungen für verschiedene Bewertungen von Sexualverhalten (z. B. Fragen der sexuellen Orientierung*, Partnerschaft, Promiskuität u. a.) u. Sexualkontakten (z. B. Schwangerschaft*, Schwangerschaftsabbruch*, Familie*). Historisch standen Fragen eines individuell angemessenen u. sozial akzeptierten Sexualverhaltens im Vordergrund der Sexualethik, dabei lagen zeitbedingt u. kulturell sehr unterschiedliche Bewertungsmaßstäbe u. Kriterien (z. B. aus Religion, Bevölkerungspolitik, politischer Ideologie od. sozialer Bewertung) zugrunde. Methodisch können normative Ansätze (die allgemein gültige Regeln festlegen) von situativen Ansätzen (mit individuellen Entscheidungsspielräumen in entsprechenden Situationen) unterschieden werden; hinsichtlich verschiedener Handlungszwecke kann zwischen Pflichten u. Neigungen, individuellem Glück u. Verantwortung, Zweck od. Ästhetik einer Handlung unterschieden werden; ein wichtiges Kriterium bildet die Unterscheidung von Handlungen im Hinblick auf sich selbst od. gegenüber anderen (z. B. anhand von Kriterien zur sexuellen Selbstbestimmung* bzw. sexuellen Freiheit*). Zur Begründung von Sexualethik werden verschiedene Methoden herangezogen, die sich an logische, materialistische, zweckorientierte od. erfahrungsbasierte („lebensweltliche") Theorien anlehnen; verbreitet sind ebenfalls Begründungsversuche, die auf spezifische Kontexte zugreifen, z. B. theologische od. soziologische Argumentationen.

Sexual|feindschaft: (kult.) Sammelbezeichnung für Einstellungen od. Anschauungen, die der Sexualität ablehnend od. feindlich gegenüberstehen; sie werden in Europa traditionell v. a. der katholischen Kirche bzw. früheren, aus heutiger Sicht als prüde geltenden Epochen u. Gesellschaftsformen zugeschrieben (z. B. der bürgerlich-viktorianischen Gesellschaft im England des 19. Jahrhunderts, der sog. Adenauer-Zeit der Bundesrepublik Deutschland); vgl. Prü-

S

derie, Unterdrückung, sexuelle; ihr steht sexuelle Liberalisierung* als Ergebnis der sexuellen Revolution* gegenüber.

Sexual|forschung, empirische (gr. ἐμπειρία Erfahrung): (sexol.) Bezeichnung für die Anwendung empirischer Methoden der Sozialwissenschaft zur Gewinnung von Informationen über das sexuelle Erleben u. Verhalten in Bevölkerungen; vgl. Sexualwissenschaft. Es werden eingesetzt: **1. Befragungen:** schriftlich (Fragebogen) od. mündlich (Interview), entweder mit Instrumenten, die für einzelne Studien speziell entwickelt werden, od. mit standardisierten Instrumenten für häufige Fragestellungen bzw. zur Diagnose individueller Problemlagen (s. Messinstrumente, sexualwissenschaftliche); allen Befragungen sind bestimmte Probleme gemeinsam: **a)** das weitgehende Fehlen intersubjektiver Definitionen der betrachteten Sachverhalte (bleibt dem Befragten überlassen); **b)** fragliche Richtigkeit der Aussagen (eingeschränkt durch Vergessen, Befangenheit und Schamgrenzen); **c)** Zuverlässigkeit der Aussagen (eingeschränkt durch Art der Fragestellung, z. B. mit Produktion erwünschter Antworten); **d)** begrenzte Repräsentativität der Stichproben (eingeschränkt durch unvermeidliche Auswahl nach Teilnahmebereitschaft); **e)** bei mündlichen Befragungen spielt zudem die Person des Befragenden eine wesentliche Rolle (immer Notwendigkeit der intensiven Schulung; vgl. Kinsey-Interview), ein Einfluss des Geschlechts der Interview-Partner ist gesichert, aber nicht eindeutig bestimmbar (ggf. Notwendigkeit der Bildung von Kontrollgruppen). Neben den sog. sex* reports aus den USA liegen für Deutschland insbesondere Befragungen von Studenten vor, z. B. die Charlottenburger Studentenenquête (M. Hirschfeld 1903) u. wiederholte (z. T. vergleichende) Studien in der BRD (G. Schmidt, V. Sigusch ab 1966) u. in der DDR (U. Clement, K. Starke ab 1980).
2. Beobachtungen: ursprünglich v. a. in Form ausführlicher Einzelfallanalysen (sog. Kasuistiken) od. Sammelkasuistiken (z. B. über Sexualstraftäter) mit dem Ziel der Erarbeitung einer Sexualpathologie* (vgl. Sexualwissenschaft), später als teilnehmende Beobachtungen im Rahmen ethnologischer Studien (zunächst v. a. bei sog. Naturvölkern, dann auch in Subkulturen moderner Gesellschaften), seit Mitte des 20. Jahrhunderts auch als direkte Beobachtungen (unter eher experimentellen Bedingungen) zur Erarbeitung einer Sexualphysiologie*.
3. Analyse geeigneter Indikatoren (Sekundäranalysen vorhandener Daten) zur indirekten Informationsgewinnung z. B. durch Auswerten von Bevölkerungs-, Krankheits- od. Kriminalstatistik*, Wirtschaftsdaten (z. B. aus Medienwirtschaft, pharmazeutischer Industrie, Kosmetikindustrie u. Sexindustrie*).
4. Auswertung von Kulturprodukten, die sexuelle Einstellungen, Bewertungen u. Phantasien bestimmter Bevölkerungsgruppen od. historischer Epochen spiegeln, z. B. in Literatur, bildender Kunst u. Alltagskultur.
Grundsätzliche Probleme der empirischen Sexualforschung sind: **1.** Forscher entscheiden durch ihre Fragestellung auch über die Ergebnisse mit (man findet nur, wonach man sucht); **2.** die Art der Fragestellung ergibt sich stets unter dem Einfluss sexueller u. sozialer Normen, denen auch die Forscher unterliegen (es wird nur erforscht, was gedacht wird); **3.** die Gefahr der Spiegelung von Erwartungshaltungen der Untersucher ist hoch (man forscht v. a., um zu bestätigen); **4.** das Problem der Repräsentativität von Stichproben ist fast unlösbar (Ergebnisse sind immer nur eingeschränkt auf nicht untersuchte Individuen übertragbar); **5.** zwischen verschiedenen Studien besteht fast immer nur eingeschränkte Vergleichbarkeit (zu viele zu kontrollierende Faktoren).

Sexual|funktionen f pl: (sexol.) unterschiedlich verwendete Sammelbezeichnung für die mit Sexualität* verbundenen Funktionen; im sexualmedizinischen Sinn v. a. für körperliche Funktionen (zu Fortpflanzung u. Lustgewinn erforderliche Fähigkeiten des Körpers); im sexualpsychologischen Sinn auch für die psychischen Voraussetzungen (z. B. sexuelle Motivation) u. sozialen Bedingungen für sexuelles Erleben u. Handeln (vgl. Dissexualität). Vgl. Funktionsstörungen, sexuelle; Erlebnisstörungen, sexuelle.

Sexual|gesetz|gebung: (allg.) Sammelbezeichnung für gesellschaftlich gültige Normen sexuellen Verhaltens, deren Nichtbeachtung Sanktionen zur Folge hat; historisch handelte es sich vorwiegend um religiös bestimmte Grundsätze, deren Ziel v. a. darin bestand, ein unter religiösen Gesichtspunkten akzeptables Verhalten des Einzelnen zu gewährleisten; spätere (nichtreligiös begründete) Normen betonten ebenfalls den Aspekt von Sittlichkeit u. Moral, während in neuerer Zeit der Schutz der Gesellschaft vor sexuellen Verhaltensweisen Einzelner im Vordergrund steht, die als sozial schädlich betrachtet werden; vgl. Sexualstrafrecht.

Sexual|hormone n pl: (endokrin.) auch Geschlechtshormone, Keimdrüsenhormone; Sammelbezeichnung für **1.** Hormone, die Wachstum u. Differenzierung der Gonaden (Hoden, Eierstöcke) prägen, an der Ausprägung der Geschlechtsmerkmale* u. an der Regulation von Sexualfunktionen* beteiligt sind; **a)** weibliche Sexualhormone: Östrogene* u. Gestagene (Progesteron*), die in den Eierstöcken u. in der Plazenta gebildet werden, in geringen Mengen auch in der Nebennierenrinde u. im Hoden sowie (bei Männern u. bei Frauen in der Postmenopause) in größerer Menge in peripheren Geweben durch enzymatische Umwandlung von Androgenen (Aromatisierung); **b)** männliche Sexualhormone: Androgene* (v. a. Testosteron*), die in den Leydig-Zwischenzellen der Hoden gebildet werden, in geringerem Maß auch in den Eierstöcken und der Nebennierenrinde; **2.** Hormone, deren Wirkung auf die Keimdrüsen gerichtet ist, wie z. B. die Hypophysenhormone FSH*, LH* u. Prolaktin* od. die Plazentahormone HCG* u. HCS*. Bildung u. Ausschüttung werden durch Rückkopplung mit dem Hypothalamus*-Hypophysensystem gesteuert (s. Hypothalamus, Abb.).

Sexual|hormon|therapie, gegen|geschlechtliche f: (klin.) Bezeichnung für eine Hormontherapie* mit Androgenen od. Antiöstrogenen bei Frauen bzw. Östrogenen, Gestagenen od. Antiandrogenen bei Männern.

Sexual|hygiene f: (sexol.) aus dem Ende des 19. Jahrhunderts stammende Bezeichnung für die wissenschaftliche Lehre von der Erhaltung u. Förderung sexueller Gesundheit*. Gegenstand der Sexualhygiene sind traditionell Erziehungsratschläge (insbesondere während der Pubertät*), Verhaltensempfehlungen für Intimhygiene* u. Vorschläge für die Gestaltung sexueller Aktivitäten unter dem Aspekt bestmöglicher Befriedigung beider Partner; daneben werden Empfehlungen gegeben für den Umgang mit Kinderwunsch u. Kontrazeption*, Schwangerschaft* u. Stillzeit, die Vermeidung sexuell übertragbarer Infektionen* u. a. Auf gesellschaftlicher Ebene werden durch die Sexualhygiene Handlungsanweisungen für Sexualerziehung* u. Sexualberatung*, z. T. auch für Fragen des Umgangs mit Pornographie* u. Sexualstraftaten* erarbeitet.
Im Verlauf der Geschichte war Sexualhygiene stets Spiegel der sich wandelnden gesellschaftlichen Bewertung von Sexualität, sie war zugleich der jeweils erste angewandte Wissenschaftszweig, der diese Entwicklungen aufgriff u. (insbesondere medizinisch, aber auch soziologisch u. psychologisch) bewertete; die gegebenen Empfehlungen unterschieden sich daher im Zeitverlauf erheblich hinsichtlich der zu erreichenden Ziele, der Bewertung von Risiken u. der vorgeschlagenen Maßnahmen; vgl. Sexualwissenschaft.

Sexual|hypo|chondrie f: (psychoanalyt.) wenig gebräuchliche Fachbezeichnung für Form der Hypochondrie* mit der Befürchtung eines sexuellen Versagens (z. B. bei gelegentlichen Erektionsstörungen, od. befürchteter Hypoplasie der Sexualorgane). Vgl. Aktualneurose.

Sexualisation f: (soziol.) in Analogie zum Begriff Sozialisation* gebildete Bezeichnung für die individuelle Entwicklung der Sexualität* eines Menschen; dabei wird angenommen, dass die biologischen Grundlagen dieses Prozesses in erheblichem Umfang durch Umweltfaktoren (soziokulturellen Hintergrund, ökonomische Lage u. a.) sowie individuelle Lernerfahrungen geprägt werden. Ihr Verlauf ist daher durch Erziehung (Sexualerziehung*, Sexualpädagogik*) u. Information (Sexualkundeunterricht*, sexuelle Aufklärung*), durch altersgemäße Angebote der Beratung u. Hilfe im Einzelfall beeinflussbar (Erziehungsberatung*, Sexualberatung*).

Sexualisierung f: (sexol.) Bezeichnung für den Prozess, in dem einer Person od. einem Objekt eine sexuelle Bedeutung gegeben wird od. Sexualität in den Vordergrund gestellt wird; gelegentlich auch verwendet für eine als unangemessen betrachtete individuelle Bedeutung sexueller Inhalte.

Sexualität f: (allg.) auch Geschlechtlichkeit; Bezeichnung für eine sehr allgemeine u. grundlegende Äußerung des Lebens mit drei **Grundfunktionen**: **1.** Fortpflanzung (reproduktiv): bei allen Lebewesen mit geschlechtlicher Vermehrung; **2.** Beziehung u. Kommunikation (sozialisierend): bei Menschen, allen Primaten u. wohl der Mehrzahl der höheren Tierarten; **3.** Lustgewinn u. Befriedigung (rekreativ): bei Menschen, Menschenaffen u. anderen Primaten, bei den übrigen Tieren fraglich (daher sehr eingeschränkte Übertragbarkeit von Beobachtungen bei Tieren auf menschliche Sexualität).
Beim **Menschen** besteht zwischen diesen Grundfunktionen eine hohe Unabhängigkeit, sie werden individuell sehr verschieden gewünscht, gestaltet u. gelebt. Dimensionen: Tab. 1, S. 486.
Seit Beginn der Menschheitsgeschichte unterliegen alle individuellen **Äußerungen** der sexuellen Funktionen u. die sie begleitenden psychischen Wirkungen einem ständigen Wandel, der historische Betrachtungen erheblich erschwert: Alle Aspekte der Sexualität sind steter Gegenstand sozialer Prägung u. Kontrolle, kultureller Ausformung u. Einschränkung; sie haben zugleich Folgen für sämtliche Ebenen des sozialen Zusammenlebens, u. so unterliegen ihre vielfältigen Einzeläußerungen stets kollektiven Bewertungen u. werden z. B. als „erwünscht“ oder „verpönt“, „erlaubt“ oder „verboten“, „normal“ oder „abweichend“, „natürlich“ oder „unnatürlich“, „gesund“ oder „krank“, „empfehlenswert“ oder „abzuraten“ eingeordnet.
Der **Begriff** Sexualität wird erst seit etwa 200 Jahren wissenschaftlich verwendet, zunächst nur im Rahmen der Botanik u. Zoologie, seit Mitte des 19. Jahrhunderts auch in Bezug auf den Menschen; vgl. Sexualwissenschaft. Im Verlauf dieses Vorgangs der Benennung wurden Sachverhalte, die zuvor mit Begriffen aus sehr verschiedenen Bereichen der Sprache benannt waren, einer einheitlichen Betrachtung unterzogen u. schrittweise dem neu benannten Grundphänomen zugeordnet (Tab. 2, S. 487).
Die **Betrachtung** der menschlichen Sexualität als „natürliches“ Phänomen ist innerhalb der Sexualwissenschaft inzwischen umstritten, weil im menschlichen Verhalten zwischen „spontanem“ u. „beeinflusstem“ Verhalten kaum unterschieden werden kann (vgl. Natur). Daher ergeben sich je nach Betrachtung unterschiedliche Definitionen (vgl. Sexualtheorien). Dennoch besteht Einigkeit darüber, dass Sexualität jeden Menschen lebenslang begleitet (s. Kindersexualität, Jugendsexualität, Erwachsenensexualität, Alterssexualität), dass sie mit seiner Persönlichkeit u. deren Entwicklung in sehr individueller Weise verbunden ist (s. Entwicklung, psychosexuelle), dass sie durch äußere Einflüsse gestaltet wird (s. Prägung, Sexualerziehung, Traumatisierung) u. dass sie für die meisten Menschen zentrale Bedeutung hat für ihre Befindlichkeit in körperlicher (s. Gesundheit), psychischer (s. Liebe) u. sozialer Hinsicht (s. Wir-Bildung).
Als wesentliche Kriterien zur **Beschreibung** verschiedener Ausprägungsformen der Sexualität gelten im Allgemeinen: **1.** Aspekte der Körperlichkeit (Sexualorgane*, Sexualfunktionen*, Sexualreaktion* u. a.); **2.** Aspekte der Persönlichkeit (v. a. sexuelle Identität*, sexuelle Rolle*) u. des Erlebens (Befriedigung* u. a.); **3.** Aspekte der sexuellen Bedürfnisse (sexuelle Phantasie*, sexuelle Orientierung* u. a.); **4.** Aspekte des sexuellen Handelns (sexuelles Skript*, Sexualverhalten*); **5.** Aspekte der biographischen Integration (sexuelle Partnerwahl*, Partnermobilität*, Coming*-out u. a.); **6.** Aspekte der sozialen Integration (sexuelle Rituale*, Feste* u. a.); **7.** Aspekte der kulturellen Integration (Sexualkultur*, erotische Kunst*, Sexindustrie* u. a.).

Sexualität Tab. 1
Übersicht ihrer Dimensionen (Auswahl)

Ebene	somatisch	psychisch	sozial
bestimmende Faktoren	angeboren		erworben
sichtbar als	körperliche Entwicklung – Wachstum – Reifung	psychosex. Entwicklung – Lernen, Prägung – Erfahrung	sexuelle Sozialisation – Beziehung – Erziehung
grundlegende Vorgänge	**Sexualfunktion** – Sexualreaktion – Fortpflanzung	**Sexualempfinden** – Motivation – Erleben	**Sexualverhalten** – Geschlechterverhältnis – Sexualkontakte
grundlegende Erscheinungen	**Sexualreaktion** – Zeichen der Erregung – Zeichen des Orgasmus – Fortpflanzungsfähigkeit	**Sexualerleben** – Gefühl der Erregung – Gefühl des Orgasmus – sexuelle Phantasien – Kinderwunsch	**Sexualleben** – Handeln – Rolle – Objektwahl
grundlegende Leistungen			
– sozial	Körperkontakt Körperpflege	Wir-Bildung Angsthemmung	Paarbildung Gruppenbildung Aggressionshemmung
– rekreativ	Körpererleben Entspannung	Lust Belohnung Befriedigung	Kommunikation Bestätigung Kompensation
– reproduktiv	Fortpflanzung	Elternschaft	Familienbildung
Verwirklichung fördern			
– individuell	Gesundheit Attraktivität Erfahrung Lebensalter	Selbstbewusstsein Sexualwissen „Liebestechniken“	Emanzipation peer group Partnerwahl Subkulturen
– von außen	Vorsorgeuntersuchungen Techniken Hilfsmittel Medikamente Operationen Rehabilitation	Sexualerziehung Sexualberatung Pornographie Aphrodisiaka Rauschmittel	Sexualkultur Toleranz Feste Partnervermittlung Dienstleistungen Menschenrechte
Verwirklichung beschränken			
– individuell	körperliche Möglichkeiten Fehlbildungen Behinderungen Krankheiten Alterserscheinungen	sexuelle Bedürfnisse – Identitäten – Orientierungen – Skripte Schamgefühle, Moral	soziale Erfahrungen – Normen – Vorbilder – Traumen soziale Isolation
– von außen	körperliche Traumatisierung genitale Verstümmelung	sexuelle Repression – Religionen – Tabus – Traumatisierung	soziale Bewertungen – Ethik – Vorurteile – Diskriminierung – Strafbarkeit
kulturelle Beeinflussung	Körperschmuck Mode, Kosmetik Bodybuilding Kontrazeption	Selbstbild Erwartungen Zuschreibungen	Sitten, Bräuche Rituale, Feste sexuelle Sprache erotische Kunst
mögliche Störungen	Funktionsstörungen Zeugungsunfähigkeit Unfruchtbarkeit	Erlebnisstörungen Identitätsstörungen Impulskontrollstörungen	Verhaltensstörungen Partnerkonflikte Kontaktstörungen Dissexualität

Sexualität Tab. 2
Begriffsgeschichte des englischen Wortes „sexual“ nach dem New Oxford Dictionary. Die Jahreszahlen nennen das Jahr, in dem die Wortverbindung sich erstmals gedruckt findet; sie zeigen im Spiegel der „neuen“ Wörter eine allmähliche Erweiterung der als „sexuell“ anerkannten Sachverhalte.

Jahr	Begriff	Geschichte der Verallgemeinerung
1799	sexual intercourse	Ein **individuell** erlebtes Phänomen wird benannt, ...
1803	sexual function	... wird als **allgemeine** („natürliche“) Funktion anerkannt und wissenschaftlich betrachtet:
1828	sexual organs	Zunächst wird der **somatische** Anteil der Funktion benannt, ...
1836	sexual desire	... erst danach auch ihr **individuell-psychischer** Anteil, ...
1861	sexual instinct	... der ebenfalls als **allgemein** anerkannt wird und Namen
1863	sexual impulse	erhält, die ihn als „natürlich“ kennzeichnen.
1888	sexual act	Zuletzt werden (über das individuelle Erleben hinaus) auch die **sozialen** Anteile der Funktion gemeinsam benannt und betrachtet, ...
1911	sexual immorality	... was wiederum erfordert, auch die Ebene der **Bewertungen** in die umfassende Betrachtung einzubeziehen.

Im Übrigen zeigt die empirische Sexualforschung*, dass wegen der hohen **Individualität** alles Sexuellen objektive u. allgemeingültige Kriterien nur eingeschränkt anwendbar u. weiterführend sind.
Zugleich unterliegt Sexualität in jeder Form immer auch **Bewertungen** nach unterschiedlichen Kriterien, z. B. sozialen (sexuelle Normen*), religiösen (Religionen*), moralischen (Sexualmoral*), medizinischen (Gesundheit*), rechtlichen (Sexualstrafrecht*), politischen Maßstäben (sexuelle Menschenrechte*) u. a.
Der **Stellenwert** von Sexualität im öffentlichen u. individuellen Bewusstsein erscheint heute außerordentlich hoch: Es ist einerseits eine relative Liberalisierung mit vergleichsweise früher u. vielfältiger Aktivität zu beobachten, andererseits scheinen individuelle Erwartungen häufig nicht durch entsprechende Erlebnisse erfüllt zu werden.
Störungen können alle Funktionen betreffen, sie werden durch verschiedene Fachgebiete mit unterschiedlichen Angeboten der Beratung u. Therapie behandelt (s. Sexualwissenschaft, Tab.); dabei wird grundsätzlich sowohl angestrebt, Störungen zu beheben u. erwünschte Zustände herzustellen, als auch zu befähigen, individuelle sexuelle Möglichkeiten zu akzeptieren u. konstruktiv zu nutzen. Vgl. Erlebnisstörungen, sexuelle; Funktionsstörungen, sexuelle.
Seit Beginn der wissenschaftlichen Beschäftigung mit Sexualität u. insbesondere seit der sog. sexuellen Revolution* ist in Bevölkerung u. Wissenschaft ein steter **Wandel der Auffassungen** zu beobachten: Im Bewusstsein der Unersetzlichkeit individuellen Erlebens u. der Unvergleichlichkeit individueller Begegnungen wird heute zunehmend nachdrücklicher dazu ermutigt, Sexualwissen* zu erwerben u. individuelle Erfahrungen zu wagen.

Sexualität, infantile f: s. Kindersexualität; vgl. Entwicklung, psychosexuelle.

Sexualität in geschlossenen Einrichtungen: (sexol.) Bezeichnung zur Beschreibung von besonderen Formen des Sexualverhaltens, wie es in Einrichtungen vermehrt beobachtet wird, deren Bewohner keine Möglichkeit zu externen Kontakten haben, z. B. in geschlossenen psychiatrischen Einrichtungen, Heimen, Justizvollzugsanstalten, Gefangenenlagern, Internaten. Ihnen ist gemeinsam, dass Sexualkontakte sehr stark von den Gegebenheiten der Einrichtung geprägt werden u. damit individuelle Wünsche od. Vorlieben u. U. in den Hintergrund treten, um überhaupt Sexualkontakte zu realisieren. Faktoren, die das Sexualverhalten beeinflussen, werden stark von der Art der jeweiligen Einrichtung bestimmt u. sind u. a. abhängig davon, ob eine getrennte Unterbringung von Männern u. Frauen stattfindet, welche Überwachung des individuellen Verhaltens u. welche Freiräume ggf. bestehen, wie hierarchisch Strukturen (sowohl hinsichtlich des Personals als auch der Bewohner) ausgeprägt sind; so werden z. B. für Insassen von Justizvollzugsanstalten hohe Häufigkeiten von Selbstbefriedigung u. sexuellen Ersatzhandlungen (z. B. Tattoos*), Gelegenheitshomosexualität, aber auch Prostitution u. sexuelle Gewalt* beschrieben; in Heimen für Menschen mit geistiger Behinderung* bilden ungewollte Schwangerschaften nicht selten ein Problem.
Die sexuelle Problematik von Bewohnern geschlossener Einrichtungen tritt erst allmählich ins öffentliche Bewusstsein: Sie betrifft sowohl die Bewohner (Verweigerung des Rechts auf sexuelle Selbstbestimmung, vgl. Behinderung) als auch das Personal, im Spannungsfeld zwischen dem Wunsch mancher Bewohner nach Sexualassistenz* u. dem Risiko des (immer strafbaren) sexuellen Missbrauchs*.

Sexualitätstheorie f: (biol.) historische Bezeichnung (M. Hartmann, 1909) für Annahmen über Naturgesetze der Sexualität und Geschlechtsbestimmung bei allen Lebewesen (sog. Sexualitätsgesetze): **1.** Sexualität ist grundsätzlich bei allen Lebewesen bipolar vorhanden; **2.** jedes einzelne Lebenwesen besitzt eine bisexuelle Potenz; **3.** im Rahmen der sexuellen Differenzierung bilden sich männliche u. weibliche

Eigenschaften jeweils relativ verschieden stark aus, „männlich" u. „weiblich" sind daher sich gegenseitig bestimmende Kriterien. In Anwendung auf menschliche Sexualität hat diese Theorie v. a. Auffassungen innerhalb der Psychoanalyse beeinflusst. Vgl. Sexualtheorien.

Sexual|konflikte m pl: (psychol.) wenig gebräuchliche Sammelbezeichnung für persönliche (intrapersonelle) od. zwischenmenschliche (interpersonelle) sexuelle Konflikte*; vgl. Partnerschaftskonflikte.

Sexual|konstitution f: (sexol.) historische Bezeichnung für anlagebedingte u. dauerhaft vorhandene Merkmale eines Individuums, sowohl hinsichtlich körperlich-sexueller Voraussetzungen als auch hinsichtlich der sexuellen Aktivität; früher verwendet insbesondere zur Erklärung abweichenden Sexualverhaltens* als einer angeborenen (nach dieser Vorstellung v. a. endokrin verursachten) Eigenschaft; vgl. Konstitution.

Sexual|kontakte m pl: (sexol.) Sammelbezeichnung für alle Formen soziosexueller Kommunikation unter Einbeziehung (einer od. mehrerer) weiterer Personen. Es werden unterschieden: **1.** Sexualkontakte mit Berührungen* anderer Personen, z. B. Necking, Petting, Geschlechtsverkehr, Orogenitalkontakte, Oroanalkontakte; **2.** Sexualkontakte ohne direkte Berührung, z. B. Exhibitionismus, gemeinsame Masturbation, Voyeurismus. Vgl. Sexualverhalten.

Sexual|kriminalität f: (allg.) auch Sexualdelinquenz; Sammelbezeichnung für Sexualstraftaten*, insbesondere unter dem Aspekt ihrer Häufigkeit u. Verteilung in Bevölkerungen.

Sexual|kultur f: (allg.) Sammelbezeichnung für Kulturleistungen des Menschen im Hinblick auf Sexualität; da im Einzelnen nicht bestimmt werden kann, welche Anteile des menschlichen sexuellen Erlebens u. Verhaltens als „natürlich" gelten können (s. Natur), ist eine Eingrenzung des Begriffs kaum möglich; dagegen ist im Vergleich verschiedener Kulturen, Gesellschaften u. Gruppen erkennbar, dass große Anteile des Verhaltens gesichert kulturellen Einflüssen unterliegen, z. B. sexuelle Rollen* u. Normen*, sexuelle Sprache* u. Sozialisation*. Äußerungen der Sexualkultur finden sich individuell als sexuelle Skripte*, kollektiv auf allen Ebenen des Zusammenlebens: Sitten u. Gebräuche im Hinblick auf Partnerwahl, Paarbildung u. soziale Organisation, Rituale u. Feste, erotische Literatur u. Kunst, aber auch Angebote der Sexindustrie. Alle Aspekte der Sexualkultur unterliegen erheblichen historischen Veränderungen, sie werden beeinflusst durch Sexualerziehung, Sexualgesetzgebung und Wechselbeziehungen zwischen kultureller Produktion und sozialer Nachfrage. Als zentraler Orientierungspunkt der Entwicklung einer modernen Sexualkultur gilt heute die möglichst umfassende Verwirklichung sexueller Menschenrechte*.

Sexual|kunde|unterricht: (allg.) auch kurz Sexualkunde; Bezeichnung für schulische Angebote zu sexuellen Fragen, die sich einerseits auf die Vermittlung von Faktenwissen beziehen, andererseits auch Sexualerziehung* umfassen können; vgl. Sexualpädagogik. Dabei gilt Wissensvermittlung als unzweifelhafte Aufgabe der Schule, während Sexualerziehung eher als Aufgabe der Eltern betrachtet wird u. daher im schulischen Rahmen nicht unumstritten ist (vgl. Elternrecht).
In der BRD wurden ab Beginn der 60er Jahre wissenschaftliche Grundlagen im Rahmen des Biologieunterrichts vermittelt, ab 1968 wurde Sexualkunde als fächerübergreifendes Lerngebiet definiert (Empfehlungen der Kultusministerkonferenz zur Sexualerziehung in den Schulen), allerdings in den Bundesländern verschieden umgesetzt (Rahmenrichtlinien, nur z. T. auch Lehrpläne) u. teilweise später wieder rückgängig gemacht. Vor dem Hintergrund der HIV-Epidemie seit Mitte der 80er Jahre wird schulische Sexualkunde wieder verstärkt angeboten, wurde aber in einigen Bundesländern umbenannt in Familien- u. Sexualerziehung bzw. Familien- u. Geschlechtserziehung; vor dem Hintergrund eines gewachsenen Bewusstseins für die Problematik sexueller Gewalt sind seit Beginn der 90er Jahre verstärkte Bemühungen um eine (umfassendere) Sexualerziehung auch in den Schulen zu verzeichnen. Eltern müssen über das Angebot informiert werden u. können die Teilnahme ihrer Kinder verweigern; dies gilt nicht für die Vermittlung von Sachwissen im Biologieunterricht.

Sexual|leben: (sexol.) Sammelbezeichnung für das sexuelle Empfinden u. Verhalten des Menschen, insbesondere für deren individuelle biographische Entwicklung u. praktische Verwirklichung; s. Sexualität.

Sexual|lock|stoffe: auch Sexpheromone, Sexualduftstoffe; s. Pheromone.

sexually dimorphic nuclei (lat. nucleus kleiner Kern): (sexol.) englische Sammelbezeichnung für Nervenkerne im Hypothalamus (Area praeoptica, Nuclei venterolaterales u. weitere, nicht einheitlich benannte Strukturen), deren Größe im Tierversuch je nach Überwiegen männlicher od. weiblicher Sexualhormone zu variieren scheint u. deren Größe auch bei Frauen u. Männern verschieden sein soll. Über ihre Funktion ist wenig bekannt; vereinzelt wird über eine Bedeutung für die sexuelle Orientierung spekuliert.

sexually transmitted diseases: (infektiol.) Abkürzung STD; englische Bezeichnung für sexuell übertragbare Krankheiten; s. Infektionen, sexuell übertragbare.

sexually transmitted infections: (infektiol.) Abkürzung STI; englische Bezeichnung für sexuell übertragbare Infektionen*.

Sexual|magie (gr. μαγεία Zauberei) f: (kult.) Sammelbezeichnung für Formen der rituellen Magie, bei denen sexuelle Handlungen dazu dienen sollen, die beabsichtigte Wirkung leichter zu erreichen; in europäischen okkulten Gemeinschaften bis heute nicht selten, vgl. Satanismus. I. w. S. auch der aus zahlreichen Kulturen berichtete Einsatz magischer Mittel (z. B. pflanzlicher Zubereitungen, s. nebenstehende Abb.) zur Erreichung sexueller Ziele (sog. Liebeszauber, s. Hexen), der Einsatz sexueller Symbole od. Symbolhandlungen als Abwehrzauber* bzw. die Interpretation bestimmter Umstände als Liebesorakel*.

Sexual|medizin f: (klin.) auch klinische Sexologie; Bezeichnung für ein Teilgebiet der klinischen Medizin, das sich der Erhaltung u. Förderung der sexuellen Gesundheit* widmet, insbesondere der Diagnose, Therapie, Prävention u. Rehabilitation bei **1.** sexuellen Funktionsstörungen* u. Erlebnisstörungen*; **2.** Geschlechtsidentitätsstörungen*; **3.** Störungen des soziosexuellen Verhaltens (Dissexualität*).
Entwicklung in Deutschland ab Beginn des 20. Jahrhunderts als individuelle Schwerpunktsetzung klinisch tätiger Ärzte (sog. Ärzte für Sexualleiden überwiegend aus den Fachgebieten Dermatologie, Gynäkologie u. Psychiatrie), ab ca. 1970 als eigenständiges Gebiet, z. T. in kritischer Abgrenzung zur Sexualwissenschaft*: Ausgehend von einem v. a. psychosomatischen Krankheitsmodell u. der Anwendung damals neuer Formen der Sexualtherapie* (insbesondere nach W. Masters, V. Johnson u. H. S. Kaplan), standen in den 80er Jahren organmedizinische Krankheitsmodelle u. somatische Therapien im Vordergrund, insbesondere erektionsfördernde medikamentöse u. operative Verfahren, hormonale u. kontrahormonale Therapien, operative Geschlechtsangleichung.
Neuorientierung seit Beginn der 90er Jahre zu einem somatopsychosozialen Krankheitsmodell unter Einbeziehung der Gesamtheit sexualwissenschaftlicher Ergebnisse in die therapeutischen Angebote: **1.** Beeinflussung von sexuellen Funktions-, Erlebens- u. Verhaltensstörungen, soweit Patienten u. Therapeuten dies einvernehmlich für erforderlich halten (Verzicht auf Erreichen sexualphysiologischer „Normzustände"); **2.** Verbindung somatischer u. psychischer Therapien (Verzicht auf ausschließliche Orientierung an einzelnen Bedingungen der Störung); **3.** Förderung der sexuellen Gesundheit individuell u. umfassend (Tendenz zu subjektiven Ansätzen); **4.** eine Einbeziehung von Partnern gilt allgemein als wünschenswert, da sich nicht selten Änderungen der Diagnosen (20 %) u. häufig der Behandlungsempfehlungen (60 %) ergeben. **5.** Der intersubjektive Aspekt von Sexualität bleibt zwar in der Praxis überwiegend auf feste Paarbeziehungen beschränkt, aber es entstehen auch flexiblere Angebote der Befähigung von Patienten zu individuell befriedigenden u. sozial akzeptablen Formen sexuellen Handelns.
Das **Fachgebiet** ist als Angebot der ärztlichen Weiterbildung strukturiert seit 1997, eine Zusatzbezeichnung kann zur Zeit noch nicht erworben werden.

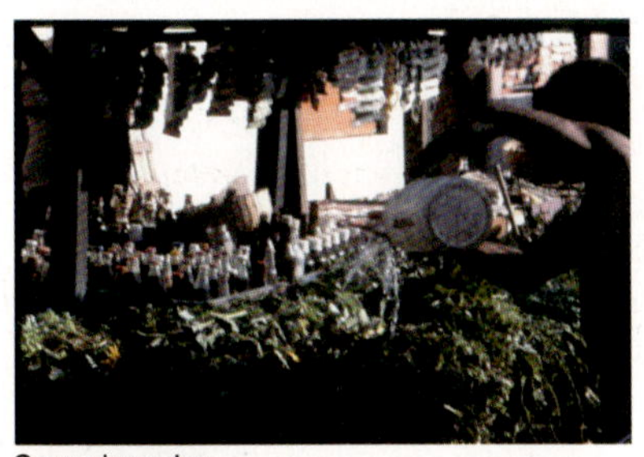
Sexualmagie:
In der afrikanisch beeinflussten Kultur Brasiliens spielen Kräuter und aus ihnen gebraute Tränke auch zur Beeinflussung des sexuellen Glücks eine wichtige Rolle; hier ein Marktstand in Salvador da Bahia, Brasilien.

Sexual|moral f: (sexol.) Sammelbezeichnung für sittliche Normen u. Wertvorstellungen einer Gesellschaft in Hinsicht auf Sexualität u. Sexualverhalten; im Unterschied zur Sexualethik* bezeichnet Sexualmoral v. a. subjektive Annahmen, die auf den (in einem kollektiven Rahmen gemachten bzw. im Rahmen der Sozialisation übernommenen) individuellen Erfahrungen, Einstellungen od. Einschätzungen beruhen u. sich oft einer argumentativen Begründung entziehen. Individuelles Sexualverhalten wird neben anderen Faktoren (u. a. entwicklungspsychologischen u. sozialen) wesentlich von subjektiver Sexualmoral mitgeprägt, die ihrerseits erheblichen kulturellen u. zeitbedingten Einflüssen sowie modischen Strömungen unterliegt u. individuelle Auffassungen von Liebe, Fortpflanzung, Glück u. Befriedigung in erheblichem Maß beeinflusst. Historische Bestrebungen, eine allgemeine Sexualmoral zu etablieren (vgl. Sexualethik), haben sich weitgehend als nicht konsensfähig erwiesen; unter den Vorzeichen von sexueller Selbstbestimmung* u. sexueller Freiheit* ist heute ein Pluralismus der Auffassungen zu beobachten. Im Unterschied zu historischen Formen von Sexualmoral, die v. a. einzelne Handlungen bewerteten, wird heute die Art des Zustandekommens der Handlungen stärker berücksichtigt (sog. Verhandlungsmoral, Moral des Konsenses, Interaktionsmoral); Konsequenz dieser Veränderungen ist eine zunehmend tolerante Bewertung von sexuellen Handlungen, wobei ganz überwiegend Einigkeit in der Grundannahme besteht, dass mit der Durchsetzung individueller sexueller Freiheiten die sexuelle Selbstbestimmung anderer Menschen nicht beeinträchtigt werden darf (s. Einvernehmlichkeit).

Sexual|mord: (jurist.) Bezeichnung für ein Tötungsdelikt* im Rahmen einer Sexualstraftat; hinsichtlich der Motivation des Täters unterscheidet man einerseits vorsätzliche Tötungen zur Befriedigung sexueller Bedürfnisse (Lustmord) u. andererseits solche mit dem Ziel, den Widerstand des Opfers zu brechen (Sexualmord i. w. S.) od. die Tat zu verheimlichen (Deckungsmord). Sexualmorde bilden ca. 5-7 % aller Tötungsdelikte (in Deutschland ca. 50-60 Fälle pro Jahr), die weit überwiegende Mehrheit der Täter sind Männer mittleren Alters, die Opfer weit überwiegend Frauen u. Mädchen jeder Altersgruppe; Tatserien sind häufig; vgl. Rückfallkriminalität.
(sexol.) wird beschrieben, dass Täter häufig von veränderten Bewusstseinszuständen vor den Verbrechen berichten (erheblich gesteigerte Wahrnehmung, Verlust des Zeitgefühls), dass sie nicht selten auf bestimmte Schlüsselreize des Opfers reagieren, dass sie aus der Nähe tötende Instrumente bevorzugen u. die Tat selbst als ex-

S

plosionsartiges Lust- od. Hochgefühl erleben, dem eine völlige innere Leere folgt; nur in der Hälfte der Fälle werden die Opfer auch vergewaltigt. Bei den meisten Tätern finden sich tiefgreifende Persönlichkeitsstörungen*, die Hälfte von ihnen wurden in der Kindheit Opfer körperlicher od. psychischer Misshandlung bzw. sexuellen Missbrauchs, sie sollen häufig bereits als Kinder auffällig aggressiv gewesen sein; vgl. Sexualstraftäter.

Sexual|neid: (psychol.) i. e. S. Bezeichnung für Neid* auf Fähigkeiten od. Eigenschaften des jeweils anderen Geschlechts; i. w. S. auch für bestimmte Formen der Eifersucht*.

Sexual|neur|asthenie f: (psychoanalyt.) historische Fachbezeichnung für Neurasthenie*.

Sexual|neurose f: (psychoanalyt.) auch sexuelle Neurose; kaum noch gebräuchliche Fachbezeichnung für eine Form der Neurose*, der sexuelle Konflikte zugrunde liegen u. die mit sexuellen Funktions- u. Erlebnisstörungen (z. B. Erektionsstörungen, Vaginismus, Berührungsangst) einhergehen kann.

Sexual|normen f pl: s. Normen, sexuelle.

Sexual|objekt n: (allg.) Bezeichnung für Personen od. Gegenstände, auf die sich sexuelles Interesse richtet u. die ausschließlich unter dem Aspekt von Lustgewinn u. Lustbefriedigung betrachtet werden (sog. Lustobjekt); u. U. diskriminierend gemeint, daher z. B. vom Feminismus* in Bezug auf Frauen abgelehnt.
(sexol.) wertneutrale Bezeichnung für Gegenstände, auf die sich sexuelles Interesse richtet, auch bedeutungsgleich mit Fetisch* verwendet. (psychoanalyt.) redundante Bezeichnung für Objekt*.

Sexual|ökonomie f: (sexol.) von W. Reich eingeführte Bezeichnung zur Beschreibung der individuellen Regelung der sexuellen Energie sowie deren Störungen u. Auswirkungen auf psychische Prozesse; vgl. Orgontherapie.

Sexual|organe n pl: (anat.) auch Geschlechtsorgane, Genitalien, Organa genitalia; der sexuellen Aktivität u. Fortpflanzung dienende geschlechtsspezifische Organe (primäre Geschlechtsmerkmale*); topographische Anatomie bei Frauen u. Männern: s. Abbildungen. Systematisch werden unterschieden: **1. äußere Sexualorgane** (äußerlich sichtbare Strukturen); männlich: Penis* (s. Abb. dort), Hodensack*; weiblich: Schamlippen*, Klitoris*, Vorhof der Vagina* (s. Vulva, Abb.); **2. innere Sexualorgane** (im Körperinneren befindliche Strukturen); funktionelle Einteilung in: **a)** Keimdrüsen, auch Gonaden: paarige Organe zur Bildung von Keimzellen* u. Sexualhormonen*, die als sog. primäre Sexualorgane von allen übrigen (sog. sekundären) Sexualorganen abgegrenzt werden; weiblich: Eierstöcke* (s. Abb. dort); männlich: Hoden* (s. Abb. dort). **b)** Geschlechtswege, auch Gonodukte: teilweise paarige Hohlorgane für Reifung u. Transport von Keimzellen sowie (weiblich) für Schwangerschaft* u. Geburt*; männlich: Nebenhoden*, Ductus* epididymidis, Ductus* deferens (s. Hoden, Abb.), Utriculus* prostaticus (s. Penis, Abb.); weiblich: Nebeneierstöcke*, Eileiter* (s. Eierstock, Abb.), Uterus* (s. Abb. dort), Vagina*. **c)** Geschlechtsdrü-

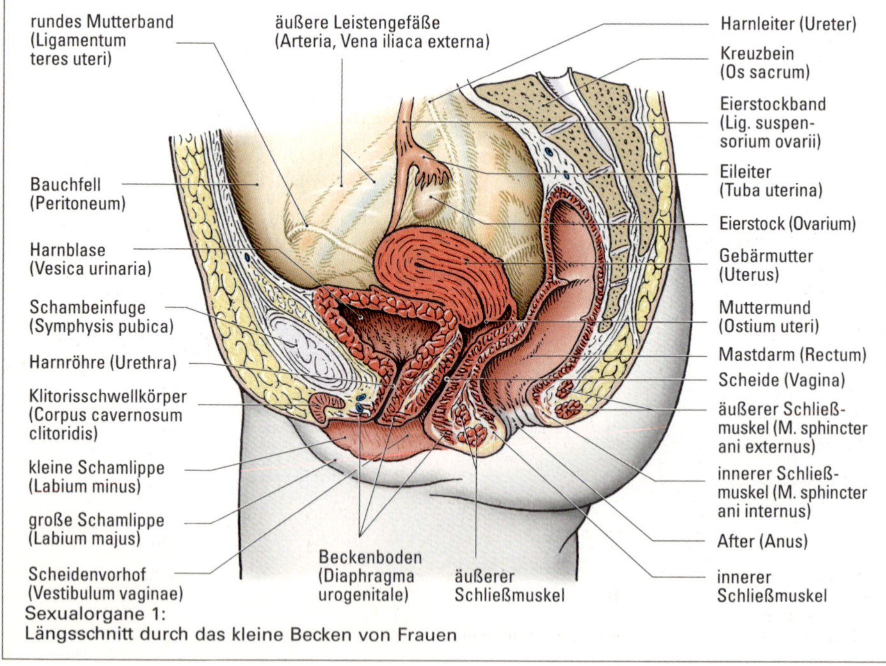

Sexualorgane 1:
Längsschnitt durch das kleine Becken von Frauen

Sexualorgane
Entwicklung sog. homologer Strukturen bei Frauen und Männern aus indifferenten Organanlagen (rudimentäre Strukturen in Klammern)

embryonal	weiblich	männlich
Gonadenanlage	Eierstock	Hoden
Urniere	(Markstränge, Neben-, Beieierstock)	Nebenhoden
Wolff-Gang	(Gartner-Gang)	Ductus epididymidis, Ductus deferens
Müller-Gang	Eileiter, Uterus, obere Vagina	(Utriculus prostaticus, Appendix testis)
obere Gonadenfalte	Ligamentum suspensorium ovarii	
untere Gonadenfalte	Ligamentum ovarii proprium, Ligamentum teres uteri	(Gubernaculum testis)
Genitalhöcker	Klitoris, Eichel der Klitoris	Penisschwellkörper
Genitalfalten	kleine Schamlippen, Bulbi vestibuli	Harnröhrenschwellkörper, Eichel des Penis
Sinus urogenitalis	Scheidenvorhof	Harnröhre im Schwellkörper
Genitalwülste	große Schamlippen	Hodensack

sen: im Verlauf der Geschlechtswege angesiedelte Drüsen mit verschiedenen Funktionen; weiblich: Vestibulardrüsen* (Bartholin-Drüsen, Paraurethraldrüsen; s. Vulva, Abb.); männlich: Prostata*, Bläschendrüsen*, Bulbourethraldrüsen* (Cowper-Drüsen), Urethraldrüsen (Littré-Drüsen; s. Penis, Abb.).
Die Sexualorgane entwickeln sich aus indifferenten Anlagen unter dem Einfluss von genetischen u. hormonellen Faktoren beim weiblichen u. männlichen Geschlecht in weitgehender Homologie, s. Tabelle.; vgl. Differenzierung, genitale (Abb.); Gonadenentwicklung (Abb.); Embryonalentwicklung (Tab.).

Sexualpädagogik f: (pädagog.) Bezeichnung für ein Teilgebiet der Erziehungswissenschaften, das sich mit der Erarbeitung von Grundsätzen für die Sexualerziehung* u. von praktischen Anleitungen u. Materialien befasst (Aufklärungsliteratur*); Inhalte u. Ergebnisse spiegeln in einem hohen Maß den aktuellen Zustand des sexuellen Bewusstseins u. der sexuellen Nor-

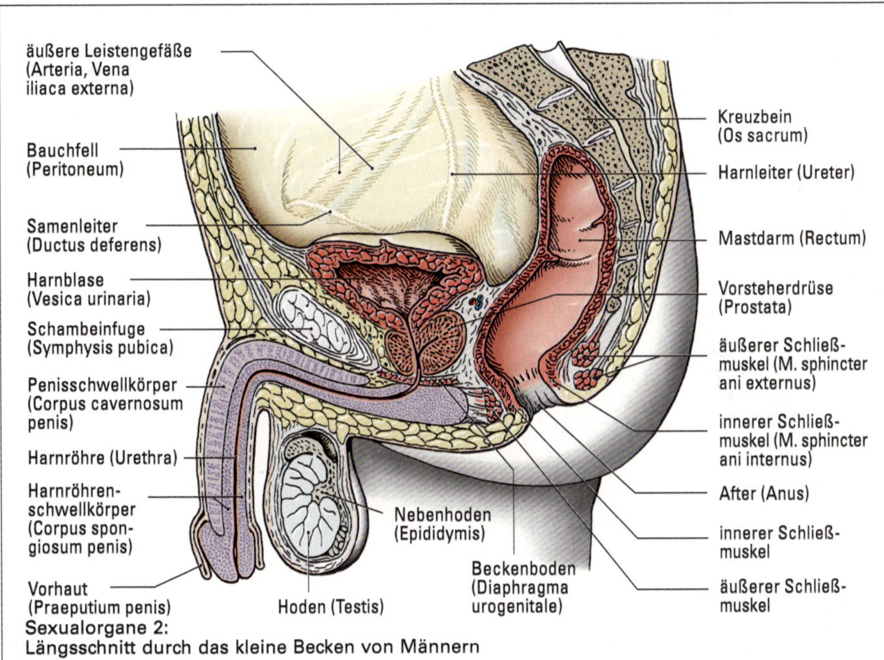

Sexualorgane 2:
Längsschnitt durch das kleine Becken von Männern

S

men einer Gesellschaft (daher erhebliche Wandlung im Zeitverlauf u. Einflussnahme durch zahlreiche gesellschaftliche Kräfte). Ausgangspunkt der Sexualpädagogik war zu Beginn des 20. Jahrhunderts die Wiederentdeckung (v. a. durch die Psychoanalyse) der kindlichen Sexualität u. die Feststellung, dass Nichtbeachtung od. Unterdrückung körperlicher Bedürfnisse, sexueller Neugier u. sexueller Handlungen von Kindern mit einem hohen Risiko späterer psychosexueller Störungen verbunden sind. Im Verlauf des 20. Jahrhunderts wurden daher (mit einer fast vollständigen Unterbrechung in der Zeit des Nationalsozialismus*) zunehmend liberale Konzepte entwickelt u. umgesetzt, die seit Ende der 60er Jahre (v. a. im Gefolge der sog. Studentenbewegung u. der Frauenbewegung*; vgl. Revolution, sexuelle) sowohl im schulischen Sexualkundeunterricht* angewandt, als auch in bestimmte Erziehungskonzepte integriert werden (vgl. Erziehung).
In Deutschland orientierte die Sexualpädagogik in den 70er Jahren v. a. auf Abbau restriktiver sexueller Normen u. Bestärkung von Kindern u. Jugendlichen, eigene Erfahrungen zu wagen; infolge der HIV-Epidemie wurde diese Tendenz in den 80er Jahren abgelöst durch die Notwendigkeit, Risiken sexuellen Handelns stärker zu thematisieren; seit den 90er Jahren richtet sich die Aufmerksamkeit der Sexualpädagogik zunehmend auf Fragen von sexuellen Rollen, Geschlechterverhältnis u. sexueller Gewalt.
Typische Themen der Sexualpädagogik sind u. a.: altersgemäße Aufklärung u. Beantwortung von Fragen; klare, sachliche Sprache u. Begriffe; Akzeptanz kindlicher Sexualität; Sexualität als Lusterlebnis u. unabhängig von Fortpflanzung; Gleichwertigkeit u. Gleichberechtigung der Geschlechter; sexuelle Selbstbestimmung des einzelnen u. seiner Partner; Einsicht in die Notwendigkeit von Normen (aber auch in deren Zeit- u. Kulturabhängigkeit); Information über Kontrazeption u. sexuell übertragene Infektionen; verantwortliche Elternschaft u. Bedeutung frühkindlicher Erfahrungen für die psychosexuelle Entwicklung; Partnerschaftsmodelle u. Kindererziehung; Akzeptanz sexueller Minderheiten; Prävention von Kindesmissbrauch durch Stärkung der Persönlichkeit u. Vermittlung von Handlungskompetenz.

Sexual|passivismus m: (sexol.) historische Bezeichnung für Masochismus*; vgl. Passivismus.

Sexual|patho|logie f: (sexol.) Bezeichnung für die Lehre u. Systematik der Störungen von Sexualfunktion, sexuellem Erleben u. Sexualverhalten; die wissenschaftliche Auseinandersetzung mit „abweichender“ Sexualität war kennzeichnend für die frühe Phase der Sexualwissenschaft*, ihre (medizinisch geprägte) Terminologie u. Systematik sowie die zugrunde liegenden Modelle sind allerdings seitdem erheblichen historischen Veränderungen unterworfen (u. a. infolge der Spiegelung gesellschaftlicher Einstellungen u. Wertvorstellungen). Sie verfügt heute nur noch über einen wenig differenzierten Katalog von Störungen (insbesondere in ICD-10 u. DSM-IV), wobei sich die Unterscheidung zwischen „physiologisch“ u. „pathologisch“ weniger an sexualphysiologischen od. statistischen Normen, als vielmehr an der subjektiven Bewertung durch Klienten bzw. Patienten sowie Therapeuten orientiert.

Sexual|phantasien f pl: s. Phantasie, sexuelle.

Sexual|physio|logie f: (sexol.) Bezeichnung für ein Teilgebiet der Sexualmedizin*, das sich mit den nicht krankhaft veränderten („physiologischen“) Sexualfunktionen des Menschen befasst; erste systematische Beschreibung der menschlichen Sexualfunktion Mitte des 20. Jahrhunderts als sog. sexueller Reaktionszyklus* (W. Masters, V. Johnson), weitere Erkenntnisse aus Endokrinologie u. Neuropsychologie; vgl. Sexualreaktion.

Sexual|politik f: (allg.) Sammelbezeichnung für alle Formen politischer Aktivität, die sich mit Sexualität befassen; ursprünglich aus der Bevölkerungspolitik* hervorgegangen, umfasst Sexualpolitik heute ein breites Themenspektrum, u. a. Familien-, Gesundheits- u. Bildungspolitik sowie juristische Aspekte (z. B. Sexualgesetzgebung*). Historisch wurde der Begriff von W. Reich zur Beschreibung der praktischen Anwendung seiner sexualökonomischen Theorie verwendet, s. Sexpol.

Sexual|praktiken f pl: (sexol.) Sammelbezeichnung für alle sexuellen Handlungen, mit denen i. d. R. eine Befriedigung* erstrebt wird. Unterschieden werden: **1.** Partner einbeziehende (soziosexuelle) Sexualpraktiken wie z. B. Vaginalverkehr*, Analverkehr*, Cunnilingus*, Fellatio*, Petting*, Necking*, Sadomasochismus*; **2.** meist keine Partner einbeziehende (autosexuelle) Sexualpraktiken wie z. B. Masturbation*; **3.** Tiere od. Gegenstände einbeziehende Sexualpraktiken, z. B. Zoophilie*, Fetischismus*.

Sexual|psycho|logie f: (psychol.) Bezeichnung für ein Teilgebiet der Psychologie, das sich mit dem sexuellen Erleben u. Verhalten sowie deren Beeinflussung durch Sexualerziehung* u. Sexualtherapie* befasst; historisch (frühes 20. Jahrhundert) innerhalb der klinischen Medizin entstandenes Fachgebiet.

Sexual|reaktion f: (sexol.) Sammelbezeichnung für alle körperlichen u. psychischen Reaktionen, die bei sexueller Erregung* auftreten können. Auslöser sind vielfältige psychische u. sensorische Reize, die über das limbische System verstärkt werden (s. Gehirn) u. über Efferenzen auf das lumbale u. sakrale vegetative Nervensystem wirken; wesentlich an der Sexualreaktion beteiligt sind individuelle u. situative Faktoren (z. B. Lustempfindungen, Intimität, Geborgenheit, Freude auf Sex) sowie hormonelle Einflüsse (v. a. Androgene, Östrogene), die in Zusammenhängen wirksam sind; es scheint daher fraglich, ob eine klare Unterscheidung in Phasen möglich ist, wie sie z. B. im sexuellen Reaktionszyklus* vorgeschlagen wird. Allgemein akzeptierte Modelle, die sowohl das individuelle Verhalten, Lustempfindungen u. psychische Erleben als auch die (individuell durchaus unterschiedliche) körperliche Reaktion integrieren, liegen bislang nicht vor; als gesichert gelten folgende physiologische Reaktionen:
1. bei Frauen Erregungssteuerung über das Zentralnervensystem u. über das vegetative Nervensystem vermittelte Erregungen (Efferen-

S

zen des sakralen Parasympathikus, S_2-S_5); durch Neurotransmitter vermittelte Entspannung der glatten Muskulatur (u. a. der Blutgefäße), vermehrter Bluteinstrom in das Becken, in der Folge Bildung eines Transsudats, das durch die Vaginawand an die Scheidenoberfläche tritt, Sekretion von Bartholin-Drüsen u. kleinen Vorhofdrüsen (vaginale Lubrikation*); Vergrößerung von Klitoris, Bulbi vestibuli u. Schamlippen durch Erektion* der Schwellkörper* (s. Abb. dort); Verlängerung der Vagina auf ca. 10 cm Länge, Erweiterung um ca. 5-6 cm, Bildung einer Manschette durch die Venen im äußeren Vaginadrittel; reflektorische Kontraktionen der glatten Muskulatur von Uterus u. Halteapparat, Aufstellung des Uterus. Der Orgasmus wird vom Sympathikus (Th_{12}-L_3) gesteuert; es kommt zu Kontraktionen von Vaginawand-Muskulatur, Musculi bulbospongiosi u. der übrigen Muskulatur des Beckenbodens* (s. Abb. dort). Anschließend vermehrter Blutabfluss, Entleerung der Venengeflechte u. Abschwellung der Schwellkörper.
2. bei Männern zunehmende Erektion* des Penis (Erektion der Schwellkörper*, s. Abb. dort), Zunahme von Länge um ca. 7-8 cm u. Umfang um ca. 3-4 cm; Bluteinstrom, Erwärmung u. Rötung der Eichel; Hodenhebung u. Verkürzung des Funiculus spermaticus; Sekretion von Bulbourethral- u. Paraurethraldrüsen; Steuerung durch den sakralen Parasympathikus (S_2-S_5), s. Erektionszentrum. Die Orgasmusreaktion wird vom Sympathikus (Th_{12}-L_3) gesteuert, s. Ejakulationszentrum; es kommt zu einer Kontraktion von Ductus epididymidis u. Ductus deferens u. gleichzeitigem Verschluss des Blasenausgangs (Ostium urethrae internum) mit rhythmischen Kontraktionen des Musculus bulbospongiosus u. der übrigen Muskulatur des Beckenbodens* (s. Abb. dort), die die eigentliche Ejakulation* bewirken. Anschließend verringerter Blutzufluss, Entspannung der Tunica albuginea (Aufhebung der Venenkompression) u. vermehrter Blutabfluss; Peniserschlaffung.
Komplikationen: Die multifaktoriell ausgelöste u. gesteuerte Sexualreaktion kann auf vielfältige Weise in ihrem Ablauf beeinträchtigt od. gänzlich unmöglich gemacht werden: So können z. B. erniedrigte Hormonkonzentrationen (v. a. von Androgen) die Motivation für sexuelle Handlungen herabsetzen; anatomische Läsionen (z. B. bei Querschnittlähmung) können Reizverarbeitung u. -weiterleitung sowie efferente Impulse ausschalten; Depression, Angst od. chronischer Stress sowie situative Faktoren treten in Wechselwirkung mit zentralnervösen u. peripheren Bahnungen der Sexualreaktion u. verringern die Qualität der Sexualfunktion; v. a. Partnerschaftskonflikte können zu einem Nachlassen des sexuellen Begehrens führen.

Sexual|reflexe m pl: (sexol.) Sammelbezeichnung für die im Rahmen der Sexualreaktion* stattfindenden unwillkürlichen körperlichen Reaktionen, z. B. bei Erektion u. Lubrikation (Erektionsreflex*), bei Ejakulation u. Orgasmus (Ejakulationsreflex*); i. w. S. auch für andere im Verlauf sexueller Erregung u. Entspannung häufig auftretende Veränderungen körperlicher Funktionen; s. Reaktionszyklus, sexueller.

Sexual|reform|bewegung: (sexol.) Sammelbezeichnung für Initiativen, die (v. a. in Mittel- u. Nordeuropa) seit Ende des 19. Jahrhunderts im Rahmen der Frauenbewegung* entstanden u. sich unter dem Einfluss der Sexualwissenschaft* Anfang des 20. Jahrhunderts zu organisieren begannen; ihre Ziele betrafen v. a. die Veränderung sozialer Normen in Bezug auf Geschlechterverhältnis* u. Sexualerziehung* sowie rechtlicher Normen in Bezug auf Kontrazeption*, Schwangerschaftsabbruch* u. abweichendes Sexualverhalten*; auf sie gehen erste Angebote der Beratung u. Therapie bei sexuellen Problemen zurück. Der erste Weltkongress für Sexualreform wurde durch M. Hirschfeld veranstaltet (Berlin, 1921), erster internationaler Zusammenschluss war die Weltliga* für Sexualreform (Kopenhagen, 1928); vgl. Gesellschaft für Reform des Sexualrechts.

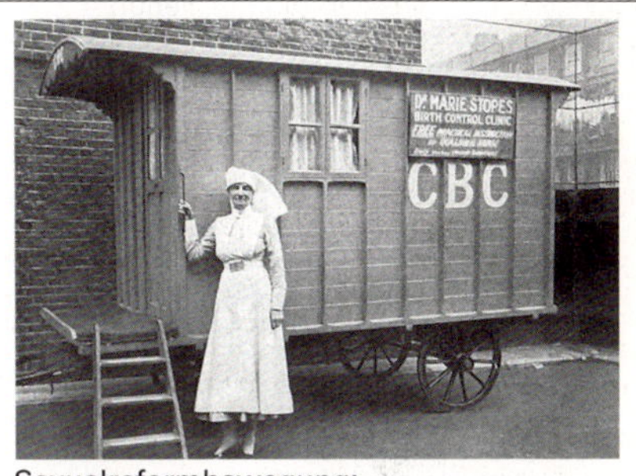

Sexualreformbewegung:
Ein Pferdewagen diente als erste mobile Beratungseinrichtung der von Marie Stopes begründeten „Clinic for Birth Control" (CBC, ca. 1925), in der speziell ausgebildete Krankenschwestern Beratungen zu Kontrazeption und Familienplanung anboten.

Sexual|signal n: (sexol.) auch Signalreiz*; Bezeichnung für ein nonverbales Körpersignal mit sexuellem Aufforderungscharakter; s. Attraktion, sexuelle. I. e. S. für optische Signale, z. B. primäre und (v. a.) sekundäre Geschlechtsmerkmale* (Sexualdimorphismus), wobei stärkere Ausprägungen prinzipiell (aber längst nicht bei jedem Individuum u. in jeder Gesellschaft) als stärkere Reize wirken; i. w. S. auch für akustische (Sprache, Gesang u. a. Geräusche) u. olfaktorische Signale (Düfte, Pheromone), soweit sie von anderen Menschen überwiegend als sexuell erregend wahrgenommen werden. Sexualsignale werden bewusst u. unbewusst verstärkt (od. auch abgeschwächt und verdeckt) durch Körpersprache, Ausdrucksverhalten (s. Augensprache, Abb.), geschlechtstypisches Imponierverhalten* (s. Abb. dort), Werbeverhalten u. a. Je nach soziokulturellem Hintergrund u. (stark wechselnden) Moden werden Sexualsignale auch durch Kleidung und Kosmetik, Schmuck u. Körperschmuck verstärkt od. verborgen.
Die Reaktion auf Sexualsignale u. das Bewusstsein für die eigene Signalwirkung auf andere

wird im Lauf der Adoleszenz erworben u. allmählich gezielter eingesetzt; zugleich muss die Fähigkeit entstehen, auch bei starken Sexualsignalen anderer eine bewusste Kontrolle des eigenen Verhaltens aufrecht zu erhalten u. die eigene Interpretation kritisch zu prüfen; vgl. Sexualerziehung.
Die individuell als Sexualsignale empfundenen Bilder, Geräusche od. Gerüche umfassen zwar ein breites Spektrum, sie sind aber in ihren Grundformen für die große Mehrzahl der Mitglieder einer bestimmten Bevölkerung sehr ähnlich; sie haben eine hohe, oft kaum bewusste Attraktivität u. spielen daher in der Produktwerbung* eine zentrale Rolle (s. Abb. dort).

Sexual|sozio|logie f: (sexol.) Bezeichnung für die Anwendung soziologischer Erkenntnisse u. Methoden zur Erforschung der Wirkung soziokultureller Bedingungen auf sexuelle Einstellungen u. Sexualverhalten von Gruppen sowie deren soziale Auswirkungen; dabei gilt das besondere Interesse dem Geschlechterverhältnis, der Entstehung von Geschlechtsrollen u. sexuellen Altersrollen, Wirkung u. Wandel von sexuellen Normen u. sozialen Regelungen in Bezug auf Sexualität. Frühe Ansätze sexualsoziologischer Forschung erfolgten im Rahmen der Frauenbewegung* (H. Stöcker u. a.), ihre Methoden sind Grundlage der empirischen Sexualforschung*, im Sozialismus* bildete sie das Zentrum der Sexualwissenschaft*. Heute wird sexualsoziologische Forschung überwiegend im Rahmen der Geschlechterforschung* betrieben (sog. gender studies).

Sexual|sprache: s. Sprache, sexuelle.

Sexual|störungen: (klin.) unpräzise Sammelbezeichnung für sexuelle Funktionsstörungen*, seltener auch für abweichendes Sexualverhalten*.

Sexual|störungen, substanz|bedingte: (sexol.) Sammelbezeichnung für Störungen von sexueller Funktion u. sexuellem Erleben, die auf akute od. chronische Wirkungen chemisch definierter Substanzen zurückzuführen sind; man unterscheidet einerseits Wirkungen der (medizinisch begründeten) Einnahme von Medikamenten (s. Medikamentenwirkungen, sexuelle), andererseits Wirkungen der Einnahme von Drogen* aus anderen Gründen (s. Rauschmittel).
Die Störungen können (beabsichtigt od. als unerwünschte Wirkung) sämtliche od. einzelne Elemente der Sexualreaktion betreffen, sie bestehen entweder aus einer Steigerung od. einer Hemmung, nicht selten (dosisabhängig) auch aus einer Mischung beider Wirkungen.
Bei Verordnungen von Medikamenten mit sexuellen Wirkungen sollten Patienten daher auf diese hingewiesen werden. Im Rahmen der diagnostischen Klärung sexueller Funktions- u. Erlebnisstörungen ist eine genaue Medikamentenanamnese unerlässlich, Rauschmittelgebrauch sollte erfragt und ggf. in die Therapie einbezogen werden (vgl. Abhängigkeit).

Sexual|stoffe: (biol.) Sammelbezeichnung für Hormone od. Wirkstoffe, die das Sexualverhalten od. die Sexualfunktion bei Menschen od. Tieren beeinflussen, z. B. Sexualhormone*, Pheromone*, Gamone* od. Termone*.

Sexual|straf|recht: (jurist.) Sammelbezeichnung für die rechtlichen Bestimmungen über strafbare sexuelle Handlungen, wie sie in Deutschland im 13. Abschnitt des Strafgesetzbuchs als „Straftaten gegen die sexuelle Selbstbestimmung“ zusammengefasst sind (§§ 174 bis 184c StGB, s. Sexualstraftaten). Noch stärker als andere strafrechtliche Bestimmungen ist das Sexualstrafrecht Ausdruck der jeweiligen soziokulturellen Voraussetzungen u. unterliegt daher einem stetigen Wandel.
Während in frühen Fassungen des StGB (RStGB von 1871 u. dessen Vorläufer) die sittliche Anstößigkeit u. Immoralität eines Verhaltens das maßgebliche Kriterium bildeten, gilt in der Bundesrepublik Deutschland seit der Strafrechtsreform (1969, 1974) eine schwerwiegende Sozialschädlichkeit des Verhaltens als zentrales Kriterium für die Strafbewehrung bestimmter Handlungen, d. h. das Sexualstrafrecht beschränkt sich auf den Schutz konkreter individueller u. gesellschaftlicher Rechtsgüter (insbesondere den Schutz der Freiheit vor Fremdbestimmung auf sexuellem Gebiet) u. verzichtet im Übrigen auf moralische Bewertungen individuellen Verhaltens. Es sieht ausdrücklich vor, dass für eine Strafbarkeit das Verhalten im Hinblick auf das geschützte Rechtsgut von einiger Erheblichkeit sein muss (vgl. Strafrecht), erweitert aber zugleich für eine Reihe von Handlungen die Gültigkeit der Bestimmungen auch auf im Ausland begangene Handlungen (vgl. Weltrechtsprinzip).
Mit dem „33. Strafrechtsänderungsgesetz“ (1997) u. dem „6. Gesetz zur Reform des Strafrechts“ (1998) sind im deutschen Sexualstrafrecht alle geschlechtsspezifischen Unterschiede in der Bewertung insbesondere von sexueller Nötigung u. Vergewaltigung beseitigt, es besteht ein besonderer Schutz von Kindern, psychisch Kranken u. geistig Behinderten sowie (insbesondere bei wiederholten Straftaten) eine deutliche Verschärfung der Strafrahmen u. der möglichen Maßregeln* der Besserung und Sicherung. In ähnlicher Weise zielt das Gesetz* zur Bekämpfung von Sexualdelikten u. anderen gefährlichen Straftaten (1998) v. a. auf einen besseren Schutz vor Tatwiederholungen. Zugleich wird allgemein angenommen, dass durch gesetzliche Regelungen allein die Häufigkeit von Sexualstraftaten kaum beeinflussbar sein dürfte, während der Aufklärung der Öffentlichkeit u. der Befähigung von potentiellen Opfern zum Widerstand sowie einer besseren Verfügbarkeit therapeutischer Angebote für Sexualstraftäter* entscheidende Bedeutung zukommt.

Sexual|straf|täter: (allg.) Bezeichnung für Personen, die nach einer Bestimmung des jeweils gültigen Sexualstrafrechts* verurteilt sind; je nach Stand der Sexualgesetzgebung* sind mit dem Begriff daher u. U. verschiedene Personengruppen gemeint, z. B. früher auch wegen homosexueller Handlungen verurteilte Männer (s. Paragraph 175) u. wegen Kuppelei* od. Zoophilie* verurteilte Personen. Zur Bestimmung der Häufigkeit von Sexualstraftätern in Bevölkerungen werden sog. Verurteiltenziffern herangezogen, die die Anzahl von Tätern je 100 000 Personen der Bevölkerung od. bestimmter Teilgruppen ausdrücken u. eine gewisse Vergleichbarkeit im Zeitverlauf gestatten, wegen der bei Sexualstraftaten besonders hohen Dunkelziffern* allerdings keinen Aufschluss über die tatsächliche **Häufigkeit** der entsprechenden Handlungen geben. Von den in Deutschland (ohne neue Bundesländer) wegen Straftaten Verurteilten werden jährlich ca. 5000 Täter (d. h. ca. 0,7 %) wegen Sexualstraftaten verurteilt, davon etwa ein Drittel wegen sexuellen Missbrauchs von Kindern, etwa ein Drittel wegen sexueller Nötigung bzw. Vergewaltigung u. ein weiteres Drittel wegen Exhibitionismus, Prostitution od. Pornographie; die weit überwiegende Mehrheit der Sexualstraftäter sind Männer (99 % bei Delikten außer verbotener Prostitution, 93 % bei allen Delikten); bei Aggressionsdelikten überwiegt die Altersgruppe der 18- bis 21-Jährigen, bei Missbrauchsdelikten diejenige der 30- bis 40-Jährigen.

Die **Persönlichkeiten** von Sexualstraftätern weisen keine einheitlichen Merkmale auf, sondern sind außerordentlich heterogen: Während manche Täter als psychisch relativ unauffällig bezeichnet werden können, sind bei anderen schwere Störungen von Identität, Bindungsfähigkeit, Aggressionskontrolle u. Konfliktlösungsfähigkeit festzustellen. Nicht selten werden eigene Missbrauchs- od. Gewalterfahrungen in der Kindheit u. Belastungen der familiären Umgebung berichtet.

Bei der **Verurteilung** von Sexualstraftätern spielen forensisch-psychiatrische Gutachten* nicht selten (in ca. 10 % der Fälle) eine entscheidende Rolle (z. B. zur Beurteilung der Schuldfähigkeit*), da neben Freiheitsstrafen auch Maßregeln* der Besserung und Sicherung sowie Therapieauflagen verhängt werden können, u. weil u. U. individuelle Motive u. Umstände der Tat eingeschätzt u. die Frage des Risikos einer Tatwiederholung beurteilt werden müssen. Bei Freiheitsstrafen von mehr als 2 Jahren soll prinzipiell eine Verlegung behandlungsfähiger Täter in sozialtherapeutische Einrichtungen (ggf. auch gegen deren Willen) erfolgen (§ 9 Strafvollzugsgesetz; bis Ende 2002 nur Sollvorschrift, um den Aufbau entsprechender Einrichtungen in den einzelnen Bundesländern zu ermöglichen).

Die **Therapie** verurteilter Sexualstraftäter erfolgt in erster Linie durch Einzel- u. Gruppentherapie mit multimodalen (empirisch-psychologischen bzw. kognitiv-verhaltenstherapeutischen) Verfahren, die sowohl deliktspezifische Merkmale betreffen (z. B. Verleugnung od. Minimalisierung der Delikte, Einfühlung in das Opfer, Kontrolle von Phantasien u. Erregung, Rückfallverhütung), als auch indirekt deliktbezogene Ziele verfolgen (z. B. Wut- u. Stress-Management, Umgang mit Konflikten, Erwerb sozialer Fertigkeiten, Aufarbeitung eigener Erfahrungen mit sexuellem Missbrauch u. anderer emotionaler Probleme). In zweiter Linie kommen außerdem medikamentöse Therapien zum Einsatz: einerseits Antiandrogene (v. a. Cyproteronacetat), die durch Verminderung der Testosteronwirkung u. -produktion einen Rückgang der sexuellen Appetenz, Erektions- u. Orgasmusfähigkeit bewirken; andererseits Antidepressiva (selektive Serotonin-Wiederaufnahmehemmer wie Fluoxetin), die eine langsamere Anflutung von Gefühlszuständen bewirken u. damit eine bessere Kontrolle der sexuellen Erregbarkeit erlauben. Die umstrittene, aber bis vor wenigen Jahren gelegentlich (u. mit gewissen Erfolgen) eingesetzte chirurgische Kastration von Sexualstraftätern wird heute kaum noch durchgeführt, ist aber auf Grundlage des Gesetzes über die freiwillige Kastration u. andere Behandlungsmethoden (Kastrationsgesetz*) prinzipiell möglich.

Besondere Bedeutung hat die Einschätzung der **Prognose** therapierter Sexualstraftäter am Ende der Verbüßung ihrer Freiheitsstrafe, da insbesondere bei Wiederholungstätern eine (u. U. lebenslange) Sicherungsverwahrung* angeordnet werden kann. Die hierzu erforderlichen Gutachten beruhen in hohem Maß auf der persönlichen Erfahrung der Gutachter, da objektive Kriterien zur Einschätzung der Rückfallgefahr bisher kaum zur Verfügung stehen (vgl. Rückfallkriminalität).

Sexual|straf|taten: (jurist.) Sammelbezeichnung für die im 13. Abschnitt des StGB (Straftaten gegen die sexuelle Selbstbestimmung, s. Sexualstrafrecht) zusammengefassten Tatbestände: **1.** Straftaten gegen die sexuelle Freiheit i. e. S., d. h. sexuelle Nötigung* u. Vergewaltigung* (§§ 177, 178 StGB) sowie sexueller Missbrauch* eingeschränkt od. nicht einwilligungsfähiger Personen (§§ 179, 174a und 174c StGB); **2.** Straftaten als Störung von Verwahrungs- und Abhängigkeitsverhältnissen, d. h. sexueller Missbrauch von Gefangenen, Verwahrten, Kranken u. Hilfsbedürftigen in Einrichtungen (§ 174a StGB) sowie sexueller Missbrauch unter Ausnutzung einer Amtsstellung (§ 174b StGB); **3.** Straftaten gegen die ungestörte Entwicklung des Sexuallebens, d. h. sexueller Missbrauch

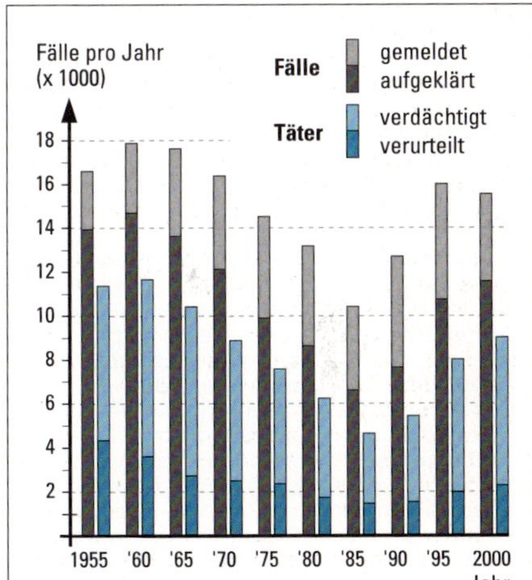

Sexualstraftaten:
Entwicklung der dokumentierten Fälle von Kindesmissbrauch (§ 176 StGB) in Deutschland (bis 1990 nur alte Bundesländer)

S

von Kindern (Kindesmissbrauch*) u. Jugendlichen unterhalb bestimmter Schutzaltersgrenzen* (§§ 174, 176, 176a, 176b, 180, 182 StGB) sowie Verbot der Konfrontation mit pornographischen Schriften* (§ 184 StGB); **4.** Straftaten gegen die Vermeidung der Belästigung Unbeteiligter, d. h. Exhibitionismus* (§ 183 StGB), Erregung* öffentlichen Ärgernisses (§ 183a StGB) sowie Ausübung verbotener Formen der Prostitution* (§ 184a StGB); **5.** Straftaten der Förderung und Ausnutzung von Prostitution (Ausbeutung von Prostituierten, § 180a StGB) sowie Menschenhandel* (§§ 180b, 181 StGB) u. Zuhälterei* (§ 181a StGB). In Österreich finden sich, als sog. strafbare Handlungen gegen die Sittlichkeit, prinzipiell entsprechende Bestimmungen in den §§ 201 bis 221 des österreichischen StGB (vgl. aber Paragraph 209), in der Schweiz sind ähnliche Regelungen in den Artikeln 187 bis 212 des schweizerischen StGB zu finden.

Sexual|symbol n: (sexol.) Sammelbezeichnung für nichtsprachliche Zeichen, die im Denken von Individuen od. Gruppen stellvertretend für einen sexuellen Begriff od. eine sexuelle Vorstellung stehen, s. Symbol; vgl. Vulvakulte, Phalluskulte.

Sexual|tabu n: (sexol.) Sammelbezeichnung für Verbote u. Tabus*, die die Sexualität od. bestimmte Formen von Sexualverhalten betreffen, z. B. das Inzesttabu* u. die in zahlreichen Kulturen bestehenden Menstruationstabus*.

Sexual|täter: (allg.) Kurzbezeichnung für Sexualstraftäter*.

Sexual|theorien fpl: (sexol.) **I. i. e. S.** Bezeichnung für wissenschaftliche Theorien über die Sexualität* des Menschen in allen beobachteten Ausprägungen unter den Aspekten von Entstehung u. Funktion, Einteilung, Deutung u. Bewertung.

Wissenschaftliche Überlegungen seit Ende des 18. Jahrhunderts (zunächst in Botanik u. Zoologie), mit Bezug auf den Menschen seit Mitte des 19. Jahrhunderts, seitdem rasche Entwicklung verschiedener, teils hoch kontroverser Vorstellungen. Allen Sexualtheorien ist gemeinsam, dass sie unvermeidlich auch Erwartungshaltungen der Forscher spiegeln u. durch Vorgabe einer bestimmten Blickrichtung eine normierende Wirkung haben; sie scheinen sich daher stets zunächst selbst zu bestätigen, so dass im Verlauf der Entwicklung der Sexualwissenschaft* eine Vielfalt von Konzepten entstand:

1. als **historische Konzepte** können u. a. unterschieden werden: **a)** medizinisch-pathologische Konzepte, die von wenigen „gesunden" Ausprägungen der Sexualität ausgingen u. sich daher v. a. der Erklärung als krankhaft betrachteter Abweichungen widmeten u. sie z. B. als hormonell-genetisch od. zerebral bedingt erklärten (R. v. Krafft-Ebing u. a.); **b)** medizinisch-psychologische Konzepte, die von einem angeborenen Sexualtrieb ausgingen, der sich individuell (z. T. infolge körperlicher Faktoren) verschieden ausprägt, u. die sich ebenfalls v. a. um Erklärungen von Abweichungen bemühten (A. Moll, M. Hirschfeld u. a.); **c)** psychoanalytische Konzepte, die einen sehr umfassenden Sexualtrieb annahmen, der sich individuell in biographischen Stufen entwickelt u. für dessen Ausprägung bestimmte Grundkonflikte als bedeutsam gelten (S. Freud, C. G. Jung, A. Adler, W. Reich u. a.); **d)** biologisch-medizinische Konzepte, die Sexualität als Teil einer angenommenen Natur des Menschen betrachteten u. daher v. a. versuchten, sie statistisch zu beschreiben u. begrifflich zu objektivieren (A. Kinsey, W. Masters, V. Johnson, J. Money u. a.); **e)** anthropologische Konzepte, die Sexualität als v. a. bestimmt durch soziokulturelle Bedingungen betrachteten u. deren Aufmerksamkeit daher v. a. den sozialen Folgen sexuellen Verhaltens galt (B. Malinowski, M. Mead u. a.); **f)** lerntheoretische Konzepte, die individuellen Erfahrungen eine zentrale Bedeutung für die spätere Ausprägung sexuellen Verhaltens gaben (R.Spitz u. a.); **g)** linguistisch-psychologische Konzepte mit Betonung der kommunikativen Aspekte von Sexualität u. der subjektiven Bedeutung ihrer Elemente (J. Lacan u. a.); **h)** politisch-philosophische Konzepte, die der sozialen u. individuellen Kontrolle von Sexualität eine entscheidende Bedeutung für kulturelle Leistungen einer Gesellschaft zumaßen, in einer Liberalisierung daher v. a. Gefahren sahen (H. Schelsky u. a.); **i)** politisch-ökonomische Konzepte, in denen der Repression von Sexualität eine stabilisierende Wirkung auf bestehende Herrschaftsverhältnisse zugeschrieben wurde, während von einer befreiten Sexualität auch Veränderungen in anderen sozialen Zusammenhängen erwartet wurden (O. Gross, H. Marcuse u. a.).

2. als **moderne Konzepte** können u. a. unterschieden werden: **a)** sexualmedizinische Konzepte, die Sexualität als somato-psycho-soziale Lebensäußerung mit v. a. paarbildender u. reproduktiver Funktion betrachten; **b)** sexualpsychologische Konzepte, die Sexualität als individuell lebensgeschichtlich ausgeformte, v. a. psychisch stabilisierende Funktion betrachten; **c)** sexualsoziologische Konzepte, die Sexualität als v. a. sozial konstruierte, historisch sich wandelnde, überwiegend sozial stabilisierende Funktion betrachten.

Daneben bestehen zahlreiche Konzepte in Teilgebieten, v. a. über die Entstehung von minderheitlichem Sexualverhalten, dagegen nur wenige über diejenige des mehrheitlichen. Erst neuerdings werden Konzepte auch zur subjektiven Seite von Sexualität entwickelt, z. B. als multifaktorielle Modelle von empfundener Appetenz od. Befriedigung.

3. sog. **postmoderne**, ideologiekritische Gegenpositionen sind zu allen modernen Konzepten zu finden; sie erklären, dass jede Theoriebildung die gelebte Wirklichkeit unzulässig einschränkt u. formalisiert, u. weisen darauf hin, dass zur Theoriebildung in Fragen der Sexualität nicht nur Erkenntnisprozesse, sondern auch persönliche Motive der Forschenden beitragen. Zwischen den verschiedenen Konzepten wird daher eine zunehmend integrative Tendenz erkennbar; vgl. Sexualwissenschaft.

II. i. w. S. können als Sexualtheorien auch bezeichnet werden: **1.** vorwissenschaftliche historische Annahmen; vgl. Schöpfungsmythen, Zeugungsmythen; **2.** Annahmen von (sexuell nicht informierten) Kindern über Fragen der Sexualität (sog. infantile Sexualtheorien); vgl.

Sexualwissen; **3.** nicht wissenschaftlich begründete Annahmen über Sexualität hinsichtlich Funktion, Ziel, Nutzen, Gefahren u. deren Kontrolle, wie sie sich in Literatur u. bildender Kunst, in Gesetzgebung, sozialen Normen u. Tabus widerspiegeln; vgl. Mythen (sexuelle), Sexosophie.

Sexual|therapie f: (sexol.) Sammelbezeichnung für Psychotherapie* (evtl. verbunden mit körperlicher Behandlung u. Übung) bei sexuellen Störungen; die ersten Konzepte von W. Masters u. V. Johnson waren ausgerichtet auf die (symptomorientierte) Behandlung von sexuellen Funktionsstörungen* bei Paaren, später wurden Anwendungen entwickelt für individuelle sexuelle Erlebnisstörungen*, Geschlechtsidentitätsstörungen* u. Formen des abweichenden Sexualverhaltens* (insbesondere Dissexualität*).
Wichtige allgemeine **Aufgabenstellungen** sind die Vermittlung von Wissen (Sexualberatung*) u. Bewusstsein für die eigenen sexuellen Bedürfnisse, die Überwindung von Appetenzstörungen, Aversionen u. Sexualängsten, die Verbesserung von Selbstwahrnehmung u. Selbstkontrolle, die Neugestaltung sexueller Kommunikation, die Modifikation sexueller Skripte u. die Überwindung der Folgen sexueller Gewalt; je nach Ausprägung können diese Probleme sehr verschieden intensive Formen der Therapie erfordern; vgl. PLISSIT-Stufenmodell.
Die **Durchführung** von Sexualtherapie erfolgt durch entsprechend weitergebildete Psychotherapeuten (Psychologen od. Ärzte), sie kommt zustande entweder auf Wunsch der Klienten (bzw. Klientenpaare) od. auf Veranlassung durch Dritte (z. B. bei Sexualstraftätern); die individuelle Motivation u. ein stabiles Arbeitsbündnis zwischen Therapeuten u. Klienten sind zentrale Voraussetzungen für den Erfolg.
Am Beginn einer Sexualtherapie steht die Sicherung einer Arbeitsdiagnose, insbesondere durch ausführliche Sexualanamnese* u. sexualwissenschaftliche Messinstrumente*, bei Bedarf verbunden mit körperlicher Untersuchung u. entsprechenden Testverfahren, z. B. zum Ausschluss anderer psychischer od. körperlicher Krankheiten, die primär zu behandeln wären.
Die angewandten **Methoden** spiegeln unterschiedliche Konzepte der Entstehung sexueller Störungen, sind daher z. T. eher verhaltenstherapeutisch, z. T. eher psychodynamisch ausgerichtet u. umfassen je nach Problemlage neben Gesprächen über sexuelle Empfindungen, Phantasien, Aktivitäten u. Erfahrungen auch Entspannungstechniken (z. B. autogenes Training*), spezifische Sexualübungen*, Selbstkontrollverfahren*, Suggestionstherapie* u. Formen der Körpertherapie*; sie sind überwiegend auf die Beziehungsaspekte der Störungen konzentriert u. erfolgen daher im Idealfall als Paartherapie*, werden aber auch als Individualtherapie* (evtl. unter Einbeziehung von sexuellen Surrogatpersonen*) od. als Gruppentherapie* durch einzelne Therapeuten od. ein Therapeutenteam* angeboten und ggf. durch medikamentöse od. operative Therapieformen ergänzt.
Einschränkungen der Sexualtherapie sind gegeben bei neurotischen Konflikten, schweren Persönlichkeitsstörungen od. substanzbezogener Abhängigkeit* eines Partners. Auch eine fortdauernde Unterschiedlichkeit sexueller Bedürfnisse (z. B. Coming*-out eines Partners) od. grundsätzliche Partnerschaftskonflikte* sprechen gegen ein Erreichen der urspünglichen Therapieziele. Aufgrund der Veränderungen, die eine Schwangerschaft für das Sexualleben fast stets bedeutet, sollten Kinderwunsch u. sexuelle Problematik grundsätzlich nicht gleichzeitig behandelt werden.

Sexual|tonikum (lat. tonicum aus gr. τονικός Spannkraft fördernd) n: (pharmak.) veraltete Bezeichnung für Substanz, die bei sog. Manneschwäche zur Stärkung der sog. Manneskraft eingesetzt wird; vgl. Medikamente, erektionsfördernde.

Sexual|trieb: (psychoanalyt.) auch Geschlechtstrieb; Fachbezeichnung für das auf Lustgewinn u. sexuelle Befriedigung gerichtete Streben des Individuums, das sich im Lauf der psychosexuellen Entwicklung* individuell ausprägt (s. Triebe); ursprünglich als reiner Fortpflanzungstrieb verstanden, dann in einzelne Motive aufgeteilt (z. B. als Kontrektations- u. Detumeszenztrieb, als Kopulations- u. Ejakulationstrieb od. als Muttertriebe), hat sich klassisch die Auffassung von S. Freud durchgesetzt, der in ihm die grundlegende konstruktive Energie (Antrieb*, Motiv*) für alles menschliche (aber auch tierische) Handeln sieht (s. Lebenstriebe); in diesem Sinn zielt der Sexualtrieb (die Libido*) nicht nur auf Befriedigung durch sexuelle Handlungen (Abreaktion), sondern er kann sich bewusst od. unbewusst auf andere Ziele richten (Sublimierung) od. andere Objekte wählen (Verschiebung). Es wird eine komplexe Entstehung des Sexualtriebs angenommen: Aus kindlichen Partialtrieben* u. individuellem Lernen* (sog. Wiederholungszwang nach Lusterfahrung) formt sich im Rahmen einer Trieborganisation bis zur Pubertät der Sexualtrieb als eng an die Entwicklung der Persönlichkeit gebundene Eigenschaft (Triebschicksal*); Störungen der psychischen Gesundheit (z. B. Neurosen*) u. abweichendes Sexualverhalten* werden daher überwiegend als Folge einer Störung (z. B. Fixierung*) im Verlauf der Entwicklung des Sexualtriebs interpretiert. Die Entfaltung des Sexualtriebs unterliegt kollektiven Hemmungen (Triebunterdrückung), z. B. durch Tabus* u. gesellschaftliche Normen, sie kann zusätzlich individuell gehemmt werden, äußert sich dann aber u. U. als gegenteiliges Motiv (z. B. als Aggression*; vgl. Todestrieb).
(sexol.) wird der Begriff weithin vermieden, weil die Entstehung sexueller Motive letztlich ungeklärt ist: Einerseits erscheint gesichert, dass sexuelle Triebregungen erst unter bestimmten körperlichen Voraussetzungen (v. a. ausreichende Produktion von Sexualhormonen) erkennbar werden; andererseits wird angenommen, dass dies nicht allein über individuelle Stärke, Richtung u. Ziel sexueller Aktivität entscheidet, sondern soziokulturelle u. individuelle Umgebungsbedingungen einen bedeutsamen Einfluss haben. Stattdessen werden Begriffe wie sexuelle Bedürfnisse* od. sexuelle Motivation* bevorzugt.

S

Sexual|übungen: (sexol.) Sammelbezeichnung für praktische Körperübungen im Rahmen der Sexualtherapie*, die je nach Problemlage von den Therapeuten vorgeschlagen u. von den Klienten zu Hause über individuell verschieden lange Zeiträume durchgeführt werden. Man unterscheidet einerseits Masturbationsübungen*, die allein od. mit Partnern durchgeführt werden, andererseits Partnerübungen, die mit einem festen Partner od. (selten) mit einem Surrogatpartner (s. Surrogatperson, sexuelle) durchgeführt werden. Zu den Partnerübungen gehören sowohl einfache Handgriffe (Quetsch*-Technik, Brücken*-Manöver u. a.), als auch Übungsprogramme, die das sexuelle Erleben u. Kommunizieren der Partner neu strukturieren sollen: Sensualitätstraining*, stimulierendes Streicheln*, Koitusübungen*. Wichtig sind eine ergebnisoffene Aufgabenstellung (eher „Experiment“ als „Hausaufgabe“, eher Mittel zur Findung eigener Ziele als Vorgabe „richtiger“ Ziele) u. eine regelmäßige Gesprächstherapie* zur Bearbeitung gemachter Erfahrungen; für die Vermeidung von Rückfällen wird das regelmäßige bzw. am Bedarf orientierte Wiederholen der erlernten Übungen empfohlen.

Sexual|verbrechen: (jurist.) Bezeichnung für Sexualstraftaten*, die mit mindestens einem Jahr Freiheitsstrafe bedroht sind; dies sind insbesondere schwerer sexueller Missbrauch* von Kindern od. widerstandsunfähigen Personen, schwere sexuelle Nötigung* od. Vergewaltigung* u. schwerer Menschenhandel*.

Sexual|verhalten: (biol.) Sammelbezeichnung für Handlungen u. Reaktionen von Menschen u. Tieren, die zu einer Fortpflanzung führen können; sie werden beeinflusst durch körperliche Voraussetzungen (Sexualhormone, Sexualzentren), situative Faktoren (sexueller Reiz) sowie Eigenschaften u. Verhalten von Partnern (Paarungsbereitschaft); im Allgemeinen wird zwischen Appetenzverhalten u. Paarungsverhalten unterschieden.
(ethol.) wird der Begriff erweitert verwendet auch für Handlungen, bei denen eine als sexuell interpretierbare Reaktion des Körpers beobachtbar ist u. schließt daher auch Begrüßungs-, Versöhnungs-, Warn- u. Dominanzverhalten ein.
(psychoanalyt.) ist der Begriff sehr weit gefasst u. bezeichnet alle Handlungen u. Reaktionen, die der Lustbefriedigung dienen u. umfasst daher auch Sublimierung* u. Ersatzhandlungen*.
(sexol.) bezieht sich der Begriff auf alle Handlungen u. Reaktionen, die Ausdruck der Sexualität* des Menschen sind; sie werden beschrieben unter verschiedenen, prinzipiell wertneutralen Kriterien nach: **1.** Orientierung sexuellen Interesses (z. B. Homo- oder Heterosexualität); **2.** Art der gewählten Aktivität (z. B. Masturbation od. Geschlechtsverkehr); **3.** Ablauf der Sexualreaktion (z. B. orgasmisch oder anorgasmisch); **4.** Auftreten sexueller Aktivität (z. B. Abstinenz od. Promiskuität); **5.** Ausdrucksform sexueller Aktivität (z. B. Streicheln oder Sadomasochismus); **6.** Intensität sexueller Bedürfnisse (z. B. Inappetenz oder Hypersexualität); **7.** Grad der erreichten Zufriedenheit (z. B. Befriedigung od. Frustration). Ausgehend von statistisch ermittelten Spektren des Verhaltens werden bestimmte Ausprägungen als psychopathologisch relevant betrachtet; s. Sexualverhalten, abweichendes.
Diese sexualwissenschaftliche Sichtweise steht z. T. in scharfem Kontrast zu historischen Auffassungen der Psychiatrie, die eine enge Bewertung nach den Kriterien „gesund“ od. „krank“ für möglich hielt, auch zu Auffassungen verschiedener Religionen, die eine Einteilung in „richtiges“ u. (verschieden weit gefasst) „falsches“ Sexualverhalten bis heute behaupten, u. zur Rechtsprechung, die ebenfalls eine relativ klare Differenzierung in „erlaubtes“ u. „verbotenes“ Verhalten vornimmt; im letzteren Bereich besteht heute die Tendenz, weniger das Verhalten selbst, als vielmehr seine Wirkung auf andere in den Vordergrund der Bewertung zu stellen.
(soziol.) wird gegen die Bezeichnung grundsätzlich eingewandt, dass es beim Menschen reines Verhalten nicht gibt, sondern jedes Verhalten sozial bewertet u. dadurch überformt ist; daher wird der Begriff sexuelles Handeln* bevorzugt.

Sexual|verhalten, abweichendes: (sexol.) uneinheitlich verwendete Sammelbezeichnung für alle Formen des Sexualverhaltens*, die von den in einer Gesellschaft (mehr od. weniger klar) definierten, sehr verschiedenen u. stetem Wandel unterliegenden Normen hinsichtlich Art der Handlung, Partnerwahl u. Durchführung abweichen; abweichendes Sexualverhalten ist meist Ausdruck eines abweichenden Sexualempfindens* u. stellt (im Gegensatz zu sexuellen Funktionsstörungen*) eine im Triebziel eingeengte od. spezialisierte Form sexuellen Handelns bei prinzipiell ungestörter Funktion dar.
Sehr verschiedene Sachverhalte galten im Verlauf der westlichen Kulturgeschichte als „Abweichungen“, sie wurden jeweils unterschiedlich bewertet, u. die Folgen für „Abweichler“ waren u. sind sehr verschieden: Sie gelten als Verstoß gegen religiöse Normen (z. B. gegen den Glauben an einen ausschließlichen Fortpflanzungszweck der Sexualität*), werden dann als Sünde bewertet u. ergeben eine Verpflichtung zur Buße; sie gelten als Verstoß gegen juristische Normen (z. B. gegen die Forderung nach Einvernehmlichkeit*), werden dann als Vergehen od. Verbrechen bewertet u. ergeben eine Verpflichtung zur Akzeptanz von Bestrafung; sie gelten als Verstoß gegen kollektive moralische Normen (z. B. gegen vermutete durchschnittliche Partnererwartungen), werden dann als Unanständigkeit bewertet u. ergeben eine Verpflichtung zur Unterlassung; od. sie gelten als Verstoß gegen den medizinischen Gesundheitsbegriff (z. B. gegen das Ziel sexueller Befriedigung*), werden dann als Krankheit bewertet und u. U. als behandlungsbedürftig betrachtet. Viele Formen abweichenden Sexualverhaltens werden heute (wertneutral u. folgenlos) als Verstoß gegen statistisch zu erwartende Mittelwerte betrachtet u. im Übrigen der Entscheidung u. Verantwortung des Einzelnen u. seiner Sexualpartner überlassen.
Bis Mitte des 20. Jahrhunderts herrschten nur umrisshafte Vorstellungen darüber, was als statistische Norm des Sexualverhaltens gelten

könnte, daher wurde nach kollektiver Vermutung über „normal“ bzw. „abweichend“ entschieden. Im westlichen Kulturraum galt der Vaginalverkehr für lange Zeit als einzige allgemein akzeptable Form der Sexualität: zunächst aus religiösen Gründen, dann im Verlauf des 19. u. frühen 20. Jahrhunderts, weil er als einziges natürliches Ergebnis einer ungestörten psychosexuellen Entwicklung betrachtet wurde. Erst mit Veröffentlichung der Kinsey*-Berichte wurde deutlich, dass das tatsächliche Sexualverhalten ein wesentlich breiteres Spektrum aufweist, das nicht ohne weiteres als „sündig“ od. „krank“ qualifiziert werden konnte, u. es begann eine immer stärkere Einschränkung des Abweichungsbegriffs.

„Man kann die Welt nicht in Schafe und Ziegen einteilen!“ Alfred C. Kinsey

Heute ist eine klare Tendenz erkennbar, einerseits nicht in erster Linie die Handlungen selbst als Abweichungen zu betrachten (z. B. gelten Oral- od. Analverkehr nicht mehr als „abweichend“), sondern deren soziale Folgen zu betrachten (z.B. gilt Vergewaltigung auch innerhalb der Ehe als „abweichend“), andererseits die verschiedenen Formen abweichenden Verhaltens differenzierter zu benennen; eine eindeutige u. konsensfähige Klassifikation wird allerdings in zahlreichen Einzelfällen durch die erhebliche Streubreite menschlichen Sexualverhaltens verhindert.
Unter den **Formen** abweichenden Sexualverhaltens gelten als Varianten* ungewöhnliche Verhaltensweisen, die sozial u. individuell unbedenklich erscheinen u. sich daher einer Bewertung entziehen. Als Devianz* werden Verhaltensweisen bezeichnet, die nach Art der Handlung nachvollziehbar, aber in ihrer Durchführung nicht akzeptabel erscheinen. Als Paraphilien* werden Verhaltensweisen eingeordnet, die hinsichtlich Objekten u. Durchführung entweder als Ausdruck von Dissexualität* gelten od. zu erheblichem Leidensdruck* führen. Als Perversion* werden schließlich (sofern der Begriff noch verwendet wird) Verhaltensweisen betrachtet, die unnachvollziehbarer Ausdruck psychischer Störungen zu sein scheinen.
Die **Zuordnung** einzelner Handlungen unterliegt dabei einem deutlichen Wandel: z. B. galten häufige Masturbation u. Homosexualität auch innerhalb der Wissenschaft lange Zeit als Perversionen, während sie heute als normales Verhalten bzw. als Varianten betrachtet werden; demgegenüber gilt heute jedes gewaltsame od. nicht konsensfähige Verhalten als Paraphilie, während solche Handlungen früher z. T. als normal galten. Man nimmt an, dass die gesellschaftliche Bewertung abweichenden Verhaltens immer auch kollektive Ängste u. Wünsche spiegelt; dass also z. B. die Entrüstung, die abweichendes Sexualverhalten (z. B. Pädophilie*, Sadomasochismus*) u. U. auslöst, auch als Hinweis darauf gewertet werden kann, dass es in sexuellen Phantasien eines bedeutsamen Bevölkerungsanteils eine Rolle spielt.

Über die **Ursachen** abweichenden Sexualverhaltens können bis heute nur Vermutungen angestellt werden; dabei zeichnet sich ab, dass allgemeine Entstehungsmechanismen vermutlich nicht gefunden, sondern höchstens in Einzelfällen sehr unterschiedliche Ursachen vermutet werden können.
Die möglichen **Folgen** abweichenden Sexualverhaltens sind sowohl sozialer Art (Diskriminierung, Strafverfolgung, soziale Isolation) als auch individuell (Schuldgefühle, Selbstbeschädigung, Einsamkeit, Depression Partnerschaftskonflikte u. a.).
Eine **Therapie** abweichenden Sexualverhaltens kommt in Frage, sofern das Verhalten gesellschaftlich nicht toleriert werden kann (Dissexualität*) u. also verändert od. kontrollierbar gemacht werden sollte, od. sofern es zu persönlichem Leiden u. sozialen Nachteilen führt u. also Hilfen zur Akzeptanz (Coming*-out, Selbsthilfegruppen*), zur Integration in Partnerbeziehungen (Paartherapie*) od. zur Veränderung des Verhaltens gewünscht werden. Vgl. Sexualtherapie.

Sexual|verkehr: (allg.) i. e. S. Bezeichnung für Geschlechtsverkehr*, i. w. S. für alle Formen von Sexualkontakten*.

Sexual|wissen: (allg.) Sammelbezeichnung für individuelle Kenntnisse u. Vorstellungen zu sexuellen Themen; Erwerb im Kindesalter durch Beobachtung u. soziosexuelle Erfahrungen (Doktorspiele*), durch Sexualerziehung*, aber auch durch Aufklärungsliteratur*, Medien*, Austausch mit Gleichaltrigen (peer* group) u. Konfrontation mit Pornographie*. Das Sexualwissen von Kindern scheint in definierbaren Stufen mit dem Alter zuzunehmen (s. Tab.); zeitlich vor fundiertem Wissen stehen dabei nicht selten sog. kindliche Sexualtheorien, die v. a. seitens der frühen Psychoanalyse als Beweis für die weitgehend fehlende sexuelle Aufklärung im 19. Jahrhundert galten. Da bis heute die meisten Eltern (zurecht) sexuelle Informationen nur auf entsprechende Fragen ihrer Kinder geben, wird ein dem Alter „nicht angemessenes“ Sexualwissen u. U. als Hinweis auf Kindesmissbrauch* gewertet (keinesfalls bewei-

Sexualwissen
Zeitliche Abfolge der Fragen und des Wissens zu sexuellen Themen

Altersstufe	Lernschritte
bis 2 Jahre	keine Fragen zu sexuellen Themen
2 bis 3 Jahre	Fragen zu genitalen Unterschieden
3 bis 4 Jahre	Fragen zum Ursprung von Babys
mit 4 Jahren	Basiswissen über Schwangerschaft
5 bis 6 Jahre	Fragen zu Geburt
mit 8 Jahren	Fragen zu Empfängnis und Geschlechtsverkehr
9 bis 11 Jahre	Basiswissen über Empfängnis und Geschlechtsverkehr

send!). Das Sexualwissen Erwachsener spiegelt sich in vielfältigen kulturellen Produkten, z. B. in Zeugungsmythen* od. Schöpfungsmythen* einer Gesellschaft, in Werken der Literatur u. Kunst sowie in Sprichwörtern u. Regeln, aber auch in sexuellen Normen od. Tabus. Dieses Wissen muss nicht unbedingt den wissenschaftlich als zutreffend betrachteten Fakten entsprechen; vgl. Aufklärung, sexuelle.

Sexual|wissenschaft: (sexol.) auch Sexologie u. Sexuologie; Bezeichnung für die wissenschaftliche Beschäftigung mit Sexualität* unter dem Anspruch einer umfassenden Perspektive; der Entstehung der modernen Sexualwissenschaft gingen bereits in der Antike u. (verstärkt) im 17. u. 18. Jahrhundert theoretische Beschäftigungen mit Fragen der Zweigeschlechtlichkeit, Fortpflanzung u. ihrem möglichen Zweck voraus (vgl. Natur, Zeugungsmythen).

Begründung der modernen Sexualwissenschaft zu Beginn des 20. Jahrhunderts durch Kooperation von Vertretern verschiedener klinischer (v. a. Dermatologie, Gynäkologie, Psychiatrie) u. grundlagenmedizinischer Fachgebiete (v. a. Endokrinologie, Genetik) mit dem Ziel einer „Einreihung des Sexuellen in die Wissenschaft vom Menschen insgesamt" (I. Bloch, 1907) unter Beachtung der grundsätzlichen Anforderungen an jede Wissenschaft: Objektivität, Rationalität, Gewinnung von Erkenntnissen experimentell od. empirisch, soweit möglich quantitativ u. theoriegeleitet, Interpretation u. Anwendung von Ergebnissen nach einheitlichen Kriterien u. unter Verwendung einer möglichst einheitlichen Terminologie.

Entwicklung in mehreren Phasen: **1. Gründerphase** mit erster Hypothesenbildung (v. a. anhand von Kasuistiken) u. ersten (therapeutischen u. sozialen) Interventionen; dabei lag der Schwerpunkt des Interesses auf Sexualpathologie* (Erforschung von Abweichungen des Verhaltens u. sexuellen Minderheiten), auf Konstitutionsbiologie (Erforschung von Reproduktion u. Vererbung), auf Infektionshygiene u. Mutterschutz (Erforschung bedeutsamer Gesundheitsrisiken), mit dem Hinzutreten der Psychoanalyse auch auf nichtpathologischen Aspekten der Sexualpsychologie (Erforschung insbesondere der psychosexuellen Entwicklung). Mit zunehmendem Wissen u. dessen Verallgemeinerung erhob die Sexualwissenschaft stets auch einen Anspruch auf soziale Wirksamkeit (Vermittlungsfunktion zwischen wissenschaftlicher Theorie u. Praxis); daher schon früh Formulierung von Vorschlägen u. Strategien, z. B. zur Prävention durch sexuelle Aufklärung* u. Sexualhygiene*, Sexualberatung*, Eheberatung* u. Eugenik* (als zunächst kaum kritisch betrachtetes Teilgebiet); dies erfolgte überwiegend in Verbindung mit sozialen Bewegungen, insbesondere der Sexualreformbewegung*, der Frauenbewegung*, der frühen Schwulenbewegung*, aber auch durch Einwirken auf Sozial- u. Sexualgesetzgebung*, Bevölkerungspolitik*, Pädagogik* u. a. Prägende Vertreter dieser Phase waren in Deutschland neben I. Bloch insbesondere A. Moll, M. Hirschfeld, M. Marcuse, H. Stöcker, außerhalb Deutschlands S. Freud, H. Ellis, Th. van de Velde.

S

Ab 1933 in Deutschland Unterbrechung der bis dahin überwiegend außeruniversitär betriebenen Forschungen durch den Nationalsozialismus* u. die Emigration zahlreicher Wissenschaftler; Weiterführung von Forschung u. Intervention nur in ausgewählten Bereichen (v. a. im Bereich von Bevölkerungspolitik u. Eugenik) unter eindeutigen politischen Vorgaben.

2. empirische Phase mit systematischer Datengewinnung u. gezielten Interventionen; v. a. in den USA Aufnahme u. Weiterführung der Ergebnisse der Gründerphase (W. Reich, E. Fromm u. a.), in Verbindung mit empirischen Ergebnissen der Ethnologie u. Anthropologie (B. Malinowski, M. Mead, C. S. Ford, F. A. Beach u. a.) Entstehung der empirischen Sexualforschung* zum besseren Verständnis des Sexualverhaltens in allgemeinen Bevölkerungen (A. Kinsey), der Prägung der sexuellen Identität (J. Money) sowie der Physiologie der Sexualreaktion* u. daraus resultierend erste Ansätze einer Sexualtherapie* (W. Masters, V. Johnson, H. S. Kaplan u. a.). In der Bundesrepublik Deutschland ab ca. 1950 Weiterführung v. a. innerhalb von Medizin u. Psychoanalyse, später auch in medizinischen Grundlagenfächern (Endokrinologie, Neuropsychologie); zugleich (relativ unverbunden, aber in Reaktion auf die empirischen Ergebnisse) in den Geisteswissenschaften Entwicklung von z. T. hoch kontroversen Sexualtheorien*; geringe soziale Breitenwirkung bis Mitte der 60er Jahre (aber Vorbereitung der Reform des Sexualstrafrechts), dann zunehmende Auseinandersetzung mit den von Studentenbewegung (s. Revolution, sexuelle) u. sog. neuer Frauenbewegung aufgeworfenen Fragen (s. Neofeminismus); in der DDR unter den Bedingungen des Sozialismus* sexualwissenschaftliche Forschung am ehesten im Rahmen der Soziologie; vgl. Sexualsoziologie.

3. Theoriediskussion ab ca. 1970 mit kontroversen Versuchen der Entwicklung umfassender Theorien, z. B. unter Bezug auf Ergebnisse der Biowissenschaften (sog. Essentialismus*) bzw. in Weiterentwicklung von Konzepten der Sozialwissenschaften (sog. Konstruktivismus*); zugleich Aufnahme von Forderungen der damaligen sozialen u. politischen Bewegungen. Innerhalb der Medizin Entstehung der Sexualmedizin* als Fachgebiet; sexualwissenschaftliche Forschung, Therapieangebote u. soziale Intervention zunächst überwiegend an (wenigen) medizinischen Fakultäten, zugleich Entstehung der Geschlechterforschung* als geisteswissenschaftliches Arbeitsgebiet in verschiedenen Fachrichtungen u. mit unterschiedlichem Forschungsinteresse.

4. integrierende Phase mit Entwicklung komplexer Modelle; angesichts der zahlreichen ungelösten Fragen (s. u.) u. der offensichtlichen Komplexität des Gegenstands der Sexualwissenschaft, ist seit Mitte der 80er Jahre (bei anhaltender Theoriediskussion) eine Integration der verschiedenen Blickwinkel in eine Gesamtschau zu beobachten. Neben normativen Vorstellungen bestimmt zunehmend die Subjektivität jeder gelebten Sexualität das wissenschaftliche Selbstverständnis (s. Übersicht): Das Interesse gilt zunehmend weniger der Bewertung se-

Sexualwissenschaft: Übersicht ihrer Dimensionen (Auswahl)

	Orientierung auf somatische Aspekte	psychische Aspekte	soziokulturelle Aspekte
Fachwissen			
zentraler Untersuchungsgegenstand	sexuelle Funktionen – reproduktiv – rekreativ	sexuelles Erleben – individuell – partnerbezogen	sexuelles Verhalten – gegenüber sich selbst – gegenüber Partnern – in Gruppen
	körperliche Entwicklung – gonadale und genitale Differenzierung – Pubertät – Klimakterium	psychosex. Entwicklung – sexuelle Identität – sexuelle Einstellungen	sexuelle Sozialisation – sexuelle Normen – sexuelle Rollen
zentrale Bewertungskriterien	v. a. objektiv: Parameter aus – Sexualphysiologie – Sexualpathologie	v. a. subjektiv: Wahrnehmung von – Lust, Befriedigung – psychische Stabilität – Wir-Bildung	v. a. sozial vereinbart: interindividuelle – Akzeptanz – Einvernehmlichkeit – Gleichberechtigung
Fachgebiete			
Grundlagen	Medizin – Physiologie – Endokrinologie – Anatomie u. a. – Embryologie Neuropsychologie Genetik Zoologie Epidemiologie	Psychologie – Psychophysiologie – Psychometrie Psychoanalyse Psychiatrie Ethologie Theologie	Soziologie – Geschlechtersoziologie – empirische Sozialforschung Kulturwissenschaften – Kulturgeschichte – Anthropologie – Ethnologie – Religionswissenschaft Linguistik Philosophie Rechtswissenschaft
Anwendungen	Gynäkologie/Andrologie Urologie Pädiatrie/Jugendmedizin Infektiologie Pharmakologie plastische Chirurgie	Psychotherapie Psychopharmakotherapie Beratungstätigkeiten	Pädagogik Public Health soziale Berufe Sozialpolitik Kulturpolitik Forensik Strafrecht Strafvollzug
Ergebnisse			
Spezialgebiete	**Sexualmedizin**		
		Sexualpsychologie	
			Geschlechterforschung
therapeutische Anwendungsgebiete	Reproduktionsmedizin		
	medizinische Sexualtherapie	medizinische Sexualtherapie	
		psychologische Sexualtherapie	psychologische Sexualtherapie
			praktisch-körperliche Sexualtherapie (nicht in Deutschland)
Wissensgebiete	Physiologie der Sexualitäten	Psychologie der Sexualitäten	Soziologie der Sexualitäten

xuellen Handelns, als vielmehr der Interpretation individueller Sichtweisen; der intersubjektive Aspekt führt zu einem wachsenden Interesse für das Verständlichmachen sexuellen Handelns als sinnvoll innerhalb individueller Lebenswelten; individuelle sexuelle Bedürfnisse u. deren soziale Vereinbarkeit werden zum wesentlichen Kriterium für therapeutische, präventive u. konsumptive Angebote.
Die **grundsätzlichen Probleme** jeder wissenschaftlichen Beschäftigung mit Sexualität bleiben erhalten: Sie wird notwendig subjektiv wahrgenommen, sie wird stets auch ethisch u. moralisch bewertet, u. beides beeinflusst unausweichlich Art u. Inhalt der gewählten Fragestellungen u. Methoden, die Interpretation von Ergebnissen u. die praktischen Folgerungen.
Die daraus entstehenden **speziellen Probleme** betreffen zentrale Elemente: Bis heute fehlen eine einheitliche Phänomenologie u. Methodik, eine rational begründete Nosologie u. eine kohärente Theorie (vgl. Sexualtheorien; Messinstrumente, sexualwissenschaftliche; Sexualforschung, empirische); zudem fehlen der Sexualwissenschaft in Deutschland (mit wenigen Ausnahmen) die institutionelle Eigenständigkeit u. akademische Anerkennung.
Offene Fragen bestehen weiter v. a. hinsichtlich der Ätiologie der beobachteten Phänomene, insbesondere von sexueller Orientierung, sexueller Identität u. Geschlechtsrolle sowie von individuellen sexuellen Skripten (insbesondere die Anteile „angeborener“ und „erworbener“ Eigenschaften an ihrem Entstehen). Das Interesse gilt stattdessen zunehmend der Erforschung von Folgen sexueller Handlungen, Einstellungen u. Normen, sowie von Zusammenhängen der beobachteten Phänomene mit soziokulturellen Bedingungen.
Aktuelle Themen sind u. a. der Einfluss sich wandelnder sozialer Normen auf das Sexualverhalten (insbesondere im Hinblick auf Kontrazeption* u. Familienplanung* sowie sexuell übertragbare Infektionen*), die soziokulturelle Beeinflussung sexueller Einstellungen (s. Sexualpädagogik) u. deren Auswirkungen auf sexuelle Störungen (mit sexueller Lustlosigkeit als zunehmendem Problem) sowie die Folgen sexueller Gewalt sowohl seitens der Opfer (s. Viktimologie) als auch seitens der Täter (s. Sexualstraftäter).
Die **aktuelle Lage** ist gekennzeichnet durch zunehmenden Verzicht auf strittige Kategorien u. Modelle, ein Anerkennen subjektiver Standpunkte, die Verbindung unterschiedlicher Methoden in Forschung u. Anwendung sowie zunehmend differenzierte Angebote u. Forderungen für individuell verschiedene Bedürfnisse u. Lebensumstände.

Sexual|zellen: (biol.) auch Geschlechtszellen, Gameten; Fachbezeichnung für männliche u. weibliche Keimzellen* (Samenzellen u. Eizellen).

Sexual|zentren n pl: (physiol.) uneinheitlich verwendete Sammelbezeichnung für morphologisch nicht endgültig aufgeklärte, im Hypothalamus* gelegene hypophysennahe Gebiete des Gehirns* (s. Abb. dort), die an der Koordination von Sexualfunktionen* u. Hormonhaushalt beteiligt sind; sie erhalten Signale u. a. vom übergeordneten limbischen System* u. durch Chemorezeptoren (z. B. Endorphine*), vermutlich auch vom vomeronasalen Organ*, u. wirken sowohl durch die Produktion von Releasing*-Hormonen (z. B. LH-RH in Neuronen, die in der Eminentia mediana zusammentreffen), als auch durch eine Beeinflussung von Empfinden u. Verhalten in konkreten Situationen; über die im Einzelnen beteiligten Strukturen u. Funktionen liegen bisher kaum Erkenntnisse vor; vgl. sexually dimorphic nuclei.

Sexual|ziel: (psychoanalyt.) auch kurz Ziel; Bezeichnung für die sexuelle Handlung, die vom Individuum zur Befriedigung angestrebt wird u. sie ihm verschafft; ursprünglich wurde unterschieden zwischen vorläufigen Sexualzielen (z. B. Körperkontakt) u. definitiven Sexualzielen (v. a. Geschlechtsverkehr, aber auch andere sexuelle Handlungen wie Exhibitionismus). Im Gegensatz zum Sexualziel sind evtl. an der Handlung beteiligte Sexualobjekte austauschbarer u. weniger eng mit der individuellen Persönlichkeit verbunden. Vgl. Skript, sexuelles.

Sexuo|logie f: (sexol.) seltener verwendete Bezeichnung für Sexologie*, die im Deutschen aus etymologischen Gründen (s. Sexus) vereinzelt bevorzugt wird; s. Sexualwissenschaft.

Sexus (lat. ~, sexus Geschlecht) m: (biol.) Fachbezeichnung für Geschlecht*.
(allg.) wenig verwendete Bezeichnung zur Beschreibung der Gesamtheit von Sexualität, sexuellen Bedürfnissen* u. sexueller Motivation*.

Sexus anceps (lat. ~; ~ ungewiss, doppelseitig) m: (klin.) historische Fachbezeichnung für die uneindeutige Geschlechtszugehörigkeit bei Intersexualität*.

Sex|welle: (allg.) historische Bezeichnung für eine Periode der offenen Sexualisierung* u. sexuellen Liberalisierung* in westlichen Industriegesellschaften der 60er und 70er Jahre des 20. Jahrhunderts, charakterisiert durch Streben nach Toleranz, Enttabuisierung von Sexualität u. Abbau restriktiver sexueller Normen; zeitgleich war eine zunehmende Kommerzialisierung von Sexualität (z. B. Nutzung der Werbewirksamkeit sexueller Symbolik, Lockerung des Pornographieverbots, s. Sexindustrie), aber auch eine Zunahme der Angebote an sexueller Aufklärung* u. Sexualberatung* zu beobachten.

SGVO: (jurist.) Abkürzung für **S**perr**g**ebiets**v**er**o**rdnung*.

Shaping (engl. to shape gestalten): (psychol.) Bezeichnung für (lerntheoretische) Verfahren der Verhaltenstherapie*, die auf vorhandenem Verhalten aufbauen u. dieses (z. B. durch operante Konditionierung) gezielt verstärken.

SHBG: (endokrin.) Abkürzung für **S**exual**h**ormon-**b**indendes **G**lobulin; in der Leber gebildetes Protein, an das mehr als 80 % der im Plasma zirkulierenden Östrogene u. des Testosterons gebunden sind. Eine erhöhte Testosteronbindung od. eine verminderte SHBG-Produktion führen zu einer Verschiebung des Androgen/Östrogen-Quotienten im Plasma. Die SHBG-Konzentration sinkt vom Neugeborenenalter bis zur Pubertät ab u. nimmt im Erwachsenenalter wieder zu. Referenzbereiche für Erwachsene: s. Tab.; erhöhte Werte bei Schwangerschaft u. un-

SHBG	
	Referenzbereiche
Männer	0,2–1,4 µg/dl (2–14 µg/l)
Frauen	0,6–3,6 µg/dl (6–36 µg/l)

ter (vermehrtem) Östrogeneinfluss; erniedrigte Werte bei deutlichem Übergewicht od. (vermehrtem) Androgeneinfluss.

She|males (engl. ~ sie, ~ männlich): (kult.) im englischen Sprachraum übliche Bezeichnung für intersexuelle od. transsexuelle Individuen, die äußere Geschlechtsmerkmale beider Geschlechter aufweisen; vgl. Intersexualität, Transsexualität.

Shintoismus m: (kult.) Bezeichnung für eine Religion in Japan, die eng mit der Verehrung des Kaisers (sog. Tenno) verbunden ist, im politischen Leben eine hohe Verbindlichkeit besitzt u. daher annähernd die Gesamtbevölkerung Japans zu den Gläubigen zählt. **Entstehung** (zeitgleich mit dem japanischen Kaiserreich) im 3. Jahrhundert n. Chr., Benennung in Abgrenzung zum Buddhismus (Shin-to: Weg der Götter; Butsu-do: Weg des Buddha). **Glaube** an eine Mehrzahl von Gottheiten (sog. Kami, auch historische Personen), an deren Spitze eine Sonnengöttin steht (Amaterasu; vgl. Sonnenkulte), die als Mutter des japanischen Kaiserhauses gilt (im Rahmen der Einsetzung eines neuen Tenno bis heute ritueller Koitus mit einer Priesterin der Amaterasu). Zahlreiche Mythen über die Entstehung der Gottheiten (zunächst mehrere Generationen geschlechtsloser Kami, dann göttliche Geschwisterpaare - v. a. Iznami, die Urmutter u. Erdgöttin, u. Izanagi, ihr Bruder u. Himmelsgott - die neue Gottheiten zeugten) sowie über die Entstehung der Welt (Vereinigung von Iznami u. Izanagi: Spitze eines himmlischen Speers wurde in den Ozean gestoßen, im Zentrum der Welt entstand Japan). **Schriften** sind v. a. seit dem 8. Jahrhundert dokumentierte Mythen u. Riten („Aufzeichnungen alter Begebenheiten", sog. Kojiki) u. historische Bücher („Annalen Japans", sog. Nihongi). **Riten** finden überwiegend in sog. Schreinen statt, teilweise offenen Holzgebäuden, die als Wohnsitze der verschiedenen Gottheiten gelten; die religiösen Handlungen werden zwar u. U. durch einen Priester geleitet (heute in einzelnen Schreinen auch durch Roboter in Zeremonialkleidung), sind aber prinzipiell Aufgabe der Gläubigen selbst; dabei sind Verbindungen mit Riten anderer Religionen möglich (z. B. Eheschließung nach shintoistischem, Bestattung nach buddhistischem Ritual). Kinder werden nach der Geburt einem Kami geweiht (vgl. Aufnahmeriten), sie beten in bestimmten Altersstufen an dessen Schrein um Gesundheit.
Das **Geschlechterverhältnis** ist durch eine strenge patriarchale Ordnung geprägt, die mythologisch damit begründet wird, dass ein erster Versuch der Zeugung der Erde deshalb misslang, weil die Göttin als erste das Wort ergriff (vgl. Lilith-Mythos). Die Erziehung von Mädchen u. Jungen erfolgt getrennt ab dem 5./6. Lebensjahr, Ehen werden traditionell zwischen den Familien vereinbart, aber auch Probeehen* u. Zeitehen* sind möglich. Eine Ausnahme von der traditionellen Frauenrolle gilt für sog. Geishas*; sie gelten als einer besonderen Kami geweiht, deren Schreine sie regelmäßig besuchen; vgl. Kultprostitution.
Die **Sexualität** wird prinzipiell nur im Rahmen der Ehe positiv bewertet, gilt aber v. a. als diskret zu behandelndes Thema (z. B. rasches Arrangement einer Ehe bei vorehelicher Schwangerschaft); weitgehende Toleranz gegenüber Pornographie, (weiblicher) Prostitution u. pädophilen Kontakten (Verbot in Japan erst 1999).
Die **aktuelle Lage** ist gekennzeichnet durch die Abschaffung des Shintoismus als Staatsreligion (1946 nach Verzicht des Tenno auf gottähnlichen Status) und eine wachsende Bedeutung westlicher Normen u. Bewertungen im täglichen Leben der Bevölkerung.

Sicherungs|verwahrung: (jurist.) Bezeichnung für die freiheitsentziehende Maßregel (s. Maßregeln der Besserung und Sicherung) der Unterbringung in einer Haftanstalt (§ 66 StGB), die zusätzlich zu Freiheitsstrafen von über zwei Jahren angeordnet werden kann, sofern bestimmte Voraussetzungen erfüllt sind (v. a. bei Wiederholungstätern u. besonderer Gefährlichkeit der Täter); die Sicherungsverwahrung muss in höchstens zweijährigen Abständen durch das Gericht geprüft werden, sie soll 10 Jahre grundsätzlich nicht überschreiten, kann allerdings in besonderen Fällen auch unbegrenzt, daher u. U. lebenslang, erfolgen u. ist im Gegensatz zum Maßregelvollzug* nicht mit speziellen Therapieangeboten verbunden. Zurzeit sind in Deutschland ca. 200 Personen (weit überwiegend Männer) sicherungsverwahrt. Die in einzelnen Bundesländern mögliche nachträgliche Anordnung einer Sicherungsverwahrung für rechtskräftig verurteilte Strafgefangene (sog. Anschlussunterbringung) ist verfassungsrechtlich strittig.

Sieb|haut: s. Decidua.

SIECCAN: Abkürzung für **S**ex* **I**nformation and **E**ducation **C**ouncil of **Can**ada.

SIECUS: Abkürzung für **S**ex* **I**nformation and **E**ducation **C**ouncil of the **U**nited **S**tates.

Signal|reiz: (ethol.) auch Schlüsselreiz; Bezeichnung für einen Reiz, der bei Tieren ein genetisch festgelegtes (instinktives) Verhalten auslöst, indem ein angeborener Auslösemechanismus* aktiviert wird.
(sexol.) Bezeichnung für Sexualsignale*, die beim Menschen (überwiegend unbewusst) als Auslöser sexueller Erregung wirken.

Sildenafil n: (pharmak.) Handelsname Viagra; Substanz, die zur Behandlung von Erektionsstörungen bei Männern eingesetzt, bei Frauen derzeit klinisch erprobt wird. **Wirkungsmechanismus:** Bei sexueller Erregung von Nervenendigungen u. Endothelzellen wird Stickstoffmonoxid (NO) freigesetzt, das die Produktion von zyklischem Guanosinmonophosphat (cGMP) stimuliert. cGMP bewirkt die Erschlaffung der glatten Muskulatur der Schwellkörper, damit den Einstrom von Blut u. so eine Erektion* (s. Abb. dort). Durch Sildenafil wird das Enzym Phosphodiesterase 5 blockiert (PDE-5-Hem-

S

mer), das cGMP spaltet u. somit seine Wirkung aufhebt. **Anwendung:** Behandlung von Erektionsstörungen* v. a. organischer Ursache mit arteriell bedingter Durchblutungsstörung der Schwellkörper. Die Einnahme sollte ca. 1 Stunde vor der beabsichtigten sexuellen Aktivität erfolgen. **Kontraindikationen:** gleichzeitige Einnahme von Nitraten (z. B. zur Behandlung von Angina pectoris), Herzinfarkt od. Hirninfarkt in den vorangegangenen 6 Monaten, erniedrigter Blutdruck (Hypotonie) < 90/50 mmHg, Sichelzellenanämie, Leukämie, multiples Myelom (Priapismusrisiko), dekompensierte Lebererkrankung, schwere fibrotische Veränderung bzw. Verbiegung des Penis (Induratio* penis plastica), instabile Angina pectoris, Herzinsuffizienz, Retinitis pigmentosa; Vorsicht bei beruflicher Exposition gegenüber nitrithaltigen Lösemitteln u. Gebrauch anderer flüchtiger Nitritverbindungen*. **Nebenwirkungen:** u. a. Kopfschmerzen (16 %), Gesichtsrötungen (ca. 10 %), Verdauungsstörungen (ca. 7 %), Nasenschleimhautschwellungen (5 %), seltener Sehstörungen, Schwindel, Hautausschlag. Vgl. Medikamente, erektionsfördernde.

Sims-Huhner-Test (Harry M. S., Gynäkologe, Boston, geb. 1851; Max H., Urologe, New York, 1873-1943): s. Postkoitaltest.

Single-Party (engl. ~ allein): (allg.) Bezeichnung für Veranstaltungen, die der Kontaktaufnahme zwischen Alleinstehenden dienen (Partnervermittlung*); sie werden meist kommerziell veranstaltet (sog. Single-Treffs) u. setzen hinsichtlich der Grenzen des Kontakts (evtl. Sexparty*) u. der Art möglicher Darbietungen (evtl. Adspektprostitution*) sehr verschieden weite Grenzen. Nicht selten werden von Männern höhere Eintrittspreise erhoben als von Frauen.

Singles m/f pl.: (soziol.) Bezeichnung für Menschen, die (vorübergehend od. dauerhaft) nicht in einer Partnerschaft od. Paarbeziehung leben; i. w. S. auch Bezeichnung für Alleinlebende*.

Sing|spiel: (kult.) Sammelbezeichnung für Komödien mit musikalischen Einlagen; zunächst seit Mitte des 18. Jahrhunderts als bürgerlich-volkstümliches Gegenstück zur Oper* verbreitet, in der Folge Vorläufer romantischer Opern; Liebe u. Ehe waren häufig Gegenstand, z. B. W. A. Mozart, „Die Entführung aus dem Serail" (1782).

Sinnes|empfindungen: (physiol.) Bezeichnung für Reize, die durch spezifische Rezeptoren (s. Sinnesorgane) aufgenommen u. als Erregung in den Sinneszentren* des Gehirns wahrgenommen werden; dabei werden sie hinsichtlich ihrer zeitlichen u. räumlichen Verteilung, ihrer Qualität u. Intensität bewertet u. meist mit Erfahrungen in Bezug gesetzt. Beim Menschen wird im Allgemeinen ein Überwiegen des Gesichtssinns* gegenüber anderen Sinnen angenommen (sog. Primat des Visuellen); auch für die sexuelle Reaktion spielen daher visuelle Reize (neben taktilen) eine zentrale Rolle, während die relative Bedeutung olfaktorischer, akustischer od. gustatorischer Reize individuell stark variiert; vgl. Sexualsignal.

Sinnes|organe n pl: (anat.) Sammelbezeichnung für Strukturen des Körpers, die mit spezifischen Rezeptoren Reize aus Körper u. Umwelt aufnehmen und über spezielle Bahnen an das Gehirn (Sinneszentren*) weiterleiten können (s. Tab.). Die aus einem Reiz hervorgehenden Wahrnehmungen (Aktivierungen bestimmter Gehirnregionen, s. Gehirn, Abb.) sind interindividuell weitgehend konstant. Demgegenüber werden die jeweils entstehenden Gefühle u. Reaktionen in erheblichem Umfang von individuellen u. soziokulturellen Prägungsprozessen beeinflusst. Für die Entstehung sexueller Erregung* haben Gesichts- u. Hörsinn im Allgemeinen besondere Bedeutung, für die Steigerung der Erregung die verschiedenen Qualitäten des Tastsinns, aber auch (in individuell unterschiedlichem Ausmaß) alle weiteren Sinne.

Sinnesorgane
Übersicht über das sensorische System

Sinn	Organ	Reiz	Rezeptoren
Gesicht	Auge (Netzhaut)	elektromagnetische Wellen (370–780 nm)	Photorezeptoren
Gehör	Ohr (Corti-Organ)	mechanische Wellen (16–20 000 Hz)	Mechanorezeptoren
Gleichgewicht	Ohr (Bogengänge)	Lage, Beschleunigung	Mechanorezeptoren
Lage und Bewegung	Muskeln und Gelenke	relative Lage, Bewegung	Mechanorezeptoren
Geschmack	Zunge, Pharynx (Geschmacksknospen)	Ionen	Chemorezeptoren
Geruch	Nase (Riechzellen)	flüchtige Moleküle	Chemorezeptoren
	vomeronasales Organ	Pheromone	Chemorezeptoren
Tastsinn	Haut (diverse Strukturen)	Druck, Berührung	Mechanorezeptoren, freie Nervenendigungen
Schmerz	Haut, innere Organe	Schädigung	Nozizeptoren, freie Nervenendigungen
Temperatur	Haut	elektromagnetische Wellen (700–900 nm)	Thermorezeptoren, freie Nervenendigungen

S

Sinnes|zentren n pl: (anat.) Sammelbezeichnung für Bereiche der Großhirnrinde (s. Gehirn) für die Wahrnehmung u. Verarbeitung von Reizen der Sinnesorgane* (kortikale Repräsentation der Sinne), z. B. als Sehrinde, Hörzentrum; i. w. S. auch die ihnen vorgeschalteten (verstärkenden od. verbindenden) subkortikalen Zentren; vgl. Sexualzentren, Gehirn (Abb.).

Sinnlichkeit: (allg.) Bezeichnung für die Empfänglichkeit des Menschen für emotional ansprechende Signale, im Vergleich zur Rationalität oft für weniger bedeutsam gehalten.
(psychol.) wertneutrale Bezeichnung für die Fähigkeit des Menschen zu Wahrnehmungen mit den Sinnesorganen.
(sexol.) auch als Sensualität bezeichnete Fähigkeit des Menschen, in sexuellen Kontakten mit allen Sinnen zu reagieren u. sie bei Sexualpartnern anzusprechen, d. h. hinauszugehen über genitale Stimulation u. direkte Orientierung auf den Orgasmus. Bestimmte sexualtherapeutische Verfahren zielen auf das Einüben von Sinnlichkeit (Sensualitätstraining*).

Sinus anales (lat. ~ Ausbuchtungen) m pl: (anat.) Fachbezeichnung für Schleimhautnischen zwischen den Längsfalten des Analkanals, s. Anus (Abb.).

Sinus lactiferi (lat. lactifer Milch tragend) m pl: (anat.) Fachbezeichnung für spindelförmige Erweiterungen der Milchgänge vor deren Mündung in die Brustwarze, s. Brust (Abb.).

Sinus pro|staticus Morgagni m: (anat.) Bezeichnung für eine Rinne beiderseits des Samenhügels in der männlichen Harnröhre mit den Einmündungen der Ausführungsgänge der Prostata (s. Penis, Abb.).

Sinus uro|genitalis m: (embryol.) Fachbezeichnung für den Vorderabschnitt der embryonalen Kloake, der sich nach Aufnahme des Wolff*-Gangs zu Harnblase u. Harnröhre weiterentwickelt bzw. nach Aufnahme des Müller*-Gangs beim weiblichen Geschlecht zu Scheidenvorhof (Vestibulum vaginae) u. Scheide (Vaginalplatte). Vgl. Gonadenentwicklung (Abb.), Vagina (Abb.).

Sirenen: (kult.) in der griechischen Mythologie* Name dämonischer Wesen, die um die Mittagszeit den Menschen den Schlaf rauben; durch ihre Gesänge sollten sie Männer anlocken können, um sie anschließend zu töten; in der „Odyssee“ von Homer stehen Sirenen sinnbildlich für die Verführbarkeit von Männern durch Frauen.

Sitte: (allg.) **1.** Bezeichnung für eine überlieferte soziale Regelung mit (innerhalb einer Gruppe) hoher sozialer u. moralischer (nicht aber rechtlicher) Verbindlichkeit, die sich z. B. als Brauch, Ritual od. Kult äußert, aber auch als Regelungen der Kleidung, Begrüßung, Sprache, Partnerwahl u. a. sowie des Verhältnisses zwischen Generationen, Geschlechtern od. sozialen Gruppen. Verstöße gegen eine Sitte werden sozial zwar missbilligt, aber nur ausnahmsweise sanktioniert; vgl. Sittlichkeit. **2.** auch saloppe Kurzbezeichnung für Sittenpolizei*.

Sitten|fuchs: Spitzname für Eduard Fuchs*.

Sitten|geschichte: (kult.) wenig gebräuchliche Sammelbezeichnung für eine historische Fachdisziplin, die die Darstellung von Bräuchen, Gewohnheiten sowie von Konventionen u. moralischen Normen in den Vordergrund stellt, heute weitgehend als Teilgebiet der Kulturgeschichte aufgefasst; gelegentlich auch verwendet für Beschreibungen sexueller Abweichungen u. (rückblickend) als Kuriositäten betrachteter Verhaltensweisen früherer Epochen.

Sitten|gesetz: (kult.) auch moralisches Gesetz; Fachbezeichnung für ein in einer Gesellschaft allgemein als gültig anerkanntes ethisch-moralisches Prinzip, das als Maßstab od. Kriterium zur Begründung, Rechtfertigung od. Kritik von Normen u. Konventionen dienen kann; die Übertretung od. Nichtbeachtung von Sittengesetzen gilt in religiöser Bewertung als Sünde.

Sitten, gute: s. Gute Sitten.

Sitten|kodex (lat. codex Schreibtafel, Verzeichnis) m: (allg.) Bezeichnung für (meist ungeschriebene) Normen u. Regeln, die i. e. S. das Verhalten u. Handeln von Individuen innerhalb von Gruppen od. Gesellschaften im Hinblick auf den Umgang mit Personen des anderen Geschlechts, Körperlichkeit u. Sexualität bestimmen; i. w. S. auch das allgemeine gesellschaftliche Verhalten („Anstand“, „Benehmen“). Die zugrunde liegenden Annahmen sind in starkem Maß zeitlich u. kulturell bedingt u. damit erheblichen historischen Veränderungen unterworfen; vgl. Gute Sitten.

Sitten|polizei: (allg.) auch kurz „Sitte“; Bezeichnung für eine Abteilung der Kriminalpolizei (sog. Sittendezernat), die sich mit der Ermittlung von Verstößen gegen das Sexualstrafrecht*, gegen das Verbot von Glücksspielen u. ähnlichen Delikten befasst; in Deutschland amtssprachlich nicht mehr üblich.

Sitten|strolch: (allg.) diskriminierend u. warnend verwendete Bezeichnung für Männer mit exhibitionistischen, voyeuristischen od. pädophilen Neigungen.

Sittlichkeit: (kult.) Bezeichnung für eine verantwortliche, an ethischen Werten, Normen od. Tugenden* orientierte Lebensführung; in Bezug auf Sexualität insbesondere im 19. Jahrhundert Bezeichnung für ein an den damals herrschenden Sittengesetzen orientiertes Sexualverhalten; vgl. Sexualmoral, unsittlich.

Sittlichkeits|delikt (lat. delictum Vergehen) n: (allg.) auch Sittlichkeitsverbrechen od. -verletzung; veraltete, verschleiernde Sammelbezeichnung für Sexualstraftaten*.

Situations|angst: (psychol.) Bezeichnung für intensive Furcht* (evtl. auch echte Phobie*, sog. Kairophobie), die in bestimmten Situationen od. deren Erwartung auftritt, z. B. als Prüfungsangst od. als Versagensangst* im Rahmen von Sexualkontakten; vgl. Phobie.

Sitz|bein: (anat.) Os ischii; Bezeichnung für einen Teil des Hüftbeins, s. Becken (Abb.).

Skabies (lat. scabies Krätze) f: (infektiol.) auch Scabies; Fachbezeichnung für Krätze*.

Skandal (gr. σκάνδαλον Stellholz einer Falle, Fallstrick) m: (allg.) Bezeichnung für ein Ärgernis, das aus der Erkenntnis eines Verstoßes gegen (subjektiv) als gültig betrachtete soziale Normen od. Tabus entsteht; welche Umstände im Einzelnen als Ärgernis gelten u. das Ausmaß der individuellen od. kollektiven Reaktionen (meist mit dem Ziel einer Sanktion) ist abhängig von den soziokulturellen Rahmenbedingungen einer Gesellschaft, daher einem erheblichen historischen Wandel unterworfen und zwischen Gruppen einer Gesellschaft u. U. sehr verschieden; vgl. Normen, sexuelle.

SKAT: (sexol.) Abkürzung für **1. S**chwell**k**örper*-**A**utoinjektions**t**herapie; **2. S**exual **K**nowledge and **A**ttitude **T**est; 1972 von H. I. Lief entwickelter Fragebogen zur umfassenden Beurteilung von Haltungen u. Wissen in Bezug auf Sexualität, als SKAT-A (for Adolescents) 1990 um Items zu Sexualverhalten u. Einstellungen bei Erwachsenen ergänzt.

Skato|phagie (gr. σκῶρ, σκατός Kot) f: (psychiat.) historische Fachbezeichnung für Koprophagie*.

Skato|philie f: (sexol.) historische Fachbezeichnung für Koprophilie*; in Subkulturen auch heute noch abgekürzt als „Scat" verwendet.

SKAT-Testung: (sexol.) auch Schwellkörper-Pharmakontest; versuchsweise Injektion von Prostaglandin E_1 (PGE_1, Alprostadil) in die Penisschwellkörper. **1. diagnostische Anwendung** zur Differenzierung der Ursachen einer Erektionsstörung: Bei neurogener Ursache von Erektionsstörungen u. intakter Schwellkörpermuskulatur ist eine prolongierte Erektion die Folge, bei sog. kavernös-venösem Okklusivversagen mit fehlendem Blutstau der Schwellkörper eine schwache Erektion. **2. therapeutische Dosisfindung** zur Schwellkörper*-Autoinjektionstherapie, wobei die Dosis so gewählt werden sollte, dass eine Erektion i. d. R. nicht länger als 60 Minuten anhält.

Skene-Gänge (Alexander J. S., Gynäkologe, USA, 1838-1900)**:** (anat.) auch Paraurethralgänge; Bezeichnung für die Ausführungsgänge der (weiblichen) kleinen Vestibulardrüsen* (Paraurethraldrüsen, Skene-Drüsen).

SKIT: (sexol.) Abkürzung für **1. S**chwell**k**örper-**I**njektions**t**est, siehe SKAT-Testung; **2. S**chwell**k**örper-**I**njektions**t**herapie, s. Schwellkörper-Autoinjektionstherapie; **3. S**chwell**k**örper-**I**ntervall**t**herapie; hier werden die zur Autoinjektionstherapie verwendeten Substanzen unabhängig von sexueller Aktivität nach einem starren Schema (alle 1-2 Wochen) injiziert; evtl. geeignet für Patienten, die nicht selbst injizieren möchten, aber fragliche Wirksamkeit; daher heute kaum noch üblich.

Sklaven: (allg.) unter Menschen mit sadomasochistischen Neigungen übliche Bezeichnung für diejenigen Partner, die eine „passive" (sog. devote) Rolle bevorzugen, s. Masochismus; im Bereich der Prostitution* Bezeichnung für Prostituierte, die ihre Dienste insbesondere Kunden mit sadistischen Wünschen anbieten, od. für die (masochistischen) Kunden einer Domina*.

Sklaven|briefe: (allg.) Bezeichnung für schriftliche Beschreibungen sadomasochistischer Inszenierungen u. Rollenspiele durch den submissiven Partner gegenüber einem (zukünftigen od. aktuellen) dominanten Partner; sie haben u. U. die Funktion sexueller Skripte* mit hoher Verbindlichkeit für beide Seiten; vgl. Sadomasochismus.

Sklaverei: (allg.) Bezeichnung für die vollkommene Beherrschung eines Menschen durch einen anderen zum Zweck der wirtschaftlichen Ausbeutung; historisch in zahlreichen Gesellschaften als Ergebnis von Machtkämpfen zwischen Gruppen beschrieben, wobei Besiegte in das Eigentum der Sieger übergingen. Besonders entwickelte Formen in der europäischen Antike, wo Sklaven nicht nur als Arbeitskräfte, sondern auch sexuell ausgebeutet wurden u. zu grausamen Belustigungen dienten (Gladiatoren). Im europäischen Mittelalter ab dem 13. Jahrhundert nicht mehr üblich, aber nach Entdeckung der Neuen Welt nochmals intensiver transatlantischer Sklavenhandel (16.-19. Jahrhundert) mit Verschleppung von ca. 12 Mio. Menschen v. a. aus Westafrika. Abschaffung des Sklavenhandels u. Sklavenbefreiung durch die europäischen Kolonialmächte im Verlauf des 19. Jahrhunderts (England 1833, Frankreich 1847, USA 1865, Kuba 1886, Brasilien 1888), internationale Vereinbarungen im Rahmen der Vereinten Nationen seit 1956, allerdings erst seit 2000 allgemeingültige Definition u. gemeinsamer Aktionsplan (s. Menschenhandel). Zwar ist Sklaverei international verboten (Art. 4 der UNO-Menschenrechtskonvention), aber es leben weltweit vermutlich 27 Mio. Menschen in verschiedenen Formen der Sklaverei, mehrheitlich in Leibeigenschaft od. Schuldknechtschaft (evtl. über mehrere Generationen, insbesondere in Asien ca. 15-20 Mio. Schuldsklaven), aber auch in staatlich geförderter Zwangsarbeit (Myanmar, China).

Eine sehr verbreitete Form der Sklaverei bildet der Kinderhandel*: Nach Schätzungen der UNESCO werden in Westafrika jährlich 200 000 Kindersklaven gehandelt, in den Vereinigten Arabischen Emiraten arbeiten aktuell ca. 19 000 asiatische Kameljockeys im Alter von 5-10 Jahren (Sterblichkeit ca. 60 %). In Asien dient Kinderhandel überwiegend der Kinderprostitution*, aber auch dem Adoptionshandel*, in Europa nimmt Haushaltssklaverei aktuell zu (allein in Paris wohl 3000 freiheitsberaubte Hausgehilfinnen). Da in den meisten europäischen Ländern keine speziellen Strafvorschriften mehr bestehen, wird seitens des Europarats darauf orientiert, die rechtliche Definition des Menschenhandels* entsprechend zu erweitern; Ziel ist hierbei insbesondere auch die Einbeziehung von (bisher durch die Wiener Konvention vor Strafverfolgung geschützten) Diplomatenhaushalten.

In Deutschland sind Sklavenhaltung u. -handel je nach Umständen strafbar als Menschenhandel (§§ 180b u. 181 StGB), Freiheitsberaubung (§ 239 StGB), Menschenraub (§ 234 StGB), Verschleppung (§ 234a StGB), Kinderhandel u. Kindesentziehung (§§ 235, 236 StGB) od. nach sexualstrafrechtlichen Bestimmungen (sexueller Missbrauch*, Zuhälterei* u. a.). Internationale nichtstaatliche Anstrengungen gegen die Sklaverei werden koordiniert durch Anti-Slavery International, die älteste Menschenrechtsorganisation der Welt (gegründet 1839, http://www.antislavery.org).

(sexol.) In der Subkultur von Menschen mit sadomasochistischen Neigungen wird das Motiv des Verhältnisses zwischen Sklaven u. ihren Besitzern (auch des Sklavenhandels) nicht sel-

S

ten in einvernehmlichen Skripten (Rollenspielen) verwendet; dabei gilt die Beachtung von Stopp*-Codes als zuvor vereinbart.

Skopo|lagnie (gr. σκοπέω betrachten) f: (sexol.) auch Skoptolagnie; historische Bezeichnung für Voyeurismus*, v. a. für Mixoskopie*.

Skopo|philie f: (sexol.) auch Skoptophilie; historische Bezeichnung für Voyeurismus*.

Skopzen (russ. skopzy Eunuchen) m pl: (kult.) Bezeichnung für eine im 18. u. 19. Jahrhundert in Russland u. Rumänien heimische christlich-orthodoxe Sekte (s. Christentum), deren Mitglieder sich unter Bezug auf neutestamentliche Textstellen sexuell verstümmelten (Matth. 19,12; Lukas 23,29). Männern wurden Hoden, evtl. auch Penis entfernt, Frauen die Brüste bzw. Brustwarzen; das Ritual fand entweder als Selbstverstümmelung* od. als genitale Verstümmelung* durch andere (angeblich auch unfreiwillig) statt u. wurde häufig erst bei Erwachsenen durchgeführt, um eine Fortpflanzung innerhalb der Sekte zu gewährleisten.

Skotomisierung (gr. σκότος Dunkelheit) f: (psychoanalyt.) von W. Stekel (1911) eingeführte Fachbezeichnung für die individuelle Unfähigkeit, eigene Komplexe* zu erkennen (vgl. Abwehrmechanismen). Als analytisches Skotom wird eine Verdrängung eigener Komplexe durch den Analytiker bezeichnet; es hat die Folge, dass bestimmte Phänomene beim Klienten nicht erkannt werden. Der Begriff ist hergeleitet aus der klinischen Bezeichnung für eine auf Ausschnitte des Gesichtsfelds beschränkte Blindheit (Skotom).

Skript, sexuelles (engl. script Drehbuch) n: (sexol.) von J. H. Gagnon u. W. Simon eingeführte Bezeichnung zur Beschreibung von Sexualverhalten*, insbesondere der sozialen Entstehung sexuellen Handelns*; Skripte sind individuelle Szenarien (Ereignisabfolgen) für zunächst gedachte, dann verwirklichte sexuelle Aktivitäten. Man unterscheidet: kulturelles Skript (durch Normen, Tabus u. Wertvorstellungen geprägte Rahmenbedingungen für sexuelles Handeln), interpersonelles Skript (durch Körpersprache* u. andere Kommunikation vermittelte Verständigung mit möglichen Sexualpartnern) u. intrapsychisches Skript (durch Erfahrungen u. Phantasien geprägte Motivation* des sexuellen Handelns im Einzelnen). Auf individueller Ebene werden unterschieden: **1.** Skriptentwurf: phantasierte, für Erregung u. Befriedigung optimale Verhaltenssequenz zwischen dem Individuum u. zunächst gedachten Partnern od. Sexualobjekten; **2.** Skriptinszenierung: kommunikative Vorbereitung (Partnerwahl) u. Durchführung der gewünschten Handlungsabläufe mit zunehmender Spannung; **3.** Skriptkonsequenz: Abschluss mit Entspannung (Befriedigung od. Enttäuschung), dadurch Bestätigung bzw. Widerlegung des Entwurfs u. (rückkoppelnde) Veränderung des Skriptentwurfs. Das Erlernen persönlicher sexueller Skripte ist eine wesentliche Voraussetzung für die Entwicklung einer stabilen sexuellen Identität u. befriedigender sexueller Aktivität; zahlreiche Störungen des sexuellen Erlebens lassen sich als Defizite in der Ausgestaltung persönlicher sexueller Skripte interpretieren.

Skrotal|hernie (lat. scrotum Hodensack, hernia Bruch) f: (klin.) Fachbezeichnung für einen Leistenbruch (Inguinalhernie), in dessen Folge Teile von Darmschlingen als Bruchinhalt in den Hodensack verlagert werden; kann angeboren od. erworben auftreten. Die Therapie erfolgt operativ durch Verschluss der Bruchpforte.

Skrotal|karzinom n: (klin.) Fachbezeichnung für Karzinom der Haut des Hodensacks; seltener Tumor, der bei Schornsteinfegern als Berufskrankheit (sog. Rußkrebs) auftreten kann.

Skrotal|reflex m: (klin.) physiologischer Reflex*, der nach Bestreichen des Hodensacks u. dessen Umgebung (Dammgegend) sowie bei Kältereizen zu einer Kontraktion der muskulären Schicht (Tunica dartos) führt.

Skrupel (lat. scrupulus ängstliche Genauigkeit, Sorge, Bedenken) m: (allg.) Bezeichnung für ein von Ängstlichkeit u. Unsicherheit geprägtes Gefühl in Bezug auf eine moralisch bewertete Handlung; Vorkommen z. B. in Zusammenhang mit (vermeintlich verbotenen) Handlungen wie z. B. Masturbation* od. außerehelichen Sexualkontakten, aber auch als Ausdruck von Gewissensregungen, die das Überschreiten allgemeiner gesellschaftlicher und rechtlicher Normen verbieten.

Sling (engl. ~ Traggurt): (allg.) auch Liebesschaukel; Bezeichnung für eine hängende Liegefläche aus Ledergurten, meist mit Schlaufen für die in Rückenlage nach oben gerichteten Beine; gilt bei manchen Formen des Geschlechtsverkehrs als besonders bequem für „passive" Partner, während die „aktiven" Partner meist stehen.

Slip (engl. to slip hineinschlüpfen): (allg.) Bezeichnung für kurze Unterhose ohne Beinansatz als Teil der Unterkleidung.

SM: (allg.) übliche Abkürzung für **S**ado**m**asochismus*.

Smegma (gr. σμῆγμα Salbe, Seife) n: (anat.) Fachbezeichnung für sog. Vorhauttalg; weißlich gelbe Masse, die durch Zerfall abgeschilferter Zellen u. beigemischte Sekrete von Talgdrüsen an typischen Stellen der Sexualorgane entsteht; männlich: Innenblatt der Vorhaut u. Eichel des Penis; weiblich: Eichel, Vorhaut u. Frenulum der Klitoris bis zu den kleinen Schamlippen. Bei mangelhafter Intimhygiene* (z. B. infolge einer Phimose*) durch bakterielle Zersetzung übel riechend u. lokal irritierend; Smegma ist nicht selbst karzinogen, begünstigt aber evtl. durch chronische Entzündungsprozesse (Balanitis) die Entstehung von Peniskarzinomen; in Verbindung mit Harnsalzen kann Smegma Konkremente bilden (sog. Präputialsteine).

Society for Sex Therapy and Research: Abkürzung SSTAR; interdisziplinäre amerikanische Vereinigung von Sexualtherapeuten u. -beratern mit Sitz in Washington (Maryland, USA); Ziele sind u. a. Informationsaustausch zwischen klinisch tätigen Therapeuten u. Sexualforschern (http://www.sstarnet.org).

Society for the Scientific Study of Sex: Abkürzung SSSS; 1957 gegründete internationale Fachgesellschaft mit Sitz in Mount Vernon (Iowa, USA); Ziele sind u. a. die wissenschaftliche Erforschung der menschlichen Sexualität sowie die klinische, pädagogische u. soziale Um-

S

setzung sexualwissenschaftlicher Forschungsergebnisse (http://www.ssc.wisc.edu/ssss).

Sodomie f: (allg.) von der (nach biblischer Lesart für ihre nicht näher bezeichnete Sittenlosigkeit von Gott zerstörten) Stadt Sodom hergeleitete Bezeichnung für „widernatürliche Unzucht"; wechselnde Bedeutungen: **1.** im heutigen Sprachgebrauch bedeutungsgleich mit Zoophilie*; **2.** im mittelalterlichen Sprachgebrauch i. e. S. Bezeichnung für Analverkehr zwischen Männern („Sodomiter"), in manchen Zusammenhängen auch für jede Art sexueller Handlungen außer Vaginalverkehr (im angloamerikanischen Sprachgebrauch bis heute so verwendet), z. T. auch für homosexuelle Handlungen zwischen Frauen; in frühen Gesetzestexten steht Sodomie nicht selten i. w. S. als Umschreibung für alle „unaussprechlichen" Sexualkontakte („Unzucht"); **3.** im 19. Jahrhundert z. T. bedeutungsgleich mit Pädophilie*.

Sodomie|porno|graphie f: (jurist.) Fachbezeichnung für pornographisches Material, das sexuelle Handlungen von Menschen mit (auch toten) Tieren wiedergibt; in Deutschland besteht ein absolutes Verbreitungsverbot, s. Pornographie.

Soft|porno (engl. soft weich) m: (allg.) auch sog. weiche Pornographie; Bezeichnung für (altersbeschränkten) Film, in dem sexuelle Handlungen zwar glaubwürdig dargestellt, aber nicht ausgeführt u. Sexualorgane nicht abgebildet werden; sie werden juristisch i. d. R. nicht als Pornographie* eingeordnet u. unterliegen daher lediglich Beschränkungen hinsichtlich der Zugänglichkeit für Kinder u. Jugendliche; s. Freiwillige Selbstkontrolle.

Soi|xante-neuf: früher übliche, verhüllende (frz.) Bezeichnung für Neunundsechzig*.

somatisch (gr. σῶμα Körper): (klin.) Fachbezeichnung für körperlich; vgl. somatogen.

somato|gen: (klin.) auch somatisch, körperlich bedingt; i. e. S. Bezeichnung für Zustände od. Störungen, die v. a. auf organische Veränderungen zurückzuführen sind; ein Krankheitswert im Sinne einer körperlichen Erkrankung besteht bei einer individuellen od. objektiven Beeinträchtigung von Funktionen.

Somato|liberin n: (endokrin.) bedeutungsgleich mit Somatotropin-Releasing-Hormon (Wachstumshormon-Releasing-Hormon), s. Hypothalamushormone.

Somato|statin n: (endokrin.) Abkürzung SS; Somatotropin-Inhibiting-Hormon, s. Hypothalamushormone.

Somato|tropin n: (endokrin.) sog. Wachstumshormon, s. STH.

Somato|tropin-Releasing-Hormon n: (endokrin.) Abkürzung SRH; auch Wachstumshormon-Releasing-Hormon, s. Hypothalamushormone.

Somiten m pl: (embryol.) auch sog. Ursegmente; Fachbezeichnung für Gliederungen des embryonalen Mesoderms, die sich ab dem 20. Entwicklungstag paarig beiderseits des Neuralrohrs bilden (bis zum 35. Tag ca. 42-44 Paare) u. sich differenzieren in sog. Sklerotome (Ausgangszellen des Bindegewebes u. der Wirbelsäule), Dermatome (Ausgangszellen von Dermis- u. Unterhautgewebe) und Myotome (Ausgangszellen der Rumpfmuskulatur); vgl. Embryonalentwicklung (Tab.), Endometrialzyklus (Abb.).

Somno|philie (lat. somnus Schlaf) f: (sexol.) Bezeichnung für ein als Paraphilie* eingeordnetes abweichendes Sexualverhalten*, bei dem sexuelle Erregung u. Befriedigung überwiegend od. ausschließlich durch sexuelle Handlungen an Schlafenden (od. an Partnern, die sich schlafend stellen) erreicht wird.

Sonnen|kulte m pl: (kult.) Sammelbezeichnung für Rituale u. Vorstellungen, die die Sonne betreffen; sie sind in allen Kulturen zu finden u. betreffen die unmittelbar einsichtige Beziehung zwischen dem Lauf der Sonne, Wachstumsprozessen u. dem Wechsel der Jahreszeiten. Die Sonne ist daher einheitlich Symbol für Fruchtbarkeit, Leben u. Macht, sie erlangt ihre Bedeutung auch durch die außerhalb der Tropen spürbare Verbesserung von Befindlichkeit u. sexueller Appetenz im Frühjahr u. Sommer; zugleich zeigt die Produktion von Sexualhormonen eine deutliche Abhängigkeit von der Tageslänge (höher im Sommer) u. von der Tageszeit (maximal am Mittag; vgl. Rhythmen, biologische). In vielen Kulturen werden Sonne u. Mond als Paar betrachtet, s. Mondkulte; vgl. Rhythmen, biologische.

Sono|graphie (lat. sonus Ton) f: s. Ultraschalluntersuchung.

Soor (evtl. von nddt. sor trocken) m: (infektiol.) auch Candidiasis; Infektion mit Hefepilzen der Gattung Candida, s. Candida-Mykose; vgl. Pilzinfektionen.

Sorge, elterliche: (jurist.) Sammelbezeichnung für die im BGB geregelten Rechte u. Pflichten der Eltern, für ihre minderjährigen Kinder zu sorgen; die elterliche Sorge endet mit der Volljährigkeit des Kindes. Es werden unterschieden: **1. Personensorge**, die v. a. persönliche Fürsorge, Pflege, Erziehung (auch unter Einsatz „angemessener Zuchtmittel", s. Züchtigung) u. Bestimmung des Aufenthaltsorts umfasst; **2. Vermögenssorge**, die der Wahrnehmung finanzieller Interessen des Kindes dient; **3. gesetzliche Vertretung** des Kindes, z. B. bei der Abgabe rechtserheblicher Erklärungen wie etwa der Zustimmung zu einem ärztlichen Eingriff. Bei einem Missbrauch der elterlichen Sorge od. Vernachlässigung des Kindes kann das Familiengericht die elterliche Sorge ganz od. teilweise entziehen. In Deutschland sind seit der Kindschaftsrechtsreform von 1998 eheliche u. nichteheliche Kinder gleichgestellt; nicht miteinander verheiratete Eltern können gemeinsam sorgeberechtigt werden (auch wenn die Eltern getrennt leben), sofern sie eine gemeinsame Sorgeerklärung abgeben. Ebenfalls wurde das Umgangsrecht eines mit der Mutter nicht verheirateten Vaters gestärkt, auch Großeltern, Geschwister u. andere enge Bezugspersonen sind umgangsberechtigt.
Historisch geht die elterliche Sorge aus der im Römischen Recht beschriebenen väterlichen Gewalt hervor, der das Kind unterstand, solange der Vater lebte; auch im deutschen Recht lagen Entscheidungen über das Kind zunächst ausschließlich beim Vater, die Mutter hatte für das persönliche Wohl der Kinder zu sorgen. In

S

der Bundesrepublik Deutschland steht nach dem Gleichheitsgrundsatz von 1953 bzw. dem Gleichberechtigungsgesetz von 1957 Vater u. Mutter gemeinsam die elterliche Gewalt zu; bei Uneinigkeit war eine Anrufung des Vormundschaftsgerichts möglich; der für kurze Zeit bestehende sog. Stichentscheid des Vaters, der bei Uneinigkeit den Ausschlag geben sollte, wurde als verfassungswidrig verworfen. Mit dem Gesetz zur Neuregelung des Rechts der elterlichen Sorge wurde 1979 der Begriff der elterlichen Gewalt durch den der elterlichen Sorge ersetzt, Mitspracherechte des Kindes (z. B. bei der Berufswahl) wurden ausgeweitet; mit der Kindschaftsrechtsreform von 1998 fand eine Verschiebung von den Rechten der Eltern hin zu einem verstärkten Schutz der Rechte des Kindes statt; vgl. Kinderrechte.

Sorge|recht: (jurist.) Sammelbezeichnung für das Recht u. die Pflicht, für eine Person (Personensorge) bzw. deren finanzielle Interessen (Vermögenssorge) zu sorgen; i. e. S. das Recht der elterlichen Sorge*.

Sororat (lat. soror Schwester) n: (kult.) auch Schwesternehe; Bezeichnung für eine Form der Verwandtenehe*, bei der ein Mann nach dem Tod der Ehefrau das Recht hat, eine Schwester der Verstorbenen zu heiraten; in westafrikanischen u. zentralasiatischen Gesellschaften bis heute übliche Sitte, die als eine Art Ersatzleistung der Familie der Frau u. als System zur Versorgung hinterbliebener Kinder gilt; vgl. Zwangsheirat.

Sozial|angst (lat. socialis gesellschaftlich): (psychol.) Bezeichnung für Phobie*, bei der eine Furcht vor Konfrontation mit (insbesondere kleinen) Gruppen von Menschen im Vordergrund steht; in der Folge werden solche Situationen vermieden, es kommt zu erheblicher sozialer Isolation.

Sozial|hygiene f: (klin.) aus dem Ende des 19. Jahrhunderts stammende Bezeichnung für die wissenschaftliche Lehre von der sozialen Bedingtheit von Krankheiten u. deren Verlauf sowie den Möglichkeiten, diese durch soziale Interventionen zu beeinflussen; heute Teilgebiet der (soziologisch-medizinischen) Gesundheitswissenschaft (sog. Public* Health).

Sozialisation f: (soziol.) auch Sozialisierung; Bezeichnung für den Prozess der Aufnahme u. Eingliederung eines Individuums in seine Gesellschaft bzw. Gruppe*; mit der Geburt beginnender u. lebenslang andauernder Vorgang, der auf Grundlage physiologischer Gegebenheiten (körperliche u. psychische Entwicklung, Lernfähigkeit u. a.) in Wechselwirkungen zwischen der umgebenden Gesellschaft u. dem Individuum stattfindet u. prinzipiell darauf zielt, ein möglichst wirksames Bestehen der Gruppe zu sichern. Dabei sind in allen Gesellschaften deutlich verschiedene Formen der Sozialisation von Mädchen u. Jungen zu beobachten (s. Geschlechtsrolle, Geschlechtsidentität). Man unterscheidet: **1.** primäre Sozialisation im Kleinkindalter, in der v. a. die Verhaltensregeln u. Normen der unmittelbaren sozialen Umgebung (meist der Familie) vermittelt u. übernommen werden; **2.** sekundäre Sozialisation in Schule u. Beruf (aber auch in Religionsgemeinschaften, Vereinen, Parteien u. a.), in der die kulturellen Besonderheiten, Wertsysteme u. Normen der jeweiligen Gesellschaft od. Gruppe übernommen (aber evtl. auch bewusst abgelehnt) werden. Als wirksame Mechanismen werden v. a. betrachtet: Verstärkung durch Belohnung od. Strafe (auch am Beispiel anderer Personen), verbale Führung (mit Sprache als Grundlage) u. Lernen am Modell (positive u. negative Vorbilder). Stattgefundene Sozialisationsprozesse können für die weitere psychosoziale Entwicklung des Individuums nachteilige Folgen haben, sind aber u. U. nur schwer korrigierbar. Dies gilt insbesondere für die Übernahme sexueller Wertvorstellungen, Verhaltensnormen u. Tabus im Kindes- u. Jugendalter (sog. Sexualisation*).

Sozialismus m: (kult.) Bezeichnung für eine politische Richtung, die zur Beseitigung sozialer Ungleichheit eine Umverteilung des Eigentums an Produktionsmitteln u. eine Angleichung sozialer Chancen anstrebt.

Entstehung im frühen 19. Jahrhundert im Gefolge der Ideen der französischen Revolution u. anderer sozialkritischer Strömungen mit unterschiedlichen (gewerkschaftlichen, humanistischen, christlichen) Hintergründen, in Zusammenhang mit der philosophischen Strömung des sog. Materialismus in der zweiten Hälfte des 19. Jahrhunderts Entwicklung zu politischen Organisationen (Gewerkschaften, Verbänden u. Parteien), die in Deutschland bis 1890 verboten waren. Man unterscheidet mehrere Strömungen, einerseits mit christlich u. bürgerlich geprägten (reformatorischen) Ansprüchen (Sozialdemokratie), andererseits mehrere Strömungen mit revolutionärem Anspruch (kommunistische Parteien); Grundlage politisch u. sozial bestimmender (totalitärer) Systeme, in der Sowjetunion ab 1919, in Deutschland in der DDR von 1949-1989.

In dieser Phase zunächst Übernahme zahlreicher Forderungen der Frauen- u. Schwulenbewegung (stärkere Gleichberechtigung von Frauen, Legalisierung von Schwangerschaftsabbrüchen u. sexueller Aufklärung, liberalere Einstellung gegenüber Homosexualität), aber z. B. in der Sowjetunion schon nach wenigen Jahren Rücknahme wesentlicher Teile der Reformen (eher repressive sexuelle Aufklärung u. Sexualerziehung, erneute Verbote homosexueller Handlungen zwischen Männern); trotz Erleichterung der Ehescheidung einseitige Ausrichtung auf Eheschließung u. Familienförderung (u. U. mit kollektivem Einwirken auf Partnerwahl, Kinderzahl u. a.; vgl. Einkindsystem), sehr weitgehendes Verbot von Prostitution u. Pornographie; in der DDR aufgrund der Erfahrungen im Nationalsozialismus* zwar Straffreiheit für homosexuelle Handlungen zwischen Männern, aber weitgehende Ignorierung von Lesben u. Schwulen im täglichen Leben u. zunehmend biomedizinische Betrachtung sexueller Fragen (z. B. Beschreibung von Homosexualität als sog. Neigungsbehinderung bzw. als endokrinologische Störung). Zwar wurde Sexualität als bedeutsam für die Selbstverwirklichung des Menschen anerkannt, wurden voreheliche Kontakte nicht ausdrücklich verurteilt u. wurde z. B. Freikörperkultur weitgehend toleriert, aber eine sog. Ehe- u. Sexualberatung erfolgte fast ausschließlich im Rahmen medizinischer Angebote u. orientierte eher einseitig auf heterosexuelle Aktivität im Rahmen geordneter Paarbeziehungen.

Als **Oppositionsbewegung** blieben sozialistische Ansichten in der BRD zunächst ohne nennenswerten politischen Einfluss, bildeten aber (wenn auch in vielfältigen Formen) gegen Ende der 60er Jahre Bezugspunkt von Frauenbewegung*, Schwulenbewegung*, Lesbenbewegung* u. sexueller Revolution* (sog. Studentenbewegung).

Auswirkungen in Deutschland nach dem Ende der DDR v.a. in der endgültigen Reform der gesetzlichen Bestimmungen zu Schwangerschaftsabbrüchen; die Bestimmungen zu Ehescheidung u. Versorgung nach Familiengesetzbuch der DDR blieben für vor dem 3.10.1990 in der DDR geschiedene Ehen erhalten.

Sozial|psycho|logie f: (psychol.) Bezeichnung für ein Teilgebiet der Psychologie, das sich mit dem individuellen Erleben u. Verhalten in Wechselwirkung mit anderen Menschen befasst; entstanden im frühen 20. Jahrhundert zunächst als sog. Massenpsychologie, im weiteren Verlauf Differenzierung in Völkerpsychologie, Gruppenpsychologie, Paarpsychologie u. a., jeweils mit dem Ziel, soziale Phänomene (z. B. Gruppenbildung, Rollendifferenzierung, gemeinsame Zielsetzung u. Entscheidungsfindung) auf psychische Merkmale u. Prozesse zurückzuführen und ggf. zu beeinflussen; vgl. Gruppentherapie, Paartherapie.

Sozial|therapie f: (jurist.) Bezeichnung für die Therapie von Straftätern in geschlossenen Einrichtungen des Strafvollzugs; sie findet in besonderen Abteilungen statt u. war bisher v. a. Tätern mit schweren Delikten u. langen Freiheitsstrafen vorbehalten. 1998 gab es in Deutschland insgesamt ca. 850 Plätze; nach dem Gesetz* zur Bekämpfung von Sexualdelikten und anderen gefährlichen Straftaten sind ab 2003 auch Sexualstraftäter mit Freiheitsstrafen über 2 Jahren in sozialtherapeutische Abteilungen zu verlegen, so dass sich ein geschätzter Mehrbedarf von ca. 2200 Plätzen allein für Sexualstraftäter ergibt. Praktisch besteht Sozialtherapie aus psychotherapeutischen Angeboten (Gruppen- u. Einzeltherapie) sowie einer Gestaltung des Alltags im Vollzug, die das Verhalten der Häftlinge in der Gruppe erkennen u. beeinflussen lässt. Vgl. Maßregelvollzug.

Sozio|bio|logie f: (biol.) Bezeichnung für ein Forschungsgebiet der Zoologie, das sich mit der sozialen Entstehung u. Beeinflussung von Verhalten befasst; vgl. Ethologie.

Sozio|hormone n pl: s. Pheromone.

Sozio|logie f: (soziol.) Bezeichnung für die Wissenschaft von Gesellschaften, ihren Formen, Funktionen u. Entwicklungen; erste Theorien (im Rahmen der Philosophie) bereits in der griechischen Antike, als Wissenschaft (sog. soziale Physik) seit der europäischen Aufklärung; im frühen 19. Jahrhundert Begründung eines zunächst von Philosophie u. Humanwissenschaften, später unter Einschluss von Ökonomie u. Psychologie gemeinsam betriebenen Forschungsgebiets mit rascher Differenzierung nach Interessenschwerpunkten in Kultur-, Wirtschafts-, Bevölkerungs-, Arbeitssoziologie, Sexualsoziologie* u. a. sowie in Betrachtungen spezieller Ausschnitte aus Bevölkerungen, z. B. von Familien, Peer-groups, Frauen bzw. Männern, Personen mit Behinderungen od. chronischen Krankheiten, gesellschaftlichen Schichten. Die moderne Soziologie verwendet überwiegend empirische Methoden (sog. empirische Sozialforschung).

Sozio|pathie f: (psychiatr.) auch Psychopathie; eher veraltete Fachbezeichnung für eine Persönlichkeitsstörung, die sich durch wiederholte aggressive (antisoziale) Handlungen auszeichnet; i. d. R. bestehen weder Schuldgefühle noch Beeindruckbarkeit durch Strafen od. negative Konsequenzen. Weitere typische Merkmale sind eine eher überdurchschnittliche Intelligenz, Suche nach Sensation u. Erregung, geringe Zuverlässigkeit u. selten enge Partnerbindungen; auch sozial erfolgreiche Formen der Soziopathie sind möglich (z. B. Diktatoren), allerdings wird ein gehäuftes Vorkommen bei Strafgefangenen beschrieben. Psychophysiologisch erscheint ein Defekt der Gehirnfunktion möglich (Mangel an Angst u. passivem Vermeidungslernen), der durch Alkohol u. Tranquilizer verstärkt wird; andererseits werden auch wesentliche Einflüsse des sozialen Milieus angenommen. Die Therapie soziopathischen Verhaltens ist schwierig, der (sozial- u. psychotherapeutischen) Prävention bei auffälligen Jugendlichen kommt daher besondere Bedeutung zu.

Sozio|sexualität f: (soziol.) Sammelbezeichnung für sexuelle Empfindungen u. Verhaltensweisen, die sich auf andere Personen beziehen (Gegensatz Autoerotik* bzw. Autosexualität); soziosexuelles Verhalten wird in der Kindheit gelernt (vgl. Kindersexualität) u. bildet für die überwiegende Mehrheit der Erwachsenen die bevorzugte Form sexuellen Handelns. Neben einer individuellen Bedeutung soziosexuellen Verhaltens werden (v. a. bei Primaten wie Bonobos, Pavianen u. a.) auch kollektive (soziobiologische) Funktionen im Hinblick auf die Durchsetzung von Machtansprüchen, aber auch auf Konfliktlösung u. Aggressionshemmung beobachtet; vgl. Ethologie.

Spähertum, sexuelles: (allg.) veraltete Bezeichnung für Voyeurismus*.

Spät|ehe: (allg.) Bezeichnung für Eheschließung zwischen im Vergleich zum üblichen Heiratsalter sehr alten Ehepartnern.

Spät|entwicklung: (allg.) auch Retardierung; Bezeichnung für gegenüber dem Durchschnitt Gleichaltriger verspätet einsetzende Pubertät (s. Pubertätsstörungen) bzw. für Verzögerungen der psychomotorischen Entwicklung (s. Behinderung, geistige).

Spät|geburt: (gebh.) Bezeichnung für eine Geburt, deren Termin die errechnete Schwangerschaftsdauer um mindestens 14 Tage überschreitet; wegen des Risikos eines Versagens der Plazenta ist eine Einleitung der Geburt erforderlich; vgl. Geburtskomplikationen.

Spät|gestose f: (gebh.) Fachbezeichnung für die v. a. im dritten Schwangerschaftsdrittel auftretende (EPH-)Gestose*.

Spanking (engl. ~ Tracht Prügel) n: (allg.) Bezeichnung für das Verabreichen von Schlägen, insbesondere auf das Gesäß (mit der flachen Hand od. mit breiten Riemen) im Rahmen sadomasochistischer Handlungen; i. w. S. auch bedeutungsgleich mit Flagellation* verwendet. Schläge auf das Gesäß scheinen nicht nur über die Schmerzempfindung erregend zu wirken, sondern die an Erektion u. Ejakulation beteiligten Nervenzentren des unteren Rückenmarks auch direkt zu stimulieren; vgl. Sadomasochismus.

Spanner: (allg.) meist abwertend gemeinte Bezeichnung für einen Menschen, dem voyeuristische Handlungen angelastet od. entsprechende Absichten unterstellt werden, s. Voyeurismus.

Spannung: (psychol.) Bezeichnung für einen durch unterschiedliche Motive hervorgerufenen Zustand der Erregung, der eine zeitnahe Lösung verlangt; typischer Fall ist die durch sexuelle Motivation entstehende Erregung*, die sich im Orgasmus* löst u. deren lang dauernde Aufrechterhaltung das psychische Gleichgewicht beeinträchtigen kann.

Special K: (allg.) in Subkulturen übliche Bezeichnung für das Narkosemittel Ketamin*, das auch als Rauschmittel* gebraucht wird.

Speed (engl. ~ Schnelligkeit) n: (allg.) in Subkulturen übliche Bezeichnung für als (illegale) Rauschmittel* gebrauchte Amphetamine*.

Speichel|test m: (allg.) Kurzbezeichnung für **1.** DNA*-Fingerprint-Methode, bei der im Speichel vorhandene Zellen als Untersuchungsmaterial verwendet werden; **2.** Verfahren der natürlichen Kontrazeption* anhand der Untersuchung des Speichels auf eine Kristallbildung ähnlich dem Farntest* zum Zeitpunkt des Eisprungs (typische Salzkristalle). Vorteil: kein Eingriff in den Hormonstoffwechsel. Nachteile: bei alleiniger Anwendung sehr unzuverlässig; schwierig zu interpretieren.

Spekulum (lat. speculum Handspiegel) n: (klin.) trichter- od. röhrenförmiges (evtl. erweiterbares) Untersuchungsinstrument zum Einführen in natürliche Körperöffnungen, z. B. Ohrenspekulum, Mastdarmspekulum, Scheidenspekulum*.

Sperma (gr. σπέρμα Samen) n: (anat.) Semen, Samenflüssigkeit; die bei Ejakulation* entleerte Flüssigkeit; man unterscheidet: **1. korpuskuläre Bestandteile:** Samenzellen, unreife Keimzellen, abgeschilferte Epithelzellen aus den Samenwegen, evtl. Leukozyten; **2. flüssige Bestandteile:** Sekrete aus Hoden, Nebenhoden, Prostata u. Bläschendrüse (sog. Seminalplasma), die v. a. die Beweglichkeit der Samenzellen im Milieu von Vagina, Uterus u. Eileiter gewährleisten (alkalischer pH, Fruktose) u. das Durchdringen des Zervikalschleims erleichtern (Hyaluronidasen), sowie von den Samenzellen freigesetzte proteolytische Enzyme, die das Eindringen der Samenzellen in die Eizelle ermöglichen (Akrosin u. a.; s. Kapazitation).
Im Verlauf der Ejakulation sind drei Fraktionen zu unterscheiden: **1. Vorfraktion:** weißliche Flüssigkeit, v. a. aus der Prostata; **2. Hauptfraktion:** farblose Flüssigkeit mit gallertigen Bestandteilen u. Samenzellen; **3. Schlussfraktion:** gelbliche gallertige Flüssigkeit, v. a. aus den Bläschendrüsen. Frisches Sperma ist flockig-zähflüssig u. verflüssigt sich nach 15-30 Minuten infolge proteolytischer Aktivität von Prostata-Enzymen. Zusammensetzung u. Normalwerte: s. Tab.; klinische Beurteilung von Samenzellen: s. Zeugungsfähigkeit (Tab.).

Sperma
Normalwerte des Ejakulats nach 5-tägiger sexueller Karenz

Menge	4 ml (2–6 ml)
Nebenhoden	ca. 10%, darunter: 3–5% Samenzellen (ca. 40 Mio./ml)
Prostata	15–30%
Bläschendrüsen	60–70%
pH	7,0–7,8
Geruch	kastanienblütenartig
Farbe	grau, weiß, gelblich
Konsistenz	zähflüssig, flockig, flüssig nach 15–30 Minuten
Fruktose	über 1200 µg/ml
Akrosin-Aktivität	50–200 mU/ml
Carnitin	7,0 mg%
saure Phosphatase	100–300 µg

Sperma|allergie (gr. ἄλλος anders, ἔργον Tat) f: (immunol.) Fachbezeichnung für eine (äußerst selten beobachtete) erworbene Allergie von Frauen gegen Sperma; bei entsprechender allergischer Prädisposition führt wiederholter Kontakt mit Sperma zu Vulvaödem, Uteruskrämpfen, Quaddelbildung, Asthmaanfällen u. schockähnlichen Kreislaufreaktionen (sog. allergischer Kohabitationsschock*).

Sperma|bank: s. Samenbank.

Sperma|immunität f: (klin.) Fachbezeichnung für die Entstehung von Immunreaktionen durch Bildung von Antikörpern gegen Samenzellen (Spermienantikörper*) od. Bestandteile der Samenflüssigkeit; bei Männern v. a. als Autoantikörper, z. B. nach Verschluss od. Verletzung der Samenwege mit Übertritt von Samenzellen in den Blutkreislauf (regelmäßig nach Vasoresektion*), bei Frauen als Antikörper gegen Samenzellen eines bestimmten Mannes nach wiederholter Exposition, aber auch allgemein (sehr selten allergischer Kohabitationsschock*). Führt zu Einschränkungen der Fertilität (geschätzter Anteil an ungewollter Kinderlosigkeit 6-12 %) u. kann mit speziellen Tests nachgewiesen werden (s. Penetrationstests); therapeutisch kann durch Verwendung von Kondomen versucht werden, ein Absinken der Antikörper zu erreichen (sog. Expositionsprophylaxe), Kortikoide können evtl. die Antikörperbildung unterdrücken; bei Erfolglosigkeit kommen evtl. Methoden der assistierten Reproduktion* in Betracht.

Sperma|konservierung: (androl.) Fachbezeichnung für das Einfrieren u. Aufbewahren von Sperma in flüssigem Stickstoff (-196 °C) z. B. bei Samenbanken, erfolgt i. d. R. zum Zweck einer späteren künstlichen Befruchtung (s. Insemination), seltener zu diagnostischen Zwecken.

Sperma|nachweis: (forens.) Nachweis von Samenzellen außerhalb der männlichen Samenwege, z. B. im Rahmen kriminaltechnischer od. rechtsmedizinischer Ermittlungen bei Verdacht auf eine Sexualstraftat*. Häufig finden sich Spermaspuren auf Kleidungsstücken od. Sofas, auf der Haut, in Abstrichen von Scheide, Mundhöhle od. Enddarm; der Nachweis ist mit folgenden **Methoden** möglich: **1.** makroskopische Beurteilung: grau-gelbliche, evtl. weißrandige, häufig leicht versteifte Flecken; fluoreszenztechnische Verfahren od. chemische Suchtests liefern häufig unspezifische Ergebnisse. **2.** mikroskopischer Nachweis: Praktisch bedeutsam u. allein beweisend ist der mikroskopische Nachweis von Samenzellen (im Nativ- od. Farbpräparat) mit typischer Form. **3.** immunchemische Farbreaktionen: Untersuchung auf spezifische Bestandteile, z. B. auf Sperminkristalle* durch sog. Kristallproben nach Puranen od. Florence. Eine Unterscheidung von tierischem u. menschlichem Sperma ist u. a. durch Immunelektrophorese möglich.

Sperma|plasma (gr. πλάσμα Gebilde) n: (anat.) auch Seminalplasma; Fachbezeichnung für die flüssigen, nichtkorpuskulären Anteile des Ejakulats, s. Sperma.

Sperma|spende: s. Samenspende.

Spermatiden f pl: (biol.) Fachbezeichnung für entwicklungsgeschichtliche (ontogenetische) Vorläufer der Samenzellen bei der Spermienbildung*, s. Abb. dort.

Spermatitis f: (androl.) Samenstrangentzündung, s. Funiculitis.

Spermato|genese f: (biol.) Fachbezeichnung für Spermienbildung*.

Spermato|gonien f pl: (biol.) auch Spermiogonien, Ursamenzellen; Fachbezeichnung für entwicklungsgeschichtliche (ontogenetische) Vorläufer der Samenzellen bei der Spermienbildung*.

Spermato|gramm n: s. Spermiogramm.

Spermato|logie f: (klin.) Bezeichnung für ein Teilgebiet der Andrologie*, das sich mit Spermienbildung* u. deren Störungen befasst; vgl. Spermiogramm.

Spermato|phagie f: (psychiat.) Fachbezeichnung für eine Form von Essstörung*, bei der über mindestens einen Monat (eigenes od. fremdes) Sperma verzehrt wird; Vorkommen z. B. bei psychiatrischen Erkrankungen od. (evtl. mit Lustgewinn verbunden) bei Pikazismus*; auch im Rahmen des üblichen Sexualverhaltens relativ verbreitet, s. Fellatio.

Spermato|phore f: (biol.) auch als Receptaculum seminis bezeichnete Organe von weiblichen wirbellosen Tieren zur Aufnahme u. (ggf. jahrelangen) Speicherung männlicher Samenzellen.

Spermato|plasma n: (anat.) Fachbezeichnung für das Zytoplasma von Samenzellen*.

Spermator|rhö f: (klin.) Fachbezeichnung für Ausfluss von Sperma aus der Harnröhre ohne sexuelle Erregung, insbesondere bei Stuhlgang (Defäkationsspermatorrhö) oder Wasserlassen (Miktionsspermatorrhö, Spermaturie*); die zugrunde liegende Störung betrifft die Ausspritzungsgänge (Ductus ejaculatorii), als Ursachen kommen eine Übererregbarkeit infolge längerer sexueller Karenz, chronischer Entzündungen od. psychischer Störungen in Frage, selten auch Nervenschädigungen bei Querschnittlähmung; vgl. Prostatorrhö.

Spermato|toxin n: (klin.) veraltete Bezeichnung für zytotoxische Antikörper gegen Samenzellen od. andere Bestandteile des Ejakulats, s. Spermaimmunität.
(pharmak.) allgemeine Bezeichnung für chemische Verbindungen mit schädigender Wirkung auf Samenzellen.

Spermato|zele (gr. κήλη Bruch) f: (klin.) Fachbezeichnung für eine im Hodensack (überwiegend im Nebenhoden) gelegene, glatt begrenzte Zyste, die mit proteinreicher, spermienhaltiger Flüssigkeit gefüllt ist (sog. Samenbruch; vgl. Ultraschalluntersuchung, Abb.); entsteht meist infolge von Traumen od. Entzündungen, auch infolge fehlgebildeter Hoden- u. Nebenhodenkanälchen. Diagnostische Abgrenzung zu Nebenhoden- oder Hodentumoren* wichtig, i. d. R. besteht kaum die Notwendigkeit einer Therapie.

Spermato|zele, allo|plastische (gr. ἄλλως auf andere Weise, πλαστικός gebildet) f: (klin.) Fachbezeichnung für ein dem Nebenhoden operativ aufgenähtes Behältnis aus Silikon-Kautschuk zum Sammeln von Samenzellen, die durch Abpunktieren gewonnen u. zur künstlichen Befruchtung* verwendet werden können. Empfohlen in Fällen von Infertilität bei beiderseits fehlender Anlage der Samenleiter od. langstreckigen Verengungen.

Spermato|zoen n pl: (biol.) auch Samentierchen; historische Fachbezeichnung für Samenzellen*, z. T. auch für deren entwicklungsgeschichtliche (ontogenetische) Vorläufer bei der Spermienbildung*.

Spermato|zystitis f: (androl.) auch Vesiculitis; Bezeichnung für die Entzündung der Bläschendrüsen*; ein- od. beidseitiges Vorkommen infolge hämatogener od. aufsteigender Infektionen (z. B. bei Gonorrhö*, chronischer Prostatitis*), evtl. unter Mitbeteiligung umgebenden Gewebes (sog. Perispermatozystitis); **Symptome:** Fieber, Schmerzen, Dysurie, Hämospermie.

Spermato|zyten m pl: (biol.) auch Spermiozyten. Fachbezeichnung für entwicklungsgeschichtliche (ontogenetische) Vorläufer der Samenzellen bei der Spermienbildung*, s. Abb. dort.

Spermat|urie f: (klin.) Fachbezeichnung für das Vorhandensein von Samenzellen im Urin; in geringen Mengen nach Ejakulation od. längerer Erektion physiologisch, bei größeren Mengen Hinweis auf retrograde Ejakulation*.

Sperma|untersuchung: (allg.) auch Samenuntersuchung, s. Spermiogramm.

Sperma-Zervikal|mukus-Kontakt|test (lat. mucus Schleim) m: s. Kurzrok-Miller-Test.

Spermidin n: (biochem.) Vorstufe von Spermin*.

Spermien (lat. spermium Samenzelle) f pl: (biol.) Bezeichnung für die reifen männlichen Keimzellen, s. Samenzellen.

Spermien|agglutinine n pl: (klin.) veraltete Fachbezeichnung für (agglutinierende) Spermienantikörper*.

S

Spermien|antigene n pl: (immunol.) Fachbezeichnung für Strukturen auf der Oberfläche von Samenzellen (insbesondere an Kopf u. Schwanz), die die Bildung von Spermienantikörpern* u. Spermien*-Autoantikörpern induzieren können, s. Spermaimmunität.

Spermien|anti|körper: (immunol.) Fachbezeichnung für Antikörper gegen Samenzellen, die nach Exposition gegenüber fremdem od. (z. B. nach Sterilisation) körpereigenem Sperma gebildet werden, gegen spezifische Strukturen der Samenzellen (Kopf, Schwanz u. a.) gerichtet sind u. agglutinierende, präzipitierende, immobilisierende od. zytolytische Eigenschaften haben; es besteht u. U. Kreuzreaktivität mit Antikörpern gegen Trichomonaden. Das Vorhandensein von Spermienantikörpern kann zu Sterilität eines Paares bzw. Zeugungsunfähigkeit des Mannes führen (s. Spermaimmunität) u. wird durch spezielle Untersuchungsverfahren nachgewiesen, s. Penetrationstests.

Spermien-Auto|anti|körper: (immunol.) Fachbezeichnung für Spermienantikörper*, die nach Exposition gegenüber körpereigenem Sperma gebildet werden können, falls es in den Blutkreislauf gelangt. Autoimmunreaktion, z. B. bei Verschluss od. nach Verletzung der Samenwege, s. Spermaimmunität.

Spermien|beweglichkeit: (androl.) Bezeichnung für die Fähigkeit reifer Samenzellen* zur Fortbewegung durch seriellen Auf- u. Abbau spezifischer Molekülverbindungen zwischen den Tubuli des Spermienschwanzes (s. Samenzelle, Abb.), wobei Fruktose als Energiequelle genutzt wird (s. Sperma); wichtige Voraussetzung für Zeugungsfähigkeit*. Die Geschwindigkeit der Fortbewegung beträgt $\geq 25\,\mu m/s$ (1,5 mm/min bzw. 9 cm/h), in Flüssigkeitsströmen erfolgt sie entgegengerichtet (positiv rheotaktisch), so dass das Eindringen in den Uterushals u. das Aufsteigen in die Eileiter gesteuert durch deren Sekrete erfolgt. Die Spermienbeweglichkeit hängt u. a. ab von pH u. Fruktosegehalt des Milieus u. erlischt (reversibel) unterhalb von 5-10 °C. Auch bei physiologischer Beweglichkeit (Normokinospermie) sind im Ejakulat ca. 30 % der Samenzellen unbeweglich. Die Beurteilung erfolgt mikroskopisch, wobei die Samenzellen (i. d. R. subjektiv) mehreren Klassen zugeordnet werden (rasch – langsam – nicht progressiv beweglich od. unbeweglich) sowie Bewegungsrichtung, Bewegungsrhythmus u. Bewegungsdauer im Präparat beurteilt werden, s. Spermiogramm.

Spermien|bildung: (anat.) auch Samenbildung, Spermatogenese, Spermiogenese; Bezeichnung für die Entwicklung von Samenzellen in Hoden* u. Nebenhoden*. Während der Embryonalzeit bis zur Pubertät werden die Urkeimzellen (s. Endometrialzyklus, Abb.) durch mitotische Zellteilung in **Spermatogonien** mit doppeltem (diploidem) Chromosomensatz umgewandelt, aus denen sich dann bis ins hohe Lebensalter im Keimepithel der Hoden **primäre Spermatozyten** entwickeln (s. Abb.). Nach einer ersten Reifeteilung (Meiose) werden diese zu **sekundären Spermatozyten**, aus denen sich durch eine zweite Reifeteilung je zwei **Spermatiden** mit einfachem (haploidem) Chromosomensatz entwickeln. Anschließend erfolgt unter Mitwirkung der Sertoli-Stützzellen des Hodens

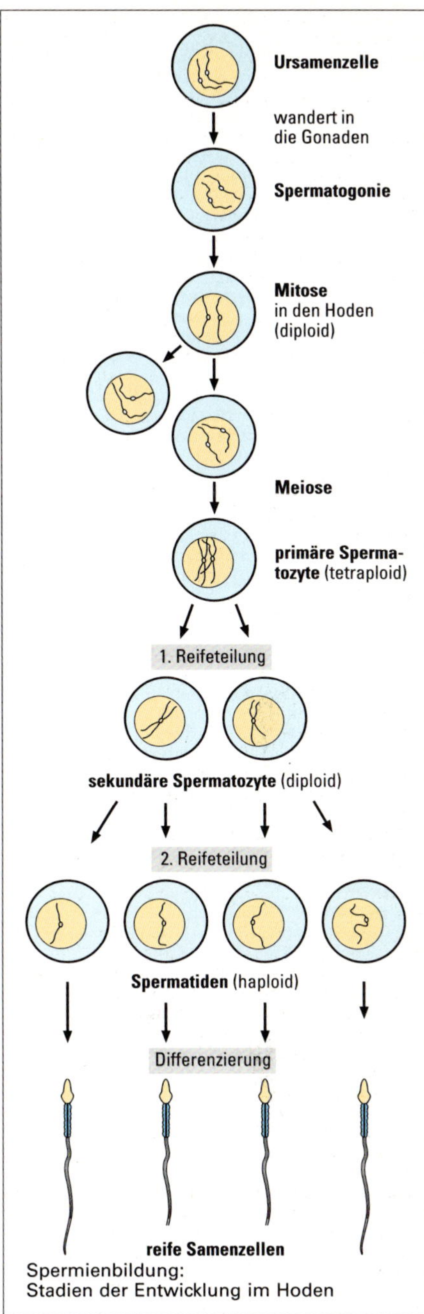

Spermienbildung: Stadien der Entwicklung im Hoden

die Differenzierung zu reifen Samenzellen (Spermiohistogenese).

Spermien|injektion, intra|zyto|plasmatische f: (gebh.) Bezeichnung für ein Verfahren der In-vitro-Fertilisation, s. ICSI.

Spermien|invasions|tests (lat. invasio Eindringen) m pl: (klin.) Fachbezeichnung für Penetrationstests* zur Abklärung einer durch Spermaimmunität* verursachten (zervikalen) Sterilität* eines Paares.

Spermien|konkurrenz f: auch Spermienwettbewerb, s. Zertation.

Spermin n: (biochem.) Diaminopropylputreszin; biogenes Polyamin, das auf DNA strukturstabilisierend wirkt u. vermehrt in der Prostata gebildet wird; kommt prinzipiell in allen Geweben vor, prägt aber (zusammen mit seiner Vorstufe **Spermidin**) den charakteristischen Geruch von Sperma*.

Spermin|kristalle n pl: (biochem.) Bezeichnung für aus Spermin gebildete kristalline Strukturen, die für eingetrocknetes Sperma typisch sind; rechtsmedizinisch zum Spermanachweis* bedeutsam.

Spermio|genese f: (anat.) auch Spermiohistogenese; Bezeichnung für die Umwandlung von Spermatiden zu reifen Samenzellen im Rahmen der Spermienbildung*.

Spermio|gramm n: (androl.) auch Spermatogramm; Bezeichnung für das Ergebnis einer Spermauntersuchung, durchgeführt an Ejakulat, das nach 3- bis 5-tägiger sexueller Enthaltsamkeit durch Masturbation gewonnenen wird, meist bei vermuteter Zeugungsunfähigkeit*.
Verfahren: Beurteilt werden verschiedene Aspekte (u. a. Volumen, Spermienzahl, -beweglichkeit u. -form, vgl. Zeugungsfähigkeit, Tab.) sowie biochemische Parameter (s. Sperma, Tab.). Die Spermienbeweglichkeit* wird nach 30 u. 120 Minuten beurteilt; mindestens 50 % aller Samenzellen zeigen anfangs eine schnelle Vorwärtsbewegung od. eine langsam bis träge progressive Beweglichkeit; auch nach 2 Stunden sollte der Beweglichkeitsverlust nur gering sein (< 15 %).
Durch spezielle Färbemethoden kann zwischen lebenden Spermien (keine Anfärbung) u. membrangeschädigten abgestorbenen Spermien (Rotfärbung) unterschieden werden. Bei fehlenden Samenzellen (Azoospermie) od. geringer Anzahl (Oligozoospermie) sind weiterführende Untersuchungen (z. B. beidseitige Hodenbiopsie) erforderlich; bei Verdacht auf Entzündungen od. sexuell übertragbare Infektionen* erfolgen weitergehende bakteriologische Untersuchungen; Nachweis von Spermienantikörpern bei Verdacht auf immunologisch bedingte Unfruchtbarkeit (Spermaimmunität*); zusätzlich je nach Fragestellung evtl. endokrinologische u. genetische Untersuchungen.

Spermio|histo|genese (gr. ἱστός Gewebe) f: (anat.) auch Spermiogenese; Bezeichnung für die Umwandlung von Spermatiden zu reifen Samenzellen im Rahmen der Spermienbildung*.

Spermio|zyten m pl: (biol.) auch Spermatozyten; Bezeichnung für die entwicklungsgeschichtlichen (ontogenetischen) Vorläufer der Samenzellen im Rahmen der Spermienbildung*.

Spermi|zide (von lat. caedere töten) n pl: (pharmak.) Fachbezeichnung für Substanzen, die Samenzellen abtöten u. zur Empfängnisverhütung (Kontrazeption*) verwendet werden; als volkstümliches Mittel fand z. B. Reisschleim mit Kochsalz Verwendung, als chemisch definierte Substanz werden v. a. Nonoxinol* 9 in verschiedenen Zubereitungsformen (Cremes, Schaumovula, Filmtabletten u. a.) od. Milchsäure* angewendet; mit Alkyloxynol-741 (Agent 741), Benzalkoniumchlorid, Chlorhexidin, Gramicidin-D, Oktoxinol, RS-37367 u. a. sind zahlreiche Substanzen ebenso in der Erprobung wie neue Zubereitungsverfahren (LASRS*), die eine länger anhaltende Wirkungsdauer (bis 12 Stunden) ermöglichen sollen. Spermizide sind allein (s. Kontrazeptiva, chemische) od. zur Erhöhung der Zuverlässigkeit mit mechanischen Kontrazeptiva (z. B. Scheidendiaphragma, Kondom) anwendbar (vgl. Portiokappe, Abb.). **Vorteile:** einfache Handhabung, nur geringfügige Unterbrechung der intimen Kommunikation, Wirkungseintritt nach ca. 10 Minuten. **Nachteile:** bei alleiniger Verwendung von Spermiziden geringe Zuverlässigkeit mit einem Pearl-Index von 5-9 (-29), kurze Wirkungsdauer, kein Schutz vor sexuell übertragbaren Infektionen*, evtl. Schleimhautreizungen u. dadurch Begünstigung von Infektionen, allergische Reaktionen; stark mikrobizid wirksame Substanzen können zu einer Störung der Vaginalflora führen.

Sperm|ovium n: (biol.) veraltete Fachbezeichnung für die aus der Befruchtung hervorgehende Zygote*.

Sperr|gebiets|verordnung: (jurist.) Abkürzung SGVO; Bezeichnung für kommunale Verordnung, die die Ausübung der Prostitution* auf bestimmte Gebiete (sog. Toleranzzonen) beschränkt u. in anderen Gebieten (sog. Sperrbe-

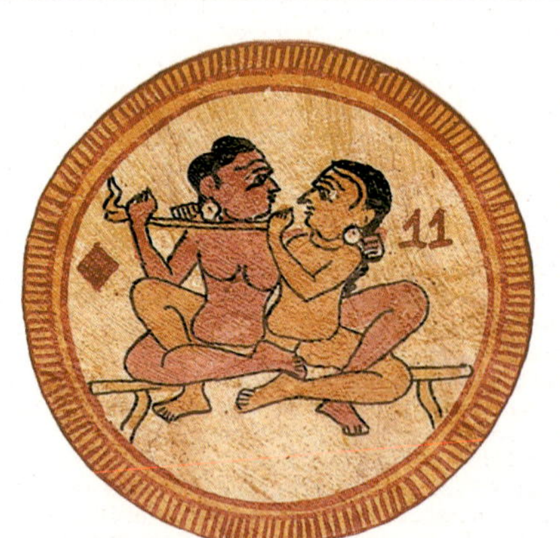

Spielkarten:
Indische Spielkarte aus Puri (Provinz Orissa, ca. 1950); das Kartenspiel zeigt sexuelle Handlungen, wie sie schon im Kamasutra beschrieben und in hinduistischen Tempelanlagen (z. B. in Konarak) auf Wandreliefs dargestellt sind.

S

zirken) ganz od. zu bestimmten Tageszeiten verbietet; Rechtsgrundlage ist Art. 297 des Einführungsgesetzes zum Strafgesetzbuch, entsprechende Verordnungen bestehen in fast allen deutschen Städten (Ausnahme Berlin); prinzipielles Ziel ist die Wahrung von öffentlicher Ordnung u. Sittlichkeit (z. B. Jugendschutz), Ergebnis ist u. U. eine Verdrängung der Prostitution in Randgebiete der Städte u. die Entstehung monopolartiger Strukturen in den Toleranzzonen, die die Situation der Prostituierten verschlechtern (z. B. Wuchermieten in Bordellen).

Sperrung: (psychol.) Bezeichnung für eine Störung des Denkablaufs in emotional besonders belastenden Situationen (sog. Blockierung), z. B. bei Prüfungen.
(psychiat.) auch Bezeichnung für eine formale Denkstörung, die im Rahmen von Psychosen* auftreten kann u. durch plötzliches Abreißen von Gedanken u. Eintreten in eine Denkpause ohne äußeren Anlass gekennzeichnet ist.

Spezifität (mlat. specificus eigentümlich) f: (statist.) Bezeichnung für die Fähigkeit eines Testverfahrens, ein zu prüfendes Merkmal festzustellen od. auszuschließen u. nicht auf andere Merkmale zu reagieren (im Gegensatz zur Sensitivität*, d. h. seiner Fähigkeit, ein Merkmal überhaupt festzustellen).

Sphincter vaginae (gr. σφιγκτήρ Schließmuskel) m: (anat.) ungebräuchliche Sammelbezeichnung für eine Gruppe von Muskeln (Constrictor* cunni), die den Scheideneingang verengen, s. Beckenboden (Abb.).

Spiculae glandis (lat. spiculum Spitze, Stachel) f pl: (anat.) Fachbezeichnung für kleine Hornzapfen am Rand der Eichel des Penis (in der Corona* glandis u. im Collum* penis), individuell verschieden ausgeprägte Strukturen, die die sexuelle Reizwirkung des Penis verstärken; nicht zu verwechseln mit Kondylomen*.

Spiegel: (allg.) Bezeichnung für stark reflektierende Oberflächen, heute überwiegend aus beschichtetem Glas, die das Betrachten des eigenen Körpers erlauben u. den Blickwinkel verändern. Im Verlauf der psychosexuellen Entwicklung* gilt die (libidinöse) Identifikation mit dem eigenen Spiegelbild als wichtiger Schritt zwischen Autoerotik* u. späteren Objektbeziehungen*; die im Spiegelbild empfundene Attraktivität des eigenen Körpers bleibt bei manchen Menschen lebenslang sexuell erregend, vgl. Narzissmus. Auch wegen der veränderten Perspektive auf die Beteiligten steigert das Betrachten eigener sexueller Handlungen im Spiegel bei zahlreichen Menschen die sexuelle Erregung; einseitig durchsichtige Spiegel (Einwegspiegel) sind im Zusammenhang mit Adspektprostitution* bedeutsam; vgl. Voyeurismus.

Spiel|karten: (kult.) Sammelbezeichnung für kleinformatige, viereckige od. runde Blätter aus steifem Karton zum Kartenspiel; zuerst im Orient aufgekommen, in Europa seit dem 14. Jahrhundert verbreitet. Ihre Bedeutung wird durch bunte Figuren bzw. Symbole auf der Vorderseite gekennzeichnet, die Rückseiten sind i. d. R. einheitlich gemustert; bei der Gestaltung der Vorderseiten werden nicht selten erotische Motive, Aktdarstellungen od. Nacktfotos verwendet (s. nebenstehende Abb.). Vgl. Erotika.

Spiel, sexuelles: (pädagog.) Sammelbezeichnung für kindliche Spiele mit Erkundung der Geschlechtsorgane (sog. Doktorspiele*), Nachspielen von Geschlechterrollen u. a. in den Phasen der psychosexuellen Entwicklung*.
(allg.) Bezeichnung für Liebesspiele*.

Spinnbarkeits|test m: (gynäkol.) Bezeichnung für ein Verfahren zum Nachweis einer Östrogenwirkung im frischen Zervikalschleim* des Uterus; 3-4 Tage vor dem Eisprung wirkt der sonst zähe Schleim nach Entnahme glasig u. dünn, er kann (zwischen zwei Klemmen od. Objektträgern bzw. im Rahmen einer Selbstuntersuchung zwischen zwei Fingern, s. Abb.) bis auf eine Länge von mindestens 8 cm ausgezogen („gesponnen") werden. Dient zur diagnostischen Klärung von Zyklusstörungen u. Unfruchtbarkeit (s. Ovulationstests).

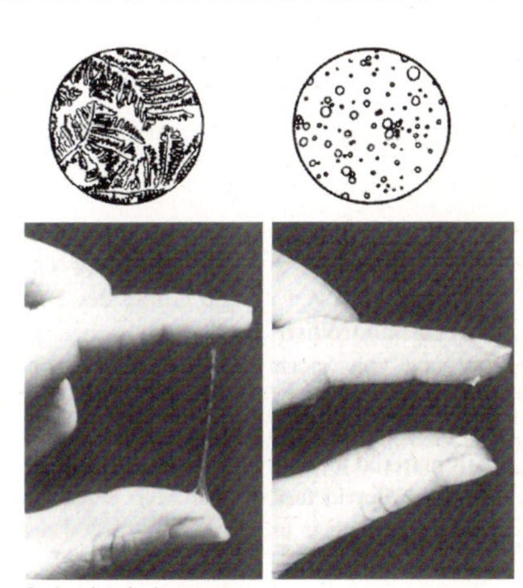

Spinnbarkeitstest:
Elastischer („spinnbarer") Zervixsschleim als Zeichen für fruchtbare Tage (links) mit mikroskopischem Farnkrautphänomen (darüber); zäher Zervixschleim als Zeichen für unfruchtbare Tage (rechts) ohne mikroskopisches Farnkrautphänomen (darüber)

Spintria: (kult.) in der erotischen Literatur* der römischen Antike Bezeichnung für gleichzeitigen Geschlechtsverkehr von drei od. mehr Personen miteinander; vgl. Gruppensex.

Spirale (gr. σπεῖρα Windung) f: (allg.) Bezeichnung für Intrauterinpessar*.
(genet.) Kurzbezeichnung für die spiralförmige Doppelhelix der DNA*.

Spirale danach f: (sexol.) Kurzbezeichnung für das Einlegen eines Intrauterinpessars* zur Schwangerschaftsverhütung innerhalb von 5 Tagen nach einem ungeschützten Koitus bzw. nach Versagen angewendeter Kontrazeptiva; vgl. Kontrazeption, postkoitale.

Spiro|chäten (gr. χαίτη Mähne) f pl: (infektiol.) Bezeichnung einer Familie von Bakterien, zu der auch Treponema pallidum (der Erreger der Syphilis*) zählt; vgl. Treponematosen.

Spitz, René Arpad (1887-1974): Arzt u. Psychoanalytiker, Wien, nach 1938 in Denver (Colorado, USA); Forschungen u. a. zur Mutter-Kind-Beziehung (s. Mutterbindung) u. den Folgen eines frühzeitigen Verlusts der Mutter (Beschreibung der sog. anaklitischen Depression; vgl. Hospitalismus, psychischer) sowie zu lerntheoretischen Aspekten von Sexualität.

Split|ejakulat (engl. split Trennung) n: (androl.) Fachbezeichnung für fraktioniert aufgefangenes Ejakulat* zur differenzierten Untersuchung; in der ersten Fraktion überwiegen Sekrete aus der Prostata, in der zweiten Spermien aus dem Samenleiter sowie Sekrete aus Prostata u. Bulbourethraldrüse, in der dritten Fraktion überwiegt Sekret der Bläschendrüsen; vgl. Sperma.

Sponsalien (lat. sponsalia Verlobung) f pl: (jurist.) historische Fachbezeichnung für Verlobung*.

Spontan|abort (lat. spontaneus freiwillig) m: (klin.) Bezeichnung für nicht beabsichtigte Fehlgeburt* (im Gegensatz zum beabsichtigten Schwangerschaftsabbruch*).

Spontan|beziehung: (allg.) Bezeichnung für Beziehung*, die einem plötzlichen Impuls folgend entsteht; vgl. Liebe auf den ersten Blick.

Spontan|erektion f: (physiol.) Bezeichnung für eine ohne bewusste sexuelle Erregung eintretende Erektion* des Penis, v. a. nachts: drei- bis fünfmal im Laufe von 8 Stunden, jeweils für ca. 20-30 Minuten in den Traumphasen (REM-Phasen), manchmal in Verbindung mit erinnerten Träumen, selten auch mit Ejakulation* (sog. feuchter Traum, vgl. Traumpollution); tritt vermehrt in den Morgenstunden ein u. ist daher häufig beim Erwachen feststellbar (Morgenerektion). Bei Querschnittlähmung* kommt es infolge teilweiser od. vollständiger Autonomie des Erektionszentrums häufig zu Spontanerektion nach mechanischer Reizung des Penis.

Sport: (allg.) Sammelbezeichnung für Tätigkeiten, die um ihrer selbst willen ausgeübt werden u. meist der Verbesserung der körperlichen Leistungsfähigkeit u. dem Leistungsvergleich mit anderen dienen; i. w. S. wird der Begriff auch für entsprechende geistige Beschäftigungen verwendet (Schachsport, Hobbies u. a.). Sport entwickelt sich in allen Kulturen traditionell aus dem Spiel von Kindern u. ist daher meist geschlechtsspezifisch verschieden; er diente (v. a. bei Jungen) dem Üben von Tätigkeiten Erwachsener (Jagd, Kampf) u. war als nichtproduktive Tätigkeit auf Jugendliche beschränkt od. Mitgliedern höherer Gesellschaftsschichten vorbehalten. Heute wird dem Sport aus gesundheitlichen Gründen (Ausgleich, Training), wegen seiner psychischen Wirkungen (Selbsterfahrung, Erfolgserlebnisse) u. seiner sozialen Funktion (Gruppensportarten, Fairnessprinzip) große Bedeutung zugemessen; man unterscheidet: **1. Breitensport** mit Angeboten für die Allgemeinbevölkerung oder ausgewählte Gruppen (Kinder, ältere Menschen); **2. Leistungssport** mit dem hauptsächlichen Ziel des Vergleichs mit anderen; **3. medizinischer Sport** mit dem Ziel, durch dosierte körperliche Belastung Verbesserungen zuvor gestörter Körperfunktionen zu erreichen. Die früher sehr ausgeprägten Geschlechtsunterschiede der ausgeübten Sportarten, die soziale Rollenerwartungen spiegelten (Sieg durch Kampf als eher männliches, durch Eleganz als eher weibliches Ziel), verlieren heute an Bedeutung (Boxen für Frauen, Synchronspringen für Männer u. a.).

Sprache, sexuelle: (kult.) Bezeichnung für diejenige Wortmenge einer Sprache, die sich auf sexuelle Sachverhalte bezieht (Begriffe zu Sexualorganen, Ausscheidungsvorgängen, Sexualverhalten u. Fortpflanzung); es können mehrere Sprachschichten unterschieden werden: **1. Kindersprache** mit meist verniedlichenden Begriffen, die nur bis zum Schulalter üblich sind („Pillermann", „Schlitzchen"); **2. Vulgärsprache*** mit oft derben u. verdinglichenden Begriffen, die nur im Gespräch unter Vertrauten (evtl. nur innerhalb von Subkulturen) akzeptiert sind („Fotzhobel", „Loch"); **3. Umgangssprache** mit eher anschaulichen Begriffen, die zwar in weiten Teilen der Bevölkerung verwendet werden, aber öffentlich od. schriftlich kaum akzeptiert sind („Schwanz", „Pflaume"); **4. Hochsprache** mit meist verschleiernden Begriffen, die öffentlich u. schriftlich akzeptiert sind („Gemächt", „Scham"); **5. Fachsprache** mit meist fremdsprachlichen Begriffen, die eine besonders distanzierte Benennung erlauben („Penis", „Vulva"). Im Deutschen ist auch die sexuelle Sprache überwiegend durch männliche Vorstellungen geprägt; sie bringt die Lustfunktion von Sexualität nur nachgeordnet zum Ausdruck.
(sexol.) wird auf die enge Verbindung zwischen verwendeter Sprache u. sexuellem Bewusstsein hingewiesen, daher werden verständliche u. akzeptable Begriffe als Voraussetzung für einen unbefangenen Umgang mit Sexualität betrachtet (s. Sexualpädagogik). Zugleich wirkt im Rahmen von Sexualkontakten das bewusste Überschreiten sprachlicher Regeln u. das verbale Lenken eigener u. fremder sexueller Phantasien auf nicht wenige Menschen stark stimulierend; der begleitende Gebrauch „verbotener" Wörter od. einer sexuellen Privatsprache (s. Kosename) hat daher bei sexueller Aktivität u. U. einen hohen Stellenwert; vgl. Pornolalie, Koprolalie, Wortmasochismus, Telefonanrufe, obszöne.

squeeze technique (engl. to squeeze quetschen): (sexol.) ursprüngliche Bezeichnung für die sog. Quetsch*-Technik im Rahmen der Sexualtherapie*.

SRH: (endokrin.) Abkürzung für **S**omatotropin-**R**eleasing-**H**ormon; Wachstumshormon-Releasing-Hormon, s. Hypothalamushormone.

SRY: (genet.) Abkürzung für (engl.) **s**ex determining **r**egion of **Y**, die geschlechtsbestimmende Region auf dem Y*-Chromosom. SRY kodiert für einen Transkriptionsfaktor u. wird für eine kurze Zeit während der Geschlechtsdetermination* in den Zellen der Keimstränge aktiviert, die sich dann zu Sertoli*-Stützzellen ausbilden u. AMH* freisetzen.

SS: (biol.) Abkürzung für (engl.) **s**ingle **s**tranded, einsträngig; z. B. Desoxyribonukleinsäure od. Ribonukleinsäure bei bestimmten Viren.
(endokrin.) Abkürzung für **S**omato**s**tatin, s. Hypothalamushormone.
(klin.) übliche Abkürzung für **S**chwanger**s**chaft.

S

SSSS: Abkürzung für **S**ociety* for the **S**cientific **S**tudy of **S**ex.

SSTAR: Abkürzung für **S**ociety* for **S**ex **T**herapy and **R**esearch.

Staats|angehörigkeits|ehe: (jurist.) Bezeichnung für Eheschließung zur Erlangung einer bestimmten Staatsangehörigkeit; vgl. Scheinehe.

Stab: (allg.) bedeutungsgleich mit Stock*; auch verhüllende Bezeichnung für Penis.

Stalking (engl. to stalk sich anpirschen) n: (allg.) Bezeichnung für das anhaltende Verfolgen u. Belästigen früherer Partner (trotz eindeutiger Trennung) od. Unbekannter (z. B. Prominenter) aus (evtl. geleugneten) sexuellen Motiven; Entstehung am ehesten im Rahmen von (paranoiden) Psychosen als Clérambault*-Syndrom (sog. Erotomanie), kann dann auch zu Aggressionen gegen die verfolgte Person führen. Häufigkeit etwa dreimal höher als Vergewaltigungen, 75 % der Opfer sind Frauen, ihr Risiko, einmal im Leben Opfer zu werden, wird in den USA auf ca. 10 % geschätzt, das Risiko von Männern auf ca. 2 %. Gegen Stalker können nach deutschem Recht auf Antrag des Verfolgten gerichtliche Schutzanweisungen nach dem Gewaltschutzgesetz* erwirkt werden, deren Missachtung strafbar ist; vgl. Platzverweis.

Stamm|behaarung: (klin.) Bezeichnung für die Behaarung des sog. Körperstamms (Brust, Bauch u. Rücken) mit individuell, alters- u. geschlechtstypisch verschiedener Ausprägung, s. Behaarung.

Stammes|religionen f pl: (kult.) Sammelbezeichnung für religiöse Verhaltensweisen u. Anschauungen regional begrenzter Gruppen (Abstammungsgemeinschaften, sog. Ethnien), die früher eher abwertend als sog. Naturreligionen od. „Religionen primitiver Kulturen" bezeichnet wurden; heute nur noch in verstreuten Regionen der Welt zu finden, insgesamt wohl nur wenige Millionen Gläubige. Zugleich sind die typischen Merkmale u. Elemente von Stammesreligionen in allen übrigen Religionen* (als sog. primäre Schicht) zu finden, sie bleiben daher (symbiotisch od. synthetisch) in ihnen wirksam, werden dann nicht selten als Volksglaube* bezeichnet, aber beeinflussen bis heute auch Rituale in sog. atheistischen Gesellschaften.
Entstehung religiöser Praktiken wahrscheinlich als sehr früher Bestandteil menschlicher Kultur überhaupt: Bestattungsrituale seit der Altsteinzeit (mittleres Paläolithikum, ca. 100 000 Jahre), Opferrituale u. religiöse Kunst seit dem jüngeren Paläolithikum (ca. 40 000 Jahre). Sie unterlagen **Veränderungen** durch Abnahme matriarchaler u. Zunahme patriarchaler Kulturen (ca. 8000-6000 v. Chr.), das Entstehen erster Hochkulturen (ca. 4000 v. Chr.) u. das Aufkommen differenzierter religiöser Lehren im 1. Jahrtausend v. Chr., die sich aus Stammesreligionen entwickelten bzw. diese ersetzten.
Glaubensinhalte sind sehr verschieden, gemeinsam ist ihre Funktion, elementaren menschlichen Erfahrungen Sinn zu geben, Ängste zu vermindern u. Hoffnungen auszudrücken; sie betreffen daher v. a. die natürlichen Lebensphasen, die Zyklen des Jahres, des Mondes, der Tage, Erfahrungen des Raumes (Himmelsrichtungen, Landschaften) u. der Naturkräfte (Wind, Regen, Gewitter), die Fruchtbarkeit von Menschen, Tieren u. Pflanzen, Bedrohungen wie Krankheit, Dürre, Kämpfe u. andere Bedingungen, gegenüber denen ein Gefühl der Abhängigkeit besteht. Es werden Vorstellungen entwickelt von Gottheiten (z. B. Erde, Himmelskörper, Naturgewalten), die Sinngebung verbürgen und z. T. als verkörpert in Tieren, Pflanzen, Felsen od. Gewässern gedacht werden (sog. Animismus). Überlieferung der Vorstellungen durch Mythen*, Verstärkung durch Riten im Lebens- u. Jahreslauf (s. Ritus) u. durch Rituale* im täglichen Leben.

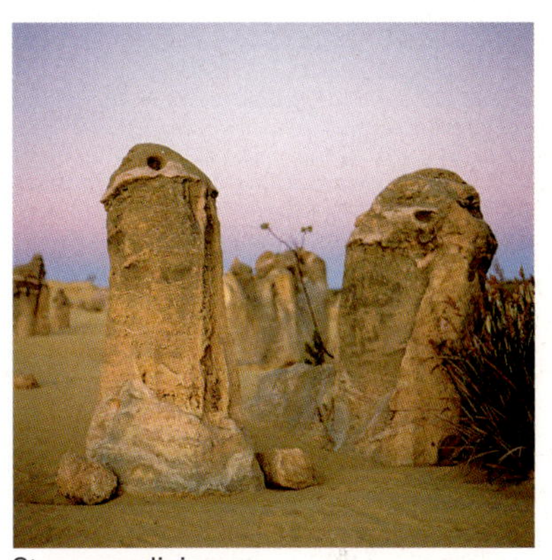

Stammesreligionen:
Für frühe Religionen sind besondere Erscheinungen der Natur immer auch Orte der Verehrung; hier Steinsäulen in der Wüste Westaustraliens.

Das **Geschlechterverhältnis** ist abhängig von der jeweils herrschenden sozialen Organisation u. wird dadurch geprägt, dass sich Rang u. Position von Individuen v. a. aus einer eindeutigen Abstammung bestimmen: Eheschließungen werden als Angelegenheiten der Gemeinschaft betrachtet u. entsprechend sozial normiert, in vaterrechtlichen Gesellschaften ist außerdem (anders als in mutterrechtlichen) eine Eindeutigkeit der Abstammung nur durch Kontrolle der sexuellen Partnerwahl von Frauen zu gewährleisten. Mit zunehmender Differenzierung sozialer Rollen wird zugleich die Aufnahme sexueller Aktivität (insbesondere für Männer) nicht selten durch Enthaltsamkeitsregeln verzögert (vgl. Initiationsriten).
Die **Sexualität** gilt grundsätzlich als selbstverständlicher u. unerlässlicher Bestandteil des Menschseins, Fortpflanzung als erwünschtes Ziel, Kinderlosigkeit nicht selten als Schande; lebenslange sexuelle Enthaltsamkeit ist daher nur in Verbindung mit bestimmten kultischen Rollen (z. B. bei Schamanen, s. Schamanismus) zu finden. Allerdings sahen Kulturen, die Menschenopfer* praktizierten (vgl. Mutterreligionen), für die Opfer z. T. sexuelle Unberührtheit

vor (Opferrolle als sinnvolle Alternative zu Reproduktion); die Praxis der genitalen Verstümmelung* (die z. T. als symbolisches Menschenopfer interpretiert wird) hat ihren Ursprung in den Stammesreligionen u. wurde von einigen späteren religiösen Lehren (insbesondere Judentum* und Islam*) übernommen.

Stamm|zellen: (biol.) Bezeichnung für Zellen, aus denen durch Teilung jeweils eine Stammzelle u. eine zur Differenzierung fähige Zelle entstehen. Man unterscheidet: **1. embryonale Stammzellen:** In der Embryonalperiode gebildete Stammzellen, die sich während der weiteren Fetalentwicklung in über 200 verschiedene Zelltypen differenzieren; eine Gewinnung ist möglich aus Embryonen, die nach In-vitro-Fertilisation nicht übertragen wurden. Je nach Zeitpunkt sind dies: **a)** totipotente Stammzellen aus einer Blastozyste* (bis ca. 8.-10. Tag); ihre Gewinnung ist nach Embryonenschutzgesetz* in Deutschland nicht zulässig, da aus jeder einzelnen Zelle prinzipiell ein Embryo entstehen könnte u. die Verwendung von Embryonen zu anderen Zwecken als der Schwangerschaft nicht zulässig ist; **b)** pluripotente Stammzellen, die sich zu spezialisierten Zellen, aber nicht mehr zu einem Gesamtorganismus entwickeln können; eine Gewinnung ist möglich aus Embryonen nach Schwangerschaftsabbruch in der 5.-9. Woche; in Deutschland ist die Kultivierung von pluripotenten Stammzellen unter bestimmten Bedingungen möglich und der Import zunächst gestattet. **2. adulte Stammzellen:** in bislang 20 menschlichen Organen nachgewiesene Stamm- od. Vorläuferzellen; aus ihnen werden ständig neue Blut-, Haut- od. Organzellen (z. B. Leberzellen) gebildet; eine Gewinnung ist z. B. aus Knochenmark möglich; sie sind für die Forschung zu zahlreichen wissenschaftlichen Fragestellungen geeignet.

Standards, sexuelle: (sexol.) von I. L. Reiss (1960) eingeführte Fachbezeichnung für Einstellungen* u. Werte*, die das Handeln in Zusammenhang mit Sexualität bestimmen; unterschieden werden: **1.** Abstinenz*; **2.** orthodoxe u. transitionelle Doppelmoral*; **3.** sexuelle Freizügigkeit* bei Liebe (Liebesbeziehungen werden gestattet u. sind nicht unmittelbar an eine Ehe gebunden); **4.** Freizügigkeit ohne Liebe (bedingungslose Akzeptanz jeder Art von Beziehungen). Das Konzept der sexuellen Standards wurde von I. L. Reiss später unter den Begriffen Permissivität* u. Restriktion* zusammengefasst.

S

Standes|amt: (jurist.) Bezeichnung für die mit der Führung der Personenstandsbücher (Geburtenbuch, Heiratsbuch, Familienbuch u. Sterbebuch) beauftragte Behörde, bei der auch Eheschließungen (sog. standesamtliche Trauungen) vorgenommen u. eingetragene Lebenspartnerschaften* registriert werden. Vgl. Personenstand.

-statin (gr. ἵστημι zum Stehen bringen) f: (endokrinol.) Wortteil mit der Bedeutung „Hemmstoff", z. B. in Stomatostatin.

Statuen|schändung (lat. statua Standbild): (sexol.) Bezeichnung für das Beschädigen od. Zerstören von Standbildern; Vorkommen entweder im Rahmen paranoider Psychosen („Notwehr") od. als Ausdruck eines objektbezogenen Sadismus* bzw. einer negativ gefärbten Statuophilie* („Bestrafung"; vgl. Antifetischismus).

Statuo|philie f: (sexol.) sog. Statuenliebe, historisch auch Pygmalionismus; Bezeichnung für eine Form des Fetischismus*, bei der Puppen od. Standbilder sexuell als besonders erregend empfunden werden. Psychodynamisch werden Ähnlichkeiten mit Nekrophilie* angenommen; zugleich werden aus verschiedenen Kulturen sexuelle Kontakte mit Statuen im Rahmen von Fruchtbarkeitsritualen berichtet.

Status orgasticus (lat. ~ Zustand) m: (sexol.) auch Status orgasmus; von W. Masters u. V. Johnson eingeführte Fachbezeichnung für eine bei Frauen gelegentlich beobachtete Serie rasch aufeinander folgender Orgasmen* während des sexuellen Reaktionszyklus*.

Staub|sauger|verletzungen: (klin.) Bezeichnung für schwere Penisverletzungen* nach Einführen des Penis (in masturbatorischer Absicht) in den Saugstutzen eines in Betrieb gesetzten Staubsaugers; v. a. großflächige Ablederungen, evtl. kompletter Abriss von Eichel u. Teilen des Penis, die eine operative Rekonstruktion (ggf. mit Penisprothese*) erfordern.

STD: (infektiol.) Abkürzung für (engl.) sexually **t**ransmitted **d**iseases, sexuell übertragbare Krankheiten; s. Infektionen, sexuell übertragbare.

Stech|apfel: (allg.) Bezeichnung für Datura*-Arten, v. a. für die in Europa heimische Datura stramonium (sog. weißer Stechapfel).

Stehl|sucht: (allg.) Bezeichnung für Kleptomanie*.

Steinach, Eugen (1861-1944): Anatom u. Endokrinologe, 1895 Professor in Prag, ab 1918 in Wien; wies u. a. (ca. 1910) anhand von Keimdrüsentransplantationen* in Tierversuchen nach, dass zur geschlechtlichen Differenzierung* eine Produktion u. Sekretion von Substanzen (den damals noch unbekannten Hormonen) durch die Keimdrüsen (Gonaden) erforderlich ist.

Steiß|bein: (anat.) Os coccygis; Bezeichnung für einen Teil des knöchernen Beckens*, s. Abb. dort.

Steiß|lage: (gebh.) auch Beckenendlage; Bezeichnung für eine Lage des Fetus vor der Geburt, bei der der kindliche Steiß zuerst in den Geburtskanal eintritt (vorangeht); mit erhöhtem Risiko einer Nabelschnurabklemmung u. Schädigung des Kindes verbunden, daher evtl. Indikation für eine äußere Wendung* od. operative Entbindung*; vgl. Kindslagen.

Stell|dich|ein: (allg.) im 18. Jahrhundert eingeführte Verdeutschung für Rendezvous*.

Stellungen: (allg.) Bezeichnung für Koituspositionen*.
(gebh.) Fachbezeichnung für Lage des Kindes im Uterus; vgl. Kindslagen.

Stell|wehen: (gebh.) auch Vorwehen; Bezeichnung für Wehen* bei Beginn der Geburt*, die den vorangehenden Kindsteil zur Einstellung* im Geburtskanal bringen.

Sterilisation (lat. sterilis unfruchtbar) f: (infektiol.) Sammelbezeichnung für hygienische Maßnahmen, die eine völlige Keimfreiheit mit Abtöten od. Entfernen aller lebensfähigen Vegetativ- u. Dauerformen von pathogenen u. apathogenen Mikroorganismen bezwecken, z. B.

durch Chemikalien, Hitze, Überdruck od. Strahlung.
(klin.) Fachbezeichnung für Unfruchtbarmachen; Herbeiführen von Unfruchtbarkeit bzw. Zeugungsunfähigkeit (Sterilität*) i. d. R. durch einen chirurgischen Eingriff, bei dem die Eibzw. Samenleiter unterbrochen od. undurchgängig gemacht werden; im Unterschied zur Kastration* bleiben die Keimdrüsen erhalten u. ihre hormonellen Funktionen unbeeinträchtigt; eine Sterilisation kann ggf. durch operative Rekanalisierung von Ei- bzw. Samenleiter rückgängig gemacht werden (vgl. Refertilisierung). Die Zahl der in Deutschland durchgeführten Sterilisationen wird auf ca. 100 000 pro Jahr geschätzt, davon entfallen ca. 80-90 % auf Frauen. Für die psychische Verarbeitung des Eingriffs haben eine eindeutige Motivation u. freie Entscheidung eine größere Bedeutung als das Alter od. die Anzahl der bereits vorhandenen Kinder; sterilisierte Männer werden derzeit offenbar mit größeren Vorurteilen („halber Kerl") u. Rollenkonflikten konfrontiert als sterilisierte Frauen.
Methoden: 1. Sterilisation bei Frauen: Die heute am häufigsten angewendeten Verfahren sind **a)** Tubenligatur mit Unterbindung der Eileiter; **b)** Tubensterilisation mit (laparoskopischer od. transuteriner) Durchtrennung, Elektrokoagulation od. Teilresektion der Eileiter; **c)** Unterbrechung der Tubendurchgängigkeit durch sog. Filshie- od. Hulka-Clips od. Abklemmen einer Tubenschlinge mit Yoon-Ring (geringere Zuverlässigkeit als Tubenligatur u. Tubensterilisation). Folgende Verfahren werden nur selten angewendet, da eine evtl. Refertilisierung praktisch nicht möglich ist; **d)** Fimbriektomie mit operativem Entfernen der Fimbria ovarica der Eileiter und Verschluss der freien Tubenenden; **e)** Hysterektomie*. **Komplikationen:** Wundinfektionen, Hämatom, Verletzung von Nerven u. Gefäßen. Eine nach Sterilisation eintretende Schwangerschaft kann Folge technischer u. methodischer Fehler (v. a. bei Verwachsungen möglich) od. einer ungewollten Rekanalisierung sein; die Häufigkeit ist abhängig u. a. von den Erfahrungen der Operateure. Häufig bestand bereits zum Operationszeitpunkt eine (nicht erkannte) Schwangerschaft, daher sollten Sterilisationen nur bei negativem Schwangerschaftstest u. möglichst in der ersten Zyklushälfte durchgeführt werden; bei Clips bzw. Ringen besteht die Möglichkeit eines Verrutschens. Wurden beim Eingriff Gefäße u. Nerven verletzt, die für die Versorgung der Eierstöcke erforderlich sind, kann es zu einem sog. Poststerilisationssyndrom mit ovariellen Funktionsstörungen kommen.
2. Sterilisation bei Männern: a) Deferentektomie od. Vasektomie mit Durchtrennung bzw. Resektion eines Abschnitts des Samenleiters (Ductus deferens); **b)** Vasoligatur mit Unterbinden des Samenleiters; beide Methoden werden in Lokalanästhesie durchgeführt; völliges Verschwinden von Spermien im Ejakulat erst nach mehreren Wochen bis Monaten, Überprüfung durch Spermiogramm*. **Komplikationen:** v. a. Wundinfektionen, Hämatom; Spermatozelenbildung u. Bildung eines sog. Spermagranuloms mit Ablagerung u. (tastbarer) knötchenförmiger Abkapselung von ausgetretenem Sperma im Umgebungsgewebe, Bildung von Spermienantikörpern*, ungewollte Rekanalisierung, Verletzung von Nerven u. Gefäßen des Samenstrangs.

Nach operativer Sterilisation erlischt die Zeugungsfähigkeit erst nach mehreren Wochen bis Monaten, eine Überprüfung durch Spermiogramm ist erforderlich.

Juristische Vorschriften: Eine freiwillige Sterilisation ist grundsätzlich auch ohne besondere medizinische od. soziale Indikation zulässig nach ausführlicher Aufklärung u. Beratung (die Informationen zur Refertilisierung* umfassen muss); eine Zustimmung von Ehepartnern ist rechtlich nicht erforderlich. Zwangssterilisationen* sind nicht zulässig u. gelten nach § 226 StGB als schwere Körperverletzung; das Betreuungsgesetz verbietet die Sterilisation Minderjähriger vollständig (§ 1631c BGB) u. schließt auch für einwilligungsunfähige Betreute Zwangsmaßnahmen u. Gefälligkeitseingriffe aus (§ 1905 BGB); eine Sterilisation nicht einwilligungsfähiger volljähriger geistig Behinderter ist nur in eng umschriebenen Konstellationen zulässig (sofern anzunehmen ist, dass es ohne die Sterilisation zu einer Schwangerschaft kommen würde, die eine Gefahr für das Leben der Schwangeren od. ihre körperliche bzw. geistige Gesundheit darstellt u. nicht durch andere zumutbare Mittel verhindert werden kann) u. unterliegt zahlreichen verfahrensmäßigen Absicherungen im Genehmigungsverfahren vor dem Vormundschaftsgericht. Kommt es trotz Eingriff zu einer Schwangerschaft, kann der operierende Arzt bei fehlerhaftem ärztlichem Handeln nach deutschem Recht zu Schmerzensgeldzahlungen u. Schadenersatz für die Belastung mit dem Unterhalt des Kindes verpflichtet sein.
Wertungen: Das Recht zu einer selbstbestimmten Entscheidung über die Fortpflanzung ist ein Menschenrecht, dem eine freiwillige Sterilisation als Methode zur dauerhaften Empfängnisverhütung nicht widerspricht. Sterilisation wird heute weitgehend als Teil elterlicher Selbstbestimmung aufgefasst, während sie in der katholischen Kirche als Verhütungsmethode grundsätzlich abgelehnt wird u. nur unter therapeutischen Aspekten ggf. als gerechtfertigt gilt; in evangelischen Kirchen wird eine Sterilisation von Frauen für zulässig erachtet, wenn bei Schwangerschaft eine Schädigung des ungeborenen Kindes od. eine Gesundheitsgefährdung der Mutter unabwendbar wären. In einigen Kulturen waren sterilisierte Männer u. Frauen von religiösen Kulthandlungen ausgeschlossen.

Sterilisation, hormonale f: (klin.) Sammelbezeichnung für vorübergehende od. dauerhafte Unterdrückung der Gonadenfunktion durch (gegengeschlechtliche) Hormonbehandlung; s. Kastration, hormonale.

Sterilisations|gesetz: (jurist.) Kurzbezeichnung für gesetzliche Vorschriften, in denen die Möglichkeiten einer Sterilisation* geregelt sind; ein erstes Sterilisationsgesetz wurde 1907 in Indiana (USA) verabschiedet, zwischen 1915 u.

S

1925 folgten zahlreiche europäische Staaten. In Deutschland wurde seit 1922 über ein entsprechendes Gesetz diskutiert u. 1925 mit der sog. Lex* Zwickau ein Entwurf vorgelegt, der keine Zustimmung fand; 1933 wurde das Gesetz* zur Verhütung erbkranken Nachwuchses (sog. Erbgesundheitsgesetz) verabschiedet, das u. a. die Möglichkeit von Sterilisationen regelte. Während die frühen Fassungen der Sterilisationsgesetze überwiegend eugenische Gesichtspunkte berücksichtigten (vgl. Eugenik), steht bei vielen der heutigen gesetzlichen Regelungen der Schutz der Interessen Betroffener (z. B. vor einer Zwangssterilisation) im Vordergrund.

Sterilität (lat. sterilitas Unfruchtbarkeit) f: (klin.) Fachbezeichnung für Unfähigkeit zur Fortpflanzung (sog. Impotentia generandi) infolge des Fehlens befruchtungsfähiger Keimzellen im fortpflanzungsfähigen Alter, bei Frauen als Unfruchtbarkeit*, bei Männern als Zeugungsunfähigkeit*; vgl. Kinderlosigkeit. Als sog. zervikale Sterilität wird die Unfruchtbarkeit eines Paares infolge einer immunologischen Unverträglichkeit bezeichnet (s. Spermaimmunität), als sog. relative Sterilität die Unfruchtbarkeit eines Paares während der unfruchtbaren Tage* der Frau, als artifizielle Sterilität die nach Kastration* od. Sterilisation* entstehende Zeugungsunfähigkeit bzw. Unfruchtbarkeit.

Sterilität, fakultative (frz. facultatif von lat. facultas Möglichkeit) f: (sexol.) Fachbezeichnung i. e. S. für ein durch gezielte Maßnahmen herbeigeführtes Fehlen befruchtungsfähiger Keimzellen; reversibel bei Frauen durch Kontrazeptiva* (sehr sicher) bzw. bei Männern durch Gossypol* od. Hodenbaden* (unsicher); bei beiden Geschlechtern (meist irreversibel) durch operative Sterilisation* (sehr sicher); i. w. S. auch für Kinderlosigkeit* einer Paarbeziehung durch andere Maßnahmen zur Empfängnisverhütung*.

Stern-Szana, Bernhard (1867-1927): Kulturwissenschaftler u. Schriftsteller; u. a. Arbeiten zur Geschichte der erotischen Literatur* u. Sittengeschichte*.

Steroide, ana|bole (gr. στερεός starr) n pl: (biochem.) Kurzbezeichnung für Steroidhormone*, die den Aufbau von Eiweiß im Körper (insbesondere von Muskelmasse) fördern (Androgene u. von ihnen abgeleitete Substanzen); Verwendung als Anabolika*.

Steroid|hormone n pl: (chem.) Hormone, die als chemisches Grundgerüst einen Gonan-Ring enthalten (s. Abb.), z. B. die Geschlechtshormone (Androgene*, Östrogene*, Progesteron*) od. Hormone der Nebennierenrinde, z. B. ACTH*.

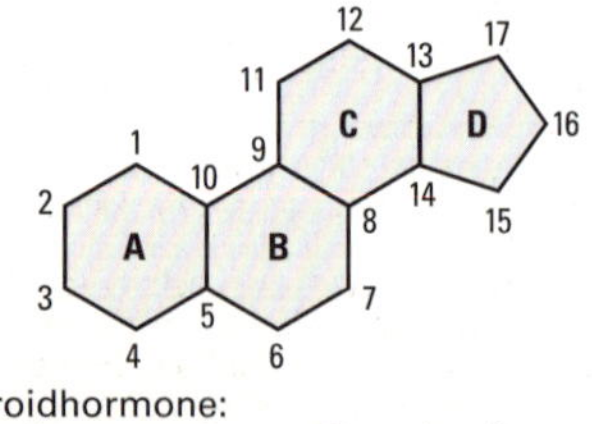

Steroidhormone:
Gemeinsames Gonan-Grundgerüst
(Cyclopentanoperhydrophenanthren)

StGB: (jurist.) Abkürzung für **Str**af**g**esetz**b**uch*.

STH: (endokrin.) Abkürzung für **s**oma**t**otropes **H**ormon; auch Somatotropin, Wachstumshormon; Peptidhormon aus der Gruppe der Hypophysenhormone*, dessen Synthese u. Freisetzung durch die Hypothalamushormone reguliert wird (Somatotropin-Releasing-Hormon, SRH u. Somatotropin-Inhibiting-Hormon, Somatostatin, SS). STH stimuliert die Bildung von insulinähnlichen Wachstumsfaktoren (Somatomedinen) v. a. in der Leber, das normale Längenwachstum u. verschiedene Stoffwechselvorgänge (z. B. Proteinsynthese, Lipolyse). Bei vermehrter Produktion kommt es zu Riesenwuchs bzw. Akromegalie, bei verminderter Produktion zum sog. hypophysären Minderwuchs.

STI: (infektiol.) Abkürzung für (engl.) **s**exually **t**ransmitted **i**nfections; sexuell übertragbare Infektionen*.

Stiefel: (allg.) Bezeichnung für Schuhe, die Füsse u. einen Teil des Beins bedecken; Stiefel unterschiedlicher Form u. Länge sind seit der Antike bekannt; sie sind (insbesondere aus bestimmten Materialien wie z. B. Leder od. Gummi) häufig Objekte eines Fetischismus (vgl. Schuhfetischismus), werden zur sexuellen Stimulation verwendet u. sind in bestimmten Subkulturen (z. B. unter Personen mit sadomasochistischen Neigungen) Bestandteil von Kleiderordnungen*.

Stigmen, syphilitische (gr. στίγμα Stich, Punkt) n pl: (infektiol.) kaum mehr gebräuchliche Sammelbezeichnung für äußere Symptome, die bei einem Kind mit angeborener Syphilis* (Lues connata) vorhanden sein können: u. a. eitriger, blutiger Schnupfen durch Nasenschleimhautbefall (sog. Coryza syphilitica), sog. Sattelnase infolge von Knorpelentzündungen, Störungen der Zahnentwicklung (tonnenförmige obere Schneidezähne, evtl. mit großem Abstand), Innenohrschwerhörigkeit.

Stilbene n pl: (pharmak.) Bezeichnung für synthetische, nichtsteroidale Östrogene*, die zahlreiche biologische Wirkungen der natürlichen Östrogene aufweisen; bekanntestes Stilben ist das Diäthylstilböstrol*.

Stilb|östrol n: s. Diäthylstilböstrol.

Still|beraterin: s. Laktationsberaterin.

Still-BH: (kult.) Bezeichnung für einen Büstenhalter, der von vorn mit einer Hand (die andere hält das Kind) geöffnet werden kann, Raum für die durch Milcheinschuss vergrößerten Brüste u. Stilleinlagen* bietet u. während der Stillperiode getragen wird; Still-BHs sollten zwei Nummern größer sein als die gewohnten, zur Abschätzung der benötigten Größe sollte der Kauf nicht vor der 36. Schwangerschaftswoche, besser nach der Entbindung erfolgen; Baumwoll-Bustiers erfüllen denselben Zweck.

Still|einlagen: (kult.) Bezeichnung für saugfähige Abdeckungen für die Brustwarzen, z. B. aus Zellstoff od. Baumwolle, zum Auffangen austropfender Muttermilch.

Stillen: (gebh.) auch Brusternährung; natürliche Säuglingsernährung mit Muttermilch*, die

nach Anlegen an die weibliche Brust vom Kind durch Saugen aufgenommen wird; neben Ernährungsfunktion große Bedeutung für die Ausbildung des Mutter-Kind-Verhältnisses (s. Mutterbindung). Die von Brustdrüsenentwicklung u. Brustdrüsenfunktion abhängige Stillfähigkeit ist bei über 80 % der Mütter vorhanden.
Stillhindernisse: 1. bei der Mutter: Flachwarzen, Hauteinrisse (Rhagaden), Brustdrüsenentzündung (Mastitis), (selten) Hohlwarzen, Einnahme milchgängiger Substanzen od. Medikamente, bestimmte Infektionskrankheiten (z. B. Tuberkulose), psychische Erkrankungen od. fehlende Stillbereitschaft; **2. beim Säugling**: schwere dekompensierte Herzfehler, Saugschwäche (v. a. bei Unreife), fehlender Saug- u. Schluckreflex, Fehlbildungen im Mund-Rachen-Bereich.

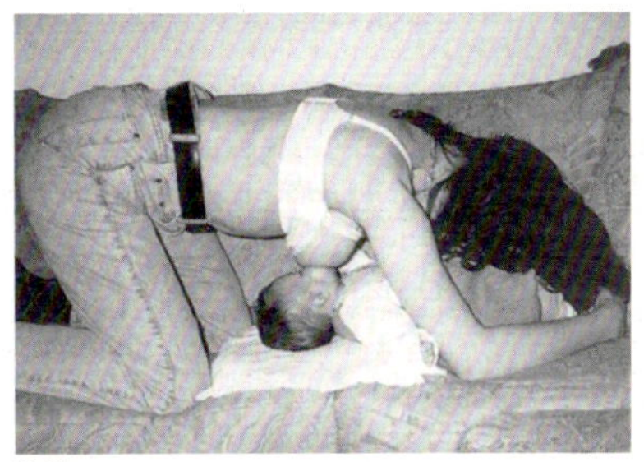

Stillen:
Bei Milchstau können wechselnde Stillpositionen sinnvoll sein; in Knie-Ellenbogen-Lage hilft die Schwerkraft, die Milch zum Fließen zu bringen.

Das Stillen erfolgt heute meist auf Verlangen (feeding on demand, das die optimale Milchproduktion fördert), d. h. nach den Bedürfnissen des Säuglings, u. nicht zu festgelegten Anlegezeiten. Die Stillperiode* sollte nach Empfehlung der Weltgesundheitsorganisation sechs Monate betragen, da in dieser Zeit die Vorteile (Mutter-Kind-Verhältnis, Entstehung von Urvertrauen, immunologische Ausbildung der Körperabwehrkräfte, Nährstoffzusammensetzung u. a.) eventuelle Nachteile (z. B. milchgängige Schadstoffe) deutlich überwiegen; Allergie-gefährdete Kinder sollten 12 Monate lang gestillt werden; anschließend erfolgt das Abstillen*. Das Stillen durch eine andere Frau als die Mutter (Amme*) ist heute in Europa kaum noch üblich.

Still|periode f: (päd.) Phase, in der das Kind (ganz od. überwiegend) durch Stillen* ernährt wird. Die Dauer der Stillperiode ist in unterschiedlichen Regionen u. Kulturen u. a. aufgrund ökonomischer (Nahrungsangebot) u. sozialer Faktoren sehr unterschiedlich (z. B. jahrelanges Stillen bei Fellachen) u. dauerte häufig 12 Monate (bis zum Zahnen des Kindes); nach Empfehlungen der Weltgesundheitsorganisation sollte sie unter den Bedingungen moderner Industriegesellschaften 6 Monate betragen. Vgl. Abstillen.

Stimm|bruch: (physiol.) Mutation; auch als Stimmwechsel bezeichnete Veränderung des Kehlkopfs (u. damit der Stimmlage) im Rahmen der Pubertät*; wird induziert durch Androgene u. führt im Verlauf von 3-6 (-12) Monaten zu einem Absinken der mittleren Sprechstimmlage bei Jungen um ca. eine Oktave, bei Mädchen um eine Terz. In der Wachstumsphase wird (v. a. bei Jungen) häufig eine Unsicherheit der Stimmbildung mit plötzlichen Wechseln der Stimmlage beobachtet; die als Tenor bezeichnete männliche Singstimmlage ist heute in Mitteleuropa seltener als die Bass-Stimmlage. Bei Eunuchoidismus* findet kein Stimmwechsel statt (Fistelstimme); das Ausbleiben des Stimmwechsels trotz stattfindender Pubertät u. abgeschlossenen Kehlkopfwachstums (sog. Mutationsfistelstimme) kann psychische (auch hormonelle od. lokale) Ursachen haben u. wird logopädisch (auch medikamentös od. operativ) behandelt.

Stimme: (allg.) Sammelbezeichnung für Frequenz u. Modulation der im Kehlkopf erzeugten Laute u. Töne; in der Pubertät wird die Stimme infolge androgenabhängigen Kehlkopfwachstums zu einem geschlechtstypischen Merkmal (s. Stimmbruch). Zugleich ist die Stimme ein höchst variables individuelles Merkmal, das auch als akustisches Sexualsignal* bedeutsam sein kann. Durch Üben kann die Sprechstimmlage (in Grenzen) verändert werden; bei Mann-zu-Frau-Transsexualität u. entsprechendem Leidensdruck kann daher eine logopädische Behandlung erwogen werden.

Stimmung: (allg.) Bezeichnung für relativ konstante (meist positiv od. negativ gefärbte) emotionale Zustände, die den Hintergrund für das Erleben bilden; entweder reaktiv (situationsbezogen) od. als sog. Grundstimmung, die alle Reaktionen eines Individuums tönt.
(psychol.) besteht der Unterschied zu Emotionen darin, dass Stimmungen eher die Wahrnehmung (weniger das Verhalten) beeinflussen u. das Auftreten bestimmter Affekte begünstigen; die Stabilität der individuellen Stimmung (Schwankungen od. Ausgeglichenheit) gilt als (statistisch gesichertes) Persönlichkeitsmerkmal.
(ethol.) wird als **Stimmungsübertragung** bei Tieren die auslösende Wirkung bestimmter Ausdrucksbewegungen u. Laute einzelner Tiere für das Verhalten der Gruppe (z. B. für Fluchtverhalten) bezeichnet; Gähnen gilt als Beispiel für (schläfrig machende) Stimmungsübertragung beim Menschen.

Stimulanzien (lat. stimulare anstacheln) n pl: s. Psychostimulanzien.

Stimulation f: (physiol.) Bezeichnung für die Aktivierung von Teilen des Nervensystems durch äußere od. innere Reize.
(sexol.) Bezeichnung für jeden körperlichen od. psychischen Reiz, der zu sexueller Erregung* führt.

Stinke|finger: (allg.) Bezeichnung für eine Geste mit nach oben zeigendem Mittelfinger u. im Übrigen zur Faust geballter (meist linker) Hand; gilt seit der europäischen Antike (sog. Digitus impudicus) als besonders beleidigend u. hat mehrere sexuelle Bedeutungen, die sich sowohl auf den Mittelfinger als Phallussymbol beziehen, als auch darauf, dass die linke Hand in vielen Kulturen traditionell zur Säuberung nach dem Stuhlgang dient.

Stirpi|kultur (lat. stirps Stamm, Nachkommenschaft) f: (sexol.) Fachbezeichnung für planmäßige Kontrolle der Zeugung von Kindern in der Gemeinschaftsehe* der Oneida-Kommune.

Stock: (allg.) auch Stab; als Gehhilfe sowie als Hoheits- od. Würdezeichen verwendetes Accessoire; symbolische Bedeutung als Phallussymbol, die Gegenstand zahlreicher mythischer u. künstlerischer Darstellungen ist.

Stöcker, Helene (1869-1943): Philosophin u. Schriftstellerin, Berlin, nach 1933 zunächst in der Sowjetunion u. Japan, ab 1941 in New York (USA); gründete 1905 mit I. Bloch, M. Marcuse, W. Sombart, M. Weber u. a. den Bund für Mutterschutz, organisierte 1911 mit M. Hirschfeld den Ersten Internationalen Kongress für Mutterschutz u. Frauenreform in Dresden; Vertreterin von Sexualreformbewegung* u. Frauenbewegung*, die sich nach dem Ersten Weltkrieg für Pazifismus einsetzte; Redakteurin der Zeitschrift „Mutterschutz".

Störung, bi|polare affektive: (psychiat.) Fachbezeichnung für manisch-depressive Erkrankung*.

Störungen, hormonelle: (klin.) Sammelbezeichnung für Veränderungen der physiologischen hormonellen Gleichgewichte im Körper u. deren körperliche (z. T. auch psychische) Folgen; prinzipiell können alle Ebenen der Steuerung primär betroffen sein (Hypothalamus, Hypophyse, periphere Hormonproduktion, Wirkung, Abbau u. Ausscheidung der Substanzen. Man unterscheidet: **1.** Störungen mit erhöhten Hormonkonzentrationen: durch Vermehrung hormonproduzierender Gewebe (z. B. bei Tumoren), infolge fehlender (negativer) Rückkopplung od. gestörten Abbaus. **2.** Störungen mit erniedrigten Hormonkonzentrationen: durch angeborenes Fehlen bzw. angeborene od. erworbene Schwäche hormonproduzierender Gewebe (z. B. nach Infektionen od. Traumen); auch durch externe Zufuhr u. entsprechend starke negative Rückkopplung auf die körpereigene Produktion. **3.** Störungen mit erhöhter od. erniedrigter Sensibilität der Zielgewebe: z. B. bei Androgenresistenz durch Rezeptormangel, bei Enzymmangel od. zu raschem Abbau.
Die **Symptome** hormoneller Störungen sind sehr variabel. Bei Über- od. Unterproduktion einzelner Sexualhormone kommt es vor der Geburt (bis vor die Pubertät) zu fehlender od. intersexueller Ausbildung der Sexualorgane (s. Intersexualität), später meist zu Veränderungen von Geschlechtsmerkmalen u. Fertilität, evtl. auch des Sexualempfindens (z. B. Virilisierung, Feminisierung); Störungen der Produktion anderer Hormone (z. B. Schilddrüsenhormone, Insulin, Kortikosteroide) führen v. a. zu metabolischen Störungen.
Die **Therapie** hormoneller Störungen richtet sich nach der Ursache u. erfolgt entweder medikamentös (Hormon-Ersatztherapie, Antihormontherapie) od. operativ (Entfernung hormonproduzierenden Tumorgewebes).
I. w. S. können als hormonelle Störungen auch alle Folgen der Zufuhr hormonell wirksamer Substanzen betrachtet werden, z. B. im Rahmen der kontrahormonalen Therapie* od. der Einnahme von Anabolika* u. hormonellen Kontrazeptiva*.

Störungen, sexuell bedingte psychische: Sammelbezeichnung für unterschiedliche Formen psychischer Störungen (i. w. S. auch Störungen des seelischen Wohlbefindens), die in Zusammenhang mit sexuellen Störungen auftreten können. Das Spektrum sexuell bedingter psychischer Störungen ist breit, u. ihre Symptomatik ist oft in den gängigen Klassifikationssystemen psychischer Störungen (z. B. DSM-IV, ICD-10) nicht eindeutig zuzuorden: Häufig sind im Rahmen von Konflikten u. deren Bewältigung auftretende Abwehrmechanismen* in unterschiedlichen Ausprägungen bis hin zu verschiedenen Formen von Neurosen*; geringer ausgeprägte Stimmungsschwankungen u. Trauerreaktionen* sind ebenso möglich wie depressive Stimmungsveränderungen (bis zur Neigung zur Selbsttötung*), das Auftreten von Furcht (bis hin zu krankhaften Formen, s. Phobie), Panikattacken u. – insbesondere bei Mädchen u. Frauen – Essstörungen* sind beschrieben; gesellschaftlich nicht tolerierte od. sozial isolierende Formen von Sexualempfinden u. Sexualverhalten können verstärkt mit Schuldgefühlen* u. Selbstunsicherheit* einhergehen. Wie das Auftreten unterschiedlicher psychischer Symptome bei insgesamt ähnlich gelagerten sexuellen Problemlagen zeigt, besteht zwischen ihnen u. psychischen Störungen kein regelmäßiger Zusammenhang; es existieren daher zahlreiche, oft sehr divergierende Erklärungsmodelle. Sollte eine Therapie indiziert sein, so erweisen sich häufig Behandlungsansätze, die mehrere Methoden (z. B. Verhaltenstherapie u. psychoanalytische Psychotherapie) integrieren, gegenüber einem eindimensionalem Vorgehen als überlegen; s. Sexualtherapie.

Stopes, Marie Carmichael (1880-1958): Ärztin u. Paläobiologin, Edinburgh, London; eröffnete 1921 die erste englische Beratungseinrichtung zur Geburtenkontrolle, die Mitte der 20er Jahre auch über mobile Beratungseinrichtungen verfügte (s. Sexualreformbewegung, Abb.). 1930 Mitbegründerin des National Birth Control Council, Herausgeberin der Zeitschrift „Birth Control News"; propagierte u. a. den Gebrauch des Scheidendiaphragmas* u. entwickelte eine Portiokappe* zur Kontrazeption; Veröffentlichungen u. a. zu Eugenik, Sexualität u. Ehe sowie Fragen der Schwangerschaftsverhütung; s. Kontrazeption.

Stopp-Code m: (allg.) unter Menschen mit sadomasochistischen Neigungen übliche Bezeichnung für ein vor dem Beginn einvernehmlicher Handlungen festgelegtes Wort od. Signal des submissiven Partners, das den dominanten Partner veranlasst, die Handlung sofort zu beenden; vgl. Sadomasochismus.

Stopp-und-Start-Technik f: (sexol.) Bezeichnung für eine von J. Semans vorgeschlagene u. durch H. S. Kaplan in die Sexualtherapie* eingeführte Sexualübung* (kontrollierte partnerschaftliche Masturbationsübung*) zur besseren Wahrnehmung u. Steuerung des Verlaufs der Sexualreaktion bei Männern: Der Mann verhält sich „passiv“, Partnerin od. Partner stimulieren manuell od. oral; der Mann signalisiert das Eintreten des Gefühls einer unmittelbar bevorstehenden Ejakulation („Stopp“), die sexuelle Aktivität wird unterbrochen u. wieder aufgenommen, bevor die Erektion sich stark vermindert („Start“, z. B. nach 15 Sekunden); u. U. zusammen mit der sog. Quetsch*-Technik einsetzbar. Anwendung bei Erektionsstörungen* und v. a. bei Orgasmusstörungen* von Männern (Ejaculatio praecox).

Storch: (biol.) Stelzvogel, in Europa überwiegend Weißstorch; volkstümlich auch als Klapperstorch* bezeichnet u. Gegenstand mythischer Vorstellungen zu Glück u. Fruchtbarkeit.

Straf|gesetz|buch: (jurist.) Abkürzung StGB; Bezeichnung für das in Deutschland gültige strafrechtliche Gesetzeswerk (auch für ähnliche Werke in Österreich u. der Schweiz); erste Ausfertigung als Reichsstrafgesetzbuch (RStGB) im Jahr 1871, seitdem zahlreiche Änderungen u. Neufassungen (vgl. Strafrecht). Im Einigungsvertrag von 1990 für das Beitrittsgebiet (DDR) nur eingeschränkt übernommen (z. B. ohne die Bestimmungen über Schwangerschaftsabbruch, homosexuelle Handlungen unter Männern, Sicherungsverwahrung, Entführung mit Willen der Entführten), inzwischen durch Änderungen vereinheitlicht. Vgl. Sexualstrafrecht.

Straf|mündigkeit: (jurist.) Bezeichnung für die strafrechtliche Verantwortlichkeit eines Menschen; besteht ab dem 14. Lebensjahr, wobei bis zum 18. Lebensjahr (in Ausnahmefällen bis zum 21. Lebensjahr) das Jugendstrafrecht* zur Anwendung kommt. Sie ist zu unterscheiden von der ab dem 7. Lebensjahr bestehenden sog. bedingten Deliktsfähigkeit von Kindern, aus der keine strafrechtliche Verantwortlichkeit folgt.

Straf|recht: (jurist.) Sammelbezeichnung für die Rechtssätze einer Gesellschaft, die bestimmte Handlungen od. Unterlassungen verbieten u. für strafbar erklären, um bestimmte Rechtsgüter zu schützen. Das Strafrecht hat die doppelte Zielsetzung, einerseits Schuld auszugleichen u. auf die Persönlichkeit des Täters einzuwirken (Spezialprävention), andererseits abzuschrecken u. auf das Rechtsbewusstsein der Allgemeinheit einzuwirken (Generalprävention). Grundlage des Strafrechts sind in Deutschland das Strafgesetzbuch* (u. a. mit dem Sexualstrafrecht*) u. zahlreiche Spezialgesetze, die Einzelbereiche regeln (sog. Nebenstrafrecht, z. B. Betäubungsmittelgesetz*, Waffengesetz, Ausländergesetz); für Jugendliche gilt ein besonderes Jugendstrafrecht*. Das Strafrecht ist Spiegel der anerkannten gesellschaftlichen Normen, es unterliegt daher dem historischen Wandel (mehr als 100 Novellierungen seit Verabschiedung des RStGB im Jahr 1871). Heutige Grundsätze seiner Gestaltung sind die Berücksichtigung der Belange des Opfers, eine Entkriminalisierung im Bagatellbereich, das Gesetzlichkeitsprinzip (keine Strafbarkeit ohne Gesetz), das Bestimmtheitsgebot (Grenzen der Strafbarkeit möglichst klar bestimmt) u. der Grundsatz der Humanität (Vereinbarkeit mit internationalen Konventionen, Ziel der Resozialisierung u. a.). Außer für dieses sog. materielle Strafrecht wird der Begriff i. w. S. auch für das sog. formelle Strafrecht (Strafprozessordnung u. a.) und das Strafvollzugsrecht zum Strafrecht verwendet.

Straf|taten der Förderung und Ausnutzung der Prostitution: (jurist.) Sammelbezeichnung für einen der fünf Schutzbereiche des 13. Abschnitts des StGB (Sexualstraftaten*); umfasst die Tatbestände der Ausbeutung von Prostituierten (§ 180a StGB, s. Prostitution), des Menschenhandels* (§ 180b StGB), des schweren Menschenhandels (§ 181 StGB) u. der Zuhälterei* (§ 181a StGB).

Straf|taten gegen die Persönlichkeit: (jurist.) Bezeichnung eines Kapitels des Strafgesetzbuchs der DDR; betraf Handlungen wie Tötung, Körperverletzung, unterlassene Hilfeleistung u. Verletzung der Obhutspflicht, die im aktuellen deutschen StGB in verschiedenen Abschnitten behandelt werden.

Straf|taten gegen die sexuelle Selbst|bestimmung: (jurist.) Titel der als Sexualstraftaten* zusammengefassten Straftatbestände im 13. Abschnitt des Strafgesetzbuchs (§§ 174 bis 184c StGB), vgl. Sexualstrafrecht, Selbstbestimmung, sexuelle.

Straf|taten gegen Freiheit und Würde des Menschen: (jurist.) Bezeichnung eines Kapitels des Strafgesetzbuchs der DDR; betraf Handlungen wie Vergewaltigung, sexuellen Missbrauch, Förderung der Prostitution, Exhibitionismus u. Verbreitung von Pornographie, die im aktuellen deutschen StGB überwiegend als Straftaten* gegen die sexuelle Selbstbestimmung (13. Abschnitt) zusammengefasst sind.

Straf|taten gegen Jugend und Familie: (jurist.) Bezeichnung eines Kapitels des Strafgesetzbuchs der DDR; betraf Handlungen wie Verletzung von Unterhalts-, Fürsorge- u. Erziehungspflichten, Kindesentziehung, Verleitung zu asozialer Lebensweise und Alkoholmissbrauch, sexuellen Missbrauch von Kindern u. Jugendlichen, Inzest, Doppelehe u. unzulässigen Schwangerschaftsabbruch; im aktuellen deutschen StGB werden diese Tatbestände in verschiedenen Abschnitten behandelt.

Strahlen|kastration f: (klin.) Kastration* durch Einwirkung von Strahlen (z. B. Gammastrahlen, sog. Röntgenkastration); Vorkommen z. B. als Bestrahlungswirkung od. Nebenwirkung einer (fehlerhaft durchgeführten) Strahlentherapie. Die therapeutische Anwendung ist nicht mehr vertretbar.

Strangulation (lat. strangulare würgen) f: (klin.) Bezeichnung für die Umschnürung von Körperteilen od. Organen mit dem Ergebnis einer behinderten Blutversorgung.
(sexol.) werden Strangulationen sowohl von Sexualorganen (insbesondere Penis u. Hoden, auch Brüste) mit dem Ziel einer veränderten Sensibilität (z. B. im Rahmen von Bondage*) beobachtet, als auch Drosselungen von Atemwegen u. Halsarterien mit dem Ziel einer Minderversorgung des Gehirns mit Sauerstoff (vgl. Hypoxyphilie), letztere im Rahmen von Autoerotik auch als Selbsterhängung*. Die lang dauernde Strangulation von Weichteilen kann zu schweren Gewebeschäden führen; bei autoerotischer Strangulation besteht die Gefahr des Kontrollverlusts durch Bewusstlosigkeit (s.

Unfälle, autoerotische). Bei einvernehmlicher Strangulation trägt der ausführende Partner eine hohe Verantwortung; genaue Beobachtung des Partners u. das zuverlässige Beachten vereinbarter Stopp*-Codes sind unerlässlich.

Strangulatio prae|putii f: (kult.) Bezeichnung für eine in Teilen Indonesiens traditionell übliche Form der genitalen Verstümmelung* von Männern, bei der (im Rahmen eines Initiationsrituals, s. Initiationsriten) die Vorhaut von Jungen so zwischen Holzstücken eingeklemmt wird, dass sie nach einiger Zeit abfällt.

Strapse (engl. strap Riemen, Band): (allg.) Bezeichnung für Strumpfbänder*.

Straßen|strich: (allg.) Bezeichnung für einen Ort im Freien (Strich*), wo Prostituierte am Straßenrand auf Kunden warten, um ihre sexuelle Dienstleistung entweder im Auto der Kunden od. an einem anderen Ort zu erbringen.

Streicheln: (allg.) Bezeichnung für zarte Berührungen* mit der Hand als Ausdruck von Zärtlichkeit u. Zuneigung od. zur sexuellen Stimulation, z. B. bei Necking*, Petting*, im Rahmen des Vorspiels oder gegenseitiger Masturbation*.

Streicheln, stimulierendes: (sexol.) Bezeichnung für eine im Rahmen von Paartherapien angewandte Sexualübung*, die auf dem (vergleichsweise restriktiven) Sensualitätstraining* aufbaut u. sexuelle Erregung durch gegenseitiges Streicheln (verbunden mit intensiver verbaler Kommunikation u. Einsatz sexueller Phantasien, ohne Koitus), als prinzipiell leicht herstellbar erleben lassen soll; zugleich soll die destruktive Wirkung von forderndem Umgehen mit Erregung, von Versagensängsten od. kritischer Selbstbeobachtung verdeutlicht werden. Aufbauend auf stimulierendem Streicheln folgen i. d. R. spezielle Koitusübungen*.

Stress (engl. ~ Druck, Belastung) m: (allg.) Bezeichnung für i. w. S. als belastend od. unangenehm empfundene Lebenssituationen, vermehrt auch für Zeitknappheit.
(psychol.) Fachbezeichnung für einen körperlichen Zustand, der durch spezifische Symptome gekennzeichnet ist (erhöhte Aktivität des Sympathikus, vermehrte Ausschüttung bestimmter Neurotransmitter*, Blutdruckanstieg u. a.) u. durch verschiedene unspezifische Reize ausgelöst werden kann (seelische Belastungen, Infektionen, Verletzungen, Schwangerschaft, Umwelteinwirkungen u. a. sog. Stressfaktoren). Psychischer Stress ist Ausdruck einer Diskrepanz zwischen spezifischen Anforderungen u. subjektiver Bewältigungskompetenz; sexueller Stress entsteht aus einer Diskrepanz zwischen eigenen Bedürfnissen (bzw. denen von Partnern) u. der sexuellen Funktionsfähigkeit, ist aber nicht selten auch Ausdruck von Partnerschaftskonflikten*.

Stress|amenor|rhö f: (klin.) Bezeichnung für hypothalamische Amenorrhö* infolge psychisch belastender Lebensumstände; vgl. Hypothalamus, Abb.

Stress|inkontinenz f: (klin.) auch Belastungsinkontinenz; Fachbezeichnung für einen unwillkürlichen Urinabgang bei Erhöhung des intraabdominalen Drucks, z. B. beim Anheben eines Kindes od. von Gegenständen, beim Lachen, Husten u. Niesen, evtl. schon beim Aufstehen u. Gehen od. in Ruhe; häufigste Form der Harninkontinenz bei Frauen, nicht selten verbunden mit Vagina- u. Uterussenkung; entsteht infolge einer Schwäche der Beckenbodenmuskulatur und einer dadurch bedingten Verlagerung des oberen Harnröhrendrittels nach unten, so dass eine intraabdominale Druckerhöhung nicht mehr zu einer Kompression der Harnröhre führt (Verkürzung der sog. Kontinenzzone). Die Beschwerden werden durch Östrogenmangel verstärkt. Die Therapie erfolgt mit Beckenbodenübungen*, Scheidendiaphragma*, Bädertherapie sowie lokaler od. systemischer Östrogengabe u. Alphasympathomimetika; u. U. ist eine operative Rekonstruktion zu erwägen.

Stress|störung, post|traumatische: s. Belastungsstörung, posttraumatische.

Striae gravidarum (lat. ~ Streifen) f pl: (dermatol.) auch Striae distensae (atrophicae) cutis, sog. Schwangerschaftsstreifen; Fachbezeichnung für zunächst blau-rötliche, später gelblichweiße Hautdehnungsstreifen infolge (irreversibler) Schädigung elastischer Bindegewebefasern. Entstehung unter dem Einfluss von Glukokortikoiden, aber auch im Rahmen von Schwangerschaften (bei ca. 70 % der Schwangeren) od. bei erheblichem Übergewicht. Eine vorbeugende Therapie ist nicht bekannt, eine plastisch-chirurgische Entfernung evtl. möglich.

Strich: (allg.) volkstümliche Bezeichnung für einen Ort im Freien, an dem Prostituierte u. Kunden sich treffen; sprachliche Herkunft unklar, üblich seit dem Mittelalter, entweder hergeleitet von „Schreff" (Prostituierte) od. Anspielung auf die Tatsache, dass in manchen mittelalterlichen Städten die Straßen, in denen sich Bordelle* befanden, durch einen auf den Boden gezeichneten Strich gekennzeichnet waren (daher die Wendung „auf den Strich gehen" für das Ausüben von Prostitution*).

Stricher: (allg.) auch Strichjunge; Bezeichnung für (insbesondere minderjährigen) männlichen Prostituierten*; seltener analog für weibliche Prostituierte verwendet („Strichmädchen").

Stripper (engl. to strip ausziehen): (kult.) Bezeichnung für männlichen Darsteller beim Striptease*; entsprechend auch Stripperin.

Strip|tease (engl. to tease necken) n: (kult.) Bezeichnung für eine Mitte des 20. Jahrhunderts zuerst in den USA aufgekommene Form der tänzerischen Darstellung, wobei die Darsteller begleitet von Musik ihre Kleidung allmählich ablegen; Darsteller waren ursprünglich fast ausschließlich Frauen, heute auch Männer od. Travestiekünstler. Als Form der Adspektprostitution* v. a. in Varietés, Nachtlokalen, Bordellen u. a. angeboten; vgl. Sexindustrie.

Strümpfe: (allg.) Bezeichnung für enganliegende Fuß- u. Beinbekleidung, bei angearbeitetem Hosenteil als Strumpfhose. Strümpfe haben Schutz- u. Schmuckfunktionen; häufig werden ihnen symbolische erotische Bedeutungen beigelegt (Zeichen der äußeren weiblichen Geschlechtsorgane u. a.); sie können sexuell stimulierend wirken; vgl. Reizwäsche.

Strumpf|band: (kult.) auch Strapse; Bezeichnung für Bänder, die (Damen)Strümpfe in der richtigen Position halten u. an einem Strumpf-

S

haltergürtel bzw. der Unterwäsche befestigt werden; mit der Verbreitung von Strumpfhosen weitgehend außer Gebrauch, aber weiterhin gelegentlich als Bestandteil von Reizwäsche* verwendet.

Strumpf|fetischismus m: (sexol.) Bezeichnung für eine Form des Fetischismus*, bei der Strümpfe (auch Strumpfbänder) als sexuell besonders erregend erlebt werden.

Stütz|kondom n: (sexol.) Bezeichnung für ein Kondom aus besonders festem Gummi und evtl. mit Metallstützen, das als Erektionshilfe* verwendet wird.

Stufe, anal|sadistische: (psychoanalyt.) auch kurz anale Phase; Bezeichnung für eine Stufe der psychosexuellen Entwicklung* von Kindern im 2. u. 3. Lebensjahr, die durch Entdeckung u. zunehmende Kontrolle der Ausscheidungsfunktionen gekennzeichnet ist, daneben aber auch ein erstes Verständnis für Machtverhältnisse ergibt.

Stufe, genitale: (psychoanalyt.) auch genitale Phase; Bezeichnung für die in der Pubertät erreichte späte Phase der psychosexuellen Entwicklung* von Kindern, die durch ein allmähliches Überwiegen genitaler Sexualität gegenüber anderen Formen des Lustgewinns gekennzeichnet ist (sog. Genitalorganisation*).

Stufe, orale: (psychoanalyt.) auch orale Phase; Bezeichnung für ein frühes Stadium der psychosexuellen Entwicklung* von Kindern (1. Lebensjahr), das v. a. durch die Entdeckung des Mundes als Lustquelle gekennzeichnet ist.

Stufe, oral|sadistische: (psychoanalyt.) auch kurz orale Phase; Bezeichnung für ein frühes Stadium der psychosexuellen Entwicklung* von Kindern (1. Lebensjahr), das v. a. durch die Entdeckung des Mundes als Lustquelle, aber auch der Möglichkeit einer Zerstörung durch Einverleiben gekennzeichnet ist.

Stufe, phallische: (psychoanalyt.) auch phallische (neutral: infantil-genitale) Phase; Bezeichnung für das dritte Stadium der psychosexuellen Entwicklung* von Kindern (4.–6. Lebensjahr), das bei beiden Geschlechtern v. a. durch die Entdeckung der Sexualorgane als Lustquelle gekennzeichnet ist.

Stuhl: (physiol.) Faeces; Sammelbezeichnung für die Darmausscheidungen (Exkremente); sie enthalten: **1.** körpereigene Bestandteile: abgestoßene Epithelzellen, Bakterien, Verdauungssäfte, Gallenfarbstoffe (gelbbraune Färbung); **2.** nicht resorbierte Reste der Nahrung: Wasser, Zellulose, Kohlenhydratgärungs- u. Eiweißfäulnisprodukte (Skatol u. Indol mit typischem Geruch). Menge, Konsistenz u. Färbung können physiologisch je nach Art der Ernährung u. Funktionszustand des Darms erheblich variieren. Die Entleerung von Stuhl wird als Defäkation*, die unbewusste Entleerung als Enkoprese*, die sexuelle Beschäftigung mit Stuhl als Koprophilie* bezeichnet.

Sturz|geburt: (gebh.) Bezeichnung für eine extrem rasch ablaufende **Austreibungsphase** der Geburt mit unbemerktem (evtl. als Stuhldrang interpretierten) Herabstürzen des Neugeborenen (Toilettengeburt); stellt einen auch bei verdrängter Schwangerschaft* außerordentlich seltenen, für Mutter u. Kind gefährlichen Geburtsverlauf dar; in Fällen von Kindstötung* evtl. Schutzbehauptung. Als **überstürzte Geburt** wird demgegenüber eine Geburt von weniger als zwei Stunden Gesamtdauer bezeichnet, s. Geburtskomplikationen.

Sub|fertilität (lat. sub unter) f: (klin.) Sammelbezeichnung für eingeschränkte Fertilität von Männern, z. B. bei grenzwertigen Befunden im Spermiogramm, sowie von Frauen, z. B. bei entzündlichen Erkrankungen der inneren Sexualorgane; auch verwendet für die bei Spermaimmunität* bestehende relative Sterilität eines Paares.

Sub|kultur f: (soziol.) auch sog. Szene; Fachbezeichnung für eine teilweise od. gänzlich geschlossene gesellschaftliche Teilkultur, die sich hinsichtlich ihrer Werte, Normen, Bedürfnisse, Verhaltensweise, Symbole od. Institutionen von den dominierenden (mehrheitlichen) Sitten, Gebräuchen und Annahmen unterscheidet; beschrieben sind zahlreiche verschiedene Formen von Subkulturen wie z. B. Jugend-, Schwulen- u. Lesbenkultur, autonome Frauenkultur, Alternativkultur. Historisch bildeten sich Subkulturen häufig infolge von Verboten heraus; in westlichen Ländern kann ihre Existenz heute überwiegend als Ausdruck hochdifferenzierter Identitäten u. als Zeichen gesellschaftlicher Toleranz interpretiert werden. Vgl. Milieu.

Sublimierung (lat. sublimis erhöht, erhaben) f: (psychoanalyt.) auch Sublimation; von S. Freud eingeführte Fachbezeichnung für einen Abwehrmechanismus*, durch den ein ursprünglich auf ein sexuelles Ziel gerichteter Trieb auf ein vermeintlich höheres, nicht sexuelles Ziel (z. B. ein sozial od. kulturell anerkanntes Handlungsziel, künstlerische od. intellektuelle Arbeit) umgelenkt wird; vgl. Entsublimierung.

Sub|mission (lat. sub unter) f: (sexol.) Bezeichnung für die unterwerfende (devote) Rolle bei Sexualkontakten, insbesondere bei sadomasochistischer Aktivität, die u. U. situations- u. partnerabhängig wechselt; vgl. Dominanz.

Suc|cubus (lat. succumbere sich beschlafen lassen) m: (kult.) mittelalterliche Bezeichnung für weiblichen Teufel, der Männer im Schlaf heimsucht u. mit ihnen Geschlechtsverkehr hat (sog. Buhlteufel; vgl. Hexen); nach damaliger Vorstellung waren Succubi nicht gebärfähig, galten aber als Auslöser von Traumpollutionen*.

Sucht (ahd. suht körperliche Krankheit): (allg.) auch Süchtigkeit; veraltete Bezeichnung für das Vorliegen einer Abhängigkeit* von Substanzen od. von bestimmten Verhaltensweisen.

Sucht, sexuelle: (sexol.) uneinheitlich verwendete Bezeichnung für ein sexuelles Erleben od. Verhalten, das hinsichtlich der Stärke des Antriebs, der Häufigkeit od. des individuellen Stellenwerts als „zu stark ausgeprägt“ betrachtet wird. Die Einordnung ist strittig, da sowohl Ähnlichkeiten zu Impulskontrollstörungen*, als auch zu Abhängigkeit* bestehen; einige Autoren lehnen den Begriff insgesamt als unzutreffend u. pauschalisierend ab. Als **typisch** gelten sexuelle Gedanken u. Handlungen, die als nicht kontrollierbar, als nicht unbedingt lustvoll, als nicht od. nur kurzzeitig befriedigend erlebt werden; außerdem bestehen i. d. R. Steigerungstendenzen,

S

Angst- od. Leeregefühl bei Verzicht auf sexuelle Aktivität, fehlendes Interesse für andere Aktivitäten u. soziale Folgen.
Die **Häufigkeit** wird (u. a. infolge der schwierigen Abgrenzung) sehr unterschiedlich eingeschätzt (unter 1% bis 6%), ein häufigeres Auftreten bei Männern u. bei Menschen mit abweichendem Sexualverhalten* erscheint gesichert; überdurchschnittlich häufig bestehen zugleich Alkoholkrankheit od. andere substanzbezogene Abhängigkeiten.
Die **Ursachen** werden je nach theoretischem Hintergrund verschieden gesehen: in sexuellen Traumen* (süchtige Kompensation psychischer Schmerzen), in bestimmten Persönlichkeitsmerkmalen (schwaches Selbstwertgefühl, Hilflosigkeit, Unfähigkeit zum Aufbau von Objektbeziehungen u. a.), auch in Störungen der sexuellen Phantasie (beschränktes sexuelles Skript*). Die **Folgen** haben ein breites Spektrum: Subjektiv stehen Abhängigkeits-, Scham- u. Minderwertigkeitsgefühle im Vordergrund, soziale Folgen sind häufig (Partnerschaftskonflikte, hoher finanzieller Aufwand, Vernachlässigung anderer Lebensbereiche), die Entwicklung dissozialen Verhaltens ist möglich (s. Dissexualität). Eine **Therapie** kommt überwiegend auf individuellen Wunsch in Frage u. erfolgt meist als Gruppentherapie (u. a. in zahlreichen Selbsthilfegruppen, z. B. Sexaholics* Anonymous), wobei unterschiedliche psychotherapeutische Verfahren (Gesprächstherapie, Verhaltenstherapie, Psychodrama), aber auch Medikamente (Antiandrogene, Antidepressiva, Tranquilizer u. a.) eingesetzt werden. Sie ist langdauernd, beginnt meist mit einer dreimonatigen „Entzugsphase" mit vollständiger sexueller Abstinenz* u. hat als Ziel einen (verschieden eng gefassten) kontrollierten Umgang mit Sexualität. Bei gleichzeitig bestehender Substanzabhängigkeit wird diese zuerst behandelt.

Sünden|fall: (kult.) Bezeichnung für die im Adam*-und-Eva-Mythos beschriebene Übertretung eines göttlichen Verbots durch die Menschen, in deren Folge alle Menschen göttlichen Strafen unterliegen: Sie werden aus der Gemeinschaft mit Gott vertrieben u. werden sterblich, Frauen sollen Geburtsschmerzen haben u. sich Männern unterordnen, Männer sollen schwere Arbeit verrichten; vgl. Erbsünde. Aus heutiger Sicht wird diese Vorstellung als Ausdruck für das Bestreben interpretiert, die im Judentum der Zeit Salomos (10./9. Jahrhundert v. Chr.) noch bestehenden Mutterkulte (vgl. Mutterreligionen) als gefährlich und verboten zu kennzeichnen.

Süßmilch, Johann Peter (1707-1767): Studium der Rechte, Theologie u. Medizin in Halle u. Jena, ab 1743 Mitglied der königlichen Akademie der Wissenschaften in Berlin; Arbeiten v. a. zu Bevölkerungstheorie und -statistik mit Prognosen zum Bevölkerungswachstum*; vgl. Bevölkerungspolitik.

Suffragetten (von frz. suffragette, lat. suffragium Stimmrecht) f pl: (kult.) ursprünglich (19. Jahrhundert) Bezeichnung für radikale Frauenrechtlerinnen in Großbritannien, später gelegentlich (abwertend) für Vertreterinnen der Frauenbewegung* verwendet.

Suggestibilität lat. suggestio Eingebung) f: (psychol.) Bezeichnung für die Beeinflussbarkeit eines Individuums durch Suggestion u. Hypnose; kein eindeutig definiertes Persönlichkeitsmerkmal, aber unter dem Einfluss von Hypnose od. Drogen bzw. in Verbindung mit starken emotionalen Reizen (Sexualität, Aberglauben, Magie) im Allgemeinen erhöht; bei der Wirkungsprüfung von Arzneimitteln wird die Suggestibilität von Versuchspersonen durch vergleichende Gabe von (wirkstofffreien) sog. Plazebo-Medikamenten berücksichtigt.

Suggestion (lat. suggero beibringen) f: (psychol.) Fachbezeichnung für eine (durch rationale Faktoren weitgehend unbeeinflusste) Übertragung von Affekten, z. B. in Hypnose; auch als Wirkung der eigenen Affektivität auf Körperfunktionen u. rationales Denken (Autosuggestion) u. U. therapeutisch nutzbar.

Suggestions|therapie f: (psychol.) Sammelbezeichnung für verschiedene Verfahren der Psychotherapie*, bei denen (unter Umgehung rationaler Schranken) im Klienten Vorstellungen erzeugt u. therapeutisch genutzt werden; älteste Form der psychischen Krankenbehandlung mit fließenden Übergängen zur Magie; vgl. Schamanismus. Man unterscheidet: **1.** Heterosuggestion, d. h. Übertragung zwischen Therapeut u. Klient, z. B. durch Erzeugen von Trance-Zuständen im Rahmen einer sog. Hypnotherapie (vgl. Hypnose) od. durch geleitete Imaginationsübungen im Rahmen anderer psychotherapeutischer Verfahren (z. B. sog. Psychoimaginationstherapie); **2.** Autosuggestion, d. h. Erzeugen bestimmter Vorstellungen durch den Klienten selbst, z. B. durch Selbsthypnose im Rahmen des autogenen Trainings* od. durch aktive Imaginationsübungen. Anwendung bei zahlreichen psychischen u. körperlichen Störungen; insbesondere bei heterosuggestiven Verfahren u. U. nur kurzzeitige Wirksamkeit.

Sui|zid (lat. sui sich, caedere töten) m: (psychiat.) Fachbezeichnung für Selbsttötung*.

Sukzessiv|zwitter (lat. successivus nachfolgend): (biol.) Fachbezeichnung für Tiere (z. B. Schnecken, manche Fische, Muscheln), die im Verlauf ihres Lebenszyklus das Geschlecht wechseln; dabei werden entweder zunächst männliche Gonaden in weibliche umgewandelt (protandrische Sukzessivzwitter) od. zunächst weibliche Gonaden in männliche (protogyne Sukzessivzwitter); vgl. Geschlechtswechsel.
I. w. S. auch Fachbezeichnung für einhäusige Pflanzenarten, bei denen männliche u. weibliche Blüten zeitlich versetzt auf derselben Pflanze erscheinen.

Sulcus coronarius prae|putii (lat. ~ Furche, Rinne) m: (anat.) Kranzfurche; innere Umschlagfalte der männlichen Vorhaut* im Übergang zur Eichel des Penis*.

Super|fecundatio (lat. super über) f: (biol.) sog. Nachempfängnis, Überschwängerung; Fachbezeichnung für Befruchtung zweier Eizellen derselben Ovulationsperiode mit Samenzellen aus verschiedenen Begattungen, die zu zweieiigen Zwillingen* od. Mehrlingen* mit verschiedenen Vätern führt. Vorkommen z. B. bei polygamen multiparen Säugetieren, auch beim Menschen in Einzelfällen erwiesen.

S

Super|female-Syndrom n: (klin.) Jargonbezeichnung für XXX*-Syndrom.

Super|fetatio (lat. fetura Fortpflanzung) f: (biol.) Fachbezeichnung für Befruchtung mehrerer Eizellen aus verschiedenen Ovulationsperioden u. Aufpfropfung einer zweiten Schwangerschaft auf eine bestehende (sog. Überbefruchtung); Vorkommen bei einigen Tieren beschrieben, beim Menschen nie beobachtet u. wohl unmöglich.

Super|infektion f: (infektiol.) erneute Ansteckung mit demselben Krankheitserreger bei noch bestehender Erstinfektion u. noch unvollständiger Immunität; vgl. Reinfektion, Sekundärinfektion.

Super|male-Syndrom (engl. male männlich) n: (klin.) Jargonbezeichnung für YY*-Syndrom.

Super|maskulinität f: (klin.) Jargonbezeichnung für YY*-Syndrom.

Super|ovulation f: (klin.) Fachbezeichnung für das Reifen mehrerer Tertiärfollikel im Rahmen eines Ovarialzyklus* mit der Möglichkeit mehreiiger Mehrlingsschwangerschaften; selten spontan, häufig nach hormoneller Ovulationsauslösung*.

Super|suppressions|syndrom (lat. suppressio Unterdrückung) n: (gynäkol.) auch (engl.) post pill amenorrhoea; Fachbezeichnung für das Ausbleiben der Menstruation (sekundäre Amenorrhö*) nach längerer hormonaler Kontrazeption; in seiner Existenz umstrittenes Krankheitsbild, das nicht häufiger auftritt als sekundäre Amenorrhöen anderer Ursachen. Behandlung durch Clomiphen, um eine verstärkte Freisetzung von FSH u. LH zu erreichen, od. phytotherapeutisch mit Vitex* agnus-castus.

Super|vision (lat. supervidere überwachen) f: (psychol.) Bezeichnung für die kontrollierende Begleitung der Arbeit von Therapeuten durch speziell weitergebildete Psychologen (Supervisoren) in Einzel- od. Gruppensitzungen (vgl. Balint-Gruppe). Ziele sind das Erkennen eigener Haltungen u. Reaktionen (vgl. Arzt-Patient-Beziehung) sowie das Vermeiden von Behandlungsfehlern u. psychischen Belastungen für die Behandler; im Rahmen der Ausbildung von Psychotherapeuten sind regelmäßige Supervisionen vorgeschrieben.

Suppositorien (lat. suppositorium Untergeschobenes) n pl: (pharmak.) Zäpfchen; einzeln dosierte, feste Arzneizubereitungen zur lokalen Anwendung durch Einführen in Körperöffnungen (After, Scheide); vgl. Vaginalsuppositorien.

Surrogat (lat. surrogatus an jemandes Stelle gewählt) n: (klin.) Bezeichnung für einen Ersatzstoff, z. B. in der Substitutionsbehandlung bei Abhängigkeit* von Opiaten.
(psychoanalyt.) Bezeichnung für ein Objekt, das das eigentliche Objekt einer Triebregung ersetzt, z. B. bei Aggression gegen Schwächere als Ausdruck einer Aggression gegen das Ich od. gegen Stärkere (sog. Sündenbock).
(sexol.) Kurzbezeichnung für sexuelle Surrogatperson*.

Surrogat|handlung: (psychol.) auch Ersatzhandlung; Bezeichnung für eine Handlung, die als Ersatz für andere (verbotene, verhinderte, verdrängte) Handlungen ausgeführt wird; s. Ersatzbefriedigung.
(ethol.) bedeutungsgleich mit Übersprungshandlung*.

Surrogat|mutter: (gebh.) Fachbezeichnung für Leihmutter*.

Surrogat|person, sexuelle: (sexol.) auch kurz Surrogat; Bezeichnung für Fachpersonen, die im Rahmen bestimmter Formen der Sexualtherapie* körperlichen Kontakt mit Patienten aufnehmen u. sexuelle Aktivität praktisch üben. Es wird überwiegend gefordert, dass Psychotherapeut u. Surrogatperson nicht identisch sind; dennoch in vielen Ländern umstrittene Funktion, deren ethische Standards u. Interessen durch die International* Professional Surrogates Association (IPSA) vertreten werden. In Deutschland ist ihr therapeutischer Einsatz nicht üblich; allerdings werden vergleichbare sexuelle Dienstleistungen im Rahmen der Sexualassistenz* für Menschen mit Behinderungen* od. chronischen Krankheiten* gefordert und z. T. bereits angeboten.

Suspensorium (lat. suspendere aufhängen) n: (allg.) Tragbeutel, Tragevorrichtung, z. B. für Hoden od. Brüste; Hodensuspensorien werden u. a. zur Ruhigstellung der Hoden bei Hodenentzündung (Orchitis*), zum Schutz vor Verletzungen beim Sport od. zur Betonung der männlichen Geschlechtsorgane aus modischen Gründen getragen, Mammasuspensorien u. a. bei Brustentzündungen (Mastitis*) od. (eher selten) zur Betonung der weiblichen Brust.

SUZI: (gebh.) Abkürzung für **su**b**z**onale **I**nsemination; Bezeichnung für eine Form der In*-vitro-Fertilisation, bei der mehrere Samenzellen unter die Zona* pellucida einer Eizelle injiziert werden. Da es dabei häufig zum Eindringen mehrerer Samenzellen kommt (nicht lebensfähige Zygote), ist das Verfahren heute durch intrazytoplasmatische Spermieninjektion* ersetzt; vgl. Reproduktion, assistierte (Abb.).

SVV: (psychol.) Abkürzung für **s**elbst**v**erletzendes **V**erhalten, d. h. Selbstbeschädigung* u. Selbstverstümmelung*.

Swapper (engl. to swap austauschen): (allg.) im Amerikanischen übliche Bezeichnung für Personen, die an einem Partnertausch* teilnehmen, s. Swinger.

Swinger (engl. to swing schwingen, schaukeln): (allg.) Bezeichnung für Personen, die an einem Partnertausch* teilnehmen od. wechselnde Sexualpartner haben; auch Bezeichnung für Personen, die Gruppensex* praktizieren.

Swyer-Syndrom (G. J. S., britischer Endokrinologe) n: (klin.) auch XY-Gonadendysgenesie; Störung der Gonadenentwicklung ohne Chromosomen-Abweichung bei phänotypisch weiblichen (hochgewachsenen) Individuen mit meist männlichem Karyotyp (sog. reine Gonadendysgenesie); äußere u. innere Sexualorgane u. Brust sind nicht od. nur gering entwickelt. Klinisch hinweisend sind eine primäre Amenorrhö u. Sterilität, endokrinologisch besteht ein hypergonadotroper Hypogonadismus*; die dysgenetischen Gonadenanlagen weisen ein hohes Risiko für die Entstehung von Tumoren auf (Gonadoblastome, Dysgerminome).

Sym|biose (gr. συμβίωσις Zusammenleben) f: (psychol.) Bezeichnung für Lebensgemeinschaft od. Paarbeziehung, aus der die Partner (evtl. in

unterschiedlich starkem Maß) einen gegenseitigen Nutzen ziehen; sog. symbiotischen Beziehungen können unterschiedliche (divergierende, komplementäre od. kontrastierende) Motivationen zugrunde liegen, im Extremfall können die Partner mehr od. weniger ausschließlich aufeinander angewiesen sein; vgl. Abhängigkeitsverhältnis, Kollusion.
(biol.) Fachbezeichnung für das Zusammenleben artverschiedener Organismen zu gegenseitigem Nutzen, z. B. Flechtenbildung durch Symbiose von Algen u. Moosen.

Symbol (gr. σύμβολον Erkennungszeichen, lat. symbolum Wahrzeichen) n: (kult.) im antiken Griechenland Bezeichnung für einen Gegenstand (Teller, Ring), der in zwei od. mehr Teile so zerbrochen wurde, dass diese eindeutig zueinander passten; sie dienten als dauerhafte gegenseitige Beglaubigung von Vereinbarungen, z. B. von Gastrechten, die auch für Angehörige u. Erben Geltung hatten.
(allg.) gelten als Symbole nichtsprachliche Zeichen, die im Denken von Individuen od. (v. a.) Gruppen für einen Begriff od. eine Vorstellung stehen; sie sind fast niemals eindeutig, sondern einerseits kann ein bestimmtes Symbol Verschiedenes bedeuten, andererseits können einzelne Begriffe od. Vorstellungen durch verschiedene Symbole dargestellt werden.
(psychoanalyt.) wurde ausgehend von der Analyse des Symbolgehalts von körperlichen Krankheitssymptomen die allgemeine Bedeutung von Symbolen im menschlichen Denken als verhüllender Ausdruck verdrängter Objekte u. Wünsche erstmals wissenschaftlich beschrieben u. therapeutisch genutzt; vgl. Traumdeutung, Archetypen.
(psychol.) wird die Bezeichnung uneinheitlich verwendet; zwei grundlegende Eigenschaften von Symbolen lassen sich unterscheiden: **1.** hat ein Symbol in einer Gesellschaft meist für alle Individuen eine ähnliche Bedeutung; die Analyse des symbolischen Denkens eines Menschen bietet daher die Möglichkeit, unbewusste innerpsychische Prozesse besser zu verstehen. Hierzu dient die Analyse von gedanklichen Assoziationen, von Träumen od. von kreativen Leistungen (Bildern, Körpersprache u. a.); vgl. Psychoanalyse. In ähnlicher Weise erlaubt die Analyse von Symbolen einer Gesellschaft Rückschlüsse auf deren kollektives unbewusstes Denken; vgl. Ethnopsychoanalyse. **2.** hat ein Symbol auch die Funktion einer Mitteilung (Signalfunktion); die Analyse der Verwendung u. Wirkung von Symbolen erlaubt daher Rückschlüsse auf die in einer Gruppe stattfindenden Kommunikationsprozesse, bei bewusster Verwendung von Symbolen auch deren Beeinflussung (z. B. in der Werbung). Diese kommunikativen Aspekte von Symbolen sind auch Gegenstand der Sprachwissenschaften (Semiotik).
(sexol.) gilt ein besonderes Interesse den zahlreichen Symbolen mit sexueller Bedeutung, die sich schon in frühesten Zeugnissen aller Kulturen finden lassen; **Sexualsymbole*** sind fast immer von der Anatomie der Sexualorgane od. anderer Körperteile hergeleitet, ihre Verwendung variiert zwischen den Kulturen erheblich (z. B. eindeutig religiöse Bedeutung von Lingam* u. Yoni* im Hinduismus*); vgl. Vulvakulte (Abb.), Phalluskulte (Abb.); in zahlreichen Zusammenhängen ist die sexuelle Bedeutung nicht unmittelbar bewusst, z. B. bei Glückssymbolen (Pilz = Penis, Hufeisen = Vagina, Schornsteinfeger = Koitus, Schwein = Kindersegen). Ihre Ausformung u. Verwendung ist zudem von Zeitströmungen abhängig; daher werden in modernen Gesellschaften bestimmte Sexualsymbole u. U. nur innerhalb von Subkulturen eindeutig verstanden, während sie Außenstehenden bedeutungslos erscheinen.

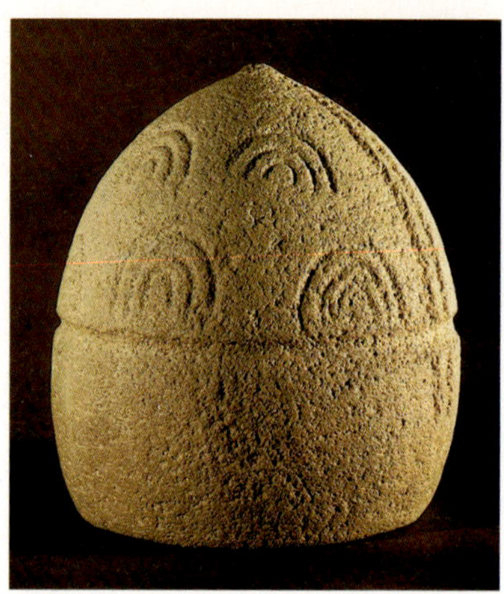

Symbol:
Dieser gravierte Rundstein aus dem afrikanischen Tschad (Region Bourkon, nördliche Sahara) zeigt anschaulich, wie vieldeutig Symbole sein können. Die alte Steinskulptur wird wegen ihrer nabelartigen Form als „Omphalos von Edrichinga" bezeichnet; sie zeigt neben Symbolen für generative und nährende Funktionen einen oberen Abschluss, der an eine stilisierte weibliche Brust erinnert sowie eine umlaufende Rille, die Assoziationen zur Eichel des Penis und damit Verbindung zu Phalluskulten nahelegt; die paarigen vertikalen Rillen auf der rechten Seite gelten als Vaginasymbol.

Symbolismus, sexueller m: (allg.) Bezeichnung für die Darstellung sexueller Motive od. Handlungen durch Sinnbilder; vgl. Sexualsymbol.
(psychoanalyt.) nach S. Freud Bezeichnung für die Übertragung sexueller Motive auf Sprache, Handlungen od. unbewusste Leistungen (z. B. Träume), die auch in Fehlleistungen* zum Ausdruck kommen können.

Sym|pathie (gr. συμπαθέω mitempfinden) f: (allg.) Bezeichnung für ein Gefühl der Verbundenheit, das sich als wohlwollendes Mitfühlen u. Zuwendung gegenüber anderen Lebewesen äußert (Gegensatz: Antipathie); vgl. Empathie.

Sym|physe (gr. συμφύω zusammenwachsen) f: (anat.) Fachbezeichnung für eine knorpelige

S

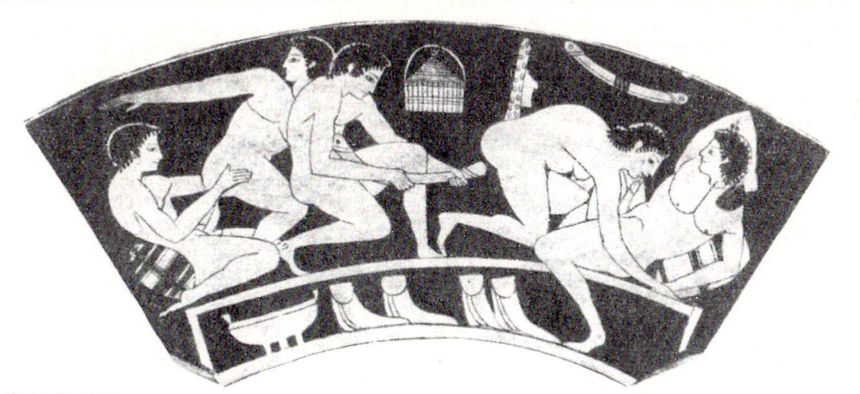

Symplegma:
Rotfiguriger Trinkbecher (sog. Kantharos) des attischen Töpfers Nikosthenes (2. Hälfte des 6. Jahrhunderts v. Chr.)

Gelenkverbindung zwischen Knochen; i. e. S. die durch eine Faserknorpelscheibe u. Bänder gebildete Verbindung der Schambeine (Symphysis pubica, s. Becken).

Sym|physis pubica f: (anat.) Fachbezeichnung für die Schambeinfuge, s. Symphyse.

Symplegma (gr. σύμπλεγμα Umschlingung) n: (kult.) antike Bezeichnung für ein körperliches, enges Kräftemessen; ursprünglich auf Ringkämpfer bezogen, später v. a. auf sexuelle Handlungen mit mehr als zwei Beteiligten, insbesondere deren verbreitete Darstellung auf Wand- od. Vasenbildern (s. Abb.). I. w. S. wurde der Begriff auch für die drastische Körpersprache verwendet, in der Schauspieler des griechischen Theaters die Liebesbeziehungen von Göttern dargestellt haben sollen.

Symptom (gr. σύμπτωμα Begleiterscheinung) n: (klin.) auch Krankheitszeichen; Fachbezeichnung für mehr od. weniger charakteristisches, subjektiv wahrgenommenes bzw. objektiv feststellbares Anzeichen einer Störung der körperlichen od. psychischen Gesundheit; meist nicht identisch mit der zugrunde liegenden Ursache der Störung selbst.

Symptom|bildung: (psychoanalyt.) Fachbezeichnung für Krankheitszeichen u. Beschwerden, die z. B. bei unbewältigten Konfliktsituationen auftreten; Vorkommen bei bestimmten Formen von Neurosen*, z. B. bei Konversionsneurose*.

Symptomen|komplex, vegetativer m: (psychiat.) veraltete Fachbezeichnung für psychovegetatives Syndrom*.

Symptom, neurotisches n: (psychoanalyt.) Fachbezeichnung für eine funktionelle Störung, die unterschiedlich stark ausgeprägt sein kann u. nicht in jedem Fall Krankheitswert haben muss; Vorkommen z. B. als isoliertes Symptom od. bei Neurosen*.

Sympto|thermal|methode f: (sexol.) Fachbezeichnung für ein Verfahren der natürlichen Kontrazeption* mit gleichzeitiger Beobachtung von Zervikalschleimveränderungen (Billings*-Ovulationsmethode) und Basaltemperaturmessung (Temperaturmethode*); aus der Kombination der beiden Verfahren resultiert eine relativ hohe Zuverlässigkeit in der Kontrazeption (Pearl*-Index 0,7-2).

Syn|ästhesie (gr. συναισθάνομαι zugleich wahrnehmen) f: (psychol.) sog. Mitempfinden; Bezeichnung für das Auftreten von Sinneseindrücken aus mehreren Sinnen bei Reizung eines einzelnen Sinnesorgans, z. B. als sog. Farbenhören, bei dem Töne als mit bestimmten Farben fest verbunden wahrgenommen werden, od. als Verbindung zwischen Geruchswahrnehmung u. anderen Empfindungen. Vorkommen bei wenigen Personen als überdauernde Eigenschaft, von manchen als Wahrnehmung beim Orgasmus berichtet, relativ häufig als (zeitlich begrenzte) Symptomatik im Rahmen von Psychosen*.

Syndrom, adreno|genitales (gr. σύνδρομος mitlaufend, begleitend) n: (klin.) Abkürzung AGS; Sammelbezeichnung für verschiedene, meist autosomal-rezessiv vererbte Enzymdefekte, die zu Störungen der Steroidsynthese (Glukokortikoide, z. T. auch Mineralokortikoide) u. vermehrter (selten auch verminderter) Bildung von Androgenen führen. Je nach Lokalisation der Störungen innerhalb der Synthesewege entstehen z. T. sehr verschiedene Krankheitsbilder. Man unterscheidet nach dem klinischen Bild: **1.** angeborenes AGS: Häufigkeit 1 : 10 000, führt v. a. zu Zeichen der Virilisierung; bei Mädchen Pseudohermaphroditismus femininus mit primärer Amenorrhö, bei Jungen Pseudopubertas praecox mit Hodenatrophie u. Azoospermie. **2.** angeborenes AGS mit Salzverlust: zusätzliche Störungen der Mineralokortikoidsynthese mit akuten Episoden in der Neugeborenenperiode infolge von renalen Natriumverlusten u. Kaliumretention. **3.** angeborenes AGS mit Hypertonie: infolge Vermehrung von Mineralokortikoiden. **4.** angeborenes AGS mit Androgenmangel u. Salzverlust: führt bei Jungen zu Pseudohermaphroditismus masculinus.

Therapeutisch werden bei allen angeborenen Formen die geeigneten Kortikosteroide substituiert. Die Geschlechtszuordnung sollte möglichst vor dem 3. Lebensjahr u. entsprechend dem gonadalen bzw. chromosomalen Geschlecht erfolgen, da Fertilität möglich ist. Die äußeren Sexualorgane sollten dann früh operativ angeglichen werden, während dies bei späterer Diagnose im Einzelfall entschieden werden muss. Neben diesen angeborenen Formen können ähnliche Symptome auch im späteren Lebensalter infolge androgenproduzierender Tumoren der Nebennierenrinde od. der Gonaden entstehen, deren Therapie i. d. R. operativ erfolgt.

Syndrom, depressives n: (psychiat.) Sammelbezeichnung für die in Zusammenhang mit Depressionen* auftretenden seelischen, körperlichen u. psychosozialen Folgeerscheinungen.

Syndrom, klimakterisches n: (klin.) Sammelbezeichnung für die vielfältigen Symptome bei Frauen, die auf körperliche u. psychische Veränderungen nach der Menopause zurückgeführt werden können (s. Klimakterium). Typisch sind Hitzewallungen*, Schlafstörungen, Herz-, Muskel- u. Gelenkbeschwerden, Reizbarkeit u. depressive Stimmungslage, Kopfschmerzen u. Schwindel. Bei ausgeprägter Symptomatik Behandlungsversuch mit Hormon*-Ersatztherapie.

Syndrom, olfakto|genitales n: (klin.) auch als Kallmann-Syndrom bezeichneter, hypothalamisch bedingter hypogonadotroper Hypogonadismus* mit verminderter od. fehlender LH-RH-Produktion, fehlender FSH- u. LH-Produktion sowie gleichzeitiger Störung der Entwicklung des Riechhirns (Anosmie). Häufigkeit 1 : 7500 bei männlichen Lebendgeborenen, mit 1 : 45 000 sechsmal seltener beim weiblichen Geschlecht; X-chromosomal gebunden vererbte Erkrankung, die zum Ausbleiben der Pubertätsentwicklung u. häufig zu Infertilität führt; symptomatische Behandlung durch Hormonsubstitution.

Syndrom, prä|menstruelles n: Abkürzung PMS; (klin.) Sammelbezeichnung für charakteristische körperliche u. psychische Veränderungen, die einige Tage nach dem Eisprung einsetzen u. bis zum Beginn der Menstruation anhalten. Typische Symptome sind Völlegefühl, Brustspannen, Kopfschmerzen, Ödemneigung u. Gewichtszunahme sowie vermehrte Reizbarkeit, Aggressivität, Ängstlichkeit u. Depression; eine Verschlechterung chronischer psychischer (Psychosen) od. körperlicher Erkrankungen (Autoimmunkrankheiten, Allergien) wird beobachtet. Die Beschwerden sind individuell sehr verschieden ausgeprägt u. kombiniert; daher schwanken Häufigkeitsangaben zwischen 25 % u. 85 % aller Frauen im gebärfähigen Alter (häufigste Schätzung 30 %). Die Ursachen sind ungeklärt, vermutlich komplexe (nicht unbedingt einheitliche) Entstehung aus körperlicher Prädisposition u. individuellen Faktoren, die das Risiko erhöhen u. die Symptomatik verschlimmern können. Die Therapie sollte immer zunächst psychotherapeutisch erfolgen, ggf. ergänzt durch Psychopharmaka (Antidepressiva, Tranquilizer), Hormongaben (triphasische Kontrazeptiva od. Progesteron, kein klarer Wirksamkeitsnachweis; Prolaktin-Antagonisten bei Mastodynie) u. Pflanzenpräparate, z. B. Keuschlammfrucht (Vitex* agnus-castus, Wirksamkeit ca. 50 %) od. amerikanische Schlangenwurzel (Cimifuga* racemosa); Medikamentenstudien zeigen eine allgemein hohe Plazebowirksamkeit (ca. 25 %).

Syndrom, psycho|vegetatives (lat. vegetare beleben, anreizen) n: (psychiat.) auch vegetative Dystonie, vegetative Labilität, neurasthenisches Syndrom, vegetatives Syndrom, Psychasthenie, vasoneurotisches Syndrom, neurozirkulatorische Dystonie; wenig präzise Fachbezeichnung für ein vielfältiges Beschwerdebild, bei dem vegetative Beschwerden ohne pathophysiologisch od. anatomisch nachweisbare Ursache im Vordergrund stehen (sog. funktionelle Störungen). Ursache können psychische Belastungen, Stress, Konfliktsituationen u. a. sein. Häufige Symptome sind Kopfschmerzen, Magenbeschwerden, Herzbeschwerden, Schwindelgefühle, Rückenschmerzen, Müdigkeit, sexuelle Funktionsstörungen u. Stimmungsschwankungen.

syn|gen (gr. σύν zusammen): (biol.) auch isogen; Fachbezeichnung für Individuen mit identischen Erbanlagen, z. B. eineiige Zwillinge (s. Abb. dort).

Syn|orchidie f: (klin.) auch Synorchie; Fachbezeichnung für die angeborene Verschmelzung (Fusion) beider Hoden im Hodensack od. innerhalb des Bauchraums; vgl. Hodenfehlbildungen.

Syphilis f: (infektiol.) auch Lues venerea, sog. Lustseuche; anonym meldepflichtige, sexuell übertragbare Infektion* durch das 1905 von F. R. Schaudinn u. E. Hoffmann identifizierte Bakterium Treponema pallidum (s. Treponematosen, Abb.), die sich klinisch durch einen vielfältigen, individuell sehr unterschiedlichen Verlauf mit variablen klinischen Zeichen auszeichnet. **Übertragungswege:** Kontaktinfektion (z. B. bei Geschlechtsverkehr) od. direkter Blutkontakt (Bluttransfusion, gemeinsame Spritzbesteckverwendung bei Drogengebrauch). Eintrittspforte sind kleine Verletzungen (Mikroläsionen) an Schleimhäuten od. Haut. Da Treponema pallidum außerhalb des Körpers nur für kurze Zeit überlebensfähig ist, sind indirekte Übertragungen (z. B. Schmierinfektionen über gemeinsam benutzte Handtücher) sehr selten.
Verlauf: klinisch werden die erworbene Syphilis u. die angeborene Syphilis (auch Lues conna-

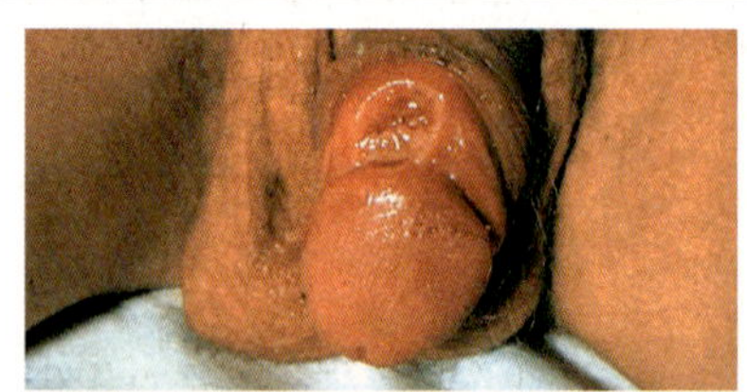

Syphilis 1:
Primäraffekt am inneren Vorhautblatt des Penis: scharf begrenztes Geschwür (sog. Ulcus durum) mit braunrot-glänzendem Grund und umgebender Schwellung

S

Syphilis Verlauf einer unbehandelten Syphilis		
Zeit nach Infektion	klinische Symptomatik	Labordiagnose
bis 1–2 Wochen	seronegativ	
2.–3. Woche	seropositiv Primäraffekt	FTA-ABS-Test
4.–5. Woche	Frühsyphilis örtliche Lymphknotenschwellung	TPHA-Test
ab 6. Woche		VDRL-Test, RPR-Test
7. Woche	Eruptionsstadium	
8. Woche	allgemeine Lymphknotenschwellung	
9.–12. Woche	Generalisation, Mitbeteiligung innerer Organe	
Wochen bis Monate	Rezidive Frühlatenz (< 1 Jahr nach Infektion) späte Frühsyphilis	
Monate bis Jahre	frühe Spätsyphilis Spätlatenz (> 1 Jahr nach Infektion)	
bis Jahrzehnte	Neurosyphilis (Tabes dorsalis, progressive Paralyse)	

ta, s. u.) unterschieden; die erworbene Syphilis wird in Frühsyphilis (Stadium I u. II) u. Spätsyphilis (Stadium III u. IV) eingeteilt. Unbehandelt verläuft eine erworbene Syphilis in verschiedenen, ohne ausreichende Therapie aufeinanderfolgenden Stadien (s. Tab.):

Stadium I: sog. Primärstadium, in dem ein kleiner, rundlich-ovaler, rötlicher Fleck als Primäraffekt am Eintrittsort auftritt u. sich zu einem schmerzlosen, hochinfektiösen Geschwür verhärtet (sog. harten Schanker, Ulcus durum, s. Abb. 1); die Erreger werden in diesem Stadium durch Sexualkontakte in einem hohen Anteil der Fälle weitergegeben, unerkannte Infektionen können zu Erkrankungsserien führen (s.

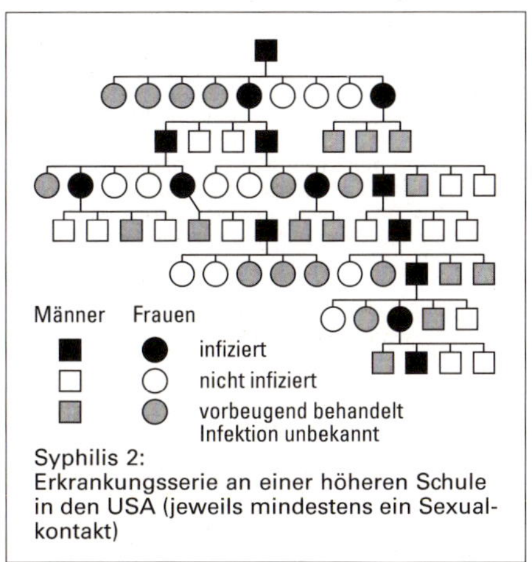

Syphilis 2:
Erkrankungsserie an einer höheren Schule in den USA (jeweils mindestens ein Sexualkontakt)

Abb. 2). Nach 3-5 Wochen kommt es zur Entzündung von Lymphbahnen (Lymphangitis) u. Lymphknoten u. einer schmerzlosen Lymphknotenvergrößerung (sog. Bubo). Abheilung des Ulcus in der 8.-12. Woche, es folgt das sog. Eruptionsstadium mit allgemeinem Krankheitsgefühl, Nervenschmerzen (Neuralgien), Muskel-, Gelenk- u. Knochenschmerzen, das den Übergang zum **Stadium II** kennzeichnet: nicht juckende Haut- u. Schleimhauterscheinungen (sog. Syphilide), später Ausbildung von breiten Kondylomen (Condylomata lata), hellroten Hautflecken (Roseolen) u. Haarausfall, evtl. unter Mitbeteiligung anderer Organe z. B. als Leber- od. Gefäßentzündung, Herz(muskel)schädigung, Augenentzündungen u. ersten Zeichen einer Mitbeteiligung des Nervensystems.

Stadium III: ca. 3-5 Jahre nach Infektion (auch später) Ausbildung von Hautgeschwüren, großen Papeln u. gummösen Schwellungen an Schleimhäuten sowie knotigen Infiltraten in Blutgefäßen u. inneren Organen (sog. Syphilide), an denen in der Folge entzündliche Reaktionen auftreten.

Stadium IV: sog. Neurosyphilis mit Beteiligung von Gehirn, Rückenmark bzw. Nervensystem; es werden unterschieden: **1. Tabes dorsalis:** sog. Rückenmarkschwindsucht mit Degeneration der Hinterstränge des Rückenmarks u. entzündlichen Veränderungen der Wurzeln der Rückenmarknerven; Auftreten in ca. 2-3 % der unbehandelten Infektionsfälle nach ca. 8-12 Jahren; Symptome: Pupillenstörungen (z. B. fehlende Pupillenreaktion, Engstellung), Augenmuskellähmungen, Sensibilitätsstörungen (v. a. verminderte od. aufgehobene Berührungsempfindlichkeit, Hypästhesie bzw. Anästhesie; Kribbelgefühl, Parästhesie), Fehlen von Muskeleigenreflexen, herabgesetzte Muskelspannung, Gelenkveränderungen, vegetative Störungen mit Bildung trophischer Ulzerationen besonders an den Fußsohlen, anfallartig auftretende, plötzlich einschießende Schmerzen u. schmerzhafte tabische Krisen (meist im Oberbauch), Gang- u. Gleichgewichtsstörungen, Blasen- u. Mastdarmstörungen, Erektionsstörungen. **2. Lues cerebrospinalis:** mit Beteiligung von Gehirn u. Rückenmark; **Formen: a)** vaskuläre Form mit int-

razerebralen Gefäßentzündungen u. Gefäßverschlüssen (Heubner-Krankheit), daraus folgend, abhängig von der Lokalisation, Lähmungen, hirnlokales Syndrom, Hirnstammsyndrome (mit vegetativen Ausfällen), Hirnnervenausfälle u. (bei Rückenmarkbeteiligung) Gangstörungen, Störungen des Lagesinns u.a.; **b)** meningitische Form mit Beteiligung von Hirnhaut u. Gehirn mit Kopfschmerzen, Empfindlichkeit gegenüber Lichteinfällen, Nackensteifigkeit, Hirnnervenausfällen (v.a. Augenmuskellähmungen), Sehnervenentzündung (mit Sehstörung) u. Sensibilitätsstörungen im Gesichtsbereich; **c)** gummöse Form mit Ausbildung von Gummen, die von den Hirnhäuten (Meningen) ausgehen u., abhängig von der Lokalisation, neurologische Ausfälle, psychische Alterationen, Lähmungen, Sprachstörungen, epileptische Anfälle, bei Beteiligung des Rückenmarks auch Rückenschmerzen, Sensibilitätsstörungen und Lähmungen (bis zur Querschnittlähmung) verursachen können. **3. progressive Paralyse:** Auftreten in 8-10 % der unbehandelten Fälle nach ca. 10-15 Jahren; durch entzündliche Veränderungen des Großhirns entstehen uncharakteristische Beschwerden (Kopfschmerzen, Schlafstörungen, Schwindel u.a.), z.T. epileptische Anfälle, Pupillenstörungen, Geh- u. Gleichgewichtsstörungen (Tabes dorsalis) sowie psychopathologische Symptome wie zunehmende Demenz, Sprechstörungen, evtl. Manie u. Größenwahn. Seltenere Form ist die sog. Lissauer-Paralyse, bei der neuropsychologische Herdsymptome wie Sprechstörungen (Aphasie), Störungen von Handlungen u. Bewegungsabläufen (Apraxie), evtl. Schreibstörungen (Agraphie) od. Erinnerungsverlust (Amnesie) im Vordergrund stehen.
Komplikationen: Bei ausgeprägter Immunschwäche (z.B. bei fortgeschrittener HIV-Infektion od. Zytostatikatherapie) kann es zu beschleunigten od. atypischen Verläufen kommen; u.a. wurden Fälle beschrieben, bei denen die Symptomatik (unzutreffend) auf einen Verlauf wie bei „Reaktivierung" einer (bereits behandelten) Syphilis hinwies.
Lues connata: auch angeborene Syphilis; intrauterin ab dem 5. Schwangerschaftsmonat über den Plazentakreislauf übertragene od. während der Geburt erworbene Infektion mit Treponema pallidum; bei früheren Infektionen (Frühysyphilis der Mutter während der Schwangerschaft) kommt es häufig zu Fehl- u. Frühgeburten. Symptome beim konnatal infizierten Kind (sog. syphilitische Stigmen*) können u.a. sein: blasenbildende, ulzerierende Hautausschläge besonders an Handflächen u. Fußsohlen, eitriger, blutiger Schnupfen durch Nasenschleimhautbefall (sog. Coryza syphilitica), Leber- u. Milzentzündung (mit Vergrößerung), Knorpel- u. Knochenentzündungen (Osteochondritis, z.B. mit Nasendeformität, sog. Sattelnase). Als Hutchinson-Trias wird das Auftreten tonnenförmiger oberer Schneidezähne, interstitieller Augenhornhautentzündung (Keratitis parenchymatosa) u. Innenohrschwerhörigkeit bezeichnet.
Diagnose: direkter, evtl. schwieriger (phasenkontrastmikroskopischer) Nachweis von Treponema pallidum im Sekret des Primäraffekts bzw. im Lymphknotenpunktat od. Liquor cerebrospinalis; serologisch: **1.** Treponema-pallidum-Hämagglutinations-Test (TPHA-Test): wird ca. 3 Wochen nach Infektion positiv; **2.** FTA-ABS-Test: wird ca. zwei Wochen nach Infektion positiv. Vom Nachweis von Treponema pallidum zu unterscheiden ist die Differenzierung u. Beurteilung der Aktivität einer Syphilis (Behandlungsbedürftigkeit!) mit VDRL-Test (etwa ab 5. Woche positiv) od. Kardiolipinbindungsreaktion (Komplementbindungsreaktion); Beurteilung des Therapieerfolgs anhand des Antikörperverlaufs, häufig bleiben typische Antikörper erhalten (sog. Serumnarbe).
Therapie: Die Behandlung muss so früh wie möglich erfolgen; Therapie der Wahl sind in jedem Krankheitsstadium Penicilline (i.d.R. intramuskuläre Gabe, bei regional beobachteter verringerter Empfindlichkeit der Erreger evtl. langfristig u. hochdosiert), bei angeborener Syphilis z.B. Benzylpenicillin; bei Allergie od. Unverträglichkeit evtl. Doxycyclin, Ceftriaxon od. Erythromycin (nicht liquorgängig, daher nicht bei Neurosyphilis). Etwa 2-6 Stunden nach der ersten Antibiotika-Gabe kann es durch Zerfall von Treponema pallidum zu Allgemeinreaktionen wie Fieber, Hautausschlag od. Verschlimmerung von Zeichen der Frühsyphilis kommen; diese sog. Jarisch-Herxheimer-Reaktion kann durch vorangehende Gabe von Prednisolon abgeschwächt werden.
In Europa wird die Syphilis seit dem Ausgang des 15. Jahrhunderts beobachtet (zahlreiche Fälle im Heer Karls VIII. von Frankreich, daher in Deutschland zunächst „Franzosenkrankheit"); der italienische Arzt Girolamo Fracastoro prägte in seinem 1530 veröffentlichten Lehrgedicht „Syphilidis, sive morbi gallici libri III" die Bezeichnung Syphilis, als deren Ursache er eine „astral bedingte Luftveränderung" annahm. Unklar ist, ob die Syphilis (wie oft vermutet) von Seefahrern aus Amerika nach Europa eingeschleppt wurde (sog. importierte Infektionskrankheit); möglich erscheint auch eine pathogene Mutation von in Europa endemischen Treponema-Arten; vgl. Treponematosen.

Syphilo|phobie f: (psychiat.) auch Syphiliphobie; Fachbezeichnung für die furchtbesetzte Vorstellung, mit Syphilis* infiziert zu sein, an der auch wiederholte serologische Untersuchungen nichts ändern; früher häufigeres Krankheitsbild, dem heute das AIDS*-Phobiesyndrom entspricht; vgl. Venerophobie.

System, limbisches (gr. σύστημα Gebilde; lat. limbus Rand, Saum) n: (anat.) Sammelbezeichnung für entwicklungsgeschichtlich alte, mit dem Riechhirn in enger Verbindung stehende sinnesunabhängige Strukturen des Gehirns* (s. Abb. dort); funktionell dem Hypothalamus übergeordnetes Integrationszentrum zur Regulation vegetativer Abläufe, Steuerung von Instinkt- u. Triebhandlungen, für die affektive Tönung des Gesamtverhaltens, emotionale Reaktionen sowie Gedächtnis- u. Lernfunktionen.

System, neuro|endokrines n: (anat.) Sammelbezeichnung, mit der die funktionelle (und z.T. auch morphologische) Einheit von Nervensystem (v.a. Gehirn u. vegetativem Nervensystem) sowie endokrinem System beschrieben wird; vgl. Neurotransmitter.

S

T

Tabak: (allg.) Bezeichnung für die getrockneten Blätter der Tabakpflanze (Nicotiana* tabacum), die wegen ihres Gehalts an Nikotin* traditionell in Nordamerika, heute weltweit, als Rauschmittel* verwendet wird. Tabak wird überwiegend geraucht, aber auch gekaut od. geschnupft, der Gebrauch führt rasch zu einer psychischen u. körperlichen Abhängigkeit*. Die psychisch u. körperlich stimulierende Wirkung wird nur bei seltenem Gebrauch bewusst wahrgenommen (vgl. Abb.), chronischer Konsum dient überwiegend der Vermeidung von Entzugssymptomen; zugleich hat Tabakkonsum einen hohen Stellenwert in der Gestaltung von Sozialbeziehungen, z. B. als Ersatzhandlung, zur Verstärkung von Gestik u. Mimik, als orale u. (sehr kurz dauernde) körperliche Stimulation, zur (vermeintlichen) Stressverminderung u. a. Tabakrauchen wird heute zunehmend negativ bewertet, insbesondere wegen der erwiesen hohen Schädlichkeit des passiven Mitrauchens. Die schädlichen Wirkungen betreffen (neben Atmungsorganen und Gefäßsystem) auch die Spermienbildung (Chromosomen-Abweichungen), die Ovarialfunktion (geringere Fruchtbarkeit) sowie die Fetalentwicklung (vermehrt Frühgeburten, niedriges Geburtsgewicht), auch die Erektionsfähigkeit wird (vermutlich v. a. infolge der Gefäßwirkung von Nikotin) deutlich beeinträchtigt; traditionell gilt Tabak als sexuell dämpfend, s. Anaphrodisiaka.

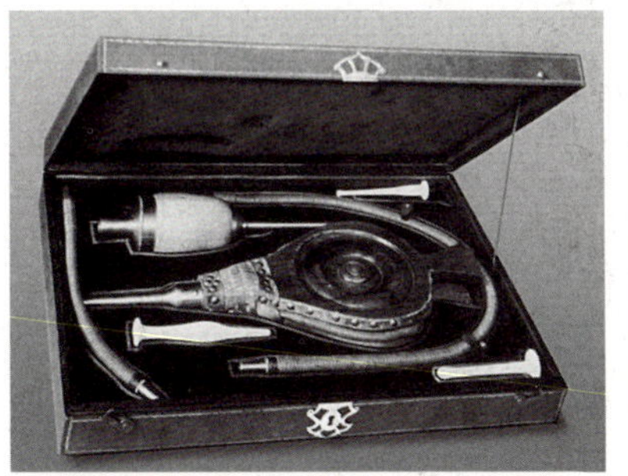

Tabak:
In den ersten Jahrhunderten nach der Entdeckung des Tabaks wurde der Rauch in Europa vielfach mittels Klistieren als Anregungsmittel für Herz-Kreislauf-Notfälle gebraucht; das Bild zeigt einen Koffer mit den dafür erforderlichen Geräten aus dem 18. Jahrhundert.

Die soziale Bewertung des Rauchens ist für Frauen und Männer traditionell verschieden: Nach der Einführung in Europa zunächst nur von Männern konsumiert, in einigen Gesellschaften bis heute (zumindest in der Öffentlichkeit) nicht von Frauen. Infolge z. T. massiver Aufklärungskampagnen u. Beschränkungen des Rauchens ist ein Rückgang des Tabakkonsums zu erkennen; dennoch bildet er weiterhin in allen modernen Gesellschaften ein zentrales Drogenproblem. Das in Deutschland für Jugendliche unter 16 Jahren bestehende Verbot des Erwerbs von Tabakwaren u. des Rauchens in der Öffentlichkeit wird z. B. derzeit praktisch noch kaum durchgesetzt; vgl. Drogen.

Tabes dorsalis (lat. ~ Auszehrung; ~ den Rücken betreffend) **f:** (infektiol.) Form der Neurosyphilis (Stadium IV der Syphilis*) mit Degeneration der Hinterstränge des Rückenmarks u. entzündlichen Veränderungen der Wurzeln der Rückenmarknerven; Auftreten in ca. 2-3 % der unbehandelten Infektionsfälle ca. 8-12 Jahre nach Infektion mit Treponema pallidum; **Symptome:** Pupillenstörungen, Augenmuskellähmungen, Sensibilitätsstörungen (v. a. Hypästhesie bzw. Anästhesie; Kribbelgefühl, Parästhesie), Fehlen von Muskeleigenreflexen, herabgesetzte Muskelspannung, Gelenkveränderungen, vegetative Störungen mit Bildung trophischer Ulzerationen besonders an den Fußsohlen, anfallartig auftretende, plötzlich einschießende Schmerzen u. schmerzhafte tabische Krisen (meist im Oberbauch), Gang- u. Gleichgewichtsstörungen, Blasen-, Mastdarm- u. Erektionsstörungen. Diagnose u. Therapie: s. Syphilis; vgl. Paralyse, progressive.

Tabu (polyn. tapu das Außerordentliche) **n:** (kult.) Sammelbezeichnung für Objekte, Bereiche u. Vorstellungen, die als heilig, unberührbar u. verboten gelten; Tabus werden meist mythisch begründet (bei Übertretung drohen göttliche Strafen u. Schäden für die Gemeinschaft) u. haben die Funktion, Verstöße für die Mitglieder der jeweiligen Gesellschaft undenkbar zu machen. Sie können sehr verschiedene Sachverhalte betreffen, z. B. Verbote, Götternamen od. Namen von Verstorbenen zu nennen, bestimmte Pflanzen, Tiere od. Menschen zu berühren od. bestimmte Handlungen vorzunehmen; häufig bestehen für Frauen u. Männer od. für Angehörige verschiedener Totems* unterschiedliche Vorschriften. Zahlreiche Tabus betreffen Sexualität u. Sexualverhalten, z. B. das in fast allen Gesellschaften bestehende Inzesttabu* sowie unterschiedliche Tabus in Bezug auf sexuelle Handlungen zwischen Ehepartnern (Koitusverbote*, z. B. nicht vor der Jagd od. zu bestimmten anderen Zeitpunkten), innerhalb der Familie

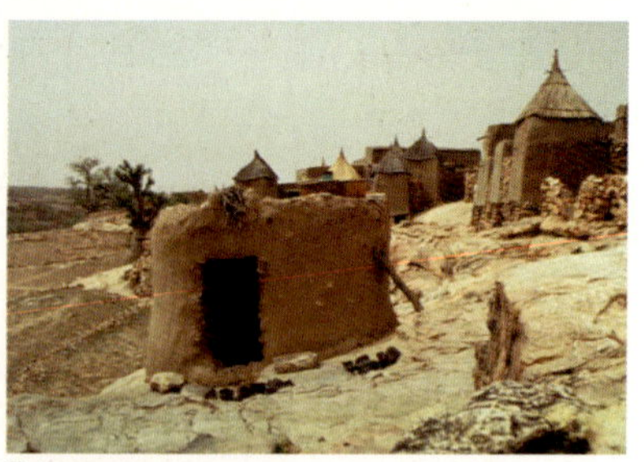

Tabu:
Traditionelle Begründungen für Tabus entziehen sich zwar zumeist einer rationalen Bewertung, aber es lässt sich u. U. schließen, dass sie hintergründig eine andere Absicht verfolgen, als ihre Erklärung nahelegt. Menstruationstabus werden z. B. zumeist mit vermeintlichen Gefahren begründet, die von Frauen in dieser Zeit ausgehen würden; sie haben aber vermutlich die Funktion, Männern eine Kontrolle von Sexualität und Fruchtbarkeit der Frauen zu erlauben. Die hier abgebildete Menstruationshütte in einem Dorf der Dogon (Mali) dient menstruierenden Frauen während jeweils fünf Nächten als Schlafplatz: Dies sei erforderlich, weil sonst die schützenden Fetische der Familien beschädigt würden; zugleich ermöglicht dies den Männern, fruchtbare Phasen der Frauen (und evtl. zweifelhafte Vaterschaften) zu erkennen.

(Schwiegermuttertabu*) od. während der Menstruation (Menstruationstabu*).
Anthropologische Studien legen es nahe, in Tabus ein Mittel der wirksamen Beeinflussung u. Kontrolle sozialen Verhaltens zu sehen, das um seiner Verbindlichkeit willen religiös begründet wird (s. Abb.). Tabubrüche werden i. d. R. auch mit sozialen Sanktionen bedroht (Ächtung, Bestrafung, Pflicht zur Buße); zugleich ist zu beobachten, dass Tabus im Verlauf der gesellschaftlichen Entwicklung ihre Wirksamkeit nicht selten verlieren u. durch wiederholte Tabubrüche eine Aufhebung der Verbote entstehen kann (Enttabuisierung*).

Tadalafil n: (pharmak.) auch IC-351, geplanter Handelsname Cialis; Substanz, die zurzeit in klinischen Studien zur Behandlung von Erektionsstörungen erprobt wird. **Wirkungsmechanismus:** Bei sexueller Erregung von Nervenendigungen u. Endothelzellen wird Stickstoffmonoxid (NO) freigesetzt, das die Produktion von zyklischem Guanosinmonophosphat (cGMP) stimuliert. cGMP bewirkt die Erschlaffung der glatten Muskulatur der Schwellkörper, erleichtert den Einstrom von Blut u. führt so zu einer Erektion* (s. Abb. dort). Tadalafil blockiert das Enzym Phosphodiesterase 5 (PDE-5-Hemmer), das cGMP spaltet u. dessen Wirkung aufhebt. Vgl. Medikamente, erektionsfördernde.

Täter-Opfer-Ausgleich: (jurist.) Bezeichnung für ein neueres Prinzip des Strafrechts*, neben (individuell auf den Täter zielender) Vergeltung u. (auf die Gesellschaft zielender) Abschreckung im Rahmen des Strafverfahrens auch die Belange der Opfer stärker zu berücksichtigen u. auf konfliktlösende Verständigung zu zielen; es wurde in ersten Ansätzen verwirklicht durch das Opferschutzgesetz (1986, s. Opferschutz) sowie durch das Verbrechensbekämpfungsgesetz (1994), wonach eine Strafe (insbesondere im Bereich der leichten bis mittleren Kriminalität) gemildert od. auf sie verzichtet werden kann, sofern Täter im Bemühen um einen Ausgleich mit dem Opfer ihre Tat wiedergutgemacht od. das Opfer unter erheblichen Leistungen od. persönlichem Verzicht entschädigt haben (§ 46a StGB).

Täter-Opfer-Beziehung: (psychol.) Bezeichnung für die vor einer Straftat zwischen Täter u. Opfer bestehende (od. kurzzeitig entstehende) Beziehung; sie wird in der kriminologischen Viktimologie* wissenschaftlich beschrieben, um einerseits psychische Folgen für die Opfer besser vorhersehen u. behandeln zu können, andererseits präventive Ansätze zu entwickeln, um Straftaten vor Begehung zu verhindern. Besonders enge Beziehungen zwischen Täter u. Opfer bestehen i. d. R. bei Kindesmissbrauch, Inzest u. häuslicher Gewalt, die psychischen Folgen sind entsprechend schwer. In Fällen drohender sexueller Nötigung od. Vergewaltigung erscheint es möglich, durch überlegtes u. gezieltes Verhalten des Opfers eine Verwirklichung der Tat zu verhindern; das nötige Verhalten kann gelernt werden u. wird z. T. durch Schulungen (z. B. Selbsthilfegruppen) vermittelt.

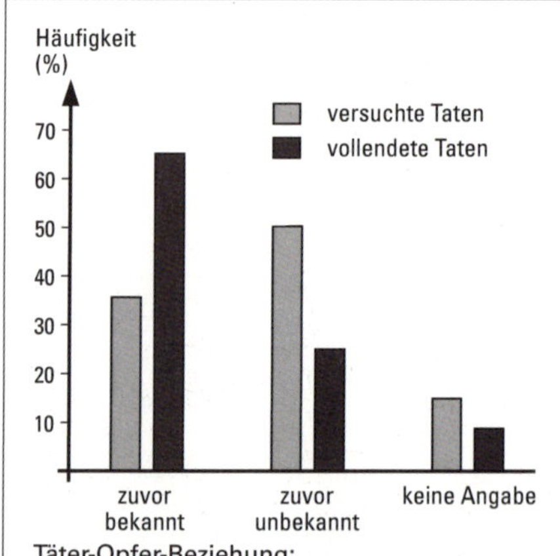

Täter-Opfer-Beziehung:
Angezeigte Vergewaltigungen in Deutschland, 1990; 2985 versuchte und 2163 vollzogene Taten (§ 177 StGB) nach Art der Beziehung zwischen Tätern und Opfern

Tätowierung (polyn. tatau Zeichen): (allg.) übliche Bezeichnung für Tattoos*.

Tage: (allg.) kurz für Tage der Menstruation*.

Tage, fruchtbare: (allg.) Bezeichnung für den zur Befruchtung günstigsten Zeitraum im Verlauf des Ovarialzyklus* (sog. Konzeptionsoptimum); infolge der kurzen Lebensfähigkeit reifer Eizellen tatsächlich nur ca. 24 Stunden nach Ovulation u. 2-3 Tage nach dem letzten Koitus (s. Endometrialzyklus, Abb.). Die Bestimmung des wahrscheinlichen Zeitpunkts des Eisprungs ist mit Ovulationstests* möglich.

Tages|pollution f: (klin.) Fachbezeichnung für eine ohne mechanische Stimulation auftretende Ejakulation* am Tag, meist mit sexueller Erregung u. Erektion; vgl. Spermatorrhö.

Tage, unfruchtbare: (allg.) Bezeichnung für die Tage im Menstruationszyklus*, an denen eine Empfängnis* wenig wahrscheinlich ist; eine ungefähre Bestimmung ist z. B. mit Kalendermethode* u. Temperaturmethode* möglich.

Tag|träume, sexuelle: (allg.) Bezeichnung für sexuelle Phantasien*, die im Wachzustand u. unabhängig von sexueller Aktivität auftreten.

Takt|gefühl (lat. tactus Berührung): (allg.) Sammelbezeichnung für Respekt, Rücksichtnahme u. Diskretion* im Umgang mit anderen; vgl. Einfühlung.

taktil: (physiol.) auch haptisch; den Tastsinn* betreffend.

Tamoxifen n: (pharmak.) synthetisches Antiöstrogen*, das in der Behandlung des Mammakarzinoms verwendet wird. **UAW:** u. a. Endometriumhyperplasie, Ödeme, Thrombosen, Scheidenblutungen, Verminderung von Blutplättchen u. weißen Blutkörperchen (Thrombo- bzw. Leukopenie), Depressionen, selten Übelkeit.

Tampon (frz. ~ Pfropfen, Stöpsel) m: (allg.) Kurzbezeichnung für Scheidentampon*.
(klin.) Bezeichnung für Pfropfen aus saugfähigem (evtl. mit Wirkstoffen imprägniertem) Material, die in Körperhöhlen (z. B. Nasenhöhlen, Wundhöhlen, Vaginal- u. Analkanal) eingebracht werden. Anwendung entweder zur Blutstillung durch Druck u. erleichterte Blutgerinnung (sog. Tamponade) od. zur Aufnahme u. Ausleitung in der Höhlung befindlicher Flüssigkeit.

Tampon-Schock-Syndrom n: (allg.) Bezeichnung für das toxische Schocksyndrom* (Abkürzung TSS), das entgegen weit verbreiteter Annahme nicht durch Tamponbestandteile entsteht, sondern bakteriell verursacht wird.

Tanga (port., aus tupi-sprachl. Lendenschurz) m: (allg.) Bezeichnung für eine kleine Bade- od. Unterhose, die aus zwei dreieckigen, seitlich verbundenen Stoffstücken besteht.

Tantrismus (sanskrit tantra Faden) m: (kult.) Bezeichnung für eine religiöse Strömung innerhalb von Buddhismus* (als sog. Tantrayana) u. Hinduismus* mit einer unbekannten Anzahl von Anhängern, in Japan, im tibetischen Buddhismus u. mit diesem in der Mongolei u. (wie Tantrismus indischer Herkunft) heute in der westlichen Welt verbreitet. **Entstehung** ab dem 3. Jahrhundert n. Chr. als esoterische Bewegung in Ostindien (Bengalen, Assam), ab dem 6. Jahrhundert öffentliche Erscheinung in hinduistischen u. buddhistischen Gesellschaften, Blütezeit im 8.-12. Jahrhundert. Mit Beginn der islamischen Herrschaft in Indien zwar zurückgedrängt, aber auch Beeinflussung des mystischen Islam* (sog. Sufismus); im 8.-9. Jahrhundert Ausbreitung nach China (sog. Zhenyan-Schule), ab dem 9. Jahrhundert nach Japan (sog. Shingon-Buddhismus) u. Einfluss auf andere Richtungen des Buddhismus, insbesondere in Tibet (seit dem 8. Jahrhundert stark tantrisch gefärbter, mit Elementen des Hinayana u. Mahayana verbundener Buddhismus). **Glaube** an eine Symbolwelt, in der Vergängliches u. Ewiges (wie die Fäden eines Gewebes) durch rituelle Praxis miteinander verwoben werden, um die Befreiung aus dem Kreislauf von Geburt, Tod u. Wiedergeburt (sog. Samsara) erfahrbar zu machen; vgl. Buddhismus. Dabei ist die Vereinigung des weiblichen u. männlichen Prinzips (vgl. Yin-Yang) bedeutsam sowohl auf der Vorstellungsebene (Vereinigung zwischen Gottheiten od. Individuum u. Gottheit; vgl. Dämonophilie), als auch in realen sexuellen Handlungen (v. a. Koitus, s. Abb.).

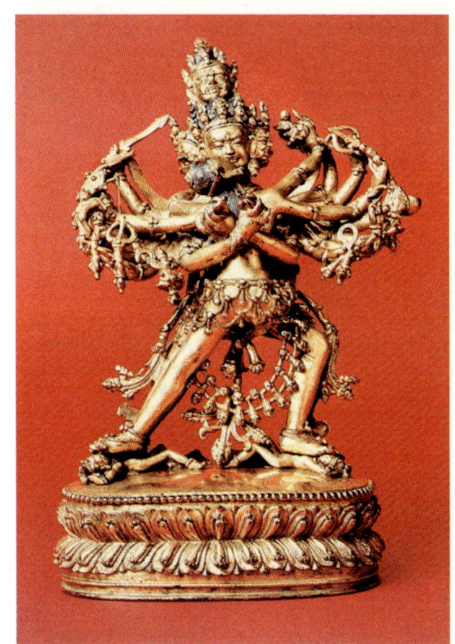

Tantrismus:
Die Vereinigung der männlichen Gottheit Kâlachakra mit der weiblichen Gottheit Vishvamata symbolisiert die Verbindung von Lust und Wahrheit (Südtibet, 16. Jahrhundert). Schultern, Arme und Hände des Kâlachakra stehen für Jahreszeiten und Mondphasen, die in den Händen gehaltenen Gegenstände für Naturphänomene und Körperfunktionen.

Riten sind magische Rituale, Meditation u. Übungen, die aus dem Yoga übernommen u. abgewandelt sind u. bei denen z. B. sexuelle Energie über eine Reihe von Energiezentren im Körper (sog. Chakren) von einem unteren (Dammregion) zum obersten Chakra (Scheitel) angehoben u. dort als göttliche Vereinigung erfahrbar wird. **Schriften** sind einerseits verschlüsselt tradierte, im hinduistischen Zusammenhang oft als erläuternde Dialoge zwischen dem Gott Shiva u. seiner Partnerin Parvati gestaltete Texte (sog.

Tantras), deren konkrete Bedeutung durch Meister weitergegeben wird, andererseits Hilfsmittel wie Diagramme (sog. Yantras) u. rituelle Formeln (sog. Mantras), die meditiert u. rezitiert werden. Rituell bedeutsame Gegenstände sind ein bronzener Donnerkeil (sog. Vajra) als Symbol des Ewigen u. eine Glocke (sog. Ghanta) als Symbol des Vergänglichen.
Das **Geschlechterverhältnis** ist z.T. durch Anleitungen zu einem Verhalten geprägt, das die in der indischen Gesellschaft sonst üblichen Normen umkehrt: Aufhebung der für Ehe u. sexuelle Kontakte sonst gültigen Kastengrenzen (vgl. Hinduismus), Aufforderung zu Inzest u. Umkehrung der sexuellen Rollen.
Die **Sexualität** wird von Ehe u. Fortpflanzung losgelöst betrachtet u. stattdessen als symbolischer Erfahrungsraum für die Überwindung der Grenzen des Vergänglichen verstanden; dennoch sind sexuelle Praktiken im Gesamtsystem (v. a. gegenüber magischen Praktiken) von eher untergeordneter Bedeutung.
Die **aktuelle Praxis** des Tantrismus im westlichen Kulturraum verschiebt diese Gewichtung zugunsten der sexuellen Rituale, indem befreite Sexualität erfahrbar werden soll: Die sexuelle Praxis dient nicht als Mittel für spirituelle Erfahrungen, sondern eher wird die spirituelle Übungstradition verwendet, um sexuelle Erfahrungen zu erleichtern; tantrische Praxis wird dabei als radikale Alternative zu den eher lustfeindlichen westlichen Religionen* erlebt.

Tanz (frz. danse Tanz)**:** (kult.) Sammelbezeichnung für künstlerische Ausdrucksformen, bei denen rhythmische Bewegungen in Begleitung von Musik od. Geräuschen erfolgen; seit der Steinzeit nachweisbar, ursprünglich als mimische Tänze anlässlich von Sonnen- od. Erntefesten u.a. sowie als ekstatische Tänze im Rahmen kultischer Rituale, Orgien u. Feste; durch Tänze sollten höhere Mächte, Geister od. Gottheiten positiv beeinflusst werden; vgl. Volksglaube. Für die Antike sind zahlreiche Verbindungen religiöser u. sexueller Inhalte im Tanz beschrieben; vgl. Kultprostitution; neuzeitlich haben sich verschiedene Tanzformen herausgebildet (Volkstanz, Gesellschaftstanz, Kunsttanz; vgl. Ballett), denen unterschiedliche Funktionen zukommen, u.a. als Brautwerbungs- od. Hochzeitstanz (z.B. Galliarde*); die heute in westlichen Gesellschaften vorherrschenden Einzel- u. Paartanzformen dienen häufig dem Kennenlernen neuer Partner; als Form der Adspektprostitution werden auch Schautänze wie Bauchtanz*, Striptease* u.a. aufgeführt; Ähnlichkeiten des menschlichen Tanzes zum tierischen Balzverhalten sind offensichtlich. Rhythmisches Tanzen setzt Neurotransmitter* frei, die das körpereigene Belohnungssystem* aktivieren.

T

Tanz|wut: (allg.) historische Bezeichnung für sog. Chorea* germanorum.

Taoismus (chin. tao Weg) m**:** (kult.) Bezeichnung für eine philosophische Denkrichtung in China u. in chinesischen Bevölkerungen Südostasiens u. Nordamerikas; als Religion nur minderheitlich praktiziert, aber Einfluss bei weltweit ca. 1 Milliarde Menschen. **Entstehung** vermutlich im 4.-3. Jahrhundert v. Chr., als Begründer wird Lao-tse betrachtet (nach chinesischer Tradition geboren 604 v. Chr.), Herausbildung einer taoistischen Religion i.e.S. ab dem 2. Jahrhundert n. Chr. mit zeitweise großem Einfluss am chinesischen Kaiserhof. **Differenzierung** neben der religiösen Hauptrichtung durch Verbindung taoistischer Elemente u. Systeme mit Konfuzianismus, Buddhismus* u. chinesischer Volksreligion (sog. chinesischer Universalismus). **Glaube** an das sog. Tao, ein unbeschreibbares, in sich ruhendes Grundprinzip, Ursprung u. Ordnung des Kosmos, mit dem sich zu vereinigen Ziel des menschlichen Lebens ist; daher Ideal des ruhenden, nicht des handelnden Menschen, der in selbstregulierende Prozesse in Natur u. Gesellschaft nicht eingreift (Prinzip des sog. wu-wei, des Nichtstuns). Im religiösen Taoismus werden eine Vielzahl von (überwiegend männlichen) Göttern u. vergöttlichten Menschen verehrt (so z.B. Lao-tse); das Denken insgesamt ist geprägt durch die Annahme verschiedener Grundkräfte der Welt (im Universalismus: Yin*-Yang), deren Vereinigung die kosmische Harmonie erhält. **Riten** zielen in unterschiedlicher Weise auf Herstellung dieser Harmonie, z.B. im sog. Ritual der kosmischen Erneuerung, in Totenritualen, Regenritualen, Exorzismus. Individuelle Meditation, Atem- u. Körperübungen (auch sexuelle Aktivität, s.u.) sollen spirituelle Unsterblichkeit (außerhalb von Raum u. Zeit) ermöglichen, daher auch hohe Bedeutung lebensverlängernder volksmedizinischer Anwendungen. **Schriften** sind neben dem Lao-tse zugeschriebenen „Tao te king" zahlreiche weitere Werke aus allen Phasen der Entwicklung (keine heiligen Schriften i.e.S.).
Das **Geschlechterverhältnis** ist vom Prinzip des Yin-Yang im Universalismus geprägt, indem Weiblich u. Männlich als ungleich, aber aufeinander bezogen gelten u. Harmonie nur durch Verbindung beider erreichbar ist; Kulthandlungen durch Frauen (nur in Klöstern) u. Männern (auch außerhalb).
Die **Sexualität** spielt im Taoismus für die Herstellung von Harmonie eine bedeutsame Rolle: Im (heterosexuellen) Geschlechtsverkehr werden bei beiden Partnern Yang- u. Yin-Energien ausgeglichen, die Gesundheit gefördert u. der Mensch am Vorgang der kosmischen Schöpfung beteiligt. In (volksreligiöser) taoistischer Tradition werden spezielle Übungen empfohlen (sog. fang-chung shu, „Künste der inneren Kammer", bekannter als sog. Tao der Liebe), um diese Wirkung zu verstärken, z.B. (unter der Vorstellung, dass Ejakulation eine Schwächung bedeutet) eine gezielte Verzögerung von Ejakulationen, das Erzielen retrograder Ejakulationen* durch Beckenboden- u. Atemübungen, das besondere Beachten des Orgasmus bei Frauen (zur Stärkung des Yin bei Männern), auch sexuelle Kontakte eines Mannes mit mehreren Frauen nacheinander u.a.
Die **aktuelle Lage** ist gekennzeichnet durch die Zerstörung zahlreicher Zentren u. Klöster im Verlauf der chinesischen Revolution, einen Rückgang des Einflusses in der lokalen Bevölkerung u. einen weltweit zunehmenden Einfluss auf das Denken von Angehörigen anderer Religionen (z.B. Verbindung der sexuellen Praktiken mit Elementen des Tantrismus*).

Taschen|tuch: (allg.) Bezeichnung für Tücher aus verschiedenen Stoffen (heute auch Papier), die zum Schnäuzen der Nase dienen. Bis Mitte des 16. Jahrhunderts galt in Europa (wie bis heute in Teilen Asiens) das Schnäuzen der Nase in Anwesenheit anderer als unanständig, die ersten Taschentücher dienten als modische Elemente zur Unterstützung der Gestik*, sie signalisierten durch ihre aufwändige Machart Reichtum u. wurden meist mit Parfüm* getränkt. V. a. im 19. Jahrhundert hatten Taschentücher für manche die Bedeutung eines sexuellen Fetisch*.

Taschen|tuch|fetischismus m: (sexol.) Bezeichnung für eine (heute seltene) Form des Fetischismus*, bei der (parfümierte, aber auch gebrauchte) Taschentücher als besonders erregend erlebt werden. Vgl. Wäschefetischismus.

Tast|sinn: (physiol.) Bezeichnung für die v. a. durch Mechanorezeptoren vermittelte Fähigkeit der Haut zur Wahrnehmung von Berührungen (s. Sinnesorgane) u. deren Projektion in die sog. Körperfühlsphäre der Großhirnrinde (s. Gehirn, Abb.); die Rezeptoren sind auf der Hautoberfläche unterschiedlich dicht verteilt u. finden sich besonders zahlreich in Lippen, Zunge, Fingerspitzen, Brustwarzen, Sexualorganen u. Analregion. Sowohl für die Prägung frühkindlicher Lustempfindungen als auch für die Auslösung u. Steigerung sexueller Erregung im späteren Leben kommt dem Tastsinn besondere Bedeutung zu. Welche Reizqualitäten dabei im Einzelnen als lustvoll erlebt werden, bedingen individuelle, soziokulturelle u. situative Faktoren; vgl. Kitzel, Reizpunkte, Zonen, erogene.

Tattoos (polyn. tatau Zeichen) n pl: (kult.) Bezeichnung für traditionellen Körperschmuck* durch tief in die Lederhaut (Korium, Dermis) eingebrachte Pigmente (dauerhafte Form der Körperbemalung*). In zahlreichen Kulturen (insbesondere in Asien u. Polynesien) üblich zur Steigerung der sexuellen Attraktivität u. als Zeichen der Gruppenzugehörigkeit (s. Abb.), als Abwehrzauber, seltener auch als Zeichen der sozialen Ächtung (Sklaven, Häftlinge); in allen modernen Industriegesellschaften sind Tattoos eine aktuelle Mode, die als Ausdruck wachsenden Körperbewusstseins u. des Wunschs nach Individualität bzw. Zugehörigkeit zu einer Subkultur interpretiert wird; seit einigen Jahren werden auch Verfahren zur zeitlich begrenzten Tätowierung angeboten (sog. Temptoos*). Zugleich stellt das Tätowieren einen körperlichen Eingriff dar, der nur unter optimalen hygienischen Bedingungen durchgeführt werden soll u. einer konsequenten Nachbehandlung bedarf; je nach Lokalisation dauert die Abheilung 1 bis 3 Wochen. Ein besonderes Problem bildet das **Entfernen** von Tattoos: Oberflächliche Tinten können durch Abschleifen der Oberhaut od. mit Laser erreicht u. entfernt werden; die Behandlung dauert u. U. lange, ihre Ergebnisse sind oft unbefriedigend (Narbenbildung); evtl. ist erneutes Tätowieren weniger aufwändig.

Tausch|ehe: (kult.) Bezeichnung für in einigen traditionellen Gesellschaften (z. B. Australiens) übliche Form der Eheschließung, bei der zwei Männer aus verschiedenen Familien gegenseitig Schwestern des anderen Mannes heiraten (sog. Bruder-Schwester-Tauschehe); auch ein Austausch anderer Verwandter (Cousins, Cousinen; sog. Vettern-Basen-Heirat) ist möglich. Tauschehen hielten traditionell die Gesamtzahl der Arbeitskräfte innerhalb einer Familie konstant; sie wurden teilweise abgelöst von der Zahlung eines Brautpreises*.

Tausend|und|eine Nacht: (kult.) Titel einer Sammlung von mehr als 300 Märchen, Novellen, Legenden, Erzählungen, Anekdoten u. Liebesgeschichten, die auf Grundlage altindischer Märchensammlungen zwischen dem 10. u. 16. Jahrhundert im arabischen Sprachraum entstanden (arab. alf laila wa-laila); die einzelnen Geschichten enthalten vielfach erotisch-sinnliche Motive; sie sind in eine Rahmenerzählung eingebettet: König Scheriyar von Samarkand, von seiner ersten Ehefrau mit einem schwarzen Sklaven betrogen, heiratet jeden Abend eine neue Frau, die er am Morgen nach der Hochzeitsnacht töten lässt, um sich so an den Frauen zu rächen; Scheherezade, Tochter des Wesirs, fesselt durch die über 1001 Nächte fortgesetzten Erzählungen die Aufmerksamkeit des Königs so stark, dass er ihr das Leben schenkt.

Team, therapeutisches n: s. Therapeutenteam.

Techniken, sexuelle (gr. τέχνη Kunst) f pl: (sexol.) auch Liebeskunst; umfassende Bezeichnung für Sexualpraktiken*.

Teenager: (engl.) Sammelbezeichnung für Jugendliche* von 13-19 Jahren; vgl. Twen.

Teenage-Schwangerschaft: (gebh.) übliche Bezeichnung für Schwangerschaft bei sehr jungen Frauen, wobei die Altersangaben interna-

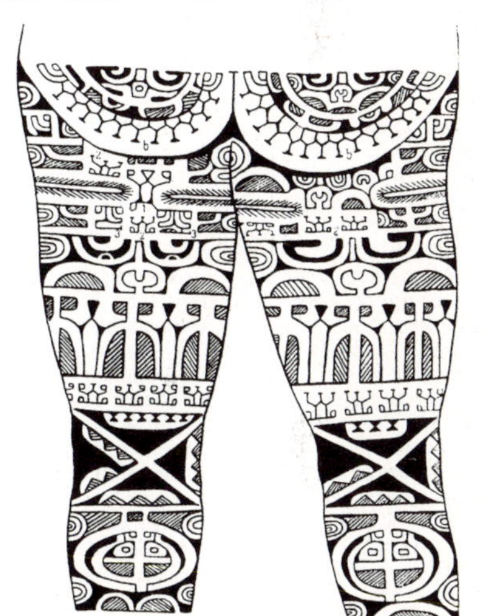

Tattoos:
In Polynesien haben die einzelnen Elemente der großflächigen Tattoos Bezeichnungen und Bedeutungen, sie werden im Lauf des Lebens über einen langen Zeitraum vervollständigt; hier die Tätowierung eines Bewohners der Marquesas-Inseln.

T

tional uneinheitlich verwendet werden u. von 12(-14) bis 16(-19) Jahre reichen; Angaben zur Häufigkeit in unterschiedlichen Ländern sind daher nur bedingt vergleichbar. Für Deutschland wird geschätzt, dass jährlich ca. 5000 Mädchen im Alter von 12-17 Jahren ein Kind bekommen, in Großbritannien kommt es zu ca. 7700 Schwangerschaften bei Mädchen unter 16 Jahren, davon 2200 bei unter 14-Jährigen. Für die USA wird die Zahl der Schwangerschaften 15-19-jähriger Mädchen auf 97 pro 1000 geschätzt, für die Niederlande auf 8,2 pro 1000. Die überwiegende Mehrzahl (> 70 %) von Teenage-Schwangerschaften ist ungeplant; sie werden oft als starke Belastung bei nicht abgeschlossener individueller Lebens- u. Familienplanung u. unklaren Partnerschaftssituationen empfunden. Wie verschiedene Familienplanungsprogramme z. B. in den USA zeigen konnten, lässt sich insbesondere durch Information u. Aufklärung sowie Zugang zu Verhütungsmitteln (Kontrazeptiva*) die Rate der Teenage-Schwangerschaften erheblich senken.

Telefon|anrufe, obszöne: (sexol.) Bezeichnung für telefonische Kontaktaufnahmen mit (im Unterschied zu Telefonsex*) unfreiwilligen (oft unbekannten) Gesprächspartnern u. Führen sexuell gefärbter od. sonst unanständiger, evtl. beleidigender Gespräche (Pornolalie*, Koprolalie*; vgl. Vulgärsprache), verbunden mit sexueller Erregung, nicht selten mit Masturbation. Das Verhalten weist psychodynamische Ähnlichkeiten mit Exhibitionismus* auf, beide treten nicht selten gemeinsam auf. Strafrechtlich handelt es sich nicht um Sexualdelikte i. e. S., aber die Tatbestände der Belästigung u. Beleidigung können erfüllt sein. Eine bewährte Abwehrmaßnahme bildet der Einsatz einer Trillerpfeife. Zivilrechtlich erlaubt das Gewaltschutzgesetz* (2001) auf Antrag des Opfers ein gerichtliches Verbot u. a. der telefonischen Verbindungsaufnahme bei vorheriger Belästigung mit Fernkommunikationsmitteln.

Telefon|beratung: (allg.) Bezeichnung für telefonische Angebote der Beratung*, insbesondere in zeitkritischen Problemlagen (z. B. Krisenintervention*) u. zu Fragestellungen, bei denen Hemmungen der Inanspruchnahme wahrscheinlich sind (z. B. Sexualberatung*) u. daher vermutet werden kann, dass ein (anonymer) Telefonkontakt eher in Anspruch genommen wird (mit dieser Zielsetzung neuerdings auch Angebote im Internet*). Telefonische Beratungen verfolgen im Allgemeinen eher kurzfristige Ziele: Auskünfte bei konkreten Einzelfragen, Stabilisierung in psychischen Ausnahmesituationen (evtl. konkrete Handlungsanweisungen), Vermittlung psychosozialer Unterstützung, Informationen über weitergehende Beratungsangebote u. Abbau von Vorbehalten gegen deren Inanspruchnahme.

Telefon|sex: (allg.) Bezeichnung für telefonische Kontakte zur sexuellen Erregung, die (im Gegensatz zu obszönen Telefonanrufen*) einvernehmlich stattfinden; entweder als gegenseitige (meist durch Masturbation begleitete) Handlung, bei der v. a. die Erregung der Phantasie u. daher die verbale Ausdrucksfähigkeit der Beteiligten bedeutsam sind (s. Sprache, sexuelle), od. als Angebot im Bereich der Prostitution* (rechtlich allerdings nicht als solche gewertet). Als besonders risikoarme, auf Wunsch anonyme u. einfach verfügbare Form der Sexualität zunehmende Verbreitung (vgl. Cybersex); außerdem wird die Inanspruchnahme von sog. Sex-Hotlines wohl in den meisten Partnerschaften nicht als Seitensprung* gewertet. Wie bei allen Angeboten der Sexindustrie* kann es auch in Bezug auf Telefonsex in Einzelfällen zur Gewohnheitsbildung kommen (u. U. gravierende finanzielle Folgen); vgl. Abhängigkeit.

Tele|gonie (gr. Kunstwort) f: (kult.) historische Bezeichnung für die Auffassung, Eigenschaften von Kindern würden durch frühere Schwangerschaften der Mütter beeinflusst (sog. Fernzeugung*) od. durch besondere Einwirkungen von außen während der Schwangerschaft verändert (sog. Versehen, s. Volksglaube); vgl. Zeugungsmythen.

Teleo|logie (gr. τέλος Ziel) f: (kult.) Bezeichnung für eine philosophische Betrachtungsweise, die davon ausgeht, dass alles Geschehen in der Natur einem (prinzipiell erkennbaren) Zweck dient u. daher z. B. das Verhalten des Menschen beurteilbar wird anhand der Ziele, die ein Verhalten verfolgt; bedeutsam im Zusammenhang der Sexualethik, indem aus teleologischer Sicht z. B. nur reproduktive Formen der Sexualität als „zielerfüllend" (u. damit alle anderen als geringerwertig od. unmoralisch) betrachtet werden.

Telo|phase f: (biol.) Phase während der Zellteilung* (s. Abb. dort).

Tempel|prostitution f: (kult.) Bezeichnung für die in Tempeln zahlreicher Kulturen früher übliche Kultprostitution*.

Temperament (lat. temperamentum richtiges Maß) n: (allg.) Bezeichnung für die typischen Eigenarten des Ablaufs seelischer Vorgänge bei einem Individuum; in der griechischen u. römischen Antike (Hippokrates, Galen) wurde das individuelle Temperament als Ergebnis der Mischung von „Körpersäften" vier grundlegenden menschlichen Reaktionstypen zugeordnet (cholerisch, phlegmatisch, melancholisch, sanguinisch); diese Auffassung behielt bis in das 18. Jahrhundert weitgehende Gültigkeit.
(psychol.) wurde früher versucht, das Temperament als Teil der Persönlichkeit mit bestimmten Konstitutionen* in Verbindung zu bringen; vgl. Körperbautypen.

Temperatur|methode (lat. temperatura Wärme) f: (sexol.) Verfahren der natürlichen Kontrazeption* mit Beobachtung der Basaltemperatur* (s. Abb. dort) zur Bestimmung der fruchtbaren u. unfruchtbaren Tage innerhalb des Menstruationszyklus. **Methode:** Die Körpertemperatur wird täglich etwa zur gleichen Zeit vor dem Aufstehen rektal od. vaginal gemessen u. aufgezeichnet. Bis zur Ovulation bleibt die Körpertemperatur weitgehend unverändert, kurz vor dem Eisprung fällt sie etwas ab, um 1-2 Tage danach um etwa 0,2 °C anzusteigen; bleibt die Körpertemperatur (unter Einwirkung von Progesteron*) nach dem Eisprung für mindestens drei aufeinanderfolgende Tage auf dem höheren Wert, kann in der 2. Zyklushälfte von einer Unfruchtbarkeit ausgegangen werden.

T

Eine computergestützte Berechnung (s. Kontrazeption, computergestützte) ist möglich.

Ein signifikanter Temperaturanstieg tritt innerhalb von 48 Stunden od. weniger ein. Die Temperaturen liegen an drei aufeinanderfolgenden Tagen um mindestens 0,2 °C höher als an den vorangehenden sechs Tagen.

Vorteile: kein Eingriff in den Hormonstoffwechsel, keine Störung der intimen Kommunikation. **Nachteile:** alleinig angewendet, nur dann hohe Zuverlässigkeit, wenn ein Koitus ausschließlich in der 2. Zyklushälfte erfolgt; höhere Zuverlässigkeit in Kombination mit Billings*-Ovulationsmethode als sog. Symptothermalmethode; erfordert hohe Genauigkeit, mindestens 6 Stunden Schlaf pro Nacht, relativ regelmäßigen Zyklus. Infektionen (Schnupfen, Entzündungen) u. a. Erkrankungen sowie starke Schwankungen im Tagesablauf (z. B. Schichtarbeit) beeinträchtigen die Aussagekraft der Temperaturmessungen u. die Zuverlässigkeit der Methode.

Temptoos: (allg.) aus **temp**orary tat**toos** gebildete Bezeichnung für Tattoos*, die nach einiger Zeit (meist nach mehreren Jahren) wieder verblassen; dabei wird durch Verwendung instabiler Farbstoffe u. eine geringere Stichtiefe ein dauerndes Verbleiben der Pigmente in der Lederhaut vermieden.

Tendenz (lat. tendere lenken) f: (allg.) weitgehend bedeutungsgleich mit Neigung* verwendete Bezeichnung für die erkennbare Bevorzugung bestimmter Auffassungen, Objekte od. Tätigkeiten.

Terato|genese (gr. τέρας, τέρατος fehlgebildetes Kind) f: (embryol.) Sammelbezeichnung für die Entstehung angeborener Fehlbildungen* im Rahmen der Entwicklung von Embryo u. Fetus durch chemische Substanzen (z. B. Medikamente, Alkohol, Nikotin u. a. Drogen, Umweltchemikalien), Krankheitserreger (z. B. Rötelnviren, Toxoplasmen) od. physikalische Faktoren (z. B. Radioaktivität).

Terato|logie f: (klin.) Bezeichnung für ein Teilgebiet der Embryologie*, das sich mit der Entstehung von Störungen der vorgeburtlichen Entwicklung (Fehlbildungen*) befasst.

Terato|zoo|spermie f: (androl.) Fachbezeichnung für das vermehrte Vorkommen fehlgebildeter Samenzellen im Ejakulat (erhöhte Fehlformenrate*), s. Zeugungsfähigkeit (Tab.).

Terminal|behaarung (lat. terminus Grenze, Ende): (anat.) Fachbezeichnung für die endgültige Körperbehaarung, die sich aus dem Sekundärhaar (s. Lanugo) während der Pubertät geschlechtstypisch entwickelt (Achsel-, Scham- u. Brustbehaarung, Bart) u. bis zum 5. Lebensjahrzehnt zunimmt (Stamm- u. Extremitäten, äußerer Gehörgang, Naseneingang, Augenbrauen), s. Behaarung.

Termone (gr. τέρμων Grenze, Ende) n pl: (biol.) Fachbezeichnung für Sexualstoffe, die bei niederen Lebewesen (z. B. Grünalgen) das Geschlecht der Nachkommen bestimmen (Androtermone, die männliche Nachkommen, u. Gynotermone, die weibliche Nachkommen zur Folge haben).

Terre des Femmes: 1997 gegründete Organisation mit Sitz in Tübingen; Ziele sind u. a. der Schutz in Deutschland lebender Migrantinnen u. Migranten vor genitaler Verstümmelung sowie Erstellung u. Verbreitung von Aufklärungs- u. Informationsmaterialien zu Fragen der Gesundheit von Frauen (http://www.terre-des-femmes.de).

Tertiär|follikel (lat. tertius der dritte) m: (klin.) Bezeichnung für das im Rahmen des Ovarialzyklus* entstehende späte Entwicklungsstadium des Eifollikels; s. Endometrialzyklus (Abb.).

Testis (lat. ~ Hoden) f: (anat.) auch Testiculus, Testikel; Fachbezeichnung für Hoden*.

Testitis f: (androl.) ungebräuchliche Fachbezeichnung für Hodenentzündung, s. Orchitis.

Testosteron n: (endokrin.) Androgen*, das ab der Fetalzeit unter dem Einfluss von Luteinisierungshormon (LH*) bei Männern in den Leydig-Zwischenzellen der Hoden u. bei Frauen (in wesentlich geringeren Konzentrationen) im Eierstock gebildet wird. Die Synthese erfolgt aus Pregnenolon über verschiedene, zum Teil bereits (schwach) androgen wirksame Vorstufen; sie steigert sich bis zur Pubertät u. nimmt ab dem 50. Lebensjahr sehr allmählich ab (Klimakterium virile; vgl. Lebensphasen, Abb.). Im Blut ist Testosteron zu 98 % an das Sexualhormonbindende Globulin (SHBG*) u. an Albumin gebunden. Die Ausscheidung von Abbauprodukten (Androstendion, Androsteron) erfolgt v. a. über die Niere. Umwandlung durch das Enzym 5α-Reduktase ergibt 5α-Dihydrotestosteron, das die zweieinhalbfache biologische Aktivität von Testosteron hat. Biochemisch stellt Testosteron die Vorstufe (sog. Prohormon) für Östrogene dar.
Testosteron hat eine allgemein aufbauende (anabole) Wirkung durch Steigerung der Eiweißsynthese u. beeinflusst Körperentwicklung u. -wachstum insbesondere bei Männern, aber auch bei Frauen (vgl. Anabolika). Bei Männern steuert es die Entwicklung u. Differenzierung primärer Geschlechtsmerkmale (Entwicklung u. Wachstum von Samenleiter, Prostata u. Penis) u. die Pubertätsentwicklung (Ejakularche, Kehlkopfwachstum, Ausprägung der sekundären Geschlechtsmerkmale wie Körperbehaarung, Bartwuchs, Skelett- u. Muskelausprägung). Für die normale Spermienbildung ist eine ausreichende Konzentration von Testosteron erforderlich, es fördert die Mitose u. Meiose von Spermatogonien u. Spermatozyten. Über bislang nicht genau bekannte Mechanismen beeinflusst Testosteron außerdem sexuelle Appetenz u. allgemeine psychische Stimmung. Die Konzentration im Serum beträgt bei Männern 14-35 mmol/l, bei Frauen 0,9-1,06 nmol/l. **Therapeutische Anwendung:** bei Testosteronmangel (z. B. Hypogonadismus, Eunuchoidismus), Pubertas tarda, Zeugungsunfähigkeit bei erniedrigten Testosteronspiegeln, Libidostörungen. Die Anwendung zur Behandlung von Symptomen des Klimakterium* virile ist umstritten; vgl. Androgendefizit des alternden Mannes.

Test|ovar n: (klin.) auch Ovariotestis, Ovotestis; Fachbezeichnung für die Gonade bei Hermaphroditismus*, die sowohl Eierstock- als auch Hodengewebe (mit unreifen männlichen u. weiblichen Keimzellen) enthält; evtl. nur einseitige Lokalisation im kleinen Becken zwischen der physiologischen Höhe von Eierstöcken u. Hodensack (nur teilweise abgeschlossener Hodendeszensus*).

Test|verfahren, psychologische: (psychol.) Bezeichnung für standardisierte Instrumente zur Messung bestimmter psychischer Merkmale anhand der Reaktion von Versuchspersonen (Probanden, Klienten) auf Fragen, Bilder, Vorstellungen od. Spielsituationen; in Bezug auf Sexualität werden v. a. Fragebögen u. -kataloge verwendet (s. Messinstrumente, sexualwissenschaftliche), in bestimmten Einzelfällen auch sog. projektive Verfahren*.

Tête-à-Tête (frz. ~ Kopf) n: (allg.) aus der französischen Bezeichnung für vertrauliches Beisammensein zweier Personen abgeleitete Bezeichnung für das Zusammensein zweier Verliebter; vgl. Dating.

Tetra|gamie (gr. τετράς vier) f: (sexol.) sog. Ehe zu viert; von Arthur Schopenhauer vorgeschlagene Form der Ehe, bei der zwei Männer in zeitlichem Abstand zwei (jeweils junge) Frauen heiraten; vgl. Gerontokratie.

Tetra|somie f: (genet.) Fachbezeichnung für eine Genommutation, bei der zusätzlich zum normalen diploiden Chromosomensatz ein Chromosom vierfach vorhanden ist; Vorkommen z. B. als XXXX*-Syndrom od. bei YY*-Syndrom; vgl. Chromosomen-Abweichungen.

Teufel (gr. διάβολος Verleumder): (allg.) Bezeichnung für Geistwesen, denen negative u. destruktive Absichten zugeschrieben werden. Die Vorstellung einer personifizierten bösen Macht ist in zahlreichen Kulturen verbreitet, sie bildet in minderheitlichen Gruppen das Zentrum religiöser Verehrung (Satanismus*), ist aber mehrheitlich Wurzel von Abwehrzaubern*. In der christlichen Tradition gilt der Teufel (als sog. Antichrist, auch als sog. Buhlteufel, s. Hexen) z. T. als Auslöser sexueller Bedürfnisse u. Handlungen; vgl. Besessenheit.

TFR: (soziol.) Abkürzung für **t**otal* **f**ertility **r**ate.

Thalamus (gr. θάλαμος innere Kammer) m: (anat.) Fachbezeichnung für einen Bereich des Zwischenhirns (s. Gehirn, Abb.), der wegen seiner engen Beziehungen zur Sehbahn auch als sog. Sehhügel bezeichnet wird; anatomisch bildet er die Seitenwände des dritten Ventrikels u. besteht aus mehreren Nervenkernen mit zuführenden Bahnen der Sinnesorgane u. abführenden Bahnen zur Großhirnrinde. Der Thalamus hat einerseits die wesentliche Funktion der Integration u. Bewertung von Sinneswahrnehmungen (funktionelle Einheit mit der Großhirnrinde, sog. Tor zum Bewusstsein), andererseits werden Reaktionen des Großhirns kontrolliert (sog. Efferenzkopie aller Reaktionen durch spezielle Nervenbahnen zum Thalamus); bestimmte Abschnitte des Thalamus sind Teil des limbischen Systems*.

Thanatos (gr. θάνατος Tod): (kult.) in der griechischen Mythologie* Name eines Dämons des Todes, Sohn der Nyx (Nacht) u. Zwillingsbruder von Hypnos (Schlaf); in der Psychoanalyse gelegentlich Bezeichnung für den sog. Todestrieb* im Gegensatz zu Lebenstrieb u. Libido*.

THC: (chem.) Abkürzung für Δ^9-**T**etra**h**ydro**c**annabinol, einen der hauptsächlichen psychoaktiven Wirkstoffe bestimmter Varianten der Hanfpflanze (Cannabis* sativa); gebräuchliche Einzeldosis 5-20 mg, Konzentration in den Pflanzen je nach Variante u. Zubereitung sehr verschieden (in Marihuana* 0,1-8 %, in Haschisch* 1,4-11 %, in öligen Zubereitungen bis zu 30 %); Halbwertzeit im Körper ca. 50-60 Stunden. Früher Anwendung u. a. als Schlaf- u. Asthmamittel, heute v. a. als (in Deutschland nach Betäubungsmittelgesetz verbotenes) Rauschmittel* mit (je nach Dosis) euphorisierender, beruhigender u. halluzinogener Wirkung, die in pflanzlichen Zubereitungen durch begleitende andere Cannabinoide beeinflusst u. verändert wird (vgl. Hanf). Synthetische Zubereitungen von reinem THC (Dronabinol) zeigen in klinischen Versuchen eine günstige Wirkung bei (z. B. medikamentenbedingtem) Erbrechen u. Appetitlosigkeit sowie bei (z. B. krankheitsbedingten) Befindlichkeitsstörungen; sie werden allerdings von manchen Arbeitsgruppen (gegenüber pflanzlichen Mischungen) als kaum vorteilhaft betrachtet.

Theater: (kult.) ursprünglich Bezeichnung für Schauspielhaus; i. e. S. für Sprechtheater, das wahrscheinlich auf Aufführungen im Rahmen kultischer Rituale der griechischen Antike (z. B. Dionysos-Kulte) zurückzuführen ist. In den unterschiedlichen Gattungen (Tragödie, Drama, Komödie u. a.) sind Liebe, Liebestod, Ehe u. außereheliche Verbindungen häufig Gegenstand von Theaterstücken; als erotisches Theater werden die überwiegend privaten Theater bezeichnet, die vom 17.-19. Jahrhundert v. a. in Frankreich verbreitet waren. Vgl. Literatur, erotische; Musik.

Theilhaber, Felix Aaron (1884-1956): Arzt, Berlin, nach 1935 in Tel Aviv (Israel); 1913 Mitbegründer der Gesellschaft* für Sexualreform, zahlreiche Veröffentlichungen u. a. zu Familienplanung u. Kontrazeption.

Theka|organ (gr. θήκη Behälter) n: (gynäkol.) Sammelbezeichnung für die sog. interstitielle Eierstockdrüse in der Rindenzone des Eierstocks; entsteht aus Zellen der Hüllschicht (Theca interna) nicht zur Entwicklung gelangter u. untergegangener Eifollikel u. produziert (vom Hypothalamus abhängig) Androgene; vgl. Eierstock, Abb.

Thel|arche (gr. θηλή Brustwarze) f: (physiol.) Fachbezeichnung für den Beginn der (weiblichen) Brustentwicklung* (sog. Knospung); vgl. Pubertät (Tab.).

Theorie, synthetische f: (biol.) Fachbezeichnung für die von A. Huxley (1942) eingeführte Erweiterung der Evolutionstheorie Darwins um sog. Evolutionsfaktoren, s. Abstammungslehre.

Therapeuten|team (gr. θεραπευτής Diener, Pfleger) n: (sexol.) Bezeichnung für Arbeitsgruppen, die in der Behandlung von Klienten mit Kinderwunsch od. Risikoschwangerschaften, sexuellen Erlebnis- u. Funktionsstörungen

T

od. Partnerschaftskonflikten zusammenarbeiten; Teams sind entweder interdisziplinär (z. B. Ärzte verschiedener Fachrichtungen u. Psychologen), od. sie bestehen aus mehreren Psychotherapeuten (z. B. Psychologin u. Psychologe bei Paartherapie od. Gruppentherapie).

Therapie (gr. θεραπεία Dienst, Behandlung) f: Behandlung von Krankheiten od. psychischen Störungen, i. w. S. Sammelbezeichnung für alle Heilverfahren; vgl. Psychotherapie, Sexualtherapie.

Therapie, klient|zentrierte f: (psychol.) Bezeichnung für eine auch als Gesprächstherapie* (i. e. S.) bezeichnete Form der Psychotherapie, die sich durch empathische u. nichtdirektive Gesprächsführung* seitens der Therapeuten auszeichnet und v. a. darauf zielt, Klienten zu eigenen Problemlösungen zu verhelfen.

Therapie, kontra|hormonale f: (klin.) Bezeichnung für eine Hormontherapie* mit Androgenen od. Antiöstrogenen bei Frauen bzw. Östrogenen, Gestagenen od. Antiandrogenen bei Männern.

Therapie|programme n pl: (sexol.) Sammelbezeichnung für strukturierte Verfahren der Gesprächstherapie* u. Paartherapie*, meist verbunden mit entsprechenden Sexualübungen*, zur Behandlung sexueller Erlebnisstörungen* od. sexueller Funktionsstörungen*.

Therio|philie (gr. θήρ Tier) f: (sexol.) historische Fachbezeichnung für Zoophilie*.

Thymus (gr. θυμός Seele) m: (anat.) hinter dem Brustbein gelegenes lymphatisches Organ, das für die Entwicklung u. Differenzierung von immunkompetenten Zellen (T-Lymphozyten) von grundlegender Bedeutung ist; im Thymus werden eine Reihe von sog. Thymushormonen (Thymusfaktoren) produziert, deren Fehlen zu einem Immundefekt führt.

Thyreo|tropin-Releasing-Hormon (gr. θυρεός Schild) n: (endokrin.) Abkürzung TRH; s. Hypothalamushormone.

Tiefen|psychologie f: (psychol.) Sammelbezeichnung für Forschungsrichtungen u. Therapieverfahren der Psychologie, in denen unbewusste innerpsychische Prozesse eine zentrale Rolle spielen; hierzu zählt die klassische Psychoanalyse* sowie die aus ihr entstandenen psychologisch-therapeutischen Richtungen, z. B. die Individualpsychologie*, die analytische Psychologie* u. die Psychosomatik*.

Tier|fetischismus m: (sexol.) Bezeichnung für Formen des Fetischismus*, bei denen Tiere (auch Teile von ihnen od. mit ihnen verbundene Gegenstände, z. B. Zaumzeug) als sexuell besonders erregend empfunden werden; nicht zu verwechseln, aber u. U. verbunden mit Zoophilie*; evtl. besteht eine psychodynamische Nähe zu Sadismus* od. Masochismus*.

Tier|freunde: (allg.) verschleiernde Bezeichnung für Männer u. Frauen mit zoophilen Neigungen; vgl. Zoophilie.

Tier|schändung: (allg.) eher veraltete Bezeichnung für Zoophilie*.

Tinten|spritzer: (sexol.) übliche Bezeichnung für eine Form des abweichenden Sexualverhaltens, bei dem sexuelle Erregung u. Befriedigung erlebt wird, indem in Menschenansammlungen schwer entfernbare Flüssigkeiten wie Tinte auf die Kleidung Unbekannter gespritzt werden; psychodynamisch als Form des objektbezogenen Sadismus* einzuordnen; vgl. Saliromanie, Säurespritzer.

Tissot, Simon-André (1728-1797): Arzt u. Hygieniker, Professor in Lausanne; Vertreter einer Degenerationstheorie, auf deren Grundlage er u. a. eine moralische u. körperliche Schädlichkeit der Masturbation* postulierte u. sie (fälschlicherweise) als Ursache zahlreicher Erkrankungen darstellte.

Tit clips: (allg.) englische Bezeichnung für Brustwarzenklammern*.

Titte: (allg.) derbe Bezeichnung für (vorwiegend weibliche, u. U. auch männliche) Brust*.

Titten|sex: (allg.) saloppe Bezeichnung für Sexualkontakte, bei denen eine Reizung der Brustwarzen überwiegt; auch für Tittenfick (s. Mammalkoitus).

TMA: (klin.) Abkürzung für (engl.) **t**ranscription-**m**ediated **a**mplification, transkriptionsvermittelte Verstärkung; diagnostisches Verfahren, mit dem geringe Mengen DNA od. RNA nach Verstärkung bestimmt werden können. Anwendung z. B. in der Diagnostik von Infektionskrankheiten (Hepatitis C).

Tobias|nächte: (kult.) Bezeichnung für die Sitte, dass die Eheleute nach der Hochzeit während drei Tagen keinen Geschlechtsverkehr haben sollen (sog. Keuschheitsnächte); ursprünglich in Nordeuropa üblich, damit die Frau in diesen Nächten von einem Geist geschwängert werden könnte. Die Textstelle aus dem (apokryphen) Buch Tobias der Bibel, wonach dieser nach seiner Hochzeit drei Tage enthaltsam war, um einen Dämon zu bannen, findet sich erst in späteren Handschriften; sie wurde vermutlich hinzugefügt, um den Brauch biblisch umzudeuten; vgl. Hochzeitsbräuche.

Toco|pherole (gr. τόκος Geburt) n pl: (chem.) auch als Vitamin E bezeichnete Gruppe fettlöslicher Vitamine mit α-Tocopherol als wichtigstem Vertreter; natürliches Vorkommen v. a. in pflanzlichen Nahrungsmitteln (Weizen, Soja, Mais). Tocopherole können Radikalketten unterbrechen und evtl. die oxidative Schädigung von Zellmembranen reduzieren. Die Bezeichnung deutet auf eine vermutete Beteiligung an Gonadenfunktionen u. normalem Schwangerschaftsverlauf, aber die Zusammenhänge sind noch nicht vollständig aufgeklärt. Beim (seltenen) Tocopherolmangel kann es möglicherweise (v. a. bei Neugeborenen) zu gesteigerter Hämolyse (Zerfall der roten Blutkörperchen) kommen. Referenzbereiche: 5-20 mg/l (12-46 µmol/l); erhöhte Werte bei Schwangerschaft od. Nierenversagen, erniedrigte Werte bei Störung der Nahrungsaufnahme (Malabsorption) u. (physiologisch) bei Neugeborenen. **Therapeutische Anwendung:** in hoher Dosierung zur Behandlung der Induratio penis plastica, mit fraglichem Erfolg.

Tod (von ahd. tôd, tôth): (allg.) Ende des Lebens; aus biologisch-medizinischer Sicht als Abfolge nicht umkehrbarer Funktionsverluste von Atmung, Kreislauf u. Zentralnervensystem mit den drei Phasen klinischer Tod, Hirntod u. biologischer Tod (Aufhören aller Organ- u. Zellfunktionen) beschrieben.

(sexol.) wurden Tod u. Sterben in Zusammenhang mit Liebe* u. Sexualität zunächst in der erotischen Literatur* (z. B. bei Ovid, Marquis de Sade, Georges Bataille) thematisiert; aus psychoanalytischer Sicht gelten Tod u. Todestrieb als Gegensatz von Libido* u. Lebenstrieb; vgl. Eros, Thanatos.
(forens.) sind u. a. sexuell motivierte Tötungsdelikte* sowie sexuelle Kontakte mit Toten (Nekrophilie*) von Bedeutung.

Todes|trieb: (psychoanalyt.) auch Thanatostrieb; klassische Bezeichnung für ein vermutetes, den Lebenstrieben* entgegengesetztes Streben jedes Individuums nach Ruhe u. Rückkehr in frühere Zustände; destruktive, aggressive Energie, die in enger Verbindung (sog. Fusion) mit den Lebenstrieben das menschliche u. tierische Verhalten mitbestimmen soll (Antrieb*, Motiv*). Ein Überwiegen des Todestriebs im Sexualtrieb gilt z. B. als Erklärung für aggressive (und autoaggressive) Komponenten sexuellen Verhaltens (Sadomasochismus*). Der spätere Begriff Aggressionstrieb kennzeichnet neutraler eine ähnliche Motivklasse; vgl. Aggression, Autoaggression.

Tod, kleiner: (allg.) auf das Gefühl ekstatischen Ich-Verlusts anspielende Bezeichnung für Orgasmus*; auch Bezeichnung für die Erschlaffung des Penis nach Ejakulation als Sinnbild für das Ersterben vitaler Funktionen.

Tod, süßer: (allg.) Bezeichnung für plötzlichen Todeseintritt während des Geschlechtsverkehrs; Vorkommen gehäuft bei älteren Männern (möglicherweise infolge erhöhter Herz-Kreislaufbelastung), angeblich in der Mehrzahl der Fälle bei außerehelichem Geschlechtsverkehr; als begünstigend werden übermäßige Nahrungsaufnahme u. Alkoholgenuss angesehen; auch nach Einnahme von Aphrodisiaka* od. erektionsfördernden Medikamenten (z. B. Sildenafil*) wurden Todesfälle beschrieben. Vgl. Liebestod.

Tötung, fahrlässige: (jurist.) Bezeichnung für eine fahrlässige Pflichtverletzung durch Handeln od. Unterlassen, die den Tod eines Menschen zur Folge hat; hierzu können z. B. auch Todesfälle im Rahmen einvernehmlicher sadomasochistischer Handlungen zählen; vgl. Einvernehmlichkeit.

Tötungs|delikte (lat. delictum Vergehen) n pl: (jurist.) Sammelbezeichnung für Totschlag* (§§ 212 u. 213 StGB), Mord* (§ 211 StGB), Tötung auf Verlangen (§ 216 StGB), fahrlässige Tötung (§ 222 StGB) u. strafbare Formen des Schwangerschaftsabbruchs* (§§ 218 bis 218c StGB) sowie Völkermord (§ 220a StGB); i. w. S. zählen hierzu auch der sexuelle Missbrauch von Kindern od. Widerstandsunfähigen mit Todesfolge (§§ 176b, 179 StGB) sowie die sexuelle Nötigung u. Vergewaltigung mit Todesfolge (§ 178 StGB).

Toilette (frz. ~ kleines Tuch) f: (allg.) auch Abort; Bezeichnung für Orte, an denen traditionell Kot u. Urin ausgeschieden u. nach verschiedenen Systemen entsorgt werden (Latrine, Spülung); üblicherweise von Wohnräumen abgetrennt, sind sie nach heutigem Verständnis Teil der Intimsphäre* schon im frühen Kindesalter. Insbesondere öffentliche Toiletten sind auch Orte sexueller Phantasien u. Kontaktaufnahmen (Graffiti*) sowie sexueller Aktivität (Toilettensex*). Während das Ausscheiden von Kot außerhalb von Toiletten in westlichen Gesellschaften bei beiden Geschlechtern i. d. R. nicht toleriert wird, bestehen bei Männern hinsichtlich des Ausscheidens von Urin zahlreiche mehr od. weniger tolerierte Ausnahmen.

Toiletten|sex: (allg.) Sammelbezeichnung für **1.** Sexualkontakte auf (öffentlichen) Toiletten; **2.** Sexualkontakte, bei denen sich ein Partner über bzw. auf dem anderen niederlässt, uriniert od. den Darm entleert (vgl. Urophilie, Koprophilie); **3.** Voyeurismus, bei dem Personen bei ihren Verrichtungen auf der Toilette beobachtet werden.

Toiletten|sprüche: (allg.) Sammelbezeichnung für Graffiti* in öffentlichen Toiletten.

Toko|logie (gr. τόκος Geburt) f: (gebh.) Lehre von der Geburt, veraltete Bezeichnung für Geburtshilfe*.

Toko|lyse (gr. λύσις Lösung) f: (gebh.) Fachbezeichnung für Wehenhemmung*.

Toleranz (lat. tolerantia Duldung) f: (allg.) Bezeichnung für persönliche Haltung, die von der eigenen Einstellung verschiedene Anschauungen, Handlungen u. Meinungen anderer Personen respektiert u. gewähren lässt; gesellschaftliche Toleranz bezeichnet die gesellschaftliche Duldung individueller Lebensweisen, sie zeigt sich z. B. als staatliche Toleranz in der Sicherung der Grundrechte von Religions-, Glaubens-, Gewissens- u. Meinungsfreiheit. **Historisch** war zumindest eine religiöse Toleranz in polytheistischen Religionen (z. B. der griechischen Antike) selbstverständlich; in monotheistischen Religionen, die die absolute Wahrheit beanspruchen (z. B. Christentum, Islam), ist die religiöse Toleranz gering; in monotheistisch geprägten Staaten schlägt sich dieser fehlende Pluralismus in zahlreichen Lebensbereichen (wie z. B. Intoleranz gegenüber nichtehelichen Lebensgemeinschaften, Ablehnung gleichgeschlechtlicher Sexualkontakte) nieder. In modernen Staaten gilt Toleranz als Grundprinzip eines von Freiheit u. Humanität bestimmten Zusammenlebens. Grenzen der Toleranz ergeben sich dort, wo die Rechte anderer auf freie Meinungsäußerung u. Handlungsfreiheit berührt sind; vgl. Menschenrechte, sexuelle.
(sexol.) auch Permissivität; Respektierung verschiedener Formen von Sexualverhalten; vgl. Selbstbestimmung, sexuelle.
(pharmak.) Gewöhnung an den Wirkstoff von Arzneimitteln od. Drogen; vgl. Abhängigkeit.

-tomie (gr. τομή Schnitt) f: (klin.) Wortteil mit der Bedeutung „operatives Entfernen od. Eröffnen", z. B. in Autotomie, Episiotomie.

Tor|schluss|panik: (allg.) ursprünglich aus dem militärischen Bereich (abendliche Rückkehrpflicht in Kasernen) stammende Bezeichnung für die Sorge, möglicherweise biographisch Entscheidendes zu versäumen; häufig verwendet für die Besorgnis, in einem bestimmten Alter noch keinen Lebenspartner gefunden od. (v. a. bei Frauen) noch keine eigenen Kinder zu haben; auch für Bilanzkrisen der Lebensmitte (Midlife* crisis) od. des höheren Alters; nicht selten Ursache übereilter Entscheidungen.

total fertility rate (engl. ~ gesamt; ~ Fruchtbarkeit; ~ Ziffer)**:** (soziol.) Abkürzung TFR; Fachbezeichnung für die Summe der altersspezifischen Fruchtbarkeitsziffern* von Frauen im gebärfähigen Alter (15 bis unter 45 bzw. 49 Jahre) in einer Bevölkerung.

Total|operation (lat. totalis gänzlich) f**:** (allg.) Sammelbezeichnung für gleichzeitige chirurgische Entfernung von Gebärmutter (s. Hysterektomie), Eileitern u. Eierstöcken (sog. Hysterosalpingoovarektomie).

total sexual outlet (engl. ~; ~; ~ Auslass)**:** (sexol.) von A. Kinsey eingeführte Bezeichnung für die berichtete Gesamttriebbefriedigung* der von ihm befragten Individuen.

Totem n**:** (kult.) aus den nordamerikanischen Algonkin-Sprachen stammende Bezeichnung für ein Tier, das als mythischer Vorfahre einer Gruppe gilt u. die Zusammengehörigkeit der Gruppe symbolisiert; neben Tieren können Totems auch Pflanzen, andere Naturerscheinungen od. übernatürliche Wesen sein (s. Abb.), sie finden sich in zahlreichen frühen Kulturen auch anderer Kontinente, s. Totemismus.

Totemismus m**:** (kult.) Bezeichnung für die Verehrung von Totems* in einer Gruppe; wird als frühes Prinzip der sozialen Organisation betrachtet. Totemtiere werden wie Ahnen verehrt (vgl. Empfängnistotemismus), sie dürfen meist weder gejagt noch gegessen werden (Tabu*), u. Angehörige des gleichen Totem dürfen nicht untereinander heiraten (Exogamie*). Neben Gruppentotems sind auch individuelle Totemtiere (sog. Individualtotemismus) od. verschiedene Totemtiere für Frauen u. Männer beschrieben (Geschlechtstotemismus*).

Toten|hochzeit: (kult.) Bezeichnung für die in manchen traditionellen Gesellschaften übliche symbolische Eheschließung nach dem Tod; in einem rituellen Akt wurden verstorbene Junggesellen mit ebenfalls unverheiratet verstorbenen Mädchen verheiratet, um ihnen eine ehrenvolle Existenz in der jenseitigen Welt zu ermöglichen. I. w. S. auch Bezeichnung für Eheschließung nach dem Tod eines Ehepartners, die in Ausnahmesituationen auch in Europa rechtmäßig war (z. B. nachträgliche Verheiratung von Verlobten Gefallener während des Zweiten Weltkriegs in Deutschland).

Toten|konkubine f**:** (kult.) Bezeichnung für Grabbeigabe in Form einer (nackten) Frauengestalt aus Ton, die verstorbenen Männern als symbolischer Ersatz für ihre Frau ins Grab gelegt wurde.

Tot|geburt: (jurist.) Fachbegriff für die Geburt eines Kindes, das keines der für eine Lebendgeburt maßgeblichen Zeichen aufweist (Herzschlag, natürliche Lungenatmung, Nabelschnurpuls) u. (im Unterschied zu einer Fehlgeburt*) ein Gewicht von mindestens 500 g aufweist. Für Totgeburten besteht nach deutschem Personenstandsrecht eine Meldepflicht. Wie die Säuglingssterblichkeit* zeigt auch die Häufigkeit von Totgeburten in Bevölkerungen (soziol. Fachbegriff: Totgeburtlichkeit) erhebliche, von sozialen u. ökonomischen Faktoren abhängige Unterschiede.
Totgeburten u. Fehlgeburten galten in vielen Kulturen als Folge der Einwirkung übernatürlicher Kräfte (göttliche Strafe, magische Wirkung); in christlichen Gesellschaften wurden (ungetaufte) Totgeburten bis zum 18. Jahrhundert getrennt von getauften Menschen bestattet.

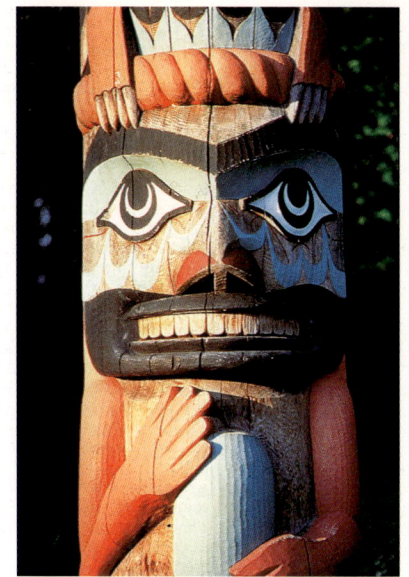

Totem:
Moderne Skulptur aus Tofino, Vancouver Island (Canada) im Stil der alten Totempfähle der Ureinwohner

Tot|schlag: (jurist.) Bezeichnung für vorsätzliche Tötung, die nicht die Merkmale eines Mordes* aufweist (§ 212 StGB); dies gilt insbesondere, wenn der Täter vom Opfer durch eine ihm od. einem Angehörigen zugefügte Misshandlung od. schwere Beleidigung ohne eigene Schuld zum Zorn gereizt wurde u. auf der Stelle getötet hat (§ 213 StGB, s. Affekthandlung); vgl. Tötungsdelikte.

Toxo|plasmose (lat. toxicum Gift, gr. πλάσμα Gebilde) f**:** (infektiol.) Infektion mit Toxoplasma gondii, einem einzelligen Parasiten; s. Protozoen-Infektionen.

Toys (engl. ~ Spielzeug)**:** (allg.) heute übliche Sammelbezeichnung für sexuelle Hilfsmittel*, insbesondere für Dildos*; i. w. S. für die bei sadomasochistischen Handlungen verwendeten speziellen Gegenstände (Peitschen, Fesseln, Knebel u. a.).

TPHA-Test m**:** Abkürzung für **T**reponema-**p**allidum-**H**ämagglutinations-Test; labormedizinisches Untersuchungsverfahren zum Nachweis einer Syphilis* (s. Tab. dort).

Trächtigkeit (spätmhd. trehtec Getragenwerden)**:** (biol.) auch Trächtigsein; Bezeichnung für Schwangerschaft*, v. a. bei Säugetieren, die ihre Nachkommen bis zur Lebensreife austragen u. lebend gebären; Trächtigkeitsdauer einiger Tierarten: s. ums. Tab.

T

Trächtigkeit	
Tier	Dauer (in Tagen)
Goldhamster	16
Hund	59–65
Katze	63
Bonobo	225
Orang-Utan	245
Schimpanse	253
Gorilla	260
Rind	280
Pferd	330
Elefant	623

Trag|zeit: (biol.) Bezeichnung für Schwangerschaftsdauer*, v. a. bei Tieren; vgl. Trächtigkeit.

Trag|zeit|gutachten: (jurist.) auch Tragezeitgutachten; Bezeichnung für ein im Rahmen der medizinischen Vaterschaftsfeststellung* vom Familiengericht beim Geburtshelfer angefordertes Gutachten zur Übereinstimmung zwischen Reifezeichen* des Neugeborenen u. der angegebenen Schwangerschaftsdauer*, ggf. unter Berücksichtigung von Angaben zum Menstruationszyklus (fruchtbare u. unfruchtbare Zyklusabschnitte). Die Bewertung ergibt (statistisch begründete) Unter- bzw. Überschreitungswahrscheinlichkeiten. Vgl. Abstammungsgutachten.

Training, autogenes (gr. αὐτογέννητος selbstgeboren) n: (psychol.) auch sog. konzentrative Selbstentspannung; Bezeichnung für eine Form der Suggestionstherapie* (Selbsthypnose), bei der nach Anweisungen (später auch individuell) körperliche Empfindungen mit verbalen Formeln verbunden u. dadurch körperliche Reaktionen beeinflussbar sowie Umwelteinflüsse ausschaltbar werden. Verbreitete Anwendung als Entspannungsverfahren u. zur Steigerung der Leistungsfähigkeit, therapeutisch bei Schlafstörungen, psychosomatischen Krankheiten, Schmerz- u. Angstzuständen u. a.

Training, mentales (lat. mentalis geistig) n: (sexol.) Bezeichnung für ein in der Verhaltenstherapie von Sexualstraftätern eingesetztes Selbstkontrollverfahren*, bei dem Widerstand gegen unerwünschte Reize u. alternative Handlungen eingeübt werden, indem zunächst eine tatauslösende Situation u. unerwünschte Erregung imaginiert, dann Handlungsalternativen suggeriert werden.

Trance (frz., von lat. transitus Übergang) f: (psychol.) Fachbezeichnung für einen Zustand veränderten Bewusstseins, der gekennzeichnet ist durch verminderte Realitätsprüfung sowie ungewöhnliche Wahrnehmungen u. psychische Leistungen (z.B. Visionen); er tritt u. U. im Rahmen von psychischen Störungen auf (Hysterie*), kann aber auch gezielt erreicht werden durch Hypnose* u. Selbsthypnose, durch rhythmisches Trommeln u. Tanzen (z. B. im Rahmen von Ritualen*), durch Einnahme bestimmter Rauschmittel* (z.B. Hanf) od. Psychopharmaka*. Es bestehen Übergänge zu (z. B. sexueller od. religiöser) Ekstase* u. zum Zustand bei Meditation*.

Transe: (allg.) in Subkulturen übliche, oft herabsetzend gemeinte Bezeichnung für einen (männlichen) Transvestiten, s. Transvestismus.

Trans|formations|operation (lat. transformatio Umbildung) f: Kurzbezeichnung für Operationsverfahren zur Geschlechtsangleichung*.

Trans|formismus m: (biol.) Fachbezeichnung für eine Theorie, die von einer Veränderung der Organismen im Lauf der Zeit ausgeht; aus niederen Lebewesen haben sich demnach immer höhere Lebewesen mit immer komplexerer Organisation entwickelt; vgl. Abstammungslehre.

Trans|gender (lat. trans hinüber): (sexol.) auch transidentische Persönlichkeit; Sammelbezeichnung für alle Formen eines Abweichens von der somatisch u. soziokulturell vorgegebenen Zweiteilung in männlich od. weiblich, maskulin od. feminin, d. h. sowohl für Intersexualität* u. Transsexualität*, als auch für Androgynität* u. Transvestismus*. Vgl. Two-spirit people.

Trans|gestismus m: (sexol.) Fachbezeichnung für die Vorliebe od. Eigenschaft eines Menschen, sich in Gestik, Stimme u. Sprache wie das andere Geschlecht zu verhalten; meist verbunden mit Transvestismus* od. Transsexualität*.

Trans|identität f: (sexol.) Sammelbezeichnung für Formen der sexuellen Identität*, die von der somatisch u. soziokulturell vorgegebenen Zweiteilung in weiblich od. männlich, feminin od. maskulin abweichen; vgl. Transgender.

Trans|lokations|tri|somie (lat. translocare umstellen) f: (genet.) Trisomie* durch Umlagerung eines Chromosoms od. eines Chromosomenstücks auf ein anderes, z. B. als Sonderform des Down*-Syndroms.

Trans|position, peno|skrotale (lat. transponere hinüberbringen) f: (klin.) Fachbezeichnung für eine sehr seltene Fehlbildung von Penis u. Hodensack, bei der (vermutlich infolge einer Verlagerung des Genitalhöckers nach hinten) die Skrotalwülste sich oberhalb des Penis vereinigen (s. Penisfehlbildungen); überwiegend mit weiteren Fehlbildungen verbunden, z. B. mit Hypospadie* (s. Abb. dort), Atresie der Harnröhre, Nierenfehlbildungen u. a. Therapeutisch wird eine plastisch-chirurgische Verlagerung des Hodensacks empfohlen, ggf. in mehrzeitigen Eingriffen zur Korrektur begleitender Fehlbildungen.

Trans|sexualität f: (sexol.) auch Transsexualismus, Abkürzung TS; Fachbezeichnung für eine Geschlechtsidentitätsstörung*, die bei körperlich eindeutiger Geschlechtszugehörigkeit durch die Überzeugung gekennzeichnet ist, dem anderen Geschlecht anzugehören (vgl. Identität, sexuelle). Die **Häufigkeit** wird sehr verschieden geschätzt, sie beträgt evtl. ca. 1 : 12 000 bei biologisch männlichen Personen (Mann-zu-Frau-Transsexualität, MFTS), evtl. ca. 1 : 30 000 bei biologisch weiblichen Personen (Frau-zu-Mann-Transsexualität, FMTS) mit erheblichen Schwankungen zwischen verschiedenen Ländern u. Untersuchungen. **Typisch** ist eine Identifikation mit dem jeweils anderen Geschlecht, verbunden mit der Ablehnung der Merkmale des eigenen somatischen Geschlechts u. der mit ihm verbundenen Rollenerwartungen (oft bereits in der Kindheit) sowie dem Wunsch nach dauerhafter Angleichung der körperlichen Merkmale an das Identitätsgeschlecht (Verbergen sekundärer Geschlechtsmerkmale, früher nicht selten Automutilationen, heute zunehmend Wunsch nach operativer Geschlechtsangleichung*). Die **Ursachen** für Transsexualität sind nicht bekannt, Einflüsse im Verlauf der frühen familiären Sozialisation werden vermutet, sind aber nicht näher bestimmbar; begleitend finden sich u. U. weitere (evtl. reaktive) psychische Auffälligkeiten. Die sexuelle **Orientierung** kann entweder auf das andere somatische Geschlecht gerichtet sein („homosexuelle" Empfindung, eher selten) od. auf das eigene somatische Geschlecht („heterosexuelle" Empfindung, häufiger) u. verändert sich durch Geschlechtsumwandlung meist nicht. (Zur Vermeidung terminologischer Verwirrung wird hier die sexuelle Orientierung bevorzugt als „androphil" od. „gynäkophil" bezeichnet.)

Bei Transsexualität besteht meist ein erheblicher Leidensdruck, der sich im Wunsch nach rascher körperlicher Therapie äußert. Dennoch ist immer zunächst eine **Diagnose** durch erfahrene, interdisziplinäre Arbeitsgruppen erforderlich: Ausschluss von Transvestismus*, passageren od. anderen Geschlechtsidentitätsstörungen* (z. B. im Rahmen von Pubertätskrisen), verdrängter Homosexualität*, psychotischer Verkennung der Geschlechtsidentität u. a.

Vor jeder körperlichen Therapie steht zunächst eine (zielneutrale) psychotherapeutische **Begleitung**, um die Diagnose zu sichern (Konstanz u. innere Stimmigkeit des Identitätsgeschlechts), die gewünschte Geschlechtsrolle praktisch zu erproben (Lebbarkeit in Alltagssituationen, sog. Alltagstest) u. die individuell günstigste Lösung zu finden (realistische Einschätzung der Möglichkeiten somatischer Therapieformen).

Die körperliche **Therapie** darf in Deutschland frühestens ein Jahr nach Beginn der Diagnostik beginnen u. ist abhängig von gutachterlichen Stellungnahmen; sie umfasst ein bis zwei Schritte: **1. kontrahormonale Therapie:** bei MFTS heute meist eine Kombination von Äthinylöstradiol u. Cyproteronacetat, bei FMTS meist Testosteronpräparate, ggf. in Verbindung mit Progesteron; ergänzend werden evtl. Haarentfernung od. Logopädie eingesetzt, um sekundäre Geschlechtsmerkmale anzugleichen. **2. operative Therapie:** s. Geschlechtsangleichung. Nach der Operation ist eine psychotherapeutische **Weiterbetreuung** unerlässlich, die hormonelle Substitution muss lebenslang aufrecht erhalten werden. Hinsichtlich der Ergebnisse besteht ein klarer Zusammenhang zwischen Sorgfalt u. Dauer der Indikationsstellung u. der postoperativen Zufriedenheit der Klienten.

Zur besseren sozialen **Integration** ist heute in zahlreichen Staaten die Möglichkeit personenstandsrechtlicher Änderungen gegeben; s. Transsexuellengesetz.

Trans|sexuellen|gesetz: (jurist.) Abkürzung TSG; Kurzbezeichnung für das in der Bundesrepublik Deutschland seit 1981 gültige „Gesetz über die Änderung der Vornamen und die Feststellung der Geschlechtszugehörigkeit in besonderen Fällen"; es trägt den Bedürfnissen von Menschen mit Geschlechtsidentitätsstörung* Rechnung u. sieht grundsätzlich zwei Lösungen vor: **1.** Änderung des Vornamens entsprechend der empfundenen Geschlechtszugehörigkeit ohne Änderung der Geschlechtsangabe in Geburtsregister u. standesamtlichen Aufzeichnungen (§ 1 TSG, sog. kleine Lösung, auch bei bestehender Ehe möglich); **2.** zusätzlich Änderung des Personenstands auch in den Registern (§ 8 TSG, sog. große Lösung, erst nach Auflösung einer bestehenden Ehe möglich); etwa 20-30 % der Antragsteller bleiben bei der kleinen Lösung. Anträge nach TSG sind beim Amtsgericht zu stellen, das in jedem Fall zwei unabhängige Sachverständige hinzuzuziehen hat, um zu klären, ob mit hoher Wahrscheinlichkeit eine nicht umkehrbare u. dauerhafte Veränderung der sexuellen Identität (zur sog. kleinen Lösung) bzw. der körperlichen Geschlechtsmerkmale (nach hormoneller u. operativer Geschlechtsangleichung, zur sog. großen Lösung) vorliegt. In Deutschland werden jährlich ca. 100-200 Anträge nach TSG gestellt, davon werden ca. 90 % (bei Anträgen auf die sog. große Lösung ca. 95 %) der Anträge positiv entschieden; nur in sehr seltenen Fällen kommt es zu (grundsätzlich möglichen) Anträgen auf Rückumwandlung; vgl. Transsexualität.

Trans|vestismus (lat. vestis Kleidung) m: (sexol.) auch Transvestitismus; Bezeichnung für die Neigung von Männern (minderheitlich auch von Frauen), für das andere Geschlecht typische Kleidungsstücke zu tragen; sofern dabei deutliche sexuelle Erregung entsteht u. diese ein wesentliches Motiv für das Verhalten darstellt, wird die Neigung (als sog. fetischistischer Transvestismus) als Paraphilie* eingeordnet (s. Fetischismus). Die Bewertung der Neigung als „abweichend" ist in erheblichem Umfang von der jeweils herrschenden Mode abhängig, sie gelingt umso weniger, je ähnlicher die Mode der Geschlechter wird (Unisex*). Transvestismus kann sich auf einzelne Kleidungsstücke beschränken (z. B. auf heimlich getragene Unterwäsche des anderen Geschlechts, sog. Partialtransvestismus) od. möglichst täuschende Verkleidungen anstreben.

Über die **Motive** transvestitischen Verhaltens gibt es nur Vermutungen, die kein einheitliches Bild ergeben; es erscheint gesichert, dass Homosexualität* nur in einer Minderheit der Fälle ein Rolle spielt (überwiegend besteht eine heterosexuelle Orientierung), bei der Mehrheit dagegen ein Wunsch nach Identifikation mit einer gegengeschlechtlichen Bezugsperson zugrunde liegen könnte. Diese Interpretation wird gestützt durch die Tatsache, dass Transvestiten häufig in festen (heterosexuellen) Paarbeziehungen leben.

Über die **Häufigkeit** transvestitischen Verhaltens gibt es wegen der Vielzahl der Ausprägungen keine Schätzungen; dagegen ist gesichert, dass in den unterschiedlichsten Kulturen Verkleidungsphänomene vorkommen: als jahreszeitlich begrenzte Feste mit Rollentausch (z. B. im Karneval*), als lebenszeitlich begrenzte Phasen vor einem Initiationsritual (v. a. bei Jungen), als spezielle Verkleidung (symbolischer, u. U. lebenslanger Geschlechtswechsel) von Schama-

nen (Berdache*) u. Priestern (auch Verkleidung als Tiere); das gemeinsame Motiv scheint zu sein, in der Verkleidung Eigenschaften anzunehmen, die das Individuum primär nicht hat.
Die **Formen** des Transvestismus zeigen ein breites Spektrum: Manchmal besteht der zentrale Reiz im bloßen Verkleiden u. Nachahmen des anderen Geschlechts; in anderen Fällen steht die Masturbation vor dem Spiegel im Zentrum des Erlebens (autosexueller Fetischismus; vgl. Autoerotik); in weiteren Fällen ist das Tragen der Verkleidung die Voraussetzung für befriedigende sexuelle Handlungen mit Partnern (Fetischismus). In seltenen Fällen hat der Transvestismus eine überwiegende Funktion im Rahmen der Berufstätigkeit (sog. Damenimitatoren, manche männliche Prostituierte), u. U. tritt er als Symptom von Psychosen* in Erscheinung.
Die **Bewertung** des Transvestismus war zwischen den Epochen u. Kulturen sehr verschieden, teils eingeschränkt gebilligt, teils zwar missbilligt, aber überwiegend toleriert. In Deutschland war es für Männer (wegen einer vermuteten Verwandtschaft mit Homosexualität) noch bis in das erste Viertel des 20. Jahrhunderts z. T. ausdrücklich verboten, sich in Frauenkleidern öffentlich zu bewegen („grober Unfug"); durch ärztliche Atteste konnten in diesen Fällen zuletzt Ausnahmegenehmigungen erreicht werden.
Die **Abgrenzung gegenüber Transsexualität** ist in vielen Fällen auch für die Betroffenen selbst schwierig; für Transvestismus sprechen folgende Kriterien: **1.** das eigene Geschlecht wird nicht prinzipiell abgelehnt; **2.** beim Tragen der Verkleidung entsteht sexuelle Erregung (während bei Transsexualität dann eher ein Gefühl der Entspannung u. Normalität erlebt wird). Da dennoch nicht wenige Transvestiten den Wunsch nach einer hormonellen od. operativen Geschlechtsangleichung* empfinden, kann eine endgültige Unterscheidung u. U. erst nach einem längeren „Alltagstest" unter psychotherapeutischer Begleitung getroffen werden; vgl. Transsexualität.

Trauben|mole f: (gebh.) veraltete Fachbezeichnung für Blasenmole, s. Molenschwangerschaft.

Trauer (von mhd. truren trauern): (allg.) Bezeichnung für eine Reaktion, die durch den Verlust einer Person infolge von Tod od. Trennung, Verlust eines Objekts od. andere betrübliche Ereignisse hervorgerufen u. meist durch eine (über längere Zeit anhaltenden) freudlos-schmerzliche Stimmung geprägt ist. Psychologisch werden normale u. pathologische Trauer sowie Melancholie unterschieden; auch Trauerreaktionen* mit Autoaggression u. Selbstverstümmelungen sind beschrieben. Für die Überwindung von Trauer spielen neben zeitlichen u. situativen Faktoren die individuelle Bereitschaft zur Bewältigung sowie entsprechende Unterstützung durch das soziale Umfeld eine wichtige Rolle.
Als **Trauerjahr** wurde seit der römischen Antike die Frist bezeichnet, innerhalb derer eine Witwe nicht wieder heiraten durfte; heute wird der Begriff umgangssprachlich für den (individuell sehr unterschiedlichen) Zeitraum der Trauerbewältigung verwendet. Vgl. Liebeskummer.

Trauer|arbeit: (psychoanalyt.) von S. Freud eingeführte Fachbezeichnung für einen bei Trauer* einsetzenden innerpsychischen Vorgang, der den Verlustschmerz mildern u. eine Ablösung erleichtern soll.

Trauer|reaktion f: (psychol.) Fachbezeichnung für Reaktion auf den Verlust einer Person od. eines Objekts; nach psychoanalytischer Auffassung können folgende **Formen** unterschieden werden: **1.** normale Trauerreaktion mit Verstimmung und körperlichen Beschwerden (z. B. Appetitstörungen, Abgeschlagenheit u. Erschöpfung, Atembeschwerden); **2.** pathologische Trauerreaktion als verzögerte (u. U. nach mehreren Monaten auftretende) Reaktion mit Schuldgefühlen, Überaktivität, scheinbar fehlender Betroffenheit, Störungen der Affektivität, Aggressivität u. evtl. Übergang in eine Depression*; **3.** Melancholie als Folge einer Identifikation mit verlorenen Personen bzw. Objekten (sog. Betroffenheitsreaktion). Vgl. Trauer.

Traum: (physiol.) Bezeichnung für Erlebnisse, die während bestimmter Schlafphasen (REM-Phasen) mit der Deutlichkeit von Sinneswahrnehmungen auftreten u. an die im Wachzustand manchmal eine Erinnerung besteht; nach heutiger Einschätzung sind Träume ein bei allen Menschen auftretendes Phänomen.
(psychoanalyt.) gelten Träume als im Schlaf erlebter u. durch sog. Traumarbeit umgeformter (symbolischer) Ausdruck unbewusster psychischer Inhalte od. (verdrängter) Triebregungen; Trauminhalte sind neben aktuellen Erlebnissen oft Wünsche, Sehnsüchte, aber auch Ängste, die sich auf früher erlebte Situationen od. (erotische) Verhältnisse zu anderen Personen beziehen können. Durch Interpretation u. Analyse von berichteten Traumerinnerungen (sog. manifesten Trauminhalten) wird insbesondere in der Psychoanalyse* versucht, einen Zugang zum Unbewussten* u. verdrängten psychischen Inhalten zu finden, s. Traumdeutung.
(psychol.) werden Träume auch als eine Vorwegnahme zukünftiger Leistungen u. kompensatorische psychische Funktion betrachtet, durch die (unbewusste) Gegensätze zu bewussten Einstellungen zum Ausdruck kommen.

Trauma (gr. τραῦμα Verletzung) n: (klin.) Fachbezeichnung für Verletzungen, z. B. nach körperlicher od. seelischer Gewalteinwirkung.

Trauma, psychisches n: (psychol.) auch seelisches Trauma; Fachbezeichnung für seelische Verletzungen, die aus erheblichen psychischen od. körperlichen Einwirkungen entstehen können. Als charakteristische Beispiele werden psychische Störungen infolge einer frühkindlichen Trennung von der Mutter od. häuslicher Gewalt* u. die Folgen von Angsterfahrungen od. (auch nur beobachteten) schweren Unfällen, Katastrophen u. Grausamkeiten beschrieben. Nach dem Trauma kommt es bei einzelnen Menschen zu einer psychisch folgenlosen Bewältigung (s. Coping), bei vielen dagegen zu einer akuten Belastungsreaktion, aus der sich häufig eine posttraumatische Belastungsstörung* entwickelt, evtl. eine traumatische Neurose* (z. B. Angstneurose) od. auch Depression,

T

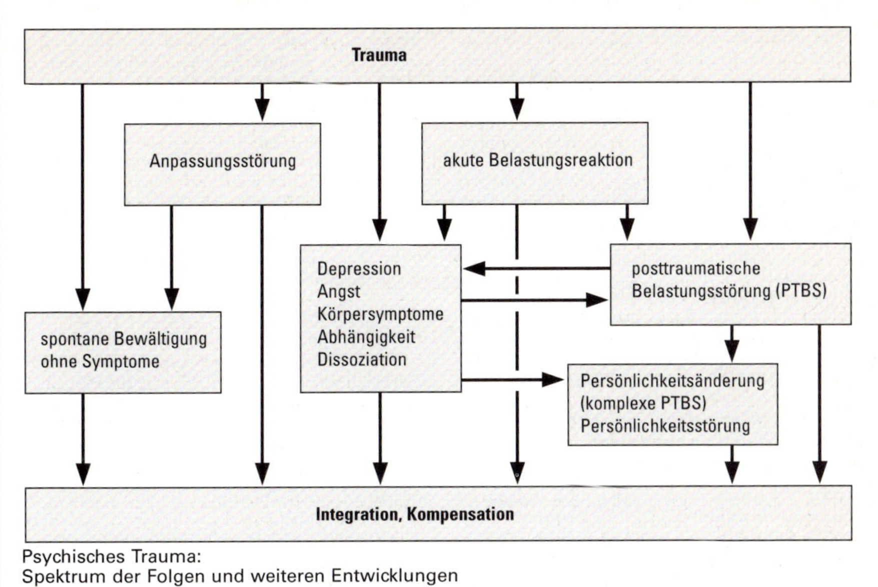

Psychisches Trauma:
Spektrum der Folgen und weiteren Entwicklungen

Substanzabhängigkeit od. psychosomatische Krankheitsbilder (s. Abb.). Frühe Behandlung durch Krisenintervention* u. Traumatherapie* ist sinnvoll, um chronische Folgen zu vermeiden; s. Trauma, sexuelles. Vgl. Geburtstrauma.

Trauma, sexuelles n: (sexol.) Fachbezeichnung für körperliche od. seelische Verletzungen, die auf die Wirkung erlittener od. beobachteter sexueller Gewalt* zurückzuführen sind. Unterschieden werden können:
1. körperliche Verletzungen, die im Rahmen sexueller Aktivität entstehen, z. B. Koitusverletzungen*; vgl. Notfälle, sexualmedizinische.
2. seelische Verletzungen, die durch physische od. psychische Einwirkungen im Rahmen sexueller Aktivität entstehen, häufig als Folge sexuellen Missbrauchs* od. von Vergewaltigungen*, aber auch infolge psychischer Störungen wie z. B. Angststörungen. Die (auch forensisch bedeutsamen) **Folgen** umfassen ein breites Spektrum von Reaktionen, z. B. fehlende Appetenz, Angst od. Ekel vor Sexualkontakten, Schmerz, Schuld- u. Schamgefühle, Vermeidung von Sexualität, Partnerschaftskonflikte, neurotische Störungen, sexuelle Amnesie u.a.; vgl. Belastungsstörung, posttraumatische) u. können zu einer erheblichen (u. mitunter langfristigen) Beeinträchtigung der individuellen Lebensqualität führen; besonders bedeutsam sind Folgen sexuellen Missbrauchs im Kindesalter mit u. U. lebenslang andauernden Persönlichkeitsstörungen. **Therapeutisch** stehen neben der Schaffung eines sicheren Milieus psychotherapeutische Verfahren im Vordergrund; vgl. Viktimologie.
(psychoanalyt.) von S. Freud am Beispiel geschwisterlichen Inzests* eingeführte Fachbezeichnung für frühkindliche Erlebnisse, die postpubertär wiederbelebt, aber verdrängt werden u. der Entstehung einer traumatischen Neurose* zugrunde liegen können.

Trauma|therapie f: (psychol.) Bezeichnung für spezielle Formen der Psychotherapie* zur Behandlung von psychischen od. sexuellen Traumen* nach dem Erleben von Gewalt u. Grausamkeit, Folter, Haft, Kriegshandlungen od. Katastrophen mit dem Ziel, posttraumatische Belastungsstörungen* so weit als möglich zu vermeiden od. frühzeitig zu therapieren. Man unterscheidet:
1. Erstmaßnahmen, die oft durch Laienhelfer erfolgen müssen u. in Schutz vor weiterer Einwirkung des Traumas, Organisation psychosozialer Unterstützung u. Information über traumatypische Symptome u. Verläufe bestehen.
2. Traumaspezifische Stabilisierung durch entsprechend qualifizierte ärztliche od. psychologische Psychotherapeuten, bestehend aus Krisenintervention*, ressourcenorientierter Intervention (Distanzierungstechniken, u. a.) sowie evtl. medikamentöser Abschirmung (Anxiolytika; bei Tranquilizern hohes Risiko der Entwicklung einer Abhängigkeit!).
3. Traumabearbeitung, die nur durch entsprechend ausgebildete Traumatherapeuten erfolgen soll; sie setzt eine ausreichende Stabilisierung u. Distanzierung vom Trauma voraus u. besteht in der kontrollierten Rekonfrontation mit dem auslösenden Trauma mit dem Ziel der Bearbeitung u. Integration unter geschützten therapeutischen Bedingungen, meist verbunden mit zusätzlichen therapeutischen Ansätzen wie Eye* Movement Desensitization and Reprocessing, stabilisierender Körpertherapie*, künstlerischer Therapie u. a.

T

Ungeeignete Maßnahmen sind unkontrollierte Reizüberflutung od. regressionsfördernde Therapien, alleinige medikamentöse Therapie u. unvorbereitete Rekonfrontationen. Zur Sicherung des Therapieerfolgs sind häufig die Einbeziehung von Angehörigen, fast immer Maßnahmen zur beruflichen Rehabilitation u. sozialen Unterstützung erforderlich; vgl. Opferentschädigungsgesetz.

Traumatisierung: (klin.) Sammelbezeichnung für Verletzungen der körperlichen u. psychischen Integrität eines Menschen, entweder als körperliche Wunden od. als psychische Beschädigungen durch belastende Lebensereignisse (psychisches Trauma*) od. Gewalterfahrungen wie sexuelle Gewalt* (sexuelle Traumen*, Kindesmissbrauch*) od. häusliche Gewalt* (Beziehungsgewalt*, Kindesmisshandlung*); vgl. Belastungsstörung, posttraumatische.

Traum|deutung: (psychoanalyt.) von S. Freud (1900) beschriebenes, im Verlauf von Psychoanalyse* od. psychoanalytisch orientierten Psychotherapien ergänzend angewandtes Verfahren zur Aufhellung u. Interpretation von Motiven, deren Ursprung bzw. Ursache im Unbewussten* angenommen wird; das Verfahren geht von der Annahme aus, dass erinnerte (manifeste) Trauminhalte Ausdruck von unbewussten Motiven (latenten Trauminhalten) sind. In Zusammenarbeit von Klient u. Therapeut wird versucht, die im Traum zum Ausdruck kommenden Motive u. ihre symbolische Bedeutung zu erkennen.

Traum, erotischer: (allg.) Bezeichnung für einen Traum, der mit einer sexuellen Erregung einhergeht, die durch unbewusste Leistungen der sexuellen Phantasie* ausgelöst wird.

Traum, feuchter: (allg.) Bezeichnung für einen Traum sexuellen Inhalts, der bei Männern zu einer Ejakulation (sog. Traumpollution*), bei Frauen zu einer Lubrikation* führt.

Traum|lubrikation f: (klin.) Fachbezeichnung für eine meist in Verbindung mit einem erinnerten Traum sexuellen Inhalts auftretende unwillkürliche Lubrikation* der Vagina.

Traum|partner: (allg.) Bezeichnung für den (meist real nicht existierenden) idealen Partner; in der Vorstellung wird das Wunschbild des Partners wesentlich von individuellen Erwartungen, sozialen Normen u. Standards geprägt; vgl. Partnervermittlung.

Traum|pollution f: (klin.) auch nächtlicher Samenerguss, sog. feuchter Traum; Fachbezeichnung für eine meist in Verbindung mit einem erinnerten Traum sexuellen Inhalts auftretende unwillkürliche Ejakulation*.

T

Trauung (ahd. truwen vertrauen): (allg.) ursprünglich Bezeichnung für die Handlung, mit der die Braut dem Bräutigam u. der ehelichen Gewalt übergeben (anvertraut) wurde; seit dem 16. Jahrhundert waren kirchliche Trauungen in Deutschland rechtmäßig. Heute bezeichnet Trauung i. e. S. die zeremonielle religiöse Eheschließung, die rechtlich betrachtet in Deutschland eine reine Handlung des Gelübdes u. der Segnung ist; seit Einführung der Zivilehe* können rechtswirksame Ehen ausschließlich vor dem Standesbeamten geschlossen werden (sog. standesamtliche Trauung); vgl. Eheschließung.

Trau|zeugen: (jurist.) Personen, die bei der Trauung anwesend sind u. die Eheschließung mit ihren Unterschriften bezeugen. In Deutschland sind standesamtliche Eheschließungen auch ohne Trauzeugen möglich.

Travestie (ital. travestire verkleiden) f: (allg.) ursprünglich Bezeichnung für eine Form der Literatur, die ein anderes literarisches Werk dadurch verspottet, dass sie (im Gegensatz zur Parodie) seinen Inhalt beibehält, ihm aber eine veränderte Form gibt. Im modernen Sprachgebrauch eher Bezeichnung für die künstlerische (meist humoristische) Darstellung von weiblichen Bühnenfiguren durch Männer, seltener auch umgekehrt; seitens der Darsteller nicht unbedingt verbunden mit einer Neigung zu Transvestismus*, aber seitens der Zuschauer mitunter auch sexuell als erregend erlebt.

Trazodon n: (pharmak.) antidepressiv wirksames Arzneimittel (Serotoninagonist), das als Nebenwirkung zu einer Zunahme nächtlicher Erektionen führt; Wirkungsmechanismus: Bei sexueller Erregung von Nervenendigungen u. Endothelzellen wird Stickstoffmonoxid (NO) freigesetzt, das die Produktion von zyklischem Guanosinmonophosphat (cGMP) stimuliert. cGMP bewirkt die Erschlaffung der glatten Muskulatur der Schwellkörper, damit den Einstrom von Blut u. so eine Erektion. Durch Trazodon wird wahrscheinlich die Konzentration von NO erhöht. Die Wirksamkeit als erektionsförderndes Medikament* (evtl. in Kombination mit Yohimbin*) v. a. bei psychogenen Erektionsstörungen wird untersucht.

Treff: (allg.) heute übliche Bezeichnung für Stelldichein (Rendezvous), s. Dating; auch als Kurzbezeichnung für Treffpunkt verwendet, s. Klappe.

Trepo|nematosen (gr. τρέπω drehen, νῆμα Garn) f pl: (infektiol.) Fachbezeichnung für durch Bakterien der Gattung Treponema aus der Familie der Spirochäten verursachte Erkrankungen; wichtigste **Formen** sind: **1.** Syphilis: Infektion durch Treponema pallidum (s. Abb.), s. Syphilis; **2.** endemische Syphilis: auch (arab.) Bejel, Infektion durch Treponema pallidum Typ II (Treponema endemicum); Vorkommen v. a. in Trockengebieten des Vorderen Ori-

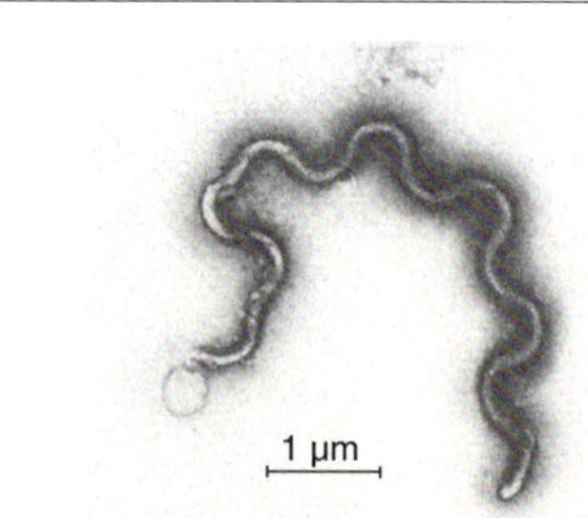

Treponematosen:
Der Erreger der Syphilis (Treponema pallidum) in elektronenmikroskopischer Darstellung

ents, Afrikas, Zentralasiens, gehäuft bei Kindern; nicht sexuell übertragbar; klinisches Bild mit Mundschleimhautläsionen, Hautausschlag u. Knochenläsionen; **3.** Frambösie: Infektion durch Treponema pertenue (auch Treponema pallidum subspecies pertenue); Vorkommen in tropischen Regionen aller Kontinente, Übertragung v.a. durch Schmierinfektion; klinisches Bild mit himbeerartigen Geschwüren im Eintrittsort, Hautausschlag, unbehandelt chronischer Verlauf mit Knochen- u. Gelenkentzündungen, nach Jahren destruktive Haut- u. Skelettveränderungen; **4.** Pinta: Infektion durch Treponema carateum; Vorkommen v.a. in Mittel- u. Südamerika, Übertragung durch Kontaktinfektion; klinisches Bild mit rötlichem Knötchen als Primäraffekt, nach 5-10 Monaten Hautausschlag, später Verhornungs- u. Pigmentierungsstörungen der Haut. Serologisch (u. teilweise auch morphologisch) sind die unterschiedlichen Treponemen nicht von Treponema pallidum zu unterscheiden (sog. gekreuzte Seroreaktion).

Treue (got. triggwa Sicherheit, vertrautes Verhältnis): (allg.) Bezeichnung für eine von Beständigkeit geprägte Haltung gegenüber Idealen, Personen (auch sich selbst gegenüber) od. Dingen; im Rahmen geschlossener Zweierbeziehungen bezeichnet Treue die ausschließliche Bindung zum Partner insbesondere hinsichtlich sexueller Aktivitäten (Monogamie*). **Wertungen:** In der jüdisch-christlichen Tradition sind Treueversprechen auf Ewigkeit angelegt; theologisch wird in der christlichen Ethik daher gefordert, dass die Menschen ihr soziales Zusammenleben u. insbesondere persönliche Beziehungen (z.B. Ehe*) analog zum biblischen Treueversprechen Gottes gegenüber dem Volk Israel gestalten sollen (Eheversprechen als „Treue bis zum Tod" od. „bis dass der Tod Euch scheidet"). Noch heute werden sexuelle Aktivitäten außerhalb einer Ehe od. Partnerschaft vielfach als ethisch nicht vertretbar betrachtet u. abwertend als Untreue* bezeichnet; vgl. Sexualmoral. Historisch stellte die sexuelle Treue von Frauen vor Einführung der Kontrazeptiva* die einzige Möglichkeit dar, Männer vor Fremdvaterschaften mit Aufzucht u. Versorgung von Kindern zu sichern, die von einem anderen Mann gezeugt wurden; vgl. Stammesreligionen, Tabu (Abb.).

Treue auf Zeit: (allg.) Bezeichnung für serielle Monogamie*.

TRH: (endokrin.) Abkürzung für (engl.) **t**hyreotropin **r**eleasing **h**ormone, Thyreotropin-Releasing-Hormon; s. Hypothalamushormone.

Tribadismus (gr. τριβάς homosexuelle Frau, sog. Tribade, von τριβή Reiben) m: (sexol.) auch Tribadie; historische Bezeichnung für Homosexualität* bei Frauen.

Tricho|moniasis (gr. θρίξ, τριχός Haar, μονάς einzeln) f: (infektiol.) Bezeichnung für eine Infektion mit einzelligen beweglichen Parasiten (Trichomonaden), die zur Untergruppe der Flagellaten (Geißeltierchen) gehören (z.B. Trichomonas vaginalis); s. Protozoen-Infektionen.

Tricho|phagie f: (psychiat.) Fachbezeichnung für eine Form von Essstörung*, bei der über mindestens einen Monat (eigene od. fremde) Haare verzehrt werden; Vorkommen z.B. bei psychiatrischen Erkrankungen od. (evtl. mit Lustgewinn verbunden) bei Pikazismus*.

Trieb|abweichung: (allg.) veraltete Bezeichnung für abweichendes Sexualempfinden* u. Sexualverhalten*.

Trieb|befriedigung: (psychol.) Bezeichnung für die Befriedigung* des als Triebregung entstandenen Gefühls einer Anspannung, s. Triebe.

Triebe: (psychol.) Sammelbezeichnung für seelisch-körperliche Antriebe, die subjektiv als dranghaft u. nicht vom Willen gelenkt erlebt werden; sie entstehen ohne Beteiligung des Bewusstseins u. lösen ein spezifisches Suchverhalten aus, das durch positive od. negative Verstärkung (Triebinduktion bzw. Triebreduktion) gesteigert od. gemindert wird und in gerichtete Handlungen mündet, um eine als lustvoll erlebte Aufhebung der Spannung (Befriedigung*) zu erzielen. Triebhandlungen unterdrücken typischerweise andere Handlungen, bei Konkurrenz mehrerer Triebregungen zu einem Zeitpunkt entsteht eine Triebhierarchie, wobei das Ausmaß der Abweichung vom physiologischen Gleichgewicht (Sollwert) bzw. die seit der letzten Befriedigung vergangene Zeit (Deprivationszeit) über die Stärke des jeweiligen Triebs u. seine Stellung in der Hierarchie entscheidet. Man unterscheidet **homöostatische Triebe** mit stabilen Sollwerten, z.B. Hunger, Durst, Schlaf, Wärmebedürfnis (u. vermutlich einige Aufzuchtreaktionen), u. **nichthomöostatische Triebe** mit variablen Sollwerten, die durch Lernprozesse u. Verfügbarkeit von Anreizen beeinflusst werden, z.B. Sexualität, Neugier, Bindungsbedürfnis u. Emotionen. Menschliche Triebe unterscheiden sich vom Instinkt* der Tiere durch ihr breites Spektrum u. ihre Gestaltbarkeit: Triebobjekte können gewechselt werden, die Befriedigung aufgeschoben, Triebhandlungen (in Grenzen) verändert u. individuelle Handlungen triebhaft besetzt werden (Sucht*).

(psychoanalyt.) Bezeichnung für dynamische psychische Prozesse, die den Organismus einem Ziel zustreben lassen, von S. Freud in ein auf wenige grundlegende Triebe bezogenes Triebkonzept zusammengefasst (später zahlreiche Modifikationen, z.B. durch A. Adler, C. G. Jung, W. Reich). Ausgehend von der Betrachtung der Sexualität steht die Zufälligkeit u. individuelle Variabilität der Entwicklung von Trieben im Vordergrund der Betrachtung (vgl. Entwicklung, psychosexuelle): Zunächst bestehende Partialtriebe* werden vielfältig beeinflusst, entwickeln sich zunächst unabhängig, um sich im Rahmen der Pubertät zum Sexualtrieb* zu organisieren (s. Genitalorganisation). Dieser bildet zusammen mit anderen Selbsterhaltungstrieben als sog. Lebenstriebe* (Libido*) die grundlegende konstruktive Energie für alles Handeln, dem als sog. Todestrieb* eine destruktive Energie gegenüberstehen soll.

Bei durchaus unterschiedlicher Gewichtung einzelner Triebkomponenten (z.B. hinsichtlich der Bedeutung von Macht- od. Geltungstrieb) wird allgemein angenommen, dass **1.** Anomalien dieser Entwicklung (z.B. Fixierung von Partialtrieben od. Konflikte zwischen ihnen) als Ursache späterer psychischer Fehlentwicklungen (z.B. abweichenden Sexualverhaltens*) in Frage

kommen; **2.** Triebe sich individuell unterschiedlich manifestieren können: nicht nur in Form ihres eigentlichen Ziels (z. B. sexuelle Befriedigung), sondern auch als veränderte Ziele (z. B. beruflicher Erfolg, sog. Sublimierung); **3.** die Verhinderung von Triebäußerungen einerseits möglich ist (Triebunterdrückung, Verdrängung, Abwehr), dies aber andererseits zu Störungen der psychischen Gesundheit führen kann (z. B. Neurosen*).
(sexol.) wird die Bezeichnung (als Sexualtrieb*) heute immer seltener verwendet, weil das Sexualverhalten gesichert durch das komplexe Zusammenwirken von Anlage, individuellem Lernen, situativen Faktoren, soziokulturellen Einflüssen u. ökonomischer Lage bestimmt wird u. der Beitrag der Einzelfaktoren kaum abgeschätzt werden kann; statt Ursprung od. Beweggründe sexuellen Verhaltens zu benennen, wird heute eher beschreibend von sexuellen Bedürfnissen* od. sexueller Motivation* gesprochen.

Trieb|konflikte m pl: (psychoanalyt.) Fachbezeichnung für Widersprüche zwischen gleichzeitig bestehenden Trieben*, die eine Aufhebung der Triebspannung u. Befriedigung* aktuell unmöglich machen; Triebkonflikte können als regulatives Element von Triebwünschen interpretiert werden, das u. a. eine soziale Kontrolle von Trieben ermöglicht.

Trieb|leben: (sexol.) veraltete Sammelbezeichnung für Bedürfnisse u. Handlungen eines Individuums, die durch Triebe, v. a. den Sexualtrieb*, bedingt sind.

Trieb|schicksal: (allg.) Bezeichnung für das aus den individuellen sexuellen Bedürfnissen u. dem Streben nach deren Befriedigung entstehende Lebensschicksal einer Person.
(psychoanalyt.) Bezeichnung für die individuell typische Ausformung des Sexualtriebs* durch Organisation von Partialtrieben* im Rahmen der psychosexuellen Entwicklung*.

Trieb|täter: (allg.) früher auch Triebverbrecher; Bezeichnung für Sexualstraftäter*, wobei eine geringes Kontrollvermögen u. impulsives Handeln des Täters betont wird.

Trieb|überschuss: (kult.) von A. Seydel (1927) eingeführte Fachbezeichnung zur Beschreibung der dauernden Ansprechbarkeit menschlicher Triebe, die nach A. Gehlen (1950) darauf zurückzuführen ist, dass die menschliche Paarungsbereitschaft im Unterschied zur Brunst* keiner (hormonell od. anderweitig gesteuerten) Periodizität unterliegt; dadurch freiwerdende „Triebenergien" (die sich angeblich in Pansexualität u. Promiskuität manifestieren sollen) stellen in dieser Sichtweise eine soziale bzw. kulturelle Gefährdung dar u. müssen daher in gesellschaftlich angepasste Formen umgelenkt werden. Als theoretisches Konstrukt hat die Lehre vom Triebüberschuss insbesondere in der BRD Mitte des 20. Jahrhunderts die Diskussion über Sexualität in Anthropologie u. Soziologie geprägt. Vgl. Instinktreduktion.

Tri|folium pratense n: (biol.) Fachbezeichnung für Wiesenklee, s. Rotklee.

Tri|gonum Lieutaudii (gr. τρίγωνον Dreieck) n: (anat.) auch Trigonum vesicae, Blasendreieck; faltenloses, fest mit der Muskulatur verbundenes Schleimhautfeld am Grund der Harnblase* zwischen den Einmündungen der Harnleiter u. dem Abgang der Harnröhre (s. Penis, Abb.).

Tri|methyl|amin n: chemische Substanz (tertiäres Amin) mit starkem Fischgeruch; Vorkommen z. B. in bakteriell zersetztem Ejakulat in der Scheide, bei bakteriell bedingter Scheidenentzündung (sog. Aminkolpitis, s. Kolpitis) u. in Heringslake; s. Düfte, sexuelle.

Triolismus (ital., aus lat. tri- drei-) m: (sexol.) auch Triolenverkehr; von der musikalischen Fachbezeichnung für drei Noten, die die Zeitdauer von zwei Noten einnehmen, abgeleitete, heute kaum mehr gebräuchliche Bezeichnung für gleichzeitige Sexualkontakte bzw. Lebensgemeinschaft von drei Personen, s. Dreiecksverhältnis.

Triple-Test (lat. triplus dreifach) m: (gebh.) auch AFP-plus; Kurzbezeichnung für ein Verfahren der pränatalen Diagnostik*, bei dem die Werte für Alpha*-Fetoprotein sowie die Hormone humanes Choriongonadotropin (HCG*) u. Östradiol* aus dem Blut der Schwangeren bestimmt werden; Durchführung in der 16.–18. Schwangerschaftswoche. Aufgrund häufiger falsch-negativer bzw. falsch-positiver Ergebnisse (vorliegende Fehlbildungen werden nicht erkannt bzw. bei normaler Fetalentwicklung werden Fehlbildungen vermutet) hat das Verfahren eine insgesamt **geringe Aussagekraft** über das Vorliegen von Chromosomen*-Abweichungen (z. B. von Trisomien*) u. Neuralrohrdefekten; auch ungenaue Angaben zur Schwangerschaftsdauer sind eine häufige Fehlerquelle, eine Routineanwendung ist daher von fraglichem Nutzen. Zur Klärung evtl. pathologischer Befunde muss in jedem Fall eine weitergehende pränatale Diagnostik* (z. B. Amniozentese*) durchgeführt werden.

Triple-X-Syndrom n: XXX*-Syndrom.

Tripper (nddt. trippen tropfen): (allg.) Bezeichnung für Gonorrhö*.

Tripto|relin n: (pharmak.) synthetischer LH-RH-Agonist; Verwendung: z. B. bei Prostatakarzinom, Endometriose, Uterusmyom, assistierender Fertilitätsbehandlung; UAW: z. B. Hitzewallungen, Scheidentrockenheit, Schmerzen beim Koitus, Gewichtsveränderung, Appetitlosigkeit, verminderter Bartwuchs.

Tri|sexualität (lat. tri- drei-) f: (sexol.) ungebräuchliche Bezeichnung für die Bevorzugung sexueller Aktivität mit gleichzeitig zwei Partnern bzw. Partnerinnen (Triolismus*); vereinzelt auch verwendet, um auszudrücken, dass neben der grundsätzlichen Bisexualität* des Menschen immer auch erotische Energie auf die eigene Person gerichtet wird (Narzissmus*).

Tri|somie f: (genet.) Fachbezeichnung für eine Chromosomen*-Abweichung, bei der zusätzlich zum normalen diploiden Chromosomensatz ein Chromosom (**einfache Trisomie**) od. mehrere Chromosomen (**doppelte Trisomie** usw.) zusätzlich noch einmal (u. damit dreifach bzw. mehrfach) vorhanden sind. Ursache ist eine Non-Disjunction während der Reifeteilung der Eizelle od. Samenzelle od. eine Non-Conjunction während der Mitose. Vorkommen als **autosomale Trisomie** geschlechtsunabhängiger

T

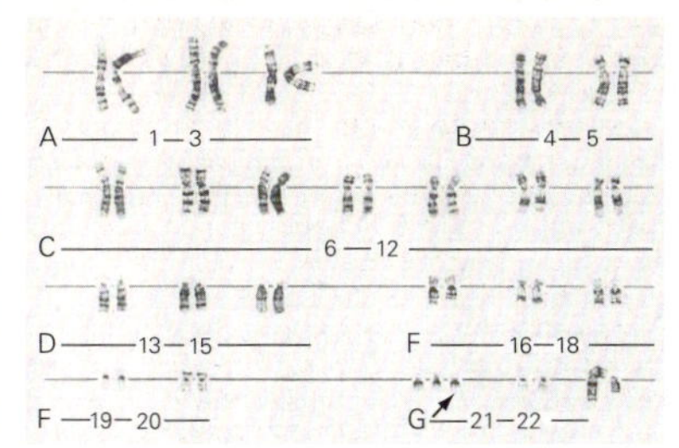

Trisomie:
Karyogramm eines männlichen Patienten (je ein X- und Y-Chromosom, unten rechts) mit einem überzähligen Chromosom 21 (Pfeil), das ein Down-Syndrom zur Folge hat

Chromosomen (z. B. Trisomie 9p, 10p, 12p, 14, Down*-Syndrom, Edwards*-Syndrom, Pätau*-Syndrom) od. als gonosomale Trisomie der Geschlechtschromosomen (z. B. Klinefelter*-Syndrom, XXX*-Syndrom od. YY*-Syndrom).

Tropho|blast (gr. τροφή Ernährung) m: (embryol.) sog. Nährblatt; Fachbezeichnung für Außenwand des Keimbläschens (Blastozyste), die bei der Nidation* in die Gebärmutterschleimhaut eindringt u. sich in zwei Schichten differenziert; **1.** Synzytiotrophoblast: äußere vielkernige Schicht; **2.** Zytotrophoblast: innere Schicht einkerniger Zellen. Durch Umwandlung der Kapillargefäße der Gebärmutterschleimhaut entstehen am 11.-12. Tag nach der Befruchtung aus beiden Schichten die ersten Gefäßstrukturen, aus denen später die Plazenta* hervorgeht, s. Endometrialzyklus (Abb.). Vgl. Embryonalentwicklung.

-tropin (gr. τροπέω umwenden) f: (endokrin.) Wortteil mit der Bedeutung „verstärkend", z. B. in Corticotropin, Gonadotropine.

Trost|frauen: (allg.) auch (engl.) comfort women; Bezeichnung für die schätzungsweise 200 000 - 400 000 Frauen (v. a. aus Taiwan, Korea u. China sowie von den Philippinen), die während des Zweiten Weltkriegs von der japanischen Armee zur Prostitution gezwungen wurden. Verhandlungen über Entschädigungen der Opfer wurden erst Ende des 20. Jahrhunderts aufgenommen.

Trotz: (allg.) Bezeichnung für einen durch die Vernunft unbeeinflussbaren, von negativem Affekt geprägten Widerstand gegen Anforderungen von Autoritätspersonen od. äußeren Umständen; bei Erwachsenen Ausdruck infantiler Wesenszüge.
(psychol.) bei Kindern früher als physiologisch betrachtete, herausfordernde Reaktion v. a. im 3.-5. Lebensjahr (sog. erste Trotzphase) sowie in der Pubertät (sog. zweite Trotzphase); heute nicht mehr als allgemeine Erscheinung, sondern als spezifisch erlernte Bewältigungsform betrachtet, deren Auftreten durch autoritäres Verhalten Erwachsener begünstigt wird.

Troubadours m pl: (kult.) Bezeichnung für mittelalterliche Dichter und Komponisten der französischen Provence, deren Lieder* als erste volkssprachliche Kunstlieder Europas gelten; Liebe, Liebeskummer u. Ehe waren häufiger Gegenstand der Troubadour-Lyrik, die z. T. mit dem deutschen Minnesang* verglichen werden kann; in späteren Werken (z. B. „Il Trovatore" von G. Verdi, 1853) wird die Rolle der Troubadours selbst Gegenstand musikalischer Darstellungen. Vgl. Minne.

Trouvères: (kult.) Bezeichnung für französische Dichter u. Komponisten des Mittelalters, die in der Tradition von Troubadours* v. a. als Verfasser von Tanzliedern hervortraten; in der Trouvère-Lyrik wird häufig die Verführung einer bäuerlichen Frau durch einen Ritter in Form von sog. Pastourellen dargestellt; vgl. Literatur, erotische.

Trubnikova, Mariya (1835-1897): Publizistin, Moskau; Vertreterin der frühen Frauenbewegung, trat u. a. für die Einrichtung von Wohngenossenschaften, Gemeinschaftsküchen u. Gründung eines Frauenverlags ein.

TS: (sexol.) Abkürzung für **T**ranssexualität*.

TSG: (jurist.) Abkürzung für Transsexuellengesetz*.

TSS: Abkürzung für toxisches Schocksyndrom*, das fälschlich auch als Tampon-Schock-Syndrom bezeichnet wird.

Tubar|gravidität (lat. tuba Trompete) f: (gebh.) Bezeichnung für eine Schwangerschaft mit Einnistung der befruchteten Eizelle im Eileiter (Eileiterschwangerschaft); führt nach wenigen Wochen zum Absterben des Embryos (Tubarabort) mit akuten Schmerzen im Unterbauch u. Blutungen in die Bauchhöhle, evtl. mit Zerreißung des Eileiters (Tubarruptur); vgl. Schwangerschaft, ektopische.

Tuba uterina f: (anat.) Fachbezeichnung für Eileiter*, s. Eierstock, Abb.

Tube f: (klin.) Kurzbezeichnung für Eileiter* (Tuba uterina).

Tuben|chirurgie f: (gynäkol.) Sammelbezeichnung für operative Verfahren zur Rekonstruktion der Tubendurchgängigkeit an vorgeschädigten Eileitern (z. B. nach Entzündungen, operativer Sterilisation, bei Adhäsionen, Endometriose, ektoper Schwangerschaft) zur Behandlung einer Unfruchtbarkeit* od. ektopen Schwangerschaft (Tubargravidität).

Tuben|durch|blasung: (gynäkol.) veraltete Fachbezeichnung für Pertubation* der Eileiter.

Tuben|ligatur f: (gynäkol.) Fachbezeichnung für eine Sterilisation* durch Unterbindung der Eileiter.

Tuben|ruptur (lat. ruptura Riss, Bruch) f: (gebh.) Fachbezeichnung für die Zerreißung des Eileiters infolge Überdehnung bei Tubargravidität*; typische Symptome sind starke einseitige Unterbauchschmerzen, evtl. auch Kreislaufschock infolge starker Blutung; vgl. Schwangerschaft, ektopische.

Tuben|sterilisation f: (gynäkol.) Sammelbezeichnung für Sterilisation durch Unterbinden (Ligatur), Durchtrennen, Exstirpation od. Koagulation der Eileiter.

Tuben|torsion (lat. torsio Verdrehung) f: (klin.) Fachbezeichnung für die Verdrehung von Eierstock u. Eileiter um ihre Längsachse, z. B. bei Ovarialtumor; es kommt zu einer schmerzhaften venösen Abflussstörung bei wenig gestörter arteriellen Durchblutung; die operative Behandlung muss rasch erfolgen, um Gewebeschädigungen (hämorrhagische Infarzierung) zu vermeiden.

Tubuli semini|feri (lat. tubulus Röhrchen, seminifer samentragend) m pl: (anat.) Fachbezeichnung für die gewundenen Samenkanälchen in den Hodenläppchen (Tubuli seminiferi contorti) u. ihre kurze gerade Einmündung (Tubuli seminiferi recti) in das Hodennetz, s. Hoden (Abb. 3).

Tugend: (kult.) Bezeichnung für die Fähigkeit eines Menschen, als gut empfundene Werte* zu vertreten u. ihnen entsprechend zu leben. Tugenden stellen keine starren od. objektiven Verhaltensmuster dar, sondern sie unterliegen situativen, individuellen u. soziokulturell bedingten Wandlungen. Als Kardinaltugenden werden seit Platon die Klugheit als sog. Verstandestugend sowie Gerechtigkeit, Tapferkeit u. Besonnenheit als sog. sittliche Tugenden bezeichnet; vgl. Sittlichkeit; kirchlich bedeutsam sind die sog. theologischen Tugenden Glaube, Liebe, Hoffnung.
(allg.) werden instrumentale bzw. funktionale Eigenschaften (wie z. B. Sparsamkeit, Sauberkeit, Fleiß) als sog. bürgerliche Tugenden bezeichnet.

Tumeszenz (lat. tumescere anschwellen) f: (physiol.) Anschwellen u. Volumenzunahme z. B. der Schwellkörper in der Erregungsphase des sexuellen Reaktionszyklus*.
(sexol.) von H. Ellis (1906) eingeführte Fachbezeichnung für Akkumulation sexueller Energie während der Erregungsphase. Vgl. Detumeszenz.

Tumeszenz|messung: (androl.) Bezeichnung für die Messung von (insbesondere nächtlichen) Erektionen des Penis mittels Penisplethysmographie*.

Tumor|erkrankungen, genitale (lat. tumor Geschwulst): (klin.) Sammelbezeichnung für gut- od. bösartige Tumorerkrankungen der inneren u. äußeren Sexualorgane; nicht selten gehen ihnen Vorstufen (Präkanzerosen) voraus, z. B. als Leukoplakie*, Erythroplasie* Queyrat, Neoplasie od. Dystrophie. **Weiblich** v. a. Zervixkarzinom*, Uterusmyom*, Uteruskarzinom*, Ovarialtumoren*, Vaginaltumoren*, Vulvatumoren*; **männlich** v. a. Hodentumoren*, Peniskarzinom*, Prostatakarzinom*, selten Skrotalkarzinom*.

Tunica albuginea (lat. ~ Hülle; albugo weißer Fleck) f: (anat.) Fachbezeichnung für die 0,5-1 mm dicke, kaum dehnbare, weißliche Bindegewebeschicht, die Hoden* (s. Abb. dort) u. Penisschwellkörper (s. Penis, Abb.) umhüllt; weniger ausgeprägt an Harnröhrenschwellkörper u. Eierstock*.

Tunica dartos (gr. δαρτός abgezogen) f: (anat.) Fachbezeichnung für eine elastisch-muskulöse Schicht in der Wand des Hodensacks*.

Tunica vaginalis testis f: (anat.) Fachbezeichnung für die (aus Ausstülpungen des Peritoneum entstandenen) serösen Hüllen des Hodens*; man unterscheidet ein viszerales (Epiorchium) u. ein parietales Blatt (Periorchium; s. Hodendeszensus, Abb.).

Tunte: (allg.) saloppe Bezeichnung für einen homosexuellen Mann mit ausgeprägt femininen Zügen, insbesondere mit transvestitischer Neigung, s. Transvestismus.

Turnera-Arten: (pharmak.) Bezeichnung für eine Gruppe von Pflanzen aus Mexiko bis Brasilien (sog. Damiana*), deren Bätter als Aphrodisiaka* u. allgemeine Anregungsmittel* traditionelle Verwendung finden u. heute weltweit angepflanzt werden; man unterscheidet die mexikanische Stammpflanze Turnera diffusa var. aphrodisiaca mit einem höheren Wirkstoffgehalt u. die brasilianischen Turnera ulmifolia (s. Damiana, Abb.) u. Turnera opifera. Sie enthalten ätherische Öle, Bitterstoffe (Damianin), Gerbmittel (Tannin) u. a. Bestandteile, darunter ein (fraglich halluzinogenes) Cannabinoid (ähnlich THC*); der Wirkungsmechanismus ist nicht aufgeklärt, eine sexuell stimulierende od. erektionsfördernde Wirkung wird z. T. bezweifelt.

Turner-Syndrom (Henry Hubert T., Endokrinologe, Oklahoma City, 1892-1970) n: Ullrich*-Turner-Syndrom.

Twen (von engl. twenty zwanzig): Kurzbezeichnung für junge Erwachsene zwischen 20 u. 29 Jahren; vgl. Teenager.

Two-spirit people (engl. ~ ~ Zwei-Geister-Menschen): (kult.) Fachbezeichnung für Frauen u. Männer, die in traditionellen Kulturen (insbesondere Nordamerikas) zeitweise od. dauernd die Rolle des anderen Geschlechts übernehmen u. hierdurch einen sozialen Sonderstatus erhalten; sie haben die Rolle von Kulthandelnden u. Heilern (früher auch als Berdachen* bezeichnet) u. sollen zwischen der Geisterwelt u. den übrigen Menschen vermitteln; vgl. Schamanismus.

Tyson-Drüsen (Edward T., engl. Anatom, 1650-1708): (anat.) veraltete Bezeichnung für Talgdrüsen in Vorhaut u. Eichel des Penis (Glandulae* praeputiales).

U

Über|befruchtung: s. Superfetatio.

Übergangs|objekt n: (pädagog.) durch den englischen Kinderarzt D. W. Winnicott (1896-1971) geprägte Sammelbezeichnung für Gegenstände, die einem Kind im Verlauf der Entwicklung seiner Persönlichkeit dabei helfen, sich aus der (zunächst symbiotischen) Mutter-Kind-Beziehung zu lösen (vgl. Mutterbindung), die Abwesenheit der Mutter zu ertragen u. sich allmählich als Subjekt wahrzunehmen. Übergangsobjekte können sowohl Spielzeug, Bettdecken u. a. sein (s. Abb.), aber auch Körperteile (z. B. Daumen); bei einigen psychischen Störungen in späteren Lebensabschnitten (z. B. bei Essstörungen) wird angenommen, dass der eigene Körper weiter als eine Art Übergangsobjekt empfunden u. behandelt wird.

Über|griffigkeit: (psychol.) Sammelbezeichnung für sexuellen Missbrauch*, Inzest* u. sexuelle Nötigung*, die die psychische Wirkung auf das Opfer betont; vgl. Trauma, sexuelles.

Über-Ich: (psychoanalyt.) von S. Freud (1923) eingeführte Fachbezeichnung für eine psychische Instanz, die die Gesamtheit der (erworbenen) Wertvorstellungen, Gebote u. Verbote (vgl. Zensur) u. das Ich-Ideal umfasst; als Vertreter moralischer Normen veranlasst das Über-Ich die Abwehr des Ich* gegen primitive Triebansprüche aus dem Es*. Vgl. Psychodynamik.

Über|kompensation (lat. compensatio Ausgleich) f: (psychoanalyt.) Fachbezeichnung für einen Abwehrmechanismus*, mit dem erlebte Mängel (Minderwertigkeitsgefühle) durch (bewusste od. unbewusste) überbetonte Konzentration auf Ersatzbereiche ausgeglichen werden soll. Vgl. Coping, Kompensation.

Über|sättigung: (allg.) Bezeichnung für einen Zustand übererfüllter Befriedigung eines Bedürfnisses, das zu Aversion* gegen weitere ähnliche Reize führt; vgl. Sättigung, psychische. (psychol.) wird als Übersättigungstherapie eine Methode der Verhaltenstherapie* bezeichnet, in

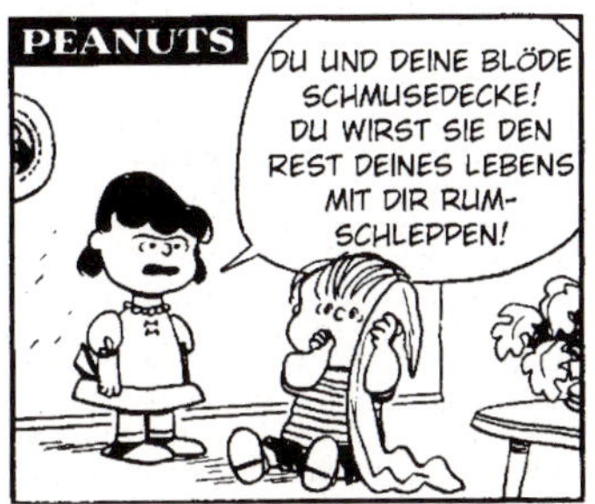
PEANUTS
DU UND DEINE BLÖDE SCHMUSEDECKE! DU WIRST SIE DEN REST DEINES LEBENS MIT DIR RUMSCHLEPPEN!

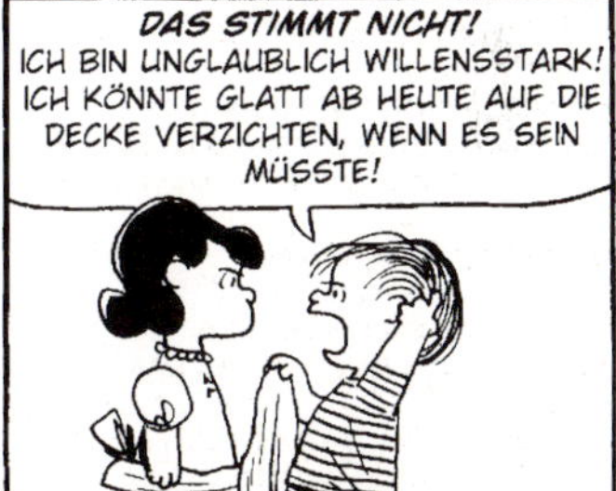
DAS STIMMT NICHT!
ICH BIN UNGLAUBLICH WILLENSSTARK! ICH KÖNNTE GLATT AB HEUTE AUF DIE DECKE VERZICHTEN, WENN ES SEIN MÜSSTE!

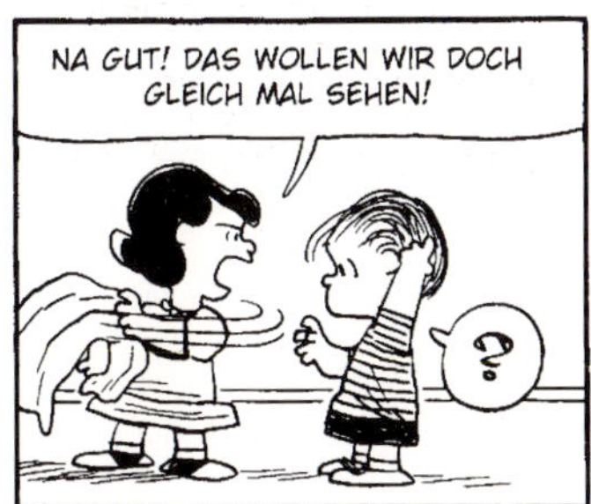
NA GUT! DAS WOLLEN WIR DOCH GLEICH MAL SEHEN!
?

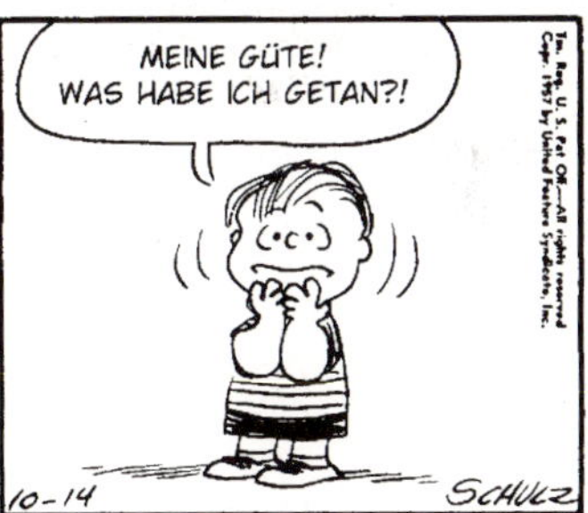
MEINE GÜTE! WAS HABE ICH GETAN?!
10-14
SCHULZ

Übergangsobjekt:
Typisch für die Bindung an ein Übergangsobjekt ist einerseits das Gefühl des Angewiesenseins, andererseits ein wachsendes Bewusstsein für die Vorläufigkeit dieser Beziehung.
(© United Features Syndicate, Inc./PIB)

der ein attraktiver Reiz gehäuft dargeboten wird, die entsprechende (unerwünschte) Verhaltensweise daher zunächst gehäuft auftritt, dann aber u. U. rasch und dauerhaft verlassen wird.

Über|schwängerung: (biol.) Nachempfängnis, s. Superfecundatio.

Über|sprungs|handlung: (ethol.) Bezeichnung für eine Unterbrechung des normalen Ablaufs einer Instinkthandlung als Ausdruck eines unvereinbaren Triebkonflikts.
(psychol.) Bezeichnung für eine der Situation unangemessene Handlung, die Ausdruck einer Konfliktsituation ist, z. B. sog. Verlegenheitsgesten im Rahmen der Partnerwerbung.

Über|stimulations|syndrom n: s. Hyperstimulationssyndrom, ovarielles.

Über|tragung: (gebh.) Bezeichnung für das Überschreiten des Geburtstermins; unterschieden werden: **1. echte** Übertragung mit tatsächlicher Verlängerung der Schwangerschaftsdauer infolge einer herabgesetzten Erregbarkeit der Uterusmuskulatur; **2. relative** Übertragung mit einer in Bezug auf eine vorzeitig eingeschränkte Plazentafunktion zu langen Schwangerschaftsdauer. Bei beiden Formen sind die Kinder stark gefährdet (Plazentainsuffizienz mit dem Risiko eines kindlichen Sauerstoffmangels); die perinatale Sterblichkeit steigt mit zunehmender Überschreitung des Geburtstermins. **Prävention:** pränatale Überwachung (u. a. mit Amnioskopie u. Kardiotokographie); bei Hinweisen auf eine Gefährdung evtl. Geburtseinleitung. Ein übertragenes Neugeborenes gilt als Risikoneugeborenes; vgl. Risikoschwangerschaft.
(psychoanalyt.) ursprünglich von S. Freud eingeführte Fachbezeichnung für die im Rahmen einer Psychoanalyse od. Psychotherapie vom Klienten ausgehende Übertragung unbewusster, positiver od. negativer Wünsche, die ursprünglich an andere Objekte od. Personen gebunden waren, auf den Analytiker bzw. Therapeuten; Übertragungen entsprechen Projektionen nicht überwundener frühkindlicher Liebes-, Wunsch-, Hass- od. Ablehnungseinstellungen. Die Analyse von Übertragungen hilft bei der Klärung der zugrunde liegenden Problematik; sie dem Klienten bewusst zu machen, ist u. U. ein wichtiger Schritt im Verlauf der Therapie. Als **Gegenübertragung*** werden entsprechende emotionale Reaktionen u. Einflüsse unbewusster Konflikte u. Wünsche des Analytikers bzw. Therapeuten auf den Klienten bezeichnet. Auch sie ist in psychotherapeutischen Beziehungen ein wichtiger Faktor, der vom Therapeuten bewusst kontrolliert werden muss (Supervision*).

Uhse, Beate (1920-2001): Pilotin, seit 1951 Unternehmerin in Flensburg; veröffentlichte 1946 zunächst Broschüren zur Kontrazeption (insbesondere zur Knaus-Ogino-Methode, s. Kalendermethode) u. Schriften zur sexuellen Aufklärung; der Broschürenvertrieb wurde später zum Versandhandel mit sexuellen Hilfsmitteln* erweitert; 1962 Eröffnung des ersten Sexshops* der Welt unter der Schutzbezeichnung „Institut für Ehehygiene" in Flensburg u. nachfolgend Ausweitung der Ladenkette mit Direktverkauf; gegen B. Uhse wurden (erfolglos) zahlreiche Gerichtsverfahren u. a. wegen Verstoßes gegen die Guten Sitten, Vertrieb von Gegenständen zu „unzüchtigem Gebrauch" od. Förderung des außerehelichen Beischlafs angestrengt; seit 1982 Fortführung des Unternehmens als Aktiengesellschaft, seit 1999 börsennotiert; vgl. Sexindustrie.

Ulcus durum (lat. ~ Geschwür; ~ hart) n: (infektiol.) Fachbezeichnung für den bei Syphilis* (s. Abb. dort) als Primäraffekt auftretenden sog. harten Schanker.

Ulcus molle (lat. ~; ~ weich) n: (infektiol.) sog. weicher Schanker, Schankroid, dritte Geschlechtskrankheit; Fachbezeichnung für eine meldepflichtige sexuell übertragbare Infektion* durch das Bakterium Haemophilus ducreyi; **Vorkommen:** v. a. in Afrika, Südostasien, Lateinamerika; Männer sind häufiger infiziert als Frauen. **Übertragungswege:** Geschlechtsverkehr, Eindringen durch verletzte Haut u. Schleimhaut; **Symptomatik:** 1-3 Tage nach Infektion bilden sich schmerzhafte, eitrige Knötchen od. Geschwüre an der Eintrittsstelle (v. a. große u. kleine Schamlippen, Eichel, Vorhaut).

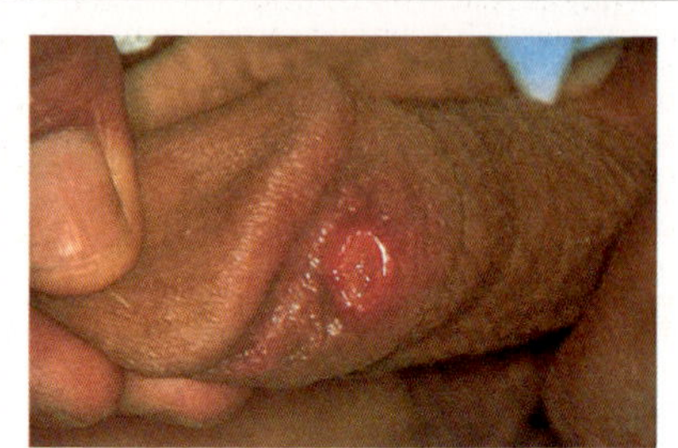

Ulcus molle:
Schmierig belegtes Geschwür mit unterminierten Rändern

Mehrere Wochen nach Infektion schmerzhafte Schwellung u. Abszessbildung in den Leistenlymphknoten, der die gerötete Haut durchbrechen kann (sog. schankröser Bubo); **Diagnose:** Abstrich aus dem Geschwürrand, mikroskopischer Erregernachweis; **Therapie:** medikamentös (Antibiotika wie z. B. Azithromycin, Ceftriaxon, Erythromycin); **Prophylaxe:** Kondome u. Safer Sex.

Ullrich-Turner-Syndrom (Otto U., Kinderarzt, Bonn, 1894-1957; Henry Hubert T., Endokrinologe, Oklahoma, USA, 1892-1970) n: (genet.) auch X0-Syndrom; Bezeichnung für eine Chromosomen-Abweichung, bei der ein X-Chromosom fehlt (gonosomale Monosomie, meist als 45,X0) od. ein Mosaik vorliegt (45,X0/46,XX, sehr selten auch männliches Ullrich-Turner-Syndrom mit 45,X0/46,XY od. 45,X0/47,XYY); Ursache ist eine Non*-Disjunction während der Reifeteilung. **Häufigkeit:** ca. 1:2500-2700 Lebendgeburten; 95-99 % der Feten mit 45,X0-Karyotyp sterben intrauterin. **Symptome:** frühzeitiges Lymphödem an Hand- u. Fußrücken, schildförmiger Brustkorb mit weit auseinander liegenden Brustwarzen, Minderwuchs, sog. Flügelfell mit Hautfalte im Halsbereich (Pterygium colli), Fehlbildungen an Augen, Ohren u. inneren Organen, tiefer Haaransatz, primäre Amenorrhö, bei vorhandenen Ovarien kommt es zu deren Involution; bei männlichem Ullrich-Turner-Syndrom besteht ein hohes Risiko maligner Gonadentumoren. **Diagnose:** Chromosomen-Analyse; erhöhte Werte für FSH u. LH im Serum, Östradiol im Serum erniedrigt (hypergonadotroper Hypogonadismus*). Das X*-Chromatin (Barr-Körper) ist nur bei 45,X0-Karyotyp nicht nachweisbar. **Therapie:** v. a. symptomatische Therapie von Minderwuchs mit STH in Kombination mit Oxandrolon, bei weiblichem Ullrich-Turner-Syndrom ab ca. 13. Lebensjahr Östrogen-Gestagen-Hormon-Ersatztherapie; evtl. chirurgische Korrektur des Pterygium colli.

Ulrichs, Karl Heinrich (1825-1895)**:** Jurist u. Schriftsteller, Hannover; Vertreter der früher Schwulenbewegung*; zahlreiche Veröffentlichungen (z. T. unter dem Pseudonym Numa Numantius) u. a. zu Homosexualität (von ihm als Uranismus* bezeichnet) u. homosexuellen Männern, die er als drittes Geschlecht* beschrieb.

Ultra|schall|untersuchung (lat. ultra jenseits)**:** (klin.) Untersuchungsverfahren mit Anwendung von Ultraschall, meist als Impulsechoverfahren (Sonographie), seltener Dauerschallverfahren (Doppler-Verfahren). **Anwendung:** z. B. in der Gynäkologie zur Untersuchung innerer Organe (Uterus, Eierstöcke) od. der Brüste (Mammasonographie), in der Geburtshilfe zur Größenmessung des Fetus, Überwachung der kindlichen Herzaktion in der Frühschwangerschaft, zur Nabelschnur- u. Plazentalokalisation, zur genauen Lokalisation der Punktionsnadel bei Fruchtwasseruntersuchung (Amniozentese), in der Andrologie bzw. Urologie zur Diagnostik von Hoden- u. Prostataerkrankungen (s. Abb.).

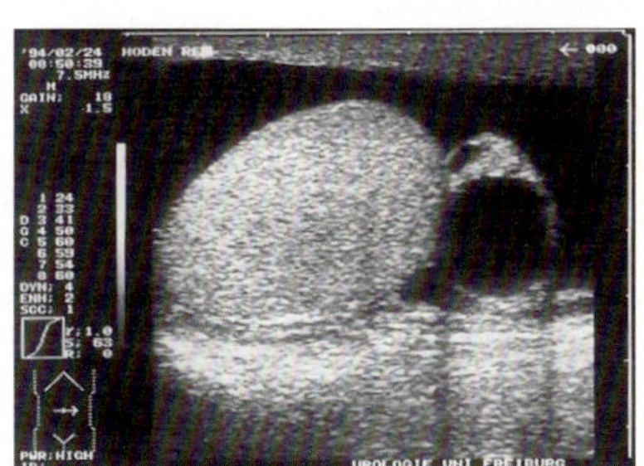

Ultraschalluntersuchung: Darstellung einer Hodenhydrozele: Der Hoden von normaler Kontur und Echodichte ist umgeben von echofreier Flüssigkeit einer Hydrozele; im Nebenhodenkopf stellt sich zusätzlich eine erbsgroße Spermatozele dar.

Umbilicus (lat. ~ Nabel) m**:** (anat.) Fachbezeichnung für Nabel*.

Umstände, andere: (allg.) Bezeichnung für Schwangerschaft*.

Umstands|mode: (allg.) Sammelbezeichnung für Kleidung, die den körperlichen Veränderungen während der Schwangerschaft angepasst ist; vgl. Schwangerschaftsmode.

Un|befleckte Empfängnis: (kult.) Bezeichnung für eine traditionelle Vorstellung der katholischen Kirche (als Dogma verkündet 1854), die den theologischen Widerspruch lösen sollte, dass die Mutter Jesu einerseits den Sohn Gottes geboren hatte, andererseits ein Mensch war u. damit prinzipiell von Erbsünde* betroffen; das Dogma behauptet, Maria sei bereits zum Zeitpunkt ihrer eigenen Zeugung vor Erbsünde (u. damit vor sexuellem Begehren) bewahrt, die Geburt Jesu daher Ergebnis einer Jungfrauengeburt* gewesen.

Un|bescholtenheit: (allg.) veraltete Bezeichnung für einen Zustand von Sittsamkeit, insbesondere von sog. körperlicher Unschuld bei Frauen u. Mädchen (Jungfräulichkeit*); nach früheren gesetzlichen Regelungen Voraussetzung für die Forderung eines Kranzgeldes* beim Lösen einer Verlobung; auch allgemein verwendet als Bezeichnung für nicht vorbestrafte Personen.

Un|bewusstes: (psychoanalyt.) von S. Freud (1900) eingeführte Fachbezeichnung für psychische Inhalte außerhalb des Bewusstseins, die im Unterschied zu Vorbewusstem* u. Unterbewusstem* nur mit großem Aufwand u. gegen den Widerstand der Person aktiviert u. ins Bewusstsein gehoben werden können; in psychoanalytischer Auffassung handelt es sich um Verdrängungen* seelischer Inhalte, z. B. Erfahrungen u. Erinnerungen an Situationen der Motivbefriedigung, die ab einer bestimmten Phase der psychosexuellen Entwicklung* nicht mehr od. nur unter Bestrafung zugänglich sind; vgl. Zensur. Inhalte des Unbewussten können sexuellen Phantasien* zugrunde liegen u. das Sexualverhalten beeinflussen; einen (oft symbolischen) Ausdruck finden sie in Träumen, Fehlhandlungen u. a.; vgl. Traumdeutung. In späteren psychoanalytischen Werken entspricht das Es* weitgehend dem Unbewussten. Als **kollektives Unbewusstes** wird nach C. G. Jung (1917) die Gesamtheit von (vermutlich angeborenen) Reaktionsweisen auf charakteristische Situationen od. Gegebenheiten (Gefahr, Unwetter, Tod) bezeichnet.

Un|ehelichkeit: (jurist.) veraltete Fachbezeichnung für Nichtehelichkeit*.

Unfälle, auto|erotische: (forens.) Sammelbezeichnung für Unfälle, die im Rahmen autoerotischer Sexualpraktiken (vgl. Autoerotik, Automasochismus) ohne Fremdeinwirkung entstehen, z. B. Staubsaugerverletzungen*, intrarektale, intravesikale od. intravaginale Fremdkörper*. I. e. S. ungewollte Selbsttötungen: **1.** Selbsterstickung* mit Tod infolge mangelnder Sauerstoffzufuhr, z. B. durch über den Kopf gezogene Plastiktüten; **2.** Selbsterhängung* mit Tod durch (typischerweise freies) Hängen an einem Strangwerkzeug (meist Schlinge). Vorkommen fast ausschließlich bei Männern jüngeren od. mittleren Alters; typisch für die Auffindungssituation sind pornographische Bilder u. Spiegel zur Selbstbeobachtung, teilweise Bekleidung (evtl. Frauenkleidung) od. Nacktheit u.

U

eventuelle Selbstfesselungen* (Abgrenzung zu Tötungsdelikten).

Un|fruchtbarkeit: (gynäkol.) Bezeichnung für weibliche Sterilität (Impotentia generandi); Fehlen der Produktion reifer, befruchtungsfähiger Eizellen, i. w. S. auch Unfähigkeit, eine Schwangerschaft auszutragen (Impotentia gestandi); klinisch von Bedeutung, wenn bei Kinderwunsch* u. ungeschütztem Koitus während ein (bis zwei) Jahren keine Schwangerschaft eintritt. Man unterscheidet: **primäre Unfruchtbarkeit** ohne vorausgegangene Schwangerschaft u. **sekundäre Unfruchtbarkeit** nach mindestens einer abgeschlossenen Schwangerschaft; die Häufigkeit nimmt mit dem Alter zu. Vielfältige Ursachen, die sämtliche an der Reproduktion beteiligten Organe u. Systeme betreffen können: Zyklusstörungen (Gelbkörper*-Insuffizienz, Hyperprolaktinämie*) u. primäre od. sekundäre Ovarialinsuffizienz*, Eileiterverschluss (z. B. nach Salpingitis*), Uterusfehlbildungen*, Uterusmyom*, pathologischer Zervixfaktor* (vgl. Spermaimmunität), Vaginafehlbildungen*, Kolpitis* u. a.; daneben Allgemeinerkrankungen (Diabetes mellitus, Schilddrüsenstörungen, starkes Übergewicht) sowie Alkohol-, Nikotin- und Rauschmittelabhängigkeit; nicht selten bestehen zugleich psychische Störungen (Anorexia* nervosa), sexuelle Funktionsstörungen (Dyspareunie*, Vaginismus*) od. (unbewusste) Partnerschaftskonflikte*.
Die **Diagnose** erfolgt anhand von Sexualanamnese, Zyklusbeobachtung, gynäkologischer Untersuchung (ggf. einschließlich Probenentnahme aus der Uterusschleimhaut, Kontrastmitteldarstellung von Uterus u. Eileitern od. Bauchhöhlenspiegelung) sowie Messung der Hormonproduktion von Hypophyse u. Eierstöcken; frühzeitig sollten auch Penetrationstests* zum Ausschluss einer (evtl. partnerspezifischen) Spermaimmunität* vorgenommen werden.

> Vor allen invasiven diagnostischen Maßnahmen bei Frauen sollte eine Zeugungsunfähigkeit ihrer Partner ausgeschlossen werden.

Die **Therapie** richtet sich nach der vermuteten Ursache u. erfolgt stufenweise durch gezielten Koitus zum Zeitpunkt des Empfängnisoptimums*, bei fehlendem Erfolg durch Hormongaben zur Zyklusbeeinflussung, ggf. hormonelle Ovulationsauslösung* mit Clomiphen*, zusätzliche Östrogengaben zur Beeinflussung des Endometrialzyklus, Stimulation der Follikelreifung mit FSH u. Auslösung des Eisprungs mit HCG, schließlich auch pulsatile Gabe von GnRH-Analoga; bei anatomischen Ursachen kommen operative Korrekturen (Eileiterplastik) in Frage. Bei Erfolglosigkeit sind evtl. Methoden der assistierten Reproduktion* zu erwägen, aber auch eine Beratung über Möglichkeiten der Adoption* eines Kindes. Ausgeprägter Kinderwunsch* sollte immer auch Anlass zur Erörterung der individuellen Gründe sein (s. Kinderlosigkeit).

Un|fruchtbarkeits|rituale n pl: (kult.) Sammelbezeichnung für Rituale, Bräuche u. Sitten, die in der Absicht stattfinden, die Fruchtbarkeit von Frauen magisch zu hemmen, z. B. durch Verbrennen der Plazenta od. magische Handlungen mit Menstruationsblut; im Vergleich zu Fruchtbarkeitsriten* eher selten beschrieben.

Un|fruchtbar|machung: (allg.) Bezeichnung für Sterilisation*.

UNG: (infektiol.) Abkürzung für **U**rethritis **n**on **g**onorrhoica, nicht durch eine Gonorrhö* bedingte Urethritis*.

Unhold: (allg.) verschleiernde, diskriminierend gemeinte Bezeichnung für Sexualstraftäter* u. andere Gewaltkriminelle.

Uniform (lat. uniformis einförmig, gleichmäßig) f: (allg.) Bezeichnung für einheitliche Bekleidung; Uniformen finden u. a. bei staatlichen Organisationen u. Einrichtungen (z. B. als Militär-, Polizei- od. Schuluniform), in privaten Betrieben (z. B. als einheitliche Arbeitskleidung) od. in Vereinen Verwendung, ihre Gestaltung ist in Kleiderordnungen* festgelegt. Als Zeichen von Macht u. Befehlsgewalt werden Uniformen in der sexuellen Kommunikation u. a. als Ausdruck von Dominanz od. Unterwerfung (z. B. im Rahmen von Sadomasochismus*) verwendet.

Uniform|fetischismus m: (sexol.) Bezeichnung für eine Form des Fetischismus* (Kleidungsfetischismus), bei der Uniformen als sexuell besonders erregend erlebt werden.

Uni|lateralität (lat. uni- ein-, lateralis seitlich) f: (soziol.) auch Unilinearität; Fachbezeichnung für ein Heiratsmuster, bei dem nur zu einer Seite verwandtschaftliche Beziehungen (Matrilinearität* bzw. Patrilinearität*) bestehen. Vgl. Bilateralität.

Uni|linearität (lat. linea Linie) f: Unilateralität*.

uni|parental (lat. parentalis elterlich): (biol.) Fachbezeichnung für Eigenschaften, die von einem Elternteil ererbt werden (maternal od. paternal); vgl. biparental.

Uni|sex: (kult.) Bezeichnung für eine in den 60er Jahren des 20. Jahrhunderts entstandene Mode, nach der die gleiche (eher männlich erscheinende) Kleidung von beiden Geschlechtern getragen wird; gilt als frühes Anzeichen einer wachsenden Identifikation mit dem jeweils anderen Geschlecht u. eines allmählichen Verschwindens der traditionellen Trennung der Geschlechtsrollen*; vgl. Androgynität.

Uni|sexualität f: (biol.) Bezeichnung für die Eingeschlechtigkeit (der Blüten) von Pflanzen, deren Individuen verschiedene Blüten mit entweder männlichen od. weiblichen Organen haben (Gegensatz: Hermaphroditismus*); i. w. S. auch verwendet bei Pflanzensorten, in deren Saatgut ein Geschlecht deutlich überwiegt (z. B. bei Cannabis-Hybriden).
(physiol.) Bezeichnung für das Vorhandensein von Chromosomen nur eines Geschlechts in einer Zelle, beim Menschen alle weiblichen Zellen u. reifen männlichen Samenzellen.

Un|lust: (psychol.) Sammelbezeichnung für negative Affekte, z. B. infolge von Frustration*, sozialer Isolation* od. Schmerz*; im Verlauf der kindlichen Entwicklung wird das Umgehen mit Unlustgefühlen u. deren Kompensation erlernt, aus häufiger Unlust kann sich später z. B. Verlustangst* entwickeln; vgl. Entwicklungsstörungen, psychosexuelle.

Un|schuld: (allg.) veraltete (aus dem Ende des 18. Jahrhunderts stammende) Bezeichnung für den Zustand von Kindern (i. w. S. von allen Personen), die noch keine sexuellen Erfahrungen gemacht haben; i. e. S. bedeutungsgleich mit Jungfräulichkeit*.

un|sittlich: (allg.) Sammelbezeichnung für Sachverhalte, die den sozial jeweils gültigen sexuellen Normen* von Sitte u. Anstand widersprechen (vgl. Gute Sitten); die im Einzelnen als unsittlich betrachteten Sachverhalte unterliegen einem deutlichen historischen Wandel u. unterscheiden sich auch innerhalb einer Gesellschaft von einer Gruppe zur anderen u. U. erheblich; vgl. Sittlichkeit.

Unter|bewusstes: (psychoanalyt.) von S. Freud (1916) eingeführte Fachbezeichnung für aktuell nicht bewusste psychische Inhalte, die im Unterschied zu Unbewusstem* aktiviert u. in das Bewusstsein gehoben werden können. Vgl. Vorbewusstes.

Unter|bringung: (jurist.) Sammelbezeichnung für die Einweisung eines Menschen gegen od. ohne seinen Willen in eine geschlossene Einrichtung (psychiatrisches Krankenhaus, suchttherapeutische Einrichtung od. Haftanstalt); bedarf der richterlichen Anordnung od. Genehmigung nach ärztlicher Begutachtung u. darf nur erfolgen zur Vermeidung einer Selbstgefährdung od. einer Gefährdung anderer bzw. zur Beobachtung (z. B. zur Erstellung eines forensisch-psychiatrischen Gutachtens). Die Anordnung einer Unterbringung muss dem Grundsatz der Verhältnismäßigkeit genügen u. umfasst keine Befugnis zur Zwangsbehandlung*. Zahlreiche Rechtsgrundlagen: **1.** freiheitsentziehende Maßregeln* der Besserung u. Sicherung (§§ 61 bis 67g StGB), die ein Gericht gegen einen abgeurteilten Straftäter anordnen kann, s. Maßregelvollzug; **2.** für Tatverdächtige, bei denen z. B. voraussichtlich Schuldunfähigkeit od. verminderte Schuldfähigkeit* besteht, einstweilige Unterbringung in einer Einrichtung des Maßregelvollzugs (§§ 81, 126a StPO); **3.** für Kinder u. (volljährige) Betreute Unterbringung nach §§ 1631b, 1800, 1906 BGB; **4.** für Personen, die an bestimmten hochinfektiösen Krankheiten erkrankt sind od. bei denen Krankheitsverdacht besteht (Quarantäne, § 30 IfSG); **5.** weitere (landesrechtliche) Bestimmungen zur Unterbringung psychisch Kranker u. Substanzabhängiger.

Unter|drückung, sexuelle: (allg.) Bezeichnung für formelle od. informelle Verbote, die sich auf unterschiedlichste Bereiche der Sexualität (z. B. Sexualverhalten, Form der Lebensgemeinschaft, sexuelle Orientierung) beziehen können u. auf verschiedene Weise (z. B. Bestrafung, Drohungen, freiwillige Selbstkontrolle) durchgesetzt werden. Wertungen: Sexuelle Unterdrückung wird heute überwiegend als repressives Instrument vorwiegend kirchlicher, aber auch staatlicher Macht interpretiert, das eine Anpassung an soziale Normen zum Ziel hat; vgl. Repression.
(psychoanalyt.) im Unterschied zur Verdrängung* ein bewusster psychischer Vorgang, durch den unlustbesetzte Inhalte des Bewusstseins ins Vorbewusste verschoben werden.

Unterhalt: (jurist.) Bezeichnung für die im Familienrecht begründete Verpflichtung zu finanziellen u. materiellen Leistungen zwischen Verwandten gerader Linie, v. a. zwischen Eltern u. Kindern, aber auch zwischen Eheleuten od. nach einer Ehescheidung*. Unterhalt besteht i. d. R. in einer Geldrente, die monatlich im Voraus zu zahlen ist u. den gesamten Lebensbedarf wie Kleidung, Miete, Nahrung u. medizinische Behandlung abdecken soll; die Höhe des Unterhalts richtet sich nach der Lebensstellung des Unterhaltsbedürftigen, dem Einkommen des Unterhaltspflichtigen u. der Zahl der Unterhaltsberechtigten; für die Berechnung der häufigsten Unterhaltsformen werden in der Rechtsprechung Richtwerte in Tabellenform herangezogen (z. B. die Berliner od. Düsseldorfer Tabelle für Unterhaltszahlungen an Kinder). Obwohl Unterhaltspflichtigen, die ihrer Unterhaltspflicht nicht nachkommen, eine Gefängnisstrafe von bis zu 3 Jahren droht, versuchen immer mehr Väter, sich den Unterhaltszahlungen zu entziehen; sofern Väter nicht bekannt od. nicht zur Zahlung bereit sind, gewährt das Jugendamt in bestimmten Situationen auf Antrag einen Unterhaltsvorschuss; vgl. Familienhilfe.

Unter|hose: (allg.) Bezeichnung für eine unter der Hose getragene Unterkleidung*; in Europa seit dem 15. Jahrhundert bekannt, fanden Unterhosen (zunächst bei Männern) erst zu Beginn des 19. Jahrhunderts weitere Verbreitung; in Länge, Form u. Farben entsprechen Unterhosen i. d. R. der allgemeinen Mode; vgl. Schlüpfer, Slip, Tanga.

Unter|kleidung: (allg.) auch Unterwäsche; Sammelbezeichnung für alle Kleidungs- bzw. Wäschestücke, die (mehr od. weniger unsichtbar) unter der Oberkleidung getragen werden, z. B. Büstenhalter*, Body*, Korsett*, Unterrock, Unterhose*, Dessous*, Schlüpfer*, Slip*.

Untersuchungs|methoden, sexual|wissenschaftliche f pl: (sexol.) Sammelbezeichnung für die zur Gewinnung von Informationen in sexuellen Fragestellungen verwendeten Verfahren; man unterscheidet: **1.** Methoden zur Untersuchung der sexuellen Funktion anhand körperlicher Parameter, z. B. andrologische u. gynäkologische Methoden zur Diagnostik von Zeugungsunfähigkeit* u. Unfruchtbarkeit*, andrologische Methoden zur Einschätzung der Erektionsfähigkeit (Erektionsdetektor*, SKAT*-Testung, Penis*-Doppler-Sonographie, Penis*-Arm-Blutdruck-Index, Penisplethysmographie*, Kavernosometrie*, Kavernosographie*, Bulbocavernosusreflex*-Latenzzeit, Pudendus*-SSEP u. a.), im Rahmen sexualphysiologischer Forschung auch in Verbindung mit der Messung anderer körperlicher Funktionen (Kreislauf, Atmung, Aktivität des zentralen Nervensystems u. a.; vgl. Gehirn, Abb.); **2.** Methoden zur Untersuchung des sexuellen Erlebens u. Verhaltens, z. B. durch Sexualanamnese* od. Befragung mit sexualwissenschaftlichen Messinstrumenten* u. anderen Verfahren der empirischen Sexualforschung*, ggf. in Verbindung mit der Messung körperlicher Reaktionen unter experimentellen Bedingungen.

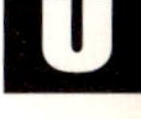

Un|treue: (allg.) Bezeichnung für eine von Unbeständigkeit geprägte Haltung gegenüber

Idealen, Personen (auch sich selbst) od. Dingen; im Rahmen einer Zweierbeziehung bezeichnet Untreue insbesondere sexuelle Aktivitäten außerhalb der Partnerschaft (z. B. als Ehebruch*, Seitensprung*). Wertungen: Noch heute werden sexuelle Aktivitäten außerhalb einer Ehe od. Partnerschaft vielfach als ethisch nicht vertretbar bezeichnet u. im Unterschied zur Treue* negativ bewertet; vgl. Sexualmoral.

Un|vermögen, sexuelles: (allg.) veraltete, Bezeichnung für sexuelle Funktionsstörungen*, meist auf Erektionsstörungen*, Vaginismus* u. Lubrikationsmangel* eingeschränkt verwendet.

Un|zucht: (kult.) historische Sammelbezeichnung für sexuelle Handlungen, die gegen die herrschende Sexualmoral verstoßen u. eine geforderte Natürlichkeit fehlen lassen (sog. widernatürliche Unzucht, vgl. Natur); im Verlauf der Geschichte wechselnde Bedeutungen, insbesondere homosexuelle u. zoophile Handlungen, aber auch voreheliche Sexualität od. bestimmte Formen des Geschlechtsverkehrs; in Gesetzestexten nicht selten stellvertretend für sämtliche „unaussprechlichen" sexuellen Handlungen verwendet.
(jurist.) veraltete Bezeichnung aus der deutschen Strafrechtstradition, zuletzt für homosexuelle Handlungen u. sexuelle Handlungen mit Minderjährigen, aber auch für Prostitution (sog. gewerbsmäßige Unzucht), in der DDR auch für Vergewaltigung (sog. gewaltsame Unzucht); im gültigen Sexualstrafrecht* durch den Sammelbegriff „Handlungen gegen die sexuelle Selbstbestimmung" bzw. die beschreibenden Begriffe Missbrauch, Nötigung u. Vergewaltigung bzw. Prostitution u. a. ersetzt.

Un|zurechnungs|fähigkeit: (allg.) auch Zurechnungsunfähigkeit; veraltete Bezeichnung für Schuldunfähigkeit, s. Schuldfähigkeit.

Upanayana-Ritus m: (kult.) Bezeichnung für ein Initiationsritual des vedischen Hinduismus*, das in einigen Kasten (insbesondere der Priesterkaste der Brahmanen) durch Umlegen einer heiligen Schnur die Aufnahme in die Gemeinschaft der Erwachsenen u. die Übergabe an einen Lehrer (Guru) zur Einführung in die heiligen Bücher symbolisiert; bis zum 4. Jahrhundert v. Chr. bei Mädchen u. Jungen vollzogen, seitdem nur noch bei Jungen im Alter von 6–10 Jahren; für Mädchen gilt das Hochzeitsfest als Initiationsritual, das die Übergabe an den Ehemann symbolisiert.

Uprima: (pharmak.) Handelsname für eine Zubereitung von Apomorphin* zur Erektionsförderung.

Uranismus m: (sexol.) von C.-H. Ulrichs (1862) eingeführte Bezeichnung für Homosexualität*; hergeleitet vom griechischen Gott Uranos, der nach antiker Vorstellung seine Tochter Urania ohne Mitwirkung einer Frau gezeugt hatte u. als Beschützer der Liebe unter Männern galt; zunächst nur für Männer (sog. Urninge), später auch für Frauen (sog. Urninden).

Ur|eier: (biol.) auch Ureizellen, Oogonien; Bezeichnung für weibliche Urkeimzellen*, entwicklungsgeschichtliche (ontogenetische) Vorläufer der Eizellen bei der Eireifung*.

Ureter (gr. οὐρητήρ Harnleiter) m: (anat.) Fachbezeichnung für Harnleiter*.

Urethra (gr. οὐρήθρα Harnröhre) f: (anat.) Fachbezeichnung für Harnröhre*.

Urethral|drüsen: (anat.) Glandulae urethrales, Littré-Drüsen; auch als (männliche) Paraurethraldrüsen bezeichnete, im Harnröhrenschwellkörper gelegene kleine Schleimdrüsen, deren Ausführungsgänge in die Harnröhre münden (s. Penis, Abb.); ihr Sekret wird bei Erektion ausgepresst. Entsprechende weibliche Struktur: Paraurethraldrüsen* (Skene-Drüsen).

Urethral|erotik f: (sexol.) Bezeichnung für die Reizung von Harnröhre u. Blase im Rahmen sexueller Handlungen; infolge der hohen Sensibilität der Harnröhrenschleimhaut wird das Einführen von Gegenständen u. U. als stark erregend erlebt u. findet im Rahmen sexueller Handlungen mit anderen (sog. Kathetersex) od. als Form der Autoerotik* statt (sog. Harnröhrenmasturbation); früher wurde (insbesondere bei Frauen) nicht selten das Einführen von Pflanzenteilen beobachtet (sog. Blasenbotanikerinnen). Es besteht immer das Risiko, dass pathogene Keime eingeschleppt werden (Urethritis*, Zystitis*) od. Gegenstände in der Blase bleiben; s. Fremdkörper, intravesikale. Nach psychoanalytischer Deutung wird die Harnröhre in der sog. analen Phase der psychosexuellen Entwicklung* als Lustquelle entdeckt; es besteht u. U. eine Verbindung zwischen (kindlicher) Urethralerotik u. Enurese* sowie (männlicher) Urethralerotik u. Ejaculatio* praecox.

Urethritis f: (infektiol.) Fachbezeichnung für eine Entzündung der Harnröhre (Urethra), die v. a. die Schleimhaut betrifft, aber auch das umgebende Gewebe erfassen kann (Paraurethritis od. Periurethritis, v. a. nach Harnröhrenverletzung od. langer Anwendung von Blasenverweilkathetern, evtl. mit Abszessbildung). Man unterscheidet nach Ursachen bzw. Lokalisation folgende Formen: **1.** Urethritis gonorrhoica: sog. spezifische Urethritis; durch Neisseria gonorrhoeae verursacht, häufig erstes Symptom einer Gonorrhö*; **2.** Urethritis non gonorrhoica: sog. unspezifische Urethritis, nicht-gonorrhoische Urethritis (NGU); nicht durch Neisseria gonorrhoeae verursachte infektiöse Formen. Häufigste Ursache sind Chlamydien (ca. 30 %), Trichomonas vaginalis, Pilze, Mykoplasmen. **3.** virale Urethritis: durch Virusinfektionen; **4.** Begleiturethritis: Urethritis im Rahmen von Allgemeinerkrankungen, z. B. bei Diabetes mellitus, Autoimmunkrankheiten u. a.; **5.** Urethritis anterior: auf die vorderen Harnröhrenabschnitte begrenzte Urethritis; **6.** Urethritis posterior: auf die hinteren Harnröhrenanteile begrenzte Urethritis, z. B. bei Prostatitis. **Symptome:** Brennen beim Wasserlassen, Harnröhrenausfluss; **Therapie:** ggf. Antibiotika (nach Erregerbestimmung), fast immer Partnermitbehandlung empfehlenswert; Behandlung der Grundkrankheit. Vgl. Infektionen, sexuell übertragbare.

Urethror|rhö f: (klin.) veraltete Fachbezeichnung für Harnröhrenausfluss*.

Urethro|skopie f: (klin.) Fachbezeichnung für ein Untersuchungsverfahren mit Betrachtung (Endoskopie*) der Harnröhre, evtl. auch der Harnblase (Urethrozystoskopie); Anwendung z. B. zur Diagnose von Blutungsquellen (Verletzungen, Harnröhrentumoren).

U

Urethro|zystitis f: Fachbezeichnung für die Entzündung von Harnröhre u. Harnblase, s. Zystitis.

Ur|geschlechts|zellen: (biol.) auch Urkeimzellen; Bezeichnung für die während der Embryonalentwicklung gebildeten Stammzellen der Keimzellen* (s. Endometrialzyklus, Abb.); vgl. Eireifung, Gonadenentwicklung, Spermienbildung.

Urin (lat. urina Harn): (physiol.) auch Harn; Bezeichnung für die in der Niere produzierte u. über die Harnwege ausgeschiedene Flüssigkeit; spielt bei der Regulation des Flüssigkeits- u. Elektrolythaushalts sowie des Säure-Basen-Gleichgewichts eine wichtige Rolle. Bei gesunden Menschen klar, bernsteingelb; Menge 1-1,5 l/Tag in Abhängigkeit von Trinkmenge, Schweißproduktion u. anderen Flüssigkeitsverlusten. Die Entleerung von Urin aus der Harnblase wird als Miktion*, das unbewusste Entleeren als Enurese*, die sexuelle Beschäftigung mit Urin als Urophilie* bezeichnet.

Urin|fetischismus m: (sexol.) ungebräuchliche (aber zutreffende) Bezeichnung für Urophilie*.

Urin|probe: (klin.) Bezeichnung für die Gewinnung von Harn zur bakteriologischen u. klinischen Untersuchung, z. B. bei Verdacht auf Harnweginfektion od. zur Durchführung eines Schwangerschaftstests* bzw. für spezielle klinische Fragestellungen. **Methoden: 1.** Gewinnung von Mittelstrahlurin nach Verwerfen des ersten Harnstrahls; **2.** Zweigläserprobe mit fraktionierter Harngewinnung als orientierende Untersuchung zur Lokalisierung von Harnweginfektionen u. Gonorrhö: eine im ersten Glas aufgefangene trübe Harnportion (10 ml) spricht für eine Urethritis anterior; eine im zweiten Glas aufgefangene trübe Harnportion (200 ml) für eine Blasenentzündung (Zystitis); **3.** Gewinnung durch Katheterisierung mit einem Blasenkatheter od. durch suprapubische Blasenpunktion.

Urin|trinken: (allg.) Bezeichnung für Uropotie*.

Ur|keim|zellen: (biol.) auch Urgeschlechtszellen; Bezeichnung für die während der Embryonalentwicklung als Vorläufer der Keimzellen* gebildeten Ureier bzw. Ursamenzellen (s. Endometrialzyklus, Abb.); vgl. Eireifung, Gonadenentwicklung, Spermienbildung.

Ur|niere: (embryol.) Mesonephros; Bezeichnung für die in der Embryonalperiode angelegte Niere, die sich gegen Ende des zweiten Monats wieder zurückbildet u. durch die Nachniere ersetzt wird. Aus ihren Kanälchen entsteht durch Vereinigung mit dem Vornierengang der Wolff*-Gang. Vgl. Gonadenentwicklung (Abb.).

Urninde f: (sexol.) fälschlich auch Urlinde; historische, von C.-H. Ulrichs eingeführte Bezeichnung für homosexuelle Frauen, s. Uranismus.

Urning m: (sexol.) historische, von C.-H. Ulrichs eingeführte Bezeichnung für homosexuelle Männer, s. Uranismus.

Uro|dochmium|lagnie (gr. οὖρον Harn, δέχομαι aufnehmen) f: (sexol.) historische Bezeichnung für Uropotie*.

uro|genital: die Harn- u. Geschlechtsorgane betreffend; embryologisch entwickeln sich die Geschlechtsorgane aus den Urnierenkanälchen; vgl. Gonadenentwicklung, Abb.

Uro|genital|erkrankungen: (klin.) Sammelbezeichnung für Erkrankungen der Harn- u. Sexualorgane; man unterscheidet nach den Ursachen: **1.** angeborene Fehlbildungen: z. B. fehlende od. doppelte Anlage von Nieren u. Harnleitern, Blasenfehlbildungen (Blasenekstrophie*), Harnröhrenfehlbildungen (Hypospadie*, Epispadie*) sowie Fehlbildungen der Sexualorgane (Phimose*, Penisdeviation* u. a.). **2.** Infektionskrankheiten: z. B. Zystitis, Urethritis, Prostatitis, Balanitis, Vulvitis infolge von Besiedelung durch Bakterien, Pilze, Parasiten sowie infolge von Virusinfektionen (v. a. Herpesvirus*-Infektionen od. Condylomata* acuminata); vgl. Infektionen, sexuell übertragbare. **3.** degenerative Erkrankungen: z. B. funktionelle Störungen der Blasenentleerung (Inkontinenz*) infolge von Schwäche des Beckenbodens od. morphologische Veränderungen mit chronischen Abflussbehinderungen (z. B. bei benigner Prostatahyperplasie) u. deren Folgen (Balkenblase, Megaureter), aber auch chronische Schleimhautdegenerationen mit Entstehung von Vorstufen maligner Tumoren (Kraurose*, Leukoplakie*, Erythroplasie* Queyrat u. a.). **4.** Tumoren: s. Tumorerkrankungen, genitale.

Uro|genital|rinne: (embryol.) auch Sulcus urethralis bzw. Sulcus urogenitalis; Bezeichnung für die bei Ausbildung der weiblichen äußeren Geschlechtsorgane während der Embryonalentwicklung durch Verwachsung des vordersten Abschnitts des Urogenitalspalts entstehende, an der Unterseite der Klitoris* persistierende Furche; s. Differenzierung, genitale (Abb.).

Uro|genital|system n: (anat.) Sammelbezeichnung für Nieren, Harnwege u. Sexualorgane; bei Wirbeltieren aus dem mesodermalen nephrogenen Strang, den Genitalleisten u. dem Sinus urogenitalis abgeleitetes Organsystem, das bei prinzipiell unabhängiger (exkretorischer u. sexueller) Doppelfunktion eine weitgehende morphologische Einheit bildet (s. Sexualorgane, Abb.).

Uro|gonado|trophin n: (endokrin.) veraltete Fachbezeichnung für humanes Menopausengonadotropin, s. HMG.

Uro|lagnie f: (sexol.) historische Bezeichnung für die sexuelle Beschäftigung mit Wasserlassen u. Urin, s. Urophilie.

Uro|lalie f: (sexol.) Bezeichnung für das sexuell motivierte Verwenden von Begriffen aus dem Bereich der Harnausscheidung, nicht selten als Ausdruck eines Wortmasochismus*; vgl. Sprache, sexuelle.

Uro|logie f: (klin.) Bezeichnung für ein medizinisches Fachgebiet, das sich mit der Erkennung, Behandlung u. Vorbeugung von Erkrankungen der Nieren, der ableitenden Harnwege u. der männlichen Sexualorgane befasst; es bestehen Überschneidungen zu Andrologie* u. Gynäkologie*.

Uro|philie f: (sexol.) Bezeichnung für ein als Paraphilie* eingeordnetes abweichendes Sexualverhalten*, bei dem sexuelle Erregung u. Befriedigung überwiegend od. ausschließlich durch Beschäftigung mit Urin erreicht werden (sog. water sports), das u. U. den Verzehr einschließt (Uropotie) od. sich darauf beschränkt, anderen Menschen beim Wasserlassen zuzusehen. Da im Kindesalter (anale Phase*) der lustbetonte Umgang mit Ausscheidungen regelmäßig beobachtet wird, gilt Urophilie aus psychoanalytischer Sicht als Ausdruck einer Regression*; psychodynamisch besteht je nach Ausprägung eine Nähe zu Voyeurismus* u. Fetischismus*, u. U. auch zu Sadomasochismus*.

Uro|phobie f: (psychiat.) Fachbezeichnung für intensive, furchtbesetzte Abneigung gegen Urin u. Uringeruch; vgl. Phobie.

Uro|potie f: (psychiat.) Fachbezeichnung für Essstörung*, bei der über mindestens einen Monat (eigener od. fremder) Urin getrunken wird; Vorkommen z. B. bei psychiatrischen Erkrankungen, bei Pikazismus* od. (evtl. mit Lustgewinn verbunden) als Form des Automasochismus (s. Masochismus). Therapeutische Anwendung als sog. Eigenurinbehandlung, z. B. in der Therapie von Hautkrankheiten (Wirksamkeit u. a. durch Abbauprodukte von Hormonen erklärlich). In der Volksmedizin wurde traditionell versucht, Krankheiten durch Erregung von Abscheu beizukommen; so wird in der sog. Dreckapotheke des ausgehenden 17. Jahrhunderts dem Urin von Menschen u. Tieren (u. a. Störchen, Rindern, Ziegen) in äußerlicher u. innerlicher Anwendung eine therapeutische Rolle zugeschrieben. Vgl. Urophilie.

Ur|samen|zellen: (biol.) auch Spermatogonien; Bezeichnung für die männlichen Urkeimzellen (s. Endometrialzyklus, Abb.); entwicklungsgeschichtliche (ontogenetische) Vorläufer der Samenzellen bei der Spermienbildung*.

Ur|segmente n pl: (embryol.) Bezeichnung für Somiten*.

Ur|sinus m: (embryol.) Fachbezeichnung für den primitiven Sinus* urogenitalis, der durch Bildung eines Septum urorectale in der 3.-7. Woche der Embryonalentwicklung als vorderer Abschnitt der Kloake entsteht.

Ur|szene: (psychoanalyt.) auch Primärszene; von S. Freud eingeführte Bezeichnung für frühkindliche Erlebnisse, die zu unbewussten Motiven späteren Verhaltens werden; i. e. S. verwendet für die Beobachtung von elterlichem Geschlechtsverkehr durch Kleinkinder, die ihn als Gewalt des Vaters gegen die Mutter auffassen; wird als Ursache für (z. T. lang bestehende) sexuelle Ängste u. Neurosen interpretiert.

Ur|vertrauen: (psychol.) von E. Erikson (1950) eingeführte Bezeichnung für ein grundlegendes Vertrauen zu anderen Menschen, das i. d. R. in der frühkindlichen Entwicklung im Rahmen stabiler Mutter-Kind-Beziehungen aufgebaut wird. Störungen des Urvertrauens werden u. a. für die Entstehung von Partnerschaftskonflikten verantwortlich gemacht.

Ur|zeugung: (kult.) auch Abiogenese, Archigonie, Generatio spontanea; historische Bezeichnung für die Auffassung, Lebendiges könne aus unbelebter Materie („elternlos") entstehen; schon von Aristoteles vertreten, erst im 19. Jahrhundert widerlegt durch den Nachweis (L. Pasteur), dass auch das (bis dahin als Beweis gültige) Wachstum von Pilzen auf eine Absiedelung von Sporen zurückgeht; vgl. Zeugungsmythen.

Usus|ehe (lat. usus Brauch): historische Bezeichnung für eine im römischen Recht bekannte Form der Ehe, die dadurch rechtmäßig wurde, dass sich die Frau für die Dauer eines Jahres im Haus des Mannes aufhielt, ohne dass ihre Eltern widersprachen. Vgl. Eindringungsehe, Manusehe.

Uterus (lat. ~ Gebärmutter) m: (anat.) Fachbezeichnung für Gebärmutter; weibliches primäres Sexualorgan*, in dem sich befruchtete Eizellen einnisten (Nidation*), während einer Schwangerschaft* wachsen u. ausreifen, u. das durch Kontraktionen (Wehen*) den Fetus bei der Geburt austreibt; muskelstarkes, birnenförmiges, geknicktes Organ zwischen Blase u. Rektum, gehalten von Bändern (Ligamentum latum uteri, Ligamentum teres uteri; s. Eierstock, Abb.), von Peritoneum teilweise überzogen; man unterscheidet (s. Abb.):

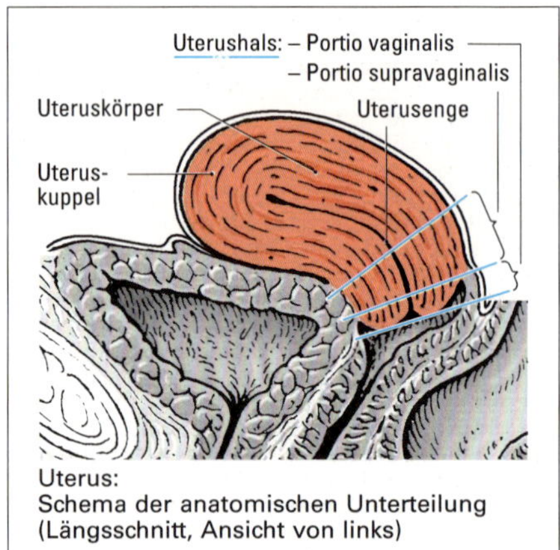

Uterus:
Schema der anatomischen Unterteilung (Längsschnitt, Ansicht von links)

1. Uteruskörper (Corpus uteri) u. **Uteruskuppel** (Fundus uteri) mit seitlichen Abgängen der Eileiter* bilden die Uterushöhle (Cavum uteri), einen im nichtschwangeren Zustand 1-2 mm weiten, mit Sekret gefüllten Spaltraum.

2. Uterusenge (Isthmus uteri): verengter Bereich, der sich bei Schwangerschaft entfaltet u. (als sog. unteres Uterinsegment) zum tragenden Teil des Fruchthalters wird.

3. Uterushals (Cervix uteri, auch Collum uteri): zwischen innerem (Canalis isthmi) u. äußerem Muttermund (Ostium uteri), mit axialem Zervikalkanal u. Zervixdrüsen (Glandulae cervicales uteri), die zyklusabhängig Zervikalschleim produzieren; bei Geburten zu dehnender Anteil des Geburtskanals, wesentliches physiologisches Geburtshindernis. Man unterscheidet einen oberhalb der Vagina gelegenen Anteil (Portio supravaginalis, Endozervix) u. einen in die Vagina hineinragenden Anteil (Portio vaginalis uteri, Ektozervix).

Die **Wandung** besteht aus mehreren Schichten glatter Muskulatur (Myometrium*), ist weitgehend von Peritoneum überzogen (Perimetrium*) u. ist von Bindegewebe umgeben (Parametrium*). Das Innere ist mit Uterusschleim-

haut (Endometrium*) ausgekleidet, die von der Pubertät (Menarche*) bis zum Klimakterium (Menopause*) unter dem Einfluss von Ovarialhormonen* zyklischen Veränderungen unterliegt (s. Endometrialzyklus, Abb.).
Bei **Schwangerschaft** Größenzunahme (von 7-9 cm Länge u. ca. 50 g Gewicht im nichtschwangeren Zustand) auf eine Höhe von ca. 27 cm (s. Fundusstand, Abb.) u. ein Innenvolumen von ca. 5 l bei annähernd konstantem intrauterinem Druck (bis 10 mmHg); unmittelbar nach Entbindung Gewicht ca. 1000 g, Rückbildung innerhalb von 6-8 Wochen.
Entwicklung des Uterus (wie der Vagina*) aus den unteren Abschnitten der embryonalen Müller*-Gänge (s. Gonadenentwicklung, Abb.); bei unvollständiger Verschmelzung kommt es zu Doppelbildungen (s. Uterusfehlbildungen); die Beweglichkeit der Fixierung des Organs im Beckenraum führt u. U. zu Anomalien von Form u. Lage (s. Uterus-Lageanomalien).
Wichtige **Erkrankungen** sind Entzündungen (Kolpitis*, Endometritis*) u. benigne (Uterusmyom*) od. maligne Tumoren (s. Zervixkarzinom). Die operative Entfernung (Hysterektomie*) führt zu Sterilität u. Ausbleiben der Menstruation. Wegen der hohen Bedeutung des Endometrialzyklus für Körpergefühl u. Geschlechtsidentität wird heute zunehmend versucht, bei Operationen das Organ zu erhalten.
Bis in die Neuzeit waren Funktion u. Stellenwert des Uterus im Körper unklar; schon in der Antike wurde ihm eine Art Eigenleben zugeschrieben (z. B. als ein im Körper weithin beweglicher Ort für vorgebildete Nachkommen), u. noch bis Mitte des 19. Jahrhunderts wurde angenommen, er wirke sich auf die Befindlichkeit u. das Verhalten von Frauen in besonderer Weise aus; vgl. Hysterie.

Uterus|fehl|bildungen: (klin.) Sammelbezeichnung für Störungen der Entwicklung des Uterus; vollständiges Fehlen infolge fehlender Anlage od. Hemmung bzw. Rückbildung der embryonalen Müller-Gänge (Uterusagenesie) ist fast immer verbunden mit Scheidenaplasie; häufiger sind Doppelbildungen infolge von Störungen der Fusion der Müller-Gänge (s. Gonadenentwicklung, Abb.), die zu Fehlbildungen von Uterus u. Scheide in unterschiedlichem Ausmaß führen. Uterusfehlbildungen sind nicht selten kombiniert mit Fehlbildungen der Nieren u. ableitenden Harnwege. Wachstumshemmungen des Uterus (Uterushypoplasie) finden sich bei Hypogonadismus* u. Hypogenitalismus*.

Uterus|karzinom n: (klin.) Gebärmutterkrebs; Fachbezeichnung für von der Schleimhaut ausgehende maligne Tumoren des Uterusgewebes; man unterscheidet nach Lokalisation das häufigere Zervixkarzinom* u. das seltenere Korpuskarzinom* mit unterschiedlichen Heilungsaussichten u. Vorbeugungsmaßnahmen.

Uterus-Lage|anomalien f pl: (gynäkol.) Sammelbezeichnung für angeborene od. erworbene Abweichungen **1.** der physiologischen Lage des Uterus im kleinen Becken (Position, physiologisch in der Mitte) als Antepositio, Retropositio, Lateropositio uteri; **2.** der Knickung zwischen Uteruskörper u. -hals (Flexion, physiologisch Anteflexio mit einem nach vorn offenen Winkel von ca. 90 °) als Hyperanteflexio od. Retroflexio uteri; **3.** der Abwinkelung zwischen Uterushals u. Vagina (Version, physiologisch Anteversio, leicht nach vorn gewinkelt) als Hyperanteversio, Retro-, Lateroversio uteri; **4.** der Höhe des Uterus über dem Beckenboden (physiologisch Oberränder von Uterus u. kleinem Becken auf gleicher Höhe) als Uterussenkung (Descensus uteri) od. Uterusvorfall (Prolapsus uteri), meist verbunden mit entsprechenden Vagina*-Lageanomalien, in seltenen Fällen auch als Uterushebung (Elevatio uteri).
Angeborene Normvarianten (z. B. bei 10-20 % der Frauen Retroflexio od. Retroversio) sind meist folgenlos, erworbene Anomalien (z. B. infolge intrauteriner Adhäsionen) können evtl. zu Dysmenorrhö, Sterilität od. Schwangerschaftskomplikationen führen; seltener sind sie (v. a. als Lateropositio uteri) Ausdruck eines Tumorwachstums im kleinen Becken; Senkung u. Vorfall entstehen eher durch Bindegewebeschwäche nach Geburten od. im höheren Lebensalter. I. w. S. kann als sehr seltene Form auch die akute Ausstülpung des Uterus (Inversio uteri) nach einer Geburt als Lageanomalie bezeichnet werden; vgl. Geburtskomplikationen.

Uterus|myom n: (klin.) Fachbezeichnung für eine gutartige knotige Muskelgeschwulst des Uterus, oft an mehreren Stellen des Organs zugleich (Uterus myomatosus); Vorkommen bei ca. 20 % aller Frauen nach dem 30. Lebensjahr, die Ursachen sind unklar. Myomzellen haben ein östrogenabhängiges Wachstum, so dass sich Myome während Schwangerschaften deutlich vergrößern können u. sich nach dem Klimakterium oft spontan zurückbilden. Je nach Größe der Knoten (sehr variabel) u. ihrer Lage innerhalb der Wandschichten u. Abschnitte des Uterus, sind die entstehenden Beschwerden und evtl. Risiken für Schwangerschaft u. Geburt sehr verschieden. In zahlreichen Fällen ist eine Therapie nicht erforderlich, sondern es genügen regelmäßige Kontrolluntersuchungen; sonst medikamentöser Therapieversuch mit GnRH-Analoga od. (bei Kinderwunsch organerhaltende) chirurgische Entfernung der Knoten, evtl. auch Hysterektomie*. In Einzelfällen wird neuerdings versucht, mit röntgenkontrollierter Punktion der zum Myomknoten führenden Arterie (Arteria uterina bzw. deren zuführende Verzweigungen) u. Injektion von Polyacryl-Gelatinepartikeln od. Polyvinylalkohol eine Rückentwicklung von Myomknoten infolge arterieller Minderversorgung zu erreichen (sog. perkutane Transkatheterembolisation); das Verfahren ist u. U. wirksam, hat aber erhebliche Nachteile: starke Schmerzen nach dem Eingriff, evtl. Myomnekrose, keine Sicherung eines histologischen Befunds (Risiko, ein Uterussarkom zu übersehen); es wird daher derzeit nicht allgemein empfohlen.

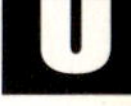

Uterus|ruptur (lat. ruptura Riss, Bruch) f: (gebh.) auch Methrorrhexis; Fachbezeichnung für das Zerreißen des Uterus unter der Geburt, z. B. infolge vermehrter Wehentätigkeit (Wehensturm) bei anatomischen Anomalien od. geburtsunmöglicher Kindslage, auch nach vorangegangenen operativen Eingriffen am Uterus od. infolge unsachgemäßer geburtshilflicher

Eingriffe (violente Uterusruptur); umgehende operative Entbindung u. Versorgung der Ruptur sind erforderlich.

Uterus|senkung: (gynäkol.) auch Gebärmuttersenkung, Descensus uteri; Fachbezeichnung für das Tiefertreten des Uterus im kleinen Becken ohne Überschreiten des Scheideneingangs infolge einer Beckenbodenschwäche, z. B. nach Entbindungen; evtl. kombiniert mit Vaginasenkung*. Prophylaxe bzw. Behandlung (insbesondere bei Beschwerden) mit Beckenbodengymnastik, ggf. operativ.

Uterus|vorfall: (gynäkol.) auch Gebärmuttervorfall, Prolapsus uteri; Fachbezeichnung für das teilweise Hervortreten des Uterus aus dem Scheideneingang infolge ausgeprägter Beckenbodenschwäche od. (selten) von Traumen; evtl. kombiniert mit Vaginavorfall*. Behandlung operativ od. durch Einsetzen eines stützenden Pessars*, s. Abb.

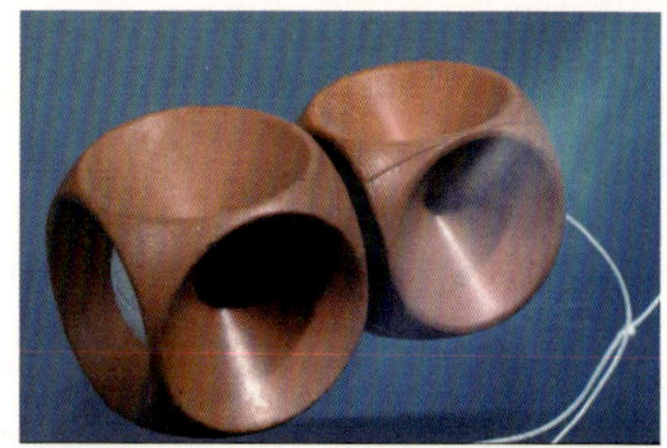

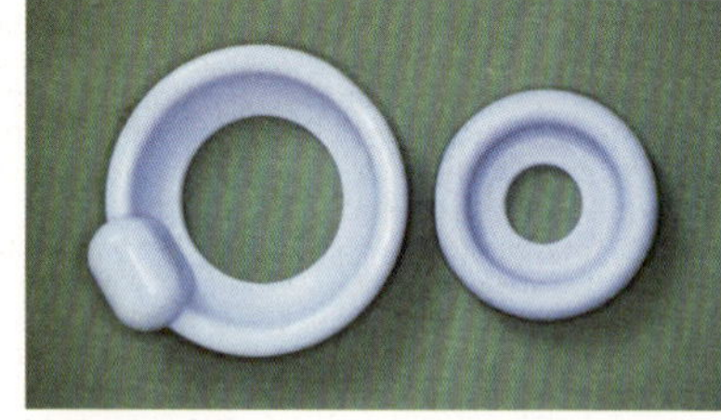

Uterusvorfall:
Arabin-Würfelpessar (oben) und Hodge-Pessar (unten)

Utriculus pro|staticus (lat. ~ kleiner Beutel) m: (anat.) im Samenhügel der männlichen Harnröhre zwischen den Ausspritzungsgängen gelegener Blindsack (s. Penis, Abb.); Rest des embryonalen Müller*-Gangs, entwicklungsgeschichtlich der Vagina* entsprechende Struktur.

Utrikulus|zyste f: (klin.) auch Müller-Gang-Zyste; Bezeichnung für Zyste des Utriculus* prostaticus. Vorkommen: bei männlichem Pseudohermaphroditismus* (evtl. mit Hypospadie* u. Maldescensus* testis); bei wiederholten Harnweginfektionen ggf. chirurgische Entfernung.

Uvula vesicae (lat. ~ kleine Traube) f: (anat.) Fachbezeichnung für einen durch den Mittellappen der Prostata aufgeworfenen Schleimhautwulst der männlichen Harnblase hinter dem Abgang der Harnröhre.

U

V

VACH: Abkürzung für **V**aterschafts**a**us-schluss**ch**ance, s. Vaterschaftsausschluss.

Vagina (lat. vagina Scheide) f: (anat.) auch Scheide; weibliches inneres Sexualorgan* mit einem durch das Hymen* unvollständig verschlossenen Eingang im Scheidenvorhof, mit vorderer u. hinterer Wand, die röhrenförmig den Hals des Uterus* umfassen, so dass ein größeres hinteres u. kleinere vordere bzw. seitliche Scheidengewölbe entstehen (s. Sexualorgane, Abb.). Im Verlauf der genitalen Differenzierung* Entwicklung des oberen Drittels durch Verschmelzung der Müller*-Gänge zum sog. Uterovaginalkanal, der unteren Abschnitte aus dem Sinus urogenitalis (s. Abb.).
Nahe ihrem Eingang durchquert die Vagina den Beckenboden* (s. Abb. dort) u. ist von Faserbündeln mehrerer Muskeln umgeben (sog. Constrictor* cunni); weiterer Verlauf in lockerem Bindegewebe (Parakolpium). Länge der Vorderwand 6-8 cm, der Hinterwand 8-11 cm, bei sexueller Erregung Verlängerung um 3-4 cm u. Ausbildung einer inneren Höhlung, in die Sperma aufgenommen u. zum Uterus weitergeleitet werden kann (sog. Receptaculum seminis). Die im Ruhezustand einander anliegenden Wände bestehen aus Muskelschichten u. sind mit drüsenlosem Epithel ausgekleidet; zahlreiche Querfalten bilden als vordere bzw. hintere Runzelsäulen eine nach Geburten verstreichende Dehnungsreserve (vgl. Vulva, Abb.). Drüsen im Bereich des Uterushalses (Zervixdrüsen) produzieren, zusammen mit einem Transsudat der Epithelzellen u. abgeschilferten Epithelien das Vaginalsekret*, das mit Milchsäurebakterien die typische vor Infektionen schützende Vaginalflora* ergibt u. bei sexueller Erregung, zusammen mit Sekreten der Vorhofdrüsen*, Gleitfähigkeit gewährleistet (Lubrikation*). Das Epithel zeigt nach der Pubertät zyklische Veränderungen, die dem Ovarialzyklus entsprechen (s. Zyklen, weibliche). Sensible Nervenendigungen finden sich nur im äußeren Drittel der Vagina, sexuell besonders reizbar ist die sog. Gräfenberg*-Zone.
Wichtige Erkrankungen sind Entzündungen (Vulvovaginitis*), selten sind Tumorerkrankungen.

Vagina dentata (lat. dentatus mit Zähnen versehen) f: (sexol.) Fachbezeichnung für die angstbesetzte Vorstellung einer mit Zähnen besetzten Scheide, die den Penis abbeißen u. verschlingen könnte; in traditionellen Kulturen u. Überlieferungen ist das Bild einer Vagina dentata im Rahmen kultischer Zeremonien u. Rituale bekannt; in psychologischer od. psychoanalytischer Interpretation kann sie Ausdruck von Kastrationsängsten sein; vgl. Kastrationskomplex.

Vagina|fehl|bildungen: (gynäkol.) Sammelbezeichnung für angeborene Störungen der Entwicklung der Vagina; Hemmungsfehlbildungen, die isoliert od. kombiniert mit Fehlbildungen von Uterus od. Harnwegen auftreten: vollständiges Fehlen der embryonalen Entwicklung der Vaginalplatte (Vaginalaplasie*) z. B. bei Rokitanski*-Küster-Hauser-Syndrom; fehlende Höhlung (Vaginalatresie*), meist des oberen Abschnitts, da die Aushöhlung der Vaginalplatte physiologisch im unteren Abschnitt beginnt; Doppelfehlbildung in ganzer Länge (Vagina* septa) od. im oberen Abschnitt (Vagina subsepta) infolge von Störungen der Fusion der (aus dem Sinus urogenitalis hervorgegangenen) Va-

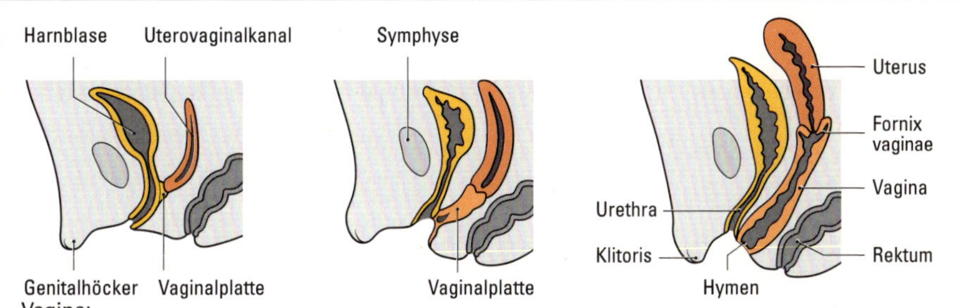

Vagina:
Schematische Darstellung der Entwicklung; die Vagina entsteht aus der Vaginalplatte, die mit 9 Wochen aus dem embryonalen Sinus urogenitalis hervorgeht (links), am Ende des 3. Monats noch kaum eine Höhlung aufweist (Mitte) und bei neugeborenen Mädchen nur noch durch das Hymen verschlossen ist (rechts).

ginalknospen, aus denen die Vaginalplatte entsteht, s. Vagina (Abb.).

Vagina, künstliche f: (gynäkol.) Scheidenplastik, sog. Neovagina*, s. Vaginaplastik. (sexol.) scheidenförmiges sexuelles Hilfsmittel*.

Vaginal|abstrich: (gynäkol.) auch Scheidenabstrich; Bezeichnung für einen Abstrich von der Seitenwand des hinteren Scheidendrittels zur Beurteilung von Form u. Färbbarkeit der Epithelzellen u. zur Bestimmung von Zyklusphase u. hormoneller Aktivität sowie zur Diagnostik bei Scheidenentzündungen (s. Vaginitis).

Vagina-Lage|anomalien f pl: (gynäkol.) Sammelbezeichnung für überwiegend erworbene Verminderungen der Höhe der Vagina über dem Beckenboden, entweder als Vaginasenkung* mit vergrößertem Scheideneingang u. sichtbarer Schleimhaut (Descensus vaginae), od. als Vaginavorfall* mit Hervortreten aus der Vulva (Prolapsus vaginae), in seltenen Fällen auch als akute vollständige od. teilweise Umstülpung der Vagina nach außen (Inversio* vaginae).

Vaginal|aplasie f: (gynäkol.) auch Scheidenaplasie, Aplasia vaginae; Fachbezeichnung für das angeborene Fehlen der Vagina infolge fehlender Ausbildung von Vaginalknospen u. Vaginalplatte, die die embryonalen Müller*-Gänge mit dem Sinus* urogenitalis verbindet, z. B. bei Rokitanski*-Küster-Hauser-Syndrom; vgl. Vaginafehlbildungen.

Vaginal|applikator (lat. applicare hinzufügen) m: (pharmak.) Bezeichnung für die anwendungsgerechte Verpackung von Arzneizubereitungen zum Einbringen in die Scheide, z. B. von Gelen od. Cremes; auch für die Hülsen bestimmter Scheidentampons* (s. Abb. dort).

Vaginal|atresie f: (gynäkol.) auch Scheidenatresie, Atresia vaginalis; Fachbezeichnung für den angeborenen Verschluss der Vaginahöhlung (Gynatresie*); auch für erworbene (narbige) Schrumpfung der Vaginalichtung nach schwerer entzündlicher od. traumatischer Gewebeschädigung.

Vaginal|blutung: (gynäkol.) Fachbezeichnung für Scheidenblutung*.

Vaginal|dusche: (allg.) Bezeichnung für Vaginalspülung*.

Vaginal|fetischismus m: (sexol.) umstrittene Bezeichnung für Sexualempfinden, bei dem die Vagina ungewöhnlich stark od. ausschließlich als sexuell erregend empfunden wird u. das Zentrum der Handlungen bildet; in sich widersprüchliche Bezeichnung, da Fetischismus* im Allgemeinen eine nichtgenitale Orientierung des sexuellen Interesses bezeichnet; vgl. Vulvakulte.

Vaginal|fistel (lat. fistula Rohr) f: (gynäkol.) auch Scheidenfistel; Bezeichnung für eine offene Verbindung zwischen der Scheide u. benachbarten Hohlorganen (Harnblase, Harnröhre, Rektum) od. zur Oberfläche des Damms infolge akuter Traumen, chronischer Druckschädigung in der Schwangerschaft, operativer Eingriffe od. Strahlentherapie. Therapie durch Exstirpation u. operative Rekonstruktion.

Vaginal|flora f: (physiol.) Bezeichnung für die bakterielle Besiedelung des Inneren der Vagina; abhängig vom hormonell beeinflussten Glykogengehalt der abgeschilferten Zellen des Scheidenepithels finden sich unterschiedliche Bakterien: bis zur Pubertät (wenig Glykogen, alkalisches Milieu) Besiedelung v. a. durch apathogene Staphylokokken u. Streptokokken, die nur geringen Schutz vor einwandernden pathogenen Keimen bieten; bei Neugeborenen (unter dem Einfluss von Östrogenen der Mutter) sowie zwischen Pubertät u. Postmenopause bei hohem Glykogengehalt der Oberfläche Besiedelung v. a. durch Lactobacillus acidophilus (sog. Döderlein-Stäbchen), wobei durch bakteriellen Abbau von Glukose zu Milchsäure ein saures Milieu (pH 3,5–4,5) mit Schutzwirkung gegen andere Mikroorganismen entsteht. Schädigungen der Vaginalflora (infolge häufiger Scheidenspülungen*, hormoneller Störungen, Mangelernährung mit Vitamin-A-Mangel od. Stoffwechselkrankheiten) begünstigen die Entstehung von Infektionen (Kolpitis*).

Vaginal|geruch: Scheidengeruch; s. Düfte, sexuelle.

Vaginal|koitus m: (sexol.) veraltete Fachbezeichnung für Vaginalverkehr*.

Vaginal|kondom n: (sexol.) Bezeichnung für ein in die Scheide einzulegendes Kondom*.

Vaginal|kugeln: (allg.) auch Klingel- od. Liebeskugeln; Bezeichnung für Kugeln aus Metall, die nach Einführen in die Vagina eine sexuelle Reizwirkung haben; sie sind traditionell hohl u. enthalten im Inneren eine weitere Kugel, die die Vibration verstärkt (japanische Rin*-no-tama). Sie werden in der Vagina getragen (und ggf. durch ein Scheidentampon* gehalten) od. beim Vaginalverkehr zur Verstärkung der Reizwirkung verwendet. Vaginalkugeln sollten immer mit einem Rückholband versehen sein; vgl. Fremdkörper, intravaginale. (pharmak.) eher ungebräuchliche Bezeichnung für Vaginalsuppositorien* (sog. Globuli vaginales).

Vaginal|mykose f: (infektiol.) Scheidenpilzerkrankung; Infektion der Scheide durch einen Pilz, meist Candida albicans; s. Pilzinfektionen.

Vaginal|orgasmus m: (psychoanalyt.) wenig gebräuchliche Bezeichnung für einen vorwiegend durch vaginale Reizung ausgelösten Orgasmus*.

Vaginal|pessar n: (sexol.) auch Scheidenpessar; s. Scheidendiaphragma.

Vaginal|ring: (gynäkol.) Bezeichnung für einen Kunststoffring, der in die Scheide eingelegt wird und kontinuierlich Arzneimittel freisetzt; Anwendung z. B. zur hormonellen Kontrazeption mit Gestagenen bzw. Östrogenen.

Vaginal|schaum: (allg.) Bezeichnung für chemische Kontrazeptiva*.

Vaginal|sekret n: (klin.) Sammelbezeichnung für das Sekret der Zervikaldrüsen des Uterus (Zervikalschleim*) u. das (in der sexuellen Erregungsphase zur Lubrikation* vermehrt produzierte) Transsudat der Scheidenwand; für die Aufrechterhaltung der physiologischen Vaginalflora* bedeutsam.

Vaginal|spülung: (sexol.) Spülung der Scheide mit Hilfe eines sog. Irrigators mit leicht gebogenem Ansatzstück (sog. Mutterrohr) aus Hartgummi; sollte nur zu therapeutischen Zwecken u. ausschließlich auf ärztliche Anordnung durchgeführt werden. Spülungen mit Desinfektionslösungen od. Intimlotionen (z. B. zur Reini-

V

gung der Vagina) behindern den natürlichen Selbstreinigungsmechanismus der Scheide u. zerstören die normale Vaginalflora; in der Folge können vermehrt Infektionen (Vaginitis*) auftreten. Als Mittel der Empfängnisverhütung sind Vaginalspülungen ungeeignet, da postkoital nur ein geringer Teil der noch nicht in den Uterus eingewanderten Samenzellen entfernt werden kann.

Vaginal|suppositorien n pl: (pharmak.) auch Scheidenzäpfchen, Vaginalkugeln, Globuli vaginales; Bezeichnung für einzeln dosierte, feste Arzneizubereitungen zur lokalen Anwendung durch Einführen in die Vagina; als Wirkstoffe werden u. a. kontrazeptive (z. B. Spermizide*) od. entzündungshemmende Substanzen, Hormone od. Antibiotika verwendet.

Vaginal|tabletten: (pharmak.) Bezeichnung für kugelförmige, gepresste Arzneizubereitungen zur lokalen Anwendung durch Einführen in die Scheide; als Wirkstoffe werden u. a. kontrazeptive (z. B. Spermizide*) od. entzündungshemmende Substanzen, Hormone od. Antibiotika verwendet.

Vaginal|tumoren m pl: (klin.) Sammelbezeichnung für von der Vagina ausgehende Tumoren, entweder benigne (z. B. Fibrome), seltener auch maligne, v. a. als Vaginalkarzinom mit einem Häufigkeitsgipfel um das 55. Lebensjahr; das Karzinom ist meist im oberen Abschnitt der Vagina lokalisiert, verursacht erst spät Symptome u. metastasiert früh über die regionalen Lymphbahnen. Die Behandlung kleiner Karzinome erfolgt operativ, bei größeren wirkt Strahlentherapie günstiger auf die insgesamt eingeschränkte Prognose.

Vaginal|verkehr: (sexol.) sehr verbreitete Form des penetrierenden Geschlechtsverkehrs*, bei dem der Penis in die Vagina eingeführt wird. Wertungen: Aufgrund seiner biologischen Funktionen (mögliche Befruchtung, Zeugung u. Schwangerschaft mit Nachkommen zur Arterhaltung) galt der Vaginalverkehr in westlichen Kulturen lange Zeit als einzig naturgemäße u. daher als „normal" zu betrachtende Sexualpraktik. Komplikationen: Verletzungen von Vagina u. Vulva sind (eher selten) möglich, Einrisse (Lazerationen) betreffen in mehr als 50 % der Fälle die hintere Scheidenwand (Fornix posterior); das Risiko wird eventuell durch hormonelle Einflüsse (z. B. in der zweiten Zyklushälfte) u. mechanische Belastungen (z. B. Zustand nach Geburt) erhöht. In über 60 % sind anschließend Mikrotraumen (z. B. minimale Schleimhauteinrisse) nachweisbar, die sexuell übertragbare Infektionen* begünstigen.

Vaginal|zyklus m: (physiol.) Fachbezeichnung für die in Abhängigkeit vom Ovarialzyklus stattfindenden Veränderungen der Schleimhaut der Vagina* (s. Zyklen, weibliche, Abb.); Östrogene bewirken den Aufbau eines glykogenreichen (azidophilen) Epithels mit zahlreichen vor dem Kernzerfall stehenden (karyopyknotischen) Zellen, Progesteron bewirkt nach dem Eisprung ein Absinken des Glykogengehalts mit massenhaftem Abschilfern u. Fältelung des Epithels. Die mikroskopische Untersuchung von Vaginalzellen (Zytodiagnostik*), v. a. die Bestimmung des Anteils karyopyknotischer Zellen (Karyopyknoseindex), erlaubt Rückschlüsse auf den Ovarialzyklus.

Vagina|plastik f: (gynäkol.) auch Scheidenplastik, Kolpoplastik; **1.** plastische Operation mit Wiederherstellung von physiologischer Position bzw. Weite der Vagina sowie des physiologischen Harnblasen-Harnröhren-Winkels, des Blasenbodens bzw. der Beckenbodenmuskulatur; Durchführung (Raffung) z. B. bei Uterus- u. Vaginasenkung bzw. -vorfall; **2.** Neubildung einer Vagina, z. B. bei operativer Geschlechtsangleichung, s. Neovagina.

Vagina|senkung: (gynäkol.) auch Scheidensenkung, Descensus vaginae; Bezeichnung für das Absinken der Vagina im kleinen Becken mit Vorwölbung der Scheidenschleimhaut (sichtbare Columnae rugarum), meist mit gleichzeitigen Aussackungen der benachbarten Blasenwand (Zystozele) u. Darmwand (Rektozele), die entsprechende Miktions- od. Defäkationsbeschwerden verursachen; entsteht bei Bindegewebeschwäche nach zahlreichen Entbindungen od. nach Geburtstraumen u. findet sich oft kombiniert mit einer Lageanomalie des Uterus (Uterussenkung*). Bei geringer Ausprägung Behandlung durch Rückbildungsgymnastik*, sonst operative Anhebung (Kolporrhaphie) und evtl. Verengung der Vagina (Vaginaplastik*).

Vagina septa (lat. septum Zaun, Trennung) f: (gynäkol.) Fachbezeichnung für eine Doppelbildung der Vagina, bei der infolge einer Hemmung der Fusion der embryonalen Vaginalknospen u. der Entstehung von zwei Vaginalplatten (vgl. Vagina, Abb.) die Scheide durch eine Trennwand (Septum) geteilt ist; die Teilung kann auf den oberen Abschnitt beschränkt sein (Vagina subsepta), sie kann von vorn nach hinten (median od. lateral) verlaufen, od. auch quer mit Entstehung eines vorderen u. eines hinteren Abschnitts. Bei medianem Septum entsteht u. U. ein Kohabitations- od. Geburtshindernis, bei Vagina subsepta sind funktionelle Beeinträchtigungen selten. Behandlung ggf. durch operative Vaginaplastik*.

Vagina|vorfall: (gynäkol.) auch Scheidenvorfall, Prolapsus vaginae; Bezeichnung für eine schwere Form der Vaginasenkung* mit Hervortreten der Scheide vor die Vulva, meist verbunden mit Uterussenkung* od. Uterusvorfall*; Vorkommen bei Bindegewebeschwäche, meist im höheren Lebensalter. Beschwerden entstehen v. a. durch mechanische Reizung (Dekubitus) u. die begleitenden Aussackungen von Blasenwand (Zystozele) u. Darmwand (Rektozele); die Behandlung erfolgt operativ (Hysterektomie, Kolporrhaphie, bei sexuell nicht mehr aktiven Frauen auch Kolpokleisis).

Vaginismus m: (klin.) Fachbezeichnung für eine komplexe sexuelle Funktionsstörung* von Frauen, bei der eine starke Empfindlichkeit des Scheideneingangs gegenüber Berührung od. Dehnung besteht, so dass es zu Verkrampfungen kommt, die den Koitus (evtl. auch das Einführen eines Tampons od. die gynäkologische Untersuchung) unmöglich machen; im Einzelnen liegt ein Abwehrreflex mit Kontraktion des Musculus bulbocavernosus u. des Musculus levator ani bei gleichzeitiger Innenrotation der Oberschenkel zugrunde. Die Diagnose gilt erst

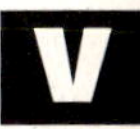

nach Ausschluss körperlicher Ursachen als gesichert, denn Vaginismus wird als psychisch bedingte Störung betrachtet (z. B. innere Abwehr gegen penetrierenden Sexualkontakt, Angstgefühle infolge vorangegangener Gewalterfahrungen), bei der schon der Gedanke an eine Penetration die Reaktion auslösen kann (erlernter Reflex). Von dieser Reaktion abgesehen ist die sexuelle Erregungs- u. Orgasmusfähigkeit meist nicht beeinträchtigt, es bestehen keine typischen Koitusschmerzen*. Die Behandlung kann sich meist auf eine Auflösung der Symptomatik ohne eingehende Aufarbeitung der Ursachen beschränken u. erfolgt daher durch Beratung (möglichst unter Einbeziehung des Partners) u. spezifische Übungen (Selbsterkundung, Entspannungsübungen, Einführen von Stiften mit zunehmendem Durchmesser u. a.; vgl. Sexualtherapie); bei ausgeprägten Angstgefühlen (Koitusphobie) ist u. U. eine länger dauernde psychotherapeutische Desensibilisierung erforderlich.

Vaginitis f: (gynäkol.) auch Kolpitis, Scheidenentzündung; akute od. chronische Entzündung der Vagina*, oft mit Entzündung der Vulva (sog. Vulvovaginitis; vgl. Vulvitis); **Formen: 1.** primäre Vaginitis: Infektion bei intaktem vaginalem Schutzmechanismus (u. ungestörter Vaginalflora); am häufigsten als bakterielle Vaginitis durch Infektion mit Gardnerella vaginalis bzw. anaeroben Bakterien, seltener Escherichia coli, Neisseria gonorrhoeae (s. Gonorrhö), Enterokokken, Staphylokokken, Streptokokken, Chlamydien, Viren, Trichomonaden (s. Protozoen-Infektionen), Candida albicans (sog. Scheidenpilz, s. Candida-Mykose); vgl. Infektionen, sexuell übertragbare. **2.** sekundäre Vaginitis: Infektion nach Verlust des vaginalen Schutzmechanismus durch Schädigungen (z. B. Scheidenspülungen, Intimsprays, Antibiotikatherapie, Spermizide, Fremdkörper) od. infolge organischer Ursachen (Östrogenmangel, Diabetes mellitus, verstärkte Sekretion, Hypermenorrhö, Immunschwäche, Tumorerkrankungen). Durch geringere Östrogenproduktion vor der Pubertät u. in der Postmenopause (andere Zusammensetzung der Vaginalflora* mit verminderter Schutzwirkung) kommt es im Kindesalter u. im höheren Lebensalter leichter zu Scheidenentzündungen. **Symptome:** Rötung, Juckreiz, Brennen, weißlicher bis gelblich-grüner Ausfluss, bei bakterieller Vaginitis evtl. fischig-übelriechend aufgrund von Aminfreisetzung (sog. Aminkolpitis), evtl. Blutbeimengungen. **Diagnose:** mikrobiologische Untersuchung eines Abstrichpräparats; **Therapie:** bei Wundschmerz, Dyspareunie, Fluor genitalis, Brennen beim Wasserlassen, Anurie, Juckreiz, starker Rötung, Ödem u. Scheidentrockenheit je nach Ursache Antibiotika (z. B. Tetracyclin, Metronidazol, Clindamycin), Pilzmittel (Antimykotika); alternative antimikrobielle Behandlung bei unkomplizierter bakterieller Infektion: Einführen einer trocken geschälten Knoblauchzehe für ca. 12 Stunden; lokale Anwendung von Joghurt, evtl. in Kombination mit Teebaumöl; entzündungshemmende Behandlung durch Arnika-, Ringelblumen- od. Kamillen-Sitzbäder. Bei sekundärer Vaginitis Elimination des schädigenden Faktors (z. B. Entfernung von Fremdkörpern), bei Östrogenmangel lokale Hormontherapie, Behandlung von Grundkrankheiten. Nach Abheilung Laktobazillen-Vaginalzäpfchen zur Regeneration des Vaginalmilieus; bei zwanghafter Neigung zu Scheidenspülungen Psychotherapie erwägen.

Vagin|odynie (gr. ὀδύνη Schmerz) f: (klin.) auch Kolpodynie; Fachbezeichnung für lang dauernde Schmerzzustände im Bereich des Scheideneingangs ohne körperlichen Befund (allenfalls Rötung des betreffenden Bereichs); keine Zunahme bei körperlicher Aktivität, aber intravaginaler Sexualkontakt erschwert od. unmöglich (s. Geschlechtsverkehr, schmerzhafter). Die Ursachen sind nicht geklärt, ein chronisches genitales Schmerzsyndrom* mit psychovegetativer Entstehung wird vermutet (vgl. Vaginismus); therapeutisch kommt die operative Entfernung des schmerzhaften Bereichs in Frage.

Vaginor|rhoea libidinosa f: (sexol.) veraltete Fachbezeichnung für die Lubrikation* der Scheide in der sexuellen Erregungsphase.

Vaginose, bakterielle f: (gynäkol.) veraltete Bezeichnung für bakteriell bedingte Scheidenentzündung, s. Vaginitis.

VAIN: (gynäkol.) Abkürzung für **va**ginale **i**ntraepitheliale **N**eoplasie; Fachbezeichnung für Gewebeveränderungen (Neoplasie) des Scheidenepithels; Einteilung nach Schweregrad in VAIN I–III. Vgl. CIN, VIN.

Vakuum|erektions|hilfe (lat. vacuum Leere): (sexol.) Bezeichnung für eine als Erektionshilfe* eingesetzte Vakuumpumpe, mit der in einem Behälter für den Penis ein dosierter Unterdruck erzeugt wird; dadurch wird die Blutfüllung der Schwellkörper begünstigt, es kommt zu einer Erektion, die durch einen Penisring* aufrechterhalten wird. Vorteil: medikamentöse u. operative Therapie nicht notwendig; Nachteil: Handhabung der Pumpe, Spontaneitätsverlust, Schmerzen durch Unterdruck, evtl. Blutergüsse, Penisverfärbung, Sensibilitätsveränderungen (Ejakulationsblock).

Vakuum|extraktion f: (gebh.) Fachbezeichnung für Saugglockenentbindung; Entbindung mit einer durch Unterdruck am kindlichen Kopf haftenden Saugglocke, um durch vorsichtigen Zug den Durchtritt des Kopfs durch den Geburtskanal zu unterstützen; wird heute gegenüber der Geburtszange (s. Zangengeburt) bevorzugt. Durchführung bei Geburtsstillstand; beim Kind kommt es zu einer Kopfgeschwulst, evtl. mit Bluterguss; auch intrakranielle Blutungen od. Netzhautblutungen können auftreten.

Vakuum|kürettage f: (gynäkol.) auch Saugkürettage; Fachbezeichnung für Kürettage* der Gebärmutter durch Gewebeabsaugen mit einer Unterdruckpumpe.

Vakuum|pumpe: s. Vakuumerektionshilfe.

Valentins|tag: (kult.) nach einem christlichen Märtyrer (3. Jahrhundert) benannter Tag (14. Februar), der in Deutschland traditionell als Unglückstag galt (angenommener Geburtstag von Judas Iskarioth), in England, Belgien u. Nordfrankreich dagegen als Feiertag begangen wurde; dabei wurden am Vorabend Liebes- u. Eheorakel vorgenommen u. junge Paare ausgelost, die miteinander (als sog. Valentin u. Valentine) für ein Jahr in einer (eher scherzhaft gemeinten, aber als günstig für eine Eheschließung angesehenen) Verbindung standen. Der Brauch, sich an diesem Tag unter Freunden u. Verliebten kleine Geschenke u. Blumen zu schicken, hat sich z. T. bis heute erhalten.

Vamp (engl. vampire Vampir) m: (allg.) Bezeichnung für dämonisch-verführerisch wirkende Frauen; vgl. Succubus.

Vampirismus (serbokroat. vampir Untoter) m: (kult.) Bezeichnung für den Glauben an die Existenz von ruhelosen Toten, die (evtl. als Tiere verkleidet) den Lebenden in der Nacht Blut aussaugen; Hintergrund zahlreicher Legenden. (sexol.) werden diese Legenden als Ausdruck sadomasochistischer u. zoophiler Phantasien interpretiert; der Begriff wird daher i. w. S. auch für sexuelle Handlungen verwendet, bei denen einer der Beteiligten durch das Blut des anderen in besonderer Weise erregt wird (psychodynamische Nähe zu Sadomasochismus* u. Nekrophilie*).

vanishing genitalia syndrome (engl. to vanish verschwinden): (psychiat.) Bezeichnung für die v. a. in Westafrika nicht selten beobachtete Zwangsvorstellung, bestimmte Menschen seien in der Lage, durch Berühren anderer deren Sexualorgane (Penis, auch Brüste) zu rauben; Vorkommen meist als lokale psychische Epidemie*, u. U. mit unkontrollierter Aggression gegen Verdächtige (Lynchjustiz). Vgl. Koro.

Vardenafil n: (pharmak.) Substanz, die in klinischen Studien zur Behandlung von Erektionsstörungen* erprobt wird. **Wirkungsmechanismus:** Bei sexueller Erregung von Nervenendigungen u. Endothelzellen wird Stickstoffmonoxid (NO) freigesetzt, das die Produktion von zyklischem Guanosinmonophosphat (cGMP) stimuliert. cGMP bewirkt die Erschlaffung der glatten Muskulatur der Schwellkörper, damit den Einstrom von Blut u. so eine Erektion. Durch Vardenafil wird das Enzym Phosphodiesterase 5 blockiert (PDE-5-Hemmer), das cGMP spaltet u. dessen Wirkung aufhebt. **UAW:** u. a. Kopfschmerzen (13 %), Hitzewallungen (10 %), Nasenschleimhautschwellungen (5 %). Vgl. Medikamente, erektionsfördernde.

Variante (lat. varians wechselnd) f: (biol.) Sammelbezeichnung für einen Sachverhalt, der sich von einem Grundmuster unterscheidet; insbesondere verwendet für ein genetisch, morphologisch od. funktionell vom festgelegten Normaltyp einer Art abweichendes Individuum. (sexol.) wird die Bezeichnung sexuelle Variante gelegentlich für ungewöhnliche Formen des Sexualverhaltens verwendet, die als sozial u. individuell unbedenklich gelten, um die wertenden Begriffe Perversion* u. Deviation* zu vermeiden; vgl. Sexualverhalten, abweichendes.

Variation (lat. variatio Abwechslung) f: (biol.) Bezeichnung für die Entstehung von Varianten*, z. B. durch Mutation von Genen.
(sexol.) Bezeichnung für die Abwechslung im sexuellen Verhalten; während insgesamt die Variationsbreite des menschlichen Sexualverhaltens sehr groß ist, variiert das individuelle Verhalten meist nur allmählich u. in Abhängigkeit von gemachten Erfahrungen (s. Skript, sexuelles); unterschieden werden zeitgleich bestehende unterschiedliche Verhaltensweisen (s. Abwechslungsbedürfnis) u. allmähliche Veränderungen des Verhaltens im Lebensverlauf (s. Kindersexualität, Jugendsexualität, Erwachsenensexualität, Alterssexualität).

Variations|bedürfnis: s. Abwechslungsbedürfnis.

Variko|zele (lat. varix Krampfader, gr. κήλη Bruch) f: (klin.) Fachbezeichnung für eine Erweiterung u. Vermehrung der Venengeflechte des Samenstrangs (Plexus pampiniformis, s. Hoden, Abb.) u. der Vena spermatica interna (sog. Krampfaderbruch), infolge anatomischer Asymmetrie der venösen Abflüsse meist linksseitig; Auftreten häufig zwischen dem 15. u. 20. Lebensjahr, mehrere Entstehungsmechanismen werden diskutiert. Es kann zu Schmerzen u. Einschränkungen der Fertilität kommen; dann (sowie bei großer Varikozele od. bei Kindern mit kleinem Hoden) besteht die Therapie in einer operativen Sklerosierung od. Unterbindung der Hodenvenen; die Operation verbessert allerdings die Fertilität nur geringfügig.

Vas de|ferens (lat. ~ Gefäß) n: (anat.) klinisch übliche Fachbezeichnung für den Samenleiter* (Ductus deferens).

Vas|ektomie f: (klin.) auch Deferentektomie, s. Vasoresektion.

Vaso|ligatur (lat. ligare binden) f: (klin.) Fachbezeichnung für **1.** Unterbinden des Samenleiters (Ductus deferens), z. B. als Methode der Sterilisation*; **2.** Abbinden eines Blutgefäßes.

Vaso|pressin (lat. pressare drücken) n: (endokrin.) auch antidiuretisches Hormon, Abkürzung ADH, s. Hypothalamushormone.

Vaso|resektion (lat. resecare wegschneiden) f: (klin.) Fachbezeichnung für **1.** auch Deferentektomie, Vasektomie; operative Durchtrennung bzw. Resektion eines Abschnitts des Samenleiters (Ductus deferens); Durchführung z. B zur Sterilisation*; **2.** Entfernen eines Blutgefäßes.

Vaso|stomie (gr. στόμα Öffnung) f: (klin.) Bezeichnung für die operative Refertilisierung* bei Männern nach Vasoresektion (s. Sterilisation) mit Wiederherstellen der Samenleiterdurchgängigkeit durch Vasovasostomie, Epididymovasostomie od. Anlage eines Kunststoffreservoirs am Nebenhoden (sog. alloplastische Spermatozele*).

Vaso|vesikulo|graphie f: (klin.) Bezeichnung für die Röntgenkontrastdarstellung von ableitenden Samenwegen (Ductus deferens, Ampulla ductus deferentis) u. Bläschendrüse (Vesicula seminalis) mit Ductus ejaculatorius; Durchführung z. B. zum Ausschluss eines Samenwegverschlusses bei Zeugungsunfähigkeit*.

Vater: (allg.) Bezeichnung für Erzeuger eines Kindes, sog. leiblicher Vater; mit der Vaterrolle waren in europäischen Kulturen traditionell die Rolle eines Oberhaupts der Familie*, Autorität u. Entscheidungsrechte insbesondere über die Kinder verbunden (vgl. Vaterrecht); in Deutschland wie in zahlreichen anderen Ländern wurde im 20. Jahrhundert mit Familienrechtsreformen der Tatsache Rechnung getragen, dass sich die Vaterrolle von der historischen väterlichen Verfügungsgewalt hin zu gleichberechtigten Mutter-Vater-Partnerschaften (vgl. Eltern) gewandelt hat. In entwicklungspsychologischer Sicht

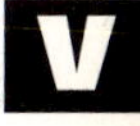

sind Väter als erste männliche Bezugspersonen* für Kinder von besonderer Bedeutung (vgl. Vaterbindung); hinsichtlich sozialer Rollen u. der Geschlechtsrolle kommt ihnen insbesondere für Söhne eine Vorbildfunktion zu. I. w. S. werden als Vater auch Vorsteher kirchlicher Gemeinschaften (z. B. Heiliger Vater), staatlicher Gemeinwesen (z. B. Landesvater) od. nichtstaatlicher Einrichtungen (z. B. Herbergsvater) bezeichnet.
(jurist.) Mann, der bei der Geburt eines Kindes mit der Mutter* verheiratet war, die Vaterschaft anerkannt hat od. gerichtlich als Vater festgestellt ist, s. Vaterschaftsfeststellung.
(psychol.) wird u. U. differenziert nach Vaterschaft im sozialen Sinn (sog. sozialer Vater), z. B. bei Adoptionen, u. Vaterschaft im biologischen Sinn bei genetisch begründeter Verwandtschaft mit dem Kind, z. B. bei Samenspendern.

Vater|bindung: (psychol.) Bezeichnung für die zwischen Kindern u. Vätern entstehende, durch Abhängigkeit, Zuneigung u. Rivalität geprägte, als Rollenvorbild bzw. Objekt sexuellen Interesses für beide Geschlechter bedeutsame Beziehung, die sich im Verlauf der Pubertät (nicht selten konflikthaft) in ein unabhängigeres Verhältnis wandelt; vgl. Eltern-Kind-Beziehung.
(psychoanalyt.) Bezeichnung für einen über die Pubertät hinausreichenden, ungewöhnlichen Einfluss des Vaterbildes auf Söhne od. Töchter; Folge kindlicher Fixierungen (s. Ödipus-Komplex, Elektra-Komplex), die u. U. auf andere Zusammenhänge übertragen werden, die einem Vater-Kind-Verhältnis ähnlich erscheinen (z. B. zwischen Individuum u. Staat). Gegensatz: **Vaterprotest** als ähnlich unbewusste, ebenfalls u. U. übertragene Oppositionshaltung.

Vater|familie: (soziol.) auch Vater-Kind-Familie; Bezeichnung für eine Kleinfamilie, die aus Vater u. Kind bzw. Kindern besteht.

Vater|herrschaft: (allg.) Bezeichnung für Patriarchat*.

Vater, kesser: (allg.) veraltete, früher unter Lesben* übliche (aber auch allgemein verwendete) Bezeichnung für eine homosexuelle Frau mit ausgeprägt maskulinem Erscheinungsbild u. Rollenverhalten; entsprechender moderner Begriff: Dyke*.

Vater|komplex m: (psychoanalyt.) Bezeichnung für alle (sowohl erlaubte u. also befriedigbare, als auch verbotene u. daher gehemmte bzw. verdrängte) Interessen am eigenen Vater; vgl. Familiendynamik, Komplex.

Vater|recht: (jurist.) bereits in mittelhochdeutschen Quellen nachweisbare Bezeichnung für eine Rechtsform, bei der die Erbfolge* der väterlichen Linie folgt (sog. Patrilinearität od. Vaterfolge mit Vererbung vom Vater auf die Söhne); im Zusammenhang mit Patriarchat* verbreitete Organisationsform bereits in historisch frühen gesellschaftlichen Verbänden, der nach neuerer Einschätzung in einigen Gesellschaften Mutterrecht* u. Matriarchat entgegen früherer Annahmen wohl nicht vorausging.

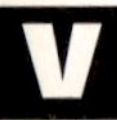

Vaterschaft: (allg.) Bezeichnung für biologische, psychische, soziale u. rechtliche Aspekte der Fortpflanzung bei Männern; der Begriff umfasst Unterhalt, Aufzucht u. Erziehung eigener und i. w. S. auch angenommener Kinder (s. Adoption). Juristisch kann das Rechtsverhältnis der Vaterschaft durch Ehe mit der Mutter* des Kindes zum Zeitpunkt der Geburt, durch Vaterschaftsanerkennung* od. Vaterschaftsfeststellung* begründet werden; das **Nichtbestehen einer Vaterschaft** kann durch eine sog. negative Vaterschaftsfeststellung gesichert werden, s. Vaterschaftsausschluss. Vgl. Eltern, Mutterschaft.

Vaterschafts|anerkennung: (jurist.) Fachbezeichnung für die Anerkennung eines Kindes durch einen Mann, der nicht mit der Mutter verheiratet ist. Eine Vaterschaftsanerkennung ist die einseitige Erklärung eines Mannes, dass er ein bestimmtes Kind als von ihm selbst gezeugt anerkennt; sie ist schon vor der Geburt des Kindes u. nur dann möglich, wenn nicht bereits ein anderer Mann das Kind anerkannt hat. Die Erklärung kann nicht von einem Bevollmächtigten od. Vertreter abgegeben werden; sie bedarf der Zustimmung der Mutter* und ggf. auch des Kindes. Vaterschaftsanerkennung u. Vaterschaftsfeststellung* schließen sich aus: Ist eine Vaterschaft wirksam anerkannt, so kann sie nicht mehr festgestellt werden u. umgekehrt.

Vaterschafts|anfechtung: (jurist.) Fachbezeichnung für das Verfahren einer Anfechtung der Vaterschaft; anfechtungsberechtigt sind der mit der Mutter verheiratete Mann, der nicht verheiratete Mann, der seine Vaterschaft zu unrecht anerkannt hat, die Mutter u. das Kind. Im Gegensatz zu früheren Regelungen sind die Eltern des Mannes nicht mehr anfechtungsberechtigt; ein leiblicher Vater, dessen Kind in eine fremde Ehe hineingeboren od. von einem anderen Mann anerkannt wurde, hat kein eigenes Anfechtungsrecht. Die Anfechtungsfrist beträgt 2 Jahre, beginnend mit dem Zeitpunkt, zu dem Umstände bekannt werden, die gegen die Vaterschaft sprechen; andere zeitliche Begrenzungen (z. B. abhängig vom Geburtsdatum des Kindes) gibt es nicht. Die Anfechtung erfolgt durch Klage beim Familiengericht.

Vaterschafts|ausschluss: (forens.) biologischer Nachweis der Nichtvaterschaft, v. a. durch DNA*-Fingerprint-Methode (sog. genetischer Fingerabdruck), serologische Untersuchungen anhand von Blut- u. Serumgruppen sowie Enzymverteilungsmustern, aber auch mit anderen Methoden, z. B. Nachweis einer Zeugungsunfähigkeit*, Tragzeitgutachten* u. a. Die Vaterschaftsausschlusschance (VACH) errechnet sich aus der Verteilungshäufigkeit entsprechender genotypischer bzw. phänotypischer Merkmale in einer Vergleichsbevölkerung.

Vaterschafts|feststellung: (jurist.) Bezeichnung für die gerichtliche Feststellung einer Vaterschaft mit dem Ziel, die Abstammung zwischen Vater u. Kind rechtsverbindlich zu klären, sofern die Eltern nicht miteinander verheiratet sind. Vaterschaftsfeststellung u. Vaterschaftsanerkennung* schließen sich aus: Ist eine Vaterschaft wirksam festgestellt, so kann sie nicht mehr anerkannt werden u. umgekehrt. Eine Vaterschaftsfeststellung erfolgt auf Klage des Kindes, der Mutter od. des Mannes. Der Beweis der Vaterschaft ist z. B. durch die gesetzliche Vaterschaftsvermutung* möglich, v. a. aber durch Abstammungsgutachten*, die eine sog. **Vaterschaftswahrscheinlichkeit** (in Prozent) ermitteln: sie gibt an, wie häufig unter 100 entsprechenden Fällen der betreffende Mann der wahre Vater des Kindes wäre.

Vaterschafts|gutachten: (allg.) auch Vaterschaftsnachweis; Bezeichnung für Vaterschaftsfeststellung*.

Vaterschafts|vermutung: (jurist.) Bezeichnung für die Annahme, ein Mann sei als Vater eines Kindes anzusehen. Bei Ehepaaren u. Kindern, die nach der Eheschließung geboren werden, bezieht sich die Vaterschaftsvermutung darauf, dass der Mann mit seiner Ehefrau innerhalb der gesetzlichen Empfängniszeit* Geschlechtsverkehr hatte; diese gesetzliche Vermutung zugunsten der Vaterschaft des Ehemanns kann durch einen Gegenbeweis (Ehelichkeitsanfechtung*) widerlegt werden. Bei nicht miteinander verheirateten Eltern kann eine Vaterschaft durch Anerkennung od. Vaterschaftsfeststellung geklärt werden; hier gilt eine Vaterschaftsvermutung zugunsten des Mannes, der mit der Mutter während der gesetzlichen Empfängniszeit Geschlechtsverkehr hatte, sie ist (z. B. anhand von Abstammungsgutachten*) widerlegbar; zu berücksichtigen sind auch die Mehrverkehrseinrede* od. andere Umstände, die gegen eine Vaterschaft sprechen.

VDRL-Test m: Abkürzung für (engl.) **V**enereal **D**iseases **R**esearch **L**aboratories-Test; labormedizinisches Untersuchungsverfahren zum Nachweis einer Syphilis* (s. Tab. dort).

Veits|tanz: (allg.) historische Bezeichnung ursprünglich für epileptische Anfallsleiden, später für verschiedene Formen der Chorea; vgl. Chorea germanorum.

VELB: Abkürzung für **V**ereinigung* **e**uropäischer **L**aktations**b**eraterinnen.

Velde, Theodor Hendrik van de (1873-1937): Gynäkologe, Haarlem (Niederlande); neben frauenärztlicher Tätigkeit u. a. Verfasser zahlreicher popularwissenschaftlicher Bücher (z. B. „Die vollkommene Ehe", 1926), die u. a. Ratschläge zu Sexualhygiene, Sexualverhalten u. Koitusposition enthielten u. weitgehend auf moralische Bewertungen verzichteten; daneben Forschungen zur Sexualphysiologie u. Sexualreaktion*.

venerisch (lat. venereus geschlechtlich): durch Geschlechtsverkehr übertragen, eine Geschlechtskrankheit betreffend; vgl. Infektionen, sexuell übertragbare.

Venero|logie f: (klin.) Bezeichnung für ein medizinisches Fachgebiet, das sich mit der Erkennung, Behandlung u. Vorbeugung von sexuell übertragbaren Infektionen* befasst; traditionell Teilgebiet der Dermatologie*.

Venero|phobie f: (psychiat.) Fachbezeichnung für die furchtbesetzte Vorstellung, an einer sexuell übertragbaren Infektion* erkrankt zu sein, an der auch wiederholte Untersuchungen nichts ändern; früher am häufigsten als Syphilophobie*, heute eher als AIDS*-Phobiesyndrom beobachtet; vgl. Phobie.

Venette, Nicolas de (1633-1698): Arzt, La Rochelle (Frankreich); u. a. zahlreiche Veröffentlichungen zur menschlichen Fortpflanzung u. Sexualität; gilt als Begründer der medizinisch orientierten Sexualwissenschaft.

Venus: (kult.) in der römischen Mythologie* Name der Schönheits- u. Liebesgöttin, die erotische Reize u. sexuelle Attraktivität (u. a. symbolisiert durch den Gürtel der Venus) steigerte; als Gattin des Gottes Vulkan wird Venus die Mutter des Amor*; ihre zahlreichen Affären wurden Gegenstand vielfacher künstlerischer u. literarischer Darstellungen. Symbolische Bedeutung hat ihr Seitensprung mit dem Kriegsgott Mars erlangt: mit der Entwaffnung des Kriegsgottes durch die Göttin der Liebe sollte zugleich die Befriedung des kriegerischen Menschengeschlechts einhergehen; in der griechischen Mythologie entspricht ihr Aphrodite*.
(sexol.) wird als Venus observa (betrachtete Venus) eine der Frau zugewandte Koitusposition*, als Venus aversa (Venus von hinten) der Coitus* a tergo bezeichnet.
(allg.) Bezeichnung für nackte Frau.

Venus|hügel (lat. venus Liebesgenuss): (allg.) auch Venusberg; gleichbedeutend mit (weiblichem) Schamberg* (Mons pubis).

Venus|krone: (infektiol.) Corona veneris; historische Bezeichnung für Hautveränderung im Stirnbereich im Stadium II der Syphilis*.

Venus|kulte m pl: (kult.) Sammelbezeichnung für die in der europäischen Antike zur Verehrung von Liebesgöttinnen (Aphrodite, Venus, Astarte) an zahlreichen Orten übliche Kultprostitution*.

Venus|lippen: (sexol.) ungebräuchliche, von manchen Sexualpädagogen (als vermeintlich neutraler) empfohlene Bezeichnung für Schamlippen*.

Venus|statuetten f pl: (kult.) Sammelbezeichnung für Frauenbildnisse aus Knochen, Stein od. Ton, die sich durch eine deutliche Darstellung der weiblichen Körpermerkmale auszeichnen u. in den matriarchalen Gesellschaften der europäischen Jungsteinzeit als Symbole der Großen* Mutter u. der Fruchtbarkeit (evtl. als Abwehrzauber) dienten (s. ums. Abb.); ähnliche Darstellungen sind auch aus vielen anderen Kulturräumen bekannt; vgl. Fruchtbarkeitsriten.

Veranlagung: (allg.) Sammelbezeichnung für genetisch bedingte (v. a. psychische) Eigenschaften u. Begabungen eines Individuums, die (im Allgemeinen unveränderlich) seine Fähigkeiten u. sein Verhalten bedingen.
(psychol.) Bezeichnung für die genetischen Voraussetzungen von Charakter, Begabung, Intelligenz u. Persönlichkeit; im früheren wissenschaftlichen Sprachgebrauch bedeutungsgleich mit Konstitution*.
(sexol.) früher übliche Bezeichnung für die sexuelle Orientierung* od. spezielle Neigungen eines Individuums.

Verantwortlichkeit, straf|rechtliche: (jurist.) Bezeichnung für die Fähigkeit von Jugendlichen, aufgrund ihrer zur Zeit der Tat erreichten psychischen u. sozialen Entwicklung das Unrecht einer Tat einzusehen u. nach dieser Einsicht zu handeln (§ 3 JGG; nach § 105 JGG u. U. auch anwendbar für Heranwachsende bis zum 21. Lebensjahr); sie wird vom Gericht (ggf. unter Beteiligung von Sachverständigen) beurteilt; vgl. Schuldfähigkeit.

Verbal|erotik (lat. verbalis mündlich) f: (allg.) Bezeichnung für ein Interesse am Sprechen über sexuelle Phantasien u. (angebliche) Erfahrungen, von dem zu vermuten ist, dass es die tatsächliche sexuelle Aktivität übertrifft (Ersatzhandlung*); daher eher abwertend verwendet.

Verdrängung: (psychoanalyt.) Bezeichnung für den elementarsten Abwehrmechanismus*, durch den unlustbetonte Erinnerungen, Erfahrungen u. verpönte Wunschregungen aus dem Bewusstsein geschoben bzw. an der Bewusstwerdung gehindert werden. Bei unvollständiger Verdrängung kann es nach S. Freud zur Entwicklung von Neurosen* kommen.

Verehrung: (allg.) Bezeichnung für die bewundernde Wertschätzung eines Menschen od. (als Kult*) einer Gottheit; in leicht ironischem Sinn auch Bezeichnung für glühende Liebe*; vgl. Idol.

Vereinigung: (allg.) Zusammenschluss, veraltet auch als Bezeichnung für Geschlechtsverkehr* verwendet.

Vereinigung europäischer Laktations|beraterinnen: (gebh.) Abkürzung VELB; europaweite Vereinigung examinierter Still- u. Laktationsberaterinnen mit Sitz in Pfaffstätten (Österreich); u. a. Herausgeberin von Leitlinien für das Stillmanagement (http://velb.org).

Vererbung: (biol.) Bezeichnung für die bei allen Lebewesen stattfindende Weitergabe genetischer Merkmale ihrer Spezies u. ihres Typus entweder an alle od. an einen Teil der Nachkommen; entweder als ungeschlechtliche Vererbung durch Zellteilung bzw. Knospung (sog. somatogene vegetative Vererbung) od. durch geschlechtliche Fortpflanzung (sog. generative Vererbung). Bei der geschlechtlichen Fortpflanzung wird die genetische Information durch Keimzellen* (Ei- bzw. Samenzellen, sog. Gameten) nach unterschiedlichen Mechanismen u. Gesetzmäßigkeiten weitergegeben; vgl. Erbgang, autosomaler, dominanter, gonosomaler, rezessiver; Mendel-Gesetze. Neben den Genen sind für die Vererbung (noch weithin unbekannte) sog. epigenetische Mechanismen von Bedeutung, die eine Aktivierung bestimmter genetischer Informationen bewirken; vgl. Phänotyp.

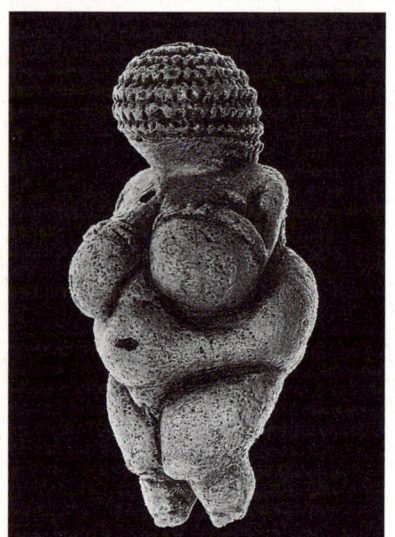

Venusstatuetten:
Aus der späten Altsteinzeit (ca. 35 000–10 000 v. Chr.) sind mehr als 100 derartiger Figuren bekannt; hier die sog. Venus von Willendorf (benannt nach dem österreichischen Fundort) mit zu Zöpfen gewundenen Haaren, die belegen, dass Frisuren und Haarschmuck bereits zu früher Zeit üblich waren.

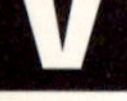

Vererbung, geschlechts|gebundene: (biol.) Bezeichnung für die (dominante od. rezessive) Vererbung eines Merkmals, dessen Gen auf einem Geschlechtschromosom liegt; s. Erbgang, gonosomaler.

Verfahren, pro|jektive: (psychol.) Sammelbezeichnung für psychologische Testverfahren*, bei denen von den Probanden uneindeutige Vorgaben (z. B. Klecksbilder, photographierte Szenen, Spielzeug) interpretiert od. in szenischen Abläufen eingesetzt werden bzw. freie Gestaltungsaufgaben übernommen werden (Bilder malen), um auf diese Weise die Eigenwelt der Probanden sichtbar zu machen; früher v. a. in der Diagnostik psychischer Störungen bei Kindern angewandte, ergänzend zu anderen Explorationsformen u. U. aufschlussreiche Methode. Sie wird dadurch erheblich eingeschränkt, dass in der Interpretation der Ergebnisse ein (u. U. unbewusster) Beitrag der Untersucher nicht ausgeschlossen werden kann; dies scheint z. B. für die (an naturalistischen Puppen nachgespielten) Szenen bei Verdacht auf sexuellen Missbrauch von Kindern nicht selten der Fall zu sein, so dass aus den Ergebnissen projektiver Verfahren nur mit großer Vorsicht Rückschlüsse auf konkrete Sachverhalte gezogen werden sollten; vgl. Glaubwürdigkeit.

Verfolgungs|wahn: (psychiat.) Fachbezeichnung für Wahn* mit der Überzeugung, verfolgt zu werden; Vorkommen z. B. bei Schizophrenie, Persönlichkeitsstörungen, alkoholbedingten Psychosen u. Vergiftungen.

Verführung, sexuelle: (jurist.) veraltete Bezeichnung für das Veranlassen eines unter 16-jährigen Mädchens zum Geschlechtsverkehr durch gewaltfreie Beeinflussung (Geschenke, Versprechungen); seit 1994 nach deutschem Recht kein Straftatbestand mehr; eine ähnliche Vorschrift bildet allerdings die Bestimmung gegen sexuellen Missbrauch* von Jugendlichen (§ 182 StGB), die u. a. das Ausnutzen fehlender Fähigkeit zu sexueller Selbstbestimmung bei Jugendlichen unter 16 Jahren durch Personen über 21 Jahren (unabhängig vom Geschlecht) verbietet; das Delikt wird grundsätzlich nur auf Antrag verfolgt.

Verführungs|theorie f: (sexol.) Bezeichnung für die Annahme, während der Kindheit werde die sexuelle Orientierung* durch sexuelle Erfahrungen mit Erwachsenen festgelegt; nach heutiger Auffassung unzutreffend, wenn auch individuelle Ausprägungen sexueller Vorlieben (z. B. Formen des Fetischismus*) u. U. mit Erfahrungen aus der Kindheit in Verbindung gebracht werden können.

Vergessen: (allg.) Bezeichnung für den Verlust von Erinnerungen an frühere Erlebnisse u. gelernte Inhalte; die bestimmenden Faktoren sind (abgesehen von einer Altersabhängigkeit) nicht geklärt, man unterscheidet grundsätzlich vier Mechanismen: **1.** Verblassen der Erinnerung od. einzelner Elemente (sog. Spurenzerfall); **2.** Überlagerung durch andere Erinnerungen (Interferenz); **3.** Störungen des Abrufs durch veränderte Bedingungen; **4.** kognitive Vermeidung, z. B. infolge von Abwehrmechanismen*.

Vergewaltigung: (jurist.) Bezeichnung für eine besonders schwere Form der sexuellen Nötigung*, bei der es zum Eindringen in den Körper des Opfers kommt (Vaginal-, Oral- od. Analverkehr, auch manuelles od. instrumentelles Eindringen) od. das Opfer besonders erniedrigend behandelt wird; strafbar auch zwischen Ehepartnern u. unabhängig vom Geschlecht von Tätern u. Opfern (§§ 177, 178 StGB), ähnliche Regelungen gelten in Österreich (§§ 201 bis 203 StGB, Antragsdelikt) u. in der Schweiz (Art. 187 StGB, als Notzucht bezeichnet). Häufigkeit, Tätertypologie, Folgen für die Opfer u. Therapiemöglichkeiten: s. Nötigung, sexuelle.

Verhältnis: (allg.) historische Bezeichnung für länger bestehende sexuelle Beziehung* zwischen zwei unverheirateten Partnern; heute gelegentlich als Bezeichnung für außereheliche Beziehungen verwendet.

Verhalten: (allg.) Sammelbezeichnung für alle von außen beobachtbaren Reaktionen u. Handlungen eines Individuums; Auslöser sind überwiegend äußere od. innerpsychische Reize (Motive*), die durch angeborene Verhaltensmuster (Instinkt*, Triebe*), frühere Erfahrungen (Lernen*, Konditionierung*), situative Faktoren (z. B. Angst*) u. soziokulturelle Vorgaben (z. B. Normen, Tabus, Rolle) in komplexer Weise beeinflusst werden. Physiologisch wird Verhalten als Ergebnis des Zusammenwirkens z. T. weit voneinander entfernter Nervenzentren im Gehirn betrachtet, deren netzwerkartige Verknüpfungen überwiegend erlernt werden; daneben ist unumstritten, dass genetische u. hormonelle Faktoren für die Entstehung typischer Verhaltensmuster eine wichtige Rolle spielen können (s. Sexualverhalten).
Mit der **Erforschung des Verhaltens** u. seiner körperlichen Grundlagen befassen sich zahlreiche Fachgebiete. In experimentellen Ansätzen werden dabei entweder die Auswirkungen veränderter körperlicher Voraussetzungen auf das Verhalten untersucht (Neurophysiologie, v. a. als Tierversuche) od. die körperlichen Folgen veränderten Verhaltens beobachtet (Psychophysiologie, v. a. Menschenversuche); empirische Ansätze wählt v. a. die vergleichende Verhaltensforschung (Ethologie*) durch Vergleich menschlichen u. tierischen Verhaltens, daneben befassen sich Anthropologie, Soziologie u. Ökonomie mit der Erforschung ausgewählter Aspekte des menschlichen Verhaltens.
Als **abweichendes Verhalten** werden Reaktionen u. Handlungen betrachtet, die den üblichen Maßstäben u. Erwartungen in auffälliger Weise widersprechen u. für das Individuum od. sein Umfeld unerwünschte Wirkungen haben. Eine **Beeinflussung** des Verhaltens ist auf sehr verschiedenen Ebenen möglich: durch Reaktionen des Umfelds (Belohnung, Bestrafung), durch psychotherapeutische Verfahren (z. B. Verhaltenstherapie*), aber auch medikamentös (z. B. durch Psychopharmaka, Hormongaben, kontrahormonale Therapie); früher angewandte neurochirurgische Eingriffe (sog. Psychochirurgie) haben sich nicht bewährt.

Verhalten, selbst|verletzendes: (psychol.) Abkürzung SVV; Fachbezeichnung für Selbstbeschädigung* u. Selbstverstümmelung*.

Verhaltens|forschung, vergleichende: (biol.) Bezeichnung für ein Teilgebiet der Zoologie, das sich mit der Erforschung des Verhaltens von Tieren befasst; durch Vergleich des Verhaltens verschiedener Tierarten sollen die Entwicklungsbedingungen von Verhaltensweisen erkannt und z. B. hinsichtlich ererbten u. erlernten Verhaltens differenziert werden; das Fachgebiet wird meist der Ethologie* zugeordnet.

Verhaltens|störungen: (psychol.) Bezeichnung für Verhaltensweisen, die in bedeutsamer Weise von allgemein akzeptierten Normen, gesellschaftlichen Erwartungen u. Maßstäben od. dem individuellen Verhaltensrepertoire abweichen. Je nach Entstehungszusammenhang können Verhaltensstörungen meist als Handlungsverlegenheit, Reaktion auf schwierige Situationen u. Konflikte od. als Notsignal interpretiert werden. Als Ursachen werden Kombinationen von biographisch-psychischen, hirnorganischen, sozialen u. anderen Bedingungen diskutiert, von denen jedoch nach heutigem Wissensstand keine die entscheidende Einzelbedingung darstellt. Vgl. Devianz, Sexualverhalten, abweichendes.

Verhaltens|therapie f: (psychol.) Sammelbezeichnung für Formen der Psychotherapie*, die Erkenntnisse der Lerntheorie nutzen u. darauf orientiert sind, Verhalten durch Lernprozesse (insbesondere Lernen am Erfolg, auch Lernen von Vermeidung) zu beeinflussen. Während zunächst v. a. Vorgänge der Konditionierung* therapeutisch eingesetzt wurden (z. B. Aversionstherapie*), finden heute zahlreiche Verfahren Anwendung, die als sog. **kognitive Verhaltenstherapie** bezeichnet werden u. deren gemeinsames Merkmal es ist, die Klienten durch Veränderung kognitiver Prozesse zu befähigen, Problemsituationen selbständig in nichtpathologischer Form zu bewältigen. Man unterscheidet drei Phasen: **1.** Informationserhebung u. Verhaltensanalyse; **2.** Bestimmung von Veränderungszielen u. Therapieplanung; **3.** verhaltenstherapeutische Intervention, wobei der Aufdeckung sog. Denkfehler od. irrationaler Annahmen u. deren Auflösung besondere Bedeutung zukommt; zugleich werden neue kognitive Muster erlernt, die das zukünftige Verhalten beeinflussen sollen. Anwendung u. a. in der Behandlung von Depressionen, Angst- u. Zwangsstörungen, Persönlichkeitsstörungen, Stress- u. Schmerzbewältigung, Essstörungen, Abhängigkeit; nicht selten werden übende Verfahren (z. B. verdeckte Sensibilisierung*, Biofeedback*)

u. Konfrontationstherapie* (z. B. systematische Desensibilisierung*, Reizüberflutung*) kombiniert eingesetzt. Zahlreiche Verfahren der Sexualtherapie* haben einen verhaltenstherapeutischen Hintergrund.

Verhaltens|wissenschaft: (allg.) Sammelbezeichnung für ein fächerübergreifendes Forschungsgebiet von Psychologie, Soziologie, Zoologie, Anthropologie u. Medizin, das sich mit der Beobachtung u. Interpretation von Verhalten befasst; vgl. Ethologie.

Verhüterli: (allg.) regional übliche Bezeichnung für Kondome*.

Verhütung: (allg.) **1.** Kurzbezeichnung für alle Verfahren der Schwangerschaftsverhütung, s. Kontrazeption; **2.** Prophylaxe, Prävention, z. B. sexuell übertragbarer Infektionen*.

Verhütungs|computer: (allg.) Bezeichnung für elektronische Minirechner zur computergestützten Kontrazeption*.

Verhütungs|mittel: (allg.) Bezeichnung für empfängnisverhütende Mittel, s. Kontrazeptiva.

Verkehr: (allg.) i. e. S. Bezeichnung für Geschlechtsverkehr*, i. w. S. für alle Sexualkontakte*.

Verkehr, letzter ehelicher: (jurist.) veraltete Fachbezeichnung für die Feststellung des Zeitpunkts des letzten ehelichen Geschlechtsverkehrs; im Rahmen von Ehescheidungen galt vor Einführung des neuen Ehescheidungsrechts die seitdem verstrichene Zeitspanne als Anhaltspunkt für eine Entfremdung der Ehepartner.

Verkehrung ins Gegen|teil: (psychoanalyt.) Bezeichnung für einen Abwehrmechanismus*, bei dem ein Bedürfnis in sein Gegenteil umgekehrt wird, z. B. das Entstehen masochistischer Neigungen aus ursprünglich sadistischen Impulsen.

Verkleidungs|drang: (sexol.) auch Verkleidungslust, Verkleidungstrieb; veraltete Bezeichnung für Transvestismus*.

Verlangen: (allg.) Bezeichnung für intensiven Wunsch nach einem Objekt od. einer Situation; auch gleichbedeutend mit sexueller Appetenz* od. Libido* verwendet.

Verletztheit: (allg.) Bezeichnung für das individuelle Gefühl einer persönlichen Beschädigung, z. B. durch ungünstige situative Gegebenheiten, Unhöflichkeit, Rücksichtslosigkeit, als unangemessen empfundene Reaktionen von Partnern; häufige Ursache von Partnerschaftskonflikten*. Vgl. Trauma.

Verletzung: (allg.) Bezeichnung für körperliche od. seelische Traumatisierung*.

Verleugnung: (psychoanalyt.) Bezeichnung für einen Abwehrmechanismus*, durch den Konflikte, unlustbetonte Aspekte der Realität od. eine Gefahr geleugnet werden; häufig als frühe Reaktion im Verlauf der Bewältigung von psychischen Konflikten od. Lebenskrisen beobachtet, s. Coping.

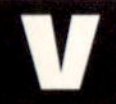

Verliebtheit: (allg.) Bezeichnung für den meist plötzlich einsetzenden Zustand intensiver Zuneigung zu einem anderen Menschen mit dem Wunsch nach Nähe u. (je nach Realisierung) einer hohen emotionalen Instabilität zwischen Euphorie u. Verzweiflung. Verliebtheit tritt individuell verschieden leicht ein, sie bedarf zu ihrer Entstehung der grundsätzlichen Bereitschaft, entwickelt sich dann wenig beeinflussbar, aber besteht meist zeitlich begrenzt; sie erhält ihre Dynamik weniger durch tatsächliche Merkmale des anderen, als vielmehr durch ein idealisiertes Partnerbild* des Verliebten. Für die Persönlichkeitsentwicklung wichtige Erfahrung, die sich sowohl auf ferne Personen (z. B. Stars bei Adoleszenten) als auch auf mögliche Partner richten kann u. sich sowohl zu dauerhafteren Liebesbeziehungen als auch zu Liebeskummer* entwickeln kann.

Verlobung: (jurist.) auch Verlöbnis, Eheversprechen; Versprechen eines Mannes u. einer Frau, miteinander die Ehe eingehen zu wollen. Eine Verlobung bedarf nach deutschem Recht keiner besonderen Form, um wirksam zu sein, die ernsthaften Willenserklärungen beider Partner sind ausreichend; Liebesverhältnisse od. nichteheliche Lebensgemeinschaften* begründen keine Verlobung. I. d. R. ist zu einer Verlobung die Geschäftsfähigkeit beider Partner (bei minderjährigen Verlobten die Genehmigung des gesetzlichen Vertreters bezüglich der wirtschaftlichen Risiken der Verlobung) erforderlich. Nach heutigem Recht begründet eine Verlobung zumindest theoretisch die Pflicht zur Eheschließung*, diese ist jedoch nicht durchsetzbar, da aus dem Eheversprechen nicht auf Eingehung der Ehe geklagt werden kann. Bei Nichtzustandekommen der Ehe infolge eines grundlosen Rücktritts von der Verlobung kann ggf. ein Schadenersatzanspruch des verlassenen Verlobten (auch von dessen Eltern od. Dritten) bestehen, z. B. müssen finanzielle Aufwendungen für den Kauf von Hochzeitskleidung ersetzt werden; einen Sonderfall stellte früher der Anspruch auf Kranzgeld* dar. Eine Verlobung stellt kein Ehehindernis* dar, Verlobte dürfen also andere Personen heiraten. **Historisch** war die Verlobung eine vor Zeugen öffentlich vollzogene Zeremonie mit Rechtsgültigkeit; zwischen dem Vater der Braut u. dem Bräutigam wurde mündlich ein Ehevertrag ausgehandelt, durch eine finanzielle Zuwendung des Bräutigams an den Brautvater (Handgeld) u. Handschlag, Ehepfand (z. B. Handschuh) sowie Umarmung u. Kuss wurde eine Verlobung besiegelt. Der Tausch sog. Verlobungsringe wird in Deutschland seit dem 11. Jahrhundert praktiziert. Vgl. Heiratsschwindel.

Verlobungs|irre|sein: (psychiat.) Bezeichnung für eine Psychose*, die im Anschluss an eine Verlobung auftritt; vgl. Nuptialpsychose.

Verlöbnis: (jurist.) Fachbezeichnung für Verlobung*.

Verlust|angst: (allg.) Bezeichnung für die ausgeprägte Furcht, eine wichtige Bezugsperson zu verlieren; beruht nicht selten auf Trennungserfahrungen in der Kindheit, ist im Zustand der Verliebtheit* wohl immer vorhanden, kann aber in Partnerschaften ein Grund für Abhängigkeit* u. Eifersucht* sein.

Vermählung: (allg.) auch Verheiratung; veraltete Bezeichnung für Heirat, s. Eheschließung.

Vermännlichung: (allg.) Bezeichnung für Virilisierung*.

Vermehrung: (biol.) Bezeichnung für Form der Fortpflanzung*, bei der die Zahl der Nachkommen die der Eltern übersteigt; regelmäßiges

Vorkommen z. B. bei der Zweiteilung von Einzellern; vgl. Bevölkerungswachstum.

Verminderung: (biol.) Bezeichnung für Form der Fortpflanzung*, bei der die Zahl der Nachkommen geringer als die der Eltern ist; Vorkommen z. B. bei Verschmelzung der Elterntiere von Einzellern.

Vermögens|sorge: (jurist.) Fachbezeichnung für das Recht, die finanziellen Interessen z. B. von Kindern wahrzunehmen; vgl. Sorgerecht.

Verneinung: (psychoanalyt.) Abwehrmechanismus*, bei dem verdrängte, aber klar formulierbare (intellektuell anerkannte) Gefühle als nicht zum eigenen Empfinden gehörig behandelt (affektiv abgelehnt) u. so deren emotionale Wirkungen abgeschwächt werden.

Vernix caseosa (lat. ~ Lack, Glasur; ~ käseartig) f: (gebh.) auch Fruchtschmiere, Käseschmiere; Fachbezeichnung für intrauterin gebildeten schmierigen Hautbelag des Neugeborenen, der dem Kind das Gleiten während der Geburt* erleichtert u. es vor Wärmeverlust schützt; besteht aus Hautzellen, Lanugohaaren, Cholesterin u. a.

Vernunft|ehe: (allg.) Bezeichnung für Ehe, die aufgrund rationaler Überlegungen (z. B. zur wirtschaftlichen Absicherung) geschlossen wird; vgl. Liebesehe, Mussehe, Zweckehe.

Versagens|angst: (psychol.) Bezeichnung für die intensive Furcht*, in bestimmten Situationen zu versagen, häufig als Prüfungsangst (sog. Leistungsangst) od. Sexualangst*; nicht selten findet sich ein konkreter Anlass, der sich (z. B. bei schwachem Selbstbewusstsein od. hohen Ansprüchen an die eigene Leistung) verselbständigt u. (als sich selbst verstärkender Mechanismus) zur Aufrechterhaltung sexueller Funktionsstörungen beiträgt (Erektionsstörungen*, Orgasmusstörungen* u. a.); die Psychotherapie von Versagensängsten ist eine der zentralen Aufgaben von Sexualtherapie.

Versager|quote, kontra|zeptive f: (sexol.) Bezeichnung für die statistische Wahrscheinlichkeit des Versagens empfängnisverhütender Mittel u. Methoden; in der Praxis meist beurteilt anhand des Pearl*-Index.

Versagung: (allg.) Bezeichnung für die unfreiwillige Nichterfüllung eines Bedürfnisses od. Triebes, s. Frustration, Deprivation; vgl. Entsagung.

Verschiebung: (psychoanalyt.) Bezeichnung für einen Abwehrmechanismus* mit Verlagerung der Affektbesetzung von einer Vorstellung auf eine andere (Substitution), die mit der ersten durch Assoziationen* in Zusammenhang steht. Vorkommen z. B. im Traum; liegt nach psychoanalytischem Verständnis auch psychosomatischen Störungen wie z. B. der Pubertätsmagersucht (s. Anorexia nervosa) zugrunde.

Verschluss|a|zoo|spermie f: (androl.) auch Obliterationsazoospermie; Fachbezeichnung für das Fehlen sowohl von reifen Samenzellen als auch von Vorstufen der Spermiogenese infolge (entzündlicher od. angeborener) Verschlüsse der Samenwege, s. Azoospermie; sofern die Hodenbiopsie eine normale Spermiogenese zeigt, ist evtl. eine operative Refertilisierung* möglich.

Verschneidung: (allg.) veraltete Bezeichnung für die Kastration* männlicher Tiere bzw. beim Menschen für rituelle Kastration od. Penisamputation*; vgl. Verstümmelung, genitale.

Verschnittener: (allg.) veraltete Bezeichnung für einen Mann mit genitaler Verstümmelung*, meist nach (ritueller) Kastration (s. Kastraten), evtl. auch mit Penisamputation (vgl. Eunuchen, Skopzen).

Verstärker: (psychol.) Fachbezeichnung für einen Reiz, der bei operanter Konditionierung* die Wahrscheinlichkeit des Auftretens des zu lernenden Verhaltens erhöht; Verstärker können belohnend wirken (positiv) od. bestrafend (negativ), sie können verbal od. nonverbal erfolgen. Man unterscheidet **primäre** Verstärker, die primäre Motive befriedigen (z. B. positiv: Nahrung, sexuelle Aktivität, Zuwendung; negativ: Schmerzen, Abwendung) u. **sekundäre** Verstärker, die erst durch zeitliche Kopplung an primäre Verstärker das Verhalten verändern (z. B. Lichtreize in Verbindung mit Futter); als **generalisierte** Verstärker werden Reize bezeichnet, die auf mehrere Verhaltensklassen zugleich modifizierend einwirken (z. B. Geld, soziale Anerkennung).

Verstümmelung, genitale: (sexol.) Sammelbezeichnung für Eingriffe an den Sexualorganen, die deren Unversehrtheit beeinträchtigen u. nicht zur Abwehr gesundheitlicher Risiken od. zur Korrektur von Fehlbildungen dienen. Man unterscheidet am eigenen Körper vorgenommene Eingriffe (s. Selbstverstümmelung) u. solche, die von anderen vorgenommen werden. Bei **Männern** betreffen genitale Verstümmelungen v. a. das Entfernen der gesunden Vorhaut des Penis (s. Zirkumzision), das Einschneiden der Vorhaut (Praeputiotomie*) u. andere rituell begründete Eingriffe am Penis (Infibulation*, Perforatio* penis, Mika*-Operation, Frenulotomie*), das Verbrennen (Zirkumbustion*) od. teilweise Abschnüren der Vorhaut (Strangulatio* praeputii), in seltenen Fällen auch das Entfernen eines od. beider Hoden (Semikastration* bzw. Kastration*), ggf. einschließlich des Penis (z. B. in der Sekte der Skopzen* od. historisch z. T. bei Eunuchen*), sehr selten auch das Entfernen der Brustwarzen (afrikanische Kulturen).

Bei **Frauen** ist traditionell ein breites Spektrum genitaler Verstümmelungen üblich: **1.** Entfernen der Vorhaut der Klitoris (sog. sunnitische Beschneidung); **2.** Spaltung der Klitoris in mehrere Streifen od. vollständiges Entfernen der Klitoris (s. Klitoridektomie); **3.** Entfernen von Klitoris u. kleinen Schamlippen (sog. erweiterte Klitoridektomie); **4.** Entfernen von Klitoris, kleinen Schamlippen u. Teilen der großen Schamlippen, meist verbunden mit dem Verschließen der Scheidenöffnung durch Klammern od. Naht bis auf das hintere Drittel (partielle Infibulation) od. bis auf eine sehr kleine hintere Öffnung (vollständige Infibulation, sog. pharaonische Beschneidung); **5.** Beschädigung von Klitoris, Schamlippen u. Scheidenwänden durch oberflächliche Schnitte, Stiche, Verbrennungen od. das Auftragen ätzender Substanzen od. Pflanzenteile bzw. deren Einbringen in die Vagina; **6.** seltener werden Erweiterungen der Scheidenöffnung durchgeführt (Introzision*), sehr selten erfolgte ein Entfernen der Brüste bzw.

Brustwarzen (historisch in der Sekte der Skopzen*, mythologisch bei den Amazonen*).
Häufigkeit: Genitale Verstümmelungen werden seit der Frühgeschichte aus allen Kulturen berichtet; sie fanden meist bei sämtlichen od. fast allen Mitgliedern der Gruppe statt, eher selten waren sie Ausdruck eines besonderen sozialen Status (Gefangene, Verurteilte, Sklaven, Prostituierte, aber auch Priester u. Künstler). Bei **Jungen** ist heute nur noch die Zirkumzision aus rituellen Gründen verbreitet u. betrifft etwa 23 % der männlichen Weltbevölkerung; jährlich werden 13 Millionen Jungen beschnitten, von ihnen gehören über 80 % islamischen u. jüdischen Familien an, über 17 % leben in den USA u. werden aus (unzutreffenden) medizinischen Gründen beschnitten, nur etwas mehr als 1 % der Zirkumzisionen u. die (seltenen) weiteren genitalen Verstümmelungen von Jungen haben andere (religiöse) Hintergründe. Bei **Mädchen u. Frauen** bilden verstümmelnde Eingriffe bis heute in zahlreichen Ländern Afrikas u. Asiens ein besonderes Problem (s. Abb.): 130-150 Millionen Frauen sind genital verstümmelt, jährlich kommen 2 Millionen Mädchen hinzu; in Deutschland leben vermutlich ca. 20 000 Frauen (überwiegend Migrantinnen) mit genitalen Verstümmelungen. Dabei bildet das Entfernen von Klitoris u. kleinen Schamlippen mit ca. 80 % die häufigste Form, in 15 % der Fälle werden Infibulationen durchgeführt. Während in der Vergangenheit nach der ersten Entbindung meist auf einen erneuten Verschluss verzichtet wurde, sind diese sog. Refibulationen in einigen Ländern neuerdings (vermutlich infolge gesetzlicher Verbote der Polygynie) deutlich häufiger zu beobachten.

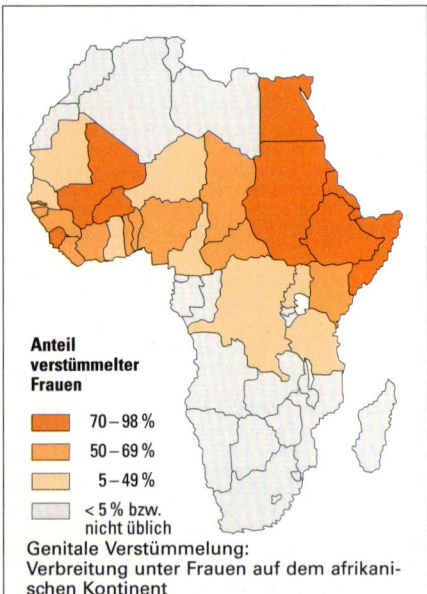

Anteil verstümmelter Frauen

70 – 98 %
50 – 69 %
5 – 49 %
< 5 % bzw. nicht üblich

Genitale Verstümmelung: Verbreitung unter Frauen auf dem afrikanischen Kontinent

Die **Durchführung** variiert je nach soziokulturellem Hintergrund: Bei medikalisierter Durchführung erfolgt der Eingriff bei Jungen unmittelbar nach der Geburt (meist ohne Anästhesie) od. im Kleinkindalter (mit Anästhesie), bei Mädchen im Alter von 4-10 Jahren (mit Anästhesie u. Wundversorgung). Bei der (wesentlich häufigeren) rituellen Durchführung mit traditionellen Methoden erfolgt der Eingriff bei Jungen in der Pubertät, meist im Rahmen eines Initiationsritus durch einen Priester, bei Mädchen meist im Kleinkindalter u. ohne begleitendes Ritual durch eine Hebamme od. weibliche Familienangehörige.
Die **Folgen** genitaler Verstümmelung sind insbesondere bei Frauen gravierend, man schätzt einen Anteil von 25-40 % akut od. später (z. B. im Rahmen von Geburten) tödlich verlaufender Komplikationen: **1.** Akute Folgen sind (v. a. bei traditioneller Durchführung) schwerste Schmerzzustände u. Blutungen, Knochenbrüche infolge der Gegenwehr des Opfers, Wundinfektionen u. Sepsis sowie ein hohes Risiko der Übertragung von Infektionen (insbesondere HIV, Hepatitis C). **2.** Dauernde Folgen sind größte Schwierigkeiten beim Wasserlassen od. Harninkontinenz; Wucherungen des Narbengewebes (Keloidbildung); chronische Schmerzzustände, v. a. mit Einsetzen der ersten Menstruationen (Dysmenorrhö, Haematokolpos, genitales Schmerzsyndrom) od. infolge von Wucherungen des geschädigten Nervengewebes (Neurinombildung); hohe Risiken für Infektionen von Harnröhre (Urethritis), Harnblase (Zystitis), Harnwegen (Ureteritis) u. Nieren (Nephritis) sowie inneren Sexualorganen (Vaginitis, Metritis, Salpingitis, Oophoritis, Peritonitis), jeweils mit dem Risiko einer dauernden Unfruchtbarkeit; häufig Entstehung von Fisteln zwischen Scheide u. umgebenden Organen (Vesikovaginal- u. Rektovaginalfisteln). **3.** Je nach Ausmaß der Verstümmelung sind beim Vaginalverkehr u. bei Geburten weitere Folgen unausweichlich, denn die entstandenen verengten Strukturen erfordern eine Erweiterung, die entweder allmählich (schmerzhaft) od. durch erneute Gewaltanwendung (sehr schmerzhaft) erfolgt. Nach Infibulation ist bei Geburten immer eine Defibulation* erforderlich (stark erhöhte Risiken für Mutter u. Kind); nach der Entbindung erfolgt je nach soziokulturellem Hintergrund u. U. ein erneuter Verschluss mit weiterer Narbenbildung. **4.** Die offensichtliche, lebenslang psychisch schwerst traumatisierende Wirkung der Eingriffe u. ihrer Folgen wird offenbar z. T. durch eine eindeutig positive Bewertung des Vorgangs im sozialen Umfeld gemildert (s. u.); dennoch sind in jedem Fall erhebliche Beeinträchtigungen des Erlebens von Sexualität, Schwangerschaft u. Geburt zu erwarten u. werden regelmäßig nachgewiesen; Verhaltensauffälligkeiten, aber auch schwere psychische Fehlentwicklungen u. Störungen (Depressionen, Angststörungen, Psychosen) sind häufig.
Die **Bewertung** genitaler Verstümmelungen ist in sehr hohem Maß abhängig vom jeweiligen soziokulturellen Hintergrund; sie wird traditionell sehr verschieden begründet, z. B. als Mutprobe, Kennzeichen der Gruppenzugehörigkeit, Op-

ferritual, Beseitigung von Merkmalen des anderen Geschlechts, Verschönerung od. Schutz vor sexueller Aktivität.
Im **westlichen Kulturraum** wurde ab dem 19. Jahrhundert überwiegend eine Vermeidung der Masturbation u. deren vermeintlicher Folgekrankheiten durch Zirkumzision bei Jungen, Klitoridektomie bei Mädchen od. Infibulation bei beiden Geschlechtern angestrebt, ab dem 20. Jahrhundert standen (in den USA z. T. bis heute) psychosexuelle Gründe im Vordergrund, indem bei Männern die Beschneidung als Vorbeugung gegen zu rasche Ejakulation galt, bei Frauen durch Entfernen der Vorhaut der Klitoris die sexuelle Erlebnisfähigkeit verbessert werden sollte. Obwohl seit Mitte des 20. Jahrhunderts innerhalb der Medizin (auch in den USA) Eingriffe an den weiblichen Sexualorganen als ethisch nicht vertretbar gelten, wurden bis ca. 1975 noch bei mehreren Tausend Frauen Eingriffe mit sexueller Begründung durchgeführt (Verengung der Vagina, Verlagerung des Scheideneingangs zur Klitoris, Veränderung der Position der Klitoris u. a.). Trotz der nach wie vor hohen Akzeptanz, die die Zirkumzision von Jungen unter den Ärzten der USA genießt, sieht die wissenschaftliche Medizin heute keinerlei Rechtfertigung mehr für eine als Routine vorgenommene Verstümmelung von Sexualorganen.
Die genitale Verstümmelung von Mädchen wird in den **Gesellschaften, die sie praktizieren**, bis heute noch kaum problematisiert u. ist selbst unter Frauen in hohem Maß akzeptiert. Trotz der in einigen Ländern neuerdings bestehenden gesetzlichen Verbote besteht weiter ein hoher sozialer Druck, sich der Tradition zu unterwerfen u. allenfalls eine medikalisierte Durchführung zu wählen (Narkose, Klinikbedingungen, Nachsorge). Hintergrund bildet die Vorstellung (auch im Selbstbild der betroffenen Frauen), dass weibliche Sexualorgane häßlich, schmutzig u. für Männer unangenehm od. gefährlich seien, so dass nicht selten auch von den betroffenen Frauen die offensichtlichen Folgen geleugnet werden; eine starke Verstümmelung gilt außerdem als Gewähr für Jungfräulichkeit u. bedingt daher nicht selten einen wesentlich höheren Brautpreis. Die Begründung der Eingriffe durch islamische Vorschriften ist unzutreffend: Zwar sind praktizierende Gesellschaften heute überwiegend islamisch geprägt, aber die Sitte geht auf ältere regionale Traditionen zurück u. betrifft daher auch durch Christentum* u. Stammesreligionen* beeinflusste Bevölkerungsgruppen.
International gelten heute alle Formen der genitalen Verstümmelung als Maßnahmen zur Unterdrückung von Sexualität, sie werden daher (auch von ärztlichen Standesorganisationen) bei Jungen nur unter besonderen individuellen Voraussetzungen befürwortet u. bei Mädchen insgesamt als schwere Körperverletzungen abgelehnt. In den letzten Jahren wurden seitens der UNO u. ihrer Unterorganisationen (UNICEF, WHO u. a.) mehrere Deklarationen u. Konventionen gegen genitale Verstümmelungen von Mädchen u. Frauen verabschiedet u. von den meisten Mitgliedsstaaten ratifiziert; auch 9 der 28 hauptsächlich betroffenen afrikanischen u. arabischen Länder haben im letzten Jahrzehnt entsprechende Verbote erlassen, die allerdings zurzeit kaum durchgesetzt werden u. eher dazu führen, dass bei Komplikationen (aus Furcht vor Bestrafung) medizinische Hilfe nur zögernd in Anspruch genommen wird. In Europa bestehen entsprechende Verbote in Großbritannien seit 1985, in Norwegen seit 1995 u. in Schweden seit 1998, in allen übrigen europäischen Ländern wären die Eingriffe als Körperverletzungen strafbar. In Frankreich kam es im letzten Jahrzehnt zu ersten strafrechtlichen Verfolgungen; dennoch wird angenommen, dass in allen europäischen Ländern unter Migranten eine hohe Dunkelziffer existiert u. nicht selten Ärzte u. Kliniken beteiligt sind.
In **Deutschland** ist drohende genitale Verstümmelung inzwischen als Asylgrund anerkannt, staatliche Stellen (Jugendämter, Polizei u. a.) sind gegenüber entsprechend gefährdeten Mädchen (z. B. aus Migrantenfamilien) zur Hilfe verpflichtet.

Ärzte, die von einer drohenden genitalen Verstümmelung Kenntnis erhalten, sind nach dem Grundsatz des rechtfertigenden Notstandes ggf. zur Erstattung einer Anzeige bei der Polizei berechtigt!

Eine **Therapie** nach genitaler Verstümmelung muss sich auf die Behandlung der Folgen beschränken; dabei ist nicht selten eine operative Revision der entstandenen Narbenstrukturen erforderlich, eine Rekonstruktion zerstörter Organe ist allerdings kaum möglich. Psychische u. sexuelle Folgen können (bei entsprechendem Leidensdruck) durch Psychotherapie beeinflusst werden (vgl. Traumatherapie), dem Zusammenschluss betroffener Frauen in Selbsthilfegruppen kommt u. U. eine hohe Bedeutung zu.
Die **Prävention** besteht in den Industriestaaten in der Aufklärung der Bevölkerung über die Strafbarkeit, in sozialer Ächtung der Eingriffe u. in der Durchsetzung der entsprechenden gesetzlichen Bestimmungen in jedem Einzelfall; dagegen ist in den hauptsächlich betroffenen Ländern u. Gruppen die Beseitigung der Tradition nur durch kollektive Lernprozesse über längere Zeiträume zu erreichen (nach Schätzung der WHO innerhalb von drei Generationen). Dabei wird besonderer Wert darauf gelegt, Frauen von der Entbehrlichkeit der Eingriffe zu überzeugen u. bei Männern Einsicht in deren Schädlichkeit für die Partnerbeziehung zu fördern. In einigen afrikanischen Ländern bewähren sich zurzeit Versuche, statt der Verstümmelung moderne Initiationsriten für Mädchen einzuführen u. Jungen insoweit einzubeziehen, als sie im Rahmen ihres Initiationsritus das Versprechen abgeben, von künftigen Partnerinnen keine Verstümmelung zu fordern. Ergänzend können internationaler Druck u. ökonomische Hilfen zur Verbesserung der Lage der Frauen in diesen Gesellschaften die Voraussetzungen für eine Abschaffung der sehr alten Traditionen verbessern.

Versündigungs|wahn: (psychiat.) Fachbezeichnung für Wahn* mit Schuldgefühlen u. Überzeugtheit von der Sündhaftigkeit bzw. Strafwürdigkeit eigener Verhaltensweisen; Vorkommen z. B. bei endogener Depression*.

Verwahrlosung: (allg.) nicht einheitlich verwendete Bezeichnung für ein Verhalten u. für Lebensumstände, die den Erwartungen der Gesellschaft widersprechen; häufig wertende Verwendung, z. B. im Zusammenhang mit abweichendem Sexualverhalten (sog. sexuelle Verwahrlosung) sowie für Prostitution Jugendlicher. Als Ursachen kommen Vernachlässigung im Kindesalter in Frage (z. B. psychischer Hospitalismus), häusliche Gewalt od. soziale Krisensituationen (Kriege u. a.). Verwahrlosung ist eng verbunden mit Asozialität* u. führt häufig zu Dissozialität*.

Verwandten|ehe: (allg.) Bezeichnung für Ehe zwischen Verwandten; Verwandtenehen stellen eine Form der Endogamie* dar u. haben z. B. als Geschwisterehe*, Vettern*-Basen-Heirat od. Leviratsehe* eine lange Tradition. Heute unterliegen Ehen insbesondere bei enger Blutsverwandtschaft* in zahlreichen Gesellschaften Eheverboten*; nach deutschem Recht (§ 1307 BGB) sind Eheschließungen zwischen Verwandten in gerader Linie (z. B. zwischen Eltern u. Kindern) u. zwischen Geschwistern verboten.

Verwandtschaft: (allg.) Bezeichnung i. e. S. für ein Abstammungsverhältnis zwischen Personen (sog. Blutsverwandtschaft*), i. w. S. auch für durch eheliche od. anderweitige rechtliche Verbindungen entstandene Verhältnisse (sog. Heiratsverwandtschaft*). Bei den Verwandtschaftsbezeichnungen unterscheidet man Verwandte gerader Linie (z. B. Eltern u. Vorfahren bzw. Nachkommen), aufsteigende u. absteigende Verwandtschaftslinien sowie sog. Seitenlinien; die Nähe der Verwandtschaft wird als **Verwandtschaftsgrad** bezeichnet: **1. Grades** zwischen Eltern u. Kindern bzw. zwischen Geschwistern; **2. Grades** zwischen Onkeln, Tanten u. Neffen, Nichten bzw. zwischen Halbgeschwistern; **3. Grades** zwischen Cousins u. Cousinen. Vgl. Vererbung, Verwandtenehe.

Verweiblichung: (allg.) s. Feminisierung.

Verwöhnung: (allg.) Bezeichnung für das aktive Eingehen auf Wünsche nach Zuwendung u. Zärtlichkeit od. materielle Bedürfnisse eines anderen Menschen; auch für einen Erziehungsstil, der sich durch besondere Nachgiebigkeit gegenüber den Wünschen des Kindes auszeichnet. In sexueller Hinsicht verwendet für Handlungen, bei denen die Aktivität in erster Linie auf die Befriedigung des anderen gerichtet ist, während dieser sich passiv verhält; verschleiernd verwendet als Angebot sexueller Dienstleistung*.

Vesica pro|statica (lat. ~ Blase) f: (anat.) ungebräuchliche Bezeichnung für den Utriculus* prostaticus.

Vesica urinaria f: (anat.) Fachbezeichnung für Harnblase*.

Vesicula seminalis (lat. ~ Bläschen) f: (anat.) Fachbezeichnung für Bläschendrüse*.

Vesiculitis f: (androl.) Entzündung der Bläschendrüse*, s. Spermatozystitis.

Vestalinnen: (kult.) in der römischen Antike Bezeichnung für Priesterinnen der Göttin Vesta, die als sog. heilige Jungfrauen ein Keuschheitsgelübde abgelegt hatten u. in einer heiligen Hochzeit* mit dem König, später dem obersten Priester verheiratet wurden; im Rahmen des Vestalinnenfests wurden kultische Reinigungszeremonien vorgenommen.

Vestibular|drüsen (lat. vestibulum Vorhof): (anat.) Sammelbezeichnung für verschiedene in den Scheidenvorhof mündende (weibliche) Schleimdrüsen; man unterscheidet: **1.** große Vestibulardrüsen: Glandulae vestibulares majores, klinisch auch Bartholin-Drüsen; paarige erbsengroße Drüsen im hinteren Drittel der großen Schamlippen, deren Ausführungsgang in den Scheidenvorhof mündet (s. Vulva, Abb.). Bei sexueller Erregung Produktion eines farblosen Sekrets; entsprechende männliche Struktur: Bulbourethraldrüsen* (Cowper-Drüsen). **2.** kleine Vestibulardrüsen: Glandulae vestibulares minores, klinisch auch Skene-Drüsen, Paraurethraldrüsen; mehrere, beiderseits über gemeinsame Ausführungsgänge (Skene-Gänge) neben der äußeren Harnröhrenöffnung in den Scheidenvorhof mündende Schleimdrüsen („weibliche Prostata"), deren Sekret bei sexueller Erregung, v. a. beim Orgasmus, freigesetzt wird (vgl. Gräfenberg-Zone); entsprechende männliche Struktur: Urethraldrüsen* (Littré-Drüsen).

Vestibulum vaginae n: (anat.) Fachbezeichnung für Scheidenvorhof, s. Vulva (Abb.).

Vettern-Basen-Heirat: (allg.) Bezeichnung für Verwandtenehe* zwischen Cousin u. Cousine; vgl. Tauschehe.

Vettern|ehe: (allg.) Bezeichnung für Verwandtenehe zwischen Cousin u. Cousine (frühere Bezeichnung Vetter bzw. Base); gelegentlich noch heute in islamischen Ländern praktizierte Eheform, wobei u. a. der Verbleib des Brautgeldes in der eigenen Sippe als vorteilhaft gewertet wird; vgl. Tauschehe.

VHL: Abkürzung für **V**order**h**auptlage*.

Viagra: (pharmak.) Handelsname für Sildenafil*.

Vibrator (lat. vibrare schwingen) m: (allg.) Bezeichnung für (meist batteriebetriebene) Geräte zur sexuellen (insbesondere vaginalen od. analen) Stimulation (Masturbationsinstrumente*); sehr unterschiedliche Modelle, die i. d. R. die Form eines Dildos* (seltener einer künstlichen Vagina*) u. eine je nach Mechanik unterschiedlich steuerbare Beweglichkeit haben sowie evtl. mit einer Wärmequelle u. einem Flüssigkeitsbehälter (zur Imitation einer Ejakulation) versehen sind.

Video|kabine f: (allg.) Bezeichnung für (meist abschließbare) Räume mit einem Videomonitor zum ungestörten Betrachten von Pornofilmen*, ggf. begleitet von sexuellen Handlungen; sie werden meist im Rahmen von Sexshops* od. Nachtklubs* angeboten u. dienen u. U. auch zur Aufnahme von anonymen Sexualkontakten.

Viel|ehe: (allg.) Bezeichnung für Polygamie*.

Viel|männerei: (allg.) Bezeichnung für Polyandrie*; vgl. Polygamie.

Viel|weiberei: (allg.) Bezeichnung für Polygynie*; vgl. Polygamie.

Vierlinge: (gebh.) Bezeichnung für die Geburt von vier Kindern; Vorkommen natürlicherweise bei ca. 1:510 000 Geburten; s. Mehrlinge.

Viktimologie (lat. victima Opfer) f: (kriminol.) Bezeichnung für ein Teilgebiet der Kriminologie, das einerseits (wie die Opferpsychologie*) die Täter*-Opfer-Beziehung bei Straftaten sowie die psychischen Folgen bei Opfern untersucht, andererseits aber v. a. Persönlichkeitsmerkmale zu erkennen versucht, die das Risiko erhöhen könnten, Opfer einer Straftat zu werden; sie verfolgt dabei das Ziel, Anhaltspunkte für präventive Strategien zu gewinnen.

VIN: (gynäkol.) Abkürzung für **v**ulväre **i**ntraepitheliale **N**eoplasie, Vulvadysplasie; Fachbezeichnung für Gewebeveränderungen (Neoplasie) im Plattenepithel der Vulva. **Ursache:** humane Papillomaviren (s. Papillomavirus-Infektionen). **Einteilung** nach Schweregrad (VIN I-III); Vorstadien maligner Tumoren (Carcinoma in situ) u. Sonderformen (Erythroplasie* Queyrat) sind möglich. **Therapie:** abhängig vom Stadium chirurgische Resektion bzw. Strahlentherapie. Vgl. CIN, VAIN.

VIP: (endokrin.) Abkürzung für **v**asoaktives **i**ntestinales **P**eptid; Bezeichnung für ein u. a. in Darmzellen gebildetes Gewebehormon, das an der Entstehung der Erektion beteiligt ist u. bei direkter Injektion in die Penisschwellkörper eine Erektion hervorrufen kann, s. Schwellkörper-Autoinjektionstherapie.

Viragines (lat. virago Heldin) f pl: (sexol.) historische Bezeichnung für eher maskulin wirkende (u. sich sexuell eher „aktiv" verhaltende) homosexuelle Frauen.

Viraginität f: (sexol.) historische Bezeichnung für Homosexualität* bei Frauen mit maskulinem Erscheinungsbild u. Rollenverhalten sowie eher „aktivem" Sexualverhalten.

Virginität (lat. virginitas Jungfräulichkeit) f: (sexol.) Fachbezeichnung für Jungfräulichkeit*.

Virgo intacta (lat. ~ Jungfrau; ~ unberührt) f: (klin.) Fachbezeichnung für Jungfrau* mit unverletztem Hymen.

Viriliores (lat. ~ Männlichere) f pl: (sexol.) historische, auf C.-H. Ulrichs zurückgehende Bezeichnung für eher maskulin wirkende (u. sich sexuell eher „aktiv" verhaltende) homosexuelle Männer; Gegensatz: Muliebriores*.

Virilisierung (lat. virilis männlich) f: (klin.) auch Maskulinisierung; Fachbezeichnung für das Auftreten männlicher sekundärer Geschlechtsmerkmale; **1.** bei genetisch weiblichem Geschlecht: **a)** angeboren als Pseudohermaphroditismus* femininus, z. B. bei adrenogenitalem Syndrom od. transplazentarer Androgenexposition; **b)** im späteren Leben erworben infolge erhöhter Androgenwirkung (Androgenisierung), z. B. bei Anabolikamissbrauch, androgenproduzierenden Tumoren, polyzystischem Ovarialsyndrom, spät einsetzendem adrenogenitalem Syndrom, idiopathisch od. als erwünschte Folge der Hormontherapie bei Frau-zu-Mann-Geschlechtsumwandlung. Typisch sind vermehrte Körperbehaarung (Hirsutismus), Tieferwerden der Stimme, Auftreten einer Akne, Vergrößerung der Klitoris, Zunahme der Schultergürtelmuskulatur, Stirnglatzenbildung; evtl. verbunden mit Amenorrhö u. Rückentwicklung von Uterus u. Brustdrüsen (Defemination*). **2.** bei genetisch männlichem Geschlecht Fachbezeichnung für den verfrühten Eintritt der Pubertät, s. Pubertätsstörungen.

Virilismus m: (klin.) veraltete Bezeichnung für Symptome einer Virilisierung* bei Frauen.

Virostatika (lat. virus Gift, Schleim) n pl: (pharmak.) Sammelbezeichnung für chemisch unterschiedliche Substanzen, die Viren in ihrer Vermehrung hemmen; **Verwendung:** in der Behandlung von Virusinfektionen (vgl. Infektionen, sexuell übertragbare). **UAW:** je nach Substanzklasse unterschiedlich, z. B. können die in der Behandlung der HIV*-Infektion verwendeten Proteasehemmer zu einer Verringerung der sexuellen Appetenz führen.

Virushepatitis f: (infektiol.) durch Viren verursachte, übertragbare Form der Leberentzündung, s. Hepatitis.

Virusinfektionen f pl: (infektiol.) Sammelbezeichnung für durch Viren verursachte Infektionen; Vorkommen, Häufigkeit u. Übertragungswege sind je nach Virus unterschiedlich. Zu den sexuell übertragbaren Infektionen* werden u. a. die virusbedingte Hepatitis*, Herpesvirus*-Infektionen, HIV*-Infektion, Papillomavirus*-Infektionen u. Zytomegalie* gerechnet.

Viscum album n: (pharmak.) Fachbezeichnung für Mistel*.

visuell (lat. visualis mit den Augen wahrnehmbar): (physiol.) die Wahrnehmung von sichtbarem Licht betreffend, s. Gesichtssinn.

Vitalität (lat. vitalitas Lebenskraft) f: (allg.) Bezeichnung für Lebenskraft, Gesamtheit der körperlich-seelischen Spannkräfte u. Reserven; im biologischen Sinn auch Sammelbezeichnung für Entwicklungs-, Anpassungs-, Konkurrenz- u. Fortpflanzungsfähigkeit von Einzelzellen (Samenzellen), Individuen od. Arten.

Vitamin E (Kunstwort aus lat. vita Leben u. Amin) n: s. Tocopherole.

Vitex agnus-castus n: (botan.) Bezeichnung für eine in Europa heimische Pflanze, der sexuell dämpfende Eigenschaften zugeschrieben wurden u. die daher von Mönchen als sexuell dämpfende Droge verwendet wurde (sog. Keuschlamm, Mönchspfeffer u. a., s. Anaphrodisiaka). Die Wirkung des Alkaloids Viticin u. mehrerer weiterer Inhaltsstoffe ist nicht endgültig geklärt, beruht aber wohl auf einer Beeinflussung des Hypophysenvorderlappens (vermehrte Freisetzung von LH, FSH u. vermutlich Prolaktin). Fruchtextrakte werden bis heute bei prämenstruellem Syndrom, Menstruationsstörungen infolge Gelbkörper-Insuffizienz u. Laktationsstörungen eingesetzt (Wirksamkeit nicht eindeutig belegt); vgl. Galaktagoga.

Viviparie (lat. vivus lebendig, parere gebären) f: (biol.) Fachbezeichnung für Fortpflanzung durch Gebären von lebenden Nachkommen; vgl. Oviparie.

VNO: Abkürzung für **v**omero**n**asales **O**rgan*.

vögeln: (allg.) Bezeichnung für penetrierenden Geschlechtsverkehr ausüben; mittelhochdeutsch für begatten, zunächst bei Vögeln, später auch bei Menschen verwendet; Anspielung auf die phallische Bedeutung von Vögeln („einen Vogel halten" sinnbildlich für „einen Penis halten"). Mehr od. weniger deutlich ausgesprochener Gegenstand von erotischer Literatur

V

(z. B. Oswald von Wolkenstein, J. W. Goethe) u. Musik (Vogelhochzeit, Zauberflöte).

„Und hinten drein komm ich bey Nacht
Und vögle sie dass alles kracht."
Johann Wolfgang Goethe, Hanswursts Hochzeit oder Der Lauf der Welt (1775)

Völker|kunde: (kult.) eher veraltete Sammelbezeichnung für Ethnologie* (sog. vergleichende Völkerkunde) u. Ethnographie (sog. beschreibende Völkerkunde), als Wissenschaft (insbesondere von den sog. Naturvölkern) entstanden im 19. Jahrhundert u. zunächst abgegrenzt von der Wissenschaft der europäischen Völker (sog. Volkskunde); verschiedene Forschungsrichtungen, die sich bevorzugt mit der soziologisch-psychologischen Erklärung von Kultur befassen (Ethnosoziologie u. Ethnopsychologie), mit der Deutung von Kulturformen (Kulturmorphologie, Ethnoanalyse) od. mit der historischen Beschreibung der Entwicklung von Kulturen (v. a. in Sprach- u. Geschichtswissenschaften). Im internationalen Sprachgebrauch entspricht dem Begriff am ehesten die Bezeichnung Kulturanthropologie.

Volks|glaube: (kult.) seit dem 19. Jahrhundert wissenschaftlich übliche Vorstellungen u. Praktiken, die nicht in gültige religiöse Lehrsysteme der jeweiligen Gesellschaften eingeordnet sind (vgl. Religionen). Der Begriff ersetzte die erheblich wertende Bezeichnung Aberglaube*, dennoch behielt die Wissenschaft zunächst eine wertende Grundhaltung bei; heute betrachtet die Kultur- u. Religionswissenschaft dagegen die etablierten Religionen deutlich kritischer als den Volksglauben. Inhalte des Volksglaubens sind (ähnlich den Stammesreligionen*) Annahmen über die Wirksamkeit nichtmaterieller Kräfte, die einerseits u. U. erkennbar sind (z. B. durch Orakel), beeinflusst u. genutzt werden können (z. B. durch Magie), die aber andererseits auch bestimmte Verhaltensweisen erforderlich machen (z. B. Abwehrzauber*) od. empfehlen (z. B. Fruchtbarkeitsriten* u. andere Feste*). Im Hinblick auf Sexualität u. Fortpflanzung bestehen auch in Europa zahllose, regional sehr unterschiedliche Annahmen u. Verhaltensvorschriften, z. B. Ehe- u. Liebesorakel, günstige Zeitpunkte u. Umstände für Eheschließung u. Zeugung (insbesondere männlicher Nachkommen), Menstruationstabus* u. a. Besonders zahlreich sind Vorschriften für Schwangere: einerseits als Ausdruck der Vorstellung, äußere Einflüsse während der Schwangerschaft könnten die Eigenschaften des Fetus verändern (sog. Versehen der Schwangeren; vgl. Telegonie), z. B. der Böse* Blick anderer, die Begegnung mit körperlich fehlgebildeten od. kranken Menschen, bestimmten Tieren u. a.; andererseits als Ausdruck der Vorstellung, dass die Zeit der Geburt auch infolge der Wirkung von Geistern eine besonders gefährdete Phase darstellt u. daher bestimmte Geburtsbräuche* einzuhalten seien, um Wöchnerinnen u. Neugeborene zu schützen.

Volljährigkeit: (jurist.) Bezeichnung für die mit Vollendung des 18. Lebensjahres erreichten Rechte u. Pflichten von Erwachsenen (in der DDR seit 1950, in der BRD seit 1975, § 2 BGB); mit der Volljährigkeit enden im Regelfall Sorge- u. Erziehungsrechte Dritter, es besteht unbeschränkte Geschäftsfähigkeit, Ehemündigkeit, Freizügigkeit des Aufenthalts u. volle strafrechtliche Verantwortlichkeit; dennoch können auch volljährige Straftäter bis zum 21. Lebensjahr nach Ermessen des Gerichts u. abhängig von ihrem Reifegrad nach Jugendstrafrecht* verurteilt werden.

von hinten: (allg.) Bezeichnung für Coitus* a tergo, auch für Analverkehr*.

Voodoo (engl. aus kwa-sprachl. vodun Überliefertes aufnehmen) m: (kult.) Bezeichnung für Religionen, die aus einer Mischung westafrikanischer Götterglauben u. christlicher Vorstellungen entstanden u. heute (unter verschiedenen Bezeichnungen) v. a. in der Karibik u. Teilen Südamerikas praktiziert werden. Wesentliche Merkmale sind der Glaube an die Wirksamkeit ritueller Magie (insbesondere zur Heilung von Krankheiten) u. an Geister, die zu (bewusst herbeigeführter od. krankheitswertiger) Besessenheit* führen können, sowie individuelle Initiationsriten* mit Zuordnung eines Totems*. I. w. S. wird der Begriff für magisch wirksame Amulette u. Fetische* verwendet (Abwehrzauber*); vgl. Volksglaube.

Vor|bewusstes: (psychoanalyt.) von S. Freud (1900) eingeführte Fachbezeichnung für aktuell nicht bewusste psychische Inhalte, die mit geringem Aufwand u. ohne Widerstände (z. B. durch Hinwendung der Aufmerksamkeit) aktiviert u. in das Bewusstsein gehoben werden können. Vgl. Unbewusstes, Unterbewusstes.

Vorder|haupt|lage: (gebh.) Abkürzung VHL; sog. Deflexions- od. Strecklage des Fetus im Uterus, die durch Entfernung des kindlichen Kinns von der Brust entsteht u. bei der das Vorderhaupt zuerst in den Geburtskanal eintritt (vorangeht); eine VHL stellt eine Geburtskomplikation* dar; vgl. Kindslagen.

Vor|fall: s. Uterusvorfall, Vaginavorfall.

Vor|haut: (anat.) Präputium; Bezeichnung für eine Hautfalte, die die Eichel ganz od. teilweise bedeckt u. besonders dicht mit sensiblen Nervenendigungen versorgt ist. Männlich: auf der Unterseite des Penis* durch das Vorhautbändchen (Frenulum) mit dem Penis verbundene, im Übrigen frei bewegliche Reservefalte, die bei Erektion verstreicht (s. Penis, Abb.). Beim männlichen Säugling u. Kleinkind ist die Vorhaut noch unvollständig von der Eichel getrennt u. kann nicht zurückgeschoben werden (1-Jährige 50 %, 2-Jährige 20 %); später sollte sie frei beweglich sein, um das Risiko chronischer Entzündungen zu mindern (Balanitis*, v. a. infolge der bakteriellen Zersetzung abgeschilferter Epithelzellen; vgl. Smegma). Weiblich: von den kleinen Schamlippen* ausgehende, sich vor der Eichel der Klitoris* vereinigende Falten, die den Klitorisschaft bedecken (s. Vulva, Abb.).
In vielen Kulturen ist die Vorhaut Objekt ritueller genitaler Verstümmelung* (sog. Beschneidung*), während aus klinischer Sicht eine Entfernung nur bei Fehlbildungen (Phimose*) od. aus individuellen kosmetischen Gründen sinnvoll erscheint.

Vor|haut|bändchen: (anat.) Frenulum praeputii, s. Penis.

Vor|haut|entzündung: (allg.) Bezeichnung für Posthitis*.

Vor|haut|plastik f: (klin.) Bezeichnung für die operative Rekonstruktion bzw. Neubildung einer Vorhaut des Penis, z. B. nach Verletzungen od. als Ersatz nach Zirkumzision.

Vor|haut|talg: (allg.) Bezeichnung für Smegma*.

Vor|haut|verengung: (allg.) Bezeichnung für Phimose*.

Vor|haut|verletzungen: (klin.) Sammelbezeichnung für akute Zerreißungen im Bereich der (männlichen) Vorhaut bei sexueller Aktivität; bei Phimose im Bereich der Verengung, sonst am ehesten im Bereich des Frenulums; meist harmlose Verletzung, die allerdings mit erheblicher Blutung einhergehen kann u. dann operativ versorgt wird; vgl. Penisverletzungen.

Vor|kern|stadium n: (embryol.) auch Pronukleusstadium; Fachbezeichnung für eine Eizelle nach der Befruchtung* (s. Abb. dort) u. vor Verschmelzung der Zellkerne von Samenzelle u. Eizelle; s. Embryonalentwicklung (Tab.), Zygote.

Vor|lust: (psychoanalyt.) Fachbezeichnung für Lustempfindungen, die dem Erreichen des (genitalen) Orgasmus vorangehen; vgl. Sexualerregung.

Vor|milch: (anat.) Kolostrum; Bezeichnung für die von den Brustdrüsen weiblicher Säugetiere unmittelbar nach der Geburt abgegebene Milch mit hohem Gehalt an Immunglobulinen, s. Muttermilch.

Vor|mundschaft: (jurist.) Bezeichnung für die staatliche Fürsorge für Minderjährige, die außerstande sind, für ihre persönlichen Angelegenheiten od. ihr Vermögen selbst zu sorgen, z. B. wenn beide Eltern gestorben sind od. ihnen das Sorgerecht entzogen wurde, od. wenn der Familienstand nicht zu ermitteln ist (z. B. bei Findelkindern). Ein Vormund steht unter der Aufsicht eines Vormundschaftsgerichts, dessen Genehmigung für besondere Geschäfte eingeholt werden muss. Die früher übliche Vormundschaft bei Volljährigen, die auf Grund einer Erkrankung od. Behinderung ihre Angelegenheiten nicht od. nur teilweise selbst besorgen können, ist seit 1992 durch die Betreuung nach Betreuungsgesetz ersetzt.

Vor|pubertät f: (klin.) Fachbezeichnung für die etwa ein Jahr dauernde, durch beschleunigtes Längenwachstum (präpuberaler Wachstumsschub) sowie durch emotionale Labilität u. wachsende Fähigkeit zur Selbst- u. Fremdbeobachtung (sog. Flegelalter) gekennzeichnete Entwicklungsphase des Kindes vor Einsetzen der körperlichen Anzeichen der Pubertät*.

Vor|satz: (jurist.) Bezeichnung für das wissentliche u. willentliche Verwirklichen eines strafbaren Tatbestandes; dabei muss dem Täter das Unrecht seiner Tat nicht unbedingt bewusst sein, aber er nimmt bei vorsätzlichem Handeln (im Unterschied zu Fahrlässigkeit*) zumindest die Möglichkeit eines Nachteils für andere billigend in Kauf.

Vor|sorge|untersuchungen: (klin.) Sammelbezeichnung für Untersuchungen zur Früherkennung häufiger, folgenreicher u. behandelbarer körperlicher Krankheiten. In Deutschland werden von den gesetzlichen Krankenkassen für alle Versicherten u. ihre Angehörigen übernommen: 10 Untersuchungen im Rahmen der Schwangerenvorsorge, 9 Untersuchungen zur Früherkennung von Entwicklungsstörungen bei Kindern bis zum 5. Lebensjahr sowie jährliche Untersuchungen zur Früherkennung von Tumoren für Frauen ab dem 20. Lebensjahr (Sexualorgane) bzw. ab dem 30. Lebensjahr (Brust u. Haut), für Männer ab dem 45. Lebensjahr (Genitale, Prostata, Haut), für beide Geschlechter ab dem 45. Lebensjahr (Dickdarm); außerdem sind arbeitsmedizinische u. berufsspezifische Vorsorgeuntersuchungen für bestimmte berufliche Risikogruppen u. jugendliche Arbeitnehmer vorgeschrieben bzw. durch die Arbeitgeber zu ermöglichen. Von besonderer Bedeutung sind darüber hinaus die Vermittlung von Kenntnissen über die Möglichkeit der Selbstuntersuchung – bei Frauen v. a. der Brust (s. Mammakarzinom), bei Männern v. a. der Hoden (s. Hodentumoren) – sowie Informationen über typische Frühsymptome (z. B. Unregelmäßigkeiten der Menstruation, Blutbeimengungen in Stuhl

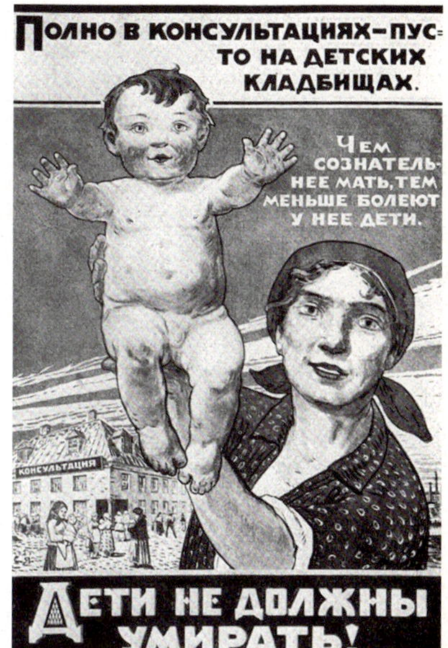
ПОЛНО В КОНСУЛЬТАЦИЯХ–ПУСТО НА ДЕТСКИХ КЛАДБИЩАХ.
ЧЕМ СОЗНАТЕЛЬНЕЕ МАТЬ, ТЕМ МЕНЬШЕ БОЛЕЮТ У НЕЕ ДЕТИ.
КОНСУЛЬТАЦИЯ
ДЕТИ НЕ ДОЛЖНЫ УМИРАТЬ!
Vorsorgeuntersuchungen: Plakat aus der frühen Sowjetunion (ca. 1920), das auf die erstmals angebotenen Vorsorgeuntersuchungen für Kleinkinder hinweist: „Voll in der Sprechstunde - leer auf den Kinderfriedhöfen", „Je bewusster die Mutter, desto weniger krank ihre Kinder" und „Die Kinder sollen nicht sterben!".

V

od. Urin) u. deren frühzeitige diagnostische Klärung.

Vor|spiel: (allg.) von Th. van de Velde eingeführte Sammelbezeichnung für alle Formen der sexuellen Stimulation, die einem penetrierenden Geschlechtsverkehr* vorangehen, d. h. Küsse, Zärtlichkeiten, Orogenitalkontakte u. a.; i. w. S. auch vorangehende Sozialkontakte (z. B. Dating*).

Vor|steher|drüse: (allg.) bedeutungsgleich mit Prostata*.

Vor|tropfen: (allg.) Bezeichnung für präejakulatorische Sekretion*.

Vor|urteil: (allg.) Bezeichnung für eine vorgefasste, schwer veränderliche Einstellung gegenüber Personen, Gruppen od. Sachverhalten (meist negativ, u. U. auch positiv), die sich einer rationalen Überprüfung entzieht u. (im Gegensatz zum Ressentiment*) kaum auf eigener Erfahrung beruht.
(psychol.) wird der Begriff v. a. für verallgemeinernde, feindliche Haltungen gegenüber sozialen Gruppen verwendet, die sich meist als (mehr od. weniger weitgehende) Diskriminierung* äußern. Während die Entstehung von Vorurteilen unterschiedlich erklärt wird (Frustration u. Aggression, Projektion, kollektive Prozesse, Stereotypen u. a.), besteht weitgehende Einigkeit darüber, dass sie Selbstunsicherheit spiegeln, in enger Verbindung zu bestimmten Persönlichkeitsmerkmalen stehen (z. B. dem sog. autoritären Charakter), häufig rationalisiert werden u. durch entgegenstehende Argumente kaum beeinflussbar sind, während ihre Auflösung am ehesten durch persönliche Erfahrung gelingt. Zur Messung von Vorurteilen wurden zahlreiche sog. Einstellungsskalen entwickelt; vgl. Testverfahren, psychologische.
(sexol.) werden neben Vorurteilen gegenüber einzelnen Gruppen u. Verhaltensweisen auch vorgefasste Ansichten über sexuelle Sachverhalte u. Geschlechtsunterschiede als **sexuelle Vorurteile** bezeichnet; sie aufzulösen erfordert neben entsprechender sexueller Aufklärung* nicht selten auch die Bearbeitung zugrunde liegender sexueller Ängste; vgl. Sexualerziehung.

Vor|wehen: (gebh.) auch Stellwehen; Bezeichnung für die Wehen* bei Beginn der Geburt*, die den vorangehenden Kindsteil zur Einstellung im Geburtskanal bringen.

Voyeurismus m: (sexol.) Fachbezeichnung **I.** im engeren Sinn für ein als Paraphilie* eingeordnetes abweichendes Sexualverhalten*, bei dem sexuelle Erregung u. Befriedigung überwiegend dadurch erreicht werden, dass fremde Personen bei sexuellen Handlungen od. in anderen, als sexuell erlebten Umständen (Nacktsein, Wasserlassen, Stuhlentleerung) beobachtet werden.
Über die **Häufigkeit** des Verhaltens ist wenig bekannt, es ist gesichert bei Männern wesentlich häufiger als bei Frauen. In diesem engen Sinn ist Voyeurismus nur gegeben, wenn eine Kontaktaufnahme mit den beobachteten Personen ausdrücklich vermieden wird u. das Verhalten den Schwerpunkt der sexuellen Aktivität darstellt; es ist in dieser Form bei Adoleszenten (zeitlich begrenzt) nicht selten.
Die **Entstehung** des Verhaltens wird psychoanalytisch als Kompromiss zwischen dem Bedürfnis nach sexueller Aktivität u. der Angst vor persönlichem Kontakt gedeutet, teilweise auch als Fixierung der kindlichen Schaulust (s. Partialtriebe); in manchen Fällen besteht eine psychodynamische Nähe zu Fetischismus* oder, sofern das Risiko einer Entdeckung als besonders erregend erlebt wird, zu Masochismus*.
Die **Bewertung** voyeuristischen Verhaltens ist in erheblichem Umfang von den Umständen abhängig; es wird allgemein missbilligt u. als schwere Belästigung betrachtet, die Anfertigung von Photos bei voyeuristischen Handlungen ist ggf. strafbar, die Personalien polizeilich in Erscheinung getretener Täter können gespeichert werden. Das Verhalten ist zwar prinzipiell Ausdruck einer Dissexualität* (fehlende Einvernehmlichkeit*), hat aber für die Beobachteten keine schwerwiegenden Folgen; eine (evtl. psychotherapeutisch mögliche) Behandlung wird überwiegend nicht gewünscht u. ist wohl nur in seltenen Fällen zu erwägen.
II. im weiteren Sinn kann als Voyeurismus jede ausgeprägte Erregbarkeit durch visuelle Reize betrachteten werden; er ist in dieser Form das Motiv für Pornographie* u. Adspektprostitution*, er kann als eines der Motive für Gruppensex* gelten, und er erklärt zumindest zum Teil die Faszination, die für nicht wenige Menschen das Betrachten von Grausamkeiten* od. Unfällen hat; vgl. Erregbarkeit.

Voyeurtum (frz. voyeur heimlicher Zuschauer) n: (allg.) veraltete Bezeichnung für Voyeurismus*.

Vulgär|sprache (lat. vulgaris gewöhnlich): (allg.) auch Gossensprache; Bezeichnung für diejenige Wortmenge einer Sprache, die vom jeweils kulturbestimmenden Bevölkerungsanteil (insbesondere wegen einer sexuellen Färbung od. einem Bezug auf Körperfunktionen) als ungeeignet zur Verwendung in Schriftsprache u. höflicher Kommunikation betrachtet wird. Maßgebliches Kriterium ist ein von dieser Gruppe geteiltes Gefühl der Unanständigkeit od. Verletztheit, das bei ihrer Verwendung entsteht; es wird von Kindern im Verlauf des Spracherwerbs sehr sensibel miterlernt, nur in kurzen Phasen der kindlichen u. pubertären Entwicklung u. U. bewusst verletzt (s. Koprolalie) u. unterliegt im späteren Leben nur langsamen, eher bewussten Veränderungen u. Differenzierungen. Insgesamt zeigen die „verbotenen" Begriffe einer Sprache einen deutlichen historischen Wandel, ihre Betrachtung erlaubt aufschlussreiche Einblicke in die Bewusstseinslage einer Bevölkerung u. deren Veränderungen: Sie spiegeln nicht selten unverhüllter als die Schriftsprache, wie der beschriebene Sachverhalt tatsächlich wahrgenommen wird („nageln", „bürsten" od. „pudern"); die Häufigkeit von Synonymen spiegelt die relative Wichtigkeit des Sachverhalts (im Deutschen z. B. besonders zahlreich bei „Penis"); ihr Verbot spiegelt, welche Sachverhalte u. Vorstellungen überhaupt als unanständig od. verletzend betrachtet werden (im Spanischen z. B. kein unerlaubtes Wort für „Hoden"). Auch hinsichtlich der Häufigkeit der Verwendung vulgärer Begriffe in der Alltagssprache zeigen sich zwischen einzelnen

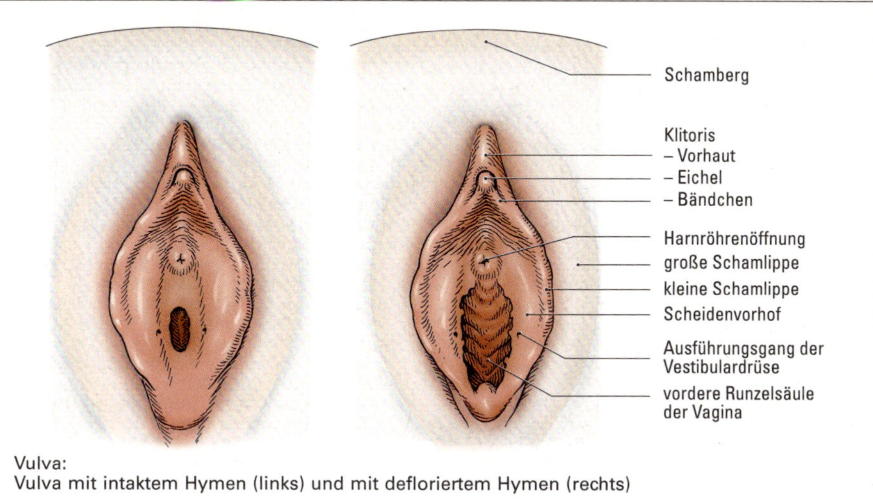

Vulva:
Vulva mit intaktem Hymen (links) und mit defloriertem Hymen (rechts)

Sprachen deutlich verschiedene Gewichtungen; heute besteht im Deutschen eine klare Tendenz zur Erlaubnis früher verbotener sexuell gefärbter Begriffe, weniger ausgeprägt auch von Begriffen zu Körperfunktionen; vgl. Sprache, sexuelle.

Vulva (lat. volva Scheide) f**:** (anat.) Pudendum femininum, auch sog. Schamgegend; Sammelbezeichnung für die weiblichen äußeren Sexualorgane*; man unterscheidet: Schamberg*, große u. kleine Schamlippen*, Klitoris*, Scheidenvorhof mit Vestibulardrüsen* u. den Öffnungen von Harnröhre* u. Vagina* (s. Abb.). Als spezifisches weibliches Geschlechtsmerkmal* ist die Vulva in zahlreichen Zusammenhängen Symbol für Feminität* u. Fruchtbarkeit, s. Vulvakulte.

Vulvakulte:
Zeitgenössische indische Skulptur einer flachen Yoni mit Schlangenverzierung, hier in der traditionellen Verbindung mit einem phallischen Lingam

Vulva|dys|trophie f**:** (klin.) Sammelbezeichnung für chronische Hautveränderungen des Übergangsepithels der Vulva mit ungeklärter u. wohl uneinheitlicher Ursache, die v. a. (aber nicht nur) nach dem Klimakterium auftreten; man unterscheidet: **1.** hyperplastische Dystrophie mit starker Verhornung (Leukoplakie* der Vulva); **2.** atrophische Dystrophie mit Schrumpfung der Vulva (Kraurose* der Vulva); **3.** gemischte Dysplasie mit zahlreichen atypischen Zellen, die ein besonders hohes Risiko der malignen Entartung zum Plattenepithelkarzinom hat. Histologische u. klinische Differentialdiagnose der Vulvadystrophie ist die Vulvadysplasie (Erythroplasie* Queyrat). Die Therapie richtet sich nach dem histologischen Befund u. erfolgt entweder mit sexualhormon- od. kortikoidhaltigen Gelen od. Salben, ggf. systemisch mit Östrogenen; bei fortbestehendem Juckreiz und v. a. bei Verdacht auf maligne Entartung immer durch frühe chirurgische Entfernung der Herde.

Vulva|kulte m pl**:** (kult.) Sammelbezeichnung für die Verehrung der weiblichen äußeren Sexualorgane als Symbole der Großen* Mutter u. der Fruchtbarkeit (Tänze, Abbilder aus Stein, auch natürliche Formationen, z. B. Grotten); in manchen Kulturen gilt das Präsentieren der Vulva als Abwehrzauber*, im Hinduismus entsprechen Abbilder der Vulva als Yoni* (zusammen mit dem Lingam*, s. Abb.) einem Symbol der Zweigeschlechtlichkeit des Gottes Shiva; vgl. Phalluskulte.

Vulva|tumoren m pl**:** (klin.) Sammelbezeichnung für Tumoren von Schamlippen, Klitoris u. Scheidenvorhof, entweder benigne (z. B. Lipome od. Fibrome), seltener auch maligne, v. a. als Vulvakarzinom mit häufigstem Vorkommen zwischen dem 60. u. 80. Lebensjahr (ca. 4 % der weiblichen Genitalkarzinome); das Karzinom ist meist in den großen Schamlippen lokalisiert u.

metastasiert früh über die regionalen Lymphbahnen; häufig gehen ihm Vorstufen (Leukoplakie*, Erythroplasie* Queyrat, Kraurose*) voraus. Die Behandlung erfolgt operativ, das Ausmaß des Eingriffs wird durch die Ausbreitung des Karzinoms bestimmt; evtl. Nachbehandlung mit Strahlentherapie, v. a. bei Verdacht auf Beteiligung der regionalen Lymphknoten.

Vulv|ektomie f: (gynäkol.) Fachbezeichnung für teilweise od. vollständige operative Entfernung der großen und kleinen Schamlippen; Durchführung v. a. bei Vulvakarzinom (meist als sog. radikale Vulvektomie mit Entfernen regionaler Lymphknoten); bei älteren Patientinnen evtl. auch bei höhergradiger Vulvadystrophie*, falls andere Therapieverfahren keinen Erfolg hatten; evtl. als partielle Vulvektomie bei VIN*. Im nichtmedizinischen Bereich auch als genitale Verstümmelung* von Mädchen.

Vulvitis f: (gynäkol.) Bezeichnung für eine Entzündung der Vulva, meist mit gleichzeitiger Scheidenentzündung (Vaginitis*) als sog. Vulvovaginitis; **Formen: 1.** primäre Vulvitis (selten): allergisch, toxisch, chemisch bedingt (durch Wasch-, Pflege- od. Arzneimittel), physikalisch (synthetische Unterwäsche, enge Hosen) od. anatomisch (Fistel); daneben durch Virusinfektionen (v. a. Herpes simplex u. Papillomaviren), Protozoen*-Infektionen od. Pilzinfektionen* ausgelöst; **2.** sekundäre Vulvitis bei Fluor genitalis, Hautkrankheiten, Stoffwechselstörungen (z. B. Diabetes mellitus), Wurmerkrankung od. Hormonstörungen. **Symptome:** Rötung, (brennende) Schmerzen, Juckreiz, Gehbeschwerden, Dyspareunie, Schmerzen beim Wasserlassen. **Therapie:** Ausschaltung evtl. schädigender Faktoren, ggf. medikamentöse Behandlung mit Antibiotika, Antimykotika, Virostatika; zur Linderung der Beschwerden Sitzbäder mit Kamillenblütenauszug, evtl. entzündungshemmende Arzneimittel (z. B. Glukokortikoid-Salben).

Vulv|odynie (gr. ὀδύνη Schmerz) f: (klin.) Sammelbezeichnung für lang dauernde Schmerzzustände in großen Schamlippen u. Vulva (chronisches genitales Schmerzsyndrom* ähnlich der Vaginodynie*); die Ursachen sind nicht geklärt, sowohl hormonelle Auslösung (z. B. im Klimakterium), als auch psychische Entstehung wird diskutiert; vgl. Vaginismus.

Vulvo|vaginitis f: (gynäkol.) Bezeichnung für eine akute od. chronische Entzündung von Vulva (s. Vulvitis) u. Vagina (s. Vaginitis). **Formen: 1.** bakterielle Vulvovaginitis: meist durch Staphylokokken, Streptokokken, Escherichia coli; **2.** Vulvovaginitis candidomycetica: Pilzinfektion, meist durch Candida albicans, s. Candida-Mykose; **3.** Vulvovaginitis gonorrhoica: Infektion mit Neisseria gonorrhoeae bei Gonorrhö*; **4.** Vulvovaginitis herpetica: Infektion mit Herpes-simplex-Virus Typ 2, s. Herpes genitalis; **5.** Vulvovaginitis infantum: fast ausschließlich bakteriell verursacht, bei Mädchen vor der Pubertät durch die noch fehlende Östrogenstimulation des Vaginalepithels begünstigt; **6.** Vulvovaginitis neonatorum: meist durch Bakterien, seltener durch Trichomonaden (s. Protozoen-Infektionen) od. Candida-Mykosen verursacht; Vorkommen bei Neugeborenen als Folge einer Infektion während der Geburt bei mütterlicher Infektion bzw. durch Verschleppung von Keimen aus der Analregion, bei Säuglingen z. B. im Rahmen einer Windeldermatitis.

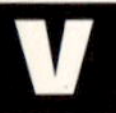

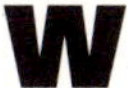

Wachstum: (biol.) Bezeichnung für die Entwicklung mehrzelliger Organismen aus Keimen durch Zunahme von Größe und v. a. Anzahl der Zellen; es findet proportioniert u. harmonisch statt u. verändert die Form in charakteristischer Weise (s. Abb.).
Das Wachstum des menschlichen Körpers wird gesteuert durch hypothalamische Hormone (Somatotropin, s. STH) u. zahlreiche gewebespezifische Wachstumsfaktoren; es folgt zeitlich gewissen Gesetzmäßigkeiten (s. Entwicklung, körperliche), die allerdings individuellen, ethnischen u. sozialen Einflüssen unterliegen. Für die Einordnung individuell erreichter Wuchsgrößen werden statistische Tabellen verwendet (s. ums. Abb.), wobei Abweichungen unterhalb von 3 % bzw. oberhalb von 97 % als Minder- bzw. Hochwuchs für diagnostisch klärungsbedürftig gehalten werden. Ab dem 6. Lebensjahr ist die Erwachsenengröße anhand von Skelettmerkmalen (Knochenalter) u. aktueller Körperlänge mittels statistischer Prognosetabellen mit hoher Sicherheit vorherzusagen u. kann ggf. (hormon)therapeutisch beeinflusst werden.

Wachstums|hormon n: (endokrin.) Somatotropin, s. STH.

Waden|fetischismus m: (sexol.) Bezeichnung für eine Form des Fetischismus*, bei der Waden anderer Menschen als sexuell besonders erregend erlebt werden.

Wäsche|fetischismus m: (sexol.) Bezeichnung für Formen des Fetischismus*, bei denen Wäsche (v. a. getragene Unterwäsche, auch Tisch- od. Bettwäsche) als sexuell besonders erregend erlebt wird; insgesamt nicht selten (v. a. bei Jungen in der Pubertät); der zentrale Reiz liegt im Wäschestück als solchem u. führt u. U. zu sexuell motivierten Diebstählen.

Waffen|fetischismus m: (sexol.) Bezeichnung für eine Form des Fetischismus*, bei der sexuelle Erregung u. Befriedigung überwiegend od. ausschließlich durch Sammeln u. Beschäftigen mit Waffen (Klingen, Schusswaffen) erreicht werden.

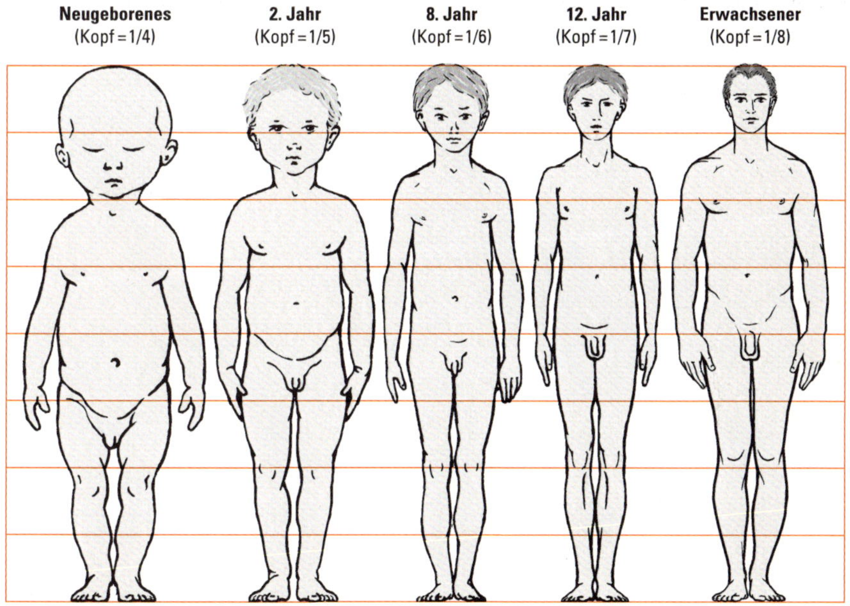

Neugeborenes (Kopf = 1/4) | **2. Jahr** (Kopf = 1/5) | **8. Jahr** (Kopf = 1/6) | **12. Jahr** (Kopf = 1/7) | **Erwachsener** (Kopf = 1/8)

Wachstum 1:
Proportionen des Körpers im Verlauf des Wachstums

Wahn: (psychiat.) auch Wahngedanke, Wahnidee; Sammelbezeichnung für inhaltliche Denkstörungen mit Verlust des Bezugs zur allgemein akzeptierten Realität, wobei subjektiv eine unkorrigierbare Gewissheit über die Richtigkeit des Denkinhalts herrscht; i. d. R. kann der Wahn von anderen nicht geteilt werden (eine Ausnahme bildet das sog. induzierte Irresein); der Wahninhalt ist meist kulturell u. sozial bedingt u. kann durch sog. Wahnarbeit (z. B. subjektive Beweisführung) u. U. bis zum in sich selbst logisch geschlossenen Wahnsystem ausgebaut werden; sexuell motivierte Wahninhalte sind nicht selten. **Formen:** z. B. Beziehungswahn (Clérambault*-Syndrom), Größenwahn, Eifersuchtswahn, Verfolgungswahn, Versündigungswahn, Dermatozoenwahn. **Vorkommen:** häufig in Zusammenhang mit organischen Psychosen*, Schizophrenie*, psychotischer Depression* od. wahnhafter Störung, evtl. bei pro-

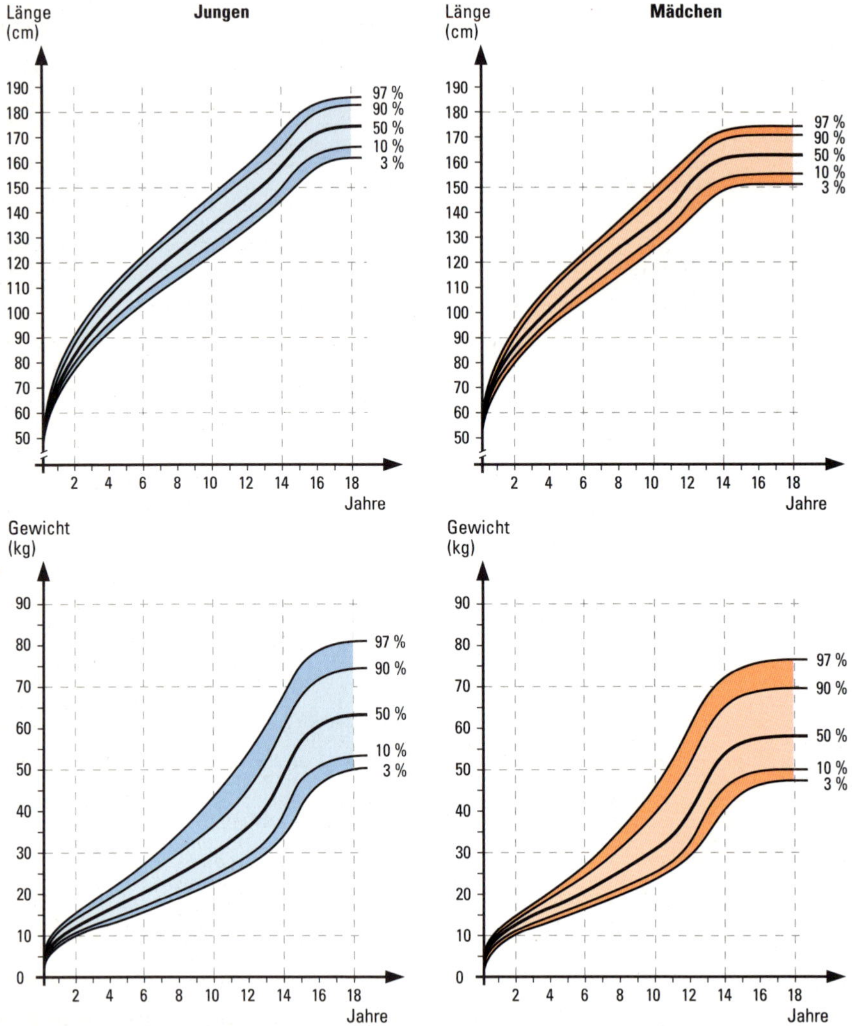

Wachstum 2:
Altersabhängige Zunahme von Körpergewicht und Körperlänge bei Jungen und Mädchen mit Darstellung sog. Perzentilen, die den Anteil der Kinder mit Werten unterhalb der entsprechenden Kurven angeben

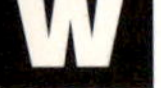

gressiver Paralyse (s. Syphilis). **Therapie:** je nach evtl. zugrunde liegenden Erkrankungen Psychotherapie u. Neuroleptika.

Wahn|sinn: (allg.) Bezeichnung für psychische Störungen, die mit Wahn* bzw. Halluzinationen* einhergehen. Vgl. Psychose.

Wahrnehmung: (physiol.) Bezeichnung für den komplexen Vorgang der Gewinnung von Informationen über den eigenen Körper u. seine Umwelt mit Hilfe von Empfindungen der Sinnesorgane* u. deren Strukturierung u. Deutung unter Bezug auf frühere Erfahrungen; kann entweder bewusst od. (im Fall von Reizen unterhalb der Wahrnehmungsschwelle) auch unbewusst stattfinden.

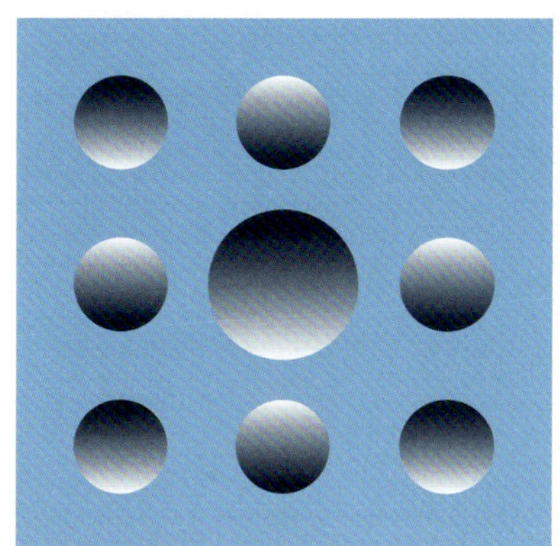

Wahrnehmung:
Die menschliche Wahrnehmung folgt entwicklungsgeschichtlich alten Regeln; z.B. werden Schatten stets als Folge einer einzelnen, oben gelegenen Lichtquelle interpretiert, wie der veränderte Eindruck bei Drehen des Bildes um 180° verdeutlicht.

(psychol.) wird Wahrnehmung v. a. unter dem Aspekt der Auswahl relevanter Information aus der Vielfalt in jedem Augenblick entstehender Empfindungen* untersucht, z. B. die Bedeutung von Affekten, Erwartungen, situativen Momenten. Trotz zahlreicher Theorien gibt es bis heute keine allgemein anerkannten Vorstellungen darüber, wie dieser Vorgang im Organismus stattfindet; vgl. Kognition.

Wallungen: (allg.) Bezeichnung für spontan od. bei Belastung auftretende Gefäßerweiterungen mit Hitzegefühl (insbesondere im Kopfbereich) u. Schwitzen infolge hormoneller Ungleichgewichte, v. a. bei Frauen im Klimakterium*.

Walpurgis|nacht: (kult.) nach einer christlichen Heiligen (8. Jahrhundert) benannte Nacht (zum 1. Mai), in der nach dem Volksglauben Hexen* u. Geister sich bemerkbar machen (insbesondere durch Hexentänze auf sog. Blocks- od. Bocksbergen wie dem Brocken); daher in manchen Gegenden besondere Abwehrzauber* (Zeichen an Häusern, Maifeuer u. a.). Heute im Rahmen der Frauenbewegung* z. T. als Fest selbstbewussten Frauseins begangen.

Wander|hoden: (klin.) auch Pendelhoden; Bezeichnung für einen physiologisch im Hodensack gelagerten Hoden, der sich infolge unvollständigen Verschlusses des Leistenkanals bei starker Kontraktion des Musculus cremaster bis vor den äußeren Leistenring verlagern kann u. dann nur noch teilweise tastbar ist, aber bei Nachlassen der Kontraktion wieder in den Hodensack zurückgleitet; nicht behandlungsbedürftige Normvariante; vgl. Hoden-Lageanomalien.

wannabe syndrome: (allg.) angloamerikanische Jargonbezeichnung („want-to-be") für psychische Störungen, die sich in erheblicher Unzufriedenheit mit einer körperlichen Eigenschaft u. im intensiven Wunsch nach körperlicher Veränderung ausdrücken (sog. body* dysmorphic disorders).

Wanzen|kraut: (pharmak.) Bezeichnung für Cimifuga* racemosa.

WaR: (infektiol.) Abkürzung für **Wa**ssermann*-**R**eaktion.

Warzen, genito|anale (ahd. warza erhöhte Stelle)**:** (allg.) auch Feigwarzen, Genitalwarzen; Bezeichnung für Warzen, die an Vagina, Uterushals, Anus od. Penis auftreten, s. Condylomata acuminata.

Warzen|hof: (anat.) Areola mammae; rundlich-ovale, stärker pigmentierte Hautfläche, die die Brustwarze* umgibt; in der Peripherie 10-15 rudimentäre Milchdrüsen (Knäueldrüsen, Glandulae areolares), deren Sekret in der Stillperiode die Haut befeuchtet u. den zum Saugakt notwendigen Luftabschluss ermöglicht; außerdem Schweiß- u. Talgdrüsen sowie glatte Muskelfasern, deren Kontraktion bei Berührungsreizen u. sexueller Erregung (Mamillarreflex*) zur Erektion der Brustwarze führt; s. Brust (Abb.).

Warzen|hütchen: (kult.) Bezeichnung für kegel- od. halbkugelförmige Abdeckungen für den Hof der Brustwarzen, die durch eine zentrale Öffnung die Brustwarzen freilassen; während der Schwangerschaft getragen, sollen sie in Fällen von Hohlwarzen das Hervortreten fördern u. auf diese Weise das Stillen ermöglichen; auch geschlossen zum Festhalten von Stilleinlagen* in der Stillperiode.

WAS: Abkürzung für **W**orld* **A**ssociation for **S**exology.

Wasch|zwang: (psychol.) Bezeichnung für eine Zwangsverhalten mit der unüberwindlichen Tendenz zur Reinigung, z. B. aus Furcht vor Verunreinigung od. Ansteckung; es besteht der Zwang, sich sofort nach jeder Berührung eines Menschen od. Gegenstandes gründlich zu waschen; Vorkommen z. B. als Zwangsneurose* od. bei pathologischer Angst vor Infektionen (Mysophobie*); vgl. Zwangsstörungen.

Wasser|bruch: (allg.) Bezeichnung für Hydrozele*.

Wassermann, August Paul von (1866-1925)**:** Arzt u. Bakteriologe am Hygieneinstitut von R. Koch, 1913 Direktor des Kaiser-Wilhelm-Instituts für Experimentelle Therapie in Berlin; entwickelte 1906 mit A. Neisser u. C. Bruck ein diagnostisches Verfahren zum Nach-

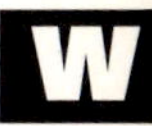

weis der Syphilis* durch Komplementbindungsreaktion mit Treponema pallidum (sog. Wassermann-Reaktion).

Wassermann-Reaktion f: (infektiol.) Abkürzung WaR; Bezeichnung für ein historisches, heute nicht mehr verwendetes labormedizinisches Verfahren zum Nachweis einer Syphilis* durch Komplementbindungsreaktionen u. Nachweis bestimmter Reagine im Serum.

water sports (engl. ~ ~ Wassersportarten): (allg.) unter Menschen mit urophilen Neigungen übliche Bezeichnung für sexuelle Beschäftigung mit Urin; vgl. Urophilie.

Weber, Helene (1881-1962): Politikerin, Berlin; u. a. Vertreterin der katholischen Frauenbewegung, Reichstagsabgeordnete, 1945 Mitbegründerin der CDU, ab 1952 Vorsitzende des Kuratoriums des Deutschen Mütter-Genesungswerks.

Wechsel|balg: (kult.) im Volksglauben* Bezeichnung für ein übernatürliches Wesen, das durch Geister anstelle eines gesunden Neugeborenen in die Wiege gelegt wird; man stellte sich vor, Wechselbalge seien durch körperliche Fehlbildungen, verzögerte körperliche Entwicklung, ungewöhnlich rasche geistige Entwicklung u. kurze Lebensdauer gekennzeichnet. Als besonders gefährdet galt die Zeit unmittelbar nach der Geburt, daher fanden zahlreiche Abwehrzauber* statt, bis ein Kind getauft war; auch nahm man an, durch Töten des Wechselbalgs seien Geister zu veranlassen, das geraubte Kind zurückzugeben. Der letzte Prozess gegen Eltern unter dem Vorwurf einer so motivierten Kindstötung fand in Deutschland im Jahr 1872 statt.

Wechsel|jahre: (allg.) Bezeichnung für Klimakterium* von Frauen; i. w. S. auch für das Klimakterium* virile von Männern.

Wehen: (gebh.) Bezeichnung für Kontraktionen der Uterusmuskulatur; Wehen können schmerzlos (Schwangerschaftswehen) od. schmerzhaft sein (vgl. Geburtsschmerzen); je nach Schwangerschafts- bzw. Geburtsphase sowie nach Dauer, Häufigkeit, Stärke u. Abständen können unterschieden werden: **1.** Schwangerschaftswehen od. Senkungswehen: Gebärmutterkontraktionen, die ab der 20. Schwangerschaftswoche auftreten können; **2.** Vor- od. Stellwehen: Wehen bei Beginn der Geburt*, die den vorliegenden Kindsteil zur Einstellung im Geburtskanal bringen; **3.** Eröffnungswehen: anfangs alle 10-15 Minuten, schließlich alle 3-4 Minuten wiederkehrende, allmählich zunehmende Wehen während der Eröffnungsperiode; **4.** Press- od. Austreibungswehen: von der Bauchmuskulatur unterstützte Wehen in der Austreibungsperiode; **5.** Nachgeburtswehen: zur Austreibung der Nachgeburt; **6.** Nachwehen: während der ersten 2-3 Tage des Wochenbetts auftretende Wehen, die durch Ausschüttung von Oxytozin* (Stillen als auslösender Reiz) verstärkt werden; sie unterstützen Blutstillung u. Rückbildung der Gebärmutter.

Wehen|förderung: (gebh.) Sammelbezeichnung für Maßnahmen bzw. Substanzen, die das Einsetzen od. die Intensität von Wehen fördern; z. B. bestimmte Genussmittel (Kaffee, schwarzer Tee, Nikotin), Einläufe od. ein warmes Bad; evtl. kann ein Orgasmus (mit der Folge vermehrter Oxytozin-Ausschüttung) in der Spätphase der Schwangerschaft Wehen auslösen. Eine **medikamentöse Wehenförderung** ist möglich durch: **1.** Oxytozin*: intravenöse Infusion (sog. Wehentropf) führt zu rhythmischen Kontraktionen des Uterus; Anwendung zur Geburtseinleitung, bei primärer od. sekundärer Wehenschwäche während der Geburt; **2.** Prostaglandine: Anwendung als Gel od. Zäpfchen, das vor die Zervix eingelegt wird; Anwendung z. B. zur Geburtseinleitung od. Zervixdilatation vor operativer Beendigung einer Schwangerschaft in den ersten drei Monaten od. bei Blasenmole; **3.** Ergotamine (Mutterkornalkaloide): führen zu einer Dauerkontraktion des Uterus u. werden v. a. nach der Geburt zur Stillung der Blutung od. bei Wochenbettblutungen eingesetzt. **4.** Auch durch Akupunktur soll die Förderung von Wehen möglich sein.

Wehen|hemmung: (gebh.) auch Tokolyse; Sammelbezeichnung für Maßnahmen, die das Einsetzen od. die Intensität von Wehen verringern; **1.** allgemeine Maßnahmen: Bettruhe, ruhige Atmosphäre schaffen; **2.** Medikamente: Gabe des Sympathomimetikums Fenoterol, evtl. zusätzlich von Prostaglandinhemmern, Sedativa u. a., Gabe von Magnesiumsulfat (allein od. mit Fenoterol). Anwendung bei vorzeitigem Blasensprung, vorzeitiger Wehentätigkeit, drohender Frühgeburt, zu starken Geburtswehen, Eingriffen am Uterus in der Schwangerschaft.

Wehen|schreiber: (gebh.) auch Tokograph; Bezeichnung für ein Gerät zur Messung u. Aufzeichnung von Häufigkeit u. Intensität der Wehen u. des Wehendrucks; meist werden zur Beurteilung des fetalen Kreislaufzustands während der Geburt gleichzeitig die kindlichen Herztöne registriert (sog. Kardiotokograph).

Wehen|schwäche: (gebh.) Bezeichnung für fehlende, zu schwache od. zu kurze Wehen während der Geburt; **primär:** von der Eröffnungsperiode an, z.B. bei Uterusanomalien; **sekundär:** infolge von Ermüdung der Uterusmuskulatur, z. B. bei mechanischem Geburtshindernis; vgl. Geburtskomplikationen.

Wehen|sturm: (gebh.) Bezeichnung für zunehmend stärkere u. raschere Wehentätigkeit bei der Geburt als Zeichen eines Krampfzustands des Uterus (Krampfwehen), u. U. auch infolge Überdosierung von Wehenmitteln, s. Geburtskomplikationen; bei Wehensturm besteht ein hohes Risiko für Uterusruptur*.

Wehen|tropf: (gebh.) Jargonbezeichnung für Wehenförderung* durch intravenöse Infusion (sog. Tropf) von Oxytozin*.

Weib: (allg.) veraltete, heute eher abwertend verwendete Bezeichnung für eine Frau; früher als **Weibsbild** Bezeichnung für eine Frau, die dem typischen Erscheinungsbild u. Rollenverhalten von Frauen entspricht, s. Geschlechtsrolle; vgl. Mannsbild.

Weiber|fastnacht: (kult.) Bezeichnung für den letzten Donnerstag vor Beginn der christlichen Fastenzeit, der (insbesondere im rheinischen Karneval*) als Tag der symbolischen Machtübernahme durch Frauen gefeiert wird (Abschneiden von Krawatten, freizügiges Küssen fremder Männer); vgl. Fastnacht.

Weiber|gemeinschaft: (kult.) Bezeichnung für Gesamtheit der in einem Harem* lebenden Frauen.

Weiber|hass: (allg.) veraltete Bezeichnung für Misogynie*.

Weiber|herrschaft: (allg.) mitunter ironische Beschreibung einer Überzahl von Frauen in einer Familie od. einem anderen sozialen Zusammenhang.
(kult.) **1.** historische Bezeichnung für Gynäkokratie*; **2.** Bezeichnung für die symbolische Machtübernahme durch Frauen zu Beginn des Straßenkarnevals an Weiberfastnacht*; vgl. Gesellschaftsspiele.

Weiber|scheu: (allg.) Bezeichnung für ängstliche Zurückhaltung von Männern gegenüber Frauen; eine stark ausgeprägte Furcht vor Frauen wird als Gynäkophobie* bezeichnet. Vgl. Männerscheu.

Weiber|speck: (allg.) Bezeichnung für unter Röcken getragenes Hüftpolster*.

Weiblichkeit: (allg.) Sammelbezeichnung für die bei Frauen als typisch angenommenen Eigenschaften, die je nach soziokulturellem Hintergrund u. im Zeitverlauf erheblich variieren können; auch bedeutungsgleich mit Feminität*; vgl. Geschlechtsrolle.

Weiblichkeits|mythen m pl: (kult.) Sammelbezeichnung für legendenartig übertriebene bzw. falsche Annahmen in Bezug auf Frauen bzw. ihre Geschlechtsrolle*; in traditionellen mythologischen u. religiösen Überlieferungen (z. B. im Adam*-und-Eva-Mythos) vielfach als (männliche) Reaktionsbildungen aus der Zeit des Übergangs vom Matriarchat zum Patriarchat interpretierbar; vgl. Lilith-Mythos.

Weine: (allg.) Sammelbezeichnung für Getränke, die aus dem Saft von Früchten (insbesondere Weintrauben) od. Bäumen (z. B. Palmen) durch alkoholische Gärung hergestellt werden; sie enthalten (neben insgesamt mehr als 500 chemisch beschriebenen Substanzen) je nach Sorte u. Anbaugebiet 8,5-16 % Äthanol* als hauptsächlichen Wirkstoff. Weine werden seit frühen Zeiten als Aphrodisiaka* verwendet, sie wurden historisch nicht selten mit anderen Rauschmitteln gemischt, um die Wirkung zu verstärken (in Ägypten z. B. mit Opium*, Datura, Bilsenkraut* u. dem amphetaminhaltigen Qat, in der griechischen Antike mit Fliegenpilzen u. a.).

Weininger, Otto (1880-1917): Philosoph u. Schriftsteller, Wien; sein psychologisch-anthropologisches Hauptwerk „Geschlecht und Charakter“ (1903) enthält neben einer Darstellung der Geschlechtsrollen* u. a. eine Lehre von der „Metaphysik der Geschlechter“, in der die intellektuell-geistige Tätigkeit von Männern mit einer (unterstellten) „Triebhaftigkeit“ u. geistigen Unterlegenheit von Frauen kontrastiert wird.

Weiß|fluss: (gynäkol.) Bezeichnung für Fluor* albus.

Welt|frauen|tag: (allg.) Bezeichnung für einen traditionsreichen Feiertag der Frauenbewegung*; beschlossen 1910 durch die 2. Internationale Konferenz Sozialistischer Frauen in Kopenhagen auf Vorschlag von C. Zetkin, seit 1911 in europäischen Ländern u. den USA zunächst mit Demonstrationen am 19. März begangen (Folgetag des deutschen Gedenktages für die Gefallenen der Revolution von 1848), ab 1914 am 8. März (zur Erinnerung an eine von der Polizei brutal aufgelöste Demonstration von Textilarbeiterinnen in New York am 8.3.1857 u. einen Streik in einer dortigen Textilfabrik mit zahlreichen Toten am 8.3.1908), um insbesondere den Forderungen nach Wahlrecht u. Gleichberechtigung Nachdruck zu verleihen (vgl. Frauenbewegung, Abb.). Im Rahmen der 2. Kommunistischen Frauenkonferenz in Moskau wurde 1921 (wiederum auf Vorschlag von C. Zetkin) als Datum der 8. März festgelegt zur weiteren Erinnerung an einen Arbeiterinnenaufstand in Moskau am 8.3.1917 (nach zaristischem Kalender am 23. Februar 1917), der als Auftakt der russischen Revolution gilt. Seit 1921 regelmäßig gefeiert, im Nationalsozialismus verboten (u. durch den sog. Muttertag ersetzt), in der DDR seit 1946, in der BRD erst seit Ende der 60er Jahre im Rahmen der Frauenbewegung wieder begangen, seit 1977 durch die UNO als Internationaler Frauentag bestätigt.

Welt|gesundheits|organisation f: übliche Bezeichnung der seit 1948 bestehenden World Health Organization (WHO), einer Sonderorganisation der Vereinten Nationen (UNO) mit Sitz in Genf; Aufgaben sind die internationale Koordination von Maßnahmen zur Bekämpfung u. Vorbeugung epidemischer u. endemischer Infektionskrankheiten, Suchtkrankheiten u. häufiger anderer Krankheiten, die Verbesserung der Versorgung mit Trinkwasser u. Nahrungsmitteln sowie die Impfstoffherstellung; besondere Schwerpunkte der Tätigkeit bilden die Verminderung von Säuglings-, Kinder- u. Müttersterblichkeit sowie die Verbesserung des Zugangs zu Kontrazeption u. Schwangerenvorsorge (http://www.who.int).

Welt|liga für Sexual|reform: (sexol.) Abkürzung WLSR; 1928-1935 bestehende Vereinigung europäischer Sexualwissenschaftler, Ärzte u. Forscher; ihr Ehrenpräsidium wurde zunächst von M. Hirschfeld, A. Forel u. H. Ellis gebildet, ab 1930 von M. Hirschfeld, N. Haire u. J. H. von Leunbach; ihren fünften u. letzten Kongress veranstaltete die WLSR 1932 in Brünn; sie wollte biologische, psychologische u. soziologische Forschungsergebnisse der Sexualwissenschaft politisch u. gesellschaftlich umsetzen: Gleichberechtigung von Frauen u. Männern, Reform der gesetzlichen Ehevorschriften, Stärkung der Rechte lediger Frauen u. nichtehelicher Kinder, selbstbestimmte und verantwortliche Elternschaft (Zugang zu Empfängnisverhütung), Anwendung eugenischer Erkenntnisse u. Geburtenauswahl (Fortpflanzung „gesunder u. begabter“ Personen, Sterilisation „ungeeigneter“ Personen), Sexualerziehung, Reform der Strafgesetze zur Sexualität (z. B. Strafbarkeit sexueller Handlungen nur bei Verletzung der Rechte anderer Personen), Akzeptanz u. richtige Beurteilung sexueller Varianten (insbesondere der Homosexualität), Einordnung sog. sexueller Triebstörungen nicht mehr als Verbrechen od. Sünden, sondern als pathologische Phänomene; vgl. Sexualreformbewegung.

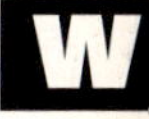

Welt|rechts|prinzip n: (jurist.) Bezeichnung für die Gültigkeit des deutschen Strafrechts auch für Handlungen, die im Ausland stattfinden, unabhängig vom Recht des Tatorts, der Nationalität des Täters u. (mit Einschränkungen) des Opfers; im Sexualstrafrecht* gilt dies für sexuellen Missbrauch* von Schutzbefohlenen, falls Täter u. Opfer Deutsche sind u. ihre Lebensgrundlage im Inland haben bzw. für sexuellen Missbrauch* von Kindern u. Jugendlichen, falls der Täter Deutscher ist (§ 5 StGB), für Menschenhandel* u. Kinderpornographie*; außerdem u. a. für Schwangerschaftsabbruch*, wenn der Täter Deutscher ist u. im Inland seine Lebensgrundlage hat bzw. für Kindesentziehung, falls der Sorgeberechtigte sich gewöhnlich im Inland aufhält (§ 6 StGB); vgl. Sextourismus.

Wendung: (gebh.) Bezeichnung für die Veränderung der Kindslage u. Drehung aus Quer- oder Schräglage in eine Längslage; **Formen: 1.** äußere Wendung durch Handgriffe von der Bauchdecke aus; **2.** innere Wendung mit der in die Gebärmutter eingeführten Hand; **3.** kombinierte Wendung (Braxton-Hicks-Wendung), bei der eine Hand (od. mindestens zwei Finger) in den Uterus eingeführt u. die innere Wendung durch äußere Handgriffe unterstützt wird. Der Erfolg wird wesentlich von der Erfahrung der Ausführenden bestimmt; Durchführung wegen großer Risiken (hohe kindliche Sterblichkeit, Blutung u. a.) nur noch in Notfällen od. in Bereitschaft zur operativen Entbindung*.

Werben: (allg.) Bezeichnung für das Herausstellen eigener Vorzüge mit dem Ziel, bei einer anderen Person Interesse zu wecken, z. B. als erster Schritt zu einer Eheschließung (Brautwerbung*); in manchen Kulturen streng reglementiert, nicht selten unter Beteiligung eines Mittlers, s. Partnervermittlung.
(ethol.) bedeutungsgleich mit Balz, s. Balzverhalten.

Werbung: (allg.) Bezeichnung für **1.** Werben* um Sexualpartner; **2.** Produktwerbung*.

Werkzeug|fetischismus m: (sexol.) Bezeichnung für eine seltene Form des Fetischismus*, bei der sexuelle Erregung u. Befriedigung überwiegend od. ausschließlich durch Sammeln u. Beschäftigen mit Werkzeug erreicht werden.

Werte: (kult.) Sammelbezeichnung für individuell od. allgemein anerkannte Vorstellungen u. Auffassungen, die eine (oft moralisch) orientierende od. sinngebende Funktion für Einzelpersonen, Gruppen od. Gesellschaften haben; situative, soziokulturelle u. historische Faktoren spiegeln sich in einer Hierarchisierung von Werten, die starken Wandlungen unterliegt. Häufig werden Werte (meist in Verbindung mit Ideen, Weltanschauungen, Religionen, Ideologien u. a.) mit bestimmten Formen von Sexualität u. Sexualverhalten verknüpft, ihnen entgegengesetzt od. zur Definition sexueller Normen* herangezogen; vgl. Sexualmoral.

Wer|wolf (ahd. wër Mann): (kult.) im Volksglauben* Bezeichnung für einen Menschen, der sich zu bestimmten Gelegenheiten (ohne sein Zutun od. durch Verwendung von Hexensalben) in einen Wolf verwandelte u. dann für andere Menschen gefährlich sei; die Vorstellung war in europäischen Legenden seit der Antike verbreitet (sog. Lykanthropie im griechischen Kulturraum, sog. Versipelles in der römischen Antike) u. findet sich in ähnlicher Weise in afrikanischen (Hyänen, Leoparden), südamerikanischen (Jaguare) u. asiatischen Legenden (Tiger), denen eine deutliche sexuelle Komponente gemeinsam ist (nächtliche Paarungen mit weiblichen Raubtieren); in Deutschland ist der Glaube seit dem 10. Jahrhundert dokumentiert.

Wespen|taille: (allg.) Bezeichnung für eine nach Schnürung durch ein Korsett* außerordentlich schmale Taille bei Frauen; im 14. Jahrhundert in Burgund aufgekommmen u. lange als sexuell besonders attraktiv geltend; infolge massiver Einschränkungen der Beweglichkeit gesundheitlich von Nachteil.

wet sex (engl. ~ nass): (allg.) unter Menschen mit urophilen Neigungen übliche Bezeichnung für die Beschäftigung mit Urin im Rahmen von sexuellen Aktivitäten, s. Urophilie.

WHK: Abkürzung für **W**issenschaftlich*-**h**umanitäres **K**omitee.

WHO: Abkürzung für **W**orld **H**ealth **O**rganization, s. Weltgesundheitsorganisation.

wichsen (ahd. wahsen mit Wachs bestreichen, einschmieren): (allg.) Bezeichnung für masturbieren (Masturbation*), v. a. bei Männern.

wider|natürlich: (kult.) historische Bezeichnung für Eigenschaften u. Verhaltensweisen, die einer angenommenen Natur* des Menschen zuwiderlaufen bzw. gegen vermutete Gebote der Natur verstoßen; urspünglich im Rahmen der katholischen Naturrechtslehre* entstanden, wurde der Begriff bis Mitte des 20. Jahrhunderts (v. a. in der Rechtsprechung) verwendet, um abweichendes Sexualverhalten* zu benennen (in frühen Gesetzeswerken oft anstelle von Aufzählungen „unaussprechlicher" sexueller Einzelhandlungen verwendet).

Wieder|geburts|lehre: (kult.) auch Reinkarnationslehre; Bezeichnung für die religiöse Vorstellung der erneuten Geburt eines Menschen nach seinem Tod als Mensch od. anderes Lebenwesen (Tier, Pflanze) auf der Erde, i. w. S. auch einer (spirituellen) Erneuerung im Lauf des Lebens; bedeutsam im Buddhismus* u. Hinduismus*, wo Wiedergeburten bis zur Erlösung als leidvoll u. unausweichlich gelten u. jeweils mit Auf- od. Abwertung des sozialen Rangs verbunden sein können; als mögliche Vorstellung positiv bewertet in der westlichen Esoterik, bei den Aleviten im Islam* u. in Teilen des mystischen Judentums*, im Christentum* nur symbolisch (z. B. in der Taufe) als individuelle spirituelle Erneuerung (sog. Palingenesie*).

Wieder|holungs|zwang: (psychol.) Bezeichnung für ein Zwangsverhalten mit der unüberwindlichen Tendenz zur Wiederholung bestimmter Handlungen, deren Unterlassen evtl. zu erheblicher Unruhe führt.
(psychoanalyt.) Fachbezeichnung für die Tendenz bei manchen psychischen Störungen (insbesondere Neurosen), sich zwanghaft u. wiederholt den gleichen unlustvollen, psychisch traumatisierenden Situationen auszusetzen; ihre Interpretation als Abwehrmechanismus unbewusster sexueller Triebbedürfnisse wird heute überwiegend nicht mehr geteilt. Vgl. Zwangsstörungen.

Wieder|käuen: (allg.) Bezeichnung für Rumination*.

Wiener, Alexander Salomon (1907-1976): Immunologe u. Genetiker, New York; entdeckte mit K. Landsteiner (1940) das Rhesus-Blutgruppensystem u. beschrieb (1944) die multiple Allelie bei Blutgruppensystemen, s. Allele.

Wiesen|klee: (biol.) auch Trifolium pratense, s. Rotklee.

Wind|ei: (gebh.) auch Abortivei; Bezeichnung für nicht ausgestoßenes Abbauprodukt einer Schwangerschaft mit verkümmertem od. nicht mehr erkennbarem Embryo (s. Molenschwangerschaft). Vielfältige Ursachen: genetische Schäden, Sauerstoffmangel, chemische Schadstoffe, Radioaktivität u. a.

Windel|fetischismus m: (sexol.) Bezeichnung für Formen des Fetischismus*, bei denen Windeln als sexuell besonders erregend erlebt werden; Verwendung entweder im Rahmen sexueller Rollenspiele (Wickelspiele) od. von gebrauchten Windeln (z. B. wegen ihres Geruchs); s. Urophilie, Koprophilie.

Winkel|ehe: (allg.) auch Winkelhochzeit; historische Bezeichnung für heimlich („im stillen Winkel") vollzogene Eheschließung.

Wir-Bildung: (psychol.) Fachbezeichnung für Entstehung eines starken Zusammengehörigkeitsgefühls, z. B. innerhalb langfristiger Partnerbeziehungen, Familien (vgl. Familiendynamik) od. sozialen Bezugsgruppen; charakteristisch sind die Entwicklung gemeinsamer Ziel- u. Wertvorstellungen sowie evtl. gemeinsamer Reaktionsformen (vgl. Psychodynamik). Das Bedürfnis nach Wir-Bildung gilt heute als eines der psychischen Grundbedürfnisse des Menschen, dessen Erfüllung eine Voraussetzung für psychische Gesundheit* bildet; in Tierversuchen kann erfolgreiche Wir-Bildung mit einer starken Aktivierung des Belohnungssystems* in Verbindung gebracht werden.

Wissenschaftlich-humanitäres Komitee n: Abkürzung WHK; 1897 von M. Hirschfeld begründete Organisation mit Sektionen in mehreren (v. a. europäischen) Ländern, die u. a. für die Rechte homosexueller Männer u. Frauen eintrat, die Abschaffung des Paragraphen* 175 RStGB forderte u. für eine wissenschaftliche Erforschung der Homosexualität eintrat. Im Juni 1933 erfolgte die Selbstauflösung, um einem Verbot durch die Nationalsozialisten zuvorzukommen; heute gilt das WHK als weltweit erste Organisation homosexueller Männer. Nach dem Zweiten Weltkrieg gab es verschiedene Neugründungsversuche (1949 durch H. Giese, 1963 durch G. Zacher und K. Hiller); 1998 wurde das WHK in Anlehnung an die historische Tradition mit Sitz in Berlin erneut gegründet; es bestehen verschiedene Regionalgruppen, deren Arbeitsschwerpunkte u. a. die Emanzipation gleichgeschlechtlicher Partnerschaften, politische Information u. Prävention von Gewalt gegen Homosexuelle sind (http://www.whk.de).

Witwe (lat. vidua Witwe): (allg.) auch Witwin, Wittib; Bezeichnung für Frauen, deren Ehemann verstorben ist; historisch durften Frauen erst nach Ablauf einer bestimmten Frist (sog. Witwenjahr, vgl. Trauer) erneut heiraten, u. U. waren bestimmte Witwenbräuche zu beachten. Vgl. Personenstand.

Witwe, grüne: (allg.) Bezeichnung für verheiratete, nicht berufstätige Frauen, die in den Außenbezirken von Großstädten wohnen u. daher nicht selten unter sozialer Isolation leiden; der umgangssprachliche Gebrauch unterstellt ihnen sexuelle Unzufriedenheit u. erhöhte Bereitschaft zu außerehelichen Sexualkontakten.

Witwen|bräuche: (kult.) Sammelbezeichnung für Rituale, Bräuche u. Sitten, die sich auf Witwen beziehen. Allgemein erwartet werden Zeichen der Trauer, das Tragen besonderer Kleidung u. ggf. ein Opfer (Haarescheren, Abhacken eines Fingers u. a.), außerdem besteht eine weitgehende Verpflichtung zu Besuchen des Grabes. Die Wiederheirat von Witwen ist nicht selten stark eingeschränkt, sie bilden ein Erbschaftsproblem, ihr sozialer Status ist ungesichert, oft niedrig (Prostitution, Sklaverei, Rückkehr in Ursprungsfamilie) od. erst gesichert durch erneute Aufnahme in die Familie bei Heirat eines Verwandten des Verstorbenen (Leviratsehe*, Sororat* u. a.). Zahlreiche Bräuche spiegeln die Vorstellung von Witwen als fortdauerndem Besitz der Verstorbenen, die ihnen auch nach dem Tod weiter verfügbar sein sollten u. für andere Männer wenig attraktiv sind: Daher werden aus manchen Kulturen regelmäßige Witwentötungen berichtet, die in hinduistischen Gesellschaften als (hoch geachtete, aber auch unfreiwillige) Witwenverbrennung (Sati-Riten) üblich waren u. bis heute in Indien vereinzelt dokumentiert sind. Demgegenüber gibt es für **Witwer** nur in sehr wenigen (matriarchalen) Kulturen vergleichbare Vorschriften; ihnen wird überwiegend eine rasche Wiederheirat gestattet, v. a. sofern Kinder zu versorgen sind.

Witwer (lat. viduus verwitwet, ledig) m: (allg.) auch Wittiber; von Witwe abgeleitete Bezeichnung für Männer, deren Ehefrauen verstorben sind. Vgl. Personenstand.

Witz (ahd. wizzi Wissen): (allg.) **1.** Sammelbezeichnung für spaßige Einfälle, lustige Anekdoten od. Bemerkungen mit scherzhaftem, spöttischem od. ironischem Nebensinn, durch die scheinbar unabhängige Tatsachen in einen Zusammenhang gebracht werden; vielfach sind Erotik u. Sexualität Gegenstand von Witzen; in psychoanalytischer Sicht stellen Witze eine Reaktion dar, die Angst vermindert u. die Befriedigung verbotener Triebregungen ermöglicht; **2.** veraltet auch für Geist od. intellektuelles Vermögen.

WLSR: Abkürzung für **W**elt**l**iga* für **S**exual**r**eform.

Wochen|bett: (gebh.) auch Kindbett, Puerperium; Bezeichnung für den Zeitraum von ca. 6-8 Wochen nach Ende der Geburt* bis zur Rückbildung von Schwangerschafts- u. Geburtsveränderungen; als Frühwochenbett werden die ersten 7 Tage nach Geburt bezeichnet. Das Wochenbett ist geprägt von physiologischen Vorgängen (Ausstoßung von Gebärmutterschleimhaut u. Wundsekreten: s. Lochien; Einsetzen der Milchsekretion, Laktation: s. Stillen), eventuellen psychischen Reaktionen (sog. Heultag* od. Wochenbettblues bei etwa der Hälfte aller Wöchnerinnen mit Energielosigkeit, Überempfindlichkeit bis hin zu depressiver Stimmungslage infolge hormoneller Umstellungen) u. verän-

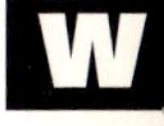

derten Aufgaben (Beginn der Rückbildungsgymnastik*, Einnahme der Mutterrolle; vgl. Mutterschaft). Während des Wochenbetts stehen Frauen unter besonderem Schutz (Mutterschutz*); jedoch ist es entgegen der früher weit verbreiteten Praxis i.d.R. nicht erforderlich, dass die Wöchnerin für eine Woche Bettruhe einhält.

Wochen|bett|depression f: (psychiat.) auch postpartale Depression; Bezeichnung für **1.** nichtpsychotische seelische Störung nach der Geburt: sog. Heultag od. Wochenbettblues, der infolge hormoneller Umstellungen auftritt; **2.** psychotische Depression: Form der Wochenbettpsychose* mit ausgeprägter depressiver Verstimmung, schweren Schlafstörungen, Unruhe od. Apathie, evtl. begleitet von Angstgefühlen, Zukunftsängsten u. der Überzeugung, das Neugeborene nicht ausreichend versorgen zu können; auch aggressive Handlungen gegen das Neugeborene od. Vernachlässigung sind möglich.

Wochen|bett|fieber: (allg.) Bezeichnung für Puerperalfieber*.

Wochen|bett|gymnastik f: s. Rückbildungsgymnastik.

Wochen|bett|psychose f: (psychiat.) auch Puerperalpsychose; Bezeichnung für **1.** organische Psychose*, die während des Wochenbetts* auftritt und v.a. in der Vergangenheit beobachtet wurde. Ursache waren septische Wochenbettinfektionen; Therapie: Antibiotika. **2.** endogene Psychose, die mit einer Häufigkeit von ca. 1-2 Fällen auf 1000 Geburten in 2-3 (-6) Wochen nach der Entbindung auftritt. Symptome: oft rascher Wechsel, z.B. abrupter Beginn mit manischen od. depressiven Symptomen, starke Unruhe, Verwirrtheit, Schlafstörungen, Angst, Halluzinationen u. Wahn, evtl. Ablehnung des Kindes (Misopädie*). Therapie: Ausschaltung evtl. nachteiliger Einflüsse, Psychotherapie, Soziotherapie, Psychopharmaka (z.B. Neuroleptika, Lithium, Antidepressiva). Prognose: kurzfristig gut; evtl. kommt es jedoch im weiteren Verlauf zu Rezidiven.

Wochen|end|beziehung: (allg.) Bezeichnung für eine Paarbeziehung, in der die Partner während der Woche (ggf. auch für längere Zeiträume) an getrennten Orten wohnen u. sich nur an Wochenenden treffen; für Deutschland wird der Anteil dieser Art Beziehungen auf ca. 16% geschätzt. Zwar werden sie von einzelnen als angenehmer Kompromiss zwischen einem Leben als Single* u. einem Leben als Paar betrachtet, aber insgesamt scheinen Nachteile zu überwiegen (Orientierung an einem starren Zeitschema, weitgehende Trennung zwischen Berufstätigkeit u. Privatleben), so dass empfohlen wird, während der Trennungsphasen den Kontakt telefonisch aufrecht zu erhalten u. die gemeinsame Zeit nicht durch überhöhte Erwartungen u. anstrengende Unternehmungen zu belasten.

Wochen|fluss: (allg.) Bezeichnung für Lochien*.

Wöchnerin: (gebh.) Bezeichnung für Frau nach einer Geburt in der Phase des Wochenbetts*.

Wörter|bücher, erotische: (kult.) Bezeichnung für meist alphabetisch geordnete Beschreibungen einzelner Begriffe aus dem Gesamtgebiet der Sexualität*; in Deutschland zunächst veröffentlicht als Sammlungen vulgärsprachlicher Begriffe, z.B. als „Studenten-Lexicon“ (1781) od. „Burschicoses Woerterbuch“ (1846), gefolgt von zahlreichen Sammlungen mundartlicher Begriffe; seit Ende des 19. Jahrhunderts zunehmend auch eher kulturwissenschaftlich orientierte Sammlungen von Begriffen zu Kulturgeschichte u. sozialer Realität der Sexualität. Infolge der starren Reihenfolge der Einträge sind Wörterbücher innerhalb der erotischen Literatur* die scheinbar neutralsten Produkte; daher waren u. sind sie ein nicht selten gewähltes Mittel, als anstößig empfundene sexuelle Inhalte zu veröffentlichen u. dabei auch subjektive Sichtweisen der Autoren zu spiegeln (vgl. Pornographie). Als erstes wissenschaftliches Wörterbuch der Sexualität erschien in Deutschland das „Handwörterbuch der Sexualwissenschaft“ von M. Marcuse (1923).

Wohn|gemeinschaft: (soziol.) allgemein übliche Abkürzung WG; Bezeichnung für Form des Zusammenlebens von Personen in einem Haushalt; Wohngemeinschaften können unterschiedlichen Zwecken dienen u. werden häufig aus sozialen od. ökonomischen Gründen gegründet, sie haben verschiedentlich (wie z.B. die Fernsehwohngemeinschaft Big Brother od. die Kommune* I, s. Abb.) großes Medieninteresse hervorgerufen; therapeutische Wohngemeinschaften haben sich u.a. in der Betreuung von Menschen mit Behinderungen u. zur Rehabilitation von Drogenabhängigen bewährt u. werden in einigen Ländern (z.B. Niederlande) auch in der Therapie von Sexualstraftätern erprobt.

Wolff-Gang (Caspar F. W., Anatom, Berlin, St. Petersburg, 1734-1794)**:** (embryol.) sog. Urnierengang; Bezeichnung für den aus der Vereinigung von Vornierenkanälchen der Urniere mit dem Vornierengang entstehenden primären Harnleiter, der in die Kloake vorwächst. Beim männlichen Geschlecht entwickelt sich der Wolff-Gang zu Nebenhodengang (Ductus* epididymidis), Samenleiter* (Ductus deferens) u. Bläschendrüse* (Vesicula seminalis); beim weiblichen Geschlecht bildet er sich weitgehend zurück, Teile können in Nebeneierstock* (Epoophoron), Beieierstock* (Paroophoron) u. Gartner*-Gängen erhalten bleiben. Vgl. Gonadenentwicklung (Abb.).

Wollstonecraft, Mary (1759-1797)**:** Schriftstellerin, London; u.a. Veröffentlichungen zur bürgerlichen Gleichstellung u. den Rechten von Frauen, frühe Vertreterin der Frauenbewegung*.

Wollust: (allg.) veraltete Bezeichnung für sexuelle Lust*, insbesondere die Empfindungen beim Orgasmus; in christlich-moraltheologischen Zusammenhängen (eher abwertend) bedeutungsgleich mit Konkupiszenz*.

Wollust|körperchen: (sexol.) Bezeichnung für früher vermutete spezifische sensible Endorgane (sog. Wollustpapillen) in der Eichel von Penis u. Klitoris, großen u. kleinen Schamlippen, Brustwarzen u. Warzenhof sowie Lippen; die gelegentlich dafür gehaltenen Krause-Endkolben gelten heute als Kälterezeptoren, während die übrigen in diesen Zonen nachweisba-

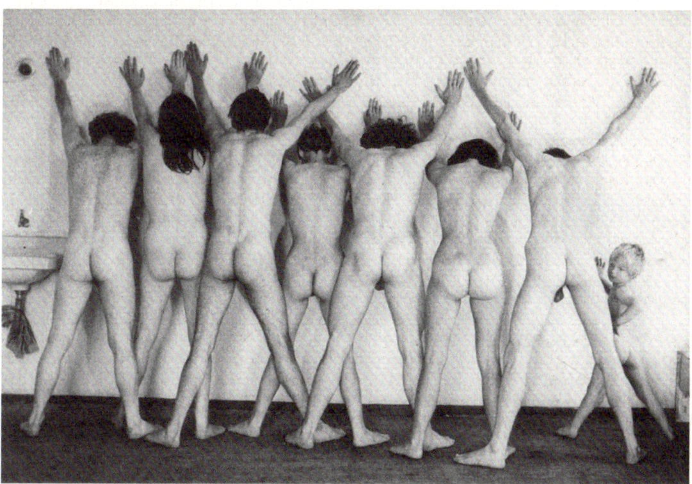

Wohngemeinschaft:
Die Berliner Kommune I (hier 1967) bildet ein frühes Beispiel für die Suche nach neuen Formen des Zusammenlebens im Verlauf der Studentenbewegung.

ren Mechanorezeptoren (einschließlich der sog. Dogiel*-Körperchen) u. freien Nervenendigungen keine spezifische Morphologie (wohl aber eine besonders hohe Dichte) aufweisen; s. Reizorgane, sexuelle.

Wollust|tropfen: (allg.) Bezeichnung für sog. präejakulatorische Sekretion*; in der sexuellen Erregungsphase freigesetztes schleimiges Sekret der (männlichen) Bulbourethraldrüse*, das vereinzelt Samenzellen enthalten kann.

Wonne|mond (ahd. wunne Weide)**:** (allg.) historische Bezeichnung für den Monat Mai (in dem das Vieh auf die Weide getrieben wurde); im übertragenen Sinn auch verwendet für die gemeinsame Zeit eines Paares nach der Eheschließung (Flitterwochen*).

World Association for Sexology: Abkürzung WAS; 1978 gegründete Fachgesellschaft mit Sitz in Paris (Frankreich); Ziele sind u. a. die weltweite Förderung von Sexualwissenschaft, Sexualerziehung, sexueller Gesundheit sowie von kulturellem Austausch u. Kooperationen; sie erarbeitete eine weithin akzeptierte Erklärung allgemeiner sexueller Menschenrechte* („Universal Declaration of Sexual Rights"; http://www.worldsexology.org).

World Health Organization: Abkürzung WHO, s. Weltgesundheitsorganisation.

Wort|masochismus m**:** (sexol.) Bezeichnung für das masochistische Bedürfnis, im Rahmen von Sexualkontakten obszön beschimpft zu werden; u. U. wird nur unter dieser Voraussetzung ein Orgasmus erreicht, s. Masochismus; vgl. Koprolalie, Urolalie.

Wort|sadismus m**:** (sexol.) Bezeichnung für das sadistische Bedürfnis, im Rahmen von Sexualkontakten die Partner obszön zu beschimpfen; u. U. wird nur unter dieser Voraussetzung ein Orgasmus erreicht, s. Pornolalie, Sadismus.

Wunsch|kind: (gebh.) ein gewolltes Kind; vgl. Kinderwunsch, Familienplanung.

Wut|anfälle: (allg.) Bezeichnung für explosive Impulskontrollstörungen*, evtl. verbunden mit aggressiven Handlungen.

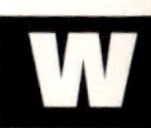

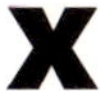

X-Chromatin n: (genet.) auch Barr-Körper; Bezeichnung für das Chromatin des X-Chromosoms (Geschlechtschromatin*), an der Membran des Zellkerns in der Interphase mit speziellen Färbemethoden (Fluoreszenzmarkierung) nachweisbar (s. Abb). Das X-Chromatin entspricht einem X-Chromosom, das funktionell inaktiv ist u. wird daher nur bei Individuen gefunden, die mindestens zwei X-Chromosomen haben (normalerweise also nur bei chromosomal weiblichem Geschlecht). Ein doppeltes X-Chromatin weist auf das Vorhandensein von drei X-Chromosomen (z. B. bei XXX-Syndrom) hin. Das X-Chromatin ist an Epithelzellen (Mund-, Nasen-, Vaginalschleimhaut), Fibroblasten, Amnion- u. Haarwurzelzellen nachweisbar. Bei der Barr-Kernanalyse im Rahmen der Geschlechtsdiagnostik ist die Untersuchung von mindestens 50 Zellen erforderlich. Von einem weiblichen Kerngeschlecht wird ausgegangen, wenn 60-70% der Zellen einen Barr-Körper aufweisen.

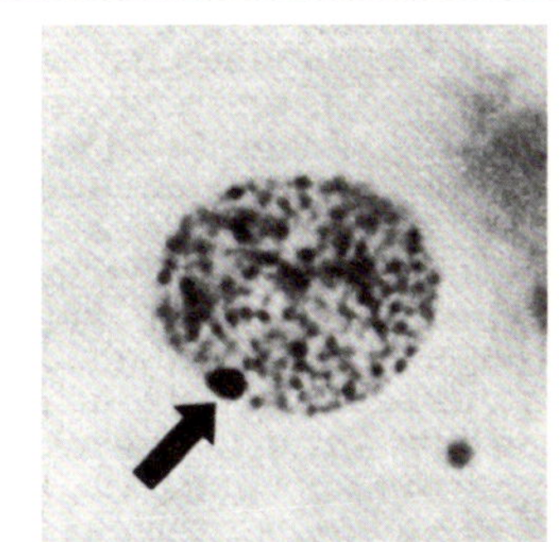

X-Chromatin:
Zelle der Mundschleimhaut mit angefärbtem Barr-Körperchen (Pfeil)

X-Chromosom n: (genet.) Bezeichnung für ein Geschlechtschromosom, das in menschlichen weiblichen Zellen zweifach (XX), in männlichen Zellen einfach (XY) vorhanden ist, s. Chromosomen.

Xerosis vulvae (gr. ξηρός trocken, dürr) f: (klin.) Fachbezeichnung für eine ausgeprägte Hauttrockenheit der Vulva, die v. a. im höheren Lebensalter infolge abnehmender Östrogenkonzentrationen entsteht; häufig verbunden mit Trockenheit der Vagina (Xerosis vaginae). Die Therapie erfolgt mit östrogenhaltigen Externa, ggf. durch Hormon-Ersatztherapie.

Xipho|pagus (gr. ξίφος Schwert, πήγνυμι zusammenfügen) m: (klin.) auch Thorakopagus; Fachbezeichnung für eine Doppelfehlbildung* mit im Brustbeinbereich zusammengewachsenen Kindern.

Xo|graphie (eigentlich X-o-graphie) f: (kult.) Fachbezeichnung für ein Prägeverfahren, mit dem durch eine Plastikbeschichtung in der Struktur einer optischen Linse eine dreidimensionale optische Wirkung erreicht wird; Anwendung z. B. bei erotischen Postkarten*.

X0-Syndrom n: (genet.) Fachbezeichnung für Ullrich*-Turner-Syndrom.

3X-Syndrom: s. XXX-Syndrom.

4X-Syndrom: s. XXXX-Syndrom.

5X-Syndrom: s. XXXXX-Syndrom.

XTC: (allg.) in Subkulturen übliche Abkürzung Ecstasy*; vgl. Partydrogen.

XX-Mann: (genet.) Bezeichnung für ein Individuum mit 46,XX-Karyotyp, aber männlichem Körperbau u. männlicher psychosexueller Orientierung; Ursache: Austausch von Genen zwischen X- u. Y-Chromosom mit Chromosomen*-Translokation eines Y-chromosomalen Segments in den kurzen Arm des X-Chromosoms, dadurch Vorhandensein des Hoden-determinierenden Gens. Symptome: hypergonadotroper Hypogonadismus (Gonadendysgenesie mit kleinen Hoden, Aspermie, Gynäkomastie); vgl. Chromosomen-Abweichungen.

XXX-Syndrom n: (genet.) auch Triple-X-Syndrom, Superfemale-Syndrom, 3X-Syndrom; Bezeichnung für eine Form der gonosomalen Trisomie, bei der das X-Chromosom infolge einer Non*-Disjunction dreifach vorhanden ist. Häufigkeit: ca. 1:1000 Lebendgeburten; Symptome: Frauen mit weiblichem Körperbau, oft fertil, selten leichte Intelligenzminderung. Männliche Nachkommen fertiler Frauen haben häufig ein Klinefelter*-Syndrom. Vgl. Chromosomen-Abweichungen.

XXXX-Syndrom n: (genet.) auch 4X-Syndrom; Form der gonosomalen Polysomie, bei der das X-Chromosom infolge einer Non*-Disjunction vierfach vorhanden ist. Symptome wie bei XXXXX*-Syndrom.

XXXXX-Syndrom n: (genet.) auch 5X-Syndrom; Form der gonosomalen Polysomie, bei der das X-Chromosom infolge einer Non*-Disjunction fünffach vorhanden ist; Symptome: Frauen mit weiblichem Körperbau; geistige Behinderung, Kleinwuchs, multiple Fehlbildungen (evtl. Hypogonadismus*, Hypogenitalismus*, Hypertelorismus*, kurzer Hals, nach oben außen verlaufende Lidachse).

XXY-Tri|somie f: (genet.) Fachbezeichnung für Klinefelter*-Syndrom.

XXYY-Syndrom n: s. YY-Syndrom.

XYY-Syndrom n: s. YY-Syndrom.

Y

Y-Chromatin n: (genet.) Bezeichnung für das Chromatin des Y-Chromosoms (Geschlechtschromatin), im Zellkern in der Ruhephase mit speziellen Färbemethoden (Fluoreszenzmarkierung) nachweisbar (s. Abb.).

Y-Chromosom n: (genet.) Bezeichnung für ein Geschlechtschromosom, das beim Menschen nur in männlichen Zellen vorhanden ist, s. Chromosomen.

Y-DNA-Nachweis: (forens.) Nachweis von Y-chromosomaler DNA, die immer von einer männlichen Person stammen muss; der Y-DNA-Nachweis (z. B. in Scheidenabstrichen) ist bedeutsam im Rahmen einer Beurteilung der Identitätswahrscheinlichkeit eventueller Täter, insbesondere bei Sexualstraftaten; er ermöglicht eine Identitätswahrscheinlichkeit von ca. 99 %. Vgl. DNA-Fingerprint-Methode.

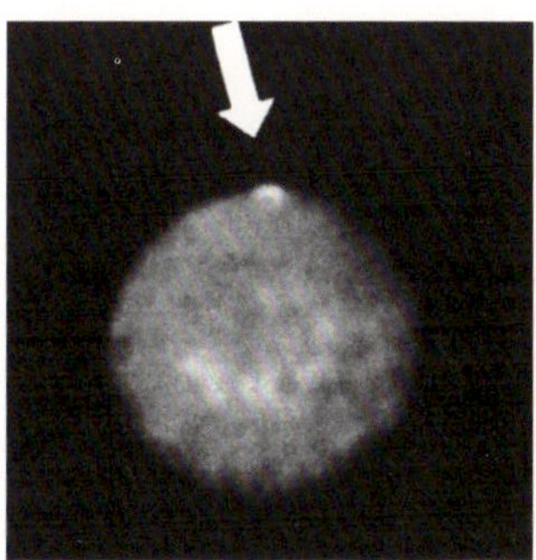

Y-Chromatin:
Lymphozyt mit fluoreszenzmikroskopisch dargestelltem Y-Chromatin (Pfeil)

Yin-Yang (chin. ~ ~ Nordseite-Südseite des Berges): (kult.) Bezeichnung für das in der traditionellen chinesischen Kosmologie entstandene, im Rahmen des chinesischen Universalismus in Taoismus* und Buddhismus* gelangte polare Grundprinzip des Kosmos; einer als Yin bezeichneten Kraft u. a. weiblicher Qualität steht eine als Yang bezeichnete Kraft u. a. männlicher Qualität komplementär gegenüber (s. Abb.).

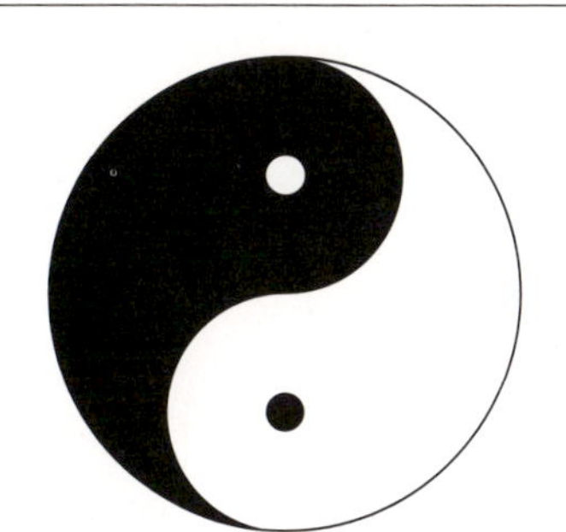

Yin-Yang:
Altes chinesisches Symbol für das Merkmal aller Phänomene, Eigenschaften in sich zu vereinen, die zwar gegensätzlich sind, aber voneinander abhängen, sich gegenseitig ergänzen und begrenzen; jede der beiden Seiten enthält zugleich in ihrem Kern Eigenschaften der anderen.

Alle Phänomene, Dinge u. Lebewesen können einer der beiden Kräfte zugeordnet werden; so stehen für „Yin" Passivität, Ruhen, Empfangen, Tiger, Wasser, Dunkel u. a., für „Yang" Aktivität, Bewegung, Zeugung, Drache, Feuer, Licht u. a. Nach traditioneller chinesischer Auffassung ist das Universum (mit fünf Elementen) aus Vermischung von Yin u. Yang entstanden; die Vereinigung von Yin u. Yang in sexuellen Handlungen erhält und bestärkt die kosmische Harmonie.

Yohimbin n: (pharmak.) Bezeichnung für einen Wirkstoff (Alkaloid) aus der Rinde verschiedener Baumarten, insbesondere der westafrikanische Paulystina johimbe (sog. Yohimbéhé-Baum) u. Alchornea floribunda (sog. Niandobaum) sowie des südamerikanischen Aspidosperma quebracho-blanco (sog. Eisenholzbaum) u. einiger Rauwolfia-Arten (sog. Schlangenwurz), der traditionell als Bestandteil von Aph-

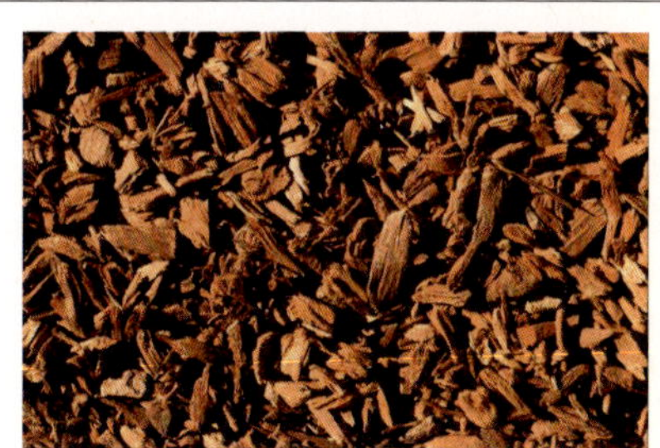

Yohimbin 1:
Die Gewinnung erfolgt durch Extraktion aus getrockneter Rinde des Yohimbéhé-Baums (Cortex yohimbe).

Yohimbin 2:
Strukturformel des Wirkstoffs der Yohimberinde

rodisiaka* verwendet wird; Ende des 19. Jahrhunderts isoliert, seit Mitte des 20. Jahrhunderts auch synthetisierbar, für medizinische Zwecke dennoch überwiegend aus Pflanzen extrahiert. Die Wirkung besteht in Gefäßerweiterung u. Blutdrucksenkung (α_2-Rezeptor-Antagonist), die sich insbesondere auf die Organe des kleinen Beckens auswirkt u. zu einer Verbesserung der lokalen Durchblutung, Erregungs- u. Erektionsfähigkeit führt, außerdem (insbesondere bei höherer Dosis) in einer zentralen Erregung, die sowohl zu Stimmungsaufhellung u. Halluzinationen führen kann, als auch zu Blutdrucksteigerungen u. (sehr selten) zu unerwünschten Erregungszuständen u. Panikattacken (verstärkter Schreckreflex, verkürzte Reaktionszeit). Yohimbin beeinflusst zahlreiche Stoffwechselwege u. darf z. B. nicht mit Antidepressiva kombiniert werden, daher sind Zubereitungen der Reinsubstanz verschreibungspflichtig u. nur in sehr niedriger Dosierung frei verkäuflich. Ein Einsatz bei geringen bis mittelgradigen Erektionsstörungen* ist nach vorliegenden klinischen Ergebnissen erfolgversprechend u. relativ risikoarm.

Yoni (sanskrit ~ Mutterschoß) n: (kult.) im Hinduismus* Bezeichnung für das weibliche Prinzip, das in Stein- od. Metallskulpturen dargestellt wird (Lotosblüte, zwei Handflächen, kreisförmige Rinne) u. die Vulva der Göttin Parvati (Durga) symbolisiert (Vulvakulte*, s. Abb. dort); häufig mit dem männlichen Prinzip (sog. Lingam*) verbunden als Symbol für Urzeugung u. Rückführung des Geteilten in das Ungeteilte, z. T. auch für eine Doppeltgeschlechtlichkeit des Gottes Shiva.

Yoon-Ring (I. B. Y., zeitgen. Gynäkologe, Baltimore, Maryland, USA): (gynäkol.) Bezeichnung für einen Silastik-Ring, der bei Sterilisation* von Frauen als mechanischer Verschluss der Eileiter über eine Tubenschlinge gestülpt wird.

Yuzpe-Methode (Albert A. Yuzpe, Gynäkologe, Vancouver, Canada, geb. 1938) f: (sexol.) Fachbezeichnung für postkoitale Kontrazeption* durch ein Hormonkombinationspräparat aus Levonorgestrel* u. Äthinylöstradiol*; vgl. Postkoitalpille.

YY-Syndrom n: (genet.) auch XYY-Syndrom, Supermaskulinität, Supermale-Syndrom; Bezeichnung für eine Chromosomen-Abweichung, bei der das Y-Chromosom aufgrund einer Non*-Disjunction während der 2. väterlichen Meiose doppelt vorhanden ist. Beim YY-Syndrom können überzählige X-Chromosomen vorkommen (XXYY bis XXXXXXYY, sog. X-chromosomale Polysomie). Häufigkeit: ca. 1:1300 lebendgeborene Jungen; Symptome: Hypogonadismus*, evtl. Intelligenzminderung u. aggressives Verhalten.

Z

Zähne: (anat.) Bezeichnung für knochenartige Gebilde in Ober- u. Unterkiefer, die gemeinsam das Gebiss ergeben; insbesondere die vorderen Zähne haben eine starke Signalwirkung: bei Tieren überwiegend als Zeichen der Aggressivität, bei Primaten (und insbesondere im menschlichen Gesicht) außerdem als Zeichen des Lachens u. der Zuwendung, während lückenhafte Zahnreihen als Zeichen für fortgeschrittenes Alter, Schwäche od. Armut gelten. In manchen Kulturen wird die Signalwirkung der Zähne durch Formveränderung verstärkt (Zuspitzen durch Feilen, Ersetzen durch Goldzähne, Einbringen von Schmuck) od. durch Färben verändert (in manchen asiatischen Kulturen z. B. Schwärzen bei verheirateten Frauen). In modernen Industriegesellschaften gelten helle Zähne als Zeichen von Gesundheit u. Jugend, sie werden daher nicht selten mit chemischen Substanzen aufgehellt (bei unsachgemäßer Durchführung sind Zahnschäden möglich) od. mit synthetischem Material verblendet (sog. Veneers); vgl. Attraktivität.

Zäpfchen n pl: (allg.) Bezeichnung für Suppositorien*.

Zärtel|wochen: (allg.) veraltete Bezeichnung für Flitterwochen*.

Zärtlichkeit: (allg.) Sammelbezeichnung für alle Formen einer sanften Zuwendung zu Menschen, Tieren od. Gegenständen, z. B. als körperlicher Ausdruck von Zuneigung im Rahmen von Partnerschaften u. Sexualkontakten durch Streicheln od. Liebkosungen. Vgl. Berührungen, Emotion.

Zahn, steiler: (allg.) jugendsprachliche, aus der Mitte des 20. Jahrhunderts stammende, heute unüblich gewordene Bezeichnung für sehr attraktive Frauen u. Mädchen; Entstehung unbekannt (fraglicher Zusammenhang mit Vagina* dentata).

Zangen|geburt: (gebh.) Bezeichnung für Entbindung unter Verwendung einer Geburtszange, mit deren Hilfe der kindliche Kopf umgriffen u. beim Durchtritt durch den Geburtskanal unterstützt wird; Durchführung bei Geburtsstillstand, heute weitgehend von Vakuumextraktion* abgelöst. Beim Kind kann es zu Kopfgeschwulst, Bluterguss u. Gesichtsnervenlähmung kommen, bei der Frau zu (z. T. erheblichen) Verletzungen.

Zauber|pilze: (kult.) Sammelbezeichnung für Pilzarten, die wegen ihres Gehalts an Psilocybin* als traditionelle Rauschmittel gebraucht werden; vgl. Halluzinogene.

Zehen|saugen: (sexol.) Bezeichnung für Mund-Zehen-Kontakt mit Saugen an den Zehen von Partnerin od. Partner z. B. beim Vorspiel*. Vgl. Zonen, erogene.

Zeichnen: (gebh.) Bezeichnung für das Ausstoßen des Zervixschleimpfropfs als Zeichen der bevorstehenden Geburt*.

Zeige|lust: (psychoanalyt.) Bezeichnung für den „exhibitionistischen" Partialtrieb* von Kindern in der prägenitalen Phase der psychosexuellen Entwicklung*, der sich ausdrückt im (lustvoll erlebten) Anschauenlassen des eigenen nackten Körpers durch andere; vgl. Nacktheit.

Zeit|ehe: (allg.) auch Ehe auf Zeit; Bezeichnung für eine schon bei Heirat zeitlich begrenzte Ehe; nach Ablauf der vereinbarten Frist erhält die Frau eine Entlohnung, danach bestehen keine weiteren Verpflichtungen. Zeitehen sind historisch aus Japan mit einer Begrenzung auf fünf Jahre bekannt, im schiitischen Islam* bis heute (als sog. Mut'ah, Genussehe) z. B. für Besuche bei Prostituierten gestattet; auch Nebenehen* u. Gastehen* sind als Formen der Zeitehe zu betrachten. Nach deutschem Recht sind Ehen auf Zeit nicht möglich; vgl. Ehescheidung.

Zeit|schriften, erotische: (allg.) Sammelbezeichnung für regelmäßig erscheinende Presseerzeugnisse, deren vorwiegender Inhalt erotisch-sexuelle Themen sind; im ausgehenden 18. Jahrhundert zunächst in England aufgekommen (z. B. „The Bon Ton Magazine", 1791-1796), entstanden Ende des 19. Jahrhunderts v. a. in Frankreich sog. Aktmagazine mit photographischen Nacktdarstellungen; im 20. Jahrhundert wurden erotische Zeitschriften weitgehend von Sexpostillen*, Männermagazinen* u. pornographischen Publikationen verdrängt; vgl. Pornographie.

Zeit|wahl|methode: (allg.) wenig gebräuchliche Bezeichnung für Rhythmusmethode*.

Zelle: (biol.) Bezeichnung für eine kleine Baueinheit von Organismen mit eigenem Stoffwechsel, Fähigkeit zur Vermehrung u. zur Reaktion auf Reize; Entwicklung der verschiedenen Zelltypen durch Differenzierung von Stammzellen*. Die meisten menschlichen u. tierischen Zellen haben eine Größe von 20-30 µm, extrem groß sind z. B. Bakterien sowie Eizellen von Menschen (ca. 0,2 mm) u. von Riesenhaien (22 cm). Die Zellen höherer Organismen enthalten einen echten Zellkern (Nukleus od. Karyon) mit Chromosomen u. haben damit die Fähigkeit zur Mitose bzw. Meiose (s. Zellteilung, Abb.). Im Zellleib (Zytoplasma) sind unterschiedlich viele Zellorganellen enthalten, die Stoffwechselleistungen vollbringen (s. ums. Abb. und Tab.); äußere Begrenzung ist die Zellmembran, die u. a. dem Energie- u. Reizaustausch dient.

Zellen, inter|stitielle: (anat.) Fachbezeichnung für die Leydig*-Zwischenzellen im Hoden*.

Zell|kern: (biol.) Kern einer Zelle*.

Zell|teilung: (biol.) Bezeichnung für die Teilung von Zellen mit Ausbildung von zwei Tochterzellen; **Formen: 1. direkte Zellteilung** od. Amitose mit einfacher Durchschnürung des Zellkerns in der Äquatorialebene ohne vorangehendes Sichtbarwerden der Chromosomen. Da die Teilung des Zellleibs meist ausbleibt, entstehen oft mehrkernige Zellen. Vorkommen in hochdifferenzierten Geweben (z. B. Leber, vegetativen Ganglienzellen). **2. indirekte Zellteilung**, Furchungsteilung od. Mitose, die dem Wachstum u. der Zellerneuerung dient u. bei der die beiden Tochterzellen genetisch gleich sind. Nach identischer Replikation der Desoxyribonukleinsäure (DNA) erfolgt die Längsspaltung u. Verdoppelung der Chromosomen. Es wird je ein vollständiger Chromosomensatz auf die neuen Tochterkerne verteilt (Karyogenese) u. durch Zellteilung od. Furchung jedem Kern ein Zytoplasmabereich zugeordnet (Zytokinese). **Ablauf** in vier Phasen (s. Abb.): **Prophase:** Auflösung der Kernmembran u. Kondensierung des Chromatins; die Chromosomen werden sichtbar, die Zentriole wandern zu den Polen. **Metaphase:** Die Chromosomen ordnen sich in der Äquatorialebene an. **Anaphase:** Die Spalthälften der Chromosomen (Chromatiden) werden durch den Spindelapparat auseinandergezogen; die Zentromere teilen sich, die Schwesterchromatiden wandern zu den entgegengesetzten Zellpolen. **Telophase:** Einschnürung der Zelle u. Bildung einer neuen Kernmembran um die Tochterkerne; aus einer Mutterzelle entstehen zwei identische Tochterzellen mit doppeltem (diploidem) Chromosomensatz; die Zellorganellen sind in etwa gleichmäßig auf die Tochterzellen verteilt (Äquationsteilung). Zwischen zwei Zellteilungen befindet sich die Zelle in der stoffwechselaktiven Arbeitsphase (Interphase) des Zellzyklus* (s. Abb. dort). **3. Reduktionsteilung**, Reifeteilung od. **Meiose**, durch die die Keimzellen (Gameten) einen einfachen (haploiden) Chromosomensatz erhalten (s. Abb.). Die erste Teilung (1. Reifeteilung, M I) der primären Oozyte bzw. Spermatozyte mit ihrem doppelten (diploiden) Chromosomensatz führt zur Bildung von zwei Zellen mit einfachem (haploidem) Chromosomensatz. **Ablauf** in drei Phasen: **Prophase I:** Die Meiose beginnt mit der Paarung der strukturidentischen (homologen) Chromosomen. Hierbei kann durch Bruch od. über-

Zelle
Übersicht der Strukturen und Elemente von Zellen

Struktur	Elemente
Protoplasma	gesamte Zellsubstanz innerhalb der Zellmembran
Karyoplasma	Zellkernsubstanz innerhalb der Membran des Zellkerns mit Karyolymphe, Chromosomen, Kernkörperchen
Zytoplasma	Zellleib; Flüssigkeit außerhalb des Zellkerns
Zellorganellen	membranös: endoplasmatisches Retikulum, Golgi-Apparat, Lysosomen, Peroxisomen, Mitochondrien nichtmembranös: Filamente, Mikrotubuli, Ribosomen, Zentriol
Paraplasma	Ablagerungen von Proteinen, Kohlenhydraten, Lipiden u. a. im Zellleib
Metaplasma	funktionsbezogene Strukturen, z. B. Neurofibrillen in Nervenzellen

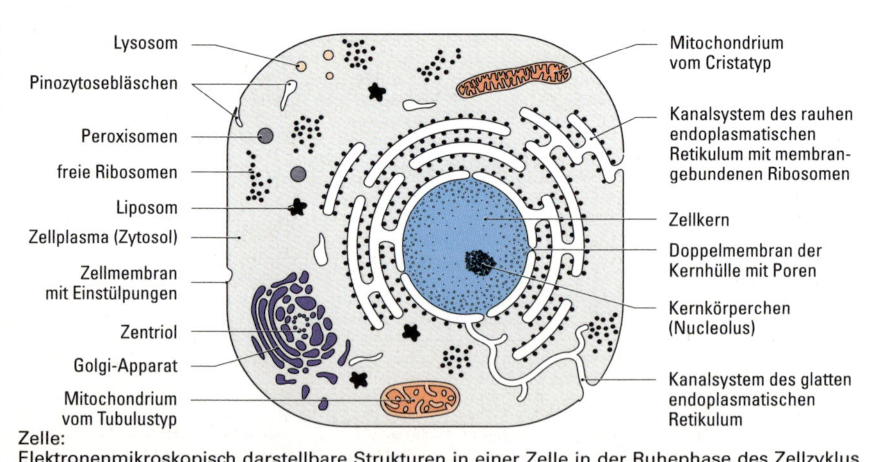

Zelle:
Elektronenmikroskopisch darstellbare Strukturen in einer Zelle in der Ruhephase des Zellzyklus (entfaltete Chromosomen im Zellkern nicht dargestellt)

Z

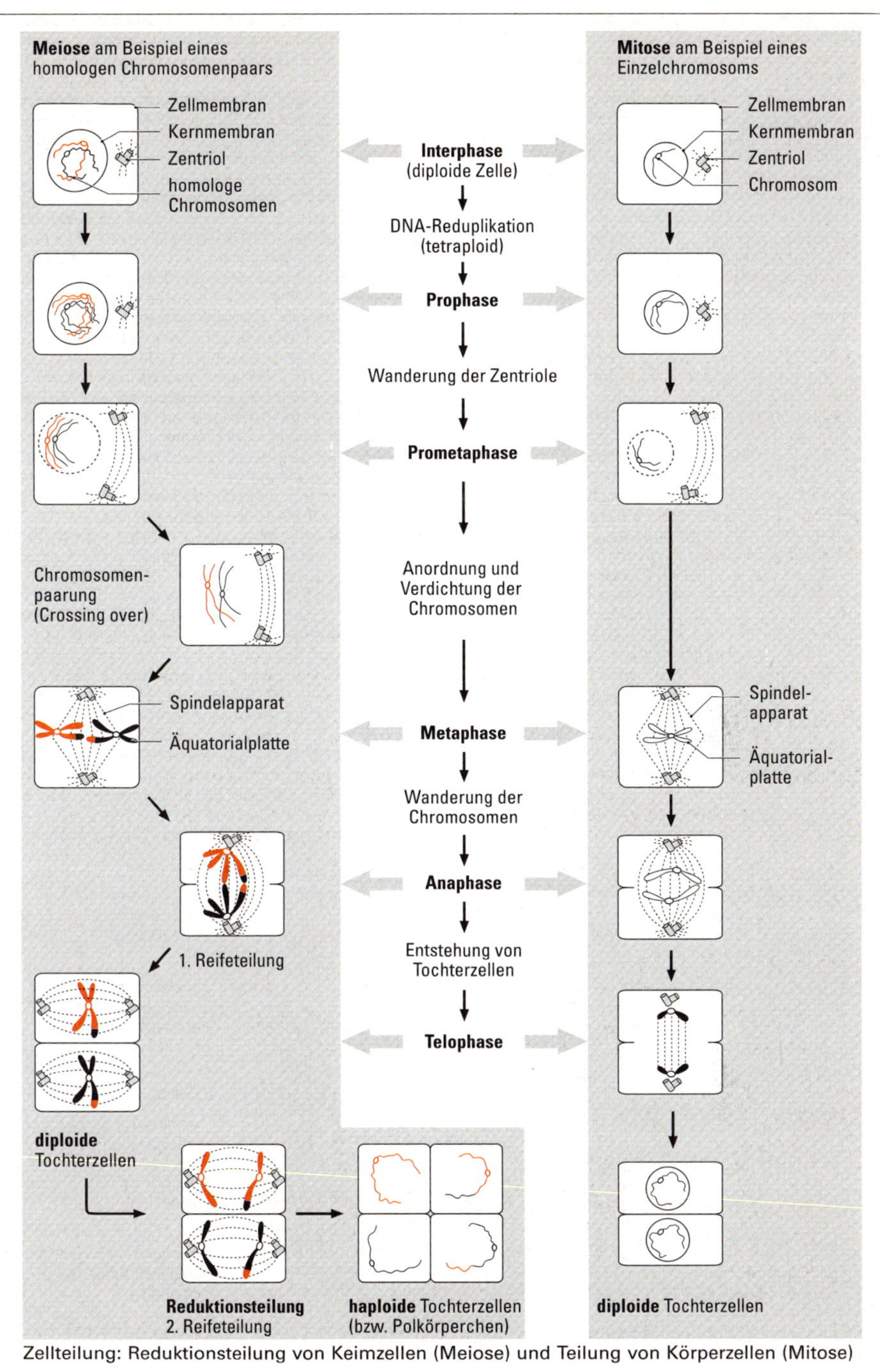

Zellteilung: Reduktionsteilung von Keimzellen (Meiose) und Teilung von Körperzellen (Mitose)

kreuzte Wiedervereinigung (Crossing over) ein Austausch gleichlanger Abschnitte zwischen homologen Chromosomen stattfinden (Rekombination). **Metaphase I:** Die Spindelbildung erfolgt u. die Zentromere richten sich zu den Zellpolen aus; die Kernmembran wird aufgelöst. **Anaphase I:** Die getrennten homologen Chromosomen werden an die Pole der beiden Tochterzellen verlagert, wobei es Zufall ist, wohin mütterlicher u. väterlicher Anteil verlagert werden. **Telophase I:** Abschluss der polaren Verteilung, an jedem Pol liegt ein doppelter (diploider) Chromosomensatz vor. Es folgt die 2. Reifeteilung (M II), bei der sich die beiden während der M I entstandenen Tochterzellen so teilen, dass vier Zellen mit einfachem (haploidem) Chromosomensatz entstehen. Eine fehlerhafte Verteilung homologer Chromosomen während der Meiose (Nichttrennung od. Non*-Disjunction bzw. Nichtvereinigung od. Non-Conjunction) führt zu Eizellen od. Samenzellen mit Chromosomen*-Abweichungen.

Zell|zyklus m: (biol.) Bezeichnung für die Abfolge von Phasen der Zellreifung u. Zellteilung*; man unterscheidet (s. Abb.): **G_1-Phase:** Zeitraum im Anschluss an die indirekte Zellteilung (Mitose) mit intensiver Stoffwechsel- u. Syntheseleistung. Eine G-Phase ohne nachfolgende S-Phase wird als G_0- od. Ruhephase bezeichnet. **S-Phase:** Zeitraum, in dem Desoxyribonukleinsäure (DNA) verdoppelt wird. Aus jeweils einem Chromatinfaden werden zwei Schwesterchromatiden gebildet, die am Zentromer zusammenhängen. **G_2-Phase:** Zeitraum unmittelbar vor der nächsten Zellteilung. **M-Phase:** während der indirekten Zellteilung (Mitose) halbiert die Zelle ihren Chromatingehalt, es entstehen wieder zwei Tochterzellen mit doppeltem (diploidem) Chromosomensatz. Die Dauer eines Zellzyklus wird als Generationszeit bezeichnet.

Zelt|phänomen (gr. φαινόμενον Erscheinung) n: (sexol.) von W. Masters u. V. Johnson eingeführte Fachbezeichnung für die Verlängerung u. Verbreiterung der Vagina in der Erregungsphase des sexuellen Reaktionszyklus*.

Zensur (lat. censura Zensur, Zensoramt): (jurist.) Bezeichnung für die Einschränkung der prinzipiell garantierten Meinungsfreiheit (Artikel 5 des Grundgesetzes) durch Beschränkungen der Verbreitung (Indizierung*) od. vollständige Verbote in definierten Einzelfällen, s. Pornographie. Historisch sehr verbreitete und z.T. erheblich einschneidende Maßnahme gegen Verfasser, Drucker u. Verleger erotischer Literatur u. anderer, von der jeweils gebilligten Norm abweichender Schriften.
(psychoanalyt.) Bezeichnung für einen von S. Freud angenommenen psychischen Mechanismus (sog. Zensor), der bewirkt, dass unbewusste, als verboten empfundene Vorstellungen ent-

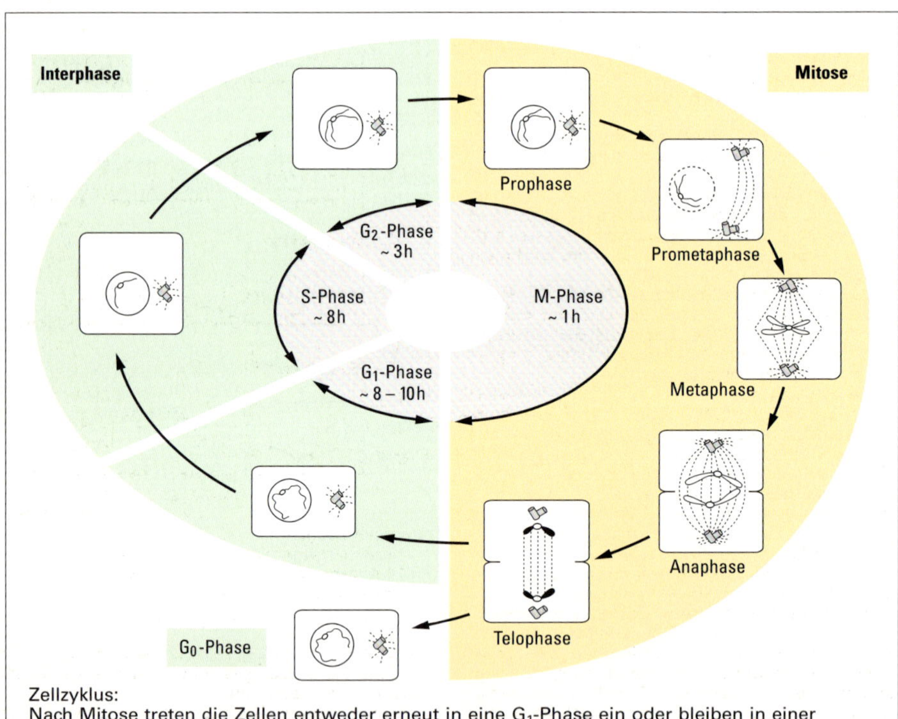

Zellzyklus:
Nach Mitose treten die Zellen entweder erneut in eine G_1-Phase ein oder bleiben in einer Interphase ohne weitere Teilung (sog. G_0-Phase).

weder nicht od. nur in veränderter Form bewusst werden; vgl. Über-Ich.

Zentriol (gr. κέντρον Mittelpunkt) n: (genet.) auch Zentrosom, Zentralkörperchen; s. Chromosomen.

Zertation (lat. certatio Wettkampf) f: (physiol.) Bezeichnung für den sog. Spermienwettbewerb, bei dem Samenzellen nach erfolgter Ejakulation versuchen, sich im weiblichen Genitaltrakt gegen andere Samenzellen durchzusetzen, um eine Eizelle zu befruchten. Die Y-Chromosomen enthaltenden, kleineren und beweglicheren Spermien erreichen das Ei leichter.

Zervikal|atresie (lat. cervix Hals, Nacken) f: (gynäkol.) Verschluss des Zervikalkanals; Vorkommen als angeborene Fehlbildung (vgl. Gynatresie) od. Komplikation nach operativen Eingriffen an der Zervix.

Zervikal|schleim: (anat.) Fachbezeichnung für das alkalische Sekret schleimproduzierender Zellen im Endometrium des Gebärmutterhalses (Cervix uteri), das zyklischen Veränderungen unterliegt (s. Abb.); wirkt mit Ausnahme weniger Tage im Verlauf des Ovarialzyklus als hochvisköse Barriere gegen das Eindringen von Keimen u. Samenzellen in den Uterus (sog. Zervikalschleimpfropf); unter dem Einfluss von Östrogenen erhöhen sich gegen Ende der Follikelphase (Östrogengipfel, wenige Tage vor dem Eisprung) die produzierte Menge, die Alkalinität u. der Glukosegehalt, der Zervikalschleim wird glasklar u. fadenziehend (spinnbar), ist (bis wenige Tage nach dem Eisprung) für gut bewegliche Samenzellen passierbar u. bietet ein für ihr Überleben günstiges Milieu, während Fehlformen zurückgehalten werden. Die klinische Beurteilung (Spinnbarkeitstest*, Farnkrautphänomen*) dient zur diagnostischen Klärung von Zyklusstörungen u. Unfruchtbarkeit (s. Ovulationstests), die regelmäßige Selbstbeobachtung dient der Kontrazeption (Zervikalschleimmethode; s. Empfängnisverhütung, natürliche); Verwendung auch in Testansätzen bei (männlicher) Zeugungsunfähigkeit (s. Postkoitaltest, Penetrationstest).

Zervikal|schleim|methode f: (sexol.) Fachbezeichnung für Verfahren der natürlichen Kontrazeption* mit Beobachtung des Zervikalschleims zur Bestimmung fruchtbarer Tage, s. Billings-Ovulationsmethode.

Zervikal|zyklus m: (physiol.) Fachbezeichnung für die in Abhängigkeit vom Ovarialzyklus* stattfindenden Veränderungen der Sekretion des Uterushalses mit (Östrogen-induzierter) Spinnbarkeit u. Farnkrautphänomen in der Follikelphase bzw. vermehrter Bildung zum Zeitpunkt des Eisprungs und Sekreteindickung u. -eintrübung in der Lutealphase, s. Zervikalschleim (Abb.); vgl. Zyklen, weibliche (Abb.).

Zervix f: (klin.) Fachbezeichnung für den Gebärmutterhals (Cervix uteri), s. Uterus (Abb.).

Zervix|faktor m: (klin.) Sammelbezeichnung für Eigenschaften des Gebärmutterhalses, die die Fruchtbarkeit* beeinflussen; als **physiologischen** Zervixfaktor bezeichnet man die typischen Veränderungen des Zervikalschleims* im Verlauf des Ovarialzyklus, als **pathologischen** Zervixfaktor bezeichnet man sowohl funktionelle Störungen (z. B. Bildung von Spermienantikörpern*), als auch morphologische Anomalien, die das Austragen einer Schwangerschaft komplizieren könnten.

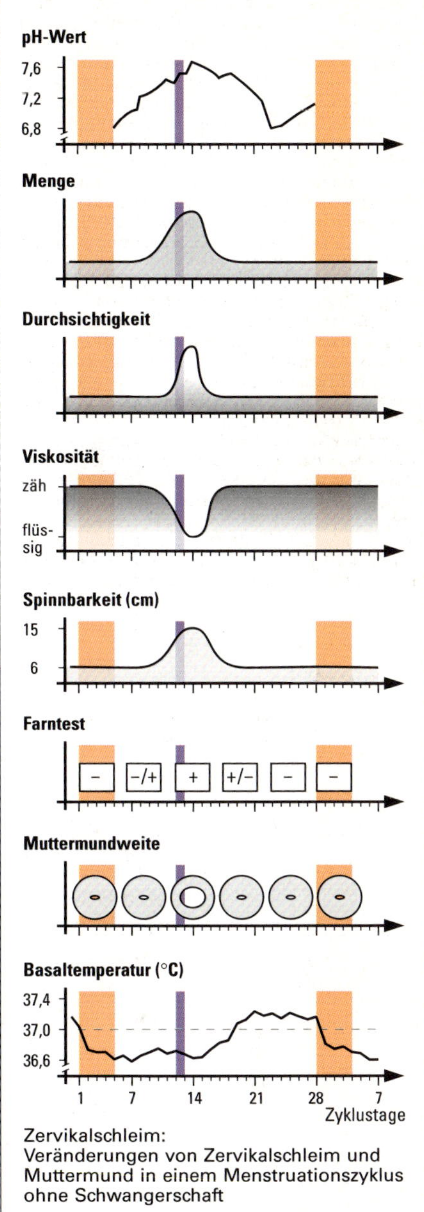

Zervikalschleim: Veränderungen von Zervikalschleim und Muttermund in einem Menstruationszyklus ohne Schwangerschaft

Zervix|kappe: (sexol.) Fachbezeichnung für eine feste Kunststoffkappe, die auf den Muttermund aufgesetzt wird, s. Portiokappe.

Z

Zervix|karzinom n: (klin.) auch Kollumkarzinom, Gebärmutterhalskrebs; Fachbezeichnung für Karzinom des Uterushalses; von der Schleimhaut des intravaginalen Anteils des Uterus (Portiokarzinom) od. der Höhlung des Uterushalses (Zervixhöhlenkarzinom) ausgehende maligne Tumoren mit früher Streuung über die Lymphbahnen; dem Karzinom gehen immer symptomlose Vorstadien (Dysplasie, Präkanzerosen) voraus, z. B. in Form von Zellatypien im Schleimhautabstrich od. sichtbar als Leukoplakie* od. Erythroplasie* Queyrat; bei Carcinoma in situ u. Karzinom sind fast immer humane Papillomaviren Typ 16, 18, 31 u. 45 nachweisbar (vgl. Papillomavirus-Infektionen, Tab.). Beschwerden u. klinische Symptome (unregelmäßige Blutungen, Fluor) treten erst spät auf, das Zervixkarzinom war daher früher der häufigste Uterustumor (heute nach Korpuskarzinom* zweithäufigster Tumor, etwa 1,5 % aller malignen Tumoren bei Frauen).
Als **Risikofaktoren** gelten Infektionen mit humanen Papillomaviren (die vermutlich bei früher Kohabitarche, Geschlechtsverkehr ohne Kondom u. mit steigender Zahl der Sexualpartner häufiger sind) sowie Nikotingebrauch. Erkrankungen sind ab dem 20. Lebensjahr möglich, die wichtigste vorbeugende Maßnahme besteht daher in regelmäßigen (mindestens jährlichen) Vorsorgeuntersuchungen mit Untersuchung der Zellen eines Abstrichs. Bei Diagnose erfolgt die Therapie immer zunächst operativ (in sehr frühen Stadien organerhaltend, in allen übrigen durch Hysterektomie u. evtl. Entfernen regionaler Lymphknoten), ggf. Nachbehandlung mit Zytostatika (keine wirksame Hormontherapie) u. Strahlentherapie. Die **Prognose** früher Stadien ist sehr günstig, sie verschlechtert sich mit dem Wachsen des Tumors erheblich.

Zervix|katarrh (gr. καταρρέω herabfließen) m: (gynäkol.) auch Zervizitis; veraltete Bezeichnung für Entzündung der Schleimhaut des Uterushalses (Cervix uteri), s. Endometritis.

Zervizitis f: (gynäkol.) auch Zervixkatarrh; Entzündung der Schleimhaut des Uterushalses (Cervix uteri), s. Endometritis.

Zetkin, Clara (1857-1933): sozialistische Politikerin, Leipzig, Berlin, ab 1933 in Moskau; von 1890-1917 Herausgeberin der SPD-Zeitschrift „Die Gleichheit"; trat u. a. auf dem Gothaer Parteitag 1896 für eine Loslösung von der bürgerlichen Frauenbewegung u. eine eigenständige sozialdemokratische Frauenbewegung ein, ab 1906 u. a. Zusammenarbeit mit R. Luxemburg mit dem Ziel, das aktive u. passive Wahlrecht von Frauen durchzusetzen; ab 1920 Mitglied des Reichstags für die KPD, 1932 Alterspräsidentin; war im Rahmen der 2. Internationalen Sozialistischen Frauenkonferenz in Moskau an der Erklärung des Weltfrauentags* beteiligt.

Zeugen|tüchtigkeit: (jurist.) Bezeichnung für die Fähigkeit eines Zeugen vor Gericht, eine zutreffende Aussage über rechtlich wichtige Umstände der verhandelten Tat zu geben. Man unterscheidet: **1.** allgemeine Zeugentüchtigkeit, bei der infolge ausreichender kognitiver u. sprachlicher Fähigkeiten eine richtige Darstellung erwartet werden kann; **2.** spezielle Zeugentüchtigkeit, bei der zumindest über eine bestimmte Situation eine richtige Aussage erwartet wird. Die Zeugentüchtigkeit wird durch eine emotionale Beteiligung (insbesondere Furcht) u. U. erheblich gemindert; bei Kindern u. Jugendlichen muss sie vom Gericht im Einzelfall beurteilt werden; vgl. Glaubwürdigkeit.

Zeugungsfähigkeit
Qualitative Merkmale von Samenzellen im Ejakulat

Bezeichnung	Befund im Spermiogramm	Normbereich
Anzahl		
Normozoospermie	normale Anzahl von Samenzellen	ca. 40–120 Mio./ml
Azoospermie	fehlender Nachweis von Samenzellen	nur Vorläuferzellen
Kryptozoospermie	sehr geringe Anzahl von Samenzellen	unter 1 Mio./ml
Oligozoospermie	geringe Anzahl von Samenzellen	unter 10 Mio./ml
Hypozoospermie	verminderte Anzahl von Samenzellen	unter 20 Mio./ml
Polyzoospermie	hohe Anzahl von Samenzellen	über 250 Mio./ml
Form		
Normomorphospermie	normal geformte Samenzellen	über 30%
Pathomorphospermie	abweichend geformte Samenzellen	über 70%
Teratozoospermie	fehlgebildete Samenzellen	über 70%
Beweglichkeit		
Normokinospermie	lebhaft bewegliche Samenzellen	über 60%
Hypokinospermie	verminderte Anzahl beweglicher Samenzellen	unter 50%
Pathokinospermie	vermindert bewegliche Samenzellen	unter 5 μm/s
Asthenozoospermie	verminderter Anteil beweglicher Samenzellen	unter 40–50%
Azoospermie	keine reifen, beweglichen Samenzellen	evtl. Vorläuferzellen
Nekrozoospermie	nur unbewegliche, tote Samenzellen	Anfärbbarkeit im Präparat

Zeugung: Befruchtung* einer Eizelle durch eine Samenzelle, die traditionell im Rahmen eines Koitus* stattfindet, aber auch im Reagenzglas möglich ist (sog. assistierte Reproduktion*, s. Abb. dort).

Zeugung, extra|korporale: (allg.) Bezeichnung für In*-vitro-Fertilisation.

Zeugung, künstliche: (allg.) Sammelbezeichnung für alle auf andere Weise als durch Koitus erfolgenden Methoden der Zeugung, z. B. In*-vitro-Fertilisation mit extrakorporaler Zeugung, Insemination* mit Einbringen von Samenzellen in den weiblichen Körper od. intratubarer Gametentransfer*; vgl. Reproduktion, assistierte (Abb.).

Zeugungs|fähigkeit: (androl.) Zeugungsvermögen, Fertilität, männliche Potentia generandi; physiologisch von der Pubertät bis ins hohe Lebensalter bestehende Fähigkeit zur Einleitung einer Schwangerschaft, d. h. zur Produktion befruchtungsfähigen Spermas u. (i. w. S.) zur Ausübung des Koitus (Potentia coeundi; s. Potenz). Die Befruchtungsfähigkeit des Spermas ist abhängig von Menge u. Zusammensetzung des Ejakulats (s. Sperma, Tab.) sowie v. a. von qualitativen Merkmalen der Samenzellen (s. Tab.). Normwerte der Spermaqualität wurden durch die WHO festgelegt, haben aber hinsichtlich ihrer Vorhersagesicherheit eher orientierenden Wert u. werden durch die Möglichkeiten der In*-vitro-Fertilisation relativiert; prinzipiell ist Zeugungsfähigkeit erst gesichert, wenn tatsächlich eine Schwangerschaft eingeleitet wurde. Die Beurteilung erfolgt durch Spermiogramm* sowie durch spezielle Labortests (Postkoitaltest*, Penetrationstests*). Ursachen für Störungen sind vielfältig, s. Zeugungsunfähigkeit.

Zeugungs|helfer: (allg.) historische Bezeichnung für Ehehelfer*.

Zeugungs|mythen m pl: (kult.) Sammelbezeichnung für vorwissenschaftliche Auffassungen über die Entstehung von Leben; hierzu zählen **1.** mythologische Vorstellungen über urzeitliche göttliche Schöpfungsakte (s. Schöpfungsmythen) u. göttliche Zeugungen von Göttern u. Menschen (z. B. durch Verwandlung von Pflanzen u. Tieren, durch Naturereignisse wie Blitz, Donner u. Regen) od. durch einzelne Männer (Androgenese*) od. Frauen (Parthenogenese*); **2.** im Volksglauben verwurzelte Annahmen über das Zustandekommen von Schwangerschaften: Einerseits sind Annahmen zu finden, in denen Männern u. Geschlechtsverkehr keine Bedeutung zugemessen wird und Schwangerschaften z. B. als Wirkung von Wasser, Sonnenlicht, Mondlicht od. bestimmten Nahrungsmitteln betrachtet werden od. als Wirkung von Geistern gelten (Geistkind*, Tobiasnächte*). Andererseits finden sich in der westlichen Philosophie differenzierte Vorstellungen über die Vorgänge bei Zeugung und Schwangerschaft: **a)** Die hippokratische Schule des antiken Griechenlands (5./4. Jahrhundert v. Chr) nahm neben männlichem Samen auch einen „weiblichen Samen“ an (das Menstrualblut, in das durch Sperma ein Bild des Mannes auf die Frau übertragen wird), eine Annahme, die als sog. Imprägnationslehre bis in das 17. Jahrhundert allgemein akzeptiert war; wenig beachtet blieb ihr gegenüber die schon von Galen (2. Jahrhundert n. Chr.) formulierte, durch Fallopius (1561) bestätigte Annahme, der weibliche „Samen“ werde in den Eierstöcken produziert. **b)** Erst nach Entdeckung der Eifollikel (R. de Graaf, 1672) setzte sich die Ansicht durch, der Fetus sei im Ei bereits vollständig ausgebildet u. beginne nach „lebenspendender“ Wirkung von Sperma zu wachsen (sog. Präformationslehre). **c)** Die etwa zeitgleich beschriebene (wissenschaftlich zutreffende) Auffassung, durch Kontakt von Sperma u. „mütterlicher Materie“ entstehe etwas vollständig Neues (W. Harvey, 1651; sog. Epigeneselehre), setzte sich erst im 18. Jahrhundert durch u. blieb infolge anderer, ihr widersprechender Annahmen (Fernzeugung*, Urzeugung*) bis Ende des 19. Jahrhunderts in ihrer Wirkung begrenzt. **3.** Daneben bestehen in zahlreichen Kulturen (auch in Europa bis in die Gegenwart) Vorstellungen darüber, dass Ereignisse im Verlauf der Schwangerschaft das Aussehen od. die Eigenschaften des Feten beeinflussen könnten, Schwangere daher spezielle Verhaltensvorschriften einzuhalten hätten; vgl. Volksglaube.

Zeugungs|organe n pl: (allg.) veraltete, die Fortpflanzungsfunktion betonende Bezeichnung für Sexualorgane*.

Zeugungs|unfähigkeit: (androl.) Bezeichnung für männliche Sterilität (Impotentia generandi); fehlende Produktion befruchtungsfähigen Spermas, i. w. S. auch Unfähigkeit zur Ausübung des Koitus (Impotentia coeundi), klinisch von Bedeutung, wenn bei Kinderwunsch* u. ungeschütztem Koitus während ein (bis zwei) Jahren keine Schwangerschaft eintritt. Man unterscheidet: **primäre** Zeugungsunfähigkeit, wenn niemals ein Kind gezeugt od. befruchtungsfähiges Sperma nachgewiesen wurde, u. **sekundäre** Zeugungsunfähigkeit, wenn früher bereits ein Kind gezeugt od. befruchtungsfähiges Sperma nachgewiesen wurde. Die Häufigkeit nimmt mit höherem Alter zu. Vielfältige **Ursachen**, die sämtliche an der Reproduktion beteiligten Organe u. Systeme betreffen können: Störungen der Spermatogenese infolge von Hodenfehlbildungen*, fehlendem Hodendeszensus*, anatomischen Anomalien (z. B. Hydrozele*, Varikozele*), nach Verletzungen od. Entzündungen (Orchitis*), auch bei starker beruflicher Hitzeexposition; Verschluss der Samenwege infolge von Epididymitis*, Prostatitis* od. Urethritis*; i. w. S. auch Hypospadie* u. a. Penisfehlbildungen*, Erektionsstörungen* u. Ejakulationsstörungen*. Weiter können Allgemeinerkrankungen u. Autoimmunreaktionen (Bildung von Spermien-Autoantikörpern), Alkohol-, Nikotin- u. Rauschmittelabhängigkeit sowie Medikamentenwirkungen (Cotrimoxazol, Nitrofurantoin, Tetrazykline), Strahlen- od. Zytostatikatherapie u. die Zufuhr von Hormonen (Anabolika, Östrogene in der Nahrung) bei der Entstehung eine Rolle spielen. Die **Diagnose** erfolgt zunächst anhand von Sexualanamnese u. Spermiogramm* (Normwerte: s. Zeugungsfähigkeit, Tab.), andrologischer Untersuchung (ggf. einschließlich Hodenbiopsie*) sowie der Messung der Hormonproduktion von Hypophyse u. Hoden. Zusätzlich können Penetrationstests* mit Zervikalschleim der Partnerin vorgenommen werden, um eine (evtl. partnerspezifische) Spermaimmunität* des Paares auszuschließen. Die **Therapie** richtet sich nach der vermuteten Ursache und erfolgt stufenweise durch Hormongaben (pulsatile LH-RH-Gabe, FSH- u. LH-Gabe, Testosteronsubstitution) in Verbindung mit Beratung über fruchtbare Tage* u. günstige Koituspositionen*; bei anatomischen Ursachen kommen operative Korrekturen in Frage (bei vorangegangener Sterilisation auch Vasostomie*). Bei **Erfolglosigkeit** kommen evtl. Methoden der assistierten Reproduktion* einschließlich Samenspende* in Frage, aber auch eine Beratung über Möglichkeiten der Adoption* eines Kindes. Ausgeprägter Kinderwunsch* sollte immer auch Anlass zur Erörterung der individuellen Gründe sein (s. Kinderlosigkeit).

Zeugungs|verhütung: (sexol.) Sammelbezeichnung für alle von Männern angewendeten Methoden, die eine Zeugung verhindern, v. a. Kondome, Sterilisation; vgl. Kontrazeption.

Zeus: (kult.) in der griechischen Antike Name einer in zahlreichen indogermanischen Religionen bekannten Vatergottheit; in der griechischen Mythologie* der höchste Gott u. Himmelsgott, der in dritter Ehe mit seiner Schwester, der Erdgöttin Hera verheiratet war, mit der er ebenso wie mit seinen früheren Ehefrauen Melis u. Themis zahlreiche Kinder zeugte; ferner sind Nachkommen aus inzestuösen bzw. nichtehelichen Verbindungen mit den Göttinnen Mnemosyne, Leto, Demeter, Persephone, den Nymphen* Maia, Elektra, Ägina u. Kallisto sowie sterblichen Frauen wie Alkmene, Europa, Leda u. a. beschrieben. Zeus erscheint in zahlreichen Verwandlungen (z. B. als Stier, Schwan, bei der Verführung des Ganymed auch als Adler); ihm stehen unterschiedliche Zeugungsmechanismen zur Verfügung (Begattung, Handauflegen, Blitz, goldener Regen u. a.), vgl. Zeugungsmythen. In der römischen Mythologie entspricht ihm Jupiter*.

Ziel: (psychoanalyt.) Kurzbezeichnung für Sexualziel*.

ZIFT: (gebh.) Abkürzung für (engl.) **z**ygote-**i**ntra**f**allopian **t**ransfer; bedeutungsgleich mit GIFT; s. Gamententransfer, intratubarer.

Zirbel|drüse: (allg.) Bezeichnung für Epiphyse*.

Zirkum|bustion (lat. circum um ... herum, combustio Verbrennen) f: (kult.) Bezeichnung für eine in Teilen Australiens früher übliche Form der Beschneidung*, bei der die Vorhaut des Penis (z. T. auch kleine Schamlippen) abgebrannt wurden; vgl. Verstümmelung, genitale.

Zirkum|sektion (lat. sectio Zertrennung) f: (klin.) veraltete, wenig gebräuchliche Bezeichnung für Zirkumzision*.

Zirkum|zision (lat. circumcidere beschneiden) f: (klin.) auch Beschneidung; **1.** Bezeichnung für einen operativen Eingriff, bei dem die Vorhaut des Penis durch einen zirkulären Schnitt abgetrennt wird; unter Klinikbedingungen heute nach verschiedenen Verfahren durchgeführter u. bei entsprechender Wundversorgung unproblematischer Eingriff mit geringem Risiko von Komplikationen. Er wird dennoch medizinisch nur bei Vorliegen einer Phimose* im Schulalter empfohlen; positive

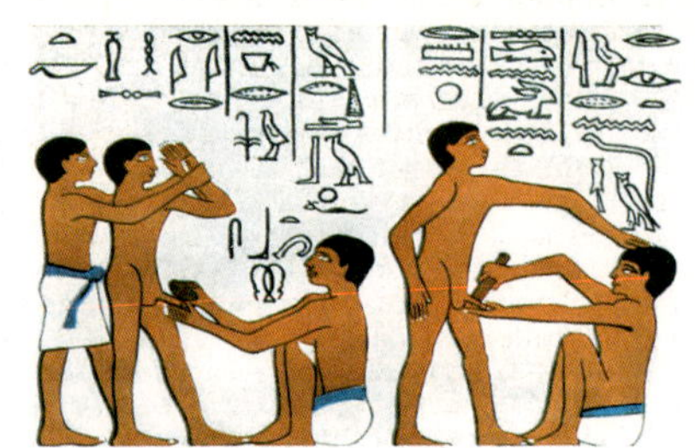

Zirkumzision:
Älteste bekannte Darstellung an der Wand eines Grabes in Saqqarah nahe Memphis (Ägypten, 3. Jahrtausend v. Chr.)

Auswirkungen auf das Risiko von Penis- od. Zervixkarzinomen sowie die Übertragbarkeit von HIV u. anderen sexuell übertragbaren Infektionen sind nicht gesichert, aber möglicherweise auf eine dann einfachere Reinigung der Eichel des Penis zurückzuführen. Bei Zirkumzision aus ästhetischen u. rituellen Gründen ist das seltene Risiko von Entzündungen u. (sehr selten) eines Verlusts des Penis zu bedenken; außerdem verändert sich die Sensibilität der Eichel erheblich, da ein Großteil der sexuell stimulierbaren Nervenendigungen verloren gehen. Die **rituelle Zirkumzision** erfolgt in den verschiedenen Kulturen nach unterschiedlichen Techniken, sie besteht z. T. nur aus einer Spaltung der Vorhaut od. einer Durchtrennung des Vorhautbändchens (Frenulotomie*); sie wird im Judentum traditionell am 8. Lebenstag des Säuglings durchgeführt, im Islam bei Jungen im Alter von 4-8 Jahren; vgl. Initiationsriten. Weltweit sind etwa 20 % der Männer beschnitten, jährlich finden etwa 13 Millionen Beschneidungen statt, davon ein hoher Anteil unter nichtklinischen Bedingungen mit entsprechenden Risiken; in den Industriestaaten wird nur in den USA die Mehrheit der männlichen Säuglinge aus nichtrituellen Motiven beschnitten (rückläufige Tendenz, 1980 ca. 85 %, 1997 noch ca. 63 %, starke regionale Unterschiede), die angeführten Begründungen für diese Eingriffe stammen sämtlich aus dem 19. Jahrhundert u. reichen von Verhinderung der Masturbation (unnötig) über Vorbeugung einer zu raschen Ejakulation (unwirksam) bis zu hygienischen Argumenten (unzutreffend), Kritiker der Praxis betrachten routinemäßige Zirkumzisionen daher als Ausdruck einer sexualfeindlichen Einstellung insbesondere innerhalb der Ärzteschaft.
2. I. w. S. wird der Begriff (fälschlich) auch für die genitale Verstümmelung* von Frauen verwendet; vgl. Klitoridektomie.

Zis|sexualismus (lat. cis diesseits): (sexol.) auch Zissexualität; von V. Sigusch eingeführte Bezeichnung für die (physiologische) sexuelle Selbstidentifikation mit Übereinstimmen von körperlichem Geschlecht u. Geschlechtsidentität*; in seiner Entstehung ungeklärter, bei der großen Mehrheit aller Menschen vorhandener Zustand, der bei Transsexualität* fehlt.

Zis|vestismus (lat. vestis Kleidung) m: (sexol.) veraltete Fachbezeichnung für die Neigung mancher Menschen, durch Verkleidung die sexuelle Erregung zu steigern; im Gegensatz zum Transvestismus* wird hierbei nicht das eigene Geschlecht „verkleidet", sondern zur Zeit der Prägung des Begriffs v. a. das Alter (Kinderkleidung), die soziale Schicht (Arbeiterkleidung) od. die Berufszugehörigkeit (Berufskleidung). Die Wahl der bevorzugt übernommenen Rollen unterliegt Einflüssen der Mode; heute wird das Phänomen eher als Vorliebe für „Fantasy-" od. „Fetisch-Outfit" bezeichnet; vgl. Fetischismus.

Zivil|ehe (lat. civilis bürgerlich): (jurist.) Fachbezeichnung für eine nach weltlichem Recht geschlossene Ehe; eine kirchliche Trauung* darf nach deutschem Recht heute erst im Anschluss an die standesamtliche Eheschließung* durchgeführt werden. In Deutschland wurde die obligatorische Zivilehe mit dem „Reichscivilehegesetz" von 1875 eingeführt, in England (vorübergehend) 1653, in Frankreich 1792; nach dem Prinzip der fakultativen Zivilehe kann in einigen Ländern (z. B. Schweden) auch heute noch wahlweise eine kirchliche od. weltliche Eheschließung erfolgen, in einigen Ländern mit starker religiöser Ausrichtung (z. B. Israel) ist sie bis heute nicht vorgesehen.

Zivil|recht: (jurist.) auch Privatrecht od. bürgerliches Recht; Sammelbezeichnung für Rechtssätze u. Gesetze, die sich auf die Rechtsverhältnisse der Menschen als einzelner zueinander beziehen (im Gegensatz zum öffentlichen Recht); das Zivilrecht bezieht sich u. a. auf Vermögen u. Familie mit Regelungen zu Ehe, Eltern-Kind-Verhältnis, ehelichem Güterrecht, Rechten u. Pflichten von Eltern u. Kindern; vgl. Eherecht, Familienrecht. Es hat seinen Ursprung z. T. im Römischen Recht, z. T. in mittelalterlichen u. frühneuzeitlichen Rechtstraditionen; 1900 wurden wesentliche Teile des Zivilrechts im Bürgerlichen Gesetzbuch (BGB*) zusammengefasst. I. w. S. bezeichnet Zivilrecht auch das staatliche Recht im Gegensatz zu Kirchenrecht* u. kanonischem Recht. Vgl. Strafrecht.

Zölibat (lat. caelibatus Ehelosigkeit) n: (kult.) Bezeichnung für religiös motivierte Eheverbote für Priester u. Angehörige religiöser Orden (Mönche, Nonnen), verbunden mit dem Gebot der sexuellen Enthaltsamkeit (Keuschheit*), im katholischen Christentum auch mit dem Verbot der Weihe Verheirateter zu Priestern. Das christliche Zölibat bezieht sich auf neutestamentliche Aussagen (Matth. 19,12; 1. Kor. 7), es wurde im lateinischen Bereich seit dem 3. Jahrhundert für Priester als verbindlich betrachtet, aber häufig nicht eingehalten, seit dem 11. Jahrhundert wieder verstärkt durchgesetzt, aber im Rahmen der Reformation für die protestantischen Kirchen abgeschafft, wenn auch ab dem 19. Jahrhundert für Diakonissen wieder eingeführt; heute innerhalb der katholischen Kirche stark umstritten u. vermutlich häufig nicht eingehalten.

Zölom (gr. κοίλωμα Höhlung) n: (embryol.) Fachbezeichnung für eine im Verlauf der Embryonalentwicklung entstehende Höhle; man unterscheidet: **1.** extraembryonales Zölom, das etwa am 12. Tag der Entwicklung zwischen Embryo (mit Amnionhöhle u. sekundärem Dottersack) u. Chorion entsteht u. später als Chorionhöhle bezeichnet wird (vgl. Decidua, Abb.); **2.** intraembryonales Zölom, das etwa am 21. Tag der Entwicklung innerhalb des Embryos entsteht, die primäre Leibeshöhle bildet u. sich später zu Pleura-, Perikard- u. Peritonealhöhle weiterentwickelt.

Zona pellucida (lat. ~ Gürtel; perlucidus schön durchscheinend) f: (embryol.) Fachbezeichnung für eine Schicht aus Glykoproteinen, die die Eizelle umgibt; sie wird im Verlauf der Follikelreifung dicker, bleibt nach dem Eisprung mit der Eizelle verbunden u. ist vermutlich für die Versorgung der Eizelle mit Sauerstoff bedeutsam; sie muss zur Befruchtung* (s. Abb. dort) von einer Samenzelle durchdrungen werden u. bleibt bis zum Stadium der Blastozyste erhalten, um sich vor der Nidation aufzulösen (s. Endometrialzyklus, Abb.).

Zonen, erogene (gr. ζώνη Gürtel): (sexol.) Sammelbezeichnung für lokalisierte Bereiche des Körpers, deren adäquate Reizung (bei individuell u. situativ verschieden ausgeprägter Ansprechbarkeit) zu sexueller Erregung führen kann; insbesondere Genital- und Analregion, Brust u. Brustwarzen, Gesäß, Oberschenkelinnenseiten, Hals u. Nacken, Mund, Lippen, Ohren, Zunge, aber auch andere individuell bevorzugte Bereiche ohne prinzipielle Beschränkung. Manche Autoren unterscheiden wegen der besonderen Dichte sensorischer Endorgane in Sexualorganen, Brustwarzen und Lippen diese „spezifischen" von anderen „unspezifischen" erogenen Zonen; da spezielle anatomische Strukturen allerdings nicht nachweisbar sind, hat diese Unterscheidung geringe Praxisrelevanz; vgl. Reizorgane, sexuelle.

Zoo|erastie (gr. ζῷον Lebewesen, ἐραστής Liebhaber) f: (sexol.) historische Bezeichnung für Zoophilie*.

Zoo|philie f: (sexol.) auch Sodomie, vereinzelt Bestialität, historisch Zooerastie; Bezeichnung für eine als Paraphilie* eingeordnete Form des abweichenden Sexualverhaltens*, bei der sexuelle Erregung u. Befriedigung überwiegend od. ausschließlich durch Handlungen an Tieren erreicht wird. Die **Häufigkeit** lebenslanger Orientierung auf Tiere gilt als sehr gering, dagegen wird angenommen, dass sie in der Adoleszenz (insbesondere bei männlichen Jugendlichen) u. im fortgeschrittenen Alter (insbesondere bei Frauen) häufiger ist, als gemeinhin vermutet wird; A. Kinsey ermittelte sexuelle Erfahrungen mit Tieren bei 8 % der befragten Männer (im ländlichen Raum bis 50 %) u. bei 3,6 % der Frauen. Die nicht seltene Thematisierung in Kunst u. Literatur (z. B. Leda u. Schwan, Europa u. Stier, s. Schoßhund, Abb. dort) lässt vermuten, dass zoophile Phantasien durchaus verbreitet sind (für das individuelle Verhalten allerdings fast immer bedeutungslos). Die **Entstehung** von Zoophilie wird kaum diskutiert, sie wird überwiegend als Ersatzeinstellung* bei fehlender Gelegenheit zur Aufnahme anderer sexueller Kontakte betrachtet; ein gehäuftes Vorkommen bei starker Intelligenzminderung erscheint gesichert. Unter den **Formen** sind neben solchen, die auf genitale Befriedigung gerichtet sind, auch solche zu finden, die eine psychodynamische Nähe zu Fetischismus* od. Sadismus* aufweisen (Zoosadismus*). Die **Bewertung** sexueller Kontakte mit Tieren war in den meisten frühen Kulturen tolerant. Mythen zahlreicher Völker berichten von ihnen, sie spielten insbesondere in Fruchtbarkeitsriten* eine Rolle. Die Tabuisierung in der jüdischen Tradition entstand vermutlich in Abgrenzung gegen solche Gebräuche umgebender Kulturen; sie wurde vom Christentum (in erneuter Abgrenzung zu heidnischen europäischen Ritualen) übernommen: Zoophilie wurde zunächst v. a. als Sünde betrachtet, mit der Säkularisierung des Rechts im Mittelalter aber zunehmend als schweres Verbrechen, das noch bis Ende des 18. Jahrhunderts in fast allen europäischen Staaten mit dem Tod bestraft wurde (nicht selten einschließlich der beteiligten Tiere). In Deutschland wird Zoophilie nicht mehr als Sexualstraftat betrachtet (DDR seit 1968, BRD seit 1974); dennoch sind sexuelle Handlungen, bei denen Tiere Schmerzen od. Schaden erleiden, nach dem Tierschutzgesetz strafbar. Darstellungen sexueller Handlungen mit (lebenden u. toten) Tieren unterliegen einem absoluten Verbreitungsverbot, s. Pornographie. Gesellschaftliche Vorbehalte betreffen v. a. die fehlende Einvernehmlichkeit* zoophiler Handlungen u. die Vorstellung, sexuelle Handlungen zwischen verschiedenen Arten seien nicht naturgemäß; dem wird entgegengehalten, dass einerseits Tiere (insbesondere gegenüber Menschen mit starker emotionaler Bindung an Tiere) i. d. R. freiwillig teilnehmen (u. U. sogar die Initiative ergreifen) u. dass sexuelle Handlungen zwischen verschiedenen Tierarten (jedenfalls in Gefangenschaft) durchaus beschrieben sind.

Die **Folgen** zoophilen Verhaltens sind je nach gewählter Handlung u. Tierart sehr verschieden: Schäden für die beteiligten Tiere werden von Menschen mit zoophiler Neigung i. d. R. vermieden, sie sind aber insbesondere bei kleinen Tieren nicht auszuschließen; für die Menschen kann es beim Kontakt mit großen Tieren zu ernsten Verletzungen kommen. Schwerer wiegt in den meisten Fällen die weitgehende soziale Ablehnung des Verhaltens u. die Diskriminierung zoophil veranlagter Menschen (kaum Möglichkeiten eines unproblematischen Coming*-out), die inzwischen zur Gründung entsprechender Selbsthilfegruppen u. zur Entwicklung von Subkulturen (sog. Tierfreunde) geführt hat.

Zoo|sadismus m: (sexol.) Bezeichnung für Formen des Sadismus*, die sich gegen Tiere richten; das Spektrum reicht von (eher nicht bewusst als sexuell erregend erlebter) Tierquälerei (s. Grausamkeit) bis zu (deutlich sexuell gefärbter) genitaler Verstümmelung u. Tötung von Tieren; nicht selten Vorläuferdelikt zu späterer sexueller Gewalt* gegenüber Menschen.

Zopf|abschneider: (sexol.) historisch dokumentierte Form des abweichenden Sexualverhaltens*, bei der das Abschneiden fremder Zöpfe od. Haarlocken den zentralen (sadistisch gefärbten) sexuellen Reiz darstellte. Das inzwischen fast unbekannte Phänomen zeigt eindrucksvoll die Abhängigkeit des Fetischismus* u. des Antifetischismus* von den jeweiligen sozialen Gegebenheiten; es wurde ausschließlich bei Männern beobachtet u. galt in der beginnenden Psychoanalyse als wichtiger Beweis für die Existenz des Kastrationskomplexes (Zopf als phantasierter Penis der Mutter, der ihr nicht zusteht).

Zopf|fetischismus m: (sexol.) Bezeichnung für eine Form des Fetischismus*, bei der Zöpfe als sexuell besonders erregend erlebt werden; im 19. Jahrhundert nicht selten, heute kaum beobachtete Ausprägung des sexuellen Interesses, in der nach psychoanalytischer Deutung der Zopf ein Symbol des Penis darstellt; sadistische Färbungen sind beschrieben (sog. Zopfabschneiden als symbolische Kastration, s. Zopfabschneider).

Zoroastrismus m: (kult.) Bezeichnung für eine Religion mit heute ca. 130 000 Gläubigen, überwiegend in Indien (Zentrum Mumbai), auch in Iran, USA u. Pakistan. **Entstehung** im 6. Jahrhundert v. Chr. in Persien, Begründer Zoroaster (auch Zarathustra, eine mögliche Datierung ca. 630–553 v. Chr.), ab Ende des 6. Jahrhunderts durch persische Könige anerkannt, Staatsreligion unter den Sassaniden (226–642 n. Chr.), dann durch den Islam weitgehend verdrängt (Auswanderung der Anhänger nach Indien, dort neue Bezeichnung als sog. Parsismus). **Glaube** an eine von Dualismus* geprägte Wirklichkeit mit einem einzigen Gott (Lichtgott Ahura Mazda, symbolisiert durch eine Flamme) u. seinem Gegenspieler (Ahriman), außerdem weiteren (untergeordneten) Gottheiten (z. B. der als Göttin des Wassers u. der Fruchtbarkeit betrachteten Aredvi; vgl. Große Mutter) u. zahlreichen Dämonen (sog. Daevas). Aufgabe des Menschen ist die Unterscheidung von Gut u. Böse, nach dem Tod wird (auf der sog. Brücke der Entscheidung) über ihren Weg in Himmel, Hölle od. Zwischenreich entschieden; am Ende der Welt steht der Sieg eines (von einer Jungfrau geborenen) Erlösers (Astavatereta) u. die Wiedererstehung einer ewigen, vom Bösen befreiten Welt. **Schriften** sind v. a. die Lehren Zoroasters (sog. Gathas, metrische Gesänge) u. weitere Texte in einer als Avesta bezeichneten Heiligen Schrift. **Riten** betreffen v. a. die Pflege eines Heiligen Feuers durch Priester (sog. Feuerschürer) u. Reinigungsrituale.

Das **Geschlechterverhältnis** entspricht patriarchalen Verhältnissen, Eheschließung ist erwünscht, wird aber nur innerhalb der Gemeinschaft (hier auch als Verwandtenehe) befürwortet; Unfruchtbarkeit gilt als Scheidungsgrund, Schwangerschaftsabbruch ist verboten.

Die **Sexualität** wird ausschließlich in Zusammenhang mit Fortpflanzung positiv bewertet, die Zeugung von (insbesondere männlichen) Nachkommen gilt als religiöse Pflicht; voreheliche Sexualkontakte werden verurteilt, homosexuelle Handlungen bestraft (Auspeitschung, Vermögensentzug), Traumpollutionen gelten als Unreinheiten, Prostitution wird verfolgt (todeswürdig); es bestehen strenge Menstruationstabus* (Absonderung der Frauen) mit Koitusverbot* (auch nach Geburten) u. der Verpflichtung zur rituellen Reinigung in einem besonderen (als „Raum der neun Körperöffnungen“ bezeichneten) Kultraum.

Zote: (allg.) Sammelbezeichnung für grobe, derbe Scherze, unanständige Geschichten od. Lieder*; vgl. Witz.

Zoten|drang: (allg.) Bezeichnung für eine Zwangsstörung*, gekennzeichnet durch Äußerungen in obszöner sexueller Sprache* od. anzüglichen Witzen ohne Rücksicht auf Zuhörer u. Umstände; nicht selten Ausdruck unbewusster od. unerfüllter sexueller Wünsche (Ersatzhandlung*); vgl. Koprolalie.

Zotten|haut: s. Chorion.

Zucht|mittel: (jurist.) Sammelbezeichnung für besondere Formen der Bestrafung von straffälligen Jugendlichen; nach §§ 13 bis 16 JGG sind dies Verwarnungen, Auflagen (z.B. Wiedergutmachung, Entschuldigung, Arbeitsleistung od. Geldzahlungen) u. Jugendarrest (als Freizeit, Kurz- od. Dauerarrest). Zuchtmittel stehen hinsichtlich ihrer Härte im Jugendstrafrecht* zwischen Erziehungsmaßregeln (Weisungen des Gerichts, Anordnung von Hilfe zur Erziehung) u. Jugendstrafen (Freiheitsentzug in Jugendstrafanstalten). Der Begriff wird in der im Gebiet der ehemaligen DDR gültigen Fassung des JGG nicht mehr verwendet (dort: „Verwarnung, Erteilung von Auflagen u. Jugendarrest“).

Zucht|wahl: (biol.) historische Bezeichnung (Ch. Darwin, 1871) für die im Tierreich angenommene Bevorzugung von Partnern mit bestimmten Merkmalen, die allmählich zur stärkeren Ausprägung dieser Merkmale u. zum Verschwinden anderer Merkmale führt; vgl. Abstammungslehre.

Züchtigung: (allg.) Bezeichnung für das Zufügen körperlicher Schmerzen unter der Vorstellung einer erzieherischen Wirkung; diese ist fraglich nicht nur im Licht der täglichen Erfahrung, sondern nach psychoanalytischer Deutung zudem deswegen, weil Züchtigung stets in einem prinzipiell erotischen Verhältnis (Eltern-Kinder od. Lehrer-Schüler) stattfindet u. daher untrennbar mit erotischen Komponenten durchsetzt ist: Die Bestrafung wird seitens der Erwachsenen (meist unbewusst) sadistisch besetzt (vgl. Dippoldismus), seitens der Kinder masochistisch (lustvoll) erlebt od. durch Trotzreaktionen abgewehrt. Beim Kind wird in beiden Fällen das konkrete Erziehungsziel nicht erreicht, während sich das Risiko erhöht, dass es im späteren Leben seinerseits Kinder züchtigt. Deshalb sind Körperstrafen durch Erziehende heute in europäischen Ländern fast überall verboten; in Deutschland haben Eltern grundsätzlich das Recht, ihre Kinder zu züchtigen (§ 1631 BGB), die Abgrenzung gegenüber Kindesmißhandlung* wird allerdings immer enger vorgenommen. Ein vollständiges Verbot befürworteten nach Umfragen im Jahr 1979 nur 31 %, im Jahr 1992 bereits 75 % der Befragten. (sexol.) im Rahmen sexueller Handlungen bedeutet die enge Verbindung zwischen körperlicher Züchtigung u. Erotik, dass sie in sadomasochistischen Kontakten u.U. bedeutsam ist; dabei werden sowohl Rollenspiele mit Befehl u. Gehorsam („Discipline“), Bondage*, Flagellation* od. Spanking* u. andere Formen der körperlichen „Bestrafung“ eingesetzt; vgl. Sadomasochismus.

Zuhälter (mhd. zuohalten außerehelichen Geschlechtsverkehr haben)**:** (allg.) auch Lude, Stenz, Beschützer u.a.; Bezeichnung für eine Person (meist Männer, selten Frauen), die in sozialschädlicher Weise die Selbstbestimmung von Prostituierten* einschränkt, um einen Vermögensvorteil zu erreichen, s. Zuhälterei.

Zuhälterei: (jurist.) Bezeichnung für das Anhalten einer Person zur Prostitution u. das Unterhalten einer Abhängigkeitsbeziehung, um selbst materielle Vorteile zu erlangen. Strafbarkeit in Deutschland seit 1900 (§ 181a RStGB, sog. Lex* Heinze), zunächst v.a. mit dem Ziel, die Entstehung krimineller Netzwerke zu erschweren, während heute als zu schützendes Rechtsgut die Persönlichkeitsrechte von Prostituierten im Vordergrund stehen. Nach § 181a StGB ist daher nicht strafbar, wenn Prostituierte aus ihren Einkünften auch den Lebensunterhalt von Partnern bestreiten, sondern strafbar sind Handlungen von Partnern (auch Ehepartnern) u. anderen Personen, zu denen Abhängigkeit besteht, sofern diese **1.** zu einer Verschlechterung der Vermögenslage der Prostituierten führen (ausbeuterische Zuhälterei), **2.** über Art u. Umfang der Prostitution bestimmen od. das Beenden der Tätigkeit verhindern sollen (dirigierende Zuhälterei) od. **3.** gewerbsmäßig Prostituierte vermitteln (fördernde Zuhälterei; vgl. Kuppelei). In Österreich (§ 216 StGB) u. in der Schweiz (Art. 195 StGB) gelten prinzipiell vergleichbare Bestimmungen. Neben dem Strafrecht bieten v.a. die Selbstorganisation von Prostituierten, selbstverwaltete Bordelle u. die rechtliche Anerkennung von Prostitution als Beruf (s. Prostitutionsgesetz) einen Schutz vor Zuhälterei; vgl. Menschenhandel.

Zuneigung: (allg.) Bezeichnung für das (wenig verbindliche) Gefühl von Sympathie od. Liebe zu einem anderen Menschen aus nichtsexuellen od. sexuellen Motiven, das i.d.R. zu Intensivierung der Kommunikation u. evtl. verbindlicheren Beziehungen führt (Bindung*); bei Frustration* nicht selten Umkehr in Abneigung.

Zungen|kuss: (allg.) Bezeichnung für tiefen Kuss; Mund-zu-Mund-Kuss mit Berührung der Zungen, meist Ausdruck besonderer Intimität. Vgl. Kuss.

Zurechnungs|fähigkeit, verminderte: (jurist.) veraltet für verminderte Schuldfähigkeit*.

Zurechnungs|unfähigkeit: (jurist.) veraltet für Schuldunfähigkeit, s. Schuldfähigkeit.

Zurück|zieher: (allg.) Bezeichnung für Coitus* interruptus; im übertragenen Sinn für die Zurücknahme einer gemachten Zusage (Rückzieher).

Zusatz|blutungen: (klin.) Sammelbezeichnungen für alle im Verlauf des Endometrialzyklus auftretenden Scheidenblutungen* außerhalb der normalen Menstruation; sie können ein erster Hinweis auf Karzinome sein u. müssen daher gynäkologisch abgeklärt werden; vgl. Menstruationsstörungen (Abb.).

Zuschreibung: (psychol.) Bezeichnung für eine subjektiv überzeugende Annahme über bestimmte Eigenschaften einer Person od. einer Sache, die objektiv nicht begründet sein muss, sondern eher als Abwehrmechanismus* (Projektion) betrachtet werden kann; Zuschreibungen werden nicht selten auf Grundlage von Vorurteilen* od. Ressentiments* getroffen u. bilden einen häufigen Hintergrund von Diskriminierung* u. Diffamierung*.

Zuverlässigkeit, kontra|zeptive: (sexol.) Bezeichnung für die Wirksamkeit empfängnisverhütender Mittel u. Methoden, beurteilt anhand der Versagerquote im Pearl*-Index.

Zuweisungs|geschlecht: (sexol.) Bezeichnung für das einem Neugeborenen anhand seiner äußeren Sexualorgane zugewiesene Geschlecht* (sog. Hebammengeschlecht); in der überwiegenden Mehrzahl der Fälle identisch mit dem somatischen Geschlecht. Bei Kindern mit intersexuellem Erscheinungsbild (s. Intersexualität) ist die Entscheidung u. U. schwierig; sie hat zugleich für die weitere Entwicklung der Kinder erhebliche Bedeutung u. sollte daher im Einzelfall nach sorgfältiger Erwägung getroffen werden, s. Erziehungsgeschlecht.

Zuwendung: (allg.) Bezeichnung für die Bündelung von Aufmerksamkeit und psychischer Energie auf Personen od. Gegenstände; kann von positiven od. negativen Emotionen begleitet sein od. gefühlsneutral erfolgen.

Zwangs|abort m: (jurist.) Bezeichnung für einen Schwangerschaftsabbruch* gegen den Willen der Betroffenen; in Deutschland sind Zwangsaborte nicht zulässig; sie wurden im Nationalsozialismus* von 1933 bis 1945 im Rahmen der sog. Rassehygiene weitverbreitet praktiziert (vgl. Gesetz zur Verhütung erbkranken Nachwuchses) u. werden in einigen Ländern auch heute noch im Rahmen der Bevölkerungspolitik durchgeführt.

Zwangs|behandlung: (jurist.) Sammelbezeichnung für ärztlich-therapeutische Maßnahmen, die aufgrund besonderer gesetzlicher Bestimmungen ausnahmsweise gegen den Willen des Patienten u. somit gegen sein individuelles Selbstbestimmungsrecht im Interesse der Allgemeinheit zulässig sind; eine Einwilligung des Betroffenen ist dabei nicht vorausgesetzt. Voraussetzung einer Zwangsbehandlung ist stets, dass die ärztlichen Maßnahmen erforderlich, zumutbar u. nicht mit einer erheblichen Gesundheitsgefährdung od. Lebensgefahr verbunden sind. Möglichkeiten der Zwangsbehandlung sind gesetzlich geregelt, wie z. B. zur Begrenzung u. Ausbreitung von Seuchen od. übertragbaren Krankheiten nach Infektionsschutzgesetz*, zur Untersuchung od. Behandlung untergebrachter Personen entsprechend den landesrechtlichen Unterbringungsvorschriften (vgl. Unterbringung), zu diagnostischen u. therapeutischen Eingriffen sowie zur Zwangsernährung nach dem Strafvollzugsgesetz. I. w. S. können auch die Entnahme einer Blutprobe (nach § 81a u. § 81c Strafprozessordnung bzw. § 372 Zivilprozessordnung) z. B. zur Bestimmung der Blutalkoholkonzentration od. für andere diagnostische Maßnahmen unter den Begriff der Zwangsbehandlung gefasst werden. Nicht zulässig sind nach deutschem Recht Zwangssterilisationen, Zwangskastrationen od. Zwangsaborte.

Zwang, sexueller: (jurist.) im Zusammenhang mit sexueller Nötigung* Bezeichnung für ein typisches Merkmal der verschiedenen Formen der Einwirkung auf das Opfer, wie sie der Tatbestand nach § 177 StGB erfordert; als Zwang wird dabei nicht nur eine unmittelbar gegen das Opfer gerichtete Kraftentfaltung betrachtet (körperliche Gewalt i. e. S.), sondern auch andere Maßnahmen, die die Fähigkeit des Opfers zur Gegenwehr vermindern (z. B. Erschöpfung durch einen langen Waldlauf, Versperren des Wegs zum Rollstuhl, Einsperren des Opfers).

Zwangs|handlungen: s. Zwangsstörungen.

Zwangs|heirat: (allg.) Bezeichnung für eine Eheschließung, die gegen den Willen eines od. beider Partner erfolgt; in zahlreichen traditionellen Gesellschaften übliche Form der Eheschließung, indem zwischen den Herkunftsfamilien der Partner Vereinbarungen (u. U. schon in deren Kindheit) getroffen werden (vgl. Kinderheirat). International nach Artikel 16 der UN-Menschenrechtskonvention von 1948 untersagt, aber bis heute (v. a. für Frauen) in Staaten Afrikas u. Asiens (trotz entsprechender staatlicher Verbote) weiterhin eine übliche Praxis, die zunehmend als nicht akzeptabel empfunden wird; in Deutschland ist daher drohende Zwangsheirat als Abschiebehindernis, u. U. auch als Asylgrund anerkannt. Bei drohender Zwangsheirat sind in Fällen Jugendlicher die Jugendämter zur Hilfe verpflichtet, in einigen Großstädten gibt es spezielle Beratungsangebote u. Wohnprojekte.

Zwangs|hetero|sexualität f: (soziol.) Bezeichnung für die Tatsache, dass während langer geschichtlicher Perioden ein gesellschaftlicher Zwang zu heterosexuellem Verhalten bestand, dem individuelle Bedürfnisse nicht selten untergeordnet wurden. I. w. S. auch (verschleiernde) Bezeichnung für (heterosexuell ausgeprägte) Hypersexualität* bei Männern u. Frauen.

Zwangs|neurose f: (psychiat.) auch anankastische Neurose; Bezeichnung für eine Form der Neurose*, bei der Zwangsstörungen* im Vordergrund stehen u. Angst auftritt, wenn den Zwangsimpulsen nicht nachgegeben werden kann; meist verbunden mit Schuldgefühlen u. Gefühlsambivalenz. Als Ursache wird psychoanalytisch ein unzulänglicher Kompromiss zwischen Triebwünschen des Es u. Verboten durch das Über-Ich diskutiert, lerntheoretisch wird die Zwangsneurose als Folge der Verknüpfung eines unkonditionierten angstauslösenden Reizes mit ursprünglich wertneutralen Gedanken aufgefasst. Therapie: Psychotherapie (Verhaltenstherapie, Desensibilisierung od. evtl. Psychoanalyse), evtl. Antidepressiva.

Zwangs|sterilisation f: (jurist.) Bezeichnung für eine Sterilisation* gegen den Willen der Betroffenen; in Deutschland heute nicht zulässig; sie wurde im Nationalsozialismus* von 1933 bis 1945 im Rahmen der Rassehygiene weitverbreitet praktiziert; vgl. Gesetz zur Verhütung erbkranken Nachwuchses.

Zwangs|störungen: (psychol.) Sammelbezeichnung für Zwangsgedanken u. Zwangshandlungen, die heute überwiegend als eine Form von Angststörungen aufgefasst werden. Man unterscheidet: **1. Zwangsgedanken:** be-

ständig wiederkehrende, in das Bewusstsein einschießende Ideen, Gedanken, Bilder u. Impulse, über die der Betroffene keine Kontrolle besitzt u. deren Inhalte Angst, Unruhe, Schuldgefühle u. Leidensdruck verursachen. Inhaltlich kreisen Zwangsgedanken um bestimmte Ideen, Impulse (z. B. aggressive Gedanken gegen sich od. andere) od. Vorstellungen fernab der Realität (z. B. magische Gedankenbilder); eine Unterform bildet die zwanghafte Langsamkeit, bei der Alltagshandlungen extrem langsam u. bedächtig ausgeführt werden. **2. Zwangshandlungen:** zielgerichtete, stereotype Wiederholungen alltäglicher Verhaltensweisen, die mit erheblichem Zeitaufwand, Leidensdruck u. Beeinträchtigung einhergehen, z. B. Wasch-, Sammel-, Zählzwang, Zwangsmasturbation. Psychodynamisch tragen Zwangshandlungen zur Vermeidung bzw. Minderung der durch Zwangsgedanken hervorgerufenen Angst bei. Verschiedene Formen abweichenden Sexualverhaltens* (z. B. Exhibitionismus, Fetischismus) weisen Merkmale von Zwangsstörungen auf.
Ursache: Eine Vielzahl von Faktoren werden diskutiert, von genetisch vorgegebener Vulnerabilität (erhöhte Angstbereitschaft u. a.) bis zu unterschiedlichsten psychosozialen Einflüssen (Sozialisation, psychische Traumatisierungen, gesellschaftliche Normen); auch bei zahlreichen neurologischen Krankheitsbildern können mit Zwangshandlungen vergleichbare stereotype Handlungen auftreten. **Therapie:** bei ausgeprägter Symptomatik u. langfristigem Verlauf gilt Verhaltenstherapie mit Reaktionsverhinderung bzw. Reaktionsmanagement als Therapie der Wahl, evtl. in Kombination mit medikamentöser Behandlung (selektive Serotonin-Wiederaufnahmehemmer, s. Antidepressiva; evtl. Anxiolytika).

Zwangs|verhalten: s. Zwangsstörungen.

Zwangs|verkehr: (allg.) veraltete Bezeichnung für Vergewaltigung*.

Zwangs|vorstellungen: s. Zwangsstörungen.

Zweck|ehe: (allg.) Bezeichnung für Ehe, die zur Erreichung eines bestimmten Zwecks (z. B. Erlangung eines Namens, s. Namensehe) geschlossen wird; vgl. Liebesehe, Mussehe, Scheinehe, Vernunftehe.

Zweier|beziehung: (soziol.) auch dyadische Beziehung; Bezeichnung für eine Zweiergruppe od. Paarbeziehung*, sowohl als isolierte Beziehung, als auch innerhalb einer größeren Gruppe; i. w. S. können auch Mutter-Kind- od. Vater-Kind-Beziehungen als Zweierbeziehungen aufgefasst werden.

Zweier|beziehung, offene: (allg.) Bezeichnung für Paarbeziehung, in der die Partner sexuelle Beziehungen zu Dritten akzeptieren.

Zwei|gläser|probe: s. Urinprobe.

Zwei|häusigkeit: (biol.) Fachbezeichnung für die Blütenverteilung bei Pflanzenarten mit getrenntgeschlechtigen (diklinen) Blüten, die jeweils entweder männliche od. weibliche Blüten auf einer Pflanze aufweisen (diözische Verteilung); Gegensatz: Einhäusigkeit.

Zwei|kind|system n: (soziol.) Fachbezeichnung für Familie* mit zwei Kindern; im Rahmen der Familienplanung* wird in zahlreichen Ländern (z. B. in ländlichen Regionen Chinas) das Zweikindsystem propagiert. Vgl. Einkindsystem.

Zwei|phasen|präparat n: (sexol.) Sammelbezeichnung für hormonelle Kombinationspräparate, die eine dem Menstruationszyklus in zwei Stufen angepasste Menge von Gestagenen* u. Östrogenen* (meist Äthinylöstradiol) enthalten u. zur hormonellen Kontrazeption* u. Ovulationshemmung verwendet werden; s. Kontrazeptiva, hormonelle.

Zwillinge: (gebh.) auch Gemini, Gemelli, Didymoi; Bezeichnung für zwei Kinder, die gleichzeitig während einer Schwangerschaft heranwachsen u. nacheinander geboren werden; bei Primaten insgesamt selten, beim Menschen findet sich eine Zwillingsgeburt auf 80-90 Geburten; häufigeres Vorkommen bei genetischer Veranlagung sowie nach Hormonbehandlung der Mutter (z. B. bei Fertilitätsbehandlung od. künstlicher Befruchtung). Man unterscheidet: **1. eineiige Zwillinge** (natürlicherweise ca. 70 %): Aus einer befruchteten Eizelle (Zygote*) gehen durch eine vollständige Teilung der Keimanlage während der frühen Embryonalentwicklung* (bis zur Blastozyste*) zwei Embryonalanlagen hervor, unvollkommene Teilungen können zu Doppelfehlbildungen* führen. Eineiige Zwillinge sind erbgleich (konkordant) u. ähneln sich i. d. R. phänotypisch „wie ein Ei dem anderen“ (Abweichungen sind bei Mutationen in frühen Teilungsstadien möglich); sie bilden (meistens) ein gemeinsames Chorion u. eine gemeinsame Plazenta aus, seltener zwei Chorien (s. ums. Abb.); **2. zweieiige Zwillinge** (natürlicherweise ca. 30 %): entstehen aus zwei Eiern derselben Ovulationsperiode nach Befruchtung mit Samenzellen, die auch aus verschiedenen Begattungen stammen können (sog. Überschwängerung od. Superfecundatio); zweieiige Zwillinge können also verschiedene Väter haben (selten); sie sind erbungleich (diskordant) u. können ein unterschiedliches Geschlecht haben; intrauterin bilden sie zwei Chorien aus.
Bevor Zwillingsbildungen zellularbiologisch erklärt werden konnten, waren sie vielfach Gegenstand von Spekulationen, z. B. herrschte in der griechischen u. römischen Antike die Annahme, dass sich die Mutter nacheinander mit Ehemann u. Liebhaber od. mit einem Menschen u. einem Gott vergnügt habe (womit das zweitgeborene Zwillingskind göttlicher Abstammung war); Zwillinge (u. ihre Eltern) od. ein Kind wurden nicht selten getötet od. ausgesetzt (wie z. B. in der römischen Mythologie Romulus u. Remus); bei Zwillingen unterschiedlichen Geschlechts vermutete man in manchen Kulturen vorgeburtlichen Inzest*. Vgl. Mehrlinge.

Zwillinge, siamesische: (klin.) auch fusionierte Zwillinge; ursprünglich Bezeichnung für die in Macklong, Siam (heutiges Thailand) geborenen, mit einem Bindegewebestrang vom Brustbein bis zum Bauchnabel „zusammengewachsenen“ (tatsächlich unvollkommen getrennten) eineiigen Zwillingsbrüder Chang u. Eng Bunker (1811-1874); vgl. Zwillinge.
(allg.) Bezeichnung für Doppelfehlbildungen*.

Zwillings|forschung: (soziol.) Bezeichnung für Forschungsansätze in Soziologie u. Psycho-

Z

logie, bei denen durch Vergleich von ein- u. zweieiigen Zwillingen versucht wird, zwischen genetischen u. sozialisatorischen Anteilen des Verhaltens zu differenzieren, in der Medizin auch zur Erforschung der Erblichkeit von Körpermerkmalen oder (v. a. psychiatrischen) Krankheitsbildern. Von besonderem Interesse sind dabei Zwillingspaare, die (bei identischen od. sehr ähnlichen genetischen Voraussetzungen) unter verschiedenen Umweltbedingungen aufwachsen bzw. bewusst verschieden erzogen werden. Einzelne (nicht unumstrittene) Studien ergaben z. B. eine überzufällig häufige Übereinstimmung der sexuellen Orientierung von eineiigen (gemeinsam od. getrennt aufgezogenen) Zwillingspaaren, die als Hinweis auf einen genetischen Einfluss gewertet wird.

Zwischen|blutungen: (klin.) Sammelbezeichnungen für (mehr od. weniger regelmäßige) Zusatzblutungen* in der Mitte des Menstruationszyklus, z. B. als Ovulationsblutungen*; vgl. Menstruationsstörungen (Abb).

Zwischen|stufen, sexuelle: (sexol.) historische Bezeichnung (M. Hirschfeld) für die neben idealtypisch „männlichen" od. „weiblichen" Individuen (sog. Vollmännern u. Vollweibern) beobachteten Individuen mit Eigenschaften, die typischerweise dem jeweils anderen Geschlecht zugeordnet wurden; das Einteilungsprinzip wurde sowohl auf körperliche Merkmale („weibliche" Merkmale bei Männern, „männliche" Merkmale bei Frauen, Hermaphroditismus u. a.), als auch insbesondere auf die sexuelle Orientierung u. sexuelle Identität angewandt; es ermöglichte erstmals eine Betrachtung von Homosexualität, Bisexualität, Transvestismus u. Transsexualität als nichtpathologische sexuelle Varianten. Das Konzept hat keine praktische Bedeutung mehr; einen prinzipiell ähnlichen Ansatz verfolgt allerdings z. B. die (empirisch begründete) Kinsey*-Skala (s. Tab. dort) der sexuellen Orientierung; vgl. Sexualtheorien.

Zwitter: (biol.) Fachbezeichnung für Tierarten (Schnecken, Ringelwürmer u. a.) mit Sexu-

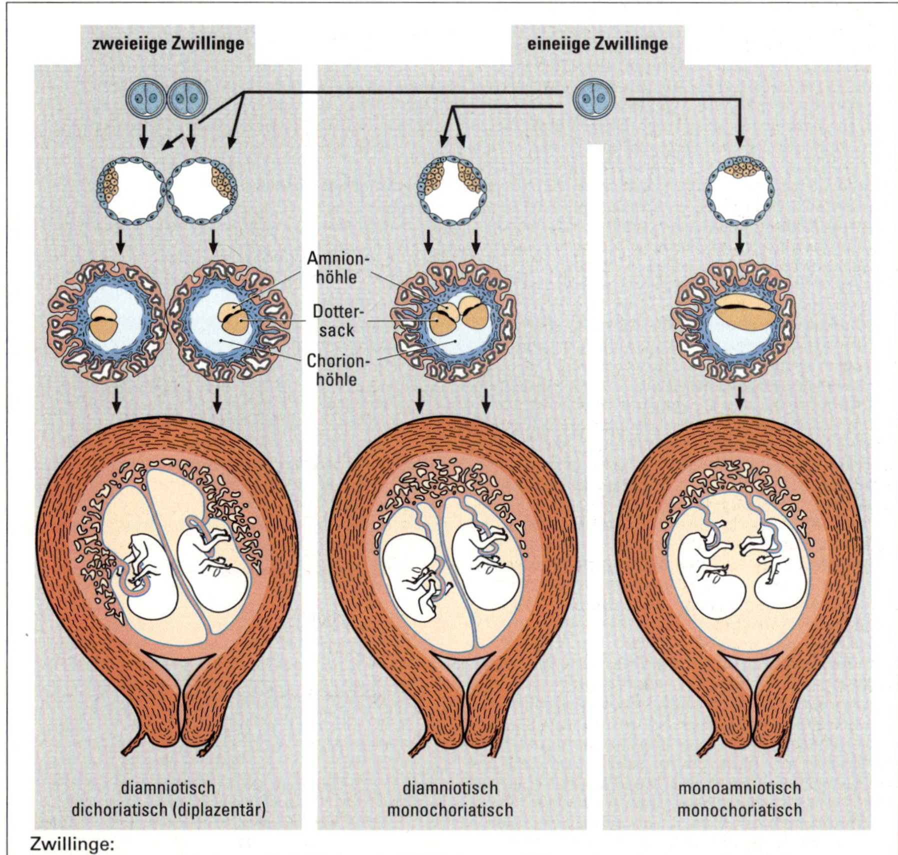

Zwillinge:
Entstehung verschiedener Verhältnisse bei Eihäuten und Plazenta von ein- und zweieiigen Zwillingen

Z

alorganen beider Geschlechter u. entsprechender Möglichkeit der Fortpflanzung, z. T. auch durch Selbstbefruchtung; seltener ist die im Verlauf des Lebenszyklus wechselnde Geschlechtszugehörigkeit (Sukzessivzwitter*); beides tritt bei Säugetieren nicht auf. Bei Pflanzen bilden demgegenüber Zwitterblüten (zweigeschlechtige, sog. hermaphroditische Blüten) den häufigsten Fall, während getrenntgeschlechtige (unisexuelle) Blüten seltener sind u. auf derselben Planze (bei Einhäusigkeit) od. verschiedenen Pflanzen vorkommen können (bei Zweihäusigkeit). I. w. S. werden (umgangssprachlich) auch Menschen mit Intersexualität* als Zwitter bezeichnet; dies trifft nur eingeschränkt zu, da meist keine Fortpflanzungsfähigkeit besteht.

Zygote (gr. ζυγωτός zweispännig) f: (embryol.) auch Spermovium od. befruchtete, entwicklungsfähige Eizelle; Fachbezeichnung für die aus der Verschmelzung von Samenzelle u. Eizelle (Befruchtung) hervorgegangene entwicklungsfähige Zelle mit diploidem Chromosomensatz vor der ersten Mitose (s. Befruchtung, Abb.); Carnegie-Stadium 1 der Embryonalentwicklung* (s. Tab. dort).

Zygoten|transfer, intra|tubarer m: (gebh.) Abkürzung ZIFT; Methode der künstlichen Befruchtung mit Übertragung von Zygoten in den Eileiter nach In*-vitro-Fertilisation, s. Reproduktion, assistierte, Abb.; vgl. Embryotransfer.

Zyklen, weibliche (gr. κύκλος Kreis) m pl: (physiol.) Sammelbezeichnung für die zwischen Pubertät u. Klimakterium (mit Ausnahme von Schwangerschaften) regelmäßig sich wiederholenden Veränderungen der weiblichen Sexualorgane (Genitalzyklen*) sowie für die mit ihnen verbundenen weiteren körperlichen Veränderungen (s. Abb.). Als Zeitgeber werden sowohl endogene (Hypothalamus-Hypophysensystem) als auch umweltbedingte Faktoren angenommen (s. Rhythmen, biologische), ein modifizierender Einfluss von Pheromonen* auf die Zykluslänge erscheint auch beim Menschen wahrscheinlich; demgegenüber sind zyklusabhängige Schwankungen der sexuellen Erregbarkeit (unter Ausschluss der Tage der Menstruation*) nicht nachweisbar. Die Dauer der weiblichen Zyklen beträgt durchschnittlich 28 Tage mit großer physiologischer Schwankungsbreite (21-31 Tage), aber meist mit individueller Konstanz; vgl. Zyklusstörungen.

Zyklus m: (biol.) Bezeichnung für einen regelmäßig sich wiederholenden biologischen Prozess, z. B. die weiblichen Zyklen* sowie die biologischen Rhythmen*.

Zyklus, an|ovulatorischer m: (gynäkol.) Fachbezeichnung für einen Ovarialzyklus ohne Eisprung, d. h. auch ohne nachfolgende Lutealphase (monophasischer Zyklus); physiologisch in den ersten Jahren nach der Menarche, im ersten Zyklus nach Geburten u. in den letzten Zyklen vor der Menopause; führt zum Ausbleiben der Sekretionsphase des Endometrialzyklus, der mit einer Pseudomenstruation (Abbruchblutung*) endet. In anovulatorischen Zyklen besteht Unfruchtbarkeit*; typisch sind ein fehlender Anstieg der Basaltemperatur in der Zyklusmitte u. eine fehlende Ausscheidung von Pregnandiol im Urin.

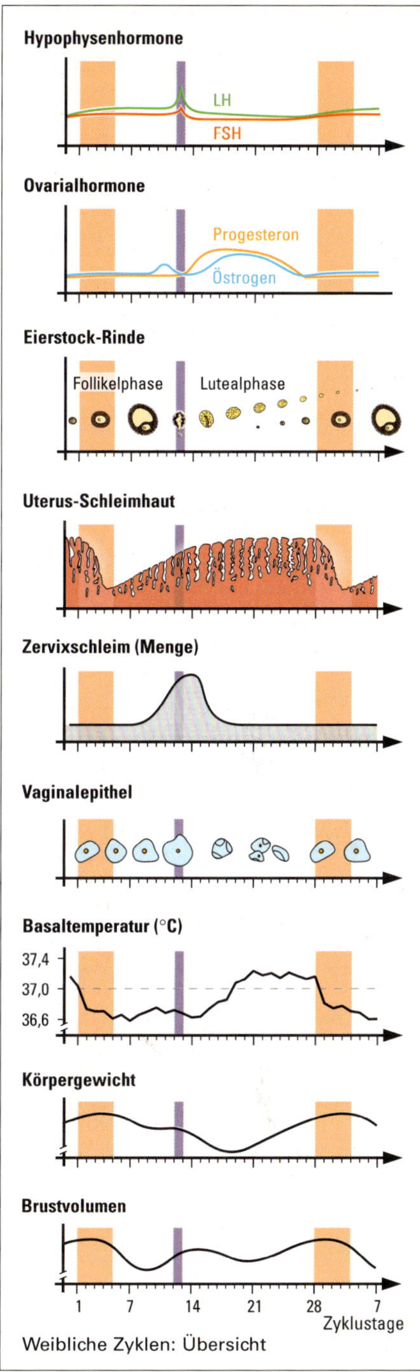

Weibliche Zyklen: Übersicht

Z

Zyklus|beschwerden: (klin.) Sammelbezeichnung für mit den weiblichen Zyklen* verbundene Störungen der Befindlichkeit, insbesondere schmerzhafte Menstruationen (Dysmenorrhö*), Schmerzen zum Zeitpunkt des Eisprungs (Mittelschmerz*) u. charakteristische Beschwerden der späten zweiten Zyklushälfte (prämenstruelles Syndrom*).

Zyklus|schwankungen: (klin.) Sammelbezeichnung für Abweichungen der Dauer eines Menstruationszyklus vom individuellen Durchschnitt; als physiologisch gelten Schwankungen von bis zu drei Tagen. Stärkere Schwankungen können zahlreiche Ursachen haben, s. Menstruationsstörungen.

Zyklus|störungen: (klin.) Sammelbezeichnung für Störungen der weiblichen Zyklen*, insbesondere des Ovarialzyklus*; sie können die Länge der Phasen betreffen (z. B. Verkürzung der Lutealphase bei Gelbkörper*-Insuffizienz) od. den Eisprung betreffen (anovulatorischer Zyklus*); sie äußern sich als Fehlen der Menstruation (Amenorrhö*) od. als andere Störungen des Endometrialzyklus (s. Menstruationsstörungen) u. sind häufige Ursache für Unfruchtbarkeit*.

Zystitis (gr. κύστις Blase) f: (infektiol.) Bezeichnung für die Entzündung der Harnblase, oft mit Beteiligung der Harnröhre (sog. Urethrozystitis); **Ursachen: 1.** infektiös: meist bakterielle Infektionen durch von außen eindringende Bakterien, z. B. Escherichia coli; bei Frauen infolge der relativ kurzen u. weiten Harnröhre häufiger als bei Männern; **2.** mechanisch: z. B. nach Katheterisierung od. durch Fremdkörper; **3.** physikalisch: z. B. radioaktive Strahlung (sog. Strahlenzystitis); **4.** chemisch: z. B. durch Arzneimittel (bestimmte Zytostatika). **Symptome:** akute, chronische od. chronisch-rezidivierende Schmerzen, Blasenentleerungsstörungen, häufiger Harndrang. **Komplikationen:** in den oberen Urogenitaltrakt aufsteigende Infektionen, Nierenbeckenentzündung (Pyelonephritis); chronischer Verlauf mit Schleimhautverdickungen, Mitbeteiligung der Blasenwandmuskulatur bis zu Wandverhärtung und Bildung einer sog. Schrumpfblase. Die **Diagnose** wird anhand der klinischen Symptome sowie durch Nachweis von Leukozyten u. Bakterien im Urin gestellt; die klinische Abgrenzung gegen psychogene Symptome ist evtl. schwierig. **Therapie:** bei akuter Zystitis (nach Anlegen einer Urinkultur) ggf. Antibiotika, Schmerzbehandlung u. Blasenentkrampfung (z. B. mit Butylscopolamin); bei chronischer Zystitis Ausschluss anderer Ursachen (z. B. Tumorerkrankungen), bei Schrumpfblase chirurgische Therapie. **Prophylaxe:** vermehrte Flüssigkeitsaufnahme, Bärentraubenblätter-, Kräuter- u. Birkenblättertees. Vgl. Infektionen, sexuell übertragbare.

Zysto|zele (gr. κήλη Bruch) f: (klin.) Fachbezeichnung für eine Aussackung der Harnblase in die vordere Scheidenwand, meist infolge von Vaginasenkung* od. Vaginavorfall*; führt zu Stressinkontinenz*, evtl. zu Blasenentleerungsstörungen u. erhöht das Risiko einer Zystitis*. Die Therapie erfolgt je nach Ursache u. Beschwerdebild konservativ (Beckenbodengymnastik, Stützpessar) od. operativ.

Zyto|diagnostik (gr. κύτος Hohlraum, Zelle) f: (klin.) Fachbezeichnung für die mikroskopische Untersuchung von einzelnen Zellen od. Zellverbänden, die mit Abstrich, Punktion od. Gewebeentnahme (Feinnadelbiopsie) gewonnen wurden, zum Nachweis besonderer physiologischer Merkmale (z. B. X*-Chromatin) od. krankhafter Veränderungen (z. B. Gewebeveränderungen bei malignen Tumoren, Schädigung von Hodengewebe bei Zeugungsunfähigkeit). Vgl. Papanicolaou-Abstrich.

Zyto|logie f: (klin.) Bezeichnung für ein medizinisches Fachgebiet, das sich mit Bau u. Funktion von Zellen befasst; klinische Anwendung als Zytodiagnostik*.

Zyto|megalie (gr. μεγα- groß-) f: (infektiol.) Bezeichnung für eine sexuell übertragbare Infektion* durch das humane Herpesvirus 5 (HHV-5 od. Zytomegalie-Virus, CMV); **Vorkommen:** meist als pränatale Infektion; im Erwachsenenalter bei Immunschwäche (z. B. AIDS, nach Transplantation u. bei immunsuppressiver Therapie); **Übertragungswege:** diaplazentar während der Schwangerschaft, Stillen, Kontaktinfektion, Blutkontakt; **Verlauf:** bei ca. 10 % der pränatal infizierten Neugeborenen schwere Symptome (Mangelgeburt, Unreife, Lungenentzündung, Hepatitis, Retinitis, Hirnschädigung u. -entzündung u. a.); weitere 10 % sind während u. unmittelbar nach der Geburt unauffällig, aber entwickeln nach Jahren Symptome einer frühkindlichen Hirnschädigung. Infektionen während od. nach der Geburt führen (selten) zu umschriebener Symptomatik (z. B. Lungenentzündung). Bei Immunschwäche kann es zu asymptomatischen, leichten oder auch schweren Verläufen kommen, wobei verschiedene Organe betroffen sein können (Auge, Darm, Speiseröhre, Lunge u. a.). **Diagnose:** Erregernachweis in Gewebeproben (mikroskopischer Nachweis von Eulenaugenzellen), Nachweis von Virus-DNA mit Polymerasekettenreaktion, Titerbestimmung von pp65-Antigen. **Therapie:** bei Immunschwäche medikamentös mit Virostatika (Ganciclovir, Foscarnet, Cidofovir); bei Augenbeteiligung evtl. intraokuläres Medikamentendepot. **Prophylaxe:** nach Knochenmarktransplantation evtl. CMV-Hyperimmunglobulin; bei HIV-Infektion u. < 100 CD4-Helferzellen nach durchgemachter Erkrankung langfristige prophylaktische Gabe von Ganciclovir.

Quellenhinweise zu den Abbildungen und Tabellen

Abortiva
A. Bergmann: Die verhütete Sexualität. Die medizinische Bemächtigung des Lebens. Berlin: Aufbau, 1998

Abwehrzauber
G. Vorberg (Hrsg.): Glossarium Eroticum. Hanau: Müller & Kiepenheuer, 1965

Akzeleration
N. Kluge; M. Sonnenmoser: Sexualleben der Deutschen im Jahr 2000. Bericht der Forschungsstelle für Sexualwissenschaft und Sexualpädagogik. Landau: Universität Koblenz-Landau, 2000

Ambivalenz
K. Lorenz: Das sogenannte Böse. München: Deutscher Taschenbuch Verlag, 1983

Antike, europäische
siehe Abwehrzauber

Anus
St. Spitzer, Frankfurt a. M.

Aphrodisiaka
Hong Kong Tourism Board, Frankfurt a. M.

Artemis
J. Zink, Stuttgart

Attraktivität
K. Grammer: Signale der Liebe. Hamburg: Hoffmann und Campe, 1993

Augensprache
B. B. Smuts: Sex and Friendship in Baboons. New York: Aldine de Gruyter, 1985

Babyklappe
F. Dressler, Berlin

Badehaus
Graphische Sammlung Albertina, Wien

Becken
Beckenboden
St. Spitzer, Frankfurt a. M.

Bevölkerung (Tabelle)
H. Birg: Die Weltbevölkerung. Dynamik und Gefahren. München: Beck, 1996

Bevölkerungswachstum 1 und 2
nach Schätzungen der UNO

Bordell
J. Zink, Stuttgart

Buddhismus
Bildarchiv H. Uhlig, Berlin

Candida-Mykose
Kinderklinik und Poliklinik Kaiserin-Auguste-Victoria-Haus, Berlin; Institut für Chemotherapie der Bayer AG, Wuppertal; H. Winkler, Photographie J. Albus, Tübingen

Cantharidin
Museum für Naturkunde der Humboldt-Universität zu Berlin, Photo S. Züchner, Berlin

Chromosomen 1
modifiziert nach M. Zetkin; H. Schaldach: Lexikon der Medizin. 16. Aufl. Wiesbaden: Ullstein Medical, 1999

Chromosomen 2
J. Kunze, Berlin

Condylomata acuminata
G. Albrecht, Berlin; H. W. Bauer, München

Cybersex
J. Totzek, Dortmund

Damiana
H. Kress (http://www.ibiblio.org/herbmed)

Datura
Deutsche Homöopathie-Union, Karlsruhe

Decidua
nach J. Langman: Medizinische Embryologie. Die normale menschliche Entwicklung und ihre Fehlbildungen. 5. Aufl. Stuttgart: Thieme, 1977

Diagnostik, pränatale
nach Ch. Geist et al. (Hrsg.): Hebammenkunde. Lehrbuch für Schwangerschaft, Geburt, Wochenbett und Beruf. Berlin: de Gruyter, 1995

Differenzierung, genitale
siehe Decidua

DNA-Fingerprint-Methode
A. Reis, Berlin

Dominanz
siehe Attraktivität

Drogen
„The Heartfield Community of Heirs/VG Bild-Kunst, Bonn 2002". G. Völger (Hrsg.): Rausch und Realität. Drogen im Kulturvergleich. Teil 1. Materialienband zu einer Ausstellung des Rautenstrauch-Joest-Museums für Völkerkunde der Stadt Köln, 1981

Drumstick
nach E. Struck

Ehe
nach J. W. Dudenhausen (Hrsg.): Das Kind im Bereich der Geburts- und Perinatalmedizin. Berlin: de Gruyter, 1987

Eierstock
St. Spitzer, Frankfurt a. M.

Eireifung
nach B. Alberts et al.: Molekularbiologie der Zelle. 2. Aufl. Weinheim: VCH, 1990

Eisprung
Beck, Terinde und Freundl
Elternaufwand
nach D. Franck: Verhaltensbiologie. Stuttgart: Thieme, 1997
Embryonalentwicklung
L. Nilsson: Ein Kind entsteht. München: Mosaik, 1990
Endometrialzyklus
St. Spitzer, Frankfurt a. M.
Erektion
nach Produktmonographie der Fa. Pfizer GmbH, Karlsruhe, 1998
Erythrasma
B. M. Henz et al. (Hrsg.): Dermatologie und Venerologie. 2. Aufl. Berlin: de Gruyter, 1998
Exlibris
C. Zink, Berlin
Familie 1
J. Zink, Stuttgart
Familie 2
nach Daten des Statistischen Bundesamtes 2000
Familienplanung
GTZ, Gesellschaft für Technische Zusammenarbeit, Bonn: Projekt in Äthiopien
Fehlformenrate
E. Nieschlag et al.: Andrologie. Grundlagen und Klinik der reproduktiven Gesundheit des Mannes. Berlin: Springer, 2000
Fellatio
G. J. Bellinger: Im Himmel wie auf Erden: Sexualität in den Religionen der Welt. München: Droemer-Knaur, 1993
Fetalentwicklung
siehe Embryonalentwicklung
Fetisch
B. Sack, Berlin, Photo G. Anastasiades
Follikelreifung
F. Stein, Berlin
Frauenbewegung
Anschläge; 220 politische Plakate als Dokumente der deutschen Geschichte 1900-1980, ausgewählt und kommentiert von F. Arnold. Ebenhausen bei München: Langewiesche-Brandt, 1985
Fruchtbarkeitsriten
siehe Abwehrzauber
Funktionsstörungen, sexuelle
nach V. Sigusch (Hrsg.): Sexuelle Störungen und ihre Behandlung. 3. Aufl. Stuttgart: Thieme, 2001
Geburtenrückgang
nach Daten des Statistischen Bundesamtes
Gehirn 1
St. Spitzer, Frankfurt a. M.
Gehirn 2
J. Redouté et al.: Brain Processing of Visual Sexual Stimuli in Human Males. Human Brain Mapping 11:162-177 (2000) Reprinted by permission of Wiley-Liss, Inc., a subsidiary of John Wiley & Sons, Inc.
Geld
India Tourist Office, Frankfurt a. M.
Geschlechtsmerkmale
St. Spitzer, Frankfurt a. M.
Geschlechtsverkehr
nach Durex-Report 2001
Ginseng
G. Anastasiades, Berlin
Gonadenentwicklung
modifiziert nach U. Wetterauer et al. (Hrsg.): Urologie. Berlin: de Gruyter, 1995
Gonorrhö
Hautklinik der Medizinischen Universität, Lübeck
Gottheiten, zweigeschlechtliche
Fotoarchiv, Staatliches Museum für Völkerkunde München
Große Mutter
J. Zink, Stuttgart
Haarentfernung
St. Spitzer, Frankfurt a. M.
Halluzination
Museum Unterlinden, Colmar (Frankreich), Bildrechte bei Verlag am Eschbach (Eschbach), Photographie von W. Lücking, Berlin
Heiratsalter
nach Daten des Statistischen Bundesamtes
Herpesvirus-Infektionen
G. Albrecht, Berlin
Hinduismus
Bildarchiv H. Uhlig, Berlin
HIV-Infektion 1 und 2
nach UNAIDS, 1999
Hochzeit
India Tourist Office, Frankfurt a. M.
Hoden 1
St. Spitzer, Frankfurt a. M.
Hoden 2
A. Waldeyer; A. Mayet: Anatomie des Menschen. 16. Aufl. Berlin: de Gruyter, 1993
Hodendeszensus
siehe Decidua
Hodentumoren 1
siehe Gonadenentwicklung
Hodentumoren 2
St. Spitzer, Frankfurt a. M.
Hopfen
Pschyrembel Wörterbuch Naturheilkunde und alternative Heilverfahren mit Homöopathie, Psychotherapie und Ernährungsmedizin. 2. Aufl. Berlin, New York: de Gruyter, 2000
Hyoscyamus niger
S. Züchner, Berlin
Hysterosalpingographie
R. Felix et al. (Hrsg.): Klinische Radiologie mit Repetitorium. Berlin: de Gruyter, 1992
ICSI
Th. Römer; P. Mallmann; W. Straube (Hrsg.): Pschyrembel Wörterbuch Therapie in Gynäkologie und Geburtshilfe. Berlin, New York: de Gruyter, 2001
Imponierverhalten
Jesús de Souza, Sta. Cruz de Tenerife
Initiationsriten 1:
M. Hirschfeld: Geschlechtskunde. IV. Band. Stuttgart: Püttmann, 1930
Initiationsriten 2
Museum für Völkerkunde, Hamburg
Intersexualität 1
Kinderklinik und Poliklinik Kaiserin-Auguste-Victoria-Haus, Berlin
Intersexualität 2
siehe Gonadenentwicklung
Intrauterinpessar 2
Th. Römer; W. Straube (Hrsg.): Pschyrembel Wörterbuch Gynäkologie und Geburtshilfe. 2. Aufl. Berlin, New York: de Gruyter, 1999

In-vitro-Fertilisation
nach Daten des Deutschen IVF-Registers, 2000
Islam 1
Ch. Uhlig, Berlin
Islam 2
Deutsches Spielkartenmuseum Leinfelden-Echterdingen. Ein Zweigmuseum des Württembergischen Landesmuseums Stuttgart
Jugendsexualität
nach G. Schmidt (Hrsg.): Kinder der sexuellen Revolution. Gießen: Psychosozial-Verlag, 2000
Karikaturen
The National Sex Forum / Kronhausen Collection
Karyogramm
J. Kunze, Berlin
Keimdrüsentransplantation
M. Hirschfeld: Geschlechtskunde. IV. Band. Stuttgart: Püttmann, 1930
Kindchenschema
nach: siehe Attraktivität
Kinderlosigkeit
nach Bundestagsdrucksache 13/11460, 1998
Kinsey-Skala (Tabelle)
nach E. J. Haeberle: Die Sexualität des Menschen. Berlin: de Gruyter, 1983
Klapperstorch
W. Busch: Die fromme Helene, 1872
Klistier
F. v. Zglinicki: Kallipygos und Äskulap. Das Klistier in der Geschichte der Medizin, Kunst und Literatur. Baden-Baden: Verlag für angewandte Wissenschaften, 1972
Klitoris
St. Spitzer, Frankfurt a. M.
Körperpflege, gegenseitige
B. B. Smuts: Sex and Friendship in Baboons. New York: Aldine de Gruyter, 1985
Körperschmuck
D. Peter (AFR), Berlin
Koitus
E. J. Haeberle: Die Sexualität des Menschen. 2. Aufl. Berlin: de Gruyter, 1985 (links)
Universitätsklinik Groningen (W. W. Schultz, SPL, Agentur Focus) (rechts)
Koituspositionen
S. Züchner, Berlin
Kondom 1
AIDS- und Sexualberatung, Gesundheitsamt Kiel, Fleethörn 18-24, 24103 Kiel (0431-9012122)
Kontrazeption
nach J. Mackay: The Penguin Atlas of Human Sexual Behavior. London: Penguin, 2000
Korsett:
M. Lange, Gewandmeisterin, Berlin (030-44328482)
Krätze
Kinderklinik und Poliklinik Kaiserin-Auguste-Victoria-Haus, Berlin
Kunst, erotische
Courtesy Ronald Feldman Fine Arts, New York
Läusebefall
W. Maier, Bonn
Lebenserwartung
nach Bundestagsdrucksache 13/11460, 1998
Lebensphasen
modifiziert nach K. J. G. Schmailzl (Hrsg.): Harrisons Innere Medizin. 13. Aufl. Milano: McGraw-Hill/Berlin: Blackwell, 1995
Ledige
nach Stiftung Deutsches Hygiene-Museum (Hrsg.): Sex. Vom Wissen und Wünschen. Ostfildern: Cantz, 2001 (Daten des Bundesinstituts für Bevölkerungsforschung, Wiesbaden)
Lesbenbewegung
D. Peter (AFR), Berlin
Leydig-Zwischenzellen
R. Gossrau und J. Merker, Berlin
Lilith-Mythos
J. Zink, Stuttgart
Lingam
Sammlung Ajit Mookerjee, Kalkutta
Märchen
L. Aresin; K. Starke: Lexikon der Erotik. München: Droemer-Knaur, 1996
Mammakarzinom
St. Spitzer, Frankfurt a. M.
Masturbation
siehe Jugendsexualität
Matriarchat
J. Zink, Stuttgart
Mistel
siehe Hopfen
Mochica-Keramik
Museo Arqueológico Rafael Larco Herrera, Lima (Colección Erótica, Cultura Mochica, Cód. XSE-004-002)
Mondkult
J. Zink, Stuttgart
Moschus
Zoo Leipzig, Photo R. Hausmann
Mutterreligionen
J. Zink, Stuttgart
Nabelschnur
J. Staudt
Nacktheit
George Rodger/Magnum/Agentur Focus
Nebenniere
siehe Lebensphasen
Opium
C. Rätsch: Pflanzen der Liebe. Aarau: AT-Verlag, 1997
Orchidometer
M. Gahr (Hrsg.): Pädiatrie. Berlin: de Gruyter, 1994
Organ, vomeronasales
N. Abolmaali, Frankfurt a. M.
Orgie
J. Zink, Stuttgart
Partnermobilität
nach M. F. Kraus: Heterosexuelles Verhalten in Zeiten von AIDS. Sexuologie 3(1):149-157 (1994)
Penis
St. Spitzer, Frankfurt a. M.
Penisfutteral
Bildarchiv H. Uhlig, Berlin
Penisprothesen
Pschyrembel Therapeutisches Wörterbuch, 2. Aufl. Berlin, New York: de Gruyter, 2001
Phallus
D. Peter, (AFR), Berlin
Phalluskulte
siehe Initiationsriten 1
Phantasien, sexuelle
Moderne Enzyklopädie der Erotik. München: Desch, 1963
Piercing
St. Spitzer, Frankfurt a. M.

Pilzinfektionen
A. Bloom; J. Ireland: Farbatlas Diabetes. Berlin: de Gruyter, 1984; G. Albrecht, Berlin
Polygamie
siehe Koitus (links)
Polythelie
H. Weyers
Pornographie
Bildarchiv H. Uhlig, Berlin
Produktwerbung:
The Burma Campaign UK, London; Plakat vom Dezember 2001
Prostitution
s.steinach@web.de (links)
J. Günther/Helga Lade, Frankfurt a. M. (rechts)
Pubertät
Quino, Buenos Aires
Pubertät (Tabellen 3 und 4)
nach J. M. Tanner: Wachstum und Reifung des Menschen. Stuttgart: Thieme, 1962
Quetsch-Technik
St. Spitzer, Frankfurt a. M.
Repression
D. G. M. Schreber: Die schädlichen Körperhaltungen und Gewohnheiten der Kinder nebst Angabe der Mittel dagegen. Leipzig, 1853
Reproduktion, assistierte
nach E. Nieschlag et al.: Andrologie. Berlin: Springer, 2000
Revolution, sexuelle
Richie Suraci, Newburgh, New York
Ritual
Bahiatursa, Empresa de Turismo da Bahia
Samenzelle
St. Spitzer, Frankfurt a. M.
Scheidentampon
modifiziert nach Schülerduden Sexualität, Mannheim: Dudenverlag, 1997
Schoßhund
W. Busch: Die Strafe der Faulheit, 1866
Schwangerschaft
siehe Initiationsriten 1
Schwangerschaft (Tabelle)
siehe Diagnostik, pränatale
Schwangerschaftsabbruch 1
nach Daten des Statistischen Bundesamtes
Schwellkörper
St. Spitzer, Frankfurt a. M.
Schwulenbewegung 1
nach Daten aus H. G. Stümke: Homosexuelle in Deutschland. München: Beck, 1989
Schwulenbewegung 2
R. König: Poppers! Rimming! Tittentrimm! Hamburg: MännerschwarmSkript, 2001
Seitensprung
nach: siehe Attraktivität
Sexualerziehung
siehe Initiationsriten 1
Sexualmagie
Bahiatursa, Empresa de Turismo da Bahia, Brasilien
Sexualorgane 1 und 2
St. Spitzer, Frankfurt a. M.
Sexualorgane (Tabelle)
nach H. Leonhardt et al. (Hrsg.): Rauber/Kopsch, Anatomie des Menschen. Stuttgart: Thieme, 1987
Sexualreformbewegung
siehe Initiationsriten 1
Sexualstraftaten
nach Daten des Statistischen Bundesamtes und des Bundeskriminalamtes, Wiesbaden
Sexualwissen (Tabelle)
nach R. Volbert: Zum Sexualverhalten und Sexualwissen von Kindern. Sexuologie 3(2):166-178 (1995)
Sperma (Tabelle)
nach D. Drenckhahn; W. Zenker: Benninghoff, Anatomie. Bd 2. München: Urban & Schwarzenberg, 1994
Spermienbildung
siehe Eireifung
Spielkarten
Deutsches Spielkartenmuseum, siehe Islam 2
Spinnbarkeitstest
siehe Diagnostik, pränatale
Stammesreligionen
D. Peter (AFR), Berlin
Stillen
siehe Diagnostik, pränatale
Symbol
Collection Musée de l'Homme, Paris, Photo D. Destable
Symplegma
siehe Abwehrzauber
Syphilis 1
siehe Erythrasma
Syphilis 2
modifiziert nach: siehe Koitus (links)
Tabak
siehe Klistier
Tabu
B. I. Strassmann, Ann Arbor, Michigan, USA
Täter-Opfer-Beziehung
nach K. Grammer: Signale der Liebe. Hamburg: Hoffmann und Campe, 1993
Tantrismus
Bildarchiv H. Uhlig, Berlin
Tattoos
Figure II, Kahí Hanaupe, published in „Tahiti Tattoos", ©Studio Gian Paolo Barbieri, Milano
Totem
Tourism British Columbia, Frankfurt a. M.
Trauma, psychisches
nach Leitlinien der Deutschen Gesellschaft für Psychotherapeutische Medizin
Treponematosen
G. Klingmüller, Bonn
Trisomie
siehe Orchidometer
Übergangsobjekt
Charles M. Schulz, United Features Syndicate, Inc. (http://www.pib.dk)
Ulcus molle
siehe Erythrasma
Ultraschalluntersuchung
siehe Gonadenentwicklung
Uterus
St. Spitzer, Frankfurt a. M.
Uterusvorfall
J. W. Dudenhausen et al. (Hrsg.): Frauenheilkunde und Geburtshilfe. 2. Aufl. Berlin: de Gruyter, 2003
Vagina
siehe Decidua
Venusstatuetten
siehe Attraktivität

Verstümmelung, genitale
nach N. Toubia: Female Genital Mutilation: A Call for Global Action. 2nd ed. New York: Rainbo, 1995
Vorsorgeuntersuchungen
siehe Initiationsriten 1
Vulva
St. Spitzer, Frankfurt a. M.
Vulvakulte
J. Schablowsky, Berlin, Photo G. Anastasiades
Wachstum 1
St. Spitzer, Frankfurt a. M.
Wahrnehmung
St. Spitzer, Frankfurt a. M.
Wohngemeinschaft
Th. Hesterberg, Bilderdienst Süddt. Verlag
X-Chromatin
nach E. Struck
Y-Chromatin
nach E. Struck
Yin-Yang
siehe Hopfen
Yohimbin 1
siehe Opium
Zelle
St. Spitzer, Frankfurt a. M.
Zellteilung
St. Spitzer, Frankfurt a. M.
Zirkumzision
siehe Initiationsriten 1
Zwillinge
modifiziert nach A. Waldeyer; A. Mayet: Anatomie des Menschen. 16. Aufl. Berlin: de Gruyter, 1993
Zyklen, weibliche
modifiziert nach A. Pfleiderer; M. Breckwoldt; G. Martius: Gynäkologie und Geburtshilfe. 3. Aufl. Stuttgart: Thieme, 2000 und Roche Lexikon Medizin. 3. Aufl. München: Urban & Schwarzenberg, 1993

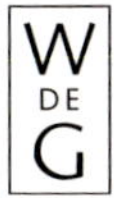
W
DE
G

Uns interessiert Ihre Meinung!

Wenn Sie in unserem Pschyrembel® Wörterbuch Sexualität eine Information vermissen oder Ihnen eine Begriffserklärung fehlt, lassen Sie es uns bitte wissen!

Das nebenstehende Blatt passt – abgetrennt – in einen Fensterbriefumschlag.

Fax (030) 26005 184
e-mail
Pschyrembel@deGruyter.de

Vielen Dank!
Die Pschyrembel®-Redaktion

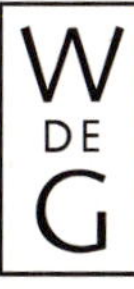

Walter de Gruyter GmbH & Co. KG
Programmbereich Medizin und Naturwissenschaften
Postfach 30 34 21
10728 Berlin

Absender: ______________________________

____

____

____

Betrifft: Pschyrembel® Wörterbuch Sexualität
Bitte leiten Sie diese Frage/Anregung/Kritik an die Bearbeiter des Wörterbuchs weiter!

____

____

____

____

____

Pschyrembel®
Wörterbuch
Sexualität

Wir möchten die Leserinnen und Leser unserer Wörterbücher besser kennenlernen. Mit den folgenden Angaben können Sie uns dabei helfen.

Alter:
☐ unter 30 Jahre
☐ 30 – 60 Jahre
☐ über 60 Jahre

Beruf: ______________________

Tätigkeitsbereich:
☐ Behandlung
☐ Pflege
☐ Rechtspflege
☐ Beratung
☐ Erziehung
☐ Verwaltung

anderer Bereich ______________________

Benützen Sie auch andere Pschyrembel® Wörterbücher?
☐ ja
☐ nein

Vielen Dank!
Die Bearbeiter

Ihre Angaben dienen ausschließlich einer Zählstatistik, sie werden nicht elektronisch gespeichert.

Pschyrembel®
Wörterbuch
Sexualität

Uns interessiert Ihre Meinung!

Wenn Sie in unserem Pschyrembel® Wörterbuch Sexualität eine Information vermissen oder Ihnen eine Begriffserklärung fehlt, lassen Sie es uns bitte wissen!

Das nebenstehende Blatt passt – abgetrennt – in einen Fensterbriefumschlag.

Fax (030) 26005 184
e-mail
Pschyrembel@deGruyter.de

Vielen Dank!
Die Pschyrembel®-Redaktion

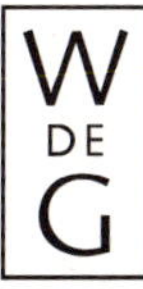

Walter de Gruyter GmbH & Co. KG
Programmbereich Medizin und Naturwissenschaften
Postfach 30 34 21
10728 Berlin

Absender: ____________________________

____

____

____

Betrifft: Pschyrembel® Wörterbuch Sexualität
Bitte leiten Sie diese Frage/Anregung/Kritik an die Bearbeiter des Wörterbuchs weiter!

____

____

____

____

____

Pschyrembel®
Wörterbuch
Sexualität

Wir möchten die Leserinnen und Leser unserer Wörterbücher besser kennenlernen. Mit den folgenden Angaben können Sie uns dabei helfen.

Alter:
- ☐ unter 30 Jahre
- ☐ 30 – 60 Jahre
- ☐ über 60 Jahre

Beruf: ____________________

Tätigkeitsbereich:
- ☐ Behandlung
- ☐ Pflege
- ☐ Rechtspflege
- ☐ Beratung
- ☐ Erziehung
- ☐ Verwaltung

anderer Bereich ____________________

Benützen Sie auch andere Pschyrembel® Wörterbücher?
- ☐ ja
- ☐ nein

Vielen Dank!
Die Bearbeiter

Ihre Angaben dienen ausschließlich einer Zählstatistik, sie werden nicht elektronisch gespeichert.

Pschyrembel®
Wörterbuch
Sexualität

Uns interessiert Ihre Meinung!

Wenn Sie in unserem Pschyrembel® Wörterbuch Sexualität eine Information vermissen oder Ihnen eine Begriffserklärung fehlt, lassen Sie es uns bitte wissen!

Das nebenstehende Blatt passt – abgetrennt – in einen Fensterbriefumschlag.

Fax (030) 26005 184
e-mail
Pschyrembel@deGruyter.de

Vielen Dank!
Die Pschyrembel®-Redaktion

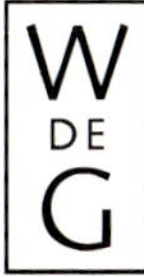

Walter de Gruyter GmbH & Co. KG
Programmbereich Medizin und Naturwissenschaften
Postfach 30 34 21
10728 Berlin

Absender: ______________________________

____

____

____

Betrifft: Pschyrembel® Wörterbuch Sexualität
Bitte leiten Sie diese Frage/Anregung/Kritik an die Bearbeiter des Wörterbuchs weiter!

____

____

____

____

____

Pschyrembel®
Wörterbuch
Sexualität

Wir möchten die Leserinnen und Leser unserer Wörterbücher besser kennenlernen. Mit den folgenden Angaben können Sie uns dabei helfen.

Alter:
☐ unter 30 Jahre
☐ 30 – 60 Jahre
☐ über 60 Jahre

Beruf: ______________________________

Tätigkeitsbereich:

☐ Behandlung	☐ Beratung
☐ Pflege	☐ Erziehung
☐ Rechtspflege	☐ Verwaltung

anderer Bereich ______________________________

Benützen Sie auch andere Pschyrembel® Wörterbücher?
☐ ja ☐ nein

Vielen Dank!
Die Bearbeiter

Ihre Angaben dienen ausschließlich einer Zählstatistik, sie werden nicht elektronisch gespeichert.

Pschyrembel®
Wörterbuch
Sexualität

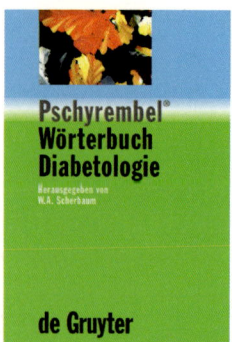

Pschyrembel® Wörterbuch Diabetologie

2003. 21,3 x 14,3 cm. Ca. 250 Seiten.
Broschiert
ISBN 3-11-016629-1

Die ständig wachsende Zahl von Diabetikern (derzeit sind es 4 Mio. in Deutschland) macht es wahrscheinlich, dass medizinisches Personal aller Fachrichtungen immer häufiger mit diesem Patientenkreis zu tun haben wird. Das Buch richtet sich daher in erster Linie an Ärzte in Klinik und Praxis, Pflegekräfte und Diätassistenten, aber es hilft auch dem Diabetiker und seinen Angehörigen bei der Beantwortung spezieller Fragen.

Herausgeber und Autoren stehen für große klinische Kompetenz und Aktualität und verstehen es, dem Leser rund 1800 relevante Begriffe aus den Bereichen Krankheitsursachen, Diabetesformen, Folgeerkrankungen, Therapie und Ernährung sowie zur Krankheitsbewältigung im Alltag und Beruf mit Hilfe zahlreicher Abbildungen und Tabellen praxisnah zu vermitteln. Darüber hinaus findet sich im Anhang eine Zusammenstellung zu Kontaktmöglichkeiten der im Textteil ausführlich beschriebenen Fachgesellschaften und Selbsthilfeorganisationen sowie fachbezogener Internetadressen.

Herausgeber: Prof. Dr. med. Werner A. Scherbaum, Deutsches Diabetes-Forschungsinstitut Düsseldorf, Ärztlicher Direktor der Deutschen Diabetes-Klinik

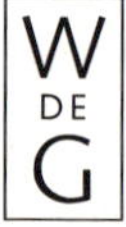

de Gruyter